― 韓方資源 약물과 藥能·藥理 ―

圖解 鄉藥(生藥) 大事典

資源應用 基源植物 1008種을 Engler式 科分類
考證藥物(生藥) 1960여점(起源植物에 一括記載)

前 서울大學校 藥大 生藥學敎授 鄭 普 燮 編著
圓光大學校 韓醫大 本草學敎授 辛 民 敎

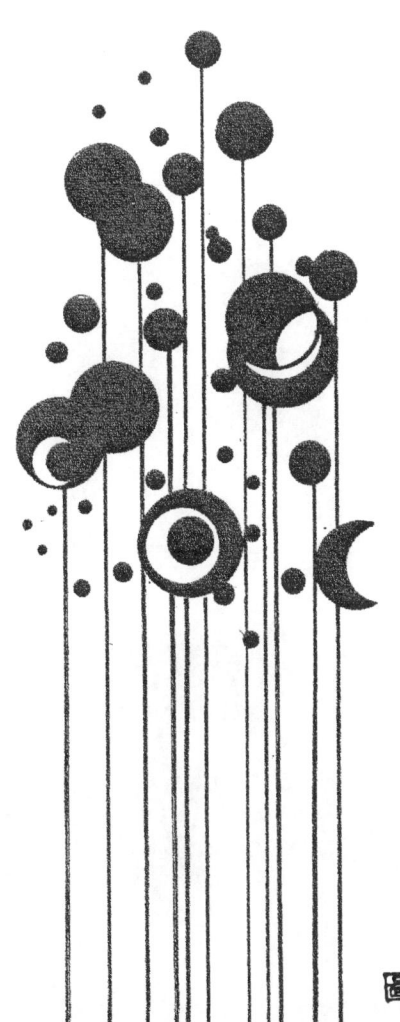

圖書出版 永 林 社

圖解 花·葉·果實·根의 용어

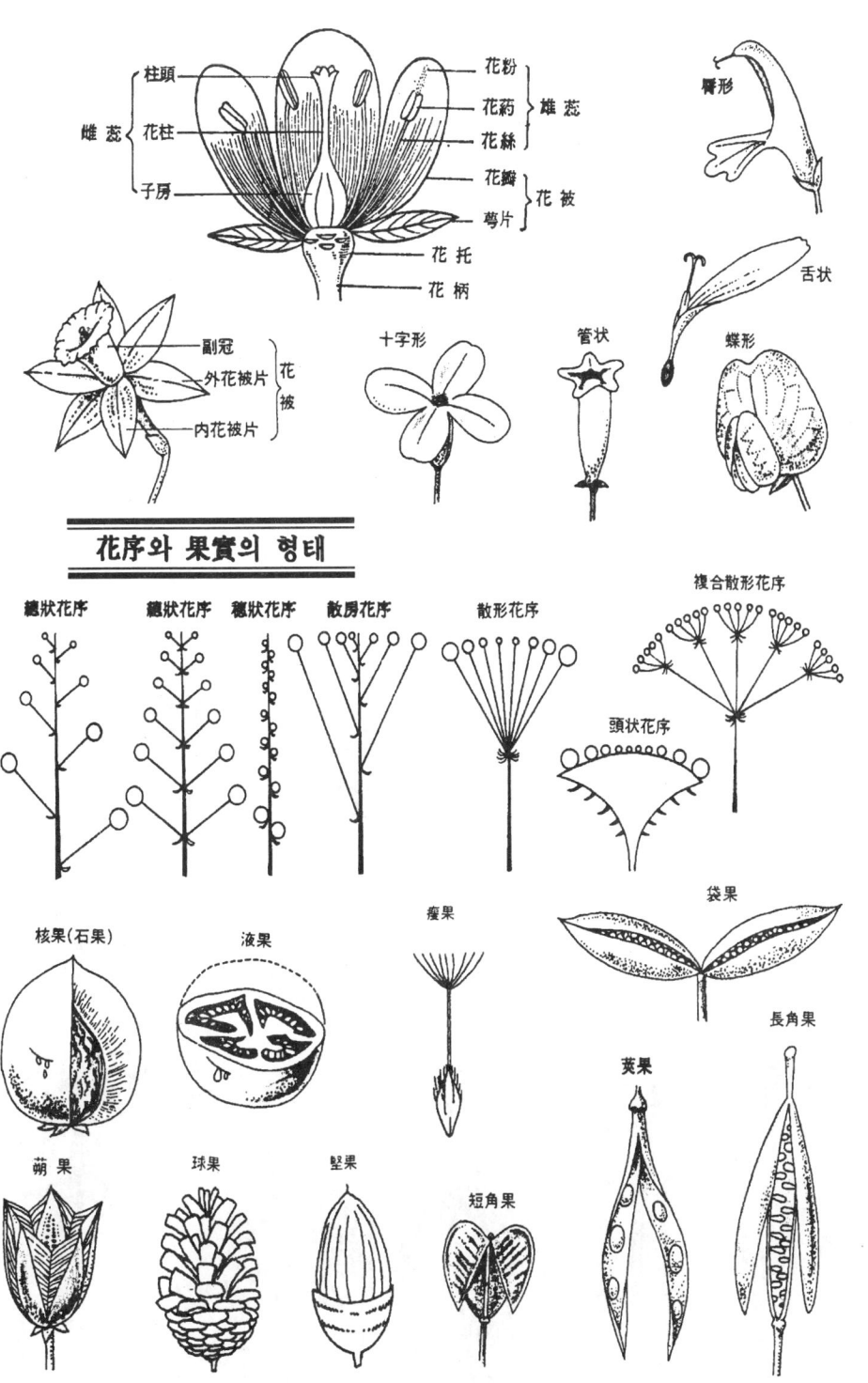

花序와 果實의 형태

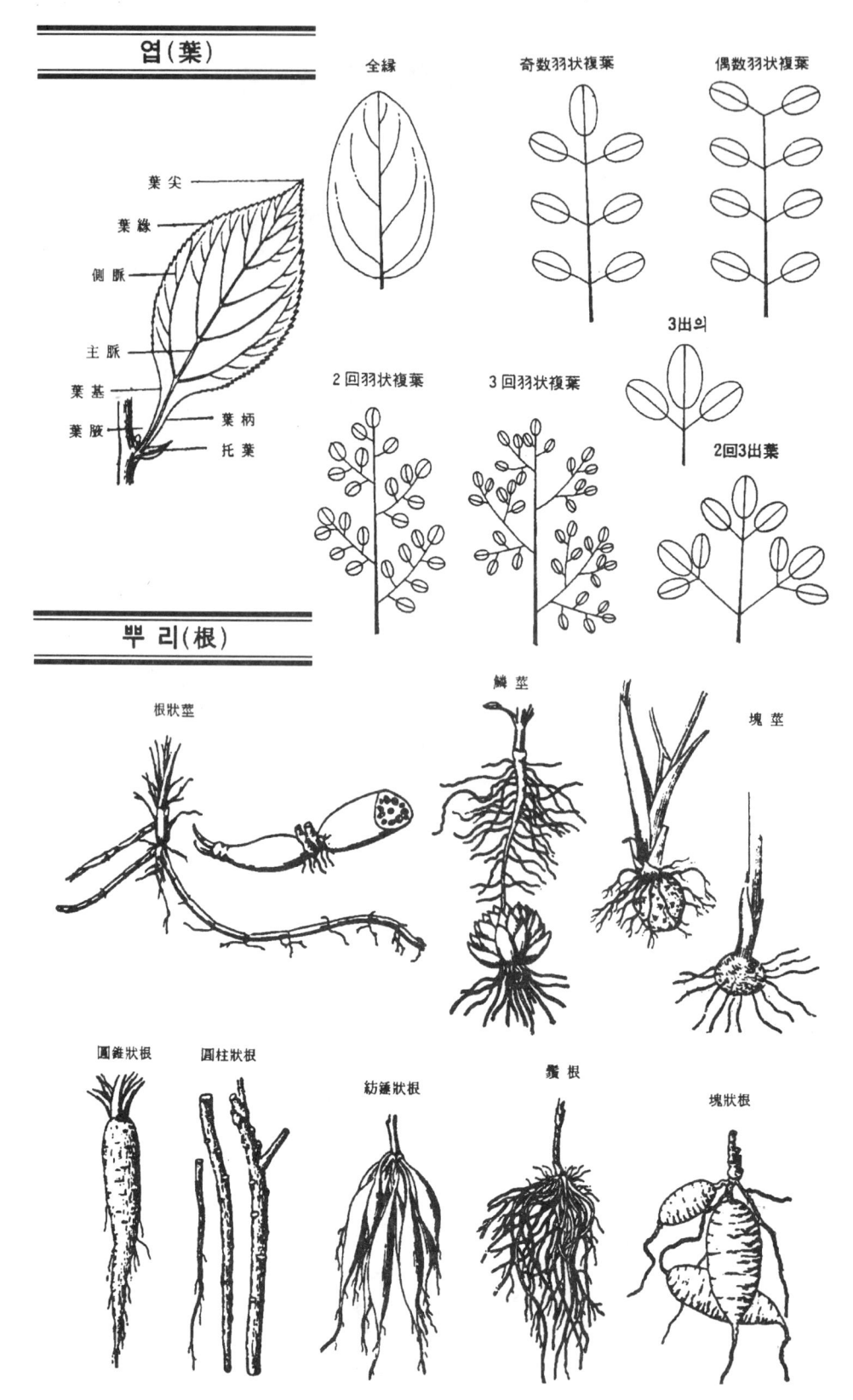

序 文

人類는 古代로부터 天然物을 藥用資源으로 利用하여 왔으며 그 藥源은 植物·動物·鑛物로서 오늘날 그 수는 5000여 종에 달하고 奇材, 珍品과 그 應用方法 등도 豊富하고 다채롭다. 近代에 와서는 東西洋을 막론하고 生藥으로서 또는 東洋傳統醫學에서와 같이 體系化되어 傳承되고 各 民族의 民間藥方 등으로 傳來되어 왔으며 그 應用은 悠久한 歷史를 가지고 疾病의 예방과 治療의 무기로서 人類의 健康과 民族의 번영에 중요한 역할을 하여 왔다.

이러한 藥源 中에는 植物이 절대적 대다수를 차지하고 사용범위도 넓기 때문에 古代에서 本草學이란 名稱으로 代代로 전하여 왔다. 이와 같은 藥物의 應用은 歷史와 文化, 天然資源 등이 모든 方面에서의 특징을 십분 반영하고 독특한 理論體系와 應用方式을 지니므로써 우리는 鄕藥(韓藥), 中國은 中藥으로 呼稱하여 採取·炮製·性能·效用 및 그 應用方法 등의 知識을 集積 정리한 科學이며 傳統醫學의 중요한 부분을 차지하고 있다.

近代에 이르러서는 科學的인 硏究 결과 그 有效成分이 점차적으로 밝혀져 藥理效果가 확립되고 이른바 新藥의 製造原料로 啓發된 것도 상당수에 달하며 특히 최근에 와서 藥效의 本體 또는 새로운 藥效가 一躍 脚光을 받게 된 것도 많이 알려져 있다. 이와 같이 기초적인 硏究에 깊은 意義와 흥미를 지니고 있는 植物을 방대한 植物界 중에서 선별 기재하여 知識을 集積整理하였으며 臨床應用, 單方으로서 民間療法 등에 널리 활용되기를 바라는 것이 本書 編輯의 의도이기도 하다.

近來 傳統醫藥에 대한 國民의 인식이 날로 높아가고 世界各國에서 東洋醫學의 傳統醫療의 중요성이 다시 대두되는 것도 엿볼 수 있다. 이것은 自然의 일원인 人類가 자신이 만들어 낸 機械文明에 대한 일종의 반성이 아닌가 생각된다. 물론 그 외에도 현실적인 면에서의 많은 理由가 있겠다.

이러한 와중에서 傳統의 天然藥物에 관한 文獻과 또한 有關한 硏究論文이 허다하게 발표되는 등 많은 발전이 거듭되어 온 것이 현실이다. 특히 WHO에서도 各國의 傳統繼承의 天然的 啓發 硏究와 新物質창출로 自國民의 疾病예방과 치료의 충족을 위해 온갖 연구와 노력을 경주하고 있는 현실이며 우리나라의 傳統藥物(鄕藥)에 대해서도 깊은 關心을 가지고 있어 현재 서울大學校의 韓國生藥硏究所와 慶熙大學校의 東西醫學硏究所를 협력기구로 지정하여 硏究費의 지원이 이루어지고 있다.

編者는 鄕藥에 대한 깊은 關心을 가지고 우리나라의 天然資源인 藥用植物과 대표적인 外國産 藥源植物(필수적 輸入依存品)을 위주로 傳統方醫書(原典)에 체계적으로 傳承되어 왔고 또 民族

傳統의 民間藥方文으로 傳來되어 온 藥用 原植物 1008種을 선정 이에 同屬 近緣植物을 併記하고 各部位別 藥材를 標題의 原植物에 연결지어 成分·性能 藥效를 體系化하여 適宜 應用하게 하였다. 더욱이 國譯鄕藥集成方의 出刊에 이어 나오게 되므로써 그 기쁨은 더욱 크다 하겠다.

本書는 江蘇新醫學編의 『中藥大辭典』을 根系로 하고, 旣存하는 本草書나 藥用植物書의 藥物 呼稱別 또는 效能別 分類위주의 貫例와는 달리 原植物 위주로 隱花植物·顯花植物로 크게 兩分하고 事典으로서의 便宜上 Engler式 分類와는 다소 차를 둔 目·科는 「가나다」順, 標題의 原植物은 類緣關係를 감안하여 學名의 알파벳順으로 按排하고 原植物에서의 基源이 되는 應用部位의 正藥名을 ❶❷❸……으로 總括集成하여 各各 그 採取時期·炮製·性味 歸經·成分·藥理·藥效 主治·用法 用量·配合 禁忌의 順으로 엮었고 輸入依存의 藥材에 국한하여 品質의 優劣, 眞僞의 감별과 修治槪要를 記述하여 本草學, 生藥學, 生物學, 天然物有機化學, 新物質 창출 등의 多角的 면에서의 硏究資料로서 또 資源啓發, 臨床應用에 십분 반영할 수 있도록 하였다.

그러나 起源藥材의 原植物 1008種에 同屬 近緣植物을 併記하고 起源藥物을 原植物에 연결 總括體系化하는 尨大한 작업에서는 校正 도중에도 수없이 添削되고 改書하는 등의 과정을 거쳐 實質을 갖추는데 주력하였으나 誤謬와 미비한 점은 同學諸賢, 識者, 利用各位의 끊임없는 격려와 啓發에 寬厚한 아량이 있기를 바라마지 않는다. 그리고 本書의 共編에 많은 努苦와 情熱을 바쳐 出刊을 目前에 두고 먼저 가신 鄭普爕博士의 靈前에 그 功을 바치며 永林社 權承鳳社長님의 出版意志와 정성어린 編輯에 깊은 감사를 드리며 編輯部 여러분의 努苦에 讚辭를 보내는 바이다.

끝으로 本書를 共編케 된 동기는 妙하게도 鄭普爕博士는 故 林基興博士(前 서울대학교 藥大 敎授)의 弟子이고 나는 故 林世興(前 大神農高 校長)先生의 弟子인데 두 분은 鄕藥 자원개발에 관심이 많은 藥用植物學者이며 兄弟間으로 우리 사이도 恩師님의 정신을 이어받아 鄕藥에 대하여 相互 뜻을 같이 한 점에 있음을 밝혀둔다.

1989年 10月

辛 民 敎 編識

凡 例

　鄕藥(生藥)大事典〈植物篇〉은 우리나라의 藥源植物과 輸入依存의 藥源植物로서 體系的으로 傳承된 것과 民族傳統의 藥方文으로 전래되어 온 原植物 1008종을 선정 이에 同屬 近緣植物을 併記하고 『中藥大辭典』을 根系로 하여 集編하였다.
　本書은 旣存의 藥用植物書, 本草書 등의 藥材別, 效能別로 한 分類方式을 탈피하고 隱花植物・顯花植物로 크게 兩分하였다. 目・科는 「가나다」順, 標題의 原植物 名稱은 鄕名을 썼고 類緣關係를 감안한 알파벳 順으로 按排하여 上段에 原植物 및 藥材의 揷畵를, 藥物의 供用部位는 藥材의 正名順으로 ①②③…… 등으로 總括 열거 各各 독자적으로 記述하였다.
　① 標題의 原植物은 俗稱의 鄕名을 正名으로 하고 俗名・漢字名・學名 이에 同屬 近緣植物을 併記하고 形態와 分布를 記述하였다.
　② 小項目의 標題 ❶❷❸……은 原植物에서 起源이 되는 應用部位別 藥物은 歷代 方醫書에 전승된 呼稱을 正名으로 하고 各各〈　〉속에 出典을 明示하고 起源과 異名・採取時期・【修治】・〔性味 歸經〕・〔成分〕・〔藥理〕・〔藥效 主治〕・【用法 用量】・〔配合 禁忌〕順으로 記述하고〔藥材〕는 輸入藥材에 국한하여 形態 및 性狀과 優劣의 槪要를 記述하여 眞僞의 감별도 용이하게 하였다.
　③ 修治(炮製): 市販하고 있는 藥材의 加工處理와 使用目的에 따른 처리과정의 방법이다.
　④ 性味: 性이란 寒・熱・溫・凉으로 구분되는 藥物의 性質을 뜻하며 味는 舌感으로 판별되는 辛・甘(淡)・酸(澁)・苦・鹹의 藥味를 말하며 『中藥大辭典』에 準하였다.
　⑤ 歸經: 藥物의 作用이 臟腑經絡의 病變에 대하여 일정한 치료작용을 일으키는 것을 말한다.
　⑥ 成分・藥理: 많은 資料文獻에서 抽出拔萃한 藥用部分에 함유된 化學成分이고 藥理는 科學的 實驗結果에 따른 主要作用으로서 韓國 中國 日本의 文獻을 參照하였다.
　⑦ 用法 用量: 內服과 外用으로 구분하고 度量衡의 分量換算은 時代에 따른 變差를 감안하여 『中藥大辭典』에 準한 16進法인　1斤=16兩=500g,　1兩=10錢,　1錢은 3.125g을 적용하고 成人을 基準으로 한 1回用量이다.
　⑧ 配合 禁忌: 2種 以上의 藥物配合에서 相互作用이 나타나는 것 중 특히 주의할 점을 古典의 理論으로 記述하였으며 그 근거는 다음과 같다.
　相　須: 2種 以上의 效能이 類似한 藥物을 配合하면 원래 가지고 있는 치료 효과를 顯著하게 증강시킬 수 있는 경우를 말한다.
　相　使: 2種 以上의 效能이 다른 藥物을 主藥과 輔藥으로 구분하여 배합하면 主藥의 치료 효과를 높일 수 있는 경우를 말한다.

相 畏: 한 가지 약물의 毒性反應이나 혹은 副作用이, 또 다른 일종의 약물에 의하여 減少되거나 제거되는 것을 말한다.

相 殺: 한 가지 藥物이 다른 한 가지 藥物의 毒性 혹은 부작용을 減少시키거나 제거하는 것을 말한다.

이러한 相畏와 相殺는 實際的으로는 동일한 配合關係를 말하나, 다만 相畏는 受制된 것을 의미하고, 相殺는 制伏시키는 것을 의미할 뿐으로서, 藥物間의 어느 한 쪽을 말하는 것이다.

相 惡: 두 가지 藥物을 配合했을 때 相互 牽制하면서 원래의 성질과 效能을 감소시키거나, 심할 경우에는 喪失케 할 수 있는 것을 말한다.

相 反: 두 가지 藥物을 배합했을 때, 相互 作用으로 毒性反應이나 혹은 劇烈한 부작용을 일으키는 것을 말한다.

⑨ 索引은 學名索引(英文)과 國文索引으로 兩分하고, 學名索引은 植物鄕名을 添記하여 學名과 鄕名을, 國文索引에는 鄕名·俗名·正藥名·異名을 總括하여 찾아 보기 쉽게 하였다.

圖解 鄕藥(生藥) 大事典 目次

序列은 隱花植物·顯花植物로 大別하고 目·科는 가나다順, 各 標題植物은 類緣
關係를 考慮하여 學名알파벳順으로 配列하였다(紙面의 사정으로 學名은 省略).
※ ◉ ❶ ❷ … 는 藥物의 正名이다.

序 文 ·· 1
凡 例 ·· 3

隱 花 植 物 CRYPTOGAMIA

菌 植 物 門 FUNGL

구멍쟁이버섯(多孔菌)과 **Polyporaceae** ·· 33
영 지 靈芝·紫芝—◉ 靈芝草 33
표고버섯 香蕈—◉ 香蕈 35
호손안 胡孫眼—◉ 桑黃 36
뇌환균 雷丸菌—◉ 雷丸 37
저 령 猪苓—◉ 猪苓 38
복 령 茯苓—❶ 茯苓 ❷ 茯苓皮 ❸ 赤茯苓
　　　 ❹ 茯神木 ❺ 茯神 40

맥각균(麥角菌)과 **Clavcipiteceae** ·· 44
맥각균 麥角菌 44
동충하초 冬蟲夏草—◉ 冬蟲夏草 45

褐 藻 植 物 門 PHAEOPHYTA

모자반(馬尾藻)과 **Sargassaceae** ·· 47
양서채 羊栖菜—◉ 海藻 47

미 역(昆布)과 **Laminariaceae** ··· 49
다시마 海帶／감태 甘苔／미역 裙帶菜—❶ 昆布 ❷ 海帶根 49

紅 藻 植 物 門 RHODOPHYTA

해인초(海人草)과 **Rhodomelaceae** ··· 51
해인초 海人草—◉ 海人草 51

綠 藻 植 物 門 CHLOROPHYTA

청 각(刺松藻)과 **Codiaceae** ·· 52
청각채 靑角菜·刺松藻—◉ 水松 52
강 리 江籬—◉ 龍鬚菜 53

羊齒植物門 PTERIDOPHYTA

고사리類 綱 Filicles

고사리(蕨)目 Filicales

고란초(皐蘭草)과 **Polypodiaceae** ·· 54
  콩짜개덩굴 石蕨·鏡面草―◉ 地連錢　54　　미역고사리 水龍骨―◉ 水龍骨　56
  일엽초 瓦草―◉ 瓦草　54　　　　　　　　석　위 石韋―❶ 石韋　❷ 石韋根
  산일엽초 烏蘇里瓦草―◉ 射鷄尾　55　　　　　　　　❸ 石韋毛　57
  고란초 皐蘭草―◉ 鵝掌金星草　55

꼬리고사리(地柏葉)과 **Aspleniaceae** ·· 58
  꼬리고사리 虎尾鐵角蕨―◉ 地柏葉　58　　돌담고사리 華中鐵角蕨―◉ 孔雀尾　60
  사철고사리 鐵角蕨―◉ 小鳳尾草　59　　차꼬리고사리 鐵角蕨―◉ 鐵角鳳尾草　61
  숫돌담고사리 長葉鐵角蕨―◉ 倒生蓮　60　　거미고사리(거미일엽초) 過山蕨―◉ 馬蹬草　61

고사리(蕨)과 **Pteridaceae** ··· 62
  암공작고사리 團羽鐵線蕨―◉ 翅柄鐵線蕨　62　　가지고비고사리 鳳樫蕨―◉ 散血蓮　66
  봉작고사리 鐵線蕨―◉ 猪鬃草　62　　선바위고사리 野鷄尾―◉ 小葉金花草　66
  공작고사리 掌葉鐵線蕨―◉ 鐵絲七　63　　고사리 蕨―❶ 蕨　❷ 蕨根　67
  부싯깃고사리 銀粉背蕨―◉ 通經草　64　　봉의꼬리 鳳尾草―◉ 鳳尾草　68
  개부싯깃고사리 毛軸碎米蕨―◉ 川層草　65　　큰반쪽고사리 牛邊旗―◉ 牛邊旗　69
  산부싯깃고사리 華北粉背蕨―◉ 小蕨鷄　65　　바위고사리 烏蕨―◉ 大葉金花草　70

구 척(狗脊)과 **Cyatheaceae** ·· 71
  구 척 金毛狗―❶ 狗脊　❷ 金狗脊黃毛　71

넉줄고사리(骨碎補)과 **Davalliaceae** ··· 73
  넉줄고사리 骨碎補―❶ 骨碎補　❷ 骨碎補毛　73

네가래(蘋)과 **Marsileaceae** ··· 74
  네가래 蘋―◉ 蘋　74

면 마(綿麻)과 **Aspidiaceae** ··· 75
  섬쇠고비 尖耳貫衆―◉ 尖耳貫衆　75　　진고사리 日本雙蓋蕨―◉ 小葉鳳凰尾巴草　79
  쇠고비 山地貫衆―◉ 昏鷄頭　75　　비늘고사리 狹頂鱗毛蕨―◉ 熊蕨根　80
  제주지네고사리 多鱗毛蕨―◉ 毛貫衆　76　　금털고사리 腫足蕨―◉ 黃鼠狼　80
  관중(희초미) 貫衆·粗莖鱗生蕨―◉ 貫衆　77

생이가래(槐葉蘋)과 **Salviniaceae** ·· 81
  물개구리밥 滿江紅―❶ 滿江紅　❷ 滿江紅根　81　　생이가래 槐葉蘋―◉ 蜈蚣萍　82

실고사리(海金沙)과 **Schizaeaceae** ··· 82

실고사리 海金沙―❶ 海金沙草 ❷ 海金沙 ❸ 海金沙根　82

　일엽아재비과　**Vittariaceae** ·· 84
일엽아재비(다시마고사리) 書帶蕨―◉ 書帶蕨　84

　풀고사리(裏白)과　**Gleicheniaceae** ··· 84
발풀고사리 芒萁―❶ 芒萁骨 ❷ 芒萁骨根　84

고 사 리 삼 목　Ophioglossales

　고사리삼(瓶爾小草)과　**Ophioglossaceae** ·· 85
고사리삼 陰地蕨―◉ 陰地蕨　85 ｜ 나도고사리삼 瓶爾小草―◉ 瓶爾小草　86
늦고사리삼 蕨萁―◉ 春不見　86 ｜

석　송(石松)綱　Lycopodiales

부 처 손(卷柏)目　Selaginellales

　부처손(卷柏)과　**Selaginellaceae** ·· 87
바위손 兗州卷柏―◉ 兗州卷柏　87 ｜ 부처손 卷柏―◉ 卷柏　88

　석　송(石松)과　**Lycopodiaceae** ·· 89
물석송 筋骨草·垂穗石松―◉ 鋪地蜈蚣　89 ｜ 좀다람쥐꼬리 卷柏狀石松―◉ 小接筋草　92
석　송 石松―❶ 伸筋草 ❷ 石松子　90 ｜ 뱀　톱 千層塔·蛇足石松―◉ 千層塔　93
비늘석송 地刷子石松―◉ 過江龍　91 ｜ 줄석송 馬尾千金草―◉ 馬尾千金草　94
만년석송 玉柏―◉ 玉柏　92 ｜

속　새(木賊)綱　Equisetineae

속　새(木賊)目　Equisetales

　속　새(木賊)과　**Equisetaceae** ··· 95
쇠뜨기(뱀밥·즌솔) 問荊―◉ 問荊　95 ｜ 개쇠뜨기 犬問荊―◉ 骨節草　97
속　새 木賊―◉ 木賊　96 ｜ 개속새 節節草―◉ 筆筒草　97

솔 잎 란(松葉蘭)綱　Psilotopsida

솔 잎 란(松葉蘭)目　Psilotales

　솔잎란(松葉蘭)과　**Psilotaceae** ··· 98
솔잎란 松葉蕨―◉ 石刷把　98

顯花植物 PHANEROGAMAE
(種子植物 SPERMATOPHYTA)

裸子植物門 GYMNOSPERMAE

毬果植物綱 Coniferopsida

소나무(松)目 Pinales

낙우송(落羽松)과 **Taxodiaceae** ··· 100
삼나무 杉·倭木―❽ 杉木根皮 100
넓은잎삼나무 杉木―❶ 杉木 ❷ 杉木根 ❸ 杉皮 ❹ 杉木節 ❺ 杉葉 ❻ 杉子 ❼ 杉木油 100

소나무(松)과 **Pinaceae** ··· 102
백 송 白皮松―❶ 白松塔 102
잣나무 紅松―❽ 海松子 104
만주곰솔 油松―❶ 松節 ❷ 松根 ❸ 松筆頭 ❹ 松葉 ❺ 松花粉 ❻ 松毬 ❼ 松木皮 ❽ 松脂 ❾ 松油 104

측백나무(側柏)과 **Cupressaceae** ··· 107
측백나무 側柏―❶ 側柏葉 ❷ 柏根白皮 ❸ 柏枝節 ❹ 柏子仁 ❺ 柏脂 107
노간주나무 杜松―❽ 杜松實 109
향나무 檜―❽ 檜葉 111

주 목(朱木)目 Taxales

나한송(羅漢松)과 **Podocarpeceae** ··· 112
나한송 羅漢松―❶ 羅漢松實 ❷ 羅漢松葉 ❸ 羅漢松根皮 112

주 목(朱木)과 **Taxaceae** ··· 113
개비자나무 粗榧―❽ 粗榧 113
주 목 朱木―❽ 紫杉 113
참비자나무 榧―❶ 榧子 ❷ 榧根皮 ❸ 榧花 114

마 황(麻黃)綱 Gnetopsida

마 황(麻黃)目 Gnetales

마 황(麻黃)과 **Ephedraceae** ··· 116
초마황 草麻黃―❶ 麻黃 ❷ 麻黃根 116

소 철(蘇鐵)綱 Cycadopsida

소 철(蘇鐵)目 Cycadales

소 철(蘇鐵)과 **Cycadaceae** ··· 120
소 철 蘇鐵―❶ 鳳尾蕉葉 ❷ 鳳尾蕉花 ❸ 鐵樹果 120

은행나무(銀杏)綱 Ginkgopsida

은행나무(銀杏)目 Ginkgoales

은행나무(銀杏)과 **Ginkgoaceae** ··· 122
은행나무 銀杏―❶ 白果 ❷ 白果根 ❸ 白果樹皮 ❹ 白果葉 122

被 子 植 物 門 ANGLOSPERMAE

單 子 葉 植 物 綱 Monocotyledoneae

곡 정 초(穀精草)目 Farinales

곡정초(穀精草)과 **Eriocaulaceae** ··· 125
곡정초 穀精草―◉ 穀精草 125

닭의장풀(鴨跖草)과 **Commelinaceae** ··· 125
닭의 장풀(닭개비)―◉ 鴨跖草 125
사마귀풀(애기달개비) 水竹葉―◉ 水竹葉 126
나도생강(개양하) 杜若―◉ 竹葉蓮 127
자주만년초(만년청아재비) 紫錦蘭―❶ 蚌蘭葉 ❷ 蚌蘭花 127
자주닭개비 紫露草―◉ 紫鴨跖草 128

물옥잠(雨久花)과 **Pontederiaceae** ··· 129
부레옥잠(혹옥잠) 鳳眼藍―◉ 水葫蘆 129
물옥잠 雨久花―◉ 雨韭 129
물달개비 鴨舌草―◉ 鴨舌草 130

난 초(蘭草)目 Orchidales

난 초(蘭草)과 **Orchidaceae** ·· 131
병아리난초 細葶無柱蘭―◉ 獨葉一枝槍 131
자 란(대암풀) 白芨―◉ 白芨 131
흑난초(보리난초) 麥斛―◉ 麥斛 132
새우난초 蝦脊蘭―◉ 九子連環草 133
약난초(정화난초) 杜鵑蘭―❶ 山慈姑 ❷ 山慈姑葉 ❸ 山慈姑花 133
보춘화 報春花―❶ 建蘭花 ❷ 建蘭根 ❸ 建蘭葉 134
광릉요강꽃(광릉개불알꽃)―◉ 扇子七 136
개불알꽃(요강꽃) 大花杓蘭―◉ 蜈蚣七 136
석 곡 石斛―❶ 石斛 ❷ 石斛露 137
천 마(수자해좇) 天麻・赤箭―❶ 天麻 ❷ 天麻莖葉 ❸ 天麻子 138
사철란 斑葉蘭―❶ 斑葉蘭 ❷ 斑葉蘭根 139
손바닥난초(새발난초) 手掌蔘―◉ 手掌蔘 140
구름병아리난초 兜被蘭―◉ 百步還陽丹 141
나도씨눈란 角盤蘭―◉ 人蔘果 142
키다리난초 羊耳蒜―◉ 羊耳蒜 142
갈매기난초 舌唇蘭―◉ 長距蘭 143
타래난초 盤龍蔘―◉ 盤龍蔘 143
나도잠자리난 蜻蜓蘭―◉ 半春蓮 144

백 합(百合)目 Liliiflorae

골 풀(燈心草)과 **Juncaceae** ·· 144
골 풀 燈心草―❶ 燈心草 ❷ 燈心草根 144
자리골풀 石龍芻―❶ 石龍芻 ❷ 石龍芻根 145

푸른갯골풀 擬燈心草—❶ 龍鬚草　146
경의밥 地楊梅—❶ 地楊梅　147

마(薯蕷)과 Dioscoreaceae ·· 147
마 薯蕷—❶ 山藥 ❷ 山藥藤 ❸ 零餘子 ❹ 風車兒　147
둥근마 黃獨—❶ 黃藥子 ❷ 黃獨零餘子　149
부채마 穿龍薯蕷—❶ 穿山龍　150
도꼬로마(왕마) 山萆薢—❶ 萆薢　151

백　부(百部)과 Stemonaceae ·· 152
백　부(덩굴백부) 蔓生百部—❶ 百部根　152

백　합(百合)과 Liliaceae ··· 154
쥐꼬리풀 肺筋草—❶ 肺筋草　154
양　파(주먹파) 洋葱—❶ 洋葱　155
파(굵은 파) 葱—❶ 葱白 ❷ 葱鬚 ❸ 葱葉 ❹ 葱花 ❺ 葱實 ❻ 葱汁　156
산달래 山蒜—❶ 山蒜　158
돌달래 小根蒜—❶ 薤白 ❷ 薤葉　158
마　늘 大蒜—❶ 大蒜 ❷ 靑蒜 ❸ 蒜梗　159
부　추 韭—❶ 韭菜 ❷ 韭子 ❸ 韭根　161
산마늘 茖葱—❶ 茖葱　162
알로에 蘆薈—❶ 蘆薈 ❷ 蘆薈葉 ❸ 蘆薈花 ❹ 蘆薈根　163
천문동(부지깽나물) 天門冬—❶ 天門冬　164
아스파라거스 小百部—❶ 小百部　165
엽　란 蜘蛛抱蛋—❶ 蜘蛛抱蛋　166
나도옥잠화(제비옥잠) 七筋菇—❶ 雷公七　167
은방울꽃 鈴蘭—❶ 鈴蘭　167
윤판나물 萬壽竹—❶ 石竹根　169
얼레지(가제무릇)—❶ 얼레지　170
중국패모 浙貝母—❶ 貝母　170
원추리(왕원추리) 萱草—❶ 萱草根 ❷ 萱草嫩苗 ❸ 金針菜　171
산옥잠화 紫玉簪—❶ 紫玉簪 ❷ 紫玉簪根 ❸ 紫玉簪葉　173
비녀옥잠화(옥잠화) 玉簪花—❶ 玉簪花 ❷ 玉簪花根 ❸ 玉簪葉　174
참나리 百合—❶ 百合 ❷ 百合花 ❸ 百合子　175
두루미꽃 二葉舞鶴草—❶ 二葉舞鶴草　176
소엽맥문동 沿階草—❶ 麥門冬　177
삿갓풀(삿갓나물) 蚤休—❶ 蚤休　178
둥굴레 玉竹—❶ 玉竹　179
원황정(층층갈고리둥굴레) 黃精—❶ 黃精　180
만년청 萬年靑—❶ 萬年靑根 ❷ 萬年靑葉 ❸ 萬年靑花　182
무　릇 綿棗兒—❶ 綿棗兒　183
솜　대(풀솜대) 鹿藥—❶ 鹿藥　184
청미래덩굴(명감나무) 菝葜—❶ 菝葜 ❷ 菝葜葉　185
선밀나물 長葉牛尾菜—❶ 牛尾菜　186
청가시나무(청가시덩굴) 華東菝葜—❶ 粘魚鬚　186
큰연령초(흰삿갓풀) 延齡草—❶ 芋兒七　187
까치무릇(물구) 老鴉瓣—❶ 光慈姑　188
튜울립 鬱金香—❶ 鬱金香 ❷ 鬱金香根　189
참여로 藜蘆—❶ 藜蘆　191

붓　꽃(鳶尾)과 Iridaceae ·· 192
범부채 射干—❶ 射干　192
사프란 藏紅花—❶ 藏紅花　193
글라디올러스 唐菖蒲—❶ 搜山黃　194
붓　꽃 豆豉草—❶ 豆豉草　194
타래붓꽃 馬藺—❶ 馬藺子 ❷ 馬藺葉 ❸ 馬藺花 ❹ 馬藺根　195

수선화(水仙)과 Amaryllidaceae ·· 197
문주란 文珠蘭—❶ 羅裙帶 ❷ 羅裙帶根 ❸ 文珠蘭果　197
선　모 仙茅—❶ 仙茅　198
개상사화(노랑꽃무릇) 黃花石蒜—❶ 大一枝箭　198
석　산(꽃무릇) 石蒜—❶ 石蒜　199
수선화 水仙—❶ 水仙花 ❷ 水仙根　200

용설란(龍舌蘭)과　Agavaceae ··· 201
용설란　龍舌蘭―❶　龍舌蘭　201

지　모(知母)과　Haemodoraceae ·· 203
지모　知母―❶　知母　203 ｜ 줄모초(거미줄란)　折鶴蘭―❶　挂蘭　204

벼(禾本)目　Glumiflorae

대나무(竹)과　Bambusaceae ··· 204
왕　대　剛竹―❶　斑竹根 ❷　斑竹花 ❸　斑竹殼 204
오　죽　紫竹―❶　紫竹根　205
솜　대(분죽)　淡竹―❶　竹茹 ❷　淡竹根 ❸　淡竹笋 ❹　淡竹殼 ❺　竹葉 ❻　竹卷心 ❼　竹瀝 ❽　仙人杖 ❾　天竺黃　206
죽순대　孟宗竹―❶　毛笋　208

벼(禾本)과　Poaceae ·· 208
조개풀　藎草―❶　藎草　208
물　대(시내대)　蘆竹―❶　蘆竹根 ❷　蘆竹筍 ❸　蘆竹瀝　209
메귀리(귀보리)　野燕麥―❶　燕麥草 ❷　野麥子 210
참새귀리　雀麥―❶　雀麥 ❷　雀麥米　211
염　주　薏苡―❶　薏苡仁 ❷　薏苡根 ❸　薏苡葉　212
개솔새　橘草―❶　野香茅　214
우산대잔디　狗牙根―❶　鐵線草　214
바랭이　馬唐―❶　馬唐　215
왕바랭이　牛筋草―❶　牛筋草　216
참새그렁　大畫眉草―❶　星星草 ❷　畫眉草　216
보　리(겉보리)　大麥―❶　大麥 ❷　大麥秸 ❸　麥芽 ❹　大麥苗　217
띠　白茅―❶　白茅根 ❷　白茅針 ❸　茅草葉 ❹　白茅花　219
조릿대풀　淡竹葉―❶　淡竹葉 ❷　碎骨子　221
참억새　芒―❶　芒莖 ❷　芒根　222
벼(나락)　稻―❶　粳米 ❷　粳米泔 ❸　稻草 ❹　稻穀芒 ❺　穀芽 ❻　米皮糠 ❼　糯米 ❽　糯稻根鬚　223
기　장　稷・黍―❶　黍米 ❷　黍根 ❸　黍莖 ❹　稷米 ❺　糜穄　225
수크령　狼尾草―❶　狼尾草 ❷　狼尾草根　227
갈　대　蘆葦―❶　蘆根 ❷　蘆莖 ❸　蘆葉 ❹　蘆筍 ❺　蘆花 ❻　蘆竹籜　227
조(서숙)　粟・粱―❶　粟米 ❷　粟芽 ❸　粟糖　229
강아지풀(개꼬리풀)　狗尾草―❶　狗尾草　230
수　수　蜀黍―❶　高粱米 ❷　高粱根　231
밀　小麥―❶　小麥 ❷　小麥苗 ❸　浮小麥 ❹　小麥麩　231
옥수수(강냉이)　玉蜀黍―❶　玉蜀黍 ❷　玉蜀黍根 ❸　玉蜀黍葉 ❹　玉米鬚 ❺　玉米軸　233
줄(줄풀)　菰―❶　菱白 ❷　菰根 ❸　菰米　235

사　초(莎草)과　Cyperaceae ·· 236
그늘사초　披葉薹―❶　羊鬍髭草　236
보리사초(통보리사초)　薜草―❶　薜實　237
비늘사초　三稜草―❶　三稜草　237
대사초　崖棕―❶　崖棕根　237
알방동사니　異型莎草―❶　異型莎草　238
물방동사니　水莎草―❶　水莎草　239
참방동사니　碎米莎草―❶　三楞草　240
향부자　莎草―❶　莎草 ❷　香附　240
올방개　烏芋―❶　荸薺 ❷　通天草　242
바람하늘지기　日照飄拂草―❶　日照飄拂草　242
파대가리　水蜈蚣―❶　水蜈蚣　243
매자기　荊三稜―❶　荊三稜　244
올챙이고랭이　螢藺―❶　野馬蹄草　244
큰고랭이　水葱―❶　水葱　245
송이고랭이　水毛花―❶　蒲草根　245

부 들(蒲黃)目 Pandanales

부 들(蒲黃)과 Typhaceae ·· 246
애기부들 長包香蒲—❶ 香蒲 ❷ 蒲蒻 ❸ 蒲黃 ❹ 蒲棒　246

흑삼릉(黑三稜)과 Sparganiaceae ··· 248
흑삼릉 黑三稜—◉ 三稜　248

생 강(生薑)目 Scitamineae

생 강(生薑)과 Zingiberaceae ·· 249
초두구 草豆蔲—◉ 草豆蔲　249
고량강 高良薑—◉ 高良薑　250
익 지 益智—◉ 益智仁　251
백두구 白豆蔲—❶ 白豆蔲 ❷ 豆蔲花 ❸ 白豆蔲殼　252
초 과 草果—◉ 草果　254
양춘사 陽春砂—❶ 砂仁 ❷ 春砂花 ❸ 砂仁殼　255

울 금 鬱金—◉ 鬱金　256
강 황 薑黃—◉ 薑黃　257
아 출 蓬莪朮—◉ 蓬莪朮　258
양 하 蘘荷—❶ 蘘荷 ❷ 蘘草 ❸ 山麻雀 ❹ 蘘荷子　259
생 강 生薑—❶ 生薑 ❷ 乾薑 ❸ 薑皮 ❹ 薑葉　260

파 초(芭蕉)과 Musaceae ·· 262
파 초 芭蕉—❶ 芭蕉根 ❷ 芭蕉葉 ❸ 芭蕉花 ❹ 芭蕉子 ❺ 芭蕉油　262

택 사(澤瀉)目 Helobiae

가 래(眼子菜)과 Potamogetonaceae ·· 263
가 래 眼子菜—❶ 眼子菜 ❷ 釘耙七　263
넓은잎말 抱莖眼子菜—◉ 酸水草　264

거머리말과 Zosteraceae ··· 265
거머리말 大葉藻—◉ 海帶　265

자라풀(水鼈)과 Hydrocharitaceae ·· 266
자라풀 水鼈—◉ 馬尿花　266
물질경이 水車前—◉ 龍舌草　266
나사말 苦草—◉ 苦草　267

지 채(醬池菜)과 Juncaginaceae ·· 268
지채(갯창포) 海韭菜—◉ 海韭菜　268

택 사(澤瀉)과 Alismataceae ··· 268
질경이택사 澤瀉—❶ 澤瀉 ❷ 澤瀉葉 ❸ 澤瀉實　268
보 풀 長葉澤瀉—◉ 水慈姑　270
올 미 矮慈姑—◉ 鴨舌頭　271
벗 풀 慈姑—❶ 慈姑 ❷ 慈姑花 ❸ 慈姑葉　271

종 려(棕櫚)目 Palmales

종 려(棕櫚)과 Palmae ··· 272
빈 랑 檳榔—❶ 檳榔 ❷ 檳榔花 ❸ 棗檳榔 ❹ 大腹皮　272

기린갈 **麒麟竭**—◉ 血竭 274
종려나무 棕櫚—❶ 棕櫚皮 ❷ 棕樹根 ❸ 棕樹心 ❹ 棕櫚花 ❺ 棕櫚葉 ❻ 棕櫚子 275

천 남 성(天南星)目　Arales

개구리밥(浮萍草)과　**Lemnaceae** ··· 277
개구리밥(머구리밥) 浮萍草—◉ 浮萍 277

천남성(天南星)과　**Araceae** ··· 278
창　포 菖蒲—◉ 白菖 278
석창포(석향포) 石菖蒲—❶ 石菖蒲 ❷ 菖蒲葉
　❸ 石菖蒲花 279
곤　약 蒟蒻—◉ 蒟蒻 281
천남성 天南星—◉ 天南星 281
토　란 野芋—❶ 野芋 ❷ 野芋葉 283
토　란 芋—❶ 芋頭 ❷ 芋葉 ❸ 芋梗 ❹ 芋頭
　花 284
반　하(끼무릇) 半夏—◉ 半夏 285

雙 子 葉 植 物 綱　Dicotyledoneae

離 瓣 花 亞 綱　Archichlamydeae

가래나무(胡桃)目　Juglandales

가래나무(胡桃)과　**Juglandaceae** ··· 287
가래나무 楸子木—❶ 核桃楸果 ❷ 核桃楸皮 287
호두나무 胡桃—❶ 胡桃仁 ❷ 胡桃根 ❸ 胡桃樹皮 ❹ 胡桃枝 ❺ 胡桃葉 ❻ 胡桃青皮 ❼ 胡桃花
　❽ 胡桃殼 ❾ 分心木 ❿ 胡桃油 287
굴피나무 化香樹—❶ 化香樹葉 ❷ 化香樹果 290

갈매나무(鼠李)目　Rhamnales

갈매나무(鼠李)과　**Rhamnaceae** ··· 291
헛개나무 枳椇—❶ 枳椇子 ❷ 枳椇根 ❸ 枳椇
　木皮 ❹ 枳椇木汁 ❺ 枳椇葉 291
갯대추나무 鐵籬笆—❶ 馬甲子根 ❷ 馬甲子葉
　❸ 鐵籬笆果 292
삼황나무 三黃—◉ 黎辣根 293
갈매나무 鼠李—❶ 鼠李 ❷ 鼠李根 ❸ 鼠李皮 294
멧대추나무(산대추) 酸棗—❶ 酸棗仁 ❷ 酸棗
　根皮 ❸ 棘針 ❹ 棘葉 ❺ 棘刺花 295
대추나무 大棗—❶ 大棗 ❷ 棗樹根 ❸ 棗樹皮
　❹ 棗葉 ❺ 棗核 296

포　도(葡萄)과　**Vitaceae** ··· 298
개머루 蛇葡萄—❶ 蛇葡萄 ❷ 蛇葡萄根 298
가회톱(가위톱) 白蘞—❶ 白蘞 ❷ 白蘞子 299
거지덩굴 烏蘞莓—◉ 烏蘞莓 300
왕머루(머래순) 山葡萄—◉ 山藤藤秧 300
새머루(산포도) 葛藟—❶ 葛藟汁 ❷ 藟根 ❸
　葛藟果實 301
포　도 葡萄—❶ 葡萄 ❷ 葡萄根 ❸ 葡萄藤葉
　302

끈끈이귀개(茅膏菜)目　Sarraceniales

끈끈이귀개(茅膏菜)과　Droseraceae ……………………………………………… 303
끈끈이귀개　茅膏菜—❶ 茅膏菜　❷ 茅膏菜根　303

단　향(檀香)目　Santalales

겨우살이(桑寄生)과　Loranthaceae ……………………………………………… 304
겨우살이　槲寄生—◉ 桑寄生　304

단　향(檀香)과　Santalaceae ……………………………………………… 305
단　향　檀香—❶ 檀香　❷ 檀香泥　❸ 檀香油　305

제비꿀　百蕊草—❶ 百蕊草　❷ 百蕊草根　307

마 디 풀(蓼)目　Polygonales

마디풀(蓼)과　Polygonaceae ……………………………………………… 308
이삭여뀌　金線草—❶ 金線草　❷ 金線草根　308
메　밀(모밀)　蕎麥—❶ 蕎麥　❷ 蕎麥秸　308
나도수영　腎葉山蓼—◉ 酸漿菜　310
물여뀌　兩棲蓼—◉ 兩棲蓼　310
마디풀　萹蓄—◉ 萹蓄　311
범꼬리　拳蔘—◉ 拳蔘　312
나도하수오　毛脈蓼—◉ 紅藥子　313
호장근　虎杖—❶ 虎杖　❷ 虎杖葉　314
왜개싱아　叉分蓼—❶ 酸不溜　❷ 酸不溜根　316
여　뀌(버들여뀌)　水蓼—❶ 水蓼　❷ 水蓼根　❸ 蓼實　316
하수오　何首烏—❶ 何首烏　❷ 夜交藤　❸ 何首烏葉　318
큰개여뀌　節蓼—◉ 猪蓼子草　320
털여뀌　紅草—❶ 葒草　❷ 葒草花　❸ 水葒花子　320

며느리배꼽　刺犁頭—❶ 扛板歸　❷ 扛板歸根　322
며느리밑씻개　刺蓼—◉ 廊茵　323
미꾸리낚시　雀翹—◉ 雀翹　324
눈범꼬리　支柱蓼—◉ 紅三七　324
쪽　蓼藍—❶ 藍實　❷ 大靑葉　❸ 靑黛　❹ 藍靛　325
대　황　唐大黃—❶ 大黃　❷ 大黃莖　327
수　영　酸模—❶ 酸模　❷ 酸模葉　329
소리쟁이　皺葉羊蹄—❶ 牛耳大黃　❷ 牛耳大黃葉　330
참소리쟁이　羊蹄—❶ 羊蹄　❷ 羊蹄葉　❸ 羊蹄實　332

명 아 주(藜)目　Centrospermae

명아주(藜)과　Chenopodiaceae ……………………………………………… 333
사탕무우　恭菜—◉ 恭菜根　333
근　대　若蓬菜—❶ 若蓬菜　❷ 若蓬子　334
흰명아주　藜—◉ 藜　335
큰잎명아주　大葉藜—◉ 血見愁　335

댑싸리(비싸리)　地膚—❶ 地膚子　❷ 地膚苗　336
솔장다리　猪毛菜—◉ 猪毛菜　337
시금치　菠菜—❶ 菠菜　❷ 菠菜子　338

분　꽃(紫茉莉)과　Nyctaginaceae ……………………………………………… 339
분　꽃　紫茉莉—❶ 紫茉莉根　❷ 紫茉莉葉　❸ 紫茉莉子　339

비 름(莧)과 Amaranthaceae ··· 340
쇠무릎 牛膝―❶ 牛膝 ❷ 牛膝莖葉 340
긴잎쇠무릎 粗毛牛膝―❸ 土牛膝 342
비 름(참비름) 莧―❶ 莧 ❷ 莧根 ❸ 莧實 343
색비름 雁來紅―❹ 雁來紅 344
청비름 皺果莧―❹ 白莧 344
개맨드라미 靑葙―❶ 靑葙 ❷ 靑葙子 ❸ 靑葙花 345
맨드라미(맨드래미) 鷄冠花―❶ 鷄冠花 ❷ 鷄冠苗 ❸ 鷄冠子 346
천일홍 千日紅―❹ 千日紅 347

석류풀(粟米草)과 Aizoaceae ·· 348
석류풀 粟米草―❹ 地膚黃 348
번행초 番杏―❹ 番杏 348

쇠비름(馬齒莧)과 Portulacaceae ··· 349
채송화(따꽃) 大花馬齒莧―❹ 半枝蓮 349
쇠비름 馬齒莧―❶ 馬齒莧 ❷ 馬齒莧子 350

자리공(商陸)과 Phytolaccaceae ··· 351
자리공(장녹) 商陸―❶ 商陸 ❷ 商陸花 351

패랭이꽃(石竹)과 Caryophyllaceae ··· 353
벼룩이자리(좀쌀뱅이) 蚤綴―❹ 小無心菜 353
덩굴별꽃 日本狗筋蔓―❹ 和筋草 353
술패랭이꽃 瞿麥―❹ 瞿麥 354
대나물 絲石竹―❹ 銀柴胡 355
홍매동자꽃 剪秋羅―❹ 剪紅紗花 356
장구채 堅硬女婁菜―❶ 女婁菜 ❷ 王不留行 357
개별꽃 異葉假繁縷―❹ 太子參 358
개미자리(수캐자리) 漆姑草―❹ 漆姑草 359
쇠별꽃(콤버무리) 牛繁縷―❹ 鵝腸草 359
별 꽃 繁縷―❹ 繁縷 360
벼룩나물 天蓬草―❹ 天蓬草 361

무 환 자(無患子)目 Sapindales

감탕나무(冬靑)과 Aquifoliaceae ··· 361
호랑가시나무(묘아자) 枸骨―❶ 枸骨葉 ❷ 枸骨根 ❸ 枸骨樹皮 ❹ 枸骨子 361
먼나무(좀감탕나무) 鐵冬靑―❹ 求必應 362

고추나무(省沽油)과 Staphyleaceae ··· 363
말오줌대 野鴉椿―❶ 野鴉椿子 ❷ 野鴉椿根 ❸ 野鴉椿花 363
고추나무 雀沽油―❹ 雀沽油 364

노박덩굴(衛矛)과 Celastraceae ··· 365
푼지나무 刺南蛇藤―❹ 刺南蛇藤 365
노박덩굴 南蛇藤―❶ 南蛇藤 ❷ 南蛇藤根 ❸ 南蛇藤葉 366
화살나무(참빗나무) 衛矛―❹ 鬼箭羽 367
좀참빗살나무 絲綿木―❹ 絲綿木 367
사철나무(겨우살이나무) 冬靑衛矛―❹ 調經草 368
참회나무 垂絲衛矛―❹ 垂絲衛矛 369
메역순나무(미역순나무) 雷公藤―❹ 雷公藤 369

무환자나무(無患子)과 Sapindaceae ··· 371
풍선덩굴(풍경덩굴) 倒地鈴―❹ 假苦瓜 371
용 안 龍眼―❶ 龍眼肉 ❷ 龍眼根 ❸ 龍眼樹皮 ❹ 龍眼葉 ❺ 龍眼花 ❻ 龍眼殼 ❼ 龍眼核 371
모감주나무(염주나무) 欒樹―❹ 欒花 373
여 지 荔枝―❶ 荔枝 ❷ 荔枝根 ❸ 荔枝葉 ❹ 荔枝殼 ❺ 荔枝核 374
무환자나무 無患樹―❶ 無患子 ❷ 無患樹殭

❸ 無患樹皮 ❹ 無患子葉 ❺ 無患子皮 ❻ 無患子中仁　375

봉선화(鳳仙花)과　Balsaminaceae　377
봉선화(봉승아) 鳳仙―❶ 鳳仙 ❷ 鳳仙根 ❸ 鳳仙花 ❹ 急性子　377
물봉선 野鳳仙―❶ 野鳳仙花　379

시로미(岩高蘭)과　Empetraceae　379
시로미 岩高蘭―❶ 岩高子　379

옻나무(漆樹)과　Anacardiaceae　380
붉나무(오배자나무) 鹽麩子―❶ 鹽麩子 ❷ 鹽麩子根 ❸ 鹽麩根白皮 ❹ 鹽麩樹白皮 ❺ 鹽麩葉 ❻ 鹽麩木花　380
산검양옻나무 野漆樹―❶ 野漆樹葉 ❷ 野漆樹根　381
옻나무 漆樹―❶ 乾漆 ❷ 漆樹根 ❸ 漆樹皮 ❹ 漆樹木心 ❺ 生漆 ❻ 漆葉 ❼ 漆子　382

칠엽수(七葉樹)과　Hippocastanaceae　384
칠엽수 七葉樹―◉ 娑羅子　384

회양목(黃楊木)과　Buxaceae　385
회양목 黃楊木―❶ 黃楊木 ❷ 黃楊根 ❸ 黃楊木葉 ❹ 黃楊子　385

물레나물(金絲桃)目　Guttiferles

다래나무(獼猴桃)과　Actinidiaceae　386
다래나무 獼猴桃―❶ 獼猴梨 ❷ 軟棗子　386
개다래나무 木天蓼―❶ 木天蓼 ❷ 木天蓼根 ❸ 木天蓼子　387

대풍자(大風子)과　Flacourtiaceae　389
대풍자나무 大風子―❶ 大風子 ❷ 大風子油　389
산유자나무 柞木―❶ 柞木皮 ❷ 柞木根 ❸ 柞木葉　390

물레나물(金絲桃)과　Guttiferae　391
물레나물 紅旱蓮―◉ 紅旱蓮　391
고추나물 小連翹―◉ 小連翹　392
애기고추나물 地耳草―◉ 地耳草　392

용뇌향나무(龍腦香)과　Dipterocarpaceae　394
용뇌향나무 龍腦香―❶ 冰片 ❷ 龍腦香膏 ❸ 龍腦香子　394

위성류(檉柳)과　Tamaricaceae　395
위성류 檉柳―❶ 檉柳 ❷ 檉柳花 ❸ 檉乳　395

제비꽃(菫菫菜)과　Violaceae　396
졸방제비꽃(졸방나물) 鷄腿菫菜―◉ 走邊疆　396
둥근털제비꽃 毛果菫菜―◉ 地核桃　397
금강제비꽃 大葉菫菜―◉ 寸節七　397
남산제비꽃 裂葉菫菜―◉ 疔毒草　398
낚시제비꽃 紫花菫菜―◉ 地黃瓜　398
흰제비꽃 白花地丁―◉ 鏵頭草　399
삼색제비꽃 三色菫―◉ 三色菫　400
콩제비꽃(조갑지나물) 菫菜―◉ 消毒草　400
호제비꽃 紫花地丁―◉ 地丁　401

차나무(山茶)과　Theaceae　402
동백나무 山茶―◉ 山茶花　402
차나무 茶―❶ 茶葉 ❷ 茶樹根 ❸ 茶子　403
사스레피나무 柃木―◉ 柃木　405

미 나 리(繖形)目 Umbelliflorae

미나리(繖形)과 Umbelliferae ················· 406

시 라 蒔蘿―❶ 蒔蘿子 ❷ 蒔蘿苗 406
왜당귀 日當歸―❷ 當歸 407
바디나물 紫花前胡―❷ 前胡 408
구릿대 白芷―❶ 白芷 ❷ 白芷葉 409
참당귀 當歸―❷ 當歸 411
전 호 前胡―❷ 峨蔘 411
시 호 柴胡―❷ 柴胡 412
병 풀(조개풀) 積雪草―❷ 積雪草 414
독미나리 野芹菜花―❷ 毒芹根 415
벌사상자(뱀도랏) 蛇床―❷ 蛇床子 416
천 궁 川芎―❷ 川芎 418
고 수 芫荽―❶ 胡荽 ❷ 胡荽子 419
파드득나물(반디나물) 鴨兒芹―❶ 鴨兒芹 ❷ 鴨兒芹根 ❸ 鴨兒芹果 420
당 근 胡蘿蔔―❶ 胡蘿蔔 ❷ 胡蘿蔔子 421
아 위 阿魏―❷ 阿魏 422
회 향 茴香―❶ 茴香 ❷ 茴香莖葉 ❸ 茴香根 424
갯방풍 珊瑚菜―❷ 北沙蔘 425
피막이풀 天胡荽―❷ 天胡荽 427
방 풍 防風―❶ 防風 ❷ 防風葉 ❸ 防風花 428
고 본 藁本―❷ 藁本 428
미나리 水芹―❶ 水芹 ❷ 芹花 429
긴사상자 香根芹―❷ 香根芹 430
강 활 羌活―❷ 羌活 431
기름나물 石防風―❷ 石防風 432

오갈피(五加)과 Araliaceae ················· 432

오갈피나무(참오갈피나무) 無梗五加―❶ 五加皮 ❷ 五加葉 432
독 활(땃두릅) 獨活―❷ 獨活 435
두릅나무(참두릅) 楤木―❷ 楤木皮 435
송 악(담장나무) 常春藤―❶ 常春藤 ❷ 常春藤子 436
음나무(엄나무) 海桐木―❶ 海桐皮 ❷ 海桐樹根 437
땃두릅나무 刺人蔘―❷ 刺人蔘 439
인 삼 人蔘―❶ 人蔘 ❷ 人蔘蘆 ❸ 人蔘條 ❹ 人蔘鬚 ❺ 人蔘葉 ❻ 人蔘花 ❼ 人蔘子 439
삼칠인삼 人蔘三七―❶ 三七 ❷ 三七葉 ❸ 三七花 443
통탈목(통초) 通脫木―❶ 通草 ❷ 通花根 ❸ 通花花 ❹ 通脫木花上粉 445

층층나무(山茱萸)과 Cornaceae ················· 446

식나무 桃葉珊瑚―❷ 天脚板 446
곰의말채나무 椋子木―❶ 椋子木 ❷ 丁榔皮 447
산수유 山茱萸―❷ 山茱萸 448

미 나 리 아 재 비(毛茛)目 Ranales

녹나무(樟)과 Lauraceae ················· 449

육박나무 六駁―❷ 豹皮樟根 449
녹나무 樟―❶ 樟木 ❷ 香樟根 ❸ 樟樹皮 ❹ 樟樹葉 ❺ 樟腦 ❻ 樟樹子 449
생달나무 天竺桂―❶ 桂皮 ❷ 桂子 452
육계나무 肉桂―❶ 肉桂 ❷ 桂枝 ❸ 桂丁 ❹ 肉桂油 453
월계수(계수나무) 月桂―❶ 月桂子 ❷ 月桂葉 456
감태나무(백동백나무) 牛筋樹―❶ 山胡椒 ❷ 山胡椒根 ❸ 山胡椒葉 456
생강나무 檀香梅―❷ 三鑽風 458
후박나무 韓厚朴―❷ 紅楠皮 458

매자나무(小蘗)과 Berberidaceae ················· 459

매발톱나무 小蘗―❷ 小蘗 459
꿩의다리아재비 類葉牡丹―❷ 紅毛漆 460

삼지구엽초 淫羊藿—❶ 淫羊藿 ❷ 淫羊藿根 461
중국남천(가시남천) 十大功勞—❶ 十大功勞葉 ❷ 茨黃連 ❸ 功勞木 ❹ 功勞子 462

남 천 南天竹—❶ 南天竹子 ❷ 南天竹葉 ❸ 南天竹梗 ❹ 南天竹根 464
깽깽이풀(황련) 鮮黃連—⓿ 鮮黃連 465

목 련(木蓮)과 Magnoliaceae 466
큰회향 大茴香—⓿ 八角茴香 466
자목련 辛夷—❶ 辛夷 ❷ 玉蘭花 467
중국후박나무 唐厚朴—❶ 厚朴 ❷ 厚朴花 ❸ 厚朴子 469
오미자 五味子—⓿ 五味子 471

미나리아재비(毛茛)과 Ranunculaceae 473
바 곳(바꽃) 烏頭—❶ 川烏頭 ❷ 附子 ❸ 側子 ❹ 漏藍子 473
백부자(노랑돌쩌귀) 白附子—⓿ 白附子 477
진 범(오독도기) 秦艽—⓿ 秦艽 477
이삭바꽃 草烏—⓿ 草烏頭 478
노루삼 類葉升麻—⓿ 綠豆升麻 480
복수초 福壽草—⓿ 福壽草 480
국화바람꽃 阿爾泰銀蓮花—⓿ 九節菖蒲 482
꿩의바람꽃 紅背銀蓮花—⓿ 竹節香附 482
개구리발톱 天葵—❶ 天葵 ❷ 天葵子 ❸ 千年耗子屎種子 483
매발톱꽃 樓斗菜—⓿ 樓斗菜 484
왜승마 金龜草—⓿ 三面刀 484
황새승마 升麻—⓿ 升麻 485
촛대승마 單穗升麻—⓿ 野升麻 487
사위질빵 女萎—⓿ 女萎 488
위령선 鐵線蓮—⓿ 鐵線蓮 489

으아리 威靈仙—⓿ 威靈仙 489
황 련 黃連—⓿ 黃連 490
참제비고깔 飛燕草—⓿ 飛燕草 494
노루귀 獐耳細辛—⓿ 獐耳細辛 494
할미꽃(노고초) 白頭翁—❶ 白頭翁 ❷ 白頭翁花 ❸ 白頭翁莖葉 495
젓가락풀 回回蒜—⓿ 回回蒜 497
미나라아재비 毛茛—⓿ 毛茛 497
개구리자리(놋동이풀) 石龍芮—❶ 石龍芮 ❷ 石龍芮子 498
개구리갓 小毛茛—⓿ 猫爪草 499
꿩의다리 翅果唐松草—⓿ 翅果唐松草 500
바이칼꿩의다리 貝加爾唐松草—⓿ 馬尾連 501
꽃꿩의다리 瓣蕊唐松草—⓿ 瓣蕊唐松草 501
긴잎꿩의다리 短梗箭頭唐松草—⓿ 硬水黃連 502
좀꿩의다리 東亞唐松草—⓿ 煙鍋草 503

방 기(防己)과 Menispermaceae 504
댕댕이덩굴 木防己—❶ 木防己 ❷ 青檀香 504
새모래덩굴 蝙蝠葛—❶ 蝙蝠葛 ❷ 蝙蝠葛根 505

방 기(청등) 漢防己—⓿ 青風藤 506
분방기 粉防己—⓿ 防己 507
함박이 千金藤—⓿ 千金藤 510

붕어마름(金魚藻)과 Ceratophyllaceae 510
붕어마름(솔잎말) 金魚藻—⓿ 細草 510

수 련(睡蓮)과 Nymphaeaceae 511
순 채 蓴菜—⓿ 蓴菜 511
가시연꽃 芡—❶ 芡實 ❷ 芡實根 ❸ 芡實莖 ❹ 芡實葉 512
연 꽃 蓮—❶ 蓮子 ❷ 藕蜜 ❸ 藕 ❹ 藕節 ❺ 荷葉 ❻ 荷葉蒂 ❼ 荷梗 ❽ 蓮花 ❾ 蓮房 ❿ 蓮鬚 ⓫ 蓮衣 ⓬ 蓮心 514
왜개연꽃 萍蓬草—❶ 萍蓬草子 ❷ 萍蓬草根 517
수 련 睡蓮—⓿ 睡蓮 518

육두구(肉豆蔲)과 Myristicaceae 519
육두구나무 肉豆蔲—❶ 肉豆蔲 ❷ 肉豆蔲衣 519

으름덩굴(木通)과 Lardizabalaceae 520

으름덩굴 木通─❶ 八月札 ❷ 木通 ❸ 木通根 ❹ 預知子 520
멀 꿀 七姐妹藤─◉ 野木瓜 522

작 약(芍藥)과 Paeoniaceae 523

적작약 芍藥─◉ 赤芍藥 523
백작약 白芍藥─◉ 白芍藥 524

모 란 牧丹・牡丹─❶ 牧丹皮 ❷ 牧丹花 526

버드나무(楊柳)目 Salicales

버드나무(楊柳)과 Salicaceae 527

은백양 銀白楊─◉ 白背楊 527
사시나무 白楊─❶ 白楊樹皮 ❷ 白楊樹根皮 ❸ 白楊枝 ❹ 白楊葉 528
수양버들 垂柳─❶ 柳枝 ❷ 柳根 ❸ 柳白皮 ❹ 柳葉 ❺ 柳花 ❻ 柳絮 ❼ 柳屑 529

선 인 장(仙人掌)目 Opuntiales

선인장(仙人掌)과 Cactaceae 530

투구선인장(주먹선인장) 仙人球─◉ 仙人球 530
선인장 仙人掌─❶ 仙人掌 ❷ 神仙掌花 ❸ 仙掌子 ❹ 玉芙蓉 531

소귀나무(楊梅)目 Myricales

소귀나무(楊梅)과 Myricaceae 532

소귀나무(속나무) 楊梅─❶ 楊梅 ❷ 楊梅根 ❸ 楊梅樹皮 ❹ 楊梅核仁 532

쐐 기 풀(蕁麻)目 Urticales

느릅나무(楡)과 Ulmaceae 534

좀풍게나무 小葉朴─◉ 棒棒木 534
팽나무 朴樹─❶ 朴樹皮 ❷ 朴樹葉 534
시무나무 刺楡─◉ 刺楡 535
왕느릅나무 大果楡 ─◉ 蕪荑 536

참느릅나무 榔楡─❶ 榔楡皮 ❷ 榔楡莖葉 537
비술나무 楡樹─❶ 楡白皮 ❷ 楡葉 ❸ 楡花 538

뽕나무(桑)과 Moraceae 539

닥나무 小構樹─◉ 構皮麻 539
꾸지나무 構樹─❶ 楮實 ❷ 楮樹根 ❸ 楮樹白皮 ❹ 楮莖 ❺ 楮葉 ❻ 楮皮間白汁 539
무화과나무 無花果─❶ 無花果 ❷ 無花果根 ❸ 無花果葉 541
천선과나무 天仙果─❶ 牛奶漿 ❷ 牛奶漿根 ❸ 牛奶柴 542

왕모람 薜荔─❶ 薜荔 ❷ 薜荔根 ❸ 木饅頭 543
꾸지뽕나무 柘樹─❶ 柘木 ❷ 柘樹白皮 ❸ 柘樹莖葉 ❹ 柘樹果實 544
뽕나무 桑─❶ 桑葉 ❷ 桑根 ❸ 桑根白皮 ❹ 桑枝 ❺ 桑皮汁 ❻ 桑葉汁 ❼ 桑椹 ❽ 桑柴灰 545

삼(大麻)과 Cannabinaceae 548

삼 大麻─❶ 麻子仁 ❷ 麻根 ❸ 麻皮 ❹ 麻葉 ❺ 麻花 ❻ 麻蕡 548
한삼덩굴(범삼덩굴)─❶ 葎草 ❷ 葎草根 ❸ 葎草花 ❹ 葎草果穗 551

호 프 忽布―❸ 忽布 552

쐐기풀(蕁麻)과 Urticaceae ········· 553
모시풀 苧麻―❶ 苧麻根 ❷ 苧麻皮 ❸ 苧麻葉 ❹ 苧麻花 553
흑쐐기풀 珠芽艾麻―❸ 野綠麻 555
가는잎쐐기풀 狹葉蕁麻―❶ 蕁麻 ❷ 蕁麻根 555

아 욱(錦葵)目　Malvales

벽오동(梧桐)과 Sterculiaceae ········· 556
벽오동 碧梧桐―❶ 梧桐子 ❷ 梧桐根 ❸ 梧桐白皮 ❹ 梧桐葉 ❺ 梧桐花 556

아욱과(錦葵)과 Malvaceae ········· 558
닥 풀(황촉규) 黃蜀葵―❶ 黃蜀葵花 ❷ 黃蜀葵根 ❸ 黃蜀葵莖 ❹ 黃蜀葵葉 ❺ 黃蜀葵子 558
어저귀(모싯대) 苘麻―❶ 苘麻 ❷ 苘麻根 ❸ 苘實 559
접시꽃 蜀葵―❶ 蜀葵花 ❷ 蜀葵根 ❸ 蜀葵苗 ❹ 蜀葵子 560
목 화 草綿―❶ 綿花 ❷ 綿花根 ❸ 綿花殼 ❹ 綿花子 ❺ 綿子油 562
부 용 木芙蓉―❶ 木芙蓉花 ❷ 木芙蓉根 ❸ 木芙蓉葉 564
무궁화 木槿―❶ 木槿皮 ❷ 木槿根 ❸ 木槿葉 ❹ 木槿花 ❺ 木槿子 565
수박풀 野西瓜苗―❸ 野西瓜苗 567
아 욱 冬葵―❶ 冬葵子 ❷ 冬葵根 ❸ 冬葵葉 567

피나무(田麻)과 Tiliaceae ········· 568
황 마 黃麻―❶ 黃麻葉 ❷ 黃麻根 ❸ 黃麻子 568
보리자나무 菩提樹―❶ 菩提樹花 ❷ 菩提樹皮 570

양 귀 비(罌粟)目　Papaverales

십자화(十字花)과 Cruciferae ········· 571
느러진장대 垂果南芥―❸ 垂果南芥 571
유 채(왜배추) 油菜―❶ 蕓薹 ❷ 蕓薹子 571
갓(겨자) 芥菜―❶ 芥菜 ❷ 芥子 572
순 무 蕪菁―❶ 蕪菁 ❷ 蕪菁花 ❸ 蕪菁子 574
양배추 甘藍―❸ 甘藍 575
냉 이(난생이) 薺菜―❶ 薺菜 ❷ 薺菜花 ❸ 薺菜子 575
논냉이 水田碎米薺―❸ 水田碎米薺 577
쑥부지깽이 桂竹糖芥―❸ 桂竹糖芥 578
대 청(갯갓) 菘藍―❶ 板藍根 ❷ 大靑葉 578
다닥냉이 獨行菜―❸ 葶藶子 580
물냉이 豆瓣菜―❸ 西洋菜乾 581
무 우 萊菔―❶ 萊菔 ❷ 地骷髏 ❸ 萊菔葉 ❹ 萊菔子 582
개갓냉이 葶菜―❸ 葶菜 584
속속이풀 風花菜―❸ 風花菜 584
말냉이 菥蓂―❶ 菥蓂 ❷ 菥蓂子 585

양귀비(罌粟)과 Papaveraceae ········· 586
애기똥풀 白屈菜―❶ 白屈菜 ❷ 白屈菜根 586
피나물 荷靑花―❸ 荷靑花根 588
죽자초 竹煮草―❸ 博落回 588
개양귀비 麗春花―❶ 麗春花 ❷ 麗春花果實 589
양귀비 罌粟―❶ 罌粟 ❷ 罌粟嫩苗 ❸ 鴉片 ❹ 罌粟殼 590

현호색(玄胡索)과 Fumariaceae ········· 593
좀현호색 伏生紫堇―❸ 夏天無 593
자주괴불주머니 刻葉紫堇―❸ 紫花魚灯草 594

괴불주머니 深山黃堇—⦿ 菊花黃連 595
현호색 玄胡索—⦿ 延胡索 596

금낭화 荷包牡丹—⦿ 荷包牡丹根 598

장　미(薔薇)目　Rosales

돈나무(海桐花)과　Pittosporaceae ……………………………………………… 598
돈나무(섬음나무) 七里香—⦿ 七里香 598

돌나무(景天)과　Crassulaceae …………………………………………………… 599
세이론돌나물 落地生根—⦿ 落地生根 599
바위솔 瓦松—⦿ 瓦松 600
낙지다리 撐根菜—⦿ 水澤蘭 601
가는기린초 景天三七—❶ 景天三七 ❷ 景天三七根 601

꿩의비름 景天—⦿ 景天 602
말똥비름 珠芽景天—⦿ 小箭草 603
기린초 費菜—⦿ 費菜 604
돌나물 垂盆草—⦿ 石指甲 604

두　충(杜冲)과　Eucommiaceae ………………………………………………… 605
두충나무 杜冲—❶ 杜冲 ❷ 檰芽 605

배나무(梨)과　Malaceae …………………………………………………………… 607
명자나무 貼梗海棠—❶ 木瓜 ❷ 木瓜根 ❸ 木瓜枝 ❹ 木瓜核 607
모과나무 榠樝—⦿ 榠樝 608
산사나무 山楂—❶ 山楂 ❷ 山楂根 ❸ 山楂木 ❹ 山楂葉 ❺ 山楂核 609
비파나무 枇杷—❶ 枇杷 ❷ 枇杷根 ❸ 枇杷木白皮 ❹ 枇杷葉 ❺ 枇杷花 ❻ 枇杷核 ❼ 枇杷葉露 610
능금나무(사과나무) 林檎—❶ 林檎 ❷ 林檎根 ❸ 花紅葉 612
꽃아그배나무 垂絲海棠—⦿ 垂絲海棠 613

개아그배나무 海棠梨—⦿ 海紅 614
사과나무 苹果—❶ 苹果 ❷ 苹果皮 ❸ 苹果葉 614
윤노리나무 毛葉石楠—⦿ 毛葉石楠根 615
콩배나무 豆梨—❶ 鹿梨 ❷ 野梨枝葉 ❸ 鹿梨根皮 616
산돌배나무 秋子梨—❶ 梨 ❷ 梨樹根 ❸ 梨木皮 ❹ 梨枝 ❺ 梨葉 ❻ 梨皮 ❼ 梨木灰 616
팥배나무 水楡花楸—⦿ 水楡果 618
당마가목—❶ 丁公皮 ❷ 馬家子 618

범의귀(虎耳草)과　Saxifragaceae ………………………………………………… 619
노루오줌 落新婦—❶ 小升麻 ❷ 赤升麻 619
괭이눈 猫眼草—⦿ 金錢苦葉草 620
빈도리 溲疏—⦿ 溲疏 621
수 국 繡球—⦿ 八仙花 621
나무수국 圓錐繡球—❶ 粉團花 ❷ 粉團花根 622

물매화 梅花草—⦿ 梅花草 623
바위취(범의귀) 虎耳草—⦿ 虎耳草 624
헐떡이풀(헐덕이약풀) 黃水枝—⦿ 黃水枝 624

벚나무(櫻桃)과　Amygdalaceae …………………………………………………… 625
살구나무 杏—❶ 杏仁 ❷ 杏樹根 ❸ 杏樹皮 ❹ 杏枝 ❺ 杏葉 ❻ 杏花 ❼ 杏子 625
이스라지나무 郁李—⦿ 郁李仁 627
매화나무(매실나무) 梅—❶ 烏梅 ❷ 梅根 ❸ 梅梗 ❹ 梅葉 ❺ 白梅花 ❻ 白梅 ❼ 梅核仁 628

털귀룽나무 多毛稠梨—❶ 櫻額 ❷ 九龍木 630
복숭아나무(복사나무) 桃—❶ 桃仁 ❷ 桃根 ❸ 桃莖白皮 ❹ 桃枝 ❺ 桃葉 ❻ 桃花 ❼ 桃子 ❽ 碧桃乾 ❾ 桃膠 631
자두나무(오얏나무) 李—❶ 李子 ❷ 李根 ❸ 李根皮 ❹ 李樹膠 ❺ 李樹葉 ❻ 李核仁 634

장　미(薔薇)과　Rosaceae …………………………………………………………… 636

짚신나물 龍芽草―❶ 仙鶴草 ❷ 龍芽草根 ❸ 仙鶴草根芽　636
뱀딸기 蛇莓―❶ 蛇莓 ❷ 蛇莓根　637
큰뱀무 水楊梅―◍ 五氣朝陽草　638
뱀　무 南水楊梅―❶ 水楊梅 ❷ 水楊梅根　639
황매화 棣棠―◍ 棣棠花　640
딱지꽃 萎陵菜―◍ 萎陵菜　640
솜양지꽃 翻白草―◍ 翻白草　641
양지꽃 莓葉萎陵菜―❶ 雉子筵 ❷ 雉子筵根　642
세잎양지꽃 三葉萎陵菜―❶ 三葉萎陵菜 ❷ 三葉萎陵菜根　643
물싸리 金老梅―❶ 藥王茶 ❷ 金老梅花　643
가락지나물 蛇含―◍ 蛇含　644
월계화 月季花―❶ 月季花 ❷ 月季花根 ❸ 月季花葉　645
생열귀나무 山刺玫―❶ 刺莓果 ❷ 刺莓果根 ❸ 刺玫花　646

금앵자(세잎장미) 金櫻子―❶ 金櫻子 ❷ 金櫻葉 ❸ 金櫻花 ❹ 金櫻根　646
찔레나무(들장미) 野薔薇―❶ 薔薇花 ❷ 薔薇根 ❸ 薔薇枝 ❹ 薔薇葉 ❺ 營實　648
해당화 海棠花―❶ 玫瑰花 ❷ 玫瑰露　649
겨울딸기 寒莓―❶ 寒莓葉 ❷ 寒莓根　650
수리딸기 懸鉤子―❶ 懸鉤子 ❷ 懸鉤根 ❸ 懸鉤莖　651
복분자딸기 覆盆子―❶ 覆盆子 ❷ 覆盆子根 ❸ 覆盆子葉　652
장딸기(땅딸기) 蓬藁―◍ 刺波　653
멍석딸기 茅莓―❶ 薅田藨 ❷ 薅田藨根　653
오이풀(수박풀) 地楡―◍ 地楡　654
쉬땅나무(마가목) 珍珠梅―◍ 珍珠梅　656
산조팝나무 繡球繡線菊―❶ 麻葉繡球 ❷ 麻葉繡球果　656
조팝나무 笑靨花―◍ 笑靨花　657

조롱나무(金縷梅)과 Hamamelidaceae ··· 658
소합향나무 蘇合香樹―◍ 蘇合香　658

콩(荳)과 Leguminosae ··· 659
자귀풀 田皁角―◍ 合萌　659
자귀나무 合歡木―❶ 合歡皮 ❷ 合歡花　660
땅　콩 落花生―❶ 落花生 ❷ 落花生枝葉 ❸ 落花生油　661
지팔각 地八角―◍ 地八角　662
황　기(단너삼) 黃芪―❶ 黃芪 ❷ 黃芪莖葉　662
자운영 紫雲英―❶ 紅花菜 ❷ 紫雲英子　664
실거리나무 雲實―❶ 倒桂牛 ❷ 雲實　665
소　목 蘇木―◍ 蘇木　666
꽃싸리 杭子梢―◍ 壯筋草　667
작두콩 刀豆―❶ 刀豆 ❷ 刀豆殼 ❸ 刀豆根　668
골담초 骨擔草―❶ 金雀花 ❷ 金雀根　669
차　풀(며느리감나물) 山扁豆―❶ 山扁豆 ❷ 山扁豆子　670
석결명 望江南―❶ 望江南 ❷ 望江南子　670
결명차(긴강남차) 決明―❶ 決明子 ❷ 野花生　672
박태기나무 紫荊―❶ 紫荊皮 ❷ 紫荊根皮 ❸ 紫荊木 ❹ 紫荊花 ❺ 紫荊果　673
활나물 野百合―◍ 野百合　674
강향단 降香檀―◍ 降眞香　675
된장풀 小槐花―❶ 青酒缸 ❷ 青酒缸根　676
도둑놈의갈고리 山馬蝗―◍ 山馬蝗　677
까치콩(제비콩) 扁豆―❶ 扁豆 ❷ 扁豆根 ❸ 扁豆藤 ❹ 扁豆葉 ❺ 扁豆衣 ❻ 扁豆花　677
여우팥 毛野扁豆―◍ 野扁豆　679
조각자나무 皂莢―❶ 皂莢 ❷ 皂莢根皮 ❸ 皂莢子 ❹ 皂莢葉 ❺ 皂角刺 ❻ 猪牙皂　680
검정콩 大豆―❶ 黑大豆 ❷ 黑大豆花 ❸ 黑大豆皮 ❹ 黑大豆葉 ❺ 黃大豆 ❻ 大豆黃卷　682
돌　콩 勞豆―❶ 野大豆藤 ❷ 野料豆　684
감　초(우랄감초) 甘草―❶ 甘草 ❷ 甘草梢 ❸ 甘草節 ❹ 甘草頭　684
땅비싸리 花木藍―◍ 山豆根　687
낭아초 馬棘―❶ 一味藥 ❷ 一味藥根　688
매듭풀 鷄眼草―◍ 鷄眼草　689
연리초 牧地香豌豆―◍ 竹葉馬豆　689

目　次　— 23 —

싸리나무 胡枝子—❶ 胡枝子 ❷ 胡枝子根 690
비수리 鐵掃把—◉ 夜關門 691
괭이싸리 鐵馬鞭—◉ 鐵馬鞭 692
올싸리 馬拂帚—❶ 美麗胡枝子 ❷ 美麗胡枝子花 ❸ 美麗胡枝子根 693
개싸리 山豆花—◉ 小雪人蔘 694
벌노랑이 牛角花—◉ 百脈根 694
자주개자리 紫苜蓿—❶ 苜蓿 ❷ 苜蓿根 695
전동싸리 草木犀—❶ 辟汗草 ❷ 臭苜蓿根 696
미모사(잠풀) 含羞草—❶ 含羞草 ❷ 含羞草根 697
덩굴팥 赤小豆—❶ 赤小豆 ❷ 赤小豆花 ❸ 赤小豆芽 ❹ 赤小豆葉 698
녹　두 綠豆—❶ 綠豆 ❷ 綠豆花 ❸ 綠豆芽 ❹ 綠豆皮 ❺ 綠豆粉 ❻ 綠豆葉 700
덩굴강낭콩 龍爪豆—◉ 白飯豆 701
완　두 豌豆—◉ 豌豆 702
파고지 補骨脂—◉ 補骨脂 702
칡 葛—❶ 葛根 ❷ 葛蔓 ❸ 葛葉 ❹ 葛花 ❺ 葛穀 ❻ 葛粉 704
여우콩 鹿藿—❶ 鹿藿 ❷ 鹿藿根 706
아까시나무 刺槐—◉ 刺槐花 706
고　삼(너삼) 苦蔘—❶ 苦蔘 ❷ 苦蔘實 707
회화나무 槐—❶ 槐花 ❷ 槐根 ❸ 槐枝 ❹ 槐白皮 ❺ 槐葉 ❻ 槐角 ❼ 槐膠 708
갯활량나물 野決明—◉ 野決明 711
호로파 胡蘆巴—◉ 胡蘆巴 711
갈퀴나물 山野豌豆—◉ 山野豌豆 712
마마콩(맥주콩) 蠶豆—❶ 蠶豆 ❷ 蠶豆花 ❸ 蠶豆殼 ❹ 蠶豆莢殼 ❺ 蠶豆莖 ❻ 蠶豆葉 713
새완두 小巢菜—❶ 小巢菜 ❷ 漂搖豆 715
산갈퀴 大巢菜—◉ 大巢菜 716
나비나물 歪頭菜—◉ 歪頭菜 717
동　부(광저기) 豇豆—❶ 豇豆 ❷ 豇豆根 ❸ 豇豆葉 ❹ 豇豆殼 717

정　향(丁香)目　Myrtiforae

개미탑(蟻塔)과　Haloragaceae ·· 718
개미탑 小二仙草—◉ 小二仙草 718

마　름(菱)과　Hydrocaryaceae ·· 719
마　름 菱—❶ 菱 ❷ 菱莖 ❸ 菱葉 ❹ 菱蒂 ❺ 菱殼 ❻ 菱粉 719

바늘꽃(柳葉菜)과　Epilobiaceae ·· 720
분홍바늘꽃 柳蘭—❶ 紅筷子 ❷ 糯芋 ❸ 紅筷子冠毛 720
쇠털이슬 牛瀧草—◉ 牛瀧草 721
돌바늘꽃 岩生柳葉菜—◉ 蝦䐁草 722
큰바늘꽃 柳葉菜—◉ 水接骨丹 722
바늘꽃 長籽柳葉菜—◉ 心膽草 723
여뀌바늘 丁香蓼—◉ 水丁香 724
달맞이꽃 待宵草—◉ 待宵草 724

박쥐나무(八角楓)과　Alangiaceae ·· 725
단풍박쥐나무 八角楓—❶ 八角楓根 ❷ 八角楓葉 ❸ 八角楓花 725

보리수나무(胡頹子)과　Elaeagnaceae ···································· 726
보리장나무 蔓胡頹子—❶ 蔓胡頹子 ❷ 蔓胡頹子根 ❸ 蔓胡頹子葉 726
뜰보리수 木半夏—❶ 木半夏 ❷ 木半夏根 727
보리수나무 牛奶子—◉ 牛奶子 728

부처꽃(千屈菜)과　Lythraceae ·· 729
배롱나무(백일홍) 紫薇—❶ 紫薇花 ❷ 紫薇根 ❸ 紫薇葉 729
털부처꽃 千屈菜—◉ 千屈菜 730

사군자(使君子)과　Combretaceae ·· 731
사군자 使君子—❶ 使君子 ❷ 使君子根 ❸ 使君子葉 731

가리륵(가자) 訶梨勒―❶ 訶子 ❷ 訶子葉 ❸ 藏靑果 ❹ 訶子核   733

석류나무(石榴)과 Punicaceae 735
석류나무 石榴―❶ 石榴皮 ❷ 石榴根 ❸ 石榴葉 ❹ 石榴花 ❺ 酸石榴   735

정 향(丁香)과 Myrtaceae 737
정향나무 丁香―❶ 丁香 ❷ 丁香根 ❸ 丁香樹皮 ❹ 丁香枝 ❺ 母丁香 ❻ 丁香油   737

팥꽃나무(瑞香)과 Thymelaeaceae(*Daphnaceae*) 739
침향나무 沈香―❶ 沈香   739
팥꽃나무 芫花―❶ 芫花 ❷ 芫花根   740
서향나무 瑞香―❶ 瑞香花 ❷ 瑞香根 ❸ 瑞香葉   741
삼지닥나무 黃瑞香―❶ 夢花 ❷ 夢花根   742

쥐 방 울(馬兜鈴)目 Aristolochiales

쥐방울(馬兜鈴)과 Aristolochiaceae 743
쥐방울(마두령) 馬兜鈴―❶ 馬兜鈴 ❷ 靑木香 ❸ 天仙藤   743
등 칡(큰쥐방울) 通脫木―❶ 關木通   745
족도리풀 細辛―❶ 細辛   746

쥐손이풀(牻牛兒)目 Geraniales

감 람(橄欖)과 Burseraceae 747
유향나무 乳香樹―❶ 乳香   747
감람나무 橄欖―❶ 橄欖 ❷ 白欖根 ❸ 橄欖核 ❹ 橄欖仁   748
몰약나무 沒藥樹―❶ 沒藥   750

괭이밥(酢漿草)과 Oxalidaceae 751
괭이밥 酢漿草―❶ 酢漿草   751

남가새(蒺藜)과 Zygophyllaceae 752
남가새 蒺藜―❶ 白蒺藜 ❷ 蒺藜根 ❸ 蒺藜苗 ❹ 蒺藜花   752

대 극(大戟)과 Euphorbiaceae 753
깨 풀 鐵莧菜―❶ 鐵莧   753
유 동 油桐―❶ 油桐子 ❷ 油桐根 ❸ 油桐葉 ❹ 桐子花 ❺ 氣桐子 ❻ 桐油   754
파두나무 巴豆―❶ 巴豆 ❷ 巴豆樹根 ❸ 巴豆油 ❹ 巴豆葉 ❺ 巴豆殼   756
흰대극 乳漿草―❶ 鷄腸狼毒   758
낭 독 狼毒―❶ 狼毒   759
등대풀 澤漆―❶ 澤漆   759
땅빈대 地錦草―❶ 地錦草   760
성성초(포인세티아) 猩猩草―❶ 葉象花   761
속수자 續隨子―❶ 續隨子 ❷ 續隨子葉 ❸ 續隨子莖中白汁   762
대 극 大戟―❶ 大戟   763
개감수 甘遂―❶ 甘遂   765
예덕나무 梓―❶ 野梧桐   766
여우구슬 葉下珠―❶ 珍珠草   766
아주까리(피마자) 蓖麻―❶ 蓖麻子 ❷ 蓖麻根 ❸ 蓖麻葉 ❹ 蓖麻油   767
조구나무 烏桕―❶烏桕木根皮 ❷ 烏桕葉 ❸ 烏桕子   769
광대싸리―葉萩―❶ 一葉萩   770

멀구슬(棟)과 Meliaceae 771
참죽나무 香椿―❶ 椿白皮 ❷ 椿葉 ❸ 香椿子 ❹ 椿尖油   771
멀구슬나무 苦棟―❶ 川棟子 ❷ 棟葉 ❸ 棟花 ❹ 苦棟皮   773

소태나무(苦楝樹)과 Simaroubaceae ……………………………………………………………………… 775
가죽나무(가중나무) 臭椿―❶ 樗根白皮 ❷ 樗　　소태나무 苦木―◉ 苦樹皮　776
葉 ❸ 鳳眼草　775

아　마(亞麻)과 Linaceae ……………………………………………………………………………………… 778
아마 亞麻―❶ 亞麻 ❷ 亞麻子　778

운　향(芸香)과 Rutaceae ……………………………………………………………………………………… 779
광귤나무 橙―❶ 枳實 ❷ 枳殼　779　　　　　　상　산 常山―◉ 臭常山　789
왕귤나무 朱欒―❶ 柚 ❷ 柚根 ❸ 柚葉 ❹ 柚　　황벽나무(황경피나무) 黃蘗―◉ 黃柏　790
花 ❺ 柚皮 ❻ 化橘紅 ❼ 柚核　780　　　　　　탱자나무 枸橘―❶ 枸橘 ❷ 枳根皮 ❸ 枳茹
유자나무 柚―❶ 橙子 ❷ 橙子皮 ❸ 橙子核　　　　❹ 枸橘刺 ❺ 枸橘葉 ❻ 枳殼 ❼ 枸橘核
　782　　　　　　　　　　　　　　　　　　　　791
귤나무 溫州密柑―❶ 甜橙 ❷ 靑皮 ❸ 橘皮　　　운향나무 芸香―◉ 臭草　793
❹ 橘絡 ❺ 橘核 ❻ 橘根 ❼ 橘葉 ❽ 橘餠　　머귀나무 樗葉花椒―❶ 食茱萸 ❷ 樗葉花椒皮
783　　　　　　　　　　　　　　　　　　　　　794
백　선 白蘚―◉ 白蘚皮　785　　　　　　　　　왕초피나무 花椒―❶ 花椒 ❷ 花椒根 ❸ 花椒
오수유 吳茱萸―❶ 吳茱萸 ❷ 吳茱萸根 ❸ 吳　　　葉 ❹ 椒目　795
茱萸葉　786　　　　　　　　　　　　　　　　개산초나무 竹葉椒―❶ 竹葉椒 ❷ 竹葉椒根
금　감(금귤) 金橘―❶ 金橘 ❷ 金橘根 ❸ 金　　　❸ 竹葉椒葉　797
橘葉 ❹ 金橘核 ❺ 金橘露　788

원　지(遠志)과 Polygalaceae ………………………………………………………………………………… 798
애기풀(영신초) 瓜子金―◉ 靈神草　798　　　　원　지 遠志―❶ 遠志 ❷ 小草　798

쥐손이풀(牻牛兒)과 Geraniaceae …………………………………………………………………………… 799
쥐손이풀 老鸛草―◉ 老鸛草　799

한　련(金蓮花)과 Tropaeolaceae ……………………………………………………………………………… 801
한　련 旱蓮―◉ 旱蓮花　801

참 나 무(殼斗)目 Fagales

자작나무(樺木)과 Betulaceae ………………………………………………………………………………… 802
오리나무 赤楊―◉ 赤楊　802　　　　　　　　　까치박달 小果千金楡―◉ 小果千金楡　805
산오리나무(물오리)―◉ 色赤楊　803　　　　　난티잎개암나무 榛―◉ 榛子　805
자작나무 華北白樺―❶ 樺皮 ❷ 樺樹液　803

참나무(殼斗)과 Fagaceae ……………………………………………………………………………………… 806
약밤나무 栗―❶ 栗子 ❷ 栗樹根 ❸ 栗葉 ❹　　떡갈나무 槲樹―❶ 槲皮 ❷ 槲葉 ❸ 槲實仁
栗花 ❺ 栗殼 ❻ 栗茯 ❼ 栗毛球 ❽ 栗樹皮　　　809
806　　　　　　　　　　　　　　　　　　　　신갈나무 蒙櫟―❶ 柞樹皮 ❷ 柞樹葉　810
상수리나무(참나무) 橡・櫟―❶ 橡實 ❷ 橡實　가시나무 麵櫧―❶ 麵子 ❷ 麵子葉　811
殼 ❸ 橡木皮　808　　　　　　　　　　　　　굴참나무 栓皮櫟―◉ 靑杠碗　811

후 추(胡椒)目　Piperales

삼백초(三白草)과　Saururaceae ·· 812
약모밀(집약초) 蕺菜―◉ 魚腥草　812　　삼백초 三白草―❶ 三白草 ❷ 三白草根　813

홀아비꽃대(金粟蘭)과　Chloranthaceae ··· 814
죽절초 金粟蘭―◉ 九節茶　814　　쌍꽃대(꽃대) 及己―❶ 及己 ❷ 對葉四塊瓦　816
홀아비꽃대 銀線草―❶ 銀線草 ❷ 銀線草根　815

후 추(胡椒)과　Piperaceae ·· 817
후추등(바람등칡) 蔞藤―◉ 海風藤　817　　후추나무 胡椒―◉ 胡椒　819
필 발 蓽茇―❶ 蓽茇 ❷ 蓽茇根　817

合 瓣 花 亞 綱　Sympetalae

가 지(茄子)目　Tubiflorae

가 지(茄子)과　Solanaceae ··· 820
고 추 蕃椒―❶ 辣椒 ❷ 辣椒莖 ❸ 辣椒頭　820
흰독말풀 白曼陀蘿―❶ 洋金花 ❷ 曼陀蘿根 ❸ 曼陀蘿葉 ❹ 曼陀蘿子　822
사리풀 莨菪―❶ 天仙子 ❷ 莨菪根 ❸ 莨菪葉　824
구기자나무 枸杞―❶ 枸杞子 ❷ 地骨皮 ❸ 枸杞葉　826
토마토 番茄―◉ 番茄　828
담 배 煙草―◉ 煙草　829
꽈 리 酸漿―❶ 酸漿 ❷ 酸漿根 ❸ 掛金燈　830
땅꽈리 黃姑娘―◉ 天泡子　831
미치광이풀 東莨菪―◉ 東莨菪　832
배풍등 排風藤―❶ 排風藤 ❷ 白毛藤根 ❸ 鬼目　832
가 지 茄子―❶ 茄子 ❷ 茄根 ❸ 茄葉 ❹ 茄花 ❺ 茄蒂　834
까마중(까마종이) 龍葵―❶ 龍葵 ❷ 龍葵根 ❸ 龍葵子　835
감 자 馬鈴薯―◉ 洋芋　837
알꽈리 龍珠―❶ 龍珠 ❷ 龍珠根 ❸ 龍珠子　838

꿀 풀(脣形)과　Labiatae ·· 839
배향초 藿香―❶ 藿香 ❷ 藿香根 ❸ 藿香露　839
금창초 金瘡小草―◉ 白毛夏枯草　840
층층이꽃 風輪菜―◉ 風輪菜　842
애기탑꽃 光風輪―◉ 剪刀草　842
꽃향유 香薷―◉ 香薷　843
긴병꽃풀 活血丹―◉ 金錢草　844
방아풀 回茾花―◉ 延命草　845
광대수염 野麻―❶ 野芝麻 ❷ 野芝麻根　846
광대나물 寶蓋草―◉ 寶蓋草　847
익모초 益母草―❶ 益母草 ❷ 益母草花 ❸ 茺蔚子　848
섬싸리 地瓜兒苗―❶ 澤蘭 ❷ 地筍　850
박 하 薄荷―◉ 薄荷　851
가는잎산들깨 石香薷―◉ 石香薷　852
쥐깨풀(좀산들깨) 薺薴―◉ 薺薴　853
들깨풀 粗糙薺薴―◉ 石薺薴　854
개박하 假荊芥―◉ 假荊芥　854
소 엽(차조기) 皺紫蘇―❶ 紫蘇葉 ❷ 蘇頭 ❸ 紫蘇梗 ❹ 紫蘇苞 ❺ 紫蘇子　855
들 깨 荏―❶ 白蘇子 ❷ 白蘇梗 ❸ 白蘇葉　857

속 단 續斷―❶ 土續斷 858
꿀 풀 夏枯草―❶ 夏枯草 ❷ 夏枯草露 858
둥근배암차즈기 紫蔘―❶ 石見穿 860
단 삼 丹蔘―❶ 丹蔘 860
배암차즈기 雪見草―❶ 荔枝草 ❷ 荔枝草根 862
형 개 荊芥―❶ 荊芥 ❷ 荊芥根 863

황 금(속썩은풀)―❶ 黃芩 ❷ 黃芩子 864
골무꽃 韓信草―❶ 韓信草 865
개석잠풀 水蘇―❶ 水蘇 ❷ 水蘇根 866
석잠풀 光葉水蘇―❶ 光葉水蘇 867
좀덩굴개곽향 山藿香―❶ 山藿香 868
백리향 百里香―❶ 地椒 868

능소화(紫葳)과 Bignoniaceae ········ 869

능소화 紫葳―❶ 淩霄花 ❷ 紫葳根 ❸ 紫葳莖葉 869
당개오동 楸―❶ 楸木皮 ❷ 楸葉 870

개오동 梓―❶ 梓白皮 ❷ 梓木 ❸ 梓葉 ❹ 梓實 871

마편초(馬鞭草)과 Verbenaceae ········ 872

누린내풀(구렁내풀)―❶ 化骨丹 872
층꽃나무 蘭香草―❶ 蘭香草 873
누리장나무 臭梧桐―❶ 臭梧桐 ❷ 臭梧桐花 ❸ 臭梧桐子 ❹ 臭梧桐根 ❺ 土阿魏 874

마편초 馬鞭草―❶ 馬鞭草 875
모 형 牡荊―❶ 牡荊子 ❷ 牡荊根 ❸ 牡荊莖 ❹ 牡荊葉 ❺ 牡荊瀝 877
순비기나무 蔓荊―❶ 蔓荊子 ❷ 蔓荊子葉 878

메 꽃(旋花)과 Convolvulaceae ········ 879

애기메꽃 打碗花―❶ 面根藤 879
메 꽃 旋花―❶ 狗狗秧 ❷ 旋花 ❸ 旋花根 ❹ 旋花苗 880
갯메꽃 腎葉天劍―❶ 孝扇草根 881
새 삼 菟絲―❶ 菟絲 ❷ 菟絲子 882

아욱메풀 馬蹄金―❶ 小金錢草 883
단고구마(고구마) 番薯―❶ 番薯 ❷ 番薯藤 ❸ 紅苕母子 883
나팔꽃 牽牛花―❶ 牽牛子 884

쇄 양(鎖陽)과 Cynomoriaceae ········ 886

쇄 양 鎖陽―❶ 鎖陽 886

열 당(列當)과 Orobanchaceae ········ 887

야 고 野菰―❶ 野菰 887
오리나무더부살이 草蓰蓉―❶ 草蓰蓉 888

육종용 肉蓰蓉―❶ 肉蓰蓉 888
노란쑥더부살이 黃花列當―❶ 列當 889

쥐꼬리망초(爵床)과 Acanthaceae ········ 890

쥐꼬리망초 爵床―❶ 爵床 890

지 치(紫草)과 Boraginaceae ········ 891

지 치 紫草―❶ 紫草 891
반디지치 梓木草―❶ 地仙桃 892

컴프리 甘富利―❶ 甘富利 893
꽃말이 附地菜―❶ 附地菜 894

참 깨(胡麻)과 Pedaliaceae ········ 894

참 깨 胡麻―❶ 黑脂麻 ❷ 麻秸 ❸ 胡麻葉 ❹ 胡麻花 ❺ 白脂麻 ❻ 芝麻殼 ❼ 麻滓 894

파리풀(透骨草)과 Phrymaceae ········ 896

파리풀 透骨草―❶ 老婆子針線 896

현 삼(玄蔘)과 Scrophulariaceae ········ 897

성주풀(나도깨풀) 胡麻草―❶ 胡麻草 897
디기탈리스 毛地黃―❶ 毛地黃 897
선좁쌀풀 芒小米草―❶ 芒小米草 899

소엽풀(소향풀) 紫蘇草―❶ 水芙蓉 899
좁은잎해란초 柳穿魚―❶ 柳穿魚 900
논뚝외풀 窄葉母草―❶ 羊角草 901

외　풀　母草―❿　母草　901
주름잎　通泉草―❿　綠蘭花　902
참오동　白桐―❶　桐皮　❷　桐木　❸　桐葉　❹　泡桐果　❺　泡桐花　902
송이풀　馬先蒿―❿　馬先蒿　904
나도송이풀　松蒿―❿　松蒿　904
호황련　胡黃連―❿　胡黃連　905
지　황　地黃―❶　乾地黃　❷　鮮地黃　❸　熟地黃　❹　地黃花　❺　地黃實　❻　地黃葉　906
현　삼　玄蔘―❿　玄蔘　909

절국대　陰行草―❿　鈴茵陳　910
큰물칭개나물　水苦蕒―❶　水苦蕒　❷　水苦蕒果實　❸　水苦蕒根　911
선개불알풀(선지금)　直立婆婆納―❿　脾寒草　912
개불알풀　地錦―❿　婆婆納　912
큰꼬리풀　水蔓靑―❿　一枝香　913
문모초　蚊母草―❿　接骨仙桃　914
냉　초　輪葉婆婆納―❿　斬龍劍　915

감 나 무 目　Ebenales

감나무(柿樹)과　**Ebenaceae** ··· 915
감나무　柿―❶　柿蒂　❷　柿根　❸　柿木皮　❹　柿葉　❺　柿花　❻　柿子　❼　柿餅　❽　柿霜　❾　柿皮　❿　柿漆　915
고욤나무　君遷子―❿　君遷子　918

노린재나무(灰木)과　**Symplocaceae** ··· 918
노린재나무　華灰木―❶　華山礬　❷　華山礬根　❸　華山礬果　918

때죽나무(蘞木・安息香樹)과　**Styracaceae** ·································· 919
안식향　安息香樹―❿　安息香　919

꼭두서니(茜草)目　Rubiales

꼭두서니(茜草)과　**Rubiaceae** ·· 921
중대가리나무　水楊梅―❶　水楊梅　❷　水楊梅根　921
호자나무　虎刺―❶　虎刺　❷　伏牛花　922
좀네잎갈퀴　細四葉葎―❿　四葉草　922
갈퀴덩굴　拉拉藤―❿　八仙草　923
솔나물　蓬子菜―❿　蓬子菜　924
치자나무　山梔―❶　梔子　❷　梔子花根　❸　梔子葉　❹　梔子花　925

실낚시돌풀(백운풀)　白花蛇舌草―❿　白花蛇舌草　926
파극천　巴戟天―❿　巴戟天　927
계시등(계뇨등)　鷄屎藤―❿　鷄屎藤　928
꼭두서니　茜草―❶　茜草根　❷　茜草莖　929
백정화　白馬骨―❶　白馬骨　❷　白馬骨根　930
조구등　鉤藤―❿　釣鉤藤　931

마타리(敗醬)과　**Valerianacaceae** ·· 932
감송향　甘松香―❿　甘松　932
돌마타리　岩敗醬―❿　岩敗醬　934

뚜　갈　白花敗醬―❶　敗醬　❷　黃屈花　934
쥐오줌풀　纈草―❿　纈草　935

산토끼꽃(川續斷)과　**Dipsacaceae** ·· 937
산토끼꽃　續斷―❿　續斷　937

솔체꽃　山蘿葍―❿　山蘿葍　938

인　동(忍冬)과　**Caprifoliaceae** ·· 938
인동덩굴　忍冬―❶　忍冬藤　❷　金銀花　❸　銀花子　❹　金銀花露　938
지렁쿠나무　毛接骨木―❿　馬尿燒　940

딱총나무　接骨木―❶　接骨木　❷　接骨木根　❸　接骨木葉　❹　接骨木花　941
가막살나무　莢蒾―❶　莢蒾　❷　莢蒾子　942

박(葫蘆)目　Cucurbitales

박(葫蘆)과　Cucurbitaceae ·················· 943

뚜껑덩굴 合子草―❶ 合子草 943
동　과 冬瓜―❶ 冬瓜 ❷ 冬瓜藤 ❸ 冬瓜葉
　❹ 冬瓜皮 ❺ 冬瓜瓤 ❻ 冬瓜子 944
수　박 西瓜―❶ 西瓜 ❷ 西瓜根葉 ❸ 西瓜皮
　❹ 西瓜子仁 ❺ 西瓜子殼 945
참　외 甜瓜―❶ 甜瓜 ❷ 甜瓜根 ❸ 甜瓜莖
　❹ 甜瓜葉 ❺ 甜瓜花 ❻ 瓜蔕 ❼ 甜瓜皮
　❽ 甜瓜子 947
오　이 黃瓜・胡瓜―❶ 黃瓜 ❷ 黃瓜根 ❸ 黃
　瓜藤 ❹ 黃瓜葉 949
호　박 南瓜―❶ 南瓜 ❷ 南瓜根 ❸ 南瓜藤
　❹ 南瓜鬚 ❺ 南瓜葉 ❻ 南瓜花 ❼ 南瓜蔕

❽ 南瓜瓤 ❾ 南瓜子 ❿ 盤腸草 950
돌　외(덩굴차) 絞股藍―❿ 七葉膽 952
박 葫蘆―❶ 壺蘆 ❷ 壺蘆子 ❸ 陳壺蘆瓢 953
수세미오이 絲瓜―❶ 絲瓜 ❷ 絲瓜根 ❸ 絲瓜
　藤 ❹ 天羅水 ❺ 絲瓜葉 ❻ 絲瓜花 ❼ 絲瓜
　蔕 ❽ 絲瓜皮 ❾ 絲瓜絡 ❿ 絲瓜子 954
여　주 苦瓜―❶ 苦瓜 ❷ 苦瓜根 ❸ 苦瓜藤
　❹ 苦瓜葉 ❺ 苦瓜花 ❻ 苦瓜子 957
목　별 木鼈―❶ 木鼈子 ❷ 木鼈根 959
큰새박(쥐참외) 赤雹―赤雹 960
하눌타리 栝樓―❶ 栝樓 ❷ 天花粉 ❸ 栝樓莖
　葉 ❹ 栝樓皮 ❺ 栝樓子 960

앵　초(櫻草)目　Primulales

앵　초(櫻草)과　Primulaceae ·················· 963

봄맞이꽃 報春花―❿ 喉嚨草 963
까치 수염 重穗珍珠菜―❿ 狼尾巴花 964
진퍼리까치수염 星宿菜―❿ 星宿菜 964
좀가지풀(금좀쌀풀) 爪哇珍珠菜―❿ 蠻刀背 965

좁쌀풀 黃連花―❿ 黃蓮花 966
앵　초 櫻草―❿ 櫻草根 966

자금우(紫金牛)과　Myrsinaceae ·················· 967

백량금 朱砂根―❶ 朱砂根 ❷ 朱砂根葉 967
송이꽃자금우(꽃대자금우) 百兩金―❿ 百兩金
968

자금우 紫金牛―❶ 紫金牛 ❷ 紫金牛根 968
산호수 毛莖紫金牛―❿ 毛靑杠 970

용　담(龍膽)目　Gentianales

마　전(馬錢)과　Loganiaceae ·················· 970

밀몽화 密蒙花―❶ 密蒙花 ❷ 羊耳朶葉 970
영주치자 971

보　두 呂宋豆―❿ 寶豆 972
마전자 馬錢子―❿ 馬錢子 972

물푸레나무(木犀)과　Oleaceae ·················· 974

개나리 連翹・黃壽丹―❶ 連翹 ❷ 連翹根 ❸
　連翹莖葉 974
물푸레나무 苦櫪白蠟樹―❿ 秦皮 976
영춘화 迎春花―❶ 迎春花 ❷ 迎春花葉 976

당광나무(제주광나무) 女貞―❶ 女貞實 ❷ 女
　貞根 ❸ 女貞皮 ❹ 女貞葉 977
쥐똥나무 水蠟樹―❿ 水蠟果 979
개회나무 暴馬丁香―❿ 暴馬子 979

박주가리(蘿藦)과　Asclepiadaceae ·················· 980

금봉화 馬利筋―❶ 蓮生桂子花 ❷ 蓮生桂子
　草根 980

솜아마존 合掌消―❿ 合掌消 981
민백미꽃 柳葉白前―❿ 白前 981

백미꽃(아마존) 白薇—❷ 白薇　982
선백미꽃 雪里蟠桃—❷ 老君鬚　983
산해박 徐長卿—❷ 徐長卿　984
큰조롱(새박) 牛皮消—❷ 白首烏　984

박주가리 蘿藦—❶ 蘿藦 ❷ 蘿藦子 ❸ 天漿殼　985
덩굴고무나무 杠柳—❷ 香加皮　987

용 담(龍膽)과　Gentianaceae ……… 987

산용담(당약용담) 白花龍膽—❷ 白花龍膽　987
용　담(초용담) 龍膽—❷ 龍膽　988
구슬붕이 石龍膽—❷ 石龍膽　990
닻　꽃 花錨—❷ 花錨　990

조름나물 睡菜—❶ 睡菜 ❷ 睡菜根　991
노랑어리연꽃 莕菜—❷ 莕菜　991
자주쓴풀 獐牙菜—❷ 當藥　992
덩굴용담 蔓龍膽—❷ 靑魚膽草　993

협죽도(夾竹桃)과　Apocynaceae ……… 994

개정향풀 羅布麻—❷ 羅布麻　994
협죽도 夾竹桃—❷ 夾竹桃　995

당마삭줄 絡石藤—❶ 絡石藤 ❷ 絡石果　996
빈　가 斌加—❷ 斌加　997

진 달 래(石南)目　Ericales

노루발(鹿蹄草)과　Pyrolaceae ……… 997
노루발풀 鹿蹄草—❷ 鹿壽草　997

진달래(石南)과　Ericaceae ……… 998
산진달래나무 杜鵑—❶ 滿山紅 ❷ 滿山紅根　998
만병초(들쭉나무) 萬病草—❷ 石南葉　999
꼬리진달래(참꽃나무겨우살이) 小花杜鵑—❷ 照山白　1000

진달래(참꽃나무) 白花杜鵑—❷ 白花映山紅　1001
모새나무 南燭—❶ 南燭子 ❷ 南燭根 ❸ 南燭葉　1002
월귤나무 越橘—❶ 越橘葉 ❷ 越橘果　1002

질 경 이(車前)目　Plantaginales

질경이(車前)과　Plantaginaceae ……… 1004
질경이 車前—❶ 車前 ❷ 車前子　1004

초 롱 꽃(桔梗)目　Campanulatae

국 화(菊花)과　Compositae ……… 1006

서양톱풀 千葉蓍—❷ 洋蓍草　1006
톱　풀 蓍—❶ 一枝蒿 ❷ 蓍實　1007
물머위 下田菊—❷ 風氣草　1008
산떡쑥 毛女兒榮—❷ 大葉白頭翁　1009
구름떡쑥 翅莖香靑—❷ 翅莖香靑　1010
우　엉 牛蒡—❶ 牛蒡子 ❷ 牛蒡根 ❸ 牛蒡莖葉　1010
개똥쑥 黃花蒿—❶ 黃花蒿 ❷ 黃花蒿子　1012
개사철쑥 靑蒿—❶ 靑蒿 ❷ 靑蒿根 ❸ 靑蒿子　1013

황해쑥 艾—❶ 艾葉 ❷ 艾實　1014
사철쑥(애탕쑥) 茵陳蒿—❷ 茵陳蒿　1016
제비쑥 牡蒿—❶ 牡蒿 ❷ 牡蒿根　1017
맑은대쑥(개제비쑥) 菴蘭—❶ 菴蘭 ❷ 菴蘭子　1018
물　쑥 狹葉艾—❷ 劉寄奴　1019
흰　쑥 白蒿—❷ 白蒿　1020
까실쑥부쟁이 山白菊—❷ 山白菊　1020
옹굿나물 女菀—❷ 女菀　1021
참쑥부쟁이 馬蘭—❷ 馬蘭　1022

참　취(취나물) 東風菜―❶ 東風菜 ❷ 東風菜根　1023
개미취 紫菀―◉ 紫菀　1023
삽　주 東蒼朮―蒼朮／白朮　1024
도깨비바늘 鬼針草―◉ 鬼針草　1026
털도깨비바늘 金盞銀盤―◉ 金盞銀盤　1027
까치발(가는도깨비바늘) 小花鬼針草―◉ 鹿角草　1028
가막사리 狼把草―❶ 狼把草 ❷ 狼把草根　1029
금잔화 金盞花―❶ 金盞草 ❷ 金盞草根　1030
지느러미엉겅퀴 飛廉―◉ 飛廉　1030
담배풀(여우오줌풀) 天名精―❶ 天名精 ❷ 鶴虱　1031
좀담배풀 煙管頭草―❶ 挖耳草 ❷ 挖耳草根　1032
긴담배풀 金挖耳―❶ 金挖耳 ❷ 金挖耳根　1033
잇　꽃 紅花―❶ 紅花 ❷ 紅花苗 ❸ 紅花子　1034
중대가리풀 石胡荽―◉ 鵝不食草　1035
조뱅이 小薊―◉ 小薊　1036
쑥　갓 茼蒿―◉ 茼蒿　1037
감　국 野菊―❶ 野菊 ❷ 野菊花　1038
국　화 菊花―❶ 菊花 ❷ 白菊花根 ❸ 菊花苗 ❹ 菊花葉　1039
구절초 九折草―◉ 九折草　1040
버들잎엉겅퀴 中國薊―◉ 苦芺　1041
엉겅퀴 大薊―◉ 大薊　1041
한련초 旱蓮草―◉ 墨旱蓮　1043
개망초(왜풀) 一年蓬―◉ 一年蓬　1044
망　초 亡草―◉ 飛蓬　1045
등골나물 山蘭―◉ 秤杆草　1045
벌등골나물 蘭草―❶ 佩蘭 ❷ 千金花　1046
골등골나물 白鼓釘―◉ 秤杆升麻　1047
세잎등골나물 輪葉澤蘭―◉ 野馬追　1047
털머위(말곰취) 橐吾―◉ 蓮蓬草　1048
떡　쑥 鼠麴草―◉ 鼠麴草　1049
금떡쑥 金鼠曲―◉ 天水蟻草　1050
풀솜나물 天青地白―◉ 天青地白　1050
왜떡쑥 濕鼠麴草―◉ 濕鼠麴草　1051

해바라기 向日葵―❶ 向日葵子 ❷ 向日葵根 ❸ 向日葵莖髓 ❹ 向日葵葉 ❺ 向日葵花 ❻ 向日葵花托 ❼ 向日葵殻　1052
지칭개 泥胡菜―◉ 泥胡菜　1053
금불초 旋覆花―❶ 旋覆花 ❷ 旋覆花根 ❸ 金沸草　1054
목　향 木香―◉ 土木香　1056
선씀바귀 山苦蕒―◉ 山苦蕒　1057
벌은씀바귀 剪刀股―◉ 剪刀股　1058
고들빼기 拘莖苦蕒菜―◉ 苦碟子　1058
냇씀바귀 兔仔菜―◉ 苦苣　1059
왕고들빼기 山萵苣―◉ 山萵苣　1060
상　추 萵苣―❶ 萵苣 ❷ 萵苣子　1060
솜나물 大丁草―◉ 大丁草　1061
곰　취 腎葉橐吾―◉ 胡蘆七　1062
카밀레(중대가리국화) 母菊―◉ 母菊　1063
머　위 蜂斗菜―◉ 蜂斗菜　1063
뻐국채 漏蘆―❶ 漏蘆 ❷ 追骨風　1065
큰각시취 風毛菊―◉ 八楞木　1065
운목향 雲木香―◉ 木香　1066
쇠　채 白莖鴉葱―◉ 仙茅蔘　1068
미역쇠채(먹쇠채) 鴉葱―◉ 鴉葱　1068
쑥방망이 千里光―◉ 斬龍草　1069
솜방망이(들솜쟁이) 狗舌草―❶ 狗舌草 ❷ 狗舌草根　1070
털진득찰 腺梗豨薟―❶ 豨薟 ❷ 豨薟根 ❸ 豨薟果　1070
산미역취 一枝黃花―◉ 一枝黃花　1072
사데풀 苣蕒菜―❶ 苣蕒菜 ❷ 苣蕒菜花　1073
방가지똥 苦苣菜―❶ 苦菜 ❷ 苦菜根 ❸ 苦菜花子　1074
애기우산나물 兔兒草―◉ 兔兒傘　1075
만수국 萬壽菊―❶ 萬壽菊 ❷ 萬壽菊葉　1075
천수국 藤菊―◉ 孔雀草　1076
민들레 蒲公英―◉ 蒲公英　1077
관　동 款冬―◉ 款冬花　1078
긴갯금불초 蟛蜞菊―◉ 蟛蜞菊　1079
갯금불초 鹵地菊―◉ 鹵地菊　1080
도꼬마리 蒼耳―❶ 蒼耳 ❷ 蒼耳根 ❸ 蒼耳花 ❹ 蒼耳子　1080
뽀리뱅이 黃鵪菜―◉ 黃鵪菜　1082

숫잔대(山梗)과 **Lobeliaceae** ··· 1083

수염가래꽃 牛邊蓮―◎ 牛邊蓮　1083　　　　숫잔대 山梗菜―◎ 山梗菜　1084

초롱꽃(桔梗)과 **Campanulaceae** ··· 1085

모시대 薺苨―❶ 薺苨 ❷ 薺苨苗　1085　　　만　삼 蔓蔘―◎ 蔓蔘　1088
잔　대 沙蔘―◎ 沙蔘　1086　　　　　　　도라지 桔梗―❶ 桔梗 ❷ 桔梗蘆頭　1089
더　덕 羊乳―◎ 山海螺　1087　　　　　　애기도라지 細葉沙蔘―◎ 蘭花蔘　1090

學名索引 ··· 1091
國文索引 ··· 1117

隱花植物 CRYPTOGAMIA

菌植物門 FUNGL /33
褐藻植物門 PHAEOPHYTA /47
紅藻植物門 RHODOPHYTA /51
綠藻植物門 CHLOROPHYTA /52
羊齒植物門 PTERIDOPHYTA /54
고사리類綱 Filicles 54
석송(石松)綱 Lycopodiales 87
속새(木賊)綱 Equisetineae 95
솔잎란(松葉蘭)綱 Psilotopsida 98

顯花植物 PHANEROGAMAE
(種子植物 SPERMATOPHYTA)

裸子植物門 GYMNOSPERMAE /100
毬果植物綱 Coniferopsida 100
마황(麻黃)綱 Gnetopsida 116
소철(蘇鐵)綱 Cycadopsida 120
은행나무(銀杏)綱 Ginkgopsida 122

被子植物門 ANGLOSPERMAE /125
單子葉植物綱 Monocotyledoneae 125
雙子葉植物綱 Dicotyledoneae 287
離瓣花亞綱 Archichlamydeae 287
合瓣花亞綱 Sympetalae 820

隱花植物 CRYPTOGAMIA

菌植物門 FUNGL

구멍쟁이버섯(多孔菌)과 Polyporaceae

영　지 靈芝·紫芝　*Ganoderma japonicum* (Fr.) LLOYD
　　　　　적　지 赤芝　*Ganoderma lucidum* (LEYSS. ex FR.) KARST.

菌傘은 코르크質로 대가 있으며 半圓形 또는 腎臟形이지만 드물게 圓形을 이루는 것도 있으며, 높이와 나비는 각각 20 cm 나 된다. 대는 側生하며 길고 菌傘, 모두 黑色의 皮殼으로 潤彩가 있고 표면에는 테 모양의 稜紋과 放射狀의 주름이 있다. 菌肉은 茶褐色을 띠며 菌管은 단단하고 菌肉과 같은 茶褐色이다. 管口는 圓形이며 色은 菌管과 비슷하고 1mm 당 5개의 胞子는 褐色으로 卵形이며 內壁에는 뚜렷하고 작은 突起가 있고, 썩은 나무 밑동에서 자란다.

赤芝는 紫芝와 비슷하지만 菌傘의 皮殼이 黃色 또는 紅褐色이고 대는 紫褐色이며 菌肉은 거의 白色 내지 淡褐色을 띠고, 상수리나무 및 다른 闊葉樹의 밑동에서 자라는 점이 다르다. 【處方用名】영지(紫芝)·적지(赤芝)의 全株가 靈芝草이다.

靈芝草(영지초)〈滇南本草〉木芝: 영지·적지의 全株이며 가을에 採取한다.

〔性味〕 味는 甘하고 性은 平(靈芝), 苦, 平(赤芝)하며 無毒하다.

〔成分〕 紫芝에는 ergosterol, 有機酸(ricinoleic acid, fumaric acid 등), glucosamine, 多糖類, 樹脂, mannitol 등이 함유되어 있다. 또 betaine, γ-butyrobetaine 등의 amino 酸誘導體를 함유하고 赤芝는 mannitol, α, α-mycose, stearic acid, 安息香酸, ergosterol, 15種의 amino acids, 4種의 peptide 및 4種의 鹽基 등을 함유한다.

〔藥理〕 1. 中樞神經系에 대한 作用: 赤芝 팅크 및 恒溫 percolator 浸出液(60°C의 물에 24시간 담가서 ethanol로 脫蛋白을 한다)을 Mouse에게 5～10 g 生藥/kg 상당의 양을 腹腔注射하면 中樞神經系에 대한 抑制作用이 있으며 活動減少, 輕度의 筋肉弛緩, hexobarbital 睡眠時間의 延長을 초래한다. 팅크劑는 電擊性痙攣에 拮抗하며, 恒溫浸出液은 cardiazole, strychinine이 일으키는 痙攣에는 拮抗하지 않지만 뚜렷한 鎭痛作用(Mouse 熱板法)이 있다. 팅크劑는 Mouse, Rat, Guinea pig에 대한 輕度의 筋肉弛緩作用이 있으나 神經筋肉間의 興奮傳達은 遮斷하지 않으므로 中樞性의 抑制가 초래되는 것으로 생각된다.

2. 循環系에 대한 作用: 麻醉한 토끼에게 赤芝 恒溫浸出液 6g/kg의 腹腔注射를 하면 血壓은 천천히 내려가서 1～2 시간이 지나도 회복되지 않는다. 똑같이 3g/kg의 靜脈注射를 하면 血壓은

갑자기 떨어지지만, 비교적 빨리 上昇回復한 후, 또다시 서서히 떨어진다. 痲醉한 개에게 1.0~1.7g/kg의 靜脈注射를 하면 血壓은 갑자기 떨어지고 그 후 매우 급속히 上昇해서 원래의 水準 이상으로 되어 先降後昇의 2面性作用을 나타내고 동시에 尿量도 뚜렷하게 증가한다.

呼吸에 대해서는 어느 것도 뚜렷한 作用이 없다. 두꺼비의 摘出心臟에 대해서 赤芝팅크는 收縮幅度와 心拍出量을 현저하게 증가시킨다. 또 in situ의 토끼의 心臟에 대해서 同劑의 3g/kg 腹腔注射는 收縮力을 강화한다. 그러나 赤芝 恒溫浸出液은 두꺼비의 摘出한 心臟이나 in situ의 토끼의 心臟에 대해서 抑制作用을 나타내고, 1g/kg 靜脈注射로서는 토끼의 心電圖에 뚜렷한 영향을 나타내지 않는다. 動物實驗은 또 赤芝는 冠狀動脈의 血液流量을 증가시키고 急性의 實驗性心筋虛血無酸素症에 대한 保護作用이 있는 것을 實證하고 있다.

3. 呼吸系統에 대한 作用 : 赤芝의 水抽出液, ethanol 抽出液 혹은 恒溫浸出液 15g/kg을 Mouse에게 腹腔內注射를 하면 止咳作用이 있다(암모니아水噴霧法). 또 赤芝팅크, 赤芝液, 赤芝菌絲體의 ethanol 抽出液 및 濃縮發酵液은 摘出한 氣管의 平滑筋에 대하여 痙攣解除作用이 있다. 다른 보고에 의하면 靈芝複方은 인공적인 慢性氣管支炎의 Rat에 대해 氣管粘膜上皮의 修復促進作用을 가진다. 양쪽의 副腎을 摘出한 Rat에 靈芝製劑를 投與하면(1日 2㎖, 合計 4週間) 氣管粘膜上皮의 萎縮現象이 對照群에 비해서 뚜렷하며 修復現象은 볼 수 없다.

4. 肝臟保護 및 기타 作用 : Mouse에게 赤芝팅크를 8日間 經口投與하면 四鹽化酵素에 의한 病理損傷 및 肝臟의 解毒機能의 損傷을 경감하고, 血淸의 GPT를 저하시키며 肝細胞의 재생을 촉진하고 taurine에 의해서 생긴 Mouse 肝臟의 脂肪蓄積을 輕減하고 대량의 digitoxine과 indometacine에 의한 死亡을 감소시킨다. 赤芝에 皮質호르몬, 性호르몬 혹은 同化호르몬과 같은 作用이 있는지의 여부는 아직 알 수 없다. 摘出한 動物의 腸管에 대하여 抑制作用과 痙攣을 푸는 作用이 있고, 體內에 있는 토끼의 腸活動을 활발하게 한다. 赤芝는 細網內皮系의 食作用을 증강시키며, allergie 反應에 있어서의 傳達物質의 放出을 抑制한다. in vitro에서는 어느 정도의 抑菌作用이 있고, 2,4-D(除草劑)에 의한 Mouse 血淸 속의 aldolase의 上昇을 현저하게 下降시키는 作用이 있다.

〔毒性〕 病理組織檢査에 의하면 토끼는 비교적 대량의 赤芝시럽(syrup)을 耐受할 수 있어 뚜렷한 組織病變이 없고, 개의 病變이 이에 버금간다. 그러나 Mouse는 赤芝에 대한 感受性이 비교적 높아서 病變은 약간 뚜렷하고 肺·肝·腎은 눈에 띄게 充血되며 肺組織에는 出血도 볼 수 있었다. 投與를 중지하면 組織의 病變은 輕減하고 동시에 肝細胞의 增生이 일어났다.

〔藥效 主治〕 强壯, 鎭靜藥으로서, 虛勞(衰弱疲勞), 咳嗽, 氣喘(呼吸困難), 不眠, 神經衰弱, 消化不良 등의 症을 치료하며 耳聾을 다스리고 關節을 좋게 하며 精神을 맑게 하고, 精氣를 돋우며, 筋骨을 튼튼히 하고 顔色을 좋게 하며 痔疾을 다스린다. 積年된 胃病의 治療에는 靈芝를 잘라서 조각을 내어 오래된 술에 담가서 服用한다. 【用法 用量】 1.5~3g을 가루 내어 服用한다. 혹은 술에 담가서 服用한다.

〔配合 禁忌〕 薯蕷는 相使이고, 常山은 相惡이며, 扁靑·茵陳蒿는 相畏이다.

표고버섯 香蕈 *Lentinus edodes* (BERK.) SING.

菌蓋는 지름 10 cm로 납작한 半球形이나 生長하면 점점 편평하게 펼쳐진다. 표면은 黑褐色으로 불규칙하게 갈라진 금이 있고 뒷면에는 많은 주름이 있다. 대는 흰색으로 구부러져 있다. 표면을 뒤덮고 있는 膜은 솜털 모양이고 菌蓋를 펼치면 대의 윗부분에만 털 모양의 흔적이 남아 있다. 밤나무, 떡갈나무, 돌참나무 등 樹木 줄기에 寄生하지만 보통 人工栽培가 성행한다. 제주도의 自然産은 옛부터 유명하다. 【處方用名】子實體가 香蕈이다.

香 蕈 (향심)〈日用本草〉香信·香菇: 표고버섯의 子實體이며 봄, 가을, 겨울에 採取하여 흙, 모래, 挾雜物을 제거하고 햇볕에 말리던가 불에 쬐어서 말린다.

〔性味 歸經〕 味는 甘하고 性은 平하며 無毒하다. 胃, 肝, 心經에 들어간다.

〔成分〕 마른 표고버섯은 72%가 食用部分이다. 食用部分에는 100 g當 수분 13 g, 脂肪 1.8 g, 炭水化物 54 g, 粗纖維 7.8 g, 灰分 4.9 g, 칼슘 124 mg, 燐 415 mg, 鐵 25.3 mg, vitamin B_1 0.07 mg, B_2 1.13 mg, nicotinic acid 18.9 mg을 함유하고 신선한 표고버섯은 수분 85~90%를 함유하는 외에 固形物 중에는 粗蛋白質 19%, 粗脂肪 4%, 可溶性無窒素物質 67%, 粗纖維 7%, 灰分 3%가 함유되어 있다. 蛋白質 속에는 albumin, glutelin, prolamin의 3種類가 함유되어 있으며, 그 비율은 100:63:2이다. 마른 표고버섯은 또 1種類의 蛋白質을 2.35% 함유하며 그 중 glutamic acid의 함유량은 17.5%이다. 마른 표고버섯을 물에 담근 것에는 histidine, glutamic acid, alanine, leucine, phenylalanine, valine, aspartic acid, asparagine, acetamide, choline, adenine 및 痕迹量의 trimethylamine이 함유되어 있다. 脂肪의 沃素價는 139로 함유하고 있는 脂肪酸의 不飽和度는 상당히 높은 것으로 생각된다. Ether로 抽出한 油脂 중, 不鹼化物은 30%, 混合脂肪酸은 60%를 차지한다. 混合脂肪酸 중의 飽和脂肪酸은, palmitic acid 80%, cerotic acid 10%로 不飽和脂肪酸은 linoleic acid 80% 이상, oleic acid가 10%를 차지한다. 不鹼化物 중에는 ergosterol 외에 fungisterol 등이 함유되어 있다. 또 강한 냄새가 나는 일종의 蠟이 함유되어 있으며, 그 融點은 38°C로, 分子로는 —CHO, —SH, —SS— 基가 함유되어 있다. 표고버섯 중의 ergosterol은 햇볕의 紫外線에 쬐면 모두 vitamin D_2로 변한다. 이 때문에 표고버섯은 抗佝僂病 食品의 하나로 알려져 있다.

〔藥理〕 표고버섯에는 血淸脂質을 내리는 作用이 있다. 표고버섯을 가한 飼料(同時에 cholesterol 1%, casein 18%, 綿實油 5%를 加한다)로 Rat를 1~2개월 사육하면 血淸 중의 cholesterol의 함유량이 표고버섯을 주지 않은 group보다 낮아지지만 肝臟의 cholesterol 함유량에는 차별이 없었다. Cholesterol을 1개월간 준 후 표고버섯을 주어도 같은 效果가 있다(血淸 中의 cholesterol 水準이 내리는 속도는 표고버섯을 주지 않는 것보다 빠르다). 물과 稀알코올에 용해하는 부분이 有效하지만 에테르可溶部에는 효력이 없다. 高脂血症의 患者(動脈粥狀硬化症이나 糖尿病, 高血壓症의 患者)가 표고버섯의 有效成分 lentysine 150~300mg/日을 연속해서 15주간 복용하면 glyceride, 燐脂質, 總脂肪, 非에스테르型 脂肪酸의 양은 모두 내려가고, 服用을 그

치면 血中脂質은 어느 정도 올라가고 服用을 시작하면 또 내려간다. 肝機能(SGOT, SGPT, 血淸 總蛋白量, prothrombine 등)에는 하등의 영향이 없다. 分離된 有效成分의 주된 것은 eritadenine 이고 다음 成分은 2 R-hydroxy-4-(9-adenyl)butyric acid이며, 그 效果는 eritadenine 보다 훨씬 작다.

〔藥效 主治〕 胃氣를 튼튼하게 하고, 痘疹을 치료하는 效能이 있다. 허기(飢)를 느끼지 않게 하며 風破血을 다스리고, 痘毒을 치료하며 vitamin D를 補充하는 藥으로 佝僂病을 豫防하고 貧血을 치료한다.【用法 用量】 6~10g을 달여서 服用한다.

〔禁忌〕 痧痘後, 産後, 病後에는 忌한다.

호 손 안 胡孫眼 *Phellinus igniarius* (L. ex FR.) QUÉL.

菌蓋는 木質이고 편평한 半球形 혹은 馬蹄形으로 2~12×3~21 cm, 두께 1.5~10 cm 로 淡褐色 내지 暗灰色 혹은 黑色을 띤다. 보통 해가 지나면 龜裂되며 皮殼이 없고 초기에는 미세한 絨毛가 있지만 나중에는 無毛로 변하고 同心圓狀의 둥근 모서리가 있으며 가장자리는 둔하고 엷은 커피色을 띠며 아래쪽에 子實體는 없다. 菌肉은 짙은 커피색으로 木質이며, 菌管은 多層인데 순서가 뚜렷하지 않고, 해를 넘긴 菌管層은 흰색의 菌絲로 가득 차 있다. 管口는 褐色이며 胞子는 球形에 가깝고 매끄러우며 潤彩가 있고, 5~6×4~5μ이며 菌絲는 갈라지지 않고 橫隔이 있으며 지름은 3~5μ이다. 내버들, 버드나무, 자작나무, 상수리나무 등의 나무줄기에서 자란다.【處方用名】子實體가 桑黃이다.

桑 黃 (상황)〈藥性論〉桑臣·桑耳·胡孫眼·針層孔 : 호손안의 子實體이다.

〔性味〕 味는 甘辛하고 無毒하다.

〔成分〕 Agaricic acid(粗製品名 agaricine)를 약 4%(菌絲體는 agaricic acid를 함유하지 않는다), 脂肪酸(주요한 것은 C_{22}·C_{24} 의 飽和脂肪酸), C_{23}·C_{25}의 飽和炭化水素, amino acids(주요한 것은 glycine, asparagic acid), 蓚酸, triterpenic acid, 芳香族酸, ergosterol 및 xylose 酸化酵素, catalase, urease, esterase, sucrase, maltase, lactase, cellulose 등 多種의 酵素를 함유한다.

〔藥理〕 Agaricic acid에는 汗腺의 分泌를 抑制하는 작용이 있으며 外國에서는 일찍이 盜汗을 치료하는데 사용했으며, 수시간 이내에 작용하기 시작해서 24시간 지속된다. 投藥量은 30 mg/回 혹은 100 mg/日을 超過해서는 안 된다. 일반적으로 연속해서 1~5日 사용할 필요가 있고, 비교적 좋은 치료효과를 볼 수 있으며 심한 副作用은 없다. 그 作用機轉에 대해서 비교적 많은 硏究가 추진되고 있다고는 하지만 완전히 解明된 것은 아니고, 植物神經系와는 관계가 없는 듯하다. 그것은 唾液腺의 分泌를 억제하지 않으며, 局部에 대해서 刺戟性이 있고 대량으로 經口服用하면 嘔吐, 下痢를 일으키고 또 皮下注射는 할 수 없다. 그것에는 digitalis 와 같은 作用이 있으며, 低濃度에서 平滑筋을 흥분시키고, 대량으로는 抑制作用을 일으키며 中毒量은 延髓의 血管運動中樞·呼吸中樞를 우선 흥분시킨 다음 痲痺시킨다는 보고가 있다.

〔藥效 主治〕 血崩, 血淋, 脫肛瀉血, 帶下, 月經閉止, 帶下, 月閉血凝, 産後血凝, 男子疝癖

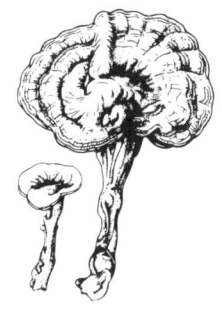 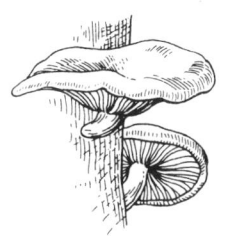 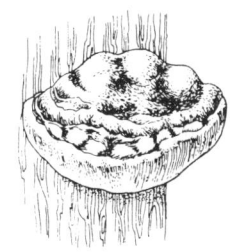 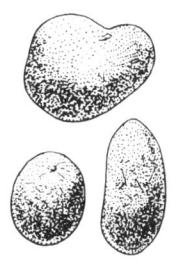

영 지 靈芝
Ganoderma japonicum

표고버섯 香蕈
Lentinus edodes

호손안 胡孫眼
Phellinus igniarius

雷丸藥材

을 치료하고 곁들여 伏血, 下赤血을 치료한다. 【用法 用量】 3~6g을 달여서 服用한다. 또는 丸劑, 散劑로 服用한다. 〈外用〉 가루 내어 고루 바른다.

뇌 환 균 雷丸菌 *Polyporus mylittae* Cook. et Mass.

一般的으로 대나무類의 根莖에 寄生하며 때로는 종려나무屬의 마른 나무의 根莖에도 기생한다. 菌核은 보통 불규칙하고 단단하며 둥근 塊狀으로 비뚤어진 球形 혹은 卵形이며 지름 0.8~2.5 cm 이지만 드물게 4 cm 가 되는 것도 있으며 표면은 紅褐色 혹은 黑灰色을 띠고 세로로 세밀한 무늬가 있다. 內部는 면밀하게 交織한 것 같은 菌絲體로 蠟白色이며 半透明으로 약간 粘性을 띠며 同色의 무늬가 있다. 월동 후에 菌核體에서 新子實體가 나오지만 보통 쉽게 볼 수 없다. 대부분 병든 대나무의 뿌리 밑동에 寄生한다. 【處方用名】 菌核이 雷丸이다.

雷 丸 (뇌환)〈神農本草經〉雷矢・雷實・竹苓: 뇌환균의 菌核이다. 봄, 가을, 겨울에 採取하지만 가을이 適期이다. 枝葉이 시들어 黃色으로 된 병든 대나무을 골라서 뿌리 부분의 菌核을 뽑아내어 깨끗이 씻어 햇볕에 말린다. 【修治】挾雜物을 除去하고 깨끗하게 씻어서 충분히 水分이 스며들게 한 다음 잘라서 햇볕에 말린다. 혹은 깨끗이 씻은 후 햇볕에 말리고 사용시에 짓찧어 부순다. 보통 雷丸을 사용하려면 甘草水에 하룻밤 담가서 구리칼(銅刀)로 표면의 黑皮를 깎아 내고 4~5 조각으로 갈라서 甘草湯에 하룻밤 담갔다가 巳(午前 9~11 時)에서 未(午後 1~3 時) 時까지 쪄서 말리고 다시 술과 섞어서 巳~未時까지 쪄내어 햇볕에 말린다.

〔藥材〕 乾燥한 菌核은 球形 혹은 불규칙한 圓塊狀을 이루며, 크기도 일정하지가 않다. 표면은 紅褐色 또는 黑灰色으로 全體에 약간 隆起된 그물 모양의 주름이 있다. 材質은 단단하고 무거우며 쉽게 쪼개지지 않는다. 내동댕이쳐서 쪼갠 斷面은 평탄치가 않고 粉白色 또는 엷은 灰黃色으로 顆粒狀 혹은 粉質을 이룬다. 材質이 緊密한 것은 半透明狀이고 半透明 및 透明部分이 交錯된 무늬가 보인다. 냄새는 없고 맛이 淡白하며 씹으면 顆粒같은 느낌이 들고 粘液性을 약간 띠지만 오랫동안 씹고 있으면 녹아서 찌꺼기가 남지 않는다. 大型으로 充實하고 材質이 단단하며 표면이 紅褐色, 內部가 白色으로 흙이나 모래가 없는 것을 良品으로 친다.

〔性味 歸經〕 味는 苦하고 性은 寒하며 小毒이 있다. 胃, 大腸經에 들어간다.

〔成分〕 水分 6.5%, 灰分 4.0%, ether 浸出物 0.6%, 알코올浸出物 22%를 함유한다. 主成分은 蛋白質 分解酵素의 一種인 雷丸素인 것으로 함유률은 約 3%, 條蟲驅除의 有效成分이지만 加熱하면 효력을 상실한다. 이 酵素는 pH 8의 溶液 중에서 作用이 가장 강하고 酸性溶液 중에서는 효력이 없다. 弱알칼리性(pH 8)溶液 10 ml 중에 0.06 μg 存在하면 蛋白質分解作用을 일으킨다.

〔藥理〕 1. 條蟲驅除作用: 藥物을 사용치 않고 자연히 排出된 條蟲의 節片을 30°C의 5~30% 雷丸浸出液에 넣으면 빠른 것은 2 時間 40 分, 늦은 것은 9 時間 후에 사망한다. 단 生理的 食鹽水 중에서는 40~62 시간, 蒸留水 중에서는 24~30 시간 生存이 가능하다. 雷丸은 사람에게 寄生하는 有鉤 및 無鉤條蟲, 개의 條蟲에 대해서 驅蟲作用이 있다. 雷丸 服用 후에 排出한 蟲體를 微溫의 生理的 食鹽水 중에 넣으면 大多數가 活動을 할 수 없으며, 그 細節部의 破壞程度가 가장 현저하다. 따라서 雷丸의 條蟲驅除作用은 蟲體의 痲痺가 아니고, 雷丸 중의 蛋白質分解酵素에 따른 體節破壞가 초래되는 것이다.

2. 蛔蟲에 대한 作用: in vitro 試驗에서는 돼지의 蛔蟲에 대해서 有效하지만 蛔蟲이 體內에 寄生한 것에 대해서는 無效하다.

3. 膣트리코모나스에 대한 作用: 10%의 雷丸煎劑를 培地에 1 : 1 의 濃度로 投與한 것에서는 5 分 후에 大部分의 蟲體는 顆粒化로 變形하지만, 一部 蟲體는 여전히 活動을 계속한다.

〔藥效 主治〕 消積, 殺蟲의 效能이 있다. 蟲積腹痛(寄生蟲으로 因한 腹內의 硬結, 痛症), 疳疾(寄生蟲으로 因한 幼兒貧血症), 風癎을 치료하며, 三蟲(條蟲·鉤蟲·蟯蟲)을 殺蟲하고 毒氣를 몰아내고 胃中의 熱을 다스리며, 摩膏로 만들어 사용하면 小兒의 百病을 치료한다. 【用法用量】 6~9 g 을 달여서 服用한다. 또는 丸劑, 散劑로 服用한다. 〈外用〉 가루로 塗布거나 혹은 달인 液으로 씻는다.

〔配合 禁忌〕 蟲積이 있어서 脾胃虛寒한 者는 服用에 주의를 要하며 오랫동안 服用하면 陰痿가 된다. 荔實·厚朴·芫花는 相使, 葛根·萹蓄은 相惡이다.

저 령 猪苓 *Polyporus umbellatus* (PERS.) FR.

菌核은 긴 덩어리 또는 고르지 않은 덩어리 모양으로 生薑처럼 생긴 것도 있고 약간 편평한 것도 있다. 表面은 울퉁불퉁하고 주름과 혹 모양의 突起가 있으며 褐色을 띤다. 斷面은 白色 혹은 淡褐色으로 半木化되었으며 비교적 가볍다. 子實體는 地下의 菌核 內에서 생기며 항상 多數가 맞붙어 있다. 대의 밑부분은 서로 연달아 있거나 多數로 갈라져 있으며 1개로 떼지어서 우산 모양 또는 半圓形으로 지름 15 cm 이상의 菌蓋를 形成한다. 菌蓋는 肉質이지만 마른 후에는 단단하여 깨지기 쉬우며 표면은 엷은 갈색 또는 紅褐色이고 中心은 배꼽 모양을 이룬다. 菌肉은 얇으며 菌管과 함께 白色이고 管口는 多角形이며 胞子는 卵圓形이다. 山林 속의 상수리나무·단풍나무·자작나무·칠엽수 등의 뿌리에서 자란다. 【處方用名】 저령의 마른 菌核이다.

猪 苓 (저령)〈神農本草經〉豕零·豭猪屎·豕橐·地烏桃: 저령의 마른 菌核이다. 남쪽에서는 年中 採取가 가능하지만 북쪽에서는 여름과 가을에 많다. 캐어낸 후 진흙이나 모래를 除去하고 햇볕에 말려서 바람이 잘 통하는 건조한 장소에 둔다. 猪苓은 땅속에 隱生하므로 땅위에

싹이 없어 발견하기가 어렵다. 猪苓이 있는 장소는 土壤이 肥沃하고 黑色을 띠며 빗물의 浸透도 빠르므로 가랑비가 내린 후에도 地面이 마른 곳을 짐작해서 찾는다.

진흙이나 모래를 깨끗이 씻어서 부드럽게 될 때까지 물이 스며들도록 해서 자르고 햇볕에 말린다. 〈雷公炮炙論〉 採取한 저령은 銅製의 칼로 外皮를 1층 깎아 내고 얇게 저며서 東流水에 하룻밤 담갔다가 다음날 꺼내서 잘게 자른다. 升麻의 잎을 깔아서 하루 종일 쪄내고 升麻葉을 깨끗이 제거한 후 햇볕에 말려서 사용한다.

〔藥材〕 말라서 불규칙하게 된 긴 덩어리 혹은 원형에 가까운 덩어리로 크기가 고르지 않다. 긴 것은 대부분 굽어 있거나 生薑처럼 갈라지며 길이 약 10~25 cm, 지름 약 3~8cm이고, 둥근 것은 지름 약 3~7 cm이다. 바깥 표면은 黑灰色 또는 黑褐色으로 全體에 혹 같은 突起와 뚜렷한 주름이 있다. 단단하지만 속은 차 있지 않고 코르크처럼 가볍다. 斷面은 결이 고우며 白色 또는 淡褐色으로 대체로 顆粒 모양이고 냄새가 없고 맛은 담백하다. 크며 外皮가 黑褐色으로 윤채가 나며 비교적 무거운 것을 良品으로 친다. 中國의 陝西産이 가장 質이 좋다.

〔性味 歸經〕 味는 甘 淡하고 性은 平하다. 脾, 腎, 膀胱經에 들어간다.

〔成分〕 Ergosterol, biotin, 糖類, 蛋白質을 함유한다.

〔藥理〕 1. 利尿作用: 건강한 사람에게 猪苓煎劑 5g을 經口投與하면 6시간 내에 尿量이 62%, 鹽化物이 45% 증가하지만, 3g의 煎劑 및 臨床常用量으로는 利尿作用을 실증할 수가 없다. 無麻醉의 尿管瘻가 달린 개에 의한 실험에서 猪苓煎劑 0.25~0.5g/kg을 靜脈 또는 筋肉注射를 하면 利尿效果가 나타나지만, 經口投與 혹은 靜脈注射量이 0.0048g/kg 보다 적을 경우에는 效力이 없다. 토끼에게 經口投與 혹은 腹腔內注射를 하면 사람의 용량과 거의 비슷한 양으로 접근되면서 效果가 나타나고 煎劑, 流動엑스劑 2g/kg에서는 效力이 없다. Rat에게 알코올抽出物의 水溶液을 經口投與하면 尿量이 증가하지만 副腎을 切除한 Rat에게 저령煎劑와 deoxycorticosterone을 倂用해도 尿量 및 소금의 排出에는 하등의 영향이 없다. 저령의 칼륨 含有量은 높지 않고(30 mg%), 또 血液을 稀釋하는 일도 없으므로 그 利尿作用은 尿細管의 電解質과 물의 再吸收를 抑制하는 작용에 따른 것으로 생각된다. 猪苓, 茯苓, 白朮, 澤瀉, 桂枝로 만든 五苓散煎劑를 개에게 靜脈注射를 놓으면 尿量增加와 함께 나트륨·칼륨·鹽素이온의 排出도 증가하고 알코올抽出物의 水溶液을 Rat에게 經口投與해도 뚜렷한 利尿作用이 있다. 配合生葉 중에서 桂枝의 利尿效果가 비교적 뚜렷하다.

2. 抗菌作用: 猪苓의 알코올抽出液은 黃色葡萄球菌, 大腸菌에 대해서 抑制作用이 있다.

3. 抗腫瘍作用: 猪苓의 ethyl alcohol 抽出物의 水溶性 부분은 Mouse의 어떤 種類의 移植性 腫瘍(S_{180} 및 肝癌)을 억제한다. 이것은 아마도 水溶性 부분이 細胞免疫을 증강하고, 體液免疫을 억제하기(一種의 비특이성 細胞免疫刺戟劑) 때문이라고 생각된다. 이와 같은 作用은 注射에 의해서 비로소 발견되지만 經口投與에서는 발견되지 않는다.

〔藥效 主治〕 解熱, 消炎, 止渴, 利尿, 滲濕, 利竅, 行水의 效能이 있다. 小便不利(尿閉), 水腫脹滿, 脚氣, 下痢, 淋濁, 帶下, 淋症, 浮腫, 白濁, 姙娠子淋(姙婦의 淋症), 傷寒溫疫(急性傳染病)의 大熱(高熱)을 풀고, 腫脹, 滿腹急痛(急性腹痛), 淋腫(淋病性浮腫)을 치료한다. 【用法

―40― 구멍쟁이버섯(多孔菌)과 Polyporaceae

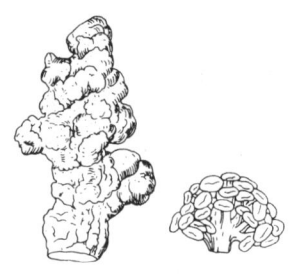
저 령 猪苓
Polyporus umbellatus

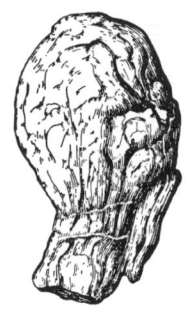
복 령 茯苓
Poria cocos

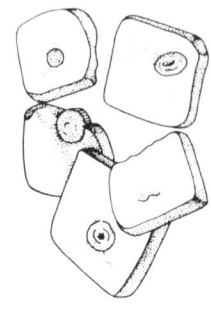
茯神藥材

用量】 6~12g을 달여서 服用한다. 또는 丸劑, 散劑로 服用한다.

〔禁忌〕 利水, 滲濕의 效能은 茯苓과 유사하나 茯苓은 補益하는데 비하여 本品은 補益作用이 없으므로 多服하면 腎氣를 손상할 우려가 있으므로 久服은 不適하며 또한 水濕이 없는 때는 服用을 忌한다.

복 령 茯苓 *Poria cocos* (SCHW.) WOLF

보통 흔히 볼 수 있는 것은 그 菌核이며, 대부분은 불규칙한 塊狀, 球形, 扁平形, 長圓形, 長楕圓形 등으로 大小 여러 가지가 있으며, 작은 것은 주먹만한 크기이고, 큰 것은 지름 20~30cm이거나 그 보다 더 크다. 표피는 淡灰褐色 또는 黑褐色으로 혹처럼 생긴 곳에 주름이 잡혀 있고, 內部는 약간 淡紅色을 띤 白色으로 수많은 菌絲로 형성되어 있다. 子實體는 우산 모양으로 지름 0.5~2mm이고 잎 가장자리에 톱니가 있다. 有性世代는 發見하기가 어렵지만 새둥우리 같은 모양으로 보통 菌核의 外皮에 붙어서 생기며 처음에는 흰색이지만 점차 연한 褐色으로 변화한다. 구멍은 多角形으로 擔子器는 막대 모양이고 擔胞子는 타원형이거나 圓柱形으로 약간 굽으며 한쪽 끝이 뾰족하고 매끄러우며 無色이고 특이한 냄새가 난다. 소나무科의 植物로 소나무, 中國赤松 등의 뿌리에 寄生하며 地下 20~30cm 의 깊이에 들어가 있다. 【處方用名】① 乾燥한 菌核은 茯苓 ② 菌核의 外皮는 茯苓皮 ③ 外皮속의 淡紅色 菌核은 赤茯苓 ④ 菌核속의 소나무의 根은 茯神木 ⑤ 그 根을 둘러싸고 있는 흰색 菌核은 茯神이다.

❶ 茯 苓(복령) 〈神農本草經〉 茯菟·茯靈·茯薴·伏苓·伏菟·茯兔 : 복령의 건조한 菌核이다. 野生의 茯苓은 일반적으로 7月에서 다음해 3月까지 松林 속에서 採取한다. 茯苓이 자라는 地面에는 보통 다음과 같은 특징이 있다. ① 松林의 나무그루 주변의 地面이 갈라져 있으며 두드리면 속이 空洞 같은 소리가 난다. ② 소나무 부근의 地面에 흰색의 菌絲가 있다(粉白의 膜이나 灰 모양을 이룬다). ③ 그루터기가 섞인 뒤 옆으로 향한 黑紅色을 띤 龜裂이 생긴다. ④ 가랑비가 내린 후 그루터기 주변의 乾燥가 빠르거나 풀이 나지 않는다.

栽植한 茯苓은 보통 接種한 2~3年 후에 採取할 수 있지만, 立秋(8月上旬) 후에 採取한 것

이 品質이 가장 좋으며, 지나치게 빠르면 品質과 産出量에 영향을 준다. 《加工》茯苓을 땅속에서 캐내면 진흙을 깨끗이 씻어서 방구석의 바람이 잘 통하지 않는 곳이나 흙으로 빚은 독속에 貯藏한다. 밑에 마른 솔잎이나 짚을 1층 깔아 놓고, 茯苓과 짚을 교대로 쌓아 올리고 맨 위에 두꺼운 麻袋를 걸쳐 發汗시켜서 水分을 뺀다. 그 후 꺼내서 물방울을 닦아 내고 서늘한 그늘에 펼쳐 놓고 표면이 마르면 다시 한번 發汗할 때까지 놓아 둔다. 이와 같이 3~4회 되풀이해서 표면에 주름이 지고 껍질색이 褐色으로 變化하면 서늘하고 건조한 그늘에서 완전히 마를 때까지 바람을 쐬인 것이 '茯苓個'이다. 《자르는 方法》發汗시킨 후 濕氣가 있을 때 자르거나 마른 茯苓을 물에 담가서 축인 다음 자른다. 茯苓菌核 內部의 흰색부분을 얇은 조각이나 작은 角 모양으로 자른 것이 '白茯苓'이고, 깎아낸 黑色 外皮가 茯苓皮, 茯苓皮層 밑의 적색 부분은 '赤茯苓'이다. 소나무 뿌리가 달린 흰부분을 네모로 자른 것이 '茯神'이다.

切斷한 各種 製品은 어느 것이나 모두 그늘에서 말려야 하며 불에 쬐면 안 된다. 또한 冷暗所에 放置하고 지나치게 말리거나 通風이 잘 되어 粘性을 상실하거나 또는 龜裂이 생기는 것을 막아야 한다. 【修治】《茯苓》물에 담가서 깨끗이 씻어서 건져내고 물기가 充分히 스며들 때까지 불려 두었다가 잘라서 햇볕에 말린다. 《朱茯苓》茯苓 덩어리에 淸水를 뿌려서 좀 축인 다음 朱砂의 고운 가루를 골고루 뿌리고 여러 번 굴려서 표면에 朱砂가루를 충분히 묻혀서 바람이 잘 통하는 장소에서 말린다(茯苓 50kg : 朱砂가루 300g).

〔藥材〕 茯苓은 球形, 편평한 圓形이거나 불규칙한 덩어리 모양으로 大小 여러 가지가 있으며 무게는 150g에서 6kg 이상에 이르는 것도 있다. 표면은 黑褐色 또는 茶褐色으로 外皮는 얇으면서도 거칠고 뚜렷하게 隆起된 주름이 있으며 무겁고 단단하여 잘 쪼개지지 않고, 斷面은 평탄치 않으며 顆粒狀이거나 가루 모양이고, 外層은 淡褐色 또는 淡紅色이고, 內層은 全體가 白色이다. 드물게 淡褐色으로 결이 곱고 龜裂이 褐色의 소나무 뿌리와 白色의 絨狀塊片 中間을 헤치고 들어가 있는 경우도 있다. 無味無臭로 씹으면 이에 들어붙는다. 무겁고 단단하며 외피가 褐色으로 약간 潤彩를 띠며 주름이 깊고 斷面이 白色으로 결이 곱고 이에 강하게 들어 붙는 것을 良品으로 친다. 白茯苓은 얇은 조각이거나 方塊狀으로 잘라져 있는 것으로, 白色으로 결이 곱고 粉性이며 매끈매끈하다. 물러서 꺾어지거나 부서지기 쉽고 때로는 周邊이 黃褐色인 것도 있다.

〔性味 歸經〕 味는 甘淡하고 性은 平하다. 心, 脾, 肺經에 들어간다.

〔成分〕 菌核에는 β-pachyman이 함유되어 乾燥重量의 約 93%를 차지한다. 또 triterpenoid 化合物의 pachymic acid, tumulosic acid, 3 β-hydroxylanosta-7, 9(11), 24-triene-2-酸을 함유한다. 이 밖에도 植物고무質, chitin質, 蛋白質, 脂肪, sterol, lecithin, 葡萄糖, adenine, histidine, choline, β-pachyman 分解酵素, lipase, proteinase 등이 함유되어 있다.

〔藥理〕 1. 利尿作用 : 茯苓煎劑 3g이거나 臨床常用量으로는 건강한 사람에게는 利尿作用은 전혀 없고, 개에게 煎劑를 0.48g/kg 靜脈注射를 놓아도 尿量은 증가하지 않는다. Rat에게도 無效, 혹은 매우 약하고 토끼에게 煎劑를 內服시켜도(거의 사람의 臨床用量) 尿量은 늘지 않는다.

그러나 alcohol 抽出液을 토끼에게 腹腔注射를 놓던가 水抽出物에 의한 토끼의 長期實驗에서는 利尿作用이 있고, 煎劑는 副腎切除를 한 Rat에게 單用 혹은 deoxycorticosterone 과 併用하면 natrium 의 排出을 촉진한다. 요컨대 茯苓의 利尿作用에 대해서는 아직 今後의 硏究를 기다릴 필요가 있다. 茯苓은 칼륨 97.5 mg%를 함유하며, 30% 水煎劑에서의 계산으로는 natrium 0.186 mg/ml, kalium 11.2mg/ml를 함유하고 있으므로 茯苓의 natrium 排出促進作用과 茯苓이 함유하는 natrium 量과는 관계가 없다. 그러나 kalium 排出增加作用은 함유하는 대량의 kalium 鹽과 관계가 있다. 五苓散은 장기의 輸尿管瘻의 개(靜脈注射)나 건강한 사람이나 토끼(煎劑를 經口投與), Rat에게 alcohol 抽出液을 經口投與해도 함께 뚜렷한 利尿作用을 나타낸다. 개의 實驗에서는 natrium, kalium, 鹽素의 排出量이 증가한다. 단 五苓散 중의 주된 利尿藥은 桂枝, 澤瀉, 白朮이다. 또 五苓散 煎劑를 Rat에게 經口投與하고 投與量을 1g/100g까지 增量하여도 利尿作用을 증명할 수 없었다는 보고도 있다.

2. 抗菌作用: in vitro 에서의 茯苓의 抑菌作用은 발견되지 않는다. Ethanol 抽出物은 in vitro 에서 leptospira를 죽이지만 水煎劑는 無效하다.

3. 消化器系에 대한 영향: 茯苓은 토끼의 摘出腸管에 대하여 직접 弛緩作用을 하고 Rat의 幽門結紮로 인한 潰瘍에 예방효과가 있으며 또한 胃酸을 감소시킨다.

4. 기타의 作用: 茯苓은 血糖을 低下시키고, 팅크劑, 浸劑는 두꺼비의 摘出心臟을 抑制한다. Ether 혹은 ethanol 抽出物은 心臟收縮을 강화시키는 작용이 있다. Digitalis에 의해서 일어나는 비둘기의 嘔吐에 대해서 鎭吐作用은 없다.

〔藥效 主治〕健脾補中, 利水, 滲濕, 寧心安神의 效能이 있다. 小便不利, 水腫脹滿, 痰飮咳逆, 嘔吐, 水樣性下痢, 遺精, 尿混濁, 驚悸, 健忘症을 치료한다. 또 胸脇逆氣, 情緒不安, 心下結痛, 寒熱煩滿, 咳逆, 口焦舌乾을 다스리며 消渴, 嗜眠, 膈中의 痰水, 水腫淋結을 멈추게 한다. 【用法 用量】9~15g을 달여서 服用한다. 또는 丸劑, 散劑로 服用한다.

〔配合 禁忌〕虛寒으로 인한 遺精이나 氣虛下陷(脾胃衰弱), 腎虛한 病人, 頻尿나 失禁한 者는 忌한다. 馬藺은 相使이고 白薟은 相惡, 牡蒙·地楡·雄黃·秦艽·龜甲은 相畏, 米醋는 忌한다.

❷ 茯苓皮 (복령피)〈本草綱目〉: 茯苓의 外皮이다.

〔藥材〕茯苓皮의 대부분은 긴 막대 모양으로 크기도 일정하지가 않다. 外面은 黑褐色 또는 茶褐色으로 혹 모양의 突起가 있고, 內部는 白色 또는 灰褐色을 띤다. 몸체는 부드럽고 質은 무르며 彈力性이 있다.

〔性味〕味는 甘 淡하며 性은 平하다.

〔藥效 主治〕利水, 消腫의 效能이 있다. 水腫膚脹을 치료한다. 【用法 用量】10~15g을 달여서 服用한다.

❸ 赤茯苓 (적복령)〈神農本草經集註〉赤苓·赤茯: 복령의 마른 菌核의 外皮 속에 淡赤色의 部分이다.

〔藥材〕크기가 고르지 않은 四角의 덩어리거나 破片 모양으로 淡赤色 또는 淡褐色이다. 質

〔性味 歸經〕 味는 甘 淡하고 性은 平하다. 心, 脾, 膀胱經에 들어간다.

〔藥效 主治〕 行水, 利濕熱의 效能이 있다. 小便不利, 淋濁, 泄瀉를 치료한다. 또 心, 小腸, 膀胱의 濕熱을 瀉出, 利竅, 和脾, 潤肺, 燥濕에 有效하다. 【用法 用量】 6~12g을 달여서 服用한다. 또는 丸劑, 散劑로 服用한다.

〔禁忌〕 虛寒으로 인한 精滑 또는 氣虛로 인한 下陷이 있는 者는 服用을 忌한다.

❹ 茯神木 (복신목) 〈本草綱目〉 黃松節·茯神心·茯神心木 : 복령의 菌核 속에 있는 소나무의 뿌리이다. 茯神木을 사용할 때는 잘게 쪼개거나 켜서 服用한다.

〔藥材〕 茯神木은 대부분이 굽으며 곧지 않은 소나무의 뿌리로 바깥쪽에는 茯神이 남아서 붙어 있고 휘색 또는 灰白色을 띠며, 안쪽은 木質狀을 이룬다. 質은 부드럽고 가벼우며 껍질이 없고, 腐木과 약간 비슷하다.

〔性味〕 味는 甘하고 性은 平하다.

〔藥效 主治〕 平肝, 安神의 效能이 있다. 驚悸健忘, 中風不語, 脚氣轉筋을 치료한다. 또 中偏風, 口面喎斜(顔面神經痲痺症), 風毒筋攣, 心神驚掣, 虛而健忘, 脚氣痺痛, 諸筋攣縮을 치료한다. 【用法 用量】 6~10g을 달여서 服用한다. 또는 散劑로 사용한다.

❺ 茯 神 (복신) 〈名醫別錄〉 伏神 : 복령의 菌核 사이에 소나무의 뿌리를 天然으로 안고 있는 것(즉 茯神木)의 白色部分이다. 《朱茯神》 茯神塊에 淸水를 噴霧해서 약간 축이고 朱砂의 고운 가루를 골고루 뿌려서 茯神 表面에 朱砂가 全體에 잘 묻도록 흔들어서 햇볕에 말린다(茯神 50kg : 朱砂 900g을 사용한다).

〔藥材〕 乾燥된 菌核의 形態는 茯苓과 같지만 中間을 소나무의 뿌리가 꿰뚫고 있다. 商品의 대부분은 네모가 진 얇은 조각으로 단단하며 粉質을 이룬다. 切斷된 소나무의 뿌리는 黃褐色으로, 表面에는 같은 圓狀의 나이테가 있다. 살이 두껍고 充實한 소나무 뿌리의 작은 것을 良品으로 친다.

〔性味 歸經〕 味는 甘하고 性은 平하며 無毒하다. 心, 脾經에 들어간다.

〔藥理〕 鎭靜作用 : 實驗動物의 胃에 茯神 10~20g/kg을 灌流하면 조용해지고, 傾眠狀態지만 자지는 않는다는 현상이 일어난다. 安息香酸나트륨카페인으로 흥분시킨 Mouse의 腹腔에 茯神의 煎劑 5g/kg을 注射하면 Mouse를 鎭靜시키고 鎭靜率은 90%, 鎭靜指數는 3.11이다. 혹시 20g/kg을 胃에 灌流하면 鎭靜率은 85.7%, 鎭靜指數는 1.64가 된다.

〔藥效 主治〕 寧心, 化痰, 安神, 利水의 效能이 있다. 心虛로 인한 驚悸, 健忘, 不眠, 驚癎, 小便不利, 風眩, 風虛, 五勞, 口乾을 치료하고 또 開心, 益智 및 精神을 涵養한다. 【用法 用量】 9~15g을 달여서 服用하며 丸劑, 散劑로 服用한다.

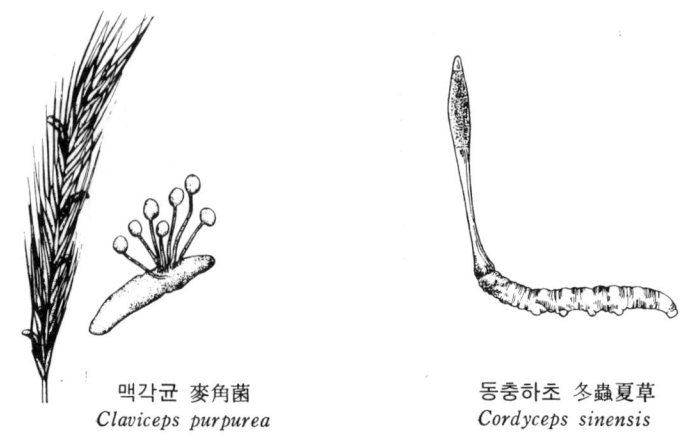

맥각균 麥角菌
Claviceps purpurea

동충하초 多蟲夏草
Cordyceps sinensis

맥 각 균(麥角菌)과 **Clavicipiteceae**

맥 각 균 麥角菌 *Claviceps purpurea* (FR.) TULASNE

호밀(라이맥·라이보리·黑麥) *Secale cereale* L.은 麥角菌의 寄生宿主로서 子房에 기생하여 형성된 菌核이다. 여름, 가을에 호밀이 성숙할 때에 採取하여 그늘에서 말린다. 완전한 形體가 보존되고 충분히 건조시켜서 密封된 용기에 담아 건조된 冷暗所에 보관한다. 同屬으로 別種의 麥角菌 *Claviceps microcephala* TULASNE 은 菌核이 黑色 角狀으로 같이 藥用이 된다. *C. purpurea* FR. 와는 엄격하게 구별하기는 困難하다.

〔性味〕 味는 微苦하고 性은 平하며 有毒하다.

〔成分〕 Alkaloid 約 0.4%가 함유되며 주로 indol 系 alkaloid로 그 構造에서 3種類의 그룹으로 분류된다. 제 1 그룹은 ergotoxin 系 alkaloid로 모두 lyserg 酸의 酸 amido 誘導體이고, 제 2 그룹은 ergotinine 系 alkaloid로 모두 isolyserg 酸의 酸 amido 誘導體이며, 제 3 그룹은 clavine 系 alkaloid이다.

〔藥理〕 1. 子宮을 興奮시키는 作用 : 麥角에는 子宮筋을 흥분시켜 주는 작용이 있는데 그 作用은 下垂體後葉의 製劑와 비슷하고 直接 子宮筋에 작용하는데 그 작용은 강하고 지속적이다. 姙娠된 子宮에 대해서는 더욱 민감하여 出産 直前이나 出産 後에 少量 投與하면 현저한 작용이 나타나고 심하면 强直的으로 收縮시킨다.

2. 心臟血管에 대한 作用 : 摘出血管實驗에서 ergotamine 은 末梢血管의 平滑筋을 收縮시킨다. 血管이 收縮하면 昇壓하게 되므로 代償性心拍遲緩이 일어난다. Ergotoxine 의 心臟에 대한 作用은 血管에 대한 作用의 힘에는 못 미치나 心臟律動이 어느 정도까지 늦춰 졌을 때에는 心筋收縮力을 세게 하는 작용이 있다. 대량의 ergotamine 는 血管의 內皮細胞로 損傷(原因不明)시켜 壞疽를 만들게 한다. Ergotamine 의 血管에 대한 작용은 최강이고 ergotoxine 이 다음이며 ergotamine 은 거의 血管에 영향이 없고 血管의 內皮細胞도 損傷되지 않는다.

3. 神經에 대한 作用 : 대량의 ergotamine 이나 ergotoxine 은 adrenaline 作動性 神經의 受

容體를 遮斷하여 adrenaline의 작용을 飜轉시킨다. 이것은 交感神經의 傳達物質의 遊離를 沮止할 수 없다.

〔毒性〕急性 中毒症狀은 嘔吐, 下痢, 脈弱, 昏迷 등이다. 慢性 中毒은 服用過多에서 오는데 肝臟病과 末梢血管이 病的으로 민감해지고 증상은 壞死型과 痙攣型이 있다.

〔藥效 主治〕子宮出血, 産後出血不止, 子宮收縮, 分娩 後의 弛緩性後出血, 子宮不全·退行 등에 有效하며 偏頭痛도 치료한다. 【用法 用量】流動엑스를 만들어 1回 2~4 ml, 1日 6~8 ml를 服用한다. 또는 엑스劑, 丸劑, 注射液 등으로 使用한다.

〔禁忌〕分娩時 娩出期에만 쓸 수 있고, 開口期에는 使用을 忌한다.

동충하초 冬蟲夏草 *Cordyceps sinensis* (BERK.) SACC.
　　　　　　　　　　　초편복아 草蝙蝠蛾 *Hepialus armoricanus* OBER.

子囊菌의 子實體가 寄生의 幼蟲 頭部에서 뻗어 나온 것으로 野球방망이처럼 가늘고 길며 길이가 4~11 cm이며 單生한다. 營養體의 대부분은 길이 3~8 cm, 지름 1.5~4 mm이고, 윗부분은 子實體의 頭部로 약간 부푼 圓柱形을 이루고, 끝의 一部를 제외하고 多數의 被子器가 密生한다. 被子器는 대부분이 子實體로 묻혀 있으며 그 끝은 子實體表面에 突出되고 길이 250~500 μm, 지름 80~200 μm이고 卵形 또는 타원형을 이룬다. 被子器內에는 가늘고 긴 線形의 子囊이 多數 들어 있고, 1개의 子囊 속에는 隔膜이 달린 子囊胞子가 각각 8개씩 들어 있다. 宿主는 鱗翅目, 鞘翅目 등의 昆蟲의 幼蟲으로 겨울철에 菌絲가 이들 땅속의 幼蟲體內에 침입하고, 蟲體는 菌絲가 가득 차서 死亡한다. 子實體는 여름철에 뻗어 나온다. 【處方用名】冬蟲夏草菌의 子實體와 그 寄主인 박쥐나방이科의 昆蟲, 蟲草蝙蝠蛾 등의 幼蟲의 死體와의 複合體가 冬蟲夏草이다.

冬蟲夏草 (동충하초) 〈本草從新〉 夏草冬蟲·蟲草 : 동충하초균의 子實體와 거기에 기생하는 蝙蝠蛾科 昆蟲인 草蝙蝠蛾의 幼蟲死體와의 複合體이다. 夏至 前後해서 눈이 녹지 않은 山에 들어가서 採取한다. 이 時期에는 子實體가 눈의 표면에 노출되어 있는 경우가 많지만 좀 늦어지면 눈이 녹고 雜草가 무성해서 발견하기가 어려운 데다가 땅속의 蟲體가 萎縮해서 藥用으로 적합치가 않다. 캐내어 蟲體에 濕氣가 남아 있는 상태에서 外層의 진흙과 皮膜을 제거하고 햇볕에서 말린다. 또는 다시 黃酒를 뿜어서 부드럽게 하고 곧게 잡아 늘여서 7~8개씩 빨간실로 묶고 뭉근한 불에 쬐어서 말린다.

〔藥材〕冬蟲夏草는 蟲體와 子實體가 合體된 것으로 全長 9~12 cm이고, 蟲體는 第三齡의 누에 같은 모양을 하고 있으며 길이 약 3~6cm, 굵기 약 0.4~0.7 cm이다. 外面은 짙은 黃色으로 결이 거칠고 背部에 多數의 옆주름이 있으며 腹面에는 8쌍의 발이 있지만 蟲體의 중 정도의 4쌍이 확실하다. 斷面은 內部가 충실하고 흰색으로 약간 黃色이 돌며, 周邊은 짙은 黃色을 띤다. 子實體는 蟲體頭部에서 막대 모양으로 뻗어 나오고 구부러져서 윗부분이 좀 부풀어 있다. 표면은 灰褐色 또는 黑褐色이며 길이 4~8 cm에 달하는 것도 있고 지름은 약 0.3 cm이다. 껌

으면 속은 空洞을 이루고 淡白色이며, 냄새는 미미하고 맛은 떫다. 蟲體가 누렇고 潤彩가 나며 豊滿하고 단면이 黃白色이고 子實體가 짧은 것이 좋다.

〔性味 歸經〕 味는 甘하고 性은 溫하며, 無毒하다. 肺, 腎經에 들어간다.

〔成分〕 水分 10.84%, 脂肪 8.4%, 粗蛋白 25.32%, 粗纖維 18.53%, 炭水化物 28.90%, 灰分 4.10%를 함유한다. 脂肪은 飽和脂肪酸이 13.00%, 不飽和脂肪酸이 82.2%이다. 이 밖에 quinic acid 의 異性體인 cordycepic acid 약 7%를 함유한다. 또 cordycepin은 淡黃色 結晶性 粉末로 *in vitro*에서 連鎖球菌, 馬鼻疽菌, 炭疽菌, 돼지出血性 敗血症菌 및 葡萄球菌의 生育을 억제한다. vitamin B_{12}를 $0.29\,\mu g/100\,g$ 함유한다.

〔藥理〕 1. 抗菌作用 : Alcohol 浸出液은 1:4000∼1:100000 濃度일 때 *in vitro*에서 結核菌 $H_{37}Rv$에 대해서 뚜렷한 抑菌作用을 한다. 血淸을 加한 후에는 그 작용이 감해지고 1:500 이상이 아니면 結核菌의 成長을 억제할 수 없다. 水煎劑에는 사람型, 소型結核菌 및 恥垢菌에 대한 抑制作用은 볼 수 없었다. 肺炎球菌 및 어떤 종류의 病原性眞菌에 대해서 초보적인 시험으로는 상당한 억제작용을 한다.

2. 其他의 作用 : 水浸劑에는 Guinea pig 의 摘出氣管支를 뚜렷하게 확장하는 작용이 있고 또 adrenalin의 作用을 강화한다. 摘出한 토끼의 腸 및 摘出한 Guinea pig 의 子宮平滑筋에 대해서도 抑制作用이 있다. 개구리의 摘出 및 生體內의 心臟, 토끼의 摘出心臟에 대해서 억제작용이 있고, 拍動을 완만하게 한다. 토끼의 摘出心臟에서는 輸出量이 뚜렷하게 증가됐다. 痲醉를 한 개에게 靜脈注射를 놓으면 血壓이 뚜렷하게 떨어지고 10 分 후에 회복하지만 筋肉注射로는 作用이 뚜렷하지 않다. 따라서 이 血壓降下는 非特異性의 反應인 것으로 생각된다.

〔毒性〕 Mouse에게 水浸劑 30∼50 g/kg을 腹腔內 注射하면 모두 사망하고, 5 g/kg에서는 사망에는 이르지 않았다. 中毒症狀으로는 動作이 둔해지고 呼吸이 길고 완만해지는 동시에 痙攣이 일어나고 呼吸이 抑制되어서 사망한다. 投與量이 적을 경우에는 程度差가 있는 鎭靜 내지 睡眠이 일어나고 數時間 계속되는 일도 있다.

〔藥效 主治〕 滋肺補腎, 益氣, 止咳, 化痰의 效能이 있다. 痰飮과 喘嗽, 虛喘, 癆嗽(結核性咳嗽), 喀血, 自汗, 盜汗, 陽痿(陰痿), 遺精, 腰膝痛, 病後 長期에 걸쳐 虛弱해서 본래대로 恢復되지 않는 것을 치료한다. 【用法 用量】5∼9 g을 달여서 服用하고 또 丸劑, 散劑로 服用한다. 술에 몇 개를 담가 먹으면 腰膝間의 痛症을 치료하고 腎을 益한다. 肺結核과 老衰에 의한 慢性咳嗽 및 喘息發作, 吐血에 적합하며 또 貧血虛弱, 老人의 惡寒, 鼻汁이나 눈물의 多出 등 症狀에도 사용한다. 그 밖에 〈本草綱目拾遺〉에 따르면 「潘友新」은 膈症을 고친다고 했으며 「周兼士」는 蠱脹(寄生蟲으로 因한 腹部鼓脹)을 고친다고 했다.

〔禁忌〕 表邪가 있는 者는 服用을 忌한다.

褐藻植物門 PHAEOPHYTA

모자반(馬尾藻)과 Sargassaceae

양서채 羊栖菜 *Sargassum fusiforme* (Harv.) Setch.

해호자 海蒿子 *S. pallidum* (Turn.) C.Ag.

多年生의 褐藻植物로 肉質이며 높이 7～40 cm 이고 黃色을 띠며, 固着器는 纖維狀으로 뿌리와 비슷하다. 主軸은 圓柱形으로 곧추서며 지름 2～4 mm 이고 주위에서 갈라진 가지와 葉狀突起가 나온다. 가지는 짧고 葉狀突起는 막대 모양으로 길이 3.5～7 cm 이고 끝은 부풀어 있으며 가장자리는 밋밋하다. 氣胞와 生殖器床은 腋生하며, 氣胞는 紡錘形으로 길이 5～10 mm, 生殖器床은 圓柱形 또는 타원형으로 길이 5～15 mm 이며 몇 개씩 한군데서 腋生한다. 低潮線 부근의 얕은 바다에서 바닷물이 잘 엇갈리는 곳에서 자란다. 【處方用名】 全草가 海藻이다.

海　藻 (해조) 〈神農本草經〉 落首·海蘿·薄 : 양서채 및 同屬 近緣植物의 全草이며 여름과 가을에 바다 속에서 떠내거나 걷어 올려 挾雜物을 제거하고 淡水로 씻어서 햇볕에 말린다. 【修治】 挾雜物을 제거하고 물에 좀 담갔다가 꺼내 약간 말린 후 몇 개로 잘라서 햇볕에 말린다.

〔性味 歸經〕 味는 苦鹹하고 性은 寒하며 無毒하다. 肺, 脾, 腎經으로 들어간다.

〔成分〕 羊栖菜는 alginic acid 20.8%, 粗蛋白 7.95%, mannitol 10.25%, 灰分 37.19%, kalium 12.82%, 沃素 0.03%를 함유한다. 또 同屬植物인 海蒿子는 alginic acid 19.0%, 粗蛋白 9.69%, mannitol 9.07%, 灰分 30.65%, kalium 5.99%, 沃素 0.017%를 함유하는 외에 sargassan을 함유하고 그 組成 中에는 d-galactose, d-mannose, d-xylose, l-fucose, d-glucuronic acid, polypeptide 가 함유되어 있다.

〔藥理〕 1. 甲狀腺에 대한 作用 : (昆布 項 參照)

2. 血液에 대한 作用 : 海藻의 抽出物은 heparin이나 hirudin 과 비슷해서 血液凝固沮止作用이 있다는 것이 일찍부터 보고되어 왔다. 나중에 증명된 바에 의하면 alginic acid 와 그 黃酸 ester 에는 강한 凝固沮止作用은 없다. 그러나 減成處理를 한 물질에 다시 OSO_3H 를 附加해서 黃酸의 함량을 9.2～12.3%에 이르게 하였을 때, 그 응고저지작용은 heparin의 約 1/2 이 된다. Alginic acid 自身은 반대로 血球凝集障碍를 방지한다. Calcium alginic acid 는 外科의 被包劑로 사용되며 止血作用이 있다.

3. 血中脂質低下作用 : 多種의 海藻는 Rat(高脂肪食)의 血清中의 cholesterol level 나 臟器中의 cholesterol 함유량을 降下시킬 수가 있고, 또 그 속에 함유되어 있는 sterol, 특히 β-sitosterol 에 의한 작용이 가장 강한 것으로 생각되고 있다. Natrium alginic acid 에는 血液 cholesterol 降下作用은 있으나 뚜렷하지 않고, alginic acid 의 黃酸化物은 脂血症을 억제하는 작용이

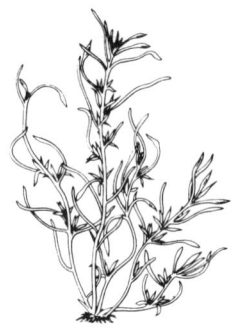

양서채 洋栖菜
Sargassum fusiforme

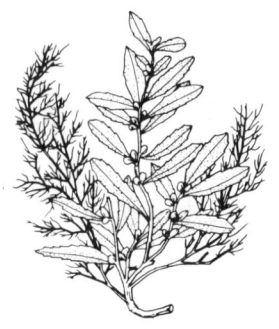

해호자 海蒿子
Sargassum pallidum

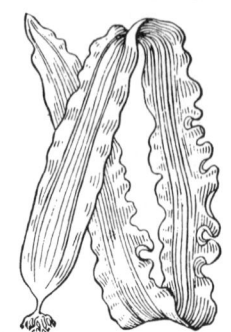

다시마 海帶
Laminaria japonica

있고 效力은 heparin 과 같다. 일반적으로 分子量이 내려가면 그 血脂質調節效力은 그것에 따라서 저하한다. 그러나 알긴酸 黃酸 ester 를 다시 sulfon 化하면 작용은 상실된다. 이 종류의 알긴酸 黃酸 ester 를 토끼(cholesterol 을 投與한 것)에게 5~10 mg/kg 注射하면 脂血症을 低下시킬 뿐만 아니라 血淸 cholesterol level 을 뚜렷하게 내려서 動脈粥狀硬化를 輕減하지만 血液凝固性에 대해서는 특별히 명백한 변화는 볼 수 없다. 大網膜과 腹膜 後의 脂肪은 비교적 적지만 脾臟은 증대되어 있고, 또한 脂質이 累積되어 있다. 따라서 그 작용은 heparin 과 같은 作用 외에 細網內皮系의 脂肪粒攝取能力의 강화와 관계가 있는지의 여부는 알 수 없다.

4. 血液增量劑 : Natriumalginic acid (分子量 20 000~26 000) 는 血漿의 代用品으로 할 수가 있다. Arginone 다시 말해서 0.4%의 natrium alginic acid, 5% 葡萄糖 및 0.9% 食鹽水의 混合物은 보고에 의하면 增量力은 dextran 과 비슷하며 肝臟, 脾臟, 腎臟, 骨髓에 대하여 해를 끼치지 않는다. 또 일반적으로 allergie 도 일으키지 않고 造血機能을 증진시킨다. 消毒 後의 製品은 數年間 보존이 가능하다.

5. 病原體에 대한 作用 : 일찍이 보고된 作用으로서는 海藻・昆布가 流動엑스의 住血吸蟲에 대한 作用, 海藻水浸劑가 어떤 種類의 眞菌에 대한 抑制作用, 海藻를 포함한 複方인 化癌丹이 Mouse 腹水癌에 대한 作用 등이 있다. Natrium alginic acid 자신에는 抗菌作用은 없고, 이 종류의 多糖類는 抗生物質의 活性을 低下시키는 예가 많다. 이 밖에도 다른 종류의 海藻水・alcohol 抽出物이 *in vitro* 에서 抑菌作用을 하는 것도 보고되고 있다.

6. 降壓作用 : 海藻는 상당히 많은 量(0.75 g/kg)을 썼을 때 痲醉한 개, 토끼에 대해서 비교적 뚜렷한 持久性인 血壓降下作用이 있다. 水抽出劑 쪽이 팅크劑보다 강한 작용을 한다. Natrium alginic acid 도 상당히 많은 양을 사용하면 動物의 血壓을 단시간 降下시키지만 中程度의 양으로는 반대로 血壓을 일시 上昇시킨다. 토끼의 摘出心臟에 대해서는 일시적인 흥분작용이 있고 平滑筋에는 영향이 없다.

7. 其他의 作用 : Alginic acid 의 용도는 매우 넓다. 그 나트륨鹽은 vitamin C 水溶液의 安定劑(濃度 0.03%)가 된다. 酸性食物 중에 natrium alginic acid 32 mg% 및 0.05 N- 枸橼酸을 加하면, 安定劑의 效果는 더욱 증가한다. Alkali 土金屬 放射性單位元素^{226}Ra, ^{140}Ba, ^{90}Sr 을 마실 때에 즈음하여 保護作用을 완수하고 生體로부터의 배출을 촉진한다. Natrium alginic acid 는 이

밖에도 外科의 被包劑, 製藥工業, 食品保存, 紡織工業, 製紙工業, 寫眞 등 용도가 광범위하다.

〔藥效 主治〕 消痰, 利水, 散癭瘤, 泄熱의 效能이 있다. 瘰癧, 癭瘤, 消化不良, 疝氣下墜, 積聚, 十二種 水腫, 浮腫, 脚氣, 睾丸腫痛, 漫性氣管支炎 등을 치료한다.【用法 用量】4.5～9 g을 달여서 服用한다. 또는 술에 담그거나 丸劑, 散劑로 服用한다.

〔配合 禁忌〕 脾胃가 虛寒蘊濕인 者와 鯽魚・五辛(韮・小蒜・大蒜・胡荽・蕓薹), 生菜 各種 有毒物은 忌한다. 甘草는 相反이다.

미　　역(昆布)과　Laminariaceae

▨ 다 시 마 海帶　Laminaria japonica ARESCH.

多年生의 大型褐藻로 植物體는 成熟하면 띠 모양으로 되고 길이 6 m 이상에 달한다. 根狀의 固着器는 굵은 纖維狀으로 가랑이 모양으로 잘라진 數個의 假根으로 이루어지며 假根의 末端에는 吸着盤이 있고, 그 위에 길이 5～15 cm 의 짧은 줄기가 있다. 줄기의 윗부분은 葉狀體로 막 돋아났을 때는 長卵形이지만 자라면서 길게 뻗어 띠 모양으로 된다. 전체적으로 편평하고 길이 2～6 m, 나비 20～50 cm 로 단단하고 두꺼운 革質이며 가운데가 좀 두껍고 양끝이 비교적 얇으며 波狀의 주름이 있다. 生殖期에는 葉狀體의 兩面에 遊走子囊이 생긴다. 비교적 찬 바다에서 자라며 대부분은 大干潮線 1～3 m 이하 깊이의 岩礁에 着生하며 동해안에 分布한다.

▨ 감　　태 甘苔　Ecklonia kurome OKAM.

多年生의 大型褐藻이며 뿌리 모양의 固着器는 葉枝狀이고 가랑이 모양으로 갈라진 假根으로 이루어지며 여러 개가 포개져서 지름 5～15 cm 의 圓錐形을 이룬다. 줄기 부분은 圓柱形 또는 扁圓形으로 길이 8～100 cm, 지름 10～15 mm 이고 粘液腔道는 불규칙한 環狀으로 皮層 속에 散在한다. 葉狀體는 편평하고 革質이며 주름이 잡히고 暗褐色을 띠며 두께 2～3 mm 인데 1～2회 羽狀複葉으로 깊게 갈라지고 가장자리에는 거친 톱니가 있다. 遊走子囊群은 葉狀體의 表面에서 形成되며 9～11 월에 遊走子가 생긴다. 해안 2～10 m 의 漸深帶에 자생하며 동해 안에 分布한다.

▨ 미　　역 裙帶菜　Undaria pinnatifida (HARV.) SUR.

多年生의 大型褐藻로 植物體는 길이 약 1～2 m, 나비 1 m 로 뿌리 모양의 固着器는 纖維狀이며 가랑이 모양으로 갈라져서 줄기 밑부분에 輪生한다. 葉狀體는 편평하고 中央에 隆起된 主肋이 있고, 양쪽은 비교적 얇으며, 보통 羽狀의 부드러운 裂片을 多數 形成한다. 표면에 黑色의 작은 斑點이 散在하고 全面에는 粘液腺이 密生한다. 봄이 되면 줄기 양쪽이 두텁고 膠質을 충분히 함유한 목이버섯같이 겹쳐진 주름이 달려 있고, 그 속에 遊走子囊群을 포함하며 多數의 遊走子를 만든다. 低潮線 1～4 m 以下 깊이의 岩石에서 자라며 全國 沿岸에 分布한다.【處方用名】① 葉狀體가 昆布 ② 根狀의 固着器가 海帶根이다.

❶ 昆　布 (곤포)〈吳普本草〉綸布・海昆布: 다시마・감태・미역의 葉狀體이며 여름에서 가

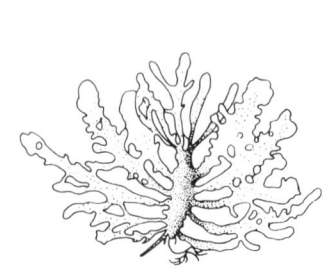
감태 甘苔
Ecklomia kurome

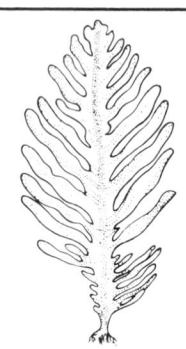
미역 裙帶菜
Undaria pinnatifida

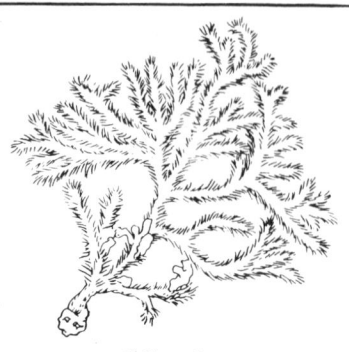
해인초 海人草
Digenea simplex

을에 걸쳐 바다 밑에서 건져내 햇볕에 말린다. 【修治】挾雜物을 떼어 낸 후 물에 담가서 깨끗이 씻어 나비가 넓은 실 모양으로 잘라서 햇볕에 말린다.

〔**性味 歸經**〕 味는 鹹하고 性은 寒하며 無毒하다. 胃, 脾經으로 들어간다.

〔**成分**〕 다시마는 多糖類成分 alginic acid(含量 32%)와 laminarin, mannitol, 無機鹽을 함유한다. 乾燥한 것은 20~35%가 無機物이고, 水溶性鹽中에는 酸化칼륨 40%, 沃素 0.27~0.72%, 칼슘 약 1.06%, cobalt 약 22μg%, 弗素 1.89 ppm. 이 함유된다. 또 carotene 0.042~0.77%(乾燥品), 1.229~1.710%(新鮮한 것), vitamin B_2 810μg%, 940μg%(2種의 乾燥品), 또한 vitamin C, 蛋白質, proline 등의 amino acid를 함유한다. 감태는 alginic acid 25.6%, 粗蛋白 9.97%, mannitol 7.21%, 灰分 26.03%, 칼륨 4.92%, 沃素 0.28%를 함유한다. 미역은 沃素, 臭素, 칼슘 약 1.8%, alginic acid, 1,4-thiazane-3-carboxylic acid S-oxide, vitamin B_2 210~1 000μg%(2種의 乾燥品), vitamin B_{12} 0.7μg%(新鮮한 것), alanine, glycine, proline, alloisoleucine 등의 amino acid, 有機酸 1.6%를 함유한다. Methanol의 抽出物 중에서 methyl linolenate, phytol, palmitic acid, fucosterol, saringosterol, friedelin, loliolide, mannitol 이 分離되고 있다.

〔**藥理**〕 1. 甲狀腺에 대한 作用: 이 作用은 함유하고 있는 沃素, 沃化物에 의해서 일어난다. 甘苔는 沃素不足으로 인해 일어나는 甲狀腺 機能 低下를 바로잡고, 동시에 잠시 동안은 甲狀腺 機能의 亢進으로 인한 新陳代謝率을 억제하고 症狀을 輕減하지만, 그러나 持久性은 없으므로 手術 前의 준비로서만 사용된다. 沃化物은 細胞組織이나 血液으로 들어간 후 炎症에 의해서 나오는 滲出液과 같은 병리적인 産物의 吸收를 촉진시키고 病態의 조직을 崩壞해서 溶解시킨다. 그러므로 活動性 肺結核과 같은 것에는 사용하지 않는다. 甘苔에 함유되어 있는 沃素는 단순한 沃素나 沃化칼륨에 비해서 吸收는 완만하고 體內의 保留時間도 길며 排出도 완만하다.

2. 降壓作用: Laminine은 降壓作用을 하며, laminin mono 枸橼酸鹽을 痲醉한 토끼에게 靜脈注射하면 短時間에 血壓을 내리게 할 수가 있다. 이 作用은 atropine으로는 막을 수가 없다. 小腸, 氣管支등의 平滑筋에 대해서 비교적 뚜렷한 抑制作用을 한다. 게다가 acetyl choline, serotonine, 鹽化바륨에 의해서 일어나는 收縮에 대항할 수 있다.

3. 平喘鎭咳作用: 海帶根의 粗抽出液은 Guinea pig에 대해서 平喘作用을 하고(histamin 法) Rat(0.59% 亞黃酸가스法), 고양이(上喉頭神經電氣刺戟法)의 기침에 대해서 상당한 鎭咳作用이 있었다. 中毒量을 投與하면 動物의 활동이 減少되어 옆으로 눕고 심할 때에는 昏睡에서 致死하는 일까지 있었다. 이 점이 codeine과 다르다.

〔藥效 主治〕 굳은 것을 연하게 하며 行水, 消痰結, 消腫의 效能이 있다. 瘰癧, 癭瘤, 淋巴腺腫, 噎膈, 十二氣 水腫, 氣鼓腹脹(胸腹脹滿과 浮腫), 癲疝惡瘡, 甲狀腺腫, 睾丸腫痛, 帶下, 九瘻風熱(여러 개의 瘻孔이 나는 化膿症), 熱痺(消渴・糖尿病)을 치료한다. 【用法 用量】 5 g을 달여 服用한다. 또한 丸劑, 散劑로 服用한다.

〔禁忌〕 脾나 胃가 虛寒하고 蘊濕한 者, 姙婦의 服用을 忌한다.

❷ 海帶根(해대근)〈醫藥衛生〉: 다시마 및 同屬 近緣植物의 뿌리이다. 여름과 가을에 뿌리 부분을 잘라내서 햇볕에 말린다.

〔藥效 主治〕 慢性氣管支炎, 咳嗽, 氣喘, 高血壓, 眩氣症을 치료한다. 【用法 用量】 15~30 g을 달여서 服用한다.

紅藻植物門 RHODOPHYTA

해 인 초(海人草)과 Rhodomelaceae

해 인 초 海人草 *Digenea simplex* (WULF.) C. AG.

藻體는 叢生하며 높이 5~25 cm로 軟骨質이고 여러 갈래로 가지가 갈라지며 暗紫赤色을 띤다. 固着器는 吸盤狀의 構造로 되어 있고 가지는 圓柱狀이며 끝은 여우꼬리 비슷하다. 가지 全體는 털 모양의 작은 가지로 조밀하게 뒤덮여 있지만, 밑부분에서는 거의 떨어져 없어진다. 작은 가지의 圍軸細胞는 8~10개이고, 四分胞子囊은 작은 가지끝 부푼 부분에 나선상으로 배열되어 있다. 囊果는 卵圓形의 側面에 달린다. 大干潮線의 깊이 2~7 m에 서식하는 산호의 破片에서 자란다. 【處方用名】 藻體가 海人草이다.

海人草(해인초)〈現代實用中藥〉: 海人草의 藻體이며 3~8月에 채취한다.

〔成分〕 Kainic acid와 少量의 α-allokainic acid를 함유하는 외에 agarose 등의 多糖, glyceric acid 및 mannose로 構成된 配糖體, 精油, amino acids, peptide, 有機酸 등도 함유하며 沃素 0.2%, betain 등을 함유한다.

〔藥理〕 Kainic acid는 蛔蟲驅除의 有效成分이지만 單用으로는 蟲卵의 陰轉率이 높지 않다. Santonin과 倂用(成人量: santonin 50~100mg, kainic acid 5~7.5 mg)하면 치료 효과를 높일 수가 있다. 海人草의 水浸劑의 蛔蟲 驅除效果는 kainic acid 보다 뛰어나므로 (臨床과 실험의 관찰) 海人草에는 또 다른 蛔蟲驅除 有效成分이 있을 것으로 생각된다. 海人草에 함유된 sodium manosidoglycerate는 脫水素酵素를 抑制할 수는 있지만 지렁이의 神經筋肉標本의 自主

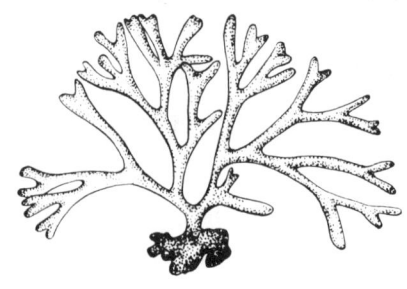

청각채 刺松藻
Codium fragile

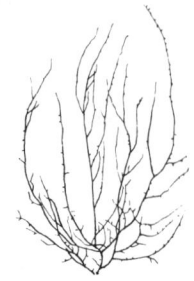

강리 江籬
Gracilaria verrucosa

運動을 痲痺시킨다. 강아지에게 이것을 服用시키면 驅蟲作用이 있다. 海人草에 함유된 magnesium 鹽(magnesium lactate 와 magnesium kainate)은 蛔蟲의 筋肉 homogeneity 의 酸素攝取를 抑制하고 또한 蛔蟲의 運動과 組織呼吸에 대해서 크게 作用한다. 海人草 중의 精油는 kainic acid 와 비슷한 作用을 하지만 비교적 약하다. 지렁이와 돼지 蛔蟲의 실험에 作用해 보았더니 海人草에서 抽出된 P物質은 돼지 蛔蟲의 全身運動에 대해서 收縮作用이 있고, sodium manosidoglycerate 는 반대로 弛緩作用이 있었다. P物質은 組織呼吸을 매우 강하게 억제하지만 精油에도 이 作用이 있다. Sodium manosidoglycerate 에는 이 작용은 없다.

〔毒性〕 臨床에서 使用하는 藥用量으로는 사람에게 특별한 부작용은 없다. 토끼에게 1~2mg/kg 의 kainic acid 를 注射하였던 바 心臟을 抑制하고, 肝・腎臟에 해를 끼치고 血球數가 變化하였다. 또 개에게 皮下注射를 하였더니 바로 平滑筋에 작용하여 嘔吐中樞를 자극해서 嘔吐시키는 作用이 있었다.

〔藥效 主治〕 蛔蟲을 驅除하는 效能이 있다. 【用法 用量】6~10g 을 달여서 服用한다. 또는 가루 내어 服用한다.

綠藻植物門 CHLOROPHYTA

청　각(刺松藻)과　Codiaceae

청 각 채　刺松藻・青角菜　　*Codium fragile* (SUR.) HAR.

藻體는 黑綠色으로 海綿質이며 汁液이 풍부하고 길이 10~30cm 이다. 固着器는 盤狀 또는 皮殼狀이며 밑부분에서 위로 향해서 가랑이 모양으로 갈라지고 위로 갈수록 가지가 많아진다. 가지는 圓柱狀이며 지름 1.5~5mm 이고 가지끝은 둥그스럼하다. 藻體 全體는 가지가 많고 管狀이며 隔膜이 없는 多核單細胞로 組織되어 있다. 髓部는 無色의 絲狀體交織으로 그 위에서 가지가 갈라지고 가지끝은 膨脹해서 막대 모양의 胞를 이루고 連續된 外柵狀의 層을 形成하고 있다. 葉綠體는 작고 盤狀이며 澱粉은 없다. 막대 모양의 胞는 길이가 지름의 4~7 배이고, 頂端의 壁은 두꺼우며 보통 털 모양의 突起가 있다. 中・低潮帶의 岩石上 또는 돌 틈에서 자라며 보통 集生해서 큰 群落을 이룬다. 【處方用名】藻體가 水松이다.

水　松 (수송) 〈神農本草經集注〉 刺海松・刺松藻 : 청각채의 藻體이다.

〔性味〕　味는 甘鹹하고 性은 寒하다.

〔成分〕　全藻는 有機物 42.09～49.41%, 窒素 1.41～1.89%, 可溶鹽 39.83～41.56%를 함유하고 물에 담근 후에는 灰分 8.95～18.08%, 沃素 0.009～0.0177%, 칼륨(K_2O) 1.35～2.07%, 鹽化칼륨 2.13～3.27%를 함유한다. 全藻에서는 또한 3種類의 多糖類, 즉 mannan (乾燥重量의 20%를 차지한다), 澱粉型多糖類와 水溶性의 黃酸 arabinose galactan이 抽出된다. 또 揮發性 成分인 dimethyl sulfide, benzaldehyde, α-methylfurfural, furfural, furfuryl alcohol, 1,8-cineol, linalool, terpinolene, geraniol 등을 함유한다. 이 밖에 강렬한 抑菌作用을 하는 acrylic acid를 함유한다.

〔藥效 主治〕　主로 水腫을 치료한다. 蛔蟲驅除劑로도 사용한다.

강　리 江蘺　*Gracilaria verrucosa* (HUDS.) PAPENF. (=*G. confervoides*) (L.) GREV.

藻體는 곧추서고 群生하며 높이 10～50 cm이고 때로는 1 m에 이르는 것도 있다. 紫褐色으로 약간 녹색 혹은 황색을 띠는 것도 있으며 乾燥된 후에는 褐色으로 變한다. 軟骨質이며 線形으로 圓柱狀을 이루고 밑부분에는 1개의 圓板狀의 固着器가 있다. 일반적으로 지름 1～2mm의 줄기가 있으며 가지는 1～2회 갈라져서 각 방향으로 향해서 互生하거나 偏生한다. 藻體의 內部는 큰 藻壁細胞가 組成하는 髓部를 이루고, 바깥 둘레의 2～5줄은 점차 작은 皮層細胞로 變한다. 4分胞子囊은 紫紅色으로 藻體의 表面에 散在하여 皮層細胞 속에 파묻혀서 十字形으로 갈라진다. 造精器는 얕게 패인 곳 혹은 生殖器巢狀의 陷入部分의 안쪽에 생기며 淡黃色을 띤다. 造果器는 球形 또는 半球形이며 肥沃하고 잔잔한 內灣에서 가장 잘 자란다. 【處方用名】海藻體가 龍鬚菜이다.

龍鬚菜 (용수채) 〈本草綱目〉 海菜・線菜・江蘺 : 강리의 海藻體이다.

〔性味〕　味는 甘하고 性은 寒하며 無毒하다.

〔成分〕　Phycoerythrin을 함유하며 또 cholesterol 0.0315%를 함유한다.

〔藥效 主治〕　內熱을 없애며 小便을 利하고 癭結熱氣를 치료한다.

羊齒植物門 PTERIDOPHYTA

고 사 리 類 綱　Filices

고 사 리 (蕨) 目　Filicales

고 란 초 (皐蘭草) 과　Polypodiaceae

콩짜개덩굴 石蕨 · 鏡面草 *Lemmaphyllum microphyllum* PRESL

多年生 常綠양치로서 根莖은 가늘고 길며 옆으로 포복하여 뻗는다. 鱗片은 疎生하며 黃褐色으로 투명하고 卵狀 披針形으로 莖部는 둥글며 불규칙하게 가지가 갈라지고 上部는 좁고 길며 가장자리는 밋밋하다. 葉柄의 밑부분에는 마디가 있으며 鱗片이 密生한다. 잎은 2가지가 있으며 裸葉은 거의 葉柄이 없거나 짧으며 圓形 또는 타원형으로 길이 1.5~2.5cm, 나비 1~1.5cm 로 가장자리는 밋밋하다. 胞子囊이 달린 잎은 주걱형으로 길이 2~4cm, 나비 3~4mm 이고 끝이 둥글며 밑부분이 좁아져서 길이 1~3cm 의 대를 이루고, 主脈이 도드라지며 양쪽에 胞子囊群이 달린다. 胞子는 거의 腎臟形으로 투명하며 매끈매끈하다. 老木 및 습한 바위에 붙어 자라며 南部 및 제주도에 分布한다. 【處方用名】全草 또는 뿌리가 달린 全草가 地連錢이다.

地連錢 (지련전) 〈本草綱目拾遺〉 伏石蕨·鏡面草·蟢兒草·螺厴草: 콩짜개덩굴의 全草 또는 뿌리가 달린 全草로 여름과 가을에 採取하며 햇볕에 말린다.

〔性味 歸經〕 味는 辛하고 性은 凉하다. 肺, 心經에 들어간다.

〔成分〕 全草는 pterosterone, ecdysone, ecdysterone, lemmasterone 을 함유한다.

〔藥效 主治〕 淸肺, 止咳, 凉血, 解毒하는 效能이 있다. 肺癰, 咳嗽時出血, 吐血, 鼻出血, 血尿, 癰腫, 疥癬, 打撲傷, 風火齒痛을 치료하며 溫熱病, 痢疾, 心氣痛, 月經不順 등을 치료한다. 【用量 用法】10~18g (新鮮한 것이면 60~120g)을 달여서 服用한다. 또는 짓찧어 낸 汁을 마신다. 〈外用〉 짓찧어서 바르거나 가루를 고루 塗布한다.

일 엽 초 瓦韋 *Lepisorus thunbergianus* (KAULF.) CHING

多年生 草本으로 높이는 20cm 정도이고 굵고 튼튼한 根莖은 옆으로 뻗으며 鱗片으로 뒤덮여 있고 수염뿌리가 있다. 鱗片은 黑褐色 또는 暗褐色으로 좁은 披針形이며 가장자리에 불규칙한 突起가 있고 투명한 것과 투명하지 않은 것이 있다. 잎은 根莖에서 뻗어 葉柄이 짧고 葉身은 線狀披針形으로 길이 10~18cm, 나비 1~1.5cm 로 끝이 뾰족하며 밑부분도 점차 좁아지고, 革質로 두터우며 표면은 짙은 녹색이고 잔구멍으로 된 點이 散在하고 뒷면은 연한 녹색 葉脈이 뚜렷하다. 胞子囊群은 둥글며 뒷면 윗부분 主脈 양쪽에 두 줄로 배열되며 黃色을 띤다. 老木樹皮, 바위에 붙어 자라며 南海岸의 島嶼 및 울릉도, 제주도에 분포한다. 【處方用名】全草가 瓦韋이다.

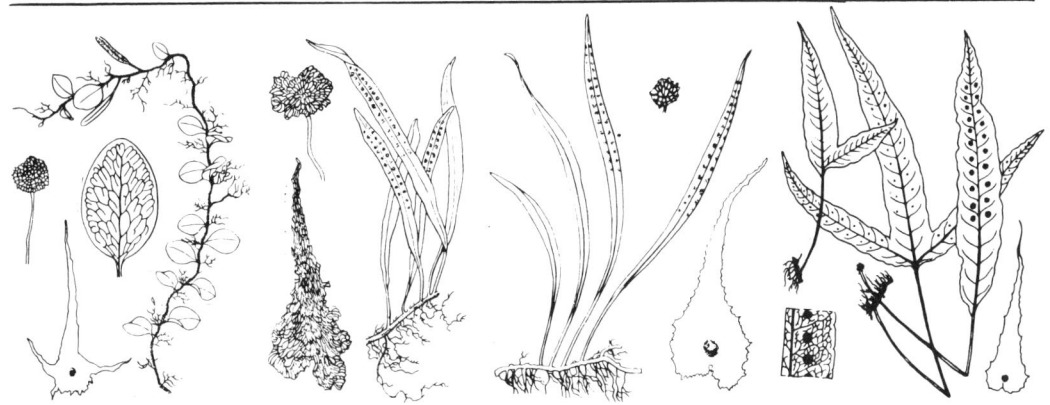

콩짜개덩굴 石蕨
Lemmaphyllum microphyllum

일엽초 瓦韋
Lepisorus thunbergianus

산일엽초 烏蘇里瓦韋
Lepisorus ussuriensis

고란초 皐蘭草
Phymatopsis hastata

瓦 韋 (와위)〈唐本草〉劍丹 : 일엽초의 全草로 5~8月에 採取하여 깨끗이 씻어 햇볕에 말린다.
〔性味 歸經〕 味는 淡하고 性은 寒하다. 心, 膀胱經에 들어간다.
〔成分〕 昆蟲變態호르몬인 ecdysterone 을 함유한다.
〔藥效 主治〕 利尿, 止血의 效能이 있다. 淋病, 痢疾, 咳嗽吐血, 牙疳을 치료한다. 打撲傷을 치료하려면 술로 달여서 마시며 뱀에게 물린 傷處도 치료한다.【用法 用量】 10~15g을 달여서 服用한다.〈外用〉藥性이 남을 정도로 구워 가루를 만들어 撒布한다.

산일엽초 烏蘇里瓦韋 *Lepisorus ussuriensis* (REGEL et MAACK) CHING

多年生 常綠草本으로 높이 20 cm 미만이고 根莖은 가늘고 약하며 길게 옆으로 뻗으며 鱗片이 드문드문 나온다. 鱗片은 根莖에 密着하며 三角狀 卵形으로 黑褐色이고 끝이 뾰족하며 가장자리에 톱니가 있다. 葉片은 線狀 披針形으로 길이 10~18 cm, 나비 5~7 mm 이고 끝은 길고 뾰족하며 밑부분도 또한 길고 뾰족하고 짙은 綠色이지만 黑色 點이 있고 뒷면은 白綠色이며 가장자리는 밋밋하다. 主脈은 도드라져서 뚜렷하지만 側脈의 그물맥은 보이지 않으며 胞子囊群은 主脈과 가장자리 중간에 着生하며 둥글고 黃褐色을 띤다. 그늘진 계곡의 바위 겉이나 나무 밑동에 붙어서 자라며 전국 산지에 分布한다.【處方用名】全株가 射鷄尾이다.

射鷄尾 (사계미)〈貴州方藥集〉: 산일엽초의 전그루이다.
〔性味〕 味는 苦하고 性은 平하며 無毒하다.
〔藥效 主治〕 祛風, 利尿, 止咳, 活血의 效能이 있다. 淸熱, 風濕疼痛, 小便不利, 咳嗽, 月經不調, 打撲傷, 跌打傷腫을 치료한다. 또 驚風, 精神病을 치료하며, 특히 根莖은 利尿에 效能이 좋다.【用法 用量】 10~15g을 달여서 服用한다.

고 란 초 皐蘭草 *Phymatopsis hastata* (THUNB.) KITAG.
 (= *Crypsinus hastatus* (THUNB.) COPEL.)

多年生 常綠着生草本으로 높이 8~35 cm 이고 根莖은 가늘고 길게 옆으로 뻗으며 鱗片으로 뒤

덮여 있다. 鱗片은 線狀 披針形으로 연한 褐色이며 가장자리에 불규칙한 톱니가 있고, 뿌리가 發達하여 수염뿌리 周圍의 잔뿌리가 짧게 密生하고 있다. 잎은 單葉이며 긴 타원상피침형 또는 피침형으로 끝이 뾰족한 것이 많지만 잘 자란 것은 2～3개로 갈라진다. 잎이 3개로 갈라질 때는 중앙부의 것이 가장 크고 길이 5～15 cm, 나비 2～3 cm 로 표면은 綠色, 뒷면은 灰綠色으로 裂片마다 1줄의 主脈이 있고 側脈은 거의 對生하여 약 20～30 쌍이 있으며, 2개의 側脈 사이에는 각각 1개의 缺刻이 있다. 葉柄은 길이 5～25 cm 로 털이 없으며 딱딱하고 潤彩가 있다. 胞子囊群은 둥글며 側脈 사이의 中央에 1개씩 달린다. 그늘지고 축축한 바위틈이나 낭떠러지에서 자라며 중부, 남부, 울릉도, 제주도 등지에 分布한다. 【處方用名】 全草 또는 根을 포함한 全草가 鵝掌金星草이다.

鵝掌金星草 (아장금성초) 〈植物名實圖考〉 辟瘟草 · 鴨脚金星草 · 獨脚鷄 · 皂蘭草 : 고란초의 全草 또는 뿌리를 포함한 全草이며 가을에 採取하여 햇볕에 말린다.

〔性味〕 味는 苦하고 氣는 香하며 性은 凉하다.

〔成分〕 잎은 coumarin 0.2%를 함유한다.

〔藥效 主治〕 淸熱, 凉血, 利尿, 解毒의 效能이 있다. 傷寒熱病, 煩渴, 驚風, 扁桃腺炎, 細菌性痢疾, 慢性肝炎, 血淋, 血便, 癰腫이나 疔瘡을 치료한다. 또 傷寒瘧疾, 風氣를 받아서 發한 腫脹, 流行病이나 惡氣를 치료하고 邪風, 急性乳腺炎, 熱瘡, 小兒의 痘瘡으로 인한 眼眵을 散한다. 【用法 用量】 6～15 g (新鮮한 것이면 30～60 g)을 달여서 服用한다. 가루를 만들거나 술에 담근다. 〈外用〉 짓찧어서 바른다.

미역고사리 水龍骨 *Polypodium vulgare* L. (=*P. vulgare* var. *latifrons* KODAMA)

多年生 常綠着生草本으로 根莖은 多肉質로 옆으로 뻗으며 굽으면서 갈라지고 新鮮할 때는 靑綠色, 乾燥하면 黑褐色으로 變하고 표면은 潤이 나며 매끄럽고 鱗片으로 뒤덮여 있다. 葉柄은 葉身 길이의 1/2 정도이고 鱗片은 짙은 褐色으로 卵狀 披針形이며 끝은 좁고 길다. 葉身은 卵狀 楕圓形으로 길이 6～10 cm, 나비 4～5 cm 로 털이 없고 1回 羽狀으로 거의 中軸까지 깊이 갈라지며 羽片은 14～24 쌍으로 수평하게 펼쳐진다. 가장자리에는 뚜렷하지 않은 잔 톱니가 있거나 밋밋하며 끝이 둔하고 양면은 褐色의 짧은 털로 뒤덮여 있으며 葉脈은 中肋 및 主脈 외에는 뚜렷하지 않다. 胞子囊群은 黃金色으로 둥글고 中肋에 약간 가깝게 달리며 苞膜은 없다. 습기가 있는 바위틈이나 나무줄기에 붙어서 자라며 울릉도 북부에 분포한다. 【處方用名】 根莖이 水龍骨이다.

水龍骨 (수룡골) 〈植物名實圖考〉 草石蠶 : 미역고사리의 根莖이며 年中 採取하여 수염뿌리 및 葉身을 잘라내고 햇볕에 말린다.

〔性味〕 味는 苦하고 性은 平 또는 凉하다.

〔成分〕 미역고사리의 根莖은 β-sitosterol, 7-dehydrocholesterol, fucosterol, citrostadienol, cycloartanol, cyclolaudenol, 31-norcycloartanol, 31-norcyclolaudenol, pollinastanol 등의 sterol 및 osladin, ecdysterone, 5β-hydroxy ecdysterone, ecdysone, 9(11)-fernene, 22(29)-hopene,

미역고사리 *Polypodium vulgare* 석위 *Pyrrosia lingua* —57—

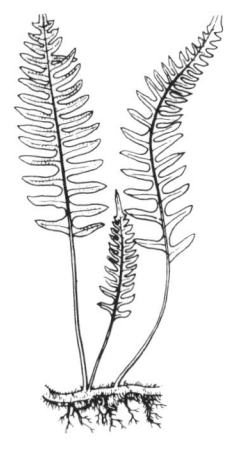
미역고사리 水龍骨
Polypodium vulgare

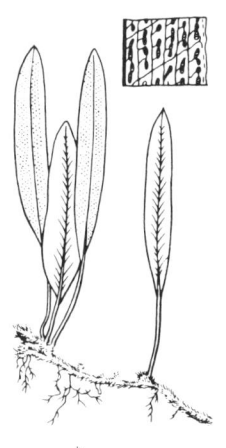
석 위 石韋
Pyrrosia lingua

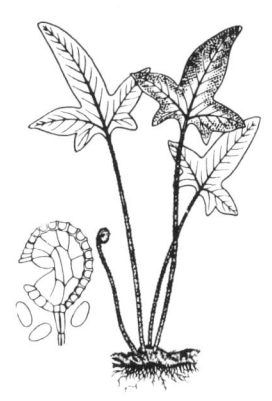
세뿔석위
Pyrrosia tricuspis

serratene을 含有한다. 그 밖에 kalium, natrium, calcium, magnesium 등의 鹽類 및 蔗糖, pentose, 枸櫞酸, 사과산, caffeic acid, chlorogenic acid, palmitic acid, oleic acid, glyceryl linoleate 등을 함유한다. 잎에서는 pollinastanol을 얻는다.

〔藥效 主治〕 化濕, 淸熱, 祛風하고, 經絡을 疏通하게 하는 效能이 있다. 痧穢泄瀉, 痢疾, 淋病白濁, 風痺, 腰痛, 急性結膜炎, 瘡腫을 다스리고, 行氣, 活血, 消腫의 效能이 있어 瘀血, 打撲傷, 勞傷, 半身不隨, 禿瘡을 치료한다. 【用法 用量】 15～30g을 달여서 服用한다. 〈外用〉 煎液으로 씻는다.

석　위 石韋 *Pyrrosia lingua* (THUNB.) FARW.　　세뿔석위　*P. tricuspis* (Sw.) TAGAWA
애기석위 有柄石韋　*P. petiolosa* (CHRIST. et BARONI) CHING

多年生 常綠草本으로 높이 13～30cm이고 根莖은 가늘고 길며 옆으로 뻗고 赤色 또는 짙은 褐色의 鱗片으로 뒤덮여 있다. 뿌리는 수염 모양이고 잎은 드문드문 나며 葉柄은 길이 10～26cm 로 거의 네모지며 星狀毛로 뒤덮여 있다. 葉身은 線狀 披針形 또는 타원상 피침형으로 길이 7～20cm, 나비 1.5～3cm이고 양끝이 좁고 두꺼우며 표면은 녹색으로 잔 點이 있으며 털이 없으나 뒷면은 갈색이 도는 星狀毛가 密生하며 主脈이 뚜렷하고 側脈도 약간 볼 수 있지만 細脈은 뚜렷하지 않다. 胞子囊群은 타원형으로 잎의 뒷면 全體 또는 윗부분에 산재하며 側脈 사이에서는 5～6 줄로 配列된다. 따뜻한 지방의 바위나 樹木 겉에 붙어서 자라며 全南(梅加島) 및 제주도에 분포한다. 【處方用名】 ① 葉은 石韋 ② 根莖은 石韋根 ③ 葉에 있는 털은 石韋毛 이다.

❶ 石　韋 (석위)〈神農本草經〉石䪌·石皮·石葦·金星草·石蘭·飛刀劍 : 석위 및 同屬 近緣 植物의 잎이며 봄, 여름, 가을에 採取하여 根莖과 수염뿌리를 제거하고 햇볕에 말린다. 【修治】 挾雜物을 제거한 후 흙이나 모래를 털어 씻고 솔로 茸毛를 제거하고 잘라서 햇볕에 말린다.

반드시 黃毛를 제거하고 使用해야 하며 葉柄을 제거해서 藥用할 것이며 반드시 뭉근한 불에 쬐어 말려서 사용해야 한다. 다른 方法으로 羊의 기름에 볶아 말려서 사용한다.

〔性味 歸經〕 味는 苦甘하고 性은 凉하며 無毒하다. 肺, 膀胱經에 들어간다.

〔成分〕 석위, 애기석위의 全草는 모두 flavonoid를 함유한다. 석위의 全草는 그 위에 saponin, anthraquinones, tannin, hopene-b, β-sitosterol 을 함유하고, 애기석위의 全草는 phenolic substances, 樹脂, saponin 을 함유한다. 이 밖에 分離된 結晶成分으로는 fumaric acid, caffeic acid, isomangiferin 등이 있다.

〔藥理〕 애기석위를 물에 달여서 濃縮한 뒤의 ethylalcohol 抽出液을 石灰乳로 pH=9 로 調整하여 濾液을 우선 陽이온과 陰이온 交換樹脂에 통해서 流出液을 減壓으로 蒸氣乾燥시켜서 '濃縮 I 號'를 얻는다. 陰이온은 5%의 水酸化나트륨으로 洗淨하고 溶出液을 中和, 冷凍, 脫鹽, 蒸乾 해서 '濃縮 II 號'를 얻는다. Mouse 에게 濃縮 I 號와 II 號를 經口投與하면 뚜렷한 鎭咳作用이 있고(암모니아水噴霧引咳法), I 號의 鎭咳效果는 codein 에 가깝다. 抗菌試驗에서는 黃色포도球菌, 變形菌, 大腸菌에 정도의 차이는 있지만 抑制作用외에 Influenza virus를 抑制하는 작용이 있다.

〔藥效 主治〕 泄熱, 利水, 通淋 排石, 淸肺, 止血의 效能이 있다. 淋病으로 因한 痛症, 血尿, 尿路結石, 腎炎, 子宮出血, 細菌性泄瀉, 肺熱로 因한 咳嗽, 慢性氣管支炎, 創傷, 癰疽를 치료한다. 【用法 用量】 4.5~9 g(大劑는 30~90)을 달여서 또는 散劑로 服用한다.

〔配合 禁忌〕 丹砂・礬石을 억제하고 陰虛 또는 濕熱이 없는 者는 服用을 忌한다. 滑石・杏仁・射干은 相使, 菖蒲는 相得이다.

❷ **石韋根** (석위근) 〈滇南本草〉: 석위 및 同屬 近緣植物의 根莖이다.

〔藥效 主治〕 通淋, 消腫, 除勞熱, 止血의 效能이 있다. 五淋(淋病), 胸膈氣脹(膈膜이 氣滯로 인하여 脹滿한 것), 虛勞蒸熱, 吐血, 創傷出血을 치료한다. 【用法 用量】 4.5~9 g을 달여서 服用한다. 〈外用〉 가루를 撒布한다.

❸ **石韋毛** (석위모) 〈醫林纂要〉: 석위 및 同屬 近緣植物의 잎에 있는 털이다.

〔藥效 主治〕 燙, 火傷에 바른다.

꼬리고사리(地柏葉)과　Aspleniaceae

꼬리고사리 虎尾鐵角蕨　*Asplenium incisum* THUNB.

多年生 常綠草本으로 높이 17~25 cm 이고 根莖은 짧고 비스듬히 서며 잎은 叢生한다. 裸葉은 길이 5~15 cm 로 옆으로 퍼지고 葉柄의 길이는 1~3 cm 이지만 實葉은 곧추 30 cm 이상 자라며, 葉柄은 뒷면이 赤褐色으로 潤彩가 있다. 葉身은 倒披針形으로 길이 7~30 cm, 나비 2~7 cm 이고 끝이 뾰족하며 중앙에서 밑으로 갈수록 점점 좁아지며 2回羽狀으로 分裂한다. 羽片은 수가 많으며 밑으로 갈수록 그 간격은 넓어지며, 긴 卵形 또는 披針形이고 끝은 뾰족하거나 둔하

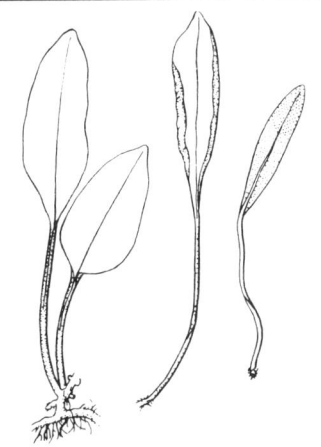
애기석위 有柄石韋
Pyrrosia petiolosa

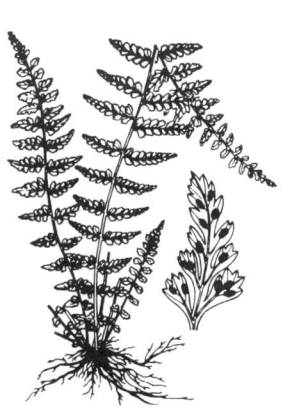
꼬리고사리 虎尾鐵角蕨
Asplenium incisum

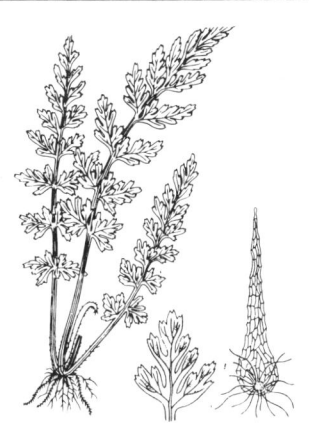
사철고사리 鐵角蕨
Asplenium pekinense

며 羽狀으로 깊게 갈라져 밑으로 갈수록 작아져서 귀같은 突起로 된다. 裂片은 倒卵形이고 가장자리에는 톱니가 있다. 胞子囊群은 긴 타원형이고, 1개의 작은 羽片에 1개씩 달린다. 山地, 溪谷 주변 및 陰濕한 酸性土에서 흔히 자라며 全國에 분포한다. 【處方用名】全草가 地柏葉이다.

地柏葉 (지백엽) 〈植物名實圖考〉 虎尾鐵角蕨 : 꼬리고사리의 全草이다.

〔性味〕 味는 淡하며 性은 凉하다.

〔藥效 主治〕 淸熱, 利濕 및 鎭驚, 解毒의 效能이 있다. 肺熱 咳嗽, 吐血, 急性黃疸型 傳染性肝炎, 急驚風, 指頭炎을 치료한다. 【用法 用量】12~30g을 달여서 또는 짓찧어 生汁을 服用한다. 〈外用〉 짓찧어 汁을 바른다.

사철고사리 鐵角蕨 *Asplenium pekinense* HANCE

多年生 草本으로 높이 8~20cm이고 根莖은 짧고 곧추서며 頂部에는 披針形의 鱗片이 密生한다. 잎은 叢生하며 葉柄은 길이 1.5~10cm로 연한 녹색이며 위에서 葉軸의 밑부분까지 纖維狀의 작은 鱗片이 散在한다. 葉身은 긴 타원상 피침형으로 革質이며 길이 6~12cm, 중간부의 나비 2~3cm로 털이 없고 2~3回 羽狀으로 갈라지고 羽軸과 葉軸의 양쪽에 나비가 좁은 날개가 있다. 羽片은 三角狀 타원형이고 小羽片은 밑부분에서 다시 羽狀의 裂片으로 갈라지며 裂片은 뽀족한 톱니가 있고 각 톱니에 1脈이 있다. 胞子囊群은 各 裂片에 1~3개씩 달리고 익으면 터져서 裂片 전체에 퍼진다. 溪谷 부근의 바위틈이나 山地의 樹木 밑에서 자라며 남부지방, 제주도 등지에 分布한다. 【處方用名】全株가 小鳳尾草이다.

小鳳尾草 (소봉미초) 〈陝西中草藥〉 : 사철고사리의 전그루이며 4月에 뿌리가 달린 全草를 採取하여 깨끗이 씻어서 햇볕에 말린다.

〔味性〕 味는 甘微辛하고 性은 溫하다.

〔藥效 主治〕 化痰, 止咳, 利膈, 止血의 效能이 있다. 感氣로 인한 咳嗽, 肺結核, 外傷出血

을 치료한다.【用法 用量】6~10g을 달여서 服用한다(大劑는 30g을 使用해도 된다).〈外用〉
가루 내어 고루 바른다.

숫돌담고사리 長葉鐵角蕨   Asplenium prolongatum HOOK.

多年生 常綠草本으로 높이 15~35cm 이고 根莖은 짧고 곧추서며 卵狀 披針形의 거친 도드미 (篩) 구멍같은 鱗片으로 뒤덮여 있다. 잎은 束生하며 葉柄은 길이 8~15cm로 연한 녹색 또는 녹색이고 털이 없으며 어릴 때는 鱗片이 드문드문 달린다. 葉身은 中軸이 자란 길이 2~5cm의 끝부분과 더불어 길이 10~20cm 이고 끝에서 싹이 돋아 땅에 닿으면 새로운 個體로 되며 나비 2~5cm의 넓은 피침형으로 2回羽狀으로 갈라지는데 큰 잎은 길이 30cm, 나비 5cm 이상이다. 羽片은 10~18쌍이고 긴 타원형 또는 卵形으로 끝이 둔하다. 小羽片은 5쌍 내외로 線形 鈍頭이고 가장자리가 밋밋하며 각각 1脈이 있다. 胞子囊群은 각 小羽片에 1개씩 달리며 膜質로 덮여 있고 위를 향해 열려 있다. 바위틈이나 낮은 지대의 숲속에서 자라며 제주도가 主產地 이다.【處方用名】根이 달린 全草가 倒生蓮이다.

倒生蓮(도생련)〈四川常用中草藥〉倒水蓮: 숫돌담고사리의 뿌리가 달린 全草이다.
〔性味〕 味는 辛苦하며 性은 平하다.
〔藥效 主治〕 消腫, 活血, 散瘀, 祛風濕, 通關節의 效能이 있다. 吐血, 鼻出血, 咳嗽痰多, 腰痛, 水腫, 黃腫, 打撲傷, 筋骨疼痛을 치료한다.【用法 用量】15~30g을 달이거나 술에 담가서 服用한다.〈外用〉짓찧어서 바르거나 汁을 點眼하던가 가루 내어 고루 바른다.

돌담고사리 華中鐵角蕨   Asplenium sarelii HOOK.

多年生 常綠草本으로 높이 10~20cm 이고 根莖은 짧고 비스듬히 서며 黑色의 線狀 披針形 또는 針形의 鱗片으로 뒤덮여 있다. 잎은 叢生하며 잎자루는 길이 5~10cm 이지만 연약하고 綠色을 띤다. 3回羽狀複葉으로 葉身은 三角狀 타원형이며 길이 5~13cm, 나비 2.5~5cm 이고 가장 나비가 넓은 곳은 밑부분이고 끝은 날카롭고 뾰족하다. 羽片은 卵形으로 길이 1.5~3cm, 나비 1~2cm 이고 裂片은 線形으로 잔 톱니가 1~2개 있으며 각 톱니에 1脈이 있다. 胞子囊群은 線形이고 各 裂片에 1~2개씩 달리고 익으면 터져서 裂片 전체에 퍼지고 苞膜은 膜質이다. 돌담이나 바위틈에서 자라며 제주도 및 남부의 多島海 島嶼地方에 分布하며 그 밖에 대구의 도동, 지리산, 범어사 등지에서도 볼 수 있다.【處方用名】全草와 根이 孔雀尾이다.

孔雀尾(공작미)〈湖面藥物志〉鳳尾蕨・華中鐵角蕨: 돌담고사리의 全草와 뿌리이다.
〔性味〕 味는 苦하고 性은 寒하며 無毒하다.
〔藥效 主治〕 淸熱, 利濕, 止血의 效能이 있다. 乾咳, 黃疸, 尿의 白濁, 腸胃出血, 刀傷, 瘡瘍, 燙傷을 치료하며 새살이 나게 하고 消炎, 解毒한다.【用法 用量】15~30g을 달여서 服用한다.〈外用〉粉末로 撒布하거나 졸여 膏劑로 또는 짓찧어 으깨서 낸 汁을 바른다.

돌담고사리 A. sarelii 차꼬리고사리 A. trichomanes 거미고사리 Camptosorus sibiricus —61—

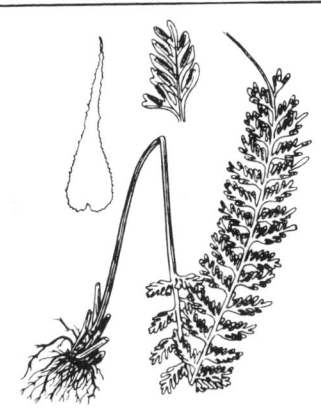
숫돌담고사리 長葉鐵角蕨
Asplenium prolongatum

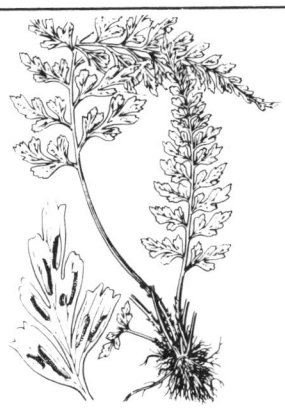
돌담고사리 華中鐵角蕨
Asplenium sarelii

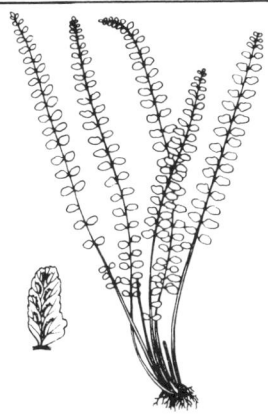
차꼬리고사리 鐵角蕨
Asplenium trichomanes

차꼬리고사리 鐵角蕨 Asplenium trichomanes L.

多年生 常綠草本으로 높이 13~35 cm이고 根莖는 짧고 곧추서며 거친 도드미(篩)의 구멍같은 鱗片으로 뒤덮여 있다. 잎은 叢生하고 잎자루의 길이는 3~10 cm로 褐色 또는 黑褐色의 潤彩가 있고 양쪽에 매우 좁은 날개 또는 陵線이 있으며 표면은 편평하지만 뒷면은 도드라진다. 葉身은 1回羽狀複葉으로 線狀 披針形이고 길이 10~25 cm, 나비 1.2~1.5 cm이고 양끝은 조금씩 좁아진다. 羽片은 성기게 달리며 좌우 20쌍으로 비스듬한 卵形 또는 扇狀 타원형으로 끝이 둥글고 밑부분은 넓은 楔形이고 앞가장자리에는 가는 톱니가 있다. 胞子囊群은 線形으로 羽片마다 6~8개가 두 줄로 달리며 苞膜과 같은 모양이다. 山中의 바위틈이나 나무 그늘에서 자라며 중부, 남부, 제주도 등지에 분포한다. 【處方用名】根을 포함한 全草가 鐵角鳳尾草이다.

鐵角鳳尾草 (철각봉미초) 〈植物名實圖考〉 石林珠·瓜子蓮·鐵角蕨: 차꼬리고사리의 뿌리를 포함한 全草이다.

〔性味〕 味는 淡하고 性은 平하다.

〔藥效 主治〕 淸熱, 滲濕, 止血, 散瘀의 效能이 있다. 痢疾, 淋病, 慢性膣炎, 白帶下, 月經不順, 瘡癰疔毒, 跌打로 인한 腰痛을 치료한다. 赤痢, 白痢를 치료하려면 뿌리와 잎을 술로 달여서 服用하고, 打撲傷과 腰痛은 술에 담가서 服用한다. 【用法 用量】 10~12 g을 달여서 또는 술에 담가서 服用한다. 〈外用〉 짓찧어서 바른다.

거미고사리 (거미일엽초) 過山蕨 Camptosorus sibiricus RUPR.

多年生 常綠草本으로 높이 10~20 cm의 小型 植物이며 根莖은 짧고 곧추서며 頂部에는 披針形으로 黑褐色을 띤 작은 鱗片이 密生한다. 잎은 叢生하며 두 가지 型이 있는데 모두 革質이며 兩面에 털이 없다. 營養葉은 약간 짧으며 葉身은 披針形 또는 타원형으로 길이 1~2 cm 나비 5~8 cm로 끝은 둔하거나 뾰족하고 밑부분은 楔形이다. 胞子葉에는 긴 葉柄이 있으며 葉身은 披針形으로 길이 10~15 cm, 나비 5~8 mm로 끝은 뾰족하고 길게 뻗어 着生하여 뿌리가 생기며 새

싹이 돋고 가장자리는 밋밋하거나 불규칙한 波狀을 이룬다. 胞子囊群은 脈 위에 달리며 線形 또는 긴 타원형으로 中軸 양쪽에 대생하고 앞쪽으로 벌어지는 苞膜으로 덮여 있다. 바위 표면이나 老木의 원줄기에 붙어서 자라며 全國의 山地에 分布한다. 【處方用名】 全草가 馬蹬草이다.

馬蹬草 (마등초) 〈河南中草藥手册〉 過山蕨 : 거미고사리의 全草이다.

〔**性味**〕 味는 淡하고 性은 平하다.

〔**藥效 主治**〕 止血, 消炎의 效能이 있다. 外傷出血, 子宮出血을 치료한다. 특히 子宮出血 치료에는 거미고사리의 잎 3~7개를 달여서 鷄卵을 넣어 茶 대신 마신다. 輕症에는 1日 1回, 重症에는 1日 2回 服用한다. 또는 잎 5개를 갈아서 가루 내어 뜨거운 물에 타서 마신다. 【用法 用量】 1.5~4.5g을 달이거나 가루 내어 服用한다. 〈外用〉 가루 내어 撒布하거나 바른다.

고 사 리(蕨)과 Pteridaceae

암공작고사리 團羽鐵線蕨 *Adiantum capillus-junosis* RUPR.

多年生 草本으로 높이 10~20cm이고 根莖은 곧추서며 윗부분에 褐色으로 披針形인 鱗片이 있다. 잎은 叢生하며 약간 膜質을 띠며 털이 없고, 葉柄은 밝은 褐色으로 纖細하며 밑부분에 鱗片이 있다. 葉身은 披針形으로 길이 8~15cm, 나비 2.5~3.5cm로 1回羽狀複葉이며 葉軸은 길게 자라서 새싹이 생기기도 한다. 羽片은 부채 모양이고 밑부분에 있는 마디가 葉柄과 연결되며 가장자리는 거의 밋밋하지만 윗가장자리에는 波狀의 톱니와 더불어 2~4개의 얕은 缺刻이 있다. 胞子囊群은 裂片의 윗가장자리에 2~4개씩 달리고 둥근 것과 옆으로 긴 것이 있다. 습기가 있는 바위 밑이나 담 또는 벽틈에서 자라며 북부 국경지대에 分布한다. 【處方用名】 全草가 翅柄鐵線蕨이다.

翅柄鐵線蕨 (시병철선궐) 〈貴州草藥〉 : 암공작고사리의 全草이며 年中 採取한다.

〔**性味**〕 味는 微苦하며 性은 凉하다.

〔**藥效 主治**〕 淸熱, 舒筋, 活絡, 利尿, 活血, 通淋의 效能이 있다. 痢疾, 血淋, 尿閉, 止咳, 傷痛, 乳癰, 瘰癧을 치료한다. 【用法 用量】 15~30g을 달여서 服用한다. 〈外用〉 짓찧어서 바른다.

봉작고사리 鐵線蕨 *Adiantum capillus-veneris* L.

多年生 常綠草本으로 높이 30~50cm이고 수염뿌리가 密生하며 연한 褐色을 띤다. 根莖은 옆으로 뻗으며 연한 褐色의 鱗片으로 뒤덮여 있다. 잎은 다닥다닥 달리고 葉柄은 길이 2~15cm 이지만 연약하고 밑부분에는 鱗片이 있으며 潤彩가 난다. 잎은 2回羽狀複葉으로 길이 4~20cm 나비 2~10cm이지만 1回 또는 3回羽狀複葉인 것도 있다. 대부분은 부채꼴이며 밑부분은 쐐기형이고 윗가장자리는 3~5개의 裂片으로 깊이 갈라지며, 표면은 綠色, 뒷면은 粉白色이며 兩

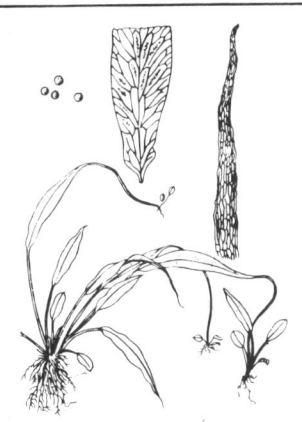
거미고사리 過山蕨
Camptosorus sibiricus

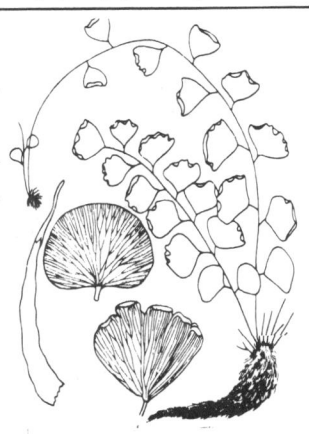
암공작고사리 團羽鐵線蕨
Adiantum capillus-junosis

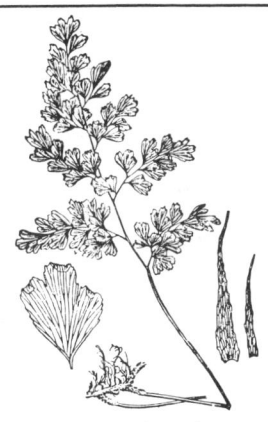
봉작고사리 鐵線蕨
Adiantum capillus-veneris

面 모두 潤이 나며 매끄럽고 葉脈이 뚜렷하다. 胞子囊群은 裂片 윗가장자리에 달리며 苞膜은 옆으로 긴 타원형이거나 원형으로 약간 굽으며 털이 없다. 陰濕한 溪谷 주변의 岩面에서 자라지만 우리나라에서는 溫室에서 자란다. 【處方用名】全草가 猪鬃草이다.

猪鬃草 (저종초) 〈貴州方藥集〉 猪鬃漆 : 봉작고사리의 全草이다.

〔性味 歸經〕 味는 苦하고 性은 凉하다. 肝, 腎經에 들어간다.

〔成分〕 봉작고사리의 全草에는 精油, flavonoid, 糖類 및 tannin이 함유된다. 잎에 함유된 flavonoid 化合物에는 astragalin, isoquercitrin, nicotiflorin, kaempferol-3-glucuronide, rutin, querciturone이 있다. 그 밖에 adiantone, $3\alpha, 4\alpha$-epoxyfilicane과 소량의 21-hydroxy-30-norhopan-22-one을 함유한다고 한다.

〔藥理〕 봉작고사리에는 祛痰作用이 있어 慢性氣管支炎치료에 사용되지만 抗菌作用은 없다.

〔藥效 主治〕 淸熱, 祛風邪, 活血, 解毒, 利尿, 消腫의 效能이 있다. 咳嗽吐血, 風濕痺痛, 淋濁, 帶下, 痢疾, 乳腫(乳腫瘍), 風痒濕疹, 일체의 류머티性關節炎, 打撲傷을 치료한다. 【用法 用量】15~30 g을 달여서 服用하거나 또는 술에 담가서 服用한다. 〈外用〉 달인 液으로 씻거나 가루 내어 고루 바른다.

공작고사리 掌葉鐵線蕨·孔雀草 *Adiantum pedatum* L.

多年生 草本으로 높이 30~70 cm이고 根莖은 짧게 옆으로 뻗으며 褐色의 鱗片으로 뒤덮여 있다. 잎은 叢生하며 葉柄은 黑紫色으로 光澤이 있고 매끄러우며 끝이 갈라져 있다. 葉身은 2개씩 한쪽으로 갈라져서 8~12개의 羽片을 이루고 全體는 부채 모양으로 펼쳐진다. 羽片은 1回羽狀으로 갈라지고 小羽片은 반달 모양의 긴 타원형이며 윗가장자리에 缺刻狀의 톱니가 있고 主脈은 없다. 胞子囊群은 옆으로 긴 타원형으로 약간 굽으며, 잎 가장자리가 젖혀져서 苞膜은 腎臟形 또는 4角形에 가까운 圓形이며 山地의 숲속이나 바위틈에서 자라며 제주도, 울릉도, 중부 및 북부지방에 分布한다. 【處方用名】全株가 鐵絲七이다.

―64― 고사리(蕨)과 Pteridaceae　　　　　　　　　부싯깃고사리 *Aleuritopteris argentea*

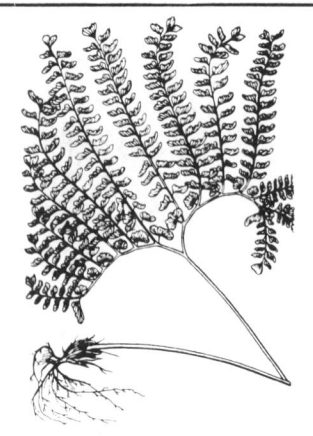

공작고사리 掌葉鐵線蕨
Adiantum pedatum

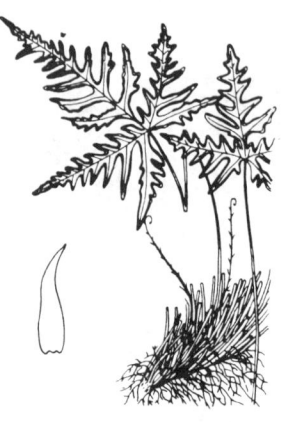

부싯깃고사리 銀粉背蕨
Aleuritopteris argentea

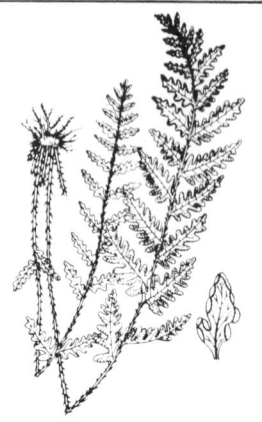

개부싯깃고사리 毛軸碎米蕨
Cheilanthes chusana

鐵絲七(철사칠)〈陝西中草藥〉孔雀草・鐵線蕨草・掌葉鐵線蕨 : 공작고사리의 全株로 여름에 採取하여 그늘에서 말린다.

〔**性味**〕 味는 甘, 또는 微澀 苦하고 性은 平하다.

〔**成分**〕 잎은 fernene, isofernene, 7-fernene, filicene, filicenal, adiantone, isoadiantone, adipedatol, hopene Ⅱ, neohopene, neohopadiene, 및 fernadiene 등의 triterpenoid를 함유한다.

〔**藥效 主治**〕 利水, 除濕, 通淋, 調經, 止痛의 效能이 있다. 小便不利, 淋症, 血尿, 痢疾, 風濕(류머티性) 腫痛, 月經不順, 崩漏, 白帶, 牙痛을 치료한다. 【用法 用量】9～15g을 달여서 服用한다.

부싯깃고사리 銀粉背蕨 *Aleuritopteris argentea* (GMEL.) FÉE

　　　　(=*Cheilanthes argentea* (GMEL.) KUNTZE =*Pteris argentea* (GMEL.) KUNTZE)

多年生 草本으로 높이 20～40cm이고 곧추서며 根莖은 짧고 潤彩가 있고 黑色 披針形의 鱗片으로 뒤덮여 있으며 끝에서 길이 10～20cm의 잎이 叢生한다. 葉柄은 길이 7～20cm로 潤彩가 있으며 밑부분이 鱗片으로 뒤덮인 외에는 털이 없고 紫褐色을 띤다. 葉身은 5角形의 손바닥 모양으로 길이 7～10cm, 나비 5～8cm이고, 2～3回羽狀으로 갈라지며, 제일 밑의 羽片이 가장 크고, 좌우가 같지 않은 3角形으로 2回羽狀으로 깊이 갈라진다. 裂片은 線狀의 긴 타원형이며 잎 가장자리에는 희미한 톱니가 있고 표면은 녹색이고 뒷면은 백색 또는 황백색의 가루로 뒤덮여 있는 데다가 中軸이 紫褐色을 띠어 色의 調和가 아름답다. 胞子囊群은 잎 가장자리에 많이 分布하고 苞膜 안쪽의 가장자리는 성기게 둥근 톱니가 나 있다. 햇볕이 잘 쬐는 바위틈이나 돌담틈에서 자라며 전국에 分布한다. 【處方用名】全株가 通經草이다.

通經草(통경초)〈山西中藥志〉分經草・銀粉背蕨 : 부싯깃고사리의 全株로 가을에 採取해서 햇볕에 말린다.

〔**性味**〕 味는 淡하고 性은 平하다. 또 잎의 味는 苦하다.

〔成分〕 잎은 alepterolic acid, 蔗糖, flavonoid 化合物을 함유한다.

〔藥效 主治〕 止咳, 調經, 祛濕의 效能이 있다. 咳嗽, 月經不順, 赤白帶下를 치료한다. 【用法 用量】 9~15 g을 달여서 服用한다. 月經不順, 赤白帶下 치료에 부싯깃고사리 30 g을 달여서 服用한다.

개부싯깃고사리 毛軸碎米蕨 *Cheilanthes chusana* HOOK.

多年生 草本으로 높이 20~30 cm이고 根莖은 짧고 비스듬히 서며 茶褐色의 좁은 披針形의 鱗片으로 뒤덮여 있다. 잎은 群生하며 葉柄은 길이 2~5 cm로 潤彩가 있으며 羽軸과 더불어 흑갈색 鱗片으로 덮여 있다. 葉身은 작은 것은 긴 타원상 卵形이고 큰 것은 넓은 線形으로 곤추서며 길이 8~20 cm, 나비 1.5~6 cm이고 끝이 짧고 뾰족하며 2回羽狀으로 깊게 갈라진다. 羽片은 10~15 쌍이며 三角狀 卵形 또는 긴 타원상 난형이고 끝은 둔하거나 뾰족하고 羽狀複葉은 깊이 갈라져서 거의 羽軸에 이르며 4~6개의 裂片은 둥근 톱니가 있다. 胞子囊群은 원형으로 둥근 톱니 위에 1개씩 달리며 뒤로 젖혀진 裂片으로 덮여 있다. 양지 바른 岩面이나 돌담틈에서 자라며 제주도에 분포한다. 【處方用名】 全草가 川層草이다.

川層草(천층초)〈廣西藥植名錄〉 毛軸碎米蕨: 개부싯깃고사리의 全草이며 年中 採取한다.

〔性味〕 味는 微苦하고 性은 寒하며 無毒하다.

〔藥效 主治〕 止瀉, 利尿, 淸熱, 解毒, 止血, 散血의 效能이 있다. 痢疾, 小便痛, 脚軟無力, 身疼發熱, 喉痛, 蛇咬傷, 癰癤腫癰을 치료한다. 【用法 用量】 6~9 g을 달여서 服用한다.

산부싯깃고사리 (부싯깃꼬리고사리) 華北粉背蕨 *Cheilanthes kuhnii* MILDE
(= *Aleuritopteris kuhnii* (MILDE) CHING)

多年生 草本으로 높이 20~50 cm이고 根莖은 짧고 비스듬히 자라며 끝에 紅褐色 披針形의 鱗片이 있다. 잎은 叢生하며 草質이고 뒷면은 보통 粉白色이고, 葉柄은 길이 10~20 cm로 紫褐色을 띠지만, 밑부분에는 淡褐色의 鱗片으로 덮여 있다. 葉身은 披針形에 가깝고 길이 20~30 cm, 나비 5~7 cm이며 3回羽狀으로 깊게 갈라진다. 羽片은 三角狀 披針形으로 짧은 대가 있으나 위로 올라갈수록 없어지고, 小羽片은 끝이 둔하며 卵狀 긴 타원형으로 가장자리에 둔한 齒牙狀의 톱니가 있고, 뒤로 말린 안쪽에 胞子囊이 달린다. 胞子囊群은 보통 가장자리에 連續해서 着生한다. 疎林 밑의 돌틈이나 산비탈의 그늘진 곳에서 자라며 북부(咸鏡道) 산지, 지리산 등지에 분포한다. 【處方用名】 根莖과 葉이 小蕨鷄이다.

小蕨鷄(소궐계)〈貴州草藥〉: 산부싯깃고사리의 根莖과 잎으로 가을에 採取한다.

〔性味〕 味는 苦하고 性은 寒하다.

〔藥效 主治〕 潤肺, 止咳, 淸熱, 凉血의 效能이 있다. 咳血을 治療할 때 산부싯깃고사리의 根莖 30 g을 달여서 服用한다. 刀傷을 치료할 때는 小蕨鷄葉 適量을 가루 내어 患部에 고루 撒布한다.

— 66 — 고사리(蕨)과 Pteridaceae

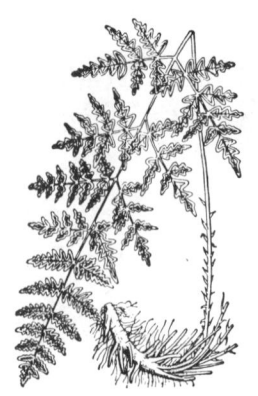
산부싯깃고사리 華北粉背蕨
Cheilanthes kuhnii

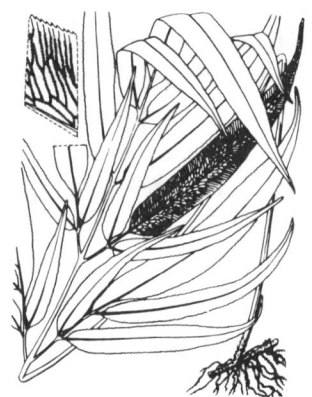
가지고비고사리 鳳椏蕨
Coniogramme japonica

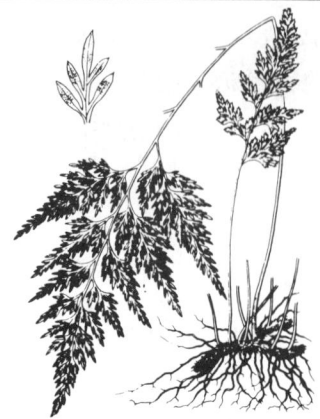
선바위고사리 野鷄尾
Onychium japonicum

가지고비고사리 (가지고비) 鳳椏蕨 *Coniogramme japonica* (THUNB.) DIELS
(=*Hemionitis japonica* THUNB.)

고비고사리 *Coniogramme intermedia* HIERON.

多年生 草本으로 높이 80~100 cm에 달하며 根莖은 굵고 길게 옆으로 뻗으며 엷은 褐色의 鱗片으로 뒤덮여 있다. 잎은 드문드문 달리며, 葉柄의 길이는 50~60 cm 나 되며 연한 볏짚색이지만 뒷면은 흑갈색으로 홈이 있다. 葉身은 卵形으로 길이 50 cm, 나비 25~30 cm 이고 대체로 1回羽狀複葉이지만 밑부분의 羽片은 보통 2回羽狀複葉이다. 羽片과 小羽片은 線狀의 긴 타원형으로 길이 20 cm, 나비 2 cm 내외로 끝은 길고 뾰족하며 가장자리에 잔 톱니가 있고 밑부분에는 짧은 대가 있다. 葉脈은 羽片의 中肋 가까이에 그물맥을 形成하고 그 밖에는 거의 平行脈을 이룬다. 胞子囊群은 葉脈을 따라 달려 있으며 苞膜은 없다. 산비탈의 그늘진 곳에서 자라며 南部 및 제주도에 分布한다. 【處方用名】根莖 혹은 全草가 散血蓮이다.

散血蓮(산혈련)〈湖南藥物志〉活血蓮·鳳椏蕨·鳳眉蕨 : 가지고비고사리 및 同屬 近緣植物의 根莖 혹은 全草이다.

〔**性味**〕 味는 微辛하고 性은 寒하다.

〔**藥效 主治**〕 袪風, 淸熱, 活血, 解毒의 效能이 있다. 根莖은 目赤, 腫痛, 眉稜骨痛, 眼窩上部 가장자리의 痛症, 風濕(류머티즘으로 因한 關節痛), 月經閉止를 치료한다. 全草는 乳癰(急性乳腺炎), 腫毒을 치료하고, 根은 散血하고 筋肉深部痛, 火眼(急性結膜炎), 月經閉止를 치료한다. 【用法 用量】15~30 g 을 달여서 服用한다.

선바위고사리 野鷄尾 *Onychium japonicum* (THUNB.) KUNZE
(=*Trichomanes japonicum* THUNB.)

多年生 常綠草本으로 높이 1 m 내외이고 根莖은 옆으로 자라며 덩굴은 길게 뻗고 褐色의 披針形 鱗片으로 덮여 있다. 葉柄은 가늘고 길며 길이는 30 cm 내외이다. 밑부분은 褐色이고 털이

선바위고사리 Onychium japonicum 고사리 Pteridium aquilinum var. latiusculum

없으며 앞쪽에 홈이 있다. 잎은 두 가지가 있으며 胞子가 달리는 잎은 營養葉보다 길고 겨울 동안에는 마르고, 영양엽은 얕게 갈라진다. 葉身은 卵狀 피침형 또는 三角狀 피침형으로 길이 10~30 cm, 나비 6~15 cm 로 3~4 回羽狀으로 갈라진다. 밑부분의 羽片은 披針狀 三角形으로 비스듬히 뻗으며 小羽片과 裂片은 끝이 짧고 뾰족하다. 胞子囊群이 달리는 裂片의 葉脈은 羽狀으로 갈라지고 側脈 끝을 연결하여 달리는 가장자리의 脈 위에 달린 胞子囊群은 뒤로 젖혀진 잎가장자리로 덮이며 裂片이 좁기 때문에 양쪽 胞子囊群은 서로 접촉하게 된다. 古家주변, 길가, 도랑가의 습한 돌이나 바위 표면에 나며, 제주도 및 남부의 다도해 도서지방에 分布한다.
【處方用名】全草가 小葉金花草이다.

小葉金花草 (소엽금화초)〈廣西中藥志〉石孔雀尾・野鷄尾: 선바위고사리의 全草로 가을에 採取한다.

〔**性味**〕 味는 苦하고 性은 寒하며, 잎은 微甘하다.

〔**成分**〕 선바위고사리의 잎과 根莖은 kaempferitrin($C_{27}H_{30}O_{14}$)을 함유한다.

〔**藥效 主治**〕 淸熱, 利濕, 解毒, 止血의 效能이 있다. 風熱感氣, 急性胃腸炎, 痢疾, 黃疸, 咳血, 吐血, 血便, 血尿, 疔瘡, 外傷腫痛을 치료한다. 또 赤白下痢・刀傷으로 因한 出血을 치료하며, 특히 山薯・木薯의 毒, 砒素中毒 등을 풀 수 있다. 【用法 用量】15~30 g (新鮮한 것이면 30~60 g, 大劑는 120~240 g)을 달여서 服用한다.〈外用〉짓찧어서 바르거나 粉末로 만들어 고루 바른다.

〔**禁忌**〕 虛寒證이 있는 者는 服用을 忌한다.

고 사 리 蕨 *Pteridium aquilinum* (L.) KUHN var. *latiusculum* (DESV.) UNDERW.
(=*Pteris latiuscula* DESV.)

多年生 草木으로 根莖은 굵고 튼튼하며 地下에 포복하여 길게 옆으로 뻗으면서 군데군데 잎이 나오고 높이 1 m에 달한다. 葉柄은 굵고 튼튼하며 곧추서고 길이 30~100 cm 로 털이 없으며 褐色 또는 보릿짚색을 띤다. 葉身은 卵狀 三角形으로 길이와 나비가 각각 50 cm 이상이며 3回 羽狀으로 갈라지고 뒷면에 털이 약간 있다. 裂片은 긴 타원형이며 끝이 둔하고 가장자리는 밋밋하며 약간 뒤로 말려 있고 小羽片은 끝이 갈라지지 않고 길게 자라며 葉脈은 2 개씩 2~3 회 갈라지고 中央脈은 털로 뒤덮여 있다. 胞子囊群은 잎 가장자리를 따라 달리고, 苞膜은 線形을 이룬다. 햇볕이 잘 쬐는 숲속의 초지에서 나며 全國산지에 分布한다. 【處方用名】① 어린 잎이 蕨 ② 根莖은 蕨根이다.

❶ 蕨 (궐)〈食經〉蕨菜・蘁・蕨萁: 고사리의 어린 잎으로 가을과 겨울에 採取한다.

〔**性味 歸經**〕 味는 甘하고 性은 寒하다. 脾經에 들어간다.

〔**成分**〕 1-indanone 類化合物의 pterosin A・B・C・D・E・F・G・J・K・L・Z, pteroside A・B・C・D・Z, palmitylpterosin A・B・C, isocrotonyl-pterosin B, benzoylpterosin B, acetylpterosin C를 함유하고 그 밖에 發癌物質인 pterolactam이 함유되어 있다. 또 ponasterone

A, ponasteroside A (warabisterone), pterosterone 을 함유한다.

〔藥理〕 本品의 原種 고사리 P. aquilinum 를 소, 양 및 말에게 먹이면 中毒되지만 돼지에게는 害가 없다. 毒性物質은 아마 thiaminase 라고 생각되므로 vitamin B_1 은 치료효과가 있다. 毒性物質은 thiaminase 뿐만 아니라 다른 成分의 존재를 지적하는 사람도 있다. 全骨髓造血組織이 모두 損傷을 받으며, 특히 赤血球의 생성 및 赤血球의 ^{59}Fe 의 섭취를 억제한다. 이 밖에 血小板 및 白血球를 감소시키고 광범한 點狀出血이 나타난다. 소가 대량으로 이 풀을 먹으면 小腸의 장애와 潰瘍, 血尿 및 膀胱腫瘍을 일으키고 Rat 에게 投與하면 發癌 특히 小腸部의 癌을 유발한다.

〔藥效 主治〕 淸熱, 潤腸, 降氣, 化痰의 效能이 있다. 食隔, 氣隔, 腸風熱毒을 치료한다. 또 五臟의 不足을 補하고 氣가 經絡筋骨 사이를 막는 것, 毒氣(傳染性의 發病物質)를 치료한다. 그 밖에 暴熱을 내리게 하며 水道를 利하는 效能이 있다. 【用法 用量】 10~15g 을 달여서 服用한다. 또는 가루 내어 使用한다. 腸風熱毒의 치료에는 蕨菜花를 불에 쬐어 말려서 가루 내어 1回 6g 을 미음으로 服用한다.

〔禁忌〕 오랫동안 먹으면 瘕(腹部의 腫瘤)가 되며, 脚力을 弱化시켜 步行困難을 초래하고, 男子의 性機能을 減退시키며 陰莖을 縮少시킨다. 또 많이 먹으면 머리카락이 빠지고 코가 막히거나 視力低下를 초래한다. 冷氣로 기울어진 사람이 먹으면 腹部가 脹滿해지는 경우가 많다.

❷ 蕨 根 (궐근)〈本草綱目〉蕨鷄根 : 고사리의 根莖으로 가을과 겨울에 캐어 깨끗이 씻어 햇볕에 말린다.

〔性味〕 味는 甘하고 性은 寒하며 無毒하다.

〔藥效 主治〕 淸熱, 利濕의 效能이 있다. 黃疸, 白帶, 腹痛下痢, 濕疹, 女子紅崩, 白帶, 男子咳嗽, 癰腫風痛, 눈의 痛症, 咽喉熱症, 傷寒溫病, 高熱神昏, 五臟虛損, 氣滯經絡, 筋骨疼痛을 치료한다. 구워서 재를 만들어 기름으로 調合해서 뱀이나 벌레에 물린 傷處에 바른다. 【用法 用量】 9~15g 을 달여서 服用한다.

봉의꼬리 鳳尾草 *Pteris multifida* POIR. (=P. serrulata L. f.)

多年生 草本으로 높이 30~70cm 이고 地下莖은 굵으며 線狀 披針形으로 黑褐色의 鱗片이 密生한다. 잎은 叢生하며 葉柄은 길이 5~23cm 로 灰褐色 또는 연한 黃褐色이며 털이 없다. 胞子葉은 2回 羽狀으로 갈라지고 표면은 녹색, 뒷면은 연한 녹색을 띠며 中軸의 羽片은 나비가 넓고 羽片은 3~7 쌍이 대생 또는 거의 대생한다. 윗부분의 羽片은 대가 없고 갈라지지 않으며 끝은 점차로 뾰족해지며 長線形을 이루고 가장자리는 밋밋하다. 끝의 羽片이 가장 길고 밑부분의 羽片은 羽狀으로 갈라지며 小羽片이 여러 개가 있는데 이는 葉軸을 따라 흘러서 날개가 된다. 營養葉의 葉身은 小型이지만 線形 또는 卵圓形으로 가장자리에는 모두 톱니가 있다. 胞子囊群은 線形이고 胞子葉 뒷면의 가장자리에 달리며 苞膜은 잎 가장자리에서 약간 도드라져 있다. 돌틈이나 숲 가장자리에서 나며 남부지방의 도서 및 제주도에 분포한다. 【處方用名】全草 또는 根이 鳳尾草이다.

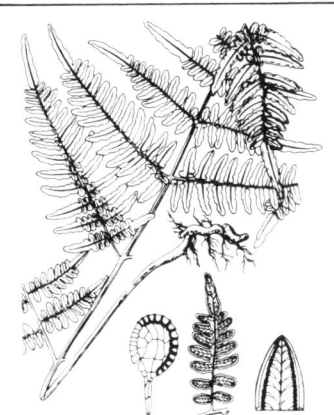 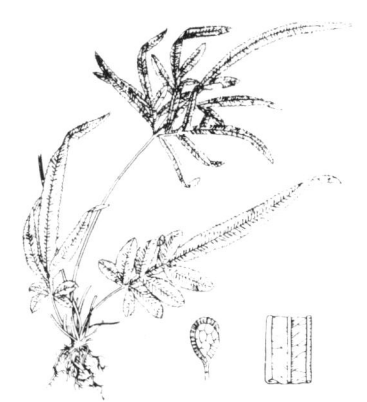 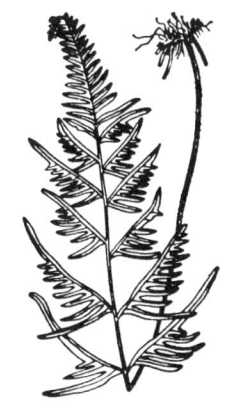

고사리 蕨
Pteridium aquilinum var. *latiusculum*

봉의꼬리 鳳尾草
Pteris multifida

큰반쪽고사리 半邊旗
Pteris semipinnata

鳳尾草 (봉미초)〈植物名實圖考〉井口邊草·鳳凰草·鐵脚鷄·山鷄尾·井茜·井闌草·石長生·小金星鳳尾: 봉의꼬리의 全草 또는 뿌리이며 年中 캐어 깨끗이 씻어 햇볕에 말린다.

〔性味 歸經〕 味는 淡微苦하고 性은 寒하다. 腎, 胃經에 들어 간다.

〔成分〕 全草에는 flavonoid 類, sterol, amino acid, lactone 혹은 ester, phenol 成分이 함유되어 있다.

〔藥理〕 煎劑는 25% 濃度일 때 Flexner's 菌 및 Schmidt's 菌에 대하여 모두 抑菌作用은 없다(*in vitro* 試驗).

〔藥效 主治〕 清熱, 利濕, 凉血, 止血, 消腫, 解毒의 效能이 있다. 黃疸型 肝炎, 腸炎, 細菌性痢疾, 淋濁, 帶下, 吐血, 鼻出血, 血便, 血尿, 扁桃腺炎, 流行性耳下腺炎, 癰腫瘡毒, 濕疹을 치료한다. 또 痄疾·疔·痔를 씻고, 毒을 제거하며 瘡에 바른다. 蛇咬傷과 모든 毒刀傷을 치료하며, 止血이 잘 되고 새살이 돋게 한다. 짓찧어 낸 汁을 술과 調合해서 服用하고, 찌꺼기를 患部에 바른다. 또는 가루 낸 것을 저장해 두고 疝氣痛에 바른다. 【用法 用量】 9~18g (新鮮한 것은 30~60g)을 달여서 服用한다. 가루를 만들거나 짓찧어 낸 汁을 服用한다. 〈外用〉짓찧어서 바르거나 煎液으로 씻는다.

〔禁忌〕 虛寒證, 姙婦, 冷痢, 休息痢가 있는 者는 服用을 忌한다. 老人이 많이 服用하는 것을 忌하는데 그 理由는 性이 冷하기 때문이다.

큰반쪽고사리 (반쪽고사리) 半邊旗 *Pteris semipinnata* L.
(=*P. inaequalis* var. *aequata* (MIQ.) TAGAWA)

多年生 草本으로 높이 30~100 cm이고 根莖은 짧고 굵으며 옆으로 비스듬히 자라고 黑褐色의 鱗片으로 뒤덮여 있다. 잎은 드문드문 나며 葉柄은 단단하고 곧추서며 길이 20~50 cm 가량으로 짙은 褐色 또는 黑色을 띠며 潤이 나고 葉軸과 같이 털이 없다. 葉身은 거의 革質이고 卵狀披針形으로 길이 15~50 cm, 나비 10~25 cm이며 1回羽狀으로 갈라지는데 윗부분의 羽狀深裂

은 葉軸에까지 이르고, 裂片은 線形 또는 타원형으로 곧거나 혹은 낫 모양을 이루고 가장자리는 밋밋하며 밑부분은 밑으로 흐른다. 下部 약 2/3 部分은 거의 대생하는 半羽狀의 羽片이 4~8쌍이 드문드문 나 있으며 끝은 길게 뾰족하고 가장자리는 밋밋하다. 윗쪽은 갈라지지 않지만 아래쪽은 中央脈까지 깊게 갈라져 있다. 胞子囊群은 線形이며 가장자리에 配列되어 있고 苞膜은 膜質이다. 따뜻한 地方의 山地溪谷 또는 岩壁에서 자라는데 제주도(한라산)에 分布한다. 【處方用名】根이 달린 全草가 半邊旗이다.

半邊旗 (반변기) 〈嶺南採藥錄〉: 큰반쪽고사리의 뿌리가 달린 全草로 年中 採取할 수 있으며 採取한 후 깨끗이 씻어서 햇볕에 말린다.

〔性味〕 味는 辛하고 性은 凉하다.

〔藥效 主治〕 止血, 生肌, 消腫, 解毒의 效能이 있다. 吐血, 外傷으로 因한 出血, 등(背中)의 腫氣, 疔瘡, 跌打損傷, 目赤腫痛을 치료한다. 또 毒蛇咬傷에 잎을 짓찧어 으깨서 糖을 조금 섞어서 바른다. 瘡癤의 치료에는 煎液으로 씻는다. 【用法 用量】 9~15g을 달여서 服用한다. 〈外用〉 짓찧어서 바르거나 가루 내어 撒布한다. 혹은 煎液으로 씻는다. 【處方例】 ① 吐血에는 新鮮한 것 한 줌을 짓찧어 으깨서 쌀뜨물을 넣어 마신다. ② 止血하려면 상처난 곳에 생것을 짓찧어 으깨서 바르거나 또는 마른 가루를 칼이나 도끼에 다친 상처에 撒布한다. ③ 馬口疔(陰莖 끝에 생긴 疔瘡)의 치료에는 어린 잎 0.6g, 黃糖 0.3g을 짓이겨서 바른다. ④ 中風에는 半邊旗, 石菖蒲, 馬蹄決明 各 9g씩을 달여서 服用한다.

바위고사리 烏蕨 *Stenoloma chusanum* (L.) CHING (=*Adiantum chusanum* L.)

多年生 常綠草本으로 높이 65cm이고 根莖은 옆으로 짧게 뻗으며 赤褐色의 錐狀鱗片으로 뒤덮여 있다. 잎은 叢生하며 葉柄은 길이 20~40cm로 볏짚색이며 潤彩가 있지만 밑부분에는 根莖과 같이 털같은 鱗片이 있다. 잎은 革質에 가깝고 타원상 披針形으로 길이 20~40cm, 나비 5~12cm로 3~4회 羽狀으로 잘게 갈라지며 黃綠色을 띠지만 햇볕으로 인하여 赤紫色으로 되는 것도 많다. 小羽片은 矩圓形 또는 披針形이며 末回裂片은 쐐기형으로 끝이 뭉툭하고 톱니가 있으며 밑부분은 쐐기형으로 밑으로 뻗으며 뒷면의 葉脈은 뚜렷하고 두 갈래로 갈라진다. 胞子囊群은 小葉脈 끝에 1~2개씩 달리며 苞膜은 양쪽 일부와 밑부분이 잎에 붙으며 가장자리가 밖으로 향한다. 灌木의 濕地나 바위틈에서 자라며 제주도에 分布한다. 【處方用名】 全草 또는 根莖이 大葉金花草이다.

大葉金花草 (대엽금화초) 〈廣西中藥志〉 烏蕨・烏韭・野黃連・水黃連: 全草 또는 根莖으로 가을에 採取하여 흙이나 모래를 털어 내고 깨끗이 씻어서 햇볕에 말린다.

〔性味〕 味는 微苦하고 性은 寒하며 無毒하다.

〔成分〕 잎에는 vitexin, syringic acid, protocatechualdehyde 및 protocatechuic acid가 함유되어 있다.

〔藥效 主治〕 淸熱, 解毒, 利濕, 止血의 效能이 있다. 風熱感氣, 中暑發痧(더위먹음, 急性

傳染病), 泄瀉, 痢疾, 白濁, 白帶, 咳嗽, 吐血, 血便, 血尿, 齒槽膿漏, 癰腫을 치료한다. ① 根莖은 火를 맑게 하고 熱을 물리친다. ② 全草는 止咳하며 流行性感氣를 치료한다. 또 腫毒을 없앤다. ③ 잎은 熱咳吐血, 紅白痢疾을 치료하며 解毒한다. 〈外用〉 打撲으로 인한 出血, 燙傷, 瘡瘍爛肉(腐亂腫瘍) 등을 치료한다. 뿌리는 赤痢와 白痢를 치료하고 그 밖에 扁桃腺炎, 耳下腺炎, 腸炎, 皮膚濕疹을 치료한다. 【用法 用量】 30~60g을 달여서 服用한다. 또는 짓찧어 낸 生汁을 마신다. 〈外用〉 짓찧어서 바르거나 가루 내어 患部에 撒布한다.

구　척(狗脊)과　Cyatheaceae

구　척 金毛狗　*Cibotium barometz* (L.) J. SM.

多年生 木本性고사리로 높이 2.5~3m에 달하며 根莖은 짧고 굵으며 木質性으로 금빛의 潤彩가 나는 黃褐色의 긴 털로 뒤덮여 있다. 잎은 數가 많고 叢生하며 葉柄은 굵고 褐色이지만 밑부분은 금빛의 긴 털과 黃色의 鱗片이 密生한다. 葉身은 卵圓形으로 길이 2m에 달하며 3回 羽狀으로 갈라진다. 아랫부분의 羽片은 卵狀 披針形으로 길이 30~60cm, 나비 15~30cm이고 위로 갈수록 작아지며 끝부분에서는 좁은 羽狀의 꼬리 모양을 이룬다. 小羽片은 線狀 披針形으로 끝이 뾰족하며 羽狀으로 깊게 갈라지거나 완전히 갈라지며 裂片은 낫 모양으로 굽으며 표면은 짙은 녹색, 뒷면은 粉灰色을 띠고 葉脈이 뚜렷하며 갈라지지 않는다. 胞子囊群은 가장자리의 側脈 끝부분에 달리며 各 裂片에 2~12개가 있다. 苞膜은 양쪽에서 열려 脣形을 이루며 全體가 茶褐色을 띤다. 中國의 西南部, 南部, 東南部 및 河南, 湖北 등지에 分布한다. 【處方用名】 ① 根莖은 狗脊 ② 根莖의 柔毛는 金狗脊黃毛이다.

❶ 狗　脊 (구척) 〈神農本草經〉 百枝・狗靑・强膂・扶蓋・扶筋・苟脊・金毛狗: 구척의 根莖으로 晩秋 또는 초겨울에 地上部分이 시들었을 때 採取하여 흙과 모래를 털어 내고 햇볕에 말린 것, 혹은 가는 뿌리・葉柄・黃色의 柔毛를 잘라 버리고 잘라서 햇볕에 말린 것을 生狗脊이라고 하고, 찌거나 삶아서 6~7분 가량 햇볕에 말려서 자른 후 다시 햇볕에 말린 것을 熱狗脊이라고 한다. 中國(廣西・浙江 등지)에서는 加工할 때 狗脊 50kg : 1.5kg~2.5kg의 黑豆 껍질을 가하고 狗脊이 黑色이 될 때까지 삶아서 햇볕에 말린다. 【修治】 모래를 냄비에서 볶고, 水分이 충분히 제거되면 잘 고른 狗脊을 넣고 부풀어서 짙은 黃色이 될 때까지 강한 불로 볶아서 꺼낸 다음 체로 쳐서 모래를 제거하고 바람으로 말려서 黃色의 絨毛를 두드리거나 쳐서 떨어 낸다. 또는 根莖에서 털을 베어 내고 깨끗한 물에 12시간 담가서 낮에는 나무 찜통으로 찌고 다시 하룻밤 냄비뚜껑을 덮고 뭉근한 불에서 삶고 生藥이 黑色이 되면 불에서 내려 놓는다. 아래 위를 뒤집어서 또다시 찌고 삶는 과정을 되풀이 해서 마지막으로 햇볕에 말린다. 〈雷公炮炙論〉 狗脊을 잘게 썰어서 술에 넣고 뒤섞어서 낮부터 저녁까지 쪄서 햇볕에 말린다. 〈本草綱目〉 現在는 狗脊을 잘게 썰어서 볶고 털을 除去하고 쓴다.

〔藥材〕 金毛狗脊 〈普濟方〉, 金狗脊 〈職方典〉, 黃狗脊 〈分類草藥性〉 다같이 根莖은 불규칙한

구 척(狗脊)과 Cyatheaceae

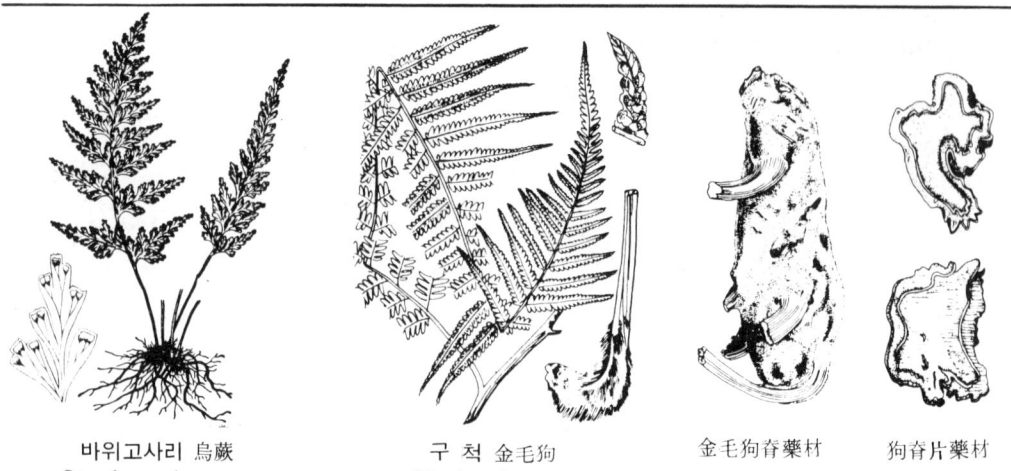

바위고사리 烏蕨
Stenoloma chusanum

구 척 金毛狗
Cibotium barometz

金毛狗脊藥材

狗脊片藥材

긴 덩어리로 길이 8~18cm, 지름 3~7cm로 표면에는 潤彩가 나는 黃金色의 긴 털이 있고 윗부분에 赤褐色으로 木質인 葉柄이 5~6개가 있으며 中·下部에 黑褐色의 가는 뿌리가 多數 叢生한다. 質은 단단하고 잘 부러지지 않으며 냄새는 없고 맛은 싱거우면서 약간 떫다. 生狗脊片은 표면에 黃金色의 柔毛가 아직 남아 있는 경우도 있다. 外皮에서 약 3~5mm쯤 떨어져서 突出된 內皮層이 테를 이루고(길이로 자른 것에서는 테가 잘라져 있는 것이 많다), 표면은 짙은 갈색으로 매끄럽고 결이 고우며, 內部는 연한 갈색으로 약간 거칠며 가루 모양을 이룬다. 熟狗脊片은 黑褐色 혹은 黃褐色이며 그 밖에는 生狗脊片과 같다. 두께가 고르고 단단하며 털이 없고 속에 구멍이 없는 것이 좋다. 主產地는 中國(四川, 福建, 浙江)이다.

〈植物名實圖考〉에 있는 狗脊은 새깃아재비과의 새깃아재비 *Woodwardia japonica* (L.f.) SM.이다. 中國 泗川지방에서는 貫衆으로도 사용되고 있다.

〔性味 歸經〕 味는 苦甘하고 性은 溫하다. 肝, 腎經으로 들어간다.

〔成分〕 구척의 根莖에는 澱粉 약 30%가 함유되어 있다. 새깃아재비의 根莖에는 48.5%에 달하는 澱粉이 함유되며 또한 tannin 類도 함유되어 있다.

〔藥效 主治〕 肝·腎을 補하고 除風濕, 健腰脚, 利關節의 效能이 있다. 腰背酸痛, 膝痛脚弱, 寒濕周痺(寒濕으로 因한 痺症), 失溺(小便失禁), 頻尿, 遺精, 白帶를 치료한다.〈神農本草經〉腰背强, 機關緩急(關節의 운동이 圓滑하지 못한 것), 周痺寒濕, 膝痛을 주로 치료하며 특히 老人의 치료에 매우 좋은 效果를 낸다.〈名醫別錄〉失溺不節을 치료하고 男子의 경우는 脚弱腰痛, 風邪淋露, 少氣目闇(氣不足으로 인한 目昏)을 치료한다.【用法 用量】4.5~9g을 달여서 服用한다. 또는 바짝 졸여서 膏를 만들거나 丸劑로도 사용한다.〈外用〉煎液으로 씻는다.

〔禁忌〕 陰虛하고 熱이 있으며 尿量減少한 者는 服用에 주의해야 한다.

❷ 金狗脊黃毛(금구척황모)〈嶺南採藥錄〉: 구척(金毛狗)根莖의 가는 柔毛이다.

〔藥理〕 개, 토끼에 대한 118회의 실험에 의하면 傷痕, 肝臟이나 脾臟의 損傷性出血에 대해서 止血作用이 있었다. 止血原理는 物理作用의 결과이다. 粉末에 의한 止血이 가장 效果的이었다. 淸淨한 粉末을 傷面에 撒布하면 그 異物感은 gelatine 海綿과 유사해서 비교적 적었는데

組織에 조금씩 吸收되어 消滅된 것으로 생각된다.

〔藥效 主治〕 止血의 效能이 있다. 諸瘡 및 刀傷出血을 치료한다. 【用法 用量】〈外用〉가루 내어 撒布한다.

넉줄고사리(骨碎補)과 Davalliaceae

넉줄고사리 骨碎補 *Davallia mariesii* MOORE

多年生 草本으로 높이 15~20 cm 이고 根莖은 길게 옆으로 뻗으며 褐色 또는 灰褐色의 鱗片으로 뒤덮여 있다. 잎은 따로따로 떨어져서 달리며 葉柄은 길이 5~15 cm 이고 단단하여 柔軟性이 적으며 떨어지기 쉬운 鱗片이 드문드문 붙어 있다. 葉身은 三角狀 五角形으로 길이·나비 모두 약 8~14 cm 이며 4回羽狀으로 가늘게 갈라진다. 羽片은 밑부분의 1쌍이 가장 크며 길이·나비 다 함께 5~7 cm 이고 卵狀 三角形으로 각 羽片에 대가 있으며 最終裂片은 긴 타원형으로 끝이 鈍한 데다가 또 2개로 갈라지고 길이가 다른 톱니가 있으며 톱니에는 각각 1개의 小脈이 있다. 胞子囊群은 최종열편의 葉脈끝에 1개씩 달리고 양쪽 가장자리와 밑부분에서 잎에 달리며 컵 모양을 이룬다. 바위표면이나 나무줄기에 붙어서 자라며 중부·남부 및 제주도에 分布한다. 【處方用名】 ① 根莖이 骨碎補 ② 莖上鱗片은 骨碎補毛이다. 中國에서는 水龍骨科의 槲蕨 *Drynaria fortunei* (KUNZE) J. SM. 을 사용하며 이를 輸入하여 쓴다.

❶ 骨碎補(골쇄보)〈本草拾遺〉猴姜·胡猻姜·石毛姜·石庵䕡·過山龍·石岩姜·石良姜·海州骨碎補: 넉줄고사리의 根莖으로 겨울과 봄에 採取하여 잎이나 진흙 등을 털어 내고 그대로 혹은 충분히 쪄 낸 다음 햇볕에 말려서 다시 불에 쬐어 잔털을 제거한다.

【修治】《骨碎補》진흙이나 모래 등 挾雜物을 털어 내고 씻은 후 잠시 물에 담갔다가 다시 水分이 충분히 스며들게 한 다음 잘라서 햇볕에 말린다.《砂燙骨碎補》모래를 냄비에 넣고 볶다가 뜨거워지면 잘 고른 骨碎補를 넣고 熱을 계속 加하여 藥材가 부풀어서 鱗片이 노랗게 타기 시작하면 바로 불에서 내려놓고 체로 쳐서 모래를 제거하고 熱이 식으면 鱗片을 제거한다.〈雷公炮炙論〉表面의 黃赤色의 鱗片을 金屬製刀子로 말끔히 깎아 내고 잘게 썰어서 蜜(꿀)을 뒤섞어 그대로 스며들게 한 다음 찜통에서 하룻 동안 쪄 내고 마지막으로 다시 햇볕에 말린다.

〔性味 歸經〕 味는 苦하고 性은 溫하다. 肝, 腎經에 들어간다.

〔成分〕 *D. divarica* BLUME 에서는 davallic acid, fern-9(11)-ene 과 hop-22(29)-ene, neohop-12-ene 등이 밝혀졌다.

〔藥效 主治〕 補腎, 活血, 止血의 效能이 있다. 腎虛로 因한 久瀉 및 腰痛, 류머티즘으로 因한 痲痺疼痛, 齒痛, 耳鳴, 跌仆閃挫, 骨傷(打撲으로 인한 捻挫, 骨折 등), 闌尾炎(蟲垂炎), 斑禿(圓形脫毛症), 鷄眼(魚目), 骨中毒氣, 風血疼痛, 五勞六極(臟腑의 虛勞), 口(또는 足)手不收, 上熱下冷, 惡瘡을 치료한다. 또 傷折을 補하며 風熱疼痛, 風濕의 邪로 인한 兩足痿弱疼痛을 치료한다. 그 밖에 濕邪를 排泄하며 腰痛行痺, 中風鶴膝風攣氣證, 泄瀉, 淋, 遺精, 脫肛, 小

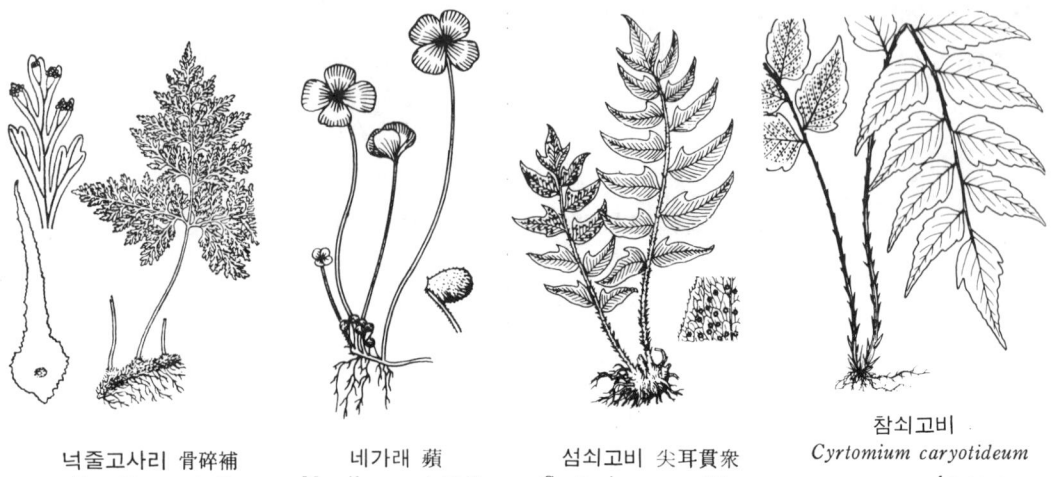

넉줄고사리 骨碎補
Davallia mariesii

네가래 蘋
Marsilea quadrifolia

섬쇠고비 尖耳貫衆
Cyrtomium caryotideum

참쇠고비
Cyrtomium caryotideum var. *koreanum*

兒疳積을 치료한다. 【用法 用量】 9~15 g 을 달여서 服用한다. 또는 술에 담가 마시며 丸劑, 散劑로 쓴다. 〈外用〉 짓찧어서 바른다.

〔禁忌〕 陰虛한 者, 瘀血이 없는 者는 服用에 주의를 要하며, 風燥를 치료할 때 사용되는 藥과 併用하는 것을 忌하며 血虛風燥, 血虛有火, 血虛攣痺에는 忌한다. 羊肉, 羊血, 蕓薹菜를 忌한다.

❷ **骨碎補毛** (골쇄보모) 〈福建草藥〉: 넉줄고사리의 莖上鱗片이다. 外傷出血, 火傷을 치료한다. 外傷出血에는 根皮上의 미세한 鱗片털을 傷口에 깊이 스며들게 바르고 消毒가아제(Gaze)로 덮는다. 火傷의 치료에는 가루 내어 菜油를 고루 섞어서 塗布한다.

네 가 래 (蘋) 과 Marsileaceae

네 가 래 蘋 *Marsilea quadrifolia* L. (=*M. brownii* A. BR.)

多年生 水草로서 根莖은 지름 1.5~2 mm 이며 흙탕 속에 포복하며 가늘고 길게 뻗으면서 갈라지고 잎이 드문드문 돋는다. 葉柄은 길이 7~20 cm 로 물속에 들어 있으나 물이 마르면 공중에 곧추서기도 한다. 잎은 4개의 小葉이 葉柄끝에 十字形으로 對生하며 小葉은 倒三角形으로 길이, 나비 모두 1~3 cm 가량으로 윗가장자리가 둥글고 크며 가장자리는 밋밋하고 표면은 녹색으로 털이 없고 葉脈은 부채살처럼 펴진 그물脈을 이루며 뒷면은 연한 褐色을 띠며 線狀의 鱗片이 있다. 葉柄 밑부분에서 갈라져서 뻗는 가지끝에 작은 주머니가 생기며 그 안에 크고작은 胞子囊이 형성된다. 成熟期는 여름과 가을이며 암수가 한 그루에 생긴다. 연못이나 논 가장 자리에서 흔히 자라며 중부·남부 및 제주도 등지에 분포한다. 【處方用名】 全草가 蘋이다.

蘋 (빈) 〈吳普本草〉蘋草·大萍·苹榮·田字草·破銅錢·四眼葉·四葉草: 네가래의 全草로 봄, 여름, 가을에 採取한다.

〔**性味**〕 味는 甘하며 性은 寒하다.

〔藥效 主治〕 淸熱, 利水, 解毒, 止血의 效能이 있다. 風熱目赤, 腎炎, 肝炎, 말라리아, 消渴, 吐血, 鼻出血, 熱淋(熱로 因한 小便困難), 尿血, 癰瘡, 瘰癧을 치료한다. 짓찧어 짜 낸 汁을 마시면 뱀에게 물려 毒이 腹部로 들어간 것을 解毒하며 熱瘡에 발라도 效力이 있다. 또 淸心, 除煩解熱, 消痰, 行水, 凉血의 效能이 있고 婦女의 紅崩白帶(子宮出血), 月經不順, 血熱(手足이 달아올라서 氣分이 나쁜 狀態), 火眼紅腫(急性結膜炎으로 인하여 빨갛게 부어 오르는 것), 牙齦疼痛(齒痛), 水腫脚氣, 熱癤瘡毒, 打撲과 捻挫, 蟲咬傷 및 癰疔腫을 치료한다. 또 蛔蚘을 치료하려면 瘡에 바른다. 【用法 用量】 新鮮한 것 30~60g (大劑量은 90~150g)을 달여서 服用한다. 또는 짓찧어 汁을 내어 마신다. 〈外用〉 짓찧어서 바른다.

면　　마 (綿麻) 과　Aspidiaceae

섬쇠고비　尖耳貫衆　*Cyrtomium caryotideum* (WALL.) PRESL
　　　　　　(= *Aspidium caryotideum* WALL.)
　　　　　　　　　　　　　참쇠고비　*C. caryotideum* var. *koreanum* NAKAI

多年生 草本으로 높이 40~70 cm 이고, 根莖과 葉柄의 밑부분에는 넓은 披針形으로 짙은 褐色의 鱗片이 密生한다. 잎은 叢生하며 葉柄은 길이 15~30 cm 로 黃綠 褐色을 띤다. 葉身은 矩圓狀 披針形으로 길이 25~40 cm, 나비 10~20 cm 로 1回羽狀複葉이며 側生의 羽片은 넓은 낫 모양의 三角形이고 밑부분은 圓形, 윗부분의 側面은 三角狀의 귀 모양을 이루며 羽片 가장자리에는 단단한 가시가 드문드문 나 있다. 胞子囊群은 원형으로 黃褐色이며 안쪽의 小脈 중간쯤에 있으며 苞膜 가장자리에는 긴 털이 있다. 山野地의 濕地나 바닷가의 바위틈에서 자라며 제주도 및 南部에 分布한다. 【處方用名】 根莖이 尖耳貫衆이다.

尖耳貫衆 (첨이관중) 〈江西草藥〉 貫衆 : 섬쇠고비・참쇠고비의 根莖이며 年中 採取한다.
〔性味〕 味는 苦하고 性은 微寒하며 有毒하다.
〔藥效 主治〕 解毒, 活血, 利水의 效能이 있다. 頸部淋巴腺結核, 流感, 痲疹의 豫防, **瘡毒**, 水腫, 子宮出血, 打撲傷을 치료한다. 【用法 用量】 9~30 g 을 달이거나 술에 담가서 服用한다. 〈外用〉 煎液으로 患部를 씻는다.

쇠 고 비　山地貫衆　*Cyrtomium fortunei* J. SM.

多年生 常綠草本으로 높이 30~80 cm 이고 根莖은 짧으며 곧추서거나 또는 비스듬히 뻗으며 鱗片이 密生하고, 끝에서 여러 개의 잎이 叢生한다. 葉柄 밑부분에 密生하는 鱗片은 타원상 披針形으로 끝이 뾰족하며 흑갈색 또는 潤彩가 있는 흑색이지만 위로 올라갈수록 점차 線形으로 되고 작아진다. 葉身은 긴 타원형으로 길이 15~45 cm, 나비 10~17 cm 이고, 奇數羽狀複葉으로 頂片은 세 갈래로 갈라진다. 羽片은 10~20 쌍이 互生하며 아랫부분의 羽片은 길이 10 cm, 나비 2 cm 로 낫처럼 굽으면서 좁아져 끝이 뾰족해지며 밑부분 위쪽에 귀같은 突起가 생기고 가장자리에는 잔 톱니가 있다. 胞子囊群은 원형으로 羽片 뒷면에 散在하며 苞膜은 둥글고 가장자리는

면 마(綿麻)과 Aspidiaceae

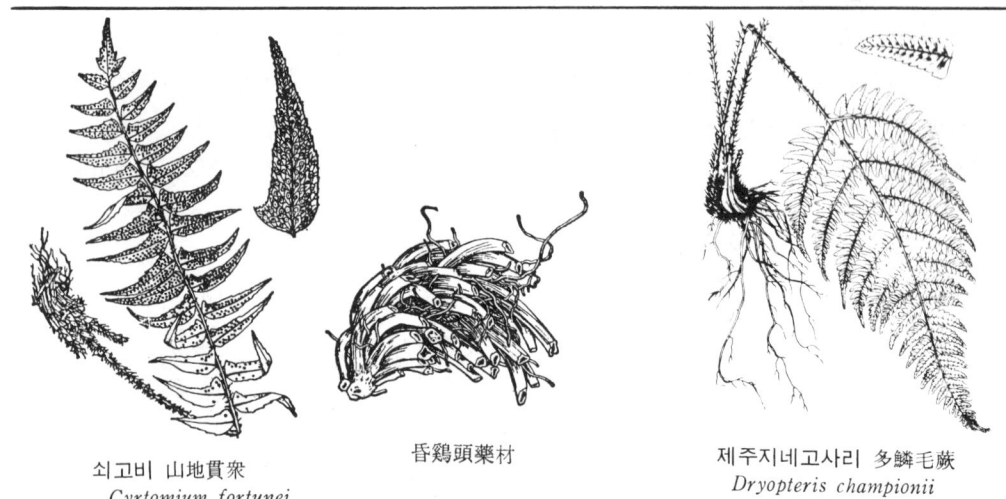

쇠고비 山地貫衆
Cyrtomium fortunei

昏鷄頭藥材

제주지네고사리 多鱗毛蕨
Dryopteris championii

波狀을 이루고 褐色을 띤다. 바위틈이나 陰濕한 숲속에서 자라며 제주도·남부지방의 海岸島嶼에 分布한다. 【處方用名】 根莖이 昏鷄頭이다.

昏鷄頭 (혼계두) 〈四川中藥志〉 鷄腦殼·鷄公頭·鷄頭棗·鷄老蓋·小貫衆·鷄頭尾 : 쇠고비의 根莖으로 일년내 採取가 可能하지만 8~9月이 適期이며, 수염뿌리와 地上部分을 除去하고 햇볕에 말리거나 新鮮한 것을 使用한다.

〔**性味**〕 味는 苦하고 性은 微寒하다.

〔**成分**〕 根莖은 tannin, 精油, 植物고무質, 糖類, amino酸을 함유하고, 잎은 cyrtomin, cyrtopterin, astragalin, isoquercitrin 등을 함유한다.

〔**藥效 主治**〕 淸熱, 解毒, 凉血, 熄風, 散瘀, 止血, 驅蟲(鉤, 蛔, 條, 蟯)의 效能이 있다. 感氣, 熱病斑疹, 痧穢中毒, 瘧疾, 痢疾, 肝炎, 肝陽으로 인한 眩暈頭痛, 吐血, 血便, 血崩, 乳癰, 瘰癧, 打撲傷을 치료한다. 또 一切의 虛損, 婦女崩帶, 頭昏耳聾, 癌症, 赤痢, 白痢, 赤帶, 白帶를 치료한다. 【用法 用量】 9~15g을 달여서 服用한다.

〔**禁忌**〕 姙婦는 服用에 주의해야 한다.

제주지네고사리 多鱗毛蕨 *Dryopteris championii* (BENTH.) C. CHR. ex CHING
(=*Aspidum championii* BENTH.)

多年生 草本으로 높이 50~95cm이고 根莖은 비스듬히 뻗으며 짙은 褐色 또 진한 밤색의 披針形 鱗片이 密生한다. 잎은 叢生하며 葉柄은 길이 25~50cm이고 짙은 黃褐色으로 褐色의 넓은 피침형 인편이 密生한다. 葉身은 卵形 또는 긴 타원상 卵形으로 끝이 뽀족하며 길이 30~60cm, 나비 20~30cm로 2回羽狀複葉이고 밑부분이 가장 넓다. 羽片은 피침형이며 끝으로 갈수록 뾰족해지며 小羽片은 矩圓 피침형으로 끝은 둔하고, 밑부분은 뚜렷한 귀 모양이고, 가장자리는 얕게 갈라지거나 드문드문 톱니가 있고 표면에 털이 없고 뒷면 中肋에 주머니같은 인편과 편평한 인편이 달린다. 胞子囊群은 가장자리에 가깝게 달리지만 中間形의 것도 있으며 苞膜은

둥근 腎臟形이고 가장자리는 밋밋하다. 산비탈, 숲속, 도랑가 그늘지고 습기 찬 돌틈에서 野生하며 제주도에 分布한다. 【處方用名】乾燥한 根莖이 毛貫衆이다.

毛貫衆(모관중)〈湖南藥物志〉小龍骨・小貫衆・蕨雞腦・多鱗毛蕨: 제주지네고사리의 마른 根莖이며 年中 採取한다.

〔**性味**〕 味는 苦하고 性은 平하며 無毒하다.
〔**成分**〕 根莖은 aspidin을 0.4% 함유한다.
〔**藥效 主治**〕 淸熱, 解毒, 止咳, 平喘의 效能이 있다. 感氣를 예방하고 氣喘을 치료한다.

관　　중 (희초미) 貫衆・粗莖鱗毛蕨 *Dryopteris crassirhizoma* NAKAI
　　　　참새발고사리 (개관중) *Athyrium brevifrons* NAKAI (=*A. rubnipes* KOMAROV)
　　　　털고사리 蛾眉蕨 *Athyrium pycnosorum* CHRIST
　　　　　　　　　(=*Lunathyrium acrostichoides* (SW.) CHING)
　　　　청나래고사리 (포기고사리) 莢果蕨 *Matteuccia struthiopteris* (L.) TODARO
　　　　새깃아재비 狗脊蕨 *Woodwardia japonica* (L.f.) SM.
　　　　고　비 紫萁 *Osmunda japonica* THUNB.〈고비(薇)科〉

多年生 草本으로 높이 50～100 cm에 이르며 根莖은 굵은 塊狀으로 단단하며 수염뿌리가 많고 짙은 褐色을 띤 大型의 鱗片이 密生한다. 잎은 根莖 끝에 叢生하고 葉柄은 길이 10～25 cm로 밑부분에서 葉軸까지 全面에 線形 또는 바늘 모양의 가는 褐色의 鱗片이 密集한다. 葉身은 넓은 倒披針形으로 길이 60～100 cm, 나비 25 cm에 달하며 2回羽狀으로 깊게 갈라지거나 혹은 全裂되며 밑으로 갈수록 작아지고 간격이 넓어지며 곱슬털같은 인편이 있다. 裂片은 긴 타원형이며 끝은 둥글고, 가장자리는 밋밋하거나 둔한 톱니가 있고 兩面 모두 鱗片으로 덮여 있다. 胞子囊群은 葉身의 중간 이상의 羽片에 달리고 中肋 가까이에 두 줄로 붙는다. 苞膜은 둥근 心臟形이며 가장자리가 밋밋하고 褐色을 띤다. 山地의 나무 밑 그늘진 습한 곳에 자라며 全國에 分布한다. 【處方用名】根莖이 貫衆이다.

貫衆(관중)〈神農本草經〉貫節・貫渠・百頭・虎卷・扁符・貫中・貫鍾・貫來・鳳尾草・貫仲・蕨薇菜根・藥藻・伯萍・綿馬: 관중 및 同屬 近緣植物의 根莖으로 봄・가을에 뿌리째 캐어서 葉柄, 수염뿌리를 제거하고 흙을 털어 깨끗이 씻어 햇볕에서 말린다.【修治】《貫衆》淸水에 잠시 담갔다가 꺼내서 아침, 저녁, 1번씩 물을 뿌려서 불린 다음 잘라서 햇볕에 말린다.《貫衆炭》挾雜物을 제거한 貫衆片을 태워 까맣게 될 때까지 볶아서 淸水를 뿌려 冷暗所에 둔다.

〔**成分**〕 관중 根莖의 主要成分은 filmarone이며, 이것은 一種의 복잡한 phloroglucinol 誘導體로 不安定하며 서서히 分解해서 aspidin, albaspidin이 생기고 또 aspidinol, flavaspidic acid, filicinic acid을 함유한다. 그 밖에 精油, filixtannin質, 脂肪, 樹脂 등을 함유하며 또한 triterpenoid의 fernene, hopene-b (diploptene), adiantone, hydroxyhopane (diplopterol) hopanol-29 (neriifoliol), filicene 등을 함유한다. 포기고사리의 根莖은 ponasterone A, ecdy-

—78— 면 마(綿馬)과 Aspidiaceae

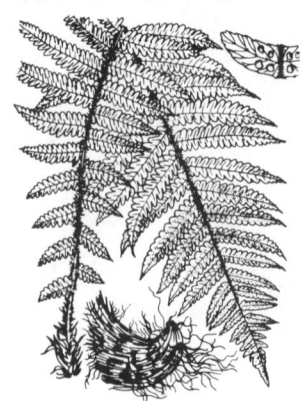
관 중 貫衆
Dryopteris crassirhizoma

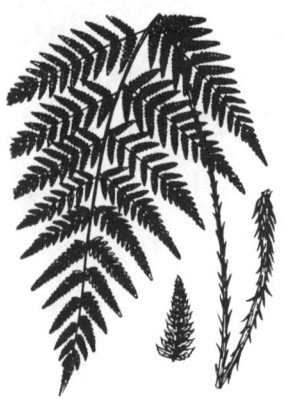
참새발고사리
Athyrium brevifrons

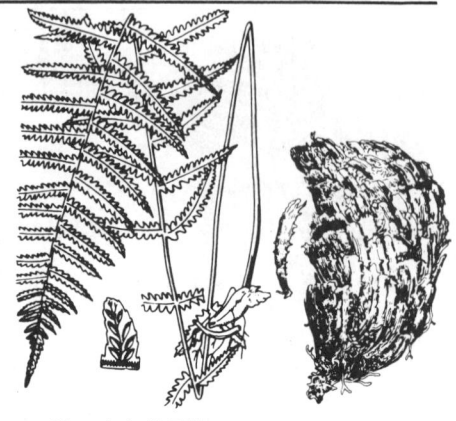
털고사리 蛾眉蕨
Athyrium pycnosorum

蛾眉蕨貫衆藥材

sterone, pterosterone 을 함유한다. 고비의 根莖은 ponasterone A, ecdysone, ecdysterone 을 함유한다. 새깃아재비의 根莖은 澱粉(26.5% 혹은 48.5%), tannin 을 함유한다.

〔藥理〕 貫衆은 品種이 비교적 많으며, 藥理試驗時에의 대부분은 아직 品種의 鑑定이 되어있지 않다.

1. 驅蟲作用 : 관중의 뿌리를 綿馬라 稱하며 filicine 49.17%를 함유하고 歐州綿馬 *Dryopteris filixmas* (L.) SCHOTT 의 代用品으로도 使用하며 蛔蟲을 驅除한다. 歐州綿馬는 條蟲을 痲痺시킬 수가 있으며, 應用의 歷史는 이미 오래다. 中國국내의 보고로는, 貫衆(品種은 鑑定되어 있지 않다)은 in vitro 에서 돼지의 蛔蟲에 대해서 有效하다. 관중은 또 소의 肝臟 Distoma 의 驅除가 가능하다. 그 複方煎劑는 牛片形吸蟲病과 闊吸盤吸蟲病에 대해서 치료효과가 있다.

2. 抗비루스作用 : 陝西의 보고에 따르면 貫衆은 流行性感氣비루스 A型(PR$_8$), 아시아 A型 (57-4), B型(Lee), C型(1233), D型(仙台) 등 모든 것에 抑制作用이 있다. 사람胎兒의 腎一次單層細胞의 組織培養에서 貫衆은 479號腺비루스 3型, 72號灰白髓炎(Polio) Ⅱ型, 44號 Echo 9型, Coxsackie A$_9$型, Coxsackie B$_5$型, B型 腦炎(京衛硏 1 株), 140號單純疱疹 등 7 種의 代表의 비루스株에 대하여 비교적 강력한 抗비루스作用이 있다.

3. 抗菌作用 : 中國(江西, 湖南, 廣東)의 보고에 따르면, 이 地方의 貫衆에 어떤 抗菌作用은 있지만 效力은 강하지 않고 農村에서는 飮料水 消毒 혹은 流行性髓膜炎의 예방에 사용된다. 皮膚眞菌에 대해서도 抑制作用이 있다고 한다.

4. 子宮에 대한 作用 : 煎劑와 精製 後의 有效成分은 토끼의 摘出 및 在體位子宮에 대하여 현저한 興奮作用이 있고 收縮力이 증강해서 張力이 증가된다. 貫衆의 注射液은 Guinea pig (0.1~0.7 ml, 1 ml 가 生藥 50 mg 에 해당), 토끼(0.8~1.3 ml)의 摘出子宮에 대해서 현저한 興奮作用이 있으며, 運動頻度와 緊張度가 증가하고 振幅은 감소되며 대량으로 投與하면 强直性收縮을 볼 수 있지만 換水洗淨 後에는 정상으로 회복할 수가 있다. 털고사리의 子宮에 대한 작용은 그다지 뚜렷하지 않다. 보고에 의하면 貫衆과 拳蔘 등으로 만들어진 '止血淨'은 外用하면 止血, 鎭痛, 消炎作用이 있다.

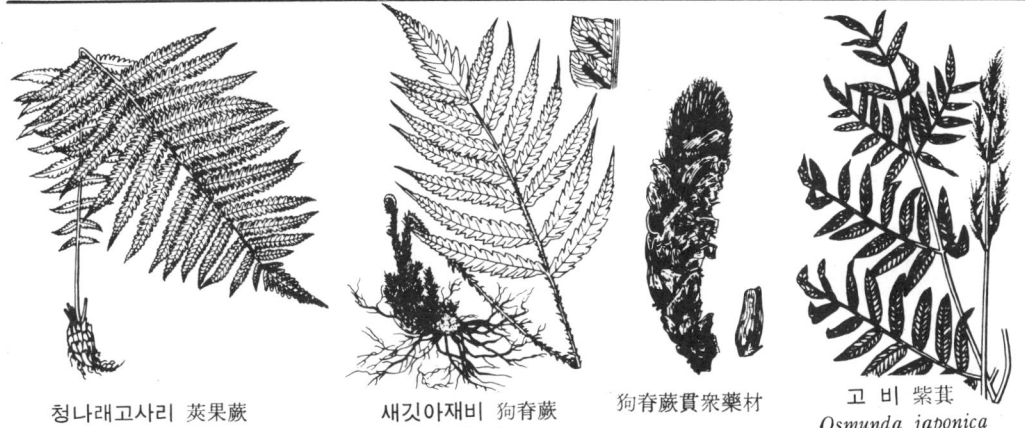

청나래고사리 莢果蕨　　새깃아재비 狗脊蕨　　狗脊蕨貫衆藥材　　고비 紫萁
Matteuccia struthiopteris　　*Woodwardia japonica*　　　　　　　　　　*Osmunda japonica*

〔毒性〕 綿馬는 有毒하므로 그다지 사용되지 않게 되었다. 다행스럽게도 그것은 胃腸 속에서는 吸收되기가 어렵다. 단 腸內에 다량의 脂肪이 있을 경우에는 吸收를 촉진시켜서 中毒된다. 그것은 髓意筋(心筋도 포함한다)을 麻痺시키고 胃腸을 刺戟하며 심한 경우에는 嘔吐, 泄瀉, 게다가 視力障碍를 일으키고, 결국은 失明(網膜血管의 痙攣과 視神經의 傷害)에 이른다. 中毒時에는 中樞神經의 障碍, 떨림, 痙攣, 또한 延髓麻痺를 일으킨다. 姙婦, 虛弱患者, 小兒, 實質器官의 疾病患者, 消化器官 潰瘍患者는 모두 使用을 忌한다.

〔性味 歸經〕 味는 苦하고 性은 凉하다. 肝, 胃經에 들어간다.

〔藥效 主治〕 蛔蟲, 條蟲, 蟯蟲을 驅除, 淸熱, 解毒, 凉血, 止血의 效能이 있다. 風熱感氣, 溫熱斑疹, 吐血, 鼻出血, 腸風血便, 血痢, 血崩, 帶下를 치료한다. 또 流行性感氣, 流行性B型腦炎, 流行性耳下腺炎 등의 傳染病을 豫防한다. 그 밖에 月經過多, 風寒濕痺, 腰膝酸痛, 遺尿를 치료한다.【用法 用量】4.5～9g을 달이거나 또는 丸劑, 散劑로 服用한다.〈外用〉가루 내어 調合해서 바른다.

〔禁忌〕 陰虛內熱 및 脾胃虛寒한 者에게는 좋지 않다. 姙婦 등은 忌한다.

진고사리 日本雙蓋蕨　*Diplazium japonicum* (Thunb.) Bedd.
　　　　(=*Athyrium japonicum* (Thunb.) Copel. =*Asplenium japonicum* Thunb.)

多年生 草本으로 높이 20～50 cm이고 根莖은 옆으로 길게 뻗으며 褐色의 鱗片으로 뒤덮여 있다. 잎은 가까이 달리며 葉柄은 길이 10～30 cm로 鱗片이 드문드문 나 있으며, 葉身은 披針形 또는 긴 卵狀 披針形으로 길이 12～30 cm, 나비 6～12 cm이고, 끝은 점차 뾰족해지며 1回羽狀複葉이다. 羽片은 10～12쌍으로 對生에 가까우며 피침형 또는 線狀 피침형으로 길이 4～10 cm 나비 1.5～2.5 cm이고 끝은 길게 뾰족하며 複葉은 깊게 갈라진다. 裂片은 타원형으로 끝은 뭉툭하거나 둔하고 가장자리에는 波狀의 톱니가 있다. 胞子囊群은 中肋 양쪽에 각각 3～5개씩 側脈을 따라 달리며 苞膜은 피침형 또는 선형으로 小脈 위에 1개 또는 2개씩 달린다. 산비탈, 계곡 주변, 습기가 많은 숲에서 자라며 중부·남부·제주도 등지에 분포한다.【處方用名】根莖이 달린 全草가 小葉鳳凰尾巴草이다.

小葉鳳凰尾巴草(소엽봉황미파초)〈浙江天目山藥植志〉日本雙蓋蕨: 진고사리의 根莖이 달린 全草이다.
〔藥效 主治〕 新鮮한 뿌리는 目赤腫痛을 치료하고 全草는 乳癰, 各種 腫毒初期를 치료한다.
【用法 用量】15~30g을 달여서 服用한다.

비늘고사리(곰고사리) 狹頂鱗毛蕨 *Dryopteris lacera* (THUNB.) O. KTZE.
(=*D. lacera* var. *chinensis* CHING =*Polypodium lacerum* THUNB.)

多年生 草本으로 높이 40~80cm이고 根莖은 肥大하며 塊狀으로 수염뿌리가 났다. 葉柄은 길이 10~20cm로 稻稈色이며 大型의 鱗片으로 뒤덮여 있다. 鱗片은 길이가 2cm에 달하며 위로 올라갈수록 작아지면서 卵狀 楕圓形, 線狀 披針形 또는 廣卵形으로 되며 끝은 길고 뽀족하다. 2回羽狀複葉으로 葉身은 난상 긴 타원형으로 길이 30~60cm, 나비 20~30cm이고 아랫부분은 약간 좁으며 표면은 밝은 황록색이고 뒷면은 흰빛이 돈다. 羽片은 긴 타원상 피침형이고 끝이 뽀족하며 대가 짧다. 小羽片은 線狀 피침형으로 낫 모양으로 약간 굽으며 가장자리에 톱니가 있고 끝이 뽀족하며 밑부분에 대가 있고 양쪽 밑이 귀 모양으로 되어 있다. 윗부분의 羽片은 다소 짧아지면서 胞子囊群이 윗면 全體에 달리고 苞膜이 둥글며 胞子囊群이 달렸던 羽片은 먼저 시들어진다. 양지 바른 灌木숲속에서 자라며 중부·남부·제주도·울릉도 등지에 분포한다.
【處方用名】根莖 및 葉이 熊蕨根이다.

熊蕨根(웅궐근)〈國藥的藥理學〉: 비늘고사리의 根莖 및 잎이다.
〔成分〕 Filixic acid 등을 함유한다.
〔藥效 主治〕 蟯蟲의 驅蟲劑가 된다. 綿馬의 代用品으로도 좋으며, 잎은 打撲을 치료하고 根莖은 痢疾을 치료한다.【用法 用量】5~7g을 달여서 服用한다. 또는 가루 내어 服用한다.

금털고사리 腫足蕨 *Hypodematium crenatum* (FORSK.) KUHN
(=*H. fauriei* for. *glandulospilosum* TAGAWA =*Polipodium crenatum* FORSK.)

多年生 草本으로 높이 20~60cm이고 根莖은 길게 옆으로 뻗으며 線狀 披針形의 褐色 鱗片이 密生한다. 잎은 隣接해서 나며 上下兩面에 柔毛가 密生하고 葉柄은 길이 10~25cm로 밑부분이 굵어지고 윤채가 있는 黃褐色 鱗片이 密生한다. 葉身은 4回羽狀複葉으로 灰綠色이며 卵狀 五角形으로 길이 10~25cm, 나비 6~13cm이다. 羽片은 좁은 卵形이며 밑부분에 긴 대가 있고 끝이 둔하며 最終裂片은 타원상 卵形으로 끝이 둥글고 가장자리는 밋밋하거나 波狀으로 서로 약간 겹쳐지기도 한다. 胞子囊群은 최종열편에 1~10개가 달리며 苞膜은 心臟形 또는 馬蹄形으로 크며 柔毛가 密生한다. 石灰岩이나 벽돌담 틈에서 자라며 蔚珍郡을 中心한 嶺南地方에 分布한다.【處方用名】全株가 黃鼠狼이다.

黃鼠狼(황서랑)〈貴州民間藥物〉腫足蕨: 금털고사리의 전그루(株)이며 年中 採取한다.
〔性味〕 味는 苦澁하고 性은 凉하며 小毒이 있다.

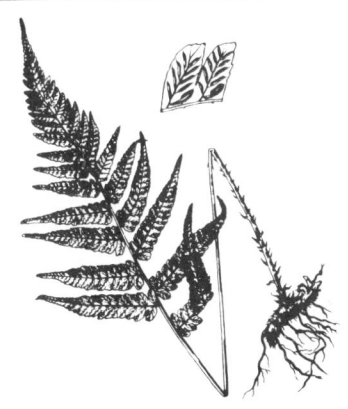
진고사리 日本雙蓋蕨
Diplazium japonicum

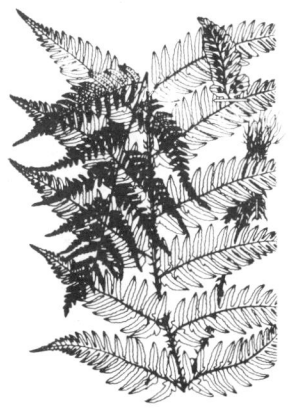
비늘고사리 狹頂鱗毛蕨
Dryopteris lacera

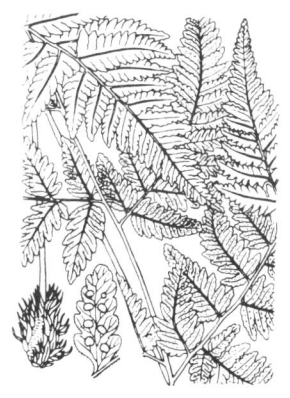
금털고사리 腫足蕨
Hypodematium crenatum

〔藥效 主治〕解毒, 淸火, 止血, 生肌의 效能이 있다. 瘡毒, 痢疾, 膿痂疹, 刀傷出血을 치료한다. 특히 全草는 赤白痢 치료에 卓效가 있다. 【處方例】 ① 瘡毒의 치료: 新鮮한 금털고사리의 잎과 줄기를 부드러워질 때까지 짓찧어 으깨서 患部에 바른다. ② 刀傷出血과 膿痂疹의 치료: 新鮮한 금털고사리의 根莖에 있는 鱗片을 患部에 바른다.

생이가래(槐葉蘋)과 Salviniaceae

물개구리밥 滿江紅 *Azolla imbricata* (ROXB.) NAKAI (=*Salvinia imbricata* ROXB.)

多年生 常綠草本으로 물 위에 떠서 자라며 거의 三角形 모양이고 根莖은 옆으로 뻗으며 羽狀으로 갈라지고 많은 수염뿌리가 물속으로 늘어져 있다. 잎은 小型으로 互生하며 가지에 두 줄의 기와 모양으로 配列되며 叢生하고 卵形으로 葉柄이 없다. 葉身은 綠色이지만 익으면 紅色이 되고 특히 겨울이 되면 그 색이 짙어지고, 표면에는 젖꼭지 모양의 많은 突起가 있고 뒷면에는 空腔이 있으며 콜로이드(colloid)質을 포함한다. 胞子果는 大小 2種이 있으며 쌍을 이루고 側枝 제1葉 밑에 생긴다. 大胞子果는 작으며 長卵形으로 속에 큰 胞子囊이 1개 있고 大胞子를 1개 內包하지만, 小胞子果는 크며 球形이고, 속에 작은 포자낭이 많으며 각각 64개의 小胞子를 함유한다. 논이나 연못, 호수의 물 위에 떠서 자라며 남부 및 제주도 등지에 분포한다. 【處方用名】 ① 全草는 滿江紅 ② 根은 滿江紅根이다.

❶ 滿江紅 (만강홍)〈本草綱目〉紅浮萍・草無根・水浮漂: 물개구리밥의 全草이며 여름에 따내서 햇볕에 말린다.

〔性味〕 味는 辛하고 性은 寒하며 無毒하다.

〔藥效 主治〕 發汗, 祛風, 透疹의 效能이 있다. 류머티즘으로 인한 疼痛, 風瘙癮疹, 痲疹透發不出(痲疹이 활짝 솟아나지 않은 것), 癬瘡, 火傷, 癰疽, 紅白의 風丹(水疱性 丹毒), 皮膚의 搔痒, 風癱(中風), 暴熱身痒을 치료하고 消渴을 멈추게 하며 風濕으로 인한 頑癬을 치료한다. 또 膏劑로도 쓰이며 바짝 졸인 液을 헝겊에 싸서 대면 이미 가라앉힌 痲疹이 돋아난다. 【用法

【用量】3～9g을 달여서 服用한다.〈外用〉煎液으로 患部를 씻거나 또는 濕布한다.

〔禁忌〕 表虛自汗인 者는 服用을 忌한다.

❷ 滿江紅根(만강홍근)〈貴州民間方藥集〉: 물개구리밥의 뿌리이다.

〔藥效 主治〕 潤肺, 止咳의 效能이 있다. 肺癆病(肺病)을 치료하고 또 發汗, 利尿하는 效能은 麻黃과 같은 것으로 알려져 있다.

생이가래 槐葉蘋 *Salvinia natans* (L.) ALL. (=*Marsilea natans* L.)

水生의 一年生 草本으로 줄기는 가늘고 길게 옆으로 뻗어 水面 전체를 덮어 버릴 정도로 퍼지며 털이 있다. 잎은 3개씩 輪生하며 2개는 對生하여 물위에 뜨고 中肋과 側脈이 있으나 1개는 물속에 잠겨 잘게 갈라져서 양분을 흡수하는 뿌리의 역할을 한다. 물위에 떠 있는 잎은 葉柄이 짧고 中軸 좌우에 羽狀으로 배열되며 타원형으로 길이 8～12 mm, 나비 5～6 mm이고 끝이 둥글며 밑부분은 원형이거나 心臟形이며 가장자리는 밋밋하고 표면은 연한 녹색으로 側脈에 잔털이 있고 뒷면은 褐色으로 透明한 털이 있다. 9～12 月에 물속에 잠기고, 갈라진 잎 밑부분에서 작은 가지가 갈라지며 털로 덮인 주머니 같은 것이 생기고 그 안에서 크고 작은 胞子囊이 형성된다. 연못, 늪, 논 등의 물위에 떠서 자라며 중부·남부 및 제주도 등지에 分布한다.【處方用名】全草가 蜈蚣萍이다.

蜈蚣萍(오공평)〈本草綱目拾遺〉槐葉蘋: 생이가래의 全草이다.

〔性味〕 味는 苦하고 性은 平하다.

〔藥效 主治〕 淸熱, 除濕, 解毒, 活血, 消腫, 止痛의 效能이 있다. 勞熱(結核性 發熱), 浮腫, 疔瘡, 濕疹, 火傷, 癰腫, 疔毒, 瘀血積痛을 치료한다.【用法 用量】15～30g을 달여서 服用한다.〈外用〉짓찧어서 바르거나 달인 물로 熏洗한다.

실고사리(海金沙)과 Schizaeaceae

실고사리 海金沙 *Lygodium japonicum* (THUNB.) SW. (=*Ophioglossum japonicum* THUNB.)

덩굴性의 多年生 草本으로 길이 1～4m이며 根莖은 가늘고 地下에서 옆으로 뻗으며 검은 색으로 윤택이 있고 잔털로 뒤덮여 있다. 잎은 1～2회 羽狀複葉이며 양면은 모두 잔털로 덮여 있고, 잘 자란 羽片은 卵狀 三角形으로 길이 12～20 cm, 나비 10～16cm이고 小葉은 卵狀 披針形으로 가장자리는 톱니 모양이거나 불규칙하게 갈라져 있다. 發育이 잘 안 된 羽片은 뾰족한 三角形으로 보통 잘 자란 羽片과 비슷하지만 때로는 1回羽狀複葉으로 小葉은 廣線形이거나 밑부분이 불규칙한 小片으로 갈라진 것도 있다. 胞子囊은 잘 자란 羽片의 뒷면에 달리고 小羽片의 톱니와 裂片 끝에 穗狀으로 配列된다. 苞膜은 鱗片 모양이며 1개의 苞膜에 1개의 胞子囊이 있는데, 포자낭은 대부분 여름과 가을에 생긴다. 산비탈이나 풀숲 속에서 다른 물체를 감아 올라 가면서 자라며 제주도, 全羅道, 慶南에 分布한다.【處方用名】① 全草는 海金沙草 ② 成熟한 胞子는 海金沙 ③ 根과 根莖은 海金沙根이다.

생이가래 Salvinia natans 실고사리 Lygodium japonicum —83—

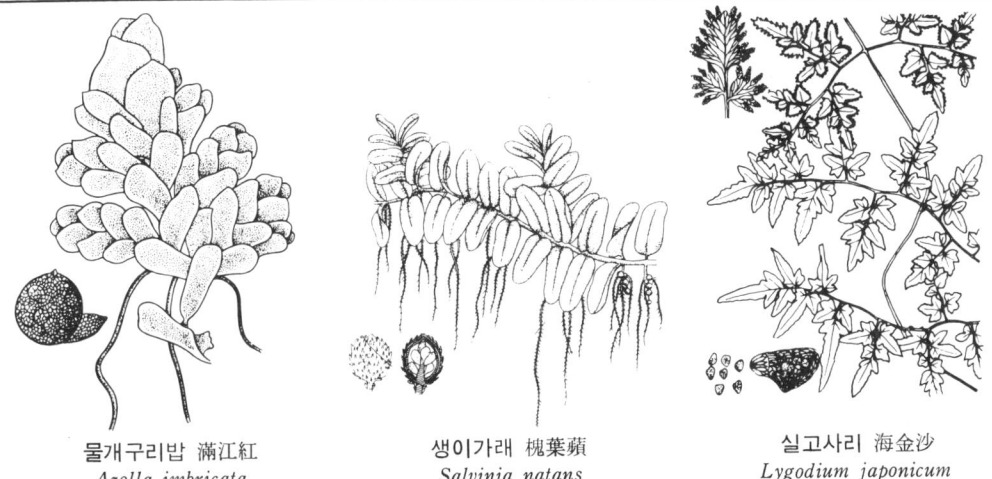

물개구리밥 滿江紅
Azolla imbricata

생이가래 槐葉蘋
Salvinia natans

실고사리 海金沙
Lygodium japonicum

❶ **海金沙草** (해금사초)〈本草綱目〉竹園荽・迷離網・斑鳩窩・左篆藤・金線風・破網巾・黃金塔・左轉藤・海金沙： 실고사리의 全草로 8~9月에 採取한다.

〔性味〕 味는 甘하고 性은 寒하며 無毒하다.

〔成分〕 덩굴에는 amino acids, 糖類, flavonoid 配糖體와 phenol 類가 함유되어 있으며 잎에는 flavonoid 類가 함유되어 있다.

〔藥效 主治〕 淸熱, 解毒, 利水, 通淋의 效能이 있다. 尿路感染症, 尿路結石, 白濁帶下, 腎炎으로 因한 水腫, 濕熱黃疸, 感氣로 因한 發熱, 咳嗽, 咽喉腫痛, 腸炎, 痢疾, 火傷, 丹毒을 치료한다. 특히 淋病으로 熱痛이 있는 것과 小便不利, 筋肉 및 深部의 疼痛을 치료하고 百日咳를 치료한다.【用法 用量】24~30g (新鮮한 것이면 30~90g)을 달이거나 가루 내어 服用한다.〈外用〉煎液으로 씻거나 짓찧어서 바른다.

❷ **海金沙** (해금사)〈嘉祐本草〉海金砂： 실고사리의 成熟胞子이다. 立秋 前後해서 胞子가 成熟할 때 採取하는데 늦거나 빠르면 脫落하기 쉬우므로 주의를 要한다. 맑은 날 새벽녘 이슬이 마르기 前에 줄기와 잎을 잘라서 襯紙나 헝겊으로 만든 바구니에 넣어 바람을 피해서 햇볕에 말린다. 그 후 손으로 비벼서 잎 뒤에 붙은 胞子를 떨어 내고 고운 체로 쳐서 줄기와 잎을 제거한다.

〔性味 歸經〕 味는 甘淡하고 性은 寒하며 無毒하다. 小腸, 膀胱經에 들어간다.

〔成分〕 脂肪油를 함유하는 외에 일종의 水溶性 成分인 lygodin을 함유한다.

〔藥效 主治〕 淸凉性 消炎利尿劑로서 淸熱, 解毒, 利水, 通淋의 效能이 있다. 尿路感染, 尿路結石, 白濁, 白帶, 肝炎, 腎炎水腫, 咽喉腫痛, 流行性耳下腺炎, 腸炎, 痢疾, 皮膚濕疹, 帶狀疱疹, 濕熱腫滿, 小便熱淋, 膏淋, 血淋, 石淋, 陰莖痛을 치료하며 熱毒氣를 푼다. 肝炎, 腎性浮腫, 皮膚濕疹, 水痘, 血尿, 急性으로 發熱症狀을 수반하는 齒痛, 喉蛾(急性扁桃腺炎), 白喉(주로 디프테리아), 小兒疳積을 치료한다.【用法 用量】4.5~9g을 달이거나 가루 내어 服用한다.

〔禁忌〕 小便不利 및 腎水의 眞陰不足으로 因한 諸淋者, 腎臟의 眞陽不足인 者는 使用을 忌한다.

❸ **海金沙根**(해금사근)〈貴州民間方藥集〉： 실고사리의 뿌리와 根莖이며 8~9月에 採取한다.

〔性味〕 味는 甘淡하고 性은 寒하며 無毒하다.

〔藥效 主治〕 淸熱, 解毒, 利濕, 消腫의 效能이 있다. 肝炎, 日本腦炎, 急性胃腸炎, 黃疸型 肝炎, 濕熱腫滿, 淋病을 치료한다. 興奮强壯劑로 使用되며 虛弱을 補할 수가 있으며 癆咳를 치료하고 打撲傷, 筋骨痛, 流行性感氣 등으로 인한 熱狂, 陰莖痛을 치료한다.【用法 用量】新鮮한 것 30~60g을 달여서 服用한다.

일엽아재비과 Vittariaceae

일엽아재비(다시마고사리) 書帶蕨 *Vittaria flexuosa* FÉE (= *V. japonica* MIQ.)

樹皮에 붙어사는 多年生 常綠草本으로 根莖은 짧게 옆으로 뻗으며 鱗片이 密生한다. 鱗片은 좁은 披針形으로 黑褐色이며, 가는 수염뿌리가 密生한다. 잎은 叢生하며 葉身은 線形으로 길이 30~40 cm, 나비 3~8 cm로 두꺼우며 끝이 뾰족하고 밑으로 내려갈수록 좁아져서 짧은 葉柄을 이룬다. 中央脈은 잎의 표면에서는 좁은 홈으로 되어 있지만 뒷면에서는 약간 튀어나오고 가장자리는 밋밋하며 뒤로 말려 있다. 胞子囊群은 線形이며 葉肉 속에 깊이 들어가 있고 잎 가장자리를 따라 오목한 홈 속에 연속해서 달리며 뒤로 말린 잎가장자리가 그 일부를 덮기도 한다. 胞子囊 사이에는 線毛 비슷한 털이 있다. 숲속 바위 또는 樹皮에 붙어서 자라며 제주도에 분포한다.【處方用名】全草가 書帶蕨이다.

書帶蕨(서대궐)〈天目山藥植志〉: 일엽아재비의 全草이다.

〔藥效 主治〕 淸熱, 明目의 效能이 있다. 小兒의 急性驚風, 婦人의 乾血癆, 目翳(角膜白斑, 角膜薄翳)를 치료하며 筋骨을 튼튼케 한다.【用法 用量】全草 30~90g에 紅糖을 가해서 달여 空腹에 마신다. 全草를 그대로 달여서 服用하기도 한다.

풀고사리(裏白)과 Gleicheniaceae

발풀고사리 芒萁 *Dicranopteris dichotoma* (THUNB.) BERNH.
  (= *Polypdium dichotomum* THUNB. = *Gleichenia dichotoma* THUNB.)

多年生 常綠草本으로 높이 30~60 cm이고 根莖은 가늘고 길게 옆으로 뻗으며 茶褐色 또는 褐色의 鱗片 및 뿌리로 뒤덮여 있다. 잎은 드문드문 나며 葉柄은 길이 20~60 cm로 철사같이 딱딱하며 紫褐色의 潤彩가 있고 끝이 2개로 갈라져서 각각 1쌍의 羽片이 달리고 또 갈라지는 곳에서도 1쌍의 羽片이 달려 모두 6개의 羽片을 이룬다. 羽片은 긴 타원상 披針形이며 길이 20~30 cm, 나비 4~7 cm로 羽狀으로 깊게 갈라지며 끝이 뾰족하다. 裂片은 긴 線形으로 길이 3.5~5 cm, 나비 4~6 cm이며 끝은 鈍頭이고 가장자리는 밋밋하며 乾燥하면 약간 뒤로 말린다. 잎의 표면은 녹색의 윤채가 나며 뒷면은 회색이고 羽軸, 裂片軸과 함께 褐色의 鱗片으로 뒤덮여 있다. 胞子囊群은 主脈과 가장자리 중간에 한줄로 배열되며 苞膜은 없고 環帶가 옆으로 발달한다. 양지 바르고 건조한 斜面에서 群落을 지어 자라며 남부의 島嶼山地 및 제주도 등지에

일엽아재비 *Vittaria flexuosa*   발풀고사리 *Dicranopteris dichotoma*   고사리삼 *Botrychium ternatum*

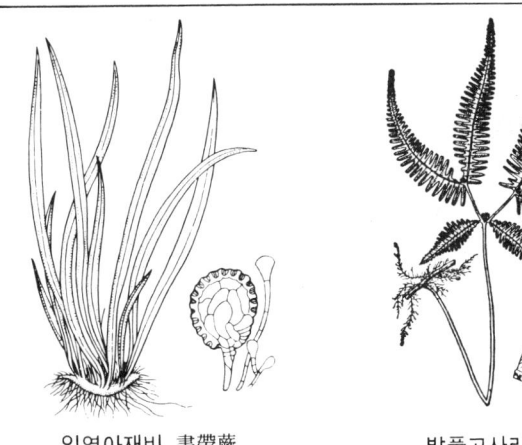

일엽아재비 書帶蕨
Vittaria flexuosa

발풀고사리 芒萁
Dicranopteris dichotoma

고사리삼 陰地蕨
Botrychium ternatum

分布한다.【處方用名】① 幼葉 또는 葉柄이 芒萁骨 ② 根莖이 芒萁骨根이다.

❶ 芒萁骨(망기골)〈福建草藥〉 芒萁: 발풀고사리의 어린 잎과 葉柄이며 일년내 採取가 가능하다.

〔性味〕 味는 苦하고 性은 平하다.

〔藥效 主治〕 活血, 氣行, 止血, 解熱, 利尿의 效能이 있다. 婦女崩帶, 尿道炎, 外傷出血, 燙傷, 刀傷出血, 傷處가 진무르는 것, 疝氣(Hernia)를 치료하며 새살이 나게 하는데 卓效하다. 【用法 用量】10~15g을 달여서 服用한다. 〈外用〉짓찧어서 바른다.

❷ 芒萁骨根(망기골근)〈福建民間草藥〉: 발풀고사리의 根莖이다.

〔性味〕 味는 甘하고 性은 平하다.

〔藥效 主治〕 淸熱, 利水의 效能이 있다. 濕熱臌脹, 小便淋瀝不快, 打撲傷을 치료한다. 가슴의 打撲傷 치료에는 술과 물을 각각 반석 또는 그것에 氷糖을 加하여 뭉근한 불에 달여서 服用하고 狂犬病 및 毒蛇에게 물린 傷處를 치료한다.【用法 用量】新鮮한 것 30~60g을 달여서 服用한다. 〈外用〉짓찧어서 바른다.【處方例】① 濕熱臌脹의 治療: 新鮮한 芒萁根莖 250g을 달여서 燒酒 適當量을 부어 아침 저녁으로 나눠서 服用한다. ② 小便淋瀝不快의 치료: 新鮮한 芒萁根 30g을 달여서 氷糖으로 調合해서 服用한다.

고 사 리 삼 目   Ophioglossales

고사리삼(瓶爾小草)과   Ophioglossaceae

고사리삼 陰地蕨 *Botrychium ternatum* (Thunb.) Sw. (=*Osmunda ternatum* Thunb.)

多年生 草本으로 높이 20cm 내외이며 根莖은 굵고 튼튼하며 多肉質이고 많은 纖維狀의 肉根이 사방으로 퍼진다. 잎은 곧추서고 葉柄은 밑에서 2개로 갈라져 1개는 裸葉이고 1개는 胞

子葉이 된다. 裸葉의 葉柄은 길이 3~8cm, 葉身은 三角形으로 길이 8~10cm, 나비 10~12cm 이며 3回羽狀으로 갈라진다. 最下部의 羽片이 가장 크고 긴 대가 있으며 긴 三角形을 이루지만 그 위의 各 羽片은 점차 대가 없어지고 披針形을 이룬다. 裂片은 긴 卵形 또는 卵形으로 나비 0.3~0.5cm이고 가장자리에 톱니가 있다. 胞子葉은 裸葉보다 훨씬 길고 윗부분이 잘게 갈라져서 각 가지에 좁쌀같은 胞子囊이 달리며 9~11月에 익는다. 햇볕이 잘 드는 숲속 기름진 곳이나 산골짜기 냇물가의 풀밭에서 자라며, 全國 산지에 분포한다. 【處方 用名】根이 달린 全草가 陰地蕨이다.

陰地蕨(음지궐)〈本草圖經〉一朵雲・花蕨: 고사리삼의 뿌리가 달린 全草이며 겨울 또는 봄에 뿌리째 뽑아서 깨끗이 씻어 햇볕에 말린다.

〔性味〕 味는 甘 苦하고 性은 凉하며 無毒하다.

〔藥效 主治〕 平肝, 淸熱, 鎭咳의 效能이 있다. 頭暈(현기증), 頭痛, 咳血, 驚癎, 火眼(急性結膜炎), 目翳(角膜混濁), 瘡瘍腫毒, 流行性感氣, 吐血을 치료한다.【用法 用量】6~12g(新鮮한 것은 15~30g)을 달여서 服用한다.〈外用〉짓찧어서 바른다.

늦고사리삼 蕨萁 *Botrychium virginianum* (L.) Sw. (=*Osmunda virginiana* L.)

多年生 草本으로 높이 30~50cm이고 根莖은 짧고 곧추서며 肉質狀의 많은 뿌리가 叢生하며 마르면 褐色 또는 暗褐色이 된다. 잎은 15~30cm 높이에서 裸葉과 胞子葉으로 갈라진다. 裸葉은 넓은 三角形으로 거의 葉柄이 없고 얇은 革質이며 길이 15~20cm, 나비 25~30cm로 3~4回羽狀으로 갈라진다. 2회 小羽片은 披針狀의 짧은 圓形으로 거의 對生하고, 最終 小羽片은 披針狀 短圓形으로 羽狀으로 얕게 갈라지며 裂片은 좁고 길다. 胞子葉은 裸葉의 밑부분에서 길게 뻗어 裸葉보다 길고 胞子囊穗는 圓錐花序狀으로 모여 있으며 길이 6~16cm로 첫째 羽片이 갈라진 곳에서 곧추 자라면서 윗부분이 3~4회 갈라지고 각 가지에 좁쌀같은 胞子囊이 달린다. 햇볕이 잘 드는 숲속에서 자라며 제주도 및 京畿道(광릉), 江原道에 分布한다.【處方用名】根이 달린 全草가 春不見이다.

春不見(춘불견)〈陝西中草藥〉蕨萁: 늦고사리삼의 뿌리가 달린 全草로 봄과 겨울에 採取하여 햇볕에 말리거나 날것으로 服用한다.

〔性味〕 味는 苦 澀하고 性은 凉하다.

〔藥效 主治〕 淸熱, 解毒, 平肝, 散結, 補虛潤肺, 止咳化痰의 效能이 있다. 肺癰, 結膜炎, 勞傷, 蛇咬傷, 瘰癧, 咳嗽, 病後 聲啞(목소리가 나지 않는 것)를 치료한다.【用法 用量】6~10g을 달여서 服用한다.〈外用〉짓찧어서 바른다.

나도고사리삼 瓶爾小草 *Ophioglossum vulgatum* L.

多年生 草本으로 높이 7~20cm이고 根莖은 짧고 곧으며 밑에서 약간 굵은 뿌리가 퍼지고 위에서 해마다 잎이 1개씩 나온다. 營養葉은 1개로 길이 6~12cm, 나비 3~7cm로 끝은 둔하거나 약간 뾰족하며 밑부분은 짧은 쐐기형이고 가장자리는 밋밋하며 약간 多肉質이다. 葉脈은 그

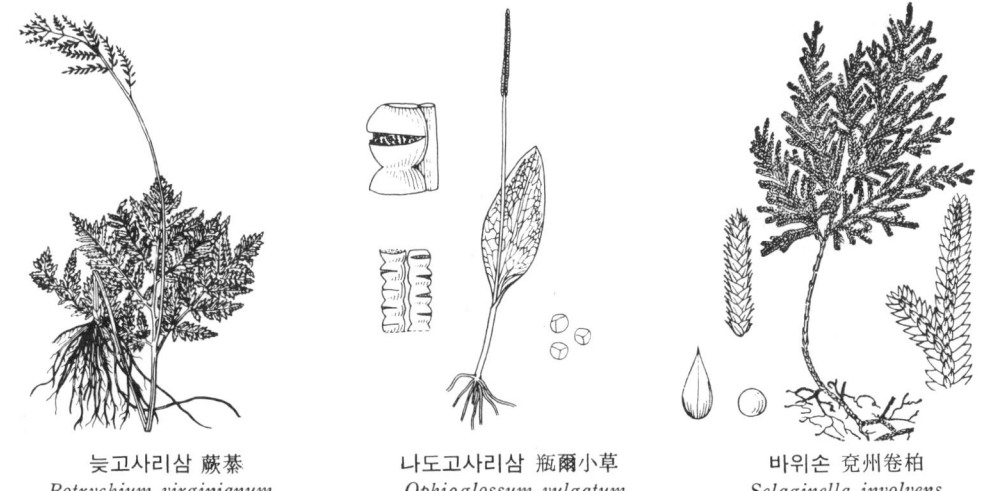

늦고사리삼 蕨薓	나도고사리삼 瓶爾小草	바위손 兗州卷柏
Botrychium virginianum	*Ophioglossum vulgatum*	*Selaginella involvens*

물 모양이고 中央脈 양쪽 가는 두 줄의 脈과 中央脈은 平行한다. 胞子葉은 초여름에 營養葉의 잎 사이에서 뻗어 나오며 길이는 營養葉의 약 2배가 된다. 胞子囊은 10∼15쌍으로 두 줄로 配列되며 穗狀을 이루고 성숙할 때는 옆으로 갈라진다. 胞子는 겉에 그물맥이 발달하기 때문에 가장자리에 突起가 있는 것처럼 보인다. 陰濕한 山地, 냇가나 도랑가에서 나며 제주도에 분포한다. 【處方用名】全草가 瓶爾小草이다.

瓶爾小草(병이소초)〈植物名實圖考〉: 나도고사리삼의 全草이며 여름과 가을에 採取하여 깨끗이 씻어서 햇볕에 말리거나 또는 新鮮한 것을 使用한다.

〔性味 歸經〕 味는 甘하고 性은 平하다. 肺經에 들어간다.

〔成分〕 잎은 3-o-methylquercetin-7-o-diglucoside-4-o-glucoside 를 함유한다.

〔藥效 主治〕 淸熱, 凉血, 鎭痛, 解毒의 效能이 있다. 肺熱咳嗽, 勞傷, 吐血, 肺癰, 黃疸, 胃痛, 痧症으로 인한 腹痛, 淋濁, 癰腫瘡毒, 뱀이나 벌레에 의한 咬傷, 打撲傷을 치료한다. 또 血을 돌게 하고, 肺火를 맑게 하며 肺結核, 心痛(神經性疼痛), 風氣(감기), 傷力, 咳嗽, 喀血, 腫毒을 치료한다. 【用法 用量】10∼15g을 달이거나 또는 가루 내어 服用한다. 〈外用〉짓찧어서 바르거나 또는 가루를 調合해서 바른다.

석 송(石松)綱 Lycopodiales

부 처 손(卷柏)目 Selaginellales

부 처 손(卷柏)과 Selaginellaceae

바 위 손 兗州卷柏 *Selaginella involvens* (Sw.) SPRING (=*Lycopodium involvens* Sw.)

多年生 草本으로 비늘같은 잎으로 덮인 地下莖이 땅속이나 이끼 사이로 뻗으면서 地上으로 나

와 곧추 자란다. 높이는 15～45 cm이고 원줄기는 곧추서며, 아랫부분은 圓柱形으로 연한 黃褐色을 띤다. 잎은 기와 모양으로 배열되어 있으며 卵狀 타원형으로 끝이 뾰족하고 밑부분은 心臟形을 이루며 윗부분에서는 3回羽狀으로 갈라지고 小枝는 잎이 密生하여 네 줄로 配列되어 있다. 표면에 달린 잎은 끝이 뾰족하며 윗가장자리에 잔톱니가 있고 뒷쪽에 달린 잎은 卵形이며 표면에 中肋이 나타나고 가장자리에 잔톱니가 있다. 胞子囊穗는 小枝 끝에 1개씩 달리며 네모지고 길이 4～20 mm이다. 胞子葉은 卵狀 三角形으로 끝은 뾰족하고 길이 1 mm 정도로 밑 가장자리에 잔톱니가 있다. 山地의 岩壁 위에서 자라며 제주도 및 全國 각지에 分布한다. 【處方用名】全草가 兗州卷柏이다.

兗州卷柏(연주권백)〈本草圖經〉: 바위손의 全草이며 가을에 채취한다.

〔性味 歸經〕 味는 辛하고 性은 平하다. 肺, 肝, 心, 脾經에 들어간다.

〔成分〕 Trehalose를 함유한다.

〔藥效 主治〕 凉血, 止血, 化痰, 平喘, 利水, 消腫의 效能이 있다. 吐血, 鼻出血, 脫肛下血, 痰嗽, 哮喘, 黃疸, 水腫, 淋病, 帶下, 燙傷, 肺癰膿血, 肺癆(肺結核), 勞損, 痄積을 치료한다. 【用法 用量】9～15 g (新鮮한 것은 30～60 g)을 달여서 服用한다. 〈外用〉짓찧어서 바르거나 가루 내어 調合해서 바른다.

〔禁忌〕 濕熱이 없는 者는 使用에 주의를 要한다.

부 처 손   卷柏 *Selaginella tamariscina* (BEAUV.) SPRING
(=*Stachygynandrum tamariscinum* BEAUV.)

多年生 草本으로 높이 5～15 cm이고 원줄기는 짧거나 길며 곧추서고 밑에 많은 擔根體와 수염뿌리가 엉켜 줄기처럼 형성된 끝에서 가지가 사방으로 퍼진다. 가지는 평면으로 갈라져 피지거나 2～3回羽狀으로 갈라져 퍼지며 건조할 때는 안으로 말려서 공처럼 되고 습기가 있으면 다시 퍼진다. 잎은 작고 기와 모양으로 배열해서 네 줄로 밀생한다. 側葉은 卵狀 針形으로 길이 약 3mm이고 밑부분은 龍骨狀으로 끝에 긴 까끄라기가 있고 가장자리에 잔톱니가 있다. 胞子囊穗는 가지끝에 1개씩 달리며 네모지고 胞子葉은 卵狀 三角形으로 가장자리에 잔톱니가 있고 끝에 긴 까끄라기가 있다. 胞子囊은 腎臟形이며 큰 것과 작은 것이 있다. 건조한 山地의 岩壁 위에서 자라며 全國 각지에 分布한다. 【處方用名】全草가 卷柏이다.

卷 柏(권백)〈神農本草經〉: 부처손의 全草로 봄과 가을에 採取하며, 봄에 採取한 것으로 綠色이며 質이 보드라운 것이 좋다. 채취 후 수염뿌리를 제거하고 根莖을 약간 남겨서 진흙을 떨어 내고 햇볕에 말린다. 【修治】《卷柏炭》깨끗한 卷柏을 採取해서 냄비에서 바깥쪽이 褐色으로 안쪽이 엷은 褐色으로 될 때까지 강한 불로 볶아서 淸水를 뿌린 다음 꺼내서 햇볕에 말린다.

〔性味 歸經〕 新鮮한 채로 사용하면 味는 辛하고 性은 平하며, 볶아서 사용하면 味는 辛하지만 性은 溫하다. 足의 厥陰, 少陰의 血分으로 들어 간다.

〔成分〕 Flavone, phenol 性 成分, amino acids, trehalose 등의 多糖類, 소량의 tannin을 함

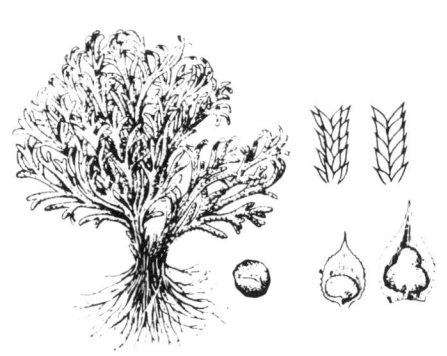

부처손 卷柏
Selaginella tamariscina

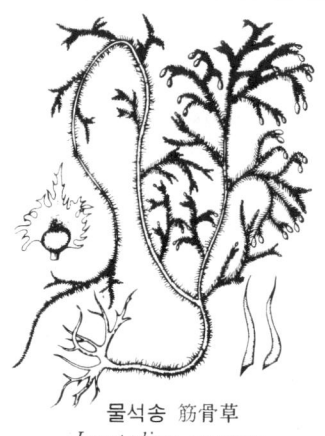

물석송 筋骨草
Lycopodium cernnum

유한다. Flavone 成分에는 apigenin, amentoflavone, hinokiflavone 과 isocryptomerin 이 있다.

〔藥效 主治〕 生으로 使用하면 破血, 볶아서(炒) 사용하면 止血하는 效能이 있다. 生으로 사용하면 月經閉止, 癥瘕(腹中의 硬結), 打撲傷, 腹痛, 哮喘(喘息)을 치료하고 볶아서 사용하면 吐血, 血便, 血尿, 脫肛을 치료한다. 【用法 用量】 2~10g을 달여서 服用한다. 또는 술에 담갔다가 服用하거나 丸劑, 散劑로 使用한다. 〈外用〉 짓찧어서 바르거나 가루 내어 撒布한다.

〔禁忌〕 姙婦의 服用은 忌한다. 瘀血이 없거나 瘀血이 원인으로 病이 들지 않은 者는 경솔하게 사용하는 것을 忌한다.

석 송(石松)과 Lycopodiaceae

물 석 송 筋骨草・垂穗石松 *Lycopodium cernnum* L.

多年生 草本으로 회색의 수염뿌리가 있으며 원줄기는 곧추서고 밑부분에는 길이 30~50cm 에 달하는 포복경이 뻗는다. 잎은 드문드문 달리며 螺旋狀으로 배열되며 보통 아래를 향하여 굽어 있다. 側枝는 여러 갈래 또는 두 갈래로 갈라지며 곧추서거나 밑으로 늘어져 있고, 分枝에는 線狀 披針形의 잎이 密生하는데 보통 위를 향하여 굽어 있으며 가장자리는 밋밋하다. 胞子囊穗는 가지끝에 1개씩 달리며 타원형 또는 圓柱形으로 길이 8~20mm 이고 황색을 띠며 밑으로 늘어져 있다. 胞子葉은 기와 모양으로 배열되어 있으며 넓은 卵圓形으로 끝이 뾰족하고 가장자리는 긴 눈썹 모양으로 뻗어 있다. 胞子囊은 圓形으로 葉脈에 달려 있고, 胞子는 4面體의 球形으로 그물 모양의 무늬가 있다. 溪谷 주변이나 숲속의 양지 바른 바위에서 자라며 제주도에 分布한다. 【處方用名】 全草가 鋪地蜈蚣이다.

鋪地蜈蚣 (포지오공) 〈福建民間草藥〉 筋骨草・小伸筋・過山龍・水杉・垂穗石松: 물석송의 全草이며 7~9월에 채취하여 진흙이나 挾雜物을 제거하고 햇볕에 말린다.

〔性味 歸經〕 味는 甘하고 性은 平하다. 肝, 脾, 腎經에 들어간다.

〔成分〕 全草는 cernuine, lycocernuine, nicotine 등 多種의 alkaloid 와 cernoside, β-sitosterol, stigmasterol, campesterol 및 triterpenoids, serratenediol, serratriol, 21-episerra(tene)trinol, α-onocerin 등의 醋酸 ester를 함유한다.

〔藥理〕 全草는 in vitro에서 어떤 種類의 細菌을 억제할 수가 있다. 아프리카에서는 煎劑가 腹瀉(下痢), 痢疾 치료에 쓰이고 있다.

〔藥效 主治〕 祛風濕, 舒筋, 活血, 止血의 效能이 있다. 류머티즘으로 인한 痺痛과 痲痺, 肝炎, 痢疾, 風疹, 赤目, 吐血, 鼻出血, 血便, 打撲傷, 燙火傷을 치료한다. 小兒를 煎液으로 목욕시키면 瘡毒이나 濕痒(濕疹)이 생기지 않는다. 또 鎭咳, 消炎, 解毒하며 風火眼痛(流行性 急性 結膜炎과 痛症), 鷄盲(夜盲)을 치료한다. 【用法 用量】 6～15g (新鮮한 것은 30～60g)을 달여서 服用한다. 〈外用〉 煎液으로 씻거나 가루 내어 調合해서 바른다.

〔禁忌〕 姙婦는 服用을 忌한다.

석 송 石松 *Lycopodium clavatum* L. var. *nipponicum* NAKAI (＝*L. clavatum* LINNE)

多年生 常綠草本으로 원줄기는 地面으로 길게 뻗으면서 가지가 사방으로 갈라지고 잎이 드문드문 달린다. 가지는 옆으로 비스듬히 자라다가 두 개씩 갈라지면서 곤추서며 잎이 빽빽하게 달린다. 잎은 針形으로 길이 3～4mm, 나비 0.5～1.0mm로 비스듬히 퍼지지만 끝부분이 약간 안으로 오그라들며 끝에는 떨어지기 쉬운 까끄라기 모양의 긴 꼬리가 있다. 胞子囊穗의 길이는 2.5～5cm로 대가 있으며 보통 2～6개가 가지 윗부분에 着生한다. 胞子葉은 卵狀 三角形으로 끝은 날카로우며 뾰족한 꼬리가 있고 가장자리에는 불규칙한 톱니가 있다. 胞子囊은 腎臟形으로 연한 黃褐色을 띠며 胞子와 같은 모양을 이룬다. 胞子는 7～8月에 成熟한다. 어느 정도 햇볕이 들어 오는 숲속에서 자라며 全國에 分布하나 특히 한라산·설악산·흑산도·울릉도가 알려져 있다. 【處方用名】 ① 根이 달린 全草는 伸筋草 ② 胞子는 石松子이다.

❶ 伸筋草 (신근초) 〈分類草藥性〉 石松·過山龍·寬筋藤·火炭葛 : 석송의 뿌리가 달린 全草이다. 여름에 뿌리째 뽑아서 泥土, 挾雜物을 깨끗이 제거하고 햇볕에 말린다.

〔性味 歸經〕 味는 苦辛하고 性은 溫하다. 肝, 脾, 腎經에 들어 간다.

〔成分〕 全草는 lycopodine, clavatine, clavolonine, fawcettiine, lycodoline 등의 alkaloid, vanillic acid, ferulic acid, azelaic acid 등의 酸性物質(乾燥品의 0.08%를 차지한다), α-onocerin, clavatol, lycoclavanol, lycoclavanin, 16-oxoseratenediol 등의 triterpenoids를 함유한다.

〔藥理〕 石松의 水浸劑는 枯草의 浸劑를 피하주사를 해서 發熱한 토끼에 대해서 降溫作用이 있었다. 그 유효성분은 lycopodine, clavatine, clavatoxine 이지만 後 2 者의 毒性은 lycopodine 보다 약하다.

Lycopodine은 適量이면 痲醉를 한 고양이의 血壓을 높이지만 30mg의 靜脈注射로 血壓을 급격히 降下시켰다는 보고도 있다. 개구리 心臟의 收縮力에 대해서는 증강 作用이 있고, 토끼, Rat, Guinea pig의 子宮에 대해서는 興奮作用이 있다. 토끼에게 30～50mg/kg을 靜脈注射하면 降溫作用이 있지만 抗菌 및 抗말라리아作用은 없다. Mouse에 대한 靜脈注射의 LD_{50}은 27.58±1.16mg/kg이고, 腹腔注射에서는 78mg/kg이다. 中毒症狀으로는 活動過度, 强直性·間代

性痙攣, 痲痺, 窒息 등이 있다. Clavatine의 中毒量은 고양이는 0.05g/kg, 토끼 및 Rat는 0.1～0.2g/kg이다. 어떤 보고에 따르면 石松에는 利尿・尿酸排出을 증진시키는 작용이 있고, 더욱이 小兒의 痙攣性尿閉 및 便秘 등을 解除한다고 한다.

〔藥效 主治〕 祛風, 散寒, 除濕, 消腫, 舒筋, 活血의 效能이 있다. 風寒으로 인한 濕痺, 關節의 酸痛, 皮膚痲木, 四肢軟弱, 水腫, 打撲傷, 오래된 風痺症, 脚膝疼冷, 氣力衰弱을 치료하며, 胸中의 痞滿, 橫膈의 氣를 없애고, 翌日까지 胃中에 남아 있는 飮食을 내리게 하고 오래된 腹中의 堅積을 가시게 한다. 술에 담갔다가 마시면 舒筋, 活絡, 根은 氣結로 인한 疼痛, 損傷, 金瘡內傷, 帶狀疱疹(헤르페스 Herpes), 月經不順을 치료하며, 祛痰하고 止咳하며 止痛하는 효력이 있다. 【用法 用量】9～15g을 달여서 또는 술에 담가 服用한다. 〈外用〉 짓찧어서 바른다.

〔禁忌〕 姙婦 및 出血이 過多한 者는 服用을 忌한다.

❷ 石松子(석송자)〈現代實用中藥〉: 石松의 胞子로 7～9月에 胞子囊이 완전히 성숙하지 않았을 때 또는 아직 胞子囊이 열리지 않았을 때 채취하여 防水가 된 헝겊을 깔고 햇볕에서 말린 후 심하게 흔들어서 胞子를 떨어 내고 체로 쳐서 使用한다.

〔成分〕 석송자(胞子)는 脂肪油 約 50%를 함유한다. 油分의 主成分은 9, 10-dihydroxystearic acid(lycopodium oleic acid, 80～86%) 및 多種의 不飽和脂肪酸의 glyceride이다. 또 胞子 중에는 cellulose(10～15%), xylan(10%), protamine이 함유되어 있다.

〔藥理〕 胞子를 1日 1g씩 계속해서 2日 經口投與하면 卵巢를 切除한 Rat에 發情期가 나타난다. Chloroform 抽出物에는 女性호르몬과 같은 作用이 있다.

〔藥效 主治〕 撒布劑로 해서 皮膚의 糜爛을 치료한다. 술에 담그면 强壯劑가 되며, 甘草와 함께 服用하면 止咳할 수가 있다.

비늘석송 地刷子石松 *Lycopodium complanatum* L.

多年生 草本으로 원줄기는 길게 地上으로 뻗고 비늘같은 잎이 드문드문 달린다. 가지는 互生하며 비스듬히 서면서 두 갈래로 연속적으로 갈라져 부채꼴을 이루며 높이 30～40cm로 자란다. 小枝는 편평하며 잎과 더불어 지름 3～4mm이며 표면은 녹색, 뒷면은 연한 녹색을 띤다. 잎은 거의 十字對生으로 네 줄로 배열되고 밑부분은 길게 뻗어 가지에서 맞붙고 끝은 가시처럼 뾰족하다. 側葉은 鱗片狀의 針形으로 비스듬히 퍼지거나 곤추 달리며 안으로 약간 구부러지고 뒤에 달린 잎은 線狀 披針形이며 양쪽 잎 사이에 끼어 있다. 앞에 달린 잎은 맞붙어서 針狀의 小突起로 퇴화된다. 胞子葉은 넓은 卵形으로 끝이 뾰족하고 가장자리에는 불규칙한 작은 톱니가 있다. 胞子囊은 圓腎形, 胞子는 四面體 球形으로 그물 무늬와 小突起가 있다. 추운 지방 높은 山의 疎林 밑이나 양지 바른 비탈에서 자라며 제주도 및 전국의 高山地에 분포한다. 【處方用名】 全草가 過江龍이다.

過江龍 (과강룡) 〈滇南本草〉 蒲地虎・地蜈蚣・地刷子: 비늘석송의 全草이다.

〔性味〕 味는 辛하고 性은 大溫하다.

석 송(石松)과 Lycopodiaceae

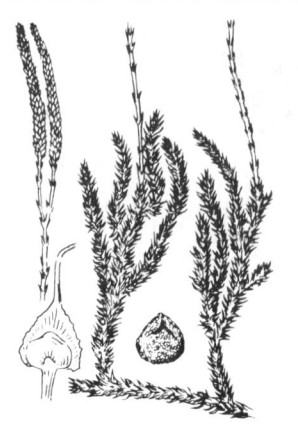
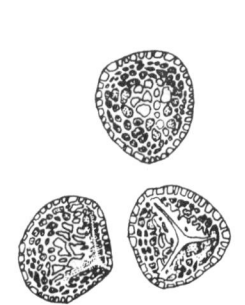
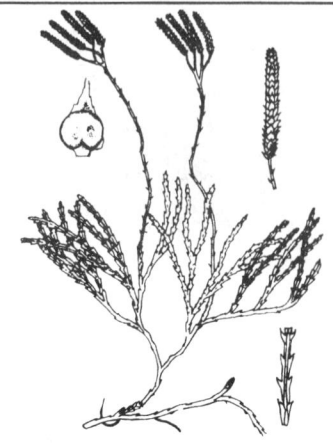

석 송 石松　　　　　　石松子藥材　　　비늘석송 地刷子石松
Lycopodium clavatum var. *nipponicum*　　　　　　　　*Lycopodium complanatum*

〔成分〕 Lycopodine, complanatine, α-obscurine 등 alkaloid 및 triterpenoid 成分의 serratenediol 과 tohogenol 을 함유한다.

〔藥效 主治〕 疏風, 勝濕, 舒筋, 活絡, 利尿, 散瘀의 效能이 있다. 류머티즘으로 因한 痲痺, 筋骨의 疼痛, 淋病, 打撲傷을 치료한다. 【用法 用量】 4.5~9g 을 달여서 또는 술에 담가 服用한다.

만년석송 玉柏 *Lycopodium obscurum* L.

多年生 草本으로 地下莖은 가늘고 덩굴性이며 地上莖은 높이 20~40cm 로 곧추섰고 윗부분은 가지가 많이 갈라져서 무성하며 다시 몇 번씩 부채꼴로 갈라진다. 小枝는 길이 3~7cm 이고 잎과 더불어 지름 4~7mm 이고 잎은 보통 6 줄이고 針狀 披針形으로 두껍고 끝은 뽀족하며 가장자리는 밋밋하며 길이 2~4mm 이다. 胞子囊穗는 小枝끝에 1 개씩 달리며 圓柱形으로 길이 5~8cm 이고 黃褐色을 띤다. 胞子葉은 廣卵圓形으로 끝이 뽀족하고 가장자리에는 불규칙하고 거친 톱니가 있다. 胞子囊은 胞子葉 곁에 달리며, 胞子는 四面體 球形이다. 깊은 山地의 숲속에서 자라며 중부·북부지방에 分布하며 한라산·지리산·설악산 등 고산지에 분포한다. 【處方用名】 全草가 玉柏이다.

玉 柏(옥백)〈名醫別錄〉 玉遂·千年柏·萬年松 : 만년석송의 全草이다.
〔性味〕 味는 酸하며, 性은 溫하고 無毒하다.
〔藥效 主治〕 益氣, 止渴의 效能이 있다. 風血, 風瘤를 치료하려면 오래된 根莖을 술에 담가 服用한다. 【用法 用量】 6~15g 을 달여서 服用한다. 또는 술에 담가 마신다.

좀다람쥐꼬리 卷柏狀石松 *Lycopodium selago* L.

多年生 常綠草本으로 높이 10~30cm 이고 줄기는 곧추섰거나 비스듬히 자라며 두 갈래로 갈라진다. 葉身은 나선 모양으로 着生하며 線狀 披針形으로 끝은 점차 좁아져서 뽀족해지며 가장

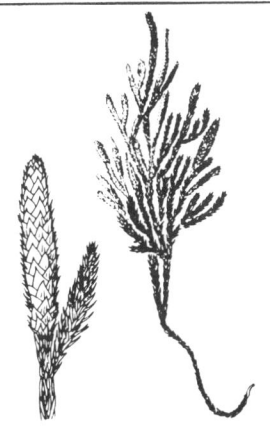
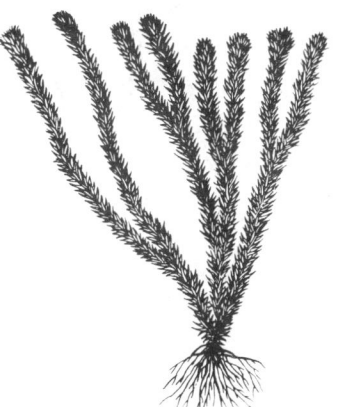
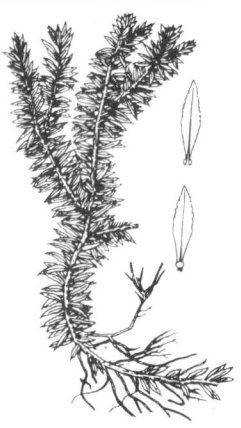

만년석송 玉柏
Lycopodium obscurum

좀다람쥐꼬리 卷柏狀石松
Lycopodium selago

뱀 톱 千層塔
Lycopodium serratum

자리에는 드문드문 톱니가 있거나 밋밋하고 質이 단단하다. 가지 윗부분의 葉腋에는 늘 腋芽가 달린다. 胞子囊穗는 불명확하며 줄기 윗부분의 葉腋에 달리고 나비가 넓은 腎臟形으로 胞子葉보다 나비가 넓거나 같은 정도이다. 높은 山의 양지 바른 針葉樹林 또는 針葉樹와 闊葉樹의 混交林 속에서 자라며 설악산 및 北部의 高山地에 분포한다. 【處方用名】全草가 小接筋草이다.

小接筋草 (소접근초)〈陝西中草藥〉卷柏狀石松: 좀다람쥐꼬리의 全草로 일년내 採取할 수 있으며 그늘에서 말리거나 新鮮한 채로 使用한다.

〔性味〕 味는 微苦하고 性은 平하다.

〔成分〕 全草는 多種類의 alkaloid를 함유한다. 폴란드產의 좀다람쥐꼬리는 總鹽基 0.164%를 함유하며, 그 중 lycopodine이 약 1/3을 차지한다. 그 밖에 selagine, acrifoline, α-obscurine과 β-obscurine, lycodoline, pseudoselagine 등을 함유한다. 全草는 또 有機酸 0.06%를 함유하며 그 속에는 vanillic acid, ferulic acid와 多種類의 phenolic carboxylic acids를 함유한다.

〔藥效 主治〕 止血, 續筋, 散風, 和血, 消腫, 止痛의 效能이 있다. 打撲傷, 外傷出血, 류머티性의 痛症을 치료한다. 【用法 用量】3~6g을 달여서 또는 술에 담가 服用한다.〈外用〉煎液으로 씻거나 가루 내거나 짓찧어서 바른다.

뱀   톱 (배암톱) 千層塔·蛇足石松 *Lycopodium serratum* THUNB.

多年生 常綠草本으로 높이 약 15~40cm이고 뿌리는 수염처럼 뻗어 내리고 밑부분이 밑으로 눕거나 비스듬히 서며 원줄기는 한번 또는 여러 번 두 갈래로 갈라진다. 보통 끝에는 生殖芽가 있고, 땅에 떨어져서 새싹이 된다. 잎은 叢生하며 옆으로 퍼지거나 밑으로 처지고 좁은 披針形으로 길이 1~3cm, 나비 2~4mm이고 끝은 날카롭고 뾰족하며, 밑부분은 점차 좁아져서 쐐기 모양을 이루고 가장자리에는 불규칙한 톱니가 있으며 中央脈이 뚜렷하다. 胞子葉과 營養葉은 같은 모양으로 綠色을 띠며 胞子囊은 葉腋에 달리지만 대가 없으며 腎臟形이고 淡黃色으로 매

석 송(石松)과 Lycopodiaceae

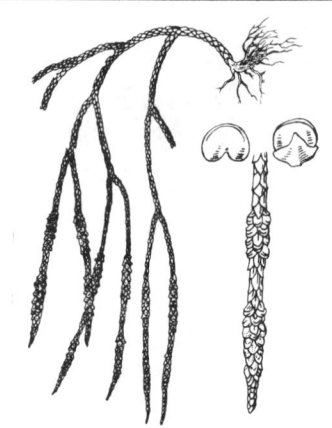
줄석송 馬尾千金草
Lycopodium sieboldii

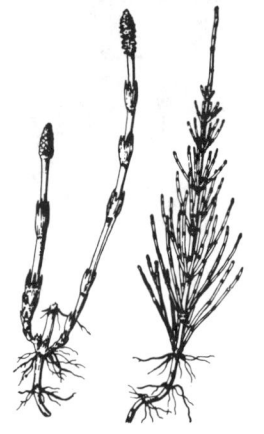
쇠뜨기 問荊
Equisetum arvense

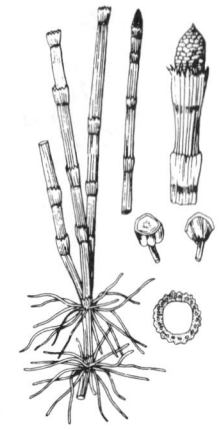
속 새 木賊
Equisetum hiemale

끄럽고 潤彩가 있다. 山地의 그늘진 濕潤地에서 나며 전국에 분포한다. 【處方用名】全草가 千層塔이다.

千層塔(천층탑)〈植物名實圖考〉蛇足石松: 뱀톱의 全草로 9~10月에 採取한다.

〔性味〕 味는 辛하고 性은 平하며 小毒이 있다.

〔藥效 主治〕 退熱, 除濕, 消腫, 止血의 效能이 있다. 肺炎, 肺癰, 勞傷吐血, 痔瘡으로 因한 血便, 白帶, 打撲傷, 腫毒을 치료한다. 【用法 用量】15~30g을 달이거나 뭉근한 불에서 고기와 함께 삶아서 服用한다. 〈外用〉煎液으로 씻거나 가루 내어 撒布 또는 調合해서 바른다.

〔禁忌〕 姙婦의 內服에는 주의한다.

줄 석 송 (줄비늘석송) 馬尾千金草 *Lycopodium sieboldii* MIQ.

多年生 常綠草本으로 古木 樹皮에 붙어서 자라며 수염뿌리는 짧고 적다. 뿌리 가까운 곳에 灰白色의 솜털이 密生하는 외에는 全體的으로 潤彩가 나며 매끄럽고 털이 없으며 부드럽고 가늘고 길이 1m 이상이나 자라며 비취와 같은 靑色을 띤다. 두 가닥씩 여러 차례 갈라져서 外形은 마치 말꼬리와 흡사하다. 잎은 비교적 두꺼우나 부드럽고 蠟質의 潤彩가 나며 營養葉은 線狀 披針形으로 길이 약 4mm, 나비 1mm 미만으로 끝이 뾰족하고 가지에 螺旋形으로 덮여서 密生하며 뒷면이 약간 隆起되어 있다. 胞子葉은 둥그스럼하며 길이 약 2mm, 나비 1mm로 끝이 꼬리 모양으로 突出하고 뒷면의 主脈은 隆起되어 있다. 胞子囊은 腎臟形으로 黃白色이며 胞子葉에 腋生한다. 절벽이나 苔蘚植物이 자라는 古木樹皮에 붙어서 자라며 남부 및 제주도에 분포한다. 【處方用名】全草가 馬尾千金草이다.

馬尾千金草(마미천금초)〈廣西中藥志〉馬尾伸筋草: 줄석송의 全草이며 年中 채취가 可能하며 작은 다발로 묶어 그늘에서 말린다. 직접 햇볕에 말리거나 불에 쬐어 말리면 물러져서 부러지므로 삼가 해야 한다.

〔性味〕 味는 淡하고 性은 平하다.

〔藥效 主治〕 舒筋, 活絡, 祛風濕의 效能이 있다. 打撲傷, 腰痛, 筋肉의 痙攣, 筋骨의 疼痛, 脚部 류머티즘, 神經衰弱을 치료한다. 【用法 用量】 3~9g을 달이거나 술에 담가 服用한다.

속　새(木賊)綱　Equisetineae

속　새(木賊)目　Equisetales

속　새(木賊)과　Equisetaceae

쇠 뜨 기 (뱀밥・즌솔) 問荊　*Equisetum arvense* L.

多年生 草本으로 地下莖은 길게 뻗으면서 번식하고 地上莖은 곧추서며 두 가지 型으로 나뉜다. 胞子莖은 이른봄에 나와서 끝에 뱀대가리같은 胞子囊穗를 형성하고 마디에 비늘같은 잎이 輪生하며 가지가 없고 보통 紫褐色이며 多肉質이다. 營養莖은 胞子莖이 시든 다음 뒤늦게 자라며 높이 15~60cm이고 속이 비어 있고 겉에 6~15개의 稜線이 있으며 마디에는 가지와 비늘같은 잎이 운생한다. 잎의 수는 원줄기의 능선 수와 같고 가지에는 4개의 능선이 있으며 輪生葉도 4개이다. 胞子囊穗는 5~6月에 뻗으며 타원형으로 길이 2~3.5cm이고, 胞子葉은 六角形으로 서로 밀착하여 거북등처럼 되며 안쪽에는 각각 7개 내외의 胞子囊이 달린다. 胞子에는 각각 4개씩의 彈絲가 있어 마르고 습한데 따라 伸縮運動으로 포자를 산포시킨다. 햇볕이 잘 드는 들이나 풀밭에서 흔히 자라며 全國 각지에 분포한다. 【處方用名】 全草가 問荊이다.

問　荊 (문형) 〈本草拾遺〉接續草・接骨草・筆頭菜 : 쇠뜨기의 全草이며 5~7月에 全草를 採取하여 그늘에서 말린다.

〔性味〕 味는 苦하고 性은 凉하며 無毒하다.

〔成分〕 全草는 equisetonin, equisetrin, isoquercetin, galuteolin, 硅酸(含有量은 乾燥生藥의 5.19~7.77%), 有機酸, 脂肪, β-sitosterol, palustrine, dimethylsulfone, thymine, 3-methoxypyridine, 다종의 amino acids를 함유한다. 胞子는 articulatin, octacosane-dicarboxylic acid, triacontane-dicarboxylic acid, triacontane-dicarboxylic acid dimethylester, gossypitrin, herbacetrin을 함유한다.

〔藥理〕 **1.** 利尿作用 : 新鮮한 全草의 alcohol 可溶成分, 流動엑스에는 利尿作用이 있지만 강하지는 않다. 水煎劑의 利尿作用은 아직 실증되어 있지 않다.

2. 循環에의 영향 : 煎劑(1:2)를 토끼, 개에게 靜脈注射하면 血壓降下와 反射性의 呼吸興奮을 일으킨다. 降壓作用은 atropine의 영향을 받지 않으며 降壓成分은 물에 녹으며 alcohol과 chloroform에는 녹지 않는다. 소량의 신선한 水煎劑는 摘出한 개구리 心臟의 收縮力을 증가시키지만 대량으로 사용하면 收縮力을 억제한다.

3. 其他 作用 : 臨床에서 쇠뜨기를 使用해서 糖尿病을 치료하고 있는 예가 있으나, 동물시험에서 이 작용은 아직 증명되어 있지 않다. 痔瘡 및 子宮出血일 때 止血劑로서 사용한 보고도

있다. 함유된 equicetin은 palustrine과 同一物이며, 말(馬)에 대해서는 有毒하지만 사람에게는 無害하다.

〔藥效 主治〕 淸熱, 凉血, 止咳, 利尿의 效能이 있다. 吐血, 鼻出血, 腸出血, 喀血, 痔出血, 血便, 倒經(代償性月經), 咳嗽氣喘, 淋病, 結氣瘤痛(氣瘤로 인한 痛症), 上氣氣急, 月經過多, 尿路感染, 小便澁痛, 骨折 등을 치료한다. 【用法 用量】3~9g (新鮮한 것이면 30~60g)을 달여서 服用한다. 〈外用〉 짓찧어서 바르거나 가루 내어 調合해서 바른다.

속　새　木賊　Equisetum hiemale L.

多年生 常綠草本으로 높이 50cm 이상이며 根莖은 짧고 포복하며 마디에서는 密集해서 輪生을 이룬 黑褐色의 긴 뿌리가 뻗는다. 줄기는 叢生하고 단단하며 圓筒形으로 지름 4~8mm로 關節 모양의 마디가 있으며 마디와 마디 사이에는 10~20개의 稜線이 있고 곧추서며 가지가 없다. 退化된 비늘같은 잎은 서로 붙어 마디부분을 완전히 둘러싸서 筒狀의 葉鞘를 이룬다. 葉鞘는 길이 6~10mm이고 밑부분에 暗褐色의 테가 1개 있으며 윗부분은 엷은 灰色이고 끝에는 많은 茶褐色의 톱니 모양 裂片이 있다. 胞子囊穗는 원줄기끝에 곧추 달리고 圓錐形이며 길이 1~1.5cm로 처음에는 綠褐色이지만 黃色으로 된다. 輪狀으로 配列된 胞子葉 가장자리를 따라 여러 개의 胞子囊이 생기고, 胞子는 圓球形으로 실 모양의 彈絲가 2개 있다. 胞子囊穗는 6~8月에 나온다. 깊은산의 그늘진 습지, 냇가, 溪谷 주변, 때로는 雜草 밭에서도 자라며 제주도 및 북부·중부지방에 분포한다. 【處方用名】全草가 木賊이다.

木　賊 (목적) 〈嘉祐本草〉 木賊草·銼草·節節草: 속새의 全草로 여름에서 가을에 걸쳐 地上部分을 採取하여 굵기에 따라 작은 다발을 만들어 그늘에서 또는 햇볕에 말린다. 【修治】 깨끗이 씻어서 약간 水分이 스며들게 한 다음 잘라서 바람이 잘 통하는 곳에서 말린다.

〔性味 歸經〕 味는 甘苦하고 性은 平하다. 肺, 肝, 膽經으로 들어간다.

〔成分〕 Palustrin, dimethylsulfone, thymine, ferulic acid, 少量의 caffeic acid, vanillin, p-hydroxybenzaldehyde를 함유하고 또 燐酸鹽, 다량의 無水硅酸, 硅酸鹽, saponin, 樹脂 및 glucose 1.75~4.35%, fructose 2~5%도 함유한다. 속새屬植物은 flovonoid 配糖體도 함유하며, 이것은 주로 kaempferol의 配糖體와 quercetin의 配糖體이다.

〔藥效 主治〕 疏風, 散熱, 解肌, 退翳의 效能이 있다. 生目雲翳, 迎風流淚, 腸風下血, 血痢, 脫肛, 瘧疾, 喉痛, 癰腫, 風濕, 疝痛, 癰疽瘰癧, 疔毒, 癰腫, 汗斑, 粉渣, 崩中赤白諸症을 치료한다. 【用法 用量】3~9g을 달여서 服用하거나 丸劑, 散劑로 服用한다. 〈外用〉 가루 내어 撒布한다.

〔禁忌〕 氣血이 虛한 者는 服用에 주의하며 眼疾이 怒氣나 暑熱傷血에 의해서 갑자기 빨갛게 부어 올라 아픈 者, 久翳 및 血虛한 者는 服用을 忌한다. 또 多量을 服用하면 肝을 損傷시키므로 長期間의 服用은 忌한다.

개쇠뜨기 犬問荊 *Equisetum palustre* L.

多年生 草本으로 地下莖은 옆으로 뻗으며 마디가 있고 黑褐色이며 보통 마디에서 잔뿌리가 돋으며 塊莖이 달려 있다. 원줄기는 높이 15~40 cm로 마디 또는 지하경 끝에서 곧추 자라는데 가냘프고 5~12개의 깊은 홈과 모서리가 있으며, 보통 輪生의 가지가 규칙적으로 돋지만 드물게 單生하는 것도 있다. 中心의 구멍은 小型이고 가지는 비스듬히 서며 안으로 구부러지고 가을에는 마르고 시든다. 葉鞘는 裂片과 더불어 길이 10~12 mm로 綠色이고 裂片은 披針形으로 끝은 褐色 가장자리는 白色 膜質이다. 胞子囊穗는 원줄기 끝에 달리며 긴 타원형으로 대가 있으며 갈색이 도는 자주색에서 점차 누른빛을 띠게 된다. 胞子에는 2개의 실같은 彈絲가 있으며 물에 닿으면 터져서 번식한다. 山野의 濕地, 늪가에서 자라며 울릉도 및 중부·북부지방에 分布한다. 【處方用名】 全草가 骨節草이다.

骨節草(골절초) 〈貴州民間方藥集〉 筆杆草·筆筒草 : 개쇠뜨기의 全草로 여름에 採取한다.
〔性味 歸經〕 味는 甘微苦하고 性는 平하다. 肝, 肺, 膽經에 들어간다.
〔成分〕 乾燥한 全草는 alkaloid 15~302mg%를 함유하며, 그 속에 palustrin, palustridine, 소량의 nicotine 등이 있다. 또한 aconitic acid 와 kaempferol-3-rhamnosyl glucoside-7-glucoside, methyl sulfone, thymine 등을 함유한다.
〔藥效 主治〕 疏風, 明目, 活血, 舒筋의 效能이 있다. 迎風流泪(바람을 쐬면 눈물이 심하게 나는 症狀), 翳膜遮睛(눈이 흐려지고 잘 보이지 않는 症狀), 打撲傷, 腸風, 血痔 등을 치료한다. 또 解熱, 利尿, 解肌, 止血의 效能이 있다. 接骨, 腸風庤漏, 血痢, 崩中을 치료한다. 【用法 用量】 6~15 g(新鮮한 것이면 15~30 g)을 달여서 服用한다.
〔禁忌〕 陰虛火旺인 者는 服用을 忌한다.

개 속 새 節節草 *Equisetum ramosissimum* DESF.

多年生 草本으로 높이 70~100 cm, 지름 3~5 mm이고 根莖은 黑褐色으로 少數의 누런 수염뿌리가 있다. 줄기는 곧추서고 單生 또는 叢生하며 흰빛이 도는 녹색으로 나무결이 거칠고 6~20개의 稜線이 있으며 稜線 위에 작은 점 모양의 突起가 한 줄로 配列되어 있다. 홈 속의 氣孔線은 1~4줄이며 가지는 밑부분 또는 중앙부에서 불규칙하게 많이 갈라지고 가지에는 보통 2~3개의 小枝가 있다. 葉鞘는 엉성하게 원줄기를 둘러싸며 裂片과 더불어 길이 7~15 mm이고 녹색이지만 裂片은 흑갈색으로 좁은 披針形이며 끝과 가장자리는 膜質로 되어 있고 윗부분은 잘 떨어진다. 胞子囊穗는 원줄기 때로는 가지끝에 달리고 대가 없으며 길이 약 1~2 cm의 타원형으로 끝이 약간 뾰족하다. 胞子에는 2개의 실같은 彈絲가 있으며 물에 닿으면 터져서 번식한다. 냇가, 해변가의 양지 바른 모래땅에서 자라며 全國 各地에 分布한다. 【處方用名】 全草가 筆筒草이다.

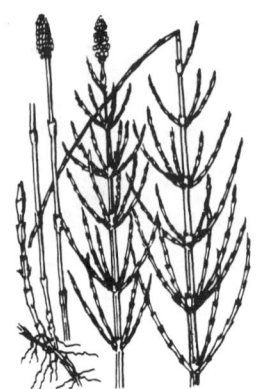
개쇠뜨기 犬問荊
Equisetum palustre

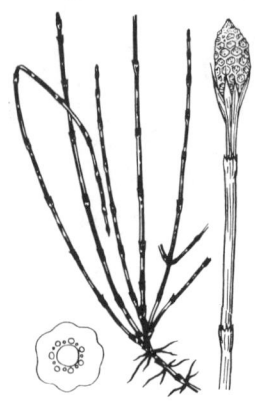
개속새 節節草
Equisetum ramosissimum

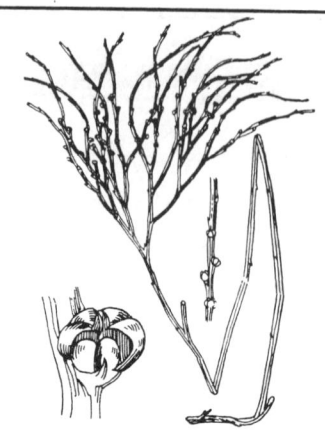
솔잎란 松葉蕨
Psilotum nudum

筆筒草(필통초)〈草木便方〉通氣草·眉毛草·土木賊·節節草·筆頭草: 개속새의 全草로 年中 採取가 가능하지만 4~5月의 最盛期에 채취하는 것이 가장 좋다.

〔**性味**〕 味는 甘苦하고 性은 平하며 無毒하다.

〔**成分**〕 全草는 octacosane, triacontane, β-sitosterol 및 stigmasterol을 함유한다.

〔**藥理**〕 돼지의 皮下에 南아프리카産 개속새의 綠色부분의 alcohol 浸劑를 注射하면 痙攣을 일으키고 死亡한다.

〔**藥效 主治**〕 祛風, 淸熱, 除濕, 利尿의 效能이 있다. 目赤腫痛, 翳膜遮睛(內障), 淋濁, 鼻出血, 血便, 血尿, 牙痛을 치료한다. 또 利九竅, 氣通하며 눈을 밝게 하고 打撲傷, 積滯를 치료하며 기침을 멈추게 하며 痰을 삭힌다. 【用法 用量】 10~15g(新鮮한 것은 30~60g)을 달여서 服用한다. 〈外用〉 煎液으로 씻거나 짓찧어서 바른다.

솔 잎 란 (松葉蘭) 綱 Psilotopsida

솔 잎 란 (松葉蘭) 目 Psilotales

솔 잎 란 (松葉蘭) 과 **Psilotaceae**

솔 잎 란 松葉蕨 *Psilotum nudum* (L.) GRISEB. (=*Lycoodium nudum* L.)

多年生 纖細草本으로 높이 15~30cm이고 根莖은 짧고 지름 1~2mm로 菌根이 발달하며 겉은 褐色, 假根으로 덮이지만 진정한 뿌리는 없다. 줄기의 밑부분은 갈라지지 않지만 윗부분은 세 개씩 계속 갈라져서 전체가 빗자루같이 되며 연한 녹색을 띤다. 가지는 편평하고 미끄러우며 세모서리가 있고 매우 작은 흰점이 密生한다. 잎은 退化되어 가늘고 작은 鱗片을 이루며 卵狀披針形 또는 卵形으로 가지에 드문드문 互生하고 윗부분에 달린 胞子葉은 2개로 갈라지며 각

1개씩의 胞子囊이 葉腋에 달린다. 포자낭은 지름 2 mm 정도로 3실이고 편평한 球形으로 녹색이지만 익으면 황색이 되고 3개로 갈라져서 胞子가 나온다. 따뜻한 지방의 바위틈이나 樹幹에 붙어서 자라며 제주도 및 남부의 남쪽 해안 근처에 分布한다. 【處方用名】全草가 石刷把이다.

石刷把 (석쇄파)〈民間常用草藥彙編〉松葉蘭・鐵石松・鐵刷把・松葉蕨： 솔잎란의 全草이며 8〜9月에 採取한다.

〔性味 歸經〕 味는 甘辛하고 性은 溫하며 無毒하다. 心, 肝, 胃經으로 들어간다.

〔成分〕 어린 가지에는 psilotin이 함유되어 있다.

〔藥效 主治〕 活血, 通經, 祛風濕의 效能이 있다. 류머티즘으로 因한 痲痺痛, 關節痛風, 反胃嘔吐, 婦女의 月經閉止, 吐血 및 打撲傷을 치료한다. 【處方例】 ① 關節류머티즘의 치료: 솔잎란의 乾燥한 全草 30 g을 1斤의 술에 담가 數回 나누어 每日 아침저녁으로 1회씩 服用한다. ② 婦人의 月經閉止의 治療: 솔잎란을 가루로 만들어 술로 1회 3 g씩 服用한다.

顯花植物 PHANEROGAMAE
(種子植物 SPERMATOPHYTA)

裸子植物門 GYMNOSPERMAE
毬果植物綱 Coniferopsida
소나무(松)目 Pinales
낙우송(落羽松)과 Taxodiaceae

삼나무 杉·倭木 *Cryptomeria japonica* (L. fil.) D. DON

常綠喬木으로 높이 40~60m, 지름 1~2m에 달하며 나무줄기는 곧게 뻗고 가지는 곧추서거나 위를 향해 뻗지만 작은 가지는 밑으로 늘어진다. 樹皮는 적갈색이고 세로로 어느 정도 깊게 갈라진다. 잎은 나선상으로 着生하며 거의 5줄로 配列되는데 각 잎은 3~4모진 針形으로 끝이 뾰족하고 길이 12~25 mm 이지만 윗부분의 것은 짧으며 樹脂溝가 중앙 가까이에 1개 있다. 꽃은 一家花로 雄花穗는 가지끝에 짧은 穗狀花序처럼 달려 있고 타원형이며 苞에 4~5개의 꽃밥이 달린다. 雌花穗는 球形이고 가지끝에 1개씩 달리며 뾰족한 紫綠色의 苞가 있다. 毬果는 둥글며 길이 2.5~5cm이고 宿存性의 實片은 두꺼우며 끝에 몇 개의 날카로운 突起가 있다. 種子는 각 實片에 3~6개씩 들어 있으며 긴 타원형이고 둘레에 좁은 날개가 있고 子葉은 3개이다. 開花期는 3~4月, 結實期는 10~11月이다. 溫暖濕潤한 氣候와 酸性 土壤이 適地이며, 日本原産으로 南部에서 栽植한다. 【處方用名】根皮가 杉木根皮이다.

杉木根皮 (삼목근피)〈天目山藥植志〉: 삼나무의 根皮이다.

〔成分〕 柳杉 *C. japonica* var. *fortunei* (HOOIBRENK) HENRY 에는 hinokiflavone 을 0.12% 함유한다. 杉材는 精油를 함유하지만 그 속에는 δ-cadinol, β-eudesmol, isocryptomeriol, cryptomerion, cryptopimaric acid, sandaracopimarinol 이 함유되어 있다. 杉材의 樹脂 중에는 cryptojaponol 이라고 불리는 phenol 性 diterpenes 이 함유된다. 삼나무의 잎은 cryptomerin A, cryptomerin B, kayaflavone, sciadopitysin 등의 二重分子 flavonoid 化合物과 kaurene 을 함유한다.

〔藥效 主治〕 癬瘡을 치료한다. 코르크를 제거한 新鮮한 삼나무의 根皮 半斤을 곱게 짓찧어 食鹽 30g을 加하고 뜨거운 물을 부어 담그고 患部를 씻는다.

넓은잎삼나무 杉木 *Cunninghamia lanceolata* (LAMB.) Hook.
(=*C. sinensis* R. BR. ex PICH.=*Pinus lanceolata* LAMB.)

常綠喬木으로 原産地에서는 높이 35m, 지름 60cm 정도로 자라고, 가지는 水平으로 뻗고 짧

삼나무 Cryptomeria japonica 넓은잎삼나무 Cunnighamia lanceolata

게 퍼진다. 樹皮는 갈색이 돌며 불규칙한 조각으로 떨어지면서 赤色 內皮가 나타난다. 잎은 叢生하고 線狀 披針形으로 길이 2.5~6cm이고 羽狀으로 配列되며 표면은 潤彩가 있는 綠色이고 뒷면은 1개의 넓은 백색 줄이 있으며 끝은 뽀족하고 줄기로 흐르고 가장자리에는 가는 톱니가 있다. 꽃은 一家花로 가지와 小枝끝에 달리는데 雄花穗는 타원상 球形으로 모여 달리고, 雌花穗는 1개 혹은 3~4개씩 달리며 球狀으로 各 鱗片에는 거꾸로 늘어진 胚球가 3개씩 달린다. 毬果는 둥근 卵形이며 길이 2.5~5cm이고 鱗片은 두꺼우며 淡褐色이고 끝은 뽀족하고 種子에는 좁은 날개가 달리며 子葉은 2개이다. 開花期는 봄, 여름이다. 中國 原産이지만 남부지방에서 觀賞用으로 심는다. 【處方用名】① 心材 및 樹枝는 杉木 ② 根은 杉木根 ③ 樹皮는 杉皮 ④ 枝幹結節은 杉木節 ⑤ 葉은 杉葉 ⑥ 種子는 杉子 ⑦ 木材中의 油脂는 杉木油이다.

❶ 杉 木 (삼목) 〈唐本草〉: 넓은잎삼나무의 心材 및 樹枝이다.

〔性味 歸經〕 味는 辛하고 性은 微溫하며 無毒하다. 脾, 胃經으로 들어간다.

〔成分〕 木材, 枝葉은 함께 精油를 함유하며 그 主成分은 cedrol 등이다.

〔藥效 主治〕 辟穢, 止痛 및 濕毒을 散하며 逆氣를 내리는 效能이 있다. 漆瘡, 風濕으로 因한 毒瘡, 脚氣, 奔豚(下腹의 氣가 가슴으로 치밀어 올라가는 症狀을 일으키는 疾病), 心腹脹痛을 치료하고, 가지(枝)는 順氣, 腹腫, 肺癰(肺膿瘍;肺壞疽類), 小兒陰腫 및 痰滯를 삭힌다. 【用法 用量】30~60g을 달여서 服用한다. 혹은 藥性이 남을 정도로 강한 불에 구워 가루 내어 服用한다. 〈外用〉 煎液으로 熏洗하던가 藥性이 남을 정도로 불에 태워서 가루 내어 花生油 또는 麻油에 고루 개어서 熱傷에 1日 1回 바른다.

〔禁忌〕 조금이라도 虛한 者는 服用을 忌한다.

❷ 杉木根 (삼목근) 〈分類草藥性〉: 넓은잎삼나무의 根皮 또는 根이며 年中 根皮를 벗겨서 햇볕에 말린다.

〔性味〕 味는 辛하고 性은 溫하며 無毒하다.

〔藥效 主治〕 淋病, 疝氣, 콜레라症狀과 비슷한 심한 吐瀉와 腹痛, 장딴지의 경련, 關節炎, 打撲傷, 疥癬을 치료한다. 【用決 用量】30~60g을 달여서 服用한다. 〈外用〉 짓찧어서 바르거나 또는 藥性이 남을 정도로 태워 가루 내어 調合해서 바른다.

〔禁忌〕 寒邪冷氣가 없는 者는 服用을 忌한다.

❸ 杉 皮 (삼피) 〈本草綱目〉: 넓은잎삼나무의 樹皮로 年中 採取한다.

〔藥效 主治〕 五種의 水腫, 脚氣, 風丹, 痔瘻, 金瘡, 옻(漆)이 오른 것과 燙傷을 치료한다. 【用法 用量】 달여서 服用한다. 〈外用〉 煎液으로 熏洗하던가 혹은 藥性이 남을 정도로 구워 가루 내어 調合해서 塗布한다.

❹ 杉木節 (삼목절) 〈圖經本草〉: 넓은잎삼나무의 가지나 줄기의 마디(節)이다.

〔藥效 主治〕 脚氣, 痞塊, 關節疼痛, 心氣痛, 帶下, 打撲으로 因한 鬱血을 치료한다. 【用法 用量】 달여서 服用한다. 散劑로 만들거나 또는 술에 담가서 마신다. 〈外用〉 煎液에 담그거나 또는 藥性이 남을 정도로 볶아서 가루 내어 調合해서 바른다.

❺ 杉 葉 (삼엽) 〈本草綱目〉: 넓은잎삼나무의 잎이다. 〔成分〕 杉木 項 參照.

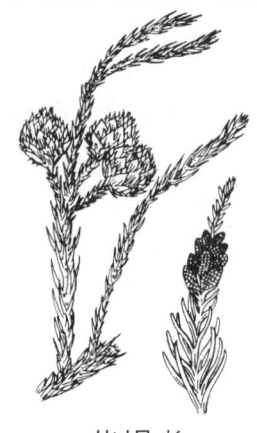
삼나무 杉
Cryptomeria japonica

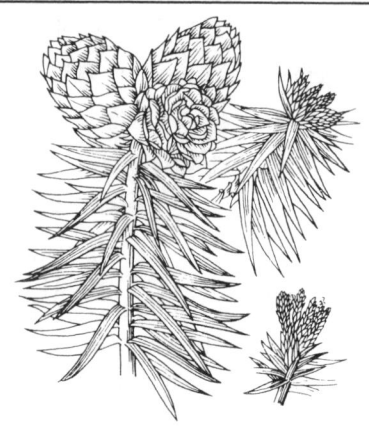
넓은잎삼나무 杉木
Cunninghamia lanceolata

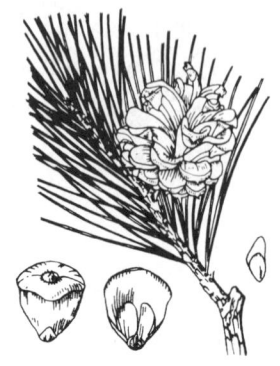
백 송 白皮松
Pinus bungeana

〔藥效 主治〕 慢性氣管支炎, 牙痛, 天疱瘡, 火傷을 치료한다. 【用法 用量】 15～30g을 달여 服用한다. 〈外用〉 煎液을 含漱하거나 짓찧어 낸 汁 또는 가루 내어 調合하여 바른다.

❻ 杉 子 (삼자)〈本草綱目〉 杉果: 넓은잎삼나무의 種子이다.

〔藥效 主治〕 疝氣, 遺精, 白癜風, 乳癰(乳腺炎)을 치료한다. 【用法 用量】 달여서 服用하거나 가루 내어 服用한다. 〈外用〉 가루를 調合하여 바른다.

❼ 杉木油 (삼목유)〈本草綱目拾遺〉: 넓은잎삼나무의 木材에서 나오는 油脂이다. 【調製】 옹기(碗) 안쪽에 종이를 바르고 杉木의 부스러기를 옹기에 하나 가득 담고, 숯불을 부스러기 위에 놓아서 잘 굽고, 잠시 후 종이에 불이 붙을 듯하면 즉시 부젓가락으로 숯을 꺼낸다. 이와 같은 방법으로 여러 번 굽고 그릇을 열어 보면 기름이 나와 있다.

〔藥效 主治〕 일체의 頑癬을 치료한다. 우선 穿山甲으로 문질러서 터뜨리고 羊毛의 보드라운 붓에 少量의 기름을 묻혀서 바르면, 처음에는 굉장히 아프지만 반나절 정도 지나면 痛症이 가라앉으므로 또다시 바른다. 그러면 癬은 자연히 딱지가 앉고 治癒된다. 이미 터져 있을 때는 穿山甲으로 문지르지 않아도 된다.

소 나 무 (松)과 Pinaceae

백 송 白皮松 *Pinus bungeana* ZUCC.

常綠喬木으로 높이 15～30m에 달하며 樹皮는 밋밋하고 灰綠色 또는 淡綠色이지만 큰 비늘처럼 벗겨져 떨어지면 흰색의 內皮가 드러난다. 큰 가지가 뻗으며 樹冠은 둥글게 발달하고 針狀의 잎이 3개씩 束生하고 길이 7～9cm, 나비 1.8mm로 굳고 곧으며 잎의 뒷면과 표면에 氣孔線이 있다. 꽃은 單生하며 雄花序는 새 가지의 밑부분 또는 윗부분에 달리며 여러 개가 모여서 穗形을 이룬다. 雌花序는 1～5개로 새 가지의 끝에 달리며 受精後 발육해서 毬果를 이룬다. 毬果는 卵形으로 길이 6cm, 나비 9.5cm로 50～60개의 實片으로 구성되며 성숙하면 연한 黃褐色이 된다. 種子는 卵形이며 길이 약 1cm이고 흑갈색이지만, 뒷면은 대개 연한 갈색 바탕에 斑點이 있고 길이 5 mm 의 날개가 있다. 開花期는 5 月, 結實期는 翌年 10 月이다. 中國 原産이며 觀賞用으로 심는다. 【處方 用名】毬果가 白松塔이다.

白松塔 (백송탑) 〈山西中草藥〉 白骨松・白皮松・松塔・白松 : 백송의 毬果이다. 가을에 採取하여 햇볕에 말린다.

〔性味〕 味는 苦하고 性은 溫하다.

〔成分〕 白松塔은 精油, saponin, phenol 類 등을 함유한다. 精油含量은 採取한 季節과 貯藏方法 및 기간에 따라 상당한 차이가 있다. 새로 採取한 백송 中의 精油含有量은 約 1%, 乾燥된 뒤는 0.2%로 내려가는 일도 있다. 精油는 limonene 등을 함유한다.

〔藥理〕 1. 止咳, 祛痰 및 平喘作用: 內服하면 분명한 鎭咳作用이 있다. 鎭咳의 유효부분은 精油, 특히 그 속의 中性油 I (아마도 limonene)이다. Mouse에 白松塔의 煎液 또는 그 抽出物의 酸性 phenol 의 部分을 입에 넣으면 뚜렷한 祛痰作用이 있다(phenol red 法). 精油 主로 中性油 II(未確定)에도 상당한 효과가 있다. Guinea pig 의 胃에 精油를 注入하면 분명한 平喘作用이 있다(histamin 과 acetylcholine 의 混合溶液을 噴霧해서 喘息을 이끌어 내게 하는 法). 平喘의 유효부분은 주로 中性油 I 이고, 水煎劑에도 어느 정도의 효과가 있다.

2. 抗菌作用: in vitro 實驗에서 精油는 肺炎菌, 인플루엔자菌, A型連鎖菌 및 카타르菌에 대해서 상당한 抑制作用이 있다. 그러나 Mouse 의 肺炎菌感染에 保護作用은 없다.

3. 實驗的 慢性氣管支炎 治療에 대한 作用: Mouse胃에 매일 煎劑를 注入 內服시켜 10 日間 연속해서 投與하면 實驗的 慢性氣管支炎의 病變組織의 회복에 대해서 어느 정도 촉진작용이 있다. 燻煙에 의해 일으킨 Rat 의 慢性氣管支炎에 대해서는 煎劑를 3 週間 連續投與하면 好轉된다. 對照群의 氣管漿液腺과 粘液線의 비율은 1:4.3 이지만 治療群의 비율은 회복해서 거의 1:1 이 되어 各級 氣管支粘膜의 杯細胞數는 治療群보다 뚜렷하게 감소되고 있다. 細氣管支의 炎症도 거의 회복된다.

4. 其他 作用: 煎劑는 분명히 Mouse 의 自發運動을 抑制한다. 이것은 鎭靜作用이 있는 것을 나타낸다. 또 뚜렷하게 動物의 低氣壓酸缺에 대한 耐久力을 높인다. Rat 에게 白松塔의 精油乳製를 經口投與하면 尿中의 17-ketosteroids 의 排出量을 뚜렷하게 증가시킨다. 그러므로 副腎皮質機能을 증가하는 작용이 있다.

〔毒性〕 Mouse 의 胃에 1 회만 注入投藥했을 때의 LD_{50} 은 精油가 2.29 g/kg, phenol 性의 部分이 0.208 g/kg 이다. Rat 에게 煎劑 50 g/kg 또는 2%精油乳劑 15 ml/kg 을 1일 1회의 注入投與를 1개월 半 연속해도 體重과 肝機能(SGPT 와 TTT)에 악영향은 없었다. 병리切片의 검사에서도 藥物中毒性 病變은 발견되지 않았다.

〔藥效 主治〕 鎭咳, 祛痰, 消炎, 平喘의 效能이 있다. 慢性氣管支炎, 咳嗽, 氣短, 吐白沫痰(흰 唾液과 痰을 吐하는 것)을 치료한다. 【用法 用量】30~60 g 을 달여서 服用한다.

잣 나 무 紅松　*Pinus koraiensis* SIEB. et ZUCC.
　　　　　　　(=*P. mandshurica* RUPR. =*Strobus koraiensis* (S. et. Z.) MOLDENKE)

常綠喬木으로 높이 30 m, 지름 1 m에 달하며, 樹皮는 灰褐色이며 비늘 모양으로 갈라져 있다. 잎은 針形으로 5개씩 모여 나고 3개의 稜線이 있고 길이 8~12 cm로 양면에 흰색의 氣孔線이 5~7 줄 있으며 가장자리에 잔 톱니가 있다. 꽃은 一家花로 수꽃은 5~6 개의 雄花穗가 새 가지의 밑부분에 달리며 赤黃色을 띤다. 암꽃은 雌花穗가 가지끝에 1개 또는 수개가 모여서 되며 긴 대가 있다. 毬果는 긴 卵形 또는 卵狀 楕圓形으로 길이 9~14 cm, 지름 6~8 cm이고 實片끝이 길게 자라서 뒤로 젖혀진다. 種子는 卵狀 三角形으로 날개는 없고 양면에 얇은 膜이 있으며 길이 12~18 mm, 나비 9~12 mm로 赤褐色이다. 開花期는 5 月, 結實期는 10~11 月이다. 濕潤하고 완만한 산허리 또는 排水가 잘 되는 평탄한 지역에서 자라며 대체로 闊葉樹와의 混交林을 이룬다. 心材가 연한 紅色이므로 紅松이라고도 하며 산중턱 및 산골짜기에 나며 全國에 분포한다.【處方用名】種子가 海松子이다.

海松子(해송자)〈開寶本草〉松子・松子仁・新羅松子 : 잣나무의 種子이며 成熟한 후 채취해서 햇볕에 말리고 단단한 껍질을 벗겨서 種子를 꺼내서 乾燥한 곳에 보존한다.

〔**性味 歸經**〕 味는 甘하고 性은 溫하며 無毒하다. 肝, 肺, 大腸經으로 들어간다.

〔**成分**〕 種子에는 脂肪油 74%가 함유되어 있으며, 주된 것은 ethyloleic acid, ethyllinoleic acid이다. 또 palmatine, 蛋白質, 精油 등이 함유되어 있다. 油樹脂에는 α- 및 β-pinene, camphene, 3-carene, sabinene, myrcene, dipentene, β-phellandrene, γ-terpinene, p-cymene, cembrene, isocembrol, 4-epiisocembrol, agathodienediol, lambertianic acid, methyl lambertianate, 3,5-dimethoxystilbene, *cis*-neoabienol, 18-nordehydroabietan-4α-ol, 19-nordehydroabiet-4(18)-ene, dehydro-15-hydroxyabietic acid-18-methylesten, ylange, longifolene, pinacene 등이 함유된다. 잎 속에서 *d*-α-pipecoline과 pinidine 2개의 alkaloid가 分離되었다.

〔**藥效 主治**〕 養液, 補氣, 養血, 熄風, 潤肺, 滑腸의 效能이 있다. 風痺, 頭眩, 燥咳, 吐血, 便秘를 치료한다.【用法 用量】4.5~9 g을 달이거나 膏劑, 丸劑로 服用한다.

〔**禁忌**〕 便이 묽고 晝間遺精, 濕痰이 있는 者는 服用을 忌한다.

만주곰솔 油松　*Pinus tabulaeformis* CORR. (=*P. leucosperma* MAXIM.)
　　　　　　　　　　　　　　소나무(육송・솔)　*P. densiflora* S. et Z.

常綠喬木으로 높이 15~25 m, 지름 80~100 cm에 이르며 樹皮는 灰褐色으로 비늘 모양으로 갈라지며 가지는 輪生하고 小枝는 굵고 튼튼하며 연한 橙黃色 또는 灰黃色이고 冬芽는 긴 타원형으로 茶褐色을 띤다. 잎은 針形으로 2개가 1묶음으로 되어 있으며 비교적 굵고 단단하며 길이 10~15cm이고 가장자리에는 작은 톱니가 있고 앞뒤 양면에 氣孔線이 있다. 꽃은 單性이고 雄花穗는 長卵形으로 길이 1~1.5 cm이고, 雌花穗는 卵形으로 길이 7 mm이며 實片은 자주빛이 돌며 끝이 길게 뾰족해진다. 毬果는 卵形으로 길이 5~8 cm, 지름 3~5 cm이고 潤彩가 있는 黃

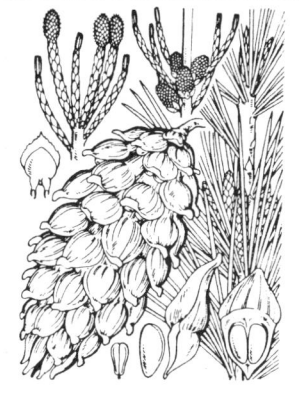
잣나무 紅松
Pinus koraiensis

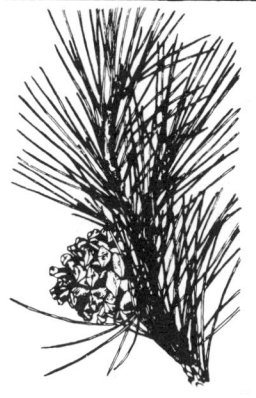
만주곰솔 油松
Pinus tabulaeformis

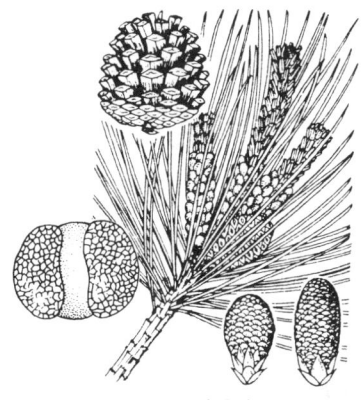
소나무 松
Pinus densiflora

褐色으로 肥大部가 비후해지며 橫線과 臍가 뚜렷하게 突出되어 있다. 種子는 날개가 있으며 타원형으로 紫褐色 또는 褐色을 띠며 油分을 함유한 胚乳를 갖는다. 開花期는 4~5月, 果熟期는 다음해 9~10月이다. 북부지방 山地에 分布한다. 【處方用名】 ① 枝와 幹의 節은 松節 ② 幼根 또는 根白皮는 松根 ③ 어린 가지 또는 어린 가지의 先端은 松筆頭 ④ 잎은 松葉 ⑤ 화분은 松花粉 ⑥ 毬果는 松毬 ⑦ 樹皮는 松木皮 ⑧ 樹脂의 加工品은 松脂 ⑨ 木材中의 松脂는 松油이다.

❶ 松 節 (송절) 〈本草經集注〉 油松節・黃松木節 : 만주곰솔・소나무 및 同屬 近緣植物의 가지와 줄기의 마디(節)이다. 대부분은 伐採時 혹은 木器工場에서 加工時에 톱을 사용해서 採取하고 選擇修整해서 햇볕에 말리거나 그늘에서 말린다. 【修治】 쪼개서 부수어 물로 깨끗이 씻은 다음 물에 담가 水分이 충분히 스며들면 꺼내서 부드럽게 된 것을 잘라서 햇볕에 말린다. 또는 물에 담근 후 찜그릇에 넣어 충분히 쪄 낸 다음 뜨거울 때 자른다.

〔性味 歸經〕 味는 苦하고 性은 溫하다. 心, 肺經으로 들어간다.

〔藥效 主治〕 祛風, 燥濕, 舒筋 및 活絡의 效能이 있다. 痙節風, 轉筋攣急, 脚氣痿軟, 鶴膝風, 打撲으로 인한 鬱血을 치료한다. 또 全身의 關節이 慢性的으로 저린 것, 風虛(産後에 氣血이 勞傷되어 臟腑가 虛弱해져서 風冷을 받아서 發하는 것), 발의 痲痺와 痛症을 치료한다. 【用法 用量】 9~15g을 달여서 또는 술에 담가서 服用한다. 〈外用〉 술에 담가서 바르고 문지른다.

〔禁忌〕 陰虛血燥者(一般機能이 減退하고 皮膚筋肉의 營養狀態가 나쁘며 濕潤, 光澤, 彈力을 상실하고 있는 者)는 服用에 주의하며 血燥한 者는 服用을 忌하며 血虛한 者는 특히 忌해야 한다.

❷ 松 根 (송근) 〈神農本草經集注〉 : 만주곰솔・소나무 및 同屬 近緣植物의 幼根이나 뿌리의 白皮이다.

〔性味〕 味는 苦하고 性은 溫하며 無毒하다.

〔藥效 主治〕 筋骨痛, 傷損吐血, 蟲齒의 痛症을 치료한다. 특히 松根의 白皮는 補五勞, 益氣의 效能이 있다. 류머티즘으로 因한 뼈의 痛症, 打撲傷으로 因한 腫痛을 치료한다.

❸ 松筆頭 (송필두) 〈滇南本草〉 松樹蕊 : 만주곰솔・소나무 및 同屬 近緣植物 幼枝의 끝이다.

〔性味〕 味는 苦澀하고 性은 溫하며 無毒하다.

〔藥效 主治〕 活血, 止痛의 效能이 있다. 打撲傷, 小便淋痛(排尿痛)을 치료한다. 또 經絡를 고루 순환케 하며 陰莖內의 痛症을 멎게 하며 小便이 濁한 것을 멎게 한다. 膏淋의 痛症을 참기 어려운 者는 이것을 가루로 만들어 물과 술로 服用한다. 五淋(氣淋, 石淋, 血淋, 勞淋, 膏淋)의 어느 것에도 服用이 可能하다. 【用法 用量】30～60g을 달여서 服用하거나 짓찧어서 汁을 내어 服用한다. 〈外用〉짓찧어서 바른다.

❹ 松 葉 (송엽) 〈神農本草經集注〉: 만주곰솔・소나무 및 同屬 近緣植物의 잎이다. 年中 採取가 가능하며 12月에 채취한 것이 가장 좋다. 採取 後 햇볕에 말려서 乾燥한 곳에 방치한다.

〔性味 歸經〕 味는 苦하고 性은 溫하며 無毒하다. 心, 脾經으로 들어간다.

〔成分〕 馬尾松葉 *P. massoniana* LAMB.은 精油(α-pinene, β-pinene, camphene 등), flavonoid類(quercetin, kaempferol 등), 樹脂를 함유한다. 雲南松葉 *P. yunnanensis* FRANCH.은 精油, 糖類, carotene, vitamin C 를 포함한다.

〔藥效 主治〕 祛風, 燥濕, 殺蟲 및 가려움을 멈추게 하는 效能이 있다. 류머티즘으로 因한 痲痺, 打撲傷, 失眠, 浮腫, 濕瘡(濕疹), 疥癬을 치료한다. 또 流行性腦炎, 流感, 鉤蟲病을 防止할 수가 있다. 【用法 用量】10～15g(新鮮한 잎이면 30～60g)을 달여서 服用한다. 또는 술에 담가서 사용한다. 〈外用〉煎液으로 씻는다.

❺ 松花粉 (송화분) 〈唐本草〉 松花・松黃: 만주곰솔・소나무 및 同屬 近緣植物의 花粉이다. 4～5月의 開花時에 수꽃을 따서 햇볕에 말리고 꽃가루를 비벼서 떨어 내고 挾雜物을 제거한다. 【修治】挾雜物을 체로 쳐서 제거하고 햇볕에 말리거나 加熱해서 말린다.

〔性味 歸經〕 味는 甘하고 性은 溫하며 無毒하다. 脾經에 들어간다.

〔成分〕 油脂 및 色素 등을 함유한다.

〔藥效 主治〕 祛風, 益氣, 收濕, 止血의 效能이 있다. 頭旋眩暈(머리가 흔들리고 어지러운 것), 中虛胃疼, 慢性泄瀉, 諸瘡濕爛, 創傷出血을 치료하며 汗疹을 豫防하고 創傷의 止血劑도 된다. 【用法 用量】3～6g을 달여서 服用한다. 또는 술에 담그거나 調合해서 服用한다. 〈外用〉 말려서 문지르거나 調合해서 바른다.

〔禁忌〕 多食하면 上焦(胸膈보다 上部)의 熱病을 發한다.

❻ 松 毬 (송구) 〈本草綱目拾遺〉 松實: 만주곰솔・소나무 또는 同屬 近緣植物의 毬果이다.

〔性味〕 味는 苦하고 性은 溫하며 無毒하다.

〔成分〕 種仁은 蛋白質 15.3%, 脂肪 63%, 炭水化物 13%를 함유한다.

〔藥效 主治〕 風痺, 腸燥便難(腸液少로 因한 便秘), 痔疾, 風痺로 因한 寒氣, 虛羸少氣를 치료하며 氣을 補한다. 【用法 用量】6～10g을 달여서 服用한다. 〈外用〉煎液으로 씻는다.

❼ 松木皮 (송목피) 〈本草綱目〉: 만주곰솔・소나무 또는 同屬 近緣植物의 樹皮이다.

〔成分〕 Tannin 을 함유한다.

〔藥效 主治〕 祛風, 勝濕, 瘀血을 제거, 瘡을 收斂하는 效能이 있다. 류머티性 深部痛, 打撲傷, 打撲의 鬱血, 腸風下血(腸風으로 인한 鮮血排出), 慢性 痢疾, 오랫동안 가라앉지 않는 腫

氣, 金瘡, 燙火傷을 치료한다.【用法 用量】9～15g을 달이거나 가루를 만들어 服用한다.〈外用〉가루 내어 고루 바르던가 煎液으로 씻는다.

❽ 松　脂(송지)〈滇南本草〉松香・松膏・松肪 : 만주곰솔・소나무 및 同屬 近緣植物의 줄기에서 얻어낸 油狀樹脂를 蒸溜해서 精油를 제거한 遺留物이다. 대부분 여름에 채취한다. 소나무의 줄기를 칼로 A字로 깎아 내고 혹은 나선상의 홈을 만들면 邊材의 油狀 樹脂가 베인 자리에서 흘러나온다. 이것을 수집해서 水氣蒸溜하고 Terebene 油를 流出시킨다. 남은 찌꺼기를 냉각해서 굳힌 것이 松香(松脂)이다. 乾燥한 冷暗所에 두고 불이나 熱을 방지한다.【修治】《松脂》구리 남비에 넣고 약한 불에서 加熱融解해서 挾雜物을 걷어 낸 것을 물에 넣고 식혀 꺼낸 다음 말린다.《製松脂》葱을 달인 液에 松脂가루를 넣고 松脂가 완전히 融解될 때까지 끓인 후 뜨거울 때 냉수에 넣었다가 꺼내 그늘에서 말린다(松脂 500g : 葱 50g).

〔性味 歸經〕 味는 苦甘하고 性은 溫하다. 肝, 脾經으로 들어간다.

〔成分〕 만주곰솔과 마미송의 松脂는 abietic acid 無水物 및 abietic acid 약 80%, 樹脂炭化水素 약 5～6%, 精油 약 5% 및 微量의 苦味物質을 함유한다.

〔藥效 主治〕 祛風, 燥濕, 排膿, 拔毒, 止痛, 生肌의 效能이 있다. 癰疽, 疔毒, 痔瘻, 惡瘡, 疥癬, 白禿瘡, 金槍, 捻挫, 류머티性 麻痺痛, 惡瘡으로 인한 搔痒을 치료한다.【用法 用量】丸劑, 散劑로 服用하거나 또는 술에 담가서 服用한다.〈外用〉가루 내어 撒布하거나 고루 바른다.

〔禁忌〕 單獨으로 服用하는 것은 胃腸을 閉塞케 하므로 忌해야 한다. 血虛有熱者, 風寒濕에 관계없이 病이 든 者, 火實의 熱이 있는 者는 忌한다.

❾ 松　油(송유)〈本草綱目拾遺〉瀝油 : 만주곰솔・소나무 또는 同屬 近緣植物의 木材에서 얻어낸 타르(tar)이다.

〔藥效 主治〕 疥瘡이 오랫동안 治癒되지 않은 것을 치료한다. 이 기름을 沐浴後 문질러 스며들게 바르거나 또는 白礬의 粉末少量을 가한 것을 문질러 바른다.

측 백 나 무 (側柏) 과　Cupressaceae

측백나무 側柏　*Biota orientalis* (L.) ENDL.

(= *Thuja orientalis* L. = *Platycladus orientalis* (L.) FRANCO)

常綠喬木으로 높이 20m, 지름 1m에 달하지만, 흔히 灌木狀이다. 樹冠은 圓錐形으로 가지가 많고 樹皮는 灰褐色이며 비늘 모양으로 벗겨진다. 잎은 十字形으로 對生하고 잔 비늘 모양이며 앞뒤의 구별없이 손바닥을 세운 것과 같이 側立하는 독특한 形態를 나타낸다. 또 특별히 손질을 하지 않아도 타원형의 아름다운 樹型을 이룬다. 수꽃은 前年枝 끝에 1개 달리며 10개의 鱗片으로 구성되고 5～10쌍의 수술이 있으며 花梗이 짧다. 암꽃은 윗부분의 작은 가지에 달리며 球形으로 花梗이 없고 8개의 實片으로 구성되고 각 꽃에는 6개의 胚珠가 있다. 毬果는 卵形이며 多肉質이지만 나중에는 木質이 되고 익으면 갈라져서 種子를 방출한다. 種子는 타원형으로 淡黃色을 띠며 柔軟하다. 開花期는 4月, 結實期는 9～10月이다. 濕潤하고 비옥한 산비탈에서

측백나무(側柏)과 Cupressaceae

나머 中國 原産이고 栽植된다. 【處方用名】① 어린 枝葉은 側柏葉 ② 根皮는 柏根白皮 ③ 樹枝는 柏枝節 ④ 種仁은 柏子仁 ⑤ 樹脂는 柏脂이다.

❶ **側柏葉** (측백엽)〈藥性論〉柏葉·叢柏葉 : 측백나무의 어린 가지와 잎이며 봄, 가을에 어린 가지를 따서 햇볕에 말린다. 【修治】《側柏葉》挾雜物을 제거하고 비벼서 부수고 줄기를 제거해서 체로 쳐서 잔 부스러기를 제거한다. 《側柏炭》挾雜物을 제거한 側柏葉을 냄비에 넣고 藥性이 남을 정도로 褐色으로 탈 때까지 강한 불에서 볶고 淸水를 噴霧한 후 꺼내서 햇볕에 말린다.

〔性味 歸經〕 味는 苦澁하고 性은 寒하다. 心, 肝, 大腸, 肺經에 들어간다.

〔成分〕 잎에는 精油 0.6~1%가 함유되어 있으며, 이 속에 함유된 것은 thujene, thujone, fenchone, pinene, caryophyllene 등이다. Flavonoid 類에는 aromadendrin, quercetin, myricetin, hinokiflavone, amenthoflavone 등이 있다. 新鮮한 側柏葉의 粗製 總 flavonoid의 함량은 1.72%이다. 이 밖에 tannin, 樹脂, vitamin C 등을 함유한다.

〔藥理〕 抽出物은 Mouse에 대해서 鎭咳(암모니아 Ammonia 水法), 祛痰(phenol red 法) 作用을 한다. 그 有效成分을 分離해서 보면 함유되어 있는 alcohol性 saponin은 祛痰作用이 강하고, 鎭咳成分은 아마 一種의 phenol性 glycoside인 것으로 생각된다. Guinea pig의 喘息에 대해서 현저한 보호작용은 없지만(histamin 噴霧法), 摘出한 Guinea pig의 氣管支平滑筋에 대해서는 弛緩作用을 하고 또한 acetyl choline의 作用을 部分的으로 차단할 수가 있지만 acetyl choline에 의한 痙攣을 解除할 수는 없다. 잎에 함유된 flavonoid 250 mg/kg을 腹腔注射하면 뚜렷한 鎭咳作用이 나타나며, 200 mg/kg을 腹腔注射 및 1000 mg/kg을 經口投與하면 뚜렷한 祛痰作用을 나타낸다. 잎의 有效成分인 抽出物 Ⅱ號(醋酸에틸抽出物) 250 mg/kg을 腹腔注射하면 뚜렷한 鎭咳作用이 있고, 100 및 200mg/kg에서는 뚜렷한 祛痰作用을 나타낸다.

〔藥效 主治〕 凉血, 止血, 祛風濕, 腫毒의 效能이 있다. 吐血, 鼻出血, 血尿, 血痢, 腸風, 崩漏, 風濕痺痛, 細菌性痢疾, 高血壓, 咳嗽, 丹毒, 耳下腺炎, 燙傷을 치료한다. 또 몸을 가볍게 하고 氣를 돋우며, 寒暑에 대한 耐久力을 지니고 새살을 나게 하는 效能이 있다. 【用法 用量】 6~12g을 달여서 服用하거나 丸劑, 散劑로 服用한다.〈外用〉煎液으로 씻던가 짓찧어서 바르거나 가루 내어 고루 바른다.

〔禁忌〕 술과의 相性이 良好하며 많이 먹으면 胃를 傷하는 일도 있다.

❷ **柏根白皮** (백근백피)〈本草綱目〉: 측백나무의 코르크를 제거한 根皮이다.

〔性味〕 味는 苦하고 性은 平하며 無毒하다.

〔藥效 主治〕 主로 燙傷에 진무른 것을 치료하며 毛髮을 자라게 한다. 【用法 用量】〈外用〉 猪 또는 狗의 油脂에 넣고 水分이 없어질 때까지 달여서 찌꺼기를 버리고 塗布한다.

❸ **柏枝節** (백지절)〈唐本草〉: 측백나무의 樹枝이다.

〔成分〕 木材는 精油를 함유한다. 그 속의 大部分은 sesquiterpene alcohol의 cedrol, widdrol, α-, β-, γ-cuparenol, α-isocuparenol, α-, β-biotol, β-isobiotol, curcumenether 등이 약 50%를 차지하고 있다. 그리고 다음은 sesquiterpene의 thujopsene, thujopsadiene, α-, β-cedrene, β-chamigrene, α-, γ-cuprenene, α-curcumene, dehydro-α-curcumene, cuparene 등이 약 40%를 차지하며, 또 sesquiterpeneketone 의 α-, β-cuparenone, mayurone, widdrol α-epoxide, monoterpene acid 등이 있다.

〔藥效 主治〕 釀造酒로 삼으면 風痺歷節風(風邪가 原因이 되는 痺證, 류머티性 關節炎을 包含함)을 主로 치료한다. 【處方例】① 霍亂으로 因한 轉筋(장딴지의 경련)의 치료: 우선 따뜻한 것으로 발을 싼 후 柏樹木을 잘게 썰어서 삶은 물로 적신다. ② 蟲齒腫痛의 치료: 柏枝를 구워서 뜨겁게 하여 구멍 속에 넣는다.

❹ 柏子仁 (백자인) 〈唐本草〉 柏實·柏仁: 측백나무의 種仁이다. 초겨울 種子가 성숙했을 때 채취해서 햇볕에 말린다. 種皮를 깨뜨려 부수고 깨끗이 체로 쳐서 그늘에서 말린다. 【修治】《柏子仁》挾雜物을 제거한 후 남아 있는 外殼과 種皮를 털어 낸다. 《柏仁霜》挾雜物을 제거한 柏子仁을 빻아서 기름을 흡수하는 압지(押紙)에 싸서 加熱한 후 조금 말려서 壓搾, 기름을 제거한 후 곱게 갈아서 가루를 만든다. 〈雷公炮炙論〉柏子仁을 使用하려면 우선 하룻밤 술에 담그고 다음날 꺼내서 햇볕에 말린 후 黃精 自然汁으로 낮에 손을 쉴새없이 휘저으면서 長時間 달인다. 다 달이면 밑이 편평한 큰 냄비에 넣고 물에 적신 다음 병에 柏子仁을 넣어 뭉근한 불에서 오랫동안 삶아서 바짝 졸인다. 1回에 90g의 柏子仁을 달여서 150g의 술이 모두 吸收될 때까지 담가둔다.

柏子仁藥材

〔性味 歸經〕 味는 甘하고 性은 平하며 無毒하다. 心, 肝, 脾經에 들어간다.

〔成分〕 種子는 脂肪油 약 14%를 함유하고 또, 少量의 精油, saponin을 함유한다.

〔藥效 主治〕 滋養强壯, 鎭靜, 安神, 腸潤, 通便의 效能이 있다. 驚悸, 不眠症, 遺精, 寢汗, 便秘를 치료한다. 또 五臟을 平安케 하며 氣를 돋우고 濕痺를 제거하며 恍惚, 虛損吸吸, 歷節, 腰中의 重痛을 치료하고 血을 돋우어 땀을 멎게 한다. 【用法 用量】3〜9g을 달이거나 丸·散劑로 服用한다. 〈外用〉 볶고 갈아서 짜낸 기름을 塗布한다.

〔配合 禁忌〕 軟便 및 痰이 많은 者는 服用을 忌한다. 牡蠣·桂·瓜子는 相使하고 菊花·羊蹄·石의 類 및 小麥粉類는 相惡이다. 柏子仁은 多油性이므로 腸이 잘 움직여서 泄瀉를 하는 者, 명치에 痰飮이 많은 者, 陽道數擧, 腎家로 熱이 있고 暑濕 때문에 泄瀉를 하는 者는 使用을 忌한다. 또 보통은 鹹도 忌한다.

❺ 柏 脂 (백지) 〈神農本草經集注〉柏油: 측백나무의 樹幹 또는 樹枝를 燃燒시키면 分泌되는 樹脂汁이다.

〔性味〕 味는 甘하고 性은 平하다.

〔藥效 主治〕 疥癬, 癩病, 禿瘡圓形脫毛症, 黃水瘡, 丹毒을 치료한다. 【用法 用量】〈外用〉 그대로 바르거나 바짝 졸여서 膏로 만들어 바른다. 【處方例】黃水瘡의 治療: 柏油 60g, 香油 60g을 진하게 바짝 졸여서 바른다.

노간주나무 杜松 *Juniperus rigida* S. et Zucc. (=*J. utilis* Koidz.)

常綠喬木으로 높이 8〜10m, 지름 20cm에 달하며 樹皮는 짙은 灰褐色이며 老樹에는 세로로

측백나무(側柏)과 Cupressaceae

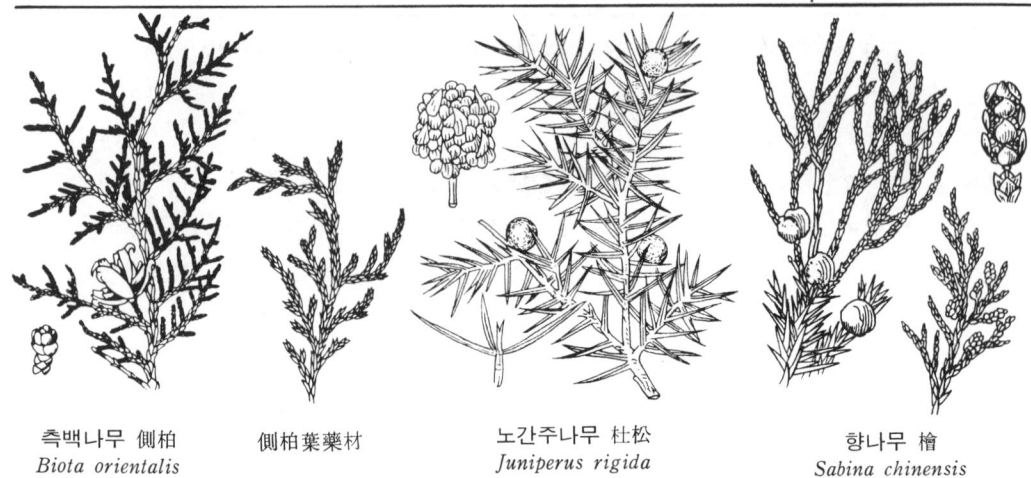

| 측백나무 側柏 | 側柏葉藥材 | 노간주나무 杜松 | 향나무 檜 |
| Biota orientalis | | Juniperus rigida | Sabina chinensis |

벗겨진 裂紋이 있고 樹冠은 圓錐形 또는 圓形을 이룬다. 잎은 針狀으로 3개씩 輪生하며 길이 10~20 cm, 나비 약 1 mm로 끝이 뾰족하고 표면에 깊은 홈과 흰 氣孔帶가 있으며 단단하고 강하여 손을 찌른다. 꽃은 腋生하며 수꽃은 卵形이고 쌍으로 된 많은 수술로 구성되며 길이 4.5 cm로 黃色을 띤 암꽃은 球形이고 9개의 實片이 있으며 각각 3~4개의 胚珠가 있다. 毬果는 보통 球形으로 紫褐色이고 표면은 白粉으로 뒤덮여 있으며 속에는 2~3개의 種子가 있다. 開花期는 5月, 結實期는 다음해 10月이다. 양지 바른 산비탈이나 건조하고 메마른 砂礫地帶에서 자라며 全國 各地에 分布한다. 【處方用名】果實이 杜松實이다.

杜松實(두송실)〈國藥的藥理學〉杜松子・老柯子 : 노간주나무의 果實로 10月에 果實이 익을 무렵 두들겨 떨어뜨려서 그늘에서 말린다.

〔性味〕 味는 甘하고 특이한 芳香이 있다.

〔成分〕 毬果는 精油를 함유하며 그 속에는 α-pinene 36.3%, myrcene 12.9%, Δ^3-carene 0.8%, limonene 1.6%, p-cymene 0.9%, β-elemene 2.0%, caryophyllene 0.4%, humulene 0.4%, γ-cadinene 0.2%, terpinen-4-ol 0.02%, borneol 및 citronellol 0.20%, anethole 0.05% 등이 함유된다. 잎은 amentoflavone, podocarpusflavone A 와 少量의 hinokiflavone을 함유한다. 가지나 잎에 함유된 精油의 成分은 果實의 것과 별로 다르지 않다. 心材는 各種 terpens 類化合物을 함유하며 그 중 주된 것은 δ-cadinene, α- 및 β-cedrene으로 약 70%를 차지하며, 그 밖에 calamenene, cuparene, β-elemene, farnesene, caryophyllene, humulene, β-bisabolene, β-selinene, α-curcumene, thujopsene, α- 및 γ-calacorene, α-・β-・γ-. 및 δ-acoradiene, α-・β-acorenol, 3β-hydroxy-sandaracopimaric acid, ferruginol, sugiol, cryptojaponol, Δ^6-dehydroferruginol, 6,12-dihydroxy-5,8,11,13-abietetraene-7-one, 12-methoxy-8,11,13-abietatrien-7β, 11-diol, 12-methoxy-6,8,11,13-abietatetraen-11-ol, 7β-12-dimethoxy-8,11,13-abietatrien-11-ol, 7β-ethoxy-12-methoxy-8,11,13-abietatrien-11-ol, xanthoperol, tropolone 型 sesquiterpene 化合物 nothocathinol 등이 있다.

〔藥理〕 노간주나무 種子의 石油에테르抽出物은 in vitro 에서 黃色포도球菌에 대해서 抑制作

用이 있고 1 : 1600 으로 稀釋하여도 여전히 細菌의 발육을 저지한다. 石油에테르 엑스를 順次 3% 炭酸水素나트륨, 3% 炭酸나트륨, 3% 水酸化칼륨液에 의해서 얻어진 部分에 抗菌作用이 있고 1 : 12800 으로 稀釋하여도 같은 作用이 있음을 알게 되었다. 단 大腸菌, 티푸스菌, 志賀 赤痢菌에 대한 抗菌作用은 없다. 이것을 減壓蒸溜해서 얻어낸 蒸溜液은 1 : 12800 으로 稀釋하여도 黃色포도球菌에 대해서 抗菌作用을 한다. 化學測定에 의해서 이 抗菌性 物質은 abietic acid 의 異性體로 취급되고 있다.

〔藥效 主治〕 祛風, 除濕, 利尿의 效能이 있다. 水腫, 尿道 生殖器疾患, 痛風 등을 치료한다. 【用法 用量】 1~3 g 을 달여서 服用한다. 〈外用〉짓찧어서 바른다. 【處方例】 류머티性 關節痛의 치료 : 杜公實 適量을 짓찧어 바른다.

향나무 檜 Sabina chinensis (L.) ANTOINE (＝Juniperus chinensis L.)

常綠喬木으로 높이 15~20 m, 지름 1 m 에 달하는 것도 있으며 가지가 上下로 향한다. 어린 나무의 樹皮는 赤褐色으로 片狀을 이루며 벗겨지고, 老木은 灰褐色이며 얕게 길이로 갈라져서 좁고 긴 가닥으로 벗겨지며 가지는 圓柱狀으로 赤褐色(어린 가지는 綠色)을 띤다. 잎은 2種類로 어린 가지에 달리는 것은 針形으로 對生하거나 3개가 輪生하고 끝이 뾰족하며, 표면에는 2개의 흰 氣孔帶가 있고 뒷면은 綠色으로 뚜렷한 稜線이 있다. 老木의 잎은 鱗片葉으로 互生하고 끝이 둔하며 密生한다. 수꽃은 타원형으로 淡黃色이고 암꽃은 球形이며 모두 鱗狀葉의 가지 끝에 달린다. 毬果는 液果狀으로 거의 圓形이며, 길이 6~8 mm 로 2~5개의 種子가 있다. 種子에는 3개의 稜線이 있으며 卵形으로 길이 약 3 mm 이다. 開花期는 4月, 結實期는 다음해의 6~10月이다. 산기슭이나 평지에 나고 栽植하며 咸北, 平北을 제외한 全國에 分布한다. 【處方用名】 잎이 檜葉이다.

檜 葉 (회엽)〈福建民間草藥〉檜白皮 : 향나무의 잎이다.
〔性味〕 味는 辛하고 性은 溫하며 有毒하다.
〔成分〕 잎은 amentoflavone, hinokiflavone, apigenin, hinokiflavone monomethyl ether 을 함유한다. 뿌리와 가지는 精油(cedrol, pinene 등)와 樹脂를 함유한다. 果實은 gibberellin 과 같은 物質을 함유하고, 種子는 脂肪油와 sterol 을 함유한다.
〔藥理〕 檜葉을 말려서 빻은 가루에 물을 加하여 1時間 蒸溜하면 강렬한 香氣의 蒸溜液을 얻을 수 있다. in vitro 에서는 3% 濃度로 Schönlein 白癬菌과 鐵銹色白癬菌의 繁殖을 억제할 수가 있고 5% 濃度로 紅色表皮菌, Mongol 種의 黃癬菌의 繁殖을 억제할 수가 있다. 10% 濃度에서는 石膏狀 小胞子菌에 대해서 抑制作用이 있지만 白色念珠菌(Candida 症의 病原이 된다) 및 Sparticum schenkii 에 대해서는 전혀 抑制作用은 없다.
〔藥效 主治〕 祛風, 散寒, 活血, 解毒의 效能이 있다. 風寒, 感氣, 류머티즘으로 因한 關節痛, 蕁痲疹, 硬結, 初期의 腫毒을 치료한다. 【用法 用量】 新鮮한 것 15~20 g 을 달여서 服用한다. 〈外用〉짓찧어서 바른다. 煎液으로 熏洗하거나 구운 연기로 燻한다.

주 목 (朱木) 目 Taxales

나 한 송 (羅漢松) 과 Podocarpeceae

나 한 송 羅漢松 *Podocarpus macrophyllus* (THUNB.) D. DON var. *maki* (SIEB.) ENDL.
젖꼭지나무 土杉 *P. macrophyllus* (THUNB.) D. DON

常綠小喬木으로 줄기는 곧추서며 높이 5m에 達한다. 樹皮는 灰白色으로 얕게 갈라지며 얇은 비늘조각 모양으로 벗겨진다. 가지는 짧고 비스듬히 뻗으며 옆으로 퍼지고, 잎은 密集해서 곧추서며 互生하고 넓은 線形 또는 線狀 披針形으로 길이 5~7cm, 나비 5~9mm로, 양끝이 좁고 밑부분은 짧은 葉柄으로 된다. 표면은 潤彩가 있는 녹색, 뒷면은 靑白色으로 中肋이 양쪽으로 도드라진다. 꽃은 二家花로 雄花穗는 葉腋에 2~3개씩 달리고 圓柱形이며 길이 5cm 정도로 黃白色이 돌며 비스듬히 처진다. 많은 수술은 三角狀의 苞鱗 위에 달리고, 암꽃은 前年枝의 葉腋에 1개씩 달리며 큰 果托이 있고 4개의 鱗片과 짧은 대가 있으며 果托은 가을철에 익으면 적색이 된다. 種子는 卵形으로 길이 8~12mm이고 靑綠色 또는 淡紫色이다. 開花期는 5月 結實期는 10月이다. 各地의 農園에서 栽植된다. 【處方用名】① 種子 및 花托은 羅漢松實 ② 葉은 羅漢松葉 ③ 根皮는 羅漢松根皮이다.

❶ 羅漢松實 (나한송실) 〈本草綱目拾遺〉: 나한송·젖꼭지나무의 種子 및 花托이다.
〔性味〕 味는 甘하다.
〔成分〕 젖꼭지나무의 種子는 inumakilactone A·B·C·E 및 inumakilactone A glucoside, nagilactone C 및 negilactone F를 함유한다.
〔藥效 主治〕 血虛로 인한 顏面의 蒼白憔悴, 心胃痛을 치료하며, 腎을 補하고 肺를 튼튼케 하며 특히 元氣를 크게 補한다. 【用法 用量】18~21g을 달여서 服用한다.

❷ 羅漢松葉 (나한송엽) 〈廣東中藥〉: 나한송·젖꼭지나무의 枝葉으로 年中 採取하여 햇볕에 말린다.
〔性味〕 味는 淡하고 性은 平하다.
〔成分〕 나한송의 잎은 ponasterone A를 함유한다. 樹皮는 tannin, 樹脂, 精油를 함유하고 젖꼭지나무의 잎은 精油를 함유하며 그 속에는 α-pinene, β-pinene, camphene, cadinene, podocarprene (kaurene)을 함유한다. 또 昆蟲變態호르몬의 ecdysterone, ponasterone A 및 makisterone A·B·C·D를 함유한다. 또한 hinokiflavone, neocryptomerin, sciadopitysin, podocarpusflavone A·B 등의 二重分子 flavone을 함유하며, 心材는 macrophyllic acid, podototarin, totarol, 16-carboxytotarol을 함유한다.
〔藥效 主治〕 吐血이나 咳血을 멎게 한다. 【用法 用量】1회에 30g을 使用하고 蜜棗 2개를 加하고 달여서 服用한다.

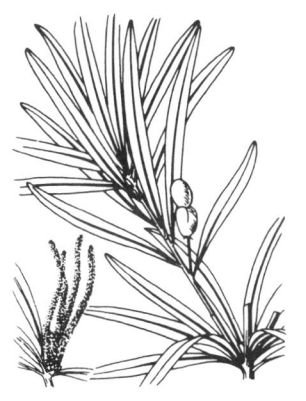
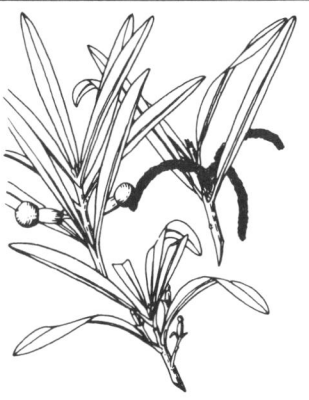
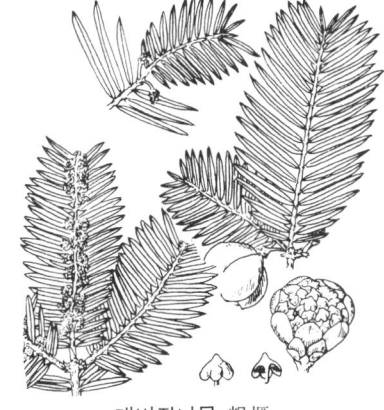

나한송 羅漢松
Podocarpus macrophyllus var. *maki*

젖꼭지나무 土杉
Podocarpus macrophyllus

개비자나무 粗榧
Cephalotaxus koreana

❸ 羅漢松根皮 (나한송근피) 〈天目山藥植志〉: 나한송·젖꼭지나무의 根皮이며 年中 수시로 採取한다.

〔藥效 主治〕 打撲傷을 치료한다. 【用法 用量】 新鮮한 羅漢松根皮와 苦蔘을 等量으로 하고 黃酒를 加해서 짓찧어 으깨서 患部에 바른다. 1日 1回 새것으로 바꿔 바른다.

주 목(朱木)과 Taxaceae

개비자나무 粗榧 *Cephalotaxus koreana* NAKAI

常綠灌木으로 높이 2~5m이고 잎은 나선상으로 2줄로 配列되며 線形이고 보통은 곧지만 드물게 약간 구부러진 것도 있다. 길이 2~5cm, 나비 3~4mm이고 끝은 갑자기 뾰족해지거나 짧은 突起를 이루며 밑부분은 거의 圓形 또는 넓은 쐐기형으로 無柄에 가깝고 뒷면에 白色의 氣孔列이 2개 있다. 꽃은 二家花로 수꽃은 길이 5mm 내외로 扇球形이며 10여 개의 苞로 싸인 것이 한 花梗에 20~30개씩 달리고, 암꽃은 2개씩 한군데에 달리고 10여 개의 뾰족한 綠色苞로 싸여 있다. 암꽃에는 보통 2~5개의 胚珠가 있으며 發育해서 種子가 된다. 種子는 타원상 卵形 또는 원형에 가까우며 길이 1.8~2.5cm이고 外種皮는 紫色을 띤다. 開花期는 3~4月이고 種子는 다음 해 10月에 익는다. 골짜기 사이의 濕潤地에서 자라며 중부·남부·제주도 등지에 分布한다. 【處方用名】種子가 粗榧이다.

粗 榧 (조비) 〈浙江天目山藥植志〉 木榧·血榧: 개비자나무의 種子로 alkaloid를 함유한다.

〔藥效 主治〕 食積을 치료하며 蛔蟲을 驅除한다. 【用法 用量】 15~21g을 달여서 服用하거나 잘 볶아서 服用한다.

주 목 朱木 *Taxus cuspidata* SIEB. et ZUCC.   눈주목 *T. caespitosa* NAKAI

常綠喬木으로 높이 17~20m에 달하며 樹皮는 赤褐色으로 얕게 갈라지고 가지가 密生하며

小枝는 互生한다. 잎은 螺旋狀으로 달리지만 옆으로 뻗은 가지에서는 羽狀으로 보이며 線形으로 길이 1.5~2.5cm, 나비 2.5~3mm이고 밑부분은 좁고 짧은 대가 있으며 끝이 뾰족하고 표면은 짙은 녹색으로 中肋이 隆起되어 있고, 뒷면에는 가장자리의 두 배의 나비가 되는 灰褐色을 띤 두 줄의 氣孔帶가 있다. 꽃은 一家花로 수꽃은 6개의 鱗片으로 싸이고 8~10개의 수술과 8개의 꽃밥이 있으며, 암꽃은 10개의 인편으로 싸이고 淡紅色을 띤 卵形의 胚珠가 있다. 種子는 卵圓形이며 빨간 肉質의 컵같은 種皮 속에 들어 있고 익으면 紫褐色이 된다. 開花期는 3~6月, 結實期는 8~9月이다. 山地의 숲속에 散生하며 全國의 深山地域에 分布한다. 【處方用名】枝葉이 紫杉이다.

紫 杉 (자삼)〈東北藥植志〉: 주목의 가지와 잎이다.

〔性味〕 잎은 有毒하고 假種皮는 微甘하다.

〔成分〕 잎은 diterpenes 化合物을 함유한다. 즉 taxinine, taxinine A, taxinine H, taxinine K, taxinine L 등을 함유하며 또 ponasterone A, ecdysterone, sciadopitysin을 함유한다. 어린 가지는 taxine을 함유하고 莖皮는 抗白血病作用과 抗腫瘍作用이 있는 taxol을 함유하며 心材는 taxusin을 함유한다.

〔藥理〕 1. 血糖降下作用: Taxine을 정상인 토끼에게 皮下注射 또는 靜脈注射를 놓아도 作用은 뚜렷하지 않지만 高血糖의 動物(adrenalin性 또는 食物性)에 1~5mg/kg을 皮下注射 또는 靜脈注射를 하면 血糖降下作用을 볼 수 있었다.

2. 其他 作用: 0.1% 濃度의 taxine은 짚신벌레를 痲醉시킨다. 개구리, Mouse, 토끼의 中樞神經系에 대해서도 痲醉作用이 있다. 토끼에 대한 MLD는 4.5mg/kg이다. 토끼의 摘出腸에 대해서는 少量으로 興奮作用이 있고 0.002% 以上의 濃度에서는 반대로 抑制作用을 볼 수 있다.

〔藥效 主治〕 利尿, 通經의 效能이 있다. 腎臟病, 糖尿病을 치료한다. 【用法 用量】 잎은 3~6g, 껍질을 벗긴 작은 가지면 9~15g을 달여서 服用한다. 【處方例】 糖尿病의 치료: 주목의 잎 6g을 달여서 1日 2回 연속해서 服用한다. 惡心, 嘔吐 등의 副作用이 나타나면 使用을 중지하고 副作用이 없는 경우에는 15g을 限度로 점차 量을 늘려도 된다.

참비자나무 榧 *Torreya grandis* FORT. (=*Caryotaxus grandis* HENK. et HOCHST. =*Tumion grandis* GREENE) 왜비자나무 T. *nucifera* S. et Z.

常綠喬木으로 높이 25m에 이르며 樹皮는 灰褐色이고 큰 가지는 잘 뻗어 있으며 작은 가지는 털이 없다. 잎은 羽狀으로 배열되며 線狀 披針形으로 길이 1.2~2.5cm, 나비 2~3mm이고 위로 갈수록 좁아져서 끝은 가시 모양으로 뾰족해지며 가장자리는 밋밋하고 단단하며 표면은 짙은 녹색으로 光澤이 나며 뒷면은 연한 녹색으로 中肋이 뚜렷하고 그 양쪽에 1개씩 우묵하게 패인 黃白色의 氣孔線이 있다. 꽃은 二家花로 수꽃은 타원형 또는 卵狀圓形으로 길이 10mm로 한 花梗에 10여 개의 꽃이 달리고, 암꽃은 花梗이 없고 對生하지만 꽃이 발육할 뿐이며 1개의 胚珠가 곧게 달린다. 열매는 타원형으로 肉質의 種衣로 싸여 있으며 種子는 길이 2~3cm의 側卵狀 타원형으로 紅褐色을 띠며 세로로 불규칙하게 홈이 패어 있다. 開花期는 4月, 種子의

참비자나무 Torreya grandis —115—

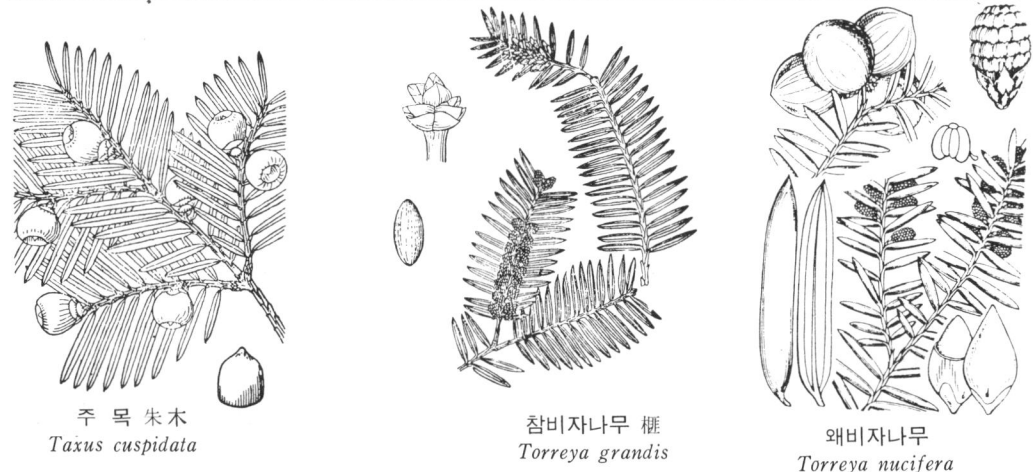

주 목 朱木
Taxus cuspidata

참비자나무 榧
Torreya grandis

왜비자나무
Torreya nucifera

成熟期는 다음해 10月이다. 산비탈 및 산골짜기에 나며 제주도 및 남부지방에 分布한다. 【處方用名】① 種子는 榧子 ② 根皮는 榧根皮 ③ 花는 榧花이다.

❶ 榧 子(비자)〈唐本草〉榧實·香榧: 참비자나무·왜비자나무의 種子이며 10~11月 種子가 성숙한 후 채취하고 多肉質의 外皮를 제거하고 種子를 꺼내서 햇볕에 말린다. 【修治】《榧子》 挾雜物과 껍질을 제거하고 種仁을 꺼내서 使用할 때 짓찧는다. 《炒榧子》 물에 씻은 仁을 表面이 黑褐色, 안쪽이 黃黑色이 되고 탄 냄새가 날 정도로 볶는다. 또는 모래를 사용해서 충분히 휘저으면서 볶고 안쪽이 黃色을 띠고 바깥쪽이 탄 자국이 나면 꺼내서 모래를 체로 걸러서 그대로 식힌다.

〔性味 歸經〕 味는 甘하고 性은 平하다. 肺, 胃, 大腸經으로 들어간다.

〔成分〕 種子는 脂肪油를 함유하고 그 속에는 palmitic acid, stearic acid, oleic acid, linoleic acid의 glyceride, sterol이 있다. 또 蓚酸, 葡萄糖, 多糖類, 精油, tannin 등도 함유한다.

〔藥理〕 榧子의 抽出엑스는 in vitro에서 돼지의 蛔蟲, 지렁이에 대해서 하등의 作用도 미치지 못하였으나 고양이의 條蟲을 驅除할 수 있다고 한다. 日本産의 榧子 Tarreya nucifera는 alkaloid를 함유하며 子宮에 대해서 收縮作用이 있으며 民間藥으로서 墮胎에 使用되고 있다.

〔藥效 主治〕 殺蟲, 消積, 潤燥의 效能이 있다. 蟲積(寄生蟲으로 인한 腹內의 硬結)에 의한 腹痛, 小兒의 疳積, 燥咳(燥氣가 肺津을 消耗하고 損傷시키는 것에 의해서 일으키는 咳嗽), 便秘, 痔瘡을 치료한다. 또 腹中의 邪氣를 주관하며 三蟲, 뱀에 의한 咬傷을 치료하고 五痔를 주관한다. 【用法 用量】 4.5~9g을 달여서 服用하거나 또는 丸劑, 散劑로 服用한다.

〔配合 禁忌〕 榧子의 껍질은 綠豆을 相反하며 이를 多食하면 滑腸을 일으키거나 火를 돋우므로 熱嗽에 좋지 않다.

❷ 榧根皮(비근피)〈天目山藥植志〉: 참비자나무·왜비자나무의 根皮이다.

〔藥效 主治〕 류머티즘으로 因한 腫痛을 치료한다.

❸ 榧 花(비화)〈本草拾遺〉: 참비자나무·왜비자나무의 꽃으로 봄에 꽃이 핀 후 採取한다. 味는 苦하다. 〔藥效 主治〕 水氣(水腫), 痔를 주로 치료하며 殺蟲한다.

마 황(麻黃)綱 Gnetopsida

마 황(麻黃)目 Gnetales

마 황(麻黃)과 Ephedraceae

초마황 草麻黃 *Ephedra sinica* STAPF
   목적마황 木賊麻黃 *E. equisetina* BGE.   쌍수마황 雙穗麻黃 *E. distachya* L.
         중마황 中麻黃 *E. intermedia* SCHRENK et MEY.

多年生 草本狀의 小灌木으로 높이 30~70 cm 이고 木質의 根莖은 땅속을 포복한다. 草質莖은 黃綠色으로 곧추서며 마디 사이는 가늘고 길며 길이 2~4~6 cm, 지름 1~2 mm 이다. 鱗葉은 膜質로 붓뚜껑 모양이며 길이 3~4 mm 로 아랫부분의 1/3~2/3 는 합쳐져서 줄기의 마디를 싸고 있다. 윗부분은 2개로 갈라지며 裂片은 銳三角形으로 중앙에 2개의 脈이 있다. 꽃은 鱗球狀의 花序를 이루며 雄花序는 넓은 卵形으로 보통 3~5개가 複穗狀으로 줄기와 가지끝에 달리지만 드물게는 單生하는 것도 있다. 苞片은 3~5쌍으로 두꺼우며 가장자리는 膜質이고 各 苞片 속에는 1개의 수꽃이 있다. 雌花序는 가지끝에 1개씩 달리며, 卵圓形이고 苞片은 4~5쌍으로 두꺼우며 가장자리는 膜質이고 苞片 속에는 각각 1개의 암꽃이 있다. 雌花序는 익으면 苞片이 增大되고, 多肉質로 紅色의 液果狀을 이룬다. 種子는 2개이며 卵形이다. 開花期는 5月, 種子의 성숙기는 7月이다. 乾燥한 高地, 丘陵, 乾川 바닥이나 山 위의 논에서 자라며 中國 및 몽고 등지에 分布한다. 【處方用名】① 草質莖은 麻黃 ② 根 및 根莖은 麻黃根이다.

❶ 麻 黃 (마황)〈神農本草經〉 龍沙·卑相·卑鹽: 초마황 및 同屬 近緣植物의 草質莖이다. 8~10月에 綠色의 가는 가지를 따고 뿌리째 뽑아 진흙과 뿌리部分을 제거하고 바람이 잘 통하는 곳에서 말리거나 6割쯤 말린 후 또다시 햇볕에서 말린다. 乾燥하고 通風이 잘 되는 곳에 방치하고 濕氣나 곰팡이를 방지한다. 【修治】《麻黃》挾雜物을 제거하고 木質의 根莖과 殘根을 모두 따내고 물로 깨끗하게 씻어 약간 濕氣가 있을 때 잘라서 말린다. 《麻黃絨》이미 加工되어 잘게 썬 麻黃을 돌절구에 넣어 纖維가 보드라운 털처럼 될 때까지 빻는다. 《蜜麻黃》자른 麻黃에 잘 갠 蜂蜜과 끓는 물을 조금 넣어 뒤섞으고 약간 쪄서 남비에 넣고 손에 들러붙지 않을 정도로 뭉근한 불에서 볶은 후 꺼내어 식힌다(麻黃 50kg : 잘 갠 蜂蜜 5kg~7.5kg).

〔藥材〕 1. 草麻黃: 田麻黃이라고도 한다. 줄기는 가늘고 길며 圓柱形으로 약간 편평하고 가지가 좀 갈라지며 지름은 약 1~2 mm, 길이는 보통 약 2~3 cm 로 잘라져 있다. 표면은 엷은 綠色 내지 黃綠色으로 세로로 달리는 가는 稜線이 있고 손에 닿으면 약간 거칠게 느껴진다. 마디는 뚜렷하며 마디 사이의 길이는 2.5~6 cm 이다. 마디에는 膜質의 鱗葉이 2개(간혹 3개) 있고 길이 약 3~4 mm 로 윗부분은 灰白色으로 날카롭고 긴 三角形이며 끝은 뒤로 젖혀져 있고

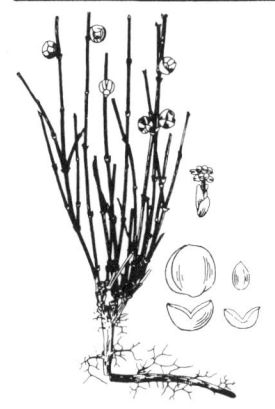 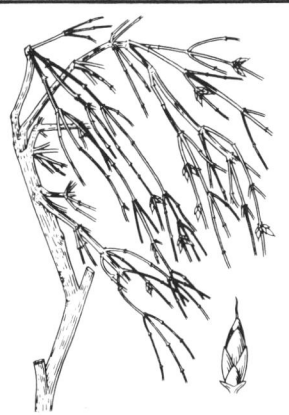 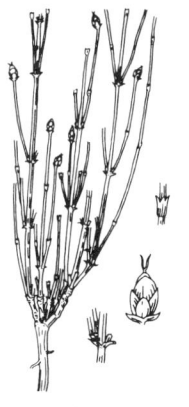 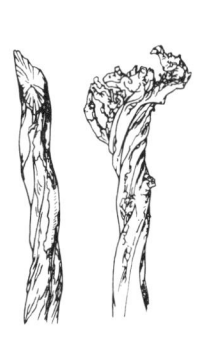

| 초마황 草麻黃
Ephedra sinica | 목적마황 木賊麻黃
Ephedra equisetina | 중마황 中麻黃
Ephedra intermedia | 麻黃根藥材 |

밑부분은 赤褐色이고, 합쳐져서 筒狀을 이룬다. 줄기의 質은 무르고 부러지기 쉽다. 斷面은 약간 纖維性으로 바깥 둘레는 綠黃色, 중앙의 髓部는 紅褐色을 띤다. 微香이 있으며 맛은 좀 쓰고 떫다.

2. 木賊麻黃: 줄기는 가늘고 긴 圓柱形으로 대부분 가지가 갈라지며 草麻黃에 比하여 좀 가늘며 지름 약 1~1.5 mm 이다. 표면은 草綠色 또는 黃綠色으로 세로로 달리는 稜線이 있으며 감촉은 거칠지 않고, 마디 사이의 길이는 1.5~3 cm 이다. 마디에는 2개(간혹 3개)의 膜質鱗葉이 있으며 길이 약 1~2 mm 이고 윗부분은 짧은 三角形으로 灰白色이고 끝은 대부분 뒤로 젖혀져 있지 않으며 밑부분은 赤褐色 내지 黑褐色으로 합쳐져서 筒狀을 이룬다.

3. 中麻黃: 가늘고 긴 圓柱形을 이루며 지름 1.5~3 mm 이고, 全草는 黃綠色으로 마디 위의 膜質鱗葉은 3개가 輪生하며 길이 약 2~3 mm 로 灰白色을 띠며 끝은 뾰족하고 마디 사이의 길이는 2~6 cm 이고 손에 닿으면 감촉이 거칠다.

4. 雙穗麻黃: 鱗片葉이 작고 얕게 갈라졌기 때문에 끝은 뻗어지지 않고 줄기를 감고 있다. 줄기의 分枝는 草麻黃보다 좀 많지만 兩者 모두 높이 20~50 cm 로 외관상 매우 비슷하다. 草質莖은 退化된 잎 대신에 光合成을 이루므로 表皮 바로 밑에 柵狀組織이 있어 多量의 葉綠素를 함유한다.

以上은 모두 乾燥하고 줄기가 굵으며 淡綠色으로 內部가 충실하고 맛이 쓰고 떫은 것을 良品으로 친다. 主産地는 中國의 河北, 甘肅, 遼寧, 內蒙古, 新疆, 陝西, 靑海, 吉林 등지이다.

〔性味 歸經〕 味는 辛苦하고 性은 溫하며 肺, 膀胱經으로 들어간다.

〔成分〕 草麻黃의 줄기는 alkaloid 1~2%를 함유하며, 그 속의 40~90%는 *l*-ephedrine 이고 그 다음은 *d*-pseudoephedrine 과 微量의 *l-n*-methylephedrine, *d-n*-methylpseudoephedrine, *l*-norephedrine, *d*-demethyl pseudoephedrine, ephedine 이다. 또 阿仙藥 tannin 과 精油를 함유하며 精油 中에는 *l-α*-terpineol 을 함유하고 木賊麻黃은 alkaloid 1.15~1.75%를 함유하며 그 중 主要한 것은 ephedrine 과 *d*-pseudoephedrine 이다. 본품은 또한 tannin, flavonoid 配糖體, dextrin, inulin, 澱粉, pectin, cellulose, glucose 등의 糖類化合物과 蓚酸, 枸櫞酸, 사과

酸, fumaric acid 등의 有機酸類를 함유한다. 中麻黃은 多量의 ephedrine을 함유하고 tannin, flavonoid 配糖體, dextrin, inulin, 澱粉, pectine, cellulose, glucose 등을 함유한다. 또 同屬 近緣 植物인 矮麻黃(E. gerardiana WALL.)은 總 alkaloid(ephedrine으로서 計算) 1.15%를 함유하고 그 新鮮한 잎은 蠟 0.15%를 함유하며 그 主要 成分은 nonacosanol, nonacosane, myricyl alcohol이다.

〔藥理〕 1. Ephedrine의 作用: ① 心臟血管系에 대한 영향 ― Ephedrine의 血管收縮作用은 비교적 온화하고 또한 持久性이 있으며 血管弛緩作用은 극히 미약하다. 따라서 鼻粘膜의 腫脹에 사용하면 收縮作用이 길 뿐만 아니라 그것에 계속되는 血管擴張作用이 없고 冠狀血管을 확장 시켜서 冠脈流量을 증가시키므로 血壓上昇時에 下垂體後葉호르몬을 병용하면 대량의 下垂體後葉호르몬이 일으키는 冠狀血管收縮과 心臟抑制를 극복할 수 있다. Ephedrine의 血壓上昇 작용은 원만하며 持久性이 있고, 수시간 維持할 수 있으며, 收縮期血壓의 上昇은 弛緩期血壓보다 현저하고 弛緩期血壓은 일반적으로는 降下치 않는다. 心臟에 대해서도 강한 興奮作用이 있지만 되풀이해서 使用하거나 1회에 대량 투여하면 오히려 抑制가 발생하기 쉽고, 또 不整脈을 일으키거나 하는 일이 있지만 adrenalin에 비하면 상당히 약하다. 重症의 器質性 心臟病患者가 ephedrine과 digitalis를 동시에 사용하면 쉽게 不整脈을 일으킨다. ② 中樞에 대한 作用 ― Ephedrine을 治療量보다도 약간 多量으로 使用하면, 大腦皮質과 皮質下의 中樞를 興奮시켜서 精神의 興奮・不眠・不安・震顫(떨리는 것) 등의 症狀을 일으키고, 또 呼吸中樞나 血管運動中樞를 興奮시키고, 痳醉藥中毒으로는 覺醒作用이 있어 發作性 睡眠病에 사용할 수가 있다. ③ 平滑筋에 대한 영향 ― Ephedrine의 氣管支平滑筋에 대한 鎭痙作用은 비교적 持久性이 있고, 특히 氣管支가 痙攣狀態에 있을 때는 그 作用이 한층 더 현저하다. 虹彩輻狀筋(括約筋)에 작용해서 瞳孔을 散大시키고 또 胃腸管의 筋肉을 弛緩하며 蠕動을 抑制한다. 그러나 膀胱括約筋의 張力을 증가시키므로 이것이 遺尿症에 대해서 유리한 점이다. 또 摘出한 子宮을 興奮시키지만 정상인 婦人이나 月經이 困難한 者에 대해서는 子宮의 活動을 감소시킨다. ④ 其他 ― Ephedrine은 骨格筋에 대해서 抗疲勞作用이 있고 矢毒(curare)에 의해서 抑制되는 神經筋間의 傳導를 촉진하므로 重症의 筋無力症 치료에 사용할 수가 있다. 게다가 高血糖을 일으키지만 그 작용은 비교적 약하고 또한 항구적인 것은 아니다.

2. d-pseudoephedrine의 作用: 血壓을 上昇시키는 作用에 대해서는 鼻粘膜의 血管을 收縮시키는 점에서는 ephedrine이 가장 강하고, 人工合成의 dl-ephedrine이 이에 버금가고, d-pseudoephedrine이 가장 弱하다. 毒性도 ephedrine이 가장 强하고 (100), dl-ephedrine (ephetonine)이 이에 버금가고(78), d-pseudoephedrine이 가장 弱하다(56.5). d-pseudoephedrine은 ephedrine에 비해서 현저한 利尿作用이 있고 물이나 鹽水, 尿素를 사용한 후에는 한층 더 尿量의 배출이 증가되지만, 痳醉한 개에 대해서는 尿量이 반대로 감소하고, 輕症의 실험적 尿細管腎炎의 개에 대해서는 역시 利尿反應을 일으키지만 重症인 것에는 利尿反應이 일어나지 않는다. 摘出한 토끼 肺의 灌流實驗에서 d-pseudoephedrine이 극히 희박한 溶液이나 진한 溶液은 어느 것이나 모두 氣管支를 弛緩시키지만, 中等度의 濃度에서는 氣管支筋을 收縮시키고,

methylephedrine은 어떠한 濃度에서도 氣管支平滑筋을 弛緩시킨다는 것이 명백해지고 있다.

3. 草麻黃에서 얻어 낸 麻黃의 精油는 *in vitro* 試驗에서 Influenza virus에 대하여 抑制作用이 있고 A型·PR_8型의 Influenza virus에 感染된 흰 Mouse에 皮下注射를 하면 治療作用(生存期間의 增加나 肺의 損傷의 低下)이 있다. 麻黃油의 乳劑는 消毒한 牛乳의 筋肉注射에서 일어나는 人工發熱토끼에 대해서 解熱作用이 있고, 麻黃의 精油도 그 주성분인 terpineol도 體溫低下作用을 하지만, 麻黃精油의 terpineol처럼 뚜렷하지는 않다. 麻黃精油乳劑를 胃에 注入하거나, 筋肉注射나 腹腔內注射를 하여도 發熱한 患者에게는 發汗作用이 없다. 일정량의 ephedrine은 麻黃油로 因한 Mouse의 鎭靜作用이나 토끼 全身의 筋肉痲痺現象에 拮抗한다. 두꺼비의 心臟에 대해서는 麻黃油의 乳劑는 抑制作用을 나타낼 뿐이지만 ephedrine은 이 作用에는 전혀 拮抗할 수가 없다. 麻黃油의 乳劑는 筋肉의 緊張에 영향을 주지 않는 量에서는, 토끼의 呼吸運動에 대해서 우선 興奮시키고 그 후 抑制한다. 麻黃의 精油乳劑는 內服할 경우 그 安全度는 매우 높지만 토끼의 腹部나 귀의 皮下組織에 注射를 놓으면 상당한 刺戟作用이 있고 토끼 눈의 結膜에는 상당히 강한 刺戟作用이 있다.

〔藥效 主治〕 發汗, 喘平, 利尿의 效能이 있다. 傷寒表實로 發熱惡寒하면서 땀이 나지 않는 것, 頭痛鼻塞, 骨節疼痛, 咳嗽喘息, 風水浮腫(發熱을 수반한 浮腫), 小便不利, 風邪頑痺, 皮膚의 不仁(저린 것), 風疹瘙痒을 치료한다. 또 中風, 傷寒頭痛, 熱말라리아, 赤目腫痛, 水腫, 風腫, 産後血滯, 喘息, 乾草熱(枯草熱), 百日咳, 氣管支炎, 腹痛, 下痢, 헤르니아, 眼痛, 感氣를 치료한다. 【用法 用量】 1.5~6g을 달여서 服用한다(먼저 달여서 水面에 뜬 泡沫을 떠내는 것이 좋다). 또는 丸·散劑로도 쓰인다.

〔配合 禁忌〕 대체로 身體가 虛弱해서 항상 땀을 흘리고 寢汗을 흘리며 喘하는 者는 모두 服用을 忌한다. 厚朴·白薇는 相使, 辛夷·石韋는 相惡이다.

❷ 麻黃根 (마황근) 〈神農本草經集注〉: 草麻黃 및 同屬 近緣植物의 뿌리 및 根莖이다. 立秋後 採取하여 수염뿌리 및 莖苗를 따내고 햇볕에 말린다. 【修治】 挾雜物을 따내고 殘莖을 제거해서 물에 담가서 충분히 축인 다음 잘라서 햇볕에 말린다.

〔藥材〕 乾燥된 뿌리는 구부러져서 고르지 못하며 길이 약 20 cm, 굵기 약 2 cm로 표면은 紅褐色이며 뚜렷한 홈이 세로로 달리고, 根莖에는 隆起된 마디가 있다. 질은 단단하고 세로로 쪼개면 속에 많은 纖維가 通하고 있다. 橫斷面의 木質部에는 많은 틈새가 있어 中心에서 밖으로 放射하고 있으며 色은 淡黃色이다.

〔性味〕 味는 甘하고 性은 平하며 無毒하다.

〔藥效 主治〕 固表斂汗의 效能이 있다. 體虛自汗, 盜汗을 치료한다. 【用法 用量】 9~15g을 달여서 服用한다. 또는 丸劑, 散劑로 服用한다. 〈外用〉 곱게 가루 내어 뿌린다.

〔禁忌〕 體表에 邪氣가 있는 者는 服用을 忌한다.

소 철(蘇鐵)綱 Cycadopsida

소 철(蘇鐵)目 Cycadales

소 철(蘇鐵)과 **Cycadaceae**

소 철 蘇鐵 *Cycas revoluta* THUNB.

常綠灌木 또는 喬木으로 높이 2~3 m 이다. 줄기는 굵고 튼튼하며 圓柱形으로 대부분 單生하고 매우 뚜렷한 葉痕이 겉을 둘러싸며 끝에서 많은 잎이 輪狀으로 퍼진다. 잎은 1回羽狀腹葉으로 羽片은 互生하며 線狀披針形이고 끝은 뾰족하고 날카로우며 革質이지만 가장자리는 다소 뒤로 말린다. 표면은 매끄럽고 뒷면은 드문드문 난 털로 덮여 있으며 길이 8~20 cm, 나비 5~8 cm 이다. 꽃은 二家花로 雄花穗는 圓柱形으로 길이 50~60 cm 에 달하며 많은 鱗片으로 된 毬果形으로 鱗片 뒤쪽에 꽃밥이 달린다. 雌花穗는 원줄기끝에 둥글게 모여 달리고 원줄기에 가까운 양쪽에 3~5개의 胚珠가 달린다. 種子는 길이 4 cm 로 편평하고 外種皮는 角質이며 赤褐色이다. 開花期는 여름, 가을이다. 제주도에서는 뜰에서 자라지만 기타 지역에서는 觀賞樹로 溫室이나 室內에서 栽植한다. 【處方用名】① 葉은 鳳尾蕉葉 ② 花는 鳳尾蕉花 ③ 種子는 鐵樹果이다.

❶ **鳳尾蕉葉** (봉미초엽) 〈本草綱目拾遺〉: 소철의 잎이다.

〔性味 歸經〕 味는 甘酸하고 性은 微溫하며 小毒이 있다. 肝, 胃經으로 들어간다.

〔成分〕 잎은 cycasin 을 0.027~0.061% 함유한다. 이 配糖體는 有毒하지만 抗癌作用이 있다. 그 밖에 소철 flavone 을 함유한다. 줄기도 cycasin 을 함유하며(껍질을 벗긴 후의 含量은 0.023%), 또한 大量의 澱粉(44.50%), 蛋白質, 脂肪, 糖類, 사과酸, arginine, choline 등을 함유한다.

〔藥理〕 Cycasin 의 作用은 ❸ 鐵樹果를 參照.

〔藥效 主治〕 理氣, 祛風, 解毒, 活血의 效能이 있다. 肝胃氣痛, 月經閉止, 難産, 痰多咳嗽, 吐血, 打撲, 刀傷을 치료한다. 【用法 用量】 9~15 g 을 달여서 服用하거나 또는 藥性이 남을 정도로 볶아 가루 내어 服用한다. 〈外用〉 藥性이 남을 정도로 볶아 가루 내어 調合해서 바른다.

❷ **鳳尾蕉花** (봉미초화) 〈福建民間草藥〉 鐵樹花: 소철의 꽃이며 여름에 採取한다.

〔性味〕 味는 甘하고 性은 微溫하며 小毒이 있다.

〔成分〕 花粉은 adenine, choline, 蛋白質, 糖類 등을 함유한다.

〔藥效 主治〕 活血, 祛瘀의 效能이 있다. 吐血, 咳嗽時出血, 打撲傷, 遺精, 帶下를 치료한다. 【用法 用量】 30~60 g 을 달여서 服用한다.

❸ **鐵樹果** (철수과) 〈植物名實圖考〉: 소철의 種子이다.

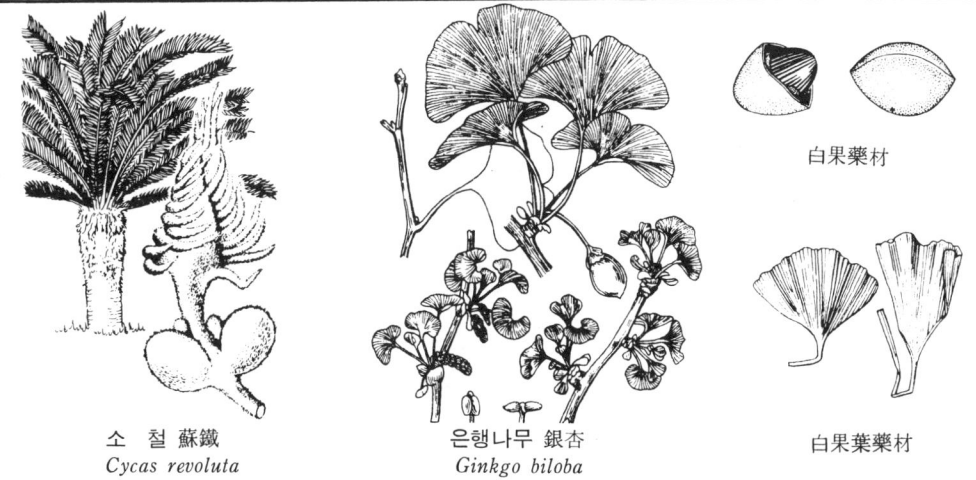

소 철 蘇鐵
Cycas revoluta

은행나무 銀杏
Ginkgo biloba

白果藥材

白果葉藥材

〔**性味**〕 味는 苦澁하고 性은 平하며 有毒하다.

〔**成分**〕 毬果(種子를 포함함)는 cycasin 0.086%(種子의 含有率은 0.2~0.3%), neocycasin A·B·C·D·E·F·G, 多量의 遊離 palmitic acid (多種皮중에는 6.95%), 多量의 澱粉을 함유하는 외에 β-carotene, cryptoxanthin, zeaxanthine 등의 色素를 함유한다.

〔**藥理**〕 1. 發癌作用: 食物 속에 cycasin을 混入해서 飼育한 Rat의 肝臟, 腎臟 등에 腫瘍이 생기는 것이 1962年 발견된 후 合成된 cycasigenin (methyl azoxymethanol)은 發癌劑로 취급되고 있다. Cycasigenin은 dimethylnitrosamine(DMN)과 비슷하며 함께 體內代謝에 의해서 diazomethan으로 變化하고 各種 細胞에 대해서 일반적으로 發癌作用을 하는 것으로 인정되고 있다. Cycasin은 腸內에서 酵素 혹은 細菌에 의해서 分解되고 methylazoxymethanol(MAM)이 되어 비로소 作用한다. Cycasin은 經口投與해서 비로소 發癌하는 것으로서, 注射로서 發癌하지 않는다. Cycasigenin은 經口, 注射 어느 것으로도 有效하며 1회의 投與로 大多數의 Rat에 腫瘍을 發生시킬 수가 있다. 飼育時間이 짧은 Rat는 腎臟腫瘍이, 좀 긴 것은 肝臟腫瘍이 發生하기 쉽지만, 大腸에서의 腫瘍의 발생은 비교적 적고 또 飼育時間과도 관계가 없다. 腫瘍이 발생하는 것은 cycasin 服用 후 6개월 以後이다. Cycasigenin의 Rat에 대한 發癌率은 100%이지만 cycasin은 85%이고 이 비율은 Rat의 種類와는 관계가 없다. Cycasigenin은 cycasin에 의해서 일어나는 各種 腫瘍을 모두 발생시킬 수가 있다. 예컨대 腹腔에 注射를 놓으면 十二指腸腫瘍을 發生시킬 수가 있고, 발생한 腫瘍은 移植이 가능하다.

2. 神經毒作用: 소가 鐵樹果의 種子를 먹으면 瘋痺症狀을 일으키고 이것에 수반해서 항상 筋萎縮性의 脊髓側索硬化, 薄束 및 後脊髓小腦束의 髓鞘脫失 및 好 opmium性 物質의 沈積이 發生한다. 그러나 Rat의 中樞神經系에는 異常病變은 발견되지 않았다. Rat 혹은 햄스터(hamster)의 胎兒가 母體內에서 cycasigenin에 접촉하면 産後 中樞神經系의 뚜렷한 奇形을 일으키고, 정상적인 發育이 沮害되고(主로 大腦의 兩半球), 小頭症·頭蓋狹窄症(狹頭症)을 일으키지만 生存期間은 상당히 길다. 一部의 Rat는 13~15개월 후 神經膠腫이 생긴다. 毒性의 作用原理는 아직 완전히 解明하지 못하고 있다.

〔藥效 主治〕 收斂劑가 되며 通經 및 消化를 도우며 鎭咳, 祛痰의 效能이 있다. 果實內의 澱粉은 痢疾 및 딸꾹질을 치료한다. 또 消炎, 止血하며 痰이 많은 咳嗽, 痢疾, 刀傷, 打撲을 치료한다. 【用法 用量】 10~15g을 달이거나 가루 내어 服用한다. 〈外用〉 가루 내어 바른다.

은 행 나 무 (銀杏) 綱 Ginkgopsida

은 행 나 무 (銀杏) 目 Ginkgoales

은 행 나 무 (銀杏) 과 **Ginkgoaceae**

은행나무 銀杏 *Ginkgo biloba* L.

落葉喬木으로 높이 40 m 이상, 지름 4 m에 이르는 것도 있으며 樹幹은 곧추서고 樹皮는 灰色을 띤다. 가지는 長短 2種이 있고 잎은 짧은 가지에서는 叢生하고 긴 가지에서는 互生한다. 잎은 부채 모양으로 길이 4~8 cm, 나비 5~10 cm 이고 끝은 중간에서 2개로 얕게 갈라지고 밑부분은 쐐기 모양이며 葉脈은 平行하고 두 갈래로 갈라지며 葉柄은 길이 2.5~7 cm 이다. 꽃은 二家花로 짧은 가지에 달리며 수꽃은 밑으로 늘어진 짧은 꼬리花序를 이루며 4~6 개가 葉脈에 달리고 암꽃은 1가지에 2~3개씩 달리고 길이 2 cm의 花梗에 각각 2개씩 胚珠가 달리지만 그 중 1개만이 10월에 익는다. 열매는 黃色, 種皮는 惡臭가 나며 빨리 썩고 種子는 卵狀 圓形으로 2~3개의 稜線이 있으며 길이 1.5~2.5 cm 로 白粉狀의 蠟質로 덮여 있고 胚乳는 黃綠色이다. 開花期는 5月, 結實期는 10月이다. 全國 각지에서 栽植되며 公園樹와 街路樹로 많이 심는다. 【處方用名】 ① 種子는 白果 ② 根 및 根皮는 白果根 ③ 樹皮는 白果樹皮 ④ 葉은 白果葉이다.

❶ 白　果 (백과) 〈日用本草〉: 은행나무의 種子로 10~11月에 성숙한 果實을 採取해서 땅위에 쌓아 둔다. 또는 물에 담가서 多肉質의 外種皮를 썩혀서 (짓찧어서 外種皮를 제거해도 된다), 깨끗이 씻어 햇볕에 말린다. 【修治】《白果仁》 挾雜物을 제거하고 단단한 껍질을 벗긴다. 《熟白果》 깨끗한 白果를 쪄 내거나 볶아서 뭉근한 불에서 오랫동안 삶아서 껍질을 제거한다.

〔性味 歸經〕 味는 甘苦澁하고 性은 平하며 有毒하다. 肺, 腎의 經으로 들어간다.

〔成分〕 種子는 少量의 靑酸配糖體, gibberellin, cytokinin 과 같은 物質을 함유한다. 內胚乳에서는 2種의 ribonuclease 가 抽出되고 一般組成은 蛋白質 6.4%, 脂肪 2.4%, 炭水化物 36%, 칼륨 10 mg%, 燐 218 mg%, 鐵 1 mg%, carotene 320 mg%, vitamin B_2 50 mg%, 및 多種의 amino acids 이다. 外種皮는 有毒成分 ginkgolic acid, hydroginkgolic acid, hydroginkgolinic acid, bilobol, ginnol 을 함유한다. 또 asparagine, 蟻酸, propionic acid, 酪酸, octanoic acid, nonacosanol-10 등도 함유한다. 花粉은 多種의 amino acids, glutamine, asparagine, 蛋白質, 枸櫞酸, 蔗糖 등을 함유한다. 수꽃은 raffinose 를 함유하며 新鮮한 것의 量은 4%에 달한다.

〔藥理〕 1. 抗結核作用: 白果汁, 白果肉, bilobol, 특히 ginkgolic acid 는 *in vitro* 에서 結核

菌의 生長을 억제한다. 단 in vivo 試驗에서는 (Mouse 및 Guinea pig의 實驗治療)현저한 效果는 없다. 毒性은 매우 강하다.

2. 其他 作用: 白果는 多種의 葡萄球菌, 連鎖球菌, 디프테리아菌, 炭疽菌, 枯草菌, 大腸菌, 티푸스菌 등에 대해서 정도는 다르지만 어느 것에도 抑制作用이 있고 果肉은 果皮보다 抗菌力이 강하다. 水浸劑는 眞菌에 대해서도 抑制作用이 있다. 新鮮한 白果에서 抽出되는 bilobol은 토끼의 摘出腸에 대해서 痲痺作用이 있고 摘出子宮을 收縮시킨다. 개구리의 心臟에 대해서는 영향이 없다. 토끼의 血壓을 단시간 降下하는 作用이 있으며, 血管의 滲透性을 증가시킨다.

〔毒性〕食用하려면 白果를 볶거나 삶는다. 多食하면 中毒을 일으킨다. 白果仁에서는 一種의 中性 結晶成分을 얻어내며 外種皮에는 皮膚炎을 일으키는 ginkgotoxine이 함유되어 있다고 한다. 이것은 cantharidin 類와 비슷하다. Africa 사람은 果汁을 짜낸 뒤 때때로 表皮가 벗겨지거나, 닿으면 아프거나 하는 등 皮膚에 刺戟症狀을 일으켜서 內服하면 消化器官을 매우 강하게 자극한다고 한다.

〔藥效 主治〕肺氣를 收斂, 喘嗽를 진정시키고 滯濁을 멈추게 하며 小便을 줄이는 效能이 있다. 哮喘(喘息), 痰嗽, 白帶, 淋으로 因한 小便白濁, 遺精, 淋病, 小便頻數를 치료한다.【用法用量】5~10g을 달여서 服用한다. 또는 짓찧어 낸 汁을 마시거나 丸劑, 散劑로 服用한다. 〈外用〉짓찧어서 바른다.

〔禁忌〕實邪가 있는 者는 服用을 忌하며 多食하면 臚脹(前腹部가 붓는 病)을 일으킨다.

❷ 白果根 (백과근)〈重慶草藥〉: 은행나무의 뿌리 또는 根皮이며 9~10月에 採取한다.

〔性味〕 味는 甘하고 性은 溫, 平하며 無毒하다.

〔成分〕 根皮는 ginkgolide C·M·A·B를 함유한다.

〔藥效 主治〕 益氣 및 虛弱을 補하는 效能이 있다. 白帶, 遺精을 치료한다. 또 다른 藥과 配合해서 虛弱勞傷(過勞로 因한 衰弱) 등의 症狀을 다스린다.

〔禁忌〕 寒이 盛하여 衰하지 않는 者는 使用을 忌한다.

❸ 白果樹皮 (백과수피)〈滇南本草圖說〉: 은행나무의 樹皮이다.

〔成分〕Tannin을 함유한다. 內皮는 shikimic acid를 함유하고 木質部는 cellulose 41%, hemicellulose 26%, lignin 33%, glucomannan(또는 galactoglucomannan), arabino-4-o-methylglucuronoxylan, 多量의 raffinose를 함유한다. 心材에서는 ether를 使用해서 精油 5%(그 속에 sesquiterpene의 bilobanone을 함유한다), d-sesamin 0.52%, 및 融點이 77~77°의 結晶 $C_{17}H_{34}O$ 0.15%를 얻어낸다. 가지는 hexacosanol, sterol을 함유하며, 雌樹 가지의 sterol의 融點은 134°이지만, 雌樹 가지의 sterol의 融點은 137°이고 雌雄 樹皮는 raffinose를 함유한다.

〔藥效 主治〕 볶아서 재를 만들어 기름으로 개어 牛皮銅錢癬을 문지른다.

❹ 白果葉 (백과엽)〈本草品彙精要〉: 은행나무의 잎으로 9~10月에 採取하여 햇볕에 말린다.

〔性味〕 味는 甘苦澁하며 性은 平하다.

〔成分〕 잎은 isorhamnetin, kaempferol, kaempferol-3-rhamnoglucoside, quercetin, rutin, quercitrin, ginkgetin, isoginkgetin, ginkgolide A·B·C, catechin, epicatechin, gallocatechin

등 tannin 類의 成分을 함유한다. 白果葉은 蠟 0.7~1%를 함유하고 그 중 10%가 酸性成分, 15%가 ester, 75%가 非에스테르 成分이다. 蠟의 主要成分은 ginnol, nonacosanone-10, nonacosanol, octacosanol 이다. 白果葉 中에는 또한 shikimic acid, α-hexenal, linolenic acid, β-sitosterol 및 微量의 stigmasterol 등을 함유한다.

〔藥理〕 1. 心臟血管에 대한 영향: 白果葉에서 抽出한 flavonol(quercetin, kaempferol, isorhamnetin 의 混合物)은 Guinea pig 의 摘出心臟에 注入하면 冠狀血管을 擴張시키고 Guinea pig 後肢의 動脈에 灌流시키면 後肢의 血管을 擴張한다. 잎 속에 함유되는 2重分子 flavone 은 Rat의 後肢의 血管에 대하여 역시 擴張作用을 한다. 잎의 粗抽出物(1 ml 당 總 flavone 配糖體 4.263 mg 을 함유한다)은 adrenaline 에 의해 토끼에서 摘出한 耳血管의 收縮作用에 拮抗하지만 總配糖體의 작용은 비교적 약하다. Ethanol 의 抽出物은 flavonoid 配糖體와 같으며 고양이, 토끼의 血壓, 心臟, 呼吸에 대해서 하등의 영향도 없다. 血管擴張의 投與量의 100~1000 倍의 flavonol 을 Guinea pig 에 注射하였던 바 中程度의 降壓, 心拍數와 呼吸의 증가를 초래하였다. 잎의 抽出物製劑를 經口投與 혹은 靜脈注射를 놓았더니 파킨슨病患者의 腦血流를 증가시키고 腦의 영향을 개선시켰다.

2. 平滑筋에 대한 作用: Flavonol 은 Guinea pig 의 摘出腸管에 대해서 鎭痙作用이 있고, 또 histamin 과 鹽化바륨이 일으키는 痙攣에 拮抗할 수 있으며 그 作用의 强度는 papaverine 과 비슷하지만 持久力은 약간 길다. 잎의 ethyl alcohol 의 抽出物은 Guinea pig 의 摘出氣管과 回腸에 대해서 histamin 과 acetylcholine 의 痙攣作用에 拮抗하고, 腸管實驗에서 鹽化바륨의 作用에 拮抗하며, 腹腔注射를 하면 histamin 으로 因한 Guinea pig 의 喘息을 억제할 수 있다. 잎 속의 2重分子 flavone 은 bradykinin 에 의한 腸管의 痙攣에 대해서 鎭痙作用을 한다.

3. 其他 作用: 함유 flavone 類, ginkgetin 을 포함한 錠劑는 高 cholesterol 血症의 患者에 대해서 血淸 cholesterol 의 水準을 내리고, 燐脂質을 높이며 C/P 値를 개선하는 것 같으며 高血壓患者에 대해서는 상당한 降壓作用이 있는 듯하지만, 내림폭은 그다지 크지 않다. 初步의 in vitro 實驗에서 綠膿菌, 黃色葡萄球菌, 赤痢菌에 대해서 抑菌作用이 있었다. 銀杏의 樹皮에서 分離 抽出한 alkaloid 는 血管을 收縮하고 瞳孔을 擴張하는 作用이 있다.

〔毒性〕 잎의 抽出物 0.5~1 ml/kg(1 ml 는 生藥 0.5 g 에 해당한다)을 토끼에게 연속 10 日間 靜脈注射를 놓았던 바 血液像, 肝·腎機能 및 病理檢査에는 變化를 볼 수 없었지만 사람에 대한 與藥量의 10~40 배의 藥物을 개(犬)에게 1 週間 靜脈注射를 놓았더니 침을 흘리거나, 嘔吐, 嘔逆, 泄瀉, 食慾減退 등의 현상을 일으켰다. 組織切片의 檢査에서는 小腸粘膜의 分泌高進을 볼 수 있었고, 痲醉한 개·토끼의 腸 蠕動이 증가되고 注射局部에 血管의 硬變을 볼 수 있었다. Flavonol 은 血液像·凝血系統에 대해서 영향은 미치지 못하지만 더욱 多量을 投藥했을 경우는 血液의 凝固를 방해한다.

〔藥效 主治〕 益心, 收肺, 化濕, 止瀉의 效能이 있다. 胸悶心痛, 心悸怔忡, 痰喘咳嗽, 水樣性下痢, 白帶白濁을 치료한다. 【用法 用量】 5~10 g 을 달이거나 또는 가루 내어 服用한다.
〔禁忌〕 邪氣가 實한 者는 服用을 忌한다.

被子植物門 Anglospermae

單子葉植物綱 Monocotyledoneae

곡정초(穀精草)目 Farinales

곡정초(穀精草)과 Eriocaulaceae

곡정초 穀精草 *Eriocaulon sieboldianum* SIEB. et ZUCC. ex STEUD.
 (= *E. heteranthum* BENTH.)   흰개수염 *E. sikokianum* MAX.

一年生 草本으로 白色의 수염뿌리가 있고 원줄기는 없다. 잎은 叢生하며 길이 2~8 cm, 나비 1~2 mm 이며 끝이 송곳처럼 뾰족하다. 花莖은 잎보다 길고 높이 5~15 cm, 세로로 5개 정도의 얕은 홈이 있다. 끝에 頭狀花가 1개씩 달리고 10개 정도의 꽃으로 이루어졌고 길이는 3~4 mm 로서 흰색이다. 總苞片은 卵狀 披針形으로서 꽃보다 길고 白色膜質이며 花苞도 白色의 膜質이고 긴 楕圓形이다. 수꽃의 外花被는 주걱 모양이고, 합쳐져서 끝이 3개로 얕게 갈라진다. 수술은 6개 葯은 白色이다. 암꽃의 外被는 線形이며 3개가 서로 떨어져 있고 內花被는 없다. 子房은 3室로 되어 있고 各 室마다 胚珠가 1개씩 있다. 開花期는 8~9月이다. 밭둑이나 연못가 등 습지에 자라며 南部 및 中部에 分布한다.【處方用名】花序가 穀精草이다.

穀精草(곡정초)〈開寶本草〉戴星草·文星草·流星草·魚眼草: 곡정초·흰개수염의 花莖에 달린 상태의 花序로 7~8月에 뽑아 깨끗이 해서 햇볕에 말린다.

〔**性味 歸經**〕 味는 辛甘하고 性은 凉하다. 肝, 胃經에 들어간다.

〔**藥理**〕 穀精草의 水浸劑(1:6)는 *in vitro*에서 오―즈안 小胞子菌, 鐵銹色白癬菌 등에 대하여 정도의 차이가 있는 抑制作用이 있다. 煎劑(100%)는 綠膿菌에 대한 작용이 얼마쯤 강하다. 有效濃度는 1:320이다(試驗管法). 肺炎雙球菌과 大腸菌에 대한 작용은 약하다.

〔**藥效 主治**〕 袪風散熱하고 明目退翳의 效能이 있다. 目翳, 雀盲, 頭痛, 齒痛, 喉痺, 鼻出血을 치료한다.【用法 用量】9~12 g을 달여 服用한다. 또는 丸劑·散劑로 服用한다.〈外用〉燒存性으로 하여 가루 내어 撒布한다.

〔**禁忌**〕 鐵은 忌하고 血虛眼病에는 忌한다.

닭의장풀(鴨跖草)과 Commelinaceae

닭의장풀(닭개비) 鴨跖草 *Commelina communis* L. (= *C. ludens* MIQ.)

一年生 草本으로 길이 30~60 cm 이다. 下部의 줄기는 匍匐莖이며 가지는 갈라지고 마디에는 通常根이 나 있고 마디 사이는 비교적 길다. 잎은 互生하고 肉質을 띠고 卵狀 披針形이며 길이 4

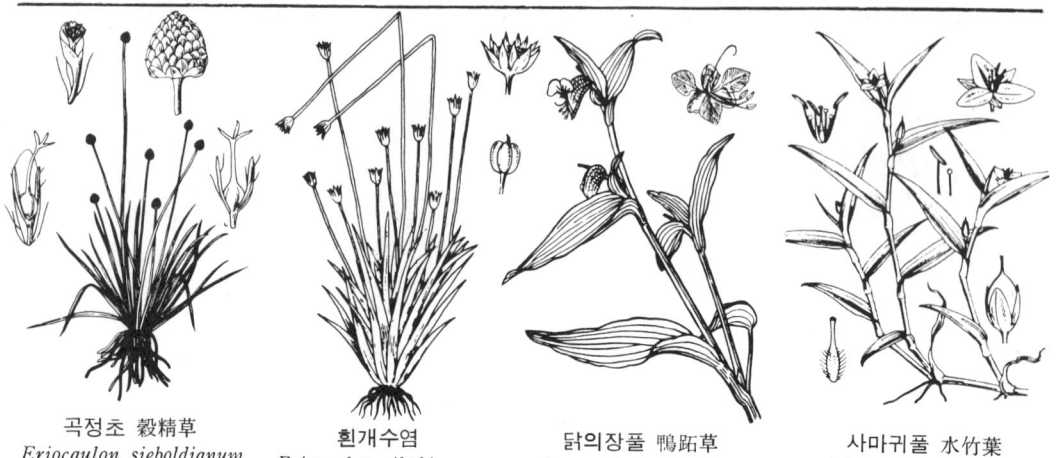

곡정초 穀精草	흰개수염	닭의장풀 鴨跖草	사마귀풀 水竹葉
Eriocaulon sieboldianum	*Eriocaulon sikokianum*	*Commelina communis*	*Murdannia simplex*

~8 cm, 나비 2 cm 내외이며 끝이 짧고 점점 뽀족하고 가장자리는 밋밋하다. 밑부분은 둥글고 갑자기 좁아져서 膜質의 葉鞘를 이루고 있다. 總狀花序에 3~4개의 꽃이 달리고 藍色이고 두쪽으로 갈라지고 花序柄上의 苞片內에 着生한다. 苞片은 心臟卵形인데 접혀서 합쳐진 조개껍질 같으며 겉에 9~10脈이 있고 脈 위에 털이 나 있다. 苞內에서 꽃이 발달하여 밖으로 나와 있고 꽃잎수술 및 退化된 수술이 각각 3개가 있다. 蒴果는 楕圓形으로서 肉質이지만 마르면 세 개로 갈라져서 種子가 나온다. 種子는 三稜形의 半圓形이고 暗褐色이며 開花期는 7~8月이다. 野地, 路邊, 인가부근에 자라며 全國 각처에 分布한다. 【處方用名】全草가 鴨跖草이다.

鴨跖草 (압척초)〈本草拾遺〉鼻衄草・碧竹子・竹葉榮・淡竹葉・碧蟬花・水竹子: 닭의장풀의 全草로 여름철 開花期에 採取하여 햇볕에 말린다.

〔性味 歸經〕 味는 甘하고 性은 寒하다. 心, 肝, 脾, 腎, 大腸, 小腸經으로 들어간다.

〔藥效 主治〕 利水, 淸熱, 凉血, 解毒의 效能이 있다. 水腫, 脚氣, 小便不利, 感氣, 丹毒, 耳下腺炎, 黃疸性肝炎, 熱痢, 말라리아, 鼻出血, 血尿, 血崩, 白帶, 咽喉腫痛, 癰疽疔瘡 등의 治療에 응용된다. 【用法 用量】9~15g(新鮮한 것은 60~90g, 大量投與時에는 150~210g까지 쓸 수 있다)을 달여 服用한다. 또는 짓찧어 汁으로 服用한다.〈外用〉짓찧은 汁을 塗布한다.

〔禁忌〕 脾胃虛弱者에는 用量을 적게 하여 쓴다.

사마귀풀(애기달개비) 水竹葉 *Murdannia simplex* (VAHL) BRENAN
　　　　　　　　(=*Aneilema keisak* HASSK. =*A. japonicum* KUNTH.)

一年生 草本으로 포복(匍匐)으로 가지가 갈라지고 마디 위에서 不定根이 내리고 줄기는 紅紫色이 돌며 털이 돋은 1개의 줄이 있다. 잎은 互生하고 線狀 披針形이고 길이 4 cm, 나비 5 mm로서 끝은 뽀족하고 밑부분은 鞘狀으로 되어 줄기를 싸고 있다. 圓錐花序는 葉腋에서 나왔고 萼片은 3개, 革質이고 綠色이다. 花瓣은 3개, 倒卵形이고 藍色이다. 發育하는 수술은 3개, 退花된 수술도 3개이다. 子房은 無柄이고 암술이 1개 있다. 蒴果는 楕圓形이고 길이 8 mm 정도이며, 各 室마다 5~6개의 種子가 들어 있고 果梗은 길이 1.5~3 cm 밑으로 굽어져

사마귀풀 *Murdannia simplex* 나도생강 *Pollia japonica* 자주만년초 *Rhoeo discolor*

있다. 開花期는 8~9이다. 논이나 늪에서 자라며 제주도 및 南部, 中部, 北部에 分布한다. 【處方用名】 全草가 水竹葉이다.

水竹葉(수죽엽)〈本草拾遺〉鷄舌草·鷄舌癀·水竹菜·水竹草·竹仔菜: 닭의장풀의 全草로 여름, 가을에 採取하여 햇볕에 말린다.

〔性味 歸經〕 味는 甘하고 性은 平하다. 肝, 脾經으로 들어간다.

〔藥效 主治〕 清熱, 利尿, 肝炎, 消腫, 解毒의 效能이 있다. 肺熱咳喘, 赤白下痢, 小便不利, **咽喉腫痛, 癰癤疔腫**을 치료한다. 【用法 用量】 3~15g (新鮮한 것은 30~60g)을 달여서 服用한다. 〈外用〉 짓찧어서 患部에 바른다.

나도생강 (개양하) 杜若·竹葉花 *Pollia japonica* THUNB.

多年生 草本으로 地下莖은 옆으로 뻗으며 白色이고 마디에서 다수의 수염뿌리가 나온다. 줄기는 곧게 섰으며 花序를 합하여 높이가 30~80cm쯤 된다. 잎은 互生하고 長楕圓狀 披針形이고 길이 30cm 내외이다. 끝은 뾰족하고 밑부분은 점차로 짧은 鞘狀으로 되어서 줄기를 싸고 있으며 가장자리는 밋밋하고 草質이다. 표면은 거칠고 暗綠色이며 밑은 淡綠色이고 잔털이 나 있다. 圓錐花序는 원줄기의 頂上에서 5~6층으로 輪生하는데 뒤로 젖혀진 白色의 잔털이 나 있다. 苞片은 狹卵形이고 膜質이며 꽃은 白色이다. 花被는 6개인데 바깥쪽의 3개는 肥厚하고 안쪽의 3개는 倒卵形이고 薄質이다. 수술은 6개, 花絲는 길고 子房은 3室, 果實은 둥글고 多肉質이며 裂開되지 않고 익으면 藍色이 된다. 開花期는 7~8月, 산이나 들의 숲속에 자라며, 제주도, 全南(莞島)에 야생한다. 【處方用名】 根莖 또는 全草가 竹葉蓮이다.

竹葉蓮(죽엽련)〈湖南藥物志〉: 나도생강의 根莖 또는 全草이다.

〔藥效 主治〕 根莖은 腎을 補하는 效能이 있다. 腰痛, 打撲傷을 치료하고 全草는 解毒, 消腫 作用이 있다. 【用法 用量】 3~9g을 달이거나 술에 담가 服用한다. 腰痛에는 根莖 9g을 猪肉과 같이 쪄서 먹고 蛇咬에는 全草를 짓찧어서 患部에 塗布한다. 〈外用〉 짓찧어서 患部에 붙인다.

자주만년초 (만년청아재비) 紫錦蘭 *Rhoeo discolor* (L'HER.) HANCE

多年生 草本으로 줄기는 굵고 튼튼하고 다소 肉質이며, 높이 50cm 내외로 分枝하지 않는다. 잎은 互生이고 꼭 붙어 있으며 披針形이다. 길이 15~30cm, 나비 2.5~6cm, 끝은 뾰족하고 밑부분은 鞘狀이고 윗면은 綠色, 뒷면은 紫色이다. 꽃은 白色으로 腋生하고 花柄은 짧고 多數가 集生하며 苞片에 둘러싸여 있다. 苞片은 2개이고 크고 납작하며 길이 3~4cm 로서 淡紫色이다. 萼片은 3개인데 分離되어 있다. 수술은 6개 花絲에 털이 있고, 子房은 3室, 蒴果는 裂開한다. 開花期는 여름이다. Mexico 原産인데 觀賞用으로 栽植한다. 【處方用名】 ① 葉은 蚌蘭葉 ② 花는 蚌蘭花이다.

❶ **蚌蘭葉**(방란엽)〈廣東中藥〉: 자주만년초의 잎으로 봄·가을에 채취하여 햇볕에 말리거나 생것을 사용한다.

닭의장풀(鴨跖草)과 Commelinaceae

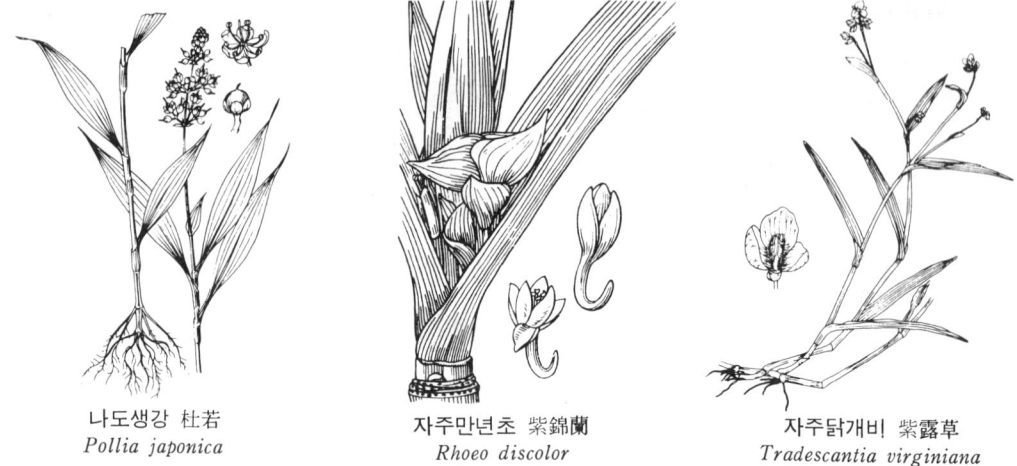

나도생강 杜若
Pollia japonica

자주만년초 紫錦蘭
Rhoeo discolor

자주닭개비 紫露草
Tradescantia virginiana

〔性味〕 味는 甘하고 性은 凉하다.

〔藥效 主治〕 淸熱, 止血, 祛瘀의 效能이 있다. 肺熱燥咳, 吐血, 血便, 血尿, 痢疾, 打撲傷을 치료한다. 【用法 用量】 15～30 g을 달여 먹는다. 〈外用〉 짓찧어서 患部에 붙인다.

❷ 蚌蘭花 (방란화) 〈嶺南採藥錄〉: 자주만년초의 꽃으로 여름에 자주 만년초의 꽃을 苞片이 붙은 채 따서 햇볕에 말렸다가 다시 10 分間 쪄서 또 햇볕에 말린다.

〔性味〕 味는 甘하고 性은 凉하다.

〔成分〕 꽃에는 flavonoid 配糖體, 有機酸이 함유되어 있다.

〔藥效 主治〕 淸肺化痰, 凉血, 止痢의 效能이 있다. 肺熱燥咳, 吐血, 鼻出血, 血痢, 血便 등을 치료한다. 【用法 用量】 9～15 g (新鮮한 것은 30～60 g)을 달여서 服用한다. 感氣咳嗽, 咳痰帶血, 百日咳, 鼻出血, 細菌性下痢의 치료에는 乾燥한 蚌花 20 개～30 개를 服用한다.

자주닭개비 紫露草 *Tradescantia virginiana* L. (= *T. reflexa* RAFIN.)

多年生 草本으로 줄기는 여러 대가 叢生하고 높이 20～50 cm에 달하고 원줄기는 둥글며 마디에서 가는 뿌리가 나고 지름이 1 cm 정도이며 肉質을 띤 綠色이다. 잎은 互生하고 넓은 線形이며 길이 30 cm 정도이고 밑부분은 원줄기를 감싸고 윗부분은 수채처럼 홈이 파지며 뒤로 젖혀진다. 꽃은 가지끝에서 피고 가는 花柄에 모여서 달리며 자주빛이 돌고 닭의장풀에 비하여 색이 짙으며 당일에 시든다. 外花被는 3개로 두텁고 紫綠色이며 內花被는 3개로서 보다 넓고 紫色이다. 수술은 6개로서 수술대에 털이 많으며 念珠形이고 細胞가 연결되어 있어 植物學에서 細胞 실험재료로 사용한다. 【處方用名】 全草가 紫鴨跖草이다.

紫鴨跖草 (자압척초) 〈廣西藥志〉: 여름, 가을에 채취하여 햇볕에 말리거나 新鮮한 것을 쓴다.

〔性味 歸經〕 味는 淡甘하고 性은 凉하며 無毒하다. 心, 肝經에 들어간다.

〔藥效 主治〕 活血, 利水, 消腫, 散結, 解毒의 效能이 있다. 癰疽, 腫毒, 瘰癧結核, 淋病을 치료한다. 【用法 用量】 9～15 g (新鮮한 것은 30～60 g)를 달여서 服用한다. 〈外用〉 짓찧어서 患部에 붙인다. 姙婦는 忌한다.

물 옥 잠 (雨久花) 과　Pontederiaceae

부레옥잠 (흑옥잠)　鳳眼藍　*Eichhornia crassipes* Solms

多年生 浮水植物이다. 잎은 곧게 서며 卵形 또는 圓形이며, 크기는 고르지 않고 나비 2.5～12 cm이다. 葉柄은 길거나 짧고 中間 以下가 부풀어 부레처럼 되었고 밑부분에 鞘狀의 苞片이 있다. 花莖은 單生인데 길이는 약 5cm, 靑紫色, 管은 彎曲되었고 花被 外側의 基部 가까운 部分에 腺毛가 나 있다. 裂片은 6개이고 위의 1개가 비교적 크고 靑色에 黃色의 斑點이 있다. 수술은 긴 것이 3개 짧은 것이 2개 있다. 子房은 無柄이고 花柱는 線形, 蒴果는 시든 花被管 內에 숨어 있다. 種子는 多數이며 卵形에 稜이 있고, 開花期는 7～8月이다. 美國이 原産이며 觀賞用으로 水槽에서 栽倍한다. 【處方用名】全草 또는 根이 水葫蘆이다.

水葫蘆 (수호로) 〈廣西植物名錄〉: 부레옥잠의 全草 또는 根이다. 여름, 가을에 採取하여 햇볕에 말려서 쓰거나 新鮮한 것을 그대도 쓰기도 한다.

〔成分〕 全草는 二酸化硅素, calcium, magnesium, kalium, natrium, 鹽素, 銅, mangan, 鐵, 黃酸 ion, 燐酸 ion을 함유하고 잎은 carotene을 함유하며 꽃에는 delphinidin-3-diglucoside 가 함유되어 있다.

〔藥效 主治〕 淸凉, 解毒, 除濕, 祛風熱의 效能이 있다. 【用法 用量】15～30g을 달여 服用한다. 熱瘡에는 짓찧어서 塗布한다.

물 옥 잠　雨久花・浮薔　*Monochoria korsakowii* Regel et Maack

물속에서 자라는 一年生 草本으로 높이 30cm 내외이며, 全體가 연하고 미끄럽다. 잎은 心臟狀 卵形이고 잎밑은 깊은 心臟狀으로 되었고 길이 6～10cm, 나비 3.5～8cm이고 끝은 날카롭고 가장자리는 밋밋하며 兩面이 모두 미끄럽고 無毛이다. 根生葉은 葉柄이 길고 30cm 내외이고 莖生葉의 葉柄은 짧고 6mm 전후인데 밑부분의 幅이 넓고 줄기를 감싸고 있다. 總狀花序로 頂生인데 花莖은 잎보다 길고 꽃은 자백색이다. 花被片은 6개이고 楕圓形에 끝은 둔하고 수술은 6개, 그 중의 5개는 小型이고 葯은 黃色이며 나머지 1개는 大形이고 紫色이다. 花絲의 中央에 갈구리같은 조각이 나 있다. 암술은 1개인데 수술보다 길다. 蒴果는 卵狀 楕圓形이며 길이 8～10mm이며 花被片에 싸여 있다. 開花期는 7～9月, 結實期는 8～10月이다. 물논이나 연못가에 자라며 제주도 및 南, 中, 北部에 분포한다. 【處方用名】全草가 雨韭이다.

雨　韭 (우구) 〈本草綱目拾遺〉 浮薔: 물옥잠의 全草로 가을에 採取하여 불순물을 제거하고 햇볕에 말린다. 肝, 肺經에 들어간다.

〔藥效 主治〕 淸熱, 祛濕, 定喘, 解毒의 效能이 있다. 祛濕의 효과는 茵陳과 같다. 疔毒을 疎散하고 痔病를 消去하고 눈을 밝게 한다. 【用法 用量】6～9g을 달여 服用한다. 小兒 高熱, 咳嗽

물옥잠(雨久花)과 Pontederiaceae

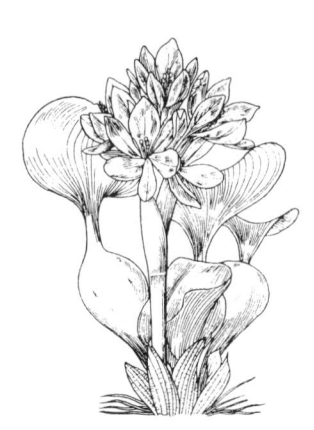

부레옥잠 鳳眼藍
Eichhornia crassipes

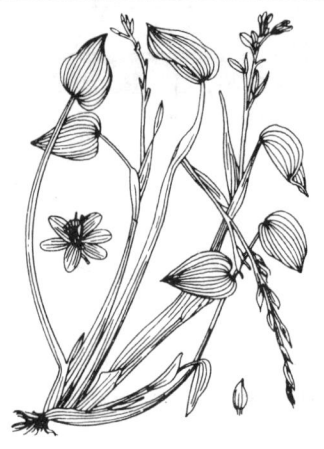

물옥잠 雨久花
Monochoria korsakowii

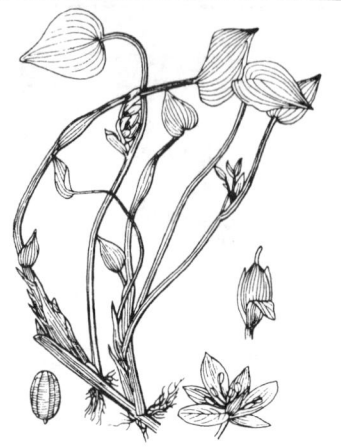

물달개비 鴨舌草
Monochoria vaginalis

의 치료에는 雨久花 8g을 달여서 1日 2回 服用한다. 〈外用〉 짓찧어서 患部에 塗布하거나 粉末로 하여 撒布한다.

물달개비 鴨舌草 *Monochoria vaginalis* (BURM. f.) PRESL (=*M. vaginalis* var. *plantaginea* (ROXB.) SOLMS-LAUB. =*Pontederia vaginalis* BURM. f.)

一年生 草本으로 높이 50cm쯤 된다. 根莖은 짧고 5~6개가 한군데에서 모여 나고 汁이 많으며 원줄기에 각 1개의 잎이 달린다. 잎은 卵形에서 卵狀 披針形이고 길이 3~7cm, 나비 1.5~3cm 로서 끝은 短銳形이고 基部는 圓形 또는 心臟形에 가깝다. 葉柄은 길이 7~17cm로 葉鞘가 있다. 總狀花序는 葉鞘에서 나와 꽃은 3~6개인데 花柄이 있고 花被는 鐘形이며 6개로 깊게 갈라져서 基部까지 달한다. 藍色에 붉은색을 띠고 수술은 6개인데 그 중의 1개는 비교적 크다. 花絲에는 한면에 齒가 나 있고 葯은 基部에 着生하였고 머리가 갈라졌다. 子房은 3室로 花柱는 가늘다. 蒴果는 長卵形이고 길이 1.2mm 정도로서 끝은 날카로우며 種子가 多數 들어 있다. 開花期 7~8月이다. 물논이나 연못에 나며 南, 中部地方에 분포한다. 【處方用名】 全草가 鴨舌草이다.

鴨舌草 (압설초)〈植物名實圖考〉 鴨兒嘴・鴨仔菜・蓣菜・水玉簪 : 물달개비의 全草이다. 여름, 가을에 採取하여 햇볕에 말린다.

〔**性味 歸經**〕 味는 苦하고 性은 凉하다. 心, 肝, 肺經에 들어간다.

〔**藥效 主治**〕 淸熱, 解毒하는 效能이 있다. 痢疾, 腸炎, 急性扁桃腺炎, 齒齦膿腫, 丹毒, 疔瘡 등을 치료한다. 【用法 用量】 15~24g(新鮮한 것은 30~60g)을 달여 服用하거나 生汁을 내어 服用한다. 〈外用〉 짓찧어 塗布하거나 粉末하여 撒布한다. 【處方例】 ① 吐血에는 鴨舌草 30~60g과 猪肉의 붉은 살을 같이 삶아서 服用한다. ② 赤白痢에는 鴨舌草 適量을 달여서 매일 茶水와 같이 服用한다.

난 초 (蘭草) 目 Orchidales

난 초 (蘭草) 과 Orchidaceae

병아리난초 細葶無柱蘭 *Amitostigma gracile* (BL.) SCHL.

多年生 小草本으로 뿌리는 多肉質의 紡錘根이고 굵고 거친 수염뿌리가 있다. 줄기는 가늘고 길며 항상 한쪽에 비스듬히 섰으며, 높이 15 cm 에 달한다. 잎은 1 개이고 대개 밑부분에서 나오고 長楕圓形이며 길이 3.5~6 cm 가량이다. 잎 끝은 뾰족하거나 뭉툭하고 다소 원줄기를 감싼다. 5~12개의 小花가 한쪽으로 모여진 總狀花序로서 정생했으며 꽃은 淡紫色, 苞片은 작고 披針形이다. 花被片은 짧고 작은 투구 모양으로 모였으며 脣瓣은 비교적 길고 세 갈래로 깊게 째졌으며 가운데 裂片은 양측의 裂片보다 앞으로 돌출하여 곧게 뻗어 나와 있고 밑부분에 가늘고 짧은 距가 있다. 蒴果는 長楕圓狀 圓柱形이며 꽃은 엷은 자색으로 開花期는 6~8 월, 結實期는 9~10 월이다. 산의 비탈 또는 陰濕한 바위 곁에서 나며 제주도 및 南·中·北部에 분포한다. 【處方用名】全草 또는 塊莖이 獨葉一枝槍이다.

獨葉一枝槍 (독엽일지창) 〈中藥單方驗方選〉: 병아리난초의 全草 또는 塊莖이다. 全草는 여름철, 塊莖은 年中 採取하여 신선한 것을 쓴다.

〔性味 歸經〕 味는 微甘하고, 性은 凉하다.

〔藥效 主治〕 解毒, 消腫, 止血의 效能이 있다. 毒蛇에 의한 咬傷, 無名腫毒을 치료한다. 【用法 用量】新鮮한 全草 30~60 g 을 달여 服用한다. 〈外用〉根莖 適量을 짓찧어 환부에 붙인다.

자 란 (대암풀) 白芨 *Bletilla striata* (THUNB.) REICHB. fil. (= *B. hiacinthina* REICHB. f.)

多年生 草本으로 높이 30~70 cm 정도 자라며 塊莖은 비후한 多肉質에 연결된 三角狀 卵形에 黃白色이고, 수염뿌리는 섬세하다. 잎은 밑부분에서 5~6 개가 서로 감싸면서 원줄기처럼 되고 披針形 또는 楕圓形이며 길이 15~30 cm, 나비 2~6 cm 로서 끝은 뾰족하고 밑부분은 아래로 뻗은 긴 鞘狀으로, 세로로 많은 주름이 있다. 總狀花序는 정생하며 꽃은 3~8 개가 疎生한다. 苞片는 披針形, 길이 1.5~2.5 cm, 꽃은 淡紫色 또는 黃白色, 좁은 楕圓形, 끝은 뾰족하다. 脣瓣은 倒卵形이고 안쪽에 5 개의 도드라진 稜線이 있으며 윗부분이 3 개로 갈라지며 中央裂片은 短圓形, 수술과 암술이 결합되어서 암술의 긴 자루가 된다. 蒴果는 圓柱形으로 양쪽이 약간 뾰족하고 좁으며 縱肋이 6개, 꼭대기에 花瓣이 말라서 떨어진 흔적이 항상 붙어 있다. 開花期는 5~6 월 結實期는 7~9 월이다. 山野의 계곡 濕한 곳에 자란다. 南部에 分布한다. 【處方用名】 塊莖이 白芨이다.

白 芨 (백급) 〈神農本草經〉 白根·白給·白及: 자란의 塊莖으로 8~11 월에 뿌리를 캐어 줄기와 수염뿌리 등을 제거하여 깨끗이 씻은 후 內面의 內心이 없어질 정도로 쩌서 粗皮을 벗겨

난 초(蘭草)과 Orchidaceae

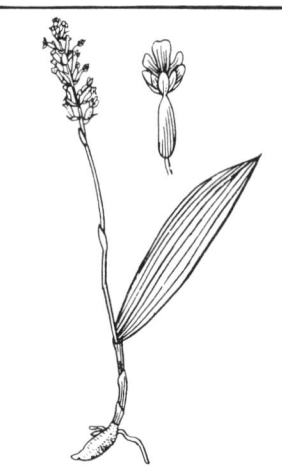
병아리난초 細葶無柱蘭
Amitostigma gracile

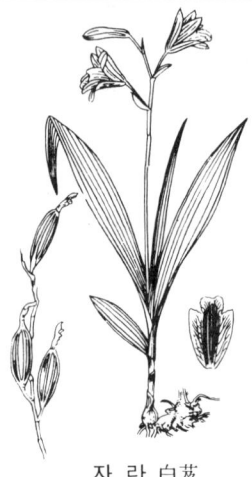
자 란 白芨
Bletilla striata

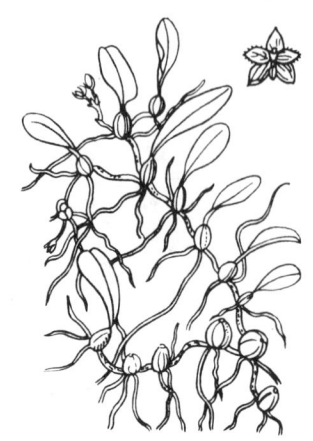
흑난초 麥斛
Bulbophyllum inconspicum

내고 다시 햇볕에 말리거나 불에 쬐어 말린다.

〔成分〕 新鮮한 生塊根에는 水分 14.6%, 澱粉 30.48% 葡萄糖 1.5%가 함유되어 있으며 또 精油와 粘液質도 들어 있다. 根에는 bletilla mannan 이 함유되어 있는데 이것은 mannos-4에 대하여 葡萄糖 1로 이루어진 glucomannan 이다. 白芨藥材

〔藥理〕 白芨은 良好한 局所止血作用을 가지고 血球를 凝集시켜 人工血栓을 形成하는 止血작용이 보이며 그 효과는 빠르고 또 胃穿孔에 사용하면 粘液이 穿孔을 막는 효력이 確認되었다. 白芨末의 效果는 빠르고 확실하며 紫珠草, 大·小薊보다 우수하고, 抗菌試驗에서는 結核菌에 현저한 抑制作用을 가진다. 그러므로 肺結核 및 硅肺와 肺結核의 合併症 치료에 사용된다.

〔性味 歸經〕 味는 甘 苦하고 性은 凉하며 無毒하다. 肺, 肝, 胃經에 들어간다.

〔藥效 主治〕 補肺(肺結核), 止血, 消炎, 排膿, 消腫, 生肌, 斂瘡의 效能이 있다. 肺傷咳血, 鼻出血, 金瘡出血, 癰疽腫毒, 潰瘍疼痛, 燙火傷, 手足皸裂(손발이 트는 것) 등의 치료에 쓰인다. 【用法 用量】3~9g을 달여서 服用하거나 또는 丸劑, 散劑로 服用한다. 〈外用〉粉末로 撒布하거나 調布한다.

〔配合 禁忌〕 外感咳血, 肺癰의 初期 및 肺胃實熱에는 忌한다. 紫石英은 相使, 大理石은 相惡, 杏仁·李核은 相畏, 烏頭는 相反이다.

흑 난 초 (보리난초) 麥斛 *Bulbophyllum inconspicum* MAXIM.

多年生 常綠草本이다. 根莖은 실 모양이며 가로 뻗고 성기게 가지가 갈라지며 단단하고 수염뿌리가 났으며 假鱗莖은 卵圓形이며 줄기의 각 마디 위에 달렸으며 잎자루가 없는 綠色이다. 잎은 假鱗莖 꼭대기에 각 한조각이 나서 倒卵狀 長楕圓形 또는 倒卵形으로 길이 1~3cm 가량이며 밑부분은 좁아지고 綠色 또는 黃綠色에 비후하고 革質이며 중앙맥이 오목 들어가 있다. 假鱗莖의 側面에서 鱗片狀의 집이 있는 짧은 자루가 나와 있고 자루의 끝에 작은 흰꽃이 달려 있다. 꽃은 4mm 내외로서 外花被는 3잎인데 안의 위의 1잎은 짧고 卵形이며 곁의 2잎은

長卵狀 楕圓形이고, 內花被 2 잎은 廣卵形에 가장자리가 가늘게 째졌으며 脣瓣은 卵形이고 굵고 짧으며 내면에 鷄冠突起가 있다. 꽃은 白色이고 개화기는 6~7 월이다. 바위와 樹幹에 붙어 자란다. 南部(多島海島嶼), 濟州道에 分布한다. 【處方用名】全草가 麥斛이다.

麥　斛 (맥곡)〈唐本草〉: 보리난초의 全草로 가을철에 채취하여 햇볕에 말려 불순물을 제거하고 그대로 사용한다.

〔性味 歸經〕 味는 甘하고 性은 凉하다. 肺, 胃經에 들어간다.

〔藥效 主治〕 淸熱하고 化痰, 生津, 養胃의 效能이 있다. 肺熱咳嗽, 勞傷에 의한 喀血, 精神不安과 口渴, 食慾不振, 月經不順, 小兒驚氣, 打撲傷, 疔瘡의 치료에 쓰인다. 【用法 用量】15~30g 를 달여 服用한다. 〈外用〉 짓찧어서 환부에 붙인다.

새우난초　蝦脊蘭　Calanthe discolor LINDL.

多年生 草本이다. 높이 25~30cm 내외이며, 地下莖은 匍匐하며 마디가 많고 念珠狀이며 수염뿌리가 다수이고 길다. 잎은 월년초로서 2~3 개가 다발 모양으로 자라지만 다음해에는 옆으로 늘어지고 倒披針狀 長楕圓形이며 잎 밑이 날카롭고 끝은 뭉툭하거나 날카로우며 세로로 주름지어 겹쳐 싸이고 뒷면에 짧은 털이 있다. 꽃은 總狀花序로서 花莖은 길이 20~30cm 내외로 10 송이 전후로 꽃이 성기게 났으며 外花被는 자색의 卵狀 披針形이고 內花被는 白色 또는 엷은 자홍색이며 線狀 披針形이고 脣瓣은 자색이고 세 갈래로 깊게 째졌으며 중앙 裂片은 끝이 오목 들어 갔으며 상면에 3 隆起가 있고 총 열편은 斜方形이며 長起는 씨방보다 다소 짧다. 꽃은 엷은 자색이며 개화기는 4~5 월, 산비탈, 대숲속 음지의 비옥한 곳에 자라며 南部 및 濟州道, 울릉도에 分布한다. 【處方用名】全草 또는 根莖이 九子連環草이다.

九子連環草 (구자련환초)〈分類草藥性〉九節蟲: 새우난초의 全草 또는 根莖으로 6~7 월 개화 후에 채취하여 햇볕에 말려 그대로 썰어 사용한다.

〔性味 歸經〕 味는 辛하고 莖葉은 微苦辛하고, 性은 溫하며 無毒하다. 心, 肺經에 들어간다.

〔藥效 主治〕 散結, 解毒, 活血, 舒筋의 效能이 있다. 瘰癧, 扁桃腺炎, 淋巴腺炎, 痔瘡, 打撲傷, 腫毒의 치료에 쓰인다. 【用法 用量】9~15g 를 달여 服用한다. 〈外用〉 짓찧어 환부에 바른다.

약난초 (정화난초) 杜鵑蘭 Cremastra variabilis (BL.) NAKAI (=C. appendiculata MAKINO)
두잎약난초　Cremastra unguiculata FINET　감자란 Oreorchis patens LINDL.

多年生 草本으로 僞鱗莖은 卵球形이며 비후하고 肉質이고 옆으로 염주알같이 연결된다. 꽃줄기는 곧게 섰고 높이 40cm 내외이다. 잎이 1~2 개 鱗莖의 끝에 달렸으며 葉柄은 길고 披針狀 長楕圓形이며 鋸齒가 없고 3 主脈이 있으며 길이 20~30cm 나비 4~5cm 로서 끝은 약간 뾰족하고 밑부분은 좁아져서 葉柄과 연결된다. 花莖은 葉腋에서 나와 곧게 자라고 3 개의 鞘狀葉이 疎生하여 줄기를 싸고 있다. 꽃은 總狀花序로서 정생했으며 10~20 개이고 偏側生이며 아래로 향하여 벌리고 苞는 線形이다. 꽃잎은 線狀 倒披針形이며 반쯤 열렸고 길이 3cm 내외이며

난 초(蘭草)과 Orchidaceae

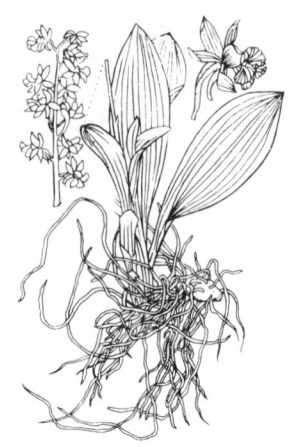
새우난초 蝦脊蘭
Calanthe discolor

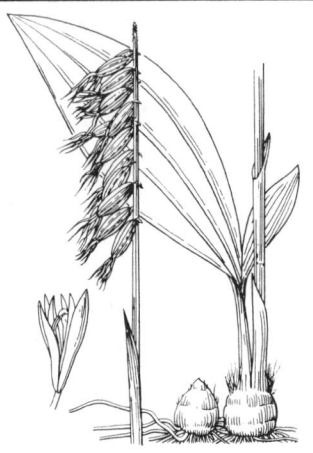
약난초 杜鵑蘭
Cremastra variabilis

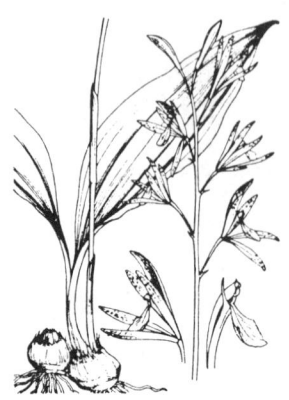
두잎약난초
Cremastra unguiculata

脣瓣은 倒披針狀 長楕圓形이고 윗부분은 세 갈래로 갈라졌다. 裂片은 서로 平行하며 밑부분은 다소 주머니 모양이며 距는 없고 蕊柱는 길게 脣瓣과 병행한다. 꽃은 엷은 황갈색으로 蒴果는 대개 없고 果柄없이 밑으로 처져 있다. 開花期는 5~6월이다. 산지, 계곡의 나무 그늘에서 야생하며 南部(白羊山, 頭崙山)에 分布한다. 【處方用名】① 鱗莖을 山慈姑 ② 잎은 山慈姑葉 ③ 꽃은 山慈姑花이다.

❶ **山慈姑** (산자고)〈本草拾遺〉金燈・鹿蹄草・山茨菰・朱姑・鬼燈檠・毛姑 : 약난초 및 同屬 近緣植物의 假鱗莖이다. 6~7월 苗枯時에 假球莖, 鱗莖을 채취하여 莖葉, 수염뿌리를 제거하여 깨끗이 한 후 햇볕에 말려 썰어서 사용한다.

〔成分〕 根莖은 粘液 및 glucomannan(mannose : 葡萄糖은 2 : 1)을 함유한다.

〔性味 歸經〕 味는 甘微辛하고 性은 寒하며, 小毒이 있다. 肝, 脾經에 들어간다.

〔藥效 主治〕 消腫, 散結, 化痰, 解毒의 效能이 있다. 癰疽疔腫, 瘰癧, 喉痺腫痛, 蛇・蟲・狂犬咬傷의 치료에 쓰인다.【用法 用量】3~6g을 달여서 또는 磨汁, 丸劑, 散劑로 使用한다. 〈外用〉짓찧어서 汁을 내어 바르거나 가루를 개어 환부에 붙인다.

〔禁忌〕 正虛體弱患者는 신중히 사용한다.

❷ **山慈姑葉** (산자고엽)〈證類本草〉 : 乳癰, 便毒除去의 效能이 있다.

❸ **山慈姑花** (산자고화)〈本草綱目〉 : 小便血淋, 廧痛의 치료에 쓰인다.

보 춘 화 報春花 *Cymbidium virescens* LINDLEY   금양변 *C. pumilium* ROLF.

多年生 常綠草本로서 뿌리에는 白色의 수염뿌리가 나있으며 球狀이고 鱗莖은 밀착하였으며 상부에 시든 잎의 基部가 다수 남아 있다. 잎은 가랑이 모양(跨狀)으로 모여 났으며 線形이고 剛質이며 가장자리가 거칠거칠하고 상반이 굽었으며 길이 20~50 cm 가량이다. 꽃은 줄기 곁 잎 사이에서 낮은 한줄기의 꽃줄기가 나와서 줄기끝에 1~2개의 꽃이 달렸으며 줄기는 여러 조각

보춘화 Cymbidium virescens —135—

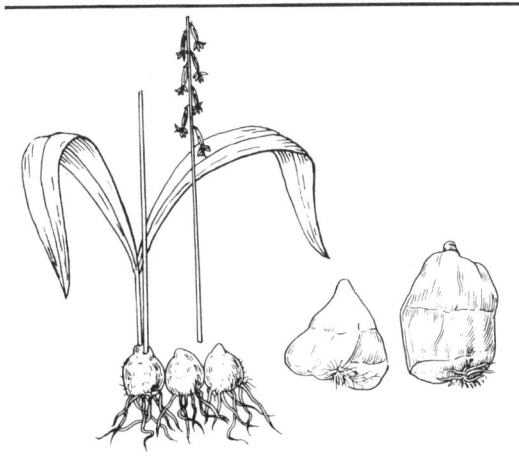

감자란
Oreorchis patens

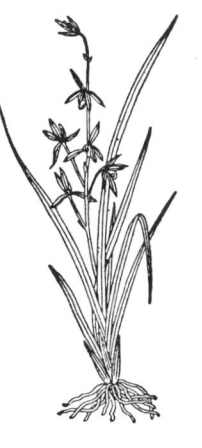

보춘화 報春花
Cymbidium virescens

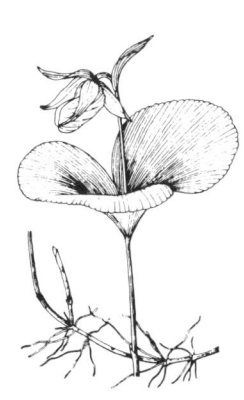

광릉요강꽃
Cypripedium japonicum

의 막질 鱗片에 포위되었으며 직경은 3~5 cm 가량이고 香氣가 조금 난다. 外花蓋片은 倒披針形이고 끝이 날카로우며 벌어졌고 內花蓋片은 다소 짧고 넓다. 唇瓣은 多肉質이며 뒤로 젖혀졌고 짧은 돌기가 밀포됐고 白質의 紅紫紋이 있다. 꽃은 엷은 黃綠色이고 開花期는 5~6月이다. 山地의 숲속 다소 건조한 곳에 나며 제주도, 울릉도 및 南, 中部에 分布한다. 【處方用名】 ① 花는 建蘭花 ② 根은 建蘭根 ③ 葉은 建蘭葉이다.

❶ 建蘭花 (건란화) 〈本草綱目拾遺〉: 보춘화·금양변의 꽃으로 5~6月 開花期에 採取한다.

〔性味 歸經〕 味는 辛하고 性은 平하며 無毒하다. 心, 脾, 肺의 經에 들어간다.

〔藥效 主治〕 理氣, 寬中, 解鬱, 明目의 效能이 있다. 久咳, 腹瀉, 靑盲內障(視神經萎縮에 類似)을 치료한다. 【用法 用量】 茶로 마시며 또는 약한 불로 삶아서 服用한다.

❷ 建蘭根 (건란근) 〈本草綱目拾遺〉: 보춘화·금양변의 根으로 年中 採取하여 생것을 쓴다.

〔性味〕 味는 辛하고 性은 平하다.

〔藥效 主治〕 順氣, 活血, 利濕, 消腫의 效能이 있다. 咳嗽吐血, 腸風, 血崩, 淋病, 白濁, 白帶, 打撲傷, 癰腫을 치료한다. 【用法 用量】 新鮮한 生根 15~45g을 달여서 또는 짓찧어 汁을 내어 服用한다. 〈外用〉 짓찧어 汁을 塗布한다.

❸ 建蘭葉 (건란엽) 〈本草綱目拾遺〉: 보춘화·금양변의 잎으로 年中 採取하여 新鮮한 것을 그대로 쓰거나 햇볕에 말린다.

〔性味 歸經〕 味는 辛하고 性은 平하며 無毒하다. 心, 脾, 肺經에 들어간다.

〔藥效 主治〕 淸熱, 凉血, 理氣, 利濕의 效能이 있다. 咳嗽, 肺癰, 吐血, 喀血, 白濁, 白帶, 瘡毒, 疔腫을 치료한다. 【用法 用量】 新鮮한 것 15~30g을 달여서 복용하거나 粉末로 복용한다. 〈外用〉 汁을 내어 바른다.

광릉요강꽃 (광릉개불알꽃) Cypripedium japonicum THUNB.

多年生 草本으로 根莖은 가늘고 길어 匍匐하며 마디마다 수염뿌리가 모여 난다. 원줄기는 하나이며 높이가 20~30 cm 내외이며 긴 털로 덮여 있고 밑부분에는 3~4개의 鞘狀葉으로 싸이고 윗부분은 2개의 큰잎이 대생한 것처럼 원줄기를 완전히 둘러싸며, 사방으로 퍼지고 放射線脈이 있으며 뒷면에 털이 있다. 꽃은 대형이고 花柄의 끝에 단생한다. 花柄은 花腋의 사이에서 나왔고 길이 15 cm 정도로서 털이 많으며 윗부분에 잎같은 苞가 한개 달린다. 위쪽 꽃받침잎은 長楕圓形이고 끝이 뾰족하며, 옆의 꽃받침잎은 合生하여 윗부분의 것보다 나비가 다소 넓고 끝이 두 개로 갈라진다. 種子는 매우 작고 수는 많다. 개화기는 4~5월이다. 山野의 陰地에 자라며 中部(光陵)에 分布한다. 【處方用名】根 또는 全草가 扇子七이다.

扇子七 (선자칠)〈陝西中草藥〉: 광릉요강꽃의 根 또는 根을 포함한 全草로 여름, 가을에 채취 깨끗이 하여 햇볕에 말리거나 米泔(쌀뜨물)에 담가 바래서 술로 볶아 사용한다.

〔性味〕 味는 澀 辛하고 性은 平하며 有毒하다.

〔藥效 主治〕 袪風解毒, 理氣鎭痛, 調經活血, 截瘧의 效能이 있다. 皮膚瘙痒症, 無名腫毒, 間日瘧, 月經不順, 勞傷 治療에 쓰인다. 【用法 用量】根 2g을 粉末하여 말라리아 發作 1時間 前에 服用한다. 〈外用〉全草의 煎液으로 씻는다. 全草를 짓찧어서 醋로 調合하여 患部에 바른다. 〔禁忌〕 服用한 후 半日間 熱酒나 食事를 禁한다.

개불알꽃 (요강꽃) 大花杓蘭 Cypripedium macranthum SWARTZ

多年生 草本으로 根莖이 옆으로 뻗으며 마디에서 뿌리가 내리고 많은 褐色의 수염뿌리가 모여났다. 줄기는 곧게 서고 높이 30~50 cm 이며 전그루에 白色의 부드러운 털이 밀생한다. 잎은 互生하고 卵狀楕圓形으로 길이 8~16 cm 이고 끝은 뾰족하고 밑부분이 葉鞘로 되며 달린 2~3개의 잎은 鞘狀이다. 꽃은 원줄기끝에 1개 달리고 연한 紅紫色이며 苞는 잎과 같고 길이 7~10 cm 이다. 위 꽃받침잎은 卵形이며 길이 4~5 cm 로서 끝이 뾰족하고 밑부분의 것은 합쳐서 끝만 두 개로 갈라진다. 꽃잎 중에서 2개가 卵狀披針形이며 끝이 뾰족하고 밑부분에 털이 약간 있으며 脣瓣은 길이 3~5 cm 로서 큰주머니 모양이다. 꽃은 紅紫色이고 開花期는 5~6월이다. 깊은 山地의 풀밭에 나며 南·中·北部에 分布한다. 【處方用名】根, 및 全草가 蜈蚣七이다.

蜈蚣七 (오공칠)〈陝西中草藥〉: 개불알꽃의 뿌리 및 根莖, 葉이다. 가을에 根과 根莖을 캐어 깨끗이 씻어서 햇볕에 말린다.

〔性味〕 味는 苦辛하고 性은 溫하며 無毒하다.

〔藥效 主治〕利尿, 消腫, 活血, 袪瘀, 袪風濕, 鎭痛의 效能이 있다. 全身浮腫, 下肢水腫, 白帶, 淋症, 류머티즘疼痛, 打撲傷, 勞傷을 치료한다. 꽃은 그늘에 말려 갈아 粉末로 止血에 사용한다. 【用法 用量】6~9g을 달여 服用하거나 또는 술에 담가 마신다.

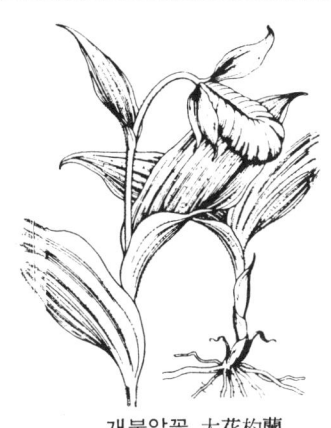
개불알꽃 大花杓蘭
Cypripedium macranthum

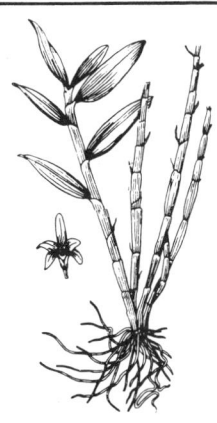
석 곡 石斛
Dendrobium moniliforme

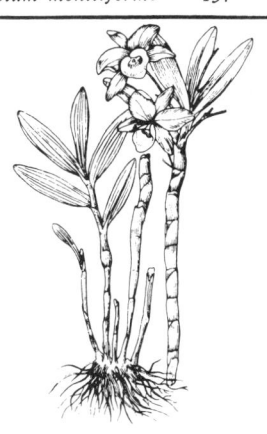
금차석곡 金釵石斛
Dendrobium nobile

석   곡 石斛 Dendrobium moniliforme (L.) Sw. (=Epidendrum moniliforme L.)
금차석곡 金釵石斛 D. nobile LINDL. (中)

多年生 常綠草本이다. 根莖에 다수의 빳빳한 수염뿌리가 있다. 줄기는 圓形이고 표면은 光澤이 있고 높이 10~20 cm 이며 마디가 많으며 녹갈색이다. 잎은 互生하며 넓은 披針形 또는 넓은 線形이며 끝이 날카롭고 길이 3~6 cm 이며 革質이고 활택하며 基部에 줄기를 포위한 膜質의 鞘가 있다. 꽃은 總狀花序로서 정생했으며 꽃이 1~2개이고 꽃자루가 있으며 직경 3 cm 내외이다. 花盖片은 楕圓狀 披針形이고 끝이 날카로우며 다소 벌어졌고 脣瓣은 다소 짧으며 卵狀의 菱形이고 하반부는 蕊柱를 양측으로 쌌으며 밑부분에 짧고 둥근 距가 있다. 꽃은 백색 혹은 엷은 홍색이며 結實하지 않는다. 개화기는 5~6월이다. 山中의 따뜻한 곳의 바위·枯木·樹幹에 붙어 자란다. 濟州道 및 南部(多島海 島嶼)에 分布한다. 【處方用名】① 全草가 石斛 ② 新鮮한 莖의 蒸溜液은 石斛露이다.

金釵石斛

❶ 石   斛 (석곡)〈神農本草經〉環草·林蘭·禁生·杜蘭·石蓫·千年潤: 석곡 및 同屬 近緣植物의 全草이다. 年中 採取하며 가을 이후에 채취한 것이 良質이다. 新鮮한 것을 보존코자 할 때에는 봄, 가을 그때마다 細砂에 심어 음지의 습한 곳에 두고 물을 뿌려 水分이 保存되도록 하고, 겨울에는 대나무 바구니에 담고 덮개로 덮어 空氣疏通에 유의한다. 【修治】《乾石斛》乾燥한 石斛을 물로 浸漬 8割 정도 스며들게 하고 殘根과 검은 가지를 끊어 내고 엷은 膜을 벗기고 햇볕에 말린다. 《鮮石斛》사용할 때 채취하여 膜質의 葉鞘를 비벼 깨끗이 제거하여 썰어서 쓴다.

〔成分〕 石斛은 dendrobine, dendramine, N-methyldendrobium(제 4 급 ammonium 염)을 함유하고 있다. D. nobile LINDL. 金釵石斛은 dendrobine, dendramine, nobilonine, dendroxine, dendrine, 6-hydroxydendroxine 을 함유하고 또 粘液質과 澱粉도 함유하고 있다.

〔藥理〕 금차석곡의 流動엑스는 人工發熱시킨 토끼에 대하여 解熱作用은 없다. Dendrobine은 일정의 止痛退熱作用이 있고 phenacetin 과 비슷하나 약하다. 血壓과 呼吸에 대하여 抑制作用도 있으나 中毒에 이르는 投與量에서는 痙攣을 일으켰다. 流動엑스는 토끼의 摘出腸에 대하여

低濃度에서는 興奮시키고 高濃度에서는 抑制作用이 있다.

〔性味 歸經〕 味는 甘淡微鹹하고 性은 寒하며 無毒하다. 胃, 肺, 腎經에 들어간다.

〔藥效 主治〕 生津(唾液分泌促進), 健胃, 强壯, 强精, 淸熱, 養陰의 效能이 있다. 熱病傷津, 口乾煩渴, 病後虛熱, 陰傷目暗, 食慾不振, 胃衰弱, 腰痛, 陰痿를 치료한다. 新鮮한 것은 解熱의 效能이 약하고 乾燥品은 唾液分泌의 촉진, 健胃强精의 效能이 강하다. 【用法 用量】 6~12g (新鮮한 것은 15~30g)을 서서히 달여서 服用한다. 또는 煎汁을 졸여서 膏를 만들거나 丸劑, 散劑로 쓴다.

〔配合 禁忌〕 凝水石·巴豆는 相惡, 白殭蠶·雷丸은 相畏이다.

❷ 石斛露(석곡로): 석곡의 新鮮한 莖의 蒸溜液이다.

〔性味〕 味는 甘淡 鹹하고 性은 寒하다.

〔藥效 主治〕 養胃陰, 平胃逆, 除虛熱, 精神安精의 效能이 있다. 溫熱痧痘後 津液傷殘, 虛火內灼(熱性症狀), 眞陰素虧(腎水不足), 胃熱不淸을 치료한다. 【用法 用量】30~90g을 약한 불에 달여서 服用한다.

천 마 (수자해좆) 天麻·赤箭 *Gastrodia elata* BLUME

多年生 寄生草本으로서 곧추 자라며 높이는 1m 내외이다. 塊莖은 비대하며 多肉質이고 長楕圓形이고 가로로 뻗으며 길이 7~15cm이고 표면에 輪狀의 비늘조각이 늘어섰으며 줄기는 원주형이고 황적색을 띤다. 잎은 보통 없고 비늘조각잎은 성기게 났으며 하부의 것은 짧은 鞘를 형성한다. 꽃은 總狀花序로서 정생했으며 황색의 꽃은 다수이고 다소 밀착하였으며 花柄이 있고 꽃 아래에 披針形의 苞가 있고 花冠은 길이 2cm이며 外花蓋 세 조각은 합쳐서 나서 腹面이 팽출한 삐뚤어진 병 모양을 이루고 口部는 세 갈래로 째졌고 내부에 작은 內花蓋 두 조각이 났으며 脣瓣은 卵狀 長楕圓形이고 鋸齒가 없으며 花爪가 있고 爪部는 花蓋片 안쪽에 달렸으며 蕊柱는 다소 길고 兩翼이 있으며 그 하반 전면에 柱頭가 있다. 子房은 下位이다. 蒴果는 倒卵形이고 開花期는 6~7月이다. 산이나 들의 숲속에 나며 제주도 및 忠南北, 江原, 京畿道에 分布한다. 【處方 用名】① 根莖은 天麻 ② 莖葉은 天麻莖葉 ③ 果實은 天麻子이다.

❶ 天 麻 (천마)〈雷公炮炙論〉鬼督郵·明天麻: 천마의 根莖으로 가을에서 이듬해 봄 사이에 채취하며 겨울에 採取한 것을 冬麻라고 하며 品質이 優秀하다. 봄에 採集한 것을 春麻라 하고 品質은 冬麻보다 떨어진다. 塊根을 캐내면 줄기의 地上部分을 제거하고 진흙(泥土)을 털어 깨끗이 씻은 후 淸水에 浸漬하여 곧 粗皮를 벗긴다. 이어서 淸水 또는 明礬을 녹인 물에 浸漬하였다가 中心의 白點이 없어질 때까지 물에 삶거나 쪄서 通風이 잘 되는 곳에서 乾燥시킨다. 《炒天麻》먼저 약한 불로 냄비를 달궈 天麻片을 넣어 黃色이 될 때까지 볶는다. 《煨天麻》天麻片을 물에 적신 表芯紙 위에 펴서 냄비 안에 넣고 약한 불로 濕紙가 焦黃色이 될 때까지 구워 낸다. 도중에 藥片을 뒤집어서 兩面이 老黃色이 될 때까지 굽는다.

〔成分〕 Gastrodin, *p*-hydroxybenzylalcohol, β-sitosterol, daucosterol, 枸櫞酸 및 그 methyl-

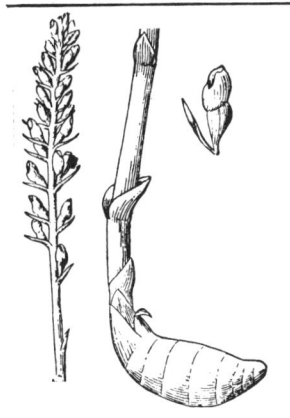
천 마 天麻
Gastrodia elata

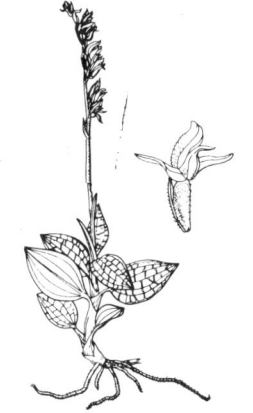
사철란 斑葉蘭
Goodyera schlechtendaliana

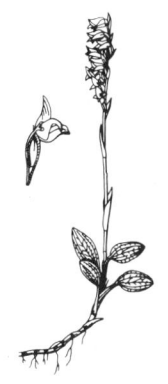
애기줄사철란
Goodyera repens

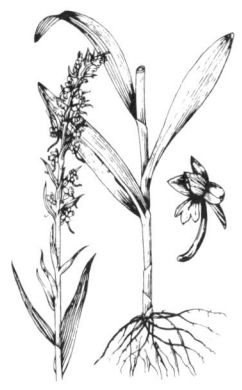
손바닥난초 手掌蔘
Gymnadenia conopsea

ester, palmitin 酸, 蔗糖, 4,4′-dihydroxydiphenylmethane, 4,4-dihydroxydibenzylether, 3.4-dihydroxybenzaldehyde, 4-ethoxymethylphenyl-4′-hydroxybenzylether, 4-ethoxymethyl phenol 을 함유하고 있다.

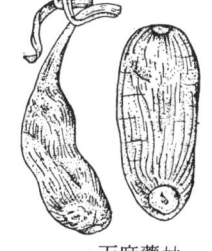
天麻藥材

〔藥理〕 1. 抗痙攣作用: 토끼에 天麻의 水煎劑 1g/kg 혹은 vanillin 40 mg/kg 을 靜脈注射 하였던 바 電氣쇼크에 의한 痙攣의 閾値를 높이면 癲癇樣發作의 制止에 效果가 있고 腦波에 있어서는 癲癇樣放電의 發展을 抑制하였다.

2. 其他의 作用: 토끼의 天麻煎劑 5g/kg 을 腹腔內注射하였던 바 呼吸은 緩慢하게 되었다. Mouse 의 電氣刺戟法에서 뚜렷한 鎭痛作用은 없었으나 熱板法 실험에서는 상당한 止痛作用이 있다.

〔性味 歸經〕 味는 甘하고 性은 平하며 無毒하다. 肝經에 들어간다.

〔藥效 主治〕 强壯, 鎭痙, 鎭靜의 高貴藥으로서 熄風 定驚의 效能이 있다. 眩暈眼黑, 頭風頭痛(突發的인 頭痛), 四肢麻痺, 半身不遂, 語言障碍, 류머티性 關節炎, 小兒의 驚癎動風의 치료에 쓰인다. 【用法 用量】 4.5~9g 을 달이거나 丸劑, 散劑로 服用한다.

❷ **天麻莖葉** (천마경엽) 〈本草拾遺〉: 천마의 莖葉으로 性은 寒하다.

〔藥效 主治〕 짓찧어서 患部에 붙이면 熱毒에 의한 癰腫 治療에 쓰인다.

❸ **天麻子** (천마자) 〈本草拾遺〉: 천마의 果實이다.

〔藥效 主治〕 果實을 따서 달여 服用하면 熱氣를 제거하고 定風, 補虛한다(效能은 天麻와 같다).

사 철 란 斑葉蘭 *Goodyera schlechtendaliana* REICHB. fil. (=*G. japonica* BLUME)
애기줄사철란 (애기사철란) *G. repens* (L.) R. BR. (=*Satyrium repens* L.)

多年生 草本으로 줄기의 높이는 12~25 cm 이고, 줄기의 밑부분은 多肉質의 匍匐根莖이 있다. 잎은 줄기 밑부분에 互生하고 葉柄이 있고 卵形이며 길이 2~5 cm, 나비 1~1.5 cm이다. 잎끝은 급하게 뾰족하게 되고 밑부분은 圓形 내지 얕게 오목해진 心臟形이고 灰白色의 網狀紋이 있

다. 葉柄 밑부분에는 膜質의 집이 있으며 葉柄에는 2~3個의 鱗片이 붙어 있고 밑부분은 鞘狀이다. 總狀花序는 5~10個의 꽃이 한쪽으로 치우쳐서 붙어있고 腺毛가 있다. 苞片은 卵狀 披針形이고 꽃은 白色 또는 약간 紅色을 띠고 있다. 脣瓣과 萼片은 같은 길이이고 밑부분에는 半球形으로 볼록해지고 안쪽에 털이 있는 주머니로 되었고 先端에는 楕圓狀 披針形인 긴 부리가 있다. 花柱는 짧고 葯은 直立해 있는데 2個의 花粉塊가 花柱先端의 嘴狀部分에 붙어있다. 蒴果는 길이 8~12mm, 개화기는 6~7月이다. 산골짜기나 산비탈의 다소 건조한 곳에 자란다. 濟州島 및 鬱陵島에 분포한다.【處方用名】① 全草는 斑葉蘭 ② 根莖 및 根은 斑葉蘭根이다.

❶ **斑葉蘭**(반엽란) : 사철란·애기사철란의 全草이다. 여름, 가을에 採取하여 新鮮한 것 그대로 또는 햇볕에 말려 쓴다.

〔性味〕 味는 甘하고 性은 溫하며 無毒하다.

〔藥效 主治〕 淸熱解毒, 活血止痛, 軟堅散結의 效能이 있다. 氣管支炎, 骨節疼痛, 打撲傷, 瘰癧, 癰腫瘡癤의 치료에 쓰인다.【用法 用量】신선한 것 30~60g을 달여서 服用하거나 生汁 또는 술에 담가 服用한다.〈外用〉짓찧어서 환부에 붙인다.

❷ **斑葉蘭根**(반엽란근)〈貴州民間藥物〉野洋蔘根 : 사철란·애기사철란의 根莖 및 根으로 여름, 가을에 採取한다.

〔藥效 主治〕 補虛의 效能이 있다. 腎氣虛弱, 頭目眩暈, 四肢無力, 陽痿 등의 치료에 30g을 닭 또는 猪肉으로 약한 불에 삶아서 아침 空腹에 調服한다.

손바닥난초 (새발난초) 手掌蔘 *Gymnadenia conopsea* (L.) R. BR.
　　　　　개제비난 *Coeloglossum viride* (L.) HARTM. var. *bracteatum* (WILLD.) RICHT.
　　　　　(=*Coeloglossum bracteatum* (WILLD.) = *Orchis bracteata* WILLD.)

多年生 草本으로 높이 30~80cm이고 塊莖은 4~6裂하고 손바닥과 같이 비후하고, 初生때는 白色, 後에 黃白色이 된다. 줄기는 곧게 섰으며 밑부분에 淡褐色의 葉鞘가 있다. 莖葉은 4~7個 長圓狀 披針形, 밑부분는 줄기를 싸안고 있고 끝은 뾰족하고 穗狀花序는 頂生했으며 꽃은 多數이고 淡紅色 또는 淡紅紫色이다. 苞片은 楕圓狀 披針形, 外花被片은 長圓狀 卵形인데 중앙花被片은 안으로 오목해졌고 側花被片은 아래로 굽었고 內花被片은 卵狀 披針形이다. 脣瓣은 길이와 나비가 같고 菱形이다. 세 갈래로 째졌고 裂片은 卵形에 가깝고 뭉툭하며 가늘고 길고 굽었으며 아래로 늘어졌고 子房보다 길다. 子房은 甚하게 비틀어져 굽었고 蒴果는 長圓形에 털은 없고 種子는 작고 開花期는 6~7月, 結實期는 7~8月이다. 高山지역의 습지 골짜기에 나며 제주도 및 中·北部에 分布한다.【處方用名】塊根이 手掌蔘이다.

手掌蔘 (수장삼)〈東北藥植志〉佛手蔘·掌蔘 : 손바닥난초·개제비난의 塊根으로 봄, 가을에 採取하여 莖葉 및 수염뿌리를 제거하여 깨끗이 씻어 햇볕에 乾燥한다.

〔性味 歸經〕 味는 甘하고 性은 平하다. 肺, 脾, 胃經에 들어간다.

〔成分〕 손바닥난초의 全草에는 6%의 精油가 함유되어 있고 거기에는 methylvanillin 및

손바닥난초 Gymnadenia conopsea   구름병아리난초 Gymnadenia cucullata —141—

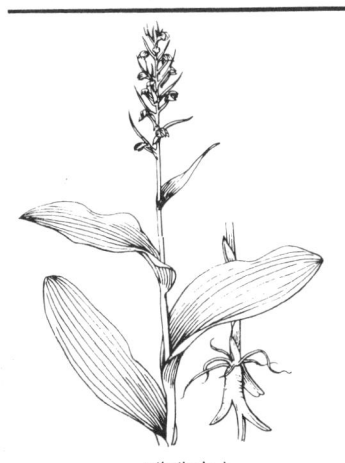
개제비난
Coeloglossum viride var. bracteatum

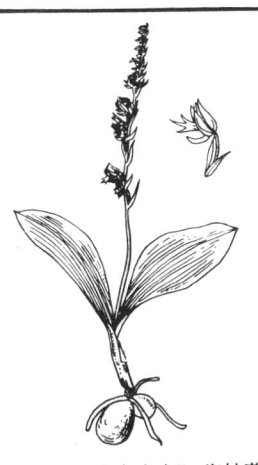
구름병아리난초 兜被蘭
Gymnadenia cucullata

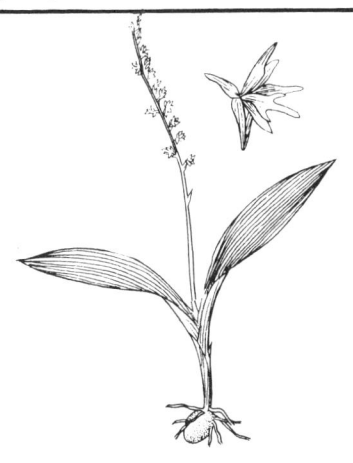
나도씨눈란 角盤蘭
Herminium monorchis

piperonal이 들어 있다. 根塊에는 粘液質 50%, 澱粉 27%, 蛋白質 5%, 糖粉 1∼5%가 함유되었고 그 외에 蓚酸칼륨, 無機鹽이 함유되었다.

〔藥理〕 손바닥난초 地下莖의 水抽出物은 토끼, 개에 대하여 利尿作用이 있다. 그러나 用量이 過多하면 도리어 尿量을 低下시킨다. 이것은 腎臟에 대한 直接작용이다. 血壓, 呼吸에 대해서는 뚜렷한 作用이 없고 개구리의 下肢血管에 대해서는 血管收縮作用이 나타났고 Mouse의 全身狀態에 대해서는 抑制作用이 있었다.

〔藥效 主治〕 氣血을 補益하고 津液을 生하며 止渴의 效能이 있다. 肺虛咳喘, 虛勞消瘦, 神經衰弱, 身體虛弱, 勞傷, 久瀉, 失血, 帶下, 乳少, 慢性肝炎, 泌尿器諸病, 陰痿를 치료한다.
【用法 用量】 9∼30g을 달이거나 또는 粉末, 시럽으로 服用한다. 술에 담가 마신다.

〔禁忌〕 外感(六淫, 傳染病 등 外邪에 의한 것)에는 忌한다.

구름병아리난초 兜被蘭 Gymnadenia cucullata(L.) RICH.(=Neottianthe cucullata(L.) SCHLTR.)

多年生 草本으로 塊莖은 球形이며, 줄기는 곧게 섰고 높이 15cm 가량이다. 잎은 밑부분에서 2개가 뿌리에서 연속 달려 對生하고 廣披針形이거나 長楕圓狀 披針形이다. 길이는 3∼6cm로서 그 위에 몇 개의 苞葉이 달려 있다. 꽃은 穗狀花序이고 꽃줄기에 정생하였으며 偏側生이고 淡紅紫色이다. 脣瓣 이외의 花被片은 모두 서로 겹쳐져서 투구 모양을 하고 脣瓣은 백색이며 내면에 자색점이 있고 전부에는 홍자색이고 다소 길며 倒卵形이고 세 갈래로 뾰족하게 갈라졌으며 距는 소형이고 갈고리처럼 굽었고 子房은 하위이다. 果實은 蒴果이고 개화기는 7∼9월이다. 高山地帶의 針葉樹林 밑에서 자라며 南·中·北部에 分布한다. 【處方用名】 뿌리가 달린 全草가 百步還陽丹이다.

百步還陽丹 (백보환양단)〈陝西中草藥〉: 구름병아리난초의 根이 달린 全草로 夏, 秋季에 根이 붙은 全草를 캐어서 햇볕에 말리거나 新鮮한 것을 生用한다.

〔性味〕 味는 甘하고 性은 平하다.

〔藥效 主治〕 强心, 興奮, 活血, 散瘀, 接骨, 生肌의 效能이 있다. 外傷性의 意識不明, 打撲傷, 骨折의 치료에 쓰인다. 【用法 用量】 1.5~3g을 가루 내어 服用한다. 〈外用〉 粉末로 調布하거나 짓찧어서 患部에 붙인다.

나도씨눈란 角盤蘭 *Herminium monorchis* (L.) R. BR. (=*Ophrys monochis* L.)

多年生 草本으로 塊根은 球形 또는 卵形이고 여러 줄의 수염뿌리가 있다. 줄기는 곧게 섰으며 높이 30cm에 달한다. 잎은 2~3개가 互生하며 하부의 두 조각은 서로 접근하여 다소 對生狀이며 線狀 楕圓形이고 끝이 날카로우며 밑부분은 줄기를 싸안고 鞘狀이다. 꽃은 總狀花序로서 穗狀이며 頂生했고 길이 5~15cm 가량이고 黃綠色이며 다소 많은 잔꽃으로 이루어지고 한쪽으로 치우쳐서 달린다. 苞는 송곳 모양이고 子房과 거의 같은 길이이다. 花蓋片은 長楕圓形이고 끝이 뭉툭하고 唇瓣은 화개편과 같은 길이이며 세 갈래로 째졌고 열편은 좁고 길다. 蒴果는 짧은 圓柱形이고 곧게 섰으며 길이가 5mm이다. 開花期는 7~8月이다. 高山지대에 나며 南部(智異山) 및 北部(惠山·白頭山)에 분포한다. 【處方用名】 뿌리를 포함한 全草가 人蔘果이다.

人蔘果 (인삼과)〈陝西中草藥志〉: 나도씨눈란의 뿌리를 포함한 全草로 가을에 캐어 깨끗이 하여 햇볕에 말린다.

〔**性味**〕 味는 甘하고 性은 溫하다.

〔**藥效 主治**〕 心을 튼튼히 하며 補腎, 生津, 止渴, 補脾, 健胃, 調經, 活血의 效能이 있다. 神經衰弱, 不眠頭昏, 不安焦躁, 口渴, 食慾不振을 치료한다. 【用法 用量】 9~12g을 달여서 服用한다. 또 黃酒에 담가 마신다.

키다리난초 羊耳蒜 *Liparis japonica* (MIQ.) MAXIM. (=*Microstylis japonica* MIQ.)

多年生 草本이다. 높이 15~30cm이고, 塊莖은 편평한 球形이며 地上에 나와 있고 묵은 鱗片 및 葉鞘에 싸여 있다. 잎은 僞鱗莖의 옆쪽에서 두 조각이 마주 났으며 楕圓形 또는 廣卵形이고 길이 5~10cm, 나비 2.5~6cm 로서 끝이 뭉툭하며 底部는 협착하여 잎자루가 된다. 穗狀花序에는 10여 송이의 꽃이 다소 소형이며 성기게 달렸고 꽃은 연한 綠色이거나 자줏빛이 돌고 唇瓣은 비교적 넓고 廣卵形 또는 거의 楕圓形, 길이 8~13mm 分裂하지 않고, 기타의 花被片은 비교적 좁다. 子房은 약간 틀어져 굽어 있다. 開花期는 6~7月, 산지의 林下 岩邊 등 음습한 곳에 난다. 濟州島 및 南(智異山)·中部(光陵)에 분포한다. 【處方用名】 根이 달린 全草가 羊耳蒜이다.

羊耳蒜 (양이산)〈陝西中草藥〉 珍珠七·鷄心七: 키다리난초의 根이 달린 全草로 夏, 秋季에 채취하여 깨끗하게 씻어서 햇볕에 말린다.

〔**性味**〕 味는 澁하고 性은 平하다.

〔**藥效 主治**〕 活血, 調經, 止痛, 强心, 鎭靜의 效能이 있다. 崩漏, 白帶, 産後腹痛의 치료에 쓰이며 外傷急救에도 쓰인다. 【用法 用量】 9g을 달여 마신다. 혹은 黃酒로 調服한다.

키다리난초 Liparis japonica   갈매기난초 Platanthera japonica   타래난초 Spiranthes sinensis   —143—

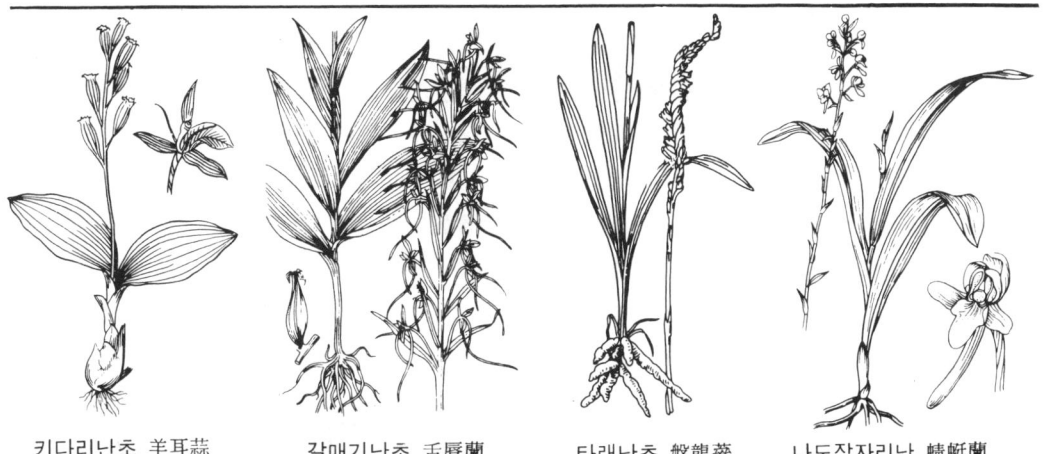

| 키다리난초 羊耳蒜 | 갈매기난초 舌脣蘭 | 타래난초 盤龍蔘 | 나도잠자리난 蜻蜓蘭 |
| Liparis japonica | Platanthera japonica | Spiranthes sinensis | Tulotis ussuriensis |

갈매기난초 舌脣蘭　Platanthera japonica (THUNB.) LINDL. (=Orchis japonica A. GRAY)

多年生 草本이다. 뿌리가 다소 굵고 肉質이며 백색 또는 황백색이다. 줄기는 곧게 섰으며 높이 60 cm 내외이다. 잎은 互生하고 卵圓形 내지 長楕圓이고 끝은 뾰족하고 밑부분이 좁아져서 葉鞘로 되며 그 윗부분은 좁아져서 苞와 연결된다. 꽃은 白色이며 總狀花序로서 頂生했고 많은 꽃이 달리고 苞는 꽃보다 약간 길며 線狀 披針形으로 끝이 뾰족하다. 脣瓣은 線形이며 길이 1.5 cm이다. 距는 밑으로 늘어지며 길이 3~6 cm이다. 蒴果는 淡綠色이며 개화기는 5~6월이다. 산비탈 풀숲의 질퍽질퍽한 곳에 자라며 濟州道에 分布한다. 【處方用名】根이 달린 全草가 長距蘭이다.

長距蘭(장거란)〈峨眉藥植〉: 갈매기난초의 根이 달린 全草로 여름에 採取하여 흙을 털어 깨끗이 씻어 썰어서 햇볕에 말린다.

〔性味〕 味는 甘하고 性은 平하다.
〔藥效 主治〕 潤肺, 止咳, 祛痰의 效能이 있다. 肺熱에 의한 咳嗽, 痰喘氣壅을 치료한다.
【用法 用量】9~15 g을 달여서 服用한다.

타래난초 盤龍蔘　Spiranthes sinensis (PERS.) AMES (=S. australis (R. BROWN.) LINDL.)

多年生 草本으로 뿌리는 4~5개의 紡錘形인 多肉質이며 여러 줄의 거칠고 큰수염 뿌리가 있다. 줄기는 곧게 섰고 높이 60 cm 내외이다. 잎은 根生하였으며 비스듬히 벌어졌고 線狀 披針形 또는 線形이며 끝이 뾰족하고 밑부분은 짧은 鞘를 형성한다. 꽃은 분홍색이고 穗狀花序로서 頂生했으며 좁고 길고 비꼬였으며 다수의 잔 꽃이 밀착하였고 한쪽을 향하여 피었으며 花軸 및 子房에 腺毛가 있다. 苞는 卵狀 披針形이고 子房보다 길며 花冠은 종 모양이고 不平開이며 花蓋片은 卵狀 披針形이고 脣瓣은 倒卵形이며 위는 넓고 가장자리에 가는 鋸齒가 있고 다소 뒤로 젖혀졌다. 蒴果는 楕圓形이고 가는 털이 있다. 開花期는 6~7월이며 들의 잔디밭이나 밭둑에 나며 全國에 分布한다. 【處方用名】根 또는 全草가 盤龍蔘이다.

盤龍蔘(반룡삼)〈植物名實圖考〉一線香・猪鞭草・猪潦子・猪遼參・龍抱柱 : 타래난초의 뿌리 및 全草이다. 開花期에 採取하여 햇볕에 乾燥한다.

〔性味 歸經〕 味는 甘苦하고 性은 平하다. 腎, 肺, 肝經에 들어간다.

〔藥效 主治〕 益陰, 淸熱, 潤肺, 止咳의 效能이 있다. 病後虛弱, 陰虛에 의한 內熱, 咳嗽로 인한 吐血, 眩暈, 腰部酸痛, 遺精, 淋濁帶下, 瘡瘍癰腫, 虛熱에 의한 口渴, 肺結核에 의한 咳血을 치료한다. 【用法 用量】 新鮮한 것을 15~30g 달여서 服用한다. 〈外用〉 짓찧어서 患部에 塗布한다.

〔禁忌〕 濕邪에 의한 熱, 瘀帶에는 服用을 忌한다.

나도잠자리난 蜻蜓蘭 *Tulotis ussuriensis* (REG.) HARA (=*Perularia ussuriensis* SCHLTR.)

多年生 草本으로 높이 30cm 내외이다. 뿌리는 옆으로 기어 뻗으며 줄기는 곧게 섰고 分枝하지 않는다. 잎은 互生하며 줄기 하부 두 개의 큰 잎은 서로 접착하여 對生狀이다. 披針狀 長楕圓形이고 끝은 날카로우며 鋸齒가 없고 밑부분은 점차 좁아져서 鞘를 형성하고 상부에 소형의 針狀葉은 4~5조각이 있다. 꽃은 總狀花序로서 頂生했으며 엷은 녹색의 잔 꽃이 다수 밀착하였고 苞는 좁고 가늘며 끝이 날카롭고 子房보다 길다. 花蓋片은 소형이고 外花蓋의 위 조각은 卵形이고 곧게 섰으며 側片은 線形이고 다소 뒤로 젖혀졌으며 草質이고 內花蓋片 및 脣瓣은 舌狀이며 하부 양쪽에 각 1개의 齒狀의 뾰족한 突起가 있고 距는 가늘고 길며 늘어졌고 子房과 거의 같은 길이이다. 開花期는 7~8月이다. 山地의 나무 밑에 나며 제주도 및 慶南・江原・京畿와 北部에 分布한다. 【處方用名】 根莖이 半春蓮이다.

半春蓮(반춘련)〈江西草藥〉: 나도 잠자리난의 根莖으로 봄, 여름에 採取한다.

〔性味〕 味는 苦辛하고 性은 凉하다.

〔藥效 主治〕 消腫, 解毒의 效能이 있다. 鵝口瘡, 無名腫毒, 打撲傷, 骨折을 치료한다. 新鮮한 根 9~15g을 달여서 服用한다. 〈外用〉 30~60g을 짓찧어서 塗布한다.

백   합(百合)目   Liliiflorae

골   풀(燈心草) 과   Juncaceae

골   풀 燈心草 *Juncus effusus* L. var. *decipiens* BUCHEN.
(=*Juncus decipiens* (BUCHEN.) NAKAI)

참비녀골풀 野燈心草 *Juncus leschenaultii* GAY

多年生 草本이다. 높이는 1m 내외이고 根莖은 옆으로 뻗어 나가고 多數의 수염뿌리가 나 있고 줄기는 圓筒形이다. 表面에 가늘고 긴 줄이 뚜렷하게 나와 있고 淡綠色이다. 보통 잎은 없고 줄기의 밑부분에 鞘狀葉이 있는데 긴 잎은 赤褐色, 짧은 잎은 黑褐色으로 光澤이 있다. 꽃

골 풀 *Juncus effusus* var. *decipiens* 자리골풀 *J. effusus* var. *decipiens utilis*

은 複合集繖花序로 假側生하고 多數의 작은 꽃들이 密集하여 다발을 이루고 갈록색이고 花柄은 짧다. 花被는 6개로 2輪이며 裂片은 披針形이며, 등쪽은 柔毛로 덮여 있다. 3개의 수술은 花被보다 짧고 子房은 3室로 되었으며 花柱는 뚜렷하지 않고 花頭는 3個가 있다. 蒴果는 세모진 倒卵形이며 길이는 약 2 mm로서 끝은 뭉툭하며 갈색이 돌고 種子는 많고 斜卵形이다. 개화기는 5~6月이고 結實期는 7~8月이다. 山野의 습지에 나며 全國에 分布한다. 【處方用名】 ① 莖髓 또는 全草는 燈心草 ② 根 및 根莖은 燈心草根이다.

❶ **燈心草** (등심초) 〈開寶本草〉 虎鬚草・赤鬚・燈心・碧玉草・水燈心・鐵燈心・猪矢草・洋牌洞: 골풀 및 同屬 近緣植物의 莖髓 또는 全草로 8~9月경에 베어서 그대로 햇볕에 말린다. 또는 莖皮를 세로로 째서 表皮는 버리고 髓를 햇볕에 말린다. 【修治】《燈心炭》燈心草를 鍋中에 넣고 뚜껑을 덮고 白紙를 바르고 냄비와 뚜껑의 接觸面을 鹽泥로 封固하여 空氣가 새지 않게 하여 센불에 올려놓고 白紙가 黃色이 될 정도로 구워지면 불을 끄고 완전히 식은 다음에 꺼낸다. 《朱燈心》燈心을 간추려서 적당한 길이로 잘라 물을 축축하게 축여 細末한 朱砂와 함께 磁器에 넣고 흔들어 朱砂가 고루 混合되게 한다(燈心 50 kg : 朱砂 300 g).

〔成分〕 莖髓는 纖維, 脂肪油, 蛋白質 등을 함유하고 莖에는 多糖類가 함유되어 있다.

〔性味 歸經〕 味는 甘淡하고, 性은 寒하며 無毒하다. 心, 肺, 小腸經에 들어간다.

〔藥效 主治〕 利尿藥으로서 淸心, 降火, 利尿, 通淋의 效能이 있다. 淋病, 水腫, 小便不利, 黃疸로 인한 濕熱, 心煩不眠, 小兒夜泣, 扁桃腺炎, 小兒痙攣, 泌尿器系의 炎症, 創傷을 치료한다. 【用法 用量】 1.5~3 g(生用時에는 15~30 g 單用)을 달여서 또는 丸劑, 散劑로 服用한다. 〈外用〉 燒存性을 가루로 만들어 환부에 撒布하거나 또는 목안에 불어 넣는다.

❷ **燈心草根** (등심초근) 〈開寶本草〉: 골풀 및 同屬 近緣植物의 根 또는 根莖으로 夏, 秋季에 채취한다.

〔性味〕 味는 甘하고 性은 寒하며 無毒하다.

〔藥效 主治〕 五淋을 치료하며 新鮮한 것을 삶아서 먹는다. 【用法 用量】 15~30 g을 달여서 服用한다.

자리골풀 石龍芻 *Juncus effusus* L. var. *decipiens* BUCHEN. f. *utilis* MAK.

多年生 草本으로 높이는 1 m 정도 자라고 根莖은 옆으로 뻗으며 줄기는 圓筒形으로 가늘고 길다. 下部에 茶褐色의 鱗狀形 잎이 나온다. 集繖花序는 줄기의 한면에 側生하고 多數의 작은 꽃들이 연이어서 핀다. 꽃은 淡綠色이며 짧은 花柄이 있다. 花被는 6개로 2輪씩 나란히 있다. 수술은 6개, 子房은 上位, 花柱는 짧고 花頭는 3개이다. 蒴果는 속에 種子가 많이 들어 있고, 開花期는 夏季이고 畓地나 濕地에 자란다. 南(全南 羅州)部에 分布 栽培한다. 【處方用名】 ① 全草는 石龍芻 ② 根莖은 石龍芻根이다.

❶ **石龍芻** (석룡추) 〈神農本草經〉 龍鬚・草續斷・龍珠・龍蕚・懸莞: 자리골풀의 全草로 여름, 가을에 採取하여 햇볕에 말린다.

〔性味 歸經〕 味는 苦하고 性은 凉하다. 心, 肺經에 들어간다.

골 풀(燈心草)과 Juncaceae

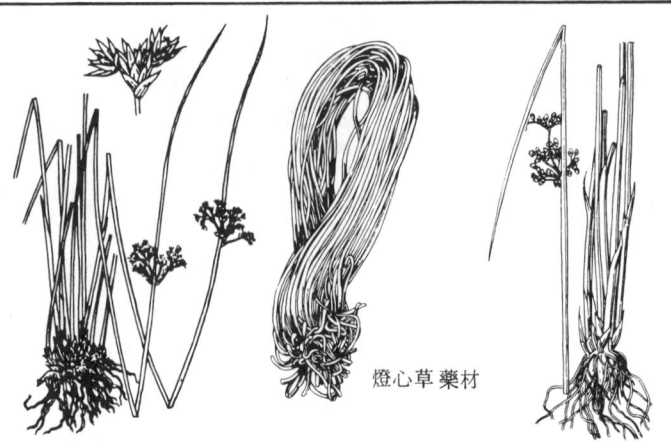
燈心草藥材

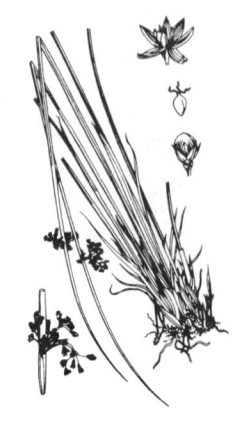

골 풀 燈心草
Juncus effusus var. *decipiens*

자리골풀 石龍芻
Juncus effucus var. *decipiens utilis*

푸른갯골풀 擬燈心草
Juncus setchuensis var. *effusoides*

〔成分〕 水分 7.14%, 蠟 및 脂肪質 2.63%, pectin 1.52%, hemicellulose 13.54%, lignin 17%, cellulose 52.18%, 灰分 1%, pentosan 13.4%를 함유하고 綠色의 줄기에는 phlobaphene 1.07%, glucose 3.04%, pentosan 20.09%, methyl pentosan 1.5%가 함유되어 있고 잎에는 luteolin-7-glucoside 가 함유되어 있다.

〔藥效 主治〕 淸熱, 安神, 利尿, 通淋의 效能이 있다. 小便不利, 心腹의 邪氣, 風濕을 치료한다. 【用法 用量】 9~15g 을 달여서 服用한다. 藥性이 남을 정도로 태워 粉末로 사용한다.

❷ 石龍芻根 (석룡추근) : 자리골풀의 根莖으로 年中 채취한다.

〔性味〕 味는 微苦하고 性은 凉하다.

〔藥效 主治〕 行氣, 止痛, 利水, 淸凉, 解毒의 效能이 있다. 鼻出血, 熱鬱氣脹, 腹痛, 小便不利를 치료한다. 【用法 用量】 9~15g 을 달여서 服用한다.

푸른갯골풀 擬燈心草 *Juncus setchuensis* BUCHEN. var. *effusoides* BUCHEN.

多年生 草本으로 땅속의 根莖은 匍匐하고 있으며 줄기는 靑綠色으로 線形이고 높이 50 cm 에 달하고 表面은 凸起의 條紋이 있다. 줄기에는 잎이 없고 밑부분에 紅褐色, 淡黃色, 또는 暗黑色의 鞘狀鱗葉이 여러 개 있다. 花序는 골풀처럼 한쪽에 달리고 簇狀을 이룬다. 花被는 6, 2裂로 연한 녹색이고 萼片狀이다. 수술은 3개이고 花被보다 약간 짧으며 꽃밥은 楕圓形이고 수술대보다 짧거나 거의 같다. 蒴果는 긴 楕圓形이고 연한 황갈색으로서 潤彩가 있으며 1室이지만 3개의 隔膜이 있다. 種子는 넓은 卵形이고 길이 0.6 mm 정도이다. 開花期는 4~6月이며 습한 곳이나 늪지대 가장자리에 나며 全國에 분포한다. 【處方用名】 全草가 龍鬚草이다.

龍鬚草 (용수초) 〈本草綱目拾遺〉 野席草・野燈心草 : 푸른갯골풀의 全草이다. 9~10월에 베어서 햇볕에 말린다.

〔性味〕 味는 甘하고 性은 寒하다.

〔藥效 主治〕 利尿通淋, 泄熱安神의 效能이 있다. 小便赤澁,

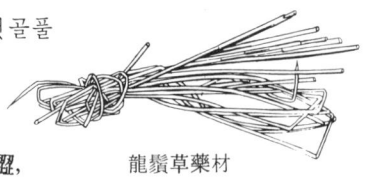
龍鬚草藥材

푸른갯골풀 *Juncus setchuensis* var. *effusoides* 꿩의밥 *Luzula capitata* 마 *Dioscorea batatas*

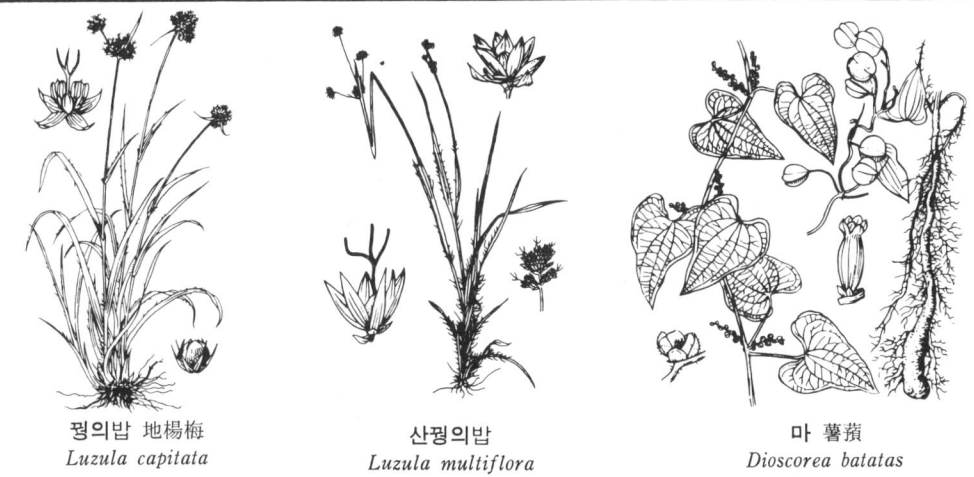

꿩의밥 地楊梅
Luzula capitata

산꿩의밥
Luzula multiflora

마 薯蕷
Dioscorea batatas

熱淋, 腎炎水腫, 頭昏, 齒痛, 鼻出血, 咽痛, 心煩不眠, 消渴(糖尿病), 夢遺를 치료한다.
【用法 用量】 9~30g을 달여서 服用한다. 〔禁忌〕 溲多者는 忌한다.

꿩 의 밥 地楊梅 *Luzula capitata* (MIQ.) NAKAI   산꿩의밥 *L. multiflora* (EHRH.) LEJ.

多年生 草本으로 地下에 작은 塊根이 있다. 根生葉은 모여 났으며 莖葉은 互生하고 線形이며 끝이 점점 뾰족하다. 葉鞘는 오무려져서 줄기를 싸고 있다. 花軸은 葉群에서 뻗어 나와서 높이 약 20cm이며 小花가 密生하여 나란히 이어져서 頭狀의 穗狀花序를 이루고 있다. 꽃은 赤褐色에 黑色을 띠었고 花被는 6개이고 披針形이며 끝은 뾰족하다. 수술은 6개 子房은 1室, 蒴果는 卵狀 稜形이고 種子는 藍黑色이고 다소 球形이며 개화 및 結實期는 5~6月이다. 산기슭 평지 草原에 나며 全國에 分布한다. 【處方用名】全草 또는 果實이 地楊梅이다.

地楊梅(지양매)〈本草拾遺〉: 꿩의밥의 全草 또는 果實로 5~6月에 採取한다.

〔性味〕 味는 辛하고 性은 平하며 無毒하다.

〔成分〕 本屬의 여러 植物에는 luteolin-7-glucoside가 함유되어 있다. 灰分 중에는 硅素, 鐵, mangan이 비교적 많이 함유되어 있다. 種子의 脂肪油 중에는 linol 酸이 28~48%, linolen 酸이 0~0.6% 함유되어 있다.

〔藥效 主治〕 赤痢, 白痢를 치료하며 3~9g을 달여서 服用한다. 莖·種子를 달여 服用한다.

마 (薯蕷) 과 Dioscoreaceae

마 薯蕷 *Dioscorea batatas* DECNE. (=*D. opposita* THUNB.)

참 마 風車兒 *D. japonica* THUNB.

多年生 덩굴성草本으로 塊根은 多肉質에 圓柱形이고 땅속으로 깊이 들어가며 길이가 1m에 달한다. 해마다 새것과 묵은것이 바뀌어져서 연질이고 백색이며 粘滑하다. 줄기는 가늘고 길며

마(薯蕷)과 Dioscoreaceae

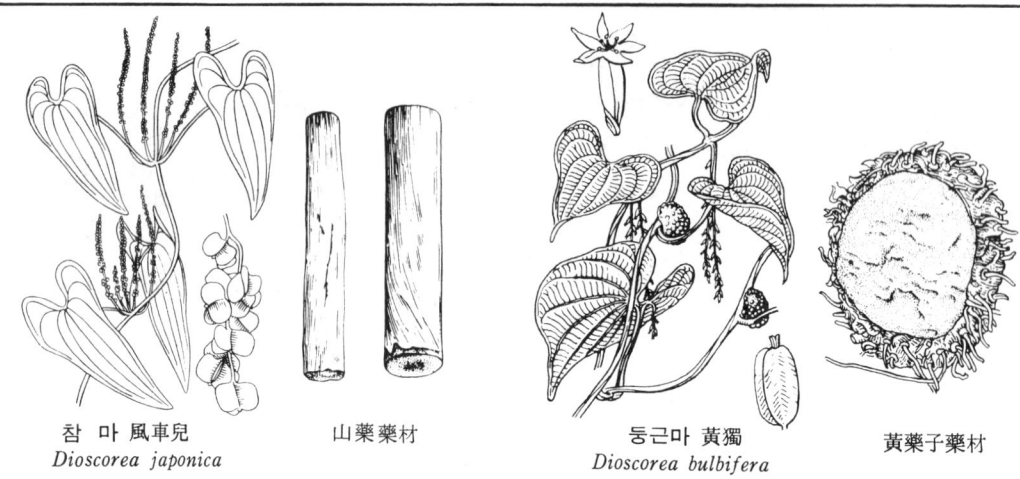

참 마 風車兒　　　山藥藥材　　　　둥근마 黃獨　　　黃藥子藥材
Dioscorea japonica　　　　　　　*Dioscorea bulbifera*

성기게 가지가 갈라지고 모가 졌으며 대개 자색을 띤 잎은 對生하며 잎자루가 있고 卵形 혹은 楕圓形이며 잎 밑은 戟狀 心臟形이고 끝이 날카로우며 다소 두껍고 葉腋의 사이에는 珠芽가 있다. 꽃은 雌雄二家로서 穗狀花序이고 수술은 곧게 섰고 암술은 늘어졌으며 花蓋는 6개이고 수꽃에 6개의 수술이 있고 암꽃에는 짧은 花柱가 있다. 子房은 하위이다. 蒴果는 3개의 날개 모양이고 圓翼의 種子가 있다. 開花期는 6~7월이다. 山野에 나며 全國에 分布하고 圃地에서 栽植도 한다. 【處方用名】① 塊莖은 山藥 ② 덩굴은 山藥藤 ③ 珠芽는 零餘子 ④ 果實은 風車兒이다.

❶ 山　藥 (산약)〈藥譜〉署預・薯蕷・山芋・署豫・山薯 : 마・참마의 塊莖으로 11~12月(霜降~冬至 사이)에 땅에서 캐어 竹刀로 外皮를 벗긴 후 通風이 좋은 곳에서 햇볕이 들어오지 않도록 완전히 말려 저장한다. 《山藥》 挾雜物을 제거하고 山藥의 中心部가 부드럽게 될 때까지 물에 담갔다가 水分이 乾燥될 정도로 말려 썰어서 햇볕에 말린다. 《炒山藥》 먼저 밀기울을 뜨거운 냄비에 고루 뿌려 넣고 연기가 날 때 山藥片을 넣고 淡黃色이 될 때까지 볶아서 밀기울은 버리고 山藥만 쓴다. 山藥과 밀기울은 10 : 1의 비율로 한다.

〔成分〕 塊莖에는 saponin, 粘液, cholin, 澱粉(16%), glycoprotein과 遊離 amino 酸이 함유되었고 또 abscisin Ⅱ, polyphenol 酸化酵素, vitamin C(5 mg %), 3,4-dihydroxyphenylethyl-amine(dopamine)을 함유하고 粘液 중에는 mannan 과 phytin 酸이 함유되어 있다.

〔性味 歸經〕 味는 甘하고 性은 平하며 無毒하다. 脾, 胃, 肺, 腎經에 들어간다.

〔藥效 主治〕 滋養, 强壯, 强精, 止瀉藥으로서 健脾, 補肺, 補腎, 益精의 效能이 있다. 脾虛에서 오는 泄瀉, 久痢, 食慾不振, 虛勞(身體虛弱)에서 오는 咳嗽, 消渴, 遺精, 帶下, 小便頻數(頻尿)를 치료한다. 【用法 用量】 9~18g을 달여서 服用하나 또는 丸劑, 散劑로 쓴다. 〈外用〉 생것은 짓찧어서 환부에 바른다.

〔配合 禁忌〕 實熱, 實邪가 있을 때는 忌한다. 紫芝・二門冬은 相使, 甘遂는 相惡이다.

❷ 山藥藤 (산약등) : 마・참마의 줄기덩굴로 9~10월에 뿌리와 함께 採取해서 햇볕에 말린다.

〔性味〕 味는 甘하고 性은 平하다.

〔藥效 主治〕 皮膚濕疹, 丹毒을 치료한다. 〈外用〉 煎液으로 熏洗하거나, 짓찧어서 환부에 바른다.

❸ 零餘子 (영여자) 〈本草拾遺〉 署預子: 마·참마의 葉腋間의 珠芽이다.

〔性味 歸經〕 味는 甘하고 性은 溫하고 無毒하다. 腎經에 들어간다.

〔藥效 主治〕 補虛하고, 허리(腰)와 다리(脚)를 튼튼하게 하는 效能이 있다. 햇볕에 말린 山藥(마)의 效能보다 더 강하다. 15~30g을 달여서 服用한다.

❹ 風車兒 (풍차아) 〈中醫藥實驗研究〉: 마의 果實이다. 8~10월에 채취한다.

〔藥效 主治〕 耳鳴을 치료한다. 9~21g을 달여서 服用한다.

둥근마 黃獨 Dioscorea bulbifera L. (=D. sativa THUNB.)

多年生 덩굴성草本으로 塊根은 單生하고 球形 또는 圓錐形이며 外皮는 暗黑色으로 수염뿌리가 密生한다. 줄기는 圓錐形으로 길게 뻗으면서 가지가 갈라지며 光澤이 있고 미끄럽고 털이 없는 葉腋에는 紫褐色의 球形 혹은 卵形의 珠芽가 나온다. 잎은 互生하고 三角形 또는 三角狀 卵形으로서 끝이 뾰족하고 밑부분은 心臟底이며 양쪽이 불쑥 나오는 경우도 있다. 葉柄은 길고 꾸부러져서 비꼬이고 길이는 잎과 같거나 조금 짧다. 꽃은 單性으로 二家花이다. 黃白色의 많은 작은 꽃이 穗狀花序를 이루어 腋生한다. 꽃의 밑부분에는 어느 것이나 2개의 苞片이 있고 卵形으로 뾰족하다. 雄花의 花被는 6개로 披針形이고 수술은 6개 花絲는 짧다. 雌花의 花被는 6개로 披針形, 下位子房으로 3室이고, 花柱는 3裂하였다. 長楕形의 蒴果는 밑으로 처지며 膜質果翼이 3개 있다. 開花期는 6~7월이다. 中國 原產으로 栽植한다. 【處方用名】 ① 塊莖은 黃藥子 ② 珠葉은 黃獨零餘子이다.

❶ 黃藥子 (황약자) 〈圖經本草〉 黃藥·黃藥根·木藥子·大苦: 둥근마의 塊莖으로 9~11월 頃에 採取하는 것이 좋다. 塊莖을 캐내어 莖葉과 挾雜物을 제거하고 수염뿌리를 잘라 내고 깨끗이 씻은 다음에 썰어서 햇볕에 말린다.

〔性味 歸經〕 味는 苦하고 性은 平하며 無毒하다. 心, 肝經에 들어간다.

〔成分〕 半乾燥의 塊莖에는 蔗糖이 約 22.5%, 還元糖이 0.69%, 澱粉 2.5%, saponin, tannin을 함유하고 또 diosbulbin B, diosbulbin C, diosgenin도 함유되어 있다.

〔藥理〕 1. 甲狀腺에 대한 影響: 黃藥子를 2~10% 混合한 飼料를 Rat에 주었더니 4週가 經過하여도 體重 및 甲狀腺의 機能(즉 基礎代謝率, 甲狀腺의 重量 및 그 沃素의 含有量)에 대한 影響은 없으나 0.1%의 thiocyan酸칼륨에 의한 輕度의 甲狀腺腫에 拮抗作用이 있고 沃素가 부족한 飮食物의 섭취에 의한 甲狀腺腫에 대해서는 상당한 치료효과가 나타났는데 그것은 특히 甲狀腺腫의 重量輕減, 甲狀腺組織 및 血清蛋白의 沃素와의 結合組織의 증가 등에서 볼 수 있었다.

2. 抗菌試驗: 煎劑는 일상의 病原性 皮膚線狀菌에 대하여 어느 정도의 抑制作用이 있으며 티푸스菌, S氏赤痢菌, 肺炎雙球菌을 抑制하는 作用이 있고 百日咳 合倂의 肺炎에 效力이 있었다.

3. 其他 作用: 黃藥子의 丁幾(tincture)劑와 煎劑는 心臟과 腸의 平滑筋에 대하여 抑制作用이 있었다. 또 子宮을 흥분시켜 强直性의 收縮 및 율동적인 收縮을 나타낸다. 子宮에 대한 흥분작용은 diphenhydramine(benadryl)에 의하여 소멸된다.

黃藥子의 作用은 丁幾(tincture)劑가 煎劑보다 강하고 신속하였다.

〔藥效 主治〕 涼血, 降火, 消癭, 解毒의 效能이 있다. 吐血, 鼻出血, 喉痺, 癭氣, 瘡瘍, 瘰癧을 치료한다. 【用法 用量】 4.5~9g을 달여서 服用한다. 〈外用〉 짓찧어서 붙이거나 粉末로 환부에 바른다.

〔配合 禁忌〕 癰疽已潰者는 忌한다. 癰疽가 發生하였을때 焮腫이 나타나지 않고 不渴 色淡하며 脾胃泄하면 陰證이므로 속(內)을 補하는 것이 重要하고 解毒은 그 다음이므로 藥子類의 服用은 피하고 患部에 塗布하는 것만이 허용된다.

❷ 黃獨零餘子 (황독령여자): 둥근마의 葉腋에 생긴 珠芽로 7~8월 成熟시에 採取한다.

〔性味〕 味는 辛하고 性은 寒하며 小毒이 있다.

〔藥效 主治〕 百日咳, 咳嗽, 頭痛을 치료한다. 生用하면 催吐, 諸藥을 解毒하고 달여 服用하면 熱에 의한 咳嗽도 치료한다.

부채마 穿龍薯蕷 *Dioscorea nipponica* MAKINO   단풍마 *D. quinqueloba* THUNB.

多年生 덩굴성草本으로 根莖은 옆으로 뻗고 圓柱形이고 비후하며 딱딱하다. 줄기는 가늘고 길며 털이 났다. 잎은 잎자루가 길고 互生하며 葉身은 卵形 혹은 넓은 卵形이고 길이는 5~12 cm이다. 보통 5~7 갈래로 얕게 째졌으며 잎 밑은 心臟形이고 頂端의 裂片은 길고 뾰족하다. 葉脈은 뒷면으로 튀어나오며, 收脈은 網狀이다. 꽃은 黃綠色으로 單性二家花이며 花序는 腋生하여 밑으로 처졌고, 雄花序는 複穗狀, 雌花序는 穗狀이다. 雄花는 작고 鐘形이며 花被片은 6개, 수술은 6개인데 花被筒狀에 붙어 났다. 雌花被片은 6개이고 둥근 短形, 柱頭는 3개로 째졌고 裂片은 또다시 2개로 갈라졌다. 蒴果는 倒卵狀 楕圓形으로 3개의 날개가 있으며 種子에는 長方形의 날개가 있고, 開花期는 8月이다. 南, 中, 北部의 山地에 分布한다. 【處方用名】 根莖이 穿山龍이다.

穿山龍 (천산룡) 〈東北藥植志〉: 부채마·단풍마의 塊莖으로 가을   穿山龍藥材
철에 塊莖을 캐어 잔뿌리를 제거하고 코르크皮를 깎아내고 햇볕에 말린다.

〔性味 歸經〕 味는 苦하고 性은 平하다. 心, 肺, 胃, 膀胱經에 들어간다.

〔成分〕 Dioscin 등 많은 steroid 型 saponin을 함유하고 總 saponin의 加水分解로 diosgenin을 生成한다. Diosgenin의 함유량은 約 1.5~2.6% 根莖중에서 또 少量의 25-d-spirosta-3,5-dien(즉 deoxy-Δ 3,5-tigogenin)이 분리된다. 또 鎭咳作用이 있는 酒石酸도 분리된다.

〔藥理〕 **1. 鎭咳作用**: Mouse에 總 saponin 水溶性 또는 非水溶性 saponin 分子部類製劑 1號(ethanol 還流抽出液을 濃縮後 ether를 가하면 析出物이 沈澱한다. 이 析出物을 물에 溶解하여 濃縮시킨 後 分子部類法에 의하여 分子部類製劑 1號 2號를 만든다)를 經口投與하거나 또는 煎劑를 腹腔內주사하면 鎭咳作用이 뚜렷이 나타난다. 그러나 diosgenin에는 그러한 작용은 없

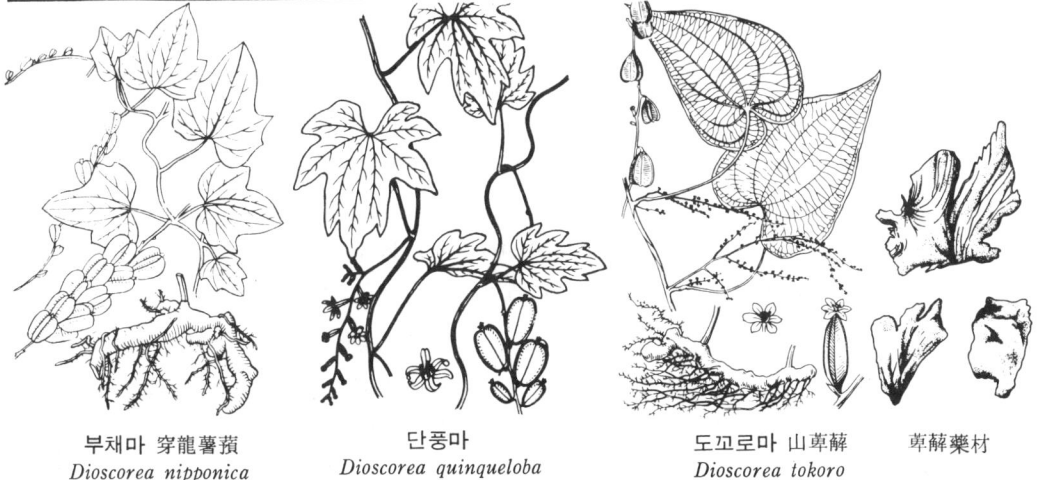

| 부채마 穿龍薯蕷 | 단풍마 | 도꼬로마 山草蘚 | 草蘚藥材 |
| *Dioscorea nipponica* | *Dioscorea quinqueloba* | *Dioscorea tokoro* | |

다. 鎭咳作用의 有效成分은 주로 極性이 가장 강한 부분에 있다. 이외에 steroid型 saponin은 상당히 대량을 投與하였을 때 有效하다.

2. 祛痰作用 : Mouse에 總 saponin, 水溶性 saponin, 分子部類製劑 1號를 經口投與하거나 煎劑를 腹腔內注射하면 현저한 祛痰作用이 나타난다(phenol-red法). 그러나 水溶性 saponin은 效果가 약하다. 주된 有效成分은 steroid型 saponin類이다.

3. 心血管에 대한 作用 : 總 saponin 10 mg/kg은 토끼 血液 중의 cholesterol과 血壓을 현저하게 低下시키고 心臟의 拍動을 緩慢하게 하는 동시에 그 收縮振幅을 증강하고 尿量을 증가하고 $β/α$ 蛋白質比를 저하시켜서 冠循環을 개선한다. 이로써 輕度의 動脈粥狀硬化症에 有效한 것으로 생각된다.

〔藥效 主治〕活血, 舒筋, 消食滯, 利水, 鎭咳, 祛痰, 截瘧의 效能이 있다. 風寒濕痺, 慢性氣管支炎, 消化不良, 疲勞에 의한 損傷, 捻挫, 瘧疾, 癰腫惡瘡을 치료한다. 【用法 用量】15~30 g(生用時에는 30~60 g)을 달여서 服用하거나 또는 술에 담가 服用한다. 〈外用〉新鮮한 것을 짓찧어서 바른다.

도꼬로마 (왕마) 山草蘚 *Dioscorea tokoro* MAKINO (=*D. yokusaii* PRAIN et Burk.)

多年生 덩굴성草本으로 뿌리 줄기는 굵고 肥厚하며 옆으로 뻗고 不規則的으로 分枝한다. 줄기는 가늘고 높이가 2 m까지 자라는 것은 드물며 세로줄이 나 있다. 잎은 互生하고 葉柄이 길고 막질이며 心臟形 또는 세모꼴 心臟形이며 끝은 서서히 뾰족하다. 가장자리가 밋밋하고 양면에 털이 없으며 잎자루는 葉身보다 길다. 雌雄二家로서 雄花序는 總狀 또는 圓錐花序로 1개 내지 수개의 花序가 腋生한다. 雄花는 꽃자루가 있으며 苞葉 및 小苞 各 1개가 있고 花被 6개는 楕圓形이며 그 중 3개는 약간 幅이 넓고 수술은 6개이다. 雌花序는 穗狀 또는 圓錐狀花序이고 單生인데 드물게는 多數도 있다. 蒴果의 날개끝은 약간 幅이 넓고 밑으로 처진 果梗에서 곤추서고 種子는 한쪽에 날개가 있다. 開花期는 6~7月 結實期는 8~10월이다. 濟州道 및 南·中·北部에 分布하며 들의 濕氣가 많은 곳에 自生한다. 【處方用名】塊莖이 草蘚이다.

萆　薢 (비해)〈神農本草經〉竹木・赤節・粉萆薢・白菝葜: 도꼬로마의 塊莖으로 봄과 가을에 採取하여 깨끗이 씻어 수염뿌리를 제거하고 얇게 썰어 햇볕에 말린다.

〔性味 歸經〕 味는 苦하고 性은 平하며 無毒하다. 肝, 胃, 膀胱經에 들어간다.

〔成分〕 根莖에는 dioscin 이 함유된 외에 gracillin, dioscorea-sapotoxin-A(以上 saponin 의 aglycone 은 모두가 diosgenin 이다), tokoronin, yononin, tokorogenin-1-o-β-d-glucopyranoside 등의 saponin 類가 함유되어 있다. Dioscorea-sapotoxin A 는 도꼬로마(왕마)에 함유되어 있는 殺蟲成分이다. 根莖에서 분해할 수 있는 aglycone 에는 diosgenin 함유량 1.2%이다. 그 외에 少量의 25-d-spirosta-3,5-dien 을 분리할 수 있는데 이것은 加水分解하였을 때 diosgenin 의 脫水物이라고 생각된다. 地上部分에서는 種子 以外에도 yonogenin, tokorogenin 이 分離된다. 地上部分에서는 種子 以外의 各 部分에 상당량의 遊離된 yonogenin, tokorogenin 이 있고 그 외는 모두가 saponin 으로 되어 있다. 種子에는 tokorogenin 이 함유되어 있고 aglycone 은 거의 全部가 saponin 으로 되어 存在하고 있다. 雌花에서는 diosgenin, yonogenin, tokorogenin, igagenin 이 檢出된다. 雄花에서는 diosgenin, yonogenin, tokorogenin, kogagenin 이 분리된다.

〔藥理〕 도꼬마리(왕마)의 根莖에 함유되어 있는 dioscin 또는 dioscorea-sapotoxin A 에는 殺蟲作用이 있고 dioscin, gracillin 에는 抗眞菌作用(毛瘡白癬菌)이 있다. 소련産의 同屬 近緣植物 *D. caucasica* 는 토끼의 實驗性 動脈粥狀硬化에 치료작용을 가지며 그 saponin 類에는 choline 樣 作用이 있어서 末梢血管擴張, 血壓降下, 胃腸平滑筋 運動增强作用이 있으며 또 血糖을 높이고 Mouse 의 化學性 痙攣에 拮抗하고 Rat 의 胃腸등 각종 組織의 透過性을 높인다.

〔藥效 主治〕 祛風利濕의 效能이 있다. 류머티性의 頑痺痛, 腰脚疼痛, 小便不利, 淋濁, 遺精, 濕熱瘡毒, 莖中痛(陰莖痛), 痔瘻壞瘡을 치료한다.【用法 用量】9～15g 을 달여서 또는 丸劑, 散劑로 服用한다.

〔配合 禁忌〕 腎虛陰虧(腎의 精氣缺乏・陰痿)에는 服用을 忌한다. 薏苡仁은 相使, 葵根・大黃・柴胡・牡蠣・前胡는 相畏이다.

백　부 (百部) 과　Stemonaceae

백　　부 (덩굴백부) 蔓生百部　*Stemona japonica* (BL.) MIQ.
　　　　　　　　　넌출백부 細葉百部　*S. parviflora* WRIGHT
　　　　　　　　　선백부 直立百部　*S. sessilifolia* (MIQ.) FRANCH. et SAV.
　　　　　　　　　마주잎백부 對葉百部　*S. tuberosa* LOUR.
　　　　　　　　　좁은잎백부 狹葉百部　*S. vagula* W.W. SMITH

多年生 草本으로 높이 60～90cm 이며 全體가 미끄럽고 털이 없다. 塊根은 多肉質이고, 보통 紡錘形으로 수십 개가 모여 난다. 줄기의 위는 덩굴성이고, 잎은 보통 4개가 輪生하고 卵形 혹은 卵狀 披針形이며 끝은 뾰족하고 가장자리는 밋밋하거나 波狀이다. 잎자루는 線形이고 花柄은 絲狀으로 길이 1.5～2.5cm, 밑부분은 葉身의 中央脈에 붙어 있다. 各 柄에는 보통 1個의

백 부 *Stemona japonica* —153—

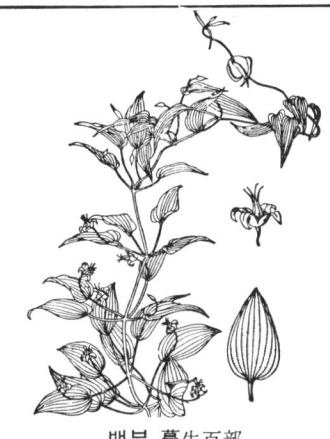

백부 蔓生百部
Stemona japonica

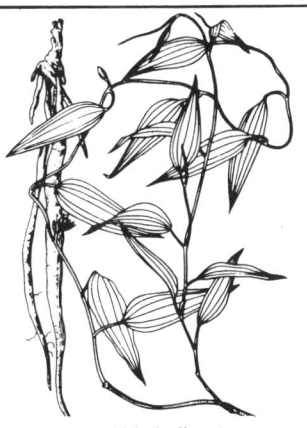

넌출백부 細葉百部
Stemona parviflora

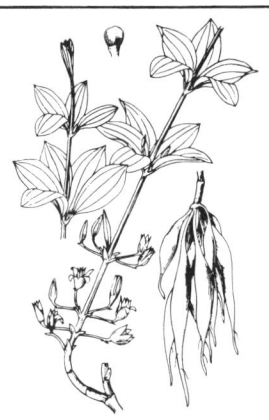

선백부 直立百部
Stemona sessilifolia

꽃이 單生하고 花被는 4개이고 淡綠色이며 卵狀 披針形 내지 卵形이다. 수술은 4개, 紫色이며 花絲는 짧고 葯은 內向하고 線形, 頂端에는 線形의 附屬物이 하나 있다. 子房은 卵形이고 적고 花柱는 없다. 蒴果는 廣卵形으로 楕圓形의 種子가 數粒 들어 있다. 開花期는 7月, 結實期는 9月이다. 양지쪽 山비탈 低木林, 竹林下에서 난다. 原產地는 中國(山東, 江蘇, 浙江, 四川)이 며 栽植한다.【處方用名】塊根이 百部根이다.

百部根 (백부근)〈神農本草經集注〉: 백부 및 同屬 近緣植物의 塊根으로 봄철 새싹이 나오기 前 또는 가을에 싹이 마른 다음에 캐서 깨끗이 씻고 잔뿌리를 제거하고 끓는 물에 담갔다가 잘게 썰어 햇볕에 말린다.【修治】 《蜜百部》잘게 썬 百部에 煉蜜을 100:12.8로 가하여 적당량을 끓는 물로 溶解하여 잘 攪拌하여 蜜水가 百部에 조금 吸收되게 한 다음 냄비에 넣고 약한 불로 微黃色이 되고 손에 묻어나지 않을 정도로 볶아 낸다.

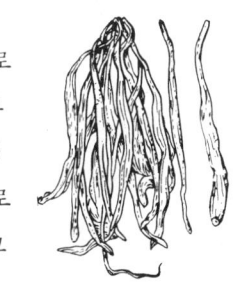

直立百部藥材

〔性味 歸經〕 味는 甘苦하고 性은 微溫하다. 肺經에 들어간다.

〔成分〕 塊根에는 多種의 alkaloid가 함유되어 있다. 백부의 根에는 stemonine, stemonidine, isostemonidine, protostemonine, paipunine, sinostemonine 등이 함유되었다. 선백부 根에는 stemonine, protostemonine, stemonidine, isostemonidine, tuberostemonine, hodorine, sessilistemonine을 함유하고 마주잎백부 根에는 stemonine, tuberostemonine, isotuberostemonine, stenine, hypotuberostemonine, oxotuberostemonine이 함유되어 있다. 이외에 糖 2.32%, 脂肪 0.84%, 蛋白質 9.25%, 無機質 12.1% 및 醋酸, 蟻酸, 사과酸, 琥珀酸, 蓚酸 등도 함유되어 있다.

〔藥理〕 1. 抗菌作用: *in vitro* 試驗에서 百部의 煎劑와 對葉百部의 ethanol 浸液은 多種의 病原菌 예를 들면 肺炎球菌, β型溶血性 連鎖球菌, 白色葡萄球菌, 髓膜炎球菌, 黃色葡萄球菌, 赤痢菌, 티푸스菌, 파라티푸스菌, 大腸菌, Proteus菌, 디프테리아菌, 肺炎菌, 페스트菌, 炭疽菌, 枯草菌 및 콜레라菌, 人型結核菌 등 모든 菌에 대하여 정도의 차이는 있지만 抑菌作用을 가지고 있다. 蔓生百部의 水淨液은 *in vitro*로 어떤 種類의 病原菌에 상당한 抑制作用을 가졌으

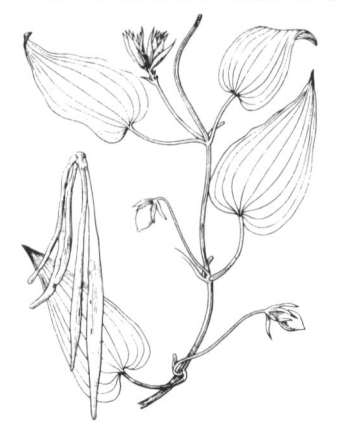
마주잎백부 對葉百部
Stemona tuberosa

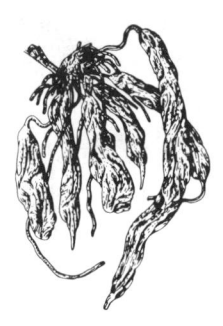
對葉百部藥材

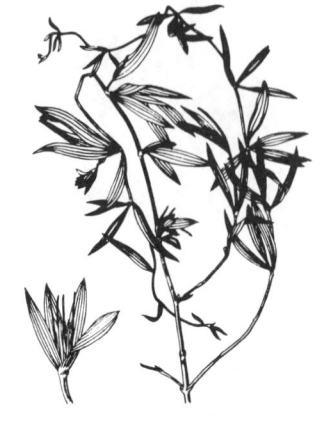
좁은잎백부 狹葉百部
Stemona vagula

나 眞菌에 대한 抑制作用은 없다는 보고도 있다.

2. 殺蟲作用 : 蔓生百部와 기타 種類 百部의 水淨液 및 에틸알콜淨液은 모기와 파리의 幼蟲, 머리이(虱), 옷이(虱) 및 빈대에 대하여 모두 殺蟲作用이 있다. 高濃度의 百部(品種不明)는 in vitro 에서도 Rat의 蟯蟲을 驅除할 수 있다.

3. 기타 作用 : 1% 沃素液 1~1.5 ml 를 고양이의 右肋膜腔에 注入하여 胞膜炎을 일으켜서 咳嗽를 하게 하고 여기에 百部 煎劑를 0.6~0.9 g/kg 을 먹였어도 鎭咳作用은 없었다. 百部屬의 植物에서 分離해 낸 paipunine 은 picrotoxin 樣의 痙攣을 일으킨다.

〔藥效 主治〕 肺氣를 溫潤케 하고 止咳, 消痰, 殺蟲의 效能이 있다. 風寒咳嗽, 百日咳, 肺結核, 老人性 喘息, 蛔蟲症, 蟯蟲症, 皮膚疥癬, 濕疹을 치료한다. 【用法 用量】 3~9 g 을 달여서 마신다. 술에 담그거나 丸, 散劑로 服用한다. 〈外用〉 달인 물로 환부를 씻거나 가루 내어 환부에 撒布하거나 개어 바른다.

〔禁忌〕 熱嗽, 水虧火炎(陰虛陽高, 腎水不足에 心火亢盛)에는 忌한다.

백 합 (百合) 과 Liliaceae

쥐꼬리풀 肺筋草 *Aletris spicata* (THUNB.) BUREAU et FR (=*Hypoxis spicata* THUNB.)

多年生 草本으로 根莖은 짧고 纖維狀의 수염뿌리가 모여 난다. 잎은 다수로 밑부분에서 나와 線形이며 끝은 날카롭고 길이는 15~30 cm, 나비 3~7 mm 이다. 花莖은 길이 30~50 cm 로서 꼬부라진 백색 털이 있으며 花莖은 잎이 작고 苞葉狀이다. 꽃은 穗狀花序로 散生하고 苞葉은 꽃에 비하여 짧고 花柄이 없다. 꽃은 작고 길이 6~8 mm, 花被의 밑부분은 合着하여 짧은 管狀으로 되고 子房과 合着하고 表面에는 잔털이 있고 윗부분은 鐘形이고 끝은 6 개로 갈라졌고 裂片은 披針形을 이루고 淡紅色이다. 수술은 6 개로서 花絲는 짧고 分離되어 花被에 着生하였다. 子房下位이며 花柱는 絲狀이고 直立하였다. 蒴果는 楕圓形이고 끝에 마른 花被가 남아 있으며

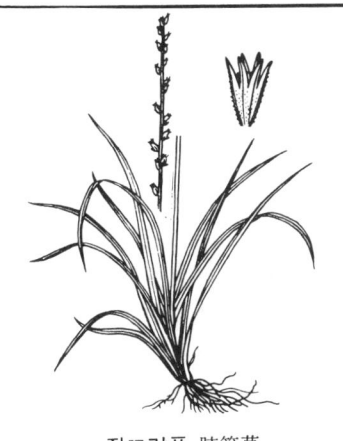
쥐꼬리풀 肺筋草
Aletris spicata

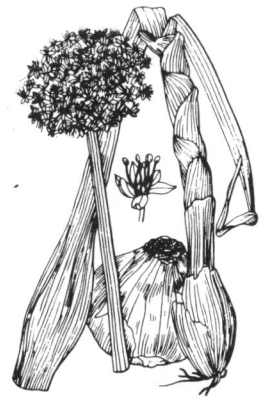
양 파 洋葱
Allium cepa

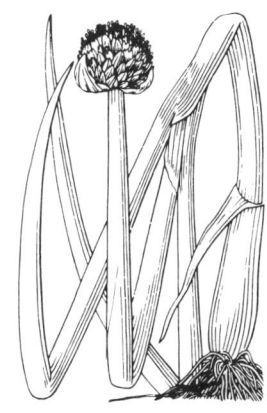
파 葱
Allium fistulosum

種子는 큰톱밥 모양을 하고 開花期는 6~7월이다. 낮은 산기슭의 양지쪽에 자라며 全南(多島海島嶼, 安眠島)에 分布한다. 【處方用名】 全草 또는 根이 肺筋草이다.

肺筋草 (폐근초) 〈植物名實圖考〉 粉條兒菜 · 小肺金草 · 土瞿麥 · 小肺筋草: 쥐꼬리풀의 全草 또는 根으로 6~7월에 採取하여 햇볕에 말린다.

〔性味〕 味는 苦甘하고 性은 平하며 無毒하다.

〔藥效 主治〕 淸肺, 化痰, 止咳, 活血, 殺蟲의 效能이 있다. 咳嗽, 吐血, 百日咳, 喘息, 肺癰, 乳癰, 腸風血便, 婦人乳少, 無月經, 小兒疳積, 蛔蟲症을 치료한다. 【用法 用量】 1~30g을 달여서 服用한다.

양 파 (주먹파) 洋葱 *Allium cepa* L.

多年生 草本으로 강렬한 香氣가 있고 鱗莖은 크고 球形 또는 偏球形이다. 겉에 있는 鱗片葉은 赤紅色의 乾膜質이 싸고 있고 매운 맛이 강하다. 잎은 圓柱形에 속이 비고 녹색이고 파같지만 꽃이 필 때는 대가 말라 버린다. 中部이하가 가장 굵고 白粉이 나와 있다. 花莖은 圓筒形이고 높이 50cm 정도로서 속이 비고 中部이하에 부푼 곳이 있으며 그 밑에 2~3개의 잎이 달린다. 9월에 花莖끝에서 큰 花序가 자라고 자루가 있는 많은 꽃이 傘形으로 달리고 花被裂片은 6개로서 倒卵狀 披針形이고 끝은 뾰족하고 수평으로 퍼진다. 수술은 6개중 3개는 수술대 및 양쪽에 잔 突起가 있고 암술은 1개, 子房은 上位로 三稜形이 있으며 種子는 편평하고 黑色이다. 開花期는 6~7月이다. Siberia, Altai 原産인데 南, 中部 各地에서 栽培된다. 【處方用名】 鱗莖이 洋葱이다.

洋 葱 (양총) 〈藥材學〉 玉葱: 양파의 鱗莖으로 6月에 採取한다.

〔成分〕 Thiol, dimethyl disulfide, diallyl-disulfide 와 diallyl thioether, 三硫化物, thiosulfine (thiosufinates) 酸鹽과 같은 특수한 氣味를 가진 物質과 少量의 枸櫞酸鹽, 사과酸鹽 등이 함유되어 있다. 根, 球莖, 葉에는 *o*-coumaric acid, caffeic acid, ferulic acid, sinapic acid 가 함유

되어 있다. 球形과 葉에는 또 p-coumaric acid, protocatechuic acid, 多糖類A, 多糖類B와 quercetin, quercetin-3, 4′-diglucoside, quercetin-7, 4′-diglucoside, thymine 및 多種의 amino acid 등이 含有되어 있다. 皮에는 kaempferol과 kaempferol의 配糖體가 含有되어 있고 蕾, 花粉, 葯에는 모두 carotene이 들어 있다.

〔藥理〕 健康한 男子가 기름에 볶은 양파 60g을 먹으면 高脂肪飮食에 의하여 일어나는 血漿 콜레스테롤(cholesterol)의 上昇을 抑制할 수 있고 또 fibrin 溶解活性을 下降시켜 주므로 動脈硬化症에 쓸 수 있다. 動物實驗에서 양파는 胃腸道의 張力을 높이고 分泌를 증가시켜 주기 때문에 腸無力症 및 非赤痢性 腸炎에 효과가 있다는 것이 증명되었다. 또 殺菌作用이 있는데 여기에서 분리해 낸 結晶性物質은 1:10萬의 濃度에서 黃色葡萄球菌, 디프테리아菌을 殺菌하고 婦人科에서는 트리코모나스(trichomonas)性 膣炎의 치료에 사용하고, 민간요법에서는 利尿劑, 祛痰劑로 使用된다. 外用하면 溫和한 刺戟作用이 있고 alloxan 및 adrenaline 性 高血糖에 대해서는 抗糖尿病作用이 있다. 양파의 抽出物은 摘出子宮에 대하여 收縮作用이 있고 新鮮한 양파 또는 잘 삶은 양파 혹은 양파의 各種 抽出物을 Rat, Guinea pig 에 投與하였더니 赤血球 數를 低下시키는데 低下의 정도는 投與量에 정비례한다. Vitamin C 10~20 mg %, B_1 60 mg % · B_2 50 mg %, provitamin A 4 mg%를 함유하고 있으므로 vitamin 缺乏症, 특히 vitamin C 缺乏時에 사용한다.

〔藥效 主治〕 新鮮한 양파를 짓찧어서 泥狀으로 만들어 創傷, 潰瘍 및 婦女의 trichomonas 膣炎을 치료한다. 【用法 用量】30~60g을 生食하거나 삶아서 먹는다. 〈外用〉짓찧어서 환부에 바르거나 汁을 내어 바른다.

파 (굵은 파) 葱 *Allium fistulosum* L.

多年生 草本으로 높이 30~50 cm 정도이다. 全體에서 매운 냄새가 나고 切斷하면 매운 맛이 나는 粘液이 나온다. 수염뿌리가 밑에서 옆으로 퍼지고 地上 15 cm 정도에서 5~6 개의 잎이 두 줄로 자란다. 잎은 管狀이고 끝이 뾰족하며 밑부분에서 葉鞘로 되어 서로 감싸고 녹색바탕에 흰빛이 돌며 粘性이다. 花莖은 葉叢에서 나왔는데 보통은 單一이다. 傘形花序는 편평한 球形에 總苞는 膜質이고 卵形 또는 卵狀 披針形이고 花被는 6개이고 披針形이며 白色으로서 바깥쪽의 것이 약간 짧다. 수술은 6개이고 花絲가 길게 나와 있고 葯은 黃色 C字形으로 붙어 있다. 子房은 3室, 蒴果는 三角形, 種子는 黑色이고 三角狀의 半圓形이며 開花期는 5~6月이다. Siberia, Altai 原產이며 경작 재배한다. 【處方用名】① 鱗莖은 葱白 ② 根은 葱鬚 ③ 葉은 葱葉 ④ 花는 葱花 ⑤ 種子는 葱實 ⑥ 汁은 葱汁이다.

❶ 葱 白 (총백) 〈名醫別錄〉 葱莖白·葱白頭·鹿胎·菜伯·火葱: 파의 鱗莖을 採取해서 수염뿌리 및 잎을 자르고 外皮을 벗겨 내고 사용한다.

〔性味 歸經〕 味는 辛하고 性은 溫하다. 肺, 胃經에 들어간다.

〔成分〕 鱗莖에는 精油을 함유하고 油中의 주요 成分은 allicin이다. 또 diallyl monosulfide 도 함유하고 있다. 葉鞘와 鱗片細胞 중에는 수산칼륨의 結晶이 있고 또 vitamin C 97 mg%

(濕重量), vitamin B_1, vitamin B_2, nicotin 酸, 微量의 vitamin A, 脂肪油, 粘液質이 함유되어 있고 脂肪油 중에는 palmitin 酸, stearin 酸, arachidic 酸, olein 酸, linolenic acid 등이 함유되었다. 粘液 중의 主要成分은 多糖類이고 그 중에는 cellulose 20 %, hemicellulose 3 %, protopectin 41 % 및 水溶性 pectin 24 %가 있다.

〔藥理〕 葱白의 揮發性 成分 등에는 디프테리아菌, 結核菌, 赤痢菌, 葡萄菌, 連鎖球菌에 대하여 靜菌作用이 있다. 이것을 細菌의 酵素系에 사용하기 때문이다. 水浸劑(1:1)는 in vitro 로 多種의 皮膚眞菌에 대하여 抑制作用이 있다.

〔藥效 主治〕 發汗解表, 通陽, 散寒, 解毒, 消腫의 效能이 있다. 傷寒寒熱頭痛, 陰寒腹痛, 蟲積內阻, 二便不通, 痢疾, 癰腫을 치료한다. 【用法 用量】 3~15 g 을 달이거나 술과 함께 삶아서 服用한다. 〈外用〉 짓찧어서 붙인다. 볶아서 환부에 대거나 煎液으로 씻는다.

〔配合 禁忌〕 表虛多汗의 證에는 忌하고, 地黃・常山 服用時에는 禁忌이다. 生葱食後에 꿀을 먹으면 生葱이 변하여 下痢를 한다.

❷ 葱　鬚 (총수)〈食療本草〉葱根 : 파의 수염뿌리로 味는 平하다.

〔藥效 主治〕 風寒에 의한 頭痛, 喉瘡, 凍傷, 飽食房勞, 血便腸澼에서 痔가 된 것을 치료하고 一切의 魚肉毒을 제거한다. 【用法 用量】6~9 g 을 달여 服用하거나 粉末로 服用한다. 〈外用〉 가루 내어 噴霧藥으로 사용한다.

❸ 葱　葉 (총엽)〈食療本草〉: 파의 잎이다.

〔性味〕 味는 辛하고 性은 溫하다.

〔成分〕 Glucose, fructose, 蔗糖, maltose 및 多種의 fructose-oligo 糖 外에 少量의 澱粉, hemicellulose, α-cellulose, lignin 을 함유한다.

〔藥理〕 100 %의 파 煎劑는 in vitro(Cup 法)로 赤痢菌에 抑制作用이 있다. 25 %의 濃液을 in vitro 로 膣 trichomonas 에 60 分 以上 접촉시키면 死滅시킬 수 있다.

〔藥效 主治〕 祛風, 發汗, 解毒, 消腫의 效能이 있다. 風寒感冒, 頭痛, 鼻塞, 身體發熱로 땀이 나지 않는 것, 中風, 面目浮腫, 瘡癰腫痛, 打撲傷을 치료한다. 【用法 用量】9~15 g 을 달여서 服用한다. 〈外用〉 짓찧어서 塗布, 또는 溫濕布를 하거나 煎液으로 씻는다.

❹ 葱　花 (총화)〈圖經本草〉: 파의 꽃이다.

〔藥效 主治〕 脾心痛이 있는 腹部刺痛의 치료에 吳茱萸・葱花 각 1升을 물 1大升 8合에 달여 7合이 되면 찌꺼기를 제거하고 2回 分服한다.

❺ 葱　實 (총실)〈神農本草經〉: 파의 種子로 여름, 가을에 成熟한 種子를 採取해서 햇볕에 말린다.

〔性味〕 味는 辛하고 性은 溫하다.

〔藥效 主治〕 溫腎, 明目의 效能이 있다. 陽痿(陰痿), 目眩을 치료한다.

❻ 葱　汁 (총즙)〈名醫別錄〉葱苒・葱涕・葱涎 : 파의 葉 또는 全株(전그루)를 짓찧어서 짠 汁이다.

〔性味 歸經〕 味는 辛하고 性은 溫하다.

〔藥效 主治〕 散瘀, 解毒, 驅蟲의 效能이 있다. 頭痛, 鼻出血, 血尿, 蟲積(主로 胃·腸에 寄生하는 寄生蟲病), 癰腫, 打撲傷을 치료한다.【用法 用量】單劑 또는 술과 함께 마신다.〈外用〉患部에 바른다.

산 달 래 山蒜 *Allium grayi* REGEL (=*A. nipponicum* FR. et SAV.)

多年生 草本으로 鱗莖은 넓은 卵形 또는 球形이고 白色이며 크기는 대추만하고 外皮가 있다. 잎은 밑에서 났으며 線形이고 圓筒形이다. 柔軟하고 모가 약간 져있고 綠色이며 길이는 30 cm 내외이다. 花莖은 잎의 사이에서 나오고 길이가 30~60 cm 이고 줄기끝에 多數의 紫黑色 珠芽가 나오며 꽃은 繖形花序로서 정생했으며 苞는 2개로 卵形의 膜質이다. 꽃은 작고 花被는 6개 卵狀 披針形이고 끝은 뭉툭하고, 白色이며 때로 뒷면에 紫色의 線이 있다. 수술은 6개가 길게 나왔고 葯은 長楕圓形이며 子房은 上位로 3室, 花柱는 絲狀이다. 蒴果로 月背後가 開裂되어 있다. 種子는 黑色 開花期는 5~6月이다. 全國 각지의 산이나 들에 난다.【處方用名】鱗莖이 山蒜이다.

山　蒜(산산)〈本草拾遺〉澤蒜·小蒜: 산달래의 鱗莖이다.
〔性味〕 味는 辛하고 性은 溫하며 無毒하다.
〔藥效 主治〕 中焦를 溫하게 하고 積滯·瘀血을 散解, 止痛의 效能이 있다. 積塊, 血瘕(血塊에 類하는 疾病), 食滯, 痞滿, 腹脹, 癰腫, 打撲傷을 치료한다.【用法 用量】달이거나 汁을 내어 服用한다.

돌 달 래 小根蒜 *Allium macrostemon* BGE.　　달 래 (들달래) *A. monanthum* MAX.
　　　　　　　산부추 (염·염교) 薤 *A. chinense* G. DON (=*A. bakeri* REGEL)

多年生 草本으로 全草에는 약한 마늘냄새와 매운 맛이 있다. 鱗片은 卵球形이며 직경 1 cm 내외이고 수염뿌리가 났다. 잎은 2~3개이며 밑에서 났으며 半圓柱狀 披針形이고 잎밑이 점점 뽀족하고 밑은 鞘로 되어 있다. 끝은 날카롭고 길이 5~10 cm 내외이며 軟質이고 여름철에는 시들어 전혀 흔적도 없다. 꽃은 白色에 엷은 紫色을 띠며 잎 사이에서 잎보다 짧은 한줄기의 花柄이 나와 줄기끝에 1~2송이가 달렸으며 花柄은 짧거나 혹은 없으며 밑에 膜質의 苞가 1개 있으며 花蓋는 6조각이고 卵形이며 6개의 수술은 花蓋片에 붙었으며 1개의 암술이 있고 柱頭는 세 갈래로 째졌다. 蒴果는 작고 球形이며 開花期는 4月이다. 들에 나며 中部 및 北部에 分布한다.【處方用名】① 鱗莖은 薤白 ② 葉은 薤葉이다.

❶ 薤　白(해백)〈圖經本草〉薤根·菜芝·蕎子·䪥子: 돌달래 및 同屬 近緣植物의 鱗莖이다. 北部에서는 봄, 南部에서는 가을에 採取한다.《薤白》뿌리째 캐어 줄기와 잎, 수염뿌리를 제거하고 깨끗이 하여 끓는 물에 삶아서 햇볕에 乾燥시키거나 불에 쬐어(烘乾) 말린다.《炒薤白》깨끗한 薤白을 남비에 넣고 약한 불로 표면이 눌 정도로 볶아 낸다.

〔性味 歸經〕 味는 辛苦하고 性은 溫하며 無毒하다. 心, 肺, 胃經에 들어간다.

산달래 *Allium grayi* 돌달래 *A. macrostemon* 마늘 *A. sativum* for. *pekinense*

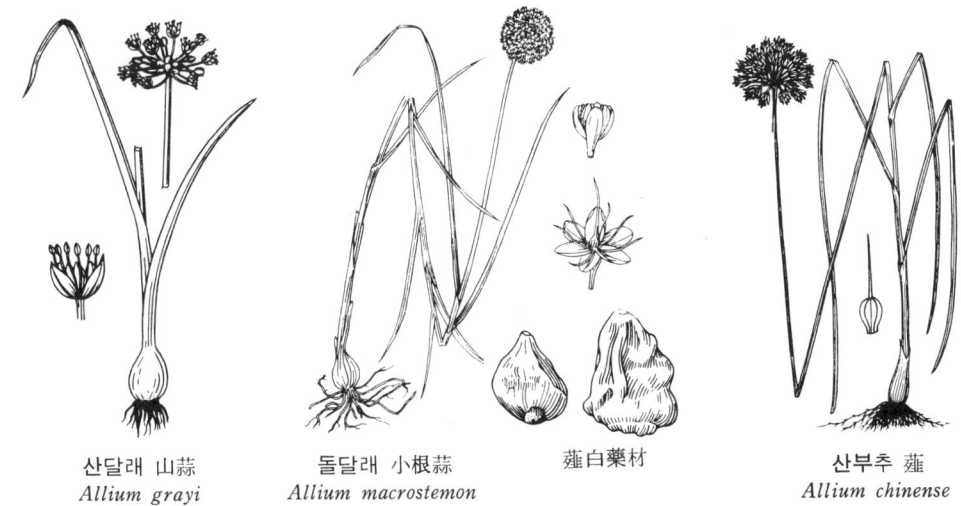

산달래 山蒜
Allium grayi

돌달래 小根蒜
Allium macrostemon

薤白藥材

산부추 薤
Allium chinense

〔成分 藥理〕 薤白에는 alliin, methyl alliin, scorodose 가 함유되어 있고 抗菌試驗에서 水煎劑는 赤痢菌, 溶血型포도菌에 抑制作用이 있다.

〔藥效 主治〕 通陽散結, 下氣行帶의 效能이 있다. 胸痺疼痛, 痰飮脇痛 등의 症에 效果가 良好하며 乾嘔, 下痢와 裏急後重, 瘡癤, 風寒水腫을 치료한다. 【用法 用量】 4.5～9g(新鮮한 생것은 30～60g)을 달여서 또는 丸, 散劑로 服用한다. 〈外用〉 짓찧어 붙이거나 汁을 바른다.

❷ 薤 葉(해엽)〈政和本草〉: 돌달래 및 同屬 近緣植物의 잎이다. 疥癬의 치료에는 삶은 물로 씻거나, 짓찧어서 환부에 붙인다. 또 肺氣喘急을 치료한다.

마　늘 大蒜 *Allium sativum* L. for. *pekinense* MAKINO

多年生 草本으로 특이한 냄새가 강하게 난다. 鱗莖은 둥글고 6～10片으로 되었고 灰白色 또는 淡褐色의 乾燥한 膜質의 껍질로 싸여 있다. 잎은 뿌리에서 나오고 中身은 막혀서 편평한 線狀披針形이며 나비 2.5cm 前後이고 鞘狀이다. 花莖은 곧게 서고 높이는 約 60cm이다. 總苞는 길며 뿌리처럼 뾰족하다. 傘形花序는 작고 緻密한데 苞片이 1～3개 있고 膜質로 되었고 연한 綠色이다. 꽃은 적고 꽃 사이에 淡紅色의 肉芽가 多數 混合되어 있는데 전혀 없는 것도 있다. 꽃자루는 가늘고 꽃보다 길다. 花被는 6개이고 楕圓狀 披針形이다. 수술은 6개이고 花被보다 짧고 밑부분에 2개의 突起가 있다. 子房은 上位로 長楕圓狀 卵形이고 끝은 오목하고 3室이다. 開花期는 7월이다. 경작물로 全國에서 栽培한다. 【處方用名】 ① 鱗莖은 大蒜 ② 葉은 靑蒜 ③ 花莖은 蒜梗이다.

❶ 大 蒜(대산)〈神農本草經〉 胡蒜・葫・獨蒜: 마늘의 鱗莖으로 7～8月경 잎이 마르게 될 때 캐어 말린다.

〔性味 歸經〕 味는 辛하고 性은 溫하며 有毒하다. 脾, 胃, 肺經에 들어간다.

〔成分〕 新鮮한 鱗莖 100g 중에는 水分 70g, 蛋白質 4.4g, 脂肪 0.2g, 炭水化物 23g, 粗纖維 0.7g, 灰分 1.3g, 칼슘(calcium) 5mg, 燐 44mg, 鐵 0.4mg, vitamin B_1 0.24mg, vitamin B_2 0.03mg, nicotine 酸 0.9mg, vitamin C 3 mg을 含有하고 있다. 大蒜은 精油가 約 0.2% 含有되어 辛辣한 맛과 특이한 臭氣가 있으며 allicin 및 多種의 allyl基, propyl基, methyl基를 가진 硫黃化合物이 들어 있다.

〔藥理〕 1. 抗菌作用: 抗菌性의 物質(植物殺菌素)을 含有하고 있는 高等 植物은 몇 가지 있는데 그 중에서 效力이 가장 큰 것이 마늘과 양파이다. 현재 마늘(大蒜) 中에 含有되어 있는 植物殺菌素는 allicin이라고 알려져 있다. Allicin은 순수하게 얻을 수는 있지만 性質이 不安定하여 그 때문에 實際의 應用價値는 없다. 그러나 마늘의 粗製劑, 또 그 자체는 일찍부터 臨床에 널리 응용되었고 수종의 細菌이나 眞菌 및 原蟲의 感染에 대하여 충분한 치료와 예방의 가치가 증명되었다. 마늘(大蒜)의 揮發性 物質, 大蒜汁, 大蒜浸出液 및 allicin은 in vitro에서 葡萄球菌, 腦膜炎菌, 肺炎菌, 連鎖球菌, 디프테리아菌, 赤痢菌, 大腸菌, 티푸스菌, 파라티푸스菌, 結核菌, 콜레라菌 등에 확실한 靜菌作用과 殺菌作用을 가지며 penicillin, streptomycin, 크로람페니콜, 오레오마이신의 耐性 細菌에 대해서도 大蒜의 製劑 phytocidin에는 민감하다. 그러나 Proteus菌과 綠膿菌의 抵抗力은 비교적 크다.

2. 抗眞菌作用: 大蒜의 揮發性 物質이나 大蒜의 浸出液 大蒜의 粥은 in vitro 試驗에서 Candidaalbicans를 含有한 多種類의 病原性 眞菌에 대하여 抑制 또는 殺菌作用을 가지고 있다. 大蒜製劑의 抗菌·抗眞菌作用은 Mercapto基의 活性을 상실하게 하므로써 微生物의 生長繁殖과 關連이 있는 Mercapto基를 含有한 酵素를 抑制하기 때문이라고 생각된다.

3. 抗原蟲作用: in vitro에서 大蒜의 水溶液에는 아메바原蟲의 殺蟲作用이 있는데 ameba 赤痢患者에 使用하면 현저한 효과가 나타난다. 大蒜汁이나 大蒜의 揮發性 物質 또는 大蒜의 浸出液은 in vitro에서 膣 trichomonas에 대해서도 뚜렷한 殺滅作用을 나타내었다.

4. 生殖細胞와 腫瘍細胞에 대한 作用: 大蒜의 粗抽出物은 Rat의 腹水肉腫의 MTK-Sarcoma Ⅲ의 癌細胞에 대하여 抗有絲分裂作用을 가지고 있다. 新鮮한 大蒜을 먹이로 하여 키운 雌 C3H/He Mouse는 乳腺腫瘍의 발생을 완전히 抑制하는데 allicin이 그 活性成分이라 생각된다. allicin과 同系列의 物質인 ethylthiosulfinic acid ethylester는 Mouse의 sarcoma 180(腹水型과 實質型) 및 Rat의 Murphy-Sturm Lympha 肉腫에 대하여 뚜렷한 抑制作用을 나타내었다.

5. 心血管系에 대한 作用: 大蒜의 製劑인 alifid는 毒性이 매우 적고 心拍을 느리게 하고 心臟의 收縮力을 증가시켜 末梢血管을 확장하고 利尿를 증가시키며 臨床上 高血壓이나 動脈粥狀硬化를 치료하는데 효과가 있다.

〔毒性〕 大蒜을 局部的으로 응용하면 刺戟性을 가진다. 動物이나 사람의 赤血球와 접촉하면 赤血球를 黑褐色으로 變化시키고 高濃度에서는 赤血球를 溶解시킨다. 大蒜의 精油는 토끼의 血糖을 내리고 사람의 胃液分泌를 抑制하고 貧血을 일으킨다.

〔藥效 主治〕 行滯氣, 暖脾胃, 消癥積(腹部의 塊), 解毒, 殺蟲의 效能이 있다. 飮食積滯, 脘腹冷痛, 水腫脹滿, 水樣性下痢, 痢疾, 말라리아, 百日咳, 癰疽腫毒, 白禿癬瘡, 蛇·蟲 咬傷을 치료한다. 【用法 用量】4.5g을 달여 服用하거나 生食 또는 구워서 먹는다. 짓찧어서 泥狀의 丸劑로 服用한다. 〈外用〉짓찧어서 塗布하거나 坐藥으로 쓴다. 썰어서 炙한다.

부 추 *Allium tuberosum* —161—

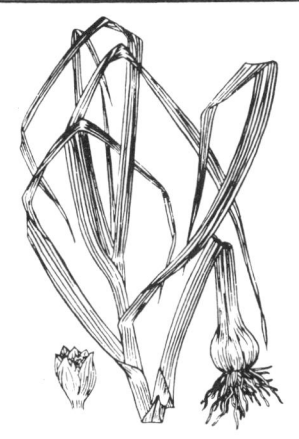
마 늘 大蒜
Allium sativum for. *pekinense*

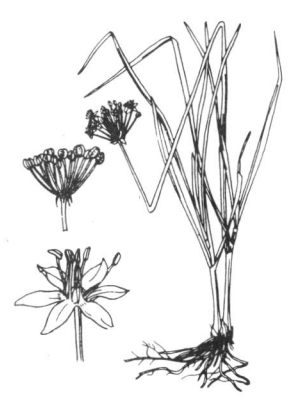
부 추 韭
Allium tuberosum

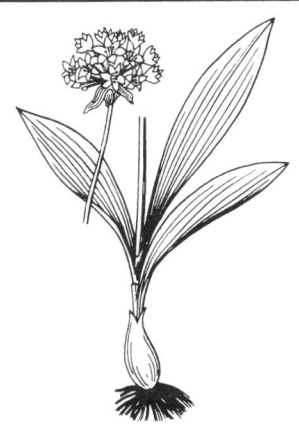
산마늘 茖葱
Allium victorialis var. *platyphyllum*

❷ 靑　蒜 (청산)〈滇南本草〉: 마늘의 葉이다.

〔性味〕 味는 辛하고 性은 溫하다.

〔藥效 主治〕 醒脾氣, 消食한다.

❸ 蒜　梗 (산경)〈本草綱目拾遺〉: 마늘의 花梗이다.

〔藥效 主治〕 瘡腫濕毒을 치료한다.【用法 用量】〈外用〉燒存性(藥性이 남을 程度로 태운다) 으로 하여 粉末로 患部에 撒布한다. 煎液으로 患處를 씻는다. 태워서 연기로 燻한다.

부　　추 韭 *Allium tuberosum* Rottler (=*A. yezoense* Nakai)

多年生 草本으로 全草에 특이한 마늘냄새가 난다. 鱗莖은 좁은 卵形이며 外面은 시든 줄기의 섬유로 포위되었다. 花莖은 곧게 섰으며 높이 30~40 cm 내외이고 잎은 밑에서 났으며 線形이고 肉質이며 편평하고 길이 30 cm 내외이고 綠色을 띤다. 꽃은 傘形花序로서 頂生했으며 다수이고 자루가 가늘고 작으며 촘촘히 모여서 半球狀이다. 花冠은 벌어졌고 直徑 6~7 mm 내외이며, 花蓋는 6조각이고 長楕圓狀 披針形이며 끝이 날카롭고 6개의 수술은 花蓋片보다 다소 짧으며 葯은 黃色이다. 蒴果는 倒心臟形이고 綠色이다. 種子는 흑색이고 편평하고 대개가 半卵圓形이고 가장자리에 稜이 있고 開花期는 8~9月이다. 각지에서 栽培한다.【處方用名】 ① 葉을 韭菜 ② 種子는 韭子 ③ 根 및 鱗莖은 韭根이다.

❶ 韭　菜 (구채)〈滇南本草〉草鐘乳・起陽草: 부추의 잎이다.

〔性味 歸經〕 味는 辛하고 性은 溫하며 無毒하다. 肝, 胃, 腎經에 들어간다.

〔成分〕 Dimethyl-disulfide, diallyl-sulfide, methyl-allyl disulfide, dimethyl-trisulfide, diallyl-disulfide, methyl-allyl-trisulfide, dimethyl-tetrasulfide 및 linalool을 함유하고 또 配糖體 및 苦味質도 함유한다.

〔藥效 主治〕 溫中, 下氣, 行氣, 散血, 解毒의 效能이 있다. 胸痺, 噎膈, 反胃, 吐血, 鼻出血, 血尿, 痢疾, 消渴(糖尿病), 痔漏(痔瘻), 脫肛, 打撲, 毒蟲의 刺傷을 치료한다.【用法 用

量】30～60g을 짓찧어서 汁을 내어 服用한다. 또는 잘 볶아서 菜食을 만들어 먹는다. 〈外用〉 짓찧어서 바르거나 汁으로 적셔 준다. 또는 뜨겁게 볶아서 찜질을 하거나 煎液으로 熏洗한다.

〔禁忌〕 陰虛內熱 및 瘡瘍, 眼病에는 먹지 않는다.

❷ 韮　子 (구자) 〈神農本草經集注〉 韮菜子·韮菜仁 : 부추의 種子이다. 가을, 成熟한 果實을 採取하여 햇볕에 말려 비벼서 種子를 빼내 체로 쳐서 果皮와 불순물을 제거한다. 깨끗하게 씻어서 햇볕에 말려 生用하거나 볶아(炒)서 사용한다. 蒸氣로 쪄서 햇볕에 말려 黑色의 外皮를 벗겨 내고 黃色이 되게 볶는다.

〔性味 歸經〕 味는 辛鹹하고 性은 溫하며 無毒하다. 足厥陰經에 들어간다.

〔成分〕 부추에는 alkaloid 와 saponin 이 함유되어 있다.

〔藥效 主治〕 肝·腎을 補하고 腰膝을 暖하게 한다. 腸을 튼튼하게 하고 固精의 效能이 있다. 陽痿, 遺精, 小便頻數, 遺尿, 腰膝酸軟冷痛, 下痢, 帶下, 淋濁을 치료한다. 【用法 用量】 3～9g을 달여 服用한다. 또는 丸劑, 散劑로 쓴다.

〔禁忌〕 陰虛火旺者는 服用하지 않는다.

❸ 韮　根 (구근) 〈名醫別錄〉 韮黃 : 부추의 莖과 鱗莖이다.

〔成分〕 부추의 根에는 硫化物 glycoside 와 苦味質을 함유하고 있다.

〔性味〕 味는 辛하고 性은 溫하다.

〔藥效 主治〕 溫中, 行氣, 散瘀의 效能이 있다. 胸痺, 食積腹脹, 赤白帶下, 吐血, 鼻出血, 癬瘡, 打撲傷을 치료하고 毛髮을 나게 한다. 뿌리를 짓찧어 汁을 다량으로 服用하면 胸痺骨痛이 甚하여 손을 대지 못하는 것도 치료한다. 【用法 用量】 新鮮한 것을 30～60g을 달여서 服用한다. 또는 짓찧어 汁을 服用한다. 〈外用〉 짓찧어서 바르거나 가루 내어 고루 바른다.

〔禁忌〕 陰虛內熱 및 瘡瘍, 眼疾患者는 服用을 忌한다.

산 마 늘 茗葱　*Allium victorialis* L. var. *platyphyllum* MAKINO

多年生 草本으로 鱗莖은 長楕圓形이고 鱗莖의 皮는 網狀으로 되었다. 잎에는 긴 葉柄이 있고 長卵形 또는 長楕圓形이고 가장자리는 밋밋하며 質은 軟하고 반들반들하며 약간 粉白色을 띠었고 平行脈이 있다. 花莖의 길이는 30～60cm, 꽃은 작고 綠白色 내지 淡紫色이고 줄기끝에 모여 나고 傘形花序이다. 花被는 6개, 수술도 6개, 子房은 上位, 3室이며 花柱는 絲狀이고 花頭는 작다. 蒴果는 세모난 倒心臟形이고 끝이 오목하게 들어갔고 種子는 흑색이다. 開花期는 5～7月이다. 깊은 산의 나무 밑에 나며 울릉도, 지리산, 설악산에 分布한다. 【處方用名】 鱗莖이 茗葱이다.

茗　葱 (격총) 〈唐本草〉 格葱·山葱·隔葱·鹿耳葱 : 산마늘의 鱗莖으로 8～9月에 採取하여 햇볕에 말리거나 생것으로 쓴다.

〔性味 歸經〕 味는 辛하고 性은 微溫하다. 胃, 心經에 들어간다.

〔成分〕 주로 methyl allyl-disulfide, diallyl-disulfide, methyl allyl-trisulfide 가 함유되어 있는데 이것이 香臭의 根源이다. 또 saponin 과 糖 즉 1-kestose, neokestose 도 함유되어 있다.

〔藥效 主治〕 溫中, 健胃, 解毒의 效能이 있다. 消化不良, 心腹痛, 癰腫, 毒蟲咬傷, 瘴氣惡毒을 치료한다. 그 種子는 泄精을 치료한다.

알로에 蘆薈 Aloe vera L.

多年生 草本으로 줄기는 매우 짧다. 잎은 줄기끝에 모여 나고 거의 곧게 섰으며 肉이 厚하고 汁이 많다. 葉身은 좁고 披針形, 길이는 15~36 cm, 나비 2~6 cm 끝은 길고 점점 뽀족하게 되고 基部는 幅이 넓고 綠白色이고 가장자리에 가시 모양의 小鋸齒가 나 있다. 花莖은 單生 또는 조금 分枝하였고 높이 60~90 cm, 總房花序는 성기게 나 있다. 꽃은 下向으로 늘어져 붙어 있고 길이는 약 2.5 cm, 黃色 또는 黃色에 빨간 斑點이 있다. 花被는 管狀이고 6개로 째졌고 裂片은 약간 밖으로 彎曲하였다. 수술은 6개, 葯은 J字形으로 붙어 있다. 암술은 1~3室이 있고 各 室마다 胚珠가 多數 있다. 蒴果는 三角形이며 室의 背面이 開裂되었다. 開花期는 2~3月, 原產地는 아프리카의 北部地區인데 우리나라에서도 많이 栽培되고 있다. 【處方用名】① 液汁은 蘆薈 ② 葉은 蘆薈葉 ③ 花는 蘆薈花 ④ 根은 蘆薈根이다.

❶ 蘆 薈 (노회)〈開寶本草〉訥會·象膽·奴會: 알로에의 液汁을 濃縮하여 乾燥한 것으로 年中 葉을 꺾어서 흘러 내리는 液汁을 모아 냄비에 넣고 졸여서 膏를 만들어 식혀 凝固시켜 적은 塊狀으로 만든다.

〔性味 歸經〕 味는 苦하고 性은 寒하다. 肝, 心, 脾經에 들어간다.

〔成分〕 알로에 잎의 新鮮한 液汁에는 aloin(barbaloin), p-coumaric acid, 少量의 α-glucose의 一種인 aldopentose, 蛋白質 및 많은 蓚酸칼슘의 結晶이 함유되어 있다.

〔藥理〕 1. 瀉下作用: 各種 알로에屬의 植物은 어느 것이나 anthraquinone 誘導體 특히 aloin이 함유되어 있다. 이들의 anthraquinone 配糖體는 腸管 內에서 emodin 등을 방출할 때 비로소 刺戟性의 瀉下作用을 發揮하게 된다. 여러 가지 大黃 配糖體類의 下劑 중에서 蘆薈의 刺戟性이 가장 강하고 작용에는 현저한 腹痛과 骨盤 內의 充血이 隨伴되는데 심한 경우에는 腎炎을 일으킨다. 각종 蘆薈에 함유된 有效成分의 양은 일정하지 않으므로 순수한 aloin을 蘆薈 代用으로 下劑로 쓰도록 제안하는 사람도 있다.

2. 創傷의 治療: 蘆薈의 10% 溶液을 인공적으로 結膜水腫을 일으킨 토끼에 사용하여 治癒 일수를 단축시킨 일이 있다. 또 인공적으로 만든 Rat의 背部創傷에 대해서도 輕度의 癒着促進 作用이 있다. 근년에 와서 알로에葉汁으로 多糖類 polyuronide를 함유하는 겔(Gel) 製劑가 만들어져서 皮膚, 기타 組織의 瘡傷 및 熱傷에 쓰이고 있다. 抗綠膿菌劑로도 사용된다고 하는 사람도 있다. 組織培養法에 의한 증명에 의하면 이와 같은 蘆薈겔(Gel)에는 독성은 상당히 낮다. 蘆薈抽出物로 만든 軟膏는 Mouse의 局部 X線照射에 대하여 輕度의 保護作用이 있다.

3. 抗癌作用: 蘆薈抽出物 1:500의 알콜浸出物은 體內에 있어서 Sarcoma 180과 Ehrlich 腹水癌의 生長을 抑制한다. 浸出物에서 분리한 거의 순수한 물질(alomicin)에는 더욱 높은 抗癌作用이 있다. 그 Mouse의 LP_{50}은 5 g/kg 이었다.

—164— 백 합(百合)과 Liliaceae

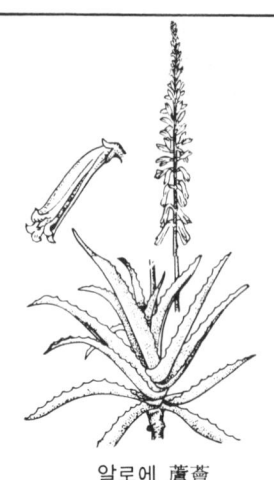
알로에 蘆薈
Aloe vera

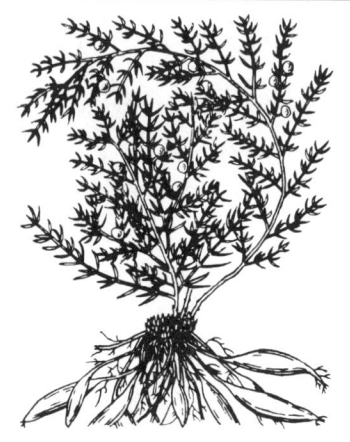
천문동 天門冬
Asparagus cochinchinensis

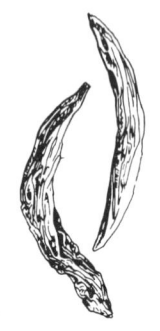
天門冬藥材

4. 기타 作用: 2% 水浸液 0.5 ml/kg을 토끼의 靜脈에 注射하였더니 30分 後에 赤白血球가 輕度로 증가하였고 好酸球를 주로 하는 白血球가 현저하게 증가하였다. 또 凝血時間도 短縮할 수 있었다. 蘆薈의 水浸劑(1:2)는 in vitro에 있어서 鼠徑部表皮癬菌, 赤色表皮癬菌, 放射 Norcardia菌 등의 皮膚眞菌에 대하여 정도는 달랐으나 抑制作用이 있었다.

〔**藥效 主治**〕 淸熱, 通便, 殺蟲의 效能이 있다. 熱結 便秘, 月經閉止, 小兒癲癎, 疳熱蟲積, 癬瘡, 痔瘻, 萎縮性鼻炎, 瘰癧을 치료한다.【用法 用量】1.5~4.5 g을 丸劑 또는 散劑로 만들어 服用한다. 〈外用〉가루로 만들어 고루 바른다.

〔**禁忌**〕 姙婦와 脾胃虛寒으로 下痢하고 食慾이 없는 者는 忌한다.

❷ **蘆薈葉**(노회엽): 알로에의 葉으로 年中 新鮮한 것을 生用하거나 햇볕에 말린다.

〔**性味**〕 味는 苦澁하고 性은 寒하다.

〔**藥效 主治**〕 瀉下, 通經, 殺蟲, 解毒의 效能이 있다. 白濁(淋病), 血尿, 婦女의 無月經, 帶下, 小兒驚癎, 疳積, 火傷, 痔瘡, 疥瘡, 癰腫을 치료한다.【用法 用量】3~9 g을 달여서 또는 汁을 내어 服用한다. 〈外用〉짓찧어서 塗布한다.

〔**禁忌**〕 脾胃虛弱者는 忌한다.

❸ **蘆薈花**(노회화): 咳嗽, 吐血, 小便白濁을 치료한다. 3~6 g을 달여서 服用한다.

❹ **蘆薈根**(노회근): 小兒疳積, 尿路感染症을 치료한다. 乾燥한 蘆薈根 15 g~30 g을 달여서 服用한다.

천문동(부지깽나물) 天門冬 *Asparagus cochinchinensis* (LOUR.) MERR. (=*A. lucidus* LINDL.)

多年生 덩굴성草本으로 塊根은 肉質로 다수 모여 났고 長楕圓形 또는 紡錘形으로 길이는 5~15cm 내외며 줄기는 가늘고 길고 가지는 갈라졌으며 길이 2 m 이상이다. 잎처럼 생긴 가지는 2~3개가 葉腋에서 모여 났으며 線形으로 편평하고 길이 1~2.5(~3)cm 幅은 1 mm 前後이며 약간 彎曲하였고 끝은 뾰족하다. 잎은 退化하여 鱗片이 되고 主莖上의 鱗狀葉은 보통 下方으로 彎曲하는 짧은 가시로 되어 있다. 꽃은 1~3개가 葉腋에 모여 났고 黃白色 또는 白色이고 下

垂하였다. 花被는 6개로 2輪으로 配列되었고 長卵形이나 卵狀 楕圓形 길이 약 2 mm, 수술은 6개, 約은 T字形, 암술은 1개, 子房은 3室, 柱頭는 3개로 갈라졌다. 蒴果는 球形으로 백색이고 지름 6 mm 정도로 黑色 種子가 1개 들어 있다. 開花期는 5~6月이다. 해변의 산기슭에 나며 全南(木浦), 울릉도에 야생한다. 【處方用名】塊根이 天門冬이다.

天門冬 (천문동) 〈神農本草經〉 天冬・顚勒・萬歲藤・婆羅樹・天棘・白羅杉 : 천문동의 塊根으로 가을과 겨울에 캐며 겨울에 캔 것이 良質이다. 깨끗이 씻은 후 수염뿌리를 제거하고 크기에 따라 分類하여 外皮가 벗겨지기 쉽게 끓는 물로 삶거나 蒸熟하여 건져내 淸水에 담가 뜨거울 때 外皮를 벗기고 깨끗이 씻어 약한 불에 烘乾한다. 또는 硫黃으로 熏蒸한 후 재차 烘乾한다.

〔性味 歸經〕 味는 甘 苦하고 性은 寒하며 無毒하다. 肺, 腎經에 들어간다.

〔成分〕 根에는 asparagine, 粘液質, β-sitosterol 및 5-methoxymethyl-furfural 을 함유하고 함유된 苦味의 成分은 steroidsaponin 으로 smilagenin, rhamnose, xylose, 葡萄糖으로 이루어져 있다.

〔藥理〕 1. 抗菌作用 : 煎劑의 *in vitro* 試驗에서 炭疽菌 α型 및 β型 溶血性 連鎖球菌, 디프테리아菌, 類디프테리아菌, 肺炎球菌, 黃色葡萄球菌 및 橙黃色葡萄球菌, 白色葡萄球菌, 枯草菌에 대하여 정도의 차는 있으나 모두 抗菌作用이 있었다.

2. 모기, 파리 幼蟲의 殺蟲作用 : 切碎한 根을 水中에 넣어서 濃度를 0.5~1 %로 한 것에는 장구벌레가 72~96 時間만에 전부 죽었다. 2~5 % 濃度에서는 3~4 日間에 그 중의 구더기가 70~100 % 죽는다.

3. 抗腫瘍作用 : *in vitro* 試驗에서 天門冬은 急性淋巴球型 白血病, 慢性顆粒球型 白血病 및 急性單核細胞型 白血病 患者의 白血球의 脫水素酵素(dehydrogenase)에 대하여 상당한 抑制作用이 있었고, 또 急性淋巴球型 白血病 患者의 白血球의 呼吸을 抑制할 수 있었다.

〔藥效 主治〕 滋陰, 潤燥, 淸肺, 降火의 效能이 있다. 陰虛發熱, 咳嗽吐血, 肺痿, 肺癰, 咽喉腫痛, 消渴, 便秘를 치료한다. 【用法 用量】 6~12 g 을 달여서 또는 膏劑, 丸劑, 散劑로 服用한다.

〔配合 禁忌〕 虛寒으로 인한 水樣性 下痢 및 外感風寒(感氣)에 의한 咳嗽에는 禁忌이다. 曾靑은 相畏, 地黃・貝母는 相使이다.

아스파라거스 小百部 *Asparagus officinalis* L.

多年生 草本으로 높이 1~2 m 로서 根은 肉質로 굵고 튼튼하다. 줄기는 곧게 섰으며 光澤이 있고 반들반들하고 가시가 없이 가지가 갈라지고 綠色에다가 약간의 白粉을 띠고 있다. 싱싱한 새줄기는 굵고 두텁고 비늘같은 잎이 붙어 있다. 葉狀의 가지는 모여 나고 絲狀으로 圓柱形이며 길이는 5~15 mm 이다. 잎(즉 鱗片)은 극히 작다. 꽃은 二家花로서 1개 또는 2개가 달리며 花被는 鐘같고 가장자리는 6개로 갈라지며 황록색이다. 수술은 6개이고 花被片보다 짧으며 암꽃의 수술은 退化되어 더욱 작다. 液果는 球形으로 肉質이며 直徑은 약 5~8 mm 에 赤色으로 익는다. 開花期는 가을이다. 歐州 原産인데 야채로 栽培되고 있다. 【處方用名】塊根이 小百部이다.

小百部 (소백부) 〈廣西中藥志〉 門冬薯: 아스파라거스의 塊根이다. 2~3月에 2~3年生의 地下塊根을 캐내어 泥土를 깨끗이 씻어 햇볕에 말린다. 또는 끓인 물에 담갔다가 꺼내 햇볕에 말린다.

〔**性味**〕 味는 苦甘하고 性은 微溫하다.

〔**成分**〕 根, 莖, 葉, 花, 果皮, 種子에는 모두 flavone 類의 化合物이 들어 있다. 根과 莖에는 asparagine, steroidsaponin 配糖體, coumarin, carotene, 精油 등이 있다. 그 중의 一種 steroidsaponin이 sarsasapogenin 이라는 것이 밝혀졌다. 莖에는 asparagine, carotene, glutathione, rutin(햇가지의 先端部에는 함유량이 높아서 100 mg%가 되고 莖中에는 30 mg%가 함유되어 있다), vitamin C(莖의 햇것에는 25 mg %, 變態莖 중에는 252.5 mg %가 함유되었다), 炭水化物(大部分은 葡萄糖), peptidase 를 함유하였다. 葉에는 rutin, 4 種類의 flavone 化合物을 함유하고 酸으로 加水分解하면 quercetin, 葡萄糖, rhamnose 를 얻는다. 成熟된 果實은 糖, 脂肪, capsanthin, 痕迹量의 alkaloid 등이 함유되어 있고 種子는 대량의 水酸化나트륨에 溶化되는 多糖類인 glucomannan 을 함유하고 있고 그 중 mannose 와 葡萄糖의 分子數의 비는 1:1이다. 全草는 asparagine, coniferin, saponin, helidonin 酸을 함유하고 있다.

〔**藥理**〕 일반적으로 小百部에는 利尿作用(腎小管의 再吸收를 낮춘다)이 있는 것으로 생각된다. 그 抽出物 또는 asparagine 을 靜脈注射하면 血壓을 낮출 수 있고 末梢血管을 확장하고 心臟의 收縮을 증강하고 心拍數를 고르게 하며 尿量을 증가시킨다. 抽出된 것의 降壓作用은 asparagine 에 비하여 강하게 지속된다. 肝機能에 대하여 改善作用이 있다고 한다. 小百部의 服用은 糖尿反應의 疑陽性을 일으킨다.

〔**藥效 主治**〕 潤肺, 鎭咳, 祛痰, 殺蟲의 效能이 있다. 肺熱을 치료하고 痄蟲을 제거한다. 外用하면 皮膚의 疥癬, 一切의 寄生蟲을 치료한다. 【用法 用量】 3~9 g 을 달여 服用한다. 또는 丸劑, 散劑로 服用한다. 〈外用〉 煎液으로 熏洗하거나 짓찧은 汁으로 塗布한다.

엽 란 蜘蛛抱蛋 *Aspidistra elatior* BLUME (= *Plectogyne variegata* LINK)

多年生 草本으로 地下莖은 옆으로 뻗어가고 잎은 根生했고 대형이며 葉柄이 길고 곧게 자란다. 楕圓狀 披針形 또는 넓은 披針形이고 길이 45 cm 내외이고 끝은 뾰족하고 밑은 좁으며 윗면은 深綠色에 光澤이 있고 뒷면은 綠色인데 革質이다. 平行脈은 8~12개, 葉柄의 길이는 25~50 cm이고, 깊은 골(溝)이 나 있다. 花莖은 짧고 地面에 딱 들어붙어서 한송이의 꽃이 달렸으며 直徑은 3~4 cm, 船狀의 卵形이며 苞片은 3개이다. 花被는 8齒裂하고 杯形, 合生하며 暗紫色, 白色도 조금 있다. 수술은 6~8개, 암술은 1개, 液果는 球形, 지름은 약 1 cm로 綠色, 花柱는 宿存한다. 種子는 卵圓形, 開花期는 4~5월이다. 中國이 原産이며 제주도, 全南(巨文島)에 분포한다. 【處方用名】 根莖이 蜘蛛抱蛋이다.

蜘蛛抱蛋 (지주포단) 〈植物名實圖考〉 一帆靑・飛天蜈蚣・哈薩喇: 엽란의 根莖이다.

〔**性味**〕 味는 辛微澁하고 性은 溫하며 無毒하다.

〔**成分**〕 地下莖部分은 어떤 種類의 steroid 系 saponin 을 함유하고 있다. 그 중의 aspidistrin

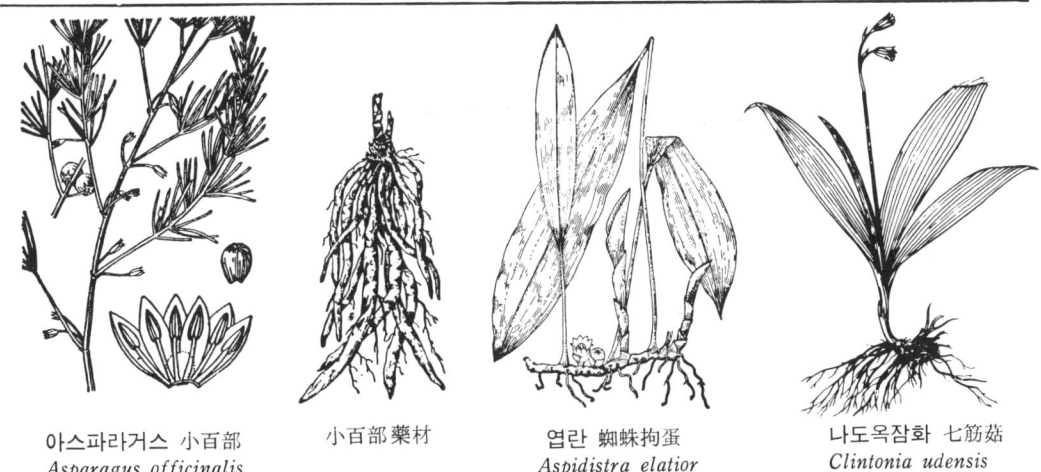

| 아스파라거스 小百部 | 小百部藥材 | 엽란 蜘蛛拘蛋 | 나도옥잠화 七筋菇 |
| Asparagus officinalis | | Aspidistra elatior | Clintonia udensis |

의 aglycon은 diosgenin이며 糖은 4分子이고 2分子는 포도당이며 1分子는 galactose, 또 1 分子는 xylose이다.

〔藥效 主治〕 活血, 通經, 泄熱, 利尿의 效能이 있다. 打撲傷, 筋骨痛, 腰痛, 月經閉止로 오는 腹痛, 頭痛, 齒痛, 熱咳傷暑, 泄瀉, 石淋을 치료한다. 【用法 用量】9～15g를 달여서 服用한다.

나도옥잠화 (제비옥잠) 七筋菇 *Clintonia udensis* TRAUTV. et MEY.
(=*C. alpina* var. *udensis* (TRAUTV.) et MEY.)

多年生 草本으로 根莖은 가늘고 길며 수염뿌리가 많이 나 있다. 잎은 根生하였으며 多肉質이고 長楕圓形 또는 倒卵狀의 楕圓形으로 길이 13～25 cm, 나비 3.5～6 cm 先端에 작은 尖突이 있다. 葉柄은 줄기를 약간 싸고 있다. 花莖은 直立하였고 높이 20～40 cm로 開花 後에도 자란다. 花序는 總狀花序로 頂生하는데 數個 혹은 1～2個의 흰 꽃이 핀다. 花被는 6개로 分離되어 있고 수술은 6개, 子房은 2～3室로 되고 各 室에 胚珠가 2個 또는 多數 들어 있다. 果實은 液果로 藍黑色이고 種子는 잔 알맹이며 갈색이다. 開花期는 6～7月이며 깊은 산의 그늘 밑에 나며 제주도 및 南·中部·北部에 分布한다. 【處方用名】全草가 雷公七이다.

雷公七 (뇌공칠)〈中草藥〉: 나도옥잠화의 全草로 여름에 採取하여 그늘에서 말린다.

〔性味〕 味는 苦微辛하고 性은 凉하다.

〔成分〕 全草에 diosgenin, heloniogenin이 함유되어 있다.

〔藥效 主治〕 祛風, 敗毒, 散瘀, 止痛의 效能이 있다. 打撲傷, 勞傷(虛弱疲勞)을 치료한다. 【用法 用量】3～6g을 달여서 服用한다.

은방울꽃 鈴蘭 *Convallaria keiskei* MIQ. (=*C. japonica* GREENE)

多年生 草本으로 地下莖은 가로로 뻗으며 수염뿌리가 있다. 2개의 잎이 나와 밑부분을 서로 얼싸안아 원줄기처럼 된다. 잎은 긴 楕圓形 또는 卵狀 楕圓形이며 가장자리가 밋밋하며 끝은

뾰족하고 표면은 짙은 綠色이다. 꽃은 白色이고 花莖은 鱗片腋에서 길게 나왔고 總狀花序는 한쪽으로 치우쳐 있다. 苞片은 披針形이며 膜質이고 花는 乳白色이고 길이 6～8 mm로 鐘形이며 뒤로 젖혀진다. 花被 끝은 6개로 갈라졌고 裂片은 卵形이고 끝이 뭉툭하다. 수술은 6개이며, 花柱는 花被보다 짧다. 液果는 둥글고 成熟하면 빨갛게 된다. 種子는 편평한 楕圓形이며, 4～6개, 開花期는 4～5月이다. 山地에서 群生한다. 南(無等山)·中·北部에 分布한다. 【處方用名】 全草 및 根이 鈴蘭이다.

鈴 蘭 (영란)〈東北藥植志〉: 은방울꽃의 全草 또는 根으로 全草는 開花期에 뿌리는 8月경에 채취하여 햇볕에 말린다.

〔**性味 歸經**〕 味는 苦甘하고 性은 溫하며 有毒하다. 心, 膀胱經에 들어 간다.

〔**成分**〕 全草는 convallatoxin, convallatoxol, convalloside, deglucocheirotoxin, 3β,5β,11α,14β-tetrahydroxy-5β-card-20(22)-enolide-3α-l-rhamnoside, periplogenin-3-o-α-l-rhamnopyranoside, keioside, 3′,4′,5,7-tetrahydroxyflavonol-3-β-d-galactoside, 3′,4′,5,7-tetrahydroxyflavanol 및 rhodeasapogenin, isorhodeasapogenin을 함유하고 꽃은 convallatoxin, con-vallasaponin-A, -B, -C, -D, gluco convallasaponin-A, -B, deglucocheirotoxin, chelidonic acid를 함유하며 葉에는 convallatoxin이 0.03% 함유되어 있다.

〔**藥理**〕 **1. 強心作用**: 은방울꽃의 葉·莖 또는 全草의 浸液, 全草의 알콜抽出液에는 어느 것이나 모두 digitalis와 비슷한 作用이 있어서 冷血動物 및 溫血動物의 心筋收縮力을 강하게 한다. 그리고 이 작용은 쇠약한 心臟에는 한층 현저하다. 이 浸液 등은 心拍을 느리게 해주고 傳導를 抑制하고 強心配糖體의 특징을 보이고 있다. 浸劑는 물에 溶解하기 쉬우므로 이의 保存과 效果의 安定에 영향을 미치고 經口投與할 경우에는 效力이 좋지 못한 것이 결점이다. 全草는 藥用으로 쓰이지만 함유되어 있는 有效成分의 強心配糖體는 採取時期와 處理方法의 차이에 따라서 현저한 변화가 있다. 根의 強心配糖體 함유량은 果實의 形成期가 가장 높고 出葉期와 葉의 開張期도 비교적 많다. 葉, 葉柄, 花莖 및 花 등의 부분은 꽃망울의 形成期와 꽃이 피기 시작할 때가 최고로 되고(果實形成期 根의 함유량보다 높다) 種子에는 果實이 黃色으로 되는 時期와 빨갛게 되는 時期가 가장 높다. 果實과 種子의 함유량은 비슷하다.

2. 吸收 排出과 蓄積: 은방울꽃의 經口劑는 일반적으로 安定性이 뒤떨어지고 흡수도 좋지 않아서 腸內에서 破壞되기 쉽다. 그 때문에 治療效果도 현저하게 낮아서 digitalis에는 미치지 못한다.

3. 利尿作用: 은방울꽃에는 현저한 利尿作用이 있다. 心不安患者에 대한 利尿作用은 digitalis나 strophanthin 보다 우수하다. 後 2者에는 水腫을 解消할 수 없는데 鈴蘭製劑는 항상 만족할 만한 效果를 올릴 수 있다.

4. 鎭靜作用: 鈴蘭은 臨床的으로 患者를 안정시키고 睡眠을 개선하고 情緒不安을 감소시킨다. 全草의 浸劑 및 팅크(tincture)劑는 pentobarbital 나트륨은 Mouse에 대하여 淺痲醉作用을 強化한다.

5. 代謝에 대한 影響: Convallatoxin은 정상 또는 心筋에 炎症이 있는 Rat와 고양이의 心

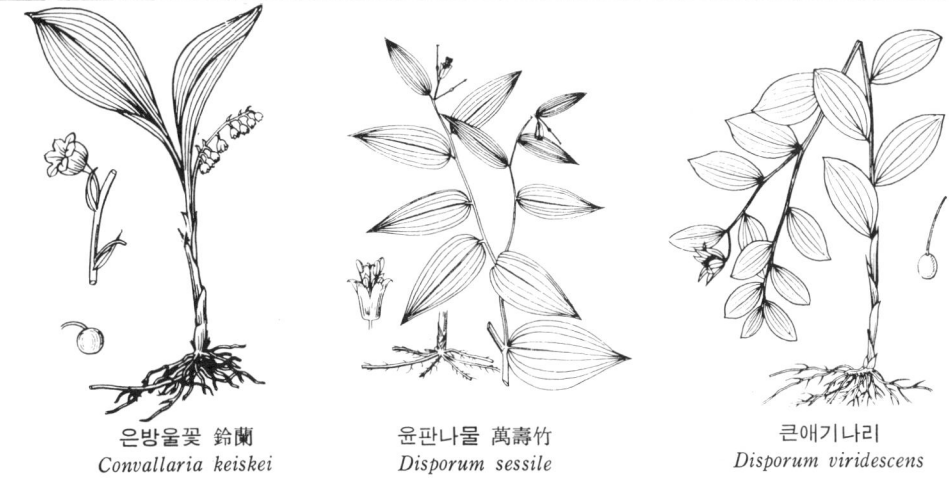

은방울꽃 鈴蘭
Convallaria keiskei

윤판나물 萬壽竹
Disporum sessile

큰애기나리
Disporum viridescens

筋의 glycogen의 함유량을 증가시켜 주지만 strophanthin 보다는 弱하다. 長期間에 걸쳐 有毒量을 使用하면 도리어 心筋의 glycogen의 함유량을 低下시킨다.

6. 其他 作用: 中毒量의 corglycon은 冠狀血管을 收縮시킨다. deglucocheirotoxin은 摘出한 冠狀血管 및 토끼의 耳, 腎臟에 灌流하였더니 어느 것에서나 血管收縮作用이 나타났다. 日本産 鈴蘭의 浸出液은 摘出한 腸管을 收縮시켰다. 이 작용에 대하여 calcium은 協力하지만 magnesium은 拮抗한다.

〔性味 歸經〕 味는 甘 苦하고 性은 溫하며 有毒하다. 心, 膀胱經에 들어간다.

〔藥效 主治〕 溫陽, 利尿, 活血, 祛風의 效能이 있다. 心臟의 衰弱, 浮腫, 勞傷, 崩漏, 白帶, 打撲傷, 小便不利, 丹毒을 치료한다. 【用法 用量】 3~9g을 달이거나 散劑로 服用한다. 〈外用〉 달인 液으로 患部를 씻거나, 불에 태운 재(灰)를 가루 내어 고루 바른다.

〔禁忌〕 本品은 有毒하므로 規定量 이상은 禁하며, 急性心筋炎, 心臟內膜炎에는 忌한다.

윤판나물 萬壽竹   *Disporum sessile* D. Don   (= *Uvularia sessile* Thunb.)
       큰애기나리   *D. viridescens* (Max.) Nakai   (= *Uvularia viridescens*)

多年生 草本으로 根莖은 짧으며 더러는 기는 가지가 나오며, 줄기는 곧게 섰고 높이 50cm 내외이다. 잎은 互生하고 長楕圓形 내지는 廣披針形으로 끝은 날카로우며 밑은 둥글거나 혹은 약간 뾰족하며 길이는 약 10cm이고, 葉柄은 짧다. 꽃은 줄기 또는 가지끝에 1~3개가 腋生하였으며 筒狀이고 밑을 향해 달리며 花柄은 길이가 1.5~3cm이다. 꽃은 白色이고 윗부분은 綠色이다. 花被는 6개이고 끝은 급하게 뾰족하나 突出된 것도 있다. 수술은 6개이고 암술은 花蓋와 거의 같으며 子房은 上位, 3室이고 花柱는 길며 끝이 세 갈래로 갈라졌다. 漿果는 球形 黑色으로 지름 約 1cm 정도이고 開花期는 4~6월이다. 산기슭이나 들의 숲 밑에 나며 제주도, 울릉도 및 中·南部에 分布한다. 【處方用名】 根莖 및 根이 石竹根이다.

石竹根 (석죽근) 〈草本便方〉 竹林梢·萬花梢·百尾筍: 윤판나물·큰애기나리의 根 및 根莖으

로 여름에서 가을에 採取하여 햇볕에 말린다.

〔性味 歸經〕 味는 甘하고 性은 平하다. 脾, 肺經에 들어 간다.

〔藥效 主治〕 潤肺, 止咳, 健脾, 消積의 效能이 있다. 虛損咳喘, 痰中帶血, 腸風下血, 食積脹滿, 肺結核, 肺氣腫, 腸炎, 大腸出血, 痔疾을 치료한다. 【用法 用量】15~30 g을 달여서 服用한다. 〈外用〉 짓찧어서 바른다.

얼 레 지 (가제무릇) *Erythronium japonicum* DECNE.

多年生 草本으로 鱗莖은 卵狀圓柱形이고 肥厚하며 길이 6 cm 내외이며 땅속 깊이 곧게 들어가고 花莖은 가늘고 軟質이고 높이 25 cm 내외이다. 잎은 葉柄이 있으며 좁은 卵形 또는 긴 楕圓形이고 잎 밑이 좁고 끝이 급히 뾰족하며 다소 뭉툭하다. 가장자리는 다소 波狀으로 굽었으며 軟厚質이고 길이 약 15 cm이며 윗면은 엷은 綠色에 紫色의 斑紋을 띤다. 紫色의 꽃은 花莖끝에 1개가 밑을 향해 달리고 꽃잎은 6개, 披針形이며 직경 4~5 cm 내외이다. 수술은 6개이고 花蓋片보다 짧고 길이가 같지 않으며 葯은 紫色이고 子房은 倒卵狀 楕圓形이고 3개의 둔한 모가 졌으며 花柱는 수술보다 길게 나왔다. 柱頭는 세 갈래로 갈라졌다. 蒴果는 廣楕圓이며 길이 약 2 cm이다. 開花期는 4~5月이다. 산속의 비옥한 땅에서 나며 全國에 分布한다. 【處方用名】鱗莖이 얼레지이다.

얼레지: 얼레지의 鱗莖으로 봄이나 여름에 採取하여 햇볕에 말리거나 생것으로 쓴다.

〔性味 歸經〕 味는 甘하고 性은 溫하다. 胃, 大腸經에 들어간다.

〔成分〕 鱗莖에는 40~50%의 澱粉이 함유되어 있다. 鱗莖에서 抽出한 澱粉은 片栗粉이다.

〔藥效 主治〕 健胃, 鎭吐, 止瀉의 效能이 있다. 胃腸炎, 嘔吐, 下痢, 火傷 등을 치료한다. 【用法】달여서 服用하거나 散劑로 服用한다. 〈外用〉 짓찧어서 환부에 붙인다.

중국패모 浙貝母 *Fritillaria verticillata* WILLD. var. *thunbergii* BAK. (=*F. thunbergii* MIQ.)
  패 모(검나리) 川貝母 *F. ussuriensis* MAXIM.

多年生 草本으로 鱗莖은 白色이고 肥厚한 비늘조각 수개가 모여서 直徑 1.5~3 cm의 多肉質 球形을 이루며 수염뿌리가 났으며 줄기는 곧게 섰고 높이 약 25 cm이다. 잎은 2~3개가 윤생했으며 葉柄은 없다. 줄기 밑의 잎은 對生하고 드물게는 互生하는 것도 있다. 狹披針形 내지 線形으로 길이 10cm 내외이고 中·上部에서 나오는 잎은 보통 3~5개가 輪生 또는 互生하는 것도 있으며 葉身은 약간 짧고 끝은 덩굴손같이 된다. 꽃은 줄기끝 또는 葉腋에서 單生을 하고 鐘形으로 밑을 향해 달리고 花被는 6개인데 環狀으로 2列로 줄지어 있고 長楕圓形으로 끝은 둔하고 淡黃色 혹은 黃綠色이며 희미한 平行脈이 있다. 수술은 6개로서 花被보다 짧고 암술머리는 세 개로 갈라진다. 蒴果는 짧은 六角形이고 6개의 날개가 있으며 길이와 날개가 각각 2.5 cm이다. 種子는 편평하며 半圓形에 가깝고 가장자리에 날개를 가지고 있다. 開花期는 5월 中國 原產, 우리 나라에서는 재배한다. 패모(검나리) *Fritillaria ussuriensis* MAX.는 咸南(甲山)

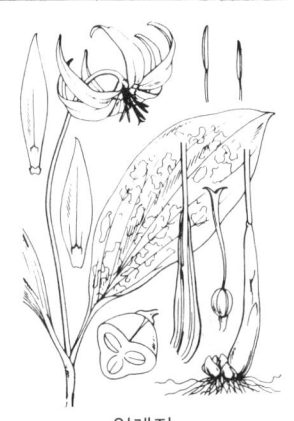
얼레지
Erythronium japonicum

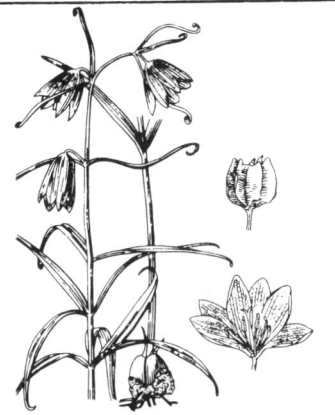
중국패모 浙貝母
Fritillaria verticillata var. *thunbergii*

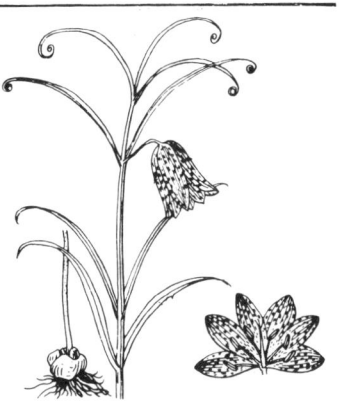
패모 川貝母
Fritillaria ussuriensis

에 野生한다. 【處方用名】鱗莖이 貝母이다.

貝 母 (패모)〈神農本草經〉 藥實·苦花·勤母: 패모의 鱗莖으로 여름 가을에 鱗莖을 캐어 흙을 씻어내고 大·小 2種類로 선별, 큰 것은 心芽를 제거하고 2片으로 쪼갠다. 大·小를 각각 擦籠으로 外皮를 벗기고 石灰를 가하여 고루 잘 混合하여 하룻밤을 재워서 石灰가 吸收되게 하여 햇볕이나 약한 불에 쬐어 말린다.

〔性味 歸經〕 味는 大苦하고 性은 寒하다. 肺, 三焦, 胃, 肝經에 들어간다. 川貝母: 味는 苦甘하고 性은 凉하며 肺經에 들어간다.

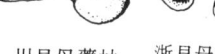
川貝母藥材   浙貝母藥材

〔成分〕 鱗莖에는 peimine(verticine), peiminine, propeimine($C_{24}H_{40}O_3$, 融點 186°C)이 함유되어 있다. 또 함유량이 극히 적은 4種類의 alkaloid, peimidine($C_{27}H_{45}NO_2$, 融點 222°C), peimiphine($C_{27}H_{45\sim7}NO_3$, 融點 127°C), peimisine($C_{27}H_{43}NO_4$, 融點 270°C), peimidine($C_{27}H_{43\sim5}NO_3$, 融點 188°C)도 함유되어 있다.

〔藥理〕 함유되어 있는 alkaloid는 氣管支平滑筋을 확장시켜 分泌를 감소시키므로 鎭咳祛痰 作用이 좋고 아트로핀樣의 作用이 있으므로 氣管支平滑筋을 弛緩시켜 分泌를 감소시키는 외에 또 瞳孔을 확대하여 血壓降下의 作用을 가진다.

〔藥效 主治〕 淸熱, 化痰, 鎭咳, 散結, 解毒의 效能이 있다. 風熱에 의한 咳嗽, 肺癰으로 인한 喉痺, 瘰癧, 瘡瘍腫毒을 치료하고 川貝母는 潤肺散結, 止嗽化痰의 效能이 있다. 虛勞咳嗽, 吐痰喀血, 心胸鬱結, 肺痿, 肺癰, 癭瘤, 瘰癧, 喉痺, 乳癰을 치료한다. 【用法 用量】4.5~9 g을 달여서 服用한다. 또는 丸劑, 散劑로 쓴다. 〈外用〉 가루 내어 撒布한다.

원 추 리 (왕원추리) 萱草 *Hemerocallis fulva* L.　　애기원추리 小萱草 *H. minor* MILL.
　　　　　　　　　　　　　　　　　　　　　　큰원추리　*H. middendorffii* TRAUTV. et MEYER
　　　　　　　　　　　　　　　　　　　　　　왕원추리　*H. fulva* var. *kwanso* REGEL

多年生 草本으로 根莖은 짧으며 多數의 肉質纖維根 및 紡錘形으로 굵어지는 塊根이 모여 난다. 잎은 根生하고 線形이며 길이는 60~80 cm에 이르고 나비는 1.2~2.5 cm, 끝이 둥글게 뒤

백　합(百合)과 Liliaceae

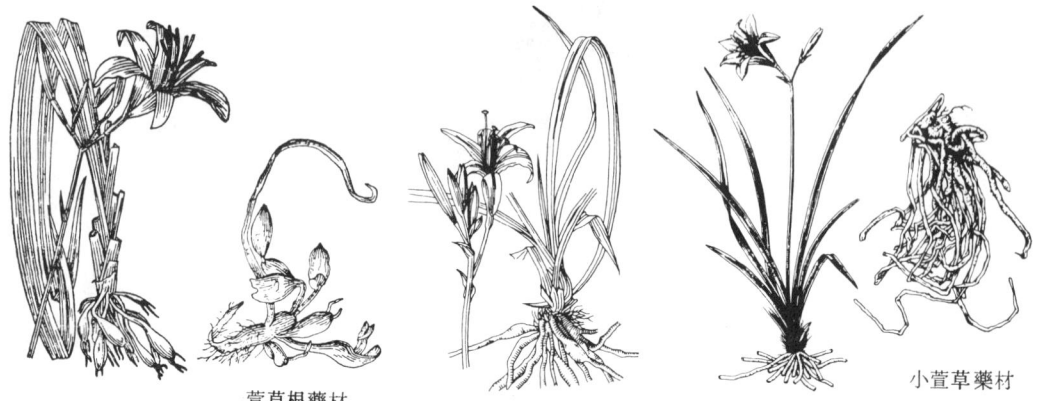

원추리 萱草	萱草根藥材	왕원추리	애기원추리 小萱草	小萱草藥材
Hemerocallis fulva		*Hemerocallis fulva* var. *kwanso*	*Hemerocallis minor*	

로 젖혀지며 뒷면은 다소 분처럼 희다. 花莖은 곧게 섰고 높이 1m 이상이며 葉의 사이에서 난다. 꽃은 6~8개가 總狀으로 달리며 花莖의 끝에서 둘로 갈라진다. 꽃은 크고 橙黃色 또는 黃紅色이고 香氣는 없고 길이는 10~12cm이며 花被의 下部는 管狀인데 길이는 약 2.5cm이다. 花蓋는 6조각이며 안 조각은 바깥 조각보다 넓고 크며 長楕圓形이고 內面에는 짙은 색의 무늬가 있다. 수술은 6개이고 花被의 밖으로 突出하였고 꽃밥은 線形으로서 황색이다. 子房은 長楕圓形이며 3室, 蒴果는 長楕圓形으로 길이는 5~10cm, 둔한 稜이 있고 成熟하면 裂開한다. 種子는 黑色에 光澤이 있고 開花期는 6~7月이다. 산이나 들의 陰地에 나며 濟州島 및 南, 中部에 分布한다.【處方用名】① 根은 萱草根 ② 幼苗는 萱草嫩苗 ③ 花蕾는 金針菜이다.

❶ **萱草根** (훤초근)〈本草拾遺〉漏蘆果・地人參：원추리 및 同屬 近緣植物의 根으로 가을에 採取하여 수염뿌리를 제거하고 깨끗이 씻어서 햇볕에 말린다.

〔性味 歸經〕味는 甘하고 性은 凉하며 無毒하다. 脾, 肺經에 들어간다.

〔成分〕*H. minor* 根에는 asparagine, colchicine이 함유되어 있고 *H. middendorffii*의 根에는 γ-hydroxyglutamine 酸, asparagine, tyrosine, ricin, arginine, 호박酸, 乳酸, friedeline, β-sitosterol-d-glucoside, 安息香酸 ethylester가 함유되어 있다.

〔藥效 主治〕利水, 凉血의 效能이 있다. 水腫, 排尿困難, 淋濁, 帶下, 黃疸, 鼻出血, 血便, 崩漏, 乳癰(乳腺炎), 石淋(尿路結石症)을 치료한다.【處方例】水氣로 인한 黃疸로 全身이 黃色이 될 때에는 짓찧어 汁을 내어 服用한다.【用法 用量】6~9g을 달여 服用하거나 짓찧어 汁을 服用한다.〈外用〉짓찧어서 바른다.

〔禁忌〕乾燥된 萱草根의 用量은 보통 40g을 超過해서는 안 된다. 用量이 過하면 視力을 損傷할 염려가 있다.

❷ **萱草嫩苗** (훤초눈묘)〈日華本草〉：원추리와 同屬 近緣植物의 幼苗이다.

〔性味 歸經〕味는 甘하고 性은 凉하며 無毒하다. 脾, 肺經에 들어간다.

〔藥效 主治〕利濕熱, 寬胸, 消食의 效能이 있다. 胸膈煩熱, 黃疸, 小便赤澁 등을 치료한다.【用法 用量】新鮮한 것 15~30g을 달여 服用한다.

산옥잠화 Hosta lancifolia　—173—

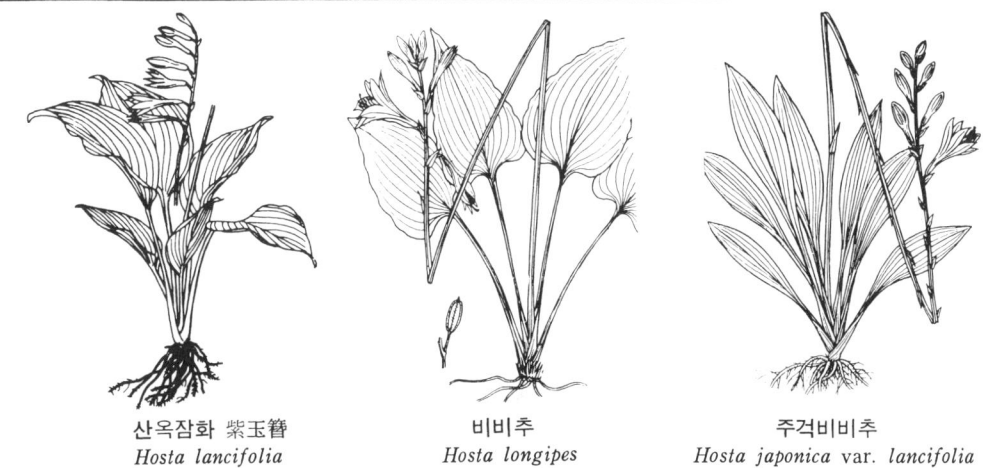

산옥잠화 紫玉簪　　　　　　비비추　　　　　　주걱비비추
Hosta lancifolia　　　Hosta longipes　　Hosta japonica var. lancifolia

❸ **金針菜** (금침채)〈滇南本草〉萱草花·川草花·宣男花·黃花菜·鹿葱花: 원추리와 同屬 近緣植物의 花蕾이다.

〔性味〕 味는 甘하고 性은 凉하며 無毒하다.

〔藥效 主治〕 利濕熱, 寬胸膈의 效能이 있다. 小便赤澀, 黃疸, 胸膈煩熱, 夜少安寢, 痔瘡血便을 치료한다. 【用法 用量】15~30g을 달여서 服用한다.

산옥잠화 紫玉簪　*Hosta lancifolia* ENGL. (=*H. ventricosa* (SALISB.) STEARN)
　　　　비비추　*H. longipes* (FR. et SAV.) MATSUMURA (=*Funkia longipes* FRANCH.)
　　　주걱비비추　*H. japonica* var. *lancifolia* NAKAI

多年生 草本으로서 根莖은 살이 많으며 花莖은 곧게 섰으며 높이 60~100cm이고 잎은 모두 뿌리에서 자란다. 葉柄은 길며 다소 날개 모양이고 잎은 長楕圓形 또는 卵狀 披針形이며 잎 밑은 둥글거나 좁으며 끝이 날카롭고 10cm 내외이며 짙은 綠色이고 활택하다. 꽃은 總狀花序이고 頂生했으며 엷은 자주색의 꽃은 한쪽으로 치우쳤으며 花被 裂片은 6개이고 楕圓形으로서 뒤로 젖혀지며 花蓋는 깔때기 모양의 鐘形이며 길이 5cm 내외이고 6개로 째졌으며 裂片은 長楕圓形이고 끝이 날카로우며 6개의 수술과 1개의 암술이 있으나 다 함께 花蓋보다 길게 나왔다. 蒴果는 長楕圓形이고 세 개로 갈라지며 黑色의 엷은 조각 種子가 쏟아진다. 開花期는 7~8월이다. 들의 濕地에 나며 제주도, 울릉도를 제외한 全國에 分布한다.【處方用名】① 花는 紫玉簪 ② 根莖은 紫玉簪根 ③ 葉은 紫玉簪葉이다.

❶ **紫玉簪** (자옥잠)〈本草品彙精要〉: 산옥잠 및 同屬 近緣植物의 꽃으로 7~8月 開花期에 採取하여 햇볕에 말린다.

〔性味〕 味는 甘微苦하고 性은 溫하며 平하다.

〔藥效 主治〕 調氣, 和血, 補虛의 效能이 있다. 婦女虛弱, 紅白崩帶 (赤帶下, 白帶下, 子宮出血 등), 遺精, 吐血, 氣腫, 咽喉紅腫을 치료한다. 【用法 用量】9~15g을 달여서 服用한다.

❷ 紫玉簪根(자옥잠근)〈本草品彙精要〉: 산옥잠 및 同屬 近緣植物의 根 및 根莖으로 年中 採取하여 햇볕에 말린다.

〔性味 歸經〕 味는 甘微苦하고 性은 平하다. 心, 肝經에 들어간다.

〔藥效 主治〕 理氣, 補虛, 和血, 止痛의 效能이 있다. 咽喉腫痛, 齒痛, 胃痛, 血崩, 帶下, 癰疽, 瘰癧을 치료한다.【用法 用量】 15~24g을 달여서 服用한다.

❸ 紫玉簪葉(자옥잠엽)〈江西草藥〉: 산옥잠 및 同屬 近緣植物의 잎이다.

〔藥效〕 崩漏帶下, 潰瘍을 치료한다.

비녀옥잠화 (옥잠화) 玉簪花 *Hosta plantaginea* (LAM.) ASCHERS.
긴옥잠화 *H. plantaginea* var. *japonica* KIKUTI et MAEKAWA

多年生 草本으로 根莖이 굵고 잎은 根生하며 群生한다. 葉身은 卵形 내지 心臟卵形으로 길이 15~22 cm, 나비 10~15 cm이고 끝이 갑자기 뾰족해지고 綠色으로 光澤이 있고 主脈이 뚜렷하게 나타나 있다. 葉柄은 길이가 20~30 cm에 이르고 花莖은 葉叢에서 쑥 빠져 나오는데 길이가 40~56 cm, 잎보다 길고 頂端에 보통 葉狀의 苞片이 1개 나와 있다. 꽃은 白色으로 밤에 피고 芳香이 있으며 위를 向하여 成長한다. 花柄의 基部에는 보통 膜質 卵形의 苞片이 있다. 花被는 漏斗形인데 上部는 6裂하였고 下部는 花被筒이 매우 길고 喉部에서 부풀고 수술은 6개이고 길이는 花被와 같다. 암술은 1개이고 子房에는 柄이 없고 花柱는 線形이고 柱頭는 작다. 蒴果는 細長하고 길이는 4~5 cm 種子는 黑色으로 光澤이 있고 가장자리에 날개가 있다. 開花期는 7~8월, 結實期는 8~9월이다. 中國 原産이고 各地에서 花草로 栽培한다.【處方用名】① 花를 玉簪花 ② 根莖을 玉簪花根 ③ 葉을 玉簪葉이라 한다.

❶ 玉簪花(옥잠화)〈本草品彙精要〉白鶴仙・白鶴花: 비녀옥잠화・긴옥잠화의 꽃이다.

〔性味〕 味는 甘하고 性은 凉하며 有毒하다.

〔藥效 主治〕 咽喉腫痛, 小便不通, 瘡毒, 燒傷을 치료한다.【用法 用量】 2.5~3g을 달여서 服用한다.〈外用〉짓찧어서 塗布한다.

❷ 玉簪花根(옥잠화근)〈本草品彙精要〉: 비녀옥잠화・긴옥잠화의 뿌리로 가을에 캐어서 莖, 葉, 수염뿌리를 제거하고 깨끗이 씻어 햇볕에 말린다. 또는 신선한 것을 生用한다.

〔成分〕 根에는 coumarin類, triterpenoid, 多糖類, amino酸 등이 함유되어 있다.

〔性味 歸經〕 味는 甘辛하고 性은 寒하며 有毒하다. 心, 肝經에 들어간다.

〔藥效 主治〕 消腫, 解毒, 止血의 效能이 있다. 癰疽, 瘰癧, 咽腫, 吐血, 骨鯁(목안에 魚骨이 걸려 있는 것)을 치료한다.【用法 用量】 3~9g을 달여 服用한다. 또는 짓찧어서 汁을 내어 服用한다.〈外用〉짓찧어서 塗布한다.

〔禁忌〕 常用하면 齒牙를 傷하게 한다.

❸ 玉簪葉(옥잠엽)〈本草綱目〉: 비녀옥잠화・긴옥잠화의 잎이다.

〔性味〕 味는 甘辛하고 性은 寒하며 有毒하다.

〔藥效 主治〕 癰疽, 疔瘡, 蛇咬傷, 蟲刺傷을 치료한다.【用法 用量】新鮮한 것을 3~9g 달여

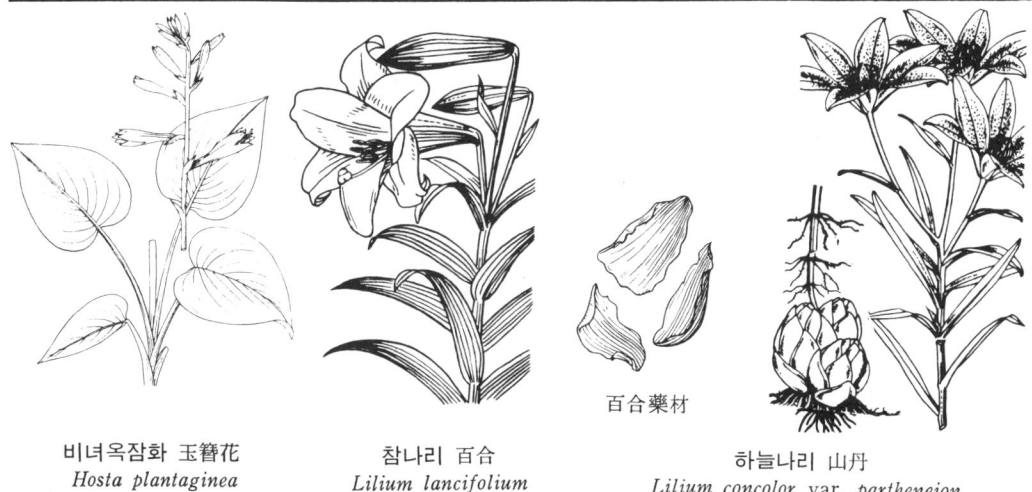

비녀옥잠화 玉簪花
Hosta plantaginea

참나리 百合
Lilium lancifolium

百合藥材

하늘나리 山丹
Lilium concolor var. *partheneion*

服用한다. 또는 짓찧어서 낸 汁을 술에 타서 服用한다. 〈外用〉짓찧어 汁을 塗布한다. 또는 汁을 귀에 點滴한다.

참나리 百合・卷丹 *Lilium lancifolium* THUNB. (=*L. tigninum* KER-GAWL.)

털중나리 *L. amabile* PALIBIN   솔나리 *L. cernuum* KOM.

하늘나리 *L. concolor* SALISB. var. *partheneion* BAK.   말나리 *L. distichum* NAKAI

큰솔나리 *L. tenuifolium* FISCH. (=*L. pumilum* DC.)

날개하늘나리 *L. davricum* KER-GAWL.

多年生 草本으로 鱗莖은 球形이며 연한 黃色으로 多肉質이고 지름 5~8 cm이다. 줄기는 圓柱形이고 곧게 섰고 높이 50~100 cm이고 紫褐色을 띠며 줄기 끝에 흰색의 綿毛가 산포하였다. 잎은 互生하며 다닥다닥 달리고 葉柄이 없고 披針形이며 끝이 날카로우며 짙은 褐色의 珠芽가 葉腋에 달린다. 꽃은 줄기끝에 2~10 개 이상이 달렸으며 花柄이 있고 밑을 향해 달린다. 花被裂片은 6개이고 披針形이며 강하게 뒤로 젖혀졌고 안쪽에 흑자색의 점이 산포하였으며 밑에는 다수의 짧은 돌기가 있다. 6개의 수술은 암술의 꽃 밖으로 길게 나오고 葯은 暗赤色이다. 蒴果는 狹長倒卵狀이며 結實하는 율이 적다. 開花期는 7~8월이다. 산이나 들에 나며 全國에 分布한다.【處方 用名】① 鱗莖의 鱗葉은 百合 ② 花는 百合花 ③ 種子는 百合子이다.

❶ 百　合(백합)〈神農本草經〉蒜腦薯 : 참나리 및 同屬 近緣植物 鱗莖의 鱗葉이다. 가을에 採取하여 地上 部分을 버리고 깨끗이 씻어 鱗片을 끓는 물에 잠깐 담갔다가 건져내거나 살짝 쪄서 불에 쬐거나 햇볕에 말린다.《蜜百合》깨끗한 百合을 蜂蜜(百合 50 kg : 蜂蜜 3.12 kg)과 끓는 물 適量을 가하여 잘 攪拌하여 百合에 스며들게 하여 냄비에 넣고 약한 불로 黃色이 되어 손에 묻어나지 않을 정도로 볶아서 식힌다. 百合을 잘 쪄서 사용한다.

〔性味 歸經〕 味는 微苦하고 性은 平하다. 心, 肺經에 들어간다.

〔成分〕 鱗莖에는 colchicine 등 多種의 alkaloid 및 澱粉・蛋白質, 脂肪 등이 함유되어 있다.

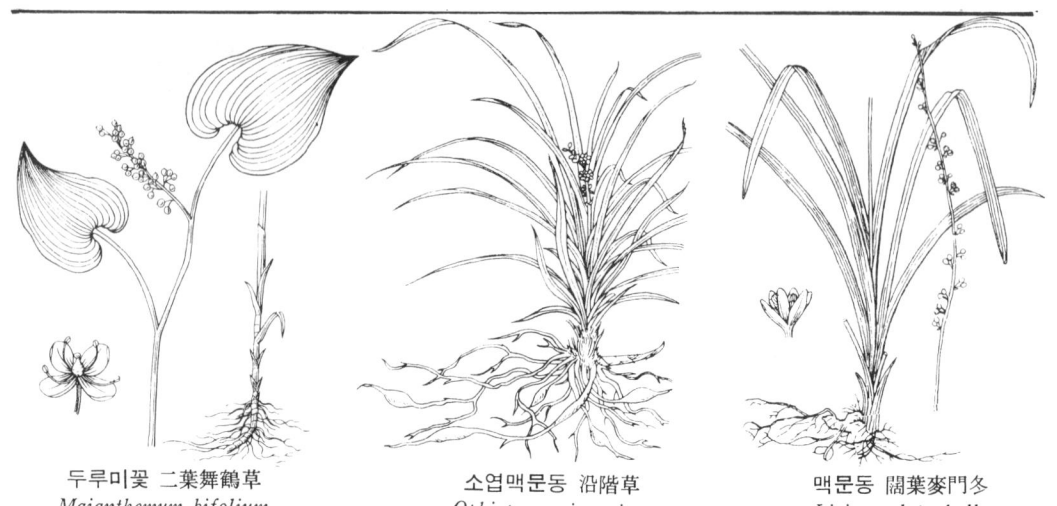

두루미꽃 二葉舞鶴草
Maianthemum bifolium

소엽맥문동 沿階草
Ophiopogon japonicus

맥문동 闊葉麥門冬
Liriope platyphylla

참나리 薪胞에는 水分 2.68%, 灰分 4.17%, 蛋白質 21.29%, 脂肪 12.43%, 澱粉 3.61%, 還元糖 11.47%, vitamin B_1 443 μg% · B_2 182 μg%, pantothenic acid 306 μg%, vitamin C 21.2 μg% 및 β-carotenoid 등이 함유되어 있다.

〔藥理〕 百合煎劑는 암모니아水에 의하여 일으킨 Mouse의 咳嗽에 대하여 止咳作用이 있으며 Mouse의 肺灌流量을 증가시키며 또 histamine에 의한 두꺼비의 喘息에 拮抗한다.

〔藥效 主治〕 潤肺止咳, 淸心安神의 效能이 있다. 肺結核의 久咳, 咳唾痰血, 熱病의 餘熱未淸, 虛煩驚悸, 精神恍惚, 脚氣浮腫을 치료한다. 【用法 用量】 9~30g을 달여 服用한다. 또는 삶아 먹거나 죽을 만들어 먹는다. 〈外用〉 짓찧어서 塗布한다.

〔禁忌〕 風寒痰嗽, 中氣虛寒, 大小便滑泄者는 忌한다. 初嗽에 급하게 써서는 안 된다.

❷ 百合花 (백합화) 〈滇南本草〉: 참나리 및 同屬 近緣植物의 꽃이다.

〔性味 歸經〕 味는 甘 微苦하고 性은 微寒하며 平하다. 肺經으로 들어간다.

〔藥效 主治〕 潤肺, 淸火, 精神을 安靜하게 하는 效能이 있다. 咳嗽, 眩暈, 夜寢不安, 天疱濕瘡을 치료한다. 【用法 用量】 6~12g을 달여 服用한다. 〈外用〉 가루 내어 고루 바른다.

〔禁忌〕 肺經에 風邪가 있는 者는 忌한다.

❸ 百合子 (백합자) 〈本草綱目〉: 참나리 및 同屬 近緣植物의 種子이다.

〔藥效 主治〕 腸風下血을 치료한다. 百合子를 술로 약간 빨갛게 될 程度로 볶아서 가루 내어 溫湯으로 服用한다.

두루미꽃 二葉舞鶴草 *Maianthemum bifolium* (L.) F.W. SCHM.

多年生 草本으로 높이는 8~15cm이다. 根莖은 가늘고 길며 옆으로 뻗고 下部의 마디에서 수염뿌리가 나온다. 上部에는 鱗片과 葉柄의 殘存部가 있는데 모두 纖維狀으로 되고 茶褐色이다. 1年마다 鱗片이 2개씩 나와서 밑부분을 싸고 있으며 膜質로 된 紫色의 斑點이 있다. 줄기는 곧게 섰고 잎은 互生하며 보통 2개이고 줄기의 위에 붙어 나오고 葉柄은 길고 心臟形 또는 卵狀 心臟形이며 약간 革質이다. 끝은 날카로우며 밑부분은 心臟形이고 가장자리는 조금 波形이

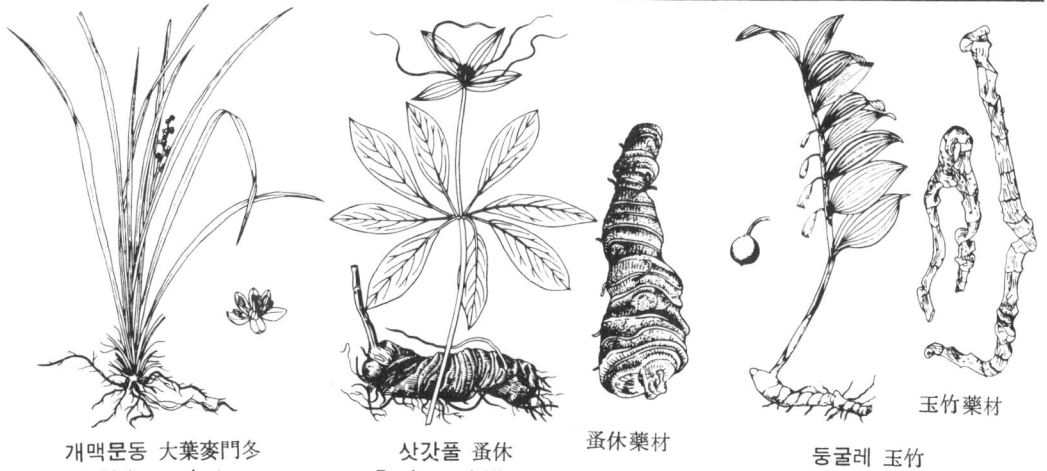

개맥문동 大葉麥門冬
Liriope spicata

삿갓풀 蚤休
Paris verticillata

蚤休藥材

둥굴레 玉竹
Polygonatum odoratum var. *pluriflorum*

玉竹藥材

되고 아주 짧은 털이 나 있다. 꽃은 이삭 모양의 總狀花序이고 길이 약 2~3cm 내외이다. 꽃은 작고 白色이며 花被는 4개 수술도 4개이며 花被와 對生하고 子房은 2실이다. 液果는 둥글고 赤色으로 익으며 1~2개의 種子가 들어 있다. 開花期는 5~6月이다. 高山의 침엽수림 밑에 나며 濟州島 및 南·中·北部에 分布한다.【處方用名】全草가 二葉舞鶴草이다.

二葉舞鶴草 (이엽무학초)〈甘肅中草藥手冊〉: 두루미꽃의 全草이며 7~8月에 採取한다.

〔性味〕 味는 酸澁하고 性은 微寒하다.

〔藥效 主治〕 凉血, 止血, 外傷出血, 吐血, 血尿, 月經過多 등을 치료한다.【用法 用量】15~30g을 달여서 服用한다.〈外用〉가루 내어 撒布한다.

소엽맥문동 沿階草 *Ophiopogon japonicus* (L. fil) KER-GAWL.
(=*O. stolonifer* LÉVL.et VANT. =*Mondo japonicum* (L.f.) FARWELL)
맥문동 闊葉麥門冬 *Liriope platyphylla* WANG et TANG
개맥문동 大葉麥門冬 *Liriope spicata* (THUNB.) LOUR.

多年生의 常綠草本로 根莖은 옆으로 뻗으면서 새순이 나오고 그 마디 위에는 膜質의 苞로 싸여 있고 수염뿌리에는 念珠 모양의 多肉質인 塊根이 항상 있다. 잎은 밑부분에서 叢生하며 線形이고 길이는 15~30cm, 나비 2~4mm로서 끝이 둔하다. 花莖은 길이 6.5~12cm에 總狀花序로서 頂生혔으며 偏側生이고 小數의 잔 꽃이 성기게 났으며 腋生한다. 꽃은 淡紫色이나 白色인 것도 있으며 모양은 작고 下垂한다. 花蓋는 6조각이고 長楕圓形이며 수술은 6개이고 花絲는 짧고 葯은 길며 子房은 中位로서 3개로 갈라진 암술대가 있다. 漿果는 成熟하면 深綠色이며 둥글다. 開花期는 5月이다. 山腹의 나무 그늘에서 자라며 제주도, 울릉도 및 南, 中部에 分布한다.【處方用名】塊根이 麥門冬이다.

麥門冬 (맥문동)〈神農本草經〉: 소엽맥문동 및 同屬 近緣植物의 塊根이다.【採取 修治】상품의 대부분은 栽培品이다. 대개 栽培 後 2,3年째의 5月上旬에 캐내고 野生은 4月上旬부터 캔

다. 塊根만 잘라내어 깨끗이 씻어 3~4日間 햇볕에 말린 다음 通風이 잘 되는 곳에 쌓아서 水分을 蒸發시킨다. 이때 약 3日마다 한번씩 널어서 乾燥한다. 이와 같이 2~3회 반복하여 日乾한 다음 鬚根과 挾雜物을 제거한다. 《麥冬》물에 담가 水分이 잘 스며들게 하여 心을 제거하여서 다시 日乾한다. 《朱麥冬》心을 제거한 麥門冬을 그릇에 넣고 물을 뿌려 濕氣가 있게 한 다음 朱砂를 가루 내어 麥門冬 5:朱砂 1로 고루 섞어 麥門冬의 表面에 朱砂가 균일하게 묻도록 하여 通風이 잘 되는 곳에서 말린다.

〔性味 歸經〕 味는 甘 微苦하고 性은 寒하다. 肺, 胃, 心經에 들어간다.

〔成分〕 소엽맥문동의 塊根에는 여러 종류의 steroid系 saponin이 함유하고 그 aglycone은 ruscogenin이다. 또 β-sitosterol, stigmasterol, β-sitosterol-β-d-glucoside를 함유하고 있다. 果實에는 ophioside를 함유하며 이것은 kaempferol-3-glucogalactoside이다.

〔藥理〕 1. 血糖에의 影響: 토끼에 50%의 麥門冬 煎劑를 筋肉注射(1 ml/kg)하였더니 血糖이 올라갔다. 이외의 정상의 토끼에 麥門冬水, 알콜抽出物 0.2g/kg을 먹였더니 반대로 降血糖作用이 나타났다. Alloxan性 糖尿病의 토끼에 1日 0.5g/kg씩 연속해서 4日間 投與하여도 降血糖作用이 있었고 다시 Langerhans 島細胞의 회복을 촉진하였고 glycogen을 對照群에 비하여 증가시키는 경향이 있었다.

2. 抗菌作用: 麥門冬粉은 in vitro에서 白色葡萄球菌, 大腸菌에 어느 정도의 抗菌作用이 있다.

〔藥效 主治〕 養陰潤肺, 淸心除煩, 養胃生津의 效能이 있다. 肺燥로 인한 乾咳, 吐血, 喀血, 肺痿, 肺癰, 虛勞로 인한 煩熱, 消渴, 熱病으로 인한 津傷, 咽乾口燥, 便秘를 치료한다.【用法 用量】6~12g을 달여 服用한다. 또는 丸劑, 散劑로 服用한다.

〔禁忌〕 脾胃虛寒에 의한 泄瀉, 胃에 痰飮濕濁 또는 暴感風寒에 의한 咳嗽에는 모두 忌한다.

삿 갓 풀 (삿갓나물) 蚤休 *Paris verticillata* M. v. BIEB. (=*P. dahurica* FISCH.)

多年生 草本으로 根莖은 가로 길게 뻗고 꽃줄기는 곧게 섰고 높이 30 cm 정도이고 잎은 보통 6~8枚로 줄기의 끝에 輪生하고 倒披針形이며 잎 밑은 점점 뾰족하며 끝이 날카롭다. 꽃은 줄기끝 잎 사이에서 하나의 긴 꼭지가 나와서 꼭지끝에 한송이의 꽃이 났으며 外花蓋片 네 조각은 披針形이고 끝이 점점 뾰족하며 內花蓋片 네 조각은 선형이며 수술과 다소 같은 길이이며 늘어졌고 8개의 수술은 外花蓋片보다 짧다. 花絲는 선형이고 葯은 길고 4개의 花柱는 짧다. 漿果는 둥글며 紫黑色으로 성숙한다. 개화기는 6~7월이다. 山地의 나무 그늘 밑에 나며 南·中·北部에 분포한다.【處方用名】根莖을 蚤休라고 한다.

蚤 休 (조휴)〈神農本草經〉重樓·重台·草白逐·三層草: 삿갓풀의 根莖으로 年中 뿌리를 캐어 깨끗이 씻어 수염뿌리를 제거하고 햇볕에 말리거나 약한 불에 쬐어 말린다.

〔性味 歸經〕 味는 苦辛하고 性은 寒하며 有毒하다. 心, 肝經에 들어간다.

〔成分〕 *Paris polyphylla* SMITH var. *chinensis* FRANCH.(中國産)에는 pariden 및 paristyhnin으로 불리는 steroid의 saponin이 함유되어 있고 후자는 加水分解한 후 diosgenin을 生成한다. 그 밖에 또 alkaloid와 amino酸을 함유한다.

삿갓풀 Paris verticillata 둥굴레 Polygonatum odoratum var. pluriflorum —179—

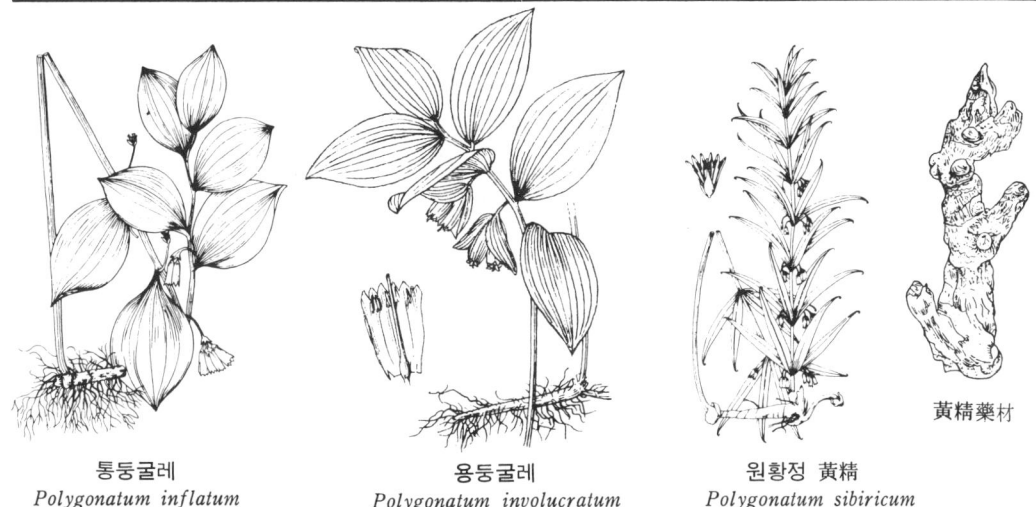

통둥굴레
Polygonatum inflatum

용둥굴레
Polygonatum involucratum

원황정 黃精
Polygonatum sibiricum

黃精藥材

〔藥理〕 抗菌試驗에서 아세아型 Influenza virus에 강한 抑制作用을 가지고 赤痢菌, 파라티프스菌, 살모네라菌, 파라大腸菌, 綠膿菌, 黃色포도菌, 溶血性 連鎖菌, 髓膜炎雙球菌 등에 抑制作用이 있으며 鎭靜, 鎭痛, 鎭咳, 止喘의 作用을 나타낸다.

〔藥效 主治〕 淸熱解毒, 平喘止咳, 熄風定驚의 效能이 있다. 癰腫, 疔瘡, 瘰癧, 喉痺, 慢性氣管支炎, 小兒驚氣, 蛇·毒蟲의 咬傷, 癲疾을 치료한다. 【用法 用量】 3~9g을 달여서 服用한다. 汁 또는 散劑로 복용한다. 〈外用〉 汁을 바르거나 散劑를 調布한다.

〔禁忌〕 體虛, 實火熱毒이 없는 것, 陰證外傷 및 姙婦에게는 忌한다.

둥 굴 레 玉竹 Polygonatum odoratum (MILL.) DRUCE var. pluriflorum (MIQ.) OHWI
통둥굴레 P. inflatum KOM.   용둥굴레 P. involucratum (FRANCH. et SAVAT.) MAX.
왕둥굴레 P. robustum NAKAI (=P. maximowiczii SCHMID.)

多年生 草本으로서 높이 40~65 cm 이며, 肉質의 地下莖은 粘質이고 옆으로 뻗으며 가늘고 짧은 수염뿌리가 많으며 줄기는 곧게 나고 上部는 다소 傾斜하였다. 반들반들하고 光澤이 있다. 잎은 줄기의 中央으로부터 上部에 互生하고 극히 葉柄이 짧고 楕圓形 또는 狹楕圓形이고 드물게는 長楕圓形인 것도 있다. 잎 밑은 둥글거나 뭉툭하며 끝도 뭉툭하고 다소 厚質이며 길이 5~8 cm 내외이다. 表面은 黃綠色이고 뒷면은 粉처럼 희고 葉脈은 隆起하여 있다. 꽃은 腋生하고 花莖은 길이 1~1.4 cm, 1~2개의 꽃이 달린다. 花被는 길이 1.4~1.8 cm 의 筒狀으로 白色을 띠고 있고 끝은 6갈래로 째졌으며 裂片은 卵形이거나 廣卵形으로 淡綠色이다. 수술은 6개이고 花絲는 花筒 위에 달렸으며 葯은 서로 접근하고 子房은 3실이고 1개의 花柱는 성형이다. 漿果는 球形이고 흑색으로 익는다. 開花期는 6~7月이며 山野의 林下 돌틈 등 陰濕한 곳에 나며 全國 각지에 분포한다. 【處方用名】 根莖이 玉竹이다.

玉 竹 (옥죽) 〈吳普本草〉 葳蕤·萎蕤·女萎·地節·蟲蟬·烏萎·馬薰·萎香: 둥굴레 및 同屬 近緣植物의 根莖으로 봄 가을에 캐어 莖, 葉, 鬚根 등을 제거하고 外表에서 粘液이 滲出될 때

까지 햇볕에 바랜 다음에 가볍게 두드려서 털을 제거하고 다시 黃色이 될 때까지 바랜다. 그 다음에 문지르고 비벼서 손질하여 다시 햇볕에 바랜다. 이와 같이 여러 번 되풀이하여 부드럽고 光澤이 나고 딱딱한 心이 없어지게 되면 다시 햇볕에 말려 보관한다. 《蒸玉竹》新鮮한 玉竹을 內外가 모두 黑色이 될 때까지 잘 쪄 가지고 햇볕에 乾燥시킨다. 通風이 잘 되는 곳에 保管하며 곰팡이와 蟲害를 防止하며 油氣가 손실되지 않게 한다. 《玉竹》挾雜物을 제거하고 泥土를 깨끗이 씻은 다음 물에 담가 겉과 속에 濕氣가 같이 되도록 불려 細切하여 햇볕에 말린다. 《蒸玉竹》玉竹을 깨끗이 씻어 蒸器에 넣고 內外가 모두 黑色이 될 때까지 쪄서 半乾될 정도로 日乾하여 細切하여 다시 완전히 乾燥시킨다.

〔性味 歸經〕 味는 甘하고 性은 平하다. 肺, 胃經에 들어간다.

〔成分〕 根莖에는 convallamarin, convallarin, kaempferol-glucoside, quercitol-glycoside, vitamin A 등이 함유되어 있고 이외에 澱粉 25.6~30.6%와 粘液이 들어 있다. 또 葉과 根莖에는 azetidine-2-carboxylic acid 가 함유되어 있다.

〔藥理〕 1. 血壓에 대한 作用: 莖과 葉의 浸劑나 煎劑(品種未同定)는 토끼나 개에 대하여 一過性의 降血壓作用이 나타났으나 兩側의 迷走神經을 切斷하고 atropine을 注射한 後에는 그 降血壓作用이 조금 약해졌다.

2. 強心作用: 개구리의 摘出心臟에 煎劑 또는 팅크劑 少量을 投與하면 그 拍動을 급속하게 強化시켰는데 多量을 投與하면 心臟의 拍動을 약하게 하였고 심할 경우에는 停止시켰다. 根莖이나 液果에는 은방울꽃(鈴蘭)과 같은 強心配糖體(convallamarin과 convallarin)를 함유하고 있기 때문에 強心作用이 있다.

3. 血糖에 대한 作用: 토끼에 0.5g/kg 의 浸劑를 經口投與하면 血糖은 최초에 上昇하였으나 뒤에는 低下되었다. 또 adrenaline에서 일으킨 高血糖에 대해서도 抑制作用이 있으며 glucose 나 alloxan에 의한 Rat의 高血糖에 대해서도 抑制作用이 있다.

〔藥效 主治〕 養陰, 潤燥, 除煩, 生津, 止渴의 效能이 있다. 熱病陰傷, 咳嗽煩渴(심한 口渴), 過勞에 의한 發熱, 消穀易飢(食後에 곧 飢餓를 느끼는 것), 頻尿, 中風暴熱, 運動障碍, 跌筋結肉을 치료한다. 長期間 服用하면 顔色과 血色을 좋게 한다. 【用法 用量】6~9g을 달여 服用하거나 또는 삶아서 糊狀이 되게 하거나 丸劑, 散劑로 服用한다.

〔配合 禁忌〕 胃에 痰濕, 氣滯, 陰病內寒에는 忌한다. 鹽汁은 相畏이다.

원 황 정 (층층갈고리둥굴레) 黃精 *Polygonatum sibiricum* REDOUTE
        죽대 深山黃精 *P. lasianthum* var. *coreanum* NAKAI
      진황정 (대잎둥굴레) 黃精 *P. falcatum* A. GRAY (= *P. petiolatum* LÉV.)

多年生 草本으로 根莖은 옆으로 뻗으며 비후한 肉質로 圓柱形이고 묵은 줄기의 脫痕이 있고 수염털이 조금 나와 있다. 줄기는 곧게 서고 圓柱形에 높이는 50~80 cm 이며 매끄럽고 光澤이 있으며 無毛이다. 葉柄은 없고 보통 4~5개의 잎이 輪生하였다. 葉片은 線狀 披針形에서 線形으로 되어 있고 길이는 7~11 cm, 나비는 5~12 mm, 끝은 날카롭고 뾰족하며 말려 있고 윗면

은 綠色이고 뒷면은 淡綠色이다. 꽃은 腋生하여 아래로 늘어져 있다. 花柄의 길이 1.5～2cm 고 끝이 둘로 갈라져서 두 개의 꽃이 붙는다. 花被는 筒狀인데 白色이고, 길이 8～13mm 로서 끝은 齒狀으로 6갈래로 째졌으며 綠白色을 띠고 있다. 수술은 6개이고 花被管의 中部에 着生하였고 花絲는 미끄럽고 光澤이 있다. 암술은 1개이고 길이는 수술과 같다. 子房은 上位인데 柱頭에는 白毛가 있다. 液果는 직경이 7～10mm 의 球形이며 成熟하면 까맣게 된다. 開花期는 5～6月, 結實期는 6～7月이다. 山地의 雜木林 또는 低木林 주변에서 자라고 中部地方에 分布한다. 【處方用名】根莖이 黃精이다.

黃 精 (황정) 〈雷公炮炙論〉 鹿竹・重樓・萎蕤・苞格・馬箭・筆菜・玉竹黃精: 원황정 및 同屬近緣植物의 根莖이다. 봄, 가을에 採取하는데 가을에 採取한 것이 좋다. 根莖을 캐내 地上部分과 鬚根을 제거하고 깨끗이 씻어 蒸器에 넣고 光澤이 날 때까지 쪄서 日乾 또는 焙乾한다. 《黃精》 깨끗이 씻어 약간 축축할 때 얇게 썰어 햇볕에 말린다. 《酒黃精》 깨끗한 黃精을 골라 깨끗이 씻은 다음 술을 混合하여 容器에 넣고 密封한 다음 물을 넣은 鍋中에 올려놓고 술(酒)이 모두 스며들 때까지 湯煎하여 약한 불로 쪄서 風乾한다. 黃精과 酒의 비율은 2：1로 한다.

〔性味 歸經〕 味는 甘하고 性은 平하며 無毒하다. 脾, 肺, 腎經에 들어간다.

〔成分〕 根莖에는 粘液質, 澱粉 및 糖分이 함유되어 있다. P. cyrtonema HUA.의 根莖에는 azetidine-2-carboxylic acid, asparagine 酸, homoserine, diamino 酪酸, digitalis 配糖體 및 多種의 anthraquinone 類 化合物이 들어 있고 葉에는 vitexin-xyloside 와 5,4-dihydroxy flavone 配糖體가 함유되어 있다.

〔藥理〕 1. 抗菌作用: 黃精은 in vitro 에서 抗酸菌에 대하여 抑制作用이 있으며 그 煎劑는 Guinea pig 에 結核菌을 感染시킴과 동시에 投與하였을 때와 感染後 淋巴가 腫脹되었을 때 모두 현저한 靜菌效果가 나타났다. 또한 健康狀態도 개선시켰다. 그 治療效果는 Isoniazid 에 가까운 것이었고 티푸스菌에 대해서는 微弱한 抑制作用만 있었고 黃色葡萄球菌에는 효과가 없었다 (抗菌最低濃度 500～1000 mg%).

2. 抗眞菌作用: 黃精의 알콜抽出物水液의 2% 濃度 이상인 것에는 紫色白癬菌, 紅色表皮菌 등 여러 종류의 眞菌에 대하여 抑制作用이 있고 水抽出物에는 石膏狀 白癬菌과 Kaufmann woeff 氏表皮菌에 대하여 抑制作用이 있다. 그러나 그 10% 煎劑에는 羊毛狀 小胞子菌에 대하여 輕度의 抑制作用이 있을 뿐이고 기타의 여러 가지 眞菌에는 無效라는 보고도 있다.

3. 降壓作用: 黃精의 水浸液, 알콜水浸出液과 30%의 알콜浸出液은 모두 痲醉시킨 動物의 血壓을 降下시키는 作用을 가지고 있다.

〔藥效 主治〕 滋養强壯劑로서 補中益氣하고 心肺를 滋潤하고 筋骨을 튼튼히 하는 效能이 있다. 虛損(久病衰弱), 肺癆(肺結核)의 咳血, 病後體力不足, 食慾不振, 筋骨衰弱, 風濕 疼痛, 風癲癬疾(癲에 의한 皮膚疾患) 등을 치료한다. 【用法 用量】 9～15g (新鮮한 것은 30～60g)을 달여서 服用한다. 長時間 약한 불로 달여서 膏로 하거나 丸劑로 만들어 服用한다. 〈外用〉 煎液으로 患部를 씻는다.

〔禁忌〕 中寒泄瀉(寒氣에 의한 下痢), 痰濕痞滿(痰이 停滯하고 胸腹 사이의 膨滿感)으로 氣

가 滯한 것에는 忌한다.

만년청 萬年靑 Rohdea japonica (THUNB.) ROTH. (=Orontium japonicum THUNB.)

多年生 常綠草本으로 根莖은 비스듬히 뻗어 나가는데 肉質이 두텁고 짧으며 수염뿌리가 빽빽하게 나서 덮고 있다. 잎은 叢生하고 披針形이며 길이가 30 cm 내외, 나비는 5 cm 내외로서 끝이 뾰족하며 날카롭고 밑은 점차로 좁아져서 葉柄形에 가깝다. 꽃은 다수이고 楕圓形의 穗狀花序에 붙어 있고 길이는 약 3 cm쯤 된다. 花莖은 길이 7.5 cm 花被는 淡綠色이고 裂片은 6개, 上部는 癒着하여 盤形을 이루고 있다. 수술은 6개이며 수술대는 거의 花被에 붙어 있고 葯은 長楕圓形으로 內向하고 세로로 갈라져 있다. 子房은 球形이고 花柱는 매우 짧고 柱頭는 3개로 갈라져 밖으로 벌어져 있다. 漿果는 球形이고 多肉質이며 成熟하면 橘紅色 또는 黃色이 되고 속에 種子 1個가 들어 있다. 開花期는 5~7月이다. 日本 原產으로 觀賞用으로 栽植한다.【處方用名】① 根 및 根莖을 萬年靑根 ② 잎은 萬年靑葉 ③ 꽃은 萬年靑花이다.

❶ **萬年靑根** (만년청근) 〈藥性考〉 開口劍・斬蛇劍・牛尾七・衝天七: 만년초의 根 및 根莖이다. 年中 採取하며 根莖 및 수염뿌리 등을 제거하고 깨끗이 씻어 햇볕 또는 불에 쬐어 말린다. 햇볕에 말린 것은 白色, 불에 쬐어 말린 것은 紅色인 것이 品質이 좋다고 한다. 蟲食을 避하기 위하여 독안에 貯藏하거나 햇볕에 자주 쬐어야 한다.

〔成分〕 萬年靑의 根莖・葉・種子에는 모두 强心配糖體인 rhodexin A, B, C, D가 함유되어 있고 新鮮한 根과 葉에는 rhodexin A 0.008%, rhodexin C 0.03%가 함유되어 있으며 rhodexin B는 없다. 新鮮한 葉中의 酵素는 rhodexin C를 加水分解하여 rhodexin B와 glucose를 生成한다. 乾燥한 葉에는 全配糖體를 약 0.43% 함유하고, 地上部에서는 또 rhodexin D가 抽出되며 收量은 0.1% 前後이다. 種子에는 rhodexin A・C가 들어 있고 그 含有量은 新鮮한 根・葉과 同等하다. 단 果皮에는 rhodexin이 들어 있지 않았다. 萬年靑의 根莖 中에는 또 rhodenin(融點 154~156°C $[\alpha]_D - 87.5°$)이 함유되어 있다.

〔藥理〕 **1. 强心作用**: Rhodenin은 心臟에 대하여 抑制作用을 나타낸다. 根莖의 水浸劑에서 抽出되는 無晶形粉末은 개구리의 摘出心臟 및 자라의 in situ 의 心臟에 대하여 디기탈리스樣의 作用을 나타낸다. 엑스의 作用은 디기탈리스보다 강하고 生物檢定法에서 測定한 萬年靑根의 효력은 1928年 디기탈리스國際基準粉末의 效力에 비하여 고양이에 대해서는 1.67배, 개에 대하여서는 3.5배이고 蓄積作用도 비교적 강하다. 內服의 효력은 비교적 떨어지는데 같은 效果를 얻기 위해서는 注射量의 10倍를 요한다.

2. 血管에 대한 作用: 血管에 대한 作用은 致死量의 多少에 의하여 다르게 나타난다. 비교적 低濃度에서는 腸血管을 수축시키며 冠狀・腎臟・腦 및 四肢의 血管을 확장시킨다. 高濃度에서는 血管을 수축시키지만 일반적인 治療量으로는 血管에 대한 影響은 적다.

3. 其他의 作用: 抽出한 rhodenin에는 利尿作用, 胃腸 및 子宮의 平滑筋에 대하여 興奮作用이 있다. 皮下注射 또는 內服을 하면 局部에 刺戟이 일어나서 注射部位가 發赤하고 심한 경우에는 炎症을 일으킨다. 그러나 局部刺戟과 催吐作用은 디기탈리스보다는 약하다. 抗菌에 쓰

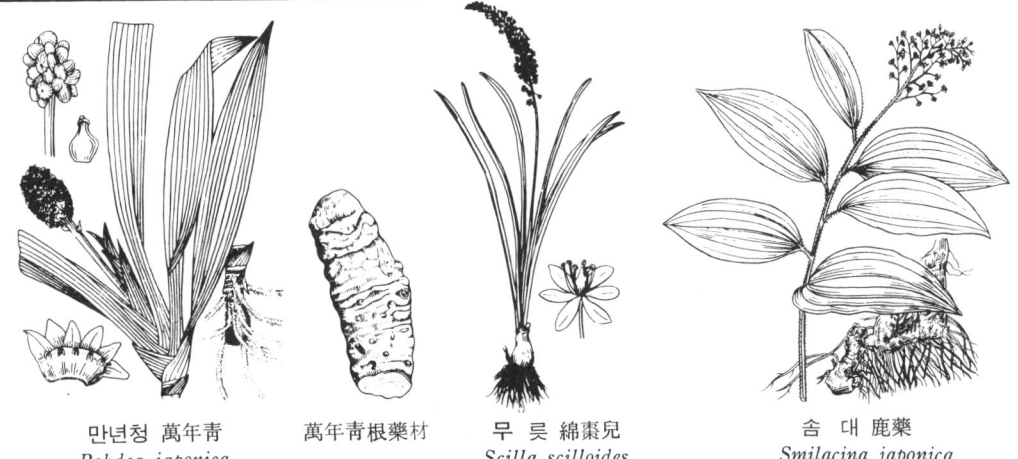

만년청 萬年青
Rohdea japonica

萬年青根藥材

무 릇 綿棗兒
Scilla scilloides

솜 대 鹿藥
Smilacina japonica

이는 濃度는 매우 높으므로 더욱 進步된 實證을 기다려야 한다.

〔性味 歸經〕 味는 甘苦하고 性은 寒하며 有毒하다. 肺經으로 들어간다.

〔藥效 主治〕 强心利尿, 淸熱解毒, 止血의 效能이 있다. 心力衰竭, 咽喉腫痛, 白喉(디프테리아), 水腫, 膨脹, 喀血, 吐血, 疔瘡, 丹毒, 蛇咬傷, 燙傷 등을 치료한다. 咽喉急閉를 치료하는데는 짓찧은 汁에 米醋 소량을 섞어서 흘러 넣어 주어 痰을 吐하게 하여 구한다.【用法 用量】3~9g(新鮮한 것은 30~60g)을 달여 마시거나 粉末로 또는 짓찧어서 生汁을 服用한다.〈外用〉짓찧어서 汁을 塗布하거나 코를 막는다. 또 煎液으로 熏洗한다.

❷ **萬年青葉** (만년청엽)〈本草新編〉: 萬年青의 잎이다.

〔性味 歸經〕 味는 苦澁하고 性은 微寒하다. 腎經으로 들어간다. 오직 任督脈을 通하게 한다. 肺經으로 들어간다.

〔藥效 主治〕 强心, 利尿, 淸熱, 解毒, 止血의 效能이 있다. 心力衰竭, 咽喉腫痛, 喀血, 吐血, 瘡毒, 蛇咬傷을 치료한다.【用法 用量】9~15g을 달여서 服用한다.〈外用〉煎液으로 熏洗하거나 짓찧어서 汁을 塗布한다.

❸ **萬年青花** (만년청화)〈本草綱目拾遺〉: 萬年青의 꽃이다. 腎虛腰痛, 打撲傷을 치료한다.

무 릇 綿棗兒 *Scilla scilloides* (LINDL) DRUCE
　　　　(=*S. thunbergii* MIYABE et KUDO = *S. chinensis* BENTH.)

多年生 草本으로서 鱗莖은 卵狀 球形이며 外皮는 흑갈색이고 밑에 수염뿌리가 多數 있다. 잎은 狹線形이고 根生하였으며 線形이고 끝이 날카로우며 길이 15~20cm 내외로서 表面이 매끄럽고 正面이 오목하다. 花莖은 가늘고 짧고 苞는 작으며 線形이고 잎의 先端보다 더 길게 나와 있다. 꽃은 總狀花序로서 苞片은 작고 線狀이며 꽃은 작고 淡紫色이다. 花被는 6개이고 裂片은 矩圓形이고 深紫色의 脈紋이 1개 있다. 수술은 6개, 花絲의 밑은 편평하고 끝은 뾰죽하여 날카롭다. 子房은 편평한 楕圓形, 3室이 있는데 各室마다 곧게 선 胚珠가 1개씩 있다. 蒴果는 倒卵形이고 成熟하면 3瓣이 갈라지고 길이는 2~3cm, 種子는 모가 나고 黑色이며 光澤이

있고 開花期는 7~8월이다. 들이나 밭 언덕에 나며 全國에 분포한다. 【處方用名】鱗莖 또는 全草가 綿棗兒이다.

綿棗兒 (면조아)〈救荒本草〉石棗兒·天蒜: 무릇의 鱗莖 또는 全草이며 開花時에 採取하여 生用하거나 햇볕에 말린다.

〔**性味 歸經**〕 味는 甘하고 性은 寒하다. 肝, 心經에 들어간다.

〔**成分**〕 鱗莖에는 果糖, 蔗糖, 澱粉, amylopectin 과 같은 多糖類 및 inulin 과 같은 多糖이 함유되었고 또 proscillaridin A 및 分子式 $C_{15}H_{20}O_6$ 의 有毒 glucoside 가 들어 있다.

〔**藥理**〕 1. 心血管에의 作用: 디기탈리스와 같은 强心作用이 있다. 根莖 알콜抽出物의 水溶液은 두꺼비의 摘出 및 in situ 의 心臟에 대하여 현저한 强心作用이 있다. 心臟의 收縮力이 증가하고 心筋의 緊張度는 높아지고 최후에 가서는 收縮期에 停止하였으나 心拍數에서 확실한 영향은 없었다. 잎의 抽出液 作用은 根보다도 강하다. 痲醉된 개에 1 g/kg 를 靜脈注射하여도 血壓 및 呼吸에 확실한 영향은 없었다.

2. 其他 作用: 痲醉시킨 개에 下垂體後葉호르몬을 응용하여 尿量을 현저하게 감소시킨 상태에서 根에서 빼낸 抽出液을 靜脈注射하였더니 곧 尿量이 현저하게 증가하여 확실한 利尿作用을 나타냈다. Mouse의 摘出子宮에 대해서는 현저한 興奮作用이 나타나고 대량인 경우에는 麥角과 비슷한 痙攣을 일으켰다.

〔**毒性**〕 姙娠한 두 마리의 토끼에 根에서 빼낸 抽出物 6 g/kg 을 먹이고 그 중의 한 마리에는 또 잎에서 얻은 抽出物 2 g/kg 을 먹이고 하루를 거르고 또 全草의 煎劑 40 g 을 먹였으나 어느 쪽에도 이상이 나타나지 않았다.

〔**藥效 主治**〕 活血, 解毒, 消腫, 止痛의 效能이 있다. 乳癰, 腸癰, 打撲傷, 腰腿痛, 筋骨痛, 癰疽를 치료한다. 【用法 用量】3~9 g 을 달여서 服用한다. 〈外用〉짓찧어서 바른다.

솜　대 (풀솜대) 鹿藥 *Smilacina japonica* A. GRAY (=*S. trinervis* MIYABE et KUDO)
자주솜대 *S. bicolor* NAKAI　민솜대 *S. davurica* TURCZ.

多年生 草本으로 높이는 40 cm 내외이다. 根莖은 옆으로 뻗고 살이 많으며 수염 뿌리가 많이 나 있다. 줄기는 單生으로 곧게 섰고 剛毛가 있으며 上部는 비스듬히 올라갔으며 下部에 鱗片이 있다. 잎은 互生하며 줄기의 上半部에 着生하여 보통 5~7개가 2列로 났고 卵狀 楕圓形 혹은 넓은 楕圓形, 길이 8~16 cm, 나비 2~5 cm 이다. 끝은 날카롭고 基部는 圓底이고 緣과 兩面에는 剛毛가 密生하고 짧은 葉柄이 있다. 圓錐花序는 頂生하고 꽃은 작고 白色이다. 花片는 6개이고 楕圓形 수술도 6개 子房은 3室이다. 各 室에는 胚珠가 1粒씩 있다. 液果는 球形, 처음에는 綠色에 紫色의 斑點이 있는데 다 익으면 黃色 또는 淡黃色이 된다. 開花期는 5~7월이다. 山地의 나무그늘에 난다. 제주도 및 南·中·北部에 分布한다. 【處方用名】根莖 및 根이 鹿藥이다.

鹿　藥 (녹약)〈千金·食治〉: 솜대 및 同屬 近緣植物의 根 및 根莖으로 가을에 채취하여 햇볕에 말린다.

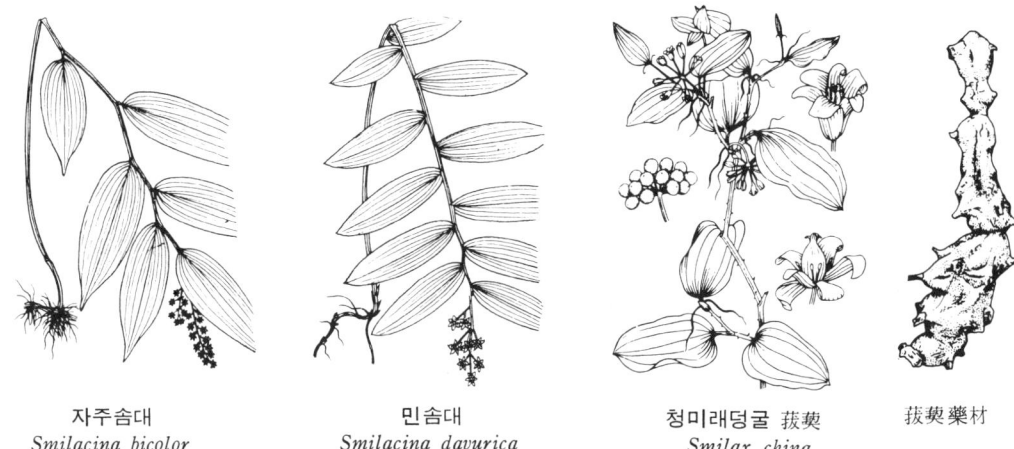

| 자주솜대 | 민솜대 | 청미래덩굴 菝葜 | 菝葜藥材 |
| Smilacina bicolor | Smilacina davurica | Smilax china | |

〔性味 歸經〕 味는 甘 苦하고 性은 溫하다. 心, 肝, 脾經에 들어간다.

〔藥效 主治〕 補氣, 益腎, 祛風, 除濕, 活血, 調經의 效能이 있다. 疥傷, 陽痿, 偏·正頭痛, 風濕에 의한 疼痛, 打撲傷, 乳癰(化膿性 乳腺炎), 月經不順을 치료한다.【用法 用量】9~15 g 을 달이거나 또는 술에 담가 服用한다. 〈外用〉 짓찧어서 汁으로 바른다. 또는 뜨겁게 하여 患部에 댄다.

청미래덩굴 (명감나무) 菝葜 *Smilax china* L. (=*Coprosmanthus japonicus* KUNTH)

좀청미래 *S. china* L. var. *microphylla* NAKAI

팥청미래 *S. japonica* (KUNTH) A. GRAY

덩굴성 灌木으로 根莖은 옆으로 뻗으며 꾸불꾸불하고 단단하며 수염뿌리는 드문드문 나와 있다. 줄기는 단단하고 높이 0.7~2 m 以上이고, 거꾸로 또는 똑바로 나온 가시가 드문드문 나 있다. 잎은 互生하고 潤彩가 있으며 圓形 내지는 廣楕圓形이며 길이 5~7 cm, 나비 2.5~5 cm 끝이 갑자기 뾰족해지고 鈍圓形이나 基部는 鈍圓形 또는 廣楔形인데 心臟形에 가까운 것도 있다. 葉柄은 길이 4~5 mm이고 托葉은 덩굴손으로 된다. 꽃은 單生하고 雌雄異株이며 繖形花序로 腋生한다. 苞葉은 卵狀 披針形 花被의 裂片은 6개로 긴 楕圓形이고 뒤로 말리며 6개의 수술과 1개의 암술이 있고 子房은 긴 楕圓形으로서 3室이며 끝이 3개로 갈라진다. 柱頭는 3개로 갈라졌고 약간 反曲하였다. 液果는 球形이고 紅色이다. 開花期는 5月이다. 산기슭, 低木林의 주변 양지쪽에 나며 제주도 및 南·中·北部에 분포한다.【處方用名】① 根莖은 菝葜 ② 葉은 菝葜葉이다.

❶ 菝 葜 (발계) 〈名醫別錄〉: 청미래덩굴 및 同屬 近緣植物의 根莖으로 2月이나 8月에 根莖을 캐어 잔뿌리를 제거하여 깨끗이 하여 햇볕에 말린다. 土茯苓을 代用한다.

〔性味 歸經〕 味는 甘하고 性은 溫하다. 肝, 膀胱, 大腸經에 들어간다.

〔成分〕 根莖에는 diosgenin 과 diosgenin 으로 構成된 多種의 saponin이 함유되었고 또 alkaloid, phenol 類, amino 酸, 有機酸, 糖類가 들어 있다. 種子에는 粗脂 11.2%가 함유되었고

脂肪에는 linoleic acid 39.1%, oleic acid 48.4%가 함유되어 있다.

〔藥理〕 利尿, 解毒作用 : 煎劑는 개의 急性 利尿實驗에서 尿量을 증가시키지 않았고 急性 水銀中毒된 Rat에 대해서도 利尿作用은 없었으나 尿中 水銀의 排出量은 조금 증가되었다. 정상인 토끼와 急性 水銀中毒 토끼의 細網內皮系의 機能에 대해서도 모두 확실한 영향은 없다.

〔藥效 主治〕 祛風濕, 利小便, 消腫毒의 效能이 있다. 關節의 疼痛, 筋肉痲痺, 泄瀉, 痢疾, 水腫, 淋病, 疔瘡, 腫毒, 瘰癧, 痔瘡을 치료한다. 【用法 用量】9~15g(大量으로는 30~90g)을 달여 服用한다. 술에 담그거나 또는 丸劑, 散劑로 服用한다. 〈外用〉 煎液으로 熏洗한다.

❷ 菝葜葉(발계엽)〈日華子諸家本草〉: 청미래덩굴 및 同屬 近緣植物의 葉이다.

〔性味〕 性은 溫하고 無毒하다.

〔成分〕 잎에는 rutin을 함유하고 있다.

〔藥效 主治〕 風腫, 瘡癤, 腫毒, 臁瘡, 火傷을 치료한다. 【用法 用量】술에 담가 服用한다. 〈外用〉 짓찧어서 또는 粉末로 調布한다.

선밀나물 長葉牛尾菜 Smilax nipponica MIQ.
　　　밀나물 老龍鬚 S. riparia A. DC. var. ussuriensis (REGEL) HARA et T. KOYAMA

多年生 덩굴성草本이다. 뿌리는 木質이며 단단하고 줄기는 뻗으며 비후하고 연질이다. 잎은 互生하고 卵形, 楕圓狀 卵形이거나 卵狀 披針形으로 길이 6~9cm 나비 6.5cm이고 끝은 점차적으로 날카롭게 뾰족해졌거나 갑자기 날카롭게 된다. 밑은 쐐기형이거나 圓形에 가깝고 兩面은 매끄럽고 光澤이 있으며 無毛이다. 葉柄의 밑에는 덩굴손이 달려 있다. 꽃은 單生이고 雌雄異株이다. 花序는 傘形으로 腋生하고 萼과 花冠은 6개로 떨어져서 나고 바깥쪽으로 굽혀져 있다. 雄花에는 수술이 6개 있는데 萼과 花冠의 裂片보다는 짧다. 雌花는 雄花보다 작고 假雄蕊는 線形, 子房은 球形, 柱頭가 3裂하였다. 液果는 球形으로 黑色이고 開花期는 5~7月이다. 산이나 들에 나며 全國에 分布한다. 【處方用名】根莖 및 根이 牛尾菜이다.

牛尾菜(우미채)〈救荒本草〉大伸筋・馬尾伸筋 : 선밀나물・밀나물의 根莖과 根이다. 6~8月에 採取하여 깨끗하게 씻어서 햇볕에 말린다.

〔性味〕 牛尾菜의 味는 苦하고 性은 平하다. 老龍鬚의 味는 甘苦하고 性은 平하다.

〔藥效 主治〕 牛尾菜(선밀나물)는 舒筋, 活血, 經絡疏通, 止痛의 效能이 있다. 足腰의 筋骨疼痛을 치료한다.

老龍鬚(밀나물)는 補氣, 活血, 舒筋, 通絡의 效能이 있다. 氣虛浮腫, 筋骨疼痛, 片痲痺, 頭暈頭痛, 咳嗽吐血, 骨結核, 白帶(惡露)를 치료한다. 【用法 用量】6~12g을 달여 마시거나 또는 술에 담가 服用한다. 肉과 같이 약한 불에 고아서 먹는다. 〈外用〉 짓찧어서 患部에 붙인다.

청가시나무 (청가시덩굴) 華東菝葜 Smilax sieboldi MIQ.

落葉활엽蔓木으로 길이는 2m쯤 된다. 根莖은 굵고 짧으며 根은 길고 가느다랗고 彎曲하여 있다. 왼줄기는 녹색이고 稜線과 곧은 가시가 있으며 가지는 녹색으로서 흑색 斑點이 있고 털이 선밀나물 Smilax nipponica 청가시나무 S. sieboldi 큰연령초 Trillium tschonoskii

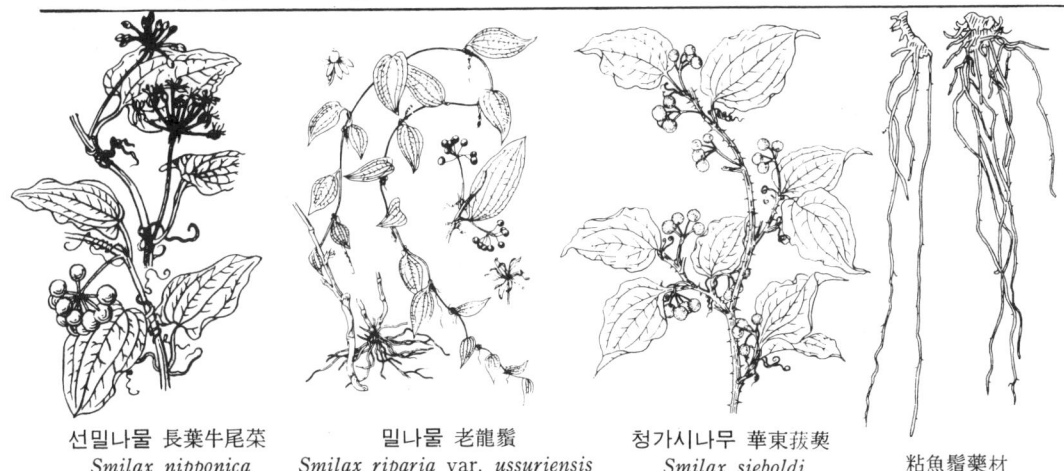

선밀나물 長葉牛尾菜
Smilax nipponica

밀나물 老龍鬚
Smilax riparia var. ussuriensis

청가시나무 華東菝葜
Smilax sieboldi

粘魚鬚藥材

없다. 잎은 互生하며 卵狀 楕圓形 또는 卵狀 心臟形이고 털은 없으며 가장자리가 波狀이고 끝이 뽀족하며 托葉과 葉柄은 밑부분에서는 合着하고 있으나 윗부분에서는 分離되어 덩굴손이 되었다. 꽃은 傘形花序로 腋生하고 總花柄의 길이는 約 1.5 cm, 小花柄의 길이는 5~10 mm이다. 꽃은 黃綠色이고 넓은 鐘形이고 花被는 6개로서 楕圓形이며, 다소 肉質이고 6개의 수술과 1개의 암술이 있다. 雌花의 子房은 圓形이고, 液果는 둥글고 익으면 黑色이 된다. 開花期는 6月, 結實期는 9~10月이다. 산기슭의 숲속에 나며 全國 각지에 분포한다. 【處方用名】根莖과 根이 粘魚鬚이다.

粘魚鬚(점어수)〈救荒本草〉龍鬚菜: 청가시나무의 根莖 및 根으로 年中 채취 가능하나 일반적으로 봄, 가을 2회 根部를 캐어 莖葉을 제거하고 햇볕에 乾燥한다. 挾雜物을 제거하고 물에 담궈 부드럽게 되면 根頭를 떼어 내고 잘게 썰어서 햇볕에 말린다.

〔性味 歸經〕 味는 甘하고 性은 溫, 平하며 無毒하다. 肝, 心經에 들어간다.

〔成分〕 根莖에는 saponin, tannin, 樹脂 및 大量의 澱粉이 함유되어 있고 莖에는 tiogenin, neotigogenin이 함유되어 있다.

〔藥效 主治〕 袪風邪, 活血, 消腫, 止痛의 效能이 있다. 風濕 筋骨疼痛, 疔瘡, 腫毒을 치료한다. 【用法 用量】 4.5~9 g을 달여서 服用하거나 丸劑나 散劑로 쓴다. 〈外用〉 짓찧어서 붙이거나 가루 내어 고루 바른다.

큰연령초 (흰삿갓풀) 延齡草 Trillium tschonoskii MAXIM.

연령초 (큰꽃삿갓풀) 白花延齡草 T. kamtschaticum PALL. (= T. pallasii HULTÉN)

多年生 草本으로서 높이는 18~35 cm이고, 根莖은 굵고 짧으며 곧게 내렸고 가는 뿌리가 다수이다. 원줄기는 1~3개가 곧게 서고 끝에서 잎자루가 없는 잎 3개가 輪生한다. 잎은 줄기끝에 輪生하고 잎은 幅이 넓은 菱狀 卵形이고 길이가 나비 보다 약간 크거나 거의 동등한 것도 있다. 끝은 급하게 날카롭고 3~5의 뽀족한 脈이 있으며 길이 15 cm, 나비 17 cm 내외이다. 花柄은 輪生한 잎 사이에서 나왔고 꽃은 줄기끝 잎 사이에서 1개의 자루가 나와서 자루끝에

한송이의 꽃이 달렸으며 한쪽을 향하여 피며 外花蓋 세 조각은 披針形이며 끝이 날카롭고 녹색이며 內花蓋의 세 조각은 보통 白色이나 淡紫色인 것도 있다. 수술은 6개이고 花絲는 짧고 편평하며 葯은 길다. 암술은 1개, 수술과 같은 길이거나 약간 길다. 液果는 卵狀 球形으로 녹색이고 지름 約 2 cm 정도이고 種子는 많고 卵形으로 길이 약 2 mm이고 褐色이다. 開花期는 5~6月이다. 깊은 산 숲속에서 자라며 울릉도, 江原, 京畿 및 北部에 분포한다. 【處方用名】根莖이 芋兒七이다.

芋兒七 (우아칠) 〈陝西中草藥〉 延齡草: 큰연령초·연령초의 根莖으로 여름에서 가을에 캐내어서 莖, 葉, 수염뿌리 등을 제거하고 깨끗이 씻어서 햇볕에 말린다.

〔性味 歸經〕 味는 甘辛하고 性은 溫하다. 脾, 心經에 들어간다.

〔成分〕 延齡草에는 steroid系 saponin 즉, diosgenin의 glycoside trillin 과 diglucoside trillarin 이 함유되어 있고 또 昆蟲變態 steroid cyasterone 과 ecdysterone 이 함유되어 있고 根莖에는 diosgenin, pennogenin, 26-chloro-26-deoxycryptogenin 이 들어 있고 그 외에 trilloside A 및 B가 함유되어 있다.

〔藥理〕 1. 降壓作用: 延齡草의 煎劑와 알콜 抽出物은 痲痺한 토끼에 대하여 급격한 降壓作用을 한다. 十二指腸 또는 腹腔內에 1 kg 당 1~2 g 을 注射하였더니 거의 대부분의 고양이에게는 현저한 降壓作用이 나타났다. Rat 의 DOCA型 實驗高血壓에 대하여 豫防作用을 갖고 있는 것 같다. 초보적 段階의 분석에 의하면 그 降壓作用의 原理는 延齡草의 血管運動中樞를 억제하는 데 있는 것 같다.

2. 鎭痛作用: Mouse 胃에 延齡草의 알콜抽出物을 1~2 g/kg 주었더니 현저한 鎭痛作用이 나타났는데 量을 증가하였더니 도리어 효력은 減少되었다.

〔藥效 主治〕 祛風, 舒肝, 活血, 止血의 效能이 있다. 高血壓, 眩暈, 頭痛, 打撲骨折, 腰腿疼痛, 外傷出血을 치료한다. 【用法 用量】6~9 g 을 달여 服用하거나 粉末로 3 g 을 溫湯으로 冲服한다. 〈外用〉 가루 내어 撒布한다.

까치무릇 (물구) 老鴉瓣 *Tulipa edulis* (MIQ.) BAKER (=*Amana edulis* (MIQ.) HONDA)

多年生 草本으로서 地下의 鱗莖은 卵狀 圓形이며, 길이 3 cm 내외이고 표면은 엷은 갈색이며 赤色의 膜質鱗片으로 덮여 있고 1개마다 안쪽에 가늘고 긴 金褐色의 絨狀 털이 많이 나 있다. 잎은 보통 2개이고 線形이며 길이가 30 cm 쯤 되는 것도 있다. 잎 밑이 줄기를 쌌으며 길이 13~30 cm 나비, 4~6 mm 내외이고 연질이며 분처럼 희다. 花莖은 1~3개이고 부드럽고 매우 약하게 생겼다. 苞片은 2개인데 對生하고 꽃은 單生으로 줄기끝에 붙어 있고 위를 향하여 벌어졌고 넓은 鍾形이며 길이 약 3 cm 이고 花被는 6개 長楕圓狀 披針形이고 白色이며, 외면에 암자색의 세로줄이 있다. 6개의 수술은 花蓋片의 반의 길이이며 암술은 1개, 子房은 楕圓形이고 세 개의 稜이 있다. 蒴果는 三角狀의 倒卵形이다. 開花期는 4~5月이다. 山野의 陽地쪽에 자라며 제주도 및 南部(無等山, 白羊山), 京畿道에 분포한다. 【處方用名】鱗莖이 光慈姑이다.

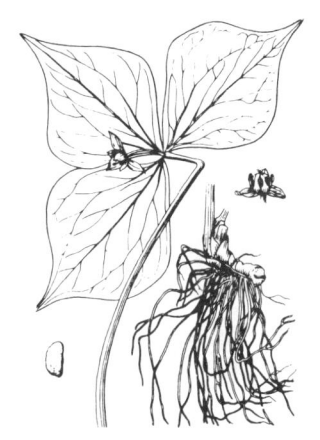 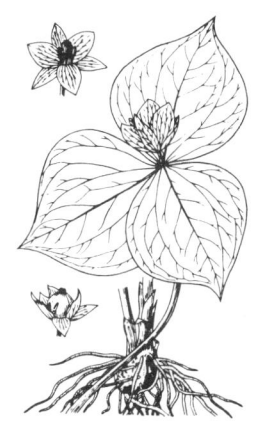 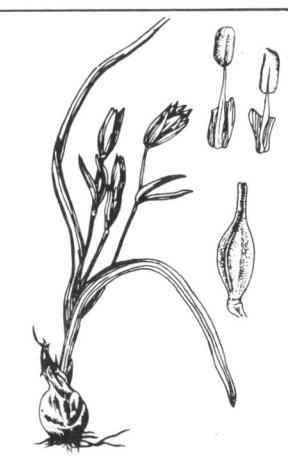

큰연령초 延齡草	연령초 白花延齡草	까치무릇 老鴉瓣
Trillium tschonoskii	*Trillium kamtschaticum*	*Tulipa edulis*

光慈姑 (광자고) 〈河南中藥手冊〉 老鴉瓣·老鴉頭·綿花包: 까치무릇의 鱗莖으로 가을, 봄에 캐어 수염뿌리와 外皮를 벗기고 깨끗이 씻어 햇볕에 乾燥한다.

光慈姑 藥材

〔性味〕 味는 甘하고 性은 寒하며 有毒하다.

〔成分〕 Colchicine 등 多種의 alkaloid 및 澱粉이 함유되어 있다.

〔藥理〕 1. 抗腫瘍作用: 鱗莖 中에 함유되어 있는 colchicine 을 Mouse 에 2 mg/kg 皮下注射 하였더니 細胞의 有絲分裂이 抑制되고 中期에는 이것을 停止시켰다. 이 효과는 放射線照射의 효과와 비슷한 것으로 分裂이 상당히 빠른 胚와 腫瘍細胞가 가장 민감하게 반응한다. 腫瘍의 치료에 있어서는 毒性이 매우 크다. 山慈姑를 1.5 mg 일 때에는 急性淋巴性 白血病이나 急性顆粒球白血病 患者의 血細胞脫水素酵素에 대하여 抑制作用이 있다(試驗管中 Methylene blue 脫色法). 또 急性淋巴性白血球의 呼吸에도 어느 程度의 抑制作用이 있다.

2. 抗痛風作用: Colchicine 은 急性痛風性 關節炎의 治療에 있어서 특별한 효과가 있어서 藥을 사용하고 數時間內에 항상 發赤, 腫痛, 發熱하던 것이 消失되었으나 재발을 방지할 수는 없었다. 일반적인 疼痛, 炎症, 慢性 痛風에는 모두 效果가 없었고 尿酸의 排出에도 영향은 없었다.

〔毒性〕 Colchicine 의 毒性은 매우 크지만 毒의 發生은 상당히 느리다. 이따금 藥을 사용하고 나서 3~6 時間 後에 發生하는 일도 있다. 惡心, 嘔吐, 下痢, 衰弱, 虛脫, 呼吸痲痺의 症狀이 나오고 계속 사용하면 顆粒性 白血球缺乏症이나 再生不良性 貧血 등과 같은 危篤한 결과가 나올 수도 있다.

〔藥效 主治〕 散結, 消腫, 化瘀의 效能이 있다. 咽喉腫痛, 瘰癧, 癰疽, 瘡腫, 産後瘀滯를 치료한다. 【用法 用量】3~6 g 을 달여서 服用한다. 〈外用〉 짓찧어서 塗布하거나 또는 汁을 塗布한다.

튜울립 鬱金香 *Tulipa gesneriana* L.

多年生 草本으로서 鱗莖은 卵狀 圓形이고 길이는 약 2 cm 이며 淡黃色의 纖維狀 皮膜으로 덮여 있다. 잎은 根生하는데 연속하여 互生하며 밑부분으로 원줄기를 감싸는데 넓은 披針形 또

−190 백　합(百合)과 Liliaceae

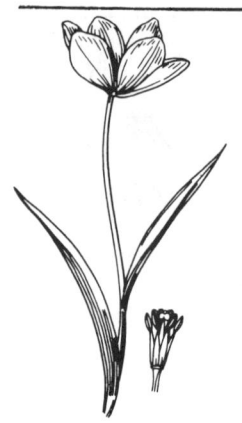
튜울립 鬱金香
Tulipa gesneriana

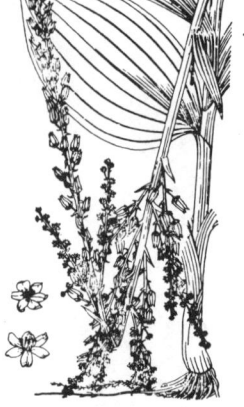
참여로 藜蘆
Veratrum nigrum var. *ussuriense*

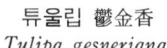
藜蘆藥材

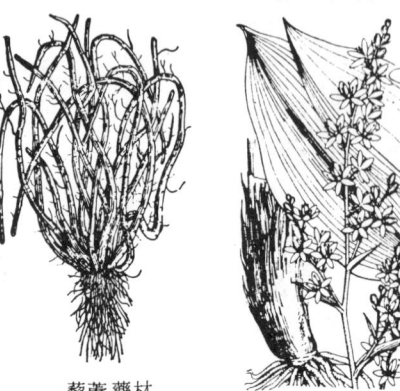
박 새 蒜藜蘆
Veratrum grandiflorum

는 楕圓狀이다. 꽃은 1개씩 위를 향해 피며 길이는 5~7.5 cm 정도로 花被는 6개이고 倒卵形이며 鮮黃色 또는 紫紅色에 黃色의 條紋과 斑點이 있다. 수술은 6개가 離生하고 葯은 0.7~1.3 cm로 基部에 着生한다. 花絲의 밑은 굵게 되어 있다. 암술은 길이 2 cm 정도로 녹색이며 圓柱形이다. 蒴果는 3室로 되어 있고 室의 背部가 裂開한다. 種子는 많고 편평하며 開花期는 4~5月이다. 유럽이 原產으로 各地의 庭園에서 많이 栽植되고 있다. 分布는 中部(江陵·江華)이다.【處方用名】① 花는 鬱金香 ② 鱗莖과 根은 鬱金香根이다.

❶ **鬱金香**(울금향)〈神農本草拾遺〉紅藍花·紫述香： 튜울립의 꽃이다.

〔性味〕 味는 苦하고 性은 平하며 無毒하다.

〔成分〕 花에는 cyanin, salicylic acid, arginine이 함유되어 있다. 암술, 莖, 葉에는 抗菌效果가 있는 1-tuliposide A, 1-tuliposide B와 少量의 tuliposide C가 함유되어 있고 tuliposide A·B는 放置해두면 부분적으로 無活性의 6-tuliposide A, 6-tuliposide B로 轉化된다. 芽에는 gibberellin A_1이 함유되어 있다.

〔藥理〕 오래된 보고에 의하면 花와 葉에는 有毒한 alkaloid가 들어 있는데 그 生理作用은 veratrine과 유사하다고 한다. Tuliposide A·B·C는 枯草菌에 대하여 抑制作用이 있다. 鬱金香의 汁은 陽이온, 陰이온 交換樹脂를 통과시킨 뒤에도 黃色葡萄球菌에 대하여 抗菌作用을 가졌다. 莖과 葉의 알콜 抽出液은 *Bacillus cereus mycoides*에 대하여 抗菌作用을 가졌고 그 成分 中에는 다량의 amino酸이 함유되어 있다.

〔藥效 主治〕 鬱金香은 일체의 臭氣를 치료하고 心腹間의 惡氣와 鬼疰(邪毒)를 제거하므로 各種 香藥에 들어간다.

❷ **鬱金香根**(울금향근)〈現代實用中藥〉： 튜울립의 鱗莖 및 根이다.

〔成分〕 多肉質의 鱗片에는 gibberellin $A_1·A_5·A_8·A_9$가 들어 있고 根에는 gibberellin $A_5·A_9·A_{13}$과 salicylic acid가 들어 있다.

〔藥效 主治〕 鎭靜劑(臟躁症)로 히스테리를 치료한다.【用法 用量】2~4 g을 가루 내어 散劑로 服用한다.

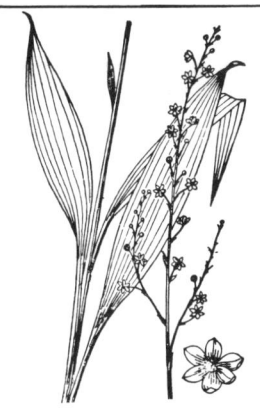
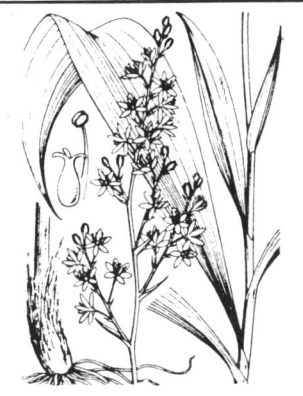

긴잎여로 毛穗藜蘆
Veratrum maackii

여 로
Veratrum maackii var. *japonicum*

범부채 射干
Belamcanda chinensis

참 여 로 藜蘆　*Veratrum nigrum* var. *ussuriense* LOES. fil.

박새 蒜藜蘆　*V. grandiflorum* (MAXIM.) LOES. fil.

푸른박새　*V. dolichopetalum* LOES.

긴잎여로 毛穗藜蘆　*V. maackii* REG.　　여로　*V. maackii* var. *japonicum* T. SHMIZU

파란여로　*V. maackii* var. *parviflorum* HARA et MIZUSHIMA

꽃박새　*V. patulum* LOES. fil.　　횐여로　*V. versicolor* NAKAI

多年生 草本으로서 높이는 60~100 cm 내외이다. 根莖에는 多數의 가는 뿌리가 났으며 多肉質이다. 줄기는 곧게 섰고 잎은 互生하고 줄기 下部에 3~4잎이 촘촘히 互生하였으며 楕圓形 또는 卵狀 披針形이고 길이 30 cm 정도로서, 끝이 점점 뾰족하고 밑이 좁으며 밑부분으로 갈수록 좁아져서 鞘에 연달아서 줄기를 싸고 있다. 꽃은 大形의 圓錐花序가 頂生했으며 꽃은 多數이며 밀착했고 花軸은 거칠거칠하며 苞는 披針形이고 꽃자루보다 짧고 花莖은 6조각이고 長楕圓形이며 끝이 뭉툭하고 6개의 수술은 花蓋片 길이의 반이다. 子房은 卵形이고 암술대는 세 갈래로 갈라져서 뒤로 젖혀지고 蒴果는 楕圓形이며 길이 1 cm 정도로서 세 개의 홈이 있고 끝이 세 개로 갈라진다. 種子는 多數이고 開花期는 7~8月이다. 山地의 숲속에서 자라며 제주도 및 中·北部에 分布한다.【處方用名】根 및 根莖이 藜蘆이다.

藜　蘆 (여로) 〈神農本草經〉 葱苒·葱葵·山葱·豊蘆·蕙葵·公苒·梨蘆·葱苒·鹿葱: 참여로 및 同屬 近緣植物의 根 및 根莖이다. 5~6月 花莖이 나오기 전에 캐어 苗葉을 제거하여 햇볕에 말리거나 끓는 물에 담갔다가 햇볕에 말린다.

〔性味 歸經〕 味는 苦辛하고 性은 寒하며 有毒하다. 肝, 肺經에 들어간다.

〔成分〕 참여로의 根莖에는 jervine, pseudojervine, rubijervine, colchicine, germerine, veratroyl-zygadenine 등의 alkaloid가 함유되어 있다. 박새根에는 veratramine, rubijervine, solanidine, 11-deoxojervine 등의 alkaloid 및 β-sitosterol이 함유되어 있다.

〔藥効 主治〕 風痰을 吐하게 하며 蟲毒을 제거하는 效能이 있다. 中風痰湧, 風癎癲疾, 黃疸, 久瘧, 泄痢, 頭痛, 喉痺(喉頭炎·扁桃腺炎 등), 鼻瘜, 疥癬, 惡瘡을 치료한다.【用法 用量】0.3

～0.6g을 가루 내어 服用하거나 丸劑로 쓴다. 〈外用〉 粉末을 환부에 고루 바른다.

〔配合 禁忌〕 體虛氣弱, 姙婦에는 忌한다. 黃連은 相使, 細辛·芍藥·人蔘·沙蔘·紫蔘·丹蔘·苦蔘은 相反, 大黃은 相惡, 葱白은 相畏한다.

붓 꽃(鳶尾)과 Iridaceae

범부채 射干 *Belamcanda chinensis* (L.) DC. (=*Ixia chinensis* L.)

多年生 草本으로 높이는 50～120 cm 내외이다. 根莖은 짧고 크며 가지는 가늘게 뻗는다. 줄기는 곧게 서고 잎은 互生하고 편평하며 두 줄로 부채살처럼 배열되고 길이 25～50 cm, 나비 2～4 cm로서 綠色에 보통 白粉을 띠고 있다. 잎 끝은 뾰족하고 밑부분은 서로 감싸 안는다. 꽃은 聚繖花序로서 두 갈래로 갈라진 가지끝에 頂生했으며 葉柄의 基部에는 膜質의 苞葉이 있는데 卵形 내지 卵狀 披針形을 하고 길이는 1 cm 전후가 된다. 꽃의 直徑은 3～5 cm 가량이고 花被는 6개이며 황적색 바탕에 짙은 斑點이 있다. 수술은 3개이고 花被보다 짧고 葯은 外向하고 있다. 子房은 下位로 3室, 蒴果는 楕圓形이고 길이 2.5～3.5 cm 내외이다. 種子는 黑色이며 광택이 나고 球形에 가깝다. 開花期는 7～8月, 結實期는 8～10月이다. 山野地 草原에 자라고 觀賞用으로 栽植하며 全國의 山野地에 分布한다. 【處方用名】根莖이 射干이다.

射 干 (사간)〈神農本草經〉烏扇·烏蒲·黃遠·夜干·烏吹·草姜·鳳翼·野萱花·扇竹: 범부채의 根莖으로 봄, 가을에 채취하여 줄기와 細根을 제거하고 반쯤 말려서 수염뿌리를 불에 태우고 다시 햇볕에 말린다.

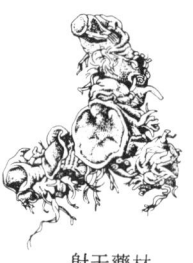

射干藥材

〔性味 歸經〕 味는 苦하고 性은 寒하며 有毒하다. 肺, 肝經에 들어간다.

〔成分〕 根莖에는 belamcandin, iridin, tectoridin, tectorigenin이 함유되어 있고 花와 葉에는 mangiferin이 함유되어 있다.

〔藥理〕 1. 抗微生物作用: 射干 1:10의 煎劑 또는 浸劑는 *in vitro*에서 一般病原性의 皮膚絲狀菌에 대하여 抑制作用이 있다. 1:20의 濃度로 *in vitro*에서 influenza 및 咽喉疾患을 일으키는 몇 가지 virus(Adenovirus 3型, $ECHO_{11}$)에 대해서도 抑制 또는 遲延作用이 있다.

2. 消炎作用: Tectoridin과 tectorigenin은 *in vitro*에서 抗 Hyaluronidase 作用이 나타났고 cysteine에 의하여 沮止되지 않는다. 또 Rat의 Hyaluronidase性의 浮腫은 抑制하였으나 Carrageenin性의 浮腫은 抑制하지 못하였다.

3. 기타 作用: 알콜 또는 물에 의한 射干의 抽出物을 內服 또는 注射하면 토끼의 唾液分泌가 촉진되었다. 內服보다는 注射가 작용이 빠르고 강하였다. Tectoridin에 이와 같은 작용이 있다. 여기에는 또 女性 호르몬과 같은 작용도 있다.

〔藥效 主治〕 降火, 解毒, 散血, 消痰의 效能이 있다. 喉痺咽痛, 咳逆上氣, 痰涎壅盛, 瘰癧結核, 瘧母, 婦女經閉(無月經), 癰腫瘡毒을 치료한다. 【用法 用量】 2.5～4.5 g을 달여서 服用하거나 散劑로 또는 生汁으로 服用한다. 〈外用〉 가루 내어 목안에 吹喉하거나 고루 바른다.

〔禁忌〕 實火가 아니거나 脾虛溏泄에는 不適하며 姙婦에는 忌한다. 長期間 服用하면 虛하게 되고 多服하면 下痢를 한다. 脾胃虛弱, 五臟虛寒, 氣血虛, 疾에 實熱이 없는 것 등에도 忌한다.

사 프 란 藏紅花 Crocus sativus L.

多年生 草本으로 地下의 鱗莖은 球形이며 겉은 褐色이고 膜質의 鱗葉에 덮여 있다. 잎은 9~15개, 鱗莖에서 나왔으며 葉柄은 없고 葉身은 길고 가느다란 線形이고 길이는 15~20 cm, 나비 2~3cm이며 밑은 4~5枚의 넓은 鱗片에 싸여 있다. 꽃은 깔대기 모양으로 피며 直徑은 2.5~3 cm이다. 花被는 6개로 倒卵形이고 淡紫色 花筒은 길이 4~6 cm의 가느다란 管狀이다. 수술은 3개 葯은 크고 밑은 화살촉 모양이다. 암술은 3개 心皮는 合生하였고 子房은 下位, 花柱는 길고 가느다랗고 黃色인데 끝에는 세 개로 깊게 갈라져서 花筒의 外部로 길게 나와서 아래로 늘어져 있고 深紅色이며 柱頭는 多肉이다. 蒴果는 長形인데 세 개의 鈍角이 있고 길이는 약 3 cm, 넓이는 약 1.5 cm인데 結實期에 地上으로 나온다. 種子는 많고 圓形이고 種皮는 草質이고 開花期는 10~11月이다. 유럽 및 소아시아 原産이며 藥用으로 栽培한다. 【處方用名】花柱의 柱頭가 藏紅花이다.

藏紅花 (장홍화)〈本草綱目拾遺〉: 사프란의 花柱上部와 柱頭로 9~10月 맑은 날 早期에 꽃을 따서 柱頭를 摘出하여 불에 쬐어 乾燥한 것이 乾紅花이다. 再加工하는 데는 기름으로 光澤을 내면 濕紅花라 한다. 乾紅花가 品質이 좋다. 그늘의 乾燥한 곳에 두고 密閉保存한다.

〔性味 歸經〕 味는 甘하고 性은 平하며 無毒하다. 心, 肝經으로 들어간다.

〔成分〕 꽃에는 crocin(crocetin에 2分子의 gentiobiose가 結合된 ester) 約 2%, crocetin dimethyl ester, picrocrocin 約 2%, 精油 0.4~1.3%(主로 safranal)가 함유되어 있다. safranal 는 picrocrocin이 加水分解되어서 이루어진 것이다. crocin과 picrocrocin이 結合된 protocrocin 으로서 生藥中에 존재하는 것으로 생각된다. 또 풍부한 vitamin B_2도 들어 있고 球根에는 葡萄糖, amino酸, saponin이 함유되어 있다.

〔藥理〕 1. 子宮에 대한 作用: 煎劑는 Mouse, Guinea pig, 토끼, 개, 고양이의 摘出子宮 및 in situ의 子宮 어느 것에 대해서도 興奮作用이 있고 소량투여에서는 子宮에 緊張性 또는 律動性 收縮을 일으키고 대량투여에서는 子宮의 緊張性, 興奮性을 높이고 自動收縮率을 강화하고 심할 때에는 痙攣을 일으킬 정도까지 갔다. 懷姙한 子宮에는 더 한층 민감하였다.

2. 循環系統에 대한 影響: 煎劑는 痲醉시킨 개, 고양이의 血壓을 降下하여 비교적 長時間 지속시켰고 呼吸에 대해서도 興奮作用이 있었다. 血壓이 내려갈 때 腎臟의 容積은 縮小하여 腎血管의 수축이 현저하게 나타났다. 두꺼비의 血管에 收縮作用과 摘出心臟에 대해서도 비교적 현저한 抑制作用이 있다. 그러나 化學分析에 의하면 心臟을 抑制하는 成分은 칼슘鹽과 관계가 있고, 이것은 매우 주목할 점이다. 대체로 사프란에는 칼슘鹽이 많이 함유되어 있다. 칼슘鹽은 心臟을 억제하고 血壓을 降下할 뿐 아니라 小腸, 子宮, 氣管支, 血管 등의 平滑筋의 緊張度 및 수축에 대해서도 興奮作用이 있다. 그러므로 금후 사프란의 藥理硏究에서는 우선 칼슘鹽을 제

거해야 한다.

〔藥效 主治〕 活血, 祛瘀, 散鬱開結의 效能이 있다. 憂鬱病, 胸膈痞悶, 吐血, 傷寒 發狂, 恐怖恍惚, 無月經, 産後瘀血에 의한 腹痛, 打撲에 의한 腫痛을 치료한다. 【用法 用量】 3～6g을 달여 服用하거나 술에 담가 服用한다.

〔禁忌〕 姙婦는 忌한다.

글라디올러스 唐菖蒲 *Gladiolus gandavensis* VAN HOUTT.

多年生 草本으로 뿌리는 수염狀이고 球莖은 편평한 圓形에 엷은 膜으로 싸여 있다. 줄기는 곧게 섰고 거의가 單生인데 높이는 60～90cm이다. 잎은 두 줄로 곧추선 劍形으로 길이 60cm 정도이며 위로 가면서 짧아지고 나비 2～4cm, 平行脈이 있다. 花序는 긴 穗狀이고 草質의 肉穗狀인 苞가 있는데 苞마다 꽃이 1個씩 나온다. 꽃은 大型이고 紅色, 黃色, 白色, 橙黃色, 粉紅色 등이 있다. 花筒은 넓은 漏斗形이고 裂片은 6개, 楕圓形이고 위의 3개는 크고 끝은 鈍形인데 微突起가 있고 縱筋이 있다. 수술 3개는 花筒의 喉部에 붙어 있다. 花柱는 길고 좁으며 柱頭는 세 개로 갈라졌고 蒴果는 楕圓形이고 胞背는 裂開하여 있다. 種子에는 편평한 날개가 있다. 開花期는 7～10月이다. 阿州 原産이며 各地의 庭園에서 栽植한다. 【處方用名】 球莖이 搜山黃이다.

搜山黃 (수산황) 〈民間藥物〉 唐菖蒲 : 글라디올러스의 球莖으로 늦가을에 채취한다.

〔性味〕 味는 苦하고 性은 凉하다.

〔成分〕 Vitamin C가 많이 함유되어 있고 색이 옅은 品種이 짙은 색의 品種보다 함유량이 많다.

〔藥效 主治〕 淸熱解毒, 散瘀消腫의 效能이 있다. 【用法 用量】 9～15g을 달여서 服用한다. 〈外用〉 짓찧어서 환부에 바르거나 汁을 내어서 바른다.

붓 꽃 豆豉草 *Iris sanguinea* HORNEM. (=*I. nertschinskia* LODD.)

부채붓꽃 *Iris setosa* PALL.

多年生 草本으로 높이 약 30～60cm이다. 根莖은 가는 뿌리가 다수이며 옆으로 뻗는다. 줄기는 圓柱形이며, 굵고 튼튼한 마디가 있고 綠色이다. 잎은 互生하는데 2列이고 葉身은 劍形 혹은 長披針形, 先端은 漸先形, 밑은 흰색의 膜質로 줄기가 싸여 있고 가장자리는 밋밋하며 平行脈이다. 花는 줄기끝에 1개 또는 2개가 모여서 난다. 花被는 6개, 2輪이고 外輪은 3개가 약간 크고 밖으로 젖혀져 있으며 淡紫色에 黃色의 斑紋이 있고 中央에 닭볏 모양의 突起가 있다. 內輪의 3개는 약간 작으며 흰색이다. 수술은 3개인데 花被의 基部에 着生하였다. 암술은 1개, 下位子房, 3室이고 柱頭는 세 개로 갈라지고 끝에 鷄冠狀으로 잘게 갈라져 있다. 개화기는 5～6月이다. 蒴果는 長楕圓形에 3稜이 있고 種子는 多數이다. 산이나 들에 나며 全國에 分布한다. 【處方用名】 根莖 및 根이 豆豉草이다.

豆豉草 (두시초) 〈貴陽民間藥草〉 溪蓀·下搜山 : 붓꽃·부채붓꽃의 根莖 및 根으로 年中 採取

글라디올러스 Gladiolus gandavensis 붓꽃 Iris sanguinea 타래붓꽃 I. pallasii var. chinensis

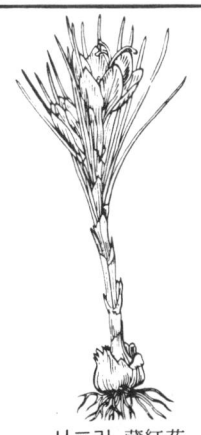
사프란 藏紅花
Crocus sativus

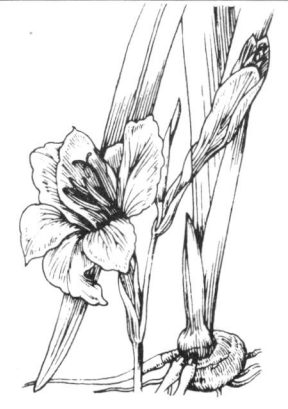
글라디올러스 唐菖蒲
Gladiolus gandavensis

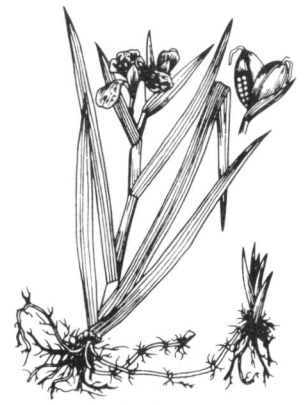
붓 꽃 豆豉草
Iris sanguinea

하여 햇볕에 말린다.

〔性味 歸經〕 味는 辛하고 性은 平하며 無毒하다. 心, 肝, 胃經에 들어간다.

〔成分〕 신선한 꽃에서는 flavoayamenin, swertisin 및 swertiajaponin이 分離되었다.

〔藥效 主治〕 消積, 行水하는 效能이 있다. 胃痛, 腹痛, 消化不良, 腹脹滿, 積聚, 跌打損傷, 痔疾, 癰腫, 疥癬을 치료한다. 【用法 用量】 6~9g (신선한 것은 15~30g)을 달여서 服用하거나 가루 내어 服用한다.

타래붓꽃 馬藺 Iris pallasii FISCH. var. chinensis FISCH.
(=I. lactea PALL. subsp. chinensis (FISCH.) KITAG.)

多年生 草本으로 높이 40cm에 달한다. 根莖은 굵고 튼튼하며 뿌리는 가늘고 强靭하다. 葉은 밑부분에서 나고 劍狀이며 線形이고 길이 20~40cm, 나비 3~6mm 내외이다. 끝은 서서히 좁아져서 뾰족하고 2~3회 비꼬여 있고 밑부분은 紫色을 띠고 質은 약간 딱딱하고 매끄럽고 털이 없다. 꽃은 줄기끝의 鞘苞 사이에 달렸으며 향기가 있다. 花蓋片은 좁고 길며 外花蓋 3잎은 상부가 벌어졌으며 內花蓋 3잎은 곧게 섰으며 구두주걱 모양이고 花柱枝는 세 갈래로 갈라졌고 끝은 두 갈래로 갈라졌으며 淡藍紫色의 꽃이 1~3개 꽃줄기의 끝에서 편다. 花被는 6개이다. 子房은 下位이며 蒴果는 紡錘形 3稜이 있고 先端이 가늘다. 種子는 多數로 紅褐色 불규칙적인 圓形에 稜이 있다. 開花期는 5~6月, 結實期는 8~9月이다. 山野의 양지에 자라며 全國에 분포한다. 【處方用名】 ① 種子는 馬藺子 ② 葉은 馬藺葉 ③ 花는 馬藺花 ④ 根은 馬藺根이다.

❶ 馬藺子 (마린자) 〈唐本草〉 蠡實·荔實·馬楝子: 타래붓꽃의 種子로 8~9月 果實의 成熟期에 果穗를 끊어 내어 햇볕에 말려 種子만을 골라 다시 햇볕에 말린다. 【修治】 挾雜物을 깨끗하게 제거한 다음 체로 쳐서 찌꺼기를 제거하고 搗碎하거나 또는 강한 불로 부풀어 오를 때까지 볶는다. 藥은 모두 볶아서 쓴다. 脫腸을 治療할 때에는 醋炒한다.

〔性味 歸經〕 味는 甘하고 性은 平하다. 脾, 胃經으로 들어간다.

〔成分〕 乾燥된 成熟種皮의 抽出物 中에는 抗癌 有效成分인 pallasone A 및 pallasone B·C

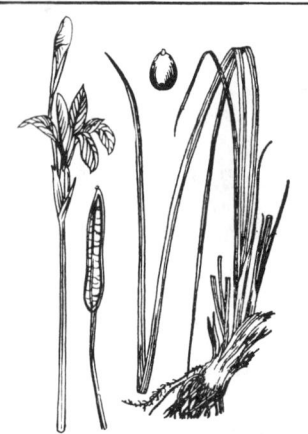
타래붓꽃 馬藺
Iris pallasii var. *chinensis*

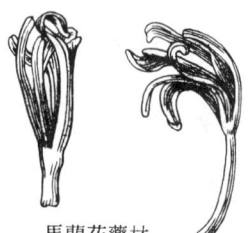
馬藺花藥材

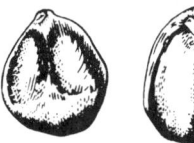
馬藺子藥材

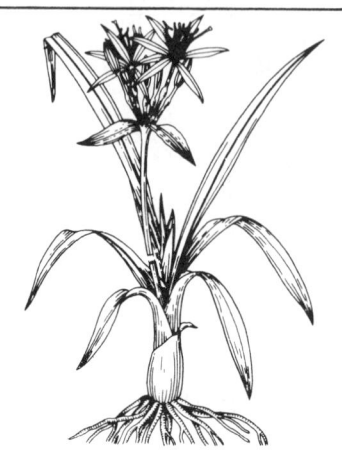
문주란 文珠蘭
Crinum asiaticum var. *japonicum*

β-sitosterol 이 함유되어 있다.

〔藥理〕 避姙作用: Mouse에 馬藺子의 알콜엑스劑를 經口投與하면 抗生育, 抗着床作用을 가지게 된다. 種皮는 有效하지만 種仁에는 작용이 없다. 토끼에 계속하여 5日間 복용시켰으나 抗排卵作用은 별로 없었다. 새끼토끼에 계속하여 7日間 皮下注射를 하여도 progesterone 樣의 作用은 없고 새끼토끼의 子宮內膜은 增殖期에 있다.

〔毒性〕 Mouse에 馬藺子의 알콜엑스劑 50g 生藥/kg을 服用시켰더니 1/10이 死亡하였고 100g 生藥/kg에서는 完全히 다 死亡하였다.

〔藥效 主治〕 淸熱, 利濕, 止血, 解毒의 效能이 있다. 黃疸, 瀉痢, 吐血, 鼻出血, 血崩, 白帶, 喉痺, 癰腫, 皮膚寒熱, 胃中熱氣, 風寒濕痺, 酒毒을 치료하고 筋骨을 튼튼히 하며 心煩滿을 止하고 大小便을 利하게 한다. 【用法 用量】 3~9g을 달이거나 丸劑, 散劑로 服用한다. 〈外用〉 짓찧어서 塗布한다.

〔禁忌〕 많이 服用하면 軟便이나 下痢를 한다. 燥熱에는 忌한다.

❷ 馬藺葉 (마린엽) 〈本草綱目〉: 타래붓꽃의 잎이다.

〔性味〕 味는 酸鹹하다.

〔藥效 主治〕 喉痺, 癰疽, 淋病, 大小便不通, 砂石淋濁의 諸症을 치료한다. 【用法 用量】 3~9g을 달여 服用하거나 짓찧어서 汁으로 服用한다.

〔禁忌〕 多服하면 溏泄한다.

❸ 馬藺花 (마린화) 〈本草綱目〉: 타래붓꽃의 꽃으로 4月 開花 後 맑은 날을 가려 꽃을 따서 햇볕에 말리거나 또는 그늘에 말린다. 變色을 막기 위해서는 이슬이 묻지 않게 하고 곰팡이를 防止하며 乾燥해서 通風이 잘 되는 곳에 貯藏한다.

〔性味〕 味는 鹹酸微苦하고 性은 凉하다.

〔成分〕 精油가 함유되어 있다.

〔藥效 主治〕 淸熱, 解毒, 止血, 利尿의 效能이 있다. 喉痺, 吐血, 鼻出血, 小便不通, 淋病, 疝氣, 癰疽惡瘡을 치료한다. 【用法 用量】 3~6g을 달여서 服用한다. 또는 散劑로 服用한다.

〈外用〉 짓찧어서 塗布한다.

〔禁忌〕 많이 服用하면 溏泄을 한다.

❹ 馬蘭根 (마린근) 〈本草綱目〉: 타래붓꽃의 根이다.

〔性味〕 味는 甘하고 性은 平하다.

〔成分〕 精油를 함유한다.

〔藥效 主治〕 淸熱解毒하는 效能이 있다. 喉痺, 癰疽, 류머티性 痺痛, 癰疽, 惡瘡을 치료한다. 【用法 用量】3〜9g을 달여서 服用한다.

수 선 화 (水仙) 과 Amaryllidaceae

문 주 란 文珠蘭 *Crinum asiaticum* L. var. *japonicum* BAKER (=*C. maritimum* SIEB.)

多年生 草本으로 鱗莖은 짧고 굵으며 하부에 다수의 가는 뿌리가 났다. 잎은 線狀 披針形이며 肉質로서 여러 개가 줄기끝에 모여 나고 劍形이며 끝은 뾰족하고 밑부분은 줄기를 감싸고 있다. 꽃줄기는 굵으며 곧추섰고 繖形花序는 頂生하고 總苞의 길이는 약 10cm로 곧게 뻗었는데 밑부분까지 分立하여 있다. 花는 白色이고 香氣가 매우 좋은데 약 20個 또는 그보다 많은 것도 있다. 花柄은 길이 약 2cm 그 밑부분에는 긴 線形의 작은 苞片이 1개 있다. 花被의 筒部는 가늘고 길이 8〜10cm로 裂片은 6개, 線形으로 길이는 7〜8cm, 나비 8mm쯤 된다. 수술은 6개, 花絲와 裂片의 길이는 같고 下部는 綠色, 中部는 白色, 上部는 淡紫色, T字型의 葯은 黃色이다. 암술은 1개 子房은 下位, 3室이다. 果實은 약간 편평한 球形에 色은 淡黃色, 直徑은 5cm이며 開花期는 6〜7月이다. 海邊의 砂地, 河川邊에 나고 庭園에 栽植한다. 濟州(토끼섬)에 分布한다. 【處方用名】① 葉은 羅裙帶 ② 根은 羅裙帶根 ③ 果實은 文珠蘭果이다.

❶ 羅裙帶 (나군대) 〈本草綱目拾遺〉 秦瓊劍・牛黃傘・千層喜・文蘭樹・扁擔葉: 문주란의 잎으로 年中 採取하며 햇볕에 말린다.

〔性味 歸經〕 味는 辛하고 性은 凉하며 有毒하다. 心, 肝經에 들어간다.

〔成分〕 Alkaloid, amino 酸을 함유한다.

〔藥效 主治〕 淸火, 解毒, 散瘀, 消腫의 效能이 있다. 癰腫瘡毒, 打撲骨折, 頭痛, 關節痛을 치료한다. 熱毒을 解毒할 때는 瘡에 塗布한다. 酒糟, 蜜糖과 같이 잎을 짓찧어 患部에 塗布한다. 약한 불에 달여서 그 液으로 外痔를 씻는다. 乳癌, 心氣痛을 치료한다. 【用法 用量】新鮮한 잎을 4〜30g 달여서 服用한다. 〈外用〉 짓찧어서 患部에 붙이거나 짓찧어 낸 汁을 塗布한다. 볶아서 溫濕布를 하거나 煎汁으로 씻는다.

❷ 羅裙帶根 (나군대근) 〈廣西藥植圖志〉: 문주란의 鱗莖 및 根이다.

〔成分〕 鱗莖에는 lycorine, tazettine이 함유되어 있다.

〔藥理〕 Tazettine은 개구리의 心臟, 고양이의 血壓, Guinea pig 小腸 등의 標本에 대하여 cholin 樣의 作用이 있고, 神經——筋肉의 標本上에서는 神經을 刺戟하여 일어나는 筋肉收縮의

幅이 증가한다. 그러나 이와 같은 作用은 모두 galanthamine에 비하면 약하다. Tazettine 5 mg/kg의 皮下注射는 Mouse의 運動——防禦性 條件反射의 형식을 그치게 할 수 있고 藥의 양이 많은 (25~100 mg/kg) 경우에는 抱水 chloral의 麻醉作用을 강화한다.

〔藥效 主治〕 咳嗽, 喉痛, 打撲傷, 牙痛을 치료한다. 【用法 用量】 3~9g를 달여서 服用한다. 〈外用〉 짓찧어서 塗布한다.

〔禁忌〕 本品에는 毒이 있으므로 內服에는 주의를 要한다.

❸ 文珠蘭果(문주란과)〈泉州本草〉: 문주란의 果實로 閃筋으로 인한 腫痛을 치료한다. 新鮮한 果實을 짓찧어서 患部에 塗布한다.

선　　모 仙茅 *Curculigo orchioides* GAERTN. (=*Hypoxis orchioides* (GAERTN.) KURZ)

多年生 草本으로 根莖은 길게 뻗어서 30 cm쯤 되고 圓柱狀의 多肉質이다. 外皮는 褐色, 뿌리은 굵고 頑丈한 多肉質이며 地上莖은 不鮮明하다. 잎은 3~6개가 뿌리에서 나와 있고 狹披針形이며 끝은 뾰족하고, 밑부분은 아래로 뻗어서 자루가 되고 다시 아래로 퍼져서 鞘狀이 되고 綠白色이며 緣은 膜質이다. 꽃은 腋生하고, 花柄은 길이 1~2.5 cm로 葉鞘의 속에 숨어 있다. 꽃은 雜生으로 위가 雄花, 밑은 兩性花이다. 苞片은 披針形이며, 긴 柔毛로 덮여 있다. 꽃의 直徑은 約 1 cm로 花被의 밑은 가늘고 긴 管狀, 안쪽은 黃色, 겉은 白色으로 긴 柔毛가 있다. 수술은 6개 花絲는 짧다. 子房은 좁고 길며 긴 柔毛가 덮고 있다. 液果는 楕圓形이고 약간 多肉質에 끝에 부리가 있고 긴 柔毛에 싸여 있다. 種子는 약간 둥글고 亮黑色 부리가 나 있고 表面에는 波狀의 溝가 있다. 開花期는 6~8月이다. 南유럽이 原產이며 中國南部地方의 平原, 荒野地에서 나며 우리나라에는 없다. 【處方用名】 根莖이 仙茅이다.

仙　茅 (선모)〈海藥本草〉: 선모의 根莖으로 3~4月 發芽 前 또는 7~9月 싹이 마를 때 採取하여 수염뿌리와 根帶를 제거하고 햇볕에 말리거나 또는 쪄서 햇볕에 말린다. 《酒仙茅》 仙茅에 黃酒를 섞어서 속까지 술이 잘 스며들면 냄비의 술이 마를 때까지 볶아서 통풍이 잘 되는 곳에서 乾燥한다(仙茅 50 kg : 酒 5 kg~10 kg).

〔性味 歸經〕 味는 辛하고 性은 溫하며 有毒하다. 腎, 肝經으로 들어간다.

〔成分〕 탄닌(tannin) 4%, 脂肪 1% 및 樹脂, 澱粉이 함유되어 있다.

〔藥效 主治〕 溫腎腸, 強筋骨의 效能이 있다. 陽痿精冷, 小便失禁, 崩漏, 心腹冷痛, 腰脚冷痺, 癰疽, 瘰癧을 치료한다. 【用法 用量】 4.5~9g을 달여서 服用하거나 또는 丸劑, 散劑로 服用한다. 〈外用〉 짓찧어서 塗布한다.

〔禁忌〕 陰虛火盛에는 忌한다.

개상사화 (노랑꽃무릇) 黃花石蒜 *Lycoris aurea* HERB. (=*L. traubii* HAYWARD)
흰상사화 (흰꽃무릇) *L. albiflora* KOIDZ.

多年生 草本으로 鱗莖은 球形으로 직경 6 cm 내외이며 外皮는 흑갈색이고 잎은 모여 났으며 넓은 線形이고 끝이 뭉툭하고 분처럼 희며 길이 60 cm, 나비 1.2~2 cm 정도로 두꺼우며 윗면

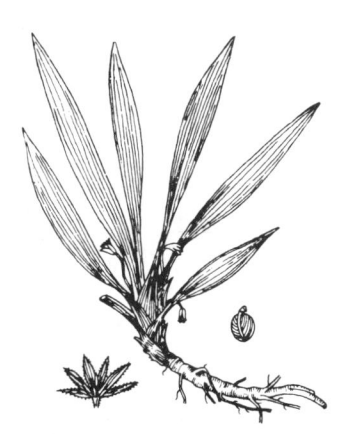
선 모 仙茅
Curculigo orchioides

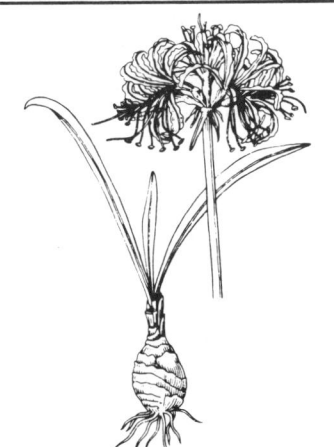
개상사화 黃花石蒜
Lycoris aurea

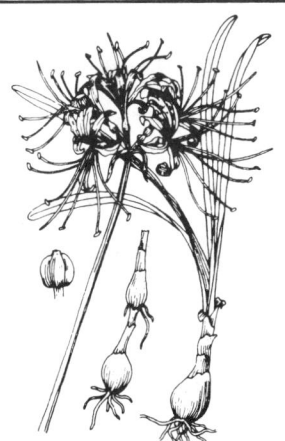
석 산 石蒜
Lycoris radiata

은 광택이 난다. 꽃은 繖形花序로서 잎 사이에서 높이 60 cm 내외의 1 줄기가 나와 줄기끝에 5 ~10 송이가 달렸으며 한쪽을 향하여 피었고 꽃자루는 짧고 작으며 밑은 披針形의 苞가 있다. 花蓋는 6개, 線形이고 우굴쭈굴하며 6개의 수술은 길게 나왔으며 花柱는 실 모양이고 子房은 下位이다. 蒴果는 3室이고 직경 3 cm 내외이며 꽃이 피기 전에 잎이 진다. 꽃은 黃色이고 開花期는 6월, 結實期는 가을이다. 山野의 따뜻한 곳에 자라며 제주도, 全南(白羊山)에 分布한다. 【處方用名】鱗莖이 大一枝箭이다.

大一枝箭 (대일지전)〈滇南本草〉鐵色箭: 개상사화의 鱗莖이다. 봄, 가을에 採取하여 苗葉을 제거하고 햇볕에 말린다.

〔性味〕 味는 辛甘하고 性은 微溫하다.

〔成分〕 鱗莖에는 lycorine, galanthamine, lycoramine, tazettine, lycorenine, pseudolycorine, homolycorine 등의 alkaloid가 함유되어 있다. 그 중 galanthamine는 有能한 choline 에스테라제 抑制劑이며 小兒痲痺의 後遺症 및 重症의 筋肉無力感 등의 症狀 治療에 쓰인다.

〔藥理〕 詳細한 것은 석산 *L. radiata* HERB. 參照. 개상사화의 流動엑스(extract)는 催吐作用이 있고 그 原理는 末梢性 反射作用만이 아니라 中樞作用이기도 하다. 토끼의 胃에 0.5g(生藥)을 注入한 결과 呼吸系의 分泌가 증가되어 祛痰作用이 뚜렷하였다.

〔藥效 主治〕 解瘡毒, 消癰腫, 殺蟲의 效能이 있다. 癰腫, 疔瘡結核, 催吐, 燙火傷을 치료한다. 【用法 用量】1 日分으로 新鮮한 것은 6~12g을 달여 服用하거나 散劑로 쓴다.〈外用〉짓찧어서 바르거나 짓찧은 汁을 바른다.

석 산 (꽃무릇・가을가재무릇) 石蒜 *Lycoris radiata* (L. HER.) HERB.
　　　　　　　　　　　　　　　개꽃무릇 (개가재무릇) *L. sanguinea* MAXIM.
　　　　　　　　　　　　　상사화 想思花・紫花石蒜 *L. squamigera* MAXIM.

多年生 草本으로 鱗莖은 넓은 楕圓形이거나 球形에 가깝고 紫褐色의 鱗莖皮에 덮여 있다. 直

徑은 보통 2.5~4 cm이다. 잎은 叢生하고 線狀이거나 帶形으로 길이는 14~30 cm, 나비 1~2 cm이며 多肉質로 윗면은 靑綠色, 밑면은 粉綠色, 가장자리는 밋밋하다. 花莖은 잎의 앞으로 뻗어 나왔고 中空이 아니며 높이 약 30 cm이고 繖形花序로서, 4~5개의 꽃이 핀다. 萼片은 膜質로 茶褐色에 披針形이다. 꽃은 兩性, 일반적으로 紅色이고 혹 緣이 白色인 것도 있다. 길이는 약 3.5 cm이고 香氣는 없다. 花被의 아래에 짧은 管이 있고 윗부분에는 2열로 나란히 6개의 裂片이 있고 좁은 倒披針形이고 길이 약 4 cm로서 뒤로 젖혀져 있다. 수술은 6개이고 길이는 花被裂片의 약 2倍이다. 子房은 上位로 3室이다. 花柱는 가냘프고 매우 길며 柱頭는 頭狀이다. 蒴果는 背面이 벌어졌고 種子는 多數이나 맺지 못하고 꽃이 진 다음 짙은 綠色의 잎이 나온다. 寺院 혹은 民家에서 栽培하며 南部地方에 分布한다. 【處方用名】鱗莖이 石蒜이다.

石　蒜 (석산)〈圖經本草〉烏蒜・銀鎖匙・老鴉蒜 : 석산의 鱗莖으로 꽃이 진 뒤 늦은 가을에 採取하여 깨끗이 씻어 그늘에서 말린다.

〔性味〕 味는 辛하고 性은 溫하며 有毒하다.

〔成分〕 鱗莖에는 多種의 alkaloid가 함유되어 있다. 主된 것은 lycorine $C_{16}H_{17}O_4N$, lycorenine $C_{18}H_{23}O_4N$, lycoramine(ϕ-homolycorine) $C_{17}H_{23}O_3N$, tazettine $C_{18}H_{21}O_5N$, homolycorine $C_{18}H_{21}O_4N$, galanthamine(lycoramine) $C_{17}H_{21}O_3N$, pluviine(lycoranoline) $C_{17}H_{21}O_3N$, ϕ-lycorine $C_{16}H_{19}O_4N$, nor-pluviine(lycoranolidine) $C_{16}H_{19}O_3N$, 2-epigalanthamine, demethylhomolycorine, hippeastrine, haemanthidine이다. 이외 약 20%의 澱粉이 함유되어 있고 또 植物의 生長을 抑制하며 抗癌作用이 있는 2種의 lycoricidiol, lycoricidine이 함유되어 있다.

〔藥理〕 Galanthamine은 可逆性의 cholineesterase 抑制劑로 作用은 neostigmine과 유사하고 또 橫紋筋의 收縮을 강하게 하고 腸管을 흥분시켜 心臟의 血管系를 抑制하여 瞳孔을 縮小시키는 등의 作用이 있다. Neostigmine과 다른 점은 中樞神經系의 影響이 명확하고, 一部의 中樞性 痲痺疾患에 대하여 어느 정도의 治療효과가 있다. 灰白髓炎(流行性小兒痲痺) 등에서 일으킨 半身不遂, 重度筋無力症 등의 治療효과는 neostigmine에 비해 좋고 또 毒性도 낮다. 毒性은 lycorine에는 강한 嘔吐作用이 있고 dihydrolycorine도 약한 催吐作用을 가지고 있다. 毒性은 상당히 강하기 때문에 毒物을 모르고 마셨을 때 救急法으로 吐하게 할 경우 新鮮한 鱗莖을 1~3 g를 쓴다. 함부로 內服藥으로 써서는 안 된다.

〔藥效 主治〕 祛痰, 利尿, 解毒, 催吐의 效能이 있다. 喉風(馬脾風의 輕症, 咽喉카다르), 水腫, 癰疽腫毒, 疔瘡, 瘰癧을 치료한다. 【用法 用量】1.5~3 g을 달여 服用한다. 〈外用〉짓찧어 塗布하거나 汁으로 熏洗한다.

〔禁忌〕 體虛(虛弱體質), 實邪가 없는 者와 嘔吐하는 환자는 忌한다.

수 선 화 水仙 *Narcissus tazetta* L. var. *chinensis* ROEM.

多年生 草本으로 겹쳐진 鱗莖은 卵狀 球形이며, 잎은 根生하는데 좁고 긴 線形이며 곧게 섰으며 質은 두텁고 길이 20~40 cm, 나비 1~1.8 cm로 끝은 둔하고 綠白色이다. 1~2월경 잎 사이에서 나온 높이 20~30 cm 내외의 花莖은 편평한데 길이는 葉과 동등하다. 膜質의 佛炎苞가

있어 길고 작은 花柄이 달려 여러 송이의 꽃을 싼다. 꽃은 子房 아래서 굽어 한쪽을 향하여 피며 냄새가 좋고 花盖는 6개가 벌어졌으며 순백색이고 下部는 긴 筒狀으로 喉口에 짙은 黃色의 잔 모양의 副冠이 있다. 6개의 수술은 꽃 속에 있어 상하 2列이며 花絲는 극히 짧고 子房은 下位로 3室이 꽃이 편 후 결실치 못하며 鱗莖의 분열로 생긴 仔球로 번식한다. 開花期는 1~2月이다. 관상용으로 栽植한다. 【處方用名】① 花는 水仙花 ② 鱗莖은 水仙根이다.

❶ 水仙花 (수선화)〈本草會編〉: 수선화의 꽃이다.

〔成分〕 新鮮한 꽃에는 精油 0.2~0.45%가 함유되어 있으며 主要成分은 eugenol, benzaldehyde, benzyl alcohol, cinnamic alcohol이다. 日本産의 水仙花에는 精油 0.011%가 들어 있는데 그 成分은 linalool 25%, benzyl-acetate 24.8%, benzyl alcohol 8%, α-terpineol 4.3%, cineole 3.9%, phenylpropyl alcohol 3.3%, phenylpropyl acetate 1.7%, indole 1.5% 및 少量의 phenyl ethyl alcohol, phenyl ethyl acetate, heptyl alcohol, nonyl aldehyde 등이다. 꽃에는 또 rutin, isorhamnetin-3-rhamno glucoside(narcissin), carotenoid, citronellol 등이 함유되어 있다.

〔藥效 主治〕 祛風, 除熱, 活血, 調經의 效能이 있다. 婦人의 子宮病, 月經不順을 치료한다. 【用法 用量】 2.4~4.5g을 달이거나 또는 散劑로 服用한다. 〈外用〉 짓찧어서 塗布한다.

❷ 水仙根 (수선근)〈本草綱目〉: 수선화의 鱗莖으로 봄, 가을에 뿌리를 캐어 苗莖, 수염뿌리를 제거하고 泥土를 씻어내고, 뜨거운 물에 담갔다가 햇볕에 말린다. 縱切하여 細片을 만들어 햇볕에 말린다.

〔性味 歸經〕 味는 苦微辛하고 性은 滑寒하며 有毒하다. 心, 肺經에 들어간다.

〔成分〕 Pseudolycorine, lycorine, tazettine, pretazettine, galanthamine 등의 alkaloid를 함유한다. 水仙 alkaloid는 어느 程度 抗癌 및 抗 virus 活性을 가진다.

〔藥理〕 子宮에는 강한 興奮作用을 가지고 少量投與에서는 緊張度를 더하며 대량투여에서는 强直性 收縮을 나타낸다. 抗腫瘍作用은 肉腫 및 腹水癌에 뚜렷한 治療效果가 있으며 抗 virus 作用은 임파球性 脈絡髓膜炎 virus의 感染에 뚜렷한 치료효과가 있으며 體外試驗에서도 유효하다.

〔藥效 主治〕 消腫, 排膿의 效能이 있다. 일체의 癰腫, 瘡毒, 蟲咬를 치료한다. 〈外用〉 짓찧어서 환부에 바른다.

〔禁忌〕 有毒하므로 內服을 禁한다.

용 설 란 (龍舌蘭) 과 Agavaceae

용 설 란 龍舌蘭 *Agave americana* L. var. *marginata* HORT.   푸른용설란 *A. americana* L.

多年生 常綠草本으로 莖은 짧고 약간 木質이다. 잎은 多肉質이고 모여서 나며 倒披針形으로 크기가 고르지 않고 작은 것은 15~25cm, 큰것은 1m 쯤 된다. 가장자리에 紫褐色의 날카로운

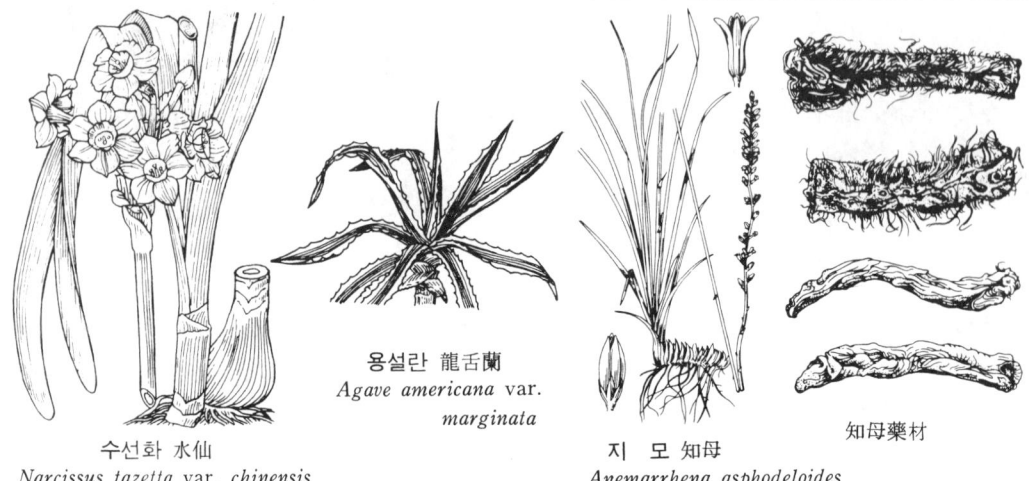

수선화 水仙
Narcissus tazetta var. *chinensis*

용설란 龍舌蘭
Agave americana var. *marginata*

지 모 知母
Anemarrhena asphodeloides

知母藥材

가시가 있다. 花莖에는 多數의 橫筋이 있고 가지가 갈라져서 圓錐花序를 이루고 꽃은 黃綠色이며 多肉質이다. 花被의 部分은 合生하고 裂片은 6개, 수술도 6개이며 花筒에 붙어서 길게 밖으로 나왔다. 葯은 T字形으로 붙어 있고 子房은 3室, 花柱는 錐形, 柱頭는 頭狀으로 3裂되었다. 蒴果는 長楕圓形이며 房室의 사이에서 裂開한다. 種子는 多數이며 편평하고 黑色이다. 開花期는 여름이며 10년 만에 꽃이 핀다 하여 世紀植物이라고도 한다. 보통 開花는 10년 이상 걸리고 꽃이 피어 結實하면 枯死한다. 멕시코 原産이며 溫室에서 관상용으로 재배한다. 【處方用名】葉이 龍舌蘭이다.

龍舌蘭 (용설란)〈南寧植物志〉金邊蘭 : 용설란・푸른용설란의 잎으로 年中 채취하여 생것으로 쓰거나 햇볕에 말린다.

〔性味〕 味는 甘微辛하고 性은 平하다.

〔成分〕 잎에는 saponin이 함유되어 있고 이것을 加水分解하면 hecogenin 과 9-dehydrohecogenin을 얻는다. aglycon의 함유량은 0.14%이다. 原種의 용설란 *A. americana* L.의 잎에는 여러 가지의 steroid saponin이 함유되어 있고 이것을 加水分解하면 hecogenin, 9-dehydrohecogenin, chlorogenin, manogenin, tigogenin, gitogenin, rockogenin, 12-epirockogenin 등의 steroid sapogenin을 얻는다. 種子에서는 neotigogenin, hecogenin, kamogenin이 分離된다. 꽃에서는 chlorogenin 0.5%, kaempferol-3-glycoside(astragalin), kaempferol-3-rutinoside(nicotiflorin)가 分離된다.

〔藥理〕 開花時에 芽苞를 자르면 自然流出되는 液은 輕瀉作用과 利尿作用을 가진다. 잎은 辛辣精油를 함유하여 局部의 刺戟劑가 된다. 同屬 近緣植物 *A. schottii*에서 抽出한 것은 Walker-256 肉腫에 대하여 抑制作用이 있다. 그 有效成分은 saponin(aglycon은 gitogenin)이다.

〔藥效 主治〕 潤肺, 化痰, 止咳의 效能이 있다. 虛勞咳嗽, 吐血, 哮喘(喘息)을 치료한다. 外用으로 塗布하면 毒瘡을 치료한다.【用法 用量】新鮮한 것 30~60g을 달여서 服用한다.〈外用〉짓찧어서 塗布한다.

지   모 (知母) 과 Haemodoraceae

지   모 知母 *Anemarrhena asphodeloides* BUNGE.

多年生 草本으로 根莖은 굵고 짧으며 가로로 뻗어 있고 꽃줄기는 곧게 섰으며 높이는 1m 이상이고 줄기 위에 卵形의 끝이 가는 苞葉이 달려 있다. 잎은 根生하였으며 簇出했고 좁은 線形이며 잎 밑이 다소 鞘 모양에 끝이 날카롭고 경질이며 表面은 오목 들어갔고 뒷면은 다소 광택이 있다. 꽃은 穗狀花序로서 頂生했으며 多數花이고 성기게 달렸으며 2~3송이가 모여 난다. 꽃은 좁은 筒狀이며 길이 7~8mm 내외이고 6갈래로 깊게 째졌으며 裂片은 線形이고 끝이 뭉툭하며 고르지 않게 벌어져 있고 3개의 수술은 소형으로 花蓋片에 붙었으며 子房은 卵形이고 3室이다. 蒴果는 長楕圓形이고 길이는 10~15mm이다. 種子는 흑색이며 各 室에 1개씩 들어 있고 3개의 날개가 있고 꽃은 엷은 紫色으로 開花期는 5月, 結實期는 8~9月이다. 산이나 들의 양지바른 乾燥한 丘陵砂丘土에 자란다. 黃海道에 分布하며 各地에서 栽植한다. 【處方用名】根莖이 知母이다.

知   母 (지모) 〈神農本草經〉 蚔母·連母·野蓼·地蔘·水蔘·貨母·昌支·女雷·女理·兒草·鹿列·韭逢·水鬚·苦心·兒踵草： 지모의 根莖으로 봄, 가을에 採取하는데, 가을에 採取한 것이 品質이 좋다. 栽培하여 3年 後에 採取하기 시작하며 줄기와 수염뿌리를 제거하고 黃色의 絨毛와 葉痕을 남겨 두고 햇볕에 말린 것을 毛知母라 하고, 新鮮할 때 코르크皮를 벗겨서 햇볕에 말린 것을 光知母라고 한다. 【修治】《知母》挾雜物을 제거하고 깨끗이 씻어서 濕할 때 잘게 썰어 햇볕에 말린다. 《鹽知母》잘게 썬 知母를 냄비에 넣고 鹽水를 뿌려서 마를 때까지 볶아 식힌다(지모 50 kg：鹽 1.25 kg의 비율로 녹인 鹽水).

〔性味 歸經〕 味는 苦하고 性은 寒하다. 肺, 胃, 腎經에 들어간다.

〔成分〕 主로 saponin이 함유되어 있다. 根莖에는 總 saponin 約 6%가 함유되어 있는데 여기에서 6種類의 saponin 즉 timosaponin A-Ⅰ, timosaponin A-Ⅱ, timosaponin A-Ⅲ, timosaponin A-Ⅳ, timosaponin B-Ⅰ, timosaponin B-Ⅱ가 檢出된다. 그 中에서 timosaponin A-Ⅲ은 sarsasapogenin과 timobiose 즉 β-glucose(1→2), β-galactose가 結合하여 된 saponin이다. Timosaponin A-Ⅰ는 sarsasapogenin의 β-d-galactopyranoside이다. 根莖 中에 함유된 sapogenin은 주로 sarsasapogenin인데 乾燥된 根의 含有量은 約 0.5%이다. 이 외에 markogenin, neogitogenin 등이 함유되어 있다. 知母의 根莖에서 抽出된 saponin은 예전에는 asphonin이라고 불렸던 것인데 추측컨데 이것은 markogenin, timosaponin A-Ⅲ, timosaponin A-Ⅳ, timosaponin B 등의 混合物일 것이다. 根莖에는 또 多量의 還元糖, 粘液質, tannin酸, 脂肪油 등이 함유되어 있다. 또 1g 당 nicotine酸 188 μg, nicotin amide 12 μg이 함유되어 있다. 그 외에도 mangiferin(chimonin) 0.5%가 함유되어 있다. 地上部에는 mangiferin과 isomangiferin 約 0.7%가 함유되어 있고 꽃에는 saponin이 함유되어 있는데 加水分解에 의하여 融點 246~248°C의 genin $C_{27}H_{42~44}O_4$를 얻을 수 있다.

〔藥理〕 1. 抗菌作用: 知母의 煎劑는 寒天平板培地에서 葡萄球菌, 티푸스菌에 대하여 비교적 강한 抑制作用이 있고 또 赤痢菌, Paratyphus菌, 大腸菌, 枯草菌, Cholera菌에 대해서도 抑制作用이 있다.

2. 解熱作用: 엑스 2 ml/kg(1 ml 는 生藥 2 g에 상당한다)과 大腸菌(0.03%) 2.3 ml 를 동시에 토끼의 皮下에 注射를 하거나 또는 먼저 大腸菌을 注射하고 그 뒤 15分 경과하여 엑스注射를 하여도 體溫은 모두 上昇하지 않았으므로 解熱作用이 있다고 생각된다.

〔藥效 主治〕 滋陰降火, 潤燥滑腸의 效能이 있다. 煩熱消渴(發熱로 인한 不快, 糖尿病), 骨蒸勞熱, 肺熱에 의한 咳嗽, 大便燥結, 小便不利를 치료한다. 【用法 用量】 6~15 g 을 달여서 服用하거나 丸劑, 散劑로 服用한다.

〔禁忌〕 脾胃의 虛寒으로 인하여 大便이 溏泄한 者는 忌한다. ① 多量을 服用하면 腹痛下痢한다. ② 肺氣虛寒하여 咳하고 腎氣가 虛脱하고 無火症으로 尺脈이 微弱한 者는 使用을 忌한다.

줄 모 초 (거미줄란) 折鶴蘭 *Chlorophytum comosum* (THUNB.) BAK.

多年生 草本으로 根은 肥厚하고 紡錘形이다. 잎은 많이 나고 根莖에서 모여 난다. 線形 혹은 線狀 披針形으로, 길이 20~45 cm, 나비 1~2 cm 이다. 끝은 날카롭고 中間은 綠色, 잎의 양엽은 흰색이다. 花亭은 彎曲되어 늘어지고 끝 가까이에 葉束이 있거나 혹은 새 포기가 난다. 꽃은 작으며 綠白色을 띠고 總狀花序로 配列한다. 花被는 輪狀이고 裂片은 6개이며 수술도 6개이다. 子房은 無柄이고 3실이다. 花柱는 線形, 蒴果는 三角形, 種子는 편평하다. 開花期는 봄이다. 觀賞用으로 栽植된다. 【處方用名】 全草가 挂蘭이다.

挂 蘭 (괘 란) 〈民間草藥〉: 줄모초의 全草이다.

〔性味〕 味는 甘苦하고 性은 平하다.

〔藥效 主治〕 止咳化痰, 消腫解毒, 活血接骨의 效能이 있다. 氣管支炎, 咳嗽痰多, 癰腫疔瘡, 痔瘡腫痛, 骨折, 燙火傷을 치료한다. 【用法 用量】 6~9 g 을 달여서 服用한다. 〈外用〉 冬蜜을 섞어 짓찧어서 환부에 붙인다. 煎液으로 熏洗한다.

벼 (禾本) 目 Glumiflorae

대 나 무 (竹) 과 **Bambusaceae**

왕   대 剛竹 *Phyllostachys bambusoides* SIEB. et ZUCC.

줄기(稈)는 10~20 m 이다. 莖面은 綠色에서 黃綠色으로 되고 苞葉은 일찍 떨어지며 털이 있고 끝에 葉片이 있다. 잎은 披針形이고 잎 밑은 좁거나 또는 둥글며 끝이 길고 뾰족하며 가는 가지가 있으며 창살 모양의 脈이 있고 잎 밑에 絹毛가 나 있고 방사상으로 가지끝에 2~5 개의 잎이 나온다. 꽃은 圓錐花序로서 작은 花穗는 兩性花와 單性花가 3~5 개가 달렸으며 子房은

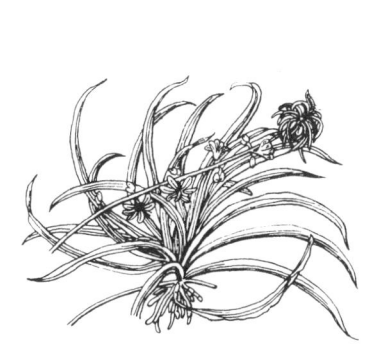
줄모초 折鶴蘭
Chlorophytum comosum

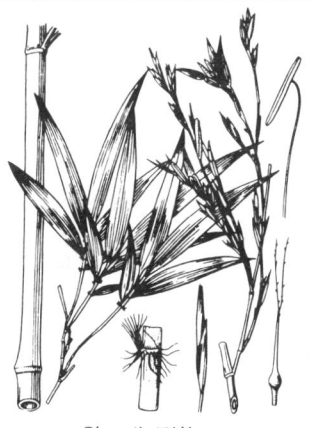
왕 대 剛竹
Phyllostachys bambusoides

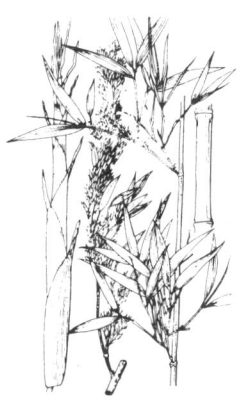
오 죽 紫竹
Phyllostachys nigra

卵形, 암술대는 길고 털이 없으며 암술머리는 세 개로 갈라진다. 果實은 穎果이고 內外穎을 갖고 가을에 성숙한다. 【處方用名】① 根莖 및 根은 斑竹根 ② 花는 斑竹花 ③ 筍의 皮는 斑竹殼이다.

❶ **斑竹根** (반죽근)〈草木便方〉剛竹・箭竹・般竹・桂竹: 왕대 및 대나무屬의 根莖 및 根으로 9~10月에 根 및 根莖을 採取하여 햇볕에 말린다.

〔性味〕 味는 淡微苦하고 性은 寒하며 無毒하다.

〔藥效 主治〕 祛風, 除濕, 祛肺寒의 效能이 있다. 氣喘痰咳, 四肢筋骨의 頑固痛을 치료한다.
【用法 用量】 15~30g을 달여서 服用한다.

❷ **斑竹花** (반죽화)〈重慶草藥〉: 왕대의 꽃이다. 猩紅熱을 치료하는데 60g을 달여서 服用한다.

❸ **斑竹殼** (반죽각)〈常用草藥彙編〉: 왕대의 筍皮로 淸血熱의 效能이 있다. 불에 구워 재(灰)로 만들어 服用하면 發疹을 透疹시킨다. 6~9g(털은 제거)을 달여서 服用한다. 불에 구워 재로 만들어 冲服한다.

오 죽 紫竹 *Phyllostachys nigra* (LODD.) MUNRO (=*Bombusa nigra* MUNRO)

多年生 常綠木本으로 줄기(稈)는 높이 3~20m이다. 처음에는 白粉에 덮여 있지만 점차 紫褐色 또는 黑褐色으로 변하며 竹莖의 둘레는 隆起한다. 竹의 皮鞘는 綠褐色 또는 綠赤褐色으로 가늘고 긴 縱脈이 있고 털이 없거나 혹은 윗부분에 剛毛 및 紫色의 細斑이 드물게 있다. 잎은 披針形이고 잎 밑이 뭉툭하며 끝이 날카롭고 가지끝에 1~5개가 달려 있다. 花序를 둘러 싼 苞는 넓은 披針形으로서 2~5개의 兩性花와 單性花가 들어 있다. 첫째 苞穎은 길이 12mm이며 둘째 苞穎과 더불어 털이 있고 內穎은 3개이다. 子房은 긴 卵形이며 암술머리가 3개이고 竹筍은 4~5월에 나온다. 果實은 穎果이고 內外穎을 갖고 가을에 성숙한다. 약 60년이 주기로 開花 結實 후 죽는다. 村落부근에 栽植하며 제주도 및 南部에 分布한다.【處方用名】根莖이 紫竹根이다.

紫竹根 (자죽근) 〈草木便方〉 烏竹・黑竹 : 오죽의 根莖으로 年中 採取하여 햇볕에 乾燥한다.
〔性味〕 味는 辛 淡하고 性은 平하며 無毒하다.
〔藥效 主治〕 祛風, 破瘀, 解毒의 效能이 있다. 風濕痺痛(류머티性 痲痺疼痛), 經閉癥瘕(腹中의 硬結), 狂犬 咬傷을 치료한다. 【用法 用量】 15～30g을 달여서 服用한다.

솜　　대 (분죽) 淡竹 *Phyllostachys nigra* (LODD.) MUNRO var. *henonis* (BEAN.) STAPF

多年生 常綠木本으로 줄기(稈)는 높이 7～10m이다. 圓筒形이고 莖面은 綠色으로 처음에는 白粉에 덮여 있지만 黃綠色으로 된다. 分枝된 한쪽의 마디 사이에는 幅 5～10cm의 縱溝가 있고 稈環 및 籜環은 심하게 隆起되어 있다. 잎은 披針形이고 잎 밑이 뭉툭하며 끝이 날카롭고 가지끝에 1～5개가 났으며 鞘口는 처음에 수염털이 난다. 꽃은 圓錐花序로서 小花穗는 1～4개의 兩性花이고 끝에 無性花가 있다. 穎果는 1～2개로 披針形이고 잔털이 있다. 外穎은 銳先形이고 內穎의 先端에는 齒가 2개 있고 잔털이 있다. 鱗被는 1～3個, 또는 결여되었고 披針形에 길이 약 3mm이다. 수술은 3개, 花絲는 매우 길고 꽃 밖으로 처져 있다. 子房은 뾰족한 긴 卵形이며 암술머리가 3개이고 竹筍期는 4～5월이며 약 60년 주기로 開花 結實 後 죽는다. 촌락부근에 栽植한다. 수직적으로는 표고 500m 이하에 나며 제주도 및 南・中部에 分布한다.
【處方用名】 ① 莖稈의 外皮를 제거한 中間의 層皮는 竹茹 ② 根은 淡竹根 ③ 苗는 淡竹筍 ④ 籜葉은 淡竹殼 ⑤ 잎은 竹葉 ⑥ 말라 있는 幼葉은 竹卷心 ⑦ 莖稈에서 流出한 液은 竹瀝 ⑧ 시들은 幼竹의 莖稈은 仙人杖 ⑨ 청피대나무 등에 寄生하는 죽벌에 의한 傷處로 생긴 流液이 응고한 塊狀物質이 天竺黃이다.

❶ 竹　茹 (죽여) 〈神農本草經〉 竹皮・靑竹茹・淡竹茹皮 : 솜대 根稈의 外皮를 제거한 中間層皮이다. 【採取 修治】 莖稈을 切取하여 外層皮를 긁어내고 中間層을 깎아서 絲狀으로 하여 햇볕에 바랜다. 《薑汁炒竹茹》 竹茹 600g당 生薑 120g으로 汁을 만들어서 끓인 물 80g을 가해가지고 竹茹와 잘 混合하여 냄비에 넣고 볶아 낸다.
〔性味 歸經〕 味는 甘하고 性은 凉하며 無毒하다. 胃, 膽經으로 들어간다.
〔藥效 主治〕 淸熱, 凉血, 化痰, 止嘔의 效能이 있다. 煩熱嘔吐, 呃逆, 痰熱咳喘, 吐血, 鼻出血, 崩漏, 惡阻, 胎動, 驚癎을 치료한다. 【用法 用量】 4.5～9g을 달여 服用한다. 〈外用〉 煎液을 졸여서 膏로 만들어 患部에 붙인다.
〔禁忌〕 胃寒, 嘔吐 및 寒氣를 받은 食間의 嘔吐에는 忌한다.
❷ 淡竹根 (담죽근) 〈本草拾遺〉 : 솜대의 根莖이다.
〔性味〕 味는 甘하고 性은 寒하며 無毒하다.
〔藥效 主治〕 煮汁은 煩熱을 祛하고, 消瘀, 祛風熱의 效能이 있다. 驚悸迷悶, 小兒의 驚癎을 치료한다. 【用法 用量】 3～6g을 달여 服用한다. 〈外用〉 竹葉과 같이 달여서 婦人子宮下脫을 洗滌한다.
❸ 淡竹筍 (담죽순) 〈食物本草〉 : 솜대의 苗이다.
〔性味 歸經〕 味는 甘하고 性은 寒하다. 肺, 胃經에 들어간다.

〔藥效 主治〕 消痰, 除熱狂의 效能이 있다. 壯熱頭痛, 頭風(神經性頭痛), 驚悸, 姙婦頭旋顚僕, 溫疫(急性傳染病), 小兒驚氣, 天吊를 치료한다. 【用法 用量】 30～60g을 달여서 服用한다.

❹ 淡竹殼 (담죽각) 〈本草綱目拾遺〉 淡竹籜: 솜대의 껍질이다.

〔藥效 主治〕 目翳(흑내장, 백내장)를 치료한다. 效能은 熊膽과 같다.

❺ 竹 葉 (죽엽) 〈名醫別錄〉 淡竹葉: 솜대의 잎으로 新鮮한 잎을 따서 藥用한다.

〔性味 歸經〕 味는 甘淡하고 性은 寒하며 無毒하다. 心, 肺, 膽, 胃經에 들어간다.

〔藥效 主治〕 淸熱除煩, 生津, 利尿의 效能이 있다. 熱病으로 인한 煩渴, 小兒의 驚癎, 咳逆에 의한 吐血, 鼻出血, 面赤, 小便短赤, 口糜舌瘡을 치료한다. 【用法 用量】 6～12g을 달여서 服用한다.

❻ 竹卷心 (죽권심) 〈生草藥性備要〉 竹葉卷心·竹針·竹心: 竹葉이 피어나지 않고 말라 있는 幼葉을 새벽녘에 딴다.

〔性味 歸經〕 味는 苦하고 性은 寒하며 無毒하다. 心, 肝經에 들어간다.

〔藥效 主治〕 淸心除煩, 消暑止渴의 效能이 있다. 火傷을 치료할 때는 竹卷心을 燒存性으로 만들어 기름과 調合하여 바른다. 【用法 用量】 新鮮한 것 6～12g을 달여서 服用한다. 〈外用〉 燒存性으로 粉末하여 油脂와 調合하여 患部에 바른다.

❼ 竹 瀝 (죽력) 〈神農本草經集注〉: 淡竹의 莖을 불에 구워서 빼 낸 液汁이다. 【調製】 新鮮한 竹稈을 30～50cm로 잘라서 양끝의 마디를 제거하고 세로로 쪼갠 것을 선반에 걸쳐 놓고 불로 구워 양끝에서 흘러내린 液體를 그릇에 받아 모은다.

〔性味 歸經〕 味는 甘 苦하고 寒하다. 心, 胃經에 들어간다.

〔藥效 主治〕 淸熱滑痰하고 鎭痙通竅의 效能이 있다. 中風에 의한 痰迷, 肺熱에 의한 痰壅, 驚風, 癲癎, 壯熱로 인한 煩渴, 子煩(姙娠時의 心中煩悶), 破傷風을 치료한다. 【用法 用量】 30～60g을 冲服한다. 丸劑로 하거나 졸여서 膏劑로 쓴다.

〔配合 禁忌〕 寒嗽 및 脾虛軟便에는 忌한다. 薑汁은 相使이다.

❽ 仙人杖 (선인장) 〈本草拾遺〉: 淡竹·苦竹 등이 어릴 때 말라 죽은 줄기(稈)이다.

〔性味〕 味는 鹹하고 性은 平하며 無毒하다.

〔藥效 主治〕 反胃, 小兒吐乳, 水腫, 脚氣, 瘧疾, 痔瘡을 치료한다. 【用法 用量】 달이거나 또는 燒存性으로 粉末하여 服用한다. 〈外用〉 煎液으로 熏洗한다.

❾ 天竺黃 (천축황) 〈開寶本草〉 竹黃: 솜대, 청피대나무 *Bambusa textilis* MC-CURE, 왕대 등에 寄生하는 竹黃蜂이 咬洞後 竹節間에 傷流液이 고여 凝結한 塊狀物質이다. 즉 대나무의 病으로 인한 産物이다. 【採取 修治】 冬季에 竹稈을 베어 竹黃을 꺼내 햇볕에 바래서 건조한다. 自然産은 드물고 대나무를 빽빽하게 쌓아놓고 강한 熱을 가하면 竹節 중에 竹瀝이 고여 凝結한 것을 햇볕에 乾燥한다.

〔藥材〕 불규칙한 多角形의 塊狀에 표면은 乳白色, 灰白色 또는 灰藍色으로 섞여 보이며 質은 가볍고 무르며 분쇄하기 쉽다. 吸水力이 强하고 물에 넣으면 氣泡가 발생하여 녹지 않는다. 맛은 달고 凉感이 있고 淡黃白色에 윤기가 있고 吸水力이 강한 것이 上品이다.

〔性味 歸經〕 味는 甘하고 性은 寒하며 無毒하다. 心, 肝, 膽經에 들어간다.

〔成分〕 수산화칼륨(KOH) 1.1%, sillica 90.5%, Al_2O_3 0.9%, Fe_2O_3 0.9%가 함유되어 있다.

〔藥效 主治〕 淸熱, 化痰, 心凉, 利竅의 效能이 있다. 熱病神昏譫言, 中風痰迷不語, 小兒驚風, 癲癇, 肺熱痰壅으로 因한 胸悶短氣, 煩滿咳逆 등의 證을 치료한다. 【用法 用量】 3～6g을 煎服, 또는 丸劑, 散劑로 쓴다.

〔禁忌〕 寒滑하기 때문에 寒嗽, 脾虛便溏者는 忌한다.

죽순대 孟宗竹 *Phyllostachys pubescens* MAZEL ex H. de LEH.

喬木狀의 竹類로 줄기의 높이는 13～25m이다. 稈은 圓筒形으로 가지가 붙는 쪽에 홈이 있다. 稈環은 평탄하고 皮環은 突起헀으며 털이 없고 皮鞘는 두텁고 革質이다. 背面에는 紫褐色의 적은 剛毛와 黑褐色의 斑點이 密生하였다. 잎은 披針形이고 잎 밑이 좁으며 끝이 날카롭고 밀생했으며 鞘口에 수염털이 있다. 꽃은 圓錐花序이고 다수의 穗狀花이며 7～8월에 핀다. 果實은 穎果이고 11월에 結實한다. 人家 附近에 栽植하며 全南北, 忠南地域에 분포한다. 【處方用名】 죽순대의 싹(苗)이 毛筍이다.

毛 筍 (모순) 〈本草拾遺〉 毛竹·茅竹筍 : 죽순대의 싹(苗)이다.

〔性味〕 味는 甘하고 性은 寒하다.

〔成分〕 毛筍 100g의 可食部分 中에 水 88g, 蛋白質 2.6g, 脂肪 0.2g, 炭水化物 7.0g, 燐 76mg, 칼슘 10mg, 鐵 0.5mg이 함유되어 있다.

〔藥效 主治〕 消痰, 滑腸, 透毒, 解醒, 發痘疹, 利九竅, 通血脈, 消食脹의 效能이 있다.

벼 (禾本) 과 Poaceae

조개풀 藎草 *Arthraxon hispidus* (THUNB.) MAK. (= *A. ciliaris* BEAUV.)

一年生 草本으로 줄기(稈)는 세약하고 털이 없고 밑부분이 비스듬히 누워 있으며 높이 30～45cm 내외이고 마디가 많고 보통은 가지가 갈라지며 마디가 땅에 닿으면 뿌리가 나온다. 葉鞘는 마디 사이보다 짧고, 딱딱한 짧은 사마귀 모양의 털이 난다. 葉舌은 膜質이고 葉身은 卵狀 披針形이고 잎은 互生하며 길이 2～6cm, 나비 8～15mm 이고 밑부분은 心臟底이고 화경을 둘러싸며 털이 없거나 약간 있고 가장자리에 털이 있다. 穗狀花序는 세약하고 길이는 1.5～3cm, 2～10개가 있으며 指狀으로 配列하거나 혹은 줄기끝에 모여 난다. 花柄의 어떤 小穗는 退化하여 짧은 花柄만 남아 있는 것도 있다. 花柄이 없는 小穗는 길이 4～4.5mm, 卵狀 披針形이고 灰綠色이나 紫色을 띠고 있다. 첫째 苞穎은 7脈이 있으며 둘째 苞穎은 3脈이 있고 안쪽 兩側의 脈은 선명치 못하고 끝은 뾰족하다. 수술은 2개, 葯은 황색 또는 紫色이고 길이는 0.7～1mm, 穎果는 楕圓形으로 稃體와 거의 같은 길이이다. 開花期와 結實期는 8～10월이다. 山地의 草原, 도랑이나 길옆에서 자라고 全國에 분포한다. 【處方用名】 全草가 藎草이다.

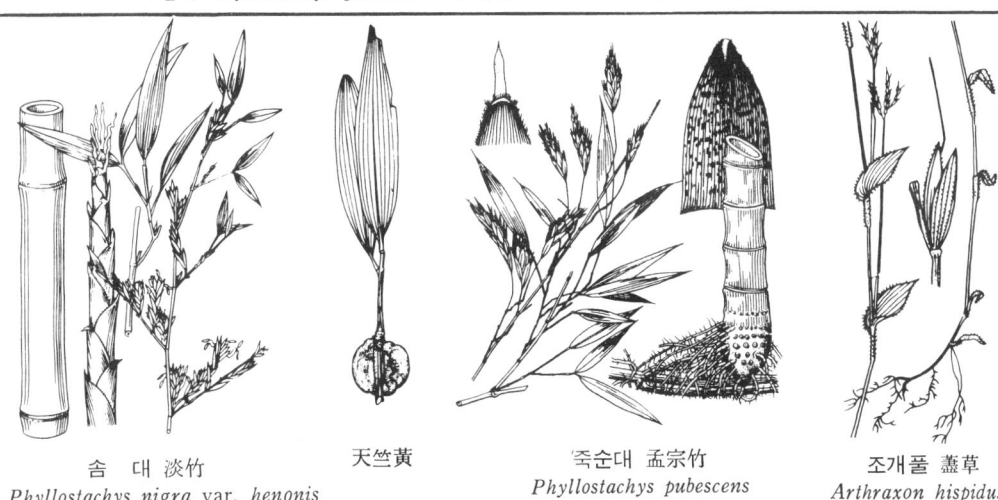

솜 대 淡竹
Phyllostachys nigra var. *henonis*

天竺黃

죽순대 孟宗竹
Phyllostachys pubescens

조개풀 藎草
Arthraxon hispidus

藎 草 (진초) 〈神農本草經〉 綠竹·王芻·黃草: 조개풀의 全草로 9월 開花期에 채취하여 햇볕에 말린다. 혹은 鮮用하기도 한다.

〔成分〕 잎과 줄기에는 aconitic acid, luteolin, luteolin-7-glucoside, anthraxin 이 함유되어 있다.

〔性味 歸經〕 味는 苦하고 性은 平하며 無毒하다. 肺經에 들어간다.

〔藥效 主治〕 止咳, 定喘, 消腫, 殺蟲의 效能이 있다. 咳嗽, 喘息, 惡瘡, 疥癬을 치료한다.
【用法 用量】 6~12 g을 달여서 服用한다. 〈外用〉 煎液으로 세척하거나 짓찧어 환부에 붙인다.

〔配合 禁忌〕 鼠婦는 相畏이다.

물 대 (시내대) 蘆竹 *Arundo donax* L. (=*A. benghalensis* RETZ.)

多年生 草本으로 根莖이 있으며 수염뿌리는 굵다. 줄기는 곧게 자라고 높이는 2~4 m이며 털이 없고 分枝하였다. 葉鞘는 마디 사이가 조금 길고 털이 없으며 頸部에 긴 부드러운 털이 있다. 葉身은 편평하고 길이는 50~70 cm, 나비 2~5 cm이며 成長 도중에는 表面 및 葉緣이 약간 거칠다. 圓錐花序는 약간 緊密하고 길이 30~60 cm, 分枝는 치밀하고 斜上하였으며 小穗에는 꽃이 2~4 개가 붙는다. 花穎은 披針形으로 길이 8~10 mm 인 3~5 개의 本脈이 있다. 外花穎에도 3~5 개의 本脈이 중앙으로 뻗어 나서 1~2 mm의 芒刺가 되었다. 背面의 中部 以下는 花穎 本體보다는 조금 짧은 흰색의 柔毛가 빽빽이 나 있고 첫째 花穎은 길이 8~10 mm 內花穎의 길이는 外花穎의 약 반 정도이다. 海岸, 河川口邊의 모래땅에 栽植하며 南部地方에 분포한다. 【處方用名】 ① 根莖은 蘆竹根 ② 새싹은 蘆竹筍 ③ 根莖을 구워서 흘러나온 汁은 蘆竹瀝이다.

❶ 蘆竹根 (노죽근) 〈草木便方〉: 물대의 根莖으로 여름에 採取하여 수염뿌리 등을 제거하고 햇볕에 말린다.

〔性味〕 味는 苦하고 性은 寒하며 無毒하다.

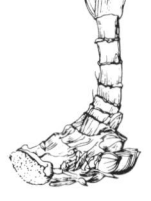

蘆竹根藥材

〔成分〕 根莖: n, n-dimethyltryptamine, 5-methoxy-n-methyltryptamin bufotenine, dehydrobufotenine, bufotenidine 등 多種의 indole 誘導體가 함유되어 있다. 잎에는 triacontane, α-amyrin acetate, β-amyrin acetate, triacontanol, friedelin, stigmasterol, β-sitosterol, campesterol 등이 함유되어 있고 꽃에는 여러 종류의 indole 誘導體인 gramine 및 gramine n_b-oxide, gramine methohydroxide, n, n-dimethyltryptaminemethohydroxide, $3, 3'$-bis(indolylmethyl) dimethyl ammoniumhydroxide, eleagnine 등이 함유되어 있다.

〔藥理〕 脫脂한 根莖의 alcohol 抽出物은 降壓 및 鎭痙作用이 있고 hystamin, serotonine, acetyl choline이 일으키는 痙攣에 拮抗한다. 根莖에서 抽出한 bufotenidine은 acetyl choline에 拮抗하는 作用이 있고 그 作用은 平滑筋에서 일으키는 경우보다 骨格筋에서 일어나는 쪽이 강하다. 또 子宮을 興奮시켜 hystamine을 遊離시킨다. 根莖은 水腫에 使用할 수 있다.

〔藥效 主治〕 淸熱, 利水의 效能이 있다. 熱病으로 인한 發狂, 虛勞骨蒸, 淋病, 小便不利, 風火로 인한 牙痛을 치료한다. 【用法 用量】15～30g을 달여 服用하거나 煎汁을 졸여 膏로 만들어 服用한다.

❷ 蘆竹筍(노죽순)〈重慶草藥〉: 물대의 어린 싹(嫩苗)이다.
〔性味〕 味는 苦하고 性은 寒하며 無毒하다.
〔藥效 主治〕 淸熱瀉火의 效能이 있다. 肺熱로 인한 吐血, 骨蒸潮熱(肺結核患者 등의 日晡熱), 頭暈, 聤耳, 齒痛을 치료한다. 【用法 用量】新鮮한 것 15～30g을 달이거나 짓찧어 汁으로, 바짝 졸여서 膏劑로 쓴다. 〈外用〉짓찧은 汁을 귀(耳)에 點滴한다.

❸ 蘆竹瀝(노죽력)〈重慶草藥〉: 물대의 根을 불에 구워(炙) 나오는 液汁을 모은 것이다.
〔性味〕 味는 苦하고 性은 寒하며 無毒하다.
〔藥效 主治〕 小兒의 高熱로 인한 痙攣의 治療에 湯으로 冲服한다.

메 귀 리 (귀보리) 野燕麥 *Avena fatua* L.

一年生 草本으로 수염뿌리가 성기게 났으며 줄기는 곧게 섰고 한 포기에서 3～4대가 나오며 높이는 60～100cm이다. 2～3개의 마디가 있고 葉鞘는 미끄럽고 光澤이 있으며 밑부분에는 잔털이 나 있다. 葉舌은 투명한 膜質로 가장자리가 불규칙하게 갈라진다. 葉身은 편평하고 길이는 15～25cm, 나비 7～15mm로서 조금 까끌까끌하고 윗면과 가장자리에는 柔毛가 드문드문 나 있다. 圓錐花序는 넓게 퍼져서 피라미드(Pyramid)型이며 가지가 갈라져서 모가 나 있고 까끌까끌하다. 小穗는 녹색이며 3～4개의 小花로 피고 밑으로 처지며 길이 2cm 내외이다. 苞穎는 草質이고 대개 같은 모양이다. 보통 9개의 葉脈이 있고 護穎의 質은 단단하고 卵狀 楕圓形이고 뒷면의 中央에서 아래는 淡褐色 또는 白色의 硬毛가 있고 基盤에는 淡褐色 또는 白色의 잔털이 密生한다. 까끄라기(芒)는 穎의 中央에서 약간 아래쪽에서 뻗어 나오고 무릎을 굽힌 것처럼 꺾어졌고 褐色이며 비틀려 있다. 穎果는 紡錘形이고 한쪽에 홈이 있으며 끝에 털이 있다. 開花, 結實期는 4～9월이다. 野地 廢田 등에 나고 제주도 및 南・中部에 분포한다. 【處方用名】① 莖과 葉은 燕麥草 ② 種子는 野麥子이다.

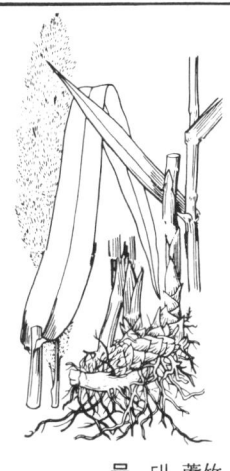 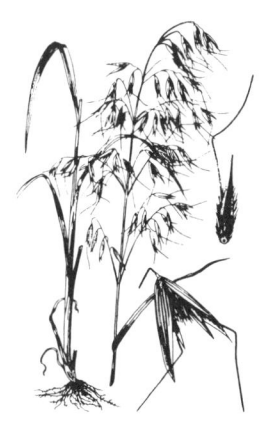 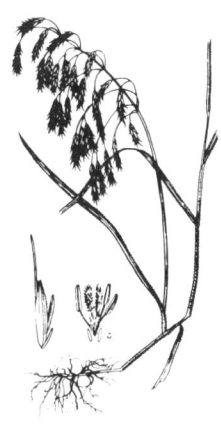

물 대 蘆竹 　　　메귀리 野燕麥 　　　참새귀리 雀麥
Arundo donax 　　　Avena fatua 　　　Bromus japonicus

❶ 燕麥草 (연맥초) 〈四川中藥志〉: 메귀리의 줄기와 잎으로 結實 前에 採取하여 햇볕에 말린다.

〔性味〕 味는 甘하고 性은 溫하며 無毒하다.

〔藥效 主治〕 虛損을 補하는 效能이 있다. 吐血, 虛汗(盜汗) 및 婦女의 紅崩을 치료한다. 【用法 用量】 15～30 g 을 달여서 服用한다.

❷ 野麥子 (야맥자) 〈四川中藥志〉: 메귀리의 種子이다.

〔性味〕 味는 甘하고 性은 溫하며 無毒하다.

〔藥效 主治〕 溫補의 效能이 있다. 虛汗을 치료한다. 【用法 用量】 12～20 g 을 달여서 服用한다.

참새귀리 雀麥 Bromus japonicus Thunb.

一年生 草本으로 높이는 70 cm 내외이다. 葉鞘는 줄기(稈)를 싸고 있고 白色의 柔毛에 덮여 있다. 葉舌은 투명한 膜質이고 끝에는 裂齒가 있다. 葉身은 길이 5～30 cm, 나비 2～8 mm 이며 兩面이 모두 白色의 柔毛가 있으나 아랫면은 無毛인 것도 있다. 圓錐花序는 밑으로 처지고 가지가 각 마디에 4～6개씩 달린다. 小穗는 楕圓形이며 7～14개의 小花가 달려 있고 上部의 小花는 보통 發育하지 않는다. 穎은 披針形이고 膜質로 된 緣이 있고 첫째 穎은 3～5脈, 둘째는 7～9脈이고 外稃는 楕圓形, 緣은 膜質이며 7～9개의 脈을 가졌다. 끝에는 2個의 小裂齒가 있고 그 아래 약 2 mm 쯤 되는 곳에 까끄라기(芒)가 나 있다. 첫째 外稃는 비교적 길고 內稃는 外稃보다 짧다. 등에는 刺毛가 散生하여 있고 수술은 3개, 子房의 끝에는 털이 나 있다. 穎果는 線狀 楕圓形이고 편평하고 腹面에는 골(溝)이 있는데 成熟하면 內外稃에 붙어 버린다. 6～7月에 이삭이 나오고 양지 바른 황무지에 群生하며 全國 各地에 分布한다. 【處方用名】 ① 莖葉은 雀麥 ② 種子는 雀麥米이다.

❶ 雀 麥 (작맥) 〈唐本草〉 爵麥・杜姥草・牛星草 : 참새귀리의 莖葉이다.

〔性味〕 味는 甘하고 性은 平하며 無毒하다.

〔藥效 主治〕 難產에는 삶은 汁을 먹는다. 汗出不止에는 燕麥 30g을 달여서 服用하거나 米糠 15g을 加하여 달여 服用한다.

❷ 雀麥米 (작맥미) 〈本草綱目〉 : 참새귀리의 種子이다.

〔性味〕 味는 甘하고 性은 平하며 無毒하다.

〔藥效 主治〕 滑腸, 益肝, 和脾의 效能이 있다. 【用法 用量】 삶아서 먹는다.

염　주　薏苡・回回米　*Coix lachryma-jobi* L. (=*C. lachryma-jobi* L. var. *susutama* HONDA)
율　무 (올미・율미) 川穀　*C. lachryma-jobi* var. *mayuen* (ROMAN.) STAPF

一年生 草本으로 줄기(桿)는 곧게 자라고 높이 1.5m 내외로 잎은 互生하고 披針形이며 길이 30cm, 나비 2.5cm 내외이고 가장자리가 깔깔하고 밑부분의 葉鞘는 반들반들하여 미끄럽다. 葉腋에서 길고 짧은 여러 개의 穗狀花序가 나오며 밑에 암꽃이 달린다. 암꽃 小穗은 잎이 변한 苞鞘 안에 3개의 꽃이 들어 있으나 그 중 1개만이 발달하고 2개로 갈라진 암술대는 길게 苞 밖으로 나온다. 수꽃 작은이삭은 披針形이며 암꽃 이삭 위로 자라고 마디에 꽃이 2개씩 달리며 1개는 자루가 없고 수술은 3개이다. 穎果는 外側에 견고하고 딱딱한 總苞에 싸여 卵狀의 球形이다. 開花期는 7月이고 結實期는 9～10月이다. 熱帶아시아가 原產이며 圃地에서 栽植한다. 【處方用名】① 염주・율무의 種仁은 薏苡仁 ② 根은 薏苡根 ③ 葉은 薏苡葉이다.

❶ 薏苡仁 (의이인) 〈神農本草經〉 解蠡・起實・感米・薏珠子・草珠兒・菩提子・芑實 : 염주・율무의 種仁으로 가을철 果實이 成熟했을 때 採取, 햇볕에 말린 뒤 外殼과 外皮를 제거한다. 【修治】《炒薏苡仁》精選한 薏苡仁을 냄비에 넣고 약한 불로 黃色이 될 때까지 볶아서 使用한다. 또는 麩皮와 같이 炒한다(薏苡仁 10 : 麩皮 1). 또 薏苡仁 40g과 糯米 80g을 같이 졸이되 糯米가 삶아지면 糯米를 제거하고 薏苡仁만 쓴다. 또 鹽湯으로 삶아도 좋다.

〔性味 歸經〕 味는 甘 淡하고 性은 凉하며 無毒하다. 脾, 肺, 腎經으로 들어간다.

〔成分〕 種仁에는 蛋白質 16.2%, 脂肪 4.65%, 炭水化物 79.17%, 少量의 vitamin B_1(330 mg%)이 함유되어 있고 種子에는 amino 酸(leucine, lysine, alginin, tyrosine 등), coixol, coixenolide, triterpenoids가 함유되어 있다. 율무(川穀)에는 澱粉 50%, 蛋白質 15～20%, (amino 酸은 glutamic acid, leucine, tyrosine, vanoic acid 등), β-sitosterol, campesterol, stigmasterol 등을 함유한다. 그밖에 抗腫瘍成分 coixenolide를 함유하고 이것을 加水分解로서 *cis*-9-hexadecenoic acid, *trans*-11-octadecenoic acid, 2,3-butanediol을 얻는다. 또 根에는 coixol을 함유하고 있다.

〔藥理〕 율무種子의 아세톤可溶의 油狀部는 吉田肉腫에 대하여 增殖阻止作用이 잘 알려져 있다. 이 主成分인 coixenolide는 Mouse의 Ehrlich 腹水癌에 대하여 延命效果가 인정된다. 種子脂肪油의 주성분인 palmitic acid는 蛙, Rat, 집토끼에 소량으로 呼吸興奮, 대량으로 이것을 痲痺시켜 肺血管에 대하여 뚜렷한 확장작용이 있고, morphine 및 urethan의 호흡마비에 拮抗作用이 있다. 末梢血管에 대해서는 확장, 수축의 양작용이 있고 血壓降下作用이 있다. 子宮에 대해서는 일반적으로 促進的인 작용을 하고, adrenalin 適用後에는 그 흥분작용을 역전시킨

염 주 Coix lachryma-jobi —213—

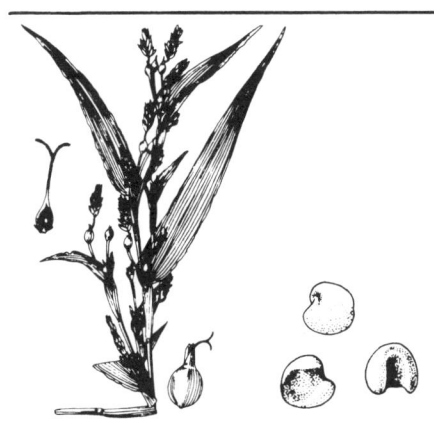
염 주 薏苡
Coix lachryma-jobi

薏苡仁藥材

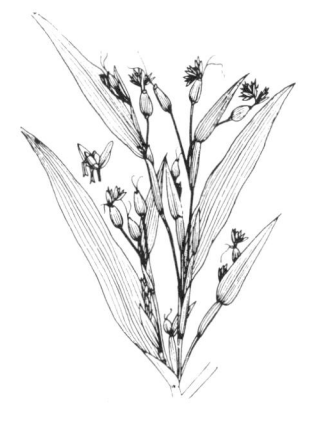
율 무 川穀
Coix lachryma-jobi var. mayuen

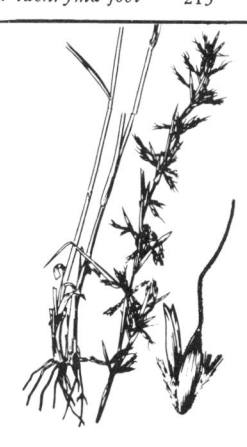
개솔개 橘草 Cymbopogon
tortilis var. goeringii

다. 腸管에 대해서는 低濃度로 收縮, 고농도로 弛緩시킨다. 薏苡仁油 및 炭素數 10~18의 飽和脂肪酸은 骨格筋에 작용하여 筋의 수축을 감약시키며 그 작용은 炭素數가 적을수록 강하고 不飽和脂肪酸의 oleic acid 는 骨格筋의 수축성에 영향이 없다. 薏苡仁油를 皮下주사하면 lauric acid, myristic acid, oleic acid, palmitic acid 와 같이 血糖量을 저하시킨다. 율무根에 함유된 coxiol 은 두꺼비의 摘出心臟, 집토끼의 摘出小腸의 운동을 억제하지만 血管에는 영향이 없다. 집토끼에게 靜脈注射하면 호흡흥분, 혈압하강, 腸管의 운동억제가 인정되며, 비교적 다량의 腹腔內주사에 의해서 血糖値가 얼마쯤 하강한다. 또 actomyocin-ATP 系를 저해하고 橫膈膜의 산소섭취, 嫌氣的解糖을 억제하며 神經筋標本의 電氣刺戟에 의한 수축을 억제한다. Multisynaptic reflex 를 일과성으로 억제하는 한편 Mouse, Rat 에 대하여 鎭痛, 鎭靜, 解熱作用을 갖고 있다.

〔藥效 主治〕 健脾補肺, 利濕, 淸熱, 排膿의 效能이 있다. 泄瀉, 腸癰, 濕痺, 筋脈拘攣, 關節屈伸不利, 水腫, 脚氣, 肺癰, 肺痿, 淋濁, 白帶를 치료한다.【用法 用量】9~30g을 달여서 마시거나 散劑로 服用한다.

〔禁忌〕 便秘가 있는 者와 姙婦는 服用에 주의한다. 氣虛, 下痢, 小便不利, 腓腹筋痙攣者는 忌한다.

❷ 薏苡根 (의이근)〈神農本草經〉: 염주・율무의 根으로 가을철에 採取한다.

〔成分〕 根에는 coxol, palmitin 酸, stearin 酸, stigmasterol, β 및 γ-sitosterol, 鹽化킬륨, glucose, 蛋白質, 澱粉 등이 함유되어 있다.

〔性味 歸經〕 味는 苦甘하고 性은 寒하며 無毒하다. 脾, 膀胱經으로 들어간다.

〔藥效 主治〕 淸熱, 利濕, 健脾, 殺蟲의 效能이 있다. 黃疸, 水腫, 淋病, 疝氣(脫腸), 閉經, 帶下, 蟲積腹痛(寄生蟲에 의한 腹痛)을 치료한다.【用法 用量】9~15g(新鮮한 것은 30~60g)을 달여서 服用한다. 짓찧어 낸 汁을 술과 같이 服用하면 黃疸을 치료한다.

〔禁忌〕 삶아 먹으면 墮胎한다.

❸ 薏苡葉 (의이엽)〈圖經本草〉: 율무의 잎으로 가을에 採取한다.

〔成分〕 Alkaloid 가 함유되어 있다.

〔藥效 主治〕 달여서 服用하면 속이 시원해지고 中氣를 補益한다. 여름에 달여서 服用하면 胃를 따뜻하게 하고 氣血을 補益한다.

개 솔 새 橘草 *Cymbopogon tortilis* var. *goeringii* (STEUD.) HAND-MAZZ. (=*C. goeringii* (STEUD.) A. CAMUS = *Andropogon goeringii* STEUD.)

多年生 草本으로 뿌리는 수염 모양이고 줄기는 높이가 1 m 내외로 곧게 자라며 마디는 보통 흰색의 柔毛에 덮여 있다. 葉鞘는 반들반들하고 光澤이 나며 基部는 破裂되어 反卷하였고 內面은 紅褐色이다. 잎은 線形으로서 길이 12~40 cm, 나비 3~4 mm 이며 葉舌은 길이 1~3 mm 로서 삼각형이고 털이 없다. 僞圓錐花序는 성기고 좁으며 길이는 18~35 cm 이다. 總狀花序는 2 개씩 붙어 있고 紫色을 띠며 길이는 1~2 cm 이고 穗軸의 마디와 마디 사이는 길이 3~3.5 mm, 柄이 없는 小穗는 楕圓狀 披針形으로 길이 5~6 mm, 基盤에는 微毛가 있다. 內花穎은 缺損되어 있다. 수술은 3개 柄이 있는 小穗는 길이 4~6 mm, 柄은 白色의 柔毛에 덮여 있다. 開花 및 結實期는 8~9 月이다. 山野의 비탈, 양지 바른 건조한 곳에 나며 제주도 및 中・南部에 分布한다. 【處方用名】全草가 野香茅이다.

野香茅 (야향모) 〈中草藥〉 香茅草 : 개솔새의 全草로 여름철이나 가을의 흐린날 또는 이른 아침에 採取한다.

〔性味〕 味는 辛하고 性은 溫하다.

〔成分〕 精油의 主要成分은 elemicin 과 isoelemicin 이고 이외에 *d*-linalool, *l*-borneol, *l*-bornyl acetate, α-pinene, camphene, *l*-camphor, *cis*-β-ocimene, geraniol, geranyl-acetate, β-elemene, caryophyllene, eugenol methyl ether, humulene, *trans*-methylisoeugenol 등이다.

〔藥效 主治〕 平喘, 止咳, 消炎, 止痛, 止瀉, 止血, 祛風濕, 消腫, 助消化, 通經絡의 效能이 있다. 急・慢性氣管支炎, 氣管支喘息, 류머티性 關節炎, 頭痛, 打撲傷, 水瀉, 心腹氣痛, 腹痛을 치료한다. 【用法 用量】30~60 g 을 달여서 服用한다.

우산대잔디 狗牙根 *Cynodon dactylon* (L.) PERS. (=*Panicum dactylon* L.)

多年生 草本으로 根莖이 있고 수염뿌리는 가늘고 강인하다. 줄기는 地面으로 뻗으면서 花莖이 곧추 자라고 15~40 cm 이다. 葉身은 線形이고 下部에는 마디 사이의 간격이 짧아서 대생하는 것처럼 보이며 길이는 1~6 cm, 나비 1~3 cm 이다. 穗狀花序는 길이 1.5~5 cm 로 3~6 개가 指狀으로 莖頂部에 모여 난다. 小穗는 灰綠色 또는 帶紫色이고 길이는 2~25 mm 로서 까끄라기(芒)에는 中央脈이 있어서 背稜을 이루고 兩側은 膜質이다. 길이는 1.5~2 mm, 外花穎은 草質이고 길이는 小穗와 같고 脈은 3개가 있으며 背稜에는 털이 나 있다. 內花穎은 外花穎과 같은 길이이고 稜이 2개 있다. 葯은 黃色 또는 紫色으로 길이는 1~1.5 mm 이다. 開花期는 6~8 月이다. 제주도, 울릉도 및 南・中部 海岸을 따라 分布한다. 【處方用名】全草가 鐵線草이다.

鐵線草 (철선초) 〈滇南本草〉 絆根草・墊頭草 : 우산대잔디의 全草이다.

우산대잔디 *Cynodon dactylon* 바랭이 *Digitaria sanguinalis*

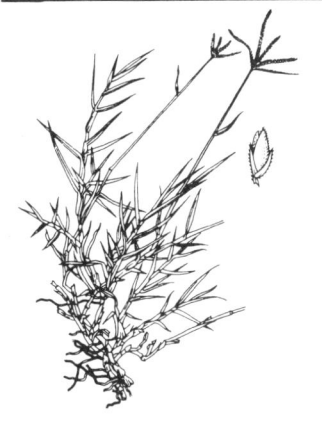

우산대잔디 狗牙根
Cynodon dactylon

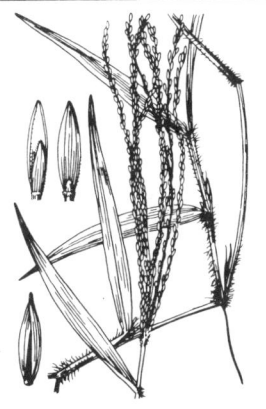

바랭이 馬唐
Digitaria sanguinalis

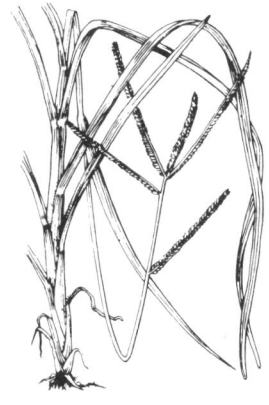

왕바랭이 牛筋草
Eleusine indica

〔性味 歸經〕 味는 苦 微甘하고 性은 平하다. 肝經에 들어간다.

〔成分〕 全草에는 粗蛋白質 6.1～14.7%, 粗纖維 28.5～36.9%, lignin 9.3～11.4%, 灰分 3.7～6.2%, 칼슘 0.29～0.97%, 燐 0.15～0.41%, magnesium 0.08～0.22%가 함유되어 있고 또 β-sitosterol, β-sitosterol-d-glucoside, palmitin 酸도 分離된다.

〔藥理〕 全草의 抽出液은 *in vitro* 試驗(건강한 사람에게 枸櫞酸을 가한 血液 및 葡萄球菌懸濁液을 合하여 培養, 食菌細胞 中의 細菌數를 센다)에서 상당히 높은 食作用指數가 나타났다. 그러나 세 가지의 抽出物에서는 抗菌作用이 확실하게 認定되지 않았다. 本植物은 靑酸을 만들므로 家畜이 먹으면 中毒을 일으킨다.

〔性味 歸經〕 味는 苦 微甘하며 性은 平하다. 肝經으로 들어간다.

〔藥效 主治〕 祛風, 活絡, 解熱, 止血, 生肌의 效能이 있다. 류머티즘(rheumatism)에 의한 脫力, 手足筋肉의 痲痺, 痙攣, 半身不遂, 勞傷吐血, 打撲傷, 刀傷, 癰瘡을 치료한다. 筋肉의 痰火에 의한 衰弱, 筋骨酸痛에는 酒浸하여 服用한다. 長患의 癰瘡에는 짓찧어서 塗布하면 生肌를 한다. 刀傷, 打撲傷에 塗布하면 止血, 收口하고 筋骨을 잇는다. 【用法 用量】 15～30g을 달여서 服用한다. 〈外用〉 짓찧어서 바른다.

바 랭 이 馬唐 *Digitaria sanguinalis* (L.) SCOP.

一年生 草本으로 밑부분이 地上을 기면서 곧게 40～70cm 정도 자라며 높이는 40～100cm이다. 줄기(稈)는 分枝하며 퍼져 나가고 밑 마디에서 뿌리가 나온다. 葉身은 線狀 披針形이고, 길이 8～20cm, 나비 5～12mm로 끝이 서서히 뾰족해져서 밑은 원형을 띠며 兩面은 부드러운 털이 성기게 있거나 아니면 없다. 葉鞘는 줄기를 느슨하게 싸고 있고 흔히 퍼진 털이 있다. 總狀花序는 길이 5～18cm로서 3～8個의 가지가 달리고 가지는 비스듬히 퍼지며 연한 녹색 또는 자주색이다. 小穗는 대개 있는 것과 없는 것이 함께 달리고 길이 3mm 정도로 銳尖頭이다. 첫째 苞潁은 매우 작고 鈍三角形으로 길이는 약 0.5mm이다. 둘째 苞潁은 小穗 길이의 1/2이거나 3/4, 緣에는 細毛가 있다. 護潁은 5～7脈이 있으며 가장자리에 털이 있고 內潁은 護潁과

길이가 비슷하다. 開花 및 結實期는 7~8월이다. 草地, 耕作地, 路邊 등에 자라며 全國 各地에 분포한다. 【處方用名】 全草가 馬唐이다.

馬　唐 (마당)〈名醫別錄〉 羊麻・羊粟・馬飯 : 바랭이의 全草이다.

〔性味〕 味는 甘하고 性은 寒하다.

〔藥效 主治〕 調中, 明耳目, 潤肺의 效能이 있다.

왕바랭이　牛筋草 *Eleusine indica* (L.) GAERTN. (=*Cynosurus indicus* L.)

一年生 草本으로 높이는 15~90 cm이다. 수염뿌리는 가늘고 密生하며 줄기(稈)는 모여 나고 곧게 자라거나 밑부분이 굽어졌다. 葉身은 편평하거나 折曲되었고 길이 15~40 cm, 나비 3~7 mm로서 안쪽에 긴 털이 있으며 葉鞘는 짜부러진 것처럼 편평하고 脊이 있고 無毛이거나 큰 털이 성기게 난다. 葉舌의 길이는 1 mm 정도로서 穗狀花序는 길이 3~10 cm, 幅 3~5 mm 정도로서 항상 數個(드물게는 2個)로 指狀配列하여 원줄기의 끝에 붙어 있다. 小穗에는 3~6個의 꽃이 붙고 길이 4~7 mm, 넓이는 2~3 mm이다. 穎은 披針形인데 첫째 穎은 길이 1.5~2 mm이고 둘째 穎은 길이 2~3 mm로서 1脈과 1~2쌍의 側脈이 있다. 種子는 矩圓形인데 三角形에 가깝고 길이는 약 1.5 mm이며, 선명한 波狀의 주름이 나 있다. 開花期 및 結實期는 8~9월이다. 山野의 陽地쪽 또는 밭 근처에 자란다. 鬱陵島, 濟州道 및 南・中部에 分布한다. 【處方用名】 全草가 牛筋草이다.

牛筋草 (우근초)〈本草綱目拾遺〉 千金草 : 왕바랭이의 뿌리가 달린 全草로 8~9月에 채취하여 깨끗이 씻어 햇볕에 말린다.

〔性味 歸經〕 味는 甘하고 性은 平하며 無毒하다. 肝, 胃經에 들어간다.

〔成分〕 乾燥된 全草에는 蛋白質 3.51%, 澱粉 25.8%, 脂肪 0.556%가 함유되어 있다. Alkaloid, tannin 酸은 아직 檢出되지 않았으나 窒酸鹽과 少量의 亞窒酸鹽이 함유되어 있다.

〔藥理〕 아프리카에서는 民間藥으로 利尿劑, 祛痰劑 또는 止瀉劑로 使用한다.

〔藥效 主治〕 清熱, 利濕의 效能이 있다. 傷暑發熱, 小兒急驚(급성경련), 黃疸, 痢疾, 淋病, 小便不利를 치료한다. 또 日本腦炎을 豫防한다. 【用法 用量】 9~15 g(新鮮한 것은 30~60 g)을 달여서 服用하거나 生汁을 내어 마신다.

참새그령　大畵眉草 *Eragrostis cilianensis* (ALL.) LINK　(=*E. megastachys* LINK)
　　　큰비노리　畵眉草 *E. pilosa* (L.) BEAUV.　좀새그령 小畵眉草 *E. poaeoides* BEAUV.

一年生 草本으로 높이는 11~78 cm이다. 줄기(稈)는 모여 났으며 下部는 약간 굽었고 上部는 곧게 섰으며 基部에서 넓게 퍼져서 위로 뻗는데 마디의 아래에 보통 腺體가 하나 있다. 잎은 성기게 互生하며 線形이고 끝이 점점 뾰족하고 길이 6~13 cm이며, 다소 軟質이고 평활하며 葉鞘는 마디 사이보다 짧고 세로로 脈紋이 있고 脈上에는 腺體가 있고 鞘口에는 白色 수염털이 있다. 葉舌은 膜質이고 길이는 약 1 mm이다. 圓錐花序는 楕圓形 또는 pyramid 形으로 길이 7

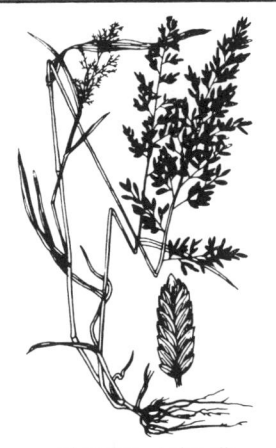 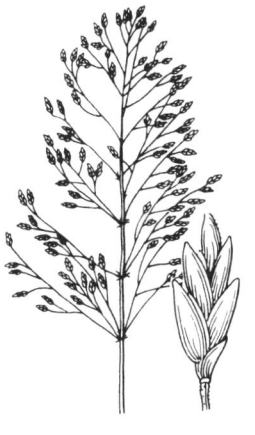 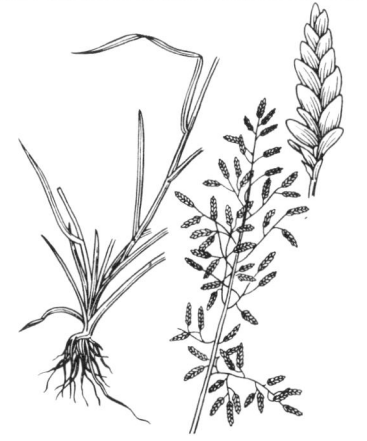

참새그령 大畵眉草
Eragrostis cilianensis

큰비노리 畵眉草
Eragrostis pilosa

좀새그령 小畵眉草
Eragrostis poaeoides

~20 cm 이며 分枝는 굵고 확실하며 單生한다. 小枝 및 小穗의 柄에는 黃色의 腺體가 있다. 小穗는 길이 4~10 mm 이며 暗綠色이고 오래되면 色이 옅어져서 藍紫色이 된다. 花穎片의 끝은 뽀족하고 거의 모두 같거나 아니면 첫째 花穎鞘가 짧고 脈이 있다. 外花穎의 側脈은 현저하고 끝은 약간 뭉툭하고 內花穎은 宿存하였으며 길이는 外花穎의 약 3/4 이고 등에는 細小한 纖毛가 있다. 穎果는 圓球形이고 直徑은 0.5 mm 前後이다. 開花期 및 結實期는 7~9 月이다. 산비탈, 빈터, 圃地 등에 나며 제주도 및 南, 中部에 分布한다. 【處方用名】 ① 花는 星星草 ② 全草는 畵眉草이다.

❶ **星星草** (성성초) 〈全展選編〉: 참새그령 및 同屬 近緣植物의 꽃이다.
〔**藥效 主治**〕 膿疱瘡의 治療: 藥性이 파손되지 않을 정도로 검게 볶아 粉末하여 香油와 고루 섞어 糊狀으로 하여 환부에 바른다. 1日 1回씩 계속 3~4회 바르면 皮膚가 乾燥하면서 점차 회복된다.

❷ **畵眉草** (화미초) 〈植物名實圖考〉: 참새그령 및 同屬 近緣植物의 全草로 여름, 가을에 채취하여 햇볕에 말린다.
〔**藥效 主治**〕 淸熱, 解毒, 疏風, 利尿의 效能이 있다. 尿路感染, 腎盂炎, 腎炎, 角膜炎, 化膿한 天然痘를 치료한다. 【用法 用量】 9~15 g 을 달여서 服用한다. 〈外用〉 煎液으로 환부를 씻는다. 또는 藥性이 파손되지 않게 불로 볶아 가루 내어 香油로 調合하여 每日 1회씩 환부에 바른다.

보 리 (겉보리) 大麥 *Hordeum vulgare* var. *hexastichon* ASCH.
쌀보리 穬麥 *H. vulgare* L. var. *nudum* HOOK. f.

越年生 草本으로 줄기(稈)는 모여 나고 곧추 1 m 정도 자라며 원줄기는 속이 비고 圓柱形이며 平滑하고 마디 사이가 길다. 根生葉의 葉鞘에는 柔毛가 드문드문 나 있다. 葉舌은 작고 膜質이다. 잎은 互生하며 長披針에 길이 8~18 cm, 나비 1~1.5 cm 로서 윗면은 까끌까끌하고 아랫

면은 비교적 미끄럽다. 穗狀花序는 길이 4~10 cm 이고 몇 개의 마디로 갈라졌으며 각 마디마다 發育된 小穗가 붙어 있고 小穗마다 1개의 꽃이 붙어 있다. 內外의 穎은 모두 線形 아니면 線狀 披針形이고 짧은 柔毛에 덮여 있으며 끝은 뻗어 나와 까끄라기가 되었다. 外花穎은 楕圓狀 披針形이고 광택이 있다. 수술은 3개, 子房은 1개, 花柱는 2개로 갈라졌으며 開花期는 4~5月이다. 栽培作物로서 全國에 分布한다. 【處方用名】① 果實은 大麥 ② 稈은 大麥秸 ③ 發芽한 穎果는 麥芽 ④ 幼苗는 大麥苗이다.

❶ 大　麥 (대맥) 〈神農本草經集注〉 裸麥・穬麥・牟麥・飯麥: 보리 및 쌀보리의 種子이다.

〔性味 歸經〕 味는 甘鹹하고 性은 凉하다. 脾, 胃經에 들어간다.

〔成分〕 大麥의 主要成分은 澱粉과 蛋白質이다. 乾燥된 大麥粒에는 澱粉 60~68%, pentosan 8~12%, cellulose 4~5%, lignin 4%, 窒素含有物 7~14%, ether 抽出物 2~3%, 灰分 2~3%가 함유되어 있다. 또 種子에는 phosphatidyl serin, phosphatidylcholine, phosphatidyl-ethanolamine, phosphatidine 酸과 sterol 類 및 그 ester, glycoside 등이 함유되어 있다. 이 외에 脂肪酸이 함유되어 있는데 그 주된 것은 palmitin 酸, stearin 酸, olein 酸, linol 酸이다. 또 alantoin 도 함유되어 있다.

〔藥理〕 大麥은 alantoin 을 함유하고 있는데 그 0.4~4% 溶液을 患部에 사용하면 化膿된 創傷이나 頑固한 潰瘍의 癒合을 촉진시킨다. 또 慢性骨髓炎에도 사용할 수 있다. 단 臨床治療效果는 그다지 현저하지 않다. Alantoin 0.03~0.13 g 을 胃潰瘍에 쓸 수 있다.

〔藥效 主治〕 和胃, 寬腸, 利水의 效能이 있다. 食滯, 消渴, 下痢, 小便淋痛, 水腫, 火傷을 치료한다. 【用法 用量】 30~60 g 을 달여 服用하거나 볶아서 粉末로 만들어 服用한다. 〈外用〉 볶아서 갈아 가루로 바르거나 또는 煎液으로 씻는다.

❷ 大麥秸 (대맥갈) 〈本草綱目〉: 보리가 成長해서 黃色으로 마른 줄기(稈)이다.

〔性味 歸經〕 味는 甘苦하고 性은 溫하며 無毒하다. 脾, 肺經으로 들어간다.

〔藥理〕 大麥秸은 多糖分을 함유하고 초보적인 動物實驗에서는 抗癌作用이 있었다.

〔藥效 主治〕 消腫, 利濕, 理氣의 효능이 있다. 小便不通에는 오래된 大麥秸을 진하게 달여 자주 服用한다.

❸ 麥　芽 (맥아) 〈本草綱目〉 大麥蘗: 겉보리의 種子를 發芽시켜서 乾燥한 것이다. 【調製】 大麥을 물에 담갔다가 꺼내 대바구니에 담아 가마니로 덮고 물을 자주 주어 싹이 3~5 mm 쯤 자라나면 햇볕에 말린다. 【修治】《炒麥芽》 麥芽를 냄비에 넣고 黃色이 될 정도로 볶은 것이다. 《焦麥芽》 위와 같은 方法으로 黃色이 될 때까지 볶아서 淸水를 뿌려 햇볕에 말린다.

〔性味 歸經〕 味는 甘하고 性은 微溫 하며 無毒하다. 脾, 胃經에 들어간다.

〔成分〕 麥芽에는 amylase, invertase, vitamin B, 脂肪, 燐脂質, dextrin, 麥芽糖, 포도당 등이 함유되어 있고 또 gramine 이 함유되어 있다.

〔藥理〕 麥芽는 消化酵素와 vitamin B를 함유하고 있어서 消化를 돕는 作用이 있다. 以前에 술보리 *Hordeum dislichon* 를 釀造하여 飼料로 썼더니 家畜이 中毒되었다는 報告가 있었다. 硏究結果 麥芽의 毛根에는 毒素 一種인 maltoxin 이 함유되어 있고 뒤에 이것은 즉 *p*-hydroxy

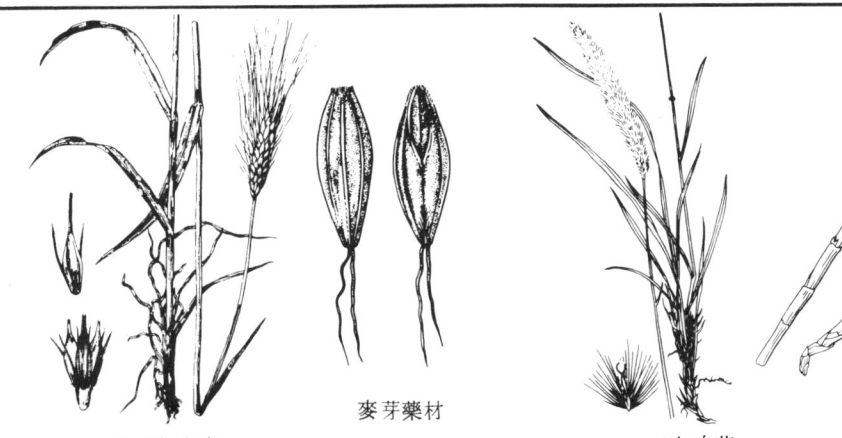

보리 大麥
Hordeum vulgare var. *hexastichon*

麥芽藥材

띠 白茅
Imperata cylindrica var. *major*

白茅根藥材

-β-phenylethyl trimethyl ammonium 鹽基라는 것을 알게 되었다. 그 作用原理는 근육이완 作用이 있기 때문에 筋肉의 acetylcholine에 대하여 感受性을 낮추고 筋膜 및 筋肉纖維 全體의 정상적인 靜止電位를 떨어지게 할 수 있다.

〔藥效 主治〕 消化促進, 和中, 下氣, 强壯의 效能이 있다. 消化不良, 腹部膨脹感, 食慾不振, 嘔吐, 泄瀉, 乳脹不消를 치료한다. 【用法 用量】9~15g을 달여 服用한다. 丸, 散劑로도 服用한다.

〔配合 禁忌〕 長期間 服用하면 腎을 消耗하므로 多食하지 말아야 하며 積滯가 없고 脾胃가 虛한 者는 不適하다. 姙婦의 多用을 忌한다.

❹ 大麥苗 (대맥묘)〈本草綱目〉: 大麥의 幼苗이다.

〔藥效 主治〕 諸黃을 치료하고 小便을 利한다. 짓찧어서 生汁을 내어 每日 먹는다. 겨울에 얼굴, 손발이 트는 데는 달인 汁으로 씻는다.

띠 白茅 *Imperata cylindrica* (L.) P. BEAUV. var. *major* (NEES) C. E. HUBB.

多年生 草本으로 根莖은 가늘고 길며 백색이고 가로로 뻗으며 줄기(稈)는 곧게 섰고 굽었으며 높이는 1m이고 가장자리가 거칠거칠하며 葉鞘는 털이 없고 鞘口는 털이 있으며 葉舌은 膜質이며 가늘게 째졌다. 꽃은 잎사귀에 앞서 나며 圓錐花序는 穗狀이고 길이 6~15cm이며 백색 털이 密生했고 褐色의 수술이 달렸으며 갈라진 각 가지 위의 마디에 1개의 小穗가 있으며 작은 꼭지는 길이가 같지 않으며 小穗는 長楕圓形이며 길이 2.5mm이다. 總苞의 털 및 안팎의 2穎 위의 털은 긴 白色纖毛이고 길이 1.5mm이며 안팎의 稃는 小型이고 까끄라기가 없으며 수술은 2개이고 암술머리는 2개로 갈라져서 길게 나오며 黑紫色이다. 開花期는 5~6月이다. 山野에서 흔히 자라며 全國에 분포한다.【處方用名】① 根莖은 白茅根 ② 初生花序는 白茅針 ③ 잎은 茅草葉 ④ 花穗는 白茅花이다.

❶ 白茅根 (백모근)〈神農本草經集注〉茅根·蘭根·茹根·地菅·白花 茅根: 띠의 根莖으로 봄, 가을에 採取하여 地上部分을 제거하고 깨끗이 씻어 햇볕에 말린다.《乾茅根》鬚根을 문

질러 제거, 깨끗이 씻어 썰어서 햇볕에 乾燥한다. 《茅根炭》썬 茅根을 솥에 넣어 강한 불로 黑色이 되기까지 볶아 淸水를 뿌려 식혀서 햇볕에 乾燥한다.

〔性味 歸經〕 味는 甘하고 性은 寒하다. 肺, 胃, 小腸經에 들어간다.

〔成分〕 多量의 蔗糖, 포도糖, 少量의 果糖, xylose, 枸櫞酸, 蓚酸, 사과酸이 함유되어 있다. 또 21%의 澱粉도 함유되어 있다. 本品에서 anemonin을 分離抽出하였다는 報告도 있다. *Imperata cylindrica* 의 根莖에는 mannitol, 포도糖, 果糖, 蔗糖, 枸櫞酸, 사과酸, coixol, arundoin(0.1%), cylindrin(0.001%) 등이 함유되어 있다.

〔藥理〕 1. 利尿作用: 정상적인 토끼에 煎劑를 經口投與하면 利尿作用이 있는데 服藥 5~10日頃이 가장 현저하였고 20日前後에 不明瞭하게 된다. 利尿作用은 아마 白茅根 中에 함유되어 있는 豊富한 칼슘鹽과 관계가 있다고 보여진다.

2. 抗菌作用: 煎劑는 *in vitro* 에서 Flexner's菌, Sonne's菌에 대하여 확실한 抑制作用이 있었다.

〔藥效 主治〕 凉血, 止血, 淸熱, 利尿의 效能이 있다. 熱病煩渴, 吐血, 鼻出血, 肺熱喘息, 胃熱嘔吐, 淋病, 小便不通, 水腫, 黃疸을 치료한다. 【用法 用量】9~15g(新鮮한 것은 30~60g)을 달여 服用한다. 또 짓찧어서 汁을 내거나 가루로 服用한다.

〔禁忌〕 脾胃虛寒, 溲多不渴, 因寒發噦, 中寒嘔吐, 濕痰停飮發熱, 虛寒吐血에는 忌한다.

❷ **白茅針** (백모침) 〈本草拾遺〉 茅苗·茅笋·茅針: 띠의 피지 않은 初生花序이다.

〔性味〕 味는 甘하고 性은 平하며 無毒하다.

〔藥效 主治〕 止血의 效能이 있다. 鼻出血, 血尿, 大便下血을 치료한다. 血을 破하고 消渴을 치료하며 惡性瘡腫에 주로 쓰인다. 新鮮한 것을 짓찧어 金瘡에 붙이면 止血된다. 삶아 먹으면 鼻出血 및 大出血(暴下血)을 치료한다. 【用法 用量】9~15g을 달여서 服用한다. 〈外用〉 짓찧어서 코를 막거나 환부에 붙인다.

❸ **茅草葉** (모초엽) 〈重慶草藥〉: 띠의 葉으로 年中 採取한다.

〔成分〕 잎과 줄기에는 friedelin, arborinol, arborinol methyl ether, cylindrin, arborinone, 12-oxoarundoin 등의 triterpenoids가 함유되어 있다.

〔藥效 主治〕 經絡을 通하게 하는 效能이 있다. 風濕筋骨藥과 配合하여 使用한다. 婦人의 産後風濕痛의 治療에는 老茅草葉, 石菖葡, 陳艾葉을 달인 물로 씻는다.

❹ **白茅花** (백모화) 〈日華子諸家本草〉: 띠의 花穗이다. 4~5月에 꽃이 滿開하기 前에 줄기째 따서 花穗를 햇볕에 말린다.

白茅花藥材

〔性味〕 味는 甘하고 性은 溫하며 無毒하다.

〔藥理〕 토끼에 매일 煎劑 0.5g/kg을 3日間 經口投與하였더니 投與開始 5日째부터 凝血과 出血의 時間이 對照群과 비교하여 短縮되었다. 이 作用은 數日間 지속되었다. 또 血管의 透性도 低下시킬 수 있었다(trypan blue 浸透試驗).

〔藥效 主治〕 止血, 定痛의 效能이 있다. 吐血, 鼻出血, 刀傷, 灸瘡을 치료한다. 【用法 用量】9~15g을 달여서 服用한다. 〈外用〉 濕布하거나 코를 막는다.

조릿대풀 淡竹葉 *Lophatherum gracile* BRONGN. (=*L. eratum* ZOLL. et. MOR.)

多年生 草本으로 높이는 40~100 cm 이고 根莖은 木質이며 수염뿌리의 中部는 부풀어져서 紡錘形의 塊根이 달린다. 줄기는 群生하고, 가늘고 길며 곧게 섰고 中空이며 表面에는 자잘한 縱筋이 있고 基部는 木化하였다. 잎은 줄기에 互生하여 좌우로 벌어졌으며 넓은 披針形이고 길이 15~20 cm, 나비 2~3.5 cm 이고 끝은 점점 뾰족하며 잎 밑이 둥글고 짧은 잎자루는 葉鞘에 이어졌고 잎 가장자리가 거칠거칠하며 다소 얇다. 葉鞘는 반들반들하고 潤氣가 있거나 또는 한쪽에 絨毛가 있다. 꽃은 圓錐花序로서 頂生했으며 거칠고 크고 곧게 섰으며 길이는 10~30 cm 이고 分枝는 비교적 적고 小穗는 성기고 披針形이며 길이 7~12 mm, 나비 1.5~2.5 mm 이고 끝이 날카로우며 녹색이다. 花穎은 矩圓形으로 5 脈이 있고 先端은 頓하고 緣은 膜質이며 第一花穎은 第二花穎보다 짧다. 外花穎은 花穎보다 길고 披針形이 7~9脈 있는데 先端의 몇 개인가는 中空이다. 끝에는 짧은 芒刺가 있고 內花穎은 비교적 짧고 膜質은 투명하다. 子房은 卵形이고 花柱는 2 개 있다. 開花期는 8~9月, 結實期는 10月이다. 남쪽섬의 숲속에 나며 제주도 및 南部(多島海 島嶼) 등에 분포한다.【處方用名】① 全草는 淡竹葉 ② 根莖 및 塊根이 碎骨子이다.

❶ 淡竹葉 (담죽엽) 〈本草綱目〉 竹葉門冬靑・土麥冬: 조릿대풀의 全草로 5~6 月 開花하기 전에 採取하여 수염뿌리를 제거하고 햇볕에 말려 썰어서 사용한다.

〔性味 歸經〕 味는 甘淡하고 性은 寒하다. 心, 腎經에 들어간다.

〔成分〕 莖 및 葉에는 arundoin, cylindrin, taraxerol 이나 friedelin 과 같은 triterpenoids 가 함유되어 있다. 다른 地上部分은 phenol 性 成分, amino 酸, 有機酸, 糖類 등이 함유되어 있다.

〔藥理〕 1. 解熱作用: 人工的으로 發熱시킨 Rat 에 淡竹葉 1~20 g/kg 을 經口投與하면 解熱作用을 나타내었고 그 有效成分은 물에는 溶解되지만 알콜에는 잘 용해되지 않는다. 大腸菌의 皮下注射로 고양이와 토끼를 人工的으로 발열시켰을 때 2 g/kg 의 淡竹葉의 解熱效果는 33 mg/kg 의 phenacetin 의 0.83 倍에 상당한다.

2. 利尿作用: 淡竹葉의 利尿作用은 猪苓, 木通에 비하여 약하지만 尿中의 鹽化物 排出量의 증가는 猪苓, 木通보다 많았다. 이외에 血糖을 높이는 作用이 있다.

〔藥效 主治〕 淸心火, 除煩熱, 利尿의 효능이 있다. 熱病에 의한 口渴, 心煩, 小便赤澀, 淋濁, 口糜, 舌瘡, 齒齦腫痛을 치료한다.【用法 用量】9~15 g 을 달여서 服用한다.

〔禁忌〕 姙婦의 服用은 忌한다.

❷ 碎骨子 (쇄골자) 〈本草綱目〉: 조릿대풀의 根莖 및 塊根으로 여름, 가을에 채취하여 햇볕에 말린다.

〔性味〕 味는 甘하고 性은 寒하며 無毒하다.

〔成分〕 根, 莖에는 arundoin, cylindrin 이 함유되어 있다.

〔藥效 主治〕 淸熱, 利尿, 滑胎의 效能이 있다. 腎炎, 發熱心煩, 口渴을 치료한다. 墮胎하고 出産을 촉진한다.

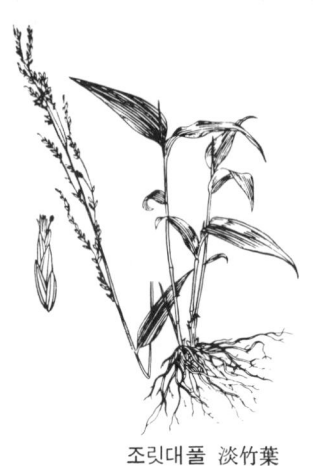
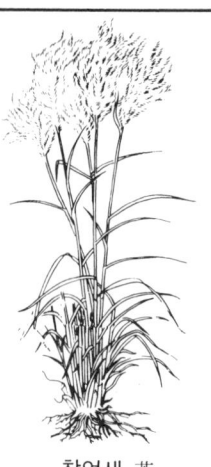
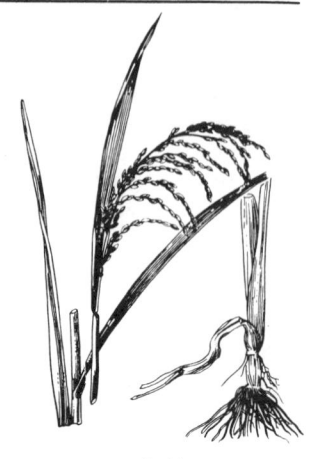

조릿대풀 淡竹葉
Lophatherum gracile

참억새 芒
Miscanthus sinensis

벼 稻
Oryza sativa

참 억 새 芒 *Miscanthus sinensis* ANDERSS.

억류억새 *M. sinensis* for. *variegatus* NAKAI
가는잎억새 *M. sinensis* for. *gracillimus* OHWI
억 새 *M. sinensis* var. *purpurascens* RENDLE

多年生 草本으로 높이 1~2m이고 잎은 叢生하며 線狀이고 끝이 점점 뾰족하며 가장자리가 거칠거칠하고 딱딱하며 표면은 綠色이고 가운데 脈은 백색에 털이 있는 것도 있다. 꽃은 圓錐花序로 房狀이며 짧은 中軸에서 10數條의 穗枝가 갈라져 나왔으며 황갈색 혹은 자갈색이고 穗軸의 각 마디에 2小穗가 나왔으며 하나는 꼭지가 길고 하나는 꼭지가 짧으며 小穗는 披針形이고 總苞의 털은 백색이고 길이는 小穗의 1倍 半이다. 안쪽의 2穎은 洋紙質이고 안쪽의 2秤는 膜質이며 內秤는 두 갈래로 갈라졌고 小穗 3倍 길이의 긴 까끄라기가 나왔다. 開花期는 9月이다. 흔히 山野 草原地에 나며 全國에 分布한다.【處方用名】① 莖은 芒莖 ② 根은 芒根이다.

❶ 芒 莖 (망경)〈本草拾遺〉笆茅: 참억새 및 同屬 近緣植物의 줄기이다.
〔性味 歸經〕 味는 甘하고 性은 平하며 無毒하다. 肺, 膀胱經에 들어간다.
〔成分〕 줄기에는 抗癌作用(Ehrlich 癌과 Sarcoma 180)이 있는 多糖分이 함유되어 있는데 주로 pentose와 hexose로 組成되어 있다. 花穗에는 prunin, miscanthoside 가 함유되어 있다.
〔藥效 主治〕 虎・狼 등에 의한 咬傷을 치료한다. 芒莖과 葛根을 混合하여 진하게 달여 服用한다. 또는 生汁을 내어 服用한다. 삶은 汁을 服用하면 散血하고 利尿, 解熱, 解毒하며 風邪를 治療한다.【用法 用量】2.5~4.5g을 달여서 服用한다.

❷ 芒 根 (망근)〈國藥提要〉: 참억새 및 同屬 近緣植物의 根으로 秋冬에 채취하여 地上莖을 제거하고 햇볕에 말린다.
〔藥效 主治〕 通氣血, 止渴의 效能이 있다. 咳嗽, 白帶下, 小便不利, 淋病을 치료한다.【用法 用量】9~18g을 달여서 服用한다.
〔禁忌〕 姙婦의 服用은 忌한다.

벼 (나락) 稻 *Oryza sativa* L. 　　　　　찰 벼 糯 *O. sativa* var. *glutinosa* MATSUM.

一年生 草本으로 줄기(稈)는 곧게 섰고 群生하며, 높이는 약 1m 전후이고 中空에 마디가 있으며 포기를 형성한다. 잎은 線形이고 편평하며 길이는 30~60 cm, 나비 6~15 mm에 꺼끌꺼끌하고 葉舌은 두 개로 갈라진다. 圓錐花序는 성글고 成熟時에는 굽어서 밑으로 처지고 小穗는 楕圓形이며 小穗마다 꽃이 하나씩 있을 뿐이고 不完全花와 完全花의 外穎은 錐先狀이고 安全花의 外穎은 硬紙質이고 脈이 5개 있다. 全體는 細毛로 싸여 있고 까끄라기가 있는 것도 있고 없는 것도 있다. 內穎은 3脈인데 역시 細毛에 싸여 있고 수술은 6개이다. 子房은 楕圓形인데 반들반들하고 花柱는 2개, 柱頭는 羽毛狀, 때로는 第3枝가 退化된 花柱가 있는 것도 있다. 穎果는 長楕圓形으로 편평하고 미끄럽고 淡黃色 또는 白色이며 種子에는 뚜렷한 線狀의 배꼽이 있다. 開花期는 7~8月, 結實期는 8~9月이다. 水生과 陸生이 있고 耕作植物로 全國에 栽培한다. 稻의 種類는 많은데 米粒의 粘性에 따라서 벼(粳稻), 밭벼(籼稻), 찰벼(糯稻) 등의 種類로 구별된다. 【處方用名】① 種仁은 粳米 ② 搗汁은 粳米泔 ③ 莖葉은 稻草 ④ 까끄라기는 稻穀芒 ⑤ 發芽한 果實은 穀芽 ⑥ 種皮는 米皮糠 ⑦ 찰벼의 種仁은 糯米 ⑧ 찰벼의 根 및 根莖은 糯稻根鬚이다.

❶ 粳 米 (경미)〈名醫別錄〉大米·硬米 : 벼의 種仁이다.

〔性味 歸經〕 味는 甘하고 性은 平하다. 脾, 胃經에 들어간다.

〔成分〕 약 75% 以上의 澱粉, 8% 전후의 蛋白質, 0.5~1%의 脂肪이 함유되어 있다. 이 외에 少量의 vitamin B類를 함유하는데 vitamin의 함유량은 벼의 種類와 栽培地에 따라서 다르다. 脂肪部分에는 ester 型 cholesterol 과 遊離 cholesterol, brassicasterol, stigmasterol, sitosterol, monoglyceride, diglyceride, triglyceride, 燐脂質(phospholipid), n-lignoceryl sphingosyl glucose, 遊離脂肪酸이 함유되어 있다. 이 외에 醋酸, fumaric acid, 호박酸, glycolic acid, 枸櫞酸, 사과酸 등 多種의 有機酸, 포도糖, 果糖, 麥芽糖 등 單糖類가 함유되어 있다.

〔藥理〕 抗腫瘍作用: 自然으로 곰팡이가 생겨 長期間(3年 以上) 風化시킨 糯米粽(찹쌀떡)의 黑色으로 된 부분을 깎아 80°C로 焙乾하여 갈아 만든 粉末로 懸濁水液, 水抽出液, 메탄올 抽出液을 만들어 Mouse에 腹水肝癌을 接種한 다음 매일 懸濁水液을 胃에 注入하거나 물 또는 메탄올 抽出液을 계속하여 皮下注射하였더니 10日間 腹水肝癌인 Mouse의 腹水生成에 상당한 抑制作用이 있었다. 그 抑制率은 각각 77.6%, 56.4%, 52.1%였다. 腹水 塗布標本에서 投藥그룹의 癌細胞 退行變性現象은 對照그룹에 비하여 현저하게 나타났다. 肉眼으로 觀察하면 對照그룹의 腹腔內 癌細胞成長은 投藥그룹보다 광범위하고 結合粘着狀態도 심하였다. 다만 癌細胞接種 後 11日째에는 對照그룹과 投藥그룹의 動物死亡情況에 있어서 명확한 차이를 볼 수 없었다.

〔藥效 主治〕 補中益氣, 健脾和胃, 除煩渴, 止瀉痢의 效能이 있다. 粳米粥은 小便을 利하고 煩渴을 止하고 腸胃를 養한다. 炒米湯은 胃를 補益하고 除濕한다. 【用法 用量】달여 服用한다.

〔禁忌〕 炒米湯은 火毒을 제거하지 않으면 渴症을 가져온다.

❷ 粳米泔 (경미감) 〈本草從新〉: 粳稻 種仁(粳米)의 두 번째 搗汁(쌀뜨물)이다.

〔性味 歸經〕 味는 甘하고 性은 寒하며 無毒하다. 脾, 肺經에 들어간다.

〔藥效 主治〕 淸熱凉血, 利小便의 效能이 있다. 熱病煩渴, 吐血, 鼻出血, 風熱目赤을 치료한다. 【用法 用量】따뜻하게 해서 服用하거나 冷하게 해서 服用한다.

❸ 稻 草 (도초) 〈滇南本草〉: 벼(稻)의 莖葉이다.

〔性味 歸經〕 味는 甘하고 性은 寒하며 無毒하다. 脾, 肺經에 들어간다.

〔成分〕 葉에는 antheraxanthin 및 taraxanthin 과 類似한 色素가 들어 있고 이 외에 neoxanthin, violaxanthin, lutein 등의 carotenoid 가 함유되어 있으며 莖, 葉에는 少量의 還元糖 및 蔗糖이 함유되어 있다. 收穫 後의 地上部分에는 tricin, leucine, iso leucine, valine, methionine, threonine, lysine, asparagic acid, serine, glutamic acid, tyrosine, glycine 등을 含有한다.

〔藥效 主治〕 寬中下氣하고 消食積의 效能이 있다. 噎膈, 反胃, 食滯, 水樣性下痢, 腹痛, 消渴, 黃疸, 白濁, 痔瘡, 熱傷을 치료한다. 牛馬肉積宿食, 小兒乳食結滯, 肚腹疼痛을 치료한다. 【用法 用量】4.5～9g을 달여서 服用한다. 또는 燒灰를 물에 녹여 맑은 웃물을 服用한다. 〈外用〉煎液으로 浸洗한다.

❹ 稻穀芒 (도곡망) 〈本草拾遺〉: 벼(稻)의 果實上의 까끄라기(芒刺)이다.

〔藥效 主治〕 黃疸로 身體가 黃色이 된 것을 치료한다. 稻穀芒을 黃色이 될 정도로 볶아서 粉末로 만들어 酒로 調服한다.

❺ 穀 芽 (곡아) 〈本草綱目〉蘗米・稻蘗: 벼(稻)의 成熟된 果實을 加工하여 發芽시킨 것이다. 【調製】깨끗하게 精選된 벼를 물에 1～2일간 담갔다가 건져 容器에 담고 濕氣가 있는 가마니로 덮고 매일 물을 주어 初生根(芽)이 3～6 mm 정도 나오면 꺼내 햇볕에 널어 말린다. 【修治】《炒穀芽》穀芽를 냄비에 넣고 약한 불로 深黃色이 되어 틜 때까지 볶아 낸다. 《焦穀芽》穀芽를 강한 불로 볶아서 焦黃色이 되었을 때 不純物이 없는 물을 뿌린 다음 통풍이 잘 되는 곳에서 乾燥한다.

〔性味 歸經〕 味는 甘하고 性은 溫하며 無毒하다. 脾, 胃經에 들어간다.

〔成分〕 澱粉, 蛋白質, 脂肪, diastase, vitamin B_2 등이 함유되어 있다.

穀 芽

〔藥效 主治〕 補脾, 和中, 消食의 效能이 있다. 消化不良, 脹滿, 下痢, 食慾不振을 치료한다. 【用法 用量】9～15g을 달여서 服用한다.

❻ 米皮糠 (미피강) 〈本草綱目〉: 벼의 種皮이다.

〔性味 歸經〕 味는 甘辛하고 性은 平하며 無毒하다. 大腸, 胃經에 들어간다.

〔成分〕 油를 含有하며 油分에는 triterpenalcohol 의 ferulic acid ester, 通稱 orizanol 이 함유되어 있다. 그 가운데에는 cycloartenol, 24-methylcycloartanol, cholesterol, trimethyl sterol, dihydro-γ-sitosterol, dihydro-β-sitosterol, β-sitosterol, campesterol, stigmasterol, 24-dimethylen, cycloartanol 등의 ferulic acid ester 가 함유되어 있고 또 triglyceride, diglyceride, monoglyceride 등 多種의 glyceride, 또 遊離脂肪酸(그 中에서 palmitin 酸은 約 50%), squalene, ferulic acid, sterol, 高級脂肪族 alcohol, 炭化水素, 燐脂質, lipoprotein, vitamin B_{12}・B_1・E

族도 함유되어 있다. 또 一種의 抗腫瘍物質(23.6 g/kg)이 함유되어 있고 이 物質은 多糖類(主로 五炭糖과 六炭糖)와 관련되어 있을 가능성이 있다. 물에는 용해되지만 일반적인 有機溶媒에는 녹지 않는다.

〔藥理〕 Orizanol은 視丘下部, 大腦邊緣系에 작용하는데 10～30 mg을 1日 3回 經口投與하거나 또는 10 mg을 皮下 筋肉注射하면 自律神經의 機能障碍를 개선할 수 있다. 實驗에서 Rat의 成長을 촉진하고 肝臟中의 glycogen의 함량을 증가시킨다는 것이 증명되었다. 벼의 柄, 殼 또는 糠에서 抽出한 일종의 抗癌物質은 移植한 Mouse의 ehrlich 腹水癌 및 肉腫 180에 대하여 유효하다. 玄米에 있는 或種의 푸른곰팡이(*Penicillium islandicum* SOPP.)가 寄生한 것(黃變米)은 毒性物質 즉 鹽素가 붙은 polypeptide類 및 黃色毒素 luteoskyrin을 生成하여 動物(Rat 또는 토끼)에 大量飼育하면 急性肝障碍에 의하여 사망하고 少量을 長期間에 걸쳐 飼育하면 肝硬變을 일으킨다.

〔藥效 主治〕 噎膈(食道狹窄), 脚氣를 치료한다.

❼ 糯米(나미)〈千金·食治〉: 찰벼(糯稻)의 種仁이다.

〔性味 歸經〕 味는 甘하고 性은 溫하다. 脾, 胃, 肺經으로 들어간다.

〔藥效 主治〕 補中, 益氣의 效能이 있다. 糖尿病에 의한 多尿, 自然發汗, 泄瀉를 치료한다.
【用法 用量】30～60 g을 달여서 服用한다. 또는 丸劑, 散劑로 服用한다.
〈外用〉가루 내어 고루 바른다.

〔禁忌〕 脾肺의 虛寒者에 적합하다. 만약 평소에 痰熱風病이 있거나 轉輸가 안 되는 脾病이 있는 者가 이를 服用하면 發病하여 積이 된다.

❽ 糯稻根鬚 (나도근수)〈本草再新〉: 糯稻(찰벼)의 根莖 및 根으로 벼를 收穫한 後에 남아 있는 根莖을 캐내 깨끗이 씻어 햇볕에 말린다.

糯稻根鬚藥材

〔性味 歸經〕 味는 甘辛하고 性은 平하며 無毒하다. 肝, 肺, 胃經에 들어간다.

〔藥效 主治〕 益胃, 生津, 退虛熱, 止寢汗, 補氣, 除風濕, 滋陰, 安胎和血의 效能이 있다.
【用法 用量】15～30 g을 달여서 服用한다.

기   장 稷·黍 *Panicum miliaceum* L.

一年生 草本으로 줄기(稈)는 곧추 자라며 높이는 50～120 cm이다. 마디가 있고 마디 위에 鬚狀의 털이 密生한다. 잎은 互生하며 길이 30～50 cm, 나비 1～2.5 cm 로서 털이 드문드문 있고 밑부분이 길게 葉鞘로 되며 겉에 긴 퍼진 털이 있다. 花莖끝과 때로는 윗부분의 葉腋에서 圓錐花序가 발달하고 길이 15～40 cm 로서 옆으로 처지며 대개 완전히 나오지 않는다. 小穗는 갈라진 小分枝 끝에 1개씩 달리고 길이 4～5 mm 로서 卵形이다. 첫째 苞穎은 길이 2～3.2 mm 로 5～7脈이 있고 둘째 苞穎은 7～11脈이 있다. 退化護穎은 둘째 苞穎과 길이가 같으며 암꽃의 護穎과 內穎은 딱딱하고 穎果를 둘러싸며 穎果는 둥글고 黃色이다. 各地에서 栽培한다. 보통 2種類로 줄기에 털이 있고 이삭이 한쪽으로 치우쳐 있으며 種子가 粘性인 것이 黍이고 줄기에 털이 없고 이삭이 分散되고 不粘性인 것이 稷이다.【處方用名】① 種子는 黍米 ② 根은

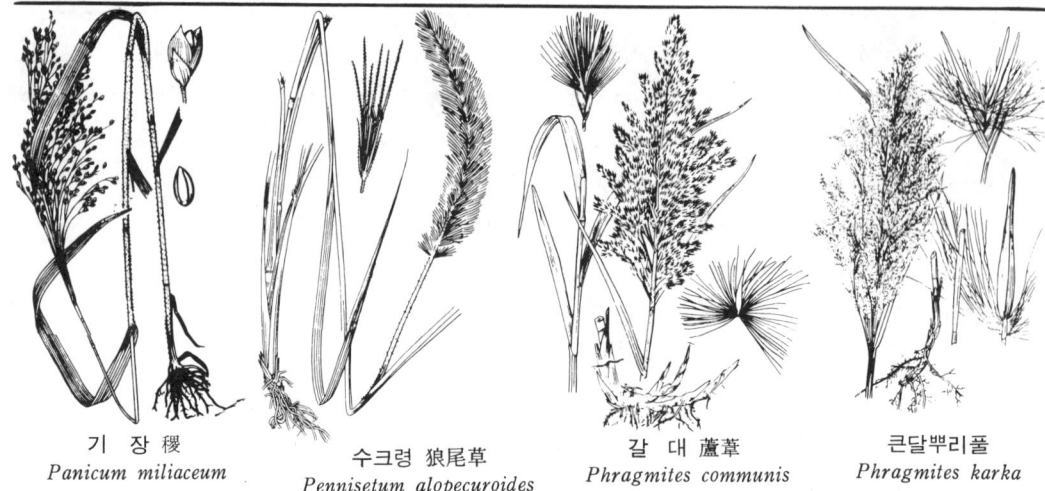

| 기 장 稷 | 수크령 狼尾草 | 갈 대 蘆葦 | 큰달뿌리풀 |
| Panicum miliaceum | Pennisetum alopecuroides | Phragmites communis | Phragmites karka |

黍根 ③ 莖은 黍莖 ④ 稷의 種子는 稷米 ⑤ 稷의 莖은 糜穰이다.

❶ 黍 米 (서미) 〈名醫別錄〉: 기장의 種仁이다.

〔性味〕 味는 甘하고 性은 平하다.

〔成分〕 脫殼한 黍米에는 無機成分 2.86%, 粗纖維 6.25%, 粗蛋白 15.86%, 澱粉 59.65% 가 함유되어 있다. 油分이 5.07% 함유되어 있고 그 脂肪酸 중에는 주로 palmitin 酸 및 carnauba 酸, margarin 酸, olein 酸, linol 酸, isolinol 酸 등이 있고 蛋白質에는 albumin, globulin, glutein, prolamin 등의 종류가 있다. 黍米에는 또 miliacin이 함유되어 있다.

〔藥效 主治〕 補中益氣의 效能이 있다. 瀉痢, 煩渴, 吐逆, 咳嗽, 胃痛, 小兒鵝口瘡, 燙傷을 치료한다. 【用法 用量】 달여 服用하거나 죽을 쑤어 먹는다. 또는 泔汁을 服用한다. 〈外用〉 가루 내어 고루 바른다.

❷ 黍 根 (서근) 〈本草綱目〉: 기장의 根이다.

〔性味〕 味는 辛하고 性은 熱하며 無毒하다.

〔藥效 主治〕 燒灰를 술로 調服하면 姙婦의 血尿를 치료한다.

❸ 黍 莖 (서경) 〈食療本草〉: 기장의 莖이다.

〔性味〕 味는 辛하고 性은 熱하며 小毒이 있다.

〔藥效 主治〕 小便不利, 水腫, 姙娠血尿를 치료한다. 【用法 用量】 달여 服用한다. 또는 燒存性으로 하여 服用한다. 〈外用〉 煎液에 담그거나 沐浴을 한다.

❹ 稷 米 (직미) 〈名醫別錄〉: 기장의 不粘性 種仁으로 5~6月 採取한 후 搗精하여 殼을 제거한다.

〔性味 歸經〕 味는 甘하고 性은 平하며 無毒하다. 脾, 胃經으로 들어간다.

〔藥效 主治〕 和中, 益氣, 凉血, 解暑의 效能이 있다. 【用法 用量】 삶아 먹거나 가루 내어 服用한다.

〔配合 禁忌〕 多食하면 冷氣를 發한다. 川附子와의 配合은 忌한다.

❺ 糜 穰 (미양) 〈廣濟方〉: 기장의 줄기이다.

〔性味〕 味는 辛하고 性은 熱하며 小毒이 있다.

〔藥效 主治〕 脚氣衝心을 치료한다. 蘖穧 1石을 삶아 찌꺼기는 짜 버리고 濃汁을 낸 것에 椒目을 넣어 10여 회 끓어오르게 달여서 발을 2~3회 담그며 식으면 다시 데워서 씻는다. 症狀이 없어질 때까지 한다.

수 크 령 狼尾草 *Pennisetum alopecuroides* (L.) SPRENG.(=*P. japonicum* TRINIUS.)

多年生 草本으로 강한 수염뿌리가 많이 나와 큰 그루를 형성한다. 줄기(稈)는 모여 나고 곧게 서며 높이는 70 cm 이다. 잎은 좁은 線形이고 끝이 점점 뾰족하며 줄기보다 길게 나왔고 질기며 앞면은 거칠거칠하다. 잎 밑이 鞘 모양이고 줄기를 쌌으며 舌片은 짧고 털이 있으며 밑의 잎은 基部가 가끔 자색을 띤다. 꽃은 總狀花序로서 穗狀이며 頂生했고 곧게 섰으며 꽃이 촘촘히 났고 원주형이며 길이 15~25 cm 이고 花軸 및 작은 꼭지에 거친 털이 산생했고 總苞의 털은 黑紫色이며 小穗보다 매우 길게 나왔으며 小穗는 꽃이 1개이고 線狀 長楕圓形이며 꽃이 날카롭고 外穎은 극히 작고 卵形이며 內穎은 卵形으로 끝이 날카로우며 3~5脈이 있다. 外稃는 7~9脈이 있고 內稃는 披針形이며 끝이 날카롭고 穎 및 稃는 다 까끄라기가 없으며 수술이 3개이고 암술이 1개이다. 開花期는 8~9월이며 들이나 둑의 陽地쪽 풀밭에 난다. 南·中·北部에 分布한다.【處方用名】① 全草는 狼尾草 ② 根莖은 狼尾草根이다.

❶ 狼尾草 (낭미초)〈本草拾遺〉稂·狼茅·小芒草·狗尾草: 수크령의 全草로 여름, 가을에 採取하여 햇볕에 말린다.

〔藥效 主治〕 눈을 밝게 하고 散血의 效能이 있다. 眼目赤痛(結膜炎)을 치료한다.【用法 用量】9~15g을 달여서 服用한다.

❷ 狼尾草根 (낭미초근)〈四川中藥志〉: 수크령의 根 및 根莖으로 年中 채취한다.

〔性味〕 味는 甘하고 性은 平하며 無毒하다.

〔藥效 主治〕 淸肺, 止咳, 解毒의 效能이 있다. 肺熱로 인한 咳嗽, 瘡毒을 치료한다.【用法 用量】30~60g을 달여서 服用한다.

갈　대　蘆葦 *Phragmites communis* TRIN. (=*P. longivalvis* STEUD.)
달뿌리풀 *P. prosturatus* MAKINO (=*P. japonica* STEUD.)
큰달뿌리풀 *P. karka* TRIN.

큰 多年生 草本으로 굵고 匍匐狀인 地下莖이 가로로 뻗고 그 節間은 中空이고 마디에서 싹이 나온다. 줄기의 높이는 2~3 m 로 보통은 마디의 밑에 白粉이 있다. 잎은 두 줄로 互生하며 좁고 長披針形으로서 葉鞘는 줄기를 싸고 無毛이나 털이 있을 때도 있으며 灰綠色이거나 靑綠色이고 길이 20~50 cm 나비 2~5 cm 이다. 잎은 표면이 까끌까끌하고 끝은 점점 뾰족하며 舌片은 짧고 가장자리에 털이 났다. 꽃은 圓錐花序로서 大形이며 頂生했고 대개 곧게 섰지만 때로는 약간 彎曲되어 있는 것도 있고 多數의 가지가 갈라지고 다수의 小穗가 다소 密着하였으며 처음에 紫色이고 후에 紫褐色이 되며 淡黃色도 혹시 있다. 小穗는 꽃이 5개이고 가늘고 길며 끝이 날카롭다. 穎은 두 조각이고 길이가 같지 않으며 總苞의 털은 길고 꽃보다 길게 나왔다. 제1화의 外稃는 長披針形이고 平滑하고 다른 것의 外稃는 짧고 까끄라기가 길다. 穎果는 楕圓形 내지는 長楕圓形, 內花穎과 外花穎은 離生하고 있다. 開花期는 9月이다. 연못 및 개울가에 群生하며 全國에 분포한다. 【處方用名】 ① 根莖은 蘆根 ② 莖은 蘆莖 ③ 葉은 蘆葉 ④ 嫩苗는 蘆筍 ⑤ 꽃은 蘆花 ⑥ 籜葉은 蘆竹籜이다.

❶ 蘆 根 (노근)〈神農本草經集注〉: 갈대의 根莖으로 봄에서 가을에 채취하여 莖芽와 마디 위의 수염뿌리를 끊고 膜質로 된 葉을 벗겨내고 햇볕에 말리거나 모래 속에 묻어 두었다가 新鮮한 것으로 生用한다.

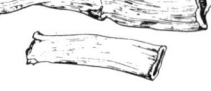
蘆根藥材

〔性味 歸經〕 味는 甘하고 性은 寒하다. 肺, 胃經으로 들어간다.

〔成分〕 根에는 coixol 및 蛋白質 5%, 脂肪 1%, 炭水化物 51%, asparagin 0.1%가 함유되어 있으며 蘆葦에는 cellulose 48~54%, lignin 約 18.2%, xylan 약 12.4%, 灰分 2.8%가 함유되어 있다. 多糖을 加水分解하면 d-xylose, l-arabinose, d-포도糖, d-galacton 및 2種의 uron 酸을 얻는다. 이외에 多量의 vitamin $B_1 \cdot B_2 \cdot C$ 와 tricin이 함유되어 있다.

〔藥效 主治〕 淸熱, 除煩, 生津, 止嘔의 效能이 있다. 熱病으로 인한 煩渴, 胃熱에서 오는 嘔吐, 噎膈, 反胃, 肺痿, 肺癰을 치료한다. 또 복어의 中毒을 다스린다. 【用法 用量】 15~30g(新鮮한 것은 60~120g)을 달여서 먹거나 짓찧어 汁으로 服用한다.

〔禁忌〕 脾胃虛寒(消化機能이 衰弱하여 寒이 있는 것), 寒霍亂에 의하여 腹脹, 寒性嘔吐를 하는 症에는 忌한다.

❷ 蘆 莖 (노경)〈唐本草〉: 갈대의 햇줄기로 여름, 가을에 採取한다.

〔性味 歸經〕 味는 甘하고 性은 寒하며 無毒하다. 心, 肺經에 들어간다.

〔成分〕 Cellulose 38.64~40.98%, pentosan 17.27~19.66%, lignin 30.36~32.42%, 灰分 2.00~2.20%, 水分 7.00~9.47%가 함유되어 있다.

〔藥效 主治〕 肺癰煩熱을 치료한다. 【用法 用量】 15~30g(新鮮한 것 60~120g)을 달여서 服用한다.

❸ 蘆 葉 (노엽)〈唐本草〉: 갈대의 잎으로 봄에서 가을에 채집한다.

〔性味〕 味는 甘하고 性은 寒하며 無毒하다.

〔成分〕 Cellulose 21.35~21.45%, pentosan 10.55~15.21%, lignin 42.01~50.79%, 灰分 10.67~11.33%, 水分 6.67~10.00%를 함유하고 이외에 vitamin C 0.2%를 함유한다.

〔藥效 主治〕 上吐下瀉(嘔吐, 下痢), 吐血, 鼻出血, 肺癰, 發背(등에 나는 腫)를 치료한다. 【用法 用量】 30~60g을 달여서 燒存性으로 하여 服用한다. 〈外用〉 粉末을 撒布한다.

❹ 蘆 筍 (노순)〈圖經本草〉: 갈대의 嫩苗로 봄, 여름에 採取한다.

〔性味〕 味는 甘하고 性은 寒하며 無毒하다.

〔藥效 主治〕 熱病口渴, 淋病, 小便不利를 치료하며 諸魚肉의 毒을 解한다. 달여 服用한다.

〔配合 禁忌〕 巴豆를 忌한다.

❺ 蘆 花 (노화)〈唐本草〉葭花・蓬蕽・蓬茸 :　갈대의 꽃으로 가을 이후에 採取한다.
〔性味〕 味는 甘하고 性은 寒하며 無毒하다.
〔成分〕Lignin 18%, pentosan 24.9～25.6%, cellulose 26.8～31.1%를 함유한다.
〔藥效 主治〕 止血, 解毒의 效能이 있다. 鼻出血, 血崩, 上吐下瀉를 치료한다.　달여서 濃汁을 服用하면 霍亂, 魚蟹의 中毒을 다스린다. 燒存性을 粉末하여 鼻中으로 吹付하면 鼻出血을 멎게 한다. 또 崩中藥에도 쓴다.【用法 用量】15～30g을 달여 服用한다.〈外用〉燒存性으로 하여 곱게 가루 내어 鼻中에 吹付한다.

❻ 蘆竹籜 (노죽탁)〈太平聖方〉蘆荻皮 :　갈대의 껍질로 봄, 여름, 가을에 採取한다. 性은 寒하다.
〔成分〕 Cellulose 24.96～31.06%,　pentosan 15.75～17.59%,　lignin 37.42%～35.35%, 灰分 14.00～8.00%, 水分 7.87～8.00%를 함유한다.
〔藥效 主治〕 金瘡(刀槍傷의 瘡)을 치료하며 새살을 나게 하고 傷跡을 남지 않게 하는 效能이 있다.

조 (서숙) 粟・梁　*Setaria italica* (L.) BEAUV.

一年生 草本으로 높이 60～150cm이다. 줄기(稈)는 곧게 섰고 굵직하고 튼튼하며 가지가 없다. 葉身은 披針形이고 끝은 날카롭고 뾰족하고 가장자리에 잔 톱니가 있고 밑부분은 葉鞘로 된다. 頂生의 圓錐花序는 穗狀이고 보통 下垂하고 길이 約 20～30cm, 穗軸에는 細毛가 密生하여 덮고 있다. 小穗는 楕圓形으로 길이 약 3mm이며 밑부분에 가시 같은 털 있고 보통 褐色 또는 淺紫色이며 綠色인 것도 간혹 있다. 첫째 苞穎은 卵形이고 길이는 小穗의 약 1/3, 3脈이 있다. 둘째 苞穎은 楕圓形이며 쭉정이(粃)의 外稃와 비슷하고 5～7脈이 있으며 쭉정이의 外稃는 楕圓形이다. 穎果는 황색이고 둥글며 떨어진 다음 苞穎은 남는다. 開花期는 8～9月이다. 山間의 밭에서 경작한다.【處方用名】① 種仁은 粟米 ② 穎果를 발아시킨 것은 粟芽 ③ 種子의 加工品은 粟糖이다.

❶ 粟 米 (속미)〈名醫別錄〉白粱粟・硬粟・寒粟・稞子 :　조의 種仁으로 오랫동안 貯藏된 것을 陳粟米라 한다.
〔性味 歸經〕 味는 甘鹹하고 性은 涼하다.
陳粟米의 味는 苦하고 性은 寒하다. 똑같이 腎經에 들어가며 겸하여 脾, 胃經에 들어간다.
〔成分〕 탈각된 種子 및 껍질이 붙은 種子의 乾燥品에는 각각 脂肪 1.41, 1.68%, 總窒素 2.48, 2.79%, 蛋白窒素 2.41, 2.72%, 灰分 3.15, 1.85%, 澱粉 63.27, 77.58%, 還元糖 2.03, 1.98%가 함유되어 있다. 또 種子에는 油分 3%가 함유되었다고 한다. 油 中에는 不鹼化物 2.39%, 固體脂肪酸 15.05%, 液體脂肪酸 70.03%가 함유되어 있다. 蛋白質에는 glutelin, prolamin, globulin 등 多種이 있다. 種子의 蛋白質에는 多量의 glutamine酸, proline, alanine, methionine이 함유되어 있다. 이외에 新鮮한 植物은 β-alanine 및 γ-amino 酪酸, 少量의 β-carotene, lutein이 함유되어 있고 莖에는 daphnin 類가 들어 있어 有毒하다.

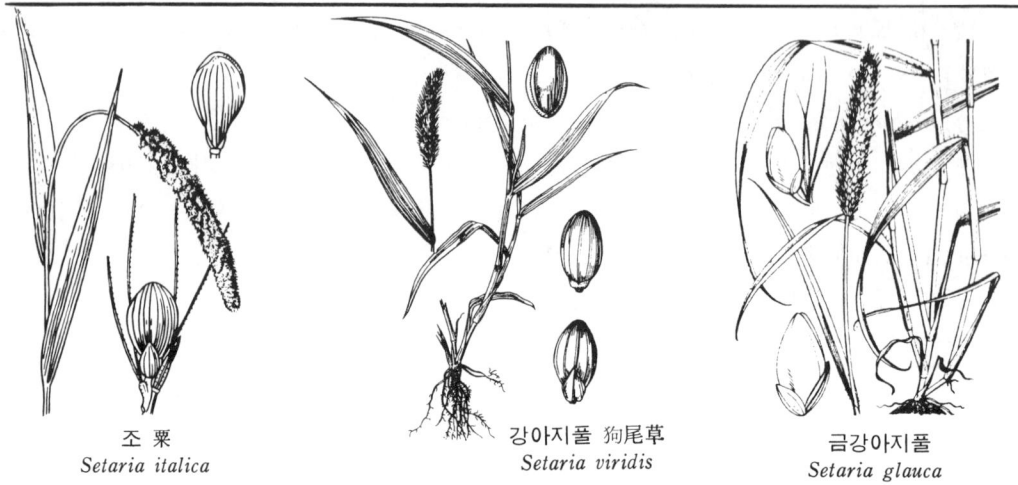

조 粟
Setaria italica

강아지풀 狗尾草
Setaria viridis

금강아지풀
Setaria glauca

〔藥效 主治〕 和中, 益腎, 除熱, 解毒의 效能이 있다. 脾胃虛熱, 反胃嘔吐, 消渴(糖尿病), 水樣性下痢를 치료한다.

陳粟米는 下痢를 止하고 煩悶을 풀어주는 效能이 있다. 胃熱, 消渴을 主하고 小便을 利한다. 【用法 用量】15~30 g 을 달여 服用하거나 粥을 쑤어 먹는다. 〈外用〉粉末을 撒布하거나 삶아 汁으로 塗布한다.

〔配合 禁忌〕 杏仁과 같이 服用하면 吐瀉한다.

❷ 粟 芽 (속아) 〈本草綱目〉蘗米・粟蘗: 조의 穎果를 發芽시킨 것으로 粟穀을 물에 담갔다가 곧 건져 대바구니에 담고 위에는 볏짚을 깔아서 덮는다. 1 日 4~5 回씩 물을 주어 마르지 않게 하여 2~3 mm 길이로 發芽가 되면 햇볕에 널어 말린다. 【修治】《炒粟米》粟芽를 냄비에 넣고 약한 불로 볶아서 黃色이 되게 한다. 狐黃色이 되게 볶는 것도 있다.

〔性味 歸經〕 味는 苦甘하고 性은 微溫하며 無毒하다. 脾, 胃經으로 들어간다.

〔藥效 主治〕 健脾하고 食滯를 消하는 效能이 있다. 食積脹滿, 食慾不振을 치료한다. 【用法 用量】 9~15 g 을 달여서 服用한다.

❸ 粟 糖 (속당) 〈本草綱目〉: 조의 種仁인 粟米를 發酵 糖化하여 만든 糖이다.

〔藥效 主治〕 痔漏脫肛을 치료하는데 諸藥과 調合하여 燻한다.

강아지풀 (개꼬리풀) 狗尾草 *Setaria viridis* (L.) BEAUV. (=*Panicum viride* L.)

금강아지풀 *S. glauca* (L.) BEAUV.

一年生 草本으로 높이 30~40 cm 이고 根은 수염狀, 줄기는 곧게 자라며 통상은 비교적 細弱하다. 잎은 互生하고 線形 또는 線狀 披針形이며 끝이 점점 뾰족하고 가장자리가 거칠거칠하며 길이 10~20 cm, 나비 5~12 mm 이며 葉鞘는 길고 털이 없으며 舌片은 짧고 가장자리에 수염털이 났다. 꽃은 圓錐花序로서 원주상이며 頂生했고 머리는 조금 수그리고 길이 4~10 cm 이며 多數花가 밀착하였으며 穗枝는 兩性花와 不稔花穎果를 가졌으며 小穗는 꽃이 1 개이고 넓은 楕圓形이며 꼭지가 짧고 총포의 털은 녹색이다. 外穎은 소형이고 內穎은 外桴와 동형이며 모두 角

質이고 穎果는 다 까끄라기가 없다. 수술은 3개이고 주두는 2개이다. 穎果는 楕圓形이며 開花, 結實期는 7～10월이다. 들에 나며 全國 각지의 分布한다. 【處方用名】全草가 狗尾草이다.

狗尾草 (구미초) 〈本草綱目〉 莠・光明草・阿羅漢草・狗尾半支・穀莠子: 강아지풀・금강아지풀의 全草를 夏, 秋, 冬에 採取해서 햇볕에 말려 썰어서 사용한다.

〔性味 歸經〕 味는 淡하고 性은 凉하다. 肝, 膀胱經에 들어간다.

〔藥效 主治〕 解熱, 袪濕, 消腫의 效能이 있다. 癰腫, 瘡癬, 赤眼, 疣目을 치료한다. 【用法 用量】6～12 g (新鮮한 것은 30～60 g)을 달여서 服用한다. 〈外用〉煎液으로 씻거나 짓찧어서 바른다.

수　수　蜀黍　*Sorghum bicolor* MOENCH

一年生 栽培草本으로 높이 2 m에 달한다. 줄기는 곧게 섰고 圓柱形이며 마디 위에 黃褐色의 잔털이 나 있다. 잎은 互生하고 좁은 披針形이며 길이 50 cm 나비 4 cm 내외로서 끝이 처지며 처음에는 잎과 원줄기는 녹색 혹은 白色의 粉으로 덮여 있다. 葉舌은 堅强한 膜質로 끝은 둥글고 가장자리에 纖毛가 있다. 圓錐花序는 길이 30 cm이고 分枝하여 輪生하고 無柄의 小穗는 卵狀 楕圓形이며 길이는 5～6 mm이다. 成熟된 것은 아래가 硬革質이 되고 光澤이 있고 털이 없으나 위쪽과 가장자리에는 短毛가 있다. 穎果는 倒卵形이고 成熟하면 穎外로 露出되고 赤褐色이며 柄이 있다. 小穗는 雄性, 그 發育程度의 變化는 매우 크다. 開花期와 結實期는 가을이다. 全國 各地에서 栽培耕作한다. 【處方用名】① 種仁은 高粱米 ② 根은 高粱根이다.

❶ **高粱米** (고량미) 〈本草綱目〉本稷・藋粱・蜀秫・蘆粟・荻粱: 수수의 種仁으로 種子의 成熟한 것을 採取한다.

〔性味 歸經〕 味는 甘澀하고 性은 溫하며 無毒하다. 肺, 脾, 大腸, 胃經에 들어간다.

〔成分〕 幼芽, 果實에는 *p*-hydroxymandelonitril-glucoside 가 함유되어 있고 이것을 加水分解하면 *p*-hydroxybenzaldehyde, cyan 化水素, glucose를 生成한다.

〔藥效 主治〕 溫中, 澀腸胃의 效能이 있다. 霍亂(심한 下痢, 嘔吐)을 멈추게 한다. 【用法 用量】30～60 g을 달여서 服用한다.

❷ **高粱根** (고량근) 〈本草綱目〉 蜀黍根・瓜龍: 수수의 根이다.

〔性味〕 味는 甘하고 性은 平하다.

〔藥效 主治〕 平喘, 利尿, 止血의 效能이 있다. 咳嗽喘滿, 胃痛, 子宮出血, 産後出血을 치료한다. 삶아 汁을 服用하면 利小便하고 喘滿을 멈춘다. 燒灰하여 酒로 調服하면 難産을 다스린다.

밀　小麥　*Triticum aestivum* L.

一年生 또는 二年生 栽培作物로 높이 60～100 cm이다. 줄기(稈)는 곧게 섰고 通常 6～9 마디로 되었다. 葉鞘는 光澤이 있고 반질반질하고 葉舌은 膜質로 되어 있고 작다. 잎은 편평하고 長針形이고 길이 15～40 cm, 나비 8～14 mm로 끝은 점차적으로 날카롭게 되었고 밑부분은

方圓形이다. 穗狀花序는 곧게 섰고 길이 6~10cm이다. 小穗는 대가 없고 花序軸 양쪽에 인접하여 달리며 넓은 卵形이고 길이 1cm 정도로서 4~5개의 小花로 된다. 苞穎은 護穎과 비슷하지만 작으며 護穎은 길이 9mm로서 9脈이 있고 끝에 까끄라기가 있는 것과 없는 것이 있다. 수술은 3개 葯의 길이는 1.5~2mm 丁字形으로 붙어 있고 花絲는 가늘고 길며 子房은 卵形이다. 穎果는 矩圓形이거나 거의 卵形이고 穎에서 잘 떨어진다. 開花期는 4~5月, 結實期는 5~6月이다. 全國 各地에서 耕作 재배한다. 【處方用名】① 種子 및 粉은 小麥 ② 莖과 葉은 小麥苗 ③ 乾燥한 가벼운 種子는 浮小麥 ④ 種皮는 小麥麩이다.

❶ 小 麥 (소맥) 〈神農本草經集注〉: 밀의 種子 또는 그 가루이다. 種子가 성숙한 5~6月 채집해서 종자만을 햇볕에 말린다.

〔性味 歸經〕 味는 甘하고 性은 凉하다. 心, 腎, 脾經에 들어간다.

〔成分〕 種子에는 澱粉 53~70%, 蛋白質 11%, 糖類 2~7%, dextrin 2~10%, 脂肪 約 1.6%, 粗纖維 約 2%가 함유되어 있다. 脂肪에는 olein酸, linol酸, palmitin酸, stearin酸 glycerin ester이다. 이외에 少量의 sitosterol, lecithin, allantoin, alginin, amylase, maltase, pepsin 및 vitamin B 등이 함유되어 있다. 또 麥胚는 phytohemagglutinins이 들어 있다.

〔藥效 主治〕 養心, 益腎, 除熱, 止渴의 效能이 있다. 臟躁, 煩熱, 消渴(糖尿病), 癰腫, 外傷에 의한 出血, 燙傷을 치료한다. 〈本草綱目〉오래된 것을 달여 服用하면 虛汗을 다스리고 燒存性으로 가루 내어 油와 調合하여 瘡이나 火傷에 塗布한다. 또 小麥粉을 癰腫의 損傷에 塗布하면 瘀血을 消散하고 止痛한다. 生食하면 大腸을 利하고 水調하여 服用하면 鼻出血, 吐血을 止한다. 【用法 用量】小麥 30~60g을 달이거나 粥을 쑤어 服用한다. 小麥粉을 冷水에 調合하여 服用하거나 또는 黃色이 날 정도로 볶아서 溫水로 調服한다. 〈外用〉小麥을 炒黑하여 가루 내어 調塗한다. 小麥粉을 乾燥하여 撒布하거나 또는 炒黃하여 調布한다.

〔配合 禁忌〕 小麥粉은 漢椒·蘿菔은 相畏이다.

❷ 小麥苗 (소맥묘) 〈本草拾遺〉: 밀 幼苗의 莖葉이다.

〔性味 歸經〕 味는 辛하고 寒하며 無毒하다. 心, 腎, 脾經에 들어간다.

〔成分〕 小麥의 잎 중에는 Rat의 Ehrlich 癌과 Sarcoma 180에 低抗하는 일종의 多糖類가 함유되어 있다. 함유량은 3.4g/3.4kg이고 그 多糖類의 대부분은 pentose와 hexose로 이루어져 있다.

〔藥理〕 밀짚의 水浸劑에는 驅蛔蟲作用이 있다. 그 有效成分은 아직 判明되지 않았으나 물, 알콜에는 溶解되고 有機溶媒에는 녹지 않는다. 지렁이의 筋肉標本에 대해서 低濃度의 경우에는 興奮, 高濃度의 경우에는 麻痺作用이 있고 사람 蛔蟲의 切片 및 토끼腸의 張力과 收縮振幅에 대해서도 抑制作用이 있다. 또 개구리의 心臟에 대해서도 抑制作用이 있다. 驅蟲物質은 밀짚의 마디 部分이다. 또 지렁이의 殺蟲에 대해서는 蕎麥의 莖이 大麥이나 小麥의 짚보다 效果가 높다. 이 驅蟲物質은 熱에 강하나 長時間 달이면 效力이 減退한다. 또 밀짚 중에 들어 있는 hemicellulose B에는 우수한 抗癌作用(Mouse)이 있다는 보고가 나와 있다. 이 作用은 일반적 細胞毒作用은 아니다. 밀짚 중에는 이외에 많은 糖類가 함유되어 있어 Sarcoma 180에 抵抗

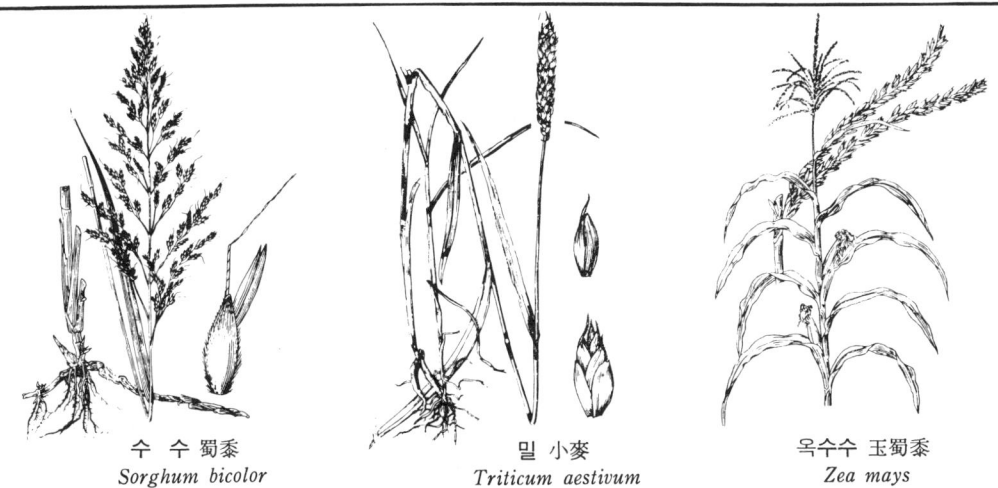

수 수 蜀黍
Sorghum bicolor

밀 小麥
Triticum aestivum

옥수수 玉蜀黍
Zea mays

하는 作用이 있다.

〔藥效 主治〕 除煩熱, 消酒毒의 效能이 있다. 〈本草拾遺〉酒疸目黃(飲酒에 의한 黃疸로 눈이 黃色이 되는 症狀), 酒毒暴熱(알콜中毒에 의한 突然한 發熱)을 치료한다.

밀짚을 燒灰하여 사마귀, 반점, 黑子를 제거하고 惡肉을 腐蝕한다. 膏劑 中에 넣어서 쓴다.

❸ 浮小麥 (부소맥) 〈本草彙言〉: 밀의 種子 중 물에 담갔을 때 떠오르는 가벼운 小麥이다.
【修治】挾雜物을 가려내고 깨끗이 물에 씻어 햇볕에 말린다. 또는 불에 쬐어 말린다.

〔性味〕 味는 甘鹹하고 性은 凉하다.

〔藥效 主治〕 益氣, 除熱의 效能이 있다. 骨蒸勞熱을 치료하고 自汗, 盜汗을 멈추게 한다.
【用法 用量】 9~15 g을 달여서 服用한다. 또 焦炒하여 가루 내어 服用한다.

❹ 小麥麩 (소맥부) 〈本草拾遺〉: 밀의 種仁을 製粉하여 小麥粉을 만들고 남은 種皮(밀기울)이다.

〔性味〕 味는 甘하고 性은 寒하며 無毒하다.

〔藥效 主治〕 虛汗, 盜汗, 泄利, 糖尿病, 口內炎, 熱性 疱疹, 骨折, 風濕痺痛, 脚氣를 치료한다. 【用法 用量】 散劑로 服用한다. 〈外用〉 醋炒하여 患部를 싸 주거나 摩擦한다. 또 가루 내어 調布한다.

옥 수 수 (강냉이) 玉蜀黍 Zea mays L.

一年生 栽培作物로서 줄기는 굵고 튼튼하고 곧게 자라며 높이는 1~3 m 이고, 마디와 마디 사이에는 髓가 있고 밑부분의 마디에는 氣根을 가지고 있다. 잎은 길고 크고 互生하며 劍形 혹은 披針形이며 끝은 날카롭고, 가장자리에 波狀의 주름을 이루었고 튼튼한 中央脈이 있다. 雄性의 圓錐花序는 頂生하였고 花序의 分枝에는 각각 2개의 꽃이 달린 小穗가 穗狀으로 달리고 수술이 각각 3개씩 있으며 苞穎에 잔털이 있다. 雌花穗는 윗부분의 葉腋에 달리고 많은 꽃이 花軸에 정렬하며 각각 膜質의 穎과 1개의 子房이 있다. 암술대는 적갈색이고 花序를 둘러싸고 있는 苞穎 밖으로 나와 밑으로 처진다. 花序軸은 길이 20~30 cm 로 자라서 굵어지며 많은 穎

果가 달린다. 潁果는 거의 球形이고 成熟하게 되면 潁桴의 밖으로 나오게 된다. 開花期, 結實期는 모두 6~9月이다. 全國 各地에서 耕作 재배한다. 【處方用名】① 種子는 玉蜀黍 ② 根은 玉蜀黍根 ③ 葉은 玉蜀黍葉 ④ 花柱는 玉米鬚 ⑤ 穗軸은 玉米軸이다.

❶ 玉蜀黍 (옥촉서) 〈本草綱目〉 玉高粱・玉露秋: 옥수수의 種子이다.

〔性味 歸經〕 味는 甘하고 性은 平하며 無毒하다.

〔成分〕 種子에는 61.2%에 달하는 澱粉과 脂肪油 4.2~4.75%, alkaloid類 約 0.21%가 함유되어 있다. 또 vitamin $B_1 \cdot B_2 \cdot B_6$, nicotine酸, pantothen酸, biotin 등의 B族 vitamin, zeaxanthin 등의 carotenoid, quercetin, isoquercetin, pectin (中에 d-galactaron酸이 있음) 등을 含有하고 있다. 옥수수油 中의 脂肪酸 組織은 品種에 따라서 비교적 큰 차이가 있는데 그 비율은 palmitin酸이 0.6~15%, stearin酸이 0.6~15%, olein酸이 14~64%, linol酸이 19~71%이다. 또 sulfatides가 함유되어 있는데 이것은 주로 6-sulfoquinovosyl diglyceride이다. 또 zeatine도 分離되었는데 이것은 kinetin의 일종으로 植物의 細胞分離를 촉진하는 作用을 가지고 있다.

〔藥效 主治〕 調中, 開胃, 益肺, 寧心의 效能이 있다. 健胃劑도 되며 달여 服用하면 利尿의 效果가 있다. 【用法 用量】 달여 服用하거나 삶아 먹는다. 또는 粉末로 떡을 만들어 먹는다.

❷ 玉蜀黍根 (옥촉서근) 〈本草綱目〉: 옥수수의 根이다.

〔藥效 主治〕 利尿, 祛瘀의 效能이 있다. 砂淋, 吐血을 치료한다. 淋瀝沙石으로 참기 어려운 痛症이 있을 때 달여서 수시로 服用한다. 【用法 用量】 60~120g을 달여서 服用한다.

❸ 玉蜀黍葉 (옥촉서엽) 〈本草綱目〉: 옥수수의 잎이다.

〔成分〕 莖葉에는 抗癌作用이 있는 多糖類가 함유되어 있다.

〔藥效 主治〕 淋瀝沙石으로 참기 어려울 정도의 痛症이 있을 때 달여서 빈번히 服用한다.

❹ 玉米鬚 (옥미수) 〈四川中藥志〉: 옥수수의 수염 (花柱)이다.

〔成分〕 脂肪油 2.5%, 精油 0.12%, 植物고무質物質 3.8%, 樹脂 2.7%, 苦味配糖體 1.15%, saponin 3.18%, alkaloid 0.05% 외에 cryptoxanthin, vitamin C, pantothen酸, inositol, vitamin K, sitosterol, stigmasterol, 사과酸, 枸櫞酸, 酒石酸, 磂酸 등이 함유되어 있다.

〔藥理〕 1. 利尿作用: 玉米鬚는 利尿作用이 있어서 鹽化物의 排出量을 증가시켜 주지만 그 作用은 비교적 약하다. 이런 경우에 水製엑스의 메타놀不溶解部分을 透析한 것(以下 A라고 한다)이 가장 강한 利尿作用을 가졌는데 內服, 皮下注射, 靜脈注射에 관계없이 현저한 효과를 나타낸다. 이 利尿作用은 腎外性인 것으로 腎臟에 대한 作用이 매우 약하다.

2. 循環系에 대한 作用: 痲醉한 개에 煎劑를 靜脈注射하였던 바 현저한 降壓作用을 나타냈으나 慢性頸動脈皮橋를 실시한 개에 연속 3週間 매일 經口投與하였으나 降壓作用을 인정할 수 없었다. A는 低濃度일 때 末梢血管에 대하여 擴張作用을 나타낸다.

3. 降血糖作用: 玉米鬚의 發酵製劑는 토끼에 대하여 매우 현저한 降血糖作用이 있었다.

4. 利膽作用 및 止血作用: 玉米鬚의 製劑는 膽汁의 排出을 촉진하는 동시에 그 粘度를 낮추고 膽汁色素의 함유량을 감소시켜 주므로 利膽藥으로서 非再發性 膽囊炎이나 膽汁排出障碍의 膽

管炎의 患者에 쓸 수 있다. 또 血液의 凝固過程을 빠르게 하고 血液 중의 prothrombin 의 함량을 증가하여 血小板數를 높여 주므로 止血劑와 利尿劑를 겸할 수 있어 膀胱 및 尿路結石에 應用할 수 있다.

〔毒性〕 A의 毒性은 매우 적어서 토끼에 대한 致死量은 250 mg/kg(靜脈注射)이지만 有效利尿劑 量은 約 1.5 mg/kg 이므로 安全域은 상당히 넓고 이 投與量일 때 心臟, 血壓, 呼吸, 末梢血管, 腸筋 등에 대하여 거의 副作用을 미치지 않는다.

〔藥效 主治〕 利尿, 泄熱, 平肝, 利膽의 效能이 있다. 腎炎水腫, 脚氣, 黃疸肝炎, 高血壓, 膽囊炎, 膽石, 糖尿病, 吐血, 鼻出血, 蓄膿症, 乳癰을 치료한다. 【用法 用量】 30~60 g 을 달여 服用한다. 또는 燒存性으로 硏末해 쓰기도 한다. 〈外用〉 태워서 그 煙氣를 들이마신다.

❺ 玉米軸 (옥미축) 〈民間常用草藥彙編〉: 옥수수의 穗軸이다.

〔性味〕 味는 甘하고 性은 平하며 無毒하다.

〔藥效 主治〕 小便不利, 水腫, 脚氣, 下痢를 치료한다. 【用法 用量】 12~16 g 을 달여서 服用한다.

줄 (줄풀) 菰 *Zizania latifolia* TURCZ. (= *Z. caduciflora* (TURCZ.) HAND.-MAZZ.)

多年生 草本으로 根莖이 짧고 수염뿌리는 굵다. 줄기(稈)는 곧게 자라고 높이 90~180 cm 이며 밑부분의 마디에는 不定根이 나 있다. 잎은 길이 50~100 cm, 나비는 2~3 cm 인데 밑부분이 葉鞘로 되었으며 둥글고 肥厚하다. 葉舌은 白色이고 긴 三角形으로 끝이 뾰족하다. 圓錐花序는 길이 30~60 cm, 가지는 半輪生하고 갈라지는 곳에 털이 있다. 雌小穗는 위에 달리고 線狀 披針形이고 1개의 암꽃으로 되었고 연한 黃綠色으로 끝에 긴 까끄라기가 있고 護穎과 內穎의 둘로 되었으며 까끄라기의 길이는 2~3 cm 이다. 雄小穗는 밑부분에 달리고 연한 紫色이고 길이는 6 mm 이며 披針形으로 끝은 뾰족하고 까끄라기는 없다. 수술은 6개, 葯은 길이 6~9 mm 이다. 開花期는 가을이며 연못이나, 도랑, 물가에 자라고 濟州道 및 南部, 中部에 分布한다. 【處方用名】① 菌核은 菱白 ② 根莖및 根은 菰根 ③ 果實은 菰米이다.

❶ 茭 白 (교백) 〈圖經本草〉 菰菜・菱首・菰首・菰笋・菱笋: 줄의 花莖이 菱白黑粉 *Ustilago esculenta* Henn.에 刺戟되어 형성된 紡錘形의 큰 菌核이다.

〔性味 歸經〕 味는 甘하고 性은 無毒하며 寒하다. 肝, 脾經으로 들어간다.

〔藥效 主治〕 熱毒을 풀어주고 止煩渴, 利二便의 效能이 있다. 煩熱, 消渴, 黃疸, 痢疾, 赤目, 風瘡을 치료하고 酒毒을 解消한다. 【用法 用量】 30~60 g 을 달여서 服用한다.

❷ 菰 根 (고근) 〈神農本草經集注〉: 줄의 根莖 및 根이다.

〔性味〕 味는 甘하고 性은 大寒하다.

〔藥效 主治〕 消渴(糖尿病), 火傷, 腸胃痼熱, 多尿를 치료한다. 【用法 用量】 新鮮한 것 60~90 g 을 달여서 服用한다. 〈外用〉 燒存性으로 구워(燒) 粉末하여 調布한다.

❸ 菰 米 (고미) 〈神農本草經集注〉: 줄의 果實로 9~10月 성숙한 果實을 따서 外皮를 제거하고 햇볕에 말린다.

菰米藥材

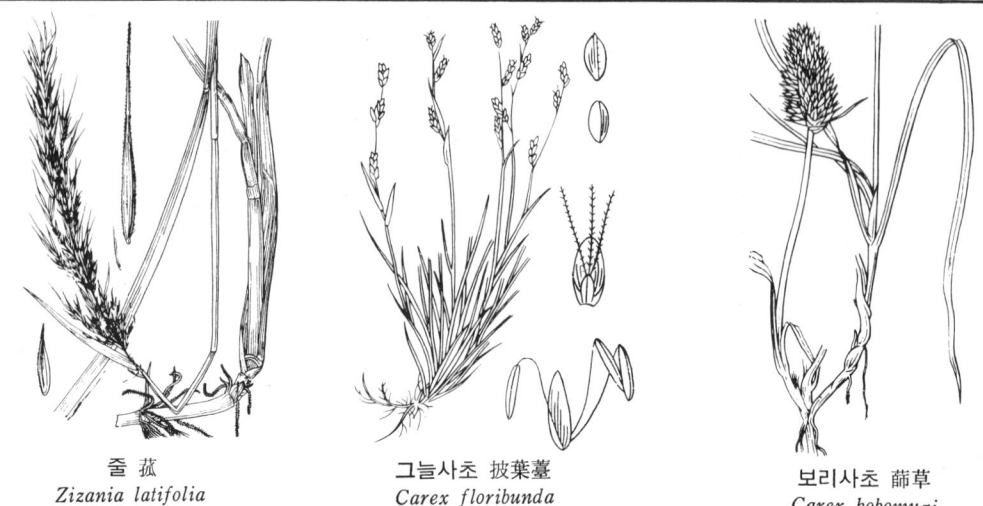

줄 茭
Zizania latifolia

그늘사초 披葉薹
Carex floribunda

보리사초 蒒草
Carex kobomugi

〔性味〕 味는 甘하고 性은 寒하며 無毒하다.

〔成分〕 穎果에는 蛋白質 1.2%, 脂肪油 0.1%, 炭水化物 2.8%, 灰分 0.5%가 함유되어 있다.

〔藥效 主治〕 止渴, 解煩熱, 調腸胃의 效能이 있다. 心臟病을 치료하고 또 利尿劑도 된다.
【用法 用量】 9~15g을 달여서 服用한다.

사 초 (莎草) 과 Cyperaceae

그늘사초 披葉薹 *Carex floribunda* (KORSH.) MCINSH (=*C. lanceolata* BOOTT)

多年生 草本으로 根莖은 굵고 짧으며 기는 가지가 없으며, 줄기(稈)는 삼각기둥 모양(三稜形)에 모여 나고 곧게 서며 높이는 40 cm이고 葉鞘는 길며 잎은 뿌리에서 다수 모여 나고 좁은 線形이며 줄기에서 길게 나오는데 나비 2 mm 내외이다. 花序에는 小穗가 3~5개이고 수꽃이삭은 끝에 달리고 꼭지가 짧고 접근했으며 線狀 長楕圓形이고 길이 1 cm이다. 암꽃이삭은 2~4개이고 곁에서 나왔으며 長楕圓狀 원주형이며 길이 1 cm이고 小數의 꽃이 성기게 났으며 밑에는 자갈색의 鞘狀葉에 싸여 있다. 암꽃의 穎은 楕圓形이고 끝이 一字形이며 짧은 까끄라기가 나왔고 가운데 脈은 백색으로서 길이 5 mm이다. 果囊은 삼각기둥 모양에 褐色, 柱頭는 3개이다. 開花期는 4~6월이다. 山地의 솔밭 또는 건조한 풀밭에 나며 南·中·北部에 分布한다. 【處方用名】 全草는 羊鬍髭草이다.

羊鬍髭草 (양호자초) 〈江蘇藥材志〉: 그늘사초의 全草이다.
 〔成分〕 莖葉에는 水分 11.32%, 灰分 8.85%, 纖維素 40.97%가 함유되어 있다.
 〔藥效 主治〕 濕瘡(濕邪에 의한 瘡), 黃水晶晶(黃色分泌物의 結晶), 小兒羊鬚瘡을 치료한다.
【用法 用量】 불에 태운 재(灰)를 기름과 調合하여 1일 2~3회 바른다.

보리사초 (통보리사초) 蒒草 Carex kobomugi OHWI

多年生 草本으로 根莖은 길게 가로로 뻗으며 자흑색이고 줄기(稈)는 삼각기둥 모양으로 단단하며 평활하고 모여 나며 곧게 서고 높이 10~20 cm이다. 잎은 뿌리에서 나오며 넓은 線形이고 줄기보다 길게 나왔고 나비 5~8 mm이며 끝은 날카롭고 잔 톱니가 있으며 표면이 윤기가 난다. 꽃은 二家花로서 多數의 小穗가 모여서 頭花를 이룬다. 수꽃이삭은 長楕圓形이고 葯이 황색이며 암꽃이삭은 크고 길이 6 cm 내외다. 꽃의 潁은 단단하고 끝이 가시처럼 뾰족하며 가는 치아 모양의 鋸齒가 있고 칙칙한 황색이다. 果囊은 披針狀 卵形이고 10~20 mm이며 潁보다 짧고 긴 부리가 있으며 적갈색으로 柱頭는 3개이다. 開花期는 6~8월이다. 해변의 모래땅에 나며 忠南, 江原(海金剛), 咸南北에 分布한다. 【處方用名】果實이 蒒實이다.

蒒 實 (사실) 〈海藥本草〉: 보리사초의 果實이다.
〔性味 歸經〕 味는 甘하고 性은 平하며 無毒하다. 手足의 太陰陽明經에 들어간다.
〔藥效 主治〕 虛贏乏損(虛弱, 體瘦, 無力, 各種의 結核, 貧血症狀)을 補한다. 溫胃腸, 嘔逆을 멈추는 效能이 있다. 長服하면 건강에 좋다.

비늘사초 三稜草 Carex phacota SPRENG. (=C. cincta FRANCH.)

多年生 草本으로 根莖은 짧고 기는 가지를 뻗으며 줄기는 가늘고 길고 세모졌으며 곧게 섰고 높이 20~60 cm, 잎은 線形이며 가장자리가 거칠거칠하고 잎 밑이 鞘 모양이며 밖의 면에 짧고 거친 털이 났다. 小穗는 3~4개이고 다수 모여 났으며 수꽃이삭은 頂生했고 꼭지가 짧으며 線形이고 길이는 3 cm이다. 암꽃이삭은 側出했고 꼭지가 길며 곧게 섰고 원주형이며 길이 1.5~3.5 cm이다. 苞는 잎 모양이며 길게 나왔다. 암꽃의 潁은 卵形이고 끝은 뭉툭하며 엷은 적갈색이고 등이 綠色이며 3 行脈이 있고 끝이 까끄라기 같다. 果囊은 倒卵狀 楕圓形이며 潁보다 길고 짧은 부리가 있으며 乳頭突起가 가득 깔려 있고 柱頭는 2개이며 왕비늘사초에 비해 전체가 다소 소형이며 꽃 이삭은 머리를 수그리지 않는다. 開花期는 5~6월이다. 濟州道에 야생한다.

三稜草 (삼릉초) 〈貴州民間藥物〉: 비늘사초의 全草를 7~8월에 採取하여 햇볕에 말린다.
〔性味〕 味는 辛하고 性은 平하며 無毒하다.
〔藥效 主治〕 解表, 催生의 效能이 있다. 婦人難産, 小兒痲疹을 치료한다. 6~15 g (新鮮한 것 30~60 g)을 달여서 服用한다.

대사초 崖棕 Carex siderosticta HANCE

多年生 草本으로 根莖은 群生하고 길게 기는 가지를 뻗으며 줄기는 연약하고 곧게 섰으며 높이 30 cm에 달하고 밑에는 적갈색의 鞘狀葉으로 싸여 있다. 잎은 長楕圓形 또는 長披針形이고 길이는 3 cm 정도이고 끝이 점점 날카롭고 葉脈은 3개가 있다. 小穗는 5~8개이고 兩性이며 上部는 雄花이삭이고 갈색이며 꽃이 소수이고 성기게 달렸으며 원주형이고 길이 15~70 mm이

사 초(莎草)과 Cyperaceae

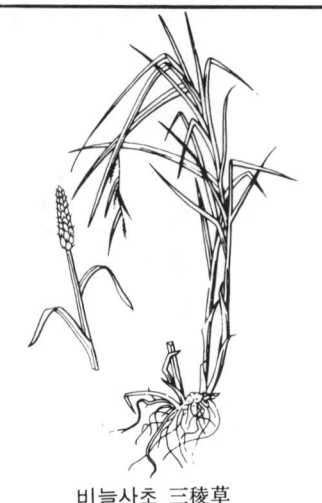
비늘사초 三稜草
Carex phacota

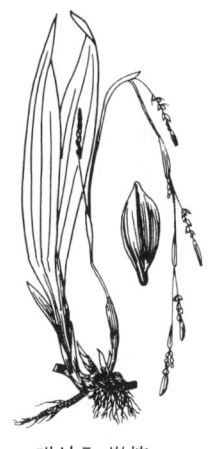
대사초 崖棕
Carex siderosticta

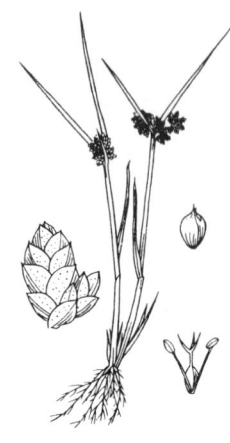
알방동사니 異型莎草
Cyperus difformis

며 꼭지가 있고 곧게 섰으며 격리되었고 苞는 구두주걱 모양이고 花穗보다 짧다. 암꽃의 穎은 長楕圓形이고 끝이 날카로우며 엷은 褐色이고 果囊은 長楕圓形이며 길이는 4 mm 로 穎보다 짧다. 脈이 많으며 짧은 부리가 있고 황록색이며 柱頭는 3개이다. 開花期는 4~5월이다. 山地의 樹林 그늘에 자라며 全國에 分布한다.【處方用名】根이 崖棕根이다.

崖棕根 (애종근)〈圖經本草〉: 味는 甘辛하고 性은 溫하며 無毒하다. 婦人血氣 및 五勞七傷을 治療한다. 뿌리를 불에 쬐어 乾燥시켜 거친 껍질을 제거하고 짓찧어서 가루 내어 溫酒로 調服한다.

알방동사니 異型莎草 *Cyperus difformis* L.

一年生 草本으로 줄기(稈)는 모여 나고 높이 50 cm 내외로 곧게 섰고 三稜形이며 軟質이다. 잎은 線形이고 밑에서 났으며 짧고 끝이 점점 날카로우며 잎 밑이 鞘 모양이고 줄기보다 짧다. 葉鞘는 褐色, 苞片은 2~3개, 葉狀이고 花序보다 길다. 긴 側枝의 聚繖花序는 단순하고 소수의 가지가 갈라진다. 分枝는 放射狀으로 나오고 3~9개, 길이는 가지런하지 않다. 頭花는 둥글고 多數의 小穗가 있고 직경 5~15 mm 이다. 小穗는 披針形 또는 線形, 길이 2~8 mm 이고 2~28개의 꽃이 있다. 鱗片의 配列은 緊密치 않고 膜質에 거의 扁圓形, 길이는 1 mm 도 안 된다. 끝은 둥글고 가운데는 淡黃色이고 양측은 濃紅紫色 또는 밤색에 가장자리는 白色이다. 수술은 2개이지만 1개인 것도 있다. 花柱는 매우 짧고 柱頭는 3개, 小堅果는 倒卵狀 楕圓形인데 3개의 稜이 있고 淡黃色이다. 開花 및 結實期는 8~10월이다. 논이나 늪 습지에 나며 울릉도를 제외한 全國에 分布한다.【處方用名】뿌리를 포함한 全草가 異型莎草이다.

異型莎草 (이형사초)〈泉州本草〉: 알방동사니의 뿌리를 포함한 全草로 여름, 가을에 채취하여 햇볕에 말린다.

〔**性味 歸經**〕 味는 鹹微苦하고 性은 凉하며 無毒하다. 心, 肝, 肺, 膀胱經에 들어간다.

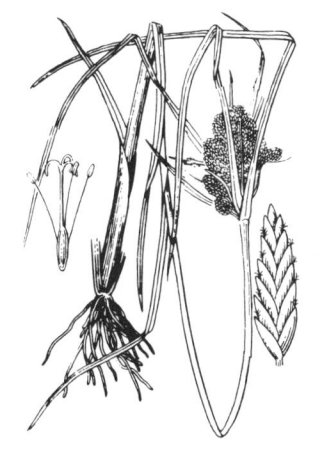
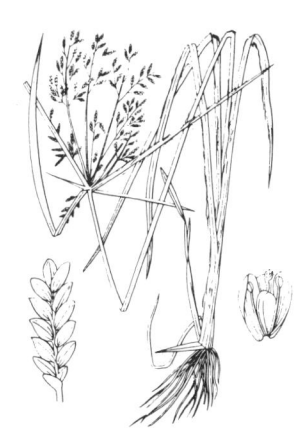
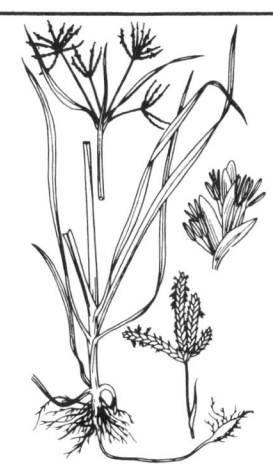

물방동사니 小莎草　　　　　참방동사니 碎米莎草　　　　향부자 莎草
Cyperus glomeratus　　　　　Cyperus iria　　　　　　　Cyperus rotundus

〔藥效 主治〕 行氣, 活血, 通淋, 利小便의 效能이 있다. 熱淋, 小便不通, 打撲傷, 吐血을 치료한다. 【用法 用量】新鮮한 것 30~60g을 달여 服用한다. 또는 燒存性으로 하여 가루 내어 服用한다.

물방동사니 水莎草　Cyperus glomeratus L. (=Chlorocyperus glomeratus (L.) PALLA)

一年生 草本으로 높이 100 cm에 달한다. 줄기는 곧게 섰으며 거칠고 삼각기둥 모양이다. 잎은 줄기의 밑에서 나와서 線形이고 나비 3~9 mm이며 끝은 점점 날카롭고 苞片은 3~8개이고 葉狀이며, 여러 가지 길이로 줄기 끝에 密集해 있다. 穗는 密集하여 長卵形의 複穗狀花序로 되고 穗柄의 길이는 여러 가지이다. 鱗片은 互生하여 2열로 줄지어 있고 卵圓形 또는 長卵形이다. 끝은 突出하지 않고 뒷면에는 褐色의 줄이 있다. 가장 아래에 있는 꽃 2개는 結實을 하지 않고 위에는 結實하는 兩性花이나 그 先端의 꽃 1~3개는 結實하지 않고 보통 成熟 後에는 脫落한다. 小堅果는 楕圓形으로 길이 약 1 mm, 成熟 後에는 灰黑色이 된다. 開花期는 7~8月이다. 논밭이나 습지에 나며 南·中·北部에 分布한다. 【處方用名】 全草가 水莎草이다.

水莎草 (수사초)〈河南〉: 물방동사니의 全草이다.
〔藥理〕 1. 呼吸系統에 대한 作用: 물방동사니의 乾燥엑스 및 그 1號抽出物(水煎하여 濃縮한 液에 알콜을 加하여 沈澱시켜서 沈澱物을 제거한 濾液을 다시 濃縮시킨 것)을 Mouse의 胃에 注入하면 상당한 祛痰作用(phenol red 法)이 나타났으나 止咳作用(Mouse의 ammonia 水噴霧引咳法) 및 平喘作用(Guinea pig의 histamine 噴霧引喘法)은 없었다.

2. 抗菌作用: 煎劑, 엑스 혹은 1號抽出物은 in vitro에서 Influenza菌, α型連鎖球菌, Neisseria 雙球菌, 四連球菌, 白色포도球菌등에 대하여 각각 程度의 차이는 있으나 抑制作用이 있고 1號抽出物은 肺炎球菌 및 大腸菌에 대하여 有效하였다.

〔藥效 主治〕 止咳, 化痰의 效能이 있다. 慢性氣管支炎을 치료한다. 【用法 用量】30~60g을 달여서 服用한다.

참방동사니 碎米莎草 *Cyperus iria* L. (=*C. paniciformis* FRANCH. et SAVAT.)

一年生 草本으로 全草에 일종의 香氣가 있다. 높이 20~30 cm 이고 뿌리는 수염뿌리가 모여 나고 줄기는 삼각기둥 모양이며, 葉身은 長線形이며 줄기보다 짧고 나비 3~5 mm, 葉鞘는 赤褐色, 葉狀苞片은 3~5개, 長側枝는 集繖狀으로 複出하였고 分枝는 放射狀으로 나왔고 4~9개, 길이 12 cm 쯤 되고 各 分枝에는 5~10개의 穗狀花序가 있다. 穗狀花序는 길이 1~4 cm, 小穗 5~22개가 있다. 小穗는 성기게 줄지어 있고 長圓形 내지 線狀 披針形, 편평하고 길이 4~10 mm, 꽃은 6~22개가 있고 鱗片은 성기게 늘어섰고 膜質이다. 廣倒卵形, 끝은 凹形이고 짧고 뾰족하며 脈이 3~5개 있다. 수술은 3개, 花柱는 짧고 柱頭는 3개, 瘦果는 세모진 倒卵形으로 黑色을 띠며 開化期는 6~8月이다. 밭이나 들의 습지에 나며 제주도 및 南·中·北部에 分布한다. 【處方用名】全草 또는 根이 붙은 全草가 三楞草이다.

三楞草 (삼릉초) 〈四川中藥志〉: 참방동사니의 全草 또는 뿌리가 달린 全草로 8~9月 이삭이 필 때 採取하여 햇볕에 말린다.

〔**性味**〕 味는 辛하고 性은 平하며 無毒하다.

〔**藥效 主治**〕 風濕痺 (류머티성 筋骨痛), 全身不遂를 치료한다. 【用法 用量】 15~60 g 을 달여서 服用한다. 또는 술에 담가 服用한다.

향 부 자 莎草 *Cyperus rotundus* L. (=*C. laevissimus* STEUD.)

多年生 草本으로 蔔狀 根莖은 길고 끝은 비대하여 紡錘形의 塊根이 생기고 수염뿌리가 내린다. 外皮는 紫褐色 혹은 黑褐色이며 향기가 있다. 줄기의 下部는 둥글고 上部는 삼각기둥이며 곧게 섰고 높이 70 cm 이다. 잎은 互生하며 좁은 線形이고 끝이 점점 날카로우며 下部는 鞘가 되어 줄기를 싸고 줄기보다 짧으며 다소 단단하고 활택하며 짙은 綠色이다. 꽃은 聚繖花序이고 頂生했으며 繖梗은 성기게 났고 길이가 같지 않으며 梗 끝에 여러 줄의 小穗가 다소 성기게 났으며 小穗는 좁은 線形이고 길이 9~14 mm 이며 열 몇 송이가 두 줄로 늘어섰다. 穎은 舟狀이고 長楕圓形이며 길이 3 mm 이고 등이 녹색이며 가장자리가 갈색이며 花柱는 세 갈래로 갈라진다. 瘦果는 세모진 長楕圓形이고 暗褐色이며 開花期는 7~8月이다. 海邊의 모래 땅, 개울가, 들에 자라며 재배한다. 제주도 및 南部(多島海 島嶼)에 분포한다. 【處方用名】 ① 莖葉은 莎草 ② 根莖은 香附이다.

❶ **莎 草** (사초) 〈名醫別錄〉: 향부자의 莖葉이다.

〔**藥效 主治**〕 行氣, 開鬱, 祛風의 效能이 있다. 胸悶, 氣鬱, 皮膚의 風痒, 癰腫을 치료한다. 【用法 用量】 15~30 g 을 달여 服用한다. 〈外用〉 짓찧어서 塗布한다.

❷ **香 附** (향부) 〈本草綱目〉 香附子·莎草根·雷公頭·香附米: 향부자의 根莖으로 春, 夏, 秋 언제나 採取한다. 보통은 가을에 根莖을 캐어 햇볕에 말린 다음에 불로 鬚根과 鱗葉을 태우고 잠깐 끓는 물에 넣든가 시루에 넣고 충분히 쪄서 햇볕에 말린다. 다시 竹籠 속에 넣어 문지

르고 비벼서 재(灰)나 細毛를 제거하고 체로 친다. 이것을 光香附라 한다. 또 불로 태우지 않고 麻袋에 넣고 문지르고 비벼서 調製한 것도 있다. 또 돌절구에 찧어서 毛와 皮를 제거한 것을 香附米라고 한다. 《生香附》挾雜物을 除去한 후 돌절구에 찧어서 체로 쳐서 細毛와 粉末을 제거한다. 《製香附》돌절구에 짓찧어 낸 香附를 독에 넣고 黃酒와 米醋를 잘 混合한다. 다시 砂糖을 끓인 물로 녹여서, 香附를 솥에 넣고 砂糖水를 混合하면서 볶는다. 香附子 100 : 黃酒·米醋 各 20 : 砂糖 6의 비율로 한다. 《四製香附》精選한 香附에 米醋·童便·黃酒·煉蜜을 잘 混合하여 약한 불로 볶아서 속까지 마르게 한다. 生香附 50 kg, 米醋·黃酒·童便 12.5 g 煉蜜 3 kg의 비율로 混合한다. 《醋香附》生香附에 醋를 混合하여 하룻밤 담갔다가 微黃色이 될 정도로 볶는다. 生香附 100 : 醋 20의 비율로 한다. 《香附炭》香附子를 냄비에 넣고 表面은 黑色, 內部는 黃色이 될 정도로 볶아서 淸水를 뿌리고 꺼내 햇볕에 말린다. 香附는 鐵을 忌하므로 돌절구에 찧는다.

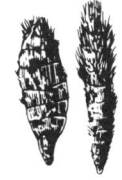

香附藥材

〔性味 歸經〕 味는 辛微苦甘하고 性은 平하다. 肝, 三焦經에 들어간다.

〔成分〕 glucose 8.3~9.1%, 果糖 1.0~1.7%, 澱粉 40~41.1%, 精油 0.65~1.4%를 함유하고 精油 중에는 β-pinene, camphene, 1.8-cineol, limonene, p-cymene, cyperene, selinatriene, β-selinene, α-cyperone, β-cyperone, patchoulenone, α 및 β-rotunol, cyperol, isocyperol, copadiene, epoxyguaine, cyperolone, rotundone, kobusone 및 isokobusone이 함유되어 있다. 根에는 眞菌의 發育을 抑制하는 或種의 物質이 함유되어 있다.

〔藥理〕 1. 子宮에 對한 作用 : 香附子의 5% 流動엑스는 Guinea pig, 토끼, 고양이, 개 등의 摘出子宮(姙娠 및 未姙娠)의 收縮을 抑制하고 子宮筋의 緊張力에 대한 弛緩作用은 當歸의 流動엑스와 비슷하지만 效力은 약하다. 香附를 함유한 油分에는 미약하지만 雌性 hormone의 作用이 있다.

2. 鎭痛作用 : Mouse를 쓴 電盤刺戟法으로 香附子 20%, 알콜 抽出物 0.5 ml/20 g을 皮下注射하였던 바 Mouse의 疼痛 閾値가 뚜렷이 上昇하였다.

3. 抗菌作用 : 根莖에는 抗菌作用이 있고 그 抽出物은 或種의 眞菌에 대하여 抑制作用이 있다.

〔藥效 主治〕 理氣, 解鬱, 止痛, 調經의 效能이 있다. 肝胃不和, 氣鬱不舒, 胸腹脇肋脹痛, 痰飮痞滿, 崩漏帶下를 치료한다. 【用法 用量】 4.5~9 g을 달여 服用한다. 또는 丸劑, 散劑로 하여 쓴다. 〈外用〉粉末하여 撒布하거나 調布한다. 또는 떡을 만들어서 熱할 때 患部에 댄다.

〔配合 禁忌〕 氣虛하고 滯氣도 없고 陰虛血熱者는 服用을 忌한다. 〈本草綱目〉童尿, 醋, 川芎, 蒼朮과 合하여 쓰면 좋다. 〈神農本草經疏〉月經이 早期에 오는 것은 血熱이 原因이므로 適切한 治療法은 凉血이다. 이 藥을 써서는 안 된다. 〈本草彙言〉單獨으로 쓰거나 多用하거나 長期間 服用하면 氣를 消耗하고 血을 損한다.

올방개 烏芋 *Eleocharis kuroguwai* OHWI (=*Heleocharis dulcis*)
(BURM. f.) TRIN. ex HENSCHEL

多年生 草本으로 수염뿌리가 叢生하고 옆으로 길게 뻗어 末端에 지름 5~8mm 의 塊莖이 있으며 밤색이고 白色의 肉質이다. 줄기는 圓柱形이고 총생하며 높이 70cm 정도이고 花穗는 줄기 끝에 單立하고 선상 원주형으로 끝이 둥글고 길이 2~4cm, 지름 3~5mm 로서 黃綠色 또는 볏짚색이다. 鱗片은 좁은 楕圓形이고 길이 6~8mm 로서 끝이 둥글고 뽀족하며 中肋이 뚜렷하지 않고 뒷면에 뚜렷하지 않은 脈이 있다. 瘦果는 倒卵形이며 길이 1.8~2mm 로서 부푼 렌즈형이고 黃褐色이다. 開花期는 7~10月이다. 연못이나 물속에 群生하며 南·中部지역에 分布한다. 【處方用名】① 球莖이 荸薺 ② 地下莖은 通天草이다.

❶ **荸薺** (발제)〈日用本草〉藉菇·水芋·烏芋·茘臍·土芝·烏茨 : 올방개의 球莖이다. 外皮와 새싹을 除去하고 짓찧어 白色의 汁夜를 여과 침전시켜서 乾燥한다.

〔**性味 歸經**〕 味는 甘하고 性은 寒하며 無毒하다. 肺, 胃經에 들어간다.

〔**成分**〕 熱에 약한 抗菌成分, butin 을 함유하고 一般成分으로서 水分 68.52%, 澱粉 18.75%, 蛋白質 2.25%, 脂肪 0.19%, 灰分 1.58% 를 함유한다.

〔**藥理**〕 Butin 은 黃色포도球菌, 大腸菌, Welch's bacillus(웰치菌) A 型에 대하여 抑制作用이 있다. 熱에 약하고 有機溶媒에는 不溶이고 獸炭에 吸着되지 않는다. Warburg 測壓計에 의한 측정에서는 大腸菌의 呼吸抑制는 80% 에 이르렀다(10時間 後).

〔**藥效 主治**〕 淸熱, 化痰, 消積의 效能이 있다. 溫病에 의한 消渴, 黃疸, 熱淋, 痞積, 目赤(眼의 充血), 咽喉腫痛, 贅疣(사마귀)을 치료한다. 【用法 用量】6~14g 을 달여서 服用한다. 또는 짓찧은 汁을 마시거나 술에 담가 服用한다. 혹은 藥性이 남을 정도로 태워서 粉末하여 쓴다. 〈外用〉粉末을 撒布하거나, 또는 粉末을 물에 맑게 해서 點眼한다. 생것을 짓찧어 문질러 바른다.

〔**配合 禁忌**〕 虛寒 및 血虛에는 服用에 注意한다. 虛勞咳嗽, 衄血渴에는 忌한다. 生薑은 相須 作用을 한다.

❷ **通天草** (통천초)〈飮片新參〉荸薺梗·地栗梗: 올방개의 地上莖이다. 7~8月에 採取하여 햇볕에 말린다.

〔**性味**〕 味는 苦하고 性은 平하다.

〔**藥效 主治**〕 淸熱, 利尿, 通淋의 效能이 있다. 小便不利, 呃逆을 치료한다. 【用法 用量】6~9g 을 달여서 服用한다.

바람하늘지기 日照飄佛草 *Fimbristylis miliacea* (L.) VAHL (=*Scirpus miliaceus* L.)

一年生 草本으로 뿌리는 수염뿌리가 모여 났으며 줄기는 사각기둥이며 여러 줄기가 모여 났고 곧추섰으며 높이 10~40cm 이다. 잎은 根生하였으며 좁은 線形이고 가랑이 모양(跨狀)이고 끝

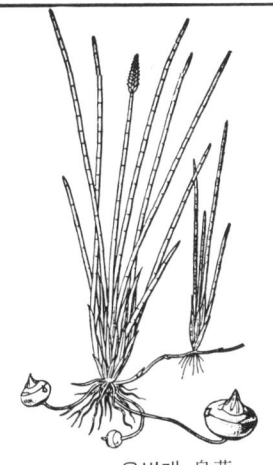
올방개 烏芋
Eleocharis kuroguwai

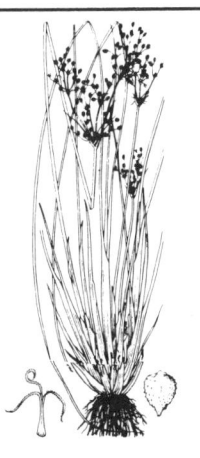
바람하늘지기 日照飄佛草
Fimbristylis miliacea

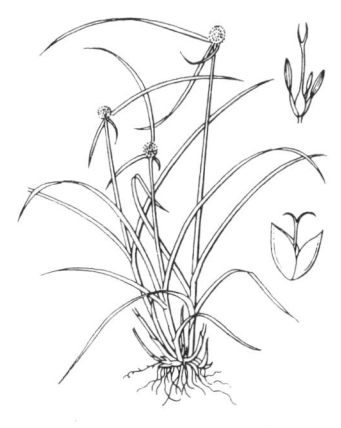
파대가리 水蜈蚣
Kyllinga brevifolia var. *leiolepis*

이 점점 날카로우며 하부는 편평하고 서로 겹쳐서 부채 모양으로 배열하였으며 잎 밑이 鞘 모양이고 줄기보다 짧으며 폭이 1~2mm이다. 꽃은 繖形花序로서 재삼 複生하였으며 繖梗은 길이가 같지 않다. 總苞葉은 여러 줄이고 송곳形이며 花序보다 짧다. 小穗는 다수 모여 났으며 다소 球形이고 직경 2mm이며 褐色이다. 穎은 卵形이고 끝이 뭉툭하고 적갈색이며 花柱는 세 갈래로 갈라졌다. 瘦果는 稜狀 倒卵形이고 黃色이며 표면에 瘤狀 網紋이 있다. 開花期는 8~9월이다. 밭이나 들의 양지 바른 습지에 나며 제주도 및 中部 以南에 分布한다. 【處方用名】全草가 日照飄佛草이다.

日照飄佛草 (일조표불초) 〈浙江常用草藥〉: 바람하늘지기의 全草로 여름, 가을에 採取하여 햇볕에 말린다.

〔性味〕 味는 甘淡하고 性은 凉하다.

〔藥效 主治〕 淸熱, 利尿, 解毒, 腫消의 效能이 있다. 暑熱少尿(暑熱로 尿가 나오지 않는다), 尿赤(血尿), 胃腸炎, 小腿勞傷腫痛(小腿의 過勞로 인한 腫痛)을 치료한다. 新鮮한 것 30~60g을 달여서 服用한다.

파대가리 水蜈蚣 *Kyllinga brevifolia* ROTTB. var. *leiolepis* HARA

多年生 草本으로 束生한다. 根莖은 紫色을 띠고 鬚根이 있다. 줄기는 가늘고 길며 삼각기둥에 여러 줄 모여 났으며 곧게 섰고 길이 30cm이다. 잎은 부드럽고 좁은 線形이고 가지런하지 않고 길이 3~10cm 나비 1.5~3mm, 끝부분은 날카로우며 下部는 紫色을 띠고 鞘狀이다. 頭花는 頂生하고 하나씩 났고 球形이며 길이 4~8mm이고 綠色 혹은 褐色이고 잎은 3~4조각이고 길고 크며 벌어졌고 小穗는 多數이고 촘촘히 났고 長楕圓形이며, 길이는 約 3mm이다. 成熟하면 穗는 모두 떨어진다. 穎은 4개인데 舟狀의 卵形이고 끝이 날카로우며 등이 녹색이다. 花被는 없고 수술은 3개 花絲는 가늘고 긴 絲狀이고 葯은 楕圓形, 암술은 1개이고 花柱는 가늘고 길며 花絲와 길이는 같고 柱頭는 둘로 分枝되어 있다. 瘦果는 약간 찌그러진 倒卵形이고 褐色이

며 開花期는 6~7월, 結實期는 가을이다. 野地의 양지 바른 濕地에 자라며 제주도 및 南·中·北部에 分布한다. 【處方用名】全草 또는 根이 水蜈蚣이다.

水蜈蚣 (수오공)〈植物名實圖考〉: 파대가리의 全草 또는 根으로 8~9月에 採取하여 햇볕에 乾燥한다. 또는 생것으로도 쓴다.

〔性味 歸經〕 味는 辛하고 性은 平하다. 肺, 肝經에 들어간다.

〔成分〕 精油, vitexin이 함유되어 있다.

〔藥效 主治〕 風寒感冒, 寒熱頭痛, 筋骨疼痛, 咳嗽, 말라리아, 黃疸, 痢疾, 瘡瘍腫毒, 打撲, 刀傷을 치료한다. 【用法 用量】新鮮한 것 40~80g을 달여서 服用하거나 搗汁하여 服用한다. 〈外用〉 짓찧어서 붙인다.

매 자 기 荊三稜 Scirpus flaviatilis (TORR.) A. GRAY (=S. yagara OHWI)

多年生 草本으로 根莖은 길게 옆으로 뻗으며 끝에 塊莖이 달린다. 줄기는 거칠고 크며 삼각 기둥이고 모여 났으며 곧게 섰고 높이 1.5m이며 녹색이고 광택이 난다. 잎은 互生하며 線形 이고 끝은 날카로우며 줄기보다 짧고 나비 1cm 내외다. 밑은 筒狀의 鞘가 되어 줄기를 싸고 口緣은 비스듬한 一字 모양이며 줄기끝의 엽상포는 길고 花序보다 길게 나왔다. 꽃은 繖形花序 이고 頂生했으며 꽃자루가 없거나 또는 있으며 小穗는 1~4개이고 長楕圓形이며 길이 1~2cm 이고 짙은 갈색이다. 穎은 막질이고 長楕圓形이며 끝은 까끄라기같이 뾰족하고 등이 녹색이며 花柱는 세 갈래로 갈라졌다. 瘦果는 세모진 긴 楕圓形이고 갈백색을 띠며 子房下鬚는 3~6개 이다. 開花期는 6~7月이다. 연못이나 濕地주변에 잘 자라며 濟州道 및 南·中部에 分布한다. 【處方用名】根莖이 荊三稜이다.

荊三稜 (형삼릉) 三稜〈開寶本草〉: 매자기의 根莖이다. 秋季에 採取해서 外皮를 제거한 후 햇볕에 말려 사용 하거나 醋炒하여 사용한다.

荊三稜 藥材

〔性味 歸經〕 味는 苦 辛하고 性은 平하며 無毒하다. 肝, 脾, 心經에 들어간다.

〔藥效 主治〕 破血, 止痛, 消積, 行氣의 效能이 있다. 瘀血疼痛, 月經不順, 血暈, 氣血滯, 氣 脹滿, 心腹痛, 産後腹痛, 積聚를 치료한다. 【用法 用量】 1일 6~15g을 달여서 服用하거나 丸 劑 또는 散劑로 服用한다.

올챙이고랭이 螢藺 Scirpus juncoides ROXB.

多年生 草本으로서 叢生하며 花莖은 높이 18~70cm로서 圓柱形이고 짙은 綠色에 윤채가 없 다. 윗부분의 葉鞘는 膜質이며 길이 6cm로 가장자리가 비스듬히 잘린 듯하다. 花序는 옆에 달리며 2~9개의 小穗가 頭狀으로 뭉친다. 苞는 花莖이 연장형이고 길이 3~7cm로서 표면에 얕은 홈이 있으며 小穗는 긴 楕圓形이고 끝이 둔하다. 鱗片은 卵狀 圓形이며 主脈 양쪽이 갈색 이고 끝이 둥글. 瘦果는 편평한 넓은 倒卵形이며 길이 약 2mm로서 成熟하면 黑褐色으로 매끄럽고 윤채가 난다. 開花期, 結實期는 8~11월이다. 山野의 濕地, 논밭 주변에서 자라며

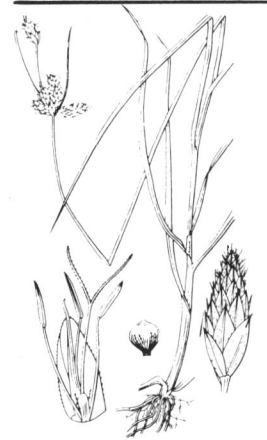
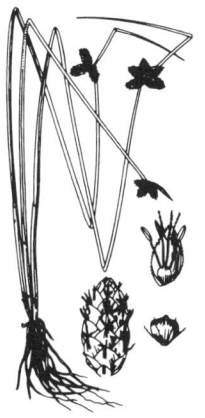
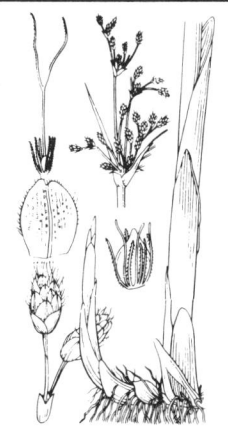
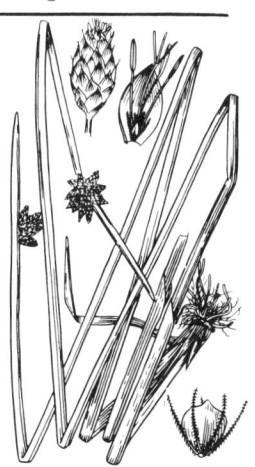

매자기 荊三稜
Scirpus flaviatilis

올챙이고랭이 螢藺
Scirpus juncoides

큰고랭이 水葱
Scirpus tabernaemontani

송이고랭이 水毛花
Scirpus triangulatus

제주도 및 南·中·北部에 分布한다. 【處方用名】 全草가 野馬蹄草이다.

野馬蹄草 (야마제초)〈廣西中草藥〉: 올챙이고랭이의 全草로 年中 採取한다.

〔**性味**〕 味는 甘 淡하고 性은 凉하며 無毒하다.

〔**藥效 主治**〕 淸熱, 解毒, 凉血, 淸心火, 止吐血의 效能이 있다. 痲痘毒, 肺癆咳血, 火盛齒痛을 치료한다.

큰고랭이 水葱 *Scirpus tabernaemontani* GMEL.
(=*S. lacustris* L. var. *tabernaemontani* TRAUTV.)

多年生 草本으로서 긴 地下莖의 마디에서 줄기(稈)가 1개씩 곧게 섰고 높이 80~200 cm 이며 圓柱形이다. 윗부분의 葉鞘는 가장자리가 비스듬히 잘리며 때로는 길이 10 cm 정도의 葉身이 달린다. 花序는 옆에 달리며 繖房狀으로 4~7개의 가지가 발달한다. 가지는 다시 갈라지고 小穗는 卵形 또는 長楕圓狀 卵形이며 끝이 둥글거나 급히 뾰족해지고 褐色으로 成熟한다. 鱗片은 얇은 膜質이며 廣楕圓形, 卵狀 圓形 또는 卵形으로서 變異가 심하고 가장자리에 털이 있고 끝이 파진다. 瘦果는 넓고 납작한 倒卵形이며 렌즈狀으로 길이 약 2 mm, 黃褐色으로 익는다. 開花期, 結實期는 7~10월이다. 湖邊, 웅덩이 등에서 자라며 南(多島海 島嶼)·中·北部에 分布한다. 【處方用名】 莖이 水葱이다.

水 葱 (수총)〈南京民間藥草〉: 큰고랭이의 莖으로 여름, 가을에 採取하여 햇볕에 乾燥한다. 또는 생것으로 사용한다.

〔**藥效 主治**〕 小便不通에 달여 服用한다.

송이고랭이 水毛花 *Scirpus triangulatus* ROXB.

多年生 草本으로 줄기는 60~80 cm 정도로 叢生하며 곧게 섰고, 花莖은 예리한 삼각기둥 모

양이고 밑부분에만 1~2개의 葉鞘가 있다. 花序는 옆에 달리며 대가 없는 小穗 4~20개가 頭狀으로 모여 달린다. 苞는 1개이고 花莖과 연속되며 예리한 삼각기둥 모양이고 곧거나 약간 비스듬히 선다. 小穗는 長楕圓이며 연한 綠色 또는 褐色이며 鱗片은 長楕圓形 또는 卵形이며 잔맥이 많고 뒷면 中央 위쪽에 1개의 主脈이 있다. 瘦果는 길이 2~2.5mm로서 편평한 삼각기둥 모양이며 희미한 주름살이 있고 암술대는 끝이 세 개로 갈라진다. 花被裂片은 針形이며 5~6개로서 瘦果보다 1.5~2배 정도 길고 밑을 향한 突起가 있다. 濕地, 泥地, 沼澤地에 자라며 南(多島海 島嶼)·中·北에 分布한다. 【處方用名】根이 蒲草根이다.

蒲草根(포초근) 〈四川中草藥〉: 송이고랭이의 根으로 가을에 採取하여 깨끗이 씻어 햇볕에 말린다.

〔性味〕 味는 淡微苦하고 性은 凉하다.

〔藥效 主治〕 淸熱, 利尿의 效能이 있다. 熱症, 齒痛, 淋症, 白帶下를 治療한다. 【用法 用量】 신선한 것 30~60g을 달여 服用한다.

부　들(蒲黃)目 Pandanales

부　들(蒲黃)과 Typhaceae

애기부들 長包香蒲　*Typha australis* SCHUM. et THONN. (= *T. angustata* BORY et CHAUB.)
큰부들 寬葉香蒲　*T. latifolia* L.　부들(좀부들) 東方香蒲　*T. orientalis* PRESL

多年生 草本으로 높이 1.5m 내외이며 根莖은 옆으로 길게 뻗고 원줄기는 곧게 섰고 葉은 狹線形이고 길이 80~130cm, 나비 6~12mm 내외이다. 葉鞘는 圓筒形이며 半은 莖을 싸고 있다. 꽃은 肉穗花序이고 頂生했으며 圓柱狀으로 다수의 잔꽃이 集合하여 밀착하였다. 雌雄花序는 離生하는데 雄花序는 上部, 雌花序는 下部에 있다. 그 間隔은 3mm쯤 된다. 雌雄花序 모두 花被는 退化하여 鱗片形 또는 가늘고 부드러운 털로 되었다. 수꽃에는 3개의 수술이 있고 葯에는 긴 털이 있고 암꽃에는 小苞가 있는데 구두주걱 모양이고 길이는 柱頭와 같고 小苞와 花頭 모두 白毛보다는 길다. 果穗는 좁고 길며 적갈색이다. 보통 雄花序보다는 짧고 길이 약 1.5cm, 直徑 20mm 내외이다. 開花期는 6~7월이다. 연못가, 늪속에 나며 제주도 및 南·中部에 分布한다. 【處方用名】① 全草는 香蒲 ② 어린 莖의 根莖은 蒲蒻 ③ 花序는 蒲黃 ④ 果穗는 蒲棒이다.

❶ 香　蒲(향포)〈神農本草經〉蒲·睢蒲·甘蒲·醮石: 부들 등 同屬 近緣植物의 全草이다.

〔成分〕 全草에는 多量의 vitamin B_1·B_2·C가 함유되어 있고 칼슘의 함유량은 극히 少量이다.

〔藥效 主治〕 利尿藥으로서 小便不利, 乳癰(化膿性乳腺炎)을 치료한다. 【用法 用量】 3~9g을 달여서 服用한다. 粉末, 燒灰하여 丸劑, 散劑로 製劑하여 사용한다. 〈外用〉짓찧어서 塗布한다.

애기부들 Typha australis　—247—

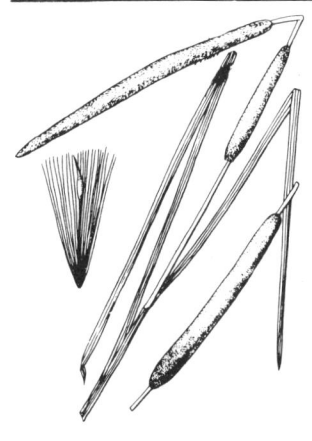

애기부들 長包香蒲
Typha australis

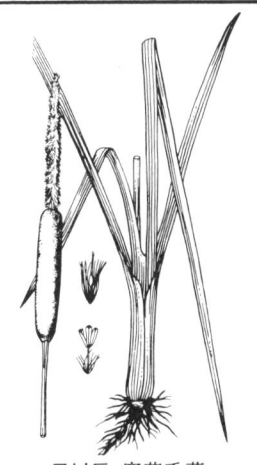

큰부들 寬葉香蒲
Typha latifolia

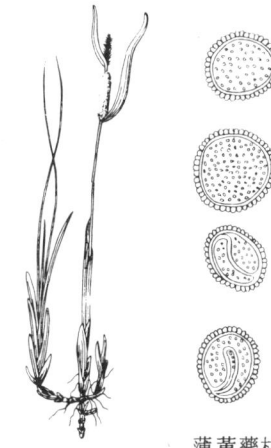

부 들 東方香蒲
Typha orientalis

蒲黃藥材

❷ 蒲　蒻 (포약)〈本草綱目〉蒲黃根・蒲筍・蒲兒根: 애기부들 및 同屬 近緣植物의 어린줄기 一部가 붙은 根莖이며 봄에 採取한다.

〔性味〕 味는 甘하고 性은 凉하다.

〔成分〕 根莖에는 炭水化物이 60～81% 함유되어 있다.

〔藥效 主治〕 淸熱, 消腫, 凉血, 利水의 效能이 있다. 姙婦의 勞熱, 胎動出血, 消渴, 口瘡, 熱痢, 淋病, 白帶下, 水腫, 瘰癧을 치료한다.〈神農本草經〉주로 五臟과 心下의 邪氣를 다스린다.【用法 用量】3～9g을 달이거나 搗汁하여 服用한다.

❸ 蒲　黃 (포황)〈神農本草經〉: 애기부들 및 同屬 近緣植物의 花粉이다. 꽃이 피어날 때 부들 上部의 雄性花穗를 採取하여 햇볕에 乾燥하여 花粉을 떨어 모아 粉末한다.《生蒲黃》塊를 分碎하여 체로 쳐서 挾雜物을 제거한다.《蒲黃炭》깨끗하게 精選한 蒲黃粉末을 냄비에 넣고 藥性이 남을 정도로 全體가 黑褐色이 될 때까지 볶아 淸水를 噴霧하여 塊를 分碎하여 체로 친다. 本品은 불에 타기 쉬우므로 잘 살펴본 다음 貯藏한다.

〔性味 歸經〕 味는 甘辛하고 性은 凉하다. 肝, 心經에 들어간다.

〔成分〕 花粉에는 isorhamnetin의 glycoside, pentacosane, 精油 및 脂肪油가 約 10% 함유되어 있다. 脂肪油에는 遊離된 palmitin酸과 stearin酸이 約 30%, sitosterol이 約 13% 함유되어 있다. 이외에도 palmitin酸, stearin酸, olein酸의 glyceride, α-typhasterol이 함유되어 있고 또 다른 香蒲에는 水分 約 16%, 粗蛋白 18.9%, 粗澱粉 13.31%, 糖 6.47%, 粗脂肪 1.16%, 灰分 3.7%가 함유되어 있으며 糖 중에는 포도糖, 果糖, xylose, arabinose가 97%를 占有하고 turanose 등의 二糖類가 約 1.5%, 少糖類가 約 0.5%를 점유하고 있다. 또 isorhamnetin의 glycoside, 脂肪油 約 10%, sitosterol 約 13%가 함유되어 있다.

〔藥理〕 1. 子宮에 대한 作用: 蒲黃(品種未鑑定)의 煎劑, tincture, ether 浸液은 摘出 및 in situ 의 子宮에 대하여 모두 興奮作用을 나타냈고 投與量을 증가하였더니 痙攣性收縮을 나타냈다. 未姙娠의 子宮은 旣姙娠의 것보다 作用이 현저하고 産後의 子宮收縮力增强 또는 緊張性

을 강화한다.

2. 循環系의 作用: 蒲黃 煎劑 및 알콜浸液을 대량으로 投與하면 고양이, 개의 血壓을 降下할 수 있는데 그 降壓作用은 atropine에 의하여 차단된다. 蒲黃의 抽出物을 大量 投與해도 개의 心肺標本에 큰 영향은 없었고 토끼의 耳血管은 약간 확장되었다.

3. 腸管에 대한 作用: 蒲黃 抽出物은 토끼 摘出腸의 蠕動을 증강하지만 atropine에 의하여 차단된다. 蒲黃에 함유되어 있는 isorhamnetin은 Mouse의 摘出腸管에 대하여 抗痙攣作用이 있다.

4. 凝血作用: 水浸液이나 5% 알콜抽出液은 토끼의 凝血時間을 확실히 단축한다. 蒲黃抽出物은 토끼의 血小板數를 증가시키고 prothrombin 時間을 단축한다. 蒲黃粉은 外用하여 개의 動脈出血에 대하여 止血作用이 있다.

5. 抗結核作用: 高濃度(1:100)의 蒲黃 煎劑는 *in vitro*에서 結核菌의 生長을 抑制하였고 Guinea pig의 實驗性 結核病에 얼마간의 치료효과가 있었다.

〔藥效 主治〕 凉血, 止血, 活血, 消瘀의 效能이 있다. 新鮮한 것은 經閉腹痛, 產後瘀沮에 의한 疼痛, 打撲瘀血, 瘡癤腫毒을 치료하고 黑炒한 것은 吐血, 鼻出血, 子宮出血, 血便, 血尿, 帶下를 치료한다. 〈外用〉 重舌, 口瘡, 耳漏, 耳中出血, 陰下濕痒을 다스린다. 【用法 用量】 4.5~9g을 달여 服用한다. 또는 丸劑, 散劑로 服用한다. 〈外用〉 粉末하여 撒布하거나 調布한다.

〔禁忌〕 姙婦는 服用에 주의한다. 多用하면 下痢한다. 일체의 勞傷發熱, 陰虛內熱, 瘀血에는 忌한다.

❹ 蒲 棒 (포봉)〈本草衍義〉: 애기부들 및 同屬 近緣植物의 果穗(果穗의 柔毛)이다.

〔性味〕 味는 甘 微辛하며 性은 平하다.

〔藥效 主治〕 外傷出血을 치료한다.

흑 삼 릉 (黑三稜) 과 Sparganiaceae

흑 삼 릉 黑三稜 *Sparganium stoloniferum* HAMILT.

개흑삼릉 *S. emersum* REHMAN (=*S. simplex* HUDS.)

多年生 草本으로 根莖은 옆으로 뻗고 아래에 굵고 짧은 根莖이 난다. 줄기는 거칠고 강하며 곧게 섰고 가지가 갈라지며 높이는 약 1m 내외이다. 잎은 叢生하고 부드러우며 線形으로 줄기보다 길고 길이 60~95cm, 나비 약 2cm, 뒷면에 1개의 縱稜이 있고 밑부분은 줄기를 싸고 있다. 花莖은 葉叢에서 뻗어났고 單一이나 때로는 分枝하는 것도 있다. 꽃은 單性의 頭花로 되었고 葉狀의 苞片이 있다. 雄花序는 雌花序의 上部에 있고 보통 2~10개 있다. 雌花序는 직경 12mm 以上, 보통 1~3개 있고 수꽃의 花被는 3~4개, 倒披針形이며 수술은 3개, 암꽃에는 수술이 1개 있고 드물게는 2개인 것도 있다. 子房은 紡錘形, 柱頭는 길이 3~4mm로 絲狀이다. 果實은 稜果狀 倒卵狀 圓錐形이고 길이 6~10mm, 직경 4~8mm이며, 끝은 날카롭고 뾰족하며 花被는 宿存한다. 開花期는 6~7月, 結實期는 7~8月이다. 연못, 도랑, 水澤地에 자

흑삼릉 *Sparganium stoloniferum* 초두구 *Alpinia katsumadai* —249—

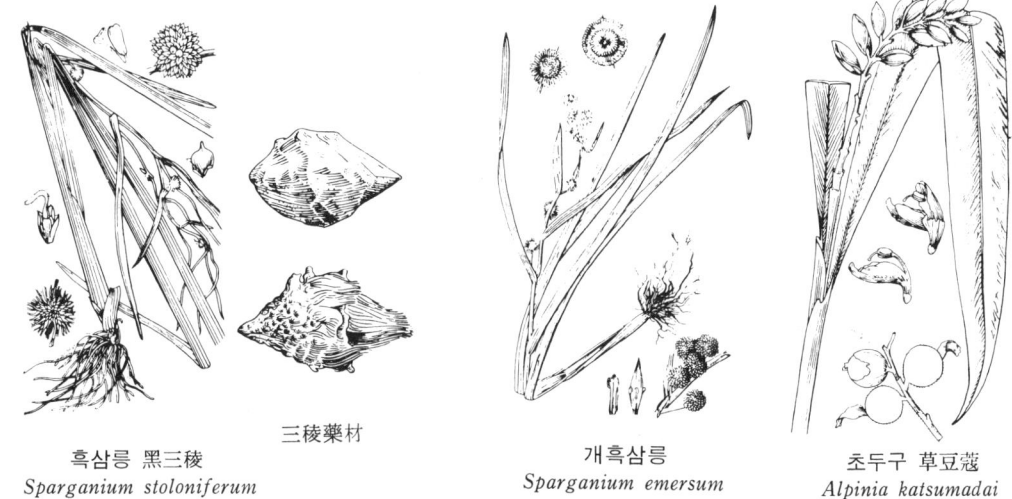

흑삼릉 黑三稜　　三稜藥材　　　　　개흑삼릉　　　　초두구 草豆蔲
Sparganium stoloniferum　　　*Sparganium emersum*　　*Alpinia katsumadai*

라며 中·南部에 分布한다.【處方用名】塊莖이 三稜이다.

三　稜(삼릉)〈本草拾遺〉京三稜·紅蒲根·光三稜: 흑삼릉·개흑삼릉의 塊莖으로 가을, 겨울에 塊莖을 캐어 莖葉과 鬚根을 제거하고 깨끗이 씻어 外皮를 깎아내고 햇볕에 말린다.《三稜》挾雜物을 제거한 다음 물에 담가 水分을 충분히 浸透시켜서 細切하여 햇볕에 말린다.《醋三稜》精選된 三稜을 끓는 물이 들어 있는 냄비에 넣고 5~6 할쯤 삶은 다음에 醋를 가하여 다시 삶아서 8 할쯤 浸透되면 불을 끄고 나머지 물이 다 浸透될 때까지 두었다 外皮에 水分이 없어졌을 때 細切하여 햇볕에 말린다.

〔性味 歸經〕　味는 苦辛하고 性은 平하다. 肝, 脾經에 들어간다.

〔藥效 主治〕　破血, 行氣, 消積, 止痛의 效能이 있다. 癥瘕積聚(腹內의 塊), 氣血凝滯, 心腹疼痛, 脇下脹痛, 月經閉止, 産後瘀血腹痛, 打撲傷, 瘡腫堅硬을 다스린다.【用法 用量】4.5~9g을 달여 服用한다. 丸劑, 散劑로 하여 服用한다.

〔禁忌〕　虛弱體質, 血枯閉經者 및 姙婦는 服用을 忌한다.

생　강(生薑)目　Scitamineae

생　강(生薑)과　Zingiberaceae

초 두 구 草豆蔲　*Alpinia katsumadai* HAYATA

多年生 草本으로 높이 1~2 m 이며 根莖은 굵고 튼튼하며 赤褐色이다. 잎은 2줄로 나오고 葉柄은 짧고 좁은 楕圓形 또는 披針形이고 끝은 점차 뾰족하고 밑부분은 쐐기형이며 가장자리는 밋밋하고 兩面은 거친 털로 덮여 있거나 혹은 미끄럽다. 葉鞘는 膜質로 되어 줄기를 감싸고 있다. 葉舌은 廣卵形이고 絨毛로 덮여 있고 總狀花序는 頂生하고 總狀柄은 길이 30 cm, 黃白色의 긴 梗毛가 빽빽하게 덮고 있고 꽃은 드문드문 달려 있다. 花冠은 白色이고 上部는 세 갈래로

생 강(生薑)과 Zingiberaceae

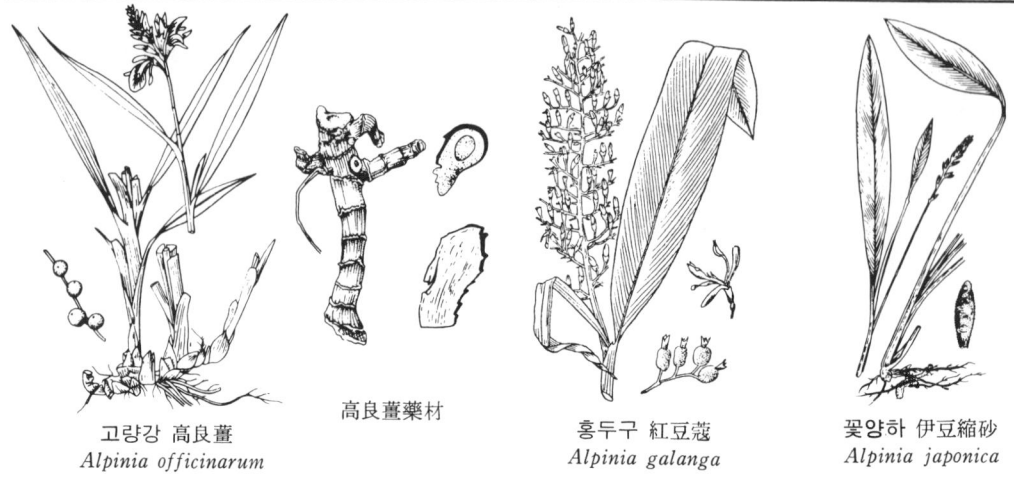

고량강 高良薑
Alpinia officinarum

高良薑藥材

홍두구 紅豆蔻
Alpinia galanga

꽃양하 伊豆縮砂
Alpinia japonica

갈라졌으며 裂片은 楕圓形이다. 발육된 수술은 1개, 花絲는 扁圓形으로 두껍고 홈이 나 있다. 子房은 下位, 蒴果는 둥글고 外面에 粗毛가 덮고 있다. 開花期는 4〜6月, 結實期는 5〜8月이다. 【處方用名】種子塊가 草豆蔻이다.

草豆蔻(초두구)〈雷公炮炙論〉: 초두구의 種子塊로 가을에 果實이 약간 黃色이 되었을 때 採取하여 햇볕에 말린다. 8〜9할쯤 乾燥되었을 때 果皮를 벗겨서 충분히 乾燥한다. 또는 果實을 끓는 물에 담갔다가 건져 果皮를 벗기고 햇볕에 충분히 말린 다음 乾燥한 場所에 보존한다. 【修治】果實의 殼을 제거하고 사용시에 짓찧어 사용한다.

〔藥材〕 乾燥된 種子塊는 圓球形 혹은 楕圓形이며 지름은 1.5〜2.5cm이다. 表面은 灰白色 또는 灰褐色이다. 그 內側에는 白色의 隔膜이 있어서 세 개로 갈라지고 그 안에 많은 種子가 密着되어 있다. 種子는 卵圓狀 多角形이고 表面은 灰褐色, 안은 灰白色이다. 芳香이 있고 味는 辛辣하며 둥글고 堅實한 것이 良品이다. 主産地는 中國의 廣西, 廣東이다.

〔性味 歸經〕 味는 辛하고 性은 溫하며 無毒하다. 脾, 胃經에 들어간다.

〔成分〕 種子에는 alpinetin, cardamonin이 함유되어 있다.

〔藥效 主治〕 溫中, 祛寒, 行氣, 燥濕의 效能이 있다. 心腹冷痛, 痞滿食滯 (消化不良), 噎膈 反胃, 寒濕의 邪에 의한 下痢 嘔吐, 痰飮積聚를 치료한다.

【用法 用量】2.5〜4.5g을 달여서 또는 丸劑, 散劑로 服用한다.

草豆蔻藥材

〔禁忌〕 陰虛로 血少, 津液不足, 寒濕의 邪가 없는 것에는 服用을 忌한다.

고량강 高良薑 *Alpinia officinarum* HANCE (=*Languas officinarum* FARW.)
홍두구 紅豆蔻 *A. galanga* (L.) STUNTZ. 山奈(中) 꽃양하 伊豆縮砂 *A. japonica* MIQ.

多年生 草本으로 높이 30〜80cm이며 根莖은 圓柱形이고 옆으로 뻗으며 紅褐色 또는 紫褐色이고 마디가 있으며 마디에는 環形膜質의 鱗片이 있고 마디에서 뿌리가 나온다. 줄기는 모여 나고 곧게 섰으며 잎은 두 줄로, 無柄이고 葉身은 狹線形披針形이며 끝은 뾰족하고 基部는 점점 뾰족하고 가장자리는 밋밋하거나 不明確한 鈍齒가 드문드문 나있는 것도 있다. 葉鞘는 줄기를

싸고 가장자리는 膜質이다. 꽃은 圓錐形 總狀花序로 頂生하여 稠密하게 붙어 있다. 小苞片은 宿存하며 環形 또는 楕圓形이다. 꽃은 兩性이고 花柄은 짧다. 脣瓣은 矩卵形 내지 矩狀 廣卵形이며 한가운데에 紫紅色의 줄이 있다. 수술은 1개, 花絲는 굵고 葯은 크고 끝이 넓어졌다. 子房은 下位 3室, 花柱는 가늘고 基部의 下方에는 2개의 合生된 圓柱形의 蜜腺이 있다. 蒴果는 裂開하지 않고 球形이며 짧은 털로 덮여 있고 成熟하면 橘紅色이 된다. 種子에 假種皮가 있고 開花期는 4～10月이다. 中國 南部地方에 分布한다. 【處方用名】根莖이 高良薑이다.

高良薑(고량강)〈名醫別錄〉膏涼姜·良姜: 고량강 및 同屬 近緣植物의 根莖으로 늦여름부터 초가을에 4～6年生을 캐어 줄기, 잎, 수염뿌리, 鱗片을 제거하고 細切하여 햇볕에 말린다.

〔藥材〕 乾燥된 根莖은 圓柱形이고 彎曲되고 分枝가 많이 나 있다. 表面은 暗紅褐色이고 세로로 주름과 灰褐色의 波形 주름이 있고 下側面에는 圓形의 가느다란 뿌리의 殘痕이 있다. 質이 단단하고 부러지지 않고 斷面은 黃色 혹은 紅褐色으로 비교적 거칠다. 향기가 좋고 맛는 辛하다. 굵고 단단하고 紅褐色의 것이 良品이다. 【修治】高良薑과 紅豆蔲를 炒하여 使用한다. 또는 吳茱萸, 東壁土와 같이 炒하여 쓴다.

〔性味 歸經〕 味는 辛하고 性은 溫하다. 脾, 胃經에 들어간다.

〔成分〕 根莖에는 0.5～1.5%의 精油가 함유되어 있고 그 主要成分은 1,8-cineol, cinnamic acid의 methyl ester, eugenol, pinene, cadinene 등이 있다. 더욱 flavonoid로서 galangin, kaempferide, kaempferol, quercetin, isorhamnetin 등과 galangol이란 一種의 辛辣成分이 들어 있다.

〔藥理〕 高良薑의 煎液(100%)은 炭疽菌, α,β-溶血性 連鎖球菌, 디프테리아菌, 肺炎球菌, 葡萄球菌(黃色, 레몬色, 白色), 枯草菌 등에 대해서 정도의 차이는 있으나 抗菌作用이 있다. *in vitro*에서 人型結核菌에 대해서 약간의 抑制作用이 있으나 效力은 黃連 등에는 미치지 못한다.

〔藥效 主治〕 溫胃, 祛風, 散寒, 行氣, 止痛의 效能이 있다. 脾胃中寒, 脘腹冷痛, 嘔吐, 噎膈反胃, 食滯, 瘴瘧, 冷癖 등을 치료한다. 【用法 用量】3～6g을 달여서 服用한다. 또는 丸劑, 散劑로 하여 쓴다.

〔禁忌〕 胃火嘔吐, 傷暑霍亂, 火熱下痢, 心虛痛에는 忌한다.

익 지 益智 *Alpinia oxyphylla* MIQ.

多年生 草本으로 높이는 1～3m이며 根莖은 길게 뻗는다. 줄기는 모여 나고 곧게 섰고 잎은 2列로 늘어서고 葉柄은 짧고 葉身은 披針形이다. 끝은 꼬리 모양으로 뾰족하고 基部는 넓은 楔形, 緣에 脫落性의 작은 剛毛가 殘存하여 톱니를 이루고 있다. 꽃은 總狀花序가 頂生하고 花軸은 褐色으로 길이 10～15cm, 짧은 털로 싸여 있고 下端에 1個의 環狀 苞가 있어 花柄을 싸고 있다. 假雄蕊는 錐狀이며 發育한 수술은 1개이고 花絲는 길이 약 1cm이며 葯은 線形, 길이는 약 7mm이다. 子房은 下位로 柔毛에 덮여 있고 卵圓形에 3室이다. 各 室에는 8～9개의 胚珠가 있다. 花柱는 線形으로 柱頭는 頭狀, 附屬體는 2個로 捧狀이다. 蒴果는 楕圓形 내지

생 강(生薑)과 Zingiberaceae

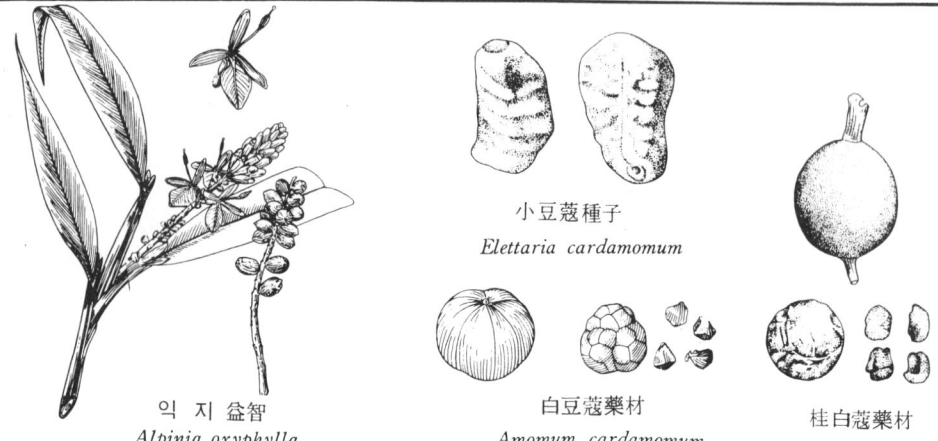

익 지 益智
Alpinia oxyphylla

小豆蔲種子
Elettaria cardamomum

白豆蔲藥材
Amomum cardamomum

桂白蔲藥材

紡錘形으로 드문드문 털이 나 있고 果柄은 짧다. 開花期는 3~5月, 結實期는 5~6月이다. 中國의 海南島 및 廣東 南部地方에 分布한다.

益智仁 (익지인) 〈得配本草〉 益智子 : 익지의 果實로 5~6月 果實이 褐色이 되고 果皮의 柔毛가 減少될 때 따서 果柄을 제거하고 햇볕에 말린다.

〔藥材〕 乾燥된 果實은 紡錘形 또는 楕圓形이고 길이 1.5~2 cm, 지름 1~1.2 cm, 外皮는 紅褐色 또는 灰褐色이고 果皮는 얇고 질기며 種子에 단단하게 붙어 있다. 種子는 3개의 덩어리로 되었고 그 사이에 얇은 膜이 있다. 各 種子塊에는 6~11 粒의 種子가 있다. 種子는 불규칙한 扁圓形이고 약간 鈍한 稜을 이루고 있다. 表面은 灰褐色 혹은 灰黃色이고 쪼개 보면 白色의 粉質이 있다. 특유한 香氣가 있고 味는 辛하고 약간 苦하다. 【修治】果實을 냄비에 넣고 果皮가 까맣게 될 정도로 볶아 내 식혀서 果皮를 제거하고 種子를 搗碎해서 쓴다. 《鹽益智仁》果實에 鹽水를 混合하여 살짝 볶아 낸다. 果實 100 : 食鹽 2.3의 비율로 한다.

〔性味 歸經〕 味는 辛하고 性은 溫하다. 脾, 腎經으로 들어간다.

〔成分〕 益智의 果實에는 精油가 약 0.7%가 함유되어 있고 主成分은 cineole 인데 그 외에 zingiberene, zingiberol 등이 함유되어 있다.

〔藥效 主治〕 溫脾, 暖腎, 固氣, 澀精의 效能이 있다. 冷氣에 의한 腹痛, 中寒吐瀉, 多唾, 夢精, 小便餘瀝, 夜間多尿 등을 치료한다.

【用法 用量】 3~9 g을 달여 服用한다. 또 丸劑, 散劑로 하여 服用한다.

益智仁藥材

〔禁忌〕 陰虛火旺, 熱로 말미암아 月經停止 後에도 出血이 계속되는 것에는 服用을 忌한다.

백 두 구 白豆蔲 Amomum cardamomum L.

多年生 草本으로 根莖은 옆으로 뻗고 굵고 큰 마디가 나 있고 木質에 가깝다. 줄기는 곧게 섰고 圓柱狀이며 높이는 2~3 m 이다. 잎은 2列로 互生하며 線狀 披針形, 披針形 또는 倒披針形이고 끝으로 가면서 좁아져서 뾰족하고 基部는 좁다. 穗狀花序는 根莖에서 나와서 花柄에 이어져 있다. 卵圓形의 鱗片이 있고 鱗片의 先端은 급하게 뾰족해지고 基部에 짧은 絹毛가 密生했

고 脣瓣은 倒卵形이고 길이 1.6 m, 끝이 약간 3 裂狀인데 中間部가 두텁고 柔毛로 약간 덮여 있고 黃色 또는 赤色의 줄이 나 있다. 옆에서 나온 假雄蕊는 錐形이고 길이 3 mm 정도 花絲는 넓고 홈이 있으며 길이는 5 mm이다. 子房은 下位로 絹毛에 덮여 있고 3室로 胚珠는 많다. 蒴果는 扁球形으로 지름은 1.5 cm, 灰白色이며 3개로 갈라진다. 熱帶地方에서 栽培된다. 【處方用名】① 果實은 白豆蔻 ② 花는 豆蔻花 ③ 果實의 殼은 白豆蔻殼이다.

❶ **白豆蔻** (백두구) 〈本草拾遺〉 多骨·殼泊·白蔻: 백두구의 果實로 10~12月에 과실이 황록색으로 成熟하여 갈라지기 前에 따서 果柄을 제거하고 햇볕에 말린다.

〔藥材〕 乾燥된 商品名은 豆蔻이다. 圓球形에 가깝고 뚜렷하지 않지만 둔한 3 稜이 있다. 外皮는 黃白色이고 미끄럽고 光澤이 있으며 隆起된 세로줄이 25~32개 있다. 한쪽에 小突起가 있고 다른 한쪽에는 果柄의 흔적이 있다. 果皮는 가볍고 무르며 세로로 쉽게 갈라지고 그 안에 種子가 20~30粒 들어 있는데 通稱 蔻球라고 한다. 蔻球는 3개로 갈라지는데 白色의 隔膜이 있어 각각 7~10粒의 種子가 들어 있다. 芳香이 있고 味는 辛涼하다. 形이 크고 충실하며 果皮가 얇고 완전하고 香味가 濃厚한 것이 良品이다.

〔性味 歸經〕 味는 辛하고 性은 大溫하며 無毒하다. 肺, 脾, 胃經에 들어간다.

〔成分〕 果實에는 精油가 함유되어 있으며 精油 中에는 d-borneol, d-camphor, α-humulene 및 humlene epoxide, 1,8-cineol, α, β-terpinene, α, β-pinene, caryophyllene, myrcene, myrtenal, carvone, terpinene-4-ol, sabinene 등이 있다. 種子의 精油에는 1,4-cineole, cis-p-2-menthene-1-ol, $trans$-p-2-menthene-1-ol이 있고 또 capric acid, lauric acid, myristic acid, arachidic acid 등이 함유되어 있다.

〔藥理〕 豆蔻油는 매우 불안정하므로 잘 보존하더라도 특유한 香味를 잃어버리기 쉽다. 일반적으로 芳香 tincture나 酒精劑로 한다. 種子는 使用時에 磨碎하여야 한다. 그렇게 하면 芳香健胃作用을 한다. 그 精油는 Guinea pig의 實驗的 結核에 대하여 소량의 streptomycin의 作用을 강화할 수 있다.

〔藥效 主治〕 行氣, 暖胃, 消食, 寬中의 效能이 있다. 氣滯, 食滯(消化不良), 胸悶, 腹脹, 噫氣, 噎膈, 吐逆(嘔吐), 反胃, 말라리아를 치료한다. 【用法 用量】2~6 g을 달여 服用한다(長時間 달이면 안 된다). 또 丸劑나 散劑로 하여 使用한다.

〔禁忌〕 火昇으로 인한 嘔吐, 熱腹痛에는 忌한다.

❷ **豆蔻花** (두구화) 〈飮片新參〉: 白豆蔻의 꽃으로 여름에 꽃을 採取하여 花柄을 제거한 다음에 햇볕에 말린다. 味는 辛하고 性은 平하다. 理氣開胃, 止嘔, 寬胸의 效能이 있다. 【用法 用量】2~6 g을 달여 服用한다. 陰虛內熱에는 服用을 忌한다.

❸ **白豆蔻殼** (백두구각) 〈藥性切用〉: 白豆蔻의 果實殼으로 味는 辛하고 理氣, 寬胸, 止嘔의 效能이 있으나 蔻仁보다는 輕하다. 煎劑, 丸劑, 散劑로 하여 服用한다.

생　강(生薑)과 Zingiberaceae

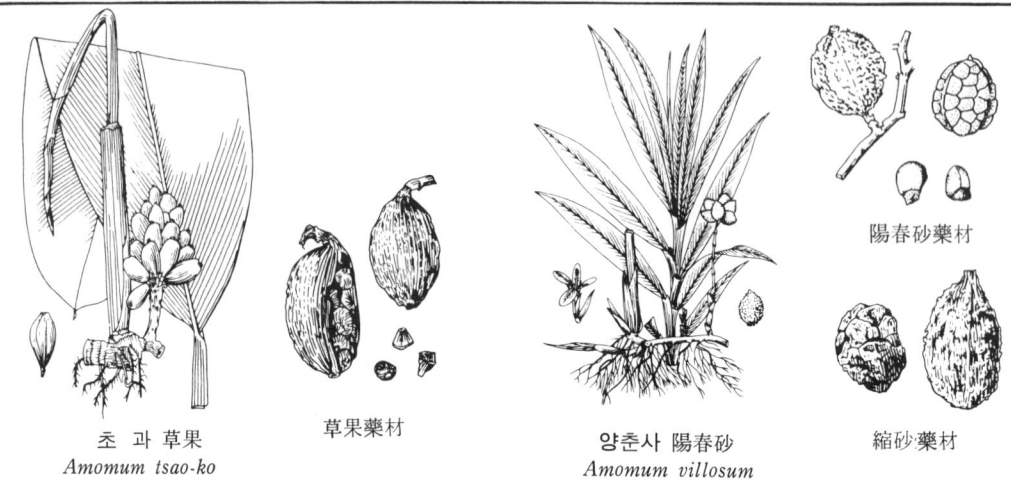

초 과 草果
Amomum tsao-ko

草果藥材

양춘사 陽春砂
Amomum villosum

陽春砂藥材

縮砂藥材

초　　과 草果　*Amomum tsao-ko* CREVOST et LEM.

多年生 草本으로 叢生하고 높이는 2.5m에 달한다. 根莖은 옆으로 뻗으며 굵고 튼튼하며 마디가 있고 지름은 약 2.5cm쯤 된다. 줄기는 둥글고 곧게 서거나 혹은 약간 비스듬히 자란다. 잎은 2 열이고 葉柄은 짧고 혹은 無柄이다. 葉身은 楕圓形이거나 狹長楕圓形이며, 길이 약 55 cm 나비 20 cm 끝은 尖先形 基部는 漸先形, 가장자리는 밋밋하고 乾膜質이다. 잎의 兩面은 반들반들한 光澤이 있고 털이 없다. 葉鞘는 벌어져서 줄기를 싸고 있고 葉舌은 길이 0.8~1.2 cm이며 根莖에서 나오는 穗狀花序는 길이 약 13 cm, 지름 5 cm이다. 蒴果는 密集하고 長楕圓形 혹은 卵狀 楕圓形이며 길이 2.5~4.5 cm, 지름 2 cm로서 頂端部에 宿存한 花柱가 있어 矩圓狀 突起를 이루고 成熟하면 赤色이 되는데 表面에 불규칙한 세로주름이 있다. 小果柄은 길이 2~5 mm 로 基部에 宿存한 苞片이 있다. 開花期는 5~6月, 結實期는 9~10月이다. 栽培되거나 疎林에 野生한다. 中國의 雲南, 廣西, 貴州 등지에 分布한다.【處方用名】果實이 草果이다.

草　果 (초과)〈本草品彙精要〉草果仁 : 초과의 果實로 10~11月 果實이 익기 시작하여 赤褐色으로 變化하고 裂開되기 전에 채취하여 햇볕에 말리거나 또는 약한 불에 쬐어 말린다.

〔藥材〕 乾燥된 果實은 楕圓形이며 세 줄의 둔한 稜線이 있고 길이 2~4 cm, 지름은 1~1.5 cm 이다. 끝쪽에 圓形의 突起가 하나 있고 基部에는 節果柄이 붙어 있다. 表面은 赤褐色이며 縱溝와 稜線이 뚜렷하게 나타난다. 果皮는 彈力性이 있고 세로로 갈라지기 쉽고 子房은 3室, 1室當 8~11 개의 種子가 모여서 楕圓體를 이루었다. 種子는 四面體 내지 多面體로 表面은 赤褐色이고 灰白色인 膜質의 假種皮가 있다. 質은 딱딱하고 裂開 後에는 內部가 灰白色이 된다. 香氣는 약하지만 破碎하면 특이한 향기가 나고 味는 辛하다. 大粒이고 充實하며 표면이 赤褐色인 것이 良品이다.【修治】《草果仁》挾雜物을 제거하고 약한 불로 표면이 黃色이 되고 조금 부풀어 오를 정도로 볶아서 식힌 다음 절구로 찧어서 깍지를 제거하고 仁을 取한다.《薑草果仁》草果仁에 薑汁과 물(草果仁 100 : 신선한 薑 10의 비율)을 조금 타서 混合하여 볶아 낸다.〈本草從新〉草果를 밀가루반죽에 싸서 구워 核만 取하여 쓴다.

〔性味 歸經〕 味는 辛하고 性은 溫하다. 脾, 胃經에 들어간다.

〔成分〕 種子에는 精油 등이 含有되어 있다.

〔藥效 主治〕 燥濕, 祛寒, 祛痰, 截瘧, 消積의 效能이 있다. 말라리아, 痰飮痞滿, 脘腹冷痛, 反胃, 嘔吐, 下痢, 食積 등을 다스린다. 【用法 用量】3~6g을 달여서 服用한다. 또는 丸劑, 散劑로 하여 服用한다.

〔禁忌〕 氣虛, 血虧者 또는 寒濕이 없거나 實邪가 없는 者는 服用을 忌한다.

양 춘 사 陽春砂 *Amomum villosum* LOUR.
해남사 *A. longiligulare* T.L. WU. 축 사 縮砂 *A. xanthioides* WALL.

多年生 草本으로 높이는 1.5m에 달한다. 根莖은 圓柱形이고 옆으로 뻗으며 가늘고 작은 마디가 있고 마디에는 筒狀의 膜質 鱗片이 있으며 褐色이다. 줄기는 곧게 서고 잎은 두 줄로 無柄이다. 葉身은 좁은 長圓形 또는 線狀 披針形이고 끝은 뾰족하며 꼬리 모양이고 基部는 점점 뾰족하고 가장자리는 밋밋하다. 윗면은 光澤이 있고 미끄러우며 아랫면은 細毛에 싸여 있거나 혹은 無毛이다. 穗狀花序는 球形이고 성기게 붙어 있다. 苞片은 長楕圓形이고 광택이 있으며 매끄러운 膜質이다. 脣瓣은 倒卵形 또는 주걱형이고 白色, 中央에 淡黃色 및 赤色의 斑點이 있다. 수술은 1개, 葯은 광택이 있고 매끌매끌하며 子房은 下位로 3室, 花柱는 가늘고 길며 基部에 2~3개의 密腺이 있고 柱頭는 球形에 가깝다. 蒴果는 球形에 가깝고 裂開하지 않고 가시 모양의 突起가 있고 익으면 赤褐色이 된다. 種子는 多數이고 芳香이 있다. 開花期는 3~6月, 結實期는 6~9月이다. 中國의 廣東, 廣西, 雲南地方에 分布한다. 또는 栽植한다. 【處方用名】① 果實 및 種子는 砂仁 ② 花 및 花序柄은 春砂花 ③ 果殼은 砂仁殼이다.

❶ 砂 仁 (사인)〈開寶本草〉縮砂·香砂仁·陽春砂仁 : 양춘사 및 同屬 近緣植物의 成熟한 果實이다. 果實이 成熟하였을 때 채취하여 果皮를 벗기고 햇볕에 말리거나 焙乾한다.

〔藥材〕 陽春砂의 乾燥된 果實은 楕圓形 또는 卵圓球形에 약간 三稜狀이다. 표면은 茶褐色에 가시 모양의 突起가 密生하여 있고 한쪽 끝에는 小突起物이 있고 다른 한쪽에는 果柄痕이 있다. 果皮는 얇고 가볍고 부스러지기 쉽고 안에는 많은 種子가 들어 있다. 種子는 불규칙한 多面體로 表面은 赤褐色 또는 暗褐色이며 內部에는 灰白色이고 油潤하다. 芳香이 있고 味는 辛하다. 種子가 크고 단단하고 充實하고 香氣가 짙은 것이 좋다. 陽春砂의 質量으로 優良品을 가린다. 【修治】《砂仁》挾雜物과 果殼을 제거하고 搗碎한다.《鹽砂仁》砂仁을 精製해서 鹽水에 浸하여 混合하여 약한 불로 乾燥될 정도로 볶아 낸다. 砂仁 100 : 鹽 2.5의 비율로 한다.

〔性味 歸經〕 味는 辛하고 性은 溫하며 無毒하다. 脾, 胃經에 들어간다.

〔成分〕 砂仁(縮砂仁)의 種子에는 精油 1.7~3%가 含有되어 있다. 主要成分은 d-camphor, 및 terpenoid의 일종인 d-borneol, bornyl-acetate, linalool, nerolidol($C_{15}H_{16}O$) 등이다. 陽春砂 잎의 精油에는 種子의 精油와 같이 borneol, bornyl-acetate, camphor, limonene 등의 成分이 含有되어 있다. 또 陽春砂에는 saponin도 0.69% 含有되어 있다.

〔藥效 主治〕 調中行氣, 和胃醒脾의 效能이 있다. 腹痛痞脹, 胃呆食滯(食慾不振), 噯膈嘔吐, 寒瀉冷痢, 姙婦胎動을 치료한다. 【用法 用量】1.5~6g을 달여 服用한다 (오래 달이지 말아야

한다). 또는 丸劑, 散劑로 하여 服用한다. 食中毒에는 砂仁의 粉末 3～6g을 물로 服用한다.

❷ **春砂花** (춘사화)〈飮片新參〉: 양춘사 및 同屬 近緣植物의 꽃과 花序柄이다. 味는 辛하고 性은 平하며 無毒하다. 寬胸, 理氣, 化痰의 效能이 있어서 喘咳治療에 응용된다.【用法 用量】2～3g을 달여 服用하거나 丸劑, 散劑로 하여 服用한다.

❸ **砂仁殼** (사인각)〈中藥志〉: 양춘사 및 同屬 近緣植物의 果殼이다. 藥效와 主治는 砂仁과 같으나 砂仁보다는 溫和하다. 3～6g을 달여 服用하거나 또는 燒存性으로 粉末하여 服用하거나 患部에 撒布한다.

울 금 鬱金 *Curcuma aromatica* SALISB.

多年生 宿根草로 根은 굵고 튼튼하며 끝이 부풀어서 長卵形의 塊根으로 되었다. 塊莖은 卵圓狀이며 側生하고 根莖은 圓柱狀이며, 斷面은 黃色이다. 잎은 基部에서 나오고 葉柄은 5cm 정도인데 基部의 잎은 葉柄이 짧거나 거의 無柄이고 葉身은 橢圓形으로 길이 15～37cm, 나비 7～10cm이며, 잎의 끝은 날카롭게 뾰족하고 基部는 圓形 또는 三角形이다. 穗狀花序는 길이 약 13cm, 總花柄은 7～15cm이다. 鞘狀의 잎이 있고 基部의 苞片은 廣卵形, 작은 꽃 몇 개가 苞片內에 붙는다. 頂端의 苞片은 비교적 좁고 苞腋內에는 꽃이 없다. 萼은 白色이 筒狀, 불규칙적으로 3齒裂 되었다. 子房은 伏毛에 덮여 있다. 花柱는 絲狀, 基部에 2개의 棒狀 附屬物이 붙어 있다. 中國 및 東南亞, 熱帶地方에 分布한다.【處方用名】塊根이 鬱金이다.

鬱 金 (울금)〈藥性論〉馬蒁・黃鬱: 울금의 塊根으로 겨울에서 봄 사이에 캐어 수염뿌리를 제거하고 깨끗이 씻어 끓는 물에 넣고 삶거나 쪄서 햇볕에 말린다.

〔藥材〕 薑黃의 塊根을 黃鬱金이라 하고 卵形 또는 長卵形, 양끝이 약간 뾰족하고 表面은 灰黃色 또는 淡褐色이고 生薑과 비슷한 香氣가 있다. 鬱金의 塊根은 乾燥한 것으로는 黑鬱金, 白絲鬱金 등이 있다.

鬱金藥材

〔性味 歸經〕 味는 辛苦하고 性은 凉하다. 心, 肺, 肝經으로 들어간다.

〔成分〕 塊根에는 精油 6.1%가 함유되어 있는데 그 內譯은 d-camphene 0.8%, 樟腦 2.5%, sesquiterpene 65.5%(주로 l-α-curcumene과 l-β-curcumene), sesquiterpene alcohols 22% 등이다. 또 curcumin 0.3%, demethoxycurcumine, bisdemethoxycurcumin, turmerone, ar-turmerone 등도 들어 있다. 그 밖에 녹말 30～40%, 脂肪油 3%, gum質, 黃色色素와 carvon 및 phellandrene이 들어 있다. 그 有效成分은 2-p-tolyl-1-ethanol-1-(iso)-curcumin이다. 울금의 根莖 精油는 子宮頸癌에 대하여 현저한 治療효과가 있다. 精油 중에는 curcumol, curdione, tetramethylpyrazine, camphor, borneol, isoborneol 등 20 수종의 成分이 들어 있다. 또 curzerene도 分離된다.

〔藥理〕 함유된 精油는 膽汁의 分泌와 排泄을 촉진하는 작용이 있어 膽囊을 收縮시키므로 하여 利膽作用을 가지며 砂狀結石을 용해하므로 膽石症에 쓰인다. 利尿와 輕度의 鎭痛作用도 가지며 대량에서는 血漿蛋白質을 증가시켜 A・G의 逆差를 지정하며 營養과 肝保護의 목적에 달한다. 그러므로 傳染性肝炎, 肝硬變症의 肝臟痛을 치료한다.

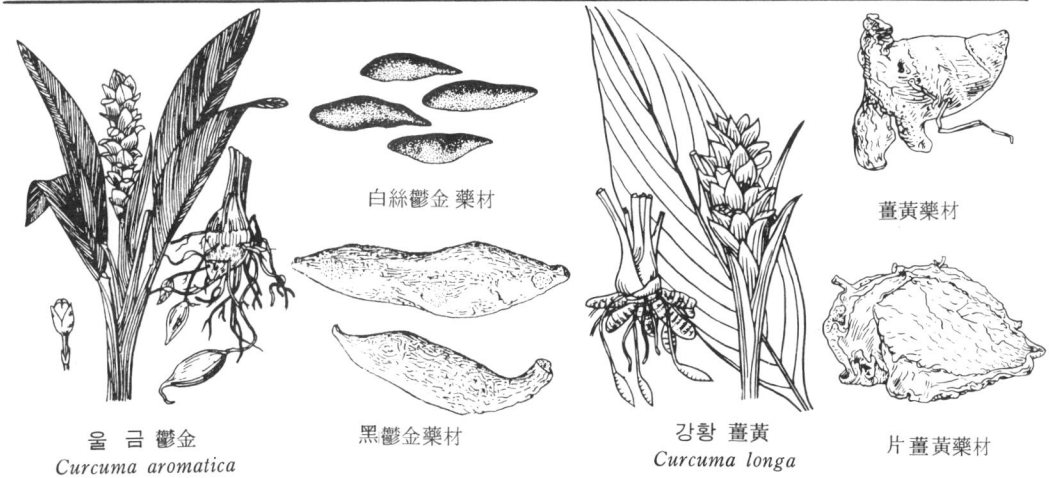

울 금 鬱金
Curcuma aromatica

白絲鬱金 藥材

黑鬱金藥材

강황 薑黃
Curcuma longa

薑黃藥材

片薑黃藥材

〔藥效 主治〕 行氣, 解鬱, 凉血, 破瘀의 效能이 있다. 胸腹脇肋의 諸痛, 精神의 病的 抑鬱이나 興奮, 熱病으로 인한 意識混濁, 吐血, 鼻出血, 血尿, 血淋, 婦女의 倒經(吐血 및 鼻出血), 黃疸을 치료한다. 【用法 用量】 4.5~9 g을 달여 服用한다. 또는 磨汁, 丸劑, 散劑로 하여 服用하여도 좋다.

〔禁忌〕 陰虛失血者, 氣滯 또는 血瘀의 症狀이 없는 者, 姙婦는 服用에 주의해야 한다.

강   황 薑黃 *Curcuma longa* L.

多年生 宿根草本으로 根은 灰褐色으로 굵고 강하고 末端이 肥大하여 長卵形 혹은 紡錘形의 塊根으로 되어 있다. 根莖은 卵形으로 안쪽은 黃色, 側根莖은 圓柱形에 紅黃色이다. 잎은 根生하고 葉身은 楕圓形 또는 가늘고 긴 楕圓形이고 끝은 날카롭고 밑은 점점 뾰족하며 葉柄의 길이는 葉身의 약 1/2이고 葉身과 동등한 것도 있다. 葉鞘는 넓고 葉柄과 길이가 비슷하다. 穗狀花序는 稠密하고 길이 13~19 cm, 花軸의 길이는 20~30 cm이며 萼은 3개인데 鈍齒狀, 수술의 葯은 隔矩形, 암술은 1개 下位子房, 花柱는 絲狀, 基部에 2개의 棒狀 附屬體가 있다. 蒴果는 膜質이고 둥글고 3개로 갈라졌다. 種子는 卵狀, 長楕圓形의 假種皮가 있다. 開花期는 8~11月이다. 熱帶 아시아 原産이며 中國 南部 등지에서 栽培한다. 【處方用名】 根莖이 薑黃이다.

薑 黃 (강황)〈唐本草〉黃薑: 강황의 根莖으로 가을, 겨울에 캐서 삶거나 쪄서 햇볕에 말린다.
  〔藥材〕 薑黃을 乾燥시킨 根莖은 圓柱形, 卵圓形 또는 紡錘形이고 生薑과 비슷하나 分枝가 없고 길이 2.5~5.5 cm, 지름 10~20 mm이다. 表面은 深黃褐色이고 항상 黃色의 粉末이 있고 鮮明한 環輪과 수염뿌리의 痕跡이 있다. 質은 단단하고 무겁고 부러지지 않고 斷面에는 黃褐色 혹은 黃色의 角質樣 혹은 蠟狀의 光澤이 있으며 內部에는 黃色 筋脈小點이 있다. 香氣가 조금 있고 苦, 辛하다. 입으로 씹으면 唾液이 黃色으로 물든다. 圓柱形의 外皮에 주름이 있고 斷面이 黃褐色이며 質이 단단한 것이 良品이다.
  〔性味 歸經〕 味는 辛苦하고 性은 溫하며 無毒하다. 脾, 肝經에 들어간다.

〔成分〕 根莖에는 精油 4.5~6%가 함유되어 있다. 精油 중에는 turmerone 58%, zingerene 25%, phellandrene 1%, 1,8-cineole 1%, sabinene 0.6%, borneol 0.5%, dehydroturmerone 등이 함유되어 있으며 더욱 curcumin 0.3% 정도와 그 밖에 arabinose 1.1%, fructose 12%, glucose 28%, 脂肪油, 녹말, 蓚酸鹽 등이 함유되어 있다.

〔藥理〕 1. 利膽作用: 煎劑 및 浸劑는 개의 膽汁分泌를 증가시켜 정상으로 회복시킨다. 또 膽囊의 收縮을 증대하고 그 作用은 약하나 1~2時間 지속시킬 수 있다. curcumin 과 그 나트륨鹽에는 利膽作用이 있다. 총합적인 絶對値를 보면 cholic acid 鹽, bilirubin, cholesterol 의 分泌量은 어느 것이나 증가되고 脂肪酸은 일정하였다.

2. 子宮에 대한 作用: 50%의 煎劑는 또 子宮 흥분作用이 있어 子宮의 發作性收縮을 일으켜 5~7時間 정도 지속시킨다.

3. 기타 작용: 血콜레스테롤 降下作用이 있고 抗菌試驗에서는 흔히 볼 수 있는 病原性皮膚絲狀菌에 대하여 抑制作用을 가지며 肝炎 virus 에 대해서도 抑制作用을 나타낸다. 또 curcumin, 및 精油의 成分은 黃色포도球菌에 대하여 비교적 양호한 抗菌作用이 있다.

〔藥效 主治〕 破血, 行氣, 通經, 止痛의 效能이 있다. 心腹痞滿脹痛, 臀痛, 癥瘕, 婦人의 血瘀無月經, 産後惡露不通과 그에 의한 腹痛, 打撲傷, 癰腫을 치료한다. 【用法 用量】 3~9g 을 달여 服用한다. 또는 丸劑, 散劑로도 쓴다. 〈外用〉 粉末을 調布한다.

〔禁忌〕 貧血로 衰弱하여 血行이 나쁜 者에는 忌한다. 本品은 破血行氣의 作用이 있으므로 血虛, 氣滯逆上, 血瘀가 없는 者는 忌한다. 誤用하면 血分을 傷하여 病이 惡化된다.

아 출 蓬莪朮 *Curcuma zedoaria* (BERG.) ROSC.

多年生 宿根草本으로 根莖은 卵形 塊狀이며 側面에 圓柱形의 옆으로 뻗는 分枝가 있고 根은 가늘고 길며 끝은 膨大하여 卵形 塊狀을 이루고 있다. 葉身은 長圓狀 楕圓形 또는 좁은 卵形이고 길이 18~24cm, 나비는 7~11cm 이다. 葉柄은 葉身 길이의 약 1/3, 아래로 뻗어서 鞘狀이 되고 葉身은 작다. 圓柱形穗狀花序는 길이 약 14cm, 總柄이 있으며 꽃은 稠密하고 苞片은 卵形이고 萼은 白色에 鈍齒가 있다. 花冠의 裂片 3개 中 위의 1개가 크고 頂端은 兜形이고, 唇瓣은 圓形, 淡黃色이다. 蒴果는 卵狀 三角形이며 光澤이 있고 반들반들하다. 種子는 長圓形, 假種皮가 있다. 開花期는 3~5月이다. 中國南部地方에만 分布한다. 【處方用名】 根莖은 蓬莪朮이다. 塊根은 鬱金이라 한다(鬱金 項 參照).

蓬莪朮(봉아출)〈藥性論〉蒁藥・莪蒁: 아출의 根莖이다. 秋, 冬에 採取하여 泥土, 鬚根 등을 제거하고 쪄서 햇볕에 말린다.

蓬莪朮藥材

〔藥材〕 乾燥된 根莖은 卵形 또는 紡錘形으로 길이는 약 3~5cm, 지름 약 1~3cm 이고 外皮는 灰黃色 내지는 黃褐色 주름이 조금 나 있다. 環狀 마디가 있고 마디에는 鬚根의 痕跡이 남아 있다. 質이 단단하고 무겁고 잘 부러지지 않는다. 斷面은 灰褐色 또는 黃綠色이고 角質狀이다. 光澤이 있고 香氣가 조금 있고 微苦 辛하다. 크기가 고르고 단단하며 斷面이 灰褐色인 것이 良品이다. 《蓬莪朮》莪朮의 根莖을 물에 담갔다가 쪄서 햇볕에 말린다. 《醋莪朮》雜物을

제거하고 깨끗이 씻은 根莖을 솥(鍋)에 넣고 醋와 끓는 물(莪尤 100 : 醋 10~20)을 넣어 담갔다가 약한 불로 쪄서 썰어 通風이 잘 되는 곳에서 乾燥한다.

〔性味 歸經〕 味는 苦辛하고 性은 溫하다. 肝, 脾經에 들어간다.

〔成分〕 根莖에는 精油가 1~1.5% 함유되어 있고 油中의 主成分은 sesquiterpene 類이고 이 중에는 zederone, zedoarone, furanodiene, curzerene(isofuranogermacrene), furanodienone, isofuranodienone, curzerenone, epicurzerenone, curdione, curcolone, curcumenol, procurcumenol, isocurcumenol, curcumol, curcumadiol이 있다. 또 curcumin, dehydrocurdione도 함유되어 있다. 乾燥된 뿌리에는 녹말이 약 64% 함유되어 있다.

〔藥理〕 1. 抗瘍瘤作用: 莪尤注射液을 經口投與 또는 腹腔內注射하면 Mouse의 肉腫 180에 대해서 抑制作用이 있다. 莪尤의 精油製劑는 腫瘍細胞를 직접 파괴하는 作用이 있다. 어느 種의 移植性 腫瘍에 대해서도 억제작용이 있다. 莪尤로 처리한 腫瘍細胞(莪尤腫瘍特異抗原)는 動物에 뚜렷한 能動免疫을 획득시킬 수 있다. 有效成分인 curcumol은 胃腸道에서의 흡수가 신속하고 더욱이 完全하며 주로 尿로부터 排出되어 肝臟과 腸을 순환한다.

2. 抗菌作用: 精油는 in vitro에서 黃色포도球菌, β-溶血性連鎖球菌, 大腸菌, 티푸스菌, 콜레라菌을 抑制한다.

3. 其他 作用: 消化道의 作用은 生薑과 같으며 직접 胃腸을 흥분시키므로 드물게는 鼓脹性絞痛에 쓰일 수가 있다.

〔藥效 主治〕 行氣, 破血, 消積, 止痛의 效能이 있다. 心腹脹痛, 癥瘕(腹中의 硬結), 積聚(積滯), 宿食不消(消化機能衰退), 婦人瘀血閉經, 打撲傷痛 등을 치료한다. 【用法 用量】 4.5~9g을 달여 服用한다. 또는 丸劑, 散劑로 하여 服用한다.

〔禁忌〕 氣血虛者, 脾胃虛弱者, 月經過多者, 姙婦는 忌한다.

양 하 蘘荷 Zingiber mioga ROSC. (= Amomum mioga THUNB.)

多年生 草本으로 높이 60~90 cm이며 根莖은 肥厚하고 多肉質이며 마디가 많고 옆으로 뻗어 밑부분의 葉鞘가 서로 감싸면서 원줄기처럼 자란다. 잎은 互生하고 葉柄이 있고 長楕圓狀 披針形이며 끝이 길고 날카롭고 低部는 쐐기형이며 아래는 긴 葉鞘를 형성하고 얇은 軟質이며 털이 없다. 꽃은 黃色, 穗狀花序이고 花柄은 짧으며 廣楕圓形, 鞘鱗이 있는 새로운 줄기 위에 頂生했으며 大型의 苞는 다수 비늘처럼 달렸고 苞 사이에서 대형의 꽃이 속출한다. 萼은 膜質이고 짧은 筒形이며 꽃잎의 管狀部는 가늘고 길며 萼 위에 길게 나왔으며 꽃잎 3개는 披針形이다. 끝이 날카롭고 脣瓣은 넓고 크며 廣卵形이고 低部의 좌우에 작은 裂片이 있다. 1개의 수술은 선형이고 葯은 黃褐色이며 2개의 수술은 花筒 속에 숨어 있고 子房은 下位이다. 蒴果는 卵形이고 끝이 뭉툭하며 種子는 黑色 또는 暗褐色이다. 開花期는 7~8月이다. 熱帶아시아 原産이며 栽培한다. 【處方用名】 ① 根莖은 蘘荷 ② 葉은 蘘草 ③ 花穗는 山麻雀 ④ 果實은 蘘荷子이다.

❶ 蘘 荷 (양하) 〈名醫別錄〉 嘉草·覆葅·野生姜·山姜: 양하의 根莖으로 가을에 採取하여

생 강(生薑)과 Zingiberaceae

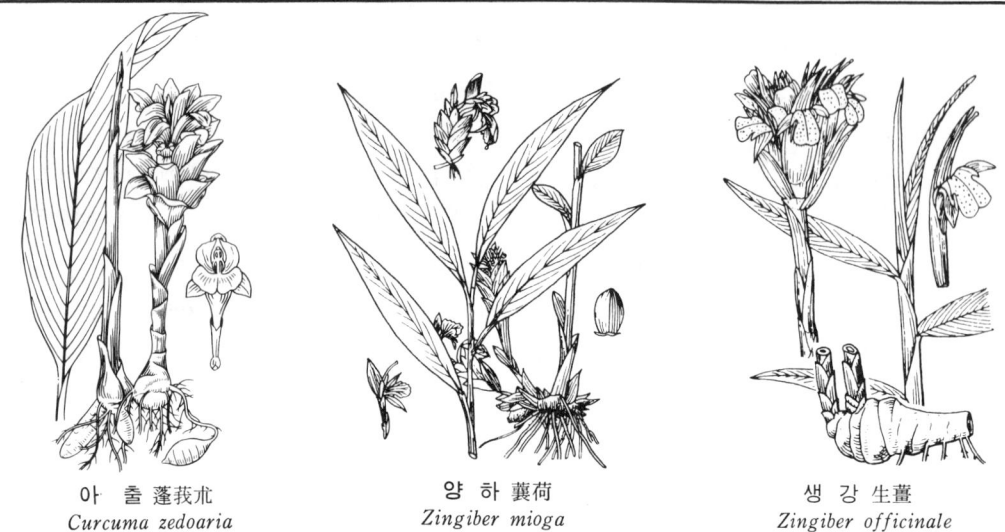

아　출　蓬莪朮
Curcuma zedoaria

양　하　蘘荷
Zingiber mioga

생　강　生薑
Zingiber officinale

햇볕에 말린다. 【修治】銅刀로 外皮를 벗기고 갈아서 自然汁을 취하여 장시간 끓여서 阿膠처럼 만들었다가 다시 가루 낸다.

〔性味 歸經〕 味는 辛하고 性은 溫하며 小毒이 있다. 肺, 心, 肝經에 들어간다.

〔成分〕 根莖에는 α-pinene, β-pinene, β-phellandrene 이 함유되어 있다.

〔藥效 主治〕 活血, 調經, 鎭咳, 祛痰, 消腫, 解毒의 效能이 있다. 月經不順, 老年咳嗽, 瘡腫, 癰癤, 赤目, 喉痺 등을 치료한다. 【用法 用量】9～15g을 달여 服用한다. 또는 粉末하거나 짓찧어 汁으로 만들어 服用한다. 〈外用〉 짓찧은 汁을 입에 머금고 있거나 點眼 또는 患部에 塗布한다.

〔禁忌〕 鐵을 忌한다.

❷ 蘘 草 (양초)〈名醫別錄〉: 양하의 잎으로 味는 苦하고 性은 寒하며 無毒하다. 溫瘧, 寒熱, 酸嘶邪氣를 치료한다.

❸ 山麻雀 (산마작)〈杭州藥植志〉: 양하의 花穗로 咳嗽, 小兒百日咳를 치료한다. 百日咳에 山麻雀 2개, 生香榧 8粒을 달여서 服用한다.

❹ 蘘荷子 (양하자)〈本草綱目〉: 양하의 果實로 胃痛을 치료한다. 30～60g을 달여 服用한다. 胃出血의 경험이 있는 者는 忌한다. 胃痛의 치료에는 蘘荷의 裂開된 果實 90～120g과 白糖 適量을 같이 달여서 服用한다. 또 根莖이 붙은 果軸 15g을 달여 服用한다.

생　강　生薑　*Zingiber officinale* ROSC. (=*Amomum officinale* WILLD.)

多年生 草本으로 높이 50cm 내외이다. 根莖은 肉質이고 塊狀이며 마디가 있고 굵으며 옆으로 뻗고 分枝하며 맵고 香氣가 있다. 각 마디에서 葉鞘로 형성된 가짜 줄기가 곧추 자라며 잎은 두 줄로 배열된다. 잎은 線狀 披針形이고 양끝이 좁으며 밑부분이 葉鞘로 된다. 우리나라에서는 꽃이 피지 않으나 原産地에서는 葉鞘로 싸인 花莖이 자라서 그 끝에 花穗가 달리며 꽃이 핀다. 꽃은 苞葉 사이에서 나오고 꽃받침은 짧은 筒 같으며 花冠의 舷部가 세 개로 갈라지고 裂片은 끝

생 강 Zingiber officinale

이 뽀족하며 橙黃色이다. 가수술이 변한 脣瓣은 倒卵狀 圓形이고 밑부분 양쪽에 작은 裂片이 있으며 자주색 바탕에 연한 黃色 斑點이 있다. 수술은 1개이고 꽃받침은 黃色이며 子房은 下位이고 암술대는 실같이 가늘며 연한 자주색이다. 原産地에서는 7~8月에 開花하며 蒴果는 3개로 갈라지며 種子는 黑色이다. 熱帶아시아 原産이며 우리나라 南部地方에서 栽培한다. 【處方用名】① 生根莖은 生薑 ② 乾燥한 根莖은 乾薑 ③ 根莖의 皮는 薑皮 ④ 葉은 薑葉이다.

❶ 生 薑 (생강) 〈神農本草經集注〉: 생강의 新鮮한 根莖으로 가을에 서리가 내리기 前에 캐어 地上部와 수염뿌리를 제거하고 보관한다. 【修治】《生薑》雜物을 제거하고 흙를 씻어 내고 사용할 때에 조각을 낸다. 《鮮薑粉》新鮮한 生薑을 씻어서 짓찧어 生汁을 낸다. 生汁을 靜置하여 沈澱된 粉質을 乾燥시킨다. 《煨薑》깨끗하게 씻은 生薑 6~7개를 濕紙에 싸서 잿불에 넣어 종이가 누렇게 탈 정도로 구워 종이는 벗겨내고 使用한다.

〔性味 歸經〕 味는 辛하고 性은 微溫하다. 《煨薑》味는 辛하고 性은 溫하다. 肺, 胃, 脾經으로 들어간다.

〔成分〕 精油 약 0.25~3.0% 함유되어 있으며 主成分은 zingiberol, zingiberene, phellandrene, camphene, citral, linalool, methylheptenone, nonyl aldehyde, d-borneol, 또 辛味成分인 gingerol이 있고 이것은 분해되어 油狀의 辛味成分인 shogaol 과 결정성의 신미성분인 zingerone, zingiberone 의 혼합물로 변한다. 또 asparagin, pipecolic acid, glutamine 酸, asparagin 酸, serine, glycine 을 함유하며 그 밖에 樹脂狀物質 및 녹말이 들어 있다.

〔藥理〕 1. 消化器系에의 作用: 生薑에 들어 있는 gingerol 은 口腔과 胃粘膜에 刺戟作用을 가지므로 消化液 分泌促進, 食慾增進作用을 한다. 腸內의 異常發酵 抑制, 腸道를 興奮시켜 體氣排出作用을 촉진한다.

2. 抗菌과 抗原蟲作用: 水浸出劑는 in vitro 에서 紫色白癬菌에 대해서 抑制作用을 가지며 膣 trichomonase 에 대해서도 殺菌作用을 나타낸다.

〔藥效 主治〕 發汗解表, 溫中, 止吐, 祛痰의 效能이 있다. 風寒感冒, 嘔吐, 痰飮(體內의 水液停滯), 喘咳, 脹滿, 泄瀉, 腹痛 등을 치료하고 半夏, 天南星, 魚蟹, 鳥獸肉의 毒을 풀어준다. 【用法 用量】3~9g을 달여 服用한다. 生汁을 쓰기도 한다. 〈外用〉生汁을 患部에 塗布하거나 문지른다. 볶아서 뜨거울 때 患部를 찜질한다.

〔禁忌〕 陰虛內熱者는 忌한다. 生薑을 長服하면 眼疾을 앓게 되고 痔病者가 술과 함께 多食하면 痔疾을 유발시킨다. 癰瘡에는 多食하면 惡肉이 생긴다.

❷ 乾 薑 (건강) 〈神農本草經〉 白薑・乾生薑: 생강을 乾燥한 根莖이다. 【修治】《乾薑》生薑을 물에 3~6時間 담갔다가 꺼내서 얇게 썰어 햇볕에 말린다. 《炮薑》乾薑을 강한 불로 볶되 外皮는 누렇게 타고 內部가 黃色이 될 때 淸水를 조금 뿌린 다음 꺼내 햇볕에 말린다.

〔性味 歸經〕 味는 辛하고 性은 溫하다. 肺, 胃, 脾經에 들어간다.

〔成分〕 生薑의 精油에는 zingiberene, phellandrene, camphene, shogaol, zingerol, zingerone, borneol, zingiberol, 枸櫞酸 등이 함유되어 있고 또 樹脂, 澱粉도 들어 있다.

〔藥效 主治〕 溫中袪寒, 廻陽通脈의 效能이 있다. 心腹冷痛, 嘔吐下痢, 四肢冷微脈, 寒飮喘咳, 風寒濕脾, 陽虛吐逆, 鼻出血, 下血을 치료한다. 【用量 用法】 2~5g을 달여 服用한다. 虛寒性의 吐血, 崩漏, 血便에는 燒存性을 가루 내어 米飮으로 調服한다.

〔禁忌〕 陰虛內熱, 血熱妄行, 姙婦에는 忌한다.

❸ 薑 皮 (강피) 〈圖經本草〉: 생강 根莖의 껍질이다. 가을에 생강을 깨끗이 씻어서 竹刀로 外皮를 벗겨서 햇볕에 말린다.

〔性味 歸經〕 味는 辛하고 性은 凉하며 無毒하다. 脾, 肺經에 들어간다.

〔藥效 主治〕 行水, 消腫하는 效能이 있다. 水腫脹滿, 腹脹痞滿을 치료한다. 【用法 用量】 2~6g을 달여서 服用한다.

❹ 薑 葉 (강엽) 〈本草綱目〉: 생강의 잎으로 味는 辛하고 性은 溫하며 無毒하다. 肉滯로 腹部가 硬結됐을 때 薑葉汁을 1升 服用한다. 魚肉食中毒에는 薑葉汁을 술에 타서 服用한다. 打撲에 의한 內出血에 薑葉 1升, 當歸 3兩을 粉末하여 一方寸匕씩 溫酒로 1日 3回 服用한다.

파 초 (芭蕉) 과 Musaceae

파 초 芭蕉 *Musa basjoo* SIEB. et ZUCC.

多年生 草本으로 莖은 짧으나 보통 葉鞘가 감싸서 큰 假莖을 形成하고 높이는 5m이다. 잎은 길이 2~3m, 나비 25~30cm 이고 잎 밑부분은 圓形이거나 左右不相稱이며 끝은 圓形, 윗면은 鮮綠色으로 윤택이 있고 中央脈은 굵고 側脈은 平行한다. 葉柄은 굵고 길이가 30cm쯤 된다. 穗狀花序는 頂生하여 아래로 드리워 있다. 苞는 佛焰苞狀인데 紅褐色이거나 紫色으로 苞마다 많은 小花가 붙는다. 最下部의 苞 3~4개는 果實이 되지 않는 以外는 모두 發育한다. 꽃은 單性으로 수꽃은 上部, 암꽃은 下部에 위치한다. 花瓣은 脣形으로 上脣은 비교적 길고 끝은 5齒裂하였으며 下脣은 비교적 짧고 밑부분이 上脣에 싸여 있다. 수꽃에는 수술이 5개, 암꽃은 下位 子房 3室, 花柱는 1개이다. 液果는 三稜狀 楕圓形으로 多肉質이며 種子는 多數이다. 原産地는 中國 原産의 觀葉植物로 南部地方에 많이 栽培된다. 【處方用名】 ① 根莖은 芭蕉根 ② 葉은 芭蕉葉 ③ 花는 芭蕉花 ④ 種子는 芭蕉子 ⑤ 莖汁은 芭蕉油이다.

❶ 芭蕉根 (파초근) 〈日華子諸家本草〉 芭蕉頭: 파초의 根莖이다. 年中 수시로 採取한다.

〔性味〕 味는 淡하고 性은 凉하며 無毒하다.

〔成分〕 莖에는 水分 14.86%, 灰分 1.87%, 1% 鹽酸可溶物 11.01%, 粗蛋白質 1.19%, 粗 cellulose 49.69%가 함유되어 있다.

〔藥效 主治〕 淸熱, 止渴, 利尿, 解毒하는 效能이 있다. 流行性熱病, 煩悶, 消渴(糖尿病), 黃疸, 水腫, 脚氣, 血淋, 血崩, 癰腫, 疔瘡, 丹毒을 치료한다. 【用法 用量】 15~30g(新鮮한 것은 30~60g)을 달여 服用하거나 生汁을 내어 服用한다. 〈外用〉 짓찧어서 붙이거나 搗汁을 塗布하거나 煎液으로 양치질한다.

〔禁忌〕 多服하면 冷氣가 動한다. 胃弱, 脾弱, 腫毒이 陰分에 있는 者는 忌한다.

❷ 芭蕉葉 (파초엽) 〈本草綱目〉: 파초의 葉이다. 年中 採取한다.

〔性味 歸經〕 味는 甘 淡하고 性은 寒하며 心, 肝經에 들어간다.

〔藥效 主治〕 淸熱, 利尿, 解毒의 效能이 있다. 熱病, 中暑, 脚氣, 癰腫熱毒, 火傷 등을 치료한다. 【用法 用量】 달여서 服用한다. 〈外用〉 짓찧어서 塗布하거나 粉末하여 塗布한다.

❸ 芭蕉花 (파초화) 〈日華子諸家本草〉: 파초의 花蕾 또는 花이다. 味는 甘 淡微辛하고 性은 凉하다.

〔藥效 主治〕 化痰, 軟堅, 平肝, 和瘀, 通經의 效能이 있다. 膈膜의 飽脹, 胃部停滯脹滿 (脘腹痞疼), 呑酸反胃, 嘔吐痰涎, 頭目昏眩, 心痛怔忡, 婦女의 月經不通을 치료한다. 【用法 用量】 6~9g을 달여서 服用한다.

❹ 芭蕉子 (파초자) 〈食療本草〉: 파초의 種子이다. 種子를 生食하면 大寒하고 種仁의 性은 寒하다.

〔藥效 主治〕 種子를 生食하면 止渴, 潤肺하고 봄에 種仁을 쪄서 먹으면 血脈을 通하게 하고 骨髓를 補한다.

❺ 芭蕉油 (파초유) 〈日華子諸家本草〉: 파초 莖中의 液汁으로 뿌리 근처에 직경 1 cm 의 구멍을 뚫어서 液汁을 받는다. 또는 짓찧어서 짜낸다.

〔性味〕 味는 甘하고 性은 寒하며 無毒하다.

〔藥效 主治〕 淸熱, 止渴, 解毒의 效能이 있다. 熱病煩渴, 驚風, 癲癎, 高血壓에 의한 頭痛, 疔瘡, 癰疽, 火傷을 치료한다.

택   사 (澤瀉) 目   Helobiae

가   래 (眼子菜) 과   Potamogetonaceae

가   래 眼子菜 *Potamogeton distinctus* A. BENN. (=*P. franchetii* A. BENN. et BAAG.)
가는가래 *P. cristatus* REG. et MAACK   대동가래 浮葉眼子菜・水案板 *P. natans* L.

多年生 水生草本으로 根莖이 옆으로 뻗으면서 번식한다. 莖은 가늘고 길며 옆으로 뻗으며 번식한다. 물위에 나온 잎은 약간 革質을 띠었으며 披針形 또는 披針狀 卵形으로 길이 4~13 cm, 나비 2~3 cm 이고 가장자리는 밋밋하며 끝은 鈍形 또는 銳形, 밑부분은 圓形에 가깝다. 葉柄은 길이 6~11 cm로 水深에 따라 길거나 짧다. 꽃은 황록색을 띠며 穗狀花序는 腋生하였으며 花柄은 가늘고 길며 길이 7 cm 내외이다. 다수의 잔꽃은 밀착하여 있고 길이는 4 cm 내외이다. 꽃은 花被가 없고 葯이 떨어져 발달하여 꽃잎 모양이고 네 개의 수술은 세로로 갈라졌고 두 개의 苞葯이 있고 4개의 子房은 자루가 없으며 花柱는 짧다. 核果는 廣卵形이고 끝이 짧은 一字 모양이다. 開花期는 7~8月이다. 논이나 연못에 나며 全國에 分布한다. 【處方用名】 ① 全草는 眼子菜 ② 어린 뿌리는 釘鈀七이다.

가 래(眼子菜)과 Potamogetonaceae

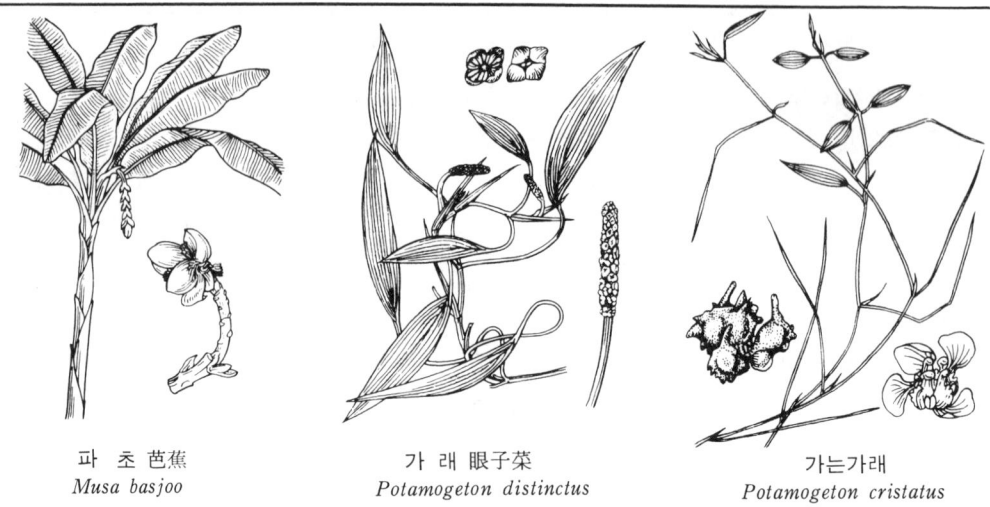

파 초 芭蕉　　　　가 래 眼子菜　　　　가는가래
Musa basjoo　　Potamogeton distinctus　　Potamogeton cristatus

❶ **眼子菜**(안자채)〈救荒本草〉牙齒草·牙拾草·水案板: 가래 및 同屬 近緣植物의 全草로 3~4 月에 採集하여 햇볕에 말린다.

〔性味〕 味는 苦하고 性은 寒하다.

〔成分〕 대동가래의 乾燥한 全草에는 칼슘(0.43~1.38 %), 燐, 微量의 mangan이 들어 있다.

〔藥理〕 有效한 蛔蟲驅除藥의 하나이다. Mouse의 胃에 注入하여 그 LD_{50}을 測定하였는데 投與量을 12.5 g/kg/日(常用最大量의 15 倍에 해당한다)로 하여도 死亡에 이르지 않았으니 그 毒性은 매우 약한 편이다.

〔藥效 主治〕 淸熱, 利水, 消腫, 止血, 驅蟲의 效能이 있다. 痢疾, 黃疸, 淋病, 帶下, 子宮出血, 痔血, 蛔蟲症, 瘡瘍紅腫을 치료한다. 【用法 用量】9~12 g(新鮮한 것 30~60 g)을 달여 服用한다. 〈外用〉짓찧은 汁을 塗布한다.

❷ **釘耙七**(정파칠)〈貴陽民間藥草〉: 가래와 同屬 近緣植物의 어린 뿌리로 氣痞腹痛, 腰痛, 痔瘡出血을 치료한다. 9~15 g을 달여서 服用한다. 또는 가루 내어 쓴다.

넓은잎말 抱莖眼子菜 Potamogeton perfoliatus L.

多年生 水生草本으로 地下莖은 가늘고 길며 옆으로 뻗는다. 줄기는 부드럽고 많이 分枝하며 지름은 약 2~3 mm이고 마디 사이의 길이는 약 1~3 cm이다. 잎은 전부 水中에 있고 質은 비교적 엷고 卵形 또는 卵狀 披針形이고 길이 2~6 cm, 나비 1~2.5 cm이며 끝은 짧게 뾰족하고, 밑부분은 心臟底이고 줄기를 싸고 있고 7~15 개의 脈이 있으며 그 가운데 3~5 개는 뚜렷이 突出되어 있다. 托葉은 투명한 膜質로서 길이 5~20 mm이며 뒤에는 纖維狀으로 갈라져서 脫落한다. 花柄은 葉腋에 나온다. 穗狀花序는 길이 1.5~2.5 cm, 果實은 倒卵形으로 길이 약 2.5~3 mm, 지름 2~2.3 mm이고 背部에는 不鮮明한 줄이 있고 머리부분에는 짧은 부리가 있다. 池沼, 흐름이 느린 河川에 나며 中部, 北部에 分布한다. 【處方用名】全草가 酸水草이다.

酸水草(산수초)〈中國藥用植物〉: 넓은잎말의 全草로 여름, 가을에 採取하여 淡水로 씻어서

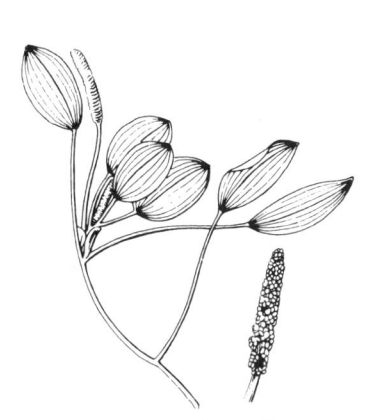
대동가래 浮葉眼子菜
Potamogeton natans

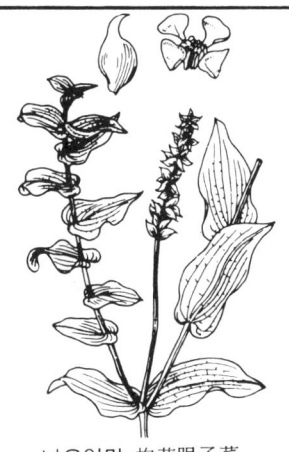
넓은잎말 抱莖眼子菜
Potamogeton perfoliatus

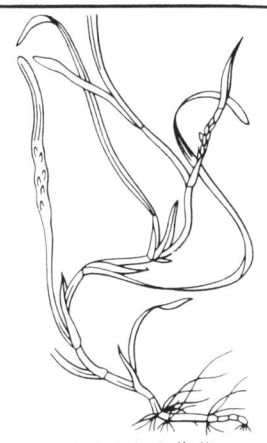
거머리말 大葉藻
Zostera marina

햇볕에 말린다.

〔**性味**〕 味는 淡하고 性은 凉하다.

〔**成分**〕 全草에는 粗蛋白이 6.62~13.54%, 粗脂肪이 0.63~1.27%, 無窒素抽出物 45.45~59.15%, 粗纖維 13.75~15.85%, calcium 2.1~11.0%, 燐 0.53~0.62%가 함유되어 있다. carotene 113 mg/kg(乾燥量), 新鮮한 植物 중에는 水分이 80~87% 함유되어 있다. 또 carotenoid 色素를 함유하는데 그 가운데에는 lutein, violaxanthin, neoxanthin 등이 함유되어 있다.

〔**藥效 主治**〕 滲濕, 解表의 效能이 있다. 濕疹, 皮膚瘙痒을 다스리는데 應用한다. 【用法 用量】濕疹, 皮膚瘙痒의 치료에는 新鮮한 酸水草 60g：蒼朮 9g：苦蔘 9g：黃柏 6g：地膚子 9g을 달여 服用한다. 또는 新鮮한 酸水草와 黃柏 適量을 달여서 患部를 씻는다.

거머리말과 Zosteraceae

거머리말 大葉藻 *Zostera marina* L.
　　　　　왕거머리말 *Z. asiatica* MIKI　　　새우말 *Phyllospadix iwatensis* MAKINO

多年生 沈水性 草本으로 根莖은 옆으로 뻗으며 白色으로 肥厚하다. 줄기는 밑부분에서 分枝하며 편평하고 茶褐色이다. 잎은 線狀이며 길이가 50 cm 以上이 되고 나비는 5 mm, 質은 부드럽고 녹색이다. 托葉은 膜質이고 좁으며 길다. 花序는 肉穗狀으로 苞內에 들어 있다. 꽃은 작고 雌雄花가 교대로 두 줄로 줄지어 있다. 無花被 즉 裸花이다. 子房은 卵狀 長圓形, 끝에 끌 모양의 花柱가 있고 柱頭는 2裂로 되어 있는데 剛毛狀이다. 開花期는 5~6月이다. 바닷물에서 자라며 제주도 및 慶南(南海島), 東海岸에 分布한다. 【處方用名】全草가 海帶이다.

海　帶 (해대)〈嘉祐本草〉海馬蘭・海草: 거머리말 및 同屬 近緣植物의 全草로 봄, 여름, 가을에 채취하여 淡水에 씻어 그늘에서 말린다.

〔**性味**〕 味는 鹹하고 性은 寒하다.

〔成分〕 乾燥된 거머리말에는 水分 28.5%, 灰分 17%, 粗纖維 21.2%, 窒素 0.71%, 蛋白質 4.81%, 脂肪 1.2%, pentosan 8.82%, 또 galacturon 酸, d-galactose, arabinose, xylose, o-methyl-d-xylose, apiose를 갖는 josterin도 함유되어 있다. 또 tannin, vitamin B_2 등도 함유되어 있으며 沃度함유량은 海藻에는 미치지 못한다.

〔藥理〕 Ether를 사용하여 거머리말에서 抽出한 어떤 成分은 結核菌 抑制作用이 있다.

〔藥效 主治〕 軟堅化痰, 利水泄熱의 效能이 있다. 癭瘤結核(甲狀腺腫瘤), 疝瘕, 浮腫, 脚氣를 치료한다. 【用法 用量】 4.5~9g을 달여서 또는 丸劑, 散劑로 服用한다.

자 라 풀 (水鼈) 과 Hydrocharitaceae

자 라 풀 水鼈 *Hydrocharis dubia* (BLUME) BACKER (=*H. asiatica* MIQ.)

水生의 浮葉草本으로 줄기를 길게 뻗어 마디에서 수염뿌리가 내리며 더러는 大群을 형성한다. 잎은 葉柄이 길고 圓形이거나 腎臟形이며, 끝이 둥글고 잎 밑부분이 心臟形으로 거치가 없고 직경이 약 6cm 내외로 황록색이고 뒷면에 氣胞가 있고 잎자루 밑에 膜苞가 있다. 꽃은 白色으로 單性이며 葉腋에서 나온다. 雄花는 2~3개, 花柄은 모여서 나오고 葉狀의 總苞가 2개 있다. 萼은 3개, 花瓣도 3개이며 白色이고 수술은 6~9개 花絲는 다리 모양이며 葯은 밑부분에서 花絲에 着生한다. 암꽃은 總苞內에서 하나났고 花被는 수꽃과 同數, 쌍을 이룬 6개의 退化雄蕊가 있다. 子房은 下位이며 6室이다. 6개의 암술대는 각각 2개씩 갈라진다. 열매는 楕圓形이고 肉質이며, 안에 種子가 많이 있다. 開花期는 8~9月이며 늪이나 물속에 나며 제주도 및 北部(咸南)에 分布한다. 【處方用名】 全草가 馬尿花이다.

馬尿花 (마뇨화) 〈植物名實圖考〉 水旋覆・白蘋・苤荄 : 자라풀의 全草이다.

〔性味〕 味는 苦 微鹹하고 性은 微寒하다.

〔藥效 主治〕 婦人의 赤白帶下를 치료한다. 馬尿花(자라풀)를 粉末하여 삶은 쇠고기와 함께 먹는다.

물질경이 水車前 *Ottelia alismoides* (L.) PERS. (=*Stratiotes alismoides* L.)

一年生의 沈水植物로 줄기가 없으며 根은 纖維狀이다. 잎은 뿌리에서 모여 났으며 긴 葉柄이 있으며 紫褐綠色이다. 잎은 변화가 많아서 卵狀 楕圓形이거나 넓은 披針形으로 길이 약 15~18cm 나비 2~12cm 내외로 끝은 뭉툭하고 잎 밑이 뭉툭하거나 心臟形이며 가장자리에 다소 주름이 잡혔으며 밋밋하다. 꽃은 잎 사이에서 긴 자루가 나와 줄기끝에 하나 났으며 물위에 꽃이 피고 꽃 아래의 筒狀苞는 가장자리에 우글쭈글한 날개가 있다. 꽃은 兩性이고 萼片은 3개로서 矩圓狀 披針形이다. 花瓣은 3개이고 白色 또는 淡紫色 또는 藍白色이고 넓은 倒卵形이고 밑부분에 2개의 附屬物이 붙어 있다. 수술 6개, 암술 3개, 子房은 下位로서 6室이다. 果實은 楕圓形이고 많은 種子가 들어 있다. 開花期는 7~8月이다. 논이나 도랑에서 나며 울릉도를 제외한 자라풀 *Hydrocharis dubia* 물질경이 *Ottelia alismoides* 나사말 *Vallisneria asiatica*

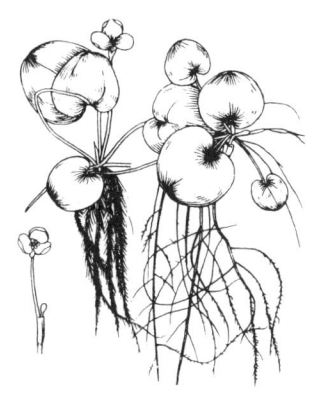
자라풀 水鼈
Hydrocharis dubia

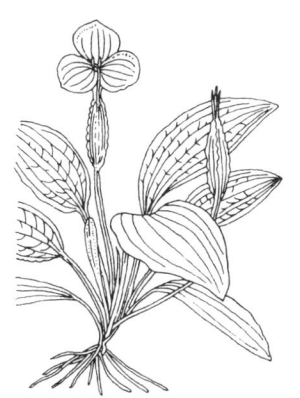
물질경이 水車前
Ottelia alismoides

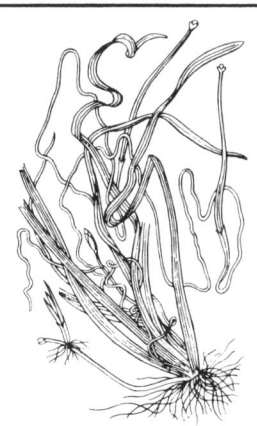
나사말 苦草
Vallisneria asiatica

全國에 分布한다. 【處方用名】 全草가 龍舌草이다.

龍舌草 (용설초) 〈本草綱目〉 海菜・龍爪菜: 물질경이의 全草이다. 여름, 가을에 採取하여 햇볕에 말리거나 생것으로 쓴다.

〔性味〕 味는 甘 淡하고 性은 微寒하다.

〔藥效 主治〕 止咳, 化痰, 淸熱, 利尿의 效能이 있다. 喘息, 咳嗽, 水腫, 火傷, 癰腫을 치료한다. 【用法 用量】 新鮮한 것 30~60g을 달여 服用한다. 〈外用〉 짓찧어서 塗布하거나 가루 내어 調布한다.

나 사 말 苦草 *Vallisneria asiatica* MIKI (=*V. spiralis* L.)

줄기가 없는 沈水草本으로 根莖은 白色이며 가는 가지가 늘어졌고 마디에서 수염뿌리가 난다. 잎은 根莖의 마디에 모여 났으며 線形이고 끝이 뭉툭하며 약간 거치가 있고 길이는 水深에 따라서 50~70cm, 나비 4~9mm 내외이다. 꽃은 雌雄二家花로서 수꽃은 매우 많고 總苞는 卵形, 꽃은 매우 작으며 總苞와 같다. 萼片은 3개며 花瓣은 없고 수술 1~3개이다. 開花하면 길고 가는 花柄에 의하여 수면으로 나와서 암꽃과 만난다. 암꽃은 하나 났으며 總苞는 管狀으로 길이 약 12mm이며 1개의 나사 모양으로 말려 있는 花柄 위에서 피어 수면에 뜬다. 受精이 되면 나사 모양으로 말려서 子房을 수중으로 끌어넣어 成熟한다. 子房은 下位이고 線形이며 柱頭는 3개이다. 果實은 線形, 總苞에 싸여 있고 안에는 種子가 많이 들어 있다. 開花期는 8~9月이다. 연못이나 흐름이 빠르지 않은 도랑에 나며 울릉도를 제외한 全國에 分布한다. 【處方用名】 全草가 苦草이다.

苦 草 (고초) 〈本草綱目〉: 나사말의 全草이다. 여름, 가을에 採取하여 新鮮한 것으로 쓰거나 햇볕에 乾燥한다.

〔性味〕 味는 苦하고 性은 溫하며 無毒하다.

〔成分〕 Condrillasterol, β-sitosterol, eicosanol을 함유하고 있다.

〔藥效 主治〕 婦人의 白帶에는 달여서 服用한다. 氣中血을 다스리며 産後에 달여서 服用하면 惡露를 나오게 한다.【用法 用量】3~9g을 달여 服用한다.

지 채 (醬池菜) 과 Juncaginaceae

지 채 (갯창포) 海韭菜 *Triglochin maritimum* L.

多年生 草本으로 根莖은 굵고 짧으며 줄기의 밑부분이 膨大하다. 잎은 基部에서 나오고, 線形으로서 윗부분은 약간 편평하고 밑부분은 半圓形으로 넓고 鞘狀으로 되어 있다. 花莖은 곧게 섰고 높이 약 30cm에 달하고 上端에 密集하며 穗狀花序를 이루며 꽃이 작고 黃綠色에 꽃자루가 짧다. 苞는 없고 花被片은 6개이며 卵形에 鱗片狀을 하였고 2輪으로 配列한다. 수술은 6개이고 花被와 對生하며 花絲는 없다. 心皮는 6개, 花柱는 없고 柱頭는 羽狀이다. 果實은 長楕圓形에 세로로 홈이 있고 成熟하면 벌어져 種子가 산출한다. 開花期는 8~9月이다. 바닷물이 들어오는 늪지대에 난다. 제주도, 莞島, 仁川, 江華島 甕津 등에 分布한다.【處方用名】全草와 果實이 海韭菜이다.

海韭菜 (해구채)〈中草手册〉: 지채의 全草와 果實로 8~9月(果實은 9~10月)에 採取하여 깨끗이 씻어 햇볕에 말린다.

〔性味 歸經〕 果實의 味는 淡하고 性은 溫하며, 全草의 味는 甘하고 性은 平하다. 肺, 胃, 腎經에 들어간다.

〔成分〕 幼果・花・成熟果・莖・葉에 cyan化水素酸 및 痕迹量의 acetaldehyde, 에칠알콜이 함유되어 있다. 葉에는 pipecoline酸이 함유되어 있고 꽃에서는 靑酸葡萄糖配糖體 triglochinin, 加水分解産物 triglochinin酸 즉 2-butene-1,2,4-tricarbon酸이 分離 抽出되었다.

〔藥效 主治〕 果實은 補滋, 止瀉, 止痛의 效能이 있어서 目痛을 다스리고, 全草는 淸熱養陰, 生津液, 止渴의 效能이 있다.【用法 用量】8~16g을 달여 服用한다.【處方例】① 高熱로 傷陰하여(脫水) 顔赤, 舌深紅, 煩躁, 四肢冷, 自汗, 脈微弱欲絕에는 海韭菜에 玉竹・白薇・白芍・牡蠣를 加하여 달여 服用한다. ② 脾虛下痢에는 海韭菜의 種子에 黨蔘・香靑・老鸛草를 가하여 달여 服用한다.

택 사 (澤瀉) 과 Alismataceae

질경이택사 澤瀉 *Alisma plantago-aquatica* L. var. *orientale* SAMUELS.
(=*A. orientale* (SAMUELS.) JUZEPCZ.)

택 사 (쇠태나물) 大箭 *A. canaliculatum* A. BR. et BOUCHE

多年生의 沼澤 植物로 높이 50~90cm이다. 塊莖이 地下에 있고 球形으로 지름 4.5cm에 外皮는 褐色이며 多數의 수염뿌리가 나 있다. 잎은 뿌리에서 모여났으며 葉柄은 길이 5~54cm, 葉身은 楕圓形 또는 卵形이고 길이 5~10cm, 나비 2~6cm, 5~7脈이 있으며 끝은 급하게 뾰지　채 Triglochin maritimum　질경이택사 Alisma plantago-aquatica var. orientale　—269—

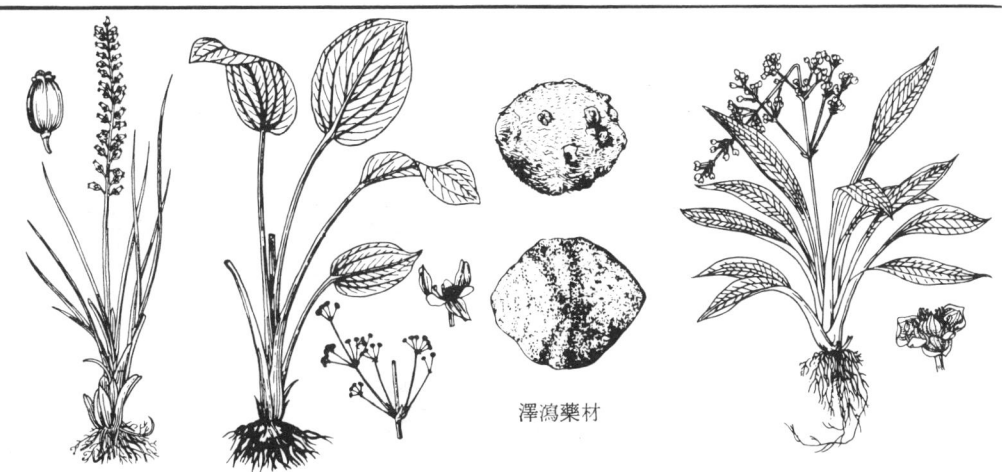

澤瀉藥材

지　채 海韭菜
Triglochin maritimum

질경이택사 澤瀉
Alisma plantago-aquatica var. orientale

택　사 大箭
Alisma canaliculatum

족해졌고 밑부분은 넓은 楔形이거나 圓形 또는 心臟形에 가장자리는 밋밋하며, 兩面에 털이 없이 반들반들하며 윤택이 난다. 꽃은 백색에 엷은 紅紫色을 띠며 花莖은 잎 사이에서 나오며 總花柄은 보통 5～7개가 輪生하여 모여서 大形 圓錐花序를 이룬다. 小花柄의 길이는 고르지 않고 傘形으로 配列한다. 苞片은 披針形 또는 線形이고, 萼片은 3개이고 綠色이다. 花瓣도 3개이며 倒卵形으로 白色이다. 수술은 6개이고 암술은 다수이며 花柱는 子房보다 짧다. 瘦果는 다수 環狀으로 배열하였으며 편평하고 비스듬한 倒卵形이고 안쪽의 상방에 1개의 花柱가 남아 있다. 開花期는 7～8月이다. 늪이나 얕은 물속에 난다. 慶南(智異山), 慶北(울릉도), 中·北部에 分布한다.【處方用名】① 塊莖은 澤瀉 ② 葉은 澤瀉葉 ③ 果實은 澤瀉實이다.

❶ 澤　瀉 (택사) 〈神農本草經〉 水瀉·芒芋·鵠瀉·及瀉: 질경이택사 및 택사의 塊莖으로 겨울에 잎이 마른 다음에 캐어 鬚根과 粗皮를 제거하고 焙乾한다.【修治】《澤瀉》大小로 나누어 물에 담가 8分쯤 水分이 스며들면 건져서 內外의 濕氣가 같아졌을 때 썰어 말린다.《鹽澤瀉》澤瀉片에 鹽水(澤瀉 1kg에 鹽 25g)를 뿌려서 고루 섞은 다음 약한 불로 表面이 黃色이 될 정도로 볶아서 바람이 잘 通하는 곳에서 乾燥한다. 〈雷公炮炙論〉 가늘게 썬 澤瀉를 술에 하룻밤 담갔다가 말려서 쓴다.

〔性味 歸經〕 味는 甘하고 性은 寒하다. 腎, 膀胱經에 들어간다.

〔成分〕 塊莖에는 5種類의 triterpenoid 化合物 즉 alisol A·B, alisol A monoacetate, alisol B monoacetate, epialisol A가 함유되어 있고 이밖에 精油(furfural을 함유), 少量의 alkaloid, asparagin, 一種의 phytosterol, 一種의 phytosterol 配糖體, 脂肪酸(palmitin 酸, stearin 酸, olein 酸, linol 酸), 또 樹脂, 蛋白質, 多量의 녹말(23%)이 함유되어 있다.

〔藥理〕 利尿作用: 利尿實驗에서 季節 및 藥用部位의 차이에 따라 효과가 나타났다. 겨울에 생산된 正品 澤瀉가 효력이 최대였고 春季 澤瀉의 효력은 약간 떨어진다. 또 겨울에 생산된 澤瀉의 수염뿌리에는 약간의 作用이 있었으나 澤瀉의 草根 및 봄에 생산된 澤瀉의 수염뿌리에는 利尿作用이 없었다. 또 修治에 따라서도 그 利尿作用은 달랐다. 生澤瀉, 酒炙澤瀉, 麩炙澤瀉에

는 상당한 利尿作用이 있었으나 鹽澤瀉에는 없다. 그러나 五苓散(澤瀉・茯苓・白朮・桂枝를 4:3:3:2로 配合한 것)에서는 生澤瀉・鹽澤瀉의 구별없이 모두 利尿效果가 나타났다. 건강한 사람이 澤瀉의 煎劑를 內服하면 尿量 및 natrium 尿素의 排出量이 증가하였고 토끼의 經口投與에서는 효과가 매우 약했으나 流動 extract 의 腹腔注射는 利尿作用이 있었다. 輕度로 血中 콜레스테롤 降下, 血壓과 血糖의 降下와 脂肪肝 抑制作用을 가진다. 抗菌試驗에서는 黃色포도球菌, 肺炎雙球菌, 結核菌에 대한 抑制作用을 나타낸다.

〔毒性〕澤瀉에는 刺戟性 物質이 함유되어 있어 經口投與는 胃腸炎을 일으키고 皮膚에 바르면 水疱가 생기고 그 잎은 皮膚發赤劑가 된다. 羊이 本植物을 먹으면 無害하지만 소가 먹으면 中毒을 일으켜서 血尿가 나온다.

〔藥效 主治〕祛濕熱, 利尿 및 止渴의 效能이 있다. 頻尿, 胃內停水, 口渴, 眩暈, 水腫, 脚氣, 腎炎, 陰虛, 下痢, 嘔吐, 胃下垂, 脹滿, 痰飲, 淋病, 血尿 등을 치료한다. 【用法 用量】6～12g을 달여 服用하거나 丸, 散劑로 하여 사용한다.

〔禁忌〕腎虛精滑者는 忌한다.

❷ 澤瀉葉 (택사엽)〈名醫別錄〉: 질경이택사 및 택사의 葉이다. 味는 鹹하고 性은 平하며 無毒하다. 少量의 vitamin C가 함유되어 있다. 慢性氣管支炎, 乳汁不出, 大風(癩病)을 치료한다. 6～9g을 달여 服用한다.

❸ 澤瀉實 (택사실)〈名醫別錄〉: 질경이택사・택사의 果實로 味는 甘하고 性은 平하며 無毒하다. 風痺, 止渴, 益腎, 強陰, 補虛, 除濕의 效能이 있다. 糖尿病에 쓴다. 6～9g을 달여 服用한다.

보 풀 長葉澤瀉 *Sagittaria aginashi* MAKINO

多年生 草本으로 白色의 가늘고 부드러운 수염뿌리가 많이 모여 나고 투명한 橫紋이 多數 있고 속은 비었으며 地下球莖은 없다. 여러 개의 잎이 뿌리에서 모여서 나오며 葉柄은 길고 밑부분은 부풀어져서 內側에 4～5개의 塊莖을 형성한다. 葉身은 화살형인데 끝은 날카롭고 밑부분은 귀가 넓어지며 가장자리는 밋밋하고 綠色에 網狀脈인데 中央脈이 뒷면에 두드러지게 돋아났다. 花柄은 葉叢에서 나와서 곧추섰으며 높이는 약 60cm 이다. 꽃은 一家花로 輪狀으로 피며 1 輪에 3개씩 붙는다. 수꽃은 上部에, 암꽃은 下部에 위치하며 꽃 1개에 1개의 綠色 苞片이 있다. 花瓣은 3개, 白色이다. 암꽃의 心皮는 多數로 分離하였고 수꽃에는 수술이 많이 있다. 集合果는 球形이며 小果는 鱗片狀이다. 開花期는 7～9月이다. 여름, 沼・池・水路邊의 습지에 나며 分布는 中・北部이다. 【處方用名】全草가 水慈姑이다.

水慈姑 (수자고)〈貴陽民間藥草〉野慈姑・剪刀草: 보풀의 全草로 여름, 가을에 採取하여 햇볕에 乾燥한다.

〔性味 歸經〕味는 辛하고 性은 凉하며 無毒하다. 肝經에 들어간다.

〔藥效 主治〕毒蛇咬傷에는 水慈姑를 짓찧어서 患部에 붙인다. 各種 瘡毒에는 水慈姑에 亂頭髮을 加하여 짓찧어서 붙인다. 벌에 쏘인 데는 汁을 내어 바른다.

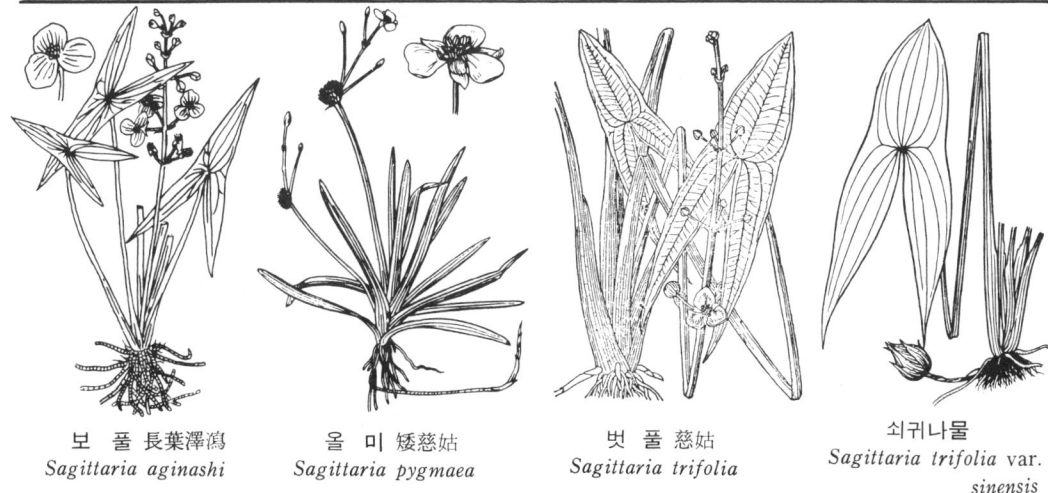

| 보 풀 長葉澤瀉 | 올 미 矮慈姑 | 벗 풀 慈姑 | 쇠귀나물 |
| Sagittaria aginashi | Sagittaria pygmaea | Sagittaria trifolia | Sagittaria trifolia var. sinensis |

올 미 矮慈姑 Sagittaria pygmaea MIQ.

多年生 草本으로 뿌리는 수염뿌리가 모여 났으며 가늘고 길게 땅속으로 가지를 뻗으며 말단에 뿌리 모양의 눈이 있는 작은 塊莖이 달렸다. 꽃줄기는 곧게 섰고 높이는 10~30 cm 내외이며 잎은 뿌리에서 모여 나고 線形 혹은 線狀 披針形이며 끝이 뭉툭하고 거치가 없으며 부드럽고 녹색이며 잎 밑부분은 白色이고, 길이는 8~16 cm, 나비 4~8 mm 내외이며 平行脈은 다수이고 가는 가로맥이 下部에서는 분명하다. 꽃은 윤생한 總狀 圓錐花序로서 1~2 단이고 소수의 白色 잔꽃이 달렸으며 꼭지 밑에 苞가 있고 암꽃은 하나이며 꼭지가 없는 제일 밑의 줄에 나 있고 수꽃은 2~5 개이다. 萼은 3개이고 꽃잎도 3개이며 卵形이고 수술은 약 12개, 花絲는 구두주걱 모양이다. 果實은 편평한 倒卵形이고 가장자리에 突起가 있는 날개가 있으며 길이와 나비가 각각 5 mm 정도로서 암술대가 남아 있다. 개화기는 7~9月이다. 논이나 늪에서 자라며 울릉도를 제외한 全國에 分布한다. 【處方用名】全草가 鴨舌頭이다.

鴨舌頭(압설두)〈貴州草藥〉鴨舌草・瓜皮草: 올미의 全草로 여름, 가을에 採取하여 햇볕에 乾燥한다. 味는 甘苦하고 性은 微寒하다.

〔藥效 主治〕 淸熱, 解毒하는 效能이 있고 喉痛을 치료한다. 外用으로는 癰腫에 塗布한다.
【用法 用量】新鮮한 것을 15~30 g 달여 服用한다.〈外用〉짓찧어서 塗布한다.

벗 풀 慈姑 Sagittaria trifolia L. (=S. sagittifolia var. leucopetala MIQ.)
쇠귀나물 S. trifolia L. var. sinensis MAKINO (=S. trifolia var. edulis (SIEB.)OHWI)

多年生 水生草本으로 纖維狀의 匍匐枝가 있고 말단에 작은 球形의 塊莖이 있는데 여기에서 다음해 봄에 新株가 나온다. 變化가 많은 水沈葉은 帶狀이고 물에 뜬 잎은 卵形 또는 방패形이며 葉柄은 20~40 cm로 三角形이다. 花莖은 15~45 cm, 總狀花序 또는 圓錐花序에 3~5 輪의 꽃이 있고 1 輪에는 3~5개의 꽃이 붙는다. 下輪은 雌花, 上輪이 雄花이고 가늘고 긴 花柄이 있다. 苞片은 짧고 뭉툭하며, 꽃은 지름 1.8 cm, 萼片은 3개로 난상 타원형이고 花瓣 3개, 白

色이며 基部는 보통 紫色에 약간 圓形이며 수술은 많다. 心皮도 多數이며 花床上에 모여 있다. 瘦果는 倒卵形이며 양쪽에 얇은 날개가 있으며 開花期는 7~8月이다. 논이나 연못에 나며 관상용으로 재배한다. 【處方用名】 ① 球莖은 慈姑 ② 花는 慈姑花 ③ 葉은 慈姑葉이다.

❶ 慈 姑 (자고) 〈本草綱目〉 茨菇・白地栗・慈菇 : 벗풀 및 쇠귀나물의 塊莖으로 여름에서 가을 사이에 채취하여 햇볕에 乾燥한다.

〔性味 歸經〕 味는 苦甘하고 性은 微寒하며 無毒하다. 心, 肝, 肺經에 들어간다.

〔成分〕 Vitamin B, trypsin inhibitor 가 함유되어 있으며, 全株에는 sagittariol, β-sitosterol, stigmasterol 등이 함유되어 있다.

〔藥效 主治〕 行血通淋의 效能이 있다. 產後의 血悶, 胎衣不下, 淋病, 咳嗽痰血을 치료한다. 【用法 用量】 달여서 또는 짓찧어서 汁으로 服用한다.

❷ 慈姑花 (자고화) 〈福建草藥〉 : 벗풀 및 쇠귀나물의 花이다. 明目, 祛濕의 效能이 있다. 疔腫, 痔漏를 다스린다. 祛濕하는 效能은 茵陳과 같다.

❸ 慈姑葉 (자고엽) 〈本草綱目〉 : 벗풀 및 쇠귀나물의 葉이다. 味는 甘微苦하고 性은 寒하며 無毒하다. 消腫, 解毒의 效能이 있다. 瘡腫, 丹毒, 惡瘡을 치료한다.

종   려 (棕櫚) 目 Palmales

종   려 (棕櫚) 과 Palmae

빈   랑 檳榔 *Areca catechu* L.

喬木으로 높이 10~18m에 달한다. 가지가 없이 곧추 자라고 잎은 줄기끝에서 모여 나며 羽狀複葉이고 길이는 1.3~2m로 윤택이 있고 葉軸은 三稜形이다. 小葉은 披針形이거나 線形으로 先端의 小葉은 癒合하고 花序는 가장 아래에 있는 葉의 基部에 붙어 있고 몇 개로 分枝한다. 꽃은 單性이고 一家花이다. 雄花는 작고 多數, 無柄이며 分枝의 윗부분에 붙어 있다. 萼은 3개로 두텁고 작다. 花瓣은 3개로 卵狀 楕圓形이다. 수술은 6개이고 花絲는 짧고 葯은 밑부분에 붙어 있으며 假雄蕊 3개는 絲狀이다. 雌花는 약간 크고 少數, 無柄, 花序軸 아니면 分枝의 밑부분에 붙어 있다. 堅果는 卵形 또는 楕圓形이고 성숙하면 紅色이 된다. 每年 두 번 開花하고 開花期는 3~8月이며 冬花는 結實하지 않는다. 中國南部地方 및 熱帶地方에 분포한다. 【處方用名】 ① 種子는 檳榔 ② 雄花蕾는 檳榔花 ③ 未成熟果實은 棗檳榔 ④ 果皮는 大腹皮이다.

❶ 檳 榔 (빈랑) 〈藥錄〉 白檳榔・橄欖子・檳榔仁・大腹檳榔 : 빈랑의 種子로 겨울에서 봄 사이에 성숙한 果實을 따서 果皮를 벗기고 種子를 햇볕에 말린다.

〔藥材〕 乾燥된 種子는 圓錐形 또는 球形에 가깝다. 表面은 淡黃褐色이거나 黃褐色으로 까끌까끌하며 淡色의 網目 모양이 있고 때로는 銀色의 內果皮片의 얼룩이 붙어 있다. 質은 단단하고 縱斷面에는 대리석 모양의 紋樣을 형성하고 있다. 無臭에 떫고 약간 쓴맛이 있다. 種子는 크고 무겁고 堅實하여 쪼개지지 않는 것이 良品이다. 【修治】 《檳榔》 雜物을 제거하고 淸水에 담근

다. 기온에 따라서 물을 갈아가면서 속에까지 水分이 스며들면 건져 잘게 썰어서 말린다. 또는 콩알 크기로 부스러뜨린다. 《炒檳榔》 檳榔조각을 약한 불로 표면이 약간 變色될 정도로 볶아 낸다. 《焦檳榔》 檳榔을 강한 불로 볶아서 黃色이 되면 淸水를 뿌려 放冷한다.

〔性味 歸經〕 味는 苦辛하고 性은 溫하다. 脾, 胃, 大腸經으로 들어간다.

〔成分〕 Alkaloid成分이 0.3~0.6%, 縮合型 tannin이 15%, 脂肪 14% 및 areca red(檳榔子紅)가 함유되어 있다. Alkaloid는 주로 arecoline으로 함유량은 0.1~0.5%이다. 그 밖에 arecaidine(arecaine), guvacine, guvacoline, arecolidine, homoarecoline을 함유한다. 新鮮한 것은 alkaloid 함유량이 높고, 內胚乳에는 catechin, leucoanthocyanidin 및 이들의 集合體가 함유된다. 脂肪油組成은 laurin酸 19.5%, myristin酸 46.2%, palmitin酸이 12.7%, stearin酸 1.6%, caprin酸 0.3%, olein酸 6.2%, linol酸 5.4%, dodecylen酸 0.3%, tetradecen酸 7.2% 등이다. 遊離 amino酸 中에는 proline이 15% 以上을 占有하고 tyrosine, phenylalanine, arginine이 10% 以上 있다. 이것이 成熟되면 非蛋白窒素 함유량이 감소된다.

〔藥理〕 檳榔子의 煎劑는 지렁이(蚯蚓), 거머리(蛭) 등에 대하여 殺蟲效果가 있다. 또 動物에 寄生하는 條蟲에 대하여 비교적 강한 驅蟲作用을 볼 수 있다. 그 作用은 綿馬根의 그것과는 달리 蟲體가 늘어져 弛緩性痲痺를 일으켜 蟲體를 꺼낼 때 切斷되지 않는다. 이 痲痺作用은 條蟲의 神經系統에 作用하고 있는 것으로 생각된다. 臨床的으로도 條蟲, 肥大吸蟲, 蛔蟲, 鉤蟲, 鞭蟲, 蟯蟲, 血吸蟲 등에 有效하다는 보고가 있다. 또 皮膚眞菌에도 어느 정도의 抑制作用이 있다. arecoline에는 pilocarpine 유사의 副交感神經興奮作用 및 中樞抑制作用이 있지만 그 作用은 의외로 강하다. 또 nicotine과 같은 작용도 볼 수 있다. 한편 arecaidine에는 이러한 作用은 없다. 抗菌試驗에서는 檳榔은 Influenza virus, 多種의 皮膚絲狀菌에 대하여 抑制作用을 가진다.

〔藥效 主治〕 殺蟲, 破積, 下氣, 行水의 效能이 있다. 寄生蟲에 의한 腹內硬結, 食滯, 胃 또는 腹의 腫痛, 下痢後重, 말라리아, 水腫, 脚氣, 痰癖, 癥結 등을 치료한다. 【用法 用量】 4.5~9g(單味를 驅蟲劑로 쓸 때는 60~90g)을 달여 服用한다. 또는 丸劑, 散劑로도 쓴다. 〈外用〉 煎液으로 씻거나 粉末로 調布한다.

〔禁忌〕 氣虛下陷者는 忌한다.

❷ 檳榔花 (빈랑화) 〈中藥志〉: 빈랑의 雄花蕾이다. 여름에 수꽃의 花蕾를 따서 花柄을 제거하고 햇볕에 말린다. 芳香健胃劑, 淸凉止渴劑로 쓴다. 3~9g을 달여 服用하거나 肉類와 같이 삶아서 먹는다. 猪肉과 같이 약한 불로 삶아 먹으면 咳嗽를 治療할 수 있다.

❸ 棗檳榔 (조빈랑) 〈飮片新參〉: 檳榔의 未成熟한 果實이다. 겨울에 未成熟한 果實을 따서 약 4시간쯤 쪄서 반쯤 乾燥해 가지고 다시 불에 그을려서 乾燥시킨다. 또는 3~4시간 삶아 焙乾한 것을 榔軟干이라 하고 2~3月에 위와 같은 방법으로 加工한 것을 榔硬干이라고 한다. 味는 甘 微苦 淡하다.

〔藥效 主治〕 消食, 醒酒, 寬胸, 惡心嘔吐, 消痰, 止咳의 效能이 있다. 通經劑, 收斂劑로도 쓴다. 【用法 用量】 4.5~9g을 달여 服用한다. 또는 가루 내어 散劑로 服用한다.

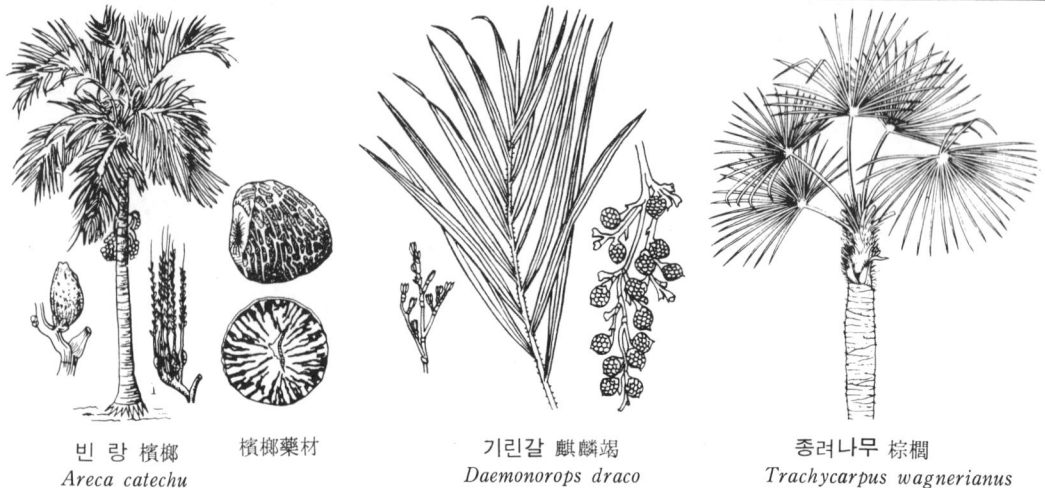

빈랑 檳榔	檳榔藥材	기린갈 麒麟竭	종려나무 棕櫚
Areca catechu		*Daemonorops draco*	*Trachycarpus wagnerianus*

〔禁忌〕 中焦가 虛弱하여 氣力이 弱한 者는 忌한다.

❹ **大腹皮**(대복피)〈藥譜〉: 빈랑의 果皮이다. 겨울과 봄에 成熟한 果實을 採取하여 果皮를 벗겨 두드려 부드럽게 한 다음 다시 水中에 담갔다가 햇볕에 말린다. 다시 한번 더 두드려서 부드럽게 하고 外果皮를 제거한다.

〔性味 歸經〕 味는 辛하고 性은 微溫하다. 脾, 胃, 大·小腸經에 들어간다.

〔藥效 主治〕 下氣, 寬中, 行水의 效能이 있다. 脘腹痞脹, 脚氣, 水腫을 치료한다. 【用法 用量】6〜9g을 달여 服用한다. 또 丸劑로 하여 쓴다. 〈外用〉煎液으로 患部를 씻거나 粉末로 만들어 調布한다. 〔禁忌〕氣虛體弱者에는 忌한다.

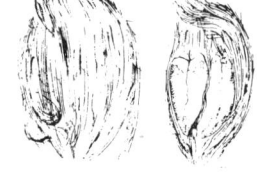

大腹皮藥材

기 린 갈 麒麟竭 *Daemonorops draco* BL.

多年生 常綠의 덩굴성 木本으로 높이 10〜20m가 된다. 莖은 葉鞘에 덮여 있고 곳곳에 가시가 나 있다. 羽狀複葉은 가지의 끝에서는 互生하지만 下部에서는 對生에 가깝다. 小葉은 互生하며 線狀 披針形이고 葉柄과 葉軸에는 날카로운 가시가 나 있다. 肉穗狀花序는 淡黃色의 冠狀花가 피고 單性에 二家花이다. 花被는 6개로 2重으로 늘어서 있다. 雄花의 수술은 6개이고 葯은 長錐形이다. 雌花에는 非發育 수술이 6개 있다. 암술은 1개이며 Pin 모양으로 되어 있고 卵形에 가깝고 鱗片으로 빽빽하게 덮여 있다. 花柱는 짧고 柱頭는 깊으며 3裂 하였다. 果實은 核果 狀이거나 卵形이며 지름이 2〜3cm, 赤褐色에 黃色의 비늘이 있다. 果實 속에는 濃赤色의 液狀 樹脂가 함유되어 있어서 항상 鱗片 아래로 스며 나와서 마르면 血塊같이 된다. 種子는 1개이다. 인도네시아, 말레이지아, 이란, 臺灣, 中國의 廣東 등에서 栽培된다.【處方用名】果實과 樹幹 중에서 採取한 樹脂가 血竭이다.

血 竭(혈갈)〈雷公炮炙論〉騏驎竭·海臘·麒麟血·木血竭: 기린갈의 果實과 樹幹 중에서 채취한 樹脂이다. 기린갈의 果實을 시루나 점통에 쪄서 樹脂를 짜낸다. 또는 果實을 부스뜨려

布袋에 넣어 樹脂를 짜내 졸여서 sirup 모양으로 만들어 식혀서 덩어리로 만든다. 또 樹幹에 구멍을 뚫고 자연히 流出되는 樹脂를 모아서 건조시킨다.

〔藥材〕 乾燥된 樹脂는 不定形의 塊狀으로 크기가 고르지 않고 表面에는 홈이나 布袋의 무늬가 나 있으며 赤褐色이거나 紫褐色이다. 質은 단단하고 부스러지기 쉽다. 斷面은 紫褐色 또는 黑褐色에 유리 모양의 光澤이 있고 小孔이 있는 것도 있다. 태우면 연기가 나면서 코를 찌른다. 가루 내면 선명한 深紅色이 된다. 香氣는 없고 甘辛하고 입에 넣고 씹으면 모래와 같이 느껴진다. 表面이 鐵과 같이 검고 粉末은 血과 같이 붉고 태워 보면 연기가 코를 찌르는 듯한 것이 良品이다. 【修治】먼지를 잘 닦아내고 小塊로 만들어 겨울의 건조한 날씨에 石灰의 台上에 말려 갈아서 粉末로 만든다. 他藥과 같이 섞어서 갈면 化合하여 먼지가 되므로 결코 같이 粉末해서는 안 된다.

〔性味 歸經〕 味는 甘鹹하고 性은 平하며 小毒이 있다. 心, 肝經으로 들어간다.

〔成分〕 一種의 樹脂 ester($C_6H_5CO \cdot CH_2 \cdot CO \cdot OC_8H_9O$)와 dracoresinotannol($C_6H_5CO \cdot OC \cdot OC_8HO$)의 混合物인데 약 57~82%가 함유되어 있다. 이외에 無定形 dracoalban 약 2.5%, 黃色 dracoresene 약 14%, 不溶性 樹脂 0.3%, 植物性 殘渣 18.4%, phlobaphene 0.03%가 함유되어 있다.

〔藥理〕 抗眞菌作用: 血竭의 水溶劑(1:2)는 in vitro 의 黃色白癬菌, 石膏狀白癬 등 多種의 病原性 眞菌에 대하여 정도의 차이는 있으나 抑制作用이 있다.

〔藥效 主治〕 散瘀鎭痛, 止血, 斂瘡生肌의 效能이 있다. 捻挫, 打撲傷, 內傷의 鬱血痛, 外傷出血, 瘰癧臁瘡의 久不合 등을 치료한다. 【用法 用量】粉末 0.4~1.2g을 服用한다. 또 丸劑로 하여 服用한다. 〈外用〉粉末을 患部에 撒布하거나 膏藥內에 넣어서 調布한다.

〔禁忌〕 密陀僧과 같이 쓰면 좋다. 모든 血病에서 瘀血症狀이 없으면 忌한다. 血竭을 內服하면 allergie 反應이 일어나서 全身이 가렵고 四肢, 가슴, 등의 皮膚가 發赤하는 일이 있다.

종려나무   棕櫚   Trachycarpus wagnerianus BECC.
왜종려나무   T. excelsus WENDL. (= T. fortunei (HOOKER) H. WENDL.)

常綠喬木으로 높이 15m에 達한다. 幹은 圓柱形이고 分枝하지 않는다. 잎은 幹頂에서 모여 났으며 둥근 扇形, 革質이고 길이 약 70cm이며 주름이 있어서 퍼지면 掌狀이 되고 葉身의 중간 부분에서 깊이 갈라졌고 裂片에는 中央脈이 있다. 葉柄은 길이 1m 이상이 되는 것도 있고 質은 단단하고 上面은 평탄하고 下面은 두드러져 稜形되었다. 柄의 밑부분에는 莖을 싸는 葉鞘가 있는데 分裂하여 茶褐色의 纖維狀毛(棕衣)로 되어 葉鞘는 脫落하고 그 흔적은 幹에 環狀의 마디로 남아 있다. 肉穗花序는 짧고 다발을 이루어 나오는데 下部에는 大型의 鞘狀苞가 多數 있다. 꽃은 작고 많으며 淡黃色, 單性에 雌雄異株이며 花被는 6개, 卵形으로 2輪씩 配列하였는데 外輪이 內輪보다 작고 수술은 6개, 葯의 背部는 癒合되고 花絲는 매우 짧다. 子房은 上位, 암술은 3개이며 基部가 癒合하여 1室, 胚珠는 1개, 核果는 球形 또는 心臟形에 가깝고 지름 7

종 려(棕櫚)과 Palmae

~9mm이다. 種子는 1개로 편평한 球形 또는 心臟形이고 暗灰色 또는 淡黑色이다. 開花期는 4~5月 結實期는 11~12月이다. 中國 南部地方에 分布한다. 【處方用名】① 葉鞘의 纖維는 棕櫚皮 ② 根은 棕櫚根 ③ 心材는 棕櫚心 ④ 花는 棕櫚花 ⑤ 葉은 棕櫚葉 ⑥ 果實은 棕櫚子이다.

❶ **棕櫚皮** (종려피)〈日華子諸家本草〉栟櫚木皮・棕毛・棕皮: 종려나무・왜종려나무 葉鞘의 纖維이다. 年中 採取하며 9~10月에 纖維狀의 葉鞘片을 벗겨 殘皮를 제거하고 햇볕에 말린다.

〔藥材〕《陳棕皮》굵고 긴 纖維로 束狀 또는 片狀을 이루고 크기는 고르지 않다. 茶褐色에 質은 彈力性이 있으나 香氣는 없고 味는 淡하다. 粗皮와 雜物이 섞이지 않고 오래된 것이 良品이다.《棕骨》棕板이라고도 한다. 가늘고 길며 紅褐色이다. 葉柄의 表皮를 벗기면 단단하고 彈力性이 있는 纖維가 나타난다. 香氣는 없고 味는 淡하다. 赤褐色이고 片이 크고 質이 두텁고 오래된 것이 良品이다.《陳棕》부스러뜨린 網狀으로 深褐色이며 까칠까칠하다. 質은 단단하고 잘 부러지지 않고 香氣가 약간 있고 맛은 淡하다. 深黑色에 雜物이 없는 것이 良品이다.【修治】《棕櫚炭》깨끗하게 손질한 棕櫚皮를 냄비에 넣고 뚜껑을 덮는다. 뚜껑 위에 白紙를 한장 바르고 틈을 黃土로 바르고 약한 불로 태운다. 白紙가 黃色이 되면 불을 끄고 그대로 식힌 다음에 뚜껑을 연다.

〔性味 歸經〕味는 苦澁하고 性은 平하다. 肝, 脾經으로 들어간다.

〔成分〕毛, 葉, 花에는 모두 tannin이 풍부하게 함유되어 있다.

〔藥效 主治〕收澁, 止血의 效能이 있다. 吐血, 鼻出血, 血便, 血淋, 血尿, 下痢, 崩漏, 帶下, 金瘡, 疥癬을 치료한다.【用量 用法】9~15g을 달이거나 3~6g을 粉末해서 服用한다.

〔禁忌〕急性 吐血, 瘀滯가 移動할 때, 急性子宮出血, 惡露不盡, 濕熱下痢의 初期, 腸風帶下가 盛할 때 등의 경우에 급하게 服用하지 말아야 한다. 服用해도 효과가 없다.

❷ **棕樹根** (종수근)〈滇南本草〉: 종려나무・왜종려나무의 根으로 年中 채취한다.

〔性味〕味는 苦澁하고 性은 平하며 無毒하다.

〔藥效 主治〕止血, 祛濕, 消腫, 解毒의 效能이 있다. 吐血, 血便, 血淋, 血崩, 帶下, 痢疾, 關節炎, 水腫, 瘰癧, 流注(肢體深部組織의 化膿性疾病), 打撲傷을 치료한다.【用法 用量】9~15g을 달여 服用한다.〈外用〉煎液으로 患部를 씻는다.

❸ **棕樹心** (종수심)〈貴州民間方藥集〉: 종려나무・왜종려나무의 心材이다. 强壯劑로 쓰고 또 動悸, 頭暈症을 치료한다. 崩漏에 棕樹心 500g, 小麥粉 500g, 甘味 있는 술 500g을 혼합하여 餅狀으로 만들어서 1回 40g씩 1日 2回 服用한다.

❹ **棕櫚花** (종려화)〈現代實用中藥〉: 종려나무・왜종려나무의 花이다.

〔性味〕味는 苦澁하고 性은 平하다.

〔藥效 主治〕瀉痢, 腸風, 血崩, 帶下, 瘰癧을 치료한다. 破血의 效能이 있어 婦人이 먹으면 姙娠을 못한다. 3~9g을 달여 服用한다.〈外用〉煎液으로 患部를 씻는다. 棕櫚의 花蕊는 咽喉를 刺戟하므로 함부로 服用치 말아야 한다.

❺ **棕櫚葉** (종려엽)〈現代實用中藥〉: 吐血, 疲勞倦怠, 虛弱을 치료한다. 中風豫防, 高血壓에 棕櫚葉(鮮者) 30g, 槐花 9g을 1日量으로 하여 끓는 물로 茶代用으로 常服한다.

❻ **棕櫚子** (종려자) 〈本草拾遺〉: 종려나무·왜종려나무의 成熟한 果實이다. 12月하순 果皮가 靑黑色이 되었을 때 採取해서 햇볕에 말린다.

〔成分〕 種子殼에 leucoanthocyanin 이 함유되어 있다.

〔性味〕 味는 苦하고 性은 平하다.

〔藥效 主治〕 收斂澁腸의 效能이 있다. 瀉痢, 腸風, 崩中帶下를 치료하며 養血을 한다. 9∼15 g 을 달여 服用한다.

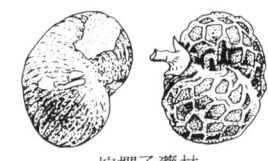
棕櫚子藥材

천 남 성 (天南星) 目 Arales

개구리밥 (浮萍草) 과 Lemnaceae

개구리밥 (머구리밥) 浮萍草 *Spirodela polyrrhiza* (L.) SCHLEID. (= *Lemna polyrrhiza* L.)
좀개구리밥 (푸른개구리밥) 靑萍 *Lemna paucicostata* HEGELM.

多年生 草本으로 水面에 뜨는 작은 풀로서 겨울에는 얼어 죽고 늦은 가을에 楕圓形의 겨울눈이 母體에서 떨어져 물밑에 가라앉아서 越冬하고 다음해 봄에 水面 위에 떠서 번식한다. 葉狀體는 납작하고 倒卵形 또는 楕圓形으로 길이 5∼6 mm 내외이고 끝이 둥글며 鋸齒가 없고 表面이 綠色이며 윤택하고 뒷면이 紫赤色을 띠고 3∼4개씩 모여서 수면에 뜨며 가운데서 다수의 가는 실뿌리가 늘어져 내리고 中心의 1줄 維管束을 통하여 끝에 根帽가 있다. 꽃은 엷은 綠色으로 미세하고 가장자리에 나며 구두주걱 모양의 苞는 두 갈래로 찢어졌고 苞 속의 2개의 수꽃과 1개의 암꽃이 모두 花被가 없다. 수술은 2개이고 子房은 1室이며 胞果는 병 모양이다. 開花期는 7∼8月이다. 논이나 연못의 물 위에 나며 全國에 分布한다. 【處方用名】 全草가 浮萍이다.

浮 萍 (부평) 〈唐本草〉 苹·水萍·水花·水蘇·小萍子·水蘚: 개구리밥·좀개구리밥의 全草로 6∼9月에 採取하여 햇볕에 乾燥한다.

〔性味 歸經〕 味는 辛하고 性은 寒하며 無毒하다. 肺, 小腸經으로 들어간다.

〔成分〕 浮萍草에는 醋酸칼륨 및 鹽化칼륨, 沃素, 臭素 등이 함유되어 있다. 靑萍에는 多量의 vitamin $B_1 \cdot B_2 \cdot C$ 등의 水溶性 vitamin이 함유되어 있다. Luteolin-7-β-d-glucoside, 8-hydroxyluteolin-8-β-glucopyranoside 등의 flavonoid 類와 沃素, 臭素 등의 물질이 함유되어 있다. 이들 多糖類는 d-apiose의 풍부한 源泉이다. 그 밖에 樹脂, 蠟質, sterol 類, 葉綠素, 糖蛋白質, 粘土質, tannin 등이 들어 있다.

〔藥理〕 **1. 心臟血管에 대한 作用**: 靑萍의 水浸液은 quinine에 의하여 쇠약해진 개구리 心臟에 대해서 强心作用이 있다. 칼슘이 증강된다. 大量投與하면 弛緩期에 心臟이 정지되며 血管이 수축되어 血壓을 上昇시킨다.

2. 解熱作用: 靑萍煎劑 및 浸劑 2 g/kg을 Typhus 混合 vacine에 의해 發熱시킨 토끼에 經口投與하면 미약한 解熱作用이 있다.

3. 其他 作用: 靑萍은 抗菌, 抗말라리아 實驗에서 함께 陰性이다. 모기의 幼蟲, 번데기에

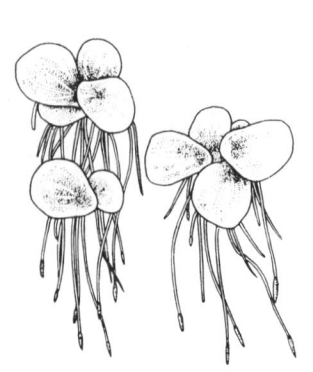
개구리밥 浮萍草
Spirodela polyrrhiza

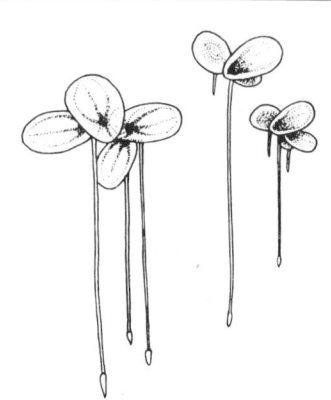
좀개구리밥 靑萍
Lemna paucicostata

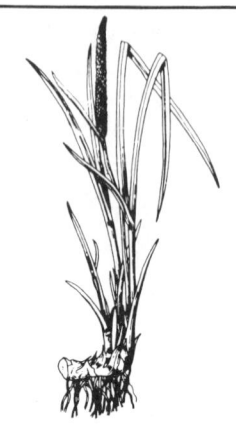
창 포 菖蒲
Acorus calamus var. *angustatus*

殺蟲作用이 보였다.

〔藥效 主治〕 發汗祛風, 利水, 淸熱, 解毒의 效能이 있다. 流行性 熱病, 發疹이 안 될 때, 風熱癮疹, 皮膚搔痒, 水腫, 癃閉, 瘡癬, 丹毒, 火傷 등을 치료한다.【用法 用量】3~6g(신선한 것은 15~30g)을 달여 服用한다. 또는 짓찧어 汁으로 服用하며, 丸劑, 散劑로 쓴다.

〔禁忌〕 血虛로 皮膚가 乾燥한 者, 氣虛風痛인 者는 忌한다.

천 남 성 (天南星) 과 Araceae

창　　포 菖蒲·白菖蒲 *Acorus calamus* L. var. *angustatus* BESS. (=*A. asiaticus* NAKAI)

多年生 草本으로 根莖은 비후하고 옆으로 뻗으며 마디가 많고 적갈색이며 群生하여 번식한다. 잎은 根生하여 곧게 섰고 좁은 線形이며 길이 50~80cm, 나비 1~5.5cm 내외이고 끝이 점점 뾰족하며 葉脈은 平行脈이다. 花莖은 편평하며 佛焰苞葉狀이며 매우 길고 잎의 길이와 비슷하다. 肉穗狀 花穗는 柱狀이고 無柄, 淡黃綠色이며 小花가 密生한다. 꽃은 兩性花이고 花被 6조각은 넓은 線狀 長方形이고 끝이 뭉툭하며 길이는 3mm이고 6개의 수술은 다소 길게 나왔으며 花絲는 白色이고 花蓋片과 같은 길이이다. 葯은 黃色이고 암술은 1개이며 子房은 圓狀 楕圓形이고 柱頭는 頭狀이다. 液果는 長楕圓形이며 赤色이고 꽃은 黃綠色으로 開花期는 6~7月이다. 연못이나 호수가에 나며 제주도 및 中·北部에 分布한다.【處方用名】根莖이 白菖이다.

白　菖 (백창)〈名醫別錄〉泥昌·水昌·水宿·莖蒲·水菖蒲·蘭蓀·泥菖蒲·蒲劍 : 창포의 根莖으로 年中 채취 가능하나 8~10월에 채취한 것이 良品이다. 수염뿌리를 제거하고 깨끗이 씻어 햇볕에 말린다.

〔性味 歸經〕 味는 苦辛하고 性은 溫하며 無毒하다. 肝, 肺, 腎, 胃經에 들어간다.

〔成分〕 根莖(乾燥品)에는 精油 3.58~7.80%, tannin 0.63~1.05%, vitamin C 25.19~36.91mg%, acorin $C_{36}H_{60}O_6$, 녹말, palmitin酸 등이 함유되어 있고 根(乾燥品)에는 精油 1.77~3.15%가, 葉(乾燥品)에는 精油 0.22~0.89%, vitamin C 407~628mg%, tannin 1.22~1.85%

가 함유되어 있으며 精油의 成分은 매우 복잡해서 eugenol, asarylaldehyde, asarone, shyobunone, epishyobunone, isoshyobunone, calamendiol, isocalamendiol, calacone, acorone, acoronene, acorenone, α-pinene, camphene, camphor, borneol, calamene, caryophyllene, elemene, curcumin, selinene, acolamone, isoacolamone 등이 함유되어 있다.

〔藥理〕 1. 鎭靜, 鎭痛, 抗痙攣作用: 根莖 및 根의 精油成分과 水抽出物은 Mouse의 自發運動을 低下시키며 前者는 pentobarbital 나트륨의 鎭靜 및 수면작용을 증강시키나 lysergic acid diethylamide(LSD_{25})나 dibenzyline 은 이에 拮抗한다. 또 reserpene 을 증강시키고 amphetamine 의 群居性 Mouse 에 대한 毒性을 低下시킨다. 또한 鎭痛作用도 있다. 根莖과 根의 alcohol 추출액도 유사작용이 있다.

2. 循環系統에 대한 영향: 정유, 물 또는 alcohol 의 추출액은 痲醉動物의 血壓을 降下시킨다. Asarone 과 β-asarone 도 中程度의 降壓作用이 있다. 고양이에서는 內臟 血管을 확장시키나 개구리의 後肢 血管을 수축시킨다. 水抽出物 및 asarone 및 β-asarone 은 心臟에 대해서 抑制作用이 있다.

3. 鎭痙作用: 정유와 asarone 은 摘出한 腸管, 子宮, 氣管支, 血管(토끼의 大動脈)에 대해서 弛緩作用이 있다. Acetylcholine 이나 histamine 등이 일으키는 경련에 拮抗한다. Papaverine 과 흡사해서 向筋性이나 어느 것이나 papaverine 보다 약하고 정유는 papaverine 의 10% 정도이고 asarone 은 精油보다 강하다.

4. 鎭咳祛痰作用: 精油는 SO_2(二酸化유황)로 Mouse 를 자극시켜 일으킨 咳嗽에 대해서 현저한 止咳作用이 있다.

5. 消化系統에 대한 作用: 根汁은 胃酸分泌를 증가시키며 특히 胃酸度가 低下된 경우는 效果가 있다. Acorin 은 味覺을 흥분시켜 反射的으로 胃液分泌를 증가시킨다.

6. 其他 作用: 精油, 水抽出液, alcohol 추출액 및 asarone 은 動物에 대해서 體溫降下作用이 있다. 정유는 神經筋接合部에 대한 영향은 없고 in vitro 에서 monoamine oxylase 의 活性을 억제한다. 또 포도球菌, 연쇄球菌 등의 많은 세균에 대해서 억제作用이 있다.

〔藥效 主治〕 化痰, 開竅, 健脾, 利濕의 效能이 있다. 癲癎, 驚悸健忘, 神志不淸, 濕滯에 의한 痞脹, 泄瀉痢疾, 류머티성 疼痛, 癰腫, 疥瘡 등을 치료한다.【用法 用量】3~6g 을 달여 服用한다. 또는 粉末하여 capsul 에 넣어서 服用한다. 〈外用〉煎湯으로 씻는다. 粉末을 撒布한다.

석 창 포 (석향포) 石菖蒲 Acorus gramineus SOLAND.

애기석창포 (바위석창포) A. gramineus SOLAND. var. pusillus ENGL.

多年生 草本으로 根莖은 肥厚하고 단단하며 옆으로 누워 있고 마디가 많으며 수염 뿌리가 많이 나왔고 향기가 강하고 群生하여 번식한다. 花莖은 잎사귀 모양이고 가늘고 길며 잎사귀보다 짧다. 잎은 뿌리에서 모여 났고 좁은 線形이며 끝이 날카롭고 거치가 없으며 길이 20~50 cm, 나비 4~6 mm 내외이며 엷은 綠色 혹은 白色의 줄이 있으며 질기고 활택하다. 꽃은 肉穗花序이

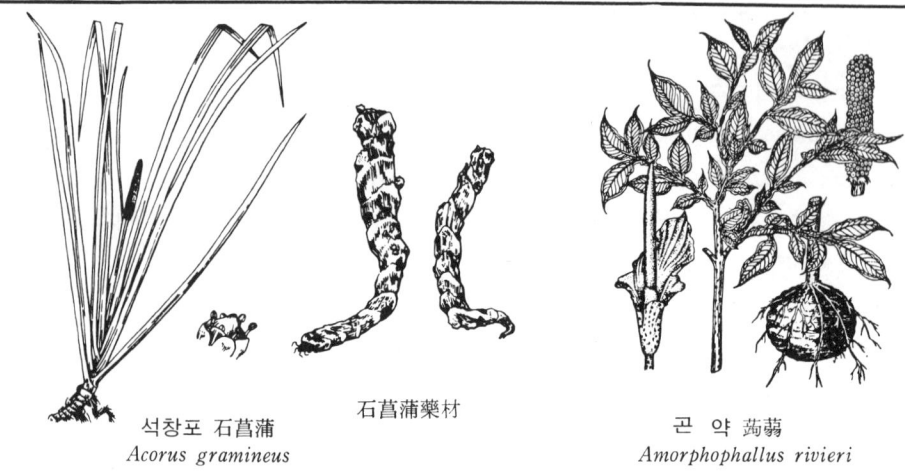

석창포 石菖蒲
Acorus gramineus

石菖蒲藥材

곤약 蒟蒻
Amorphophallus rivieri

고 頂生했으며 黃綠色의 잔꽃이 다수 穗軸에 밀착하였으며 상부의 葉狀苞는 끝이 날카롭고 花穗와 거의 길이가 같다. 花蓋는 6조각이고 짧으며 밖의 세 조각은 다소 납작한 三角形이고 안의 세 조각은 작고 다소 모가 지며 모두 끝이 둥글고 6개의 수술은 좁은 線形이다. 花蓋片보다 다소 길게 나왔으며 黃色의 葯은 2胞이고 子房은 卵形이며 花柱는 짧다. 蒴果는 卵圓形이고 綠色이며 하부의 숙존성의 꽃잎이 네 조각 있다. 開花期는 6~7月이다. 산골짜기 부근에 나며 제주도 및 南部(多島海 島嶼)에 分布한다. 【處方用名】① 根莖은 石菖蒲 ② 葉은 菖蒲葉 ③ 花는 石蒲菖花이다.

❶ **石菖蒲** (석창포)〈圖經本草〉昌本·菖蒲·昌陽·丸節菖蒲·水劍草·鮮菖蒲·苦菖蒲: 석창포·애기석창포의 根莖으로 가을에 採取하여 莖, 葉, 수염뿌리 등을 제거하고 깨끗이 씻어 10cm 전후로 잘라서 햇볕에 乾燥한다.

〔性味 歸經〕 味는 辛하고 性은 微溫하며 無毒하다. 心, 肝, 脾經에 들어간다.

〔成分〕 根莖과 葉에는 精油(0.11~0.42%)가 함유되어 있고 그 主成分은 β-asarone(*sis* 型) 63.2~81.2%, asarone(*trans*) 8.8~13.7%, 그 다음 caryophyllene, α-humulene, sekishone (1-allyl-2,4,5-trimethoxybenzene), *trans*-4-propenyl veratrole 등이다. 그 밖에 amino酸, 有機酸 및 糖類가 함유되어 있다.

〔藥理〕 1. 鎭靜作用: 精油의 LD_{50}의 1/6과 1/3의 量으로 Mouse의 自發活動을 低下시키고 ephedrine에 의한 中樞興奮作用을 약화시켜 Mouse의 攻擊行爲를 解除시킨다. 그 밖에 pento-barbital natrium의 마취시간을 현저하게 연장시킬 수 있다.

2. 消化器系統에의 영향: 消化液 分泌促進과 胃腸의 異常發酵를 억제하고 동시에 腸管平滑筋의 경련을 弛緩시킨다.

3. 其他 作用: 정유는 Mouse에 대하여 비교적 강한 降溫效果가 있다. 일부는 眞菌에 대하여 *in vitro*에서 억제作用이 있다.

〔藥效 主治〕 開竅, 豁痰, 理氣, 活血, 祛風, 祛濕의 效能이 있다. 癲癇, 痰厥, 熱病에 의한 昏睡, 健忘症, 氣閉耳聾, 心胸煩悶, 胃痛, 腹痛, 風寒濕痺, 化膿性腫瘍, 打撲傷 등을 치료

❷ **菖蒲葉**(창포엽)〈本草綱目〉: 석창포・애기석창포의 葉이다.

〔成分〕精油 0.25%가 함유되어 있고 그 主要成分은 β-asarone 73.4%, asarone 13.7%, caryophyllene 4.0%, α-humulene 2.0%, sekishone 등이다.

〔藥效 主治〕疥瘡, 大風瘡에 달인 물로 씻어 치료한다.

❸ **石菖蒲花**(석창포화)〈嶺南採藥錄〉: 석창포・애기석창포의 花이다. 調經, 行血의 效能이 있다. 1.5~3g을 달여서 服用한다.

곤 약 蒟蒻 *Amorphophallus rivieri* DURIEU. (=*A. konjac* K. KOCH)

多年生 草本으로 높이 0.5~2m에 達한다. 地下의 塊莖은 편평한 球形이고 매우 크다. 잎은 굵고 圓柱形이고 淡綠色이며 暗紫色의 斑紋이 있다. 掌狀 複葉인데 小葉은 또 羽狀으로 가장자리가 찢어졌고 軸部에 불규칙한 날개가 있다. 小裂片은 披針形으로 끝은 뾰족하고 葉脈은 網目狀이다. 꽃은 單性인데 잎보다 먼저 나온다. 肉穗花序는 圓柱形이고 연한 黃白色이다. 보통 佛焰苞에 밖으로 뻗는데 下部는 赤紫色의 작은 雌花가 많이 있고 上部는 褐色의 아주 작은 雄花로 이루어져 있다. 子房은 球形이고 花柱는 비교적 짧다. 液果는 球形 혹은 편평한 球形이며 成熟하면 黃赤色이 된다. 開花期는 여름이며 越南原産으로 南部地方 절 근처에서 볼 수 있다.

蒟 蒻(구약)〈開寶本草〉蒻頭・白蒟蒻・鬼芋・鬼頭・磨芋: 곤약의 塊根으로 늦은 가을에 採取한다.

〔**性味**〕味는 辛하고 性은 溫하며 有毒하다.
〔**成分**〕Glucomannan이 함유되어 있다.
〔**藥理**〕溫浸液은 末梢血管 擴張作用, 降壓作用, 摘出한 腸管에 興奮作用이 있고 어느 것이나 atropine 아니면 抗히스타민劑와의 拮抗作用이 있다.
〔**藥效 主治**〕化痰, 散積, 行瘀, 消腫의 效能이 있다. 痰嗽, 積滯, 瘧疾, 無月經, 打撲傷, 癰腫, 疔瘡, 丹毒, 火傷 등을 치료한다. 【用法 用量】9~15g을 2時間 달여서 煎液을 服用한다. 〈外用〉酸으로 갈아서 塗布한다. 또는 삶아서 짓찧어 塗布한다.

천 남 성 天南星 *Arisaema amurense* MAX. var. *serratum* NAKAI (=*A. japonicum* BL.)
　　　　　점박이천남성　*A. peninsulae* NAKAI　　두루미천남성　*A. heterophyllum* BL.
　　　　　　　　섬천남성　*A. negishii* MAKINO (=*A. takesimense* NAKAI)
　　　　　큰천남성　*A. ringens* SCHOTT　　넓은잎천남성　*A. robustum* NAKAI

多年生 草本으로 塊莖은 편평한 球形이며 外皮는 黃褐色이고 上頸部에서 수염뿌리가 돋아나며 僞莖은 거칠며 크고 圓柱形이며 곧게 섰고 높이는 약 50cm이며 綠色에 紫色의 斑點이 있다. 잎은 大小 두 조각으로서 葉柄이 길고 잎에는 새발 모양으로 5~11 갈래로 全裂하였으며 裂片은 長楕圓形 또는 披針形이며 양끝이 뾰족하고 鋸齒가 없거나 간혹 있으며 가운데 裂片은 다른 것

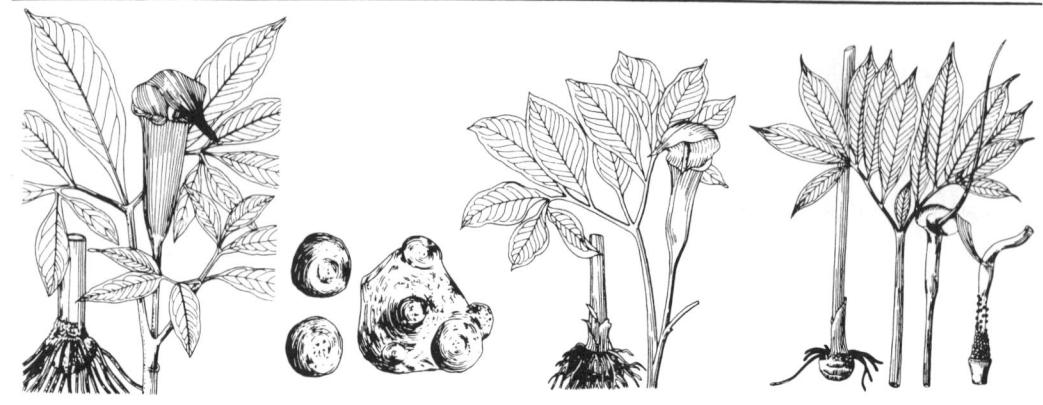

천남성 天南星　　　　　天南星藥材　　　점박이천남성　　　　두루미천남성
Arisaema amurense var. *serratum*　　　　　　　　　*Arisaema peninsulae*　　*Arisaema heterophyllum*

보다 다소 대형 또는 同形이다. 꽃은 雌雄二家로서 肉穗花序이고 頂生헀으며 佛焰苞의 筒部는 깔때기 모양이고 綠色에 흰 선이 있고 길이는 5～8cm이며 口緣은 편평하고 面部는 長楕圓形이며 끝이 날카롭고 綠色이며 筒部보다 다소 길며 끝은 활 모양으로 말렸고 雄株의 肉穗軸에는 下部에 花被가 없고 紫色의 葯에 작은 수꽃이 달렸으며 雌株는 다수의 綠色 子房의 암꽃이 밀착하였으며 肉穗花의 연장부는 棍棒形이고 苞筒보다 다소 길게 나왔다. 漿果는 穗軸面에 밀착, 적색으로 익는다. 開花期는 5～6月이다. 山地의 나무그늘 밑에 나며 全國에 分布한다.【處方用名】塊根이 天南星이다.

天南星 (천남성)〈本草綱目拾遺〉虎掌·半夏精·南星·虎膏·蛇芋 : 천남성 및 同屬 近緣植物의 塊根이다. 가을, 겨울 2回에 걸쳐서 캐내 잔 가지, 鬚根 및 外皮를 제거해서 햇볕에 말린다. 또 햇볕에 반쯤 말려서 硫黃으로 燻蒸하여 하얗게 되면 잘 마르고 또 明礬水에 담갔다가 말리면 外皮가 잘 벗겨진다.【修治】《天南星》雜物을 제거하고 깨끗하게 씻어서 햇볕에 말린다.《製南星》깨끗하게 精選한 天南星을 冷水에 담가 햇볕이 들지 않게 하고 1日 2～3회씩 물을 갈아준다. 水浸日數는 產地, 質 및 크기에 따라서 적당히 정한다. 흰 거품이 나오면 天南星 50kg에 대하여 明礬 100g을 加하여 1개월 정도 담갔다가 맛을 보아 아린 맛이 없어질 때까지 물을 갈아 준다. 아린 맛이 완전히 없어졌을 때 꺼내 生薑片과 明礬粉을 층층으로 넣고 물이 잠길 정도로 부어 약 3～4週 後에 內部에 흰 心이 없어질 때까지 쪄서 바람이 잘 通하는 곳에서 薑片을 제거하고 乾燥한다(天南星 50kg : 生薑 12.5kg : 白礬 6.25～12.5kg을 쓴다).

〔性味 歸經〕 味는 苦辛하고 性은 溫하며 有毒하다. 肺, 肝, 脾經으로 들어간다.

〔成分〕 塊莖에는 triterpenoid saponins, 安息香酸, 녹말, amino酸 등이 함유되어 있다.

〔藥理〕 1. 抗痙攣作用 : 집토끼에 煎劑를 腹腔內注射(1.2g/kg)하면 電氣쇼크에 의한 痙攣閾値를 높일 수 있다. Mouse에 3g/kg의 水浸劑을 腹腔注射하면 strychnine에 의한 痙攣率과 死亡率이 현저하게 저하된다. strychnine에 의한 痙攣에 有效하다는 것은 本品이 破傷風의 治療에 사용될 수 있음을 의미하며 cardiazol에 의하여 痙攣에 有效한 것은 癲癇發作의 治療에 사용할 수 있음을 나타낸다. 破傷風의 exotoxin를 Mouse에 筋肉注射시켜 發病시킨 실험적 破

덩어리로 되고 正常細胞構造를 상실하였다. 또 Mouse의 實驗的 腫瘍에서 Sarcoma 180, HCA 傷風에 같은 날 流動엑스 0.32~0.8g生藥/마리/日을 皮下注射하니까 動物의 死亡을 늦추는 效果가 있었다.

2. 鎭靜과 止痛作用: 煎劑를 집토기에 腹腔注射하면 安靜狀態가 되고 Rat에 6~9g/kg 分의 煎劑를 注射하면 安靜不動, 軟弱無力狀態가 되며 가지고 있던 攻擊態勢가 없어진다. Mouse 에 3g/kg 分을 注射하니까 현저하게 pentobarbital natrium에 의해 睡眠時間을 연장되었다. Mouse에 煎劑를 腹腔注射하면 뚜렷한 止痛作用(熱板法)이 있다.

3. 祛痰作用: 집토끼에 1g/kg의 煎劑를 經口投與하였더니 현저하게 呼吸器道의 粘液分泌 가 증가하였다. 이것으로 祛痰作用이 있음을 알 수 있다.

4. 抗腫瘍作用: 新鮮한 천남성의 水抽出液을 濃縮시켜 alcohol을 가해서 沈澱시켜 上澄液으 로 in vitro 실험에서 1:8~1:32의 濃度일 때 HeLa 細胞 抑制作用이 있고, 細胞는 凝縮되어 (肝臟癌) 實體型, U_{14}(扁平上皮型子宮頸癌 Mouse에 移植시킨 것)가 함유된 것에 매일 水抽出 液을 0.1ml(新鮮한 천남성 1g)/匹을 筋肉注射하니까 뚜렷하게 抗腫瘍作用이 있었다.

〔毒性〕 천남성의 根莖을 生食하면 강렬한 刺戟作用이 있고 口腔粘膜이 헐고 심할 경우에는 부분적으로 壞死脫落된다. 목이 마르고 灼熱感이 있고 舌體가 붓고 입술에 浮腫이 생기며 침 이 많이 나오며 혓바닥이 마비되고 味覺을 상실하며 목이 쉬고 입을 벌리기가 困難하게 된다. Mouse에 水浸液을 腹腔注射할 경우의 LD_{50}은 13.5g/kg이다.

〔藥效 主治〕 燥濕, 化痰, 祛風, 定驚, 消腫, 散結의 效能이 있다. 中風痰涎(中風으로 痰이 가득 참), 口眼喎斜(顔面神經麻痺), 半身不遂, 癲癎, 痙攣, 破傷風, 風痰眩暈, 喉痺, 瘰癧, 癰 腫, 打撲骨折, 蛇·毒蟲咬傷 등을 치료한다. 【用法 用量】2.5~4.5g을 달여 服用한다. 丸劑나 散劑로 하여 服用한다. 〈外用〉가루 내어 撒布하거나 調合하여 塗布한다.

〔配合 禁忌〕 陰虛燥痰者 및 姙婦에는 忌한다. 蜀漆은 相使이고 莽草는 相惡이며 附子·乾 薑·生薑은 相畏이다.

토　　란 野芋 Colocasia antiquorum SCHOTT et ENDL.

多年生 草本으로 塊莖은 球狀이며 위에 褐色의 纖毛가 있다. 잎은 밑부분에서 나며 多肉質이 고 柄이 길다. 葉身은 크고 두텁고 盾狀 卵形이며 길이 50cm에 달하고 끝은 비교적 뾰족하며 밑부분은 耳形이고 가장자리는 밋밋하면서 波狀을 이룬다. 꽃은 單生하고 黃白色이며 肉穗狀花 序를 이루고 암꽃은 밑에 붙으며 外側에 佛焰苞가 있다. 液果는 橙紅色이며 속에 딱딱한 種子 가 2개 들어 있다. 開花期는 여름철이며 숲의 그늘, 溪谷에 난다. 【處方用名】① 根莖은 野芋 ② 葉은 野芋葉이다.

❶ 野　芋 (야우)〈神農本草經〉老芋·野芋芳·野芋頭: 野芋의 根莖으로 여름, 가을에 採取 하여 햇볕에 乾燥한다.

〔性味〕 味는 辛하고 性은 寒하며 有毒하다.

〔成分〕 野芋에서 抽出한 粘性物質의 成分은 水分 약 16%, 粗灰分 약 4%, 粗알부민 약 51

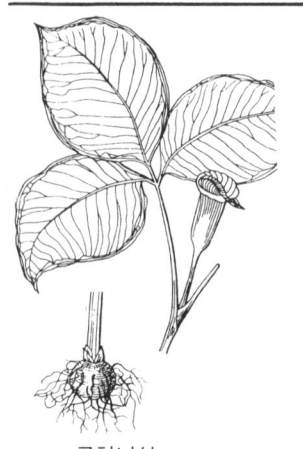
큰천남성
Arisaema ringens

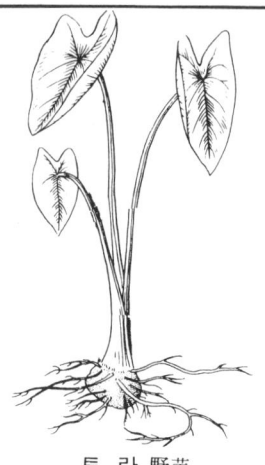
토 란 野芋
Colocasia antiquorum

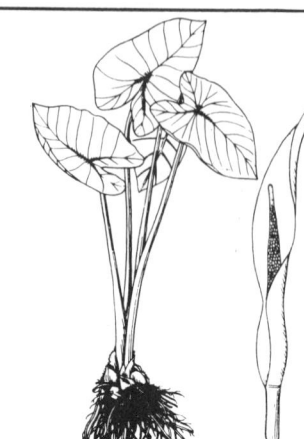
토란芋 *Colocasia antiquorum*
var. *esculenta*

%, 糖 약 16%이다. 粘性物質을 구성하는 糖에는 galacturonic acid, galactosamine, glucosamine, 포도糖, galactose, arabinose, 果糖이 있다. 粘性物質을 구성하는 amino 酸에는 leucine, isoleucine, phenylalanine, tyrosine, threonine, alanine, arginine, histidine, ricin, glutamic acid, asparagic acid, glycine, serine, proline, tryptophane 등이 있다.

〔藥效 主治〕 乳癰, 腫毒, 痲風, 疥癬, 打撲傷을 치료한다. 【用法 用量】 짓찧어서 塗布하거나 汁을 내어 바른다. 外用으로 쓰이며 內服은 절대로 忌한다.

❷ 野芋葉 (야우엽) 〈本草綱目〉: 味는 辛하고 性은 寒하며 有毒하다. 疔瘡, 無名腫毒을 치료한다. 짓찧어서 塗布한다.

토 란 芋 *Colocasia antiquorum* var. *esculenta* ENDL.

多年生 草本으로 地下에 卵形 또는 長楕圓形의 塊莖이 있다. 褐色이고 겉은 纖維狀의 毛로 덮여 있고 옆에 작은 塊莖이 달린다. 잎은 根生인데 보통 4~5개가 한곳에 모여서 나온다. 葉身은 幅이 넓고 肉質은 두껍고 길이 30~50cm 로서 卵狀 廣楕圓形이며 가장자리는 밋밋하면서 약간 波狀이고 잎의 끝은 뾰족하고 밑부분은 耳形인데 둥글다. 잎의 앞면은 綠色으로 미끌미끌하고 물을 튀기는 성질이 있다. 葉柄은 길고 肉質이 두껍고 綠色 또는 淡綠紫色이고 밑부분은 鞘狀으로 되었다. 花莖이 葉鞘基部에서 나와서 肉穗花序가 하나씩 붙어서 차례로 핀다. 오랜 세월을 거친 栽培로 開花習性이 없어져 가고 있는 종류의 하나다. 印度原産으로 中, 南部 地方에서 栽培한다. 【處方用名】 ① 塊根이 芋頭 ② 葉은 芋葉 ③ 葉柄은 芋梗 ④ 花는 芋頭花이다.

❶ 芋 頭 (우두) 〈本草衍義〉 土芝・芋魁: 토란의 塊根이다. 8~9月 캐내어 수염뿌리, 地上部分을 제거하고 깨끗이 씻어 햇볕에 말린다. 中央에 달린 母根(根塊)을 芋頭라 하고 옆에 달린 작은 塊根을 芋子라고 한다.

〔性味 歸經〕 味는 甘 辛하고 性은 平하다. 腸, 胃經으로 들어간다.

〔成分〕 塊莖에는 蛋白質 1.75%, 澱粉 69.6~73.7%, 無機成分 1.17~1.68%, 脂肪類 0.47

~0.68%, calcium 0.059~0.169%, 燐 0.113~0.274%, 鐵 0.0042~0.0050%가 含有되어 있다. vitamin C와 A의 含有量은 적지만 vitamin $B_1 \cdot B_2$는 比較的 많이 들어 있다.
〔藥效 主治〕 消癰, 散結의 效能이 있다. 瘰癧, 腫毒, 腹中癖塊, 牛皮癬, 火傷을 치료한다.
【用法 用量】30~120g을 달여 服用한다. 또 丸劑, 散劑로 하여 服用한다. 〈外用〉 짓찧어서 붙이거나 煎液으로 씻는다.
〔禁忌〕 生食은 有毒하다. 多食하면 氣滯하고 脾에 손상을 입는다.

❷ 芋 葉 (우엽)〈日華子諸家本草〉: 토란의 葉이다. 味는 辛하고 性은 凉하다. 水樣性 下痢, 自汗, 盜汗, 癰疽腫毒을 치료한다. 〈內服〉 달여 服用한다. 〈外用〉 짓찧어서 患部에 붙인다.

❸ 芋 梗 (우경)〈本草衍義〉: 토란의 葉柄이다. 下痢, 腫毒을 치료한다. 달여서 服用하거나 짓찧어서 患部에 붙인다.

❹ 芋頭花 (우두화)〈生草藥性備要〉: 토란의 花이다. 味는 辛하고 性은 平하며 有毒하다. 胃痛, 吐血, 子宮脫出症, 痔瘡, 脫肛을 치료한다. 15~30g을 달여 服用한다. 粉末을 患部에 塗布한다.

반 하 (끼무릇) 半夏 *Pinellia ternata* (THUNB.) BREIT. (= *Arum ternatum* THUNB.)

多年生 草本으로 塊莖은 球形이며 1~2cm이다. 잎은 球莖에서 나온다. 葉柄은 길이 6~23cm, 葉柄 下部의 안쪽에 白色의 珠牙가 1개 생긴다. 一年生의 잎은 單葉이고 卵狀 心臟形이고 2~3年生의 잎은 3小葉으로 楕圓形 또는 披針形이며 中間葉은 크고 兩側葉은 작다. 잎의 끝은 뾰족하고 基部는 楔形이며 가장자리는 밋밋하고 兩面이 반들반들하다. 肉穗花序는 頂生하고 單性이며 花被는 雌雄一家로서 雄花는 花序의 上部에 붙어나고 白色이며 수술은 밀집하여 圓筒形이 된다. 雌花는 雄花의 아래 5~8mm쯤 떨어져서 붙고 花序에서 연장되어 뻗어서 쥐꼬리같이 났다. 液果는 卵狀 楕圓形이며 綠色이다. 開花期는 6~7月이다. 田野地에서 나며 全國에 分布한다. 【處方用名】塊莖이 半夏이다.

半 夏 (반하)〈神農本草經〉地文·水玉·守田·示姑·羊眼半夏·和姑·蝎子草: 반하의 塊莖이다. 7~8月에 採集하여 깨끗이 씻어 外皮를 벗기고 햇볕에 말리거나 焙乾한다. 【修治】《生半夏》雜物을 제거하고 작은 부스러기는 체로 쳐서 가려낸다. 《法半夏》깨끗이 손질한 半夏를 햇볕을 피하여 冷水에 담근다. 水浸 日數는 産地, 品質, 氣候에 따라서 조정한다. 10日쯤 담가서 흰 거품이 나오면 半夏 50kg에 白礬 100g을 加하여 매일 물을 갈아준다. 아린 맛이 안 날 정도가 되면 건져내 햇볕에 조금 말린다. 별도로 甘草의 煎液을 만들어 여기에 石灰의 塊를 넣고 다시 물을 넣고 섞는다. 石灰의 찌꺼기를 제거하고 여기에 半夏를 넣어서 매일 휘저어 混合하여 中心部의 白色이 없어지고 고루 스며들어 黃色으로 되면 꺼내 그늘에서 말린다. 半夏 1000g: 白礬 20g: 甘草 160g: 石灰塊 200g의 비율로 한다. 《薑半夏》精選된 半夏를 위의 方法으로 處理한 다음에 白礬, 生薑片을 加하여 液이 충분히 스며들도록 쪄서 그늘에서 말린다. 半夏 1000g에 生薑 250g, 白礬 13g의 비율로 한다. 《淸半夏》精選된 半夏를 위의 方法에 따라 處理한 다음 白礬水를 加하여 쪄내어 通風이 잘 되는 곳에서 乾燥한다.

〔**性味 歸經**〕 味는 辛하고 性은 溫하며 有毒하다. 脾, 胃經으로 들어간다.

〔**成分**〕 塊根에는 精油, 少量의 脂肪(그 脂肪酸은 약 34％가 固體酸, 66％가 液體酸), 澱粉, nicotine, 粘液質, asparagin酸, glutamine酸, arginine, β-amino 酪酸 등의 amino酸, β-sitosterol, choline, β-sitosterol-β-d-glucoside, 3,4-dihydroxybenzaldehyde 등이 함유되어 있다 한다. 또 藥理作用은 coniine, nicotine에 흡사한 alkaloid로서 protoanemonin에 類似한 皮膚刺戟物質이 함유되어 있다. 幼芽에는 homogentidin酸과 그 配糖體가 함유되어 있다.

〔**藥理**〕 1. 鎭咳·祛痰作用 : 本品은 咳嗽中樞를 鎭靜시킬 수 있어 氣管支의 痙攣을 멎게 한다. 또 氣管支의 分泌物을 감소시켜 鎭咳祛痰作用을 가지며 함유된 saponin도 祛痰과 관계한다. 1％의 沃素溶液을 고양이의 오른쪽 肋膜腔에 注射해서 일으킨 咳嗽에 生藥 0.6g/kg 의 煎劑를 內服시키니까 뚜렷한 鎭咳作用이 있었다. 그러나 codeine 1mg/kg를 內服시킨 때와 비교하면 약하다. 藥效는 5시간 이상 지속되고 0.5～1g/kg 의 靜脈注射도 뚜렷한 止咳作用이 있었다.

2. 鎭吐作用 : Digitalis tincture를 비둘기에 靜脈注射하는 催吐法을 썼다. 製半夏丸, 製半夏 또 生半夏流動엑스, 薑半夏, 白礬半夏의 縣濁液, 薑半夏 또는 生半夏 煎劑를 3g/kg 每日 2～3回 2日 연속 內服시키니까 어느 것이나 鎭吐效果가 있었다.

3. 解毒作用 : 半夏에 함유된 gluguron 酸誘導體에는 현저한 解毒作用이 있고 strychine에 의한 Mouse의 LD_{50}을 上昇시켜 acetyl choline에 대해서도 解毒作用이 있다.

〔**毒性**〕 毒性成分은 물에 녹기 힘들며 薑汁과 高溫(100°C 로 3시간 加熱)에 破壞되지 않는다. 다만 明礬에 의해서 그 毒性을 解消할 수 있으므로 半夏를 炮製하는 과정에 꼭 明礬을 加한다.

〔**藥效 主治**〕 燥濕, 化痰, 鎭嘔, 止吐, 鎭咳, 鎭靜, 消痞, 散結의 效能이 있다. 胃部停水, 惡心嘔吐, 心痛, 反胃, 咳喘痰多, 濕痰冷飮嘔吐, 胸膈脹滿, 痰厥頭痛(痰濁逆上에 의한 頭痛), 頭暈不眠을 치료하며 外用으로는 癰腫을 消한다.【用法 用量】6～12g을 달여 服用한다. 또는 丸劑로 하여 使用한다. 〈外用〉 가루 내어 調布한다.

〔**配合 禁忌**〕 一切의 血證(諸出血症) 및 陰虛燥咳(虛弱, 乾咳), 津液損傷하여 口渴이 있는 者는 忌한다. 射干·柴胡는 相使이고 皂莢을 相惡이다. 雄黃·生薑·乾薑·秦皮·龜甲은 相畏이다. 烏頭는 相反이다. 羊血·海藻·飴糖을 忌한다.

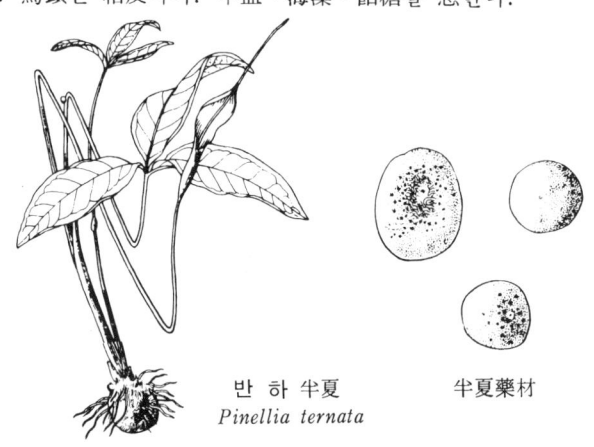

반하半夏　　　　半夏藥材
Pinellia ternata

雙子葉植物綱 Dicotyledoneae

離瓣花亞綱 Archichlamydeae

가래나무(胡桃)目 Juglandales

가래나무(胡桃)과 Juglandaceae

가래나무 楸子木 *Juglans mandshurica* MAXIM.

왕가래나무 *J. mandshurica* var. *sieboldiana* MAKINO

落葉喬木으로 높이 20m에 달하며 樹皮는 暗灰色이며, 가지에는 굵고 부드러운 腺毛가 있다. 奇數羽狀 複葉이 互生하며 小葉은 9~17개, 長楕圓形이고 길이 5~15 cm 넓이 2~6 cm 로서 끝이 뾰족하고 잔 톱니가 있고 잎의 윗면에는 털이 없으나 아래의 葉脈 위에는 褐色의 柔毛가 빽빽히 나 있다. 꽃은 單性 雌雄同株이다. 雄花穗는 길이 10~20 cm, 수술은 12~14개이고 雌花穗에 4~10개의 꽃이 달린다. 花被는 4 片으로 子房外壁에 密着하고 子房은 下位 보통 4~7 개의 果實이 맺는다. 果는 球形, 核은 卵形이며 8개의 稜線이 있다. 開花期는 4月, 結實期는 9月이다. 산기슭 및 산골짜기의 비교적 습한 곳에 나며 中, 北部에 分布한다. 【處方用名】① 未熟果 또는 果皮를 核桃楸果 ② 枝皮 또는 幹皮는 核桃楸皮이다.

❶ **核桃楸果** (핵도추과)〈東北藥植志〉: 가래나무·왕가래나무의 未成熟 果實 또는 果皮이다.

〔成分〕 果仁은 油脂 40~50%, 蛋白質 15~20%, 糖 1~1.5%, vitamin C 등을 함유한다.

〔藥理〕 葉의 煎劑는 體內 糖同化를 가속시켜 血糖을 떨어뜨린다.

〔藥效 主治〕 果皮를 술에 담가 服用하면 胃炎 및 腹痛을 치료한다. 胃炎, 胃·十二指腸潰瘍 등의 痙攣性 腹痛의 치료에 未熟한 果實 300 g 을 짓찧어 燒酒 50 kg 에 2~3 時間 담가 찌꺼기를 짜 버리고 여과하여 成人은 每回 10~15 ml 를 服用한다.

❷ **核桃楸皮** (핵도추피)〈中藥志〉: 가래나무·왕가래나무의 枝皮 또는 幹皮이다. 봄과 가을에 벗겨서 햇볕에 乾燥한다.

〔性味 歸經〕 味는 苦하고 性은 寒하다. 肺, 肝, 大腸經에 들어간다.

〔成分〕 樹皮, 葉, 外果皮에는 配糖體類 및 大量의 tannin 등이 함유되어 있고, 葉에는 tannin 6.25~9.35%가 함유되어 있다.

〔藥效 主治〕 清熱, 解毒, 止痢, 明目의 效能이 있다. 下痢, 白帶下, 赤目을 치료한다. 【用法 用量】4~9 g 을 달여 服用한다. 〈外用〉煎液으로 눈을 씻는다.

호두나무 胡桃 *Juglans sinensis* DODE (=*J. regia* L.)

落葉喬木으로 높이는 20 m 에 달한다. 樹冠이 퍼져 있고 가지는 성글며 樹皮는 灰白色이다.

가래나무(胡桃)과 Juglandaceae

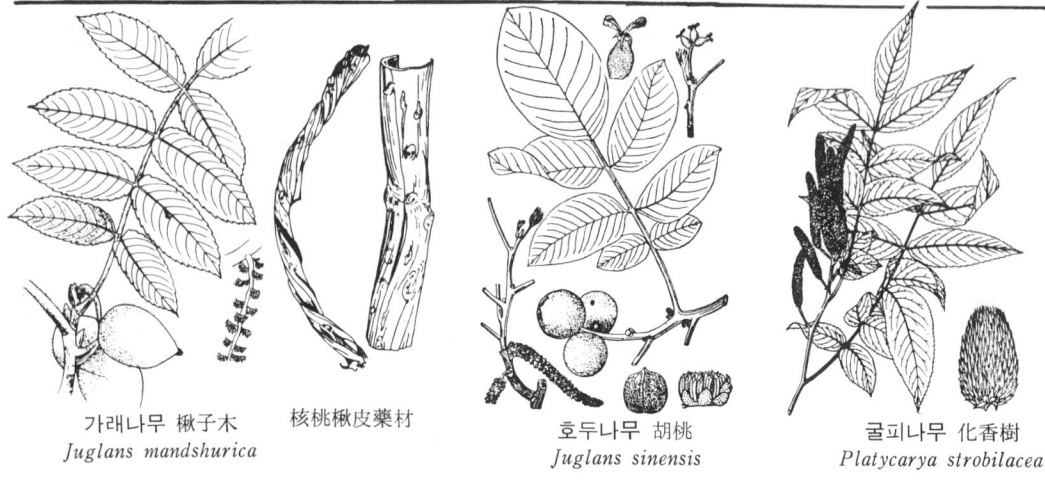

가래나무 楸子木
Juglans mandshurica

核桃楸皮藥材

호두나무 胡桃
Juglans sinensis

굴피나무 化香樹
Platycarya strobilacea

잎은 奇數羽狀 複葉이고 小葉은 5~7개 長楕圓狀 卵形 또는 楕圓形이고 밑은 뭉툭하고 끝은 날카롭고 가장자리는 밋밋하나 어린 잎에는 작은 톱니가 있다. 윗면에는 털이 없고 뒷면에는 어릴 때는 脈腋間에 털이 나 있다. 꽃은 單性 雌雄同株이고 雄花穗는 聚狀花序로 腋生하고 수술은 6~30개이며, 雌花穗는 2~3개로 구성된다. 열매는 둥글고 털이 없고 核은 둥글고 연한 褐色倒卵形으로서 縫線에 따라서 주름살과 오목하게 들어간 곳이 있고 內果皮는 단단하고 核 內部는 4室이다. 開花期는 5月, 結實期는 10月이며 비교적 따뜻하고 습기가 있는 肥沃한 곳에 잘 자란다. 全國 各地에 栽植한다. 【處方用名】① 種仁은 胡桃仁 ② 根 및 根皮는 胡桃根 ③ 樹皮는 胡桃樹皮 ④ 枝는 胡桃枝 ⑤ 葉은 胡桃葉 ⑥ 成熟한 果實의 外皮는 胡桃靑皮 ⑦ 꽃은 胡桃花 ⑧ 成熟한 內果皮는 胡桃殼 ⑨ 果實 種子의 木質隔膜은 分心木 ⑩ 胚의 脂肪油는 胡桃油이다.

❶ **胡桃仁**(호도인)〈本草綱目〉: 호두나무의 種仁이다. 9月초에 果實이 成熟하였을 때 채취, 果實의 外皮는 물에 담가 썩혀서 核을 빼내 햇볕에 말린다. 脂肪성분이 산패되기 쉽고 蟲害를 받기 쉬우므로 5月초에 冷室內에 貯藏한다.

〔成分〕 脂肪油 40~50%가 함유되어 있다(中國產). 主成分은 linol酸 glyceride로 少量의 linolen酸 glyceride가 混在되어 있다. 또 蛋白質 15.4%, 炭水化物 10%, 칼슘 0.119%, 燐 0.362%, 鐵 0.035%, 카로틴 0.17 mg%, vitamin B_2 0.11 mg%, 그리고 成熟된 果實은 cellulose와 pentosan을, 未熟果實에는 citrulline, juglone, vitamin C가 함유되어 있다.

〔藥理〕 胡桃油가 함유된 脂肪食을 개에게 먹인 결과 體重이 증가되고 血淸 albumine이 증가 되었으나 血中 cholesterol 値의 上昇은 비교적 완만하였으며 泌尿器系의 結石에 有効하였다.

〔性味 歸經〕 味는 甘하고 性은 溫하다. 腎, 肺經에 들어간다.

〔藥效 主治〕 滋養, 強壯, 鎭咳에 常用하며 補腎固精, 溫肺, 鎭喘, 潤腸의 效能이 있다. 腎虛喘嗽, 腰痛脚弱, 陽痿, 遺精, 小便頻數(頻尿), 石淋, 大便燥結을 치료한다. 【用法 用量】9~15g을 달여 服用하거나 또는 丸劑, 散劑로 服用한다. 〈外用〉짓찧어서 환부에 바른다.

〔禁忌〕 痰火積熱者 또는 陰虛火旺者는 服用을 忌한다.

❷ 胡桃根 (호도근)〈重慶草藥〉: 호두나무의 根 또는 根皮이다. 9~10月에 採取한다.

〔性味〕 味는 苦澁하고 性은 有毒하다.

〔成分〕 根皮(韓國産)〈서울大學校 藥大 生藥學敎室〉 實驗結果에 의하면 sitosterol, vanillin, 4.8-dihydroxytetralone(juglone 생합성의 중간체로 본다)을 분리 확인했다. 服用해도 無毒하며 Mouse의 炭疽菌에 대한 感染을 막을 수 있다.

〔藥理〕 根皮에서 얻은 製劑는 緩下劑로 使用하는데 大黃하고 비슷하나 效果는 좀 떨어진다. 慢性便秘에 쓸 수 있다.

〔藥效 主治〕 殺蟲, 攻毒의 效能이 있다. 老人의 齒痛을 다스리고 補氣의 效能이 있다.【用法 用量】15~30g을 달여 服用한다.〈外用〉煎液으로 씻는다.

❸ 胡桃樹皮 (호도수피)〈開寶本草〉: 호두나무의 樹皮이다.

〔性味〕 味는 苦澁하고 性은 有毒하다.

〔成分〕 β-Sitosterol, betulin, pyrogallol tannin 과 少量의 配糖體, 無機鹽 calcium, magnesium, kalium, natrium, 鐵, 燐이 함유되어 있다.

〔藥效 主治〕 殺蟲하며 水樣性下痢, 腎囊風(陰囊의 皮膚炎), 癩結節, 全身搔痒을 치료한다.【用法 用量】달여 服用한다.〈外用〉① 腎囊風의 치료 : 胡桃樹皮 300g・蔴柳葉 300g의 煎液에 소금을 조금 加하여 患部를 씻는다. ② 癩結節의 치료 : 胡桃樹皮 30g・輕粉 9g을 함께 갈아 粉末로 만들어 香油로 개어 바른다. ③ 全身搔痒의 치료 : 胡桃樹를 달인 물로 씻는다.

❹ 胡桃枝 (호도지)〈貴州草藥〉: 호두나무의 햇가지이다.

〔性味〕 味는 甘하고 性은 溫하다.

〔藥效 主治〕 瘰癧, 疥瘡을 치료한다.【用法 用量】15~30g을 달여 服用하거나 또는 鷄卵과 같이 삶아 먹는다.〈外用〉煎液으로 患部를 씻는다.【處方例】子宮頸癌의 治療 : 胡桃의 햇가지 30cm, 계란 4개를 같이 삶아 계란이 익으면 껍질을 벗겨내고 다시 4時間쯤 삶아서 1日 2回, 1回 2개씩 계속해서 먹는다. 이 處方은 各種 癌의 치료에 試用하여도 좋다.

❺ 胡桃葉 (호도엽)〈貴州草藥〉:〔性味〕味는 甘하고 性은 溫하다.

〔成分〕 葉은 沒食子酸, 縮合沒食子酸, elaidic acid, α-pinene, β-pinene, limonene, 1.8-cineol, juglone, α-hydroxyjuglone-glycoside, β-carotene(30mg%), juglanin(kaempferol-3-arabinoside), quercetin-3-arabinoside, hyperin 및 강한 抗炎症作用이 있는 polyphenol 複合物과 serotonin(17~34mg%)이 함유되어 있다.

〔藥理〕 葉(水抽出物)은 炭疽菌, Diphtheria菌에 대해서 강력한 殺菌作用을 갖고 Cholera菌, 枯草菌, 肺炎球菌, 連鎖球菌, 黃色포도球菌, 大腸菌, 腸Typhus菌, 赤痢菌에 대해서 약한 殺菌作用을 갖는다.

〔藥效 主治〕 殺蟲, 解毒의 效能이 있다. 白帶, 疥癬, 下肢象皮病을 치료한다.【處方例】白帶過多 : ① 胡桃樹葉 10개에 계란 2개를 넣어 달여서 服用한다. ② 白果葉(은행나무잎)의 煎液으로 김을 쐬면서 씻는다.

❻ **胡桃靑皮**(호도청피)〈開實本草〉: 호두나무열매의 未熟한 外果皮이며 未成熟한 果實을 가을에 따서 外皮가 갈라질 때까지 햇볕에 말려 外皮만 모아서 다시 햇볕에 말린다.

〔性味〕 味는 苦澁하고 性은 平하다.

〔成分〕 α·β-dihydrojugron 을 함유하고 있다.

〔藥效 主治〕 胃痛, 腹痛, 水樣性下痢, 癰腫毒을 다스리며 魚鱗癬, 禿瘡, 荷葉癬 등의 症狀을 치료한다.【用法 用量】90~150 g 을 달이거나 粉末하여 服用한다.〈外用〉塗布하거나 煎液으로 씻는다.

❼ **胡桃花**(호도화)〈重慶草藥〉: 술(酒)에 담근 것을 사마귀에 바른다.

❽ **胡桃殼**(호도각)〈本草綱目〉: 호도의 成熟한 內果皮로 成分은 pentose($C_5H_{10}O_5$ 의 五炭糖의 總稱) 6%가 함유되어 있다. 血崩, 乳腺炎, 疥癬을 다스린다. 乳腺炎 치료에는 胡桃殼을 燒存性으로 하여 8 g 을 술로 調服한다. 疥癬은 胡桃殼의 煎液으로 씻는다.

❾ **分心木**(분심목)〈山西中藥志〉: 果實의 核內에 있는 木質의 隔膜이다. 遺精, 滑泄(胃腸이 虛로 晝夜頻繁한 下痢), 淋病, 血尿, 遺溺(遺尿), 崩中, 帶下, 下痢를 치료한다.【用法 用量】6~9 g 씩 달여 服用한다.

❿ **胡桃油**(호도유)〈普濟方〉: 種仁에서 추출한 脂肪油이다. 條蟲寄生, 疥癬, 凍傷, 聤耳膿漏를 치료한다.【用量 用法】9~18 g 을 달여서 溫服한다.〈外用〉귀에 點滴하거나 患部에 바른다. 緩下劑로 使用된다.

굴피나무 化香樹 *Platycarya strobilacea* SIEB. et ZUCC.   중국굴피나무 *P. stenoptera* DC.

落葉低木 또는 小喬木이고 높이 12 m 에 達하는 것도 있지만 보통 3 m 이다. 幼枝에는 褐色의 絨毛가 싸고 있다. 奇數羽狀 複葉이 互生하고 小葉은 7~19 개의 卵狀 披針形 또는 長楕圓披針形이며 잎의 밑부분은 넓은 楔形 또는 心臟形으로 끝은 뾰족하고 가장자리에 톱니가 있다. 꽃은 單性 雌雄同株, 穗狀花序가 散房狀으로 配列되었다. 中央의 1 개는 兩性花序이고 下端이 雌花序 上端이 雄花序이고 開花 後에는 脫落하여 雌花部分만 남는다. 雄花의 苞片은 披針形이고 淡黃綠色小苞片과 花被가 없고 수술이 8 개이다. 雌花에는 卵狀 披針形의 苞片이 1 개 小苞片이 없고 子房에 붙어 있는 苞片이 1 개 있고 小苞片이 없다. 암술은 1 개 花柱는 없고 柱頭가 2 裂되었다. 堅果는 편평한 圓形이고 2 개의 좁은 날개가 있고 길이 5 mm 이다. 開花期는 6~7 月, 結實期는 10 月이며 산기슭 및 산중턱의 陽地쪽에 나며 京畿道 以南에 分布한다.【處方用名】
① 葉은 化香樹葉 ② 果實은 化香樹果이다.

❶ **化香樹葉**(화향수엽)〈貴州民間藥物〉: 굴피나무·중국굴피나무의 잎이다.

〔性味〕 味는 辣하고 性은 熱하며 有毒하다.

〔成分〕 잎에는 ascorbin 酸 35mg%를 含有하고 木材에서는 ellac acid 와 沒食子酸 約 0.5%를 分離할 수 있다.

〔藥效 主治〕 瘡을 치료하며 內服은 忌한다.

❷ **化香樹果** (화향수과) 〈湖南藥物志〉: 굴피나무·중국굴피나무의 果實이다.

〔性味〕 味는 辛하고 性은 溫하다.

〔藥效 主治〕 順氣祛風, 消腫, 止痛, 乾濕, 殺蟲의 效能이 있다. 內傷에 의한 胸脹腹痛, 筋骨疼痛, 癰腫, 濕瘡, 疥癬을 치료한다. 【用法 用量】 9~18g을 달여 服用한다. 〈外用〉 煎液으로 씻거나 粉末을 환부에 바른다.

갈 매 나 무 (鼠李) 目 Rhamnales

갈매나무 (鼠李) 과 Rhamnaceae

헛개나무 (범호리깨나무) 枳椇 *Hovenia dulcis* THUNB.

落葉喬木으로서 높이 10m에 達한다. 小枝는 紅褐色이다. 잎은 互生하고 廣卵形 또는 楕圓形이며 끝은 漸尖頭이고 밑부분은 圓形이거나 心臟形으로 가장자리에는 둔한 톱니가 있고, 윗면은 털이 없으며 뒷면은 털이 있거나 없으며 밑부분에서 主脈이 3개가 나와 있고 淡紅色이다. 葉柄은 털이 없으며 托葉이 없다. 聚繖花序는 腋生 또는 頂生한다. 꽃은 兩性과 單性이 共存하고 綠色이며 꽃받침잎은 卵形이고 꽃잎은 비틀려서 뽀족하고 花盤에 털이 있으며 암술대가 3개로 갈라진다. 子房은 3室, 各室마다 胚珠가 하나씩 있다. 果實은 圓形이거나 楕圓形에 灰褐色이며, 果柄은 多肉質이고 肥大하며 紅褐色에 털이 없으며 익으면 甘味가 있고 食用한다. 種子는 편평한 圓形, 紅褐色이고 開花期는 7月, 結實期는 10月이다. 산중턱 아래의 숲속에 나며 江原道 黃海道 以南에 分布한다. 【處方用名】① 多肉質의 果柄이 붙은 果實이나 種子는 枳椇子 ② 根은 枳椇根 ③ 樹皮는 枳椇木皮 ④ 樹幹中의 液汁을 枳椇木汁 ⑤ 葉은 枳椇葉이다.

❶ **枳椇子** (지구자) 〈唐本草〉: 헛개나무의 多肉質果柄이 붙은 果實이나 種子이다. 10~11月 成熟 時에 果柄이 붙은 果實을 따서 햇볕에 말리거나 또는 果殼을 짓찧어서 種子만 빼내어 햇볕에 말린다.

〔成分〕 果實에는 多量의 葡萄糖, 사과酸, 칼슘이 함유되어 있다.

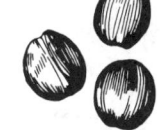

枳椇子藥材(種子)

〔藥理〕 果實은 토끼에 대하여 현저한 利尿作用이 있고 副作用이 없다.

〔性味 歸經〕 味는 甘酸하고 性은 平하며 無毒하다. 心, 脾經에 들어간다.

〔藥效 主治〕 酒醉, 煩熱, 口渴, 嘔吐, 大小便不利를 다스리고 일체의 癱瘓(全四肢瘋痺), 류머티즘에 의한 瘋痺를 치료한다. 【用法 用量】 9~15g을 달여 服用한다. 또는 술에 담그거나 丸劑로 服用한다.

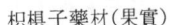

枳椇子藥材(果實)

〔禁忌〕 脾胃虛寒에는 忌한다.

❷ **枳椇根** (지구근) 〈食物本草〉: 9~10月에 採取한 헛개나무의 根이다.

〔性味〕 味는 澁하고 性은 溫하다.

〔成分〕 根皮에는 多 peptidealkaloid 인 frangulanine, hovenine을 함유하고 또 hovenoside 도 함유되어 있다.

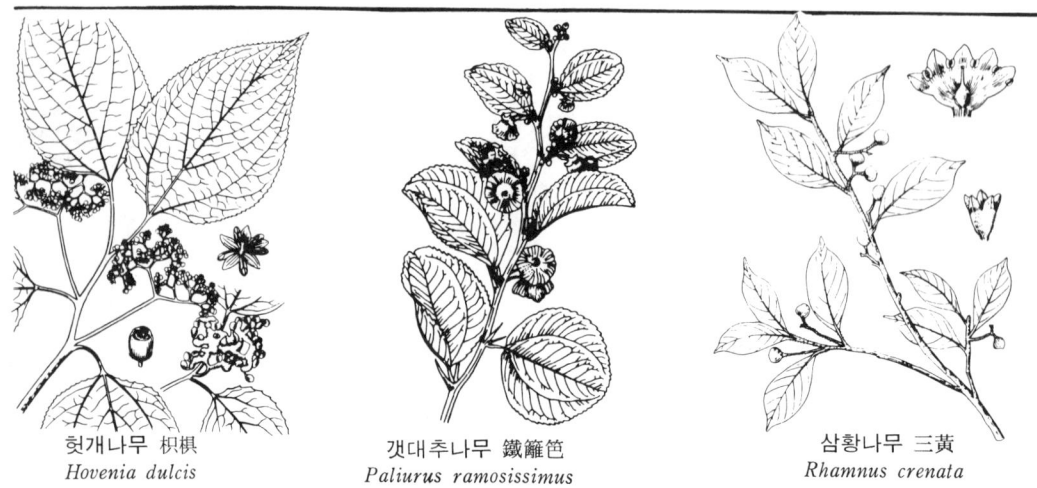

헛개나무 枳椇
Hovenia dulcis

갯대추나무 鐵籬笆
Paliurus ramosissimus

삼황나무 三黃
Rhamnus crenata

〔藥效 主治〕 虛勞吐血, 류머티즘에 의한 筋骨痛을 치료한다. 【用法 用量】新鮮한 것 120~250 g 을 달여 服用하거나 肉類와 같이 삶아서 먹는다.

〔禁忌〕 濕熱寒邪가 解消되지 않았을 때는 忌한다.

❸ **枳椇木皮**(지구목피)〈唐本草〉: 헛개나무의 樹皮이다.

〔性味〕 味는 甘하며 性은 溫하고 無毒하다.

〔藥效 主治〕 主로 五痔를 다스리고 五臟을 調和시키는 效能이 있다. 活血, 舒筋하며 消化不良에 의한 痞滿症을 치료한다. 【用法 用量】9~15 g 을 달여 服用한다. 〈外用〉煎液으로 씻는다.

❹ **枳椇木汁**(지구목즙)〈本草綱木〉: 헛개나무의 줄기에서 流出된 液으로 木部에는 hoven酸을 함유한다.

〔性味〕 味는 甘하고 性은 平하며 無毒하다.

〔藥效 主治〕 腋臭를 다스린다. 헛개나무(枳椇)에 구멍을 뚫고 여기에서 나오는 液汁을 1~2 碗을 받아 가지고 靑木香, 桃, 柳, 人乳와 같이 달여서 1~2번쯤 끓여서 뜨거울 때 患部를 씻는다.

❺ **枳椇葉**(지구엽)〈食物本草〉: 헛개나무(枳椇)의 葉이다.

〔藥效 主治〕 死產으로 胎兒가 나오지 않을 때에는 枳椇葉 14개와 酒, 水 각각 1잔을 8分 되게 달여서 服用한다. 枳椇枝葉의 煎汁을 줄여서 膏劑로 만들어 服用하는데 效果는 果柄과 같다. 또 嘔吐를 멈추게 하고 酒毒을 치료한다. 【用法 用量】9~15 g 을 달여 服用한다.

갯대추나무 鐵籬笆 *Paliurus ramosissimus* (LOUR.) POIR. (= *Aubletia ramosissima* LOUR.)

落葉灌木으로서 높이 2~3 m 에 달한다. 枝葉은 털에 싸여 있다가 점차 없어지며 小枝에는 托葉이 變化된 가시가 나 있다. 잎은 互生하고 卵形 또는 楕圓形이며 漸尖頭이고 길이는 3.5 ~6 cm, 나비 2.5~4.5 cm, 밑부분에서 3개의 큰 脈이 발달하고 표면은 털이 없으며 뒷면은 脈 위에 털이 있거나 없으며 가장자리에 둔한 톱니가 있고 葉柄은 털이 없다. 聚繖花序는 가지 끝 부근에서 腋生 또는 頂生한다. 꽃은 적고 黃綠色에 꽃받침이 5 갈래로, 裂片은 三角形이며 花瓣은 5개로 꽃받침보다 짧다. 수술은 5개 花柄과 대생하였고 암술은 花床에서 連生하였고 子房은 2~3室, 胚珠가 하나씩 들어 있다. 核果는 圓盤狀으로 果柄은 1~1.5mm이다. 開花期는 7月, 結實期는 8月이며 바닷가에 나는데 우리나라는 주로 제주도에 야생한다. 【處方用名】① 根은 馬甲子根 ② 葉은 馬甲子葉 ③ 果實은 鐵籬笆果이다.

❶ **馬甲子根** (마갑자근)〈植物名實圖考〉: 갯대추나무의 뿌리이다. 10~11月에 採取해서 얇게 썰어 햇볕에 말린다.

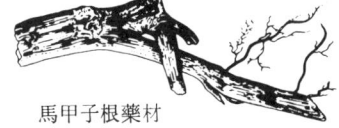
馬甲子根藥材

〔性味〕 味는 苦하고 性은 平하다.

〔藥效 主治〕 祛風濕, 散瘀血, 解毒의 效能이 있다. 喉痛, 腸風下血, 心腹痛, 勞傷, 류머티즘(rheumatism)痛, 打撲傷을 치료한다. 【用法 用量】6~9g(新鮮한 것은 30~60g)을 달여 服用한다. 또는 술에 담가 服用한다.〈外用〉술에 담가서 塗布한다.

❷ **馬甲子葉** (마갑자엽)〈南寧市藥物志〉: 갯대추나무의 잎이다.

〔藥效 主治〕 清熱, 拔毒의 效能이 있다. 外用으로 塗布하면 眼熱痛, 癰疽潰膿을 치료한다.

❸ **鐵籬笆果** (철리파과)〈民間常用草藥彙編〉: 갯대추나무의 果實이다. 가을에 채취한다.

〔藥效 主治〕 祛瘀生新의 效能이 있다. 吐血, 痔瘡을 치료한다. 【用法 用量】6~9g을 달여 服用한다.

삼황나무 三黃 *Rhamnus crenata* SIEB. et ZUCC. (=*Frangula crenata* MIQ.)

落葉灌木으로서 높이 3m쯤 자라며 가시가 없고 小枝와 嫩葉은 갈색의 짧은 털에 싸여 있다. 잎은 互生하고 짧은 자루가 있고 楕圓狀 倒卵形이거나 披針狀 楕圓形으로 길이 5~10cm, 넓이 2.5~3.5cm로서 끝은 뾰족하고 가장자리는 둥글고 안쪽으로 굽은 작은 톱니가 있다. 밑부분은 圓形 또는 廣楔形, 윗면은 光澤이 있는 綠色, 아랫면은 淡綠色이고 葉脈에 따라서 짧은 柔毛가 있고 側脈은 7~12쌍이다. 聚繖花序는 腋生으로 짧은 잔털이 있다. 꽃은 작고 꽃받침은 5개이고 花柄은 黃綠色으로 끝이 약간 오목하다. 수술은 5개, 암술은 1개, 子房은 上位, 核果는 둥글고 붉은 빛이 돌며 8~9月이면 흑색으로 익는다. 開花期는 6月이고 海岸을 따라 나며 제주도 및 南部(多島海 島嶼)에 分布한다. 【處方用名】根 및 根皮가 黎辣根이다.

黎辣根 (여랄근)〈植物名實圖考〉: 삼황나무의 根 또는 根皮이다.

〔性味 歸經〕 味는 苦하고 性은 平하며 有毒하다. 肝經에 들어간다.

〔成分〕 根, 莖, 葉에 chrysarobin, chrysophanol 등의 많은 anthraquinone 類를 함유한다. 또 黎辣根에서 얻어지는 두 種類의 色素體는 rhamnin A($C_{20}H_{20}O_6$), rhamnin B($C_{13}H_{10}O_4$)로 命名 발표되었다.

〔藥理〕Chrysarobin에는 抗菌作用은 없고 皮膚나 粘膜에 대한 刺戟性이 있다. 乾癬을 治療하는 것은 皮膚에 대하여 炎症反應과 治療效果가 平行되어 일어나기 때문이다. 그 油脂性軟膏는 피부과에서 쓰이며 慢性皮膚病이나 搔痒 등을 치료한다. 이 약의 性質은 와세린과 비슷하며 羊毛脂(lanolin)보다는 좋다는 평도 있다. 顔面, 특히 눈에 刺戟이 있으므로 저촉되지 않게 해야

하며 服用하면 胃腸을 자극한다. 0.18g 服用으로 吐瀉를 일으킨다.

〔藥效 主治〕 清熱, 利濕, 殺蟲, 解毒의 效能이 있다. 疥瘡, 癬癩, 疔瘡, 痲風(癩病), 打撲傷, 骨節酸痛, 蛔蟲症을 치료한다. 4.5~9g을 달이거나 술에 담가 服用한다. 〈外用〉煎液으로 씻는다.

〔禁忌〕 本品은 有毒하므로 內服에 주의해야 한다.

갈매나무 鼠李 *Rhamnus davurica* PALL.   털갈매나무 R. *koraiensis* C.K. SCHNEIDER
                                              참갈매나무 R. *davurica* PALLAS var. *nipponica* MAKINO

落葉灌木으로 樹皮는 灰褐色이며 小枝는 褐色에 윤택이 약간 있다. 잎은 긴 가지에서는 對生하고 짧은 가지에는 모여 났으며 긴 葉柄이 있고 楕圓形狀 卵形 또는 廣披針形이고 끝은 뽀족하고 밑부분은 圓形 또는 楔形, 가장자리에 둔한 톱니가 있다. 앞면은 선명한 綠色, 뒷면은 淡綠色으로 側脈이 4~5쌍 있다. 꽃은 2~5개가 葉脈에 모여서 나고 黃綠色이며 雌雄異株이다. 花冠은 漏斗狀 鐘形이고 4裂하여 있다. 수꽃에는 수술 4개와 未發育의 암술이 있다. 암꽃의 子房은 둥글고 2~3室, 花柱는 2~3裂하였고 未發育의 수술이 있다. 核果는 球形에 가깝고 지름 5~7 mm, 成熟하면 紫黑色이 된다. 開花期는 5~6月, 結實期는 8~9月이며 山地의 雜木林에 자란다. 忠南을 제외한 全國山地 谷間에 分布한다. 【處方用名】① 果實을 鼠李 ② 根을 鼠李根 ③ 樹皮는 鼠李皮이다.

❶ 鼠 李 (서리)〈神農本草經〉: 갈매나무 및 同屬 近緣植物의 果實이다. 8~9月에 성숙한 果實을 채취하여 果柄을 제거하고 焙乾한다.

〔性味 歸經〕 味는 苦甘하고 性은 凉하다. 肝, 腎經에 들어간다.

〔成分〕 果實에는 emodin(rheum emodin), chrysophanol, anthranol, kaempferol을 함유하고, 種子는 多種의 rhamnodiastase가 함유되어 있고, 樹皮에는 emodin, aloe-emodin, chrysophanol 과 多種의 anthraquinone 類가 함유되어 있다.

〔藥效 主治〕 清熱, 利濕, 消積, 殺蟲의 效能이 있다. 水腫腹脹, 疝瘕, 瘰癧, 疥癬, 齒痛을 다스린다. 【用法 用量】6~9g을 달여 服用한다. 粉末, 膏劑로 하여 服用한다. 〈外用〉짓찧어서 患部에 塗布한다.

❷ 鼠李根 (서리근)〈食療本草〉: 갈매나무 및 同屬 近緣植物의 根이다. 有毒하다.

〔藥效 主治〕 삶아서 濃汁을 입에 머금고 있으면 蟲齒를 다스리게 된다. 또는 拼蟲으로 脊骨이 浸蝕될 때 달인 濃汁을 服用하면 좋다.

❸ 鼠李皮 (서리피)〈名醫別錄〉: 갈매나무 및 同屬 近緣植物의 樹皮이다.

〔性味〕 味는 苦하고 性은 微寒하며 無毒하다. 〈唐本草〉에는 小毒이 있다고 하였다.

〔藥效 主治〕 風痺, 熱毒과 諸瘡의 寒熱, 毒痺를 다스린다. 【用法 用量】3~9g을 달여 服用한다. 〈外用〉煎汁을 바르거나 졸여서 膏劑로 만들어 塗布한다. 鐵을 忌한다.

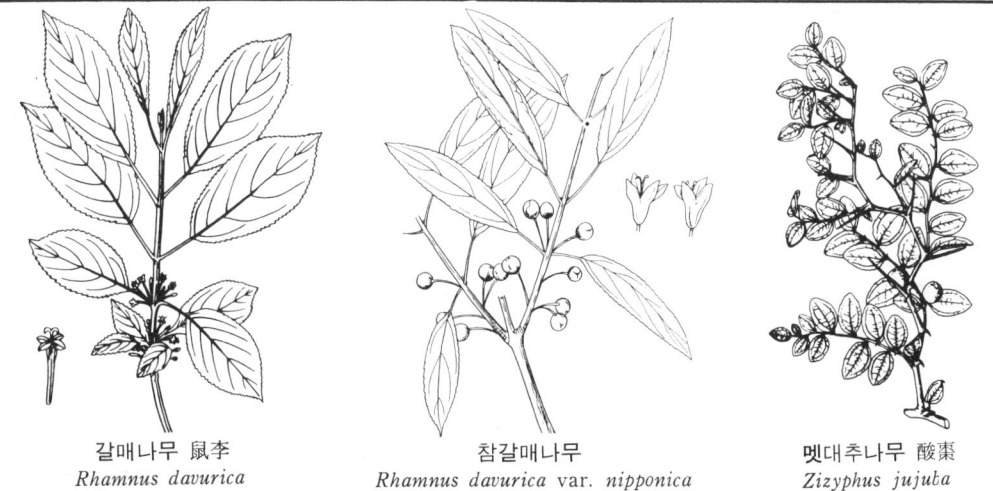

갈매나무 鼠李	참갈매나무	멧대추나무 酸棗
Rhamnus davurica	*Rhamnus davurica* var. *nipponica*	*Zizyphus jujuba*

멧대추나무(산대추) 酸棗 *Zizyphus jujuba* MILL. (=*Z. vulgaris* var. *spinosus* BUNGE)

落葉灌木 또는 小喬木으로 높이 1~3m이다. 묵은 가지는 褐色, 햇가지는 綠色이고 가지에는 두 種類의 가시가 있는데 하나는 針形으로 약 2cm 또 하나는 反曲된 것으로 약 5mm이다. 잎은 互生하고 卵形이며 葉柄은 매우 짧고 潤彩가 있고 托葉은 흔히 길이 3cm의 가시로 변한다. 葉身은 楕圓形 또는 卵狀 披針形으로 길이 2.5~5cm, 넓이 1.2~3cm로서 가장자리에 둔한 톱니가 있으며 主葉脈은 3개이다. 꽃은 葉腋에 2~3개씩 모여 나는데 小型으로 黃綠色이다. 花柄은 매우 짧고 꽃받침은 5개로 卵狀 三角形이고 花瓣은 작고 5개가 꽃받침과 對生한다. 수술은 5개, 子房은 楕圓形, 花柱가 짧고 柱頭가 2裂하였다. 核果는 楕圓形 또는 球形에 赤褐色 또는 暗褐色으로 익는데 果肉이 적고 酸味가 있다. 開花期는 5~6月, 結實期는 9~10月이다. 陽地쪽 비탈의 건조한 곳에 나며 全國에 分布한다. 【處方用名】① 種子는 酸棗仁 ② 根皮는 酸棗根皮 ③ 棘刺는 棘針 ④ 葉은 棘葉 ⑤ 花는 棘刺花이다.

❶ **酸棗仁**(산조인)〈雷公炮炙論〉棗仁: 멧대추의 種仁이다. 가을에 성숙한 果實을 따서 하룻밤 물에 담갔다가 비벼서 果肉을 제거하고 果核만 돌절구에 찧어 種子만 빼낸 다음 햇볕에 말린다. 《酸棗仁》原藥을 대바구니에 담아 淸水에 담가 種仁은 水面에 뜨고 殼은 밑에 가라앉게 하여 棗仁만 건져내어 햇볕에 말린다. 《炒棗仁》精選된 酸棗仁을 黃色이 될 정도로 볶아 낸다. 《焦酸棗仁》精選된 酸棗仁을 半黑色이 될 정도로 강한 불에 볶아 낸다.

〔性味 歸經〕 味는 甘하고 性은 平하며 無毒하다. 心, 脾, 肝, 膽經에 들어간다.

〔成分〕 多量의 脂肪質, 蛋白質과 2種의 sterol을 함유한다. 일찍이 betulin, betulin酸등 2種類의 triterpenoid가 報告되었다. 그리고 jujuboside란 saponin이 들어 있고 이것의 加水分解物質이 jujubogenin이란 것이다. 그러나 最近에 우리나라에서의 報告에는 cyclopeptide alkaloid로서 sanjoinine A, B, D, E, F, G, G_2, Ia, Ib, K 등의 物質과 기타 alkaloid로서 sanjoinine, n-methyl asimilobine, caaverine 등이 밝혀졌다(生硏).

〔藥理〕 1. 鎭靜, 催眠作用: 酸棗仁의 煎劑를 Rat에 投與하거나 腹腔內에 注射하면 어느 면

에서나 鎭靜 및 催眠作用이 일어난다. 生酸棗仁과 炒酸棗仁의 鎭靜效果는 크게 차이는 없으나 생것이 作用이 弱하고, 오랜 시간 볶아(炒)서 기름(油)이 없어지면 效果가 상실되므로 그 鎭靜의 有效한 成分은 油分과 관계가 있다고 본다(中國).

2. 鎭痛·抗痙攣·降溫作用: Mouse의 腹腔에 煎劑 5g/kg을 注射하면 熱板法에서 鎭痛作用이 있는 것이 보고되었고, 注射 또는 투여하면 어느 것이나 降溫作用은 있으나 實驗的 電氣쇼크에는 拮抗되지 않았다.

3. 心臟血管系統에 대한 作用: 酸棗仁은 血壓을 지속적으로 下降시켜 心臟블록을 일으키지 않았다.

4. 熱傷에 대한 作用: 酸棗仁을 단독 또는 五味子와 병용하면 熱傷의 生存率을 높이고 生存時間을 연장시키며 또 熱傷局部의 水腫을 輕減시킨다.

〔藥效 主治〕 養肝, 寧心, 安神, 收斂의 效能이 있다. 虛煩不眠, 驚悸怔忡, 煩渴, 虛汗, 心腹寒熱, 邪結氣聚, 四肢酸疼, 濕痺를 치료한다. 잠이 많은 것에는 生것을, 不眠에는 볶아(炒)서 使用한다. 【用法 用量】 6~15g을 달여서 또는 丸劑, 散劑로 服用한다.

〔禁忌〕 實邪鬱火, 滑泄症에는 忌한다.

❷ 酸棗根皮 (산조근피)〈中草藥〉: 멧대추나무의 根皮이다.

〔性味〕 味는 澀하고 性은 溫하다.

〔藥效 主治〕 血便, 火傷, 高血壓, 遺精, 淋濁, 白帶, 出血을 治療한다. 【用法 用量】 15~30g을 달여 服用한다. 〈外用〉 煎液을 졸여서 膏劑로 하여 환부에 바른다.

❸ 棘 針 (극침)〈神農本草經〉白棘·棗棘·棗針: 멧대추나무의 가시이다.

〔性味〕 味는 辛하고 性은 寒하다.

〔藥效 主治〕 補腎氣, 補精髓, 消腫, 止痛의 效能이 있다. 癰腫, 心腹痛, 血尿, 喉痺, 陰痿, 精自出(男性의 精力減退·勃起不能·遺精), 腰痛을 치료한다. 【用法 用量】 3~6g을 달여서 마시거나 丸劑, 散劑로 服用한다. 〈外用〉 달여 汁을 내어 바른다.

❹ 棘 葉 (극엽)〈本草綱目〉: 멧대추나무의 葉이다.

〔成分〕 Rutin, berberine, protopine, cerylalcohol, 多量의 vitamin C 및 사과酸, 酒石酸이 함유되어 있다.

〔藥效 主治〕 脛部 潰瘍에는 짓찧어서 붙이고, 햇볕에 말려 가루로 만든 것은 麻油로 調合하여 환부에 바른다.

❺ 棘刺花 (극자화)〈名醫別錄〉: 멧대추나무의 꽃이다.

〔性味〕 味는 苦하고 性은 平하며 無毒하다.

〔藥效 主治〕 金瘡 內漏를 治療하고 明目의 效能이 있다.

대추나무 大棗 *Zizyphus jujuba* MILL. var. *inermis* (BGE.) REHD.

보은대추나무 *Z. jujuba* MILL. for. *hoonensis* T. LEE

落葉灌木 또는 小喬木으로 높이가 10m에 달한다. 가지는 미끄럽고 가시가 있다. 幼枝는 한

곳에서 여러 개가 모여서 나며 曲折한다. 單葉이 互生하고 卵形 또는 卵狀 披針形이고 끝은 뭉툭하고 밑부분은 左右不同, 가장자리에 작은 톱니가 있다. 꽃은 작고 짧은 聚繖花序를 이루고 葉腋에 모여 나고 黃綠色이며 꽃받침은 5裂하여 上部는 花瓣狀이고 綠色이다. 花瓣은 5개이며 수술은 5개가 花瓣과 對生한다. 子房은 2室, 花柱는 花盤의 중앙에서 돋아나 끝이 둘로 갈라졌다. 核果는 卵形 또는 長圓形이고 성숙하면 深紅色이 되며 果肉은 달고 核은 양끝이 뽀족하다. 開花期는 6月, 結實期는 9~10月이다. 마을 부근 및 밭둑 등에 나며 全國各地에 分布 栽植한다.【處方用名】① 成熟한 果實은 大棗 ② 根은 棗樹根 ③ 樹皮는 棗樹皮 ④ 葉은 棗葉 ⑤ 果核은 棗核이다.

❶ 大　棗 (대조)〈神農本草經〉乾棗・美棗・良棗・紅棗: 成熟한 대추나무・보은대추나무의 果實이다. 가을철에 완전히 成熟한 果實을 따서 햇볕에 말린다.

〔性味 歸經〕 味는 甘하고 性은 溫하며 無毒하다. 脾, 胃經에 들어간다.

〔成分〕 果實에는 蛋白質, 糖類, 有機酸, 粘液質, vitamin A・B_2・C, 微量의 칼슘, 燐, 鐵 등이 함유되어 있다.

〔藥理〕 Mouse에게 매일 대추의 煎劑를 胃에 注入한 3週 후에는 對照群에 비하여 현저하게 體重이 증가하였다. 遊泳試驗에서도 그 遊泳時間이 對照群에 비하여 뚜렷하게 연장되었다. 이것으로써 大棗는 筋肉强化, 肝臟保護, 體重 증가의 效能이 있다는 것이 보고되었다.

〔藥效 主治〕 緩和, 强壯, 利尿, 鎭痙, 鎭靜의 藥으로서 補脾, 和胃, 益氣, 生津液, 調營衛, 解藥毒의 效能이 있다. 胃虛食慾不振, 脾弱軟便, 唾液不足, 血行不和, 心悸怔忡, 婦人의 히스테리를 다스린다. 百藥의 毒을 和한다.【用法 用量】9~15g을 달여 服用한다. 또는 짓찧어서 丸劑로 쓴다.〈外用〉달여서 환부를 씻는다.

〔禁忌〕 濕痰, 積滯, 蟲齒, 齒痛에는 忌한다. 小兒 및 産後나 濕熱, 暑濕諸病의 前後와 黃疸 腫脹에는 忌한다.

❷ 棗樹根 (조수근)〈本草綱目〉: 대추나무・보은대추나무의 뿌리이다.

〔性味〕 味는 甘하고 性은 平하며 無毒하다.

〔成分〕 根皮에서 paechuin-S_1, S_2, S_3, S_4, S_5, S_6, S_7, S_8, S_9, S_{10} 등이 보고되었다(韓國).

〔藥效 主治〕 關節酸痛, 胃痛, 吐血, 血崩, 月經不順, 風疹, 丹毒을 치료한다.【用法 用量】15~30g을 달여서 服用한다.〈外用〉煎液으로 환부를 씻는다.

❸ 棗樹皮 (조수피)〈本草綱目〉: 대추나무・보은대추나무의 껍질로 봄에 主幹의 老皮를 벗겨서 햇볕에 말린다.

〔性味〕 性은 溫하고 無毒하다.

〔藥理〕 祛痰作用이 있다. 鎭咳作用은 不明하다.

〔藥效 主治〕 收斂, 祛痰, 鎭咳, 消炎, 止血의 效能이 있다. 痢疾, 腸炎, 慢性氣管支炎, 視力障碍, 火傷, 外傷出血을 治療한다.【用法 用量】燒存性으로 만들어 분말해서 1.5~3g을 服用한다.〈外用〉煎液으로 환부를 씻는다. 또는 燒存性으로 가루를 만들어 환부에 撒布한다.

❹ 棗　葉 (조엽)〈神農本草經〉〔性味〕味는 甘하고 性은 溫하며 微毒하다.

포 도(葡萄)과 Vitaceae

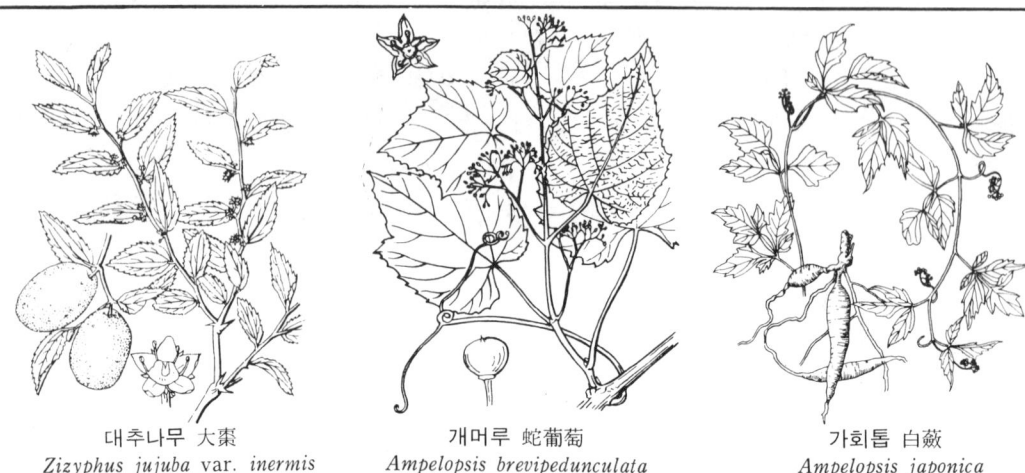

대추나무 大棗
Zizyphus jujuba var. *inermis*

개머루 蛇葡萄
Ampelopsis brevipedunculata

가회톱 白蘞
Ampelopsis japonica

〔成分〕 잎은 alkaloid 成分으로서 daechu alkaloid A·B·C·D·E 와 daechucyclopeptide 로서 daechucyclopeptide I, zizyphusine 이 알려졌으며 ceryl alcohol, protopine, berberine 을 함유하고 있는데 그 總量은 0.2%이다.

〔藥效 主治〕 小兒의 時氣發熱(流行性發熱), 瘡癤을 치료한다. 熱痱瘡(汗疹, 땀띠)에 汁을 바른다. 【用法 用量】 달여서 服用한다. 〈外用〉 煎液으로 환부를 씻는다.

❺ 棗 核 (조핵) 〈名醫別錄〉: 〔性味〕 焙乾한 것은 味는 苦하고 性은 平하며 無毒하다.

〔藥效 主治〕 脛瘡, 急性咽喉部潰瘍을 치료한다. 3年 된 古核 中의 仁을 烘乾하면 味는 苦하고 腹痛邪氣를 다스린다. 核을 태워서 가루로 만들어 脛瘡에 문질러 바르면 좋다.

포 도(葡萄)과 Vitaceae

개머루 蛇葡萄 *Ampelopsis brevipedunculata* (MAXIM.) TRAUTV.
(=*A. brevipedunculata* var. *heterophylla* (SIEB. et ZUCC.) HARA)

木質藤本으로서 가지는 길게 뻗으며 굵고 튼튼하고 햇가지에는 잔털이 있다. 잎은 互生하고 끝은 날카롭고 밑부분은 心臟形이고, 3~5개로 갈라져 있다. 裂片은 三角狀 卵形이고 가장자리는 비교적 크고 둥근 톱니가 있고 윗면은 暗綠色에 털이 없으며 뒷면은 淡綠色이며 잔털로 덮여 있다. 聚繖花序는 잎과 對生하고 花序柄은 잔털로 덮여 있다. 꽃은 兩性으로 작고 綠黃色이고 花序는 지름 3~8cm이다. 꽃받침은 거의 截頭이고 5개씩의 花瓣과 수술 및 1개씩의 암술이 있으며 子房은 2室, 液果는 球形 내지는 腎臟形으로 深綠色에서 藍黑色으로 變한다. 開花期는 6~7月, 結實期는 9~10月이다. 산골짜기 및 하천둑에 나며 全國 山野에 分布한다. 【處方用名】① 莖葉은 蛇葡萄 ② 根은 蛇葡萄根이다.

❶ 蛇葡萄 (사포도) 〈救荒本草〉 酸藤·山葡萄·爬山虎 : 개머루의 莖葉이다. 가을에 채취하여 햇볕에 말린다.

〔性味 歸經〕 味는 甘하고 性은 平하다. 心, 肺, 脾經에 들어간다.

〔成分〕 Tannin, sterol, triterpene, 强心配糖體 등이 함유되어 있다.

〔藥理〕 粗抽出物의 20% 溶液은 大腸菌을 抑制할 수 있으며 2% 溶液에서는 黃色포도球菌의 生長을 완전히 抑制할 수 있다. 20%의 抽出液은 Guinea pig에 대하여 利尿作用이 있다. 또 止血作用도 있다.

〔藥效 主治〕 利尿, 消炎, 止血의 效能이 있다. 慢性腎炎, 肝炎, 小便澀痛, 胃熱嘔吐, 風疹, 瘡毒, 外傷出血을 치료한다. 【用法 用量】 30~60g을 달여 服用한다. 〈外用〉 환부를 씻는다.

❷ 蛇葡萄根 (사포도근) 〈浙江天目山藥植志〉: 개머루의 根 및 根皮로 가을에 채취한다.

〔性味〕 味는 甘하고 性은 平하며 無毒하다.

〔藥效 主治〕 清熱解毒, 祛風除濕, 散瘀破結의 效能이 있다. 肺膿瘍, 腸膿瘍, 瘰癧, 류머티즘痛, 癰瘡腫毒, 打撲傷, 火傷을 치료한다. 【用法 用量】 15~30g을 달이거나 짓찧어 낸 汁을 服用한다. 〈外用〉 짓찧어서 환부에 바른다.

가 회 톱 (가위톱) 白蘞 Ampelopsis japonica (THUNB.) MAKINO

落葉덩굴性 植物로 길이 2m 이상이며 他物을 감으면서 뻗어 오른다. 塊根은 紡錘形 또는 塊狀이고 深褐紅色에 根皮는 cork化하여 벗겨지기 쉽다. 잔가지는 미끄럽고 茶褐色이고 잎은 互生하고 掌狀 複葉으로 葉柄이 있다. 小葉身은 보통 5개이고 날개 모양으로 갈라졌다. 잎의 윗면은 暗綠色, 아랫면은 淡綠色이며 양면 모두 미끄럽고 털은 없다. 聚繖花序는 잎과 對生하고 꽃은 兩性으로서 연한 黃色이다. 꽃받침은 5개로 花瓣과 수술이 各 5개이고 1개의 암술과 花盤이 있다. 子房은 花盤의 中央에서부터 나고 2室, 花柱는 1개이며 매우 짧다. 液果는 둥글며 백색, 청색 또는 자주색이고 開花期는 6~7月, 結實期는 8~9月이다. 벌판이나 들에 나며 中部以北에 分布한다. 【處方用名】 ① 根은 白蘞 ② 果實은 白蘞子이다.

❶ 白 蘞 (백렴) 〈神農本草經〉 白根·昆侖·猫兒卵·鵝抱蛋: 가회톱의 뿌리이다. 봄, 가을에 채취하여 줄기와 수염뿌리를 제거하고 깨끗이 씻어 알맞게 썰어 햇볕에 말린다.

〔性味 歸經〕 味는 苦甘辛하고 性은 凉하다. 心, 肝, 脾經에 들어간다.

〔成分〕 塊根에는 粘質과 녹말이 함유되어 있다.

〔藥理〕 水浸劑(1:3)는 in viro에서 同心性毛癬菌, 有毛表皮絲狀菌과 紅色表皮絲狀菌 등의 皮膚眞菌에 程度는 다르지만 抑制作用이 있다.

〔藥效 主治〕 清熱, 解毒, 散結, 生肌, 止痛의 效能이 있다. 癰腫, 疔瘡, 瘰癧, 火傷, 溫瘧, 驚癎, 血痢, 腸風, 痔漏를 치료한다. 【用法 用量】 3~9g을 달여 服用한다. 〈外用〉 粉末로 만들어 환부에 뿌리거나 개어 바른다.

〔禁忌〕 脾胃虛弱(消化機能減退) 및 實熱이 없는 者에게는 服用을 忌한다.

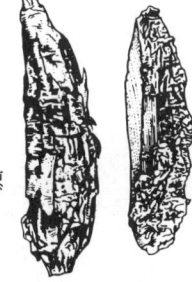

白蘞藥材

❷ 白蘞子 (백렴자) 〈藥性論〉: 가회톱의 果實이다. 溫瘧을 治療하고 實熱癰熱腫을 치료한다. 【用法 用量】 6~9g을 가루 내어 傷口에 뿌리거나 개어 바른다.

포 도(葡萄)과 Vitaceae

거지덩굴 烏蘞莓 *Cayratia japonica* (Thunb.) Gagn (= *Cissus japonica* (Thunb.) Willd.)

多年生 덩굴性草本으로서 줄기는 紫色을 띤 綠色이며 새로로 모가 있고 마디에 긴 털이 있으며 다른 植物體로 뻗어가서 왕성하게 퍼진다. 어린 가지에는 잔털이 있으나 생장 후에는 없어져서 미끄럽게 된다. 잎은 互生하고 掌狀 複葉이며 가운데 小葉이 5개이고 楕圓狀 卵形이며 끝은 微突形이고 밑부분은 설형(楔形)이거나 圓形, 小葉의 가장자리는 비교적 균일하게 둥글면서 鋸齒가 있다. 聚繖花序는 잎과 對生하고 처음에는 3개로 갈라지며 꽃은 작고, 黃綠色에 짧은 花柄이 있고 꽃받침은 작으며 꽃잎과 수술은 각각 4개로 1개의 암술이 있으며 花盤은 적색이다. 葯은 長楕圓形, 암술은 1개이고 子房은 上位로 2室이다. 液果는 倒卵形이며 지름 6~8 mm로서 上半部에 옆으로 달리며 成熟하면 黑色이 된다. 種子는 2~4粒이며 開花期는 7~8月, 結實期는 8~9月이다. 산이나 들의 숲속에 나며 제주도 및 南(多島海 島嶼)部에 分布한다. 【處方用名】全草 또는 根莖이 烏蘞莓이다.

烏蘞莓(오렴매)〈唐本草〉龍尾·虎葛·五葉莓·籠草·五爪龍草·赤葛·赤潑藤·母猪藤: 거지덩굴의 全草 또는 뿌리이다. 여름, 가을에 채취하여 햇볕에 말린다.

〔**性味 歸經**〕 味는 苦 酸하고 性은 寒하다. 心, 肝, 胃經에 들어간다.

〔**成分**〕 全草에는 araban, 粘液質, 硝酸칼륨, sterol, amino酸, phenol成分, flavonoid가 含有되어 있고 根에는 alkaloid, tannin, 녹말 0.588%(牛乾燥 見本資料), 粘液質, 植物고무質을 함유하고 있으며 果皮에서는 cayratinin(delphinidin-3-*p*-coumaroyl-sophoroside-5-monoglucoside)이 抽出된다.

〔**藥理**〕 水煎劑 31mg/m*l* 를 試驗管 內에 넣으면 leptospira의 一種의 生長을 抑制할 수가 있다.

〔**藥效 主治**〕 消炎, 解毒, 鎭痛, 利尿劑로서 淸熱, 利濕, 解毒, 消腫의 效能이 있다. 癰腫, 疔瘡, 流行性耳下腺炎, 丹毒, 류머티즘痛, 黃疸, 傳染性下痢症, 血尿, 白濁을 치료한다. 【用法用量】15~30g을 달여서 또는 粉末하거나 술(酒)에 적셔서 服用한다. 혹은 짓찧어서 汁을 내어 服用해도 좋다. 〈外用〉짓찧어서 환부에 塗布한다.

왕머루 (머래순) 山葡萄 *Vitis amurensis* Rupr.

섬왕머루 *V. kaempferi* Koch var. *glabrescens* Rehd.

덩굴성木本으로 길이 15m에 달한다. 햇가지에는 털이 있으나 생장 후 없어진다. 잎은 互生하며 廣卵形이고 끝은 날카로우며 밑부분은 둥근 心臟形으로 3~5개로 얕게 갈라져 있고 가장자리에 드문드문 톱니가 나 있다. 윗면은 털이 없고 아랫면은 葉脈上에 짧은 털이 있다. 圓錐花序가 잎과 對生하고 길이는 8~13cm, 花序軸에 白色의 거미줄같은 털이 있다. 꽃은 작고 지름 약 2mm, 雌雄異株이며 암꽃에는 退化된 수술이 있고 수꽃에는 退化된 암술이 있다. 萼은 圓盤狀이고 털은 없다. 液果는 둥글고 9~10月에 黑色으로 익는다. 산기슭 및 산골짜기의 숲속에 나며 全國에 分布한다. 【處方用名】根 및 蔓莖이 山藤藤秧이다.

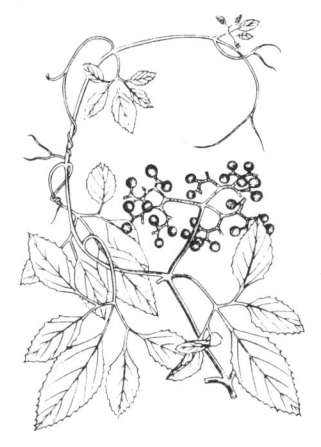
거지덩굴 烏蘞苺
Cayratia japonica

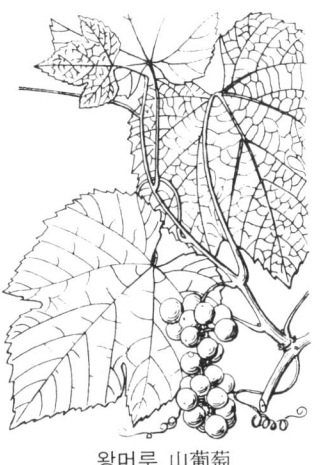
왕머루 山葡萄
Vitis amurensis

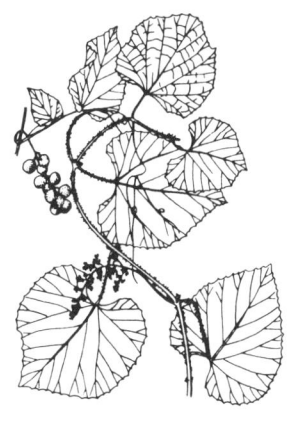
새머루 葛藟
Vitis flexuosa

山藤藤秧(산등등앙)〈全展選編〉: 왕머루의 根 및 蔓莖이다.

〔**藥效 主治**〕 止痛의 效能이 있다. 外傷痛・胃腸疼痛, 神經性頭痛, 手術後 疼痛을 다스린다. 【用法 用量】10%의 煎劑로 1回 10~20ml를 服用한다.

새 머 루 (산포도) 葛藟 *Vitis flexuosa* THUNB.

덩굴성木本으로서 가지는 가늘고 길며 어린 가지는 가는 털로 덮여 있고 생장 후에는 털이 없어진다. 잎은 덩굴손과 對生하며 長卵形 혹은 三角狀 卵形이고 길이 5~8cm, 넓이는 4~10cm, 끝이 급히 뾰족해지고 밑부분은 廣心臟形 또는 切形, 가장자리는 고르지 않고 波狀의 얕은 톱니가 있다. 앞면은 深綠色에 無毛, 뒷면은 淡綠色이고 主脈과 脈腋에는 柔毛가 나 있다. 圓錐花序는 잎과 대생하며 때로는 花梗에서 덩굴손이 발달하고 꽃은 작고 花瓣은 5개로 淡黃綠色이고 수술은 5개 花瓣과 대생한다. 花盤은 子房의 아래에 위치하고 子房은 2室, 花柱는 짧고 圓錐形이다. 液果는 黑色으로 지름 8mm, 種子가 2~3粒이 들어 있다. 山地의 低木林中에 나며 제주도 및 南・中部(黃海道이남)에 分布한다. 【處方用名】① 蔓莖의 樹液은 葛藟汁 ② 根은 藟根 ③ 果實은 葛藟果實이다.

❶ **葛藟汁**(갈류즙)〈本草拾遺〉: 새머루의 덩굴줄기의 樹液이다.

〔**性味**〕 味는 甘하고 性은 平, 小冷하며 無毒하다.

〔**藥效 主治**〕 五臟을 補하고 益氣, 止渴 및 續筋骨의 效能이 있다. 모든 痺症을 치료한다.

❷ **藟 根**(유근)〈本草拾遺〉: 새머루의 根이다.

〔**性味**〕 味는 甘하고 性은 平하다.

〔**藥效 主治**〕 病後의 身體衰弱, 關節酸痛, 打撲傷을 치료한다. 주로 筋肉緩和, 止痛, 氣血滋補, 續筋骨의 效能이 있다. 【用法 用量】15~30g을 달여서 服用한다. 〈外用〉적당한 量을 짓찧어서 환부에 붙인다.

❸ **葛藟果實**(갈류과실)〈貴州草藥〉: 새머루의 果實이다. 여름, 가을에 採取한다.

〔性味〕 性은 平하고 味는 甘하다.
〔藥效 主治〕 潤肺, 止咳, 淸熱, 凉血, 消食 등의 效能이 있다.

포 도 葡萄 *Vitis vinifera* L.

落葉덩굴성 木本으로 덩굴손으로 다른 物體에 올라가는 植物이다. 幼莖은 無毛 또는 적은 솜털로 덮여 있다. 葉은 互生하고 圓形 또는 圓卵形이고 넓이는 10~20 cm로 3~5개로 갈라지며 各 裂片은 心臟形이고 가장자리는 거칠고 약간 뾰족하고 鋸齒狀이다. 아랫면에는 항상 거미줄 모양의 솜털이 密生하고 있다. 圓錐花序는 크고 길며 잎과 대생하며 花序柄에는 덩굴손이 없다. 꽃받침은 輪狀截頭이고 꽃잎은 5개가 끝에서 서로 붙어 있으며 黃綠色이다. 수술은 5개이고 花盤은 隆起하였고 花柱는 짧으며 圓錐形이다. 液果는 卵圓形 또는 卵狀 矩圓形이고 液汁이 많고 익으면 紫黑色 또는 靑色을 띤 紅色이 되고 표면에는 蠟粉으로 덮이게 된다. 開花期는 6月, 結實期는 9~10月이다. 서부아시아 原産으로 果樹로 栽培한다. 【處方用名】① 果實은 葡萄 ② 根은 葡萄根 ③ 葉은 葡萄藤葉이다.

❶ 葡 萄 (포도)〈神藥本草經〉草龍珠 : 포도의 果實이다. 늦은 여름, 초가을에 성숙한 果實을 따서 陰乾하여 乾葡萄로 만든다.

〔性味 歸經〕 味는 甘 酸하고 性은 平하며 無毒하다. 肺, 脾, 腎經에 들어간다.

〔成分〕 포도당, 과당, 少量의 蔗糖과 xylose, 酒石酸, 蓚酸, 枸櫞酸, 사과酸이 含有되어 있다. 또 各種의 anthocyanidin의 monoglycoside와 diglycoside가 含有되어 있다. 포도껍질에는 cyanidin, paeonidin, delphinidin, petunidin, malvidin, oenin이 含有되어 있고 種子의 脂肪 含有量은 9.58%이며 catechol, gallocatechl, 沒食子酸이 있다. 그밖에 미량의 protein 0.2 g, Ca, P, Fe, carotene, vitamin B_1, B_2, nicotin酸, vitamin C 등이 존재한다.

〔藥理〕 作用면에서 포도에는 vitamin P의 活性도 있다. 種子油 15 g를 內服하면 胃酸度를 떨어뜨리며 葉莖은 收斂作用이 있다.

〔藥效 主治〕 補氣血하고 强筋骨, 利小便의 效能이 있다. 氣血의 虛弱, 肺虛로 인한 咳嗽, 動悸, 盜汗, 류머티즘에 의한 痺痛, 淋病, 浮腫, 腰痛, 胃痛, 精神의 疲勞困憊을 治療한다. 【用法 用量】달여서 服用하거나 生汁을 내어 服用한다. 또는 술에 담가 服用한다.

〔禁忌〕 多食하면 갑자기 煩悶 眼暗 등의 症狀과 下痢, 內熱 등의 症狀이 나타난다.

❷ 葡萄根 (포도근)〈食療本草〉: 10~11月에 採取하여 햇볕에 말리거나 新鮮한 그대로 쓴다.

〔性味〕 味는 甘澁하고 性은 平하고 無毒하다.

〔藥效 主治〕 祛風濕, 利小便하는 效能이 있다. Rheumatism에 의한 痺痛, 腫脹, 小便不利 등을 治療한다. 진하게 달인 煮汁을 조금씩 服用하면 嘔噦, 霍亂 後의 惡心을 멈추게 한다. 姙婦의 上冲心에 이것을 服用하면 安胎된다. 【用法 用量】15~80 g을 달여 服用하거나 또는 약한 불로 肉類와 같이 졸여서 服用한다. 〈外用〉짓찧어서 환부에 바르거나 煎汁으로 씻는다.

❸ 葡萄藤葉 (포도등엽)〈本草綱目〉: 포도의 덩굴과 잎이다.

〔性味〕 味는 甘澁하고 性은 平하고 無毒하다.

〔成分〕 葉에는 환원당, 蔗糖, 녹말, tannin, flavonoid, 酒石酸, 사과酸, quinic acid, shikimic acid, glycerin 酸, isoquercitrin, rutin 이, 根에는 gum 質, 糖類 등이 함유되어 있다.

〔藥效 主治〕 水腫, 小便不利, 赤目, 癰腫을 治療한다. 잎은 急性結膜炎을, 汁은 咳嗽를 治療한다. 【用法 用量】 9～15 g 을 달여서 마시거나 짓찧어서 汁을 服用한다. 〈外用〉 짓찧어서 환부에 바르거나 煎汁으로 씻는다.

끈끈이귀개 (茅膏菜) 目 Sarraceniales

끈끈이귀개 (茅膏菜) 과 Droseraceae

끈끈이귀개 茅膏菜 *Drosera peltata* SMITH var. *nipponica* (MASAM.) OHWI
(= *D. peltata* SM. var. *lunata* (BUCH.-HAM.) C.B. CLARKE)

多年生의 柔軟한 弱小型 草本으로 높이 10～25 cm 이고 밑부분에 6 mm 정도의 塊莖이 있으며 줄기는 곧게 뻗고 가늘며 單一 또는 위에서 가지가 갈라진다. 根出葉은 작고 둥글며, 꽃이 피면 마른다. 莖出葉은 互生하는데 1 cm 정도의 가는 葉柄이 있고 葉身은 초생달 모양으로 넓이는 약 5 mm 로서 밑부분이 오목하고 가장자리와 잎면에는 腺毛가 있고 粘液을 分泌하여 물방울 처럼 된 것이 있어서 작은 벌레를 잡는다. 짧은 總狀花序가 가지끝에 着生하는데 꽃은 小形이고 萼片은 5개로 밑부분이 合着하였고 卵形, 緣齒가 있고 가장자리에 腺毛가 있다. 花瓣은 5개에 흰색이고 좁고 긴 倒卵形이며 萼片보다 길다. 수술 5개, 암술은 1개이고 암술대는 3개로서 각각 4개로 다시 갈라진다. 蒴果는 둥글며 3개로 갈라지고 種子는 小形이고 楕圓形이다. 開花期는 5～6 월이고, 숲속이나 들판에 나며 全南(多島海 島嶼)에 分布한다. 【處方用名】 ① 全草는 茅膏菜 ② 塊莖은 茅膏菜根이다.

❶ 茅膏菜 (모고채) 〈本草拾遺〉 石龍芽草·山胡椒 : 끈끈이귀개의 全草이다. 5～6 월에 採取하여 新鮮한 생것으로 쓰거나 햇볕에 말린다.

〔性味〕 味는 甘 辛하고 性은 平하다.

〔成分〕 全草에는 plunbagin, droseron, hydroxynaphthoquinone, hydronaphthoquinone 등 多種의 quinone 類 成分이 함유되어 있고 腺毛分泌物에는 pancreatine(trypsine) 비슷한 bepsine 이 함유되어 있다.

〔藥效 主治〕 胃痛, 赤白痢, 小兒疳積, 打撲傷을 치료한다. 3～9 g 을 달이거나 粉末로 服用한다. 또는 술에 담가 服用한다. 〈外用〉 짓찧어서 塗布한다.

❷ 茅膏菜根 (모고채근) 〈江西草藥〉 : 끈끈이귀개의 塊莖이다. 여름에서 가을에 채취하여 砂土에 묻어서 新鮮하게 貯藏하거나 햇볕에 말린다.

〔性味〕 味는 甘 澁하고 性은 平하고 有毒하다.

〔藥效 主治〕 筋骨疼痛, 腰痛, 偏頭痛, 瘧疾, 角膜混濁, 打撲傷을 치료한다. 淸熱, 利濕, 祛風, 行血, 止痛하는 效能이 있다. 【用法 用量】 散劑로 만들어서 1 回에 1 g 씩 服用한다. 〈外

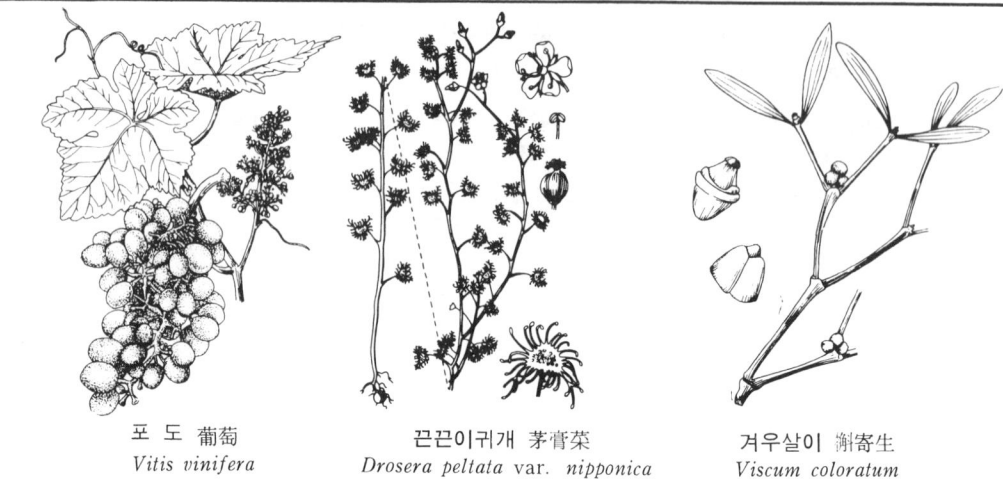

포 도 葡萄	끈끈이귀개 茅膏菜	겨우살이 槲寄生
Vitis vinifera	*Drosera peltata* var. *nipponica*	*Viscum coloratum*

用〉 짓찧어서 환부에 붙여 놓으면 水泡가 생긴다.

단　향(檀香)目　Santalales

겨우살이(桑寄生)과　**Loranthaceae**

겨우살이 槲寄生　*Viscum coloratum* (Kom.) Nakai

(＝*V. album* var. *coloratum* (Kom.) Nakai)

常綠小低木으로 높이 30~60cm 내외이다. 莖枝는 圓柱狀이고 黃綠色 또는 綠色에 약간 多肉質인데 2~3 갈래로 갈라지며 가지가 갈라지는 곳이 점차 커져서 마디가 생긴다. 잎은 對生하는데 가지끝에서 나온다. 葉柄은 없고 葉身은 肥厚하여 多肉質이고 黃綠色에 潤彩가 난다. 꽃은 二家花로서 가지끝 두 잎 사이에서 나며 米黃色 또는 肉色에 가깝고 花柄은 없다. 수꽃은 3~5個, 苞片은 杯形, 花被는 鐘形인데 끝이 4개로 갈라지고 두터우며 수술은 4개, 葯은 多室, 花絲는 없다. 암꽃은 1~3개이고 花被는 鐘形, 子房은 下位 1室, 花柱는 없고, 柱頭는 頭狀이다. 液果는 둥글고 성숙하면 黃色 또는 橙紅色으로 되고 果皮는 粘膠質이다. 種子는 1개이고 側偏狀이다. 開花期는 4~5月, 結實期는 9~11月이며 보통 참나무, 팽나무, 물오리나무, 밤나무, 자작나무 등에 寄生한다. 同屬 近緣植物로 꼬리겨우살이 *Loranthus tanake* Fr. et Sav.(참나무, 밤나무에 寄生) 제주도, 경북, 충북, 강원도에 分布·참나무겨우살이 *Loranthus yadoriki* Sieb.(구실잣밤나무, 동백나무, 후박나무, 육박나무에 寄生) 제주도에 分布·붉은겨우살이 *Viscum coloratum* var. *rubro-aurantiacum* Miyabe et Kudo(동백나무, 광나무類에 寄生) 제주도, 中部에 分布·동백나무겨우살이 *Pseudixus japonicus* Hayata(동백나무, 사스레피, 모새나무, 사철나무에 寄生) 南部 島嶼에 分布한다.【處方用名】枝葉이 桑寄生이다.

桑寄生(상기생)〈雷公炮炙論〉寓木·宛童·桑上寄生·寄屑·寄生樹·寄生草·蔦木: 나무겨우살이 및 同屬 近緣寄生植物의 枝葉이다. 초봄에서 겨울 사이에 採取하여 거친 가지를 제거하

고 그늘이나 햇볕에 말린다.

〔性味 歸經〕 味는 苦甘하고 性은 平하다. 肝, 腎經에 들어간다.

〔成分〕 槲寄生(莖葉): Oleanolic acid, β-amyrin, meso-inositol, flavonoid 化合物과 lupeol, β-sitosterol 및 一種의 flavonoid 配糖體(aglycon은 4′,5-dihydroxy-7-dimethoxyflavone, 糖은 1分子의 glucose 와 1分子의 pentose)가 分離되었다. 桑寄生의 葉에 붙은 莖枝에는 quercetin 및 avicularin(quercetin-3-α-larabofuranoside)을 含有한다.

〔藥理〕 1. 槲寄生의 降壓作用: 黃果槲寄生의 新鮮한 葉의 alocohol 抽出物(生理食鹽水에 녹인다) 1 ml(생약 0.83g)/kg 을 痲醉시킨 토끼, 개에 靜脈注射하면 血壓을 降下시키며 이것은 白果槲寄生의 作用과 같다. 이 줄기와 잎의 浸劑도 같은 效果이다. 그런데 山楂, 大蒜, 臭梧桐과 같이 쓰면 作用이 증강되며 作用時間도 길어진다. 白果槲寄生에는 强心・降壓作用이 있다고 한다.

2. 桑寄生의 利用作用: 마취시킨 개(犬)에 avicularin 0.5 mg/kg 을 靜脈注射하면 利尿作用이 있으며 量을 증가시키면 현저하다. 이 作用의 强度는 aminophylline에는 미치지 못하나 毒性은 aminophylline의 1/4 정도이다. 그러므로 治療의 허용범위가 비교적 넓다.

3. 抗菌試驗에서는 티푸스菌, 포도球菌, Influenza virus, 灰白炎 virus에 대한 抑制作用이 있다.

〔藥效 主治〕 補肝腎, 强筋骨, 祛風濕, 通經絡, 益血, 安胎의 效能이 있다. 腰膝酸痛, 筋骨 痿弱, 偏枯(半身不遂), 脚氣, 風寒濕痺, 胎漏血崩, 産後 乳汁分泌不足을 다스리며 鬱血性腎炎, 月經困難, 喀血, 瘰癧, 心臟諸病 및 早期肺病, 子宮脫垂를 치료한다. 【用法 用量】 9～18g을 달여 服用하거나 散劑로 하며 또는 生汁, 술에 담가 服用한다.

단 향 (檀香) 과 Santalaceae

단 향 檀香 Santalum album L.

常綠小喬木으로서 높이는 6～9m에 達하고 寄生根이 있다. 樹皮는 褐色으로 거칠고 세로로 갈라진 무늬가 있다. 가지가 많이 있고 어린 가지는 미끄럽고 윤기가 난다. 잎은 對生하고 革質, 葉身은 楕圓狀 卵形으로 끝은 뾰족하고 밑부분은 楔形으로 가장자리는 밋밋하며 앞면은 綠色, 뒷면은 蒼白色이다. 꽃은 腋生하거나 頂生하는데 3개의 聚繖狀 圓錐花序를 이룬다. 花柄은 對生하고 꽃은 多數이나 작고 처음에는 淡黃色이다가 뒤에는 深銹紫色으로 變한다. 수술은 4개 蜜腺과 互生하고 葯은 2室로 세로로 갈라지고 花絲는 線形, 子房은 半下位, 花柱는 柱狀, 柱頭는 3裂하였다. 核果는 둥글고 크기는 櫻桃核과 비슷하고 익으면 黑色이 된다. 肉質은 多汁이고 內果皮는 딱딱하다. 印度, 말레이지아, 인도네시아 등에 分布한다. 【處方用名】 ① 中心材는 檀香 ② 心材中의 樹脂는 檀香泥 ③ 心材에서 抽出한 油는 檀香油이다.

❶ 檀 香 (단향) 〈名醫別錄〉 白檀香・黃檀香・眞檀・浴檀: 단향의 中心材이다. 年中 수시로 채취하여 짧게 잘라서 邊材를 제거한다.

단 향(檀香)과 Santalaceae

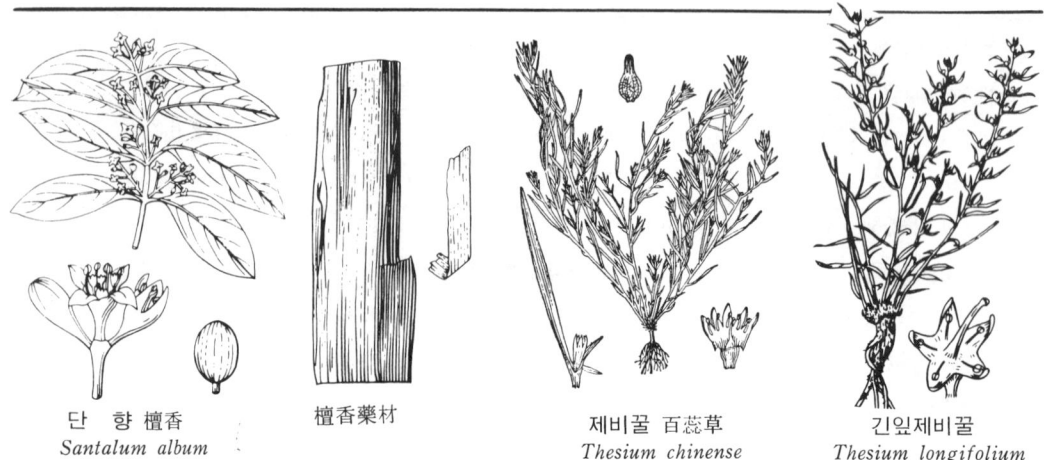

단 향 檀香　　　　　　　檀香藥材　　　　제비꿀 百蕊草　　　　긴잎제비꿀
Santalum album　　　　　　　　　　　　*Thesium chinense*　　　*Thesium longifolium*

〔藥材〕 黃檀香과 白檀香의 2種類로 나눈다. 圓柱形이거나 편평한 것이 많고 곧으면서 약간 굽은 것도 조금 있다. 특이한 香氣가 있고 불에 태우면 향기가 더욱 진해진다. 味는 약간 苦하다. 黃檀香은 色이 짙고 맛도 진하고 白檀香은 딱딱하고 色이 열다. 黃色에 굳고 緻密하고 油性이 높고 香이 진한 것이 良品이다.

〔性味 歸經〕 味는 辛하고 性은 溫하다. 脾, 胃, 肺經에 들어간다. 【修治】 물에 담갔다가 깎아 작은 木片으로 만들어서 通風이 잘 되는 곳에서 말린다.

〔成分〕 心材에 3∼5%의 精油가 함유된다. 油分은 α-, β-santalol 90% 以上이고 santene, α. β-stutalene, santenone, santenone alcohol, 少量의 santalic acid, teresantalic acid, santal aldehyde, deutrolasin, β-farnesene, epi-β-santalene 이 함유된다. 그리고 특유한 amino酸의 化合物, *cis* 및 *trans*의 4-hydroxyproline, *sym*-homospermidine, γ-*l*-glutamyl-*s*-(prop-1-enyl) cysteinsulfoxide 등을 함유하고 있다.

〔藥效 主治〕 理氣, 和胃의 效能이 있다. 心腹疼痛, 噎膈嘔吐, 胸膈不舒를 治療한다. 【用法用量】 3∼6g을 달여 服用하거나 丸劑, 散劑로 하여 服用하며 理氣의 要藥이다. 〈外用〉煎汁을 환부에 바른다.

〔禁忌〕 陰虛火盛(貧血, 高血壓), 動血致嗽에는 忌한다.

❷ 檀香泥 (단향니)〈本草綱目拾遺〉: 檀香의 心材에 함유되어 있는 樹脂이다. 胃氣滯痛, 肝鬱 등을 治療한다. 구하기 어렵고 태우면 단향의 향이 난다.

❸ 檀香油 (단향유)〈本草綱目拾遺〉: 【調製】 檀香의 心材를 잘게 썰어 大型의 蒸留器에 넣고 蒸留를 하면 3∼5%의 檀香油를 얻는다. 이를 병에 넣어 밀봉하여 直射光線을 피하여 저장한다.

〔藥材〕 순수한 檀香油는 無色 또는 淡黃色으로 약간 粘性이 있는 液體로 檀香 특유의 향기가 있다. 左旋性 20°C에서 60倍量의 에타놀에 용해된다. 비중은 0.973∼0.985(25°C), 旋光度 −15°∼−20°이다.

〔性味〕 味는 苦하고 性은 溫하다.

〔成分〕 精油 1.6∼6.0%, 그 主成分은 α-, β-santalol(약 90%) 그 밖에 teresantalol, santalene, santenone alcohol, α, β-santalene, santalic acid, teresantalic acid 등이 물에 담가 축축

하면 함유되고 색소로서 santaline A, B 등이 함유되어 있다.

〔藥理〕 檀香油의 抗菌作用은 강하지 않다. 腸 Typhus菌에 대한 phenol계수는 0.1 以下이다. 기침을 輕減시키나 過量이면 胃, 腎, 皮膚를 자극한다. 排尿困難에 쓰이며 症狀改善이 가능하다. 尿路中의 葡萄球菌의 生長率을 감소시킨다. 檀香油의 抑菌濃度를 1:64000〜1:128000로는 赤痢菌에도 有效하다. 집토끼의 摘出小腸을 痲痺시키며 局所刺戟性을 갖는다. 皮下注射하면 化膿 혹은 組織이 壞死된다. 利尿作用이 있다.

〔藥效 主治〕 胃痛, 嘔吐, 淋濁(尿混濁)을 治療한다.【用法 用量】캅셀에 넣어서 1회 0.02〜0.2 ml를 服用한다.〈外用〉문질러 바른다.

제 비 꿀 百蕊草・夏枯草 *Thesium chinense* TURCZ.   긴잎제비꿀 *T. longifolium* TURCZ.

多年生 半寄生草本으로 높이가 15〜30 cm이고 가지가 갈라졌고 가늘고 부드러우며 다른 풀 뿌리에 기생한다. 잎은 호생하며 線形이고 뽀족하며 거치가 없고 길이 2〜5 cm이다. 꽃은 작고 葉腋의 짧은 가지에 頂生하며 꽃 밑에 葉狀苞 조각과 小苞 2개가 있다. 꽃잎은 없으며 萼은 밑부분이 짧은 筒形이고 윗부분은 4〜5개로 갈라졌으며 裂片은 長楕圓이고 다소 厚質이다. 수술은 4〜5개이고 萼片은 밑부분에 着生하며 그와 對生한다. 子房은 下位이며 葉柄이 없고 花柱는 1개이다. 果實은 球形이고 약 2 mm 정도로서 綠色이며 그 속에 1개의 種子가 들어 있다. 꽃은 엷은 綠色으로 開花期는 5〜6월이고 산이나 들의 陽地쪽 砂土에 나며 全國에 分布한다.【處方用名】① 全草는 百蕊草 ② 根은 百蕊草根이다.

❶ 百蕊草 (백예초)〈圖經本草〉百乳草・夏枯草・土夏枯草: 제비꿀・긴잎제비꿀의 全草로 봄 여름에 採取하여 햇볕에 말린다.

〔性味 歸經〕 味는 甘微辛하고 性은 寒하다. 肺, 腎經에 들어간다.

〔成分〕 全草에는 抗菌活性이 있는 成分 즉 kaempferol, kaempferol-3-glucorhamnoside, 호박酸이 함유되어 있고 또 astragalin, d-mannitol이 함유되어 있다. kaempferol은 止咳, 祛痰作用이 있으며 d-mannitol에는 止咳作用, 호박酸은 平喘作用이 있다.

〔藥理〕 百蕊草素는 全草에 함유된 總 alkaloid 鹽 酸鹽의 이름이고 細菌 및 칸지다眞菌에 의한 感染, 예를 들어 肺炎, 肺膿瘍, 上氣道感染 등에 어느 정도의 치료효과가 있다.

〔藥效 主治〕 淸熱解毒, 補腎澁精의 效能이 있다. 急性乳腺炎, 肺炎, 肺膿瘍, 扁桃腺炎, 上呼吸道感染, 腎虛腰痛, 頭昏, 遺精, 滑精을 치료한다.【用法 用量】9〜15 g을 달여서 服用한다. 또는 술에 담가 服用한다.

❷ 百蕊草根 (백예초근)〈圖經本草〉: 제비꿀・긴잎제비꿀의 根이다. 젖(乳)을 내리게 하고 血脈을 疏通케 하며 氣를 고르게 한다. 3〜9 g을 달여서 服用한다.

마 디 풀(蓼) 目 Polygonales

마 디 풀(蓼) 과 Polygonaceae

이삭여뀌 金線草 *Antenoron filiforme* (THUNB.) ROBERTY et VAUTIER
　　　　　　　　(=*Polygonum filiforme* NAKAI = *Tovara filiformis* (THUNB.) NAKAI)
　　새이삭여뀌 *A. neofiliforme* (NAKAI) HARA (=*Tovara neofiliformis* NAKAI)

多年生 草本으로서 높이 50~100 cm 이고 根莖이 옆으로 뻗고 굵고 비틀어진 경우가 많다. 줄기는 곧게 서고 마디가 굵고 전체에 긴 털이 있다. 잎은 互生하고 楕圓形 또는 長楕圓形이며 길이 6~15 cm, 나비 3~6 cm 로서 끝이 뾰족하고 밑부분은 楔形이고 가장자리는 밋밋하며 兩面에 길고 거친 털이 있고 黑色의 斑點이 있다. 托葉은 鞘狀으로 되어 줄기를 싸고 있고 膜質이며 털이 나 있다. 穗狀花序가 腋生 또는 頂生을 하고 꽃은 작고 드문드문 달리며 紅色이다. 苞片에는 睫毛가 나 있다. 꽃받침은 4개로 갈라지고 꽃잎은 없으며 수술은 5개이다. 子房은 卵狀 圓形이고 암술대는 보다 길며 2개이다. 瘦果는 양끝이 좁은 卵形이고 꽃받침에 싸여 반들반들하고 光澤이 있다. 開花期는 7~8月이다. 산골짜기의 냇가 숲 가장자리에 나며 全國에 分布한다. 【處方用名】① 全草는 金線草 ② 根은 金線草根이다.

❶ 金線草 (금선초) 〈貴州草藥〉毛蓼・白馬鞭・重陽柳・蟹殼草 : 이삭여뀌・새이삭여뀌의 全草로 가을에 채취하여 新鮮한 것 그대로 쓰거나 햇볕에 말린다.
〔性味 歸經〕 味는 辛하고 性은 溫하다. 肝, 心, 腎經에 들어간다.
〔藥效 主治〕 祛風濕, 理氣, 止痛, 止血, 散瘀의 效能이 있다. 류머티즘 (Rheumatism)에 의한 骨痛, 胃痛, 咳血, 吐血, 血便, 血崩, 月經痛, 産後 血瘀腹痛, 打撲傷을 치료한다. 【用法 用量】15~30 g 을 달여 服用한다. 〈外用〉煎液으로 환부를 씻는다.

❷ 金線草根 (금선초근) 〈四川常用中草藥〉海根 : 이삭여뀌・새이삭여뀌의 根이다.
〔性味〕 味는 苦澁하고 性은 溫하다.
〔藥效 主治〕 散瘀, 消腫, 止痛의 效能이 있다. 打撲骨折, 癆傷吐血, 痢疾, 腹痛, 月經不順, 月經痛을 치료하고 또 霍亂中惡, 心腹痛, 喉痺, 蠱毒, 癰疽惡腫(化膿性腫瘍), 赤白游疹, 蛇・犬咬傷을 治療한다. 【用法 用量】15~30 g 을 달이거나 술에 담가 服用한다. 또는 肉類와 같이 약한 불에 볶아서 먹는다. 〈外用〉짓찧어서 환부에 바르거나 갈아서 낸 汁을 바른다.

메　밀 (모밀) 蕎麥 *Fagopyrum esculentum* MOENCH

一年生 草本으로 높이 40~70 cm 로 줄기는 곧게 섰으며 가지가 갈라지고 속이 비어 있으며 연한 綠色이지만 흔히 붉은빛이 돈다. 잎은 互生하고 心臟狀 三角形이고 끝은 뾰족하며 五角形에 가까운 것도 있다. 葉脈은 乳頭狀의 突起에 덮여 있으며 下部의 잎에는 긴 葉柄이 있고 上部의 잎에는 葉柄이 없다. 總狀花序는 腋生 및 頂生하며 짧고, 모여서 난다. 꽃은 白色 혹은 淡

이삭여뀌 *Antenoron filiforme*   메밀 *Fagopyrum esculentum*

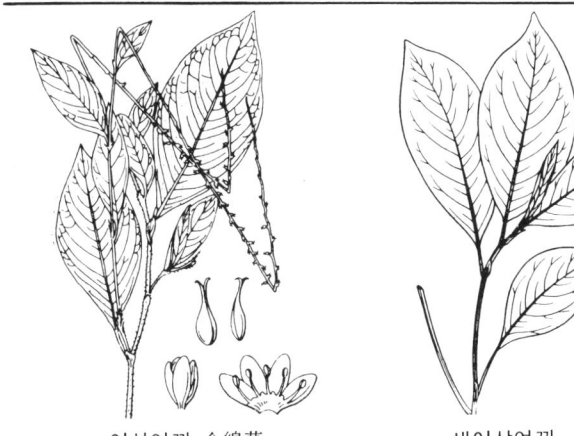
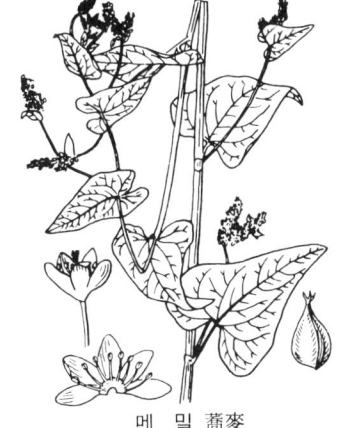

이삭여뀌 金線草
Antenoron filiforme

새이삭여뀌
Antenoron neofiliforme

메 밀 蕎麥
Fagopyrum esculentum

粉紅色이고 좁고 긴 작은 花柄이 있는데 밑부분이 작은 苞片에 싸여 있다. 花被는 다섯 갈래로 깊게 갈라지고 裂片은 卵形 또는 楕圓形이다. 수술은 8개 花柱는 3개이며 柱頭는 頭狀이고 子房은 1室 3稜이 있다. 瘦果는 예리하게 세모진 形이고 끝이 뾰족하고 흑갈색으로 익으며 種子속의 子葉이 螺旋狀으로 굽는다. 開花期는 7～10月 全國에서 食用作物로 栽培한다.【處方用名】① 種子는 蕎麥 ② 莖葉은 蕎麥秸이다.

❶ 蕎 麥 (교맥)〈千金方〉花蕎・甜蕎・蕎子・烏麥・荍麥: 메밀의 種子로 서리가 내린 前後 성숙한 種子를 햇볕에 말린다. 粉末로 만들어 사용한다.

〔性味 歸經〕 味는 酸하고 性은 凉하며 無毒하다. 脾, 胃, 大腸經에 들어간다.

〔成分〕 瘦果에 salicylamine, 4-hydroxybenzylamine, *n*-salicylidene-salicylamine이 함유되어 있다.

〔藥效 主治〕 開胃寬腸, 下氣消積의 效能이 있다. 絞腸痧(急性腸炎, Cholera), 腸胃積滯, 慢性下利, 噤口痢疾, 赤游丹毒 등에 생기는 癰疽, 瘰癧, 火傷을 치료한다.【用法 用量】丸劑・散劑로 하여 服用한다.〈外用〉粉末을 물에 개어 환부에 붙인다.

〔配合 禁忌〕 蕎麥은 消化가 잘 안 되고 大熱風을 일으키고, 多食하면 風氣를 일으켜 眩氣症이 일어나며 平胃散, 明礬과 함께 먹는 것은 禁忌이다. 脾胃虛寒에는 使用을 忌한다.

❷ 蕎麥秸 (교맥갈)〈本草綱目〉: 메밀의 莖과 葉이다.

〔性味〕 味는 酸하고 性은 寒하다.

〔成分〕 全草에 rutin, quercetin, caffeic acid 가 함유하고 種子와 싹에는 orientin(flavonoid), homoorientine, vitexin, saponaretin(isovitexin), rutin, quercetin, cyanidin, leucoanthocyanidin 등이 함유되어 있다. 뿌리에는 anthraquinone이 없고 hypericin 과 유사한 螢光色素가 함유되어 있다.

〔藥理〕 Rutin은 vitamin P와 같은 活性이 있다. 植物 各 部分으로부터 抽出된 rutin 製劑는 *in vitro*에서 腸管內 圓形蟲을 죽이는 作用이 있다. Hypericin 과 유사물질은 日光에 쬘 때 過敏症이 나타난다(動物). 특히 羊이나 豚에서 耳, 鼻, 爪, 尾 部分에 炎症을 일으켜 붓거나 結膜

炎, 咽喉炎, 氣管支炎을 일으키며 심한 경우 痙攣을 일으키는 수도 있다.

〔藥效 主治〕 飮食이 목에 막히는 것과, 癰腫을 治療한다. 또 止血, 惡肉을 侵蝕할 수 있다. 잎은 下氣, 明目聰耳, 滑腸을 한다. 莖·葉은 毛細血管의 脆弱性에 의한 高血壓에 쓰면 腦出血을 豫防할 수 있고 毛細血管의 허약성에서 오는 각종 出血症과 非結核性의 肺出血을 예방한다. 또 糖尿病性 網膜症을 치료한다.

〔禁忌〕 메밀잎을 生食하면 動風하여 身體搔痒 또는 下痢를 일으킨다.

나도수영 腎葉山蓼 *Oxyria digyna* (L.) HILL (=*Rumex digynus* L.)

多年生 草本으로서 높이 15~30cm이며 줄기는 곧게 섰고 잎은 보통 밑부분에서 여러 개가 나오고 긴 葉柄이 있다. 葉身은 腎臟形으로 길이 1.5~3cm, 나비 2~4cm이며 끝이 둥글고 밑부분은 넓은 心臟形, 가장자리는 밋밋하거나 약간 波狀이다. 줄기에 붙는 잎은 退化하여 膜質의 托葉鞘로 남게 된다. 1~2개의 小葉이 붙는 것도 있다. 圓錐花序가 頂生하고 花柄은 가늘고 길다. 꽃은 작고 兩性이며 淡綠色이다. 花被는 4개이고 2輪이 나란히 있고 結實時에는 內側의 花被가 조금 큰 倒卵形이 된다. 수술은 6개로서 花柱는 2개이다. 瘦果는 편평한 圓形, 가장자리에 膜質의 淡赤色의 날개가 달렸고 끝이 오목하다. 開花期는 8月이다. 高山地帶의 濕地에 나며 北部(白頭山) 지역에 分布한다. 【處方用名】 全草가 酸漿菜이다.

酸漿菜(산장채)〈陝西中草藥〉: 나도수영의 全草로 여름, 가을에 채취하여 햇볕에 말린다.

〔性味〕 味는 酸하고 性은 凉하다.

〔藥效 主治〕 淸熱, 利濕의 效能이 있다. 肝機能不全에 의한 諸症, 兩脇脹痛, 胸滿, 肝炎, 壞血病을 치료한다. 9~12g을 달여서 服用한다.

물 여 뀌 兩棲蓼 *Polygonum amphibium* L. (=*Persicaria amphibia* (L.) S. F. GRAY)

多年生 草本으로서 물속에서 자라는 것은 원줄기가 진흙 속으로 뻗고 마디에서 뿌리가 내리며 잎은 긴 楕圓形으로 끝이 둔하거나 둥글고 밑부분은 얕은 心臟形이며, 葉柄은 길고 鞘狀의 托葉은 膜質이며 中央까지 葉柄 밑부분이 붙어 있다. 그러나 地上에서 자라는 것은 줄기가 곧추서고 많은 잎이 달리지만 葉柄은 짧고 葉身은 廣披針形 짧은 硬毛가 密生하였다. 穗狀花序는 頂生 또는 腋生하는데 짧은 花梗이 나오고 모두 털이 없다. 苞片은 三角形, 꽃은 淡紅色 또는 白色, 花被는 5개로 갈라지고 수술이 5개, 花柱는 2개로 花被의 밖으로 나왔다. 瘦果는 圓形에 가깝고 兩面이 突出하였고 黑色에 光澤이 있다. 開花期는 8~9月이다. 물속이나 물가에 나며 中·北部에 分布한다. 【處方用名】 全草가 兩棲蓼이다.

兩棲蓼(양서료)〈貴州草藥〉: 물여뀌의 全草로 여름, 가을에 채취하여 햇볕에 말린다.

〔性味〕 味는 苦하고 性은 平하다.

〔成分〕 Flavonoid의 hyperin, avicularin, quercimeritrin, quercetin, kaempferol, luteolin-7-glucoside가 함유되어 있으며 그 밖에 chlorogen酸과 caffe酸이 함유되어 있다. 또 alkaloid도

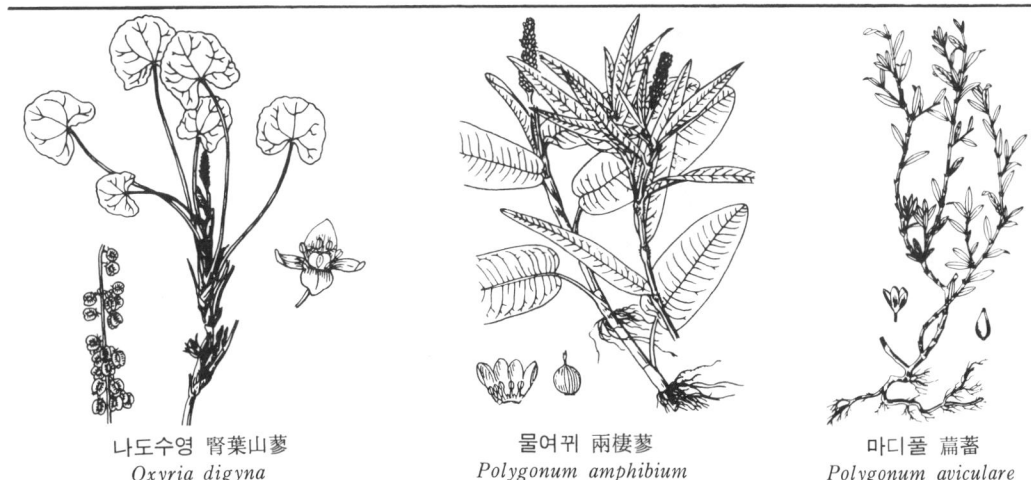

나도수영 腎葉山蓼
Oxyria digyna

물여뀌 兩棲蓼
Polygonum amphibium

마디풀 萹蓄
Polygonum aviculare

함유되어 있다. 水中에서의 生育時는 微量의 alkaloid를 함유하며 開花期에는 0.017%까지 증가하며 그 후 없어지고 陸上에서 生育한 것은 開花 始期에는 0.04%를 함유하며 盛花期에는 0.29%에 달한다. 이것을 水中에 移植하면 alkaloid 함유량은 다시 下降한다.

〔藥效 主治〕 淸熱, 利濕의 效能이 있다. 痢疾, 脚浮腫, 疔瘡을 치료한다. 15~30g를 달여서 服用한다. 【用法 用量】15~30g을 달여서 服用한다. 〈外用〉짓찧어서 바른다.

마 디 풀(옥매듭·돼지풀) 萹蓄 *Polygonum aviculare* L.

一年生 草本으로 높이 15~30cm이고 줄기는 땅위에 비스듬히 뻗는데 곧게 뻗는 것도 있다. 잎은 互生하고 葉柄이 짧으며 葉身은 披針形 내지 楕圓形으로 길이 5~16mm 나비 1.5~5mm 끝은 뭉툭하고 밑부분은 楔形, 가장자리는 밋밋하고 綠色이다. 鞘狀托葉은 膜質이고 줄기를 싸고 있는데 아랫면은 綠色 윗면은 無色透明하고 兩面에 털이 없고 脈紋이 있고 그 위에는 多數의 絲狀의 裂片이 나와 있다. 꽃은 兩性으로 6~10개가 葉腋에 모여 나고 花柄은 짧으며 苞片과 小苞片은 白色透明한 膜質이다. 花被는 綠色이며 5개로 갈라졌고, 수술은 6~8개이고 花絲는 짧다. 子房은 長方形, 花柱는 짧고 花頭는 3개이다. 瘦果는 三稜形이고 花被보다 짧아서 花被 안에 싸여 끝쪽만 露出되어 있고 黑褐色에 가는 무늬와 작은 點이 있다. 開花期는 6~7月, 結實期는 9~10月이다. 野地 路邊에 비교적 흔하게 나며 全國에 分布한다. 【處方用名】全草가 萹蓄이다.

萹 蓄 (편축)〈神農本草經〉萹竹·萹瓣·萹蔓·扁畜·粉節草·道生草: 마디풀의 全草로 6~7月 初(芒種~小暑) 開花時에 채취, 햇볕에 말린다.

〔性味 歸經〕 味는 苦하고 性은 寒하다. 膀胱經에 들어간다.

〔成分〕 全草는 avicularin, quercetin, d-catechol, 沒食子酸, 카페酸, 蓚酸, 硅酸, 클로로겐酸, p-coumar酸, 粘液質, 포도당, 果糖, 蔗糖을 함유한다. 규산의 分布는 잎 1.6%, 줄기 0.6%, 뿌리 0.4%이다(만일 硅酸鹽을 藥物로 한다면 生長期 중 계속해서 採取할 수 있으나,

flavone系를 藥物로 한다면 開花할 무렵 채취하는 것이 좋다).

〔藥理〕 1. 利尿作用 : 煎劑 20 g/kg 의 生理食鹽水를 준 Rat에게 投與하면 尿量, 나트륨, 칼륨의 排出이 모두 증가하고, 특히 칼륨 排出은 상당히 많아지고, 그 灰分도 같은 效果를 가지고 있으므로, 그 利尿作用은 주로 칼륨鹽에 의한 것으로 인정되고 있지만, 또한 그 속에 함유되어 있는 flavonoid 配糖體에 의한 것이라는 견해도 있다.

2. 降壓作用 : 萹蓄의 汁 및 알코올抽出物을 靜脈注射하면 고양이, 토끼, 개에게 降壓作用이 있다.

3. 子宮에 대한 作用 및 止血作用 : 萹蓄의 汁이나 알코올 抽出物은 血液凝固를 加速하고, 子宮의 張力을 높이므로, 流產이나 分娩 후의 子宮出血의 止血劑로 사용할 수 있다.

4. 抗菌作用 : 1:10의 萹蓄浸出液은 *in vitro* 로 몇 개의 眞菌에 대하여 抑制作用을 할 수 있으나, 細菌抑制作用은 비교적 약하다.

5. 其他 作用 : 呼吸運動의 폭이나 肺換氣量을 증강하고, 輕度의 收斂作用이 있어 創傷藥으로서 使用할 수가 있다. Avicularin 은 Rat, 개에게는 利膽作用이 있다.

〔藥效 主治〕 利尿, 淸熱, 殺蟲의 效能이 있다. 熱淋, 癃閉(排尿困難), 黃疸, 陰蝕(女子陰部의 瘙痒症), 白帶, 蛔蟲, 疳積, 痔瘡, 濕疹을 치료한다. 【用法 用量】 6∼9 g 을 달여서, 또는 짓쩧어서 汁을 服用한다. 〈外用〉 짓쩧어서 塗布한다.

범꼬리 拳蔘 *Polygonum bistorta* L. (=*Bistorta vulgaris* HILL)
가는범꼬리 狐尾蔘 *P. alopecuroides* TURCZ. (=*Bistorta alopecuroides* (TURCZ.) KOM.)
참범꼬리 太平洋蔘 *P. pacificum* V. PETR. (=*Bistorta pacifica* V. PETR.)
만주범꼬리 耳葉蔘 *P. manshuriense* V. PETR (=*Bistorta manshuriensi e* KOMROV.)

多年生 草本으로 높이 30∼80 cm, 根莖은 肥厚하고 비틀어져 있으며 外皮는 紫紅色, 줄기는 곧게 나오는데 單一 또는 몇 개씩 모여서 나온다. 根出葉은 葉柄이 길고 모여서 나오며 葉身은 길이 12∼18 cm, 나비 2.5∼6 cm, 楕圓形 또는 卵狀 披針形으로 끝이 조금 뾰족하거나 뭉툭하고, 밑부분은 心臟形 또는 圓形이고 가장자리가 밖으로 말리고 털이 없으나 아랫면에 잔털이 있는 것도 있다. 莖出葉은 비교적 작은 편이고 無柄에 가깝고 葉身은 披針形 또는 線形이다. 鞘狀托葉은 膜質, 管狀으로 길이 3 cm 쯤 된다. 穗狀花序는 頂生하고 꽃은 작고 花被는 白色 혹은 淡紅色으로 5개로 갈라졌다. 수술은 8개, 花被의 밑부분에 着生한다. 上位子房으로 花柱는 3개로 갈라진다. 瘦果는 3 mm 로서 꽃받침으로 싸여 있고 褐色, 보통 宿存하는 花被의 안쪽에 있다. 開花期는 6∼7월이다. 산골짜기의 양지쪽 풀속에서 자라며 南, 中, 北部에 分布한다. 【處方用名】 根莖이 拳蔘이다.

拳 蔘 (권삼) 〈圖經本草〉 : 범꼬리 및 同屬 近緣植物의 根莖이다. 봄에는 싹이 트기 전, 가을에는 莖葉이 마르기 시작할 때 根莖을 캐서 줄기, 수염뿌리, 진흙 등을 제거하고 햇볕에 말린다.

〔性味 歸經〕 味는 苦하고 性은 凉하다. 肝, 心經에 들어간다.

拳蔘藥材

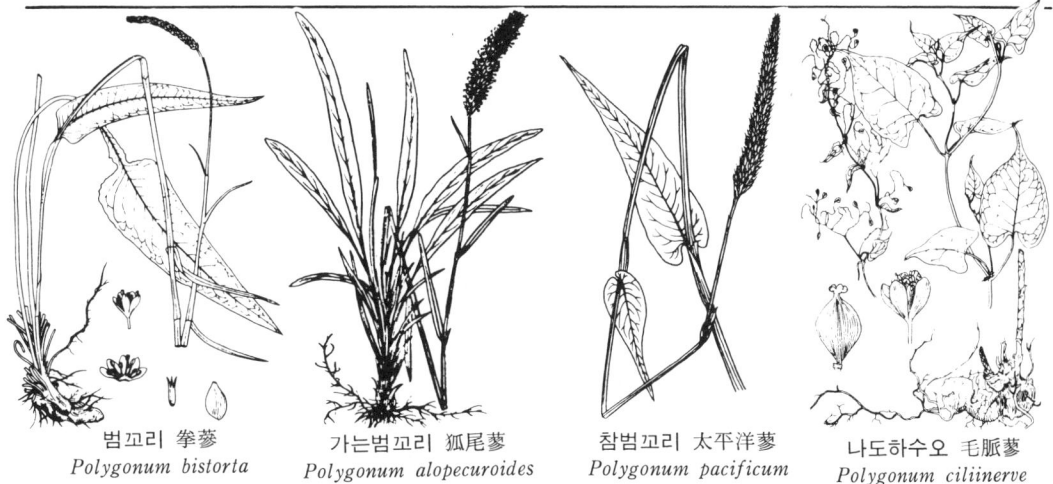

| 범꼬리 拳蔘 | 가는범꼬리 狐尾蓼 | 참범꼬리 太平洋蓼 | 나도하수오 毛脈蓼 |
| Polygonum bistorta | Polygonum alopecuroides | Polygonum pacificum | Polygonum ciliinerve |

〔成分〕 拳蔘의 根莖은 탄닌 8.7~25.0％, 전분 12~45.81％, 糖類 5.7~7.5％, 및 pectin, 植物고무質, 粘液質, 樹脂 등을 含有한다. 탄닌 속에는 加水分解型 탄닌과 縮合型 탄닌이 있고 또한 沒食子酸, ellagic acid, d-catechol, epicatechol, 6-galloylglucose 와 3,6-digalloyl glucose 가 있다. 그 밖에 glucose 와 β-sitosterol 의 異性體도 함유되어 있다. 잎에는 탄닌 5~10％가 함유되어 있지만 줄기 속에는 痕迹量만 있다.

〔藥理〕 拳蔘의 percolate 液과 gelatine 등으로 製造된 '止血淨' 1號는 개와 면양의 各種 止血實驗(股動脈의 切斷, 肝臟이 베인 자리, 脾臟切除 등의 出血)에 使用하면 모든 것에 상당한 止血效果가 있다. in vitro 로, 黃色포도球菌, 綠膿菌, 枯草菌, 大腸菌 등에 대해서도 抗菌作用 (平板法)이 있다. 拳蔘은 毒性은 적다. 그 抽出液(100％)을 Mouse 의 腹腔에 注射할 때 LD_{50} 은 0.33 g/마리이다. 토끼에게 '止血淨'을 使用해서 0.2 g/kg 을 腹腔에 注射하여, 5日間 관찰 하고 30日 後에 解剖하였으나 異常發生은 없었다. '止血淨' 1號는 組織에 매몰, 吸收되어 버 린다. 뚜렷한 止血消炎作用이 있다는 것이 일단계 증명되어 있다.

〔藥效 主治〕 淸裏熱, 鎭驚, 利濕, 消腫의 效能이 있다. 熱病에 의한 驚搐, 破傷風, 赤痢, 癰腫, 瘰癧, 諸種下痢, 口內炎을 治療한다. 【用法 用量】 3~9 g을 달여 服用한다. 또 丸劑나 散劑로 服用한다. 民間藥으로는 産後補血로 이용된다. 〈外用〉 粉末 또는 짓찧어 환부에 바르거 나 煎液으로 양치질 또는 患部를 씻는다.

〔禁忌〕 實火熱毒에는 忌한다.

나도하수오 毛脈蓼·朝鮮何首烏 Polygonum ciliinerve (NAKAI) OHWI
(=Pleuropterus ciliinervis NAKAI)

多年生 덩굴성草本으로 뿌리는 肥厚하며 단단하고 여러 갈래이며 곤봉 모양이다. 줄기는 덩 굴 모양이며 거칠고 크며 圓柱形으로 가지가 여러 개로 뻗으며 길이는 2 m 이상에 달하며 紅色 을 띠고 環狀이다. 잎은 互生하며 葉柄이 길고 三角狀 卵形 또는 長卵形으로 잎 밑부분이 心臟 形이며 끝이 날카롭고 거치가 없거나 혹은 뾰족한 鋸齒가 있으며 길이 10 cm, 나비 7 cm 에 달

한다. 鞘狀 托葉은 膜質이고 잎가에 털이 없다. 꽃은 總狀花序로 된 圓錐花序로서 頂生 또는 腋生하고 多數의 잔꽃이 밀착하였다. 꽃잎은 없으며 萼은 5개로 깊이 찢어졌으며 수술은 8개이고 萼보다 짧으며 암술 1개이다. 子房은 卵形이며 花柱는 3개이다. 瘦果는 三角狀 卵形이고 黑色에 膜質翼의 花被가 싸고 있다. 꽃은 白色이고 開花期는 6～7月, 山地에 나며 南・中・北部에 分布한다. 【處方用名】 塊根이 紅藥子이다.

紅藥子 (홍약자) 〈圖經本草〉 紅藥・赤藥・黃藥子 : 나도하수오의 塊根이다. 年中 塊根을 採取하여 줄기와 수염뿌리를 제거하고 햇볕에 말린다.

〔性味 歸經〕 味는 苦微澀하고 性은 凉하다. 心, 腎, 胃, 大・小腸經에 들어간다.

〔成分 藥理〕 塊根의 成分 emodin, physcione은 黃色포도상구균, 大腸菌, 化膿桿菌, Flexner's bacillus에 抑制作用이 있고 水製엑스에는 多種의 呼吸道 및 腸管 virus에 대하여 廣域 specttre의 抗 virus作用이 있다.

〔藥效 主治〕 신선한 것을 그대로 쓰면 抗菌 消炎, 順氣活血, 凉血活血, 鎭靜鎭痙, 止痛, 止瀉, 潰瘍癒合促進 등의 작용이 있고, 鹽을 가하여 調製한 것은 補腎의 效能이 있다. 醋를 써서 調製한 것에는 止血作用이 있고, alkali性으로 調製한 것은 健胃의 效能이 있다. 扁桃腺炎, 腸炎, 潰瘍, 菌痢, 膽道蛔蟲症, 外傷感染, 蜂巢織炎, 癰癤, 膿痂疹, 泌尿器感染, 月經不順, 崩漏, 外傷出血, 吐血, 鼻出血, 血便, 打撲傷, 류머티性 腰腿痛을 다스린다. 【用法 用量】 날것은 1.5～6g, 修製品은 9～12g을 달여 服用한다. 또는 술에 담갔다가 服用하거나 粉末로 冲服한다. 〈外用〉 粉末을 撒布한다.

〔禁忌〕 姙婦는 服用에 주의를 要한다.

호 장 근 (까치수영) 虎杖・黃藥子   *Polygonum cuspidatum* SIEB. et ZUCC.
　　　　　　　　　　　　　　　(=*Reynoutria japonica* HOU.)
　　　　　　　　　　　　왕호장 (왕까치수영)   *P. sachalinensis* FR. SCHM.
　　　　　　　　　　　　　　　(=*Reynoutria sachalinensis* (FR. SCHM.) NAKAI

多年生의 低木狀 草本으로 길게 뻗으며 群落을 형성하고 높이 1m 이상이다. 根莖은 地下에서 옆으로 뻗고 木質이고 黃褐色이며 마디가 분명하다. 줄기는 곧게 자라고 圓柱形으로 속이 비어 있다. 表面에는 털이 없고 赤色 혹은 紫色의 斑點이 많이 나 있다. 單葉은 互生하고 廣卵形 또는 圓形에 가깝고 끝은 날카롭고 밑부분은 圓形 또는 楔形이며 葉柄은 길이 1～2.5cm이다. 葉鞘는 膜質이고 褐色이다. 꽃은 單性, 二家花로서 總狀花序는 腋生한다. 花柄은 비교적 길고 윗부분에 날개가 있다. 꽃은 흰색으로 작고 密生하며 花被는 5개이고 바깥쪽 3枚에는 뒷면에 날개가 있어서 結實期에 커진다. 수꽃에는 수술이 8개 있고 암꽃는 子房의 위에 柱頭가 3개 있다. 瘦果는 세모진 卵狀 楕圓形이고 赤褐色에 潤彩가 있고 翼狀의 花被로 싸여 있다. 開花期는 6～8月, 結實期 9～10月이다. 山野의 溪谷에 나며 全國에 分布한다. 【處方用名】 ① 根莖은 虎杖 ② 葉은 虎杖葉이다.

호장근 Polygonum cuspidatum —315—

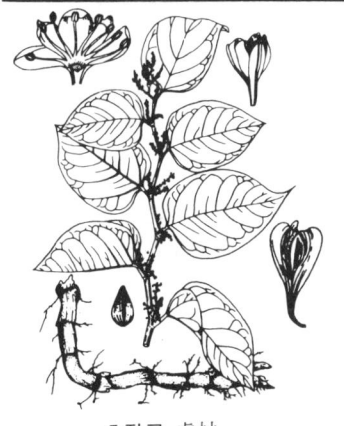
호장근 虎杖
Polygonum cuspidatum

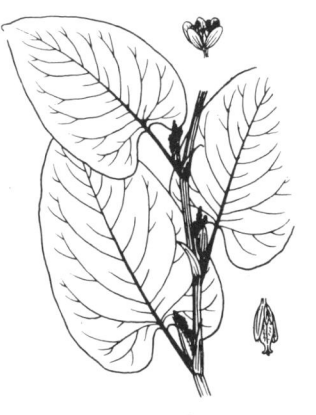
왕호장
Polygonum sachalinensis

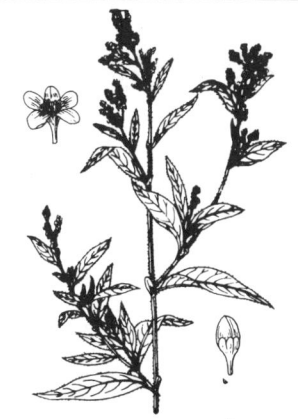
왜개싱아 叉分蓼
Polygonum divaricatum

❶ 虎　杖 (호장)〈名醫別錄〉苦杖・酸杖・斑杖・酸桶笋・斑莊根・烏不踏・酸杆・斑根・雄黃蓮・土地楡 : 호장근・왕호장의 根莖으로 봄, 가을에 채취하여 잘게 썰어 호장잎으로 싸서 하룻밤 재웠다가 햇볕에 말린다.

〔性味 歸經〕 味는 苦하고 性은 平하다. 心, 肝, 脾經에 들어간다.

〔成分〕 뿌리와 根莖은 遊離 anthraquinone 體와 anthraquinone 配糖體(뿌리에는 hydroxy anthraquinone 0.1～0.5%가 함유됨)를 함유하고 있는데, 주된 것으로는 emodin, physcione, chrysophanol 및 anthra 配糖體 A(즉 physcione-8-β-d-glucoside), anthra 配糖體 B(emodin-8-d-glucoside)이다. 또 뿌리에는 3, 4′, 5-trihydroxy-stilbene-3-β-d-glucoside(polydatin)가 含有되어 있다. 또한 탄닌과 數種의 多糖類도 함유하고 줄기에는 탄닌 3.3%, isoquercitrin, emodin 등이 含有되어 있으며, 가는 가지에는 탄닌 13.4%가 함유되어 있다.

〔藥理〕 1. 抗菌作用 : 虎杖의 煎液(25%)은 *in vitro* 로 黃色포도球菌, 카타르性球菌, α-・β-連鎖球菌, 大腸菌, 綠膿菌에 대해서 抑制作用이 있고(平板寒天培地 cup 法). 高濃度(뿌리)의 것은 Leptospira 에 대해서 殺滅作用도 있다.

2. 抗 virus 作用 : 사람의 胎兒腎原基單層 上皮細胞를 使用한 組織培養으로 虎杖의 10% 水煎液은 인플루엔자 아시아 A型京科 68-1 virus, Echo virus, 單純헤르페스비루스에 대하여 抑制作用이 있다. 같은 方法으로 2% 煎液에는 아데노비루스 3型, 폴리오비루스 Ⅱ型, Coxsackie virus A群・B群, 에코群, B型腦炎京衛硏 1號, 單純헤르페스 1株 등 7種의 대표적인 virus 에 대해서 모두 분명한 抑制作用이 있고, 有效滴定濃度는 각각 1 : 1600, 1 : 400, 1 : 400, 1 : 2560, 1 : 10240, >1 : 3200, 1 : 51200 이다.

〔藥效 主治〕 緩下・利尿・通經・鎭咳鎭靜藥으로 쓰이고, 祛風利濕, 破瘀, 通經의 效能이 있다. Rheumatism 에 의한 筋骨疼痛, 濕熱黃疸, 淋濁, 帶下, 月經閉止, 産後의 惡露滯留, 腹部의 結塊, 痔漏出血, 打撲傷, 火傷, 惡瘡癬疾을 치료한다.【用法 用量】9～30g 을 달여 服用한다. 술에 담갔다가 服用하거나 丸劑, 散劑로도 服用한다.〈外用〉粉末 또는 태워 가루로 만들어 患部에 撒布한다. 바짝 졸여서 膏를 만들어 붙이거나 바른다.

〔禁忌〕 姙婦는 忌한다.

❷ **虎杖葉**(호장엽)〈本草拾遺〉: 호장근·왕호장의 잎이다.

〔成分〕 잎에는 isoquercitrin 이 함유되어 있고 plastoquinone C, plastoquinone B, tannin 도 함유되어 있다.

〔藥效 主治〕 蛇咬傷에 찧어서 塗布한다. Rheumatism 痛을 治療하며 연한 싹을 따서 乾燥한 후에 달여서 服用하면 解熱劑가 된다.

왜개싱아 叉分蓼 *Polygonum divaricatum* L.

多年生 草本으로 높이 1~1.5 cm 에 달하며 줄기는 밑부분에서 가지가 매우 많이 갈라져서 半圓形의 다발을 이루고 있다. 잎은 互生하며 밑부분에 긴 葉柄이 있으나 위로 올라갈수록 점점 짧아져서 없어지고 線狀 披針形 혹은 楕圓形으로 양끝이 좁으며 가장자리에 털이 약간 나 있었고 短柄 또는 無柄이다. 托葉은 鞘狀 膜質, 褐色으로 갈라져 있고 털이 없다. 圓錐花序가 頂生하고 넓어져 있다. 꽃은 작고 白色 또는 淡黃色으로 가지끝과 원줄기끝에 總狀으로 달리지만 전체가 圓錐形으로 된다. 꽃잎은 없고 꽃받침은 길이 3 mm 내외로서 깊게 5개로 갈라지며 8개의 수술은 花被보다 짧고 암술은 1개이며 끝이 3개로 갈라진다. 瘦果는 3개의 稜線이 있고 양끝이 좁으며 潤彩가 있고 種子는 楕圓形이다. 산비탈, 砂丘, 丘陵 등에 자라며 中, 北部에 分布한다.【處方用名】① 全草는 酸不溜 ② 根은 酸不溜根이다.

❶ **酸不溜**(산불류): 왜개싱아의 全草로 여름, 가을에 採取하여 그늘에 말린다.

〔性味〕 味는 酸 苦하고 性은 凉하다.

〔成分〕 新鮮한 잎에 isoquercitrin 이 함유되어 있다.

〔藥效 主治〕 淸熱, 消積, 散瘻, 止瀉의 效能이 있다. 大小腸의 積熱, 癭瘤, 熱瀉腹痛을 치료한다.【用法 用量】9~15 g 을 달여 服用한다. 또는 粉末하여 1.5~3 g 씩 服用한다.

❷ **酸不溜根**(산불류근): 왜개싱아의 根으로 봄, 가을에 채취하여 햇볕에 말린다.

〔性味〕 味는 酸 甘하고 性은 溫하다.

〔成分〕 Tannin 을 함유하고 또 anthraquinone, amino 酸이 함유되어 있다. 有機酸과 phenol 은 陽性反應을 나타내고 aldoketon 反應은 확실하지 않았고 alkaloid 는 陰性이다.

〔藥理〕 靜菌效果: 黃色포도球菌, Typhus 菌, Paratyphus 菌, 大腸菌 $O_{86}B_7$, Sonne's 菌, Flexner's 菌에는 어느 정도의 效果가 있으나 Katarrh 菌, 大腸菌 $O_{125}B_{15}$ 에는 效果가 낮다.

〔藥效 主治〕 祛寒, 溫腎의 效能이 있다. 寒疝, 陰囊出汗, 胃痛, 腹瀉를 치료한다.【用法 用量】9~15 g 을 달여 服用한다. 또는 粉末로 1~2 g 를 服用한다.〈外用〉煎液으로 熏한다.

여 뀌 (버들여뀌) 水蓼 *Polygonum hydropiper* L. (=*Persicaria hydropiper* (L.) SPACH.)

一年生 草本으로 높이 40~80 cm, 곧게 자란다. 밑부분은 땅위를 옆으로 기듯 뻗어 간다. 줄기는 赤褐色이고 털이 없으며 마디는 굵고 수염뿌리가 있다. 잎은 互生하며 披針形이고 양끝이

왜개싱아 *Polygonum divaricatum* 여뀌 *P. hydropiper*

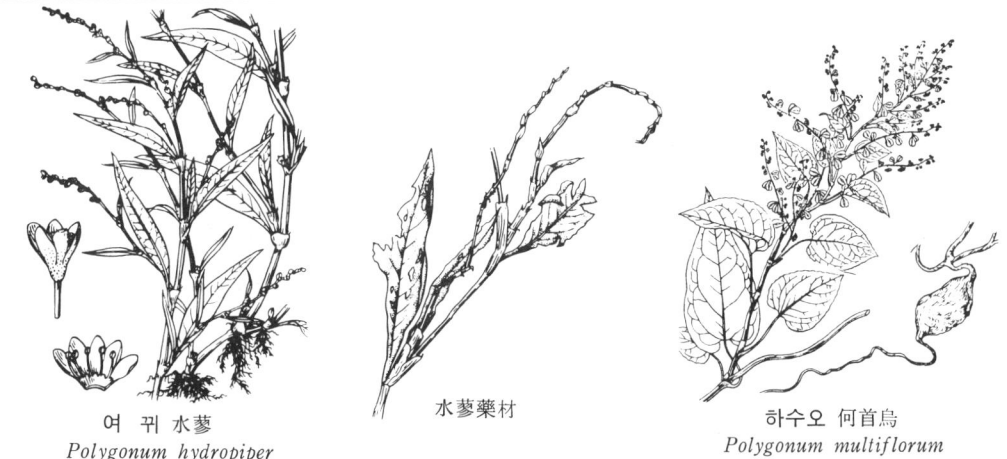

여 뀌 水蓼
Polygonum hydropiper

水蓼藥材

하수오 何首烏
Polygonum multiflorum

좁으며 가장자리가 밋밋하고 길이 4~9 cm, 나비 5~15 mm 로서 표면에 털이 없으며 葉脈과 잎 가장자리에 짧은 剛毛가 있다. 鞘狀托葉은 膜質이고 管狀에 짧은 털이 있다. 葉柄은 짧다. 穗狀花序는 腋生 또는 頂生하고 가늘고 밑으로 처지며 小苞는 가장자리에 짧은 털이 있다. 꽃에는 가는 花柄이 있고 苞는 밖으로 나왔고 鞘狀托葉 內에 1~2 개의 꽃이 싸여 있다. 花被는 4~5 개로 갈라지고 卵形 또는 長楕圓形에 淡綠色이거나 淡紅色에 가는 腺點이 있다. 수술은 5~8 개, 암술은 1 개이고 花柱는 2~3 개로 갈라졌다. 瘦果는 黑色이고 卵形으로 편평하며 간혹 세모진 것도 있으며 길이 2.5 mm 로 꽃받침으로 싸여 있다. 꽃은 白色으로 開花期는 7~8 월이다. 들의 濕地, 개울가에 나며 全國에 分布한다. 【處方用名】① 全草는 水蓼 ② 根은 水蓼根 ③ 果實은 蓼實이다.

❶ 水　蓼 (수료)〈唐本草〉虞蓼・辣蓼草・柳蓼・川蓼: 여뀌의 全草로 開花期에 채취하여 햇볕에 말린다.

〔性味 歸經〕 味는 辛하고 性은 平하다. 心, 肝, 小腸經에 들어간다.

〔成分〕 全草에는 tadeonal(polygodial), isotadeonal, confertifolin 및 polygonone 을 主成分으로 하는 辛辣한 精油가 0.07~0.13 % 함유되어 있다. Flavonoid 에는 persicarin, quercetin, quercitrin, quercimeritrin, hyperin 등이 있다. Flavonoid 配糖體의 含有量은 果實이 익기 시작할 무렵 最高로 되며, 잎 속의 含有量은 9 %에 달하는데 以後 떨어진다. 또 β-sitosterol, β-sitosterol glucoside, 蠟 및 鹽化칼륨 2.6 %, alkaloid, leucoanthocyanin 도 含有되어 있다. 줄기나 잎에는 6.71 %의 탄닌이 함유되어 있다.

〔藥理〕 1. 止血作用: 여뀌의 잎은 子宮出血(月經過多症), 痔瘡出血 및 기타의 內出血에 使用된다. 作用은 麥角과 비슷하지만, 그것보다도 좀 약하고 鎭痛作用이 있는 것이 다르다. 함유된 配糖體는 血液凝固를 촉진한다.

2. 기타 作用: 精油(polygonone 함유)는 哺乳類의 血壓下降(주로 血管擴張作用에 따라서), 小腸 및 子宮平滑筋의 張力을 底下시킨다. 잎이나 줄기에 함유된 탄닌에는 *in vitro* 試驗에 의하면 赤痢菌에 대해서 輕度의 抑制作用이 있다. 精油에는 辛辣味와 刺戟性이 있고 皮膚에 塗布하

면 炎症을 일으킨다.

〔藥效 主治〕 化濕, 行滯, 祛風, 消腫의 效能이 있다. 痧穢腹痛, 吐瀉轉筋, 水樣性下痢, 痢疾, Rheumatism痛, 脚氣, 癰腫, 疥癬, 打撲傷을 치료한다.【用法 用量】15~30 g(新鮮한 것은 30~60 g)을 달여 服用하거나 生汁을 내어 服用한다. 〈外用〉짓찧어 患部에 붙이거나 煎液으로 씻는다.

〔配合 禁忌〕 여뀌(蓼)에는 毒性이 있으므로 過食하면 心痛을 일으킨다. 生魚와 같이 먹으면 氣脫이 되고 陰核이 아프다. 婦人의 月經時에는 血淋, 帶下가 되기 쉬우므로 여뀌(蓼)와 마늘(蒜)을 忌한다.

❷ 水蓼根 (수료근) : 여뀌의 根이다. 가을 開花時에 채취한다.

〔性味〕 性은 溫하고 味는 辛하다.

〔成分〕 鐵 0.02~0.64% 외에 anthraquinone glucoside, flavonoid, phenol 成分, sterol, 精油가 含有되어 있다.

〔藥理〕 알콜抽出液 100 mg/kg 은 Rat 의 着床을 沮止하는 作用이 있다.

〔藥效 主治〕 除濕, 祛風, 活血, 解毒의 效能이 있다. 痢疾, 水樣性下痢, 胃腹絞痛, Rheumatism性 骨痛, 月經不順, 皮膚濕疹, 疥癬을 治療한다.【用法 用量】15~30 g 을 달여 服用한다. 또는 술에 담근다. 〈外用〉煎汁으로 씻거나 볶아서(炒) 뜨거울 때 塗布한다.

❸ 蓼 實 (요실) 〈神農本草經〉蓼子・水蓼子 : 여뀌의 果實이다. 가을에 성숙 열매를 雜物은 제거하고 通風이 잘 되는 곳에서 말린다.

〔性味 歸經〕 味는 辛하고 性은 溫하다. 肺, 脾, 肝經으로 들어간다.

〔藥效 主治〕 溫中, 利水, 破瘀, 散結의 效能이 있다. 吐瀉腹痛, 癥積痞脹, 水氣浮腫, 癰腫瘡瘍, 瘰癧을 다스린다.【用法 用量】달여 服用하거나 粉末, 生汁으로 服用한다. 〈外用〉煎汁으로는 患部를 씻고 粉末을 고루 바른다.

〔禁忌〕 蓼實을 多食하면 吐水하고 壅氣損陽된다. 破瘀, 消積의 작용이 强力하므로 墮胎하기 쉽다. 그러므로 姙婦는 忌한다. 또 血虛로 月經過少나 그 原因이 瘀滯가 아닌 데도 忌한다.

하 수 오 何首烏 *Polygonum multiflorum* THUNB. (=*Pleuropterus dumetorum* (L.) DUMORT.)

多年生 덩굴性 草本으로 뿌리는 가늘고 길며 末端이 肥大하여 塊根을 형성하여 表面은 紅褐色 또는 暗褐色이다. 줄기의 밑부분은 약간 木質이며 속이 비어 있다. 잎은 互生하고 긴 葉柄이 있고 좁은 卵形 또는 心臟形이며 끝이 뾰족하고 밑부분이 心臟底이며 가장자리가 밋밋하고 앞면은 深綠色, 뒷면은 엷은 綠色이고 兩面이 모두 미끄럽다. 托葉는 줄기를 싸고 鞘로 되고 膜質이며 褐色이고 짧은 圓筒形이다. 작은 꽃은 多數가 密集하여 큰 圓錐花序를 이루고 있다. 花被는 綠白色이고 5개로 갈라서 花瓣狀이다. 수술은 8개이고 꽃받침보다 짧으며 子房은 卵形이고 암술대는 3개이다. 瘦果는 3개의 날개가 있으며 꽃받침으로 싸여 있고, 열매는 길이 2.5 mm 정도로서 세모진 卵形이고 黑色에 光澤이 있다. 開花期는 8~9월이고, 結實期는 11월이다. 原産地는 中國이며 栽植한다.【處方用名】① 塊根은 何首烏 ② 蔓莖은 夜交藤 ③ 잎은 何

首烏葉이다.

❶ **何首烏** (하수오) 〈日華子諸家本草〉 地精・首烏・陳知白・馬肝石 : 하수오의 塊根으로 심은 지 3~4年 된 것을 봄에는 發芽 前에, 가을에는 잎이 마른 뒤 캐서 큰 것은 2개로 쪼개 햇볕에 말리거나 焙乾한다. 【修治】《生首烏》挾雜物을 제거하고 깨끗이 씻어서 물에 담가 불려서 썰어 말린다. 《製首烏》何首烏에 黑豆汁과 黃酒를 휘저어 섞어 적당한 그릇에 담아 二重솥으로 쪄서 말린다(何首烏 100 : 黑豆 10 : 黃酒 25). 《黑豆汁의 製法》黑豆 50 kg에 물을 加하여 4시간쯤 달여 걸러서 汁 75 kg을 取한 후 다시 콩찌꺼기에 물을 加하여 3時間 정도 달여 짜서 汁 50 kg을 取해서 모두 2회에 煮汁 125 kg 정도 되게 만든다.

〔性味 歸經〕 味는 苦甘澁하고 性은 微溫하다. 肝, 腎, 心經에 들어간다.

〔成分〕 根과 根莖에는 anthraquinone 類가 함유되어 있다. 주로 chrysophanol 과 emodin 그 다음은 rhein, 痕迹量의 physcione 과 chrysophanol anthrone 등(불에 쬐어 구우면 rhein 은 없어진다) 그 밖에 澱粉 45.2%, 粗脂肪 3.1%, lecithin 3.7% 등이다.

〔藥理〕 1. 含有되어 있는 lecitin 은 神經組織, 특히 腦脊髓를 구성하는 主된 成分이며 神經을 强壯하는 작용을 가짐과 동시에 血球를 비롯하여 그 외의 細胞膜의 중요한 성분이며 血球의 新生과 發育을 촉진한다.

2. 何首烏의 有效成分과 콜레스테롤이 잘 結合되어 腸道의 콜레스테롤 吸收를 감소시키며, 血淸콜레스테롤의 증가를 억제하는 작용을 가지며 콜레스테롤이 肝內에 沈着하는 것을 沮止한다.

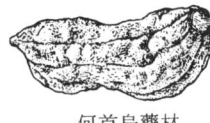

何首烏藥材

3. 本品은 리포이드(lipoid)가 血淸內에 滯留하거나 또는 動脈內膜에 침투하는 것을 저지하여 動脈硬化 형성을 緩解시킨다.

4. Anthraquinone 誘導體는 腸管의 遊動을 촉진하여 瀉下作用을 가진다.

5. 副腎皮質호르몬作用과 유사한 作用을 보인다.

6. 抗菌試驗에 의하면 F氏赤痢菌과 Influenza virus 에는 抑制作用을 가진다.

〔藥效 主治〕 强精, 强壯 또는 緩下藥으로 補肝, 益腎, 養血, 祛風의 效能이 있다. 肝, 腎이 陰虧, 毛髮의 早白, 貧血로 인한 眩暈, 腰膝虛弱, 筋骨酸痛, 遺精, 子宮出血, 崩帶, 慢性瘧疾, 慢性下痢, 慢性肝炎, 癰腫, 瘰癧, 腸風, 痔疾을 치료한다. 【用法 用量】9~15 g을 달여 服用한다. 졸여서 膏劑 또는 丸劑, 散劑, 酒浸劑로 服用한다.

〈外用〉煎液으로 씻거나 粉末로 撒布, 또는 塗布한다.

〔配合 禁忌〕 軟便이 나오고 濕痰이 있는 者는 忌한다.

夜交藤藥材

猪肉, 猪血, 羊肉, 羊血, 鐵, 葱, 蒜, 蘿蔔을 忌한다. 茯苓은 相使이다.

❷ **夜交藤** (야교등) 〈本草逢原〉: 하수오의 덩굴 또는 잎이 붙은 덩굴이다. 잎이 달린 덩굴을 여름과 가을에 採取한다. 그러나 商品의 대부분은 덩굴만 쓴다. 가을에 잎이 떨어진 다음에 덩굴만 베어서 가는 가지와 남은 잎을 버리고 약 70 cm 정도 잘라 묶어서 햇볕에 말린다.

〔性味 歸經〕 味는 甘微苦하고 性은 平이다. 心, 肝經에 들어간다.

〔成分〕 줄기는 anthraquinone類를 함유하고 主로 emodin, chrysophanol, physcione으로 결

합된 형태로 존재한다.

〔藥效 主治〕 養心, 安神, 通經絡, 祛風의 效能이 있다. 不眠, 肺病, 多汗, 血虛에 의한 身體疼痛, 癰疽, 瘰癧, 風瘡, 疥癬을 치료한다.【用法 用量】6~12g을 달여서 服用한다.〈外用〉煎汁으로 환부를 씻거나 짓찧어서 塗布한다.

❸ 何首烏葉 (하수오엽)〈本草綱目〉: 하수오의 잎이다.

〔藥效 主治〕 瘡腫, 疥癬, 瘰癧을 치료한다.【用法 用量】新鮮한 잎을 腫瘍에 붙인다. 煎液으로 씻거나 짓찧어서 붙인다.

큰개여뀌(명아주여뀌)　節蓼 *Polygonum nodosum* PERS.(=*Persicaria nodosa* (PERS.) OPIZ)

一年生 草本으로 높이 1m에 달하고 줄기는 곧게 섰고 굵은 가지가 갈라졌으며 붉은 빛이 돌고 마디가 굵고 원줄기에 黑紫色 點이 있다. 잎은 互生하며 長楕圓狀 披針形 또는 披針形이며 잎 밑은 쐐기 모양으로 끝이 날카롭고 가장자리와 主脈에 거친 털이 나 있으며 작은 腺點이 散布되어 있고 더러는 잎 중앙에 黑色 斑紋이 있다. 鞘狀托葉은 膜質이고 가장자리에 수염털이 없으며 葉柄은 짧다. 꽃은 穗狀花序로서 원주형이고 가지끝에 紅紫色 또는 白色의 다수의 잔꽃이 밀착하여서 늘어졌고 길이 3~10cm 정도로서 꽃잎은 없다. 꽃받침은 4개로 깊게 찢어졌으며 길이 2~3mm 로서 脈이 分明하고 수술은 6개이고 子房은 가늘고 작고 둥글며 花柱는 2개이다. 瘦果는 납작한 圓形이고 길이 2mm 가량으로 宿存萼에 싸여 있다. 開花期는 7~9月이며 들이나 밭 근처에 흔히 자라며 全國에 分布한다.【處方用名】全草 및 根이 猪蓼子草이다.

猪蓼子草 (저료자초)〈分類草藥性〉: 큰개여뀌의 全草 또는 뿌리로 여름에서 가을에 이삭이 필 때 採取하여 햇볕에 말린다.

〔性味〕 味는 辣하고 小毒이 있다.

〔藥效 主治〕 淸熱, 解毒, 消腫의 效能이 있다. 無名腫毒, 陰疽, 瘰癧, 月瘕病을 치료한다.【用法 用量】9~15g을 달여서(長時間 달이면 더욱 좋다) 服用한다.〈外用〉짓찧어서 塗布한다. 姙婦와 婦女의 月經期에는 忌한다.

털여뀌 紅草·紅蓼 *Polygonum orientale* L.
(=*Persicaria cochinchinensis* KITAGAWA)
흰여뀌 酸模葉蓼 *P. scabrum* MOENCH (=*Persicaria lapathifolia* GRAY)
솜흰여뀌 *P. lapathifolium* L. var. *salicifolium* SIBTH.
바보여뀌 辣蓼 *P. pubescens* BLUME (=*Persicaria pubescens* BLUME)

一年生 草本으로 높이 1~2m, 줄기는 곧게 자라고 속이 비어 있고 마디가 있고 가지가 많이 갈라졌으며 全體가 길고 거친 털로 싸여 있다. 잎은 크고 互生하며 廣卵形 또는 卵形이고 길이 10~20cm, 나비 6~12cm로서 끝이 뾰족하고 밑부분이 心臟底이며 가장자리가 밋밋하고 얕은 波狀에 葉柄은 길고 葉鞘는 膜質로 털로 싸여 있다. 穗狀花序와 비슷하여 頂生하고 길이 2~8cm로 약간 아래로 늘어지고 柔毛가 있다. 苞片은 鞘狀으로 外面에 長毛가 있고 內面은 無毛이

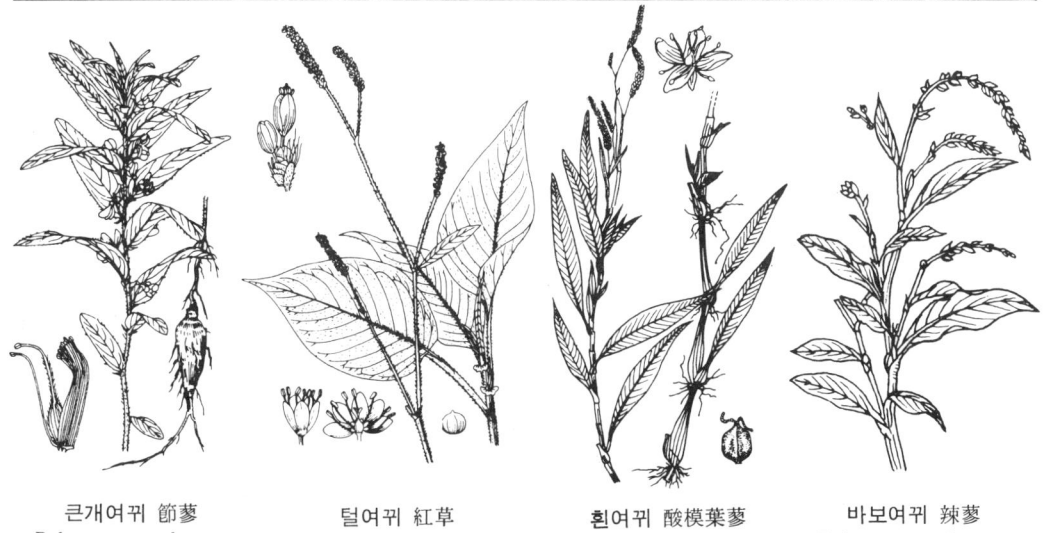

| 큰개여뀌 節蓼 | 털여뀌 紅草 | 흰여뀌 酸模葉蓼 | 바보여뀌 辣蓼 |
| Polygonum nodosum | Polygonum orientale | Polygonum scabrum | Polygonum pubescens |

고 廣卵形, 꽃은 白色 또는 桃花色이고 花被는 5개로 갈라지고 楕圓形이며 털이 없다. 수술은 7~8개로 꽃받침보다 길다. 子房은 楕圓形이고 암술대는 2개며 花柱는 둘로 갈라졌다. 瘦果는 납작한 원형이고 黑褐色에 光澤이 있고 宿存花被에 싸여 있다. 開花期는 7~8月이다. 집 근처의 路邊, 濕地에 나며 全國에 分布한다. 【處方用名】① 根莖이 달린 全草는 葒草 ② 花序는 葒草花 ③ 果實은 水葒花子이다.

❶ 葒 草 (홍초) 〈名醫別錄〉 游龍·鴻薉·天蓼·石龍·龍茿·水葒·大蓼: 털여뀌 및 同屬 近緣植物의 全草 또는 根을 포함한 全草로 늦가을 서리가 내린 후 뿌리째 뽑아서 깨끗이 씻어 썰어서 햇볕에 말린다. 잎은 通風이 잘 되는 그늘에서 乾燥한다. 濕氣가 차지 않도록 乾燥한 場所에 저장한다.

〔性味 歸經〕 味는 辛하고 性은 凉하며 有毒하다. 肺, 腎經에 들어간다.

〔成分〕 잎은 flavonoid의 orientin과 orientoside, plastoquinone을 함유한다. 이 외에 本品은 β-sitosterol 등도 함유한다.

〔藥理〕 털여뀌의 變種 Polygonum orientale H. var. pilosa MEISN.의 줄기, 잎의 水溶性 抽出物은 개구리, Mouse에 대하여 抑制作用이 있고, 개구리, 토끼의 摘出心臟에 대해서도 抑制作用이 있고, 더욱이 atropine에 拮抗되지 않는다. 개구리의 心臟을 抑制하는 데는 ephedrine 및 鹽化칼슘으로 拮抗할 수 있다. 개구리의 下肢血管 및 토끼의 耳血管에 대해서는 뚜렷한 收縮作用이 있고, 개의 血壓을 잠시 동안 上昇시킨다. 토끼의 摘出腸에 대해서는 作用을 하지 않지만, 在體子宮(痲醉 혹은 非痲醉의 토끼)에 대해서는 興奮作用을 볼 수 있다.

〔藥效 主治〕 Rheumatism 性 關節炎, Malaria, 疝氣(腸神經痛, 睾丸炎, 精系炎 등), 脚氣, 瘡腫을 치료한다. 【用法 用量】 15~30g을 달여 服用한다. 〈外用〉 粉末로 撒布하거나 煎液으로 患部를 씻는다.

❷ 葒草花 (홍초화) 〈木草綱目〉 水葒花: 털여뀌 및 同屬 近緣植物의 花序를 乾燥한 것이다.

〔藥效 主治〕 散血, 消積, 止痛의 效能이 있다. 心・胃氣痛, 痢疾, 腹腔 內의 積塊, 橫痃을 치료한다.【用法 用量】3～6 g을 달여 服用한다. 또는 粉末로 하거나 졸여서 膏劑로 하거나 술에 담가 服用한다. 〈外用〉 膏劑로 만들어 붙인다.

❸ **水葒花子** (수홍화자) 〈滇南本草〉 水葒子・葒草實 : 털여뀌 및 同屬 近緣植物의 果實로 8～9月 果穗를 따서 햇볕에 말려 果實을 털어 挾雜物을 제거한다.

水葒花子藥材

〔性味〕 味는 鹹하고 性은 寒하다.

〔成分〕 葒草의 種子에는 澱粉이 41.51% 함유되어 있다.

〔藥理〕 Mouse에 水葒花子의 煎劑, 팅크劑 또는 石油 ether 抽出物을 매일 10 日間 계속해서 注入하였더니 Ehrlich 腹水癌(腹水型 및 實體型)이나 Sarcoma 180에 대하여 상당한 抑制作用이 있었으나 그 효과는 安定된 것은 아니었으므로 더 나은 實證이 필요하다.

〔藥效 主治〕 散瘀, 破積, 健脾利濕의 效能이 있다. 腹痛, 消化不良, 慢性肝炎에 쓰이며 脇腹癥積, 水臌, 胃痛, 食慾不振, 腹脹, 急性結膜炎, 瘡腫, 瘰癧을 치료한다.【用法 用量】6～9 g(大量投與時는 30 g)을 달여 服用한다. 또는 散劑, 膏劑, 술에 담가 服用한다. 〈外用〉 膏藥을 만들어 붙이거나 짓찧어서 塗布한다.

며느리배꼽 刺犁頭 *Polygonum perfoliatum* L. (=*Persicaria perfoliata* (L.) H. GROSS)

多年生 덩굴性草本으로 全體는 털이 없다. 줄기는 모가 나고 모서리에서 鉤形의 가시가 나와서 아래로 향하고 가지가 많이 갈라지고 綠色 또는 赤色을 띤 것도 있다. 잎은 互生하고 三角形에 가깝고, 길이, 나비가 2～5 cm 쯤 되고 淡綠色이며, 뒷면의 葉脈에 鉤形의 가시가 드문드문 나 있고 葉柄은 길이가 葉身과 비슷한데 鉤形의 가시가 아래로 향하여 나 있다. 托葉은 圓形 또는 卵形으로 줄기를 감싸고 있다. 짧은 穗狀花序가 頂生 혹은 가지끝에 腋生한다. 꽃은 작고 多數인데 한 苞에 2～4개의 꽃이 나오고 花被는 5개로 갈라지는데 白色 혹은 淡赤紫色이고 裂片은 卵形으로 활짝 피지 않고 果實의 成長에 따라서 커져서 점차 多肉質로 變한다. 수술은 8개, 암술은 1개, 子房은 卵圓形, 花柱는 세 갈래이다. 瘦果는 둥글고 지름 약 3 mm 이며 暗褐色에 光澤이 있고 靑色의 花被에 싸여 있다. 開花期는 7～9月, 結實期는 10月이다. 집근처 路邊에 많이 나며 全國에 分布한다.【處方用名】① 全草는 扛板歸 ② 根은 扛板歸根이다.

❶ **扛板歸** (강판귀) 〈萬病回春〉 雷公藤・河白草・霹靂木・方勝板・倒金鉤・烙鐵草・犁頭草・龍仙草・魚尾花・虎舌草 : 며느리배꼽의 全草로 가을에 채취하여 깨끗이 씻어 햇볕에 말리거나 생것으로 쓴다.

〔性味 歸經〕 味는 酸苦하고 性은 平하다. 腎, 肺, 肝, 心經에 들어간다.

〔成分〕 全草에 flavonoid 配糖體, anthra 配糖體, carbon 酸, tannin 및 糖類(蔗糖 7.48%, 還元糖 3.4%, 澱粉 2.88%)가 함유되어 있다. 種子에는 油 3.3%, 瘦果에는 油 12.47%가 함유되어 있다.

〔藥效 主治〕 利水, 消腫, 淸熱, 活血, 解毒의 效能이 있다. 水腫, 黃疸, 下痢, Malaria, 痢

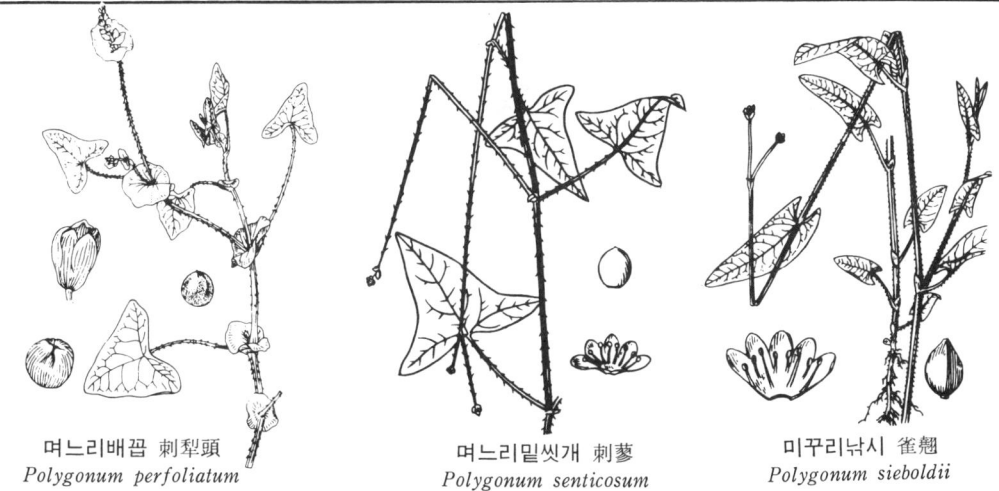

며느리배꼽 刺犁頭
Polygonum perfoliatum

며느리밑씻개 刺蓼
Polygonum senticosum

미꾸리낚시 雀翹
Polygonum sieboldii

疾, 白日咳, 淋濁, 丹毒, 瘰癧, 濕疹, 疥癬을 치료한다. 【用法 用量】 9～15 g(생것은 25～50 g) 을 달여 服用한다. 〈外用〉 짓찧어서 환처에 붙이거나 粉末로 고루 바른다. 또는 煎液으로 씻 는다.

〔禁忌〕 虛弱體質에는 服用에 주의를 要한다.

❷ **扛板歸根** (강판귀근) 〈福建民間草藥〉: 며느리배꼽의 根이다.

〔成分〕 根과 莖에는 indican 및 少量의 emodin 과 chrysophanol 이 함유되어 있고 根皮에는 33 %의 tannin 이 함유되어 있다.

〔藥效 主治〕 口瘡 治療에는 생것 60 g 을 삶아 먹는다. 또는 생것을 짓찧어서 환부에 붙인 다. 痔瘡, 瘻管 治療에는 생것을 24～37 g (乾燥根 18～24 g) 을 炒하여 식힌 후 番薯 (단고구마) 燒酒 400～500 g 으로 1 時間 동안 약한 불로 달여서 食前에 1 日 1 回씩 服用한다. 또는 猪肉 의 붉은 살코기 120～180 g, 番薯燒酒 300～360 g 을 같이 약한 불로 2 時間 동안 달여서 1 日 1 回 食前에 服用한다.

며느리밑씻개 刺蓼 *Polygonum senticosum* (MEISSN.) FRANCH. et SAV.
(=*Persicaria senticosa* (MEISNER) H. GROSS)

一年生 草本으로 줄기는 덩굴로 뻗어 길이 1～2 m 이며 가지가 많이 갈라지며 갈고리 같은 가 시가 있다. 葉柄이 길고 葉身은 三角形 또는 三角狀 戟形이고 끝이 뾰족하고 밑부분은 心臟形 으로 보통 털은 없으나 纖毛가 성기게 나 있는 것도 있다. 뒷면에는 葉脈에 따라 거꾸로 향한 가시가 있다. 托葉鞘는 짧은 筒形의 膜質, 윗부분은 草質에 綠色이다. 頭花는 頂生, 혹은 腋生 하고 總花柄에는 腺毛와 짧은 柔毛가 있고 갈고리 같은 가시가 드문드문 나 있다. 꽃은 淡紅 色, 花被는 5개로 깊게 갈라지고 수술은 8개이다. 子房은 倒卵狀 楕圓形이고 암술대가 3개 로 갈라지며 瘦果는 거의 둥글고 黑色이며 꽃받침에 싸여 윗부분만 드러나고 潤澤이 있다. 山이나 들의 길가 또는 人家 부근에 나며 全國에 分布한다. 【處方用名】 全草가 廊茵이다.

마디풀(蓼)과 Polygonaceae

廊 茵 (낭인)〈草藥手册〉: 며느리밑씻개의 全草로 여름, 가을에 채취하여 햇볕에 말린다.
〔性味〕 味는 酸微辛하고 性은 平하다.
〔成分〕 Isoquercitrin이 약 0.07% 함유되어 있다.
〔藥效 主治〕 行血散瘀, 消腫解毒의 效能이 있다. 蛇頭瘡(瘭疽), 癰癤, 嬰兒의 胎毒, 子宮下垂, 胃痛, 蛇咬傷, 打撲傷, 濕疹 搔痒痛, 外痔內痔를 치료한다.【用法 用量】30~60g을 달이거나 粉末로 1.5~3g씩 服用한다.〈外用〉짓찧어서 붙이거나 煎液으로 씻는다. 粉末을 고루 바른다.

미꾸리낚시 雀翹 *Polygonum sieboldii* MEISSN. (=*Persicaria sieboldii* (MEISN.) OHKI)

一年生 草本으로 줄기는 가늘고 길며 1m에 達한다. 밑부분이 옆으로 누우며 가지가 갈라지고 털은 없으나 밑으로 향한 갈고리 같은 가시가 있어 잘 붙는다. 잎은 互生하고 葉身은 卵狀披針形으로 길이 5~10cm, 나비 1.5~2.5cm, 밑부분은 깊은 凹形 卵狀 三角形에 털은 없고 아래의 中央脈에 따라서 갈고리 같은 가시가 있다. 質은 약간 엷은 편이다. 葉柄은 2cm쯤 되고 柄上에 3~4 列 또는 1~2 列의 갈고리 같은 가시가 있다. 鞘狀 托葉은 길이 5~10cm, 膜質이고 털이 없다. 頭花는 頂生인데 보통 쌍를 이루고 꽃은 密集하여 있으나 數는 적다. 花柄은 털이 없고 苞는 長楕圓形, 花被는 5개로 깊이 갈라졌고 白色 또는 粉紅色이다. 수술은 8개 암술대는 3개이다. 瘦果는 花被로 싸여 있고 黑色에 약 3mm 이다. 開花期는 5~8月이다. 산기슭, 냇가, 路邊에 나며 全國에 分布한다.【處方用名】果實 또는 全草가 雀翹이다.

雀 翹 (작교)〈名醫別錄〉: 미꾸리낚시의 果實 또는 全草이다.
〔性味〕 果實의 味는 鹹, 全草의 味는 酸 辛하고 性은 凉하며 小毒이 있다.
〔藥效 主治〕 果實은 益氣, 明目하고 全草는 淸熱, 解毒, 消腫, 止痛, 止痒의 效能이 있다. 腸炎, 痢疾, 蛇·犬咬傷, 瘡癤, 腫毒, 瘭癧, 帶狀疱疹, 濕疹, 皮膚炎, 皮膚搔痒症, 痔瘡을 治療한다.

눈범꼬리 支柱蓼 *Polygonum suffultum* MAXIM. (=*Bistorta suffulta* (MAXIM.) GREENE)

多年生 草本으로 높이 20~40cm 내외이며 털은 없고 根莖은 肥厚하며 마디가 있고 紫褐色이다. 수염뿌리가 많이 난다. 줄기는 單生 또는 群生하는데 길고 가늘며 根生葉은 葉柄이 길고 廣卵形이며 표면은 綠色이고 뒷면은 粉白色 또는 연한 백색이다. 莖生葉은 互生하고 根生葉은 葉柄이 있으나 위로 올라갈수록 짧아져서 無柄이다. 葉身은 卵形이거나 廣卵形에 얇고, 길이 3~15cm, 나비 1.5~9cm로 끝은 뾰족하고 밑부분은 心臟形이며 윗면은 綠色 아랫면은 淡綠色이다. 穗狀花序가 頂生 또는 腋生하고 꽃은 작고 白色이며 花柄은 짧고 밑부분에 작은 苞片이 있다. 花被는 5개로 길게 갈라져서 長楕圓形이며 수술은 8개, 花絲는 線形이다. 子房은 上位, 柱頭는 頭狀이다. 瘦果는 넓은 楕卵形이고 3개의 날카로운 모서리가 있고 黃褐色이며 윤채가 있다. 開花期는 5~7月이다. 깊은 산의 나무 밑에 나며 제주도에 分布한다.【處方用名】

根莖이 紅三七이다.

紅三七 (홍삼칠)〈陝西中草藥〉鷄血七: 눈범꼬리의 根莖으로 가을에 채취하여 햇볕에 말린다. 또는 생것으로 사용한다.

〔**性味 歸經**〕 味는 澁하고 性은 平하며 無毒하다. 心, 肝, 大腸經에 들어간다.

〔**成分**〕 根과 根莖에는 emodin, rhein, chrysophanol 등이 함유되어 있다.

〔**藥效 主治**〕 散血, 止血, 理氣, 調經의 效能이 있다. 打撲傷, 勞傷에 의한 吐血, 血便, 崩漏, 月經不順, 淋病(泌尿器系 諸疾患), 五勞七傷, 白帶, 赤白痢를 치료한다. 【用法 用量】 9~15g을 달여서 服用한다. 또는 粉末하거나 술에 담가 服用한다.

쪽 蓼藍 *Polygonum tinctorium* AIT. (=*Persicaria tinctoria* H. GROSS)

一年生 草本으로 높이 50~60cm 내외이고 수염뿌리가 가늘고 多數이다. 줄기는 圓柱形, 마디가 뚜렷하게 나타나 있다. 單葉이 호생하고 葉柄은 짧고 밑부분에 鞘狀의 膜質 托葉이 있고 葉緣에 털이 있다. 葉身은 楕圓形 또는 卵形이고 양끝이 좁고, 마르면 藍綠色이 된다. 穗狀花序는 윗부분의 葉腋과 원줄기끝에 달리며 꽃은 작고 赤色이며 花被는 깊게 5개로 갈라지며 裂片은 卵形, 수술이 6~8개이고 花被의 밑부분에 붙어 있다. 葯은 연한 紅色이며 子房은 卵狀, 楕圓形으로 3개의 암술대가 있다. 瘦果는 花被로 싸여 있고 세모진 卵形이며 黑褐色에 光澤이 있다. 開花期는 8~9月, 結實期는 10月이다. 印度 및 中國이 原産이며 各地에서 染料資源으로 재배한다. 【處方用名】① 果實은 藍實 ② 葉 및 全草는 大靑葉 ③ 葉 및 全草의 加工品은 靑黛 ④ 染料 또는 靑黛제조시의 沈澱物은 藍靛이다.

❶ **藍 實** (남실)〈神農本草經〉藍子: 쪽의 果實로 가을에 成熟한 果實을 採取하여 햇볕에 말린다.

〔**性味 歸經**〕 味는 甘하고 性은 寒하다. 肝經에 들어간다.

〔**藥效 主治**〕 淸熱, 解毒의 效能이 있다. 濕熱發斑咽痛, 疳蝕, 腫毒, 瘡癤을 치료한다. 【用法 用量】 3~9g을 달여 服用한다. 〈外用〉粉末을 고루 바른다.

〔**禁忌**〕 虛寒者 및 久痢로 畏寒, 腹中冷에는 忌한다.

❷ **大靑葉** (대청엽)〈唐本草〉大靑: 쪽의 葉 또는 枝葉으로 小暑(7月 7,8日), 大暑(9月 8,9日) 前後에 採集하여 햇볕에 乾燥한다. 【修治】약간 축축하게 하여 썰어서 햇볕에 乾燥한다.

〔**性味 歸經**〕 味는 苦하고 性은 大寒하며 無毒하다. 肝, 心, 胃經에 들어간다.

〔**成分**〕 쪽의 全草에는 indican, 黃色色素 및 tannin이 함유되어 있고 根에는 anthraquinone이 함유되어 있다.

〔**藥效 主治**〕 淸熱, 解熱, 凉血, 止血의 效能이 있다. 溫病에 의한 高熱, 口渴, 流行性感氣, 急性傳染性肝炎, 細菌性下痢, 急性胃腸炎, 急性肺炎, 丹毒, 吐血, 鼻出血, 黃疸, 痢疾, 喉頭結核, 口瘡, 癰疽, 腫毒을 치료한다.

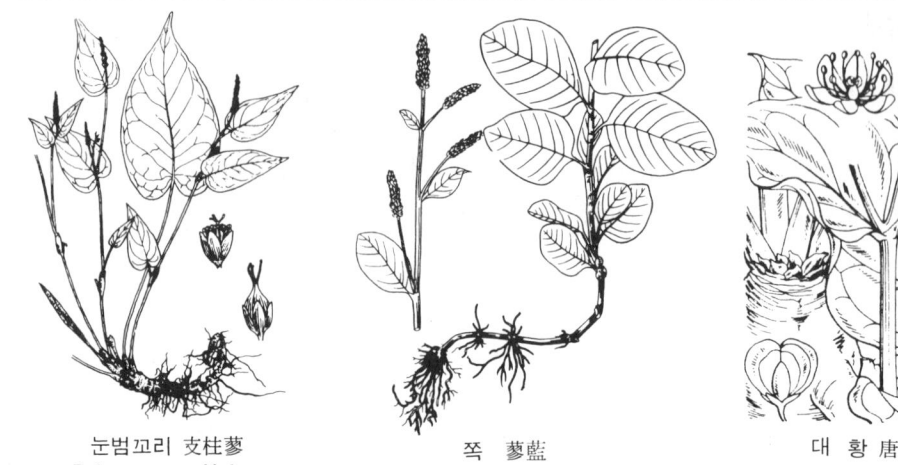

| 눈범꼬리 支柱蓼 | 쪽 蓼藍 | 대 황 唐大黃 |
| Polygonum suffultum | Polygonum tinctorium | Rheum undulatum |

❸ 靑 黛(청대)〈藥性論〉: 全草 또는 葉의 加工製品이다. 【調製】여름, 가을에 莖葉을 채취해서 2~3晝夜 맑은 물에 담가 잎이 물커져 떨어질 정도가 되면 가지를 건져내고 잎과 石灰를 10:1의 비율로 넣어 휘저어 섞어 浸出液이 紫紅色이 되면 液面의 거품을 걷어내 말린 것이 靑黛이며 이것이 가장 良質이다. 거품이 적게 나올 때 2~3時間 放置 沈澱시켜 웃물을 따라 버리고 체로 내려서 찌꺼기를 건져내고 휘저어 섞으면 다시 거품이 일어난다. 이 거품을 걷어서 말린 것도 역시 靑黛이나 質이 좀 떨어진다.

〔藥材〕 灰藍色 혹은 深藍色의 매우 부드럽고 또 가벼운 가루로 손이나 종이에 잘 묻어난다. 풋내가 나고 약간 酸味가 있다. 水面에 뜰 정도로 가볍고 부드러우며 태우면 紫紅色의 연기를 내면서 타는 것이 良品이다. 무겁고 딱딱하고 白色의 點이 있는 덩어리로 水中에 넣으면 顆粒狀이 되어서 가라앉는 것은 質이 떨어진다. 【修治】《靑黛》雜物을 제거하고 체로 쳐서 내린다. 《飛靑黛》靑黛를 乳鉢에 넣고 適量의 물을 부어서 곱게 간다. 다시 물을 부어 가볍게 떠오르는 것을 다른 그릇에 옮겨서 沈澱시킨다. 웃물을 버리고 沈澱된 것을 말려서 다시 곱게 간다.

〔性味 歸經〕 味는 鹹하고 性은 寒하다. 肝, 肺, 胃經에 들어간다.

〔成分〕 慢性顆粒球白血病의 有效成分인 indigotin, indirubin이 함유되어 있다.

〔藥理〕 *Indigofera tinctoria* L. 木藍에서 얻어낸 靑黛의 알코올浸液(0.5 g/ml)은 *in vitro*에서 炭疽菌, 肺炎桿菌, 赤痢菌, 콜레라菌, 黃色 및 白色포도球菌에 대해서 靜菌作用을 갖는다. 한편 티푸스菌, 콜레라菌, 포도球菌, 結核菌 등에 대하여 靜菌作用이 없다고 하는 報告도 있으나 藥物의 抽出方法이 다르기 때문이라고 생각된다. 當歸蘆薈丸(當歸, 蘆薈, 龍膽, 梔子, 黃連, 黃柏, 黃芩, 大黃, 靑黛, 木香, 麝香의 複方丸劑)을 慢性顆粒球白血病의 치료에 사용하여 상당한 治療效果를 얻은 후, 臨床的으로 個別藥材排除法에 따른 분석을 거쳐 靑黛가 有效主藥인 것을 밝혀내고 이것으로부터 有效成分인 indirubin을 分離하였다. indirubin은 動物實驗에서 Rat에게 皮下注射 또는 服用시키면 Rat의 Walker腫瘍에 대하여 분명한 抑制作用이 있으며, 抑制率은 40~60%이다.

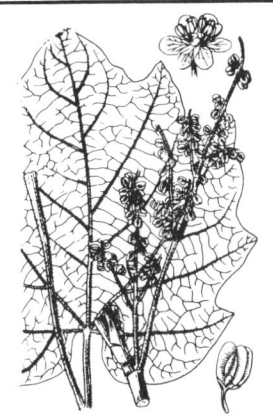 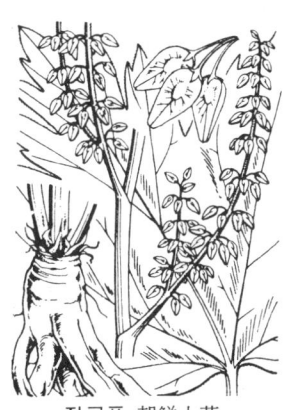 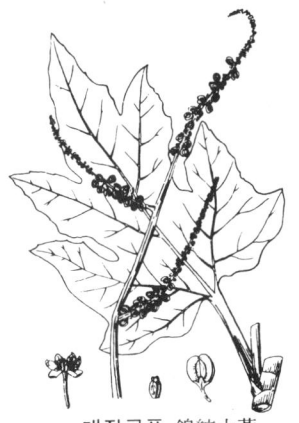

약대황 藥用大黃　　　　장군풀 朝鮮大黃　　　　개장군풀 錦紋大黃
Rheum officinale　　　*Rheum coreanum*　　　*Rheum palmatum*

〔藥效 主治〕 淸熱, 凉血, 解毒의 效能이 있다. 溫病熱盛, 斑疹, 吐血, 喀血, 小兒驚癇, 瘡毒, 丹毒, 蛇咬傷 등을 치료한다.【用法 用量】1.5~2.4g 물에 달여 服用하거나 丸劑, 散劑로도 使用한다.〈外用〉粉末을 撒布하거나 塗布한다.

〔禁忌〕 中寒(中焦, 脾胃虛寒)에는 忌한다.

❹ 藍 靛 (남전)〈本草綱目〉: 쪽잎을 精製한 染料 또는 靑黛製造時의 沈澱物이다.

〔性味 歸經〕 味는 苦하고 性은 寒하며 無毒하다. 心經으로 들어간다.

〔藥效 主治〕 淸熱, 解毒하는 效能이 있다. 效能은 靑黛와 같다. 熱毒, 疔瘡, 癰腫, 丹毒, 疳蝕, 水泡瘡을 치료한다.【用法 用量】물로 調服한다. 또는 丸劑로 服用한다.

대　황　唐大黃　*Rheum undulatum* L.　　　　약대황　藥用大黃　*R. officinale* BAILL.
장군풀(왕대황)　朝鮮大黃　*R. coreanum* NAKAI　　개장군풀　錦紋大黃　*R. palmatum* L.

多年生 草本으로 黃色의 뿌리는 肥大하고 원줄기는 높이가 1m에 달하며 속은 비어 있다. 根生葉은 자주빛이 도는 긴 葉柄이 있고 卵形에 끝이 뽀족하며 밑부분은 心臟形 또는 圓形이며 가장자리가 波狀이고 양쪽 가장자리가 안쪽으로 약간 말린다. 莖生葉은 위로 올라갈수록 작아지고 葉柄이 없으며 밑부분은 원줄기를 반 정도 감싸고 있고 心臟底로서 5~7脈이 있다. 複總狀花序는 가지와 원줄기끝에서 圓錐花序를 이루고 花梗이 있는 黃白色 꽃이 花序에서 輪生한다. 花被裂片은 6개가 2줄로 배열되고 꽃잎은 없고 수술은 9개, 암술대는 3개이다. 瘦果는 안쪽에 있는 3개의 花被裂片으로 싸여 있다. 開花期는 7~8月, 結實期는 8~9月이다. Siberia 原産인데 산골짜기의 濕地 또는 냇가의 밭에서 栽培한다.【處方用名】① 根莖은 大黃 ② 莖 또는 嫩苗(어린싹)는 大黃莖이다.

❶ 大　黃 (대황)〈神農本草經〉: 대황 및 同屬 近緣植物의 根莖으로 9~10月에 3年 以上 生育된 것을 골라서 根莖을 캐어 莖葉, 支根을 제거한 다음 粗皮를 벗기고 蘆頭를 잘라내고 乾燥한다.

〔藥材〕 表面이 黃褐色이고 錦紋과 星點이 뚜렷하게 나타난다. 材質이 단단하고 무거우며 油性이 있고 香氣가 淸凉하며, 味는 苦澁하지 않으며 입으로 씹으면 점성이 있는 것이 良品이다. 【修治】《生大黃(生軍)》原藥材에서 挾雜物을 제거하고 薄片 또는 小塊로 썰어서 말린다. 《酒大黃》生大黃에 黃酒를 고루 뿌려서 약한 불에다 볶아서 通風이 잘 되는 곳에서 말린다(大黃 50 kg : 黃酒 7 kg). 《熟大黃(熟軍·製軍)》小塊로 썬 生大黃에 黃酒(大黃 500 kg : 黃酒 15 kg ~25 kg)를 고루 混合하여 시루에 넣고 쪄서 乾燥한다. 2~3回 쪄 내기도 한다. 《大黃炭》大黃片을 강한 불로 外側이 타서 褐色이 될 때까지 볶아지면 물을 조금 뿌리고 꺼내서 말린다.

〔性味 歸經〕 味는 苦하고 性은 寒하다. 胃, 大腸, 肝經으로 들어간다.

〔成分〕 大黃에는 瀉下作用을 갖는 성분이 있다. 그것은 數種의 glucoside와 genin이다. 그 중 glucoside가 주요한 것으로, 그 瀉下作用은 항상 그것에 상응하는 genin보다도 강력하다. genin은 주로 anthraquinone 誘導體이며, chrysophanol(또는 chrysophanic 酸, $C_{15}H_{10}O_4$), emodin (또는 rheum emodin, $C_{15}H_{10}O_5$), aloe emodin($C_{15}H_{10}O_5$), rhein($C_{15}H_8O_6$) 및 physcione (또는 parietin, rheochrysidin, $C_{16}H_{12}O_5$)이 함유되어 있다. 이 5種의 genin은 大黃 根莖의 形成層附近 및 放射組織 中에 존재하고, 일부는 遊離狀態이며, 많은 것이 嫩根의 木質部에 존재하지만, 대부분은 포도당과 결합해서 配糖體를 이루고, 根莖의 좀 낡은 부분에 저장되어 있다. 大黃의 瀉下效力은 그 속에 함유된 結合型 rhein의 量에 비례하고 遊離된 anthraquinone類 成分에는 瀉下作用은 없다. 이것들의 비교적 강력한 瀉下作用을 가지는 anthraquinone 配糖體에는 chrysophanein(chrysophanol-1-monoglucoside $C_{21}H_{20}O_9·H_2O$), emodin-6-monoglucoside($C_{21}H_{20}O_{10}·\frac{1}{2}H_2O$), aloe-emodin-8-monoglucoside($C_{21}H_{20}O_{10}·1\frac{1}{2}H_2O$), rhein-8-monoglucoside($C_{21}H_{18}O_{11}$), physcione-monoglucoside($C_{22}H_{22}O_{10}$), 또 大黃, 린닌酸과 그 관련물질 예를 들면 沒食子酸, catechin, tetrarin이 함유되어 있다. 그 외에 脂肪酸, 포도당, 果糖과 大量의 澱粉(16%)이 들어 있다.

〔藥理〕 1. 瀉下作用: 大黃은 緩下作用을 가지며 일반적으로 瀉下作用을 하는 有效成分은 anthraquinone 配糖體인 것으로 생각되고 있다. 本類의 下劑는 大腸에 대해서만 作用되고 小腸에 대해서는 뚜렷한 影響이 없다. 大黃은 經口服藥後 6~8時間을 經過하지 않으면 作用을 발휘할 수 없다. 이것은 大部分의 藥物의 有效成分이 小腸에서 吸收되어서 血液으로 들어가고, 이것이 다시 大腸으로 排出될 때에 비로소 작용을 발휘하기 때문이다. 따라서 그 有效成分을 注射할 경우가 훨씬 작용이 迅速하다. 大黃에는 상당한 量의 탄닌이 含有되어 있기 때문에 瀉下作用을 일으킨 후, 便秘가 일어날 수 있다. 大量服藥(1~5 g)時에는 瀉下가 나타나지만, 少量服藥(0.05~0.3 g)時에는 주로 便秘가 생긴다. 이것은 含有된 탄닌의 收斂作用이 含有量의 과소한 瀉下成分의 作用을 은폐하기 때문이다. 大黃에 함유된 anthraquinone類는 吸收된 후, 腎臟에서 chrysophanol로 排出되는데, 이것은 酸性尿를 褐黃色으로, 알칼리性尿를 紫紅色으로 變化시킨다. 瀉下成分은 乳汁中에도 排出되기 때문에, 授乳婦가 服用한 후 乳兒에게 영향을 미쳐서 乳兒의 下痢를 일으키는 경우도 있다.

2. 抗菌作用: 藥用大黃 및 錦紋大黃은 대부분의 Gram 陽性菌과 어떤 種類의 Gram 陰性菌에

대하여 in vitro에서 抗菌作用을 갖는다. 抗菌의 有效成分은 主로 anthraquinone 誘導體이다. 그 중 aloe-emodin, emodin 및 rhein의 作用이 가장 良好하여 3者의 抑菌效力의 비율은 대체로 4:2:1이고 抑菌의 有效濃度는 $1.5 \sim 2.5 \mu g/ml$ 이다. 이러한 것은 어느 것이나 殺菌이 아닌 抑菌으로서의 작용이다. 連鎖球菌에도 극히 민감하다. 그 다음으로는 디프테리아菌, 枯草菌, 炭疽菌 및 티푸스菌, 파라티푸스菌, 赤痢菌에 대해서도 有效하다.

3. **抗腫瘍作用**: 藥用大黃의 粗抽出物의 皮下注射는 Mouse의 Sarcoma 37에 대하여 傷害能力이 있다. Emodin 및 rhein은 Mouse의 黑色肉腫, 乳腺腫 및 Ehrlich 腹水癌(皮下型에는 無效)에 대해서 抑制作用을 가지지만, 이것은 腫瘍細胞에 대한 직접적인 파괴에 의한 것이다. Emodin은 Ehrlich 腹水癌細胞나 어떤 종류의 amino酸(glutamine 酸, asparagin 酸)과 糖代謝의 中間產物(乳酸, pyruvic acid)의 酸化에 대해서도 상당히 강한 抑制作用이 있으며, LDH를 현저하게 抑制한다. Rhein은 에를리히腹水癌細胞의 酵素分解까지도 현저하게 억제하는 작용을 가지지만, emodin은 반대로 刺戟하는 作用이 있다. Emodin은 宿主의 정상적인 組織, 예컨대 肝臟이나 腎臟 등의 균질성의 呼吸에 대해서는 거의 抑制作用은 없으나, rhein에는 상당한 抑制作用이 있다.

4. **其他 作用**: Aloe-emodin은 骨盤腔內器管의 充血을 일으키므로 通經作用을 가지며 血小板을 증가시켜 血液凝固促進作用을 가지며, 膽汁分泌를 촉진하여 膽石排除, 消化增强, 血淸콜레스테롤을 저하시켜 利尿작용을 가진다.

〔藥效 主治〕 緩下, 健胃藥으로서 攻積導滯, 瀉下凉血, 行瘀通經의 效能이 있다. 實熱便秘, 譫言發狂, 食積痞滿, 細菌性下痢의 初期症狀, 裏急後重, 瘀停經閉, 癥瘕, 積聚, 時行熱疫, 急性腹膜炎, 吐血, 鼻出血, 陽黃, 水腫, 淋濁, 溲赤(血尿 등), 癰瘍腫毒, 疔瘡, 火傷 등을 치료한다. 【用法 用量】 $3 \sim 12 g$을 달여 服用한다(下劑로 사용할 때는 오래 달이지 말 것). 丸劑, 散劑로 하여 服用한다. 〈外用〉 粉末로 물이나 醋로 고루 개어 바른다.

〔配合 禁忌〕 表證未解, 血虛氣弱, 脾胃虛實, 實熱, 積滯, 瘀結이 없는 者 및 胎前, 產後에는 忌한다. 黃芩은 相使, 乾漆은 相惡, 冷水는 忌한다.

❷ **大黃莖** (대황경)〈唐本草〉: 大黃의 地上莖 또는 어린 싹이다.

〔性味〕 味는 苦하고 性은 寒하며 無毒하다.

〔藥效 主治〕 醒酒, 解熱의 效能이 있다. 大便不通과 腸熱을 치료한다.

수　　영 (괴승애·시금초) 酸模 *Rumex acetosa* L.　　　　애기수영 *R. acetocella* L.

多年生 草本으로 높이 $30 \sim 80 cm$ 이며 뿌리는 肥厚하고 黃色이다. 줄기는 곧게 섰으며 많은 줄이 있고 中空이다. 根生葉은 叢生하며 葉柄은 길고 莖生葉은 互生하고 披針狀 長楕圓形으로서 밑부분에는 짧은 葉柄이 있으나 위로 올라갈수록 없어지면서 원줄기를 둘러싸고 托葉은 鞘狀이고 膜質이다. 꽃은 二家花로서 원줄기와 가지끝에서 자라는 길이 $10 \sim 30 cm$의 圓錐花序이고 輪生하고 연한 綠色 또는 綠紫色이며 짧은 花莖이 있다. 수술은 6개, 花絲는 매우 짧다. 암꽃

마디풀(蓼)과 Polygonaceae

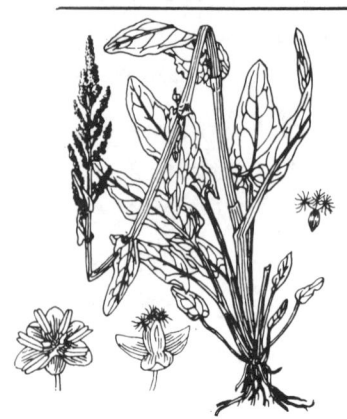
수 영 酸模
Rumex acetosa

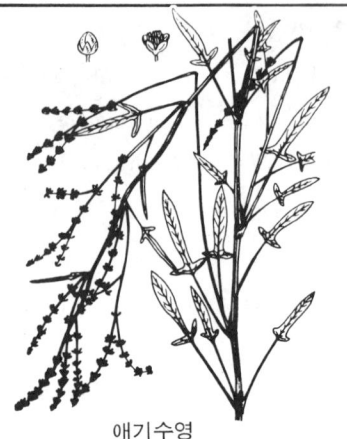
애기수영
Rumex acetocella

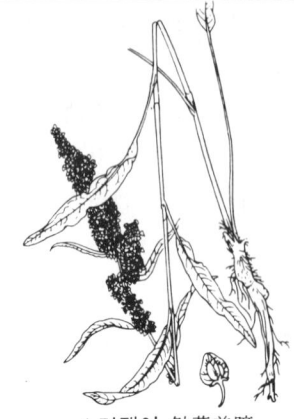
소리쟁이 皺葉羊蹄
Rumex crispus

에는 3개의 암술대가 있고 길이 5 mm 정도 자라서 둥글게 되어 열매를 둘러싸고 뒷면에 그물 모양의 小脈이 있다. 子房에는 3稜이 있고 柱頭는 畵筆狀이고 紫紅色이다. 瘦果는 圓形, 3稜이 있고 黑色에 光澤이 있다. 開花期는 5~6月, 結實期는 7~8月이다. 들의 풀밭이나 路邊의 濕地에 나며 全國에 分布한다. 【處方用名】① 根은 酸模 ② 葉은 酸模葉이다.

❶ 酸 模 (산모)〈神農本草經集注〉: 수영·애기수영의 根으로 여름~가을철에 채취하여 햇볕에 말린다.

〔性味 歸經〕 味는 酸하고 性은 寒하며 無毒하다. 肝, 心, 膀胱經에 들어간다.

〔成分〕 根에는 tannin 7.6%~27.5%, chrysophanein 19.3 mg% 및 hyperin이 함유되어 있고 果實은 quercetin과 hyperin이 함유되어 있다.

〔藥理〕 酸性蓚酸 calcium 및 어떤 形의 酒石酸이 含有되어 있어 酸味가 있다. 蓚酸 含有量의 過多에 의한 中毒이 일어나는 경우가 있다. 文獻上에는 예전에 小兒가 수영의 잎을 먹고 死亡하였다는 報告가 있다. 水抽出物은 抗眞菌(髮癬菌類)作用이 있다.

〔藥效 主治〕 淸熱, 利尿, 凉熱, 殺蟲의 效能이 있다. 熱痢, 淋病, 小便不通, 尿閉, 吐血, 惡瘡, 疥癬을 다스린다. 【用法 用量】9~15 g을 달여 服用하거나 짓찧어서 汁을 내어 服用한다. 〈外用〉 짓찧어서 붙인다.

❷ 酸模葉 (산모엽)〈本草拾遺〉: 수영·애기수영의 葉이다.

〔成分〕 잎에는 vitexin, hyperin, violaxanthin 및 vitamin C 63 mg% tannin 17.3~36.7%가 함유되어 있고 莖葉에는 蓚酸 calcium, 酒石酸이 함유되어 있다. 新鮮한 것에는 蓚酸 0.82%, 炭酸 kalium 63%, vitamin C 86~108 mg%가 함유되어 있다.

〔藥效 主治〕 外用하면 瘡腫, 瘡毒을 消하는 效能이 있다. 疥癬을 치료한다.

소리쟁이 皺葉羊蹄 *Rumex crispus* L.(=*R. fauriei* RECING. fil.) 금소리쟁이 *R. maritimus* L.

多年生 草木으로 높이는 30~80 cm이고 뿌리는 肥厚하고 黃色이며 酸味가 있다. 줄기는 곧게 서고 보통 가지는 갈라지지 않고 얕은 홈이 있다. 根生葉은 葉柄이 길며 披針形 혹은 長圓狀

披針形에 가깝고 길이 12~28 cm, 나비 4~6 cm 로서 莖生葉은 互生하며 엽병은 짧고 가장자리는 波狀이고 兩面에는 털이 없다. 鞘托葉狀은 膜質, 管狀으로 항상 갈라져 있다. 꽃은 多數가 모여서 나오거나 또는 짧은 總狀花序를 形成하고 이들이 모여서 가늘고 긴 圓錐花序를 만들고 있다. 花被裂片과 수술은 각 6개이고 암술대는 3개이며 암술머리가 털처럼 잘게 갈라진다. 瘦果는 三稜形으로 모가 날카롭고 길이는 2 mm 이며 褐色에 光澤이 있다. 果皮는 廣卵形이고 끝은 뭉툭하고 가장자리는 밋밋하거나 또는 불명확한 톱니가 있다. 길이와 넓이가 모두 3~4 mm 이고 각각 卵形의 瘤狀突起가 하나 있다. 開花期는 6~7 月, 結實期는 9 月이다. 들의 습지에 난다. 鬱陵島 및 南, 中, 北部에 分布이다. 【處方用名】① 根은 牛耳大黃 ② 葉은 牛耳大黃葉이다.

❶ 牛耳大黃 (우이대황) 〈草木便方〉: 소리쟁이・금소리쟁이의 뿌리로 4~5 月에 채취하여 햇볕에 말린다.

〔性味 歸經〕 味는 苦하고 性은 寒하다. 心, 肝, 大腸經에 들어간다.

〔成分〕 뿌리에는 emodin, chrysophanol, chrysophanein, 1,8-dihydroxy-3-methyl-9-anthrone 이 含有되어 있다. 果實에는 50%의 탄닌이 함유되어 있다.

〔藥理〕 1. 止咳, 祛痰, 平喘作用: 뿌리의 水煎劑와 단백질을 제거한 煎液을 Mouse 의 胃에 注入하면, 명료한 止咳作用(암모니아 水噴霧引咳法)이 있었으나 腹部膨脹, 腹瀉, 털이 곤두서는 反應을 볼 수 있었다. 그 속에서 抽出한 emodin, chrysophanol 에는 비교적 뚜렷한 止咳作用이 있었으며 前者의 作用은 後者보다도 강하였다. 또 總 anthraquinone 에도 가벼운 止咳作用이 있지만 rhein 에는 없다. 水煎劑 및 단백질을 제거한 煎液에는 祛痰作用(Mouse phenol red 法)이 있다.

2. 抑菌作用: 뿌리에서 抽出한 rhein, emodin 및 chrysophanol 은 in vitro 에서 α 型連鎖球菌, 肺炎球菌, Pfeiffer's bacillus 및 카타르性 球菌에 대해서 정도의 차이는 있으나 抑制作用을 나타낸다. 全草의 抽出液에는 黃色포도球菌, 大腸菌에 대한 抑制作用이 있다. 뿌리의 팅크劑는 Sabouraud's 培地에서 개 小胞子菌에 대하여 현저한 抑制作用을 나타낸다. 그 最低有效濃度는 1.56~3.12 %이다.

3. 其他 作用: 根莖에는 emodin 등의 anthraquinone 誘導體가 함유되어 있으므로, 瀉下作用이 있다. 또 탄닌의 함유량도 상당히 높으므로(3.62~6.42 %) 收斂作用이 있다. 뿌리 및 根莖에는 vitamin B_1 도 함유되어 있으므로(10.26 mg/g 에 달한다) 健胃, 强壯劑도 된다. 더구나 rumicin(分子式 $C_{14}H_{10}O_4$)이라는 一種의 刺戟性 物質을 함유하고 있으므로 引赤劑, 病的產物溶解劑로도 되며, 합쳐서 皮膚의 寄生蟲을 滅殺하지만 動物(양, 말)에게는 皮膚炎 및 胃腸障碍를 일으킨다.

〔藥效 主治〕 淸熱, 凉血, 化痰, 止咳, 通便, 殺蟲의 效能이 있다. 急性肝炎, 慢性氣管支炎, 吐血, 血崩, 血小板減少性紫斑症, 大便燥結, 痢疾, 經閉腹脹, 疥癬, 禿瘡, 疔瘡, 無名腫毒, 癰을 치료한다. 【用法 用量】15~30 g 을 달여 服用한다. 〈外用〉짓찧어서 붙이거나 갈아서 汁을 바른다. 또는 煎液으로 씻는다.

마디풀(蓼)과 Polygonaceae

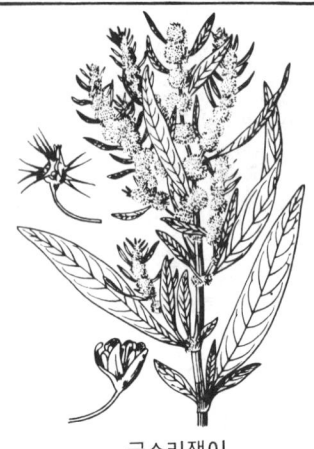
금소리쟁이
Rumex maritimus

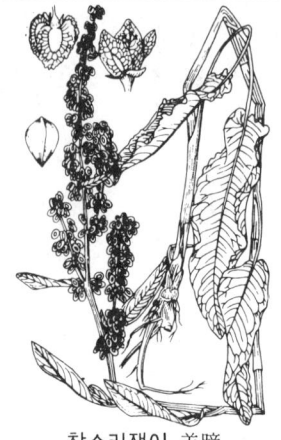
참소리쟁이 羊蹄
Rumex japonicus

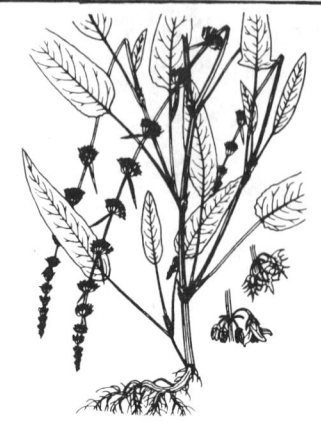
목발소리쟁이
Rumex conglomeratus

〔禁忌〕 脾虛下痢에는 忌한다.

❷ **牛耳大黃葉**(우이대황엽)〈重慶草藥〉: 소리쟁이·금소리쟁이의 葉이다.

〔成分〕 잎에는 vitamin A, tannin이 含有되어 있다.

〔藥效 主治〕 淸熱, 解毒하고 利大便의 效能이 있다. 【用法 用量】 달여 服用하거나 副食으로 먹는다.

참소리쟁이 羊蹄 *Rumex japonicus* HOUTT.   목발소리쟁이 *R. conglomeratus* MURR.

多年生 草木으로 뿌리는 다소 肥大하며 黃色이다. 줄기는 곧고 높이 40~100 cm 이다. 根生葉은 모여 나고 긴 葉柄이 길고 長楕圓形이고 끝은 뭉툭하고 밑부분은 둥글거나 楔形이고 가장자리는 波狀이다. 莖生葉은 互生하여 올라갈수록 葉柄은 짧고 잎도 작다. 總狀花序는 頂生을 하였는데 모두 아래로 조금 늘어져 있다. 花被는 6개인데 淡綠色이며 外輪의 3개는 열려 있고 內輪 3개는 果被를 이룬다. 수술은 6개이며 꽃잎은 없고 암술대 3개이며 암술머리가 잘게 찢어져 있다. 子房에는 모가 있고 1室1胚珠, 花柱는 3개, 柱頭는 細裂되었다. 瘦果는 三角形, 날카로운 角稜이 있고 길이 약 2mm, 褐色에 光澤이 있다. 開花期는 6~7月, 結實期는 10月이다. 山野, 路邊 등의 약간 습기가 있는 곳에 나며 울릉도 및 南·中·北部에 分布한다. 【處方用名】 ① 根은 羊蹄 ② 葉은 羊蹄葉 ③ 實은 羊蹄實이다.

❶ **羊 蹄** (양제)〈神農本草經〉東方宿·連蟲陸·鬼目·敗毒菜根·土大黃·牛舌大黃: 참소리쟁이·목발소리쟁이의 뿌리로 8~9月에 採取하여 햇볕에 말린다.

〔性味 歸經〕 味는 苦하고 性은 寒하며 小毒이 있다. 心, 肝, 胃, 大腸經에 들어간다.

〔成分〕 참소리쟁이 뿌리에는 chrysophan酸, emodin, nepodin(2-acetyl-1, 8-dihydroxy-3-methyl naphthalene)이 함유되어 있다. 이 植物에는 一種의 降血糖成分(融點 103~104°C)도 함유되어 있다.

〔藥理〕 羊蹄根의 팅크劑는 *in vitro* 에서 多種의 病原性 眞菌에 대해서 상당한 抑制作用이 있

다. 뿌리(品質은 未鑑定)의 煎劑는 Influenza의 感染을 豫防하는 작용이 있고, 尿膜液의 단백질이 많이 내려가는 작용이 있다. 羊蹄根(品質은 未鑑定)의 煎劑를 濃縮한 후 알코올로 抽出한 것은 急性임파性白血病, 急性單球性白血病, 急性顆粒球性白血病의 患部 血球의 脫水素酵素에 대해서 抑制作用(試驗管內 Mathylene blue 脫色試驗法)이 있고, 白血球의 呼吸에 대해서는 상당한 抑制作用(바르부르크呼吸器測定法)이 있다. 羊蹄는 수산을 함유하므로, 이것을 대량으로 사용하는 것은 有毒하다. (emodin의 藥理作用은 大黃을 參照.)

〔藥效 主治〕 淸熱, 通便, 利水, 止血, 殺蟲의 效能이 있다. 大便燥結, 淋濁, 黃疸, 吐血, 腸風, 機能性 子宮出血, 禿瘡, 疥癬, 癰腫, 打撲傷을 치료한다. 【用法 用量】 9~15g을 달여 服用한다. 搗汁, 膏劑로 하여 사용한다. 〈外用〉 짓찧어서 붙이거나 汁을 내어 바른다. 또는 煎液으로 씻는다.

〔禁忌〕 脾胃虛寒, 泄瀉로 食慾不振일 때는 忌한다.

❷ 羊蹄葉 (양제엽) 〈日華子諸家本草〉: 참소리쟁이·목발소리쟁이의 葉이다.

〔性味〕 味는 甘滑하고 性은 寒하며 無毒하다.

〔成分〕 羊蹄葉에는 quercitrin이 含有되어 있다. 또 vitamin C가 많이 含有되어 있다.

〔藥效 主治〕 腸風便秘, 小兒疳積, 赤目, 舌腫, 疥癬을 치료한다. 【用法 用量】 9~15g을 달여 服用한다. 〈外用〉 짓찧어서 붙이거나 煎液으로 양치질한다.

〔禁忌〕 多食하면 下氣, 大腑泄滑이 되는 수도 있다.

❸ 羊蹄實 (양제실) 〈唐本草〉 金蕎麥: 참소리쟁이·목발소리쟁이의 果實이다.

〔性味〕 味는 苦澁하고 性은 平하며 無毒하다.

〔藥效 主治〕 赤白雜痢, 婦人의 血氣를 치료한다. 【用法 用量】 3~6g을 달여 服用한다.

명 아 주 (藜) 目   Centrospermae

명 아 주 (藜) 과   Chenopodiaceae

사탕무우 菾菜·甜菜 *Beta vulgaris* L. (=*B. vulgaris* var. *saccharifera* ALEF.)

二年生 또는 多年生 草本으로 높이는 60~120cm이다. 根은 肉質, 圓錐形 또는 紡錘形으로 크고 外皮는 赤紫色 또는 黃白色이다. 줄기는 곧게 섰고 筋이 있고 윤채가 난다. 矩圓形의 잎은 根生하며 길이는 20~30cm, 나비는 12~18cm이고 가장자리는 波狀이다. 줄기에는 비교적 작은 菱形 또는 卵形의 잎이 있다. 꽃은 圓錐狀인데 작고 黃綠色이며 보통 2~3개가 모여서 핀다. 花被는 5개로 갈라졌고 裂片의 등에는 稜이 있고 基部와 子房은 합해졌는데 結實期에는 딱딱해져서 果實을 싼다. 수술은 5개이고 두터운 花盤에서 생긴다. 子房은 花盤 內에 있고 柱頭는 3개이다. 果實은 聚生하고 둥글며 褐色이다. 種子는 橫生에 편평하고 種皮는 革質로 赤褐色에 光澤이 있다. 유럽 南部原産으로서 채소로 栽培되고 있다.

—334— 명아주(藜)과 Chenopodiaceae

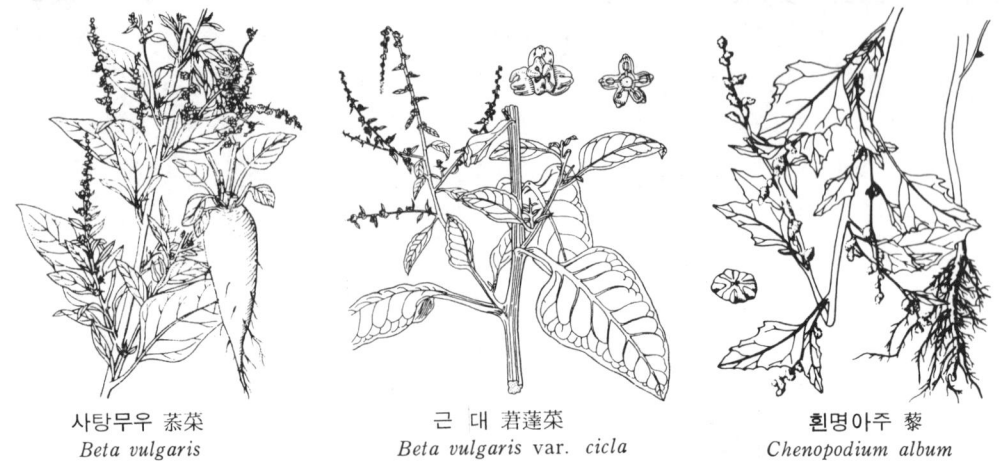

사탕무우 첨채
Beta vulgaris

근 대 莙蓬菜
Beta vulgaris var. *cicla*

흰명아주 藜
Chenopodium album

菾菜根(첨채근)〈本草綱目〉莙蓬根: 사탕무우의 根으로 가을에 채취한다.

〔性味〕 味는 甘하고 性은 平하며 無毒하다.

〔成分〕 Betaine 0.25~0.70%가 함유되어 있다. 糖分은 19~20% 들어 있는데 그 중 主要한 것은 蔗糖, 기타 少量의 포도당, 果糖, raffinose 이다. Pentosan, pectin, 纖維素, 녹말이 들어 있다. 이외에 多種의 amino酸, 有機酸, 水溶性 vitamin 등이 함유되어 있다.

〔藥理〕 根에는 通經作用이 있다. 그 有效成分은 betanidine 이라고 하는데 betaine 일 可能性이 있다. 家畜에 대해서는 無害하다. 그러나 각종 眞菌에 感染되었다는 條件下에서는 비교적 많은 亞窒酸 또는 窒酸鹽을 含有한다. 잎에는 초산 kalium 鹽을 함유하여 靑酸을 만들어 낼 可能性이 있어서 돼지와 같은 家畜이 이것을 먹으면 中毒될 수도 있다. 全草는 고양이의 蛔蟲症에 有效하며 rutin 은 들어 있지 않고 抗菌作用은 없다.

〔藥效 主治〕 經脈을 通하게 하고 下氣하며 胸膈을 열어준다. 【用法 用量】 달여 服用한다.

근 대 莙蓬菜 *Beta vulgaris* L. var. *cicla* L.

一年生 또는 二年生 草本으로 원줄기는 30~100 cm 에 달하는데 꽃이 필 때 자라기 시작한다. 葉은 互生하고 葉柄이 길다. 根生葉은 卵形 혹은 矩圓狀 卵形이며 莖生葉은 긴 楕圓形 또는 披針形이고 끝은 뾰족하다. 葉身은 多肉質인데 光澤이 있고 엷은 綠色, 짙은 綠色 또는 紅紫色인 것도 있다. 꽃은 작고 兩性, 綠色이며 花柄은 없고 單生하거나 2~3 개가 모여 나서 1 개의 덩어리처럼 되며 겉으로 보기에 穗狀花序 같고 전체가 圓錐形으로 된다. 花被는 5 개로 갈라지고 裂片은 긴 楕圓形이며 끝이 둔하고 수술은 5 개이며 子房은 半下位이고 花柱는 2~3 개이다. 果實은 크게 자란 花托과 花被로 된 딱딱한 껍질 속에 1 개씩 들어 있고 圓形 혹은 腎臟形이다. 開花期는 6~7月, 結實期는 9月이다. 歐州 原産인데 食用植物로 栽植된다. 【處方用名】 ① 莖葉은 莙蓬菜 ② 種子는 莙蓬子이다.

❶ **莙蓬菜**(군달채)〈嘉祐本草〉菾菜·甜菜·牛皮菜·石菜: 근대의 줄기 및 잎이다.

〔性味 歸經〕 味는 甘하고 性은 凉하다. 陽明經에 들어간다.

〔藥效 主治〕 淸熱, 解毒, 行瘀, 止血하는 效能이 있다. 痲疹의 透發不快, 熱性疾患에서 오는 下痢, 閉經, 淋濁, 癰腫, 骨折傷을 치료한다. 【用法 用量】15~30g(생것은 60~120g)을 달여서 服用하거나 生汁을 내어 마신다. 〈外用〉 짓찧어서 붙인다.

〔禁忌〕 脾虛下痢는 忌한다.

❷ 莙薘子 (군달자) 〈本草綱目〉: 근대의 種子이다. 半熟으로 쪄서 짓찧은 汁으로 小兒의 熱症 치료에 사용한다.

흰명아주 藜 Chenopodium album L. (=C. album var. spicatum KOCH)
쥐명아주 C. glaucum L.   명아주 C. album var. centrorubrum MAKINO

一年生 草本으로 높이 0.4~2m에 달하고 줄기는 곧게 섰고 모서리에는 綠色의 줄이 있다. 잎은 互生하고 下部의 잎은 菱狀 卵形 또는 卵狀 三角形이다. 잎끝은 鈍形, 가장자리는 톱니가 있거나 불규칙하게 얕게 갈라졌고 上部의 잎은 披針形이다. 잎의 아랫면은 항상 白粉으로 덮여 있고 꽃은 작고 黃綠色의 兩性花로서 8~15개가 모여서 꽃다발을 이루고 또 많은 꽃다발이 모여서 圓錐花序를 形成한다. 花被와 수술은 각 5개, 柱頭는 2개인데 花被에서 露出되지 않는다. 胞果는 편평하여 圓形에 가깝고 花被의 안쪽에 싸여 있고 開花期는 6~7월, 結實期는 8월 전후다. 荒蕪地, 路邊, 山地에 나고 全國에 分布한다. 【處方用名】全草가 藜이다.

藜 (여) 〈本草拾遺〉 萊・落藜・紅落藜・舜芒穀・臙脂菜: 흰명아주 및 同屬 近緣植物의 어린 全草로 5~6월 花穗가 나기 전 채취하여 햇볕에 말리거나 신선한 것 그대로 사용한다.

〔性味〕 味는 甘하고 性은 平하며 小毒이 있다.

〔成分〕 全草에 精油가 함유되어 있다. 잎의 脂質 中 68%는 中性 脂肪으로 palmitic acid, carnauba 酸, olein 酸, linol 酸, sitosterol, nonacosane, oleyl alchol, 蠟 등이 함유되어 있다. 뿌리에는 betaine, amino 酸, sterol, 油脂 등이 함유되어 있으며, 種子에는 5.54~14.86%의 기름이 함유되어 있다.

〔藥理〕 藜는 食用이 되며 飼料, 藥用으로 使用된다. 變種의 명아주는 지렁이를 우선 興奮시키고 나중에 痲痺시키는 作用이 있다. 그 最低 有效濃度는 水浸劑에서는 0.5%, 알코올浸劑에서는 1%이다. 水浸劑의 排蟲率은 33%이다. 藜를 먹은 후에 日光의 照射를 받으면 '명아주日光알레르기性 皮膚炎'을 일으킨다. 이 치료에는 vitamin B_{12}를 筋肉注射하면 상당한 效果가 있다.

〔藥效 主治〕 止瀉, 健胃, 强壯藥으로 淸熱, 利濕, 殺蟲의 效能이 있다. 痢疾, 下痢, 濕疹, 痒疹, 毒蟲에 의한 咬傷을 치료한다. 【用法 用量】15~30g을 달여 服用한다. 〈外用〉 煎液으로 김을 쐬면서 씻거나 또는 짓찧어서 붙이거나 煎液으로 환부를 씻는다.

큰잎명아주(얇은명아주) 大葉藜 Chenopodium hybridum L.

一年生 草本으로 높이는 80~100cm이다. 줄기는 곧게 섰고 5개의 銳角이 있고 미끄러우며, 綠色 또는 紫色의 筋膜이 붙은 것도 있다. 잎은 大形이며 互生하고 葉柄이 길고 葉身은 三角狀

명아주(藜)과 Chenopodiaceae

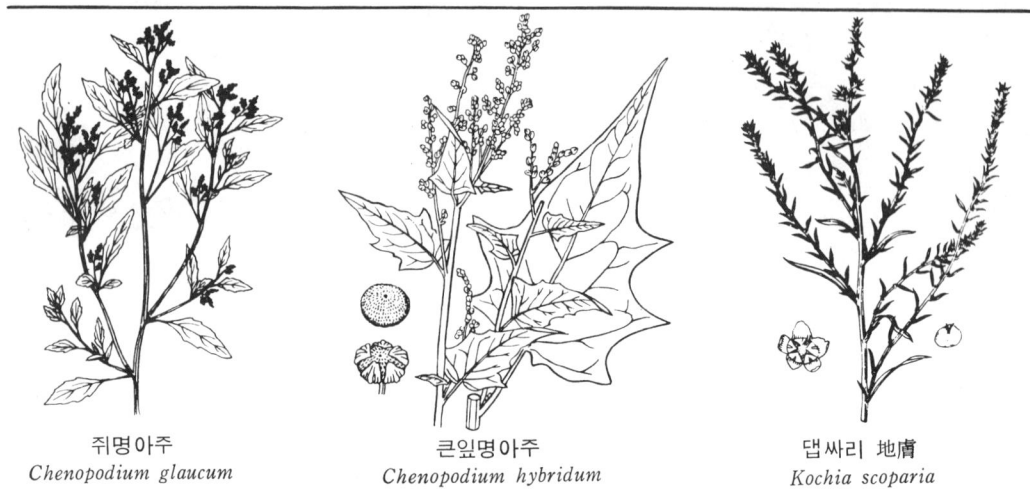

쥐명아주
Chenopodium glaucum

큰잎명아주
Chenopodium hybridum

댑싸리 地膚
Kochia scoparia

卵形 혹은 卵形에 끝이 뽀족하고 밑부분은 心臟形이며 가장자리에는 1~4개의 톱니가 있고 兩面에 털이 없고 光澤이 있다. 花序는 크고 圓錐形이며 頂生 또는 腋生을 하고 꽃이 드문드문 달린다. 花被片은 5개로서 黃綠色이고 卵形이며 길이 약 2mm의 鈍頭이다. 花被에는 粉粒이 있고 背面이 두텁다. 수술은 5개, 암술은 1개이고 胞果는 扁豆形, 果皮는 膜質이다. 種子는 圓板狀에 편평한 突形이고 지름 2mm로서 뒷면에 1脈이 있고 開花期는 7~8月, 結實期는 9月이다. 산이나 들에 나며 中・北部에 分布한다.【處方用名】全草가 血見愁이다.

血見愁 (혈견수) 〈東北藥植志〉: 큰잎명아주의 全草로 6~8月에 採取하여 썰어서 햇볕에 말린다.

〔性味〕 味는 甘하고 性은 平하다.

〔藥效 主治〕 止血, 活血의 效能이 있다. 月經不順, 崩漏(子宮出血), 喀血, 鼻出血, 血尿, 瘡癰腫瘍에 의한 障碍를 치료한다.【用法 用量】3~9g을 달여 服用한다. 또는 煎汁을 졸여서 膏劑로 하거나 엑스劑로 하여 服用한다.

댑 싸 리(비싸리) 地膚 *Kochia scoparia* (L.) SCHRAD. (=*Chenopodium scoparia* L.)

一年生 草本으로 높이 50~150cm이고 줄기는 곧게 섰고 가지가 많이 갈라지고 綠色인데 가을에 紅黃色으로 변하며 윗부분에 털이 있다. 잎은 互生하며 葉柄이 없고 披針形 또는 線狀 披針形이며 양끝이 좁고 가장자리가 밋밋하며 윗면은 綠色, 아랫면은 淡綠色에 털이 없거나 혹은 부드러운 털이 있다. 꽃은 葉腋에 몇 개가 모여서 달리고 花莖이 없고 꽃 밑에 잎 같은 苞가 있고 윗부분의 잎은 흔히 苞처럼 작아지기 때문에 전체가 穗狀花序로 되기도 한다. 꽃은 작고 黃綠色, 花被는 筒狀으로 끝이 다섯 개로 갈라지고 裂片은 三角形인데 안쪽으로 굽어서 子房을 싸고 있다. 수술은 5개이다. 子房은 上位로 편평한 圓形이며 花柱는 매우 짧다. 胞果는 圓盤形이고 끝부분의 암술대가 2개로 갈라진다. 種子는 1개가 들어 있다. 開花期는 7~9月, 結實期는 8~10月이다. 田野, 路邊에 나며 庭園에 심는다【處方用名】① 種子는 地膚子 ② 어린

莖葉은 地膚苗이다.

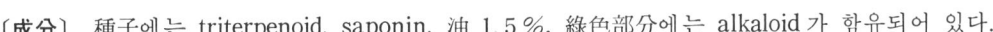
地膚子藥材

❶ **地膚子** (지부자) 〈神農本草經〉 地葵・地麥・益明・落帚子 : 댑싸리의 種子이다. 가을에 果實이 성숙하면 全草를 베어 햇볕에 말린 다음 果實을 털어내 枝, 葉 등의 挾雜物을 제거하고 種子만 쓴다.

〔性味 歸經〕 味는 甘苦하고 性은 寒하다. 腎, 膀胱經에 들어간다.

〔成分〕 種子에는 triterpenoid, saponin, 油 1.5%, 綠色部分에는 alkaloid가 함유되어 있다.

〔藥理〕 水浸劑(1:3)는 in vitro 에서 Schoenlein 黃癬菌・Audouin's 小胞子菌 등의 皮膚眞菌에 대하여 抑制作用이 있다. Rat에 대하여 利尿作用은 없었다.

〔藥效 主治〕 利小便, 淸濕熱의 效能이 있다. 小便不利, 淋病, 帶下, 疝氣, 風疹, 瘡毒, 疥癬, 陰部濕痒을 치료한다. 【用法 用量】 6~15g을 달여 服用하거나 또는 丸劑로 服用한다. 〈外用〉煎液으로 患部를 씻는다.

〔配合 禁忌〕 螵蛸는 相惡이다.

❷ **地膚苗** (지부묘) 〈名醫別錄〉 : 댑싸리의 어린 莖葉이다.

〔性味〕 味는 苦하고 性은 寒하다.

〔藥效 主治〕 淸熱, 解毒, 利尿通淋의 效能이 있다. 赤白痢, 水樣性下痢, 熱로 인한 排尿困難, 赤目, 夜盲症, 皮膚風熱, 赤腫을 치료한다. 【用法 用量】 30~60g을 달여 服用하거나 짓찧어서 汁을 내어 服用한다. 〈外用〉 짓찧어서 汁을 내어 바르거나 煎液으로 씻는다.

솔장다리 猪毛菜 *Salsola collina* PALL.

一年生 草本으로 높이가 30cm쯤 자란다. 가지는 淡綠色인데 짧으며 밑에서 많이 갈라지고 硬毛가 드문드문 나 있거나 털이 없다. 잎은 互生하고 絲狀 圓柱形이며 多肉質이지만 짧은 硬毛가 있고 길이는 3cm이다. 잎 끝에는 딱딱한 針刺가 있다. 花序는 穗狀으로 가지의 윗부분에 있고 苞片은 廣卵形이며 끝에 딱딱한 針刺가 있다. 小苞片은 2개로 狹披針形이며 花被片은 5개로 膜質의 披針形인데 結實하면 등에 짧은 나래 또는 革質의 突起가 나온다. 葯은 矩圓形, 頂部에 附屬物은 없다. 柱頭는 絲形이며 길이는 花柱의 1.5~2배이다. 胞果는 倒卵形, 果皮는 膜質이다. 種子는 1개 들어 있고 끝이 편평하고 胚는 螺旋形이고 開花期는 7~8월이다. 海岸의 泥砂地에 나며 中・北部에 分布한다. 【處方用名】 全草가 猪毛菜이다.

猪毛菜 (저모채) 〈中藥手册〉 : 솔장다리의 全草로 여름~가을에 採取하여 햇볕에 말린다.

〔性味〕 味는 淡하고 性은 凉하다.

〔藥理〕 1. 降壓作用 : 猪毛菜의 extract를 痲醉한 動物에 靜脈注射를 놓으면 長時間 계속 뚜렷한 降壓作用이 있는데, 개가 가장 敏感하고 다음으로 토끼, 고양이의 順이며 급속한 耐性은 생기지 않는다. 實驗에 의해서 그 降壓原理를 추측하면 血管의 運動中樞 또는 交感中樞에 대한 抑制作用 때문에 周圍 血管張力低下, 血壓下降되는 것으로 생각된다.

2. 中樞神經系에 대한 作用 : 猪毛菜의 extract는 Mouse의 防禦性 運動條件反射의 實驗에서

—338— 명아주(藜)과 Chenopodiaceae

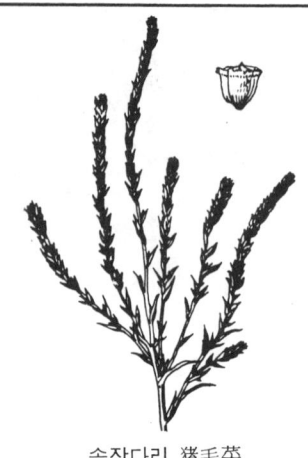
솔장다리 猪毛菜
Salsola collina

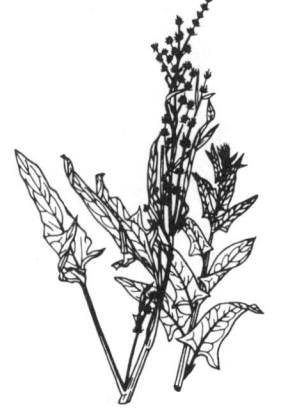
시금치 菠菜
Spinacia oleracea

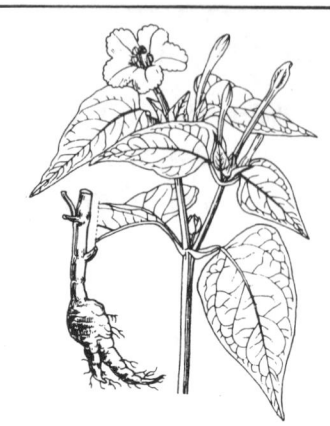
분 꽃 紫茉莉
Mirabilis jalapa

陽性條件反射에 대하여 抑制作用이 있으나, 分化가 解除되는 現象은 없고, 陽性條件反射의 消失實驗에서 猪毛菜가 消失過程을 加速시킬 수가 있었던 것은 猪毛菜가 皮質抑制 과정을 강화시킨 結果라고 할 수 있다.

3. 其他 다른 時期에 採取한 猪毛菜는 藥理作用도 다르고, 어린 잎일 때 採取한 것은 昇壓作用을 일으키고 花(果)期에 採取한 것은 血壓에 대하여 上昇 또는 下降시키며, 結實期에 採取한 것은 뚜렷한 降壓作用이 있다.

〔藥效 主治〕 血壓下降의 效能이 있다. 高血壓, 頭痛을 치료한다. 【用法 用量】 高血壓, 頭痛에 猪毛菜 15~30g 을 달여 服用한다. 처음에는 少量만 쓰다가 1~2週 후부터 效果가 나타나면 增量, 5~6개월 계속해서 服用한다. 效果는 早期患者에게는 현저하며 晩期患者에게는 비교적 약하다.

시 금 치 菠菜 *Spinacia oleracea* L.

一年生 또는 二年生 草本으로 全體가 부드럽고 水分이 많다. 主根은 깊이 들어가고 紅色을 띠며 원줄기는 곧게 자란다. 잎은 互生하고 根生葉과 莖下葉은 비교적 크다. 莖上葉은 위로 갈수록 점점 작아져서 방패形 또는 三角狀 卵形이다. 花序 위의 잎은 披針形으로 變形되고 긴 葉柄이 있다. 꽃은 二家花로서 수꽃은 穗狀花序를 形成하며 頂生 또는 腋生하고 花被는 4개이다. 수술은 4개가 있는데 꽃 밖으로 뻗어 나온다. 암꽃은 葉脈에 모여서 나오며 花被는 壺形에 2개의 齒가 있다. 花柱는 4개로 가는 線形이며 밑부분이 합해져 있다. 胞果는 단단하고 보통 두 개의 가시가 있다. 開花期는 여름이고 아시아 西部 原産인데 全國 各地에서 채소로 栽培한다. 【處方用名】 ① 뿌리가 달린 全草는 菠菜 ② 果實은 菠菜子이다.

❶ 菠 菜 (과채)〈履巉岩本草〉 菠薐·波斯草: 시금치의 全草이다.

〔性味 歸經〕 味는 甘하고 性은 凉하다. 腸, 胃經으로 들어간다.

〔成分〕 可食部分 100g 中에는 단백질 2g, 脂肪 0.2g, 炭水化物 2g, 粗纖維 0.6g, 灰分 2g,

칼슘 70 mg, 燐 34 mg, 鐵 2.5 mg, 카로틴 2.96 mg, vitamin B_1 0.04 mg, vitamin B_2 0.13 mg, 니코틴酸 0.6 mg, vitamin C 31 mg, 脩酸 0.1 g 以上, rutin 17 mg, 弗素 1.1 mg, 多量의 α-tocopherol, 6-hydroxymethyllumzine이 함유되어 있다. 잎은 亞鉛 56~68 mg/kg(乾燥重量), 葉酸 1.22 μg/g, amino酸과 xanthophyll, β-carotene, neo-β-carotene B, neo-β-carotene U 등의 carotenoid를 함유하며, 또한 α-spinasterol, 7-stigmastenol, cholesterol 및 sterol ester와 sterolglucoside, patuletin, spinacetin, 그것에 一種의 靑紫色螢光物質인 2-acetyl-3(-p-coumaroyl)-meso 酒石酸이 함유되어 있다. 뿌리에는 spinasaponin A, B가 함유되어 있다.

〔藥效 主治〕 養血, 止血, 收陰, 潤燥의 效能이 있다. 鼻出血, 血便, 壞血病, 消渴(糖尿病), 便秘를 치료한다. 삶아서 服用하거나 粉末로 使用한다.

❷ 菠菜子 (파채자) 〈滇南本草〉: 시금치의 果實이다.

〔性味 歸經〕 味는 微辛, 甘하고 性은 微溫하다. 脾, 肺經에 들어간다.

〔成分〕 蔗糖, raffinose, stachyose 가 함유되어 있다.

〔藥效 主治〕 祛風, 明目의 效能이 있다. 關竅을 開通하고 胃腸을 다스린다. 9~15 g을 달여서 또는 粉末로 服用한다.

분 꽃 (紫茉莉) 과 Nyctaginaceae

분 꽃 紫茉莉·臙脂花 *Mirabilis jalapa* L.

一年生 草本으로 높이 1 m에 달한다. 塊根은 紡錘形이고 多肉質이며 表面은 黑褐色, 內面은 白色이다. 줄기는 곧게 섰고 가지는 많이 나오고 부풀어오른 마디가 있다. 잎은 대생하고 葉片은 卵狀이며 끝이 뾰족하고 밑부분은 心臟底이고 가장자리는 밋밋하고 羽狀 網脈이 있고 葉柄은 길다. 꽃은 1개 또는 몇 개가 가지끝에 달린다. 總苞는 5개로 갈라지고 꽃은 白色, 黃色, 紅色, 雜色이며 저녁때부터 아침에 걸쳐서 피고 향기가 좋다. 꽃받침은 花冠같이 되어 나팔같이 4~5 cm 쯤 나와 5개로 갈라졌다. 수술은 5~6개, 花絲는 가늘고 길며 花被와 비슷하다. 암술은 1개, 子房上位 1室, 花柱는 線狀, 頭柱는 頭狀, 果實은 좁은 卵形, 黑色이다. 種子에는 粉과 같은 胚乳가 많이 들어 있다. 開花期는 7월, Mexico 原産으로 多年生이지만 花草로 栽植한다. 【處方用名】① 根은 紫茉莉根 ② 葉은 紫茉莉葉 ③ 種子內의 胚乳는 紫茉莉子이다.

❶ 紫茉莉根 (자말리근) 〈本草綱目拾遺〉 水粉頭 · 臙脂花頭 · 粉子頭: 분꽃의 塊根으로 가을, 겨울에 採取하여 깨끗이 씻어 햇볕에 말린다.

〔性味 歸經〕 味는 甘苦하고 性은 平하다. 腎, 心, 肺經에 들어간다.

〔成分〕 根에는 amino酸, 有機酸 및 大量의 澱粉이 함유되어 있고 꽃에는 多種의 betaxanthine類 등의 黃色素가 들어 있다.

〔藥理〕 根에는 樹脂가 함유되어서 皮膚粘膜에 대하여 刺戟性이 있다. 꽃에는 夜間에 放出하는 濃厚한 芳香은 痲醉性이 있어서 모기를 구제한다.

〔藥效 主治〕 利尿, 瀉熱, 活血, 散瘀의 效能이 있다. 淋濁(尿混濁), 帶下, 肺勞吐血(肺結核의

喀血), 背中癰疽, 急性關節炎, 婦女의 血崩, 白帶, 疔癀(疔에서 오는 敗血症), 五淋을 치료한다. 【用法 用量】 9～15g(신선한 것 15～30g)을 달여서 服用한다. 〈外用〉 짓찧어서 塗布한다.

❷ 紫茉莉葉 (자말리엽)〈峨眉藥植〉: 분꽃의 잎으로 가을에 採取하여 햇볕에 말린다.

〔性味〕 味는 甘하고 性은 平하다.

〔藥理〕 잎의 浸劑에는 利尿作用이 있어 水腫에 쓰인다. 이 植物은 瀉下作用(주로 樹脂成分에 의한다)이 있어 兒童이 果實을 먹으면 吐瀉를 일으킨다.

〔藥效 主治〕 癰癤, 疥癬, 創傷을 치료한다. 虛弱症에 莖葉을 삶아서 먹는다. 잎의 生汁은 創傷의 치료에 쓰이고 煎汁은 瘡毒을 치료한다. 創傷, 癰瘡에 짓찧어서 붙인다.

❸ 紫茉莉子 (자말리자)〈本草綱目拾遺〉 土山奈: 분꽃의 種子속의 胚乳이다.

〔成分〕 大量의 澱粉이 들어 있고 粗脂肪 4.3%, 脂肪酸(飽和脂肪酸) 24.4%, oleine 酸 46.9%, linolein 酸 15.1%, linol 酸 13.6%가 함유되어 있고 그 외에 quercetin 및 kampferol glucoside 가 함유되어 있다.

〔藥效 主治〕 粉末로 만들어 얼굴의 기미 및 주근깨, 여드름을 치료한다.

비 름 (莧) 과 Amaranthaceae

쇠무릎 牛膝 *Achyranthes japonica* (MIQ.) NAKAI   당우슬 *A. bidentata* BL.

多年生 草本으로서 높이 50～100m 이며 뿌리는 가늘고 外皮는 茶褐色이다. 줄기는 곧게 섰고 네모졌으며 마디에 가지가 대생한다. 잎은 대생하며 長楕圓形 또는 楕圓形, 倒卵形이고 양끝은 좁고 털이 약간 나 있다. 길이는 10～20cm, 넓이는 나비 4～10cm 이며 葉柄이 있다. 穗狀花序는 頂生 또는 腋生하고 꽃은 兩性으로 밑에서부터 피어 올라가며 모두 밑으로 굽어서 花序軸에 붙는다. 苞片은 1개로 膜質이고 廣卵形이며 끝에 가시가 있다. 또 小苞片이 2개이고 針狀이다. 花被는 5개로 綠色이며 곧게 섰고 披針形에 光澤이 있다. 수술이 5개이고 花絲는 가늘고 卵形 2室이다. 子房은 長楕圓形으로 花柱는 線形, 柱頭는 頭狀, 胞果는 楕圓形이고 광택이 있다. 種子는 1개이고 黃褐色이다. 꽃은 綠色이고 開花期는 8～9月이다. 산이나 들의 路邊에 나며 全國에 分布한다. 【處方用名】 ① 根은 牛膝 ② 莖葉은 牛膝莖葉이다.

❶ 牛 膝 (우슬)〈神農本草經〉 百倍・鷄膠骨: 쇠무릎・당우슬의 根으로 줄기와 잎이 마른 다음에 캐 수염뿌리, 泥土를 제거하고 햇볕에 말려 硫黃으로 여러 번 燻하여 끝을 끊어내고 고르게 간추려서 다시 말린다. 【修治】《牛膝》 蘆頭를 잘라내고 썰어서 말린다. 《酒牛膝》 生牛膝에 黃酒(牛膝 100 : 黃酒 10)를 고루 뿌려서 잘 섞은 다음에 乾燥될 정도로 볶는다.

〔性味 歸經〕 味는 甘苦酸하고 性은 平하다. 肝, 腎經으로 들어간다.

〔成分〕 당우슬 *A. bidentata* 의 뿌리에는 triterpenoid saponin 이 함유되어 있어 加水分解하면 oleanol 酸을 얻을 수 있다. 또 多量의 칼륨鹽도 함유되어 있다. 種子에는 뿌리와 똑같은 triterpenoid saponin 이 함유되어 있으며, 또한 ecdysterone, inokosterone 이 함유되어 있다.

〔藥理〕 1. 子宮에 대한 作用: 牛膝의 子宮筋에 대한 作用은 動物의 種類에 따라, 또 姙娠 中

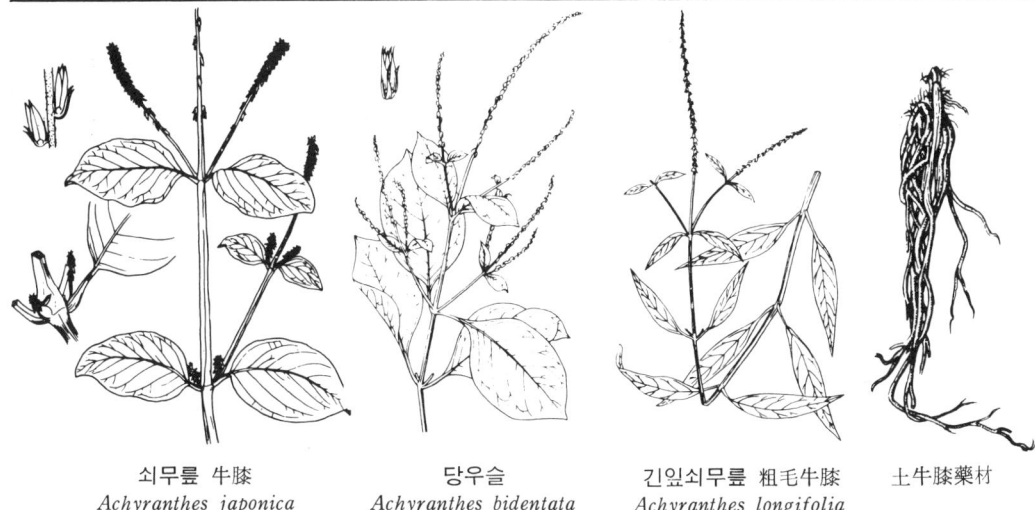

쇠무릎 牛膝
Achyranthes japonica

당우슬
Achyranthes bidentata

긴잎쇠무릎 粗毛牛膝
Achyranthes longifolia

土牛膝藥材

인가의 여부에 따라 다르다. 流動엑스와 煎劑는 摘出한 토끼의 子宮(姙娠의 有無는 묻지 않는다)에 대해서 收縮을 일으킨다. Mouse 의 收縮力이 없는 摘出子宮에 대해서는 收縮力을 증강한다. 未姙娠 고양이의 子宮에는 弛緩作用을 나타내지만, 姙娠子宮에 대해서는 극히 강한 收縮을 일으킨다. Guinea pig의 子宮(姙娠의 有無는 묻지 않는다)에 대해서는 대부분의 경우 弛緩作用을 나타내지만, 개의 子宮에 대한 作用은 일정하지 않다. Guinea pig의 子宮을 收縮시키는 有效成分은 saponin 이라고 하는 說도 있다.

2. 腸管에 대한 作用: 煎劑는 Mouse 의 摘出腸管에 대하여 抑制作用을 나타낸다. 牛膝은 Guinea pig의 腸管에 대하여 收縮을 증강하는 作用이 있다. 痲醉를 한 개, 토끼 및 정상인 토끼에게 靜脈注射하면 胃運動에 아주 짧은 興奮을 한 뒤에 抑制를 하는 것을 볼 수 있다.

3. 心臟血管系에 대한 作用: 痲醉를 한 개, 고양이, 토끼에게 煎劑 혹은 알코올抽出液을 靜脈注射하면, 어느 것이나 모두 매우 짧은 時間에 降壓作用이 나타나고, 血壓降下에 수반하여 呼吸興奮도 보이지만 급속한 耐性現象은 일어나지 않는다. 降壓作用은 주로 histamin 釋放에 관계가 있다. 降壓作用 외에 心臟의 抑制, 末梢血管의 擴張 등에도 상당한 作用을 나타낸다.

4. 止痛作用: Mouse 에 吐酒石 혹은 醋酸을 腹腔注射하여 writhing 을 일으키게 하는 方法으로, 煎劑의 腹腔注射에는 상당한 止痛作用이 있는 것이 증명되었으나, morphine 에는 따를 수가 없었다.

5. 기타 作用: 痲醉를 한 토끼와 개에 煎劑 혹은 알코올抽出液을 靜脈注射하면 어느 것이나 모두 약간의 利尿作用을 볼 수 있다.

〔藥效 主治〕 淨血, 利尿, 通經藥으로서 生牛膝은 散瘀血, 消癰疽의 效能이 있다. 淋病, 血尿, 月經不順, 癥瘕, 難産, 胞衣不下, 産後 瘀血에 의한 腹痛, 喉痺, 癰腫, 打撲傷을 다스린다. 熟用하면 補肝, 補腎하고, 筋骨을 튼튼하게 하는 效能이 있다. 腰膝骨痛, 手足痙攣, 運動痲痺를 치료한다. 【用法 用量】9~15g 을 달여 服用하거나 또는 술에 담가 服用한다. 달인 汁을 졸여서 膏劑로 하여 使用한다. 또 丸劑, 散劑로도 쓴다. 〈外用〉짓찧어서 붙인다.

〔禁忌〕 脾氣虛에 의해서 組織이 弛緩하고 臟器 등의 脫垂, 脾虛에 의한 泄瀉, 下焦의 弛緩, 夢遺, 月經過多, 姙婦는 忌한다.

❷ **牛膝莖葉**(우슬경엽)〈圖經本草〉: 쇠무릎·당우슬의 莖葉으로 7∼8月에 採取한다.

〔藥效 主治〕 寒濕痿痺, 腰膝疼痛, 慢性말라리아, 淋病을 다스린다. 效能은 牛膝과 같으므로 春, 夏에는 이것을 쓰는 것이 좋다. 【用法 用量】3∼9g을 달여 服用하거나 또는 짓찧어서 汁을 내거나 술에 담가 服用한다.

긴잎쇠무릎 粗毛牛膝 *Achyranthes longifolia* MAKINO

多年生 草本으로 높이는 1m 내외이고 줄기는 곧게 섰고 四方形이며 마디는 크다. 잎은 對生하고 葉身은 披針形 또는 狹披針形, 양끝은 뾰족하고 가장자리는 밋밋하다. 윗면은 綠色이고 아랫면은 紫紅色이다. 穗狀花序는 腋生 또는 頂生한다. 꽃은 多數이고 苞片은 1개이며 끝에는 齒가 있다. 小苞片은 2개, 가시 모양이고 紫紅色이다. 花被는 5개로 綠色에 線形이며 3脈이 있다. 수술은 5개이고 花絲의 下部는 合生하였고 假암술은 方形이며, 花柱는 길이 약 2mm이고 胞果는 長卵形이며 開花期는 8∼9月이다. 南(珍島郡 下鳥島)部, 中部 平野에 分布한다. 【處方用名】根 및 根莖이 土牛膝이다.

土牛膝(토우슬)〈圖經本草〉杜牛膝: 긴잎쇠무릎의 根 및 根莖으로 가을에서 이듬해 봄 사이에 캐 莖葉 및 수염뿌리를 제거하고 깨끗이 씻어 햇볕에 말리거나 硫黃으로 燻하여 햇볕에 乾燥한다.

土牛膝藥材(粗毛牛膝)

〔性味〕 味는 苦 酸하고 性은 平하다.

〔成分〕 긴잎쇠무릎의 뿌리에는 saponin이 함유되어 있으며 aglycon(genin)은 oleanol酸이고, 또 昆蟲變態 호르몬의 ecdysterone도 함유되어 있다. 種子에는 糖 약 56%, 단백질 약 22.5%가 함유되어 있으며, 또한 oleanol酸과 glucose, rhamnose, glucuron酸으로 이루어지는 多糖과의 配糖體인 saponin이 함유되어 있고 全草에는 alkaloid가 함유되어 있다. alkaloid, achytanthine은 分離되어 있다.

〔藥理〕 全草에서 分離된 2種의 alkaloid를 함유하는 一種의 混合物은 痲醉한 개의 血壓을 높이고 잠시 呼吸을 興奮시켜서 心臟 收縮을 강화하고, 각종 物質이 일으키는 腸管 및 子宮平滑筋 痙攣에 拮抗하며, Rat에 대하여 가벼운 抗利尿作用을 가지고 있다. 種子에서 分離된 saponin 混合物은 개구리, 토끼, Guinea pig에서 摘出한 心臟과 토끼 *in situ*의 心臟 收縮力을 뚜렷하게 증강시킨다. 1∼50 μg을 사용하면, 이 強心作用은 pronethalol에 의해서 沮害되고, 또 pyrilamine에 의해서 부분적으로 沮害되는 것에서 이 작용은 間接作用으로 생각된다. 그러나 大量을 投與하면 pronethalol에 의한 沮害는 없으므로 直接作用의 存在도 있다. 이 밖에 心臟이 衰弱狀態에 있을 때, 張力을 증강시킨다. 心臟의 乳頭筋이 쇠약할 때, 이 saponin을 사용하면 收縮力을 증강할 수 있다. 이것은 digitalis보다 作用이 빠르고 작용시간도 비교적 짧다.

〔藥效 主治〕 活血, 散瘀, 祛濕利尿, 淸熱, 解毒의 效能이 있다. 淋病, 血尿, 尿路感染, 月

經閉止, 癥瘕(腹中의 硬結), 류머티性關節痛, 脚氣, 水腫, 痢疾, 말라리아, 디프테리아, 癰腫, 打撲傷을 치료한다. 【用法 用量】9～15g(생것은 30～60g) 달여 服用한다. 〈外用〉짓찧어서 붙이거나 汁을 귀에 點滴하거나 粉末을 목안에 불어 넣는다.
〔禁忌〕 姙婦는 忌한다.

비　　름 (참비름) 莧　*Amaranthus mangostanus* L. (=*A. inamoenus* WIILD.)

一年生草本으로 줄기는 곧게 섰고 1m에 達한다. 잎은 互生하고 綠色이며 四角狀의 廣卵形 또는 三角狀의 廣卵形이고 길이 4～12cm, 나비 2～7cm로 끝이 뭉툭한데 오목하게 들어 갔으며, 葉柄은 길이 3～10cm이다. 葉腋에서 小花가 모여 달려서 圓錐花序를 형성하고 이것이 원줄기 끝에서 또다시 穗狀으로 길게 붙는다. 꽃은 黃綠色 雌雄同株, 苞片은 卵形, 끝은 까끄라기狀이다. 萼片은 3개, 披針形에 膜質, 끝이 까끄라기狀이다. 수꽃은 수술이 3개 암꽃에는 암술이 1개 있고 柱頭는 셋으로 갈라졌다. 胞果는 楕圓形이고 萼이 宿存하여 果實이 되고 익으면 環狀으로 갈라져서 上半部가 뚜껑처럼 갈라지며 種子는 黑褐色이며 1개씩 들어 있고 潤彩가 난다. 開花期는 8～9月이다. 밭이나 길가에 나며 中·北部에 分布한다. 【處方用名】① 莖葉은 莧 ② 根은 莧根 ③ 種子는 莧實이다.

❶ 莧 (현)〈神農本草經〉莧菜 : 비름의 莖葉으로 봄과 여름에 採取하여 햇볕에 말리거나 생것으로 쓴다.
〔性味〕 味는 甘하고 性은 凉하다.
〔成分〕 잎에는 vitamin C가 어린 잎에는 99～121mg%, 조금 묵은 잎에는 119～178mg% 함유되어 있다.
〔藥效 主治〕 淸熱, 利竅의 效能이 있다. 赤白痢, 大小便不通을 치료한다. 【用法 用量】煎液 또는 삶아서 죽(粥)을 만들거나 生汁을 내어서 服用한다. 〈外用〉煎液으로 씻거나 붙인다.
〔禁忌〕 脾虛下痢에는 忌한다.
❷ 莧 根 (현근)〈石藥爾雅〉地筋 : 참비름의 根이다.
〔性味〕 味는 甘하고 性은 寒하다.
〔藥效 主治〕 陰囊腫痛, 痔瘡, 齒痛, 打撲傷, 崩漏, 帶下를 치료한다. 【用法 用量】생것 15～30g을 달이거나 또는 술에 담가 服用한다. 〈外用〉陰囊腫痛에 짓찧어서 붙인다. 齒痛에 燒存性으로 粉末하여 患部에 고루 撒布한다.
❸ 莧 實 (현실)〈神農本草經〉莧子·莧菜子 : 비름의 種子로 9～10月 성숙한 種子를 채취하여 햇볕에 말린다.
〔性味 歸經〕 味는 甘하고 性은 寒하다. 大腸, 膀胱, 肝經에 들어간다.
〔藥效 主治〕 淸肝明目, 通利二便의 效能이 있다. 靑盲, 翳障, 目霧不明, 乳糜血尿(白濁尿, 血尿), 大小便不通을 치료한다. 【用法 用量】6～9g을 달여서 服用한다. 또는 粉末하여 使用한다.

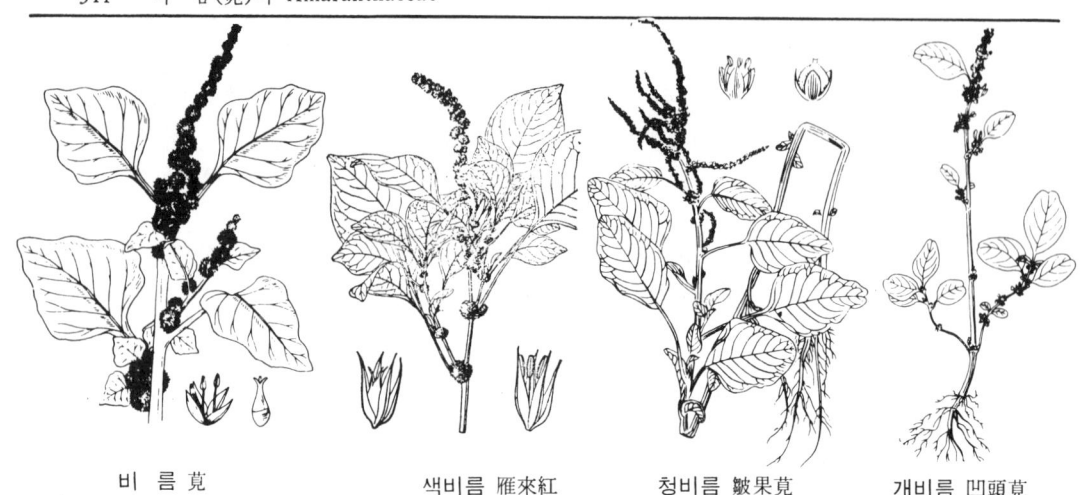

비 름 莧	색비름 雁來紅	청비름 皺果莧	개비름 凹頭莧
Amaranthus mangostanus	*Amaranthus tricolor*	*Amaranthus viridis*	*Amaranthus ascendens*

색비름 雁來紅 *Amaranthus tricolor* L. (=*A. melancholicus* L.)

一年生 草本으로 높이는 80～150 cm 이다. 잎은 互生하고 葉形은 變異가 매우 크며 菱狀 卵形에서 披針形이며 색깔도 綠色 외에 赤, 黃, 紫色 또는 彩斑을 한 것도 있다. 葉柄은 길이 2～6 cm, 꽃은 單性 또는 雜性으로 밀집하여 둥근 塊狀을 이루고 腋生 또는 頂生하여 밑으로 늘어지는 穗狀花序이다. 苞片과 小苞片은 卵狀 披針形으로 건조한 膜質이다. 萼片은 3개, 矩圓形인데 끝이 날카롭게 뽀족하다. 수꽃의 수술은 3개, 암꽃의 花柱는 2～3개이고, 胞果는 矩圓形으로 뚜껑이 갈라진다. 꽃은 엷은 綠色 또는 엷은 黃色이며 開花期는 8～9月이다. 熱帶아시아原產으로 觀賞用으로 栽植한다. 【處方用名】全草 또는 梢莖葉이 雁來紅이다.

雁來紅 (안래홍) 〈救荒本草〉 後庭花·老少年·老來紅: 색비름의 全草 또는 莖梢部이다.
〔**性味**〕 味는 甜微澁하고 性은 凉하다.
〔**成分**〕 大量의 vitamin C, amaranthin이 함유되어 있다.
〔**藥效 主治**〕 痢疾, 吐血, 血崩, 目瞖를 치료한다. 30～60 g(新鮮한 것 90～120 g)을 달여서 服用한다. 〈外用〉煎液으로 코를 熏하거나 졸여서 膏劑로 눈에 붙인다.

청비름 皺果莧 *Amaranthus viridis* L. (=*Euxolus caudatus* (JACQ.) MOQ.)
개비름 凹頭莧 *A. ascendens* LOISEL (=*Euxolus ascendens* HARA)

一年生 草本으로 높이는 40～80 cm 이고 털은 거의 없다. 줄기는 곧게 섰고 分枝는 적다. 잎은 卵形 또는 卵狀 矩圓形이며, 길이 2～9 cm, 나비 2.5～6 cm 로서 끝은 뭉툭하고 약간 오목하게 들어가고 작은 가시 같은 突起가 있고 밑부분은 銳底 또는 截底이다. 葉柄의 길이는 3～6 cm 이다. 꽃은 單性 또는 雜居性으로 모여 나오고 綠色이다. 穗狀花序는 腋生하는데 모여서 頂生의 圓錐花序가 된다. 苞片과 小苞片은 乾膜質, 披針形이고 작다. 萼片은 3개로 倒披針形이고 수술은 3개 柱頭는 2～3개이다. 胞果는 벌어지지 않고 주름이 많고 苞가 작은 것이 특색이다.

색비름 *Amaranthus tricolor* 청비름 *A. viridis* 개맨드라미 *Celosia argentea* —345—

種子는 褐色 또는 黑色이며 開花期는 7~8월이다. 논밭 사이 집 근처의 빈터에 나며 제주도 및 中部에 分布한다. 【處方用名】 全草 또는 根이 白莧이다.

    白   莧 (백현) 〈名醫別錄〉 糠莧·細莧·野莧·猪莧: 청비름·개비름의 全草 또는 根으로 봄, 가을에 채취하여 햇볕에 말린다.

  〔性味〕 味는 甘淡하고 性은 凉하다.

  〔藥效 主治〕 淸熱, 解毒의 效能이 있다. 瘡腫, 牙疳(齒槽膿漏), 毒蟲咬傷을 치료한다. 【用法 用量】 30~60g을 달여서 服用한다. 〈外用〉 煎液으로 씻거나 짓찧어서 붙인다. 또는 강한 불로 태워서 硏末하여 문지른다.

    개맨드라미(들맨드라미) 靑葙 *Celosia argentea* L.

  一年生 草本으로 높이가 60~80cm 로서 全體에 털은 없다. 줄기는 곧게 섰고 綠色 또는 赤紫色이고 分枝를 한다. 잎은 互生하며 披針形 또는 楕圓狀 披針形으로 길이 5~8cm, 나비 1~3cm 로서 끝은 뾰족하고 밑부분은 아래로 길어져서 葉柄이 되고 가장자리는 밋밋하다. 穗狀花序는 줄기와 가지의 끝에서 單生하며 圓柱形 또는 圓錐形으로 길이는 3~10cm 이다. 꽃은 密生하는데 처음에는 淡紅色이다가 銀白色으로 변한다. 꽃마다 乾膜質의 苞片이 3개, 花被는 5개가 있고 수술은 5개이며 葯은 赤色이고 T字形으로 붙어 있다. 子房은 長圓形, 花柱는 線形이고 赤色이며 柱頭는 둘로 갈라졌다. 蓋果는 둥글며 가로로 갈라져 벌어지고 種子는 扁圓形에 質이 단단하고 黑色으로 윤이 난다. 開花期는 7~8月, 結實期는 8~9月이다. 밭이나 길가에 나고 제주도 및 南部에 分布하며 觀賞用으로 栽培한다. 【處方用名】 ① 莖葉 및 根은 靑葙 ② 種子는 靑葙子 ③ 花序는 靑葙花이다.

❶ 靑   葙 (청상) 〈神農本草經〉 草蒿·萎蒿·昆侖草·野鷄冠·鷄冠莢: 개맨드라미의 莖葉 및 根이다.

  〔性味〕 味는 苦하고 性은 微寒하다.

  〔成分〕 全草에는 多量의 蓚酸이 많이 含有되어 있는데 生長하는 2週째에 12.5%에 달하고 以後로 차차 下降하여 약 9%가 된다.

  〔藥效 主治〕 燥濕, 淸熱, 殺蟲, 止血의 效能이 있다. 風瘙身癢, 瘡疥, 痔瘡, 金瘡出血을 치료한다. 【用法 用量】생것 30~60g을 달여 服用하거나 짓찧어서 服用한다. 〈外用〉 짓찧어서 붙인다.

❷ 靑葙子 (청상자) 〈神農本草經〉 草決明: 개맨드라미의 種子로 8~10月에 採取한다. 地上部分 또는 花穗를 베어서 햇볕에 말린 다음 비벼 種子만 털어내어 挾雜物을 제거하고 다시 말린다.

  〔性味 歸經〕 味는 苦하고 性은 凉하다. 心, 肺經에 들어간다.

  〔成分〕 脂肪油와 풍부한 黃酸 kalium 또 니코틴酸이 함유되어 있다.   靑葙子藥材

  〔藥效 主治〕 强壯, 消炎, 解熱藥으로 祛風熱, 淸肝火의 效能이 있다. 目赤(結膜炎)腫痛, 瞖

障, 高血壓, 頭痛, 鼻出血, 風熱에 의한 皮膚瘙痒症, 疥癲를 치료한다.【用法 用量】9～15g을 달여 服用한다.

〔禁忌〕 瞳孔이 散大한 者는 忌한다.

❸ 青葙花 (청상화)〈江西草藥〉: 개맨드라미의 花序이다.

〔性味〕 性은 微寒하고 味는 苦하다.

〔藥效 主治〕 清肝明目, 凉血, 祛翳의 效能이 있다. 吐血, 頭風, 目赤, 血淋, 月經不順, 白帶, 血崩을 치료한다.【用法 用量】15～30g(생것은 30～60g)을 달여서 服用하거나 살코기와 같이 고아서 服用한다.〈外用〉煎液으로 씻는다.

맨드라미 (맨드래미) 鷄冠花 Celosia cristata L.

一年生 草本으로 높이 60～90cm에 달하며, 줄기는 곧게 섰으며 굵고 튼튼하다. 잎은 互生하며 長楕圓形 또는 卵狀 披針形이고 끝이 뾰족하고 길이 5～12cm, 나비는 3.5～6.5cm이고 밑부분은 차차 좁아져서 葉柄이 된다. 穗狀花序는 變化가 많은데 줄기의 끝이나 分枝의 끝에서 나서 보통 鷄冠狀이며 色은 紫, 赤, 淡紅, 黃, 얼룩 무늬 등이 있다. 꽃은 密生하는데 꽃하나마다 苞가 3개 있다. 花被는 5개인데 廣披針形이고 길이는 5～8mm이고 乾膜質이며 투명하고 수술은 5개이며 花絲의 밑이 합해져서 고리 모양으로 되었다. 암술은 1개, 柱頭는 두 개로 얕게 갈라졌다. 胞果는 成熟時에 가로로 갈라지고 안에 자잘한 種子가 몇 알씩 들어 있다. 開花期는 7～8月, 結實期는 9～10月이다. 東印度 原産인데 全國에서 觀賞用으로 栽植한다.
【處方用名】① 花序는 鷄冠花 ② 莖葉은 鷄冠苗 ③ 種子는 鷄冠子이다.

❶ 鷄冠花 (계관화)〈滇南本草〉鷄公花: 맨드라미의 花序로 9～10月에 花序가 충분히 크고 種子가 成熟한 때에 花序를 잘라서 햇볕에 말린 후 種子와 分離한다.

〔性味 歸經〕 味는 甘하고 性은 凉하다. 心, 大腸, 胃經에 들어간다.

〔藥理〕 試驗管實驗의 結果 煎劑는 膣 trichomonas에 良好한 作用이 있으며 原蟲體는 藥液과 接觸 5～10分 後 소실되기 시작한다.

〔藥效 主治〕 凉血, 止血의 效能이 있다. 痔漏로 인한 下血, 赤白痢, 吐血, 咳血, 血淋, 婦女崩中, 赤白帶下를 치료한다.【用法 用量】4.5～9g을 달여 服用한다. 또는 丸劑, 散劑로 服用한다.〈外用〉煎液으로 患部를 熏洗한다.

❷ 鷄冠苗 (계관묘)〈本草綱目〉: 맨드라미의 莖葉이다.

〔性味〕 味는 甘하고 性은 凉하며 無毒하다.

〔藥效 主治〕 痔瘡, 痢疾, 吐血, 鼻出血, 血崩, 蕁麻疹을 치료한다.【用法 用量】9～15g을 달여 服用한다.〈外用〉煎液으로 씻거나 짓찧어서 붙인다.

❸ 鷄冠子 (계관자)〈本草拾遺〉: 맨드라미의 種子로 9～10月 果實의 成熟期에 地上部를 잘라 햇볕에 말려 비빈 다음 種子만 採取한다.

〔性味 歸經〕 味는 甘하고 性은 凉하다. 肝經에 들어간다.

맨드라미 Celosia cristata   천일홍 Gomphrena globosa   —347—

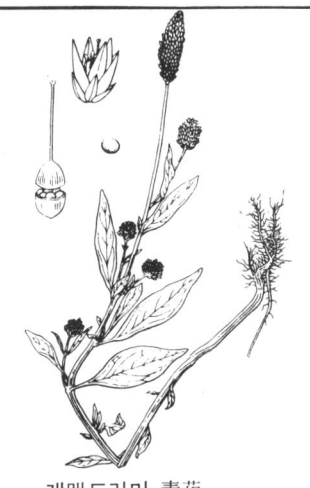
개맨드라미 靑葙
Celosia argentea

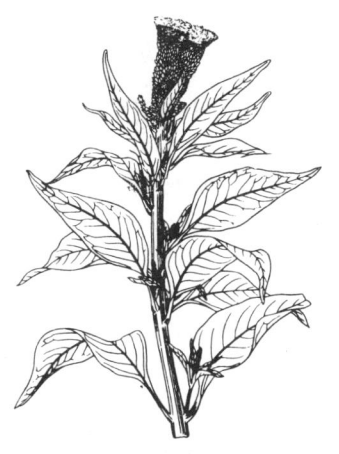
맨드라미 鷄冠花
Celosia cristata

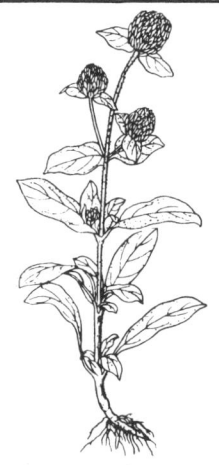
천일홍 千日紅
Gomphrena globosa

〔成分〕 脂肪油가 함유되어 있다.

〔藥理〕 in vitro 에서 種子는 사람의 膣 trichomonas 에 대하여 良好한 作用이 있어서 藥液과 接觸 5〜10分 後에 蟲體가 소실된다는 것이 證明되었다.

〔藥效 主治〕 凉血, 止血의 效能이 있다. 腸風血便, 赤白痢, 崩帶, 淋濁을 치료한다. 또 肝臟病 및 眼病을 치료한다. 【用法 用量】 4〜9g을 달여 服用하거나 丸劑, 散劑로 服用한다.

천 일 홍 千日紅 Gomphrena globosa L.

一年生 草本으로 높이는 50cm 정도이다. 줄기는 튼튼하고 가지는 적고 네 개의 稜이 있고 마디는 약간 볼록하게 되고 紫紅色을 띠고 있다. 잎은 對生하고 葉柄이 짧으며 長楕圓形 또는 倒卵形이며 끝이 좁고 밑부분은 楔形이고 가장자리는 밋밋하고 윗면은 거칠고 털이 있으며 아랫면은 白色의 軟毛가 있고 가장자리에도 가는 털이 있다. 頭狀花序는 줄기와 가지끝에 1개씩 달려 있고 淡紫色, 深紅色, 白色이고 球形이다. 小苞가 2개, 花被片은 5개, 線狀 披針形으로서 外側에는 긴 白毛가 密生하여 싸고 있다. 수술은 5개, 花絲와 合着하여 管狀으로 되었고 花柱는 線形이고 짧고 柱頭는 2개로 갈라졌고 胞果는 圓形이고 種子는 1개씩 들어 있다. 開花期는 7〜8月이다. 熱帶地帶原產으로 觀賞用으로 栽植한다. 【處方用名】 全草 또는 花序가 千日紅이다.

千日紅 (천일홍) 〈植物名實圖考〉 千金紅·百日紅: 천일홍의 全草 또는 花序로 7〜9月에 採取하여 햇볕에 말린다.

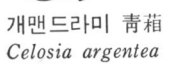
千日紅藥材

〔性味 歸經〕 味는 甘하고 性은 平하다.

〔成分〕 全草에 gomphrenin Ⅰ, Ⅱ, Ⅲ, Ⅴ, Ⅵ 및 醋酸還元酵素, 亞醋酸還元酵素, glutamine酸 脫水素酵素가 함유되어 있고 種子에는 脂肪油가 함유되어 있다.

〔藥效 主治〕 淸肝, 散結, 止咳, 定喘의 效能이 있다. 頭風(突發的인 頭痛), 目痛, 喘息咳嗽, 痢疾, 百日咳, 小兒驚氣, 瘰癧, 瘡傷을 치료한다. 【用法 用量】 꽃은 3〜9g, 全草는 15〜

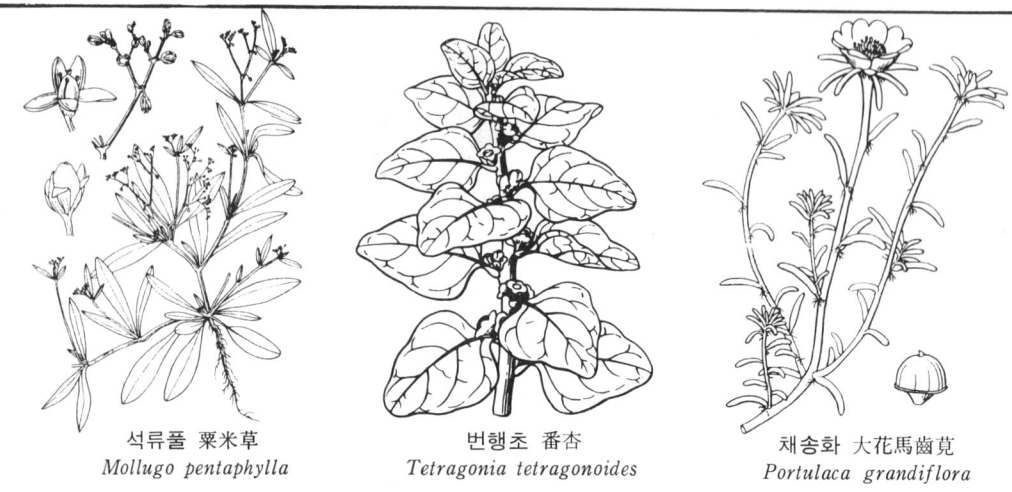

| 석류풀 粟米草 | 번행초 番杏 | 채송화 大花馬齒莧 |
| *Mollugo pentaphylla* | *Tetragonia tetragonoides* | *Portulaca grandiflora* |

30g을 달여 服用한다. 〈外用〉 짓찧어서 붙이거나 또는 煎液으로 씻는다.

석 류 풀 (粟米草) 과 Aizoaceae

석 류 풀 粟米草 *Mollugo pentaphylla* L. (=*M. stricta* L.)

一年生 草本으로 높이 10~30cm 이고 털이 없다. 뿌리는 곧고 약간 가늘며 黃白色이다. 줄기는 비스듬히 뻗고 稜線이 있으며 가지가 많이 갈라진다. 잎은 3~5개씩 輪生하는데 根生葉은 倒卵形이거나 長楕圓形이고 莖生葉은 披針形 또는 線狀 披針形이며 가장자리는 밋밋하고 無柄이다. 聚繖花序는 가지끝과 葉腋에 달리고 꽃은 작고 黃褐色이다. 花被는 5개이고, 楕圓形이며 끝이 파진다. 수술은 3~5개이고 花被와 互生하고 암술대는 짧으며 3개이고 子房은 上位 3室, 蒴果는 둥글며 3개로 갈라진다. 種子는 多數이고 편평한 腎圓形이고 黑褐色이며 혹 모양의 突起가 있다. 開花期는 8~9월이다. 집근처, 밭, 길가에 나며 제주도 및 北・中部에 分布한다. 【處方用名】全草가 地麻黃이다.

地麻黃 (지마황) 〈貴州藥物〉 粟米草 : 석류풀의 全草로 여름과 가을에 採取하여 햇볕에 말린다.
〔**性味 歸經**〕 味는 淡 微澀하고 性은 平하다. 肝, 脾經에 들어 간다.
〔**藥效 主治**〕 清熱, 解毒의 效能이 있다. 腹痛을 수반하는 水樣性 下痢, 皮膚熱疹, 急性結膜炎을 치료하며 抗菌, 消炎作用이 있다. 【用法 用量】15~30g을 달여서 服用한다. 〈外用〉 짓찧어서 寸口脈 部位를 싸거나 콧구멍을 막는다. 左目痛에 右鼻孔, 右目痛에 左鼻孔을 막는다.

번 행 초 番杏 *Tetragonia tetragonoides* (PALL.) O. KTZE. (=*T. expansa* MURR.)

一年生 草本으로 全體가 多肉質이고 털은 없으나 사마귀같은 突起가 있고 굵은 가지가 갈라지고 밑에서는 地面을 따라서 뻗어 간다. 生長하면 덩굴같이 되며 잎은 互生하고 三角狀 卵形 또는 菱狀 卵形인데 길이 3~6cm 끝은 뭉툭하고 가장자리는 밋밋하다. 새잎에는 銀色의 가루가 붙어있다. 꽃은 두 개가 腋生하는데 黃色이고 花柄은 짧다. 萼筒은 鐘形이고 裂片 4개는 黃色

석류풀 Mollugo pentaphylla 번행초 Tetragonia tetragonoides 채송화 Portulaca grandiflora

이고 花瓣은 없다. 수술은 8~16개로서 花絲, 葯은 모두 黃色이고 子房은 下位이며 짧은 倒卵形으로 3~8室이다. 花柱는 子房 室數와 같으며 黃色이고 柱頭의 끝은 乳頭狀이다. 堅果와 비슷한 核果는 菱形으로 꽃받침이 변화된 角狀의 突起가 4~5개 있고 안에 種子가 몇 개씩 들어 있다. 꽃은 봄부터 가을까지 계속 피는데 海岸 砂地에 나며 제주도 및 南(多島海 島嶼)·中部 平野에 分布한다. 【處方用名】全草가 番杏이다.

番 杏 (번행)〈質問本草〉: 번행초의 全草로 여름에서 가을까지 전체가 무성한 開花期에 採取하여 햇볕에 말리거나 생것으로 쓴다.

〔性味 歸經〕 味는 甘 微辛하고 性은 平하다. 肝, 胃, 腸經에 들어간다.

〔成分〕 全草에는 풍부한 鐵, 칼슘, vitamin A와 各種 vitamin B가 함유되어 있다. 燐脂質에는 phosphatidyl choline, phosphatidylethanolamine, phosphatidyl serin, phosphatidyl inositol이 함유되어 있고 또한 抗菌性 物質인 tetragonin이 함유되어 있으며, 주로 酵母菌屬 Saccharomyces Spp.에 대하여 抗菌作用이 있다.

〔藥理〕 어린 가지는 saponin이 풍부하지만, 이 saponin의 毒性은 많지 않다. 잎은 충분히 삶으면 毒性이 없어져서 蔬菜로 먹을 수 있다. 抗壞血病作用이 있다는 견해도 있다.

〔藥效 主治〕 淸熱, 解毒, 袪風, 消腫의 效能이 있다. 腸炎, 敗血病, 疔瘡, 紅腫, 風熱目赤, 癌을 치료한다. 【用法 用量】 4~9g을 달여 服用한다. 〈外用〉 짓찧어서 붙인다.

쇠 비 름 (馬齒莧) 과 Portulacaceae

채 송 화(따꽃) 大花馬齒莧 Portulaca grandiflora HOOKER

一年生 肉質草本으로 줄기는 땅위를 포복하듯이 뻗어 가거나 비스듬히 위로 올라간다. 赤色 또는 綠色 가지가 많이 갈라진다. 잎은 互生하고 肉質이며 圓柱形이고 끝은 둔하며 길이 1~2cm로서 葉腋에 白色 털이 난다. 꽃은 紅色, 白色, 黃色, 紫朱色이며 가지끝에 1개, 때로는 2개씩 달린다. 지름이 3cm 정도로 花莖이 없으며 花柄도 없고 꽃받침은 2개로 花瓣이 5개며 倒卵形이고 끝이 파진다. 수술 8~12개, 葯은 黃色, 암술 1개 子房은 半下位로 1室이다. 花柱는 끝이 4~6裂하였고 蒴果는 膜質이며 中央部에서 水平으로 갈라진다. 種子는 많고 黑褐色이다. 開花期는 6~10月이다. 南美 原産인데 各地에서 관상용으로 栽植하고 있다. 【處方用名】全草가 半枝蓮이다.

半枝蓮 (반지련)〈江西草藥〉: 채송화의 全草로 7~9月경에 採取하여 햇볕에 말린다.

〔性味〕 味는 苦하고 性은 寒하다.

〔成分〕 全草에는 portulal이 함유되어 있고 이것은 植物 生長을 調節하는 物質이다. 줄기와 꽃에는 betacyanin이 함유되어 있지만 주로 betanin에 있고 이 aglycone은 betanidin에 있다.

〔藥效 主治〕 淸熱, 解毒의 效能이 있다. 咽喉腫痛, 打撲傷, 濕瘡, 湯·火傷을 치료한다. 【用法 用量】〈外用〉 짓찧어 汁으로 양치질을 하거나 짓찧어서 塗布한다.

쇠비름 馬齒莧 *Portulaca oleracea* L.

一年生 多肉質草本으로 털이 없고 潤彩가 있으며 매끌매끌하다. 높이는 20~30 cm 이고 줄기는 圓柱形이며 지면에 붙어 뻗거나 비스듬히 위로 뻗으며 밑부분에서 가지가 사방으로 갈라져 나온다. 햇볕을 받는 부분은 淡紅色 또는 紫色을 띠고 있다. 잎은 對生 또는 互生하지만 끝부분에서는 輪生한 것 같으며 葉身은 두꺼운 多肉質로 倒卵形, 圓頭이고 밑부분이 좁아져서 葉柄이 되었으며 가장자리가 밋밋하다. 꽃은 兩性으로 小型이고, 黃色인데 2~3개가 가지의 끝 葉腋에 모여서 달린다. 꽃받침은 2개로서 楕圓이며 花瓣은 5개, 수술은 8~12개, 葯은 黃色이다. 암술은 1개 子房은 半下位에 1室, 花柱는 끝이 4~5裂하고 蒴果는 짧은 圓錐形에 褐色, 위 半分이 뚜껑과 같아서 떨어진다. 種子는 많고 黑褐色인데 表面에 細小한 點이 있다. 開花期는 6~9月, 結實期는 7~10月이다. 田野, 황무지, 野邊에 많이 나며 全國에 分布한다. 【處方用名】① 全草는 馬齒莧 ② 種子는 馬齒莧子이다.

❶ **馬齒莧** (마치현) 〈神農本草經集注〉 馬莧·五行草·五方草·長命菜·九頭獅子草: 쇠비름의 全草로 여름에서 가을철에 莖葉이 무성할 때 全草를 베어서 불순물과 진흙을 제거하고 끓는 물에 살짝 데쳐서 햇볕에 말린다.

〔**性味 歸經**〕 味는 酸하고 性은 寒하며 無毒하다. 大腸, 肝, 脾經에 들어간다.

〔**成分**〕 全草에는 大量의 noradrenaline(新鮮한 全草 1 g 當 2.5 mg)과 多量의 칼륨鹽이 함유되어 있다(窒酸칼륨, 鹽化칼륨, 黃酸칼륨 등 K_2O 計算으로는 新鮮한 全草는 칼륨鹽을 1%, 乾燥한 全草는 17% 含有하고 있다). 이 밖에 dopamine, dopa, 사과酸, 구연酸, glutamine酸 asparagin酸, alanine, 蔗糖, 포도糖, 果糖 등도 함유하고 있다. 可食部分은 100 g 當 단백질 2.3 g, 脂肪 0.5 g, 糖 3 g, 粗纖維 0.7 g, 칼륨 85 mg, 인 56 mg, 鐵 1.5 mg, carotene 2.23 mg, 비타민 B_1 0.03 mg, 비타민 B_2 0.11 mg, 니코틴酸 0.7 mg, 비타민 C 23 mg 을 含有하고 있다. 全草는 alkaloid, coumarin 類, flavonoid, 强心配糖體, anthraquinone 配糖體까지도 함유하고 있다.

〔**藥理**〕 1. 抗菌作用: 1:4의 濃度일 때 *in vitro* 에서 赤痢菌에 대하여 殺菌作用이 있다. 이 종류의 殺菌作用은 藥物自體의 강한 酸性에 의한 것은 아니다. 煎劑는 18.75~35.5 mg/m*l* 濃度일 때 赤痢菌, Sonne's bacillus, Schmit's bacillus, Flexner's bacillus 에 대해서 어느 것이나 모두 抑制作用이 있다. 단 馬齒莧과 몇 번씩이나 접촉시켜서 培養하면 뚜렷한 耐藥性이 생긴다. 이 밖에, 티푸스菌, 大腸菌, 黃色포도球菌에 대해서도 모두 어느 정도의 抑制作用이 있지만, 結核菌에는 無效하다. 어떤 種類의 病原性 眞菌에 대해서도 정도는 다르지만 抑制作用이 있다.

2. 一般藥理作用: 抽出液(달여서 濃縮하고 알코올을 加하여 沈澱物을 제거하여 精製한다)은 Guinea pig·토끼의 摘出子宮, 토끼 및 개의 *in situ* 의 子宮에 대해서 모두 뚜렷한 興奮作用이 있다. 産婦에게 신선한 馬齒莧의 汁 6~8 m*l* 를 經口與藥하면 子宮收縮되고 그 强度도 증가한다. 煎劑는 개구리의 摘出心臟 및 Guinea pig의 摘出小腸에 대해서 모두 抑制作用이 있다.

〔**藥效 主治**〕 淸熱, 解毒, 散血의 效能이 있다. 蟲毒, 毒蛇毒, 食毒 및 各種 腫瘍, 熱痢, 膿

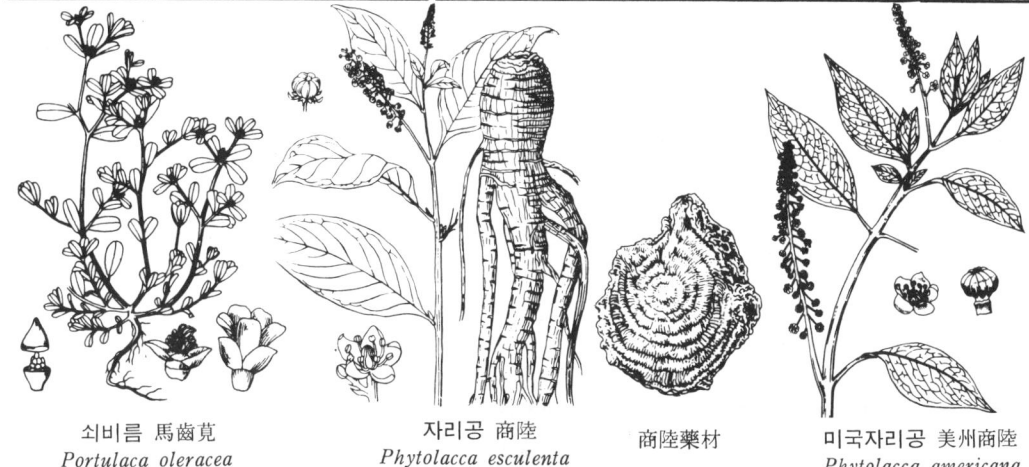

쇠비름 馬齒莧
Portulaca oleracea

자리공 商陸
Phytolacca esculenta

商陸藥材

미국자리공 美州商陸
Phytolacca americana

血, 熱淋, 血淋, 帶下, 癰腫, 惡瘡, 丹毒, 瘰癧을 치료한다. 小兒의 下痢, 百日咳에도 應用된다. 【用法 用量】 9~15g(新鮮한 것은 60~120g)을 달여서 服用하거나 짓찧어서 汁을 내어 사용한다. 〈外用〉 짓찧어서 붙이거나 태워서 재로 하거나 硏末하여 調布, 또는 煎液으로 씻는다.

〔配合 禁忌〕 脾胃虛證으로 寒하고 滑泄者는 忌한다. 煎湯時 鱉甲과 같이 쓰는 것은 忌한다.

❷ **馬齒莧子** (마치현자) 〈開寶本草〉: 쇠비름의 種子이다.

〔藥效 主治〕 明目의 效能이 있다. 靑盲, 白翳(외관상으로는 이상이 없으나 眼球內에 이상이 생겨 視力減退, 失明이 되는 것)에 馬齒莧子 2*l*를 粉末하여 1回 1숟가락씩 葱豉粥에 타서 먹는다.

자 리 공 (商陸) 과 **Phytolaccaceae**

자 리 공 (장녹) 商陸 *Phytolacca esculenta* VAN. HOUTT. (=*P. acinosa* ROXB.)
미국자리공 美州商陸 *P. americana* L.   섬자리공 *P. insularis* NAKAI

多年生 草本으로 높이 70~100cm 이며 전체에 털이 없으며, 뿌리는 굵고 肥大하여 圓錐形으로 外皮는 淡黃色이다. 줄기는 곧게 자라며 가지가 많이 갈라져 나오고 綠色 또는 紫紅色의 세로로 된 홈이 있다. 잎은 互生하고 楕圓形 또는 卵狀 楕圓形이며, 길이 12~20cm, 나비 5~10cm 로서 끝이 뾰족하고 밑부분은 楔形이며 아래로 늘어지고 가장자리는 밋밋하며 側脈은 羽狀, 主脈은 굵고 葉柄은 1.5~3cm 이다. 總狀花序는 頂生 또는 側生으로 꽃은 兩性이며 지름 약 8mm 로서 花柄이 있고 밑부분에 苞片 1개 小苞片 2개가 있다. 萼은 보통 5개 그 중 4개가 마주보고 있으며 처음에는 白色이다가 뒤에 淡紅色이 된다. 花瓣은 없고 수술은 8개, 葯은 淡粉紅色이다. 液果는 편평한 球形으로 보통 8개의 分離果로 되었고 익으면 紫黑色이 되며 種子는 1개씩 들어 있다. 開花期는 5~6月이다. 人家부근에 나며 全國에 分布한다. 【處方用名】 ① 根은 商陸 ② 花는 商陸花이다.

❶ **商　陸** (상륙) 〈神農本草經〉 夜呼·當陸·白昌·章柳根·見腫消·山蘿蔔: 자리공 및 同屬

近緣植物의 根이다. 가을, 겨울, 봄에 채취하여 수염뿌리 및 泥土를 제거하고 깨끗이 씻어 가로 또는 길이로 썰어 햇볕 또는 그늘에서 말린다. 【修治】《商陸》 깨끗이 씻은 商陸을 얇게 썰어서 말린다. 《醋商陸》 商陸片에 米醋를 가하여 醋가 전부 吸收되도록 쪄서 조금 乾燥될 정도로 볶는다(商陸片 100 g : 米醋 30 g). 商陸의 外皮를 銅刀로 벗겨 이틀밤 동안 물에 담갔다가 시루에 大豆葉 1層, 商陸 1層씩 넣고 10時間쯤 쪄서 말린다(大豆葉이 없으면 黑豆나 菉豆로 代用한다.)

〔性味 歸經〕 味는 苦하고 性은 寒하며 有毒하다. 脾, 膀胱經에 들어간다.

〔成分〕 根에는 saponin 成分으로 phytolaccooside A·B·C·D·G·E와 genin으로서 jaligonic acid, phytolacca genin, esculentic acid, phytolaccagenic acid가 있다. 果實에는 pokeberrygenin, acinosolic acid, acetyl aleuritolic acid 등이 함유되어 있다. 種子에는 tritapevoids, acetylaleuritolic acid 그리고 flavonoid 로서 최근 americanin A가 *P. americana*에서 분리되었다(韓國).

〔藥理〕 1. 祛痰作用 : Mouse 에 商陸의 浸劑, 팅크劑 및 煎劑를 經口投與하였던 바 현저하게 祛痰作用(phenol-red 法)이 있었고 作用이 가장 強한 것은 煎劑, 그 다음이 팅크劑, 가장 弱한 것이 水浸劑였다. 클로로포름抽出物 및 sapogenin에게도 두드러진 作用이 있지만, 粗 alkaloid 및 saponin에는 뚜렷한 作用은 없다.

2. 鎭咳作用 : Mouse 에 浸劑, 팅크劑 및 煎劑를 經口投與하였던 바, 止咳作用(암모니아水 噴霧引咳法)은 없었다. 그러나 팅크劑와 煎劑를 皮下注射하였던 바, 가벼운 止咳作用이 있었다. 粗 alkaloid를 經口投與하였더니 뚜렷한 止咳作用이 있었으나 클로로포름抽出物 및 saponin 의 作用은 현저하지 않다.

3. 抗菌 및 抗 virus 作用 : *in vitro* 試驗에서 商陸의 煎劑 및 팅크劑는 Influenza 菌 및 肺炎 雙球菌 중 일부 菌株에 대하여 상당한 抑菌作用을 가지며, 煎劑의 作用은 팅크劑보다 강하다. 商陸의 汁에 함유되어 있는 抗 담배 모자이크비루스(抗 TMV)의 成分은 糖단백질의 一種이다.

4. 其他 作用 : 商陸 뿌리의 抽出物을 두꺼비의 腎臟에 灌注하였더니 尿의 流量이 눈에 띄게 증가하고 직접 개구리의 腎臟, 혹은 물갈퀴에 滴下하였던 바 毛細血管 擴張, 血流量 증가가 보였다. 그러나 칼륨鹽 혹은 商陸根의 灰分作用은 이것과는 달랐다. 따라서 商陸의 利尿作用은 그것에 함유되어 있는 칼륨鹽에 따른 것은 아니지만 칼륨鹽도 얼마간의 相加作用을 달성하고 있다.

〔藥效 主治〕 利尿藥으로서 通二便, 瀉水, 散痞結의 效能이 있다. 腎性 水腫, 脹滿, 脚氣, 咽喉腫痛, 癰腫, 惡瘡, 胸脇滿悶을 치료한다. 【用法 用量】 4.5～9 g을 달여 服用하거나 散劑로 服用한다. 〈外用〉 짓찧어서 붙인다.

〔禁忌〕 脾虛水腫者, 姙婦는 忌한다.

❷ 商陸花 (상륙화)〈圖經本草〉 : 자리공 및 同屬 近緣植物의 花이다.

〔藥效 主治〕 人心의 惛塞, 多忘喜誤를 치료한다. 꽃을 따서 100 日間 그늘에서 말려 해질녘에 1方寸匕를 술로 服用한다.

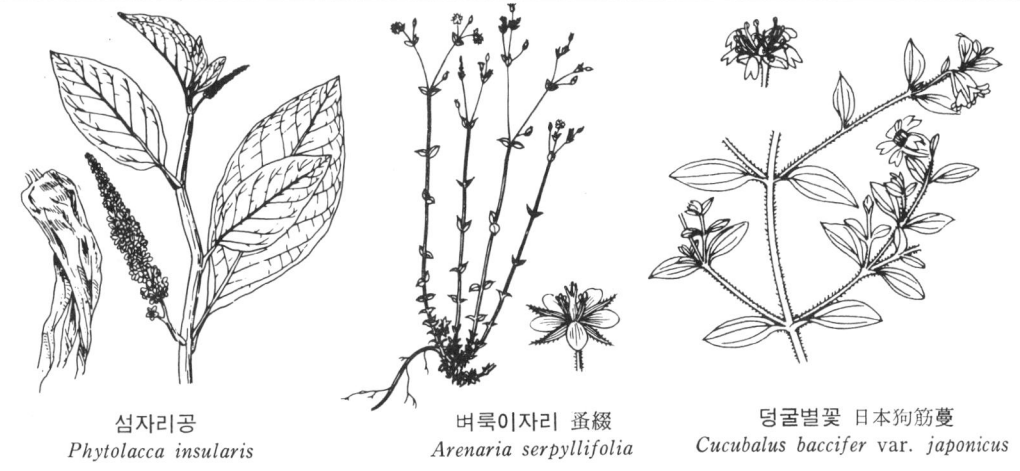

섬자리공
Phytolacca insularis

벼룩이자리 蚤綴
Arenaria serpyllifolia

덩굴별꽃 日本狗筋蔓
Cucubalus baccifer var. *japonicus*

패랭이꽃(石竹)과 Caryophyllaceae

벼룩이자리(좁쌀뱅이) 蚤綴 *Arenaria serpyllifolia* L.

一年生 또는 二年生 草本으로 높이는 25 cm 내외이다. 전체에 아래로 향한 짧은 털이 있고 뿌리는 가늘고 긴 主根과 가느다란 側根이 있다. 원줄기는 밑에서부터 많이 갈라져 나와 비스듬히 위로 올라가 퍼지며 흰색의 털이 많이 나 있다. 잎은 대생하며 葉柄은 없고 卵圓形이며 끝이 날카롭게 뾰족하고 털이 있으며 兩面에는 털이 드문드문 나 있다. 聚繖花序이며 頂生 혹은 腋生하였으며 성기게 꽃이 났고 花柄은 가늘고 길며 꽃받침은 5개이며 披針形이고 3개의 葉脈이 있고 꽃잎은 5개, 倒卵形에 白色이다. 수술은 10개이고 꽃받침보다 짧다. 子房은 卵形이고 암술받침대는 3개이다. 蒴果는 꽃받침보다는 조금 길고 卵形이며 익으면 6갈래로 갈라진다. 種子는 腎臟形이고 미세한 요철(凹凸)이 있으며 褐色이다. 꽃은 白色이고 開花期는 4~5월, 밭이나 들에 나며 全國에 分布한다. 【處方用名】全草가 小無心菜이다.

小無心菜(소무심채)〈植物名實圖考〉: 벼룩이자리의 全草로 여름, 가을에 採取하여 깨끗이 씻어서 그늘에 말린다.

〔**性味**〕 味는 苦하고 性은 凉하다.

〔**藥效 主治**〕 明目, 淸熱, 解毒의 效能이 있다. 目赤, 咳嗽, 齒齦炎(齒肉炎), 急性結膜炎, 麥粒腫, 咽喉痛을 치료한다. 【用法 用量】 15~30 g을 달여서 服用한다. 〈外用〉 짓찧어서 塗布하거나 코를 틀어 막는다.

덩굴별꽃 日本狗筋蔓 *Cucubalus baccifer* L. var. *japonicus* MIQ.

多年生 草本으로 길이 1~1.5 m이다. 줄기는 가늘고 긴 덩굴性이고 가지가 많이 나오며 黃色의 細毛가 빽빽하게 싸고 있다. 잎은 對生하며 葉柄이 있고, 葉身은 卵形 또는 卵狀 披針形이고 길이는 2~5 cm, 나비는 7~20 mm로 표면에 털이 없고 뒷면의 脈 위와 가장자리에 털이 있고

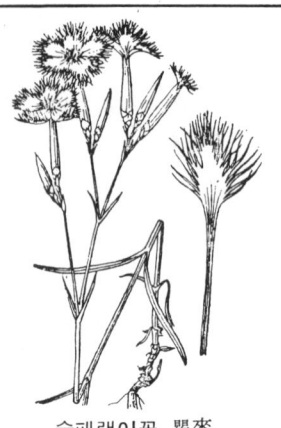
술패랭이꽃 瞿麥
Dianthus superbus var.
longicalycinus

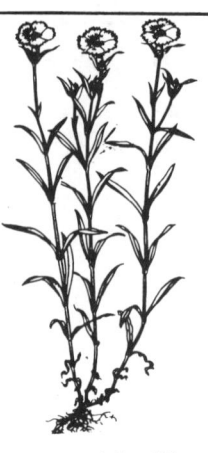
패랭이꽃 石竹
Dianthus chinensis

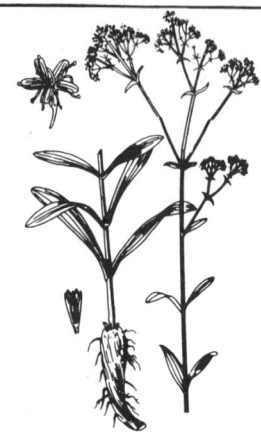
대나물 絲石竹
Gypsophila oldhamiana

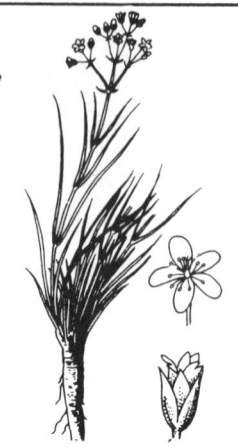
벼룩이울타리 燈心草蚤綴
Arenaria juncea

끝이 뽀족하며 밑부분은 갑자기 좁아져서 길이 1~4mm의 葉柄이 된다. 꽃은 가지끝에 꽃이 1개씩 옆을 향하여 달리고 꽃받침은 5개로 갈라지며 넓은 披針形이며 꽃잎은 5개이고 수술은 10개이다. 果實은 蒴果인데 약간 多肉質이라서 液果와 비슷하고 익으면 黑色이 된다. 개화기는 7~8월이다. 산이나 들에 나며 全國에 分布한다. 【處方用名】 全草가 和筋草이다.

和筋草 (화근초) 〈湖南藥物志〉 大鷄腸草·鵝兒腸 : 덩굴별꽃의 全草이다.

〔性味〕 味는 淡하고 性은 平하며 無毒하다.

〔藥效 主治〕 利大小腸의 效能이 있다. 嘔吐, 尿閉, 風寒氣痛, 打撲傷을 치료한다. 【用法 用量】 ① 嘔吐의 治療 : 和筋草 15g에 소금(鹽)을 가하여 달여 服用한다. ② 閉尿의 治療 : 和筋草, 白茅根, 地枇杷를 짓찧어 종이에 싸서 陰莖에 塗布한다.

술패랭이꽃 瞿麥 *Dianthus superbus* var. *longicalycinus* (MAX.) WILLIAMS

패랭이꽃 石竹 *D. chinensis* L.

多年生 草本으로 높이 30~100cm이다. 줄기는 모여서 나고 곧게 자라며 털은 없고 윗부분은 가지를 치며 마디는 두드러지고 전체에 粉白色이 돈다. 잎은 對生하고 線形 또는 線狀 披針形이고 양끝이 좁고 가장자리가 밋밋하며 밑부분은 서로 합쳐서 마디를 둘러싼다. 꽃은 가지끝에 單生 또는 몇 개씩 모여서 원줄기와 가지의 끝에 달리고 연한 홍색이며 圓錐花序를 이룬다. 苞는 3~4쌍이며 밑부분의 것일수록 보다 길고 뽀족하며 花柄은 길이 4cm, 꽃받침은 圓筒形이고 끝이 5개로 갈라지고 꽃잎도 5개로 밑부분이 길며 끝이 깊게 갈라져서 가늘고 긴 線形으로 되었다. 수술은 10개, 子房은 上位 1室, 암술대는 2개이며 가늘고 길다. 蒴果는 長楕圓形이며 끝이 4개로 갈라지고 꽃받침 안에 들어 있다. 開花期는 7~8월, 結實期는 9월이다. 野地, 河川邊에 자라며 全國에 분포한다. 【處方用名】 꽃을 포함한 全草가 瞿麥이다.

瞿 麥 (구맥) 〈神農本草經〉 巨句麥·大蘭·山瞿麥·剪絨花 : 술패랭이꽃·패랭이꽃의 꽃을 포함한 全草로 여름에서 가을까지의 開花時 採取하여 햇볕에 말린다.

〔性味 歸經〕 味는 苦하고 性은 寒하다. 心, 腎, 小腸, 膀胱經에 들어간다.

〔成分〕 瞿麥의 신선한 全草에는 水分 77.3%, 粗단백질 2.62%, 無窒素抽出物 13.13%, 粗纖維 4.95%, 粗灰分 11.09%, 燐酸 0.13%가 함유되어 있다. 또한 vitamin A類 物質도 함유되어 있지만, 그 함량은 vitamin A로 計算하면 0.3333%이다. 또 少量이지만 alkaloid도 함유되어 있다.

石竹의 꽃에는 eugenol, phenyl etyl alcohol, 安息香酸 benzyl ester, salicylic acid metlyl ester, salicylic acid benzyl ester 등을 함유하고, 全草에는 saponin, 糖類, vitamin이, 뿌리에는 saponin이 함유되어 있다.

〔藥理〕 1. 利尿作用: 瞿麥의 煎劑는 현저한 利尿作用을 나타낸다. 한편 鹽化物의 排出量을 증가시킨다. 穗의 煎劑는 莖의 作用보다 약하다. 瞿麥의 煎劑에 의한 尿量의 증가는 痲醉시킨 개는 1~2.5배, 痲醉시키지 않은 개는 5~8배이다. 瞿麥의 칼륨排出에 대한 영향은 나트륨보다 크고 그 利尿 및 칼륨排出은 아마도 瞿麥 중에 들어 있는 칼륨인 것과 관계 있는 것으로 생각된다.

2. 腸管의 현저한 興奮作用을 가지며 腸의 蠕動 促進, 心臟을 抑制하여 血壓을 降下시킬 수 있다.

3. 抗菌試驗에서는 黃色포도球菌, 大腸菌, 티푸스菌, F氏赤痢菌, 綠膿菌에 대한 抑制作用이 있고 動物에 內服시켜 住血吸蟲을 죽이는 作用이 있는 것을 알게 되었다.

〔藥效 主治〕 消炎, 淸熱, 利水, 破血, 通經의 效能이 있다. 小便不通, 血尿, 腎炎, 淋病, 水腫, 無月經, 癰腫, 目赤障翳, 浸淫瘡毒을 치료한다. 【用法 用量】 4.5~9g을 달여 服用하거나 丸劑, 散劑로 服用한다. 〈外用〉 粉末을 調合하여 바른다.

〔配合 禁忌〕 脾·腎氣虛者, 姙婦는 忌한다. 牡丹은 相使이고 桑螵蛸는 相惡이다.

대 나 물 絲石竹 *Gypsophila oldhamiana* MIQ.
                          벼룩이울타리 燈心草蚤綴 *Arenaria juncea* BIEB.
                          가는다리장구채 旱麥甁草 *Silene jenisseensis* WILLD.

多年生 草本으로 根은 굵고 비뚤어진 長圓錐形이다. 根의 頭部에는 分枝하고 작은 突起狀의 줄기 흔적이 있다. 줄기는 한 군데에서 여러 대가 나와 곧게 자라고 윗부분에서 갈라진다. 잎은 마주 나고 披針形으로 끝은 뾰족하며 밑부분은 좁아져서 葉柄처럼 되고 가장자리가 밋밋하다. 꽃은 聚繖花序에 가지끝과 원줄기끝에서 흰색 꽃이 많이 달리고 꽃받침은 짧은 鐘 같으며 5개로 갈라지고 꽃잎은 5개, 수술은 10개이다. 암술은 1개이며 암술대는 2개로 갈라지고 蒴果는 둥글며 4개로 갈라진다. 開花期는 6~7月, 結實期는 10月이다. 山野에서 흔히 자라며 南, 中, 北部에 分布한다. 【處方用名】 根이 銀柴胡이다.

銀柴胡 (은시호) 〈本草綱目〉 銀胡: 대나물 및 同屬 近緣植物의 根으로 봄, 가을에 採取하여 잎, 줄기, 수염뿌리를 제거하고 깨끗이 씻어 햇볕에 말린다. 【修治】 《銀柴胡》 挾雜物과 蘆頭는

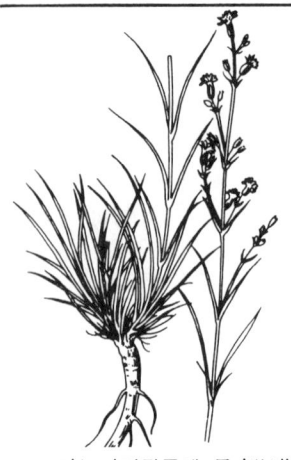
가는다리장구채 早麥甁草
Silene jenisseensis

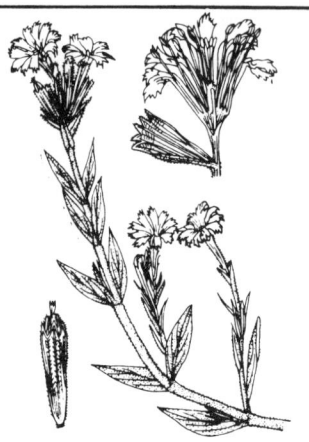
홍매동자꽃 剪秋羅
Lychnis senno

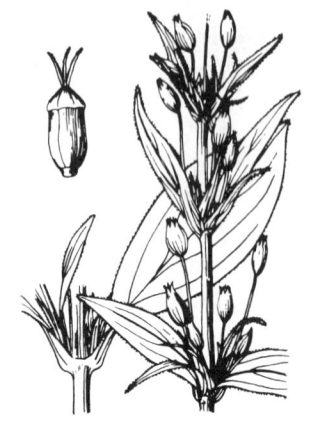
장구채 堅硬女婁菜
Melandrium firmum

제거하고 깨끗이 씻어서 썰어 말린다. 《鼈血銀柴胡》銀柴胡의 切片에 溫水를 타서 묽게 한 鼈血을(銀柴胡 500 kg : 자라 200 마리의 비율) 부어 섞어서 微炒한다.

〔**性味 歸經**〕 味는 甘苦하고 性은 凉하며 無毒하다. 肝, 胃經에 들어간다.

〔**成分**〕 대나물根에는 triterpenoid saponins이 함유되어 있고 aglycone은 gibsogenin이다.

〔**藥效 主治**〕 淸熱, 凉血의 效能이 있다. 虛勞肌熱, 骨蒸, 勞瘧, 手心灼熱, 盜汗, 小兒五疳, 羸瘦를 치료한다. 【用法 用量】3〜9g을 달여 服用하거나 丸劑, 散劑로 服用한다.

〔**禁忌**〕 風寒證 및 非發熱性貧血症에는 忌한다.

홍매동자꽃 剪秋羅 *Lychnis senno* SIEB. et ZUCC.

多年生 草本으로 뿌리는 굵고 곧고 깊게 자란다. 줄기도 곧게 자라며 圓形에 세로의 홈이 있고 황색 茸毛가 빽빽히 있고 마디가 뚜렷하다. 잎은 對生인데 卵形 또는 卵狀 披針形이다. 양끝은 좁고 가장자리가 밋밋하고 兩面에는 細毛가 있다. 葉柄은 없는데 아래의 잎에 짧은 葉柄이 있는 것도 있다. 꽃은 1〜2개 또는 더 많이 줄기의 끝에 달려서 聚繖花序를 이룬다. 꽃받침은 長棒形이며 脈이 10개 있고 끝이 5개로 갈라지고 가장자리는 膜質이며 淡紅色이다. 꽃잎은 5개로 가장자리가 깊게 갈라지고 深紅色인데 變種은 白色이다. 수술은 10개이고 子房은 圓柱形인데 柄이 있고 花柱는 5개이다. 蒴果는 長棒形인데 위가 볼록하다. 【處方用名】뿌리가 달린 全草가 剪紅紗花이다.

剪紅紗花 (전홍사화)〈本草綱目〉: 홍매동자꽃의 뿌리가 달린 全草로 여름, 가을에 採取하여 햇볕에 말린다.

〔**性味**〕 味는 澁苦하고 性은 平, 凉하다.

〔**藥效 主治**〕 解熱, 鎭痛, 消炎劑로서 散血, 止瀉하며 打撲傷, 暑中腹瀉를 치료한다.

홍매동자꽃 Lychnis senno 장구채 Melandrium firmum

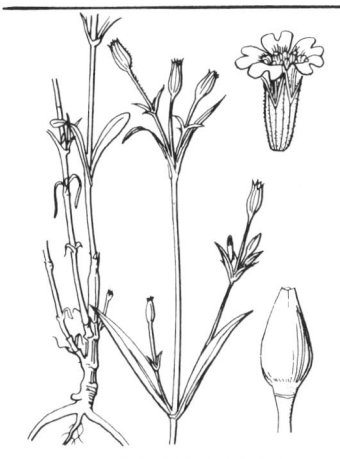
애기장구채 女婁菜
Melandrium apricum

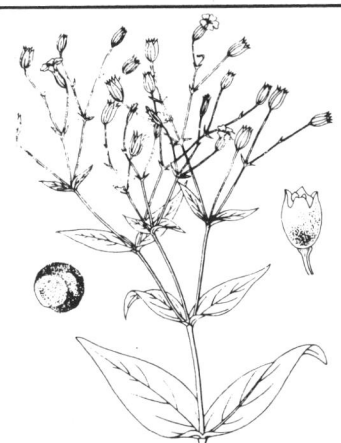
말맹이나물 麥藍菜
Saponaria vaccaria

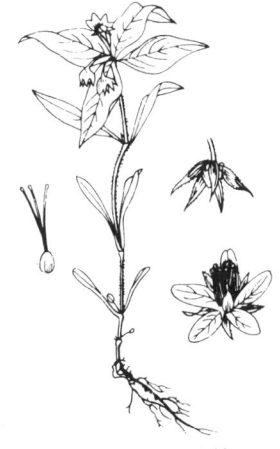
개별꽃 異葉假繁縷
Pseudostellaria heterophylla

장 구 채 堅硬女婁菜 *Melandrium firmum* (SIEB. et ZUCC.) ROHRB. (=*Silene firma* SIEB. et ZUCC.) 애기장구채 女婁菜 *M. apricum* (TURCZ.) ROHRB.
말맹이나물 麥藍菜 *Saponaria vaccaria* L (=*Vaccaria segetalis* (NECK.) GARCKE)

二年生 草本으로 높이는 약 80 cm 이고 全體가 다소 평활하고 줄기는 여러 줄기 모여 났으며 곧추섰고 가지가 갈라졌으며 마디는 보통 暗紫色을 띤다. 잎은 對生하며 葉柄은 짧고 披針形 또는 長楕圓形이며 끝이 날카롭고 거치가 없다. 꽃은 줄기끝 가지끝에 頂生 혹은 葉腋에서 聚繖花序가 층층으로 달리며 꽃이 多數이고 花柄은 가늘고 길며 꽃받침은 卵狀 圓筒形이고 끝이 5개로 얕게 째졌으며 裂片은 삼각형으로 날카로우며 反捲되었고 대개 10줄의 紫脈이 있다. 꽃잎은 5개이고 倒披針形으로 끝이 2개로 갈라졌고 꽃받침과 거의 같다. 花柱는 3개이고 蒴果는 卵形으로 1室이며 6개로 갈라졌으며 宿存萼이 있고 種子는 腎臟形이고 茶褐色을 띠며 꽃은 白色이고 開花期는 7월이다. 산이나 들에 나며 全國에 分布한다. 【處方用名】① 全草는 女婁菜 ② 種子는 王不留行이다.

❶ **女婁菜** (여루채) 〈貴州草藥〉: 장구채 및 同屬 近緣植物의 全草로 7~8月에 採取하여 햇볕에 말린다.

〔性味 歸經〕 味는 甘淡하고 性은 凉하다. 小腸, 膽, 膀胱經에 들어간다.

〔藥效 主治〕 血活, 調經, 利水, 通乳, 健脾의 效能이 있다. 月經不順, 少乳, 小兒疳積, 虛浮 (衰弱), 咽喉腫痛, 中耳炎을 치료한다. 【用法 用量】 6~12g을 달여서 服用한다. 〈外用〉 짓찧어서 환부에 塗布한다.

❷ **王不留行** (왕불류행) 〈神農本草經〉: 장구채 및 同屬 近緣植物의 種子로 宋의 〈證類本草〉에는 애기장구채 *M. apricum* 라 했고 明의 〈本草綱目〉·淸의 〈神農本草疏證〉에는 말맹이나물 *Vaccaria segetalis* 이라 하였다.

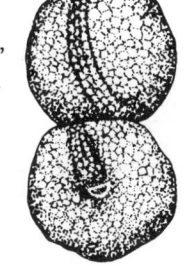
王不留行藥材

〔性味 歸經〕 味는 苦하고 性은 平하다. 肝, 胃經에 들어간다.

〔成分〕 말맹이나물의 種子에는 多種의 saponin이 함유되어 있으며, 그 속의 vacsegoside C_{75}

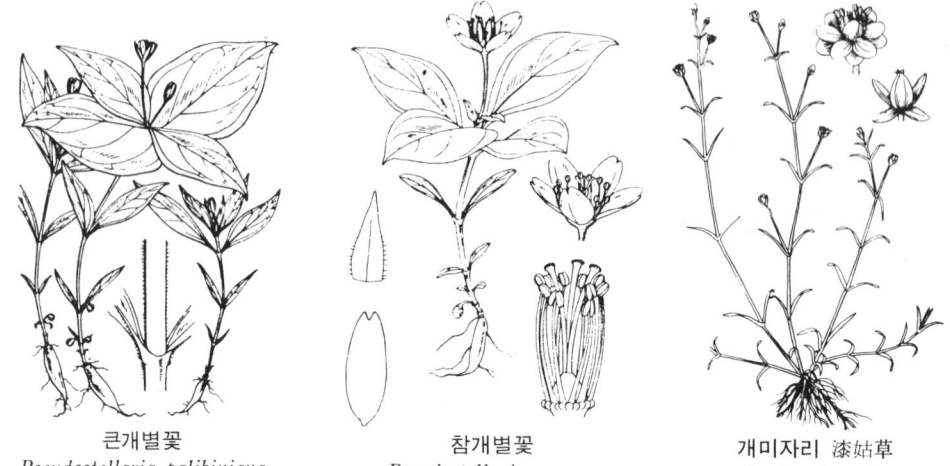

큰개별꽃　*Pseudostellaria palibiniana*　　참개별꽃　*Pseudostellaria coreana*　　개미자리 漆姑草　*Sagina japonica*

$H_{118}O_{40}$ 는 gypsogenin, glucuron 酸, glucose, xylose, arabinose, fucose, rhamnose 로 구성된다. Saponin 의 加水分解로 vaccaroside $C_{36}H_{54}O_4$(種子 中의 함유량은 약 8%)를 얻어낼 수 있으며, 加水分解를 계속하면 gypsogenin 과 glucuron 酸을 얻어낼 수 있다. 그 밖에 isosaponarin 이 함유되어 있으며 加水分解하면 그의 aglycone 인 saponaretin 의 일부는 脫水해서 vitexin 을 生成한다. 또 raffinose 와 一種의 化合物이 함유되어 있으며, 融點은 265~267°C 로 加水分解하면 glucose 를 얻을 수 있다. 이 밖에 전분 53%, 脂肪 4.32%, 단백질 9.34%, 灰分 4.28% 가 함유되어 있다. 豫試驗에서 alkaloid 와 coumarin 類의 反應이 있다. 種子 1 kg 당 함유된 vicianin 은 시안化水素酸을 약 0.75 g 함유하고 꽃과 콩꼬투리는 melanin 을 함유한다.

〔藥效 主治〕 活血, 通經, 催乳, 消腫, 斂瘡에 效能이 있다. 無月經, 乳汁不通, 難産, 血淋, 癰腫, 金瘡出血을 治療한다.【用法 用量】4.5~9 g 을 달여 服用하거나 丸劑, 散劑로 服用한다. 〈外用〉粉末하여 고루 塗布한다.

〔禁忌〕 失血病, 崩漏證과 孕婦는 忌한다.

개 별 꽃 異葉假繁縷 *Pseudostellaria heterophylla* (MIQ.) PAX.
　　　　큰개별꽃　*P. palibiniana* (TAKEDA) OHWI　　참개별꽃　*P. coreana* (NAKAI) OHWI

多年生 草本으로 높이는 15~20 cm 이다. 紡錘形의 塊根이 1~2개씩 달리며 원줄기는 1~2개 나오고 밑부분은 紫色으로 四方形에 가깝고 위는 圓形에 가까우며 2줄로 털이 돋아 나온다. 잎은 對生하며 거의 多肉質이며 下部의 잎은 국자형 또는 倒披針形, 上部의 잎은 卵狀 披針形 또는 長卵形이다. 줄기의 끝에 잎은 항상 4개가 모여 비교적 크게 十字形으로 配列되었고 가장자리는 波狀이다. 꽃은 腋生으로 2型이 있는데 閉鎖花는 줄기 아래의 葉腋에서 나오고 小型 花柄은 가늘고 柔毛에 싸여 있고 꽃받침은 4개이고 꽃잎은 없다. 보통 꽃은 줄기의 끝에 1~3개가 달리고 白色이며 花柄은 1~2(~4)cm 로 紫色, 꽃받침은 5개, 꽃잎은 5개로 倒卵形이며 끝에는 2개의 톱니가 있다. 수술은 10개, 葯은 紫色, 암술은 1개, 花柱는 3개이다. 蒴

는 卵狀 圓形이고 익으면 5개로 갈라진다. 種子는 圓形이고 혹과 같은 突起가 있다. 開花期는 4~5月이다. 山林의 숲속에 나며 南·中·北部에 分布한다. 【處方用名】塊根이 太子參이다.

太子參 (태자삼) 〈本草從新〉 孩兒參·童參: 개별꽃·큰개별꽃 참개별꽃의 塊根으로 깨끗이 씻어 끓는 물에 2~3分 담갔다가 햇볕에 바래서 鬚根은 비벼 털고 완전히 乾燥시킨다. 또는 採取한 그대로 햇볕에 말린다.

〔性味 歸經〕 味는 甘 苦하고 性은 微溫하며 無毒하다. 心, 脾, 肺經에 들어간다.
〔成分〕 根에는 果糖, 澱粉, saponin이 含有되어 있다.
〔藥效 主治〕 補肺, 健脾의 效能이 있다. 肺結核의 咳嗽, 身體衰弱, 脾胃虛弱의 食慾不振, 下痢, 動悸發汗, 精神疲勞를 치료한다. 【用法 用量】6~12g을 달여 服用한다.

太子參藥材

개미자리 (수캐자리) 漆姑草 *Sagina japonica* (Sw.) OHWI (=*Spergula japonica* Sw.)

一年 내지 二年生의 小草本으로, 높이 2~20cm이고 밑에서 가지가 많이 갈라져서 여러 대가 한포기를 이루고 윗부분에만 짧은 腺毛가 나 있고 다른 부분에는 털이 없다. 잎은 對生하며 針形이고 길이 0.5~0.9cm로서 밑부분은 膜質이며 합쳐져서 마디를 싸고 있다. 꽃은 葉腋에 1개씩 달리지만 가지끝에 聚繖花序를 형성하고 흰색이며 꽃받침은 5개, 綠色이고 가장자리는 膜質로 털은 없다. 꽃잎은 꽃받침과 同數로 互生한다. 수술은 5개, 上位子房에 花柱는 5개, 柱頭에는 毛狀의 突起가 있다. 蒴果는 卵狀 球形이며 익으면 5개로 갈라진다. 種子는 매우 작고 卵形이며 짙은 褐色 種皮 위에 작은 突起가 있다. 開花期는 6~8월이다. 野地, 路邊에 나며 全國에 分布한다. 【處方用名】全草가 漆姑草이다.

漆姑草 (칠고초) 〈本草拾遺〉 漆姑·珍珠草·瓜槌草·牛毛粘: 개미자리의 全草로 6~7月경의 開花時에 採取하여 햇볕에 말린다. 혹은 新鮮한 것으로도 사용한다.

〔性味 歸經〕 味는 苦辛하고 性은 凉하다. 肝, 膀胱經에 들어간다.
〔藥效 主治〕 漆瘡, 禿瘡, 癰腫, 瘰癧, 蟲齒, 小兒의 乳積, 跌打內傷을 치료한다. 【用法 用量】9~15g을 달이거나 粉末로 服用한다. 〈外用〉 짓쩧어서 환부에 塗布하거나 汁을 바른다.

쇠 별 꽃 (콤버무리) 牛繁縷 *Stellaria aquatica* SCOP. (=*Malachium aquaticum* (L.) FRIES)

越年生 혹은 多年生 草本으로 높이 50cm 내외이다. 뿌리는 수염 모양이고 줄기는 누워 있는데 윗부분은 비스듬히 올라갔고 줄기 속에 한줄의 실 같은 유관속이 있다. 윗부분에 다소 腺毛가 산생하였으며 잎은 對生하고 밑쪽의 잎은 葉柄이 있으며 윗쪽의 잎은 葉柄이 없고 卵形 혹은 卵狀 披針形이며 잎 밑은 心臟形이고 다소 줄기를 둘러쌌으며 끝이 날카롭다. 꽃은 백색이고 聚繖花序이며 가지끝에 頂生헀으며 花柄에는 腺毛가 산포되어 있고, 꽃이 핀 후 점차 아래로 향한다. 꽃받침은 5개이고 披針狀의 긴 楕圓形이고 끝이 날카로우며 腺毛가 산포되어 있다. 꽃잎은 5개이고 깊게 째어졌으며 萼조각보다 길다. 수술은 10개이고 花柱는 5개며 子房은 卵圓形이고 蒴果는 卵形이며 상부가 5개로 째어졌으며 裂片은 거듭 2개로 째어졌고 宿子萼이 있으

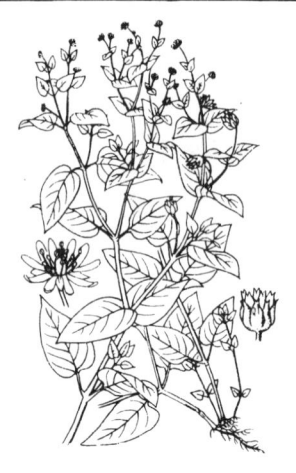
쇠별꽃 牛繁縷
Stellaria aquatica

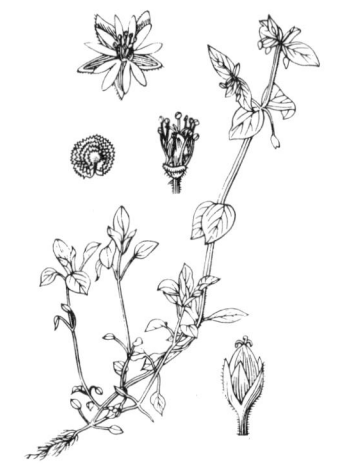
별 꽃 繁縷
Stellaria media

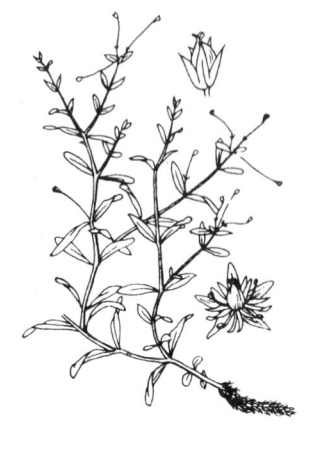
벼룩나물 天蓬草
Stellaria alsine var. *undulata*

며 開花期는 5～6月이다. 밭, 들의 다소 습한 곳에 나며 全國에 分布한다. 【處方用名】全草가 鵝腸草이다.

鵝腸草(아장초)〈雲南中草藥〉: 쇠별꽃의 全草로 여름에서 가을 사이에 採取하여 깨끗이 씻어 햇볕에 말린다.

〔性味〕 味는 酸하고 性은 平하다.

〔藥效 主治〕 淸熱, 解毒한다. 活血, 消腫의 效能이 있다. 肺炎, 痢疾, 高血壓, 月經不順, 癰疽, 痔瘡을 치료한다. 【用法 用量】6～15g을 달여서 服用한다. 〈外用〉짓찧어서 塗布하거나 煎液을 따뜻하게 하여 씻어 낸다.

별 꽃 繁縷 *Stellaria media* (L.) VILLARS (＝*Alsine media* L.)

越年 草本으로 길이 30cm이다. 줄기는 모여 나며 밑부분이 가로 누워 있고 윗부분은 비스듬히 올라갔으며 한 줄의 毛線이 있다. 잎은 對生하며 밑부분의 잎은 葉柄이 있으나 윗부분의 잎은 葉柄이 없고 廣卵形이며 끝이 날카롭고 鋸齒가 없으며 길이는 1～2cm 내외이고 털은 없다. 꽃은 白色이고 聚繖花序이며 頂生 또는 腋生하며 多數이고 가늘고 긴 花柄은 한쪽에 털이 있다. 꽃받침은 5개이고 卵狀 楕圓形이며 다소 끝이 뭉툭하고 길이는 4mm 내외이다. 외면에 腺毛가 밀포되었고 꽃잎은 5개인데 2개로 깊이 째어졌고 萼조각보다 짧거나 혹은 다소 길다. 수술은 10개이고 花柱는 3개이다. 蒴果는 卵形이고 끝이 6개로 갈라졌으며 宿存萼에서 길게 나왔고 種子는 껍질에 둔한 혹이 산포되어 있다. 開花期는 5～6월이다. 산, 들, 路邊에 나고 全國에 分布한다. 【處方用名】莖 및 葉이 繁縷이다.

繁縷(번루)〈圖經本草〉蘩蔞・滋草・鵝腸菜・鵝兒腸菜: 별꽃의 줄기 및 잎으로 5～8月의 開花時에 採取하여 햇볕에 말린다.

〔性味 歸經〕 味는 甘微鹹하고 性은 平하다. 脾, 心, 大腸經에 들어간다.

〔藥效 主治〕 活血, 祛瘀, 催乳의 效能이 있다. 産後瘀滯腹痛, 乳汁이 적을 때, 暑熱嘔吐, 腸癰, 淋病, 惡瘡腫, 打撲傷을 치료한다. 【用法 用量】 30~60g을 달여서, 또는 짓찧어서 汁을 服用한다. 〈外用〉 짓찧거나 藥性이 남을 정도로 태워서 가루 내어 塗布한다.

벼룩나물 天蓬草·雀舌草 *Stellaria alsine* GRIMM. var. *undulata* (THUNB.) OHWI
(=*S. uliginosa* var. *undulata* (THUNB.) FENZL)

二年生 草本으로 줄기가 가늘고 밑부분은 옆으로 뻗어 나고 윗부분에서는 드문드문 가지가 갈라지고 높이는 15~30cm이며 綠色 혹은 紫色을 띠고 있다. 잎은 對生하고 葉柄은 없다. 長卵形 혹은 卵狀 披針形이고, 양끝이 뽀족하고 가장자리는 밋밋하며 灰綠色이고 1개의 葉脈이 있으며 側脈은 뚜렷하지 않다. 꽃은 흰색으로 兩性이며 聚繖花序는 頂生 혹은 腋生하며 花柄은 실과 같이 가늘고 길다. 꽃받침은 5개로 披針形이고 끝은 뽀족하고 가장자리는 膜質이며 매끄럽고 윤기가 있다. 꽃잎은 5개, 꽃받침과 길이가 같거나 약간 짧고 밑부분에 達할 정도로 깊게 둘로 갈라졌다. 수술은 5개, 子房은 卵形이고 花柱는 2~3개이다. 蒴果는 楕圓形으로 꽃받침보다 약간 길며 익으면 6개로 갈라진다. 開花期는 4~5월이고 논둑이나 밭에서 흔히 자라며 全國에 分布한다. 【處方用名】 根을 포함한 全草가 天蓬草이다.

天蓬草 (천봉초) 〈植物名實圖考〉 雀舌草·雪裏花 : 벼룩나물의 根을 포함한 全草로 4~5月의 開花時에 採取하여 깨끗이 씻어 그늘에서 말린다.

〔性味〕 味는 甘 微苦하고 性은 溫하다.

〔藥效 主治〕 傷風感冒, 痢疾, 痔漏, 打撲傷을 치료한다. 【用法 用量】 30~60g을 달여 복용한다. 〈外用〉 짓찧어서 붙이거나 가루 내어 고루 바른다.

무 환 자(無患子)目 Sapindales

감탕나무(冬靑) 과 **Aquifoliaceae**

호랑가시나무 (묘아자) 枸骨 *Ilex cornuta* LINDL.

常綠灌木으로 가지가 무성하고 樹皮는 灰白色이며 매끄럽다. 잎은 互生하고 딱딱한 革質로 長楕圓狀 六方形이며 角點에 가시가 있다. 잎의 윗면은 綠色에 윤택이 있고 아랫면은 黃綠色이고 葉柄이 있다. 꽃은 향기가 있으며 흰색이고 腋生하며 多數가 傘形花序에 5~6개씩 달려 있다. 雄花와 兩性花가 한 나무에 있다. 꽃받침은 杯形, 4 갈래로 갈라지고 裂片은 三角形이고 외면에 짧고 부드러운 털이 있다. 꽃잎은 4개이고 倒卵形이며 밑부분은 유착되어 있다. 수술은 4개로 꽃잎과 互生하고 葯은 세로로 갈라지며 암술은 1개이다. 核果는 楕圓形이며 鮮紅色이고 種子는 4개씩 들어 있다. 開花期는 4~5月, 結實期는 9~10月이다. 산기슭 양지쪽 및 하천둑에 나며 제주도 및 南部 平野에 分布한다. 【處方用名】 ① 葉은 枸骨葉 ② 根은 枸骨根 ③ 樹皮는 枸骨樹皮 ④ 果實은 枸骨子이다.

❶ **枸骨葉** (구골엽) 〈本草拾遺〉 猫兒刺・枸骨刺・八角茶・老鼠刺 : 호랑이가시나무의 잎으로 8~10월에 채집하여 가는 가지와 雜物을 제거하고 햇볕에 말린다.

〔性味 歸經〕 味는 苦하고 性은 凉하며 無毒하다. 肝, 心, 肺經에 들어간다.

〔成分〕 Caffeine, saponin, tannin, 苦味質이 함유되어 있다.

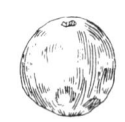
枸骨葉藥材

〔藥理〕 1. 摘出한 Guinea pig 心臟에 枸骨의 注射液(ethylalcohol, $NaHSO_3$으로 處理한 水溶液)을 灌流하면 冠血流量이 증가하고 心收縮力이 강화되었다.

2. 避姙作用 : 枸骨의 물 및 alcohol 浸出液 혹은 이와 유사한 製劑를 Mouse의 胃에 注入하였더니 모두 姙娠이 減少되었다. 그 避姙率은 80~100%이다. 組織의 切片에서는 子宮 및 卵巢의 病理變化는 인정되지 않았으므로 生理的 避姙으로 認定된다.

〔藥效 主治〕 補肝, 補腎, 養氣血, 祛風濕의 效能이 있다. 肺癆咳嗽, 勞傷出血, 腰膝痿弱, 류머티즘에 의한 痺痛, 打撲傷, 耳鳴, 目眩, 高血壓, 頭痛을 치료한다.【用法 用量】9~15 g을 달여 服用한다. 또는 酒浸劑, 濃縮 extract로 하여 사용한다.〈外用〉짓찧어서 汁을 만들거나 煎液 또 膏劑로 만들어 塗布한다.

❷ **枸骨根** (구골근) 〈福建民間草藥〉 功勞根 : 호랑이가시나무의 뿌리로 年中 採取한다.

〔性味〕 味는 苦하고 性은 微寒하며 無毒하다.

〔藥效 主治〕 補肝補腎, 淸風熱의 效能이 있다. 腰膝痿弱, 關節疼痛, 頭風, 眼赤, 齒痛을 치료한다.【用法 用量】6~15 g(新鮮한 것 15~45 g)을 달여서 服用한다.〈外用〉煎液으로 씻는다.

❸ **枸骨樹皮** (구골수피) 〈本草拾遺〉: 호랑이가시나무의 樹皮이다.

〔性味〕 味는 微苦하고 性은 凉하며 無毒하다.

〔成分〕 Caffeine, saponin, tannin, 苦味質, 澱粉이 함유되어 있다.

〔藥效 主治〕 腰, 足을 튼튼하게 하고 補肝・腎의 效能이 있다.【用法 用量】15~30 g을 달여 服用하거나 또는 술에 담가 服用한다.

❹ **枸骨子** (구골자) 〈本經逢原〉: 호랑이가시나무의 果實로 겨울에 成熟한 果實을 따서 果柄과 雜物을 제거한 다음에 햇볕에 말린다.

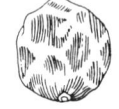
枸骨子藥材

〔成分〕 種子에는 脂肪油 9.84%가 함유되어 있다. 이외에 alkaloid, saponin, tannin, 苦味質이 含有되어 있고 또 强心配糖體의 反應이 있다.

〔藥效 主治〕 滋陰, 益精, 活絡의 效能이 있다. 陰虛身熱, 淋濁, 崩帶, 筋骨疼痛을 치료하며, 滋養解熱藥으로 女貞子와 같은 效能이 있다.【用法 用量】4.5~9 g을 달여서 服用하거나 또는 술에 담가 服用한다.

먼 나 무 (좀감탕나무) 鐵冬靑 *Ilex rotunda* THUNB. (=*I. microcarpa* LINDLEY)

常綠喬木으로 높이가 10 m에 달하고 가지는 털이 없으며 暗褐色이다. 잎은 互生하고 革質의 楕圓形이며 밑은 쐐기 모양이거나 둥글고 끝은 날카로우며 양면에 털이 없고 主脈이 표면에서는 들어가며 뒷면에서는 도드라지고 가장자리가 밋밋하며, 마르면 褐色으로 되고 葉柄은 길다.

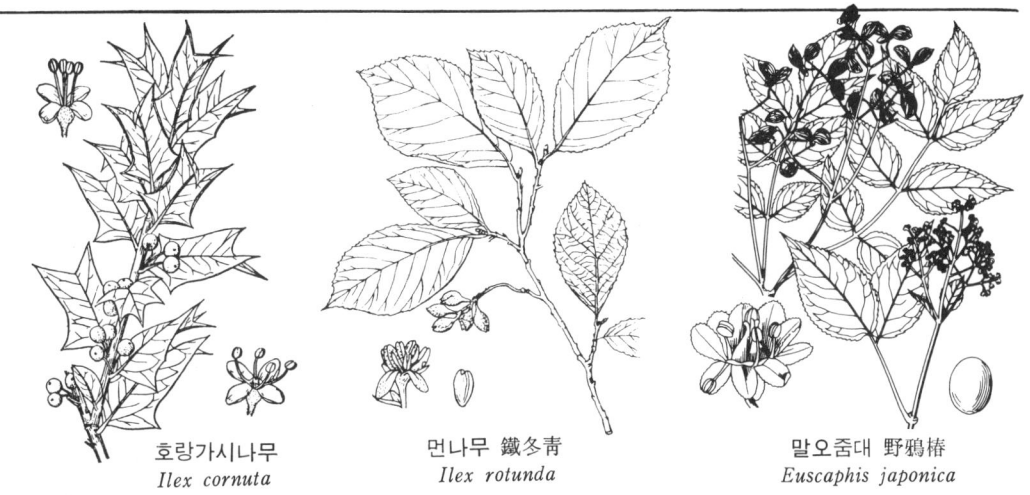

호랑가시나무
Ilex cornuta

먼나무 鐵冬青
Ilex rotunda

말오줌대 野鴉椿
Euscaphis japonica

聚繖花序는 햇가지에서 腋生하며 잎보다 짧고 꽃은 雌雄二家花로서 연한 자주색이다. 꽃받침잎과 꽃잎은 각 4~5개이며 꽃잎은 꽃받침보다 길고 뒤로 젖혀지며 수술도 4~5개로서 수꽃에서는 크지만 암꽃에서는 작아지고 둥근 綠色의 子房이 있다. 腋果는 둥글며 지름 5~8cm이다. 開花期는 5~6月, 結實期는 10月이다. 山地에 나며 제주도 및 全南(甫吉島)에 分布한다. 【處方用名】樹皮 또는 根皮가 救必應이다.

救必應 (구필응) 〈嶺南採藥錄〉 白木香 : 먼나무의 樹皮 또는 根皮로 여름에 採取한다.

〔性味〕 味는 苦하고 性은 寒하다.

〔成分〕 樹皮에는 flavonoid 配糖體, phenol 類, tannin, triterpene 配糖體가 함유되어 있고, β-amyrin, β-sitosterol, stearin 酸 등이 分離되었다. 잎에는 flavonoid 配糖體, phenol 類, amino 酸, 糖類, triterpene이 함유되어 있다. 최근 乾燥樹皮 中에서 止血에 유효한 成分 ilexin A (syringin)를 分類했다.

〔藥效 主治〕 淸熱, 解毒, 利濕, 止痛, 止血의 效能이 있다. 感冒發熱, 扁桃腺炎, 咽傷腫痛, 急·慢性肝炎, 急性胃腸炎, 胃·十二指腸潰瘍, 류머티性關節痛, 打撲傷, 火傷을 치료한다. 【用法 用量】 9~20g을 달여서 服用한다. 〈外用〉 짓찧어서 펴 바르거나 또는 바짝 졸여서 膏로 만들어 바른다.

고 추 나 무 (省沽油) 과 Staphyleaceae

말오줌대 野鴉椿 *Euscaphis japonica* (THUNB.) KANITZ.

落葉灌木으로 높이 약 3m이고 작은 가지와 싹은 紅褐色이다. 枝葉을 문지르면 惡臭가 난다. 잎은 대생하고 奇數羽狀複葉으로서 小葉은 5~11개이고 卵形 또는 卵狀 披針形이며 밑부분은 넓은 楔形 내지는 圓形이다. 끝은 점진적으로 뾰족하고 가장자리에는 예리한 잔 톱니가 나 있다. 圓錐花序가 가지끝에 곧추서며 꽃은 黃綠色으로 지름은 5mm 정도이고 꽃받침과 꽃잎은 各 5개로서 卵形 또는 長方狀 卵形이다. 수술 5개, 암술 3개, 子房은 3室이고 밑부분이 花盤으로 둘러싸여 있다. 열매는 1~3개씩 달리고 種子는 圓形, 假種皮는 多肉質이고 黑色에 윤채가 있으며 開花期는 5~6月, 結實期는 8~9月이다. 山地의 양지쪽 및 개울둑에 나며 제주도 및 南, 中部의 해안과 섬에 分布한다. 【處方用名】① 果實 또는 種子는 野鴉椿子 ② 根은 野鴉椿根 ③ 花는 野鴉椿花이다.

❶ **野鴉椿子** (야아춘자)〈四川中藥志〉: 말오줌대의 果實 또는 種子이다. 8~9月 成熟된 果實과 種子를 따서 햇볕에 말린다.

〔**性味 歸經**〕 味는 苦하고 性은 微溫하며 無毒하다. 胃, 脾經에 들어간다.

〔**成分**〕 種子에는 脂肪油 25~30%가 함유되어 있다. 콩꼬투리에는 isoquercitrin, cyanidin-3-xylosyl glucoside, astragalin이 함유하고 樹皮에는 tannin이 함유되어 있다.

〔**藥理**〕 Astragalin은 그 밖의 flavonoid와 비슷해서 毛細血管의 浸透性을 조금 下降시킬 수가 있다. Rat에서 摘出한 小腸이나 膀胱에 대해서는 鎭痙作用이 있다. Rat에 대해서는 또한 利膽作用이 있다. 개에게 靜脈注射를 놓으면 利尿作用이 있고 經口投與로는 效力이 없다. 呼吸, 血壓에 대해서는 어느 것이나 모두 특별한 영향은 없다.

〔**藥效 主治**〕 溫中理氣, 消腫, 止痛의 效能이 있다. 胃痛, 寒疝, 下痢, 脫肛, 子宮下垂, 睾丸腫痛, 月經不順, 膀胱疝氣를 치료한다. 【用法 用量】15~30g을 달여 服用한다.

❷ **野鴉椿根** (야아춘근)〈中國藥植志〉: 말오줌대의 根이다. 9~10月에 채취하여 깨끗하게 씻어 햇볕에 말린다.

〔**性味**〕 味는 苦하고 性은 微溫하며 無毒하다.

〔**藥效 主治**〕 祛風除濕, 健脾, 調營의 效能이 있다. 痢疾, 水樣性 下痢, 疝痛(Hernia痛), 崩漏, 류머티즘에 의한 疼痛, 打撲傷을 치료한다. 【用法 用量】15~60g을 달여 服用한다. 또는 술에 담가 服用한다. 〈外用〉짓찧어서 塗布한다.

❸ **野鴉椿花** (야아춘화)〈福建草藥〉: 말오줌대의 꽃이다.

〔**性味**〕 味는 甘하고 性은 平하며 無毒하다.

〔**藥效 主治**〕 止痛의 效能이 있어서 眩暈頭痛을 치료한다. 【用法 用量】9~15g을 달여서 服用한다.

고추나무 省沽油 *Staphylea bumalda* (THUNB.) DC. (=*Bumalda trifolia* THUNB.)

落葉灌木 또는 小喬木으로 높이 3~5m이다. 複葉은 對生하고 葉柄은 길이 2~3cm이며 小葉은 3개로 楕圓形 또는 楕圓狀 卵形이며 양끝이 좁고 윗면은 털이 없으나 뒷면은 脈위에 털이 있으며 가장자리에는 날카로운 작은 톱니가 있다. 圓錐花序는 가지의 끝에 달리며 白色이고 小花梗은 길이 8~12mm이다. 꽃받침잎, 꽃잎, 수술은 각각 5개씩이고 암술은 1개인데 윗부분에서 두 개로 갈라지며 각각 1개의 암술대가 있고 子房은 거친 털로 싸여 있다. 蒴果는 倒三角形이고 윗부분은 2개로 갈라져 있다. 果皮는 膜質이며 옆으로 무늬가 나 있고 子房에는 種子가 1~2개 들어 있으며 倒卵形으로 黃色에 윤채가 있다. 開花期는 5~6月, 結實期는 8~9月이다. 산골짜기 및 개울둑에 나며 全國 山地에 分布한다. 【處方用名】果實 또는 根이 省沽油이다.

고추나무 Staphylea bumalda 푼지나무 Celastrus flagellaris —365—

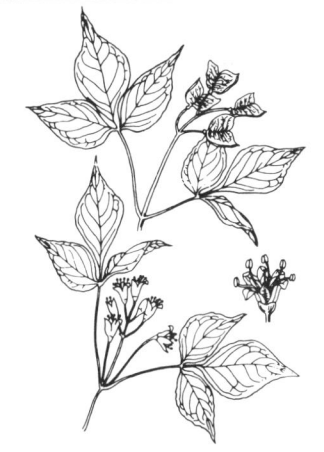
고추나무 雀沽油
Staphylea bumalda

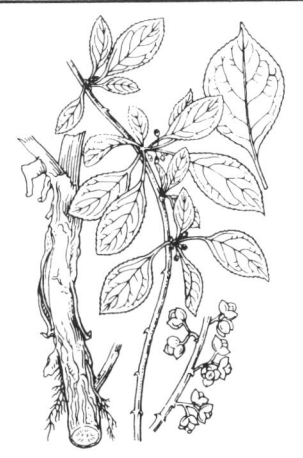
푼지나무 刺南蛇藤
Celastrus flagellaris

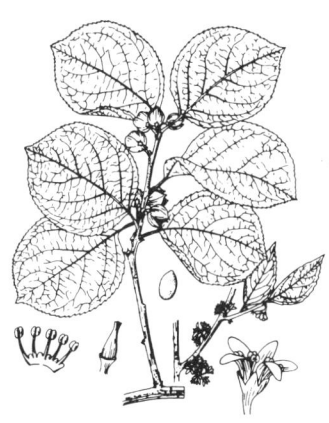
노박덩굴 南蛇藤
Celastrus orbiculatus

雀沽油 (작고유) 〈救荒本草〉: 고추나무의 果實 또는 根이다.

〔成分〕 新鮮한 staphylin이 함유되어 있다.

〔藥效 主治〕 乾咳를 다스리는 데는 果實 9~12g을 달여 服用하거나 婦女의 産後瘀血不淨에는 新鮮한 뿌리 90g, 紅花 15g, 苦草 30g을 같이 달여서 紅糖, 黃酒를 넣어서 아침 저녁 服用한다.

노박덩굴 (衛矛) 과   Celastraceae

푼지나무 (청다래넌출) 刺南蛇藤 *Celastrus flagellaris* RUPR. (=*C. ciliidens* MIQ.)

落葉덩굴性低木으로 氣根이 있어서 바위나 老木에 기어 올라간다. 길이는 5m에 달하며 줄기에는 짧은 털이 있고 갈색에서 灰褐色으로 변하며 가지가 길어져서 덩굴이 되는 것도 있다. 잎은 互生인데 廣卵形에 거의 膜質이고 가장자리에 작은 톱니가 있다. 聚繖花序는 腋生하는데 꽃은 1~3개 또는 많은 꽃이 다발을 이룬다. 花柄은 짧고 5mm 以下이다. 꽃은 單生인데 淡黃色, 五數性이고 꽃받침은 종모양으로 5개로 갈라진다. 꽃잎은 주걱 모양의 長圓形이고 雄花의 수술은 花絲가 花盤의 가장자리에 着生하고 子房은 退化하였다. 雌花의 암술은 花絲가 매우 짧고 子房은 3室이다. 열매는 둥글며 연한 黃色으로 3개로 갈라지며 赤褐色의 種子가 3~6개 있다. 開花期는 5月, 結實期는 10月이다. 산 기슭 및 하천 둑의 수풀 속에 나며 全國에 分布한다.【處方用名】根, 莖 및 果實이 刺南蛇藤이다.

刺南蛇藤 (자남사등) 〈東北手冊〉: 푼지나무의 根, 莖 및 果實이다. 봄, 가을에 採取하여 햇볕에 말린다.

〔性味〕 味는 甘하고 性은 平하다.

〔成分〕 果實과 種子에는 celaxanthin 과 zeaxanthine이 含有되어 있다.

〔藥效 主治〕 祛風濕하고 强筋骨하는 效能이 있다. 류머티즘痛, 關節炎, 挫傷, 捻挫腫痛, 無名腫毒을 치료한다. 【用法 用量】15~30g을 달여 服用하거나 술에 담가 服用한다.

노박덩굴 南蛇藤 *Celastrus orbiculatus* Thunb. (=*C. articulatus* Thunb.)

落葉덩굴성줄기의 低木으로 작은 가지는 灰褐色 또는 暗褐色이고, 털이 없다. 잎은 互生하며 圓形 내지는 廣倒卵形 또는 長楕圓狀 倒卵形이며, 끝이 급히 뾰족해졌고 가장자리에는 둔한 톱니가 있고 밑부분은 동그랗다. 葉柄은 1~2.5cm이다. 꽃은 二家花 또는 雜性花로서 黃色綠이고 腋生하는 聚繖花序에 1~10여 개가 달리며 꽃받침과 꽃잎은 각각 5개이고 卵狀 長楕圓이다. 암꽃에 수술이 5개 있고 葯은 2室, 암술은 1개, 子房은 上位로 球形에 가깝다. 수꽃의 수술은 끝이 길고 암술은 퇴화되었다. 蒴果는 球形, 種子는 卵形 또는 楕圓形이다. 開花期는 5~6月, 結實期는 9~10月이며 丘陵, 山野의 溪谷 등 低木林에서 자라며 전국에 분포한다. 【處方用名】① 蔓莖은 南蛇藤 ② 根은 南蛇藤根 ③ 葉은 南蛇藤葉이다.

❶ **南蛇藤** (남사등)〈植物名實圖考〉: 노박덩굴의 덩굴성 줄기이다. 가을에서 겨울에 채취하여 햇볕에 말린다.

〔性味 歸經〕 味는 微辛하고 性은 溫하며 無毒하다. 心, 肝經에 들어간다.

〔成分〕 種子에는 脂肪油가 상당히 함유되어 있다.

〔藥效 主治〕 祛風濕, 活血脈의 效能이 있다. 筋骨疼痛, 四肢麻痺, 小兒驚氣, 콜레라, 장티프스, 痢疾, 頭暈痛, 齒痛, 嘔吐를 치료한다. 【用法 用量】9~15g을 달여 服用한다.

❷ **南蛇藤根** (남사등근)〈植物名實圖考〉: 노박덩굴의 根이다. 8~10月에 採取하여 깨끗이 씻어 햇볕에 말린다.

〔性味〕 味는 微辛하고 性은 溫하며 無毒하다.

〔成分〕 Celastrol이 함유되어 있다.

〔藥理〕 南蛇藤根의 根皮에서 抽出한 一種의 赤色結晶은 *in vitro*에서 枯草菌, 黃色포도球菌, 普通變形菌, 大腸菌을 抑制한다. 또 吉田肉腫에 대해서도 抑制效力이 있다. Mouse의 腹腔內에 注射하였을 때의 LD_{50}은 30~60 mg/kg이었다.

〔藥效 主治〕 祛風勝濕, 行氣散血, 消腫解毒의 效能이 있다. 류머티즘에 의한 筋骨痛, 打撲傷, 痧氣에 의한 嘔吐, 腹痛, 腫毒을 치료한다. 【用法 用量】15~30g을 달여 服用하거나 술에 담가 服用한다. 〈外用〉짓찧어서 붙이거나 粉末하여 調布한다.

❸ **南蛇藤葉** (남사등엽)〈中國藥植志〉: 노박덩굴의 葉이다.

〔成分〕 5種類의 flavonoid 配糖體(kaempferol-7-α-*l*-rhamnoside, kaempferol-3,7-α-*l*-dirhamnoside, kaempferol-3-β-*d*-glucoside-7-α-*l*-rhamnoside, quercetin-3-β-*d*-gluco-7-α-*l*-rhamnoside, quercetin-3,7-α-*l*-dirhamnoside)가 함유되어 있다.

〔藥效 主治〕 毒蛇咬傷에 生汁을 내어 黃酒를 타서 服用하고 傷處에 붙인다. 이때 雄黃과 燒酒를 적당히 가하여 傷口의 주위에 塗布한다.

화살나무 (참빗나무) 衛矛 *Euonymus alatus* (THUNB.) SIEB.

落葉灌木으로 높이가 3m에 달하고 全體가 매그럽고 털이 없으며 가지가 퍼진다. 작은 가지는 보통 四角形에 綠色을 띠고 굵은 가지는 납작하고 가느다란 cork質의 날개가 붙어 있고 나비가 1cm에 達하고 茶褐色이다. 單葉이 버스듬히 나는데 倒卵形 내지는 楕圓形으로 양끝이 뾰족하고 밑부분에 작은 톱니가 있고 윗면은 윤채가 있는 綠色이며 뒷면은 淡綠色이고 葉柄은 약 2mm이다. 꽃은 작고 兩性花로서 淡黃綠色이며 보통 3개가 聚繖花序로 되어 있다. 꽃받침은 4개로 얕게 갈라져 있으며 꽃잎은 4개인데 圓形에 가깝다. 수술은 4개 子房과 花盤은 合生한다. 蒴果는 1~3실로 分離되었고 楕圓形이며, 種子는 淡褐色으로 楕圓形 혹은 卵形이다. 開花期는 5~6月, 結實期는 9~10月이며, 山野에서 자라고 全國에 分布한다.【處方用名】 cork質의 날개 또는 그 附屬物이 鬼箭羽이다.

鬼箭羽(귀전우)〈日華子諸家本草〉: 화살나무가지에 달린 翼狀物 또는 翼狀의 附屬物이다. 年中 cork質 날개가 달린 가지를 끊어서 말린다.【修治】鬼箭을 採取한 뒤 날개부분만 떼어 酥炒한다.

〔性味 歸經〕 味는 苦하고 性은 寒하며 心經에 들어간다.

〔成分〕 잎에는 epifriedelanol, friedelin, quercetin, dulcitol이 함유되어 있다. 種子油에는 飽和脂肪酸(20%), olein酸, linol酸, linolen酸, capric acid, 醋酸과 安息香酸 등이 함유되어 있다. 또한 oxal 醋酸도 함유되어 있다.

〔藥理〕 降血糖作用: 衛矛의 煎劑에서 抽出된 oxal 醋酸 natrium은 정상인 토끼 혹은 alloxan에 의하여 糖尿病이 걸린 토끼에 대해서 血糖, 尿糖降下 또는 體重 增加作用이 있다. 痲醉를 한 정상적인 개의 靜脈에 滴入하면 血糖은 현저하게 低下된다. Rat에 5~10mg/日을 40日間 經口投與하면 低血糖 및 Langerhans島 細胞의 增殖을 일으켜서 Langerhans島 β細胞가 增生하는 것과 동시에 α細胞가 縮少된다. 이것에 의하여 oxal 醋酸 natrium은 β細胞를 刺戟해서 非正常인 代謝의 과정을 조정하고, 인슐린 分泌를 촉진한다는 것을 알 수 있다. 糖尿病 患者에게 100~1000mg/日을 服用시키면 상당한 效果를 볼 수 있다.

〔藥效 主治〕 破血, 通經, 驅蟲의 效能이 있다. 閉經, 癥瘕, 産後瘀血, 停滯腹病, 蟲積腹痛을 치료한다.【用法 用量】4.5~9g을 달여 服用하거나 丸劑, 散劑로 하여 服用한다.

〔禁忌〕 姙婦는 忌한다.

좀참빗살나무 絲綿木 *Euonymus bungeanus* MAXIM. 참빗살나무 *E. sieboldianus* BLUME

落葉灌木이나 간혹 높이 6m에 이르는 小喬木도 있다. 樹皮는 灰色 또는 灰褐色이며 小枝는 가늘면서 길고 灰綠色이며 어린 가지에 부드러운 털이 드문드문 나 있다. 잎은 대생하고 楕圓形 또는 卵形에 끝이 뾰족하고 가장자리에는 가는 톱니가 있고 양면은 綠色이며 털이 없다. 葉柄은 1~3cm이다. 聚繖花序는 腋生하며 꽃은 3~7개씩 달리고 黃綠色으로 지름은 8mm이며 꽃받침과 꽃잎은 각각 4개이고 楕圓形이며 수술은 4개, 葯은 紫色, 花絲와 길이가 거의 같

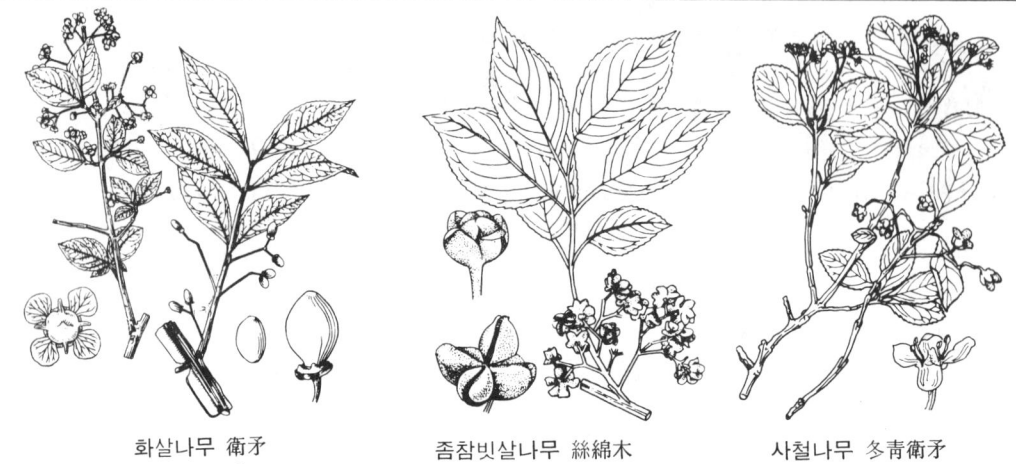

화살나무 衛矛
Euonymus alatus

좀참빗살나무 絲綿木
Euonymus bungeanus

사철나무 冬靑衛矛
Euonymus japonicus

다. 子房과 花盤이 이어져 있고 花柱는 1개이다. 蒴果는 깊게 4개로 갈라지고 지름은 약 1cm 橘紅色의 假種皮가 노출되어 있고 種子는 淡黃色이다. 開花期 5〜6月, 結實期는 9〜10月이다. 산기슭 및 냇가 근처에 나며 全國에 分布한다. 【處方用名】根, 樹皮 및 果實이 絲綿木이다.

絲綿木 (사면목)〈貴州草藥〉: 좀참빗살나무・참빗살나무의 뿌리, 樹皮 및 果實이다. 年中 採取하며 果實은 成熟時에 採取한다.

〔性味 歸經〕 味는 苦澁하고 性은 寒하며 小毒이 있다. 肝, 心經에 들어간다.

〔成分〕 根皮와 莖皮에는 고무가 함유되어 있고 乾燥한 皮에는 植物고무質이 16.3〜21.8%, 種子에는 油分이 45.78% 함유되어 있으며 이밖에 dulcitol이 함유되어 있다.

〔藥效 主治〕 祛風濕, 活血, 止通의 效能이 있다. 風濕痺痛(류머티性關節炎), 腰通, 閉塞性 血栓血管炎, 鼻出血, 漆瘡, 痔瘡을 치료한다. 【用法 用量】 30〜60g을 달여 服用하거나 술에 담가 服用한다. 〈外用〉 煎液으로 김을 쐬면서 씻는다.

사철나무(겨우살이나무) 冬靑衛矛 *Euonymus japonicus* THUNB. (=*Masakia japonica* NAKAI)

常綠灌木으로 높이는 3m에 이른다. 가지에는 白色의 皮目이 있고 작은 가지는 四稜形에 가깝다. 잎은 對生하며 革質이고 倒卵形 또는 楕圓形이며 잎의 끝이 뽀족하거나 뭉툭하고 밑부분은 楔形, 가장자리에 둔한 톱니가 있다. 잎의 앞면은 深綠色에 윤채가 있고 뒷면은 色이 비교적 옅고 葉柄의 길이는 1cm이다. 꽃은 兩性으로 綠白色이며 가늘고 긴 花柄이 있으며 5〜12개 단위로 密集하여 腋生하는 集繖花序를 이루고 있다. 蒴果는 球形으로 無毛이고 淡紅白에 얕은 홈이 있다. 種子는 各室마다 2개씩 있고 褐色이며 假種皮는 橘紅色이다. 開花期는 6〜7月, 結實期는 9〜10月이다. 해안의 산기슭 및 마을부근에 자라며 黃海道 以南에 分布한다. 庭園에 많이 栽植하고 있다. 【處方用名】根이 調經草이다.

調經草 (조경초)〈貴州草藥〉: 사철나무의 根으로 年中 採取한다.

〔性味〕 味는 辛하고 性은 溫하다.

사철나무 Euonymus japonicus 참회나무 E. oxyphylla 메역순나무 Tripterygium regelii

〔成分〕 잎은 triterpenoid인 friedelin, epifriedelanol, friedelanol이 함유되어 있다. 또 quercetin-3-β-d-gluco-7-α-l-rhamnoside, 및 kaempferol-3-β-d-gluco-7-β-l-rhamnoside 등의 flavonoid가 함유되어 있다. 잎의 黃色部分中의 flavonoid 化合物은 綠色部分中의 것보다 많다.

〔藥效 主治〕 調經, 化瘀의 效能이 있다. 月經不順, 月經痛을 치료한다. 【用法 用量】調經草 30 g 과 고기를 약한 불에 달여서 服用한다. 月經痛에는 調經草 15 g, 水胡蘆 15 g 을 약한 불로 천천히 달여서 服用한다.

참회나무 垂絲衛矛 Euonymus oxyphylla MIQ. (= Turibana oxyphylla (MIQ.) NAKAI)

落葉灌木 또는 小喬木으로 높이 2~4 m 이고 가지에 털이 없고 冬芽는 길이 5~7 mm 로서 끝이 뾰족하다. 잎은 對生하며 卵狀 楕圓形 또는 倒卵形이며 끝이 뾰족하고 밑부분은 넓으면서 둥글고 가장자리의 톱니가 안으로 굽어 있다. 葉柄의 길이는 1~6 mm 이다. 꽃은 兩性인데 聚繖花序는 花梗이 길며 腋生하고 여러 개 때로는 1 개의 꽃이 달리는데 연한 녹색이며 내부는 紫褐色이고 꽃받침, 꽃잎 및 수술이 각각 5 개이며 중앙에 1 개의 암술이 있다. 蒴果는 球形으로 아래로 드리워지며 지름은 1~1.5 cm 인데 세로로 5 개의 모가 나 있고 익으면 暗紅色이 된다. 種皮는 紅色이다. 開花期는 5~7 月, 結實期는 7~9 月이다. 산중턱 및 산골짜기에 나며 全國에 分布한다. 【處方用名】根 또는 莖皮가 垂絲衛矛이다.

垂絲衛矛 (수사위모)〈浙江山藥植志〉: 참회나무의 根 또는 莖皮로 年中 採取한다.

〔性味〕 味는 苦辛하고 性은 微溫하다.

〔藥效 主治〕 初期의 痢疾, 骨折損傷, 關節酸痛, 陰囊濕痒을 치료한다. 活血, 行瘀滯, 通經逐水의 效能이 있다. 打撲傷의 瘀滯로 인한 痛症, 婦人이 寒邪를 받아 일어나는 無月經腹痛, 腹水膨脹도 다스린다. 【用法 用量】15~30 g 을 달여 服用한다. 〈外用〉煎液으로 熏洗한다. 짓찧어서 塗布하거나 粉末하여 調布한다.

〔禁忌〕 姙婦는 忌한다.

메역순나무 (미역순나무) 雷公藤 Tripterygium regelii SPRAGUE et TAKEDA
(= T. wilfordii var. regelii (SPARGUE et TAKEDA) MAKINO)

落葉덩굴性草本으로 높이는 2~3 m 이고 작은 가지는 赤褐色에 稜角이 있고 楕圓形의 작은 혹같은 褐色의 突起와 絨毛가 있다. 잎은 單葉이며 互生하고 卵形, 楕圓形 혹은 廣楕圓形이며 끝은 뾰족하고 밑부분은 원형이거나 넓은 楔形이며 가장자리에는 가는 톱니가 있으며 앞면은 반들반들하고 뒷면은 엷은 綠色이며 脈 위에 부드러운 털이 드문드문 나 있다. 꽃은 작고 白色이며 가지끝에 腋生하여 큰 圓錐花序를 이룬다. 꽃받침잎, 꽃잎 및 수술은 각각 5 개이며 5 개가 얕게 갈라졌으며 꽃잎도 5 개로 楕圓形이다. 수술은 5 개이고 子房은 上位 三角狀으로 1 개이며 花柱는 짧고 柱頭는 頭狀이다. 열매는 시과로서 연한 녹색이지만 흔히 붉은 빛이 돌고 3 개의 날개가 있으며 날개는 끝이 오목하며 길이와 나비가 각각 12~18 mm 이다. 開花期는

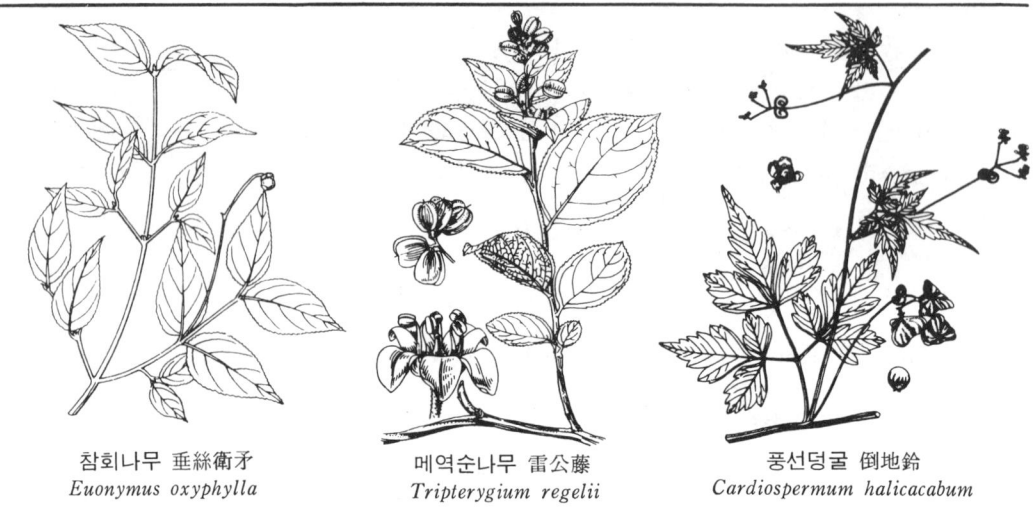

참회나무 垂絲衛矛
Euonymus oxyphylla

메역순나무 雷公藤
Tripterygium regelii

풍선덩굴 倒地鈴
Cardiospermum halicacabum

5~6月, 果熟期는 9~10月이다. 山地에 흔히 나며 黃海道를 제외한 全國에 分布한다. 【處方用名】根, 莖 및 花가 雷公藤이다.

雷公藤(뇌공등)〈中國藥植志〉: 메역순나무의 根, 葉 및 꽃이다. 여름에서 가을 사이에 採取하여 햇볕에 말린다.

〔性味 歸經〕 味는 苦하고 性은 大寒하며 有毒하다. 肺經에 들어간다.

〔成分〕 뿌리에는 抗白血病作用이 있는 diterpenoid의 triptolide 와 tripdiolide 가 함유된 외에 triptonide 가 함유되어 있다. 또 celacinnine, celabenzine, celafurine 및 wilfordine, wilforine, wilforgine, wilfortrine, wilforzine 등의 alkaloid 가 함유되어 있다. 이 밖에 hypolide, celastrol, dulcitol, $C_6H_{13\sim14}O_6$ 및 포도糖, tannin 등이 함유되어 있다.

〔藥理〕 殺蟲作用: 雷公藤의 水浸液 및 ethanol 浸液은 梨星毛蟲 및 葉捲蟲을 毒殺할 수가 있지만, 石油 ether, ether 혹은 클로로포름浸液에는 殺蟲力이 없다.

〔毒性〕 雷公藤의 生體에 대한 作用에는 두 가지가 있는데, 하나는 胃腸道局部에 대한 刺戟作用이고, 또 하나는 吸收 후의 中樞神經系(視丘, 中腦, 延髓, 小腦 및 脊髓를 포함한다)의 損傷 및 肝, 心에 일으키는 出血과 壞死이다. 雷公藤은 주로 動物의 心臟에 해독을 준다고 하지만, 다른 平滑筋 및 橫紋筋에 대해서도 독성이 있고 이것이 中毒致死의 원인이 된다. 中毒時의 應急處置는 催吐, 洗胃, 灌腸, 瀉下 등의 일반적인 방법을 쓴다. 양의 피 혹은 토끼 胃의 浸出液을 이용하는 生物學的 해독방법은 아직 확정되어 있지 않다. 雷公藤의 毒成分은 ether에서 浸出할 수 있지만 還元作用을 받으면 毒性은 완전히 사라진다.

〔藥效 主治〕 殺蟲, 消炎, 解毒의 效能이 있다.

〔禁忌〕 毒性이 강하므로 內服에는 注意를 요한다. 【處方例】① Rheumatism 性 關節炎治療: 雷公藤의 뿌리와 잎을 짓찧어서 患部에 塗布하였다가 半時間 後에 떼어 낸다. 그렇지 않으면 水泡가 생기게 된다. ② 皮膚發痒의 치료: 雷公藤의 잎을 짓찧어 塗布한다. ③ 腰帶瘡의 치료: 雷公藤의 花, 烏藥을 粉末하여 고루 섞어 患部를 문질러 준다.

무환자나무(無患子)과 Sapindaceae

풍선덩굴 (풍경덩굴) 倒地鈴 *Cardiospermum halicacabum* L.

一年生 덩굴植物로 길이는 2~3m 정도 뻗으며 덩굴손이 있어 다른 물체에 기어오르고 털이 거의 없다. 줄기와 가지에는 선명한 홈이 있다. 잎은 互生하고 보통 2回3出 또는 2回羽狀으로 갈라지며 葉柄은 길고 葉片은 卵形 또는 卵狀 披針形이고 끝이 날카로우며 가장자리에는 뾰족한 톱니가 있다. 꽃은 백색이고 花梗이 잎보다 길고 꽃이 약간 달리며 밑부분에서 1쌍의 덩굴손이 달린다. 꽃은 몇 개씩 달려서 성긴 聚繖花序를 이루고 兩性花의 꽃받침은 4개로서 바깥쪽의 2개가 다소 작고 꽃잎도 4개이다. 수술은 8개 子房은 上位 3室이다. 蒴果는 膜質로 膨脹하여 倒卵形이고 3개의 모서리가 있고 털로 덮여 있다. 種子는 黑色이고 球形이다. 開花期는 8~9月이며 北美原產으로 中, 南部에 栽植한다. 【處方用名】全草가 假苦瓜이다.

假苦瓜 (가고과) 〈生草藥性備要〉 倒地鈴 : 풍선덩굴의 全草이다. 여름, 가을에 採取하여 햇볕에 乾燥하거나 생것으로 사용한다.

〔性味 歸經〕 味는 苦하고 性은 寒하며, 肝, 腎經에 들어간다.

〔成分〕 風乾한 種子에는 水分 11%, 灰分 30%, 總窒素量 2%, 有機燐酸化物 2%와 脂肪油 32%가 함유되어 있다. 種子油의 glyceride 중에는 11-eicosen酸 42%, palmitin酸 3%, linolen酸 8%, linol酸 8%, olein酸 22%, stearin酸 2%, arachine酸 10%, 低分子의 酸 C_{22}酸計 5%가 함유되어 있다. 種子油의 특징은 含 cyan脂 약 55%를 함유하고 있고 그 중 49%는 1-cyano-2-hydroxy methylprop-2-ene-1-ol의 diglyceride, 6%는 1-cyano-2-hydroxy methylprop-1-ene-3-ol이다. 더욱이 種子에는 풍부한 粘液質이나 saponin까지 함유되어 있다.

〔藥理〕 種子油는 痲醉한 개에 대하여 降壓作用이 있다. 效果가 빠르고 1시간 반 동안 지속된다. 種子의 alcohol 抽出溶液의 降壓作用은 2~4시간 지속된다.

〔藥效 主治〕 淸熱, 利水, 凉血, 解毒의 效能이 있다. 黃疸, 淋病, 疔瘡, 水疱瘡, 疥癩, 蛇咬傷을 치료한다. 【用法 用量】 9~15g(新鮮한 것 30~60g)을 달여서 服用한다. 〈外用〉 짓찧어서 塗布하거나 또는 달인 물로 씻는다.

용 안 龍眼 *Euphoria longan* (LOUR.) STEUD. (= *Dimocarpus longan* LOUR.)

常綠喬木으로 높이 10m에 達한다. 幼枝는 銹色의 柔毛에 싸여 있다. 偶數羽狀 複葉이 互生하고 小葉은 2~5쌍으로 互生하는데 革質로 楕圓形 또는 卵狀 披針形이며 짧고 뾰족하거나 뭉툭하며 가장자리는 밋밋하거나 또는 波狀으로 暗綠色인데, 若葉일 때는 褐色이고 아랫면은 粉綠色이다. 꽃은 兩性 또는 單性花와 兩性花가 共存하며 頂生 또는 腋生의 圓錐花序가 달린다. 꽃은 작고 黃白色이며 꽃받침은 5개로 깊게 갈라졌고 꽃잎도 5개에 국자形으로 안쪽에 털이 있다. 수술은 보통 8개이고 子房은 2~3室이며 柱頭는 둘로 갈라졌다. 核果는 球形으로 지름 1.5~2 cm 로 外皮는 黃褐色이며 假種皮는 白色에 多肉質이며 안에 黑褐色의 種子가 1개 있다. 開花期는 3~4月, 實結期는 7~9月이다. 分布는 中國의 南部, 臺灣 등이다. 【處方用名】 ① 假種皮는 龍眼肉 ② 根皮는 龍眼根 ③ 樹皮는 龍眼樹皮 ④ 葉 또는 新芽는 龍眼葉 ⑤ 花는 龍眼花 ⑥ 果皮는 龍眼殼 ⑦ 種子核은 龍眼核이다.

❶ 龍眼肉 (용안육) 〈開寶本草〉 益智・蜜牌 : 용안(龍眼)의 假種皮이다. 7~10月 果實이 익으면 採取하여 焙乾하거나 햇볕에 말려 果皮를 벗기고 假種皮를 取한다. 또는 果實을 10분 동안 삶아 水分을 증발시킨 다음 다시 1晝夜 동안 말려 假種皮를 벗겨서 햇볕에 말린다.

〔藥材〕 生藥은 한쪽 끝이 세로로 갈라져 있는 불규칙한 塊片이다. 表面은 黃褐色이다. 果皮와 붙은 한면은 주름이 잡혀 거칠다. 種皮와 붙은 한면은 光澤이 있고 세로로 주름이 나있다. 質은 물렁하고 약간 끈끈하여 뭉치면 덩어리가 된다. 香氣가 있고 甘味가 강한 독특한 맛이 있다. 片이 크며 肉이 두텁고 質이 細密하고 부드러우며 黃褐色으로 半透明하고 맛은 甘味가 강한 것이 良品이다.

〔性味 歸經〕 味는 甘하고 性은 平, 微溫하며 無毒하다. 心, 脾經에 들어간다.

〔成分〕 乾燥된 果肉은 水分 0.85%, 可溶性部分 79.77%, 不溶性部分 19.39%, 灰分 3.36%가 함유되어 있다. 可溶性物質 중에는 포도糖 24.91%, 蔗糖 0.22%, 酸類(酒石酸으로 잰다) 1.26%, 窒素를 함유한 것(그중에 adenin 과 cholin 이 포함됨) 6.309% 등이 있다. 기타 蛋白質 5.6%, 脂肪 0.5%가 함유되어 있다.

〔藥理〕 龍眼의 水浸劑(1:2)는 in vitro 에서 O氏 小胞子菌에 대한 抑制作用이 있다.

〔藥效 主治〕 心脾를 補益하고 氣血을 補하며 安神의 效能이 있다. 虛勞羸弱(肺病으로 衰弱해진다), 不眠, 健忘症, 驚悸, 怔冲을 치료한다. 〈神農本草經〉 五臟의 邪氣를 主로 다스려서 神志를 平安하게 하고 食慾을 돋운다. 久服하면 魂魄이 강하게 되어서 총명해진다. 【用法 用量】 6~15g을 달여서 服用한다. 또는 膏劑, 酒浸劑, 丸劑로 만들어 服用한다.

〔禁忌〕 內濕이 停滯하고 痰火가 일어나서 飲食不振일 때는 忌한다.

❷ 龍眼根 (용안근) 〈泉州本草〉 : 용안의 根 또는 根皮의 靭皮이다.

〔性味〕 味는 苦澁하다.

〔藥效 主治〕 絲蟲病, 白帶를 치료한다. 【用法 用量】 新鮮한 것 60~90g을 달여 服用한다. 졸여서 膏劑로 하여 服用한다.

❸ 龍眼樹皮 (용안수피) 〈嶺南採藥錄〉 : 용안의 樹皮의 靭皮이다.

〔藥效 主治〕 疳積, 疳瘡(下疳), 疳眼, 疔瘡을 치료한다. 【用法 用量】 6~15g을 달여 服用한다. 〈外用〉 煎液으로 씻는다. 또는 燒存性으로 만들어 粉末하여 患部에 撒布한다.

❹ 龍眼葉 (용안엽) 〈滇南本草圖說〉 : 용안의 莖 또는 幼芽이다. 年中 採取한다.

〔成分〕 잎에는 sitosterol, stigmasterol, stigmasterolglycoside, epifriedelinol, 16-hentriacontanone, quercetin, quercitrin 이 함유되어 있다.

모감주나무 *Koelreuteria paniculata*　—373—

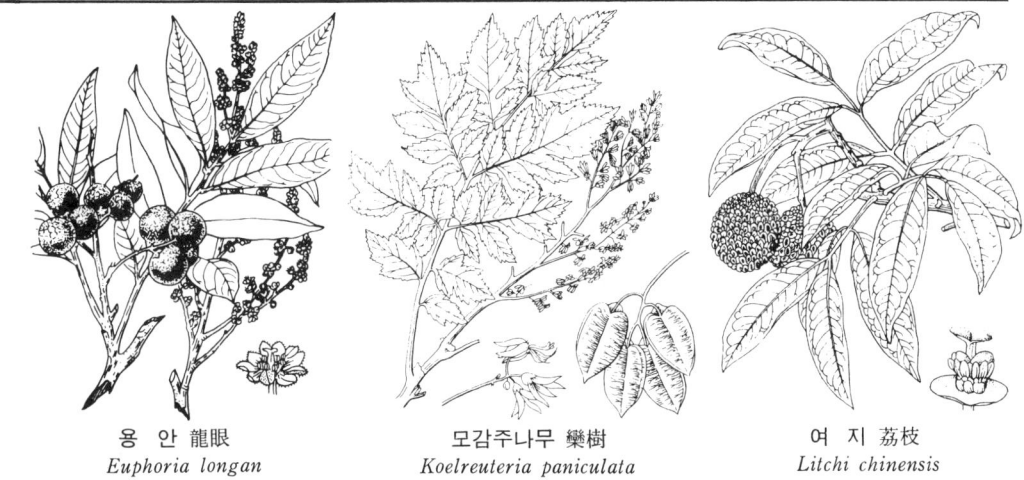

　　　용 안 龍眼　　　　　　모감주나무 欒樹　　　　　여 지 荔枝
　　Euphoria longan　　　　*Koelreuteria paniculata*　　　*Litchi chinensis*

〔性味〕　味는 甘 淡하고 性은 平하다.

〔藥效 主治〕　感冒, 말라리아, 疔腫, 痔瘡을 치료한다. 茶로 마시면 눈을 밝게 한다.

❺ 龍眼花 (용안화) 〈泉州本草〉:　용안의 꽃이다.

〔藥效 主治〕　諸種의 淋病에는 龍眼花를 달여서 服用한다. 下消症으로 小便이 豆腐와 같이 濁할 때에 龍眼花 30 g을 돼지의 赤肉과 같이 달여서 服用한다.

❻ 龍眼殼 (용안각) 〈滇南本草圖說〉:　용안의 果皮이다.

〔性味 歸經〕　味는 甘하고 性은 溫하며 無毒하다. 肺經으로 들어간다.

〔藥效 主治〕　心虛頭暈을 다스리며 散邪氣, 祛風, 明目, 聰耳의 효능이 있다. 가늘게 粉末한 것은 火傷을 치료한다. 【用法 用量】6～9 g을 달여 服用한다. 〈外用〉燒存性으로 하여 患部에 撒布하거나 調布한다.

❼ 龍眼核 (용안핵) 〈滇南本草圖說〉:　龍眼의 種子이다.

〔性味〕　味는 澁하다.

〔成分〕　Saponaletin 과 脂肪이 함유되어 있다

〔藥效 主治〕　止血, 止痛, 理氣 化濕의 效能이 있다. 創傷出血, 疝氣(hernia), 瘰癧, 疥癬, 濕瘡을 치료하는데 쓰인다.【用法 用量】3～9 g을 달이거나 가루 내어 服用한다. 〈外用〉藥性이 남을 정도로 강한 불에 태워서 粉末을 만들어 調合하여 塗布 또는 撒布한다.

　　모감주나무 (염주나무) 欒樹　*Koelreuteria paniculata* LAXM.

落葉의 小喬木이나 흔히 灌木狀이고 잎은 互生하며 奇數 1回羽狀複葉이고 小葉은 7～15 개이며 卵形 또는 卵狀 長楕圓形이고 길이 3～10 cm, 나비는 3～5 cn로서 털이 없으나 뒷면에는 葉脈에 따라 털이 있다. 잎 밑부분 가까이가 缺刻狀으로 되는 것도 있고, 가장자리에는 불규칙하고 둔한 톱니가 나 있다. 圓錐花序는 가지에 달리며 길이 25～40 cm 이다. 꽃은 淡黃色이지만, 中心部는 紫色이다. 꽃받침은 거의 5 개, 꽃잎은 4 개로 긴 털이 드문드문 나 있으며 수술은 8 개로 花絲에는 역시 긴 털이 나 있다. 암술은 1 개이며 花盤에는 波狀의 톱니가 있다. 蒴

果는 長楕圓狀 卵形이고 가장자리에 膜質의 엷은 날개가 3개 있다. 種子는 둥글고 黑色이다. 開花期는 6~7月, 結實期는 9月이며 절 및 마을 부근에 산재하며 주로 黃海道 및 江原道 以南에 分布한다.【處方用名】花가 欒花이다.

欒 花 (난화)〈神農本草經〉: 모감주나무의 花이다. 6~7月 開花時에 採取하여 그늘에서 말린다.

〔性味 歸經〕 味는 苦하고 性은 寒하다. 肝, 腎經에 들어간다.

〔成分〕 果實에는 sterol, saponin, flavonoid 配糖體, anthocyanin, tannin, polyuron 酸이 함유되어 있다. Saponin 중에서 欒樹 saponin A·B가 分離되어 있다. 乾燥된 種子에는 水分 9.4%, 粗단백 17.5%, lecithin 燐酸 0.045%, 전분 7.0%, 無機成分 3.0%, 脂肪類 20.9%가 함유되어 있다. 種仁에는 油質이 38% 함유되어 있는데 鹼化된 후 sterol 과 palmitin 酸으로 分解된다. 잎에는 沒食子酸 methylester 가 함유되어 多種類의 細菌이나 眞菌에 대해서 抑制作用을 한다.

〔藥效 主治〕 目痛流淚, 肝炎, 眼赤, 腫痛, 尿道炎, 消化不良, 腸炎, 痢疾을 치료한다. 黃連과 같이 달여서 눈의 赤爛을 치료한다.

〔配合 禁忌〕 決明子는 相使이다.

여 지 荔枝 *Litchi chinensis* SONN. (=*Dimocarpus litchi* LOUR.)

常綠喬木으로 높이 10m에 達하며 樹冠은 넓게 퍼졌고 가지는 많이 비틀어졌다. 羽狀 複葉은 互生하고 小葉은 2~4개가 對生하며 革質에 밝은 綠色, 矩圓形 또는 矩圓狀 披針形이다. 끝은 날카롭고 뾰족하며 밑부분은 楔形이나 左右가 약간 不同하며 가장자리는 밋밋하고 若葉은 橙赤色이다. 圓錐花序는 가지의 끝에 달리고 꽃은 작고 雜居性이며 靑白色 또는 淡黃色이다. 꽃받침은 杯形으로 4개이며, 꽃잎은 없다. 花盤은 環形이고 多肉質이다. 수술은 6~10개, 子房은 上位, 倒心臟形이다. 花柱는 線形이고 끝이 둘로 갈라졌다. 核果는 둥글고 혹은 卵形이며 지름은 3cm 로서 外果皮는 革質이며 익으면 赤色이 된다. 種子는 矩圓形으로 밝은 褐色이고 假種皮는 多肉質에 半透明한 白色이다. 開花期는 2~3月, 結實期는 6~7月이다. 中國原産으로 栽培한다.【處方用名】① 果實은 荔枝 ② 根은 荔枝根 ③ 葉은 荔枝葉 ④ 外果皮는 荔枝殼 ⑤ 種子는 荔枝核이다.

❶ 荔 枝 (여지)〈本草拾遺〉丹荔·火山荔·離支·荔支: 여지의 果實이다. 6~7月 果實 成熟時에 採取하여 햇볕에 말린다.

〔性味 歸經〕 味는 甘 酸하고 性은 溫하다. 心, 脾經에 들어간다.

〔成分〕 果肉에는 포도糖 66%, 蔗糖 5%, 단백질 1.5%, 脂肪 1.4%, vitamin C·A·B, 葉酸, 枸櫞酸, 사과酸 등의 有機酸이 함유되어 있으며 또 多量의 遊離된 alginin 과 tryptophan 이 함유되어 있다.

〔藥效 主治〕 生津, 養血, 理氣, 止痛의 效能이 있다. 煩渴, 吃逆, 胃痛, 瘰癧, 疔腫, 外傷

여 지 Litchi chinensis 무환자나무 Sapindus mukorossi

出血을 치료하는데 쓴다. 【用法 用量】 5~10개를 달여서 服用하거나 藥性이 남을 정도로 태워서 가루 내어 술에 담갔다가 服用한다. 〈外用〉 짓찧어서 塗布하거나 藥性이 남을 정도로 태워 粉末하여 撒布한다.

〔禁忌〕 陰虛火旺者는 服用에 주의해야 하며 多食하면 發熱, 혹은 熱瘡이 發生한다. 新鮮한 것은 많이 먹으면 齒莖과 口中이 腫痛, 鼻出血이 된다. 齒䘌 및 熱病에는 특히 忌해야 한다.

❷ 荔枝根 (여지근)〈圖經本草〉: 여지의 根이다.

〔藥效 主治〕 胃寒脹痛, 疝氣, 遺精, 喉痺를 치료한다. 【用法 用量】 30~60 g을 달여서 服用한다.

❸ 荔枝葉 (여지엽)〈嶺南採藥錄〉: 여지의 잎이다. 年中 採取한다.

〔藥效 主治〕 數日 동안 물에 담갔다가 진문 발에 붙인다. 耳後潰瘍을 치료할 때에는 藥性이 남을 정도로 태워 粉末을 만들어 茶油로 고루 개어 患部에 塗布한다.

❹ 荔枝殼 (여지각)〈本草蒙筌〉: 여지의 外果皮이다.

〔藥材〕 乾燥된 外果皮는 불규칙하게 터져 있으며 表面은 赤褐色이고 작은 혹 모양의 突起가 많이 있고 內面은 光澤이 있어 반질거리며 짙은 褐色으로 얇은 革質이다.

〔成分〕 Polyphenoloxidase 가 함유되어 있다.

〔藥效 主治〕 痢疾, 子宮出血, 濕疹, 痘瘡이 나서 不快할 때에 服用한다. 또 荔枝를 먹고 發熱된 것을 解毒할 때는 물에 담갔다 服用한다. 濕疹에는 煎液으로 씻는다. 【用法 用量】 4~9 g을 달여서 服用하거나 散劑로 하여 服用한다. 〈外用〉 煎液으로 患部를 씻는다.

❺ 荔枝核 (여지핵)〈本草衍義〉: 여지의 種子이다. 果實이 成熟하였을 때에 따서 果皮와 果肉을 제거하고 깨끗이 씻어서 햇볕에 말린다.

〔性味 歸經〕 味는 甘澀하고 性은 溫하다. 肝, 腎經에 들어간다.

荔枝核藥材

〔成分 藥理〕 種子에는 saponin 1.12%, tannin 3.43%가 함유되어 있고 또 α-(methylenecyclopropyl) glycine 이 함유되어 있다. 이것을 22時間 飢餓상태의 Mouse 에 皮下注射(60~400 mg)하면 血糖을 降下시켜 glykogen 함유량도 현저하게 降下시킨다.

〔藥效 主治〕 溫中, 理氣, 止痛의 效能이 있다. 胃痛, 疝氣痛, 婦人의 血氣刺痛을 치료한다. 【用法 用量】 4.5~9 g을 달여서 服用하거나 丸劑 또는 散劑로 하여 服用한다.

〔禁忌〕 寒濕滯氣가 없는 者는 服用을 忌한다.

무환자나무 無患樹 Sapindus mukorossi GAERTN. (=S. abruptus LOUR.)

落葉 또는 常綠喬木으로 높이가 20 cm 에 달하고 가지는 넓게 뻗는데 小枝에는 털이 없고 잎은 보통 偶數羽狀 複葉이 互生한다. 小葉은 8~12개이고 넓은 披針形 혹은 楕圓形이고 길이 6~15 cm, 나비 2.5~5 cm 로서 끝은 길고 뽀족하며 가장자리는 밋밋하고 밑부분은 楔形이며 革質로서 털은 없으나 아랫면의 主脈上에 털이 약간 나 있다. 圓錐花序가 頂生 또는 腋生한다. 꽃은 雜性이며 작고 無柄인데 모든 軸과 가지는 옅은 黃褐色의 잔털에 덮여 있다. 꽃받침은 5개

인데 밖의 2개는 짧고 안의 3개는 비교적 길며 圓形 또는 卵圓形이고 花冠은 淡綠色이며 5瓣는 卵形 또는 卵狀 披針形이고 雄花에는 수술이 8~10개, 꽃잎의 뒷면과 花絲에 가는 털이 있다. 암꽃은 子房 上位 보통 1室에 發育한다. 兩性花에는 수술이 작고 花絲에 軟毛가 있다. 核果는 둥글고 익으면 黃色 또는 黃褐色이고 種子는 둥글고 黑色인데 지름은 12~15mm 이다. 開花期는 6~7月, 結實期는 9~10月이다. 寺院, 村落부근에 나며 제주도 및 南部地方에 分布한다. 【處方用名】① 種子는 無患子 ② 根은 無患樹薑 ③ 彈性이 있는 皮는 無患樹皮 ④ 若枝의 葉은 無患子葉 ⑤ 果肉은 無患子皮 ⑥ 種仁은 無患子中仁이다.

❶ **無患子** (무환자)〈本草拾遺〉木患子・肥珠子・油珠子・菩提子 : 무환자나무의 種子이다. 成熟된 果實을 따서 果肉을 제거하고 種子만 햇볕에 말린다.

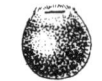
無患子藥材

〔**性味 歸經**〕 味는 苦하고 性은 平하며 有毒하다. 肺, 胃經에 들어간다.

〔**藥效 主治**〕 淸熱, 祛痰, 消積, 殺蟲의 效能이 있다. 咽喉痲痺腫痛, 咳喘(喘息), 食滯, 白帶, 疳積, 瘡癬, 腫毒, 感冒發熱, 百日咳를 치료한다. 【用法 用量】3~6g을 달여서 服用한다. 또는 散劑로 하거나 쪄서 볶아 먹는다. 〈外用〉粉末을 목안에 불어 넣거나 이를 닦는다. 혹은 煎液으로 씻는다. 膏藥을 만들어서 塗布한다.

❷ **無患樹薑** (무환수강)〈嶺南採藥錄〉 : 무환자나무의 뿌리이다.

〔**藥效 主治**〕 外感發熱, 咳嗽, 吐血, 白濁, 白帶를 다스린다. 吐血에는 돼지의 붉은 살코기와 같이 달여서 服用한다. 毒蛇咬傷의 要藥이다. 【用法 用量】15~30g을 달여서 服用한다. 〈外用〉煎液으로 양치질을 한다.

❸ **無患樹皮** (무환수피)〈南寧市藥物志〉 : 무환자나무의 靭皮이다.

〔**藥效 主治**〕 디프테리아, 疥癬, 疳瘡을 치료한다. 蟯癬, 疳瘡, 疥瘡은 煎液으로 患部를 씻는다. 煎液을 졸여서 膏藥을 만들어 붙이면 消腫, 拔毒, 祛風한다. 【用法 用量】〈外用〉달여서 煎液으로 患部를 씻고 양치질을 하거나 졸여서 膏藥을 만들어 붙인다.

❹ **無患子葉** (무환자엽)〈本草求原〉 : 무환자나무의 부드러운 枝葉이다.

〔**成分**〕 Sapindoside A, apigenin, kaempferol, rutin, vitamin C 등이 함유되어 있다.

〔**藥效 主治**〕 內服과 동시에 外用으로 塗布하여 蛇咬傷을 치료한다. 百日咳에는 무환자나무의 苗 6g을 달여서 服用한다.

❺ **無患子皮** (무환자피)〈日華子諸家本草〉 : 무환자나무의 果肉이다. 성숙한 果實 따서 果肉을 벗겨 햇볕에 말린다.

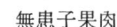
無患子果肉

〔**性味**〕 味는 苦하고 性은 平하며 有毒하다.

〔**成分**〕 果實에는 sapindoside A・B・C・D・E 등이 함유되어 있고 配糖體는 항상 hederagenin(mukurosigenin)의 모양을 취한다. 더욱이 rutin, 大量의 vitamin C (1.2~4%) 등도 함유되어 있다.

〔**藥理**〕 Sapindoside A~E의 Mouse에 대한 LD_{50}(mg/kg)은 經口投與 1625, 皮下注射 659, 靜脈 혹은 腹腔注射 270 이다. 정상인 토끼에게 經口投與(0.04 mg/kg)하여도 血壓에는 영향을 끼치지 않지만, 같은 양을 皮下注射하면 血壓을 25% 降下시킨다. 血中 콜레스테롤의 함유량

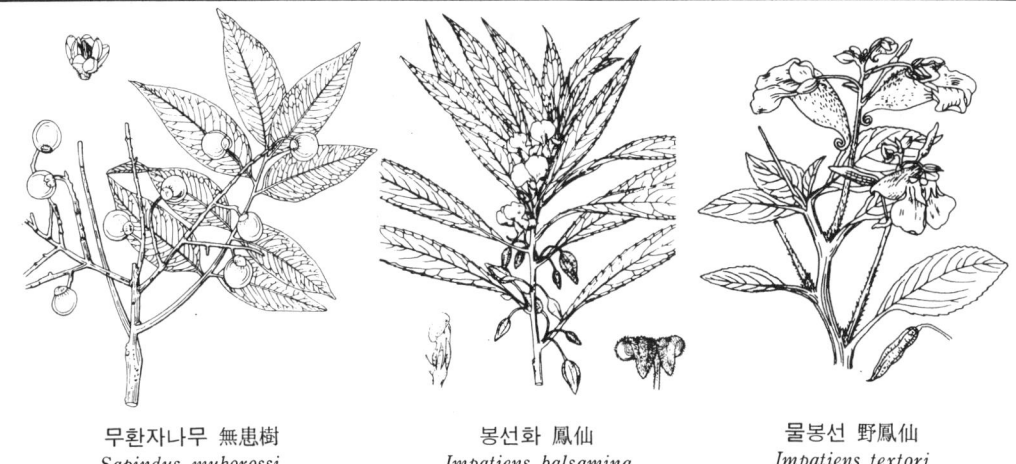

무환자나무 無患樹	봉선화 鳳仙	물봉선 野鳳仙
Sapindus mukorossi	*Impatiens balsamina*	*Impatiens textori*

에는 변화가 없다. 콜레스테롤을 投與해서 實驗性動脈粥硬化한 토끼에게 早期(40 日째에 開始한다)에 이 saponin을 經口投與하면 血中콜레스테롤치를 降下시키고, phosphatidyl choline (lecithin)을 증가하여 血壓을 떨어뜨리는(36.7%) 수가 있다.

〔藥效 主治〕 淸熱, 化痰, 止痛, 消積의 效能이 있다. 喉頭의 麻痺腫痛, 胃痛, 헤르니아痛, 류머티즘痛, 蟲積(寄生蟲에 의한 腹內의 硬結), 食滯, 無名腫毒을 치료한다. 【用法 用量】 6~9 g을 달여서 服用한다. 또는 짓찧어서 汁을 내어 服用하거나 粉末하여 服用한다. 〈外用〉짓찧어 塗布하거나 煎液으로 씻거나 양치질한다.

❻ 無患子中仁 (무환자중인) 〈本草拾遺〉: 무환자나무의 種仁이다.

〔性味〕 味는 辛하고 性은 平하고 無毒하다.

〔藥效 主治〕 消積, 辟惡하는 效能이 있다. 疳積, 蛔蟲, 腹中氣脹, 口臭를 치료한다. 강한 불로 태워 服用하면 小兒의 五疳 및 鵝喉를 치료한다.

봉 선 화 (鳳仙花) 과 Balsaminaceae

봉 선 화 (봉승아) 鳳仙 *Impatiens balsamina* L.

一年生의 곧게 자라는 草本으로 높이 60 cm에 이르고 줄기는 튼튼하며 肉質에 가깝고 가지가 많이 갈라지고 마디가 특히 두드러진다. 잎은 互生하며 넓은 披針形이고 양끝이 좁고 뾰족하며 가장자리에 예리한 톱니가 있으며 葉柄에 腺體가 있다. 꽃은 兩性, 腋生하며 色이 다양하고 겹꽃, 홑꽃이 있다. 花軸이 있어 밑으로 처지며 좌우로 넓은 꽃잎이 퍼져 있고 뒤에서 筒狀으로 된 距가 있다. 수술은 5개이며 葯은 서로 이어져 있고 子房에는 털이 있다. 蒴果는 楕圓形으로 부드러운 털로 덮여 있고 익으면 5개의 回轉하는 果瓣이 되어 터져 나온다. 種子는 卵圓形이고 지름은 약 2 mm로 褐色이다. 開花期는 7~8月, 結實期는 8~9月이다. 印度 및 中國原産으로 全國에서 관상용으로 栽植한다. 【處方用名】① 全草는 鳳仙 ② 根은 鳳仙根 ③ 花는 鳳仙花 ④ 種子는 急性子이다.

봉선화(鳳仙花)과 Balsaminaceae

❶ 鳳仙 (봉선)〈救荒本草〉小桃紅·夾竹桃·海蒳·染指甲草·旱珍珠·小粉團: 봉선화의 全草이다. 여름~가을에 採取하여 햇볕에 말린다.

〔性味 歸經〕 味는 辛 苦하고 性은 溫하다. 잎은 苦하고 微澁하다. 肝, 心經에 들어간다.

〔藥效 主治〕 祛風, 活血, 消腫, 止痛의 效能이 있다. 류머티性關節痛, 打撲痛, 瘰癧癰腫, 疔瘡을 치료한다. 【用法 用量】 9~15 g(생것은 30~60 g)을 달여서 服用한다. 〈外用〉 짓찧어서 붙이거나 煎液으로 김을 쐬면서 씻는다.

❷ 鳳仙根 (봉선근)〈本草綱目〉: 봉선화의 뿌리이다.

〔性味〕 味는 甘 辛하고 性은 平하고 小毒이 있다.

〔成分〕 뿌리에는 cyanidin monoglycoside가 함유되어 있다.

〔藥效 主治〕 活血, 通經, 軟堅, 消腫의 效能이 있다. 류머티즘筋骨疼痛, 咽喉諸骨을 치료한다. 【用法 用量】 粉末 또는 술에 담갔다가 服用한다. 〈外用〉 짓찧어서 붙인다.

❸ 鳳仙花 (봉선화)〈救荒本草〉: 봉선의 꽃이다. 開花期의 매일 오후에 採取하여 挾雜物을 가려 내고 햇볕에 말린다. 보통 紅, 白 2色의 꽃을 藥으로 쓰면 좋다고 알려져 있다.

〔性味〕 味는 甘 微苦하고 性은 溫하며 無毒하다.

〔成分〕 꽃에는 各種의 anthocyanin이 함유되어 있으며, 이것을 分解하면 cyanidin, delphinidin, pelargonidin, malvidin을 얻을 수 있다. 또 kaempferol, quercetin 및 一種의 naphthoquinone(lawsone 인지도 모른다)이 함유되어 있다.

〔藥理〕 봉선화의 물에 담갔던 液(1:3)은 in vitro에서 黃色白癬菌·Schönlein 黃癬菌 등 多種의 病原性眞菌에 대하여 抑制作用이 있다. 鳳仙花의 煎劑는 黃色포도球菌, 溶血性連鎖球菌, 綠膿菌, 티푸스菌과 赤痢菌에 대해서도 정도의 차이는 있으나 抑制作用이 있다.

〔藥效 主治〕 祛風, 活血, 消腫, 止痛의 效能이 있다. 小便不利, 風濕偏癱, 腰脇疼痛, 閉經腹痛, 産後의 瘀血, 下死胎(死産), 打撲傷, 癰疽, 疔瘡, 鵝掌風, 灰指甲을 치료한다. 【用法 用量】 1.5~3 g(新鮮한 것은 3~9 g)을 달여서 服用한다. 또는 粉末하거나 술에 담가 服用한다. 〈外用〉 짓찧어서 汁을 귀에 點滴 또는 塗布하고 煎液으로 熏洗한다.

❹ 急性子 (급성자)〈救荒本草〉金鳳花子·鳳仙子: 봉선화의 種子이다. 果實이 成熟하였을 때 採取하여 果皮 등의 雜物을 가려내고 햇볕에 말린다.

急性子藥材

〔性味〕 味는 苦 辛하고 性은 溫하며 有毒하다. 腎, 肝, 肺經에 들어간다.

〔成分〕 Balsaminasterol, parinarin 酸, saponin, 脂肪油, 多糖類, 蛋白質, amino 酸, 精油 및 quercetin의 多糖配糖體와 kaempferol 誘導體 등의 flavonoid를 함유하고 있다.

〔藥理〕 ① 子宮에 대한 作用: 急性子의 팅크劑·煎劑·水浸劑는 姙娠 안 된 토끼, Mouse, 姙娠한 Mouse의 摘出子宮 등에 대하여 뚜렷한 興奮作用이 있어서 율동적 收縮의 가속, 緊張度가 높아지고 심한 경우에는 强直性 收縮까지 나타났다. ② 避姙作用: Mouse 암컷에 急性子의 煎劑를 10 日間 經口投與하면 현저한 避姙作用이 나타난다. 또 發情期를 抑制하고 卵巢 및 子宮의 重量을 低下케 한다.

〔藥效 主治〕 破血, 消積, 淸肝, 軟堅의 效能이 있다. 産後腹痛, 月經閉止, 小兒痞積, 肝炎,

積塊, 噎膈, 外瘍堅腫, 咽喉에 고기뼈가 걸려서 내려가지 않는 것 등을 치료한다.【用法 用量】
2.4~4.5g을 달여 服用하거나 丸劑 또는 散劑로 하여 쓴다.〈外用〉粉末을 목안에 불어 넣거나
이(齒)에 붙인다. 調合하여 塗布하거나 膏藥으로 만들어 붙인다.

〔禁忌〕 體內無瘀積者, 姙娠婦는 服用을 忌한다.

물 봉 선 野鳳仙 Impatiens textori MIQ.　　　흰물봉선 I. textori for. pallescens HARA

一年生 草本으로 높이 60 cm에 달하고 뿌리가 매우 發達하였으며 多肉質이고 莖狀 또는 圓
形, 楕圓形의 塊根으로 되어 있다. 줄기는 多肉質에 가깝고 마디가 크게 튀어나오고 가지가 갈
라졌으며 紫紅色을 띤 綠色으로 털이 나 있다. 잎은 互生하는데 卵形 또는 卵狀 楕圓形이거나
楕圓狀 披針形으로 길이는 6~16 cm이며 끝은 뾰족하고 밑부분은 둥글면서 아래로 뻗고 가장
자리에는 둥근 모양의 톱니가 있다. 總狀花序는 腋生하고 花柄의 밑부분에는 倒卵形의 苞片이
1개 있다. 꽃받침은 3개로 綠色이며 꽃잎은 5개로 黃色이다. 수술은 5개이며 花絲는 白色
이고 암술은 1개, 子房은 楕圓形이고 5室이다. 蒴果는 角果狀이며 긴 紡錘形이다. 開花期는
8~9月이다. 산골짜기 냇가에 자라며 전국에 분포한다.【處方用名】全草가 野鳳仙花이다.

野鳳仙花 (야봉선화)〈植物名實圖考〉假鳳仙花・假指甲花: 물봉선화・흰물봉선의 全草로 여
름~가을에 採取하여 햇볕에 말린다. 생것으로도 사용한다.

〔性味〕 味는 苦하고 性은 寒하다.

〔藥效 主治〕 淸凉, 解毒, 去腐의 效能이 있다. 惡瘡潰瘍을 치료한다.【用法 用量】짓찧어서
塗布하거나 煎液으로 씻는다.

시 로 미 (岩高蘭) 과　Empetraceae

시 로 미 岩高蘭 Empetrum nigrum var. japonicum K. KOCH.

常綠小灌木으로 높이는 10~20 cm이다. 옆으로 뻗으며 가지는 약간 곧게 서고 가늘며 잎은
밀생하고 白色의 잔털이 있으나 점차로 없어진다. 잎은 叢生하며 두텁고 光澤이 있는 넓은 線
形이고 길이 5~6 mm, 나비 0.7~0.8 mm로 사방으로 퍼지고 점차로 뒤로 젖혀지고 끝이 뭉툭
하거나 둥글고 가장자리는 뒤로 말려서 뒷면을 덮는다. 꽃은 兩性 또는 雜性으로서 자주색이며
葉腋에 달리고 수술대는 가늘고 길며 꽃받침은 홍색이다. 果實은 둥글고 지름이 5~6 mm이다.
開花期는 7~8月, 結實期는 8~9月이다. 한라산, 백두산, 장백산에 분포한다.【處方用名】果
實이 岩高子이다.

岩高子(암고자): 시로미의 果實이다. 가을철에 成熟한 果實을 採取하여 햇볕에 말리거나 생
것으로 사용한다.

〔性味 歸經〕 味는 甘 酸하고 性은 溫하며 脾經에 들어간다.

〔藥效 主治〕 强壯, 止渴, 凉血의 效能이 있다. 身體虛弱, 消化不良, 食慾不振, 渴症을 치료

한다. 【用法 用量】 12~24 g을 달여 服用하거나 술에 담가서 服用한다.

옻 나 무 (漆樹) 과 Anacardiaceae

붉 나 무 (오배자나무) 鹽麩子 *Rhus javanica* L. (=*R. chinensis*. MILL.)

落葉低木 또는 小喬木으로 높이는 7 m에 達한다. 樹皮는 灰白色에 無數한 皮目과 三角形의 葉痕이 있다. 잎은 奇數羽狀 複葉인데 互生하고 小葉은 7~13개이다. 葉軸에는 날개가 있고 小葉에는 葉柄이 없고 卵形이거나 卵狀 楕圓形이며 끝은 날카롭고 밑부분은 둥글거나 뾰족하며 가장자리에는 거친 톱니가 있다. 圓錐花序는 頂生하고 花軸에는 茶褐色의 柔毛가 密生하였다. 꽃은 작고 雜性이다. 兩性花의 꽃받침잎, 꽃잎 및 수술은 각각 5개이고 암꽃은 퇴화된 5개의 수술과 3개의 암술대가 달린 1室의 子房이 있다. 核果는 扁球形에 黃赤色인데 黃褐色의 잔털에 덮여 있다. 開花期는 7~8月, 結實期는 10月이다. 산기슭이나, 산골짜기에 나며 전국에 분포한다. 【處方用名】① 果實은 鹽麩子 ② 뿌리는 鹽麩子根 ③ 根皮는 鹽麩根白皮 ④ 樹皮는 鹽麩樹白皮 ⑤ 잎은 鹽麩葉 ⑥ 꽃은 鹽麩木花 이다.

❶ **鹽麩子** (염부자) 〈開寶本草〉 叛奴鹽・鹽膚子・鹽梅子 : 붉나무의 果實로 成熟한 果實을 따서 햇볕에 말린다.

〔性味 歸經〕 味는 酸하고 性은 凉하다. 肝, 肺經에 들어간다.

〔成分〕 鹽麩子에는 tannin이 50~70% 함유되어 있고 80%에 달하는 것도 있다. 주로 penta-*m*-digulloyl-β-glucose 이며 遊離沒食子酸 2~4%, 脂肪, 樹脂, 澱粉이 함유되어 있으며 有機物에는 사과酸, 酒石酸, 枸櫞酸 등이다. 豫試驗的으로 flavonoid 配糖體의 존재도 확인되었다.

〔藥效 主治〕 生津液, 潤肺, 降火, 化痰, 斂汗, 止瀉의 效能이 있다. 痰嗽, 喉痺, 黃疸, 盜汗, 痢疾, 頑癬, 癰毒, 頭風白屑을 치료한다. 【用法 用量】 9~15 g을 달이거나 粉末하여 服用한다. 〈外用〉 煎液으로 씻거나 짓찧어 塗布하거나 粉末을 調合하여 塗布한다.

❷ **鹽麩子根** (염부자근) 〈日華子諸家本草〉 : 붉나무의 뿌리이다. 年中 採取한다.

〔性味 歸經〕 味는 酸 鹹하고 性은 凉하다. 脾, 腎經으로 들어간다.

〔成分〕 根莖에는 沒食子酸, scopoletin, 3, 7, 4'-trihydroxy flavone, fisetin 이 함유되어 있다.

〔藥效 主治〕 祛風, 化濕, 消腫, 柔堅의 效能이 있다. 感冒에 의한 發熱咳嗽, 下痢, 水腫, 류머티性疼痛, 打撲傷의 腫痛, 急性乳腺炎, 癬瘡을 다스리고 酒毒을 解消한다. 【用法 用量】 9~15 g(신선한 것은 30~60 g)을 달여서 服用한다. 〈外用〉 짓찧어서 塗布하거나 粉末을 調合하여 塗布한다. 煎液으로 씻는다.

❸ **鹽麩根白皮** (염부근백피) 〈開寶本草〉 : 붉나무의 cork 皮를 제거한 根皮이다.

〔性味〕 味는 鹹澁하고 性은 凉하다.

〔藥效 主治〕 祛風濕, 散瘀血, 淸熱, 解毒의 效能이 있다. 咳嗽, 류머티즘에 의한 腰腿痛, 骨折, 外傷出血, 瘡癤, 慢性氣管支炎, 水腫, 黃疸, 打撲傷, 腫毒, 瘡疥, 蛇咬傷을 치료한다.

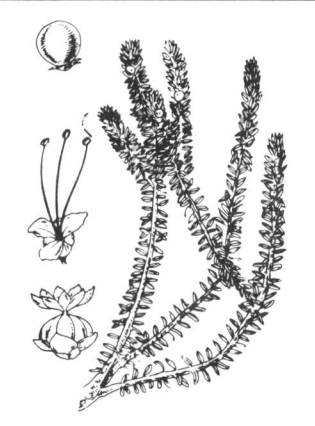
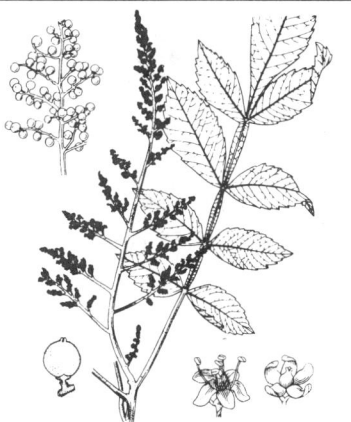
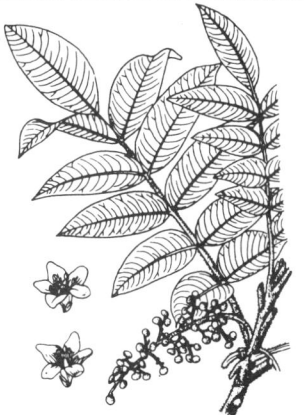

시로미 岩高蘭
Empetrum nigrum var. *japonicum*

붉나무 鹽麩子
Rhus javanica

산검양옻나무 野漆樹
Rhus sylvestris

【用法 用量】 15～30g을 달여서 服用한다. 〈外用〉 짓찧어서 塗布한다.

❹ 鹽麩樹白皮 (염부수백피)〈開寶本草〉: 붉나무樹皮의 cork皮를 除去한 樹皮이다.

〔藥效 主治〕 血痢, 腫毒, 瘡疥, 惡瘡, 疥癬, 橫痃下疳, 無名腫毒을 치료한다. 【用法 用量】 15～30g을 달여서 服用한다. 〈外用〉 짓찧어서 塗布하거나 煎液으로 씻는다.

❺ 鹽麩葉 (염부엽)〈開寶本草〉: 붉나무의 잎이다.

〔性味〕 味는 酸 鹹하고 性은 寒하다.

〔成分〕 Quercitrin, 沒食子酸 methly ester, ellag酸이 함유되어 있다.

〔藥效 主治〕 化痰, 止咳, 收斂, 解毒의 效能이 있다. 【用法 用量】 新鮮한 잎 30～60g을 달여서 服用한다. 〈外用〉 짓찧어서 붙이거나 生汁을 塗布한다.

❻ 鹽麩木花 (염부목화)〈湖南藥物志〉: 붉나무의 꽃이다.

〔藥效 主治〕 鼻疳, 癰毒潰爛을 치료한다. 【處方例】 ① 鼻疳의 治療: 鹽麩木花 또는 果實, 硼砂, 黃柏, 靑黛, 花椒를 같은 量으로 하여 粉末을 만들어서 코에 불어 넣는다. ② 癰毒에 의한 潰爛의 治療: 붉나무의 果實과 꽃을 짓찧어서 香油와 고루 개어 塗布한다.

산검양옻나무 野漆樹 *Rhus sylvestris* SIEB. et ZUCC.   검양옻나무 *R. succedanea* L.

落葉喬木으로 높이 10m에 達한다. 햇가지와 冬芽에는 黃褐色의 털이 있다. 奇數羽狀 複葉이고 互生한다. 小葉은 7～13枚로 卵形이거나 卵狀 楕圓形이고 끝은 날카롭고 잎 밑부분은 左右 不同에 둥글거나 넓은 楔形이고 가장자리는 밋밋하고 兩面에 부드러운 털이 있다. 葉柄은 짧고 털이 있다. 圓錐花序는 側生한다. 花序柄에는 黃褐色의 털이 많이 있고 꽃은 작으며 黃色으로 雌雄異株이거나 單性花와 兩性花가 공존한다. 꽃받침, 꽃잎, 수술은 각각 5개이고 子房은 無柄 1室이며 花柱는 3개이다. 核果는 左右不同으로 편평하며 나비가 높이보다 넓다. 淡黃褐色에 반드럽고 無毛이다. 開花期는 5～6月, 果熟期는 9～10月이다. 山地에 나며, 忠北, 平北, 咸北을 제외한 전국에 分布한다. 【處方用名】 ① 葉은 野漆樹葉 ② 根은 野漆樹根이다.

— 382 — 옻나무(漆樹)과 Anacardiaceae

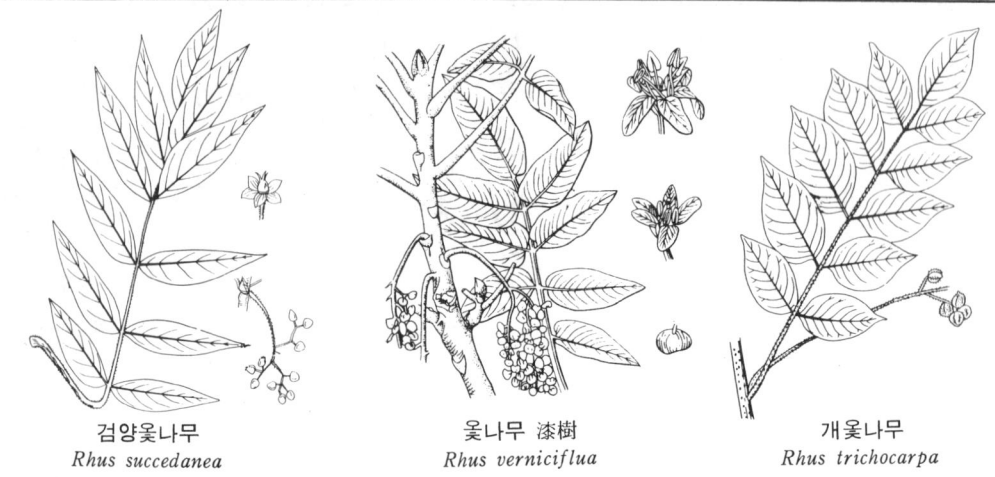

검양옻나무　　　　　　　　옻나무 漆樹　　　　　　　　개옻나무
Rhus succedanea　　　　　*Rhus verniciflua*　　　　　*Rhus trichocarpa*

❶ **野漆樹葉** (야칠수엽)〈福建民間草藥〉: 산검양옻나무・검양옻나무의 잎이다.

〔**性味**〕 味는 辛하고 性은 溫하며 無毒하다.

〔**成分**〕 Rhoifolin 이 함유되어 있다. 가지에는 fisetin, fustin 이 함유되어 있고 種子에는 脂肪油가 함유되어 있다.

〔**藥理**〕 Fisetin 에는 鎭痙作用이 있고 Mouse 의 小腸의 標本上에서는 acetyl choline 에 의한 痙攣에 對抗하는 효력은 papaverine 의 166 % 이다.

〔**藥效 主治**〕 蛔蟲症, 創傷出血, 胼胝(피부가 굳어서 딱딱해지는 것)를 치료한다. 破血, 通經, 消積, 殺蟲의 效能이 있다. 【用法 用量】 9~15 g 을 달여서 服用한다. 〈外用〉 粉末하여 撒布하거나 짓찧어서 塗布한다.

❷ **野漆樹根** (야칠수근)〈福建民間草藥〉: 산검양옻나무・검양옻나무의 뿌리이다.

〔**性味**〕 性은 溫하고 味는 澁하다. 肝, 腎, 心經으로 들어간다.

〔**藥效 主治**〕 氣鬱胸悶, 胸肺受傷, 咳血, 吐血, 腰痛을 치료한다. 祛瘀, 止血, 活血, 强筋의 效能이 있다. 【用法 用量】 15~30 g 을 돼지 앞다리고기와 같이 약한 불에 고아서 먹는다.

〔**禁忌**〕 姙婦와 燥熱體質에는 忌한다.

옻 나 무 漆樹　*Rhus verniciflua* STOKES　　　　　　개옻나무　*R. trichocarpa* MIQ.

落葉喬木으로 높이 20 m 에 達한다. 樹皮는 幼木일 때는 매끄럽고 灰白色인데 성장함에 따라서 거칠어지고 세로로 龜裂이 생기고 햇가지에는 털이 있으나 곧 없어진다. 奇數羽狀 複葉이 螺旋狀으로 互生하고 葉柄과 더불어 25~40 cm 이며, 小葉은 9~11 개 인데 卵形 또는 楕圓狀 卵形으로 끝은 점차적으로 날카로운 형이고 밑부분은 쐐기형 또는 둥근형이며 가장자리는 밋밋하다. 꽃은 單性이거나 兩性 雌雄異株, 혹은 雜性이다. 花序는 圓錐狀이며 腋生하고 花柄은 짧다. 꽃은 작고 密生하며 黃綠色, 雄花에는 長楕圓形의 꽃받침, 꽃잎, 수술이 각각 5개이고 花絲는 짧고 退化된 子房이 있다. 雌花에는 수술이 비교적 작고 子房은 1실, 花柱는 짧고 柱頭는 3개로 갈라졌다. 果序는 아래로 늘어져 있고 核果는 편평한 圓形이고 지름 6~8 mm 이며 黃色

이다. 開花期는 5~6月, 果熟期는 11月이다. 中國 原產으로 산지에 自生하며 栽植도 하며 전국에 분포한다. 【處方用名】① 樹脂를 加工한 乾燥品은 乾漆 ② 根은 漆樹根 ③ 根皮 및 乾皮는 漆樹皮 ④ 心材는 漆樹木心 ⑤ 樹脂는 生漆 ⑥ 葉은 漆葉 ⑦ 種子는 漆子이다.

❶ 乾 漆 (건칠) 〈神農本草經〉: 옻나무・개옻나무의 樹脂를 加工한 乾燥品이다. 【採集 修治】보통 漆桶 속에 괴어 있는 漆은 햇볕에 말려서 密閉保存하며 火氣를 피해야 한다. 藥으로 쓸 때에는 乾漆을 작은 덩어리로 만들어 냄비에 넣고 지름이 조금 작은 냄비를 덮어 다시 그 위에 白紙를 바르고, 두 냄비의 틈을 黃泥로 잘 봉해서 白紙가 黃色이 될 정도로 加熱한 다음 식혀서 가루로 만들어 쓴다. 또는 藥性이 남을 정도로 까맣게 볶아서 써도 된다.

〔成分〕 乾漆이란 生漆 중의 urushiol이 laccase 作用으로 空氣中에서 酸化되어 生成된 黑色의 樹脂物質이다.

〔性味 歸經〕 味는 辛하고 性은 溫하며 有毒하다. 肝, 脾經으로 들어간다.

〔藥效 主治〕 破瘀, 消積, 殺蟲하는 效能이 있다. 婦女의 月經閉止, 癥瘕(腹中硬結), 瘀血, 蟲積(寄生蟲에 의한 腹部硬結)을 치료한다. 【用法 用量】 2~4.5g을 丸劑나 散劑로 하여 服用한다. 〈外用〉 태울 때 나오는 煙氣를 쐰다.

〔配合 禁忌〕 姙婦, 身體虛弱者, 無鬱血者는 주의하여 服用한다. 半夏는 相使이고 鷄子는 相畏이다. 漆이 體質에 맞지 않는 者는 服用을 忌한다.

❷ 漆樹根 (칠수근) 〈閩南民間草藥〉: 옻나무의 뿌리이다.

〔性味〕 味는 辛하고 性은 溫하다.

〔藥效 主治〕 打傷久積을 治療하는데 특히 胸部損傷에 좋다. 【用法 用量】 옻나무의 신선한 뿌리 15~30g(乾燥된 것은 半으로 한다)을 깨끗이 씻어 썰어서 약한 불로 달이는데 머리・다리・내장・꽁무니를 제거한 닭 1마리를 술과 물을 同量으로 달여서 適量을 服用한다.

❸ 漆樹皮 (칠수피) 〈陸川本草〉: 옻나무의 樹皮 또는 根皮이다.

〔性味〕 味는 辛하고 性은 溫하며 小毒이 있다.

〔藥效 主治〕 接骨의 效能이 있다. 【用法 用量】 〈外用〉 짓찧어서 술(酒)에 볶아 患部에 붙인다.

❹ 漆樹木心 (칠수목심) 〈陸川本草〉: 옻나무의 心材이다.

〔性味〕 味는 辛하고 性은 溫하며 小毒이 있다.

〔藥效 主治〕 行氣, 鎭痛의 效能이 있다. 心胃氣痛을 치료한다. 【用法 用量】 3~3g을 달여서 服用한다.

❺ 生 漆 (생칠) 〈神農本草經〉: 옻나무의 樹脂이다. 4~5月에 採取한다. 樹皮를 긁어 나오는 脂肪液을 모아서 貯藏하였다가 쓴다. 毒性이 강하다.

〔成分〕 樹脂는 50~80%의 urushiol이 함유되어 있으며 이것은 4種의 catechol 誘導體(Ⅰ・Ⅱ・Ⅲ・Ⅳ)의 混合物이다. 그중 urushiol Ⅳ가 50%를 차지한다. Urushiol은 毒性이 있어 皮膚에 水疱나 심한 알레르기性 皮膚炎을 심한 일으킨다. 樹脂는 또 stellacyanin, laccase, phenolase, tannin 과 colloid 質도 함유되어 있다. Colloid 質의 主要成分은 多糖類로 glucuron 酸, galactose, xylose도 함유되어 있다.

〔藥理〕 特異體質者는 生漆에 가까이 가거나 닿으면 강한 알레르기性 皮膚炎이 생긴다.

〔藥效 主治〕 蟲積(主로 消化器寄生蟲), 水蠱(寄生蟲에 의한 腹脹)를 치료한다. 【用法 用量】生漆 그대로 丸劑 또는 散劑로 한다. 졸여서 말려 粉末한 뒤 丸劑, 散劑로 사용한다. 〈外用〉 塗布한다.

〔禁忌〕 身體虛弱者, 瘀血滯留가 없는 者는 服用을 忌한다.

❻ 漆 葉 (칠엽)〈圖經本草〉: 옻나무의 잎이다. 수시로 採取한다.

〔性味〕 味는 辛하고 性은 溫하며 小毒이 있다.

〔成分〕 Robinin이 함유되어 있다.

〔藥效 主治〕 紫雲瘋, 外傷出血, 瘡傷潰爛을 치료한다.【用法 用量】〈外用〉짓찧어서 塗布하거나 液汁을 塗布한다. 煎液으로 씻는다.

❼ 漆 子 (칠자)〈本草綱目〉: 옻나무의 種子이다.

〔成分〕 옻나무의 果實은 palmitin酸을 풍부하게 함유하고 있다. 種子에는 蠟分 24%가 함유되어 있다.

〔藥效 主治〕 下血을 치료한다.

〔禁忌〕 瘀滯의 有無를 잘 살펴서 服用해야 한다. 함부로 服用해서는 안 된다.

칠 엽 수(七葉樹)과 Hippocastanaceae

칠 엽 수 七葉樹 *Aesculus turbinata* BLUME (= *A. dissimilis* BLUME)

落葉喬木으로 높이가 30m에 達한다. 잎은 互生하며 掌狀 複葉이고 小葉은 5~7개로 긴 倒卵形인데 끝이 점점 뽀족해지면서 날카롭고 밑부분의 잎은 작고 중간 잎은 크며 길이는 30 cm, 나비는 12 cm 정도이며 윗면에 털이 없고 뒷면에 赤褐色의 부드러운 털이 있으며 가장자리에 複鈍齒가 있다. 圓錐花序는 가지의 끝에 달리는데 길이는 15~25 cm, 지름은 6~10 cm이며 짧고 퍼진 털이 있다. 꽃은 雜性으로 수꽃에 수술 7개와 퇴화된 암술이 1개 있고 兩性花에는 수술 7개와 암술 1개가 있다. 꽃받침은 鐘形인데 불규칙하게 5개로 갈라지고 꽃잎은 4개로 갈라졌다. 蒴果는 倒圓錐形이며 지름이 5 cm인데 3개로 갈라지며 赤褐色의 種子가 들어 있다. 開花期는 6~7月, 結實期는 9~10月이다. 日本 原産인데 京畿道 以南에 관상수로 栽植한다.【處方用名】果實 또는 種子가 娑羅子이다.

娑羅子 (사라자)〈本草綱目〉: 칠엽수의 果實 또는 種子이다. 10月 하순에 果實을 따서 7~10日 동안 햇볕에 말려 물에 끓여 열이 식은 후 다시 약한 불에 쬐어 말린다. 또는 햇볕에 말리거나 果皮를 벗겨서 햇볕에 말린다.

〔性味 歸經〕 味는 甘하고 性은 溫하며 無毒하다. 脾, 肺經에 들어간다.

娑羅子藥材

〔成分〕 種子에는 脂肪油 31.8%, 澱粉 36%, 纖維 14.7%, 粗蛋白 1.1%가 함유되어 있으며 脂肪油는 주로 oleic acid와 stearic acid의 glycerinester로 되어 있다. 果實에서 얻어진

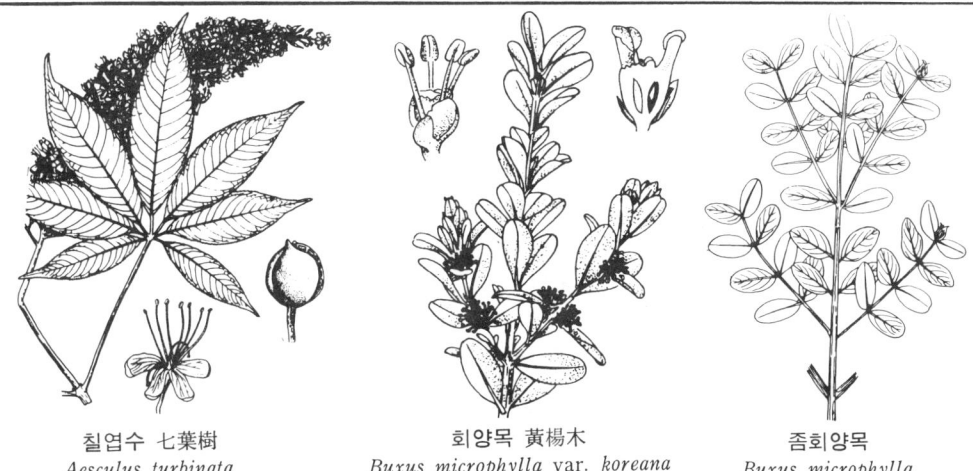

칠엽수 七葉樹
Aesculus turbinata

회양목 黃楊木
Buxus microphylla var. *koreana*

좀회양목
Buxus microphylla

sapaonin은 消炎藥으로 사용된다.

〔藥效 主治〕 寬中, 理氣, 殺蟲의 效能이 있다. 胃寒痛症, 脘腹脹滿, 疳積蟲痛, 말라리아, 痢疾을 치료한다. 【用法 用量】 3~9g을 달여서 服用한다. 또는 약성이 남을 정도로 태워 粉末로 만들어 服用한다.

〔禁忌〕 氣虛者, 陰虛者는 忌한다.

회 양 목 (黃楊木) 과 Buxaceae

회 양 목 黃楊木 *Buxus microphylla* var. *koreana* NAKAI

좀회양목 *B. microphylla* SIEB. et ZUCC.

常綠灌木으로 높이 7m에 達하고 小枝는 黃色으로 네모지고 털이 있다. 잎은 革質로 楕圓形에 끝은 뭉툭하면서 약간 凹한 형이며 銳底이고 葉柄으로 흐르며 길이 12~17mm, 앞면은 綠色이고 主脈下半部에 털이 있다. 뒷면은 黃綠色이며 가장자리는 뒤로 젖혀졌고 葉柄의 길이는 2mm이며 털이 있다. 꽃은 頂生 또는 腋生인데 雌雄花가 몇 개씩 한군데 달리고 중앙부에 암꽃이 있다. 수꽃은 1~4개(보통 3개)의 수술과 子房의 흔적이 있고 수술대는 길이 5mm로 흰빛이 돌고 꽃밥(葯)은 황색이다. 암꽃에는 3개의 花柱가 있고 子房은 3角形이다. 열매는 卵形이며 길이는 10mm로 털이 없고 익으면 褐色이 된다. 開花期는 4~5月, 結實期는 7~8月이다. 산기슭, 산중턱 및 계곡, 石灰岩지대에 나며 全北, 平北, 咸北을 제외한 전국에 분포한다. 【處方用名】 ① 莖枝는 黃楊木 ② 根은 黃楊根 ③ 幼葉은 黃楊木葉 ④ 果實은 黃楊子 이다.

❶ 黃楊木 (황양목) 〈本草綱目〉: 회양목의 莖枝이다. 年中 채취하여 햇볕에 말린다.

〔性味〕 味는 苦하고 性은 平하며 無毒하다.

〔成分〕 Alkaloid가 함유되어 있으며 冠狀動脈性心臟病 치료의 有效成分인 cyclovirobuxine D·C, cycloprotobuxine A·C 및 cyclokoreanine B의 5종이 이미 분리되어 있다.

〔藥理〕 1. 抗心筋虛血作用: Cyclovirobuxine D는 토끼의 冠狀動脈前下行枝結紮 24時間 후

에 心筋梗塞 범위가 축소되고 pituitrin(下垂體後葉호르몬)이 일으키는 虛血에 의한 心電圖의 변화를 개선하며, 고양이의 冠狀血管의 動脈血과 靜脈血의 酵素缺乏을 적게 함과 동시에 아드레날린에 의한 心筋의 酵素消費量의 증가를 끌어내려 Mouse 全體와 Guinea pig의 心筋細胞의 耐酸缺能力을 높인다.

2. 强心作用: 두꺼비, 토끼, 고양이, 개의 生體內에서 摘出한 心臟과 Guinea pig의 心臟乳頭筋의 標本 어느 것에 대해서도 心筋 收縮力을 증강시키며 토끼의 心筋細胞의 Na$^+$-K$^+$-ATP 酵素에 대해서는 抑制作用이 있다. 心電圖의 분석에서는 cyclovirobuxine D 는 强心配糖體와 같지는 않다.

3. 抗不整脈作用: Cyclovirobuxine D는 Mouse, Rat, 토끼 등이 各種의 化學物質에서 일어나는 不整脈의 防止作用이 있다. Guinea pig의 心筋細胞에 活動電位 二位相의 지속시간을 증가시키고 不應期의 연장을 도움과 동시에 wabain(와 바인) 등에서 일으키는 自律性 증강에 拮抗한다. 그러나 有效量과 中毒量에 가깝고 濃度가 얼마쯤 높으면 不整脈을 誘發할 수 있다.

〔毒性〕토끼 0.3 mg/kg/日 또는 1.2 mg/kg/日을 2個月 연속 經口投與하여도 體徵, 血液像, 心電圖, 肝腎臟機能의 변화는 나타나지 않는다. 病理組織學的 檢査에서도 몇몇 동물의 肝臟에 點狀의 壞死巢가 散在하여 나타난 외에 다른 臟器에는 특별한 損傷性 病變을 보이지 않았다.

〔藥效 主治〕祛風濕, 理氣, 止痛의 效能이 있다. 류머티즘疼痛, 胸腹氣脹, 齒痛, 疝痛, 打撲傷, 風濕頭痛, 氣痛, 赤白痢, 瘡癤을 치료한다. 【用法 用量】15~30 g 을 달여서 먹거나 술에 담가 服用한다. 打撲傷에 黃楊木을 술에 담가 服用한다. 〈外用〉짓찧어서 塗布한다.

❷ 黃楊根 (황양근)〈湖南藥物志〉: 회양목의 뿌리이다. 筋骨疼痛, 目赤腫痛, 吐血에 15~30 g 을 달여서 服用한다.

❸ 黃楊木葉 (황양목엽)〈本草綱目〉: 회양목의 幼葉이다.

〔成分〕잎은 buxamine E, buxaminol E, cyclokoreanine B, cyclovirobuxine D, buxpine, buxtauine 등이 含有되어 있다.

〔藥效 主治〕分娩困難을 치료한다. 暑癤에는 찧어서 塗布한다.

❹ 黃楊子 (황양자)〈履巉岩本草〉: 회양목의 果實이다.〔性味〕性은 凉하고 無毒하다.

〔藥效 主治〕中暑 또는 熱邪가 鬱積되어 發病하는 熱病을 치료한다. 얼굴에 나는 작은 종기에 果實을 짓찧어서 붙인다.

물레나물(金絲桃)目 Guttiferles

다래나무(獼猴桃)과 Actinidiaceae

다래나무 獼猴桃 *Actinidia arguta* (SIEB. et ZUCC.) PLANCH. ex MIQ.

털다래나무 *A. arguta* var. *platyphylla* NAK. 녹다래나무 *A. arguta* var. *rufinervis* NAK.

落葉덩굴性植物로 길이가 10 cm 以上인 것도 있다. 햇가지에는 灰白色의 柔毛가 드문드문 나 있고 묵은 가지에는 털이 없고 미끄럽다. 莖皮는 淡灰褐色, 莖髓는 褐色에 片狀이다. 잎은 互生하고 膜質이며 卵形 또는 楕圓狀 卵形이고 길이는 6~13 cm, 나비는 5~9 cm 로서 끝은 점점 뾰족하고 葉 가장자리는 날카로운 톱니가 있다. 잎의 아랫면에는 淡褐色 또는 灰白色의 柔毛가 있고 기타 部分은 털이 없다. 葉柄 및 葉脈이 마르면 항상 黑色이 된다. 花序는 腋生의 聚繖花序로 3~6개의 꽃이 달린다. 꽃은 白色, 花被는 5개 꽃받침잎의 가장자리에 털이 조금 있다. 수술은 多數이고 花柱는 絲狀이며 多數이다. 液果는 卵狀 圓形이고 表面은 반질거리며 끝에는 짧은 尾狀의 突起가 있다. 開花期는 5~6月, 果熟期는 9~10月이다. 山地, 谷間의 樹林中에 자라며 전국 各地에 分布한다. 【處方用名】① 莖과 葉은 獼猴梨 ② 果實은 軟棗子이다.

❶ 獼猴梨 (미후리) 〈中藥手册〉: 다래나무 및 同屬 近緣植物의 뿌리와 잎이다. 가을~겨울에 뿌리를 캐며, 잎은 여름에 採取하여 햇볕에 말린다.

〔性味 歸經〕 味는 淡微澀하고 性은 平하다. 肝, 肺, 胃, 大腸經에 들어간다.

〔成分〕 全體에 actinidine 이 함유되어 있다.

〔藥效 主治〕 健胃, 淸熱, 催乳, 利濕의 效能이 있다. 消化不良, 嘔吐, 腹瀉, 黃疸, 류머티즘에 의한 關節痛을 치료한다. 【用法 用量】15~60 g 을 달여서 服用한다.

❷ 軟棗子 (연조자) 獼猴梨果: 다래나무 및 同屬 近緣植物의 果實이다.

〔性味〕 味는 甛하다.

〔成分〕 果實에는 蔗糖, 粘液質, 澱粉, 蛋白質, tannin, 有機酸, vitamin C (75~90 mg%), vitamin A, vitamin P 등이 함유되어 있다. 糖의 含有量은 6~16 %이다.

〔藥效 主治〕 止渴, 解煩熱하고 石淋(泌尿器結石)을 치료한다. 【用法 用量】3~9 g 을 달여서 服用한다.

개다래나무 木天蓼 *Actinidia polygama* (SIEB. et ZUCC.) PLANCH. et MAXIM.

落葉덩굴性植物로 높이 5 m 에 達한다. 小枝에는 어릴 때 연한 갈색의 털이 있고 老枝에는 無毛에 灰白色의 작은 皮目이 있다. 髓는 크고 白色이며 속이 차 있다. 잎은 互生하고 膜質인데 上半部 또는 全部가 白色이나 黃色으로 變한다. 廣卵形 내지 卵狀 楕圓形이고 길이는 8~14 cm, 나비는 3.5~8 cm 로 끝은 날카로우며 밑부분은 둥글거나 또는 이그러진 心臟形이며 가장자리에는 잔톱니가 있고 뒷면은 葉脈에 따라서 털이 있다. 葉柄은 가늘고 弱하며 가시와 같은 털이 있는 것도 있다. 꽃은 1개 또는 3개가 腋生하는데 비교적 크고 白色이며 香氣가 있다. 꽃받침은 5개로 卵狀 楕圓形이고 꽃잎도 5개이며 倒卵形이다. 수꽃의 子房에는 花柱가 없고 수술은 多數이다. 암꽃에는 花柄이 있고 單獨으로 피고 암술은 1개, 柱頭는 여러 개로 갈라졌고 子房은 윤채가 있으며 병 모양이다. 腋果는 黃色인데 익으면 橘紅色이 되고 卵圓形이며 끝이 뾰족하다. 種子는 多數이며 淡褐色이다. 開花期는 6~7月, 結實期는 8~9月이다. 깊은 山의 계곡에 나며 전국에 분포한다. 【處方用名】① 枝葉은 木天蓼 ② 根은 木天蓼根 ③ 蟲癭이 있는 果實은 木天蓼子이다.

다래나무(獼猴桃)과 Actinidiaceae

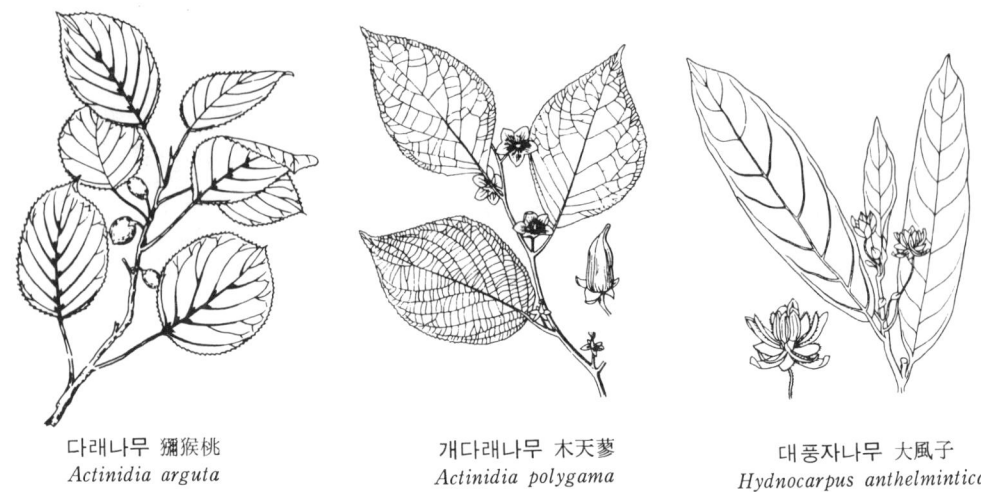

다래나무 獼猴桃
Actinidia arguta

개다래나무 木天蓼
Actinidia polygama

대풍자나무 大風子
Hydnocarpus anthelmintica

❶ **木天蓼** (목천료) 〈唐本草〉 天蓼·藤天蓼·天蓼木 : 개다래나무의 枝葉이다.

〔性味〕 味는 辛하고 性은 溫하며 小毒이 있다.

〔成分〕 잎과 果實에는 各種의 cyclopentan 誘導體가 含有되어 있다. ① Alkaloid: Actinidine ② Matatabilactone 類: Iridomyrmecin, isoiridomyrmecin, dihydronepetalactol, neonepetalactone ③ Matatabiol, allo-matatabiol, 매우 少量의 neomatatabiol(dihydronepetalactol), isoneomatatabiol(isodihydronepatalactol) ④ Matatabiether, 5-hydroxy 및 7-hydroxy-matatabiether 등이 함유되어 있다. 잎에는 또한 β-phenyl ethyl alcohol, 3,4-dimethylbenzonitrile, 3,4-dimethyl 安息香酸이 함유되어 있다. 蟲癭이 있는 果實에는 果實 中의 成分 외에 matatabic 酸이나 iridodiol의 多種의 異性體가 함유되어 있다.

〔藥理〕 1. 中樞神經系에 대한 作用 : 고양이科의 動物이 이를 좋아하며 이것을 먹으면 一種의 酩酊狀態가 된다. Actinidine, β-phenyl ethyl alcohol, matatabilactone은 고양이에게 침을 흘리고 凝視하며 物件을 핥고 굴리는 등의 行動을 하게 하고 陶醉狀態가 되어 敵意喪失, 睡眠 등의 특이한 作用을 한다. 이런 種類의 行動變化는 주로 고양이科 動物에 限하며, 嗅覺(味覺은 아니다)을 通해서 일어나고 그 反射中樞는 아마 皮質下 즉 大腦邊緣系에 있다고 생각된다.

2. 唾液分泌의 促進 : Actnidine, β-phenyl ethyl alcohol, matatabilactone의 냄새를 맡게 하든지 服用시키거나 靜脈注射를 놓으면 어느 것이나 모두 개와 고양이는 唾液分泌를 일으키게 된다.

〔藥效 主治〕 大風癩疾(Hansen 氏病), 癥積(腹中의 硬結), 氣痢風勞를 치료한다. 【用法 用量】 달이거나 粉末로 만들어 服用하거나 술을 빚어서 服用한다.

❷ **木天蓼根** (목천료근) 〈本草綱目〉 : 개다래나무의 뿌리이다.

〔藥效 主治〕 風蟲牙痛(齒痛)에는 丸劑를 만들어서 환부에 집어 넣기를 계속해서 4~5回 하되 液汁을 먹지 말아야 한다. 腰痛에는 木天蓼根 30g을 달여서 服用한다.

❸ **木天蓼子** (목천료자) 〈藥性論〉 : 蟲癭이 붙어 있는 果實이다.

〔性味〕 味는 苦 辛하고 性은 微熱하며 無毒하다.

〔藥效 主治〕 中風口面喎斜, 疝氣(hernia), 痃癖(腹中의 結塊), 女子의 虛勞(肺病), 모든 冷症을 치료하며 몸을 따뜻하게 하고 腰痛疝痛의 치료에도 쓴다.【用法 用量】6~9g을 달여서 服用하거나 散劑로 하여 服用한다.

대 풍 자 (大風子) 과 Flacourtiaceae

대풍자나무 大風子 *Hydnocarpus anthelmintica* PIER.

常綠喬木으로 單葉이 互生하고 革質이다. 葉柄은 1.2~15cm 이고 葉身은 線狀 披針形으로 끝이 뾰족하고 밑부분은 둥글며 가장자리는 밋밋하고 윗면은 暗綠色, 뒷면은 黃綠色이다. 꽃은 雜性 또는 單性이며 1개 또는 몇 개가 모여서 달리고 花柄은 짧고 柔毛에 덮여 있다. 수꽃에는 꽃받침과 꽃잎이 각각 5개 있는데 卵形이며 紅色 또는 淡紅色이다. 수술은 5개, 葯은 밖으로 향하였고 楕圓形이며 花絲는 밑부분이 굵고 두터우며 退化된 子房은 圓柱狀인데 긴 털이 덮여 있다. 암꽃의 꽃받침, 꽃잎은 雄花와 같고 子房은 卵形 또는 倒卵形으로 1室이며 胚珠는 여러 개고 花柱는 굵고 짧으며 柔毛가 덮여 있다. 液果는 둥글며 지름은 6~8cm 이다. 種子는 30~40 粒인데 多角體이며 胚乳가 많다. 開花期는 1~3월이다. 베트남, 말레이지아, 인도네시아 등에 分布하며 輸入에 의존한다.【處方用名】① 成熟한 種子는 大風子 ② 種仁油는 大風子油이다.

❶ 大風子 (대풍자)〈本草衍義〉大楓子 : 대풍자나무의 성숙한 種子로 4~6월에 성숙한 果實을 따서 果皮를 제거하고 種子만 햇볕에 말린다. 使用時에는 짓찧어서 種皮를 벗겨내고 種仁만 쓴다(大風子霜). 大風子仁을 짓찧거나 갈아 투명하게 될 때까지 쪄서 기름을 짜 내고 찌꺼기는 곱게 가루 낸다.

大風子藥材

〔藥材〕 乾燥된 成熟種子는 불규칙한 卵圓形 또는 多面形이고 약간 둔한 모서리가 있다. 길이는 약 1~1.5cm 이고 지름은 1~2cm 이다. 外皮는 灰褐色으로 가느다란 줄이 있고 한쪽에 선명한 홈과 같은 무늬가 있다. 種皮는 두텁고 단단하며 두께는 약 1.5~2mm 이다. 안의 表面은 반질거리고 옅은 黃色 또는 黃褐色이다. 種仁과 皮는 分離된다. 種仁은 兩瓣이며 灰白色이고 油性이 있다. 겉은 1層의 紅褐色 또는 暗紫色의 엷은 膜으로 싸여 있고 향기가 조금 있다. 味는 淡味이다. 크고 種仁이 꽉 차 있으며 白色이고 油性이 많은 것이 良品이다.

〔性味 歸經〕 味는 辛하고 性은 熱하며 有毒하다. 肝, 脾, 腎經에 들어간다.

〔成分〕 種仁은 種子의 30%를 차지하며 脂肪油 약 50%가 함유되어 있다. 大風子油는 20~30°C 에서 凝固하기 때문에 寒冷時는 그리이스(grease)狀으로 變한다. 기름의 屈折率은 상당히 높으며 旋光性이 있고 90%의 열알코올에 잘 溶解되는 것이 특징이다. 기름의 脂肪酸 중 chaulmoogric acid, hydnocarpic acid는 油中에서 대부분이 glyceride로 되어 있는데 이것은 특수한 구조(모두가 cyclopentame 을 갖는다)를 이루는 脂肪酸의 glyceride 로, 이 藥의 有效成分인데 總油量의 약 90%를 차지한다. 抗癩病의 藥效에 대해서 말하면 hydnocarpic acid 는

chaulmoogric acid 보다 强하다. 그러나 두 가지를 倂用하면 單用하는 것 보다 强하다.

〔藥理〕 1. 種子에 含有된 大風子油는 벌써부터 Hansen 氏病의 治療에 使用되어 왔다. 그러나 毒性이 强하고 또 治療效果도 뚜렷하지 않아서 현재는 그다지 사용되지 않고 있다.

2. 抗菌作用: 大風子油 및 그 脂肪酸의 나트륨鹽이 結核菌이나 그 밖의 抗酸菌에 대한 in vitro 에서의 抗菌作用은 phenol 의 百倍 以上이다. 그 밖의 細菌에 대해서는 민감하지 않다.

〔毒性〕 大風子油의 筋肉注射는 심한 刺戟과 疼痛을 일으키고, 壞死가 발생하기 쉽다. 이것에 비하면 chaulmoogric acid 에틸에스테르에 의한 것은 훨씬 가볍다. 大風子油를 經口投與하면 嘔吐를 하게 하지만, 계속해서 使用하면 점차 견디어 낼 수 있다. 사람이 應用하면, 현기증, 頭痛, 胸痛, 噫膈, 全身不快, 發熱, 軟弱, 不眠, 食慾不振, 腹痛 및 全身發熱感을 發生한다. 뿐만 아니라 腎臟을 刺戟하여 단백뇨 및 尿圓柱를 發生한다.

〔藥效 主治〕 祛風燥濕, 攻毒殺蟲의 效能이 있다. 痲風(Hansen 氏病), 疥癬, 楊梅瘡(惡性梅毒發疹)을 치료한다.【用法 用量】1.5~3g을 달여서 服用하거나 丸劑로 하여 服用한다.〈外用〉짓찧어서 塗布한다. 또는 藥性이 남아 있을 정도로 태워서 가루를 만들어 調合하여 塗布한다.

〔禁忌〕 內服에는 주의를 要한다. 貧血이나 血熱이 있으면 忌한다.

❷ **大風子油** (대풍자유)〈本草綱目〉: 대풍자나무 種仁의 脂肪油이다.【調製】種子를 깨끗이 씻어서 乾燥한 다음 種皮를 벗겨내고 種仁만을 골라서 冷壓法으로 기름을 짠다.

〔藥材〕 本品은 常溫에서는 黃色 또는 黃褐色의 脂肪油인데 25°C 以下에서는 凝結하여 類白色의 말랑말랑한 덩어리로 된다. 比重은 0.940~0.960 이고 냄새는 아주 적으며 맛은 약간 辛烈하다.

〔性味〕 味는 辛하고 性은 熱하며 有毒하다.

〔藥效 主治〕 攻毒, 殺蟲의 效能이 있다. 痲風(癩病), 疥癬을 치료한다.【用法 用量】丸劑로 하여 服用한다.〈外用〉문질러 바른다.

〔禁忌〕 本品은 有毒하여 內服하면 血을 傷하고 눈을 다친다. 또 催嘔作用이 있으므로 함부로 쓰지 말아야 한다.

산유자나무 柞木 *Xylosma congestum* (LOUR.) MERR. (=*X. japonicum* (WALP.) A. GRAY)

常綠灌木으로 높이가 2~7m에 達한다. 어릴 때는 가시로 된 짧은 가지가 있으며 적갈색이고 葉柄과 더불어 부드러운 작은 털이 있다. 單葉은 互生하고 卵形 또는 楕圓狀 卵形이며 革質이고 끝은 뾰족하고 밑부분은 쐐기형이거나 둥글며 가장자리에는 둔한 톱니가 있고 兩面은 반드럽고 葉柄은 길이가 3~7mm 이다. 總狀花序가 腋生하며 길이는 1~2cm 이고 微毛가 있다. 꽃은 單性으로 雌雄異株이며 淡黃色이거나 綠黃色이고 지름은 5mm 이며 꽃받침은 卵形, 꽃잎은 없다. 雄花에는 많은 수술이 있다. 液果는 球形이고 지름은 3~4mm 이며 익으면 黑色이 되고 種子는 2~3 개이다. 開花期는 8월이다. 海邊, 山地에 자라며 濟州道 및 南部의 島嶼에 分布한다.【處方用名】① 樹皮는 柞木皮 ② 根은 柞木根 ③ 枝葉은 柞木葉이다.

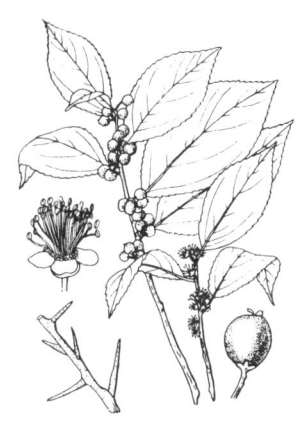
산유자나무 柞木
Xylosma congestum

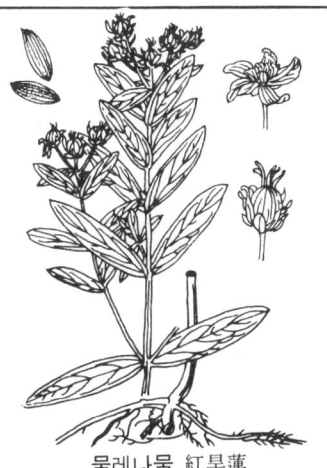
물레나물 紅旱蓮
Hypericum ascyron

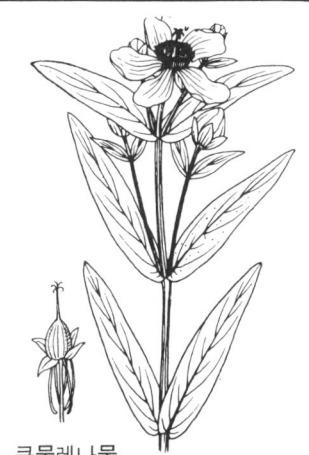
큰물레나물
Hypericum ascyron var. *longistylum*

❶ **柞木皮**(작목피)〈本草拾遺〉: 산유자나무의 樹皮이다.

〔性味〕 味는 苦酸하고 性은 凉하다.

〔藥效 主治〕 燥濕, 除熱의 效能이 있다. 黃疸, 瘰癧, 爛瘡毒을 치료한다. 【用法 用量】6〜9g을 달여서 服用하거나 또는 粉末하여 服用한다.

〔禁忌〕 姙婦는 忌한다.

❷ **柞木根**(작목근)〈四川中藥志〉: 산유자나무의 뿌리이다. 늦가을에 뿌리를 캐서 햇볕에 말린다.

〔性味〕 味는 苦하고 性은 平하며 無毒하다.

〔藥效 主治〕 黃疸, 水腫, 痢疾, 肺結核의 喀血, 瘰癧을 치료한다. 【用法 用量】12〜18g(新鮮한 것은 60〜120g)을 달여서 服用한다. 또는 藥性이 남을 정도로 태워서 粉末로 만든 다음 술에 타서 服用한다.

❸ **柞木葉**(작목엽)〈本草綱目〉: 산유자나무의 枝葉이다.

〔藥效 主治〕 癰疽, 腫毒을 치료한다. 下死胎의 效能이 있다.

물 레 나 물(金絲桃)과 Guttiferae

물레나물 紅旱蓮 *Hypericum ascyron* L. (=*H. pyramidatum* AIT.)

큰물레나물 *H. ascyron* L. var. *longistylum* MAX.

多年生 草本으로 높이는 1m에 達하며 원줄기는 곧게 섰고 윗부분은 녹색이며 밑부분은 木質로 되어 있고 갈색이며 네모가 나 있다. 잎은 對生인데 長圓形 내지 卵狀 披針形이며 끝은 뾰족하고 가장자리는 밋밋하다. 葉柄은 없고 원줄기를 마주 싸고 있고 葉質은 얇고 작은 투명한 點이 흩어져 있다. 꽃은 여러 개가 頂生하고 聚繖花序를 이룬다. 꽃받침잎은 5개인데 길이는 각기 다르고 꽃잎도 5개인데 狹倒卵形에 약간 비스듬히 말려 있고 黃金色이다. 수술은 多數이고 밑부분에서는 다섯 묶음으로 되어 있다. 子房은 上位, 花柱는 5개이다. 蒴果는 圓柱形이며 길

이는 12~18 mm 5室로 成熟하면 5개로 갈라지는데 內部에 작은 種子가 많이 들어 있다. 開花期는 6~8月, 結實期는 8~9月이다. 산이나 들의 濕潤한 양지나 바닷가에서 흔히 나며 전국에 분포한다. 【處方用名】全草가 紅旱蓮이다.

紅旱蓮 (홍한련)〈江蘇植藥志〉: 물레나물·큰물레나물의 全草이다. 8~9月 果實의 成熟期에 採取하여 끓는 물에 담갔다가 건져 햇볕에 말린다.

〔性味 歸經〕 味는 微苦하고 性은 寒하다. 肝, 心經에 들어간다.

〔成分〕 全草에 蛋白質 4.6%, carotene 0.735 mg%, vitamin B_1 0.024 mg%, nicotine酸 0.12 mg이 함유되어 있다. 精油, quercetin, kaempferol, hyperin, rutin, isoquercitrin도 함유되어 있다.

〔藥效 主治〕 平肝, 止血, 敗毒, 消腫의 效能이 있다. 頭痛, 吐血, 打撲傷, 瘡癤을 치료한다. 【用法 用量】4~9g을 달여 服用하거나 술에 담가 服用한다.

고추나물 小連翹 *Hypericum erectum* THUNB. 채고추나물 赶山鞭 *H. attenuatum* CHOISY

多年生草木으로 높이 20~60 cm이고 원줄기는 圓柱形이다. 잎은 對生인데 無柄이며 倒卵形이거나 卵狀楕圓形으로 끝이 둥글고 가장자리가 밋밋하다. 밑부분은 뭉툭하며 원줄기를 반쯤 싸고 있고 윗면에는 검은 腺點이 散在한다. 聚繖花序가 頂生 또는 腋生한다. 꽃받침잎은 5개인데 綠色의 卵形이다. 꽃잎은 5개로 楕圓形이고 꽃받침잎과 對生하며 짙은 黃色에 검은 點線이 있고 약간 삐뚤어져 있다. 수술은 다수인데 세 묶음이 되고 黃色이다. 葯은 작고 끝에 黑點이 하나 있다. 子房은 3室이고 黃色이며 花柱는 3개이고 柱頭는 乳頭狀이다. 蒴果는 卵形으로 3室이며, 種子는 작고 가는 그물맥이 있다. 開花期는 7~8月, 結實期는 9~10月이다. 산이나 들에 나며 全國에 分布한다. 【處方用名】全草가 小連翹이다.

小連翹 (소련교)〈本草綱目〉小翹·七層蘭·瑞香草·奶漿草: 고추나물·채고추나물의 全草로서 6~8月에 採取하여 햇볕에 말린다.

〔性味 歸經〕 味는 辛하고 性은 平하다. 腎, 心經에 들어간다.

〔成分〕 全草에는 tannin이 함유되어 있다. 이외에 hypericin이 함유되어 있어서 빛에 대하여 敏感한 作用을 한다. 動物이 이를 먹으면 皮膚炎을 일으킬 염려가 있다.

〔藥效 主治〕 活血, 止血, 調經, 通乳, 消腫, 止痛의 效能이 있다. 吐血, 鼻出血, 子宮出血, 月經不順, 乳汁不通, 癤腫(작은 부스럼), 打撲傷, 創傷出血을 치료한다. 【用法 用量】15~30g 달여서 服用한다.〈外用〉짓찧어서 塗布한다.

애기고추나물 地耳草 *Hypericum japonicum* THUNB.

一年生 草本이지만 南部地方에서는 多年生으로 된다. 높이는 15~50 cm이고 털은 없다. 뿌리는 수염뿌리 모양이고 줄기는 곧게 자란다. 또는 비스듬히 뻗는 것도 있다. 줄기가 가늘고 4개의 稜線이 있으며 마디가 뚜렷하고 마디 가까이에 잔뿌리가 있다. 잎은 卵形으로 對生하는데

고추나물 Hypericum erectum 애기고추나물 H. japonicum

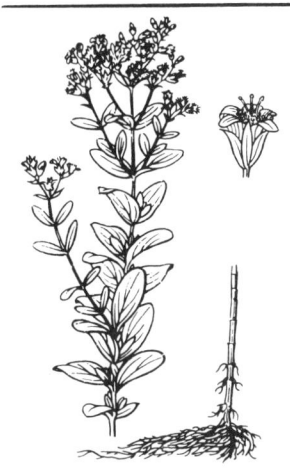
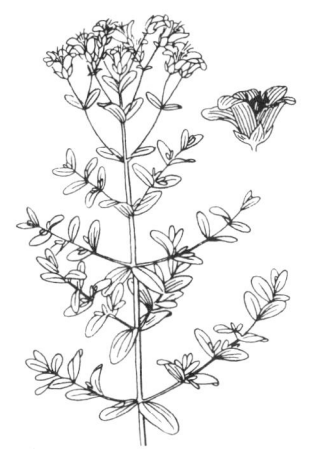
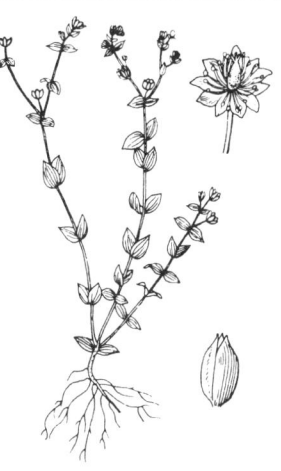

고추나물 小連翹
Hypericum erectum

채고추나물 赶山鞭
Hypericum attenuatum

애기고추나물 地耳草
Hypericum japonicum

줄기를 반쯤 싸고 있고, 가장자리는 밋밋하며 끝은 鈍形, 葉面에는 작고 투명한 點이 있다. 聚繖花序가 줄기 끝에 달리며 꽃은 작고 黃色이다. 꽃받침잎은 5개로 披針形이며 꽃잎도 5개로 長楕圓形이고 안쪽으로 굽었으며 꽃받침과 길이가 같다. 수술은 10개 이상이며 밑부분은 합쳐져서 세 묶음이 되었다. 子房은 1室이고 花柱는 3개이다. 蒴果는 楕圓形이고 種子는 긴 楕圓形이다. 開花期는 7~8月이다. 산기슭 아래의 濕地에서 자라며 南・中部에 분포한다. 【處方用名】全草가 地耳草이다.

地耳草 (지이초) 〈植物名實圖考〉: 애기고추나물의 全草이다. 여름, 가을에 採取하여 깨끗이 씻어 햇볕에 말린다.

〔性味〕 味는 苦甘하고 性은 凉하며 無毒하다.

〔成分〕 Flavone 類, lactone(coumarin), tannin, anthraquinone, amino 酸, phenol 類가 함유되어 있다. 이미 quercetin, quercetin-3-*l*-rhamnoside, quercetin-3-*d*-glucoside 및 quercetin-7-rhamnoside 는 分離되어 있다.

〔藥理〕 1. 抗菌作用: 田基黃成分 A (流動엑스를 酸性으로 해서 얻어내는 沈澱物)는 *in vitro* 에서 소형結核菌(無毒性), 肺炎球菌, 黃色포도球菌, 돼지콜레라菌, 赤痢菌에 대해서 각각 정도가 다른 抑菌과 殺菌作用이 있다.

2. 기타의 作用: 토끼의 摘出腸管에 대하여 低濃度의 流動엑스는 律動的 收縮을 증강하고, 高濃度에서는 痙攣性 收縮을 나타낸다. 두꺼비의 *in situ* 및 摘出心臟에 대하여 低濃度일 때는 心筋은 우선 興奮한 후 抑制를 나타내고, 高濃度에서는 心臟細動을 일으킨 다음 停止시킨다. 痲醉한 개에게 流動엑스(100%)를 1마리당 1~2 m*l* 靜脈注射하면 血壓은 조금 下降하지만 鼓動 및 呼吸에는 뚜렷한 영향은 없었다.

〔藥效 主治〕 清熱, 利濕, 消腫, 解毒의 效能이 있다. 傳染性肝炎, 瀉痢, 小兒驚風, 疳積, 喉蛾(扁桃腺炎), 急・慢性肝炎, 早期肝硬化, 盲腸炎, 腸癰, 癤腫, 蛇咬傷을 치료한다. 【用法 用量】15~30 g(新鮮한 것은 30~60 g), 大量投與時에는 90~120 g 까지 달여서 服用하거나 汁을

내어 服用한다. 〈外用〉짓찧어서 塗布하거나 煎液으로 씻는다.

용뇌향나무(龍腦香)과 Dipterocarpaceae

용뇌향나무 龍腦香 *Dryobalanops aromatica* GAERTN. f. (=*D. camphora* COLEBR.)

常綠喬木으로 높이는 5m에 達한다. 光澤이 있고 반들반들하며 無毛이다. 樹皮에는 움푹 패여 갈라진 皮目이 있고 바깥쪽에 딱딱한 龍腦의 結晶이 붙어 있다. 잎은 卵形, 互生하며 革質이고 葉柄은 굵고 끝이 뾰족하며 밑부분은 둥글거나 넓은 쐐기형이며 가장자리는 밋밋하다. 主脈은 뚜렷하고 側脈은 羽狀이다. 圓錐花序는 가지의 上部에 달리고 꽃은 兩性이 균등하다. 花托은 多肉質인데 조금 오목하다. 꽃받침은 5개 覆瓦狀으로 配列되었고 꽃잎은 5개이며 白色이고 수술은 多數인데 環狀으로 配列되어 있고 花絲는 짧다. 암술은 1개, 子房은 上位, 乾果는 卵形, 果皮는 革質이다. 種子는 1~2개이며 胚乳가 있다. 南洋群島一帶 및 印度地方에 分布한다. 【處方用名】① 樹脂加工品은 冰片 ② 樹脂는 龍腦香膏 ③ 種子는 龍腦香子이다.

❶ 冰 片 (빙편)〈本草綱目〉端龍腦・梅花腦・冰片腦・龍腦: 용뇌향 樹脂의 加工品 및 樟腦, 松節油(turpentine 油) 등 化學的으로 合成한 製品이다. 《龍腦冰片》용뇌향나무의 樹幹으로부터 採集한 乾燥樹脂를 加工한다. 또는 용뇌향나무의 樹幹이나 가지를 잘게 썰어서 水蒸氣蒸留法으로 昇華시켜서 冷却하면 結晶體가 된다.

〔藥材〕① 龍腦香樹脂加工品: 半透明한 둥근 덩어리 또는 조각, 顆粒狀의 結晶으로 지름 1~7mm, 두께 약 1mm로 類白色 내지는 淡灰褐色이다. 淸凉한 香氣와 淸凉味가 있고 입에 넣고 씹으면 서서히 녹는다. 微量을 昇華시켜 현미경으로 관찰하며 結晶은 棒狀 또는 多角形이다. 태워 보면 검은 연기가 조금 나거나 전혀 나지 않는다. 片이 크고 純白色에 質이 단단하고 순수한 淸凉香이 있는 것이 良品이다.

② 合成冰片: 化學的 方法으로 합성한 제품이다. 半透明의 얇은 조각의 結晶으로 지름 5~15mm, 두께 약 2~3mm이다. 白色이 表面에는 얼음과 같은 금이 나 있다. 淸香이 있고 辛凉한 味가 있다. 태우면 검은 연기가 나나 殘留物은 남지 않는다.

〔性味 歸經〕 味는 辛苦하고 性은 凉하다. 心, 肺, 脾經에 들어간다.

〔成分〕 冰片은 龍腦香의 樹脂와 精油中에서 뽑아낸 結晶으로 거의 純粹한 d-borneol이다. 龍腦香의 樹脂와 精油中에는 多種類의 terbene類가 含有되어 있다. Borneol 이외에 humulene, β-elemene, carophyllene 등의 sesquiterpene, oleanolic acid, alphitolic acid, asiatic acid, dipterocarpol(hydroxydanmarenone Ⅱ), dryobalanone, erythrodiol 등의 triterpenoides가 함유되어 있다. 이러한 成分은 市販되는 冰片中에 조금이라도 混入되어 있다.

〔藥理〕 作用은 樟腦와 비슷하다. 局部에 應用하여도 知覺神經에의 刺戟은 매우 가볍고 어느 정도의 止痛 및 緩和한 防腐作用을 가진다. *in vitro*(平板混合法)의 高濃度(0.5%)에서 抑菌作用이 있으므로 神經痛이나 消炎에 사용된다. 粘膜, 皮下組織에도 흡수되기 쉽고 體內에서 glucuron 酸과 결합한 뒤에 體外로 排出된다. 이전에 肝機能 측정에 사용된 예에서는 冰片 1g을

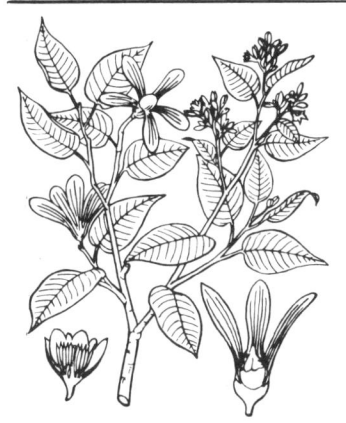
용뇌향나무 龍腦香
Dryobalanops aromatica

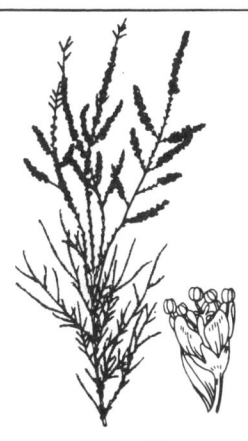
위성류 檉柳
Tamarix chinensis

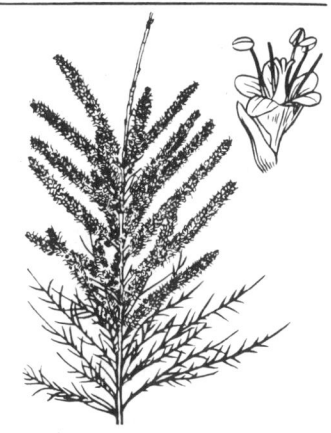
향성류 檜檉柳
Tamarix juniperina

內服하면 정상적인 사람은 24시간 내에 glucuron 酸結合體를 60~100% 排出하였다.

〔藥效 主治〕 通九竅, 散鬱火, 去翳明目, 消腫, 止痛의 效能이 있다. 中風口噤, 熱病으로 因한 人事不省, 驚癎痰迷, 氣閉耳聾, 喉痺, 口瘡, 中耳炎, 癰腫, 痔瘡, 赤目(結膜炎), 角膜混濁, 蟯蟲症 등을 치료한다. 【用法 用量】 0.1~0.3g을 丸劑 또는 散劑로 하여 服用한다. 〈外用〉 粉末하여 撒布하거나 調合하여 塗布한다.

〔禁忌〕 氣虛, 姙娠婦는 忌한다.

❷ 龍腦香膏 (용뇌향고) 〈唐本草〉 婆律膏・婆律香: 용뇌향나무의 樹脂이다.

〔性味〕 味는 苦하고 性은 溫하다.

〔藥效 主治〕 耳聾을 치료하고 모든 風證을 다스린다.

❸ 龍腦香子 (용뇌향자) 〈唐本草〉: 용뇌향나무의 種子이다.

〔性味〕 味는 辛하고 性은 溫하다.

〔藥效 主治〕 惡氣를 물리치고 食滯를 消化하고 脹을 疏散하고 입을 향기롭게 하는 效能이 있다. 【用法 用量】 0.1~0.3g을 丸劑나 散劑로 만들어 服用한다.

위 성 류 (檉柳) 과 Tamaricaceae

위성류 檉柳・河柳 *Tamarix chinensis* LOUR.   향성류 檜檉柳 *T. juniperina* BUNGE

落葉小喬木으로 높이는 5m에 達한다. 줄기에 가지가 많이 갈라지는데 가지는 柔弱하고 넓게 퍼지거나 아래로 늘어지고 樹皮는 모두 褐色이다. 잎은 互生이며 灰綠色으로 가늘고 鱗片狀, 卵狀 三角形, 卵狀 楕圓形 또는 披針形이고 끝이 뾰족하고 밑부분은 葉鞘狀으로 藍綠色이다. 꽃은 圓錐狀 複總狀花序로 頂生하고 1年에 두 번 핀다. 봄철의 꽃은 묵은 가지에 생기는데 꽃은 크고 열매는 맺지 않고 그해에 나온 가지에 붙는 꽃은 작고 열매를 맺는다. 꽃은 분홍색이며 꽃받침잎, 꽃잎, 수술이 각각 5개이고 子房에는 3개의 암술대가 있고 花盤은 褐色이며 10개로 갈라졌다. 蒴果는 작고 끝에는 털이 있다. 開花期는 6~7月, 結實期는 10月이다. 中國産

으로 人家부근에 栽植한다.【處方用名】① 幼枝의 잎은 檉柳 ② 꽃은 檉柳花 ③ 樹脂는 檉乳이다.

❶ 檉 柳 (성류)〈圖經本草〉赤檉・三春柳・春柳・三眠柳・雨絲・蜀柳・垂絲柳 : 위성류・향성류의 어린 가지의 잎이다. 4~7月 꽃이 피기 전에 햇가지의 잎을 따서 그늘에서 말린다.

〔性味 歸經〕 味는 甘鹹하고 性은 平하며 肺, 胃, 心經에 들어간다.

〔成分〕 樹脂에는 quercetin이 樹皮에는 水分 19.6%, tannin 5.21%가 함유되어 있다.

〔藥理〕 1. 呼吸系統에 대한 作用 : 檉柳煎劑를 Mouse에 5g/kg을 腹腔內注射하였더니 止咳作用(ammonia水噴霧引咳法)은 있었으나 祛痰作用(Mouse의 phenol red法)은 없었다.

2. 抗菌作用 : in vitro에 있어서 위성류의 煎劑는 肺炎球菌, α型連鎖球菌, 白色포도球菌, Influenza菌에 대해서도 모두 抑制作用을 가졌다.

3. 解熱作用 : 인공적으로 發熱한 토끼에 대하여 extract 溶液 12g/kg을 皮下注射하였더니 상당한 解熱作用이 있었다.

〔藥效 主治〕 疏風, 解表, 利尿, 解毒의 效能이 있다. 麻疹의 不透疹, 風疹搔痒, 感冒, 咳嗽, 短氣, 少氣, Rheumatism性骨節痛을 치료한다.【用法 用量】30~60g을 달여서 服用한다. 또는 가루 내어 散劑로 하여 服用한다.〈外用〉煎液으로 씻는다.

〔禁忌〕 麻疹이 이미 透疹된 것, 體虛多汗에는 服用을 忌한다.

❷ 檉柳花 (성류화)〈嶺南採藥錄〉: 위성류・향성류의 꽃이다.

〔藥效 主治〕 中風을 다스리고 淸熱, 麻疹을 透發하게 하는 效能이 있다. 3~9g을 달여서 服用한다.

❸ 檉 乳 (성유)〈開寶本草〉: 위성류・향성류의 樹脂이다. 汗藥과 混合하여 쓰면 金瘡傷을 치료한다.

제 비 꽃 (菫菫菜) 과 Violaceae

졸방제비꽃 (졸방나물) 鷄腿菫菜 *Viola acuminata* LEDEB. (= *V. laciniosa* A. GRAY)

민졸방제비꽃 *V. acuminata* L. for. *glaberrima* HARA

多年生 草本으로 높이 20~40cm이며 全體에 白色의 잔털이 나 있다. 根莖은 짧고 줄기는 곧게 자라며 보통 여러 대가 한군데에서 나온다. 잎은 心臟形 또는 心臟狀 卵形이고 가장자리에 둔한 톱니가 있으며 根生葉은 葉柄이 길고 莖生葉은 互生한다. 托葉은 긴 楕圓形에 빗살 같은 톱니가 있다. 꽃은 윗부분의 葉腋에서 花梗이 나와 흰색 또는 연한 자줏빛이 도는 꽃이 옆을 향해 달리며 꽃받침잎, 꽃잎이 각각 5개이며 길이 1mm쯤 되는 자루 모양의 距가 있다. 수술은 5개이고 子房은 上位 1室이다. 蒴果는 楕圓形이고 끝이 뾰족하며 開裂時에는 3개의 瓣으로 된다. 開花期는 5~6月이다. 산기슭의 양지쪽에 나며 전국에 분포한다.【處方用名】葉이 走邊疆이다.

走邊疆 (주변강)〈陝西中草藥〉山地丁 : 졸방제비꽃・민졸방제비꽃 의 잎이다. 여름~가을에

採取하여 햇볕에 말린다.

〔性味 歸經〕 味는 淡하고 性은 寒하다. 肝, 膀胱經에 들어간다.

〔藥效 主治〕 淸熱, 解毒, 消腫, 止痛의 效能이 있다. 肺熱咳嗽, 打撲腫痛, 瘡癤의 腫毒을 치료한다.

둥근털제비꽃 毛果菫菜 *Viola collina* BESS. (= *V. hirta* var. *collina* (BESS.) REGEL)

多年生 草本으로 전체에 털이 密生하며 主根은 肥大하고 다소 길며 수염뿌리는 다수이다. 잎과 花柄이 뿌리에서 나오고 잎은 心臟形 내지는 약간 圓形이며 大小의 차이가 비교적 크다. 끝은 뭉툭하며 가장자리에는 얕은 톱니가 있고 兩面에 거친 腺毛가 나 있다. 葉柄은 길이 3~10cm 이지만 열매가 맺을 때쯤 되면 20cm에 달한다. 托葉은 膜質인데 가장자리에 긴 털이 있다. 花柄은 길이가 4~6cm 로 中間部位에 작은 苞片이 2개 있으며 逆向한 털이 성기게 나 있다. 꽃은 淡紫色이고 꽃받침잎은 長楕圓形이며 끝이 둔하고 밑부분 및 가장자리에 털이 조금 있다. 꽃잎은 5개, 倒卵形이고 花距는 약 3mm 이다. 수술은 5개로 밑에 蜜腺이 달린 附屬物이 2개 있다. 子房은 上位, 털이 있고 柱頭는 굽어져 있다. 蒴果는 둥글며 길이 약 8mm 로서 짧은 털이 있다. 開花期는 4~5月, 果熟期는 7月이다. 山地에 나며 울릉도 및 南·中·北部에 分布한다. 【處方用名】全草가 地核桃이다.

地核桃 (지핵도)〈貴州民間方藥集〉: 둥근털제비꽃의 全草이다.

〔**性味**〕 味는 苦澁하고 性은 凉하다.

〔**藥效 主治**〕 淸熱, 解毒, 消腫의 效能이 있다. **癰疽瘡毒, 無名疔腫, 瘰癧惡瘡, 各種의 化膿性瘡瘍, 肺癰, 打撲傷, 刀傷**에 의한 出血을 치료한다. 【用法 用量】 9~15g(新鮮한 것은 15~30g)을 달이거나 生汁을 내어 服用한다. 〈外用〉 짓찧어서 塗布한다.

금강제비꽃 大葉菫菜 *Viola diamantiaca* NAKAI

多年生 草本으로 地下莖은 굵고 옆으로 뻗는다. 잎은 밑부분에서 나오며 원줄기가 없고 葉柄이 길며 心臟形 또는 넓은 卵狀 心臟形인데 가장자리에는 둔한 톱니가 있고 托葉은 葉柄에서 떨어져 붙고 披針形이다. 花序는 腋生하고 꽃은 1개 혹 2개인 것도 있다. 花柄이 가늘고 弱하며 꽃은 淡紫色인데 閉鎖花도 있다. 꽃받침잎은 5개로 宿存한다. 꽃잎은 5개로 크기가 각기 다른데 가장 아래의 것이 제일 크다. 수술은 5개, 子房은 上位 1실이며 胚珠는 多數이다. 蒴果는 楕圓形으로 길이 약 13mm 로서 자주색 무늬가 있으며 익으면 3개로 갈라지고 種子가 튀어 나온다. 深山의 陰地에 자라고 五大山 以北에 분포한다. 【處方用名】全草가 寸節七이다.

寸節七 (촌절칠)〈陝西中草藥〉: 금강제비꽃의 全草이다. 늦여름에 채집하여 씻어서 그늘에 말리거나 新鮮한 것을 쓴다.

〔**性味**〕 味는 苦辛하고 性은 凉하다.

〔**藥效 主治**〕 淸熱, 解毒, 止血의 效能이 있다. **瘡癤腫毒, 麥粒腫, 毒蛇咬傷, 外傷出血, 肺**

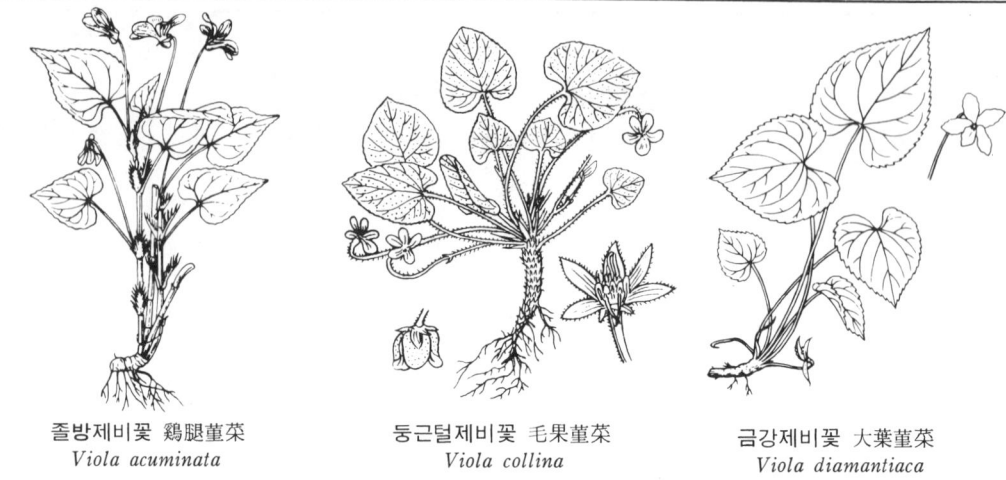

졸방제비꽃 鷄腿菫菜
Viola acuminata

둥근털제비꽃 毛果菫菜
Viola collina

금강제비꽃 大葉菫菜
Viola diamantiaca

結核을 치료한다. 【用法 用量】 6~9g을 달여서 服用한다. 〈外用〉 짓찧어서 塗布한다.

남산제비꽃 裂葉菫菜 *Viola chaerophylloides* (REGEL) W. BECK.

多年生 草本으로 地上莖은 없고 地下莖은 굵고 짧으며 黃白色의 굵은 수염뿌리가 몇 개 나 있다. 잎은 밑부분에서 모여서 나오며 葉柄이 길고 心臟形인데 掌狀의 3~5 갈래로 갈라졌고 裂片은 2回羽狀으로 깊게 갈라졌고 맨끝의 裂片은 線形이다. 꽃은 淡紫菫色이고 꽃받침잎은 5개로 宿存하는데 覆瓦狀으로 配列하였다. 꽃잎도 5개인데 크기는 같지 않고 가장 아래의 것이 유달리 크고 距가 있다. 蒴果는 成熟하면 3개로 갈라진다. 開花期는 4~5月, 結實期는 5~6月이다. 山野草地의 양지에 난다. 中·北部에 分布한다. 【處方用名】 全草가 疔毒草이다.

疔毒草 (정독초) 〈吉林中草藥〉: 남산제비꽃의 뿌리가 달린 全草로 봄~가을에 採取하여 깨끗이 씻어서 햇볕에 말리거나 新鮮한 것 그대로 쓴다.

〔性味〕 味는 微苦하고 性은 寒하다. 心, 脾, 腎經에 들어간다.

〔藥效 主治〕 淸熱, 解毒, 消癰腫, 散瘀의 效能이 있다. 無名腫毒, 瘡癤, 癰瘡疔毒, 淋濁腎炎을 치료한다. 【用法 用量】 9~15g을 달이거나 生汁을 내어 服用한다. 〈外用〉 짓찧어서 塗布한다.

낚시제비꽃 紫花菫菜 *Viola grypoceras* A. GRAY (=*V. canina* var. *japonica* GING.)

多年生 草本으로 主根은 길고 깊게 들어가며 줄기는 약 20cm이다. 여러 대가 비스듬히 서거나 옆으로 눕는다. 잎은 三角狀 心臟形 또는 둥근 心臟形인데 가장자리에 얕은 톱니가 있고 兩面에는 褐色의 점이 있고 털은 없다. 托葉은 線狀 披針形이며 구두주걱 모양으로 째어졌다. 뿌리에서 나온 잎의 葉柄은 비교적 길며 莖葉은 위로 올라갈수록 짧다. 花柄은 根部에서 나오거나 줄기에서 갈라져서 나오며 꽃은 淡紫色이고 지름 약 2cm이다. 꽃받침잎은 5개, 꽃잎도 5개이며 길쭉하고 좁으며 褐色의 點이 있고 수술은 5개이다. 子房은 上位, 柱頭는 뾰족하고

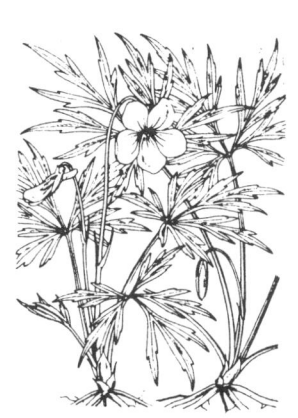 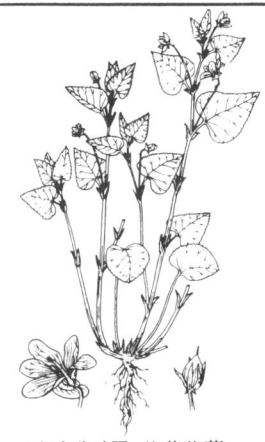 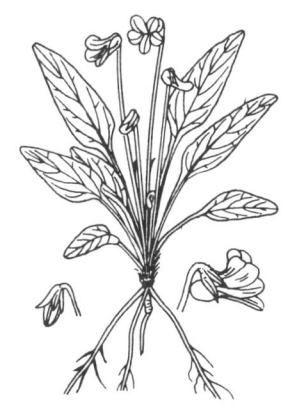

남산제비꽃 裂葉菫菜 낚시제비꽃 紫花菫菜 흰제비꽃 白花地丁
Viola chaerophylloides *Viola grypoceras* *Viola patrinii*

약간 굽어 있다. 蒴果는 털이 없으며 開花期는 3~4月이다. 들이나 길가에 나며 제주도, 울릉도 및 中, 南部 지역에 분포한다. 【處方用名】 全草가 地黃瓜이다.

地黃瓜 (지황과) 〈貴州民間方藥集〉: 낚시제비꽃의 全草이다.

〔性味〕 味는 微苦하고 性은 凉하다.

〔藥效 主治〕 淸熱, 解毒, 止血, 化瘀의 效能이 있다. 咽喉紅腫, 疔瘡腫毒, 刀傷出血, 黃水瘡, 無名腫毒, 打撲傷을 치료한다. 【用法 用量】 달여서 服用한다. 〈外用〉 짓찧어서 塗布하거나 藥性이 남을 정도로 태워 粉末하여 撒布한다.

흰제비꽃 白花地丁 *Viola patrinii* DC.

多年生 草本으로 높이 10~15 cm 이다. 主根은 굵고 흑갈색으로 비교적 길며 側根은 매우 가늘고 많다. 원줄기는 없고 잎은 群生하는데 披針形 또는 長楕圓狀 披針形에서 線狀 披針形이 되는데 끝은 둔하고 밑부분은 수평에 가까우며 길이는 2.5~7 cm, 나비는 1~2 cm 이며 가장자리에는 얕고 둔한 톱니가 있다. 葉柄은 가늘고 길며 紫紅色에 短毛가 있고 윗부분에는 날개가 있다. 花莖은 잎보다 길고 紫紅色에 短毛가 있으며 중간쯤에 2개의 線狀 披針形의 小苞片이 있다. 꽃은 흰빛 또는 자주빛이 돌고 꽃받침잎은 披針形이며 끝이 뾰족하다. 수술은 5개, 암술은 1개, 3개의 心皮는 合着하고 柱頭의 끝은 점차 굵어진다. 蒴果는 矩圓形이고 成熟하면 3개로 갈라지며 種子는 작고 淡黃色이다. 野地의 양지쪽, 濕地에 나며 전국에 분포한다. 【處方用名】 全草가 犂頭草이다.

犂頭草 (화두초) 〈草木便方〉 地黃瓜·白花地丁: 흰제비꽃의 全草 또는 뿌리가 달린 全草이다. 5~6月 꽃과 열매가 함께 있을 때 採取하여 햇볕에 말린다.

〔性味 歸經〕 味는 辛微苦하고 性은 寒하다. 肝, 大腸經에 들어간다.

〔藥效 主治〕 淸熱, 解毒, 散瘀, 消腫의 效能이 있다. 腸癰, 疔瘡, 紅腫瘡毒, 黃疸, 淋濁, 目生赤翳를 치료한다. 【用法 用量】 9~15 g(생것은 30~60 g)을 달여서 服用한다. 〈外用〉 짓찧

어서 塗布한다. 虛寒에는 忌한다.

삼색제비꽃 三色菫 *Viola tricolor* L.

一年生 또는 二年生 草本으로 줄기는 높이 7~30 cm 이며 가지가 많이 갈라져 나온다. 根出葉은 圓心臟形이고 莖葉은 卵狀 楕圓形이거나 披針形으로 圓形을 띤 둔한 톱니가 있고 葉柄이 길다. 托葉은 크고 밑부분이 羽狀으로 깊게 갈라졌으며 花柄은 腋生하여 1~2개의 꽃이 달린다. 꽃은 兩性, 左右對稱이다. 上部에 피는 꽃은 봄에 피는데 크고 지름이 3~5 cm 이며 藍, 白, 黃의 三色으로 매우 아름답다. 줄기의 밑부분 또는 地面 가까이 피는 꽃은 여름에 피며 꽃잎은 없고 閉花된 채로 受粉하여 많은 種子가 열린다. 꽃받침잎은 5개, 봄에 피는 꽃은 꽃잎이 5개이고 아래 2개의 밑부분에 蜜腺이 있는 附屬物이 뻗어서 距가 된다. 子房은 上位 1室이고 胚珠는 多數이다. 蒴果는 3개로 뻗어 三角形이 된다. 開花期는 봄에서 가을까지 이며 栽植한다. 보통 팬지(pansy)라고 한다.【處方用名】全草가 三色菫이다.

三色菫(삼색근)〈中國藥植圖鑑〉: 삼색제비꽃의 全草이다. 7~8月에 採取하여 햇볕에 말린다. 또는 생것으로도 사용한다.

〔性味 歸經〕 味는 甘 苦하고 性은 凉하다. 腎, 肝, 大腸經에 들어간다.

〔成分〕 잎과 줄기에 violutoside 가 함유되어 있다. 꽃에는 rutin, 精油, saponin, vitamin A 및 C, 多量의 tocopherol(30.2 mg/100 g 乾燥花)이 함유되어 있다. 이 외에 carotenoid 成分의 lycopen, lutein 및 phytofluene 이 함유되어 있다.

〔藥理〕 全草에서 만든 製劑의 內服으로 氣道炎症을 치료할 수 있고 氣管支腺의 分泌를 증가시켜서 粘液을 稀釋하여 排出을 도운다. 葉은 緩下作用이 있다. 그 辛味成分인 violin은 催吐作用이 있다. 全草는 尿中의 鹽素 ion 排出을 촉진한다.

〔藥效 主治〕 止咳의 效能이 있다. 小兒의 瘰癧을 치료한다.【用法 用量】3~9 g 을 달여서 服用한다. 〈外用〉 짓찧어서 汁을 塗布한다.

콩제비꽃 (조갑지나물) 菫菜 *Viola verecunda* A. GRAY

多年生 草本으로 높이 5~20 cm 이고 줄기는 비스듬히 위로 올라가거나 옆으로 기어가듯이 뻗는다. 밑부분에서 나오는 잎은 葉柄이 길고 腎臟狀 卵形 또는 三角狀 腎臟形으로 길이 1.5~2.5 cm, 나비는 2~2.5 cm 인데 끝은 둔하거나 三角形이고 밑부분은 心臟形 내지 半月形이고 가장자리에는 둔한 톱니가 있다. 莖生葉은 互生하고 扁心臟形이거나 三角狀 心臟形이며 葉柄은 조금 짧고 托葉은 披針形 아니면 線狀 長楕圓形에 길이는 7~20 mm 이고 가장자리는 밋밋하거나 뚜렷하지 않은 톱니가 있다. 꽃은 白色이거나 淡紫色이고 花柄은 길이 4~5 mm 이며 꽃잎은 距를 합하여 12 mm 側瓣에 털이 조금 있고 脣瓣에 紫色의 줄이 있다. 蒴果는 長卵形이며 3개로 뻗는다. 開花期는 4~5월이다. 野地, 산비탈의 濕地에서 나며 全國에 분포한다.【處方用名】全草가 消毒草이다.

삼색제비꽃 Viola tricolor 콩제비꽃 V. verecunda 호제비꽃 V. yedoensis

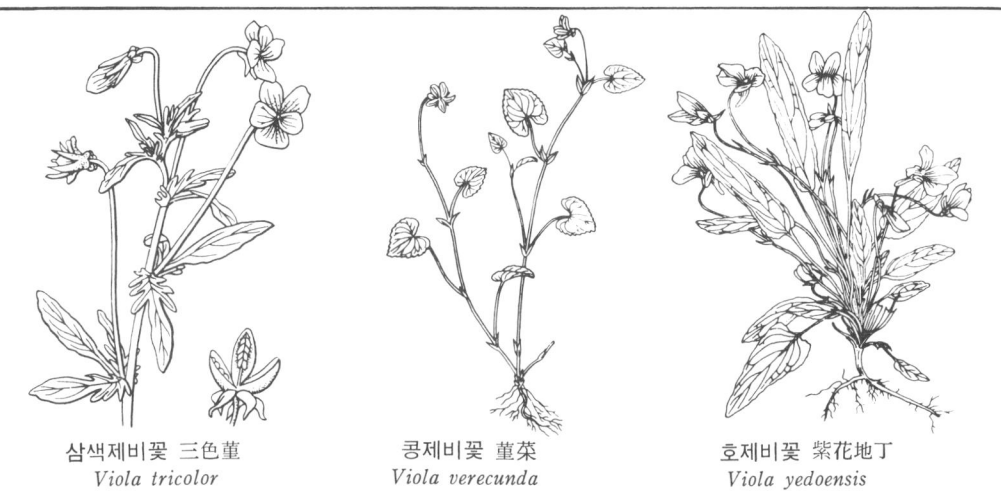

삼색제비꽃 三色堇
Viola tricolor

콩제비꽃 菫菜
Viola verecunda

호제비꽃 紫花地丁
Viola yedoensis

消毒草(소독초)〈貴州藥物〉: 콩제비꽃의 全草이다. 7~8月에 採取하여 햇볕에 말리거나 생것으로 사용한다.

〔性味〕 味는 苦辛하고 性은 凉하다.

〔藥效 主治〕 粉末을 惡性瘡腫에 塗布한다. 淸熱, 解毒의 效能이 있다. 扁桃腺炎, 刀傷, 無名腫毒을 치료한다. 【用法 用量】〈外用〉 짓찧어서 도포하거나 粉末로 만들어 調合하여 塗布한다.

호제비꽃 紫花地丁 Viola yedoensis MAKINO

　　왜제비꽃 犁頭草 V. japonica LANGSD. 제비꽃 菫菫菜 V. mandshurica W. BECKER

多年生 草本으로 높이 7~15 cm이며 全株에 白色의 짧은 털이 밀생한다. 主根은 굵고 黃白色이며 잎은 뿌리에서 모여 난다. 잎은 長楕圓形, 長卵形, 線狀 披針形인데 끝은 둔하고 밑부분은 얕은 心臟形 또는 切形이며 가장자리에 얕고 둔한 톱니가 있다. 꽃은 腋生하는데 淡紫色이고 花柄은 잎과 길이가 비슷하거나 다소 짧으며 中央部에 線形의 작은 苞片이 2개 있다. 꽃은 자주색이고 꽃받침잎은 披針形이며 끝이 뾰족하거나 둔하고 附屬體는 둥글고 밋밋하거나 둔한 톱니가 있다. 꽃잎은 5개이고 倒卵狀 楕圓形인데 下部의 1개는 조금 크다. 수술은 5개, 葯은 結合하여 子房을 싸고 있고 花絲는 짧고 넓다. 子房은 上位, 心皮는 3개 1실이며 胚珠는 다수이고 花柱는 1개인데 柱頭는 3개로 갈라졌다. 蒴果는 卵狀 楕圓形이며 털이 없고 分裂하여 3개의 果瓣을 이루고 있다. 種子는 둥글며 黃褐色이고 윤채가 난다. 開花期는 4~5月, 結實期는 5~8月이다. 野地의 경사진 곳에서 흔히 자라며 中部地方에 分布한다. 【處方用名】 뿌리를 포함한 全草가 地丁이다.

地丁(지정)〈本經逢原〉 獨行虎·地丁草: 호제비꽃 및 同屬 近緣植物의 根을 포함한 全草이다. 5~8月 열매가 成熟하면 뿌리째 뽑아서 진흙을 제거하고 햇볕에 말린다.

〔性味 歸經〕 味는 苦하고 性은 寒하며 無毒하다. 心, 肝經에 들어간다.

〔成分〕 호제비꽃의 全草에는 配糖體, flavonoid, 蠟(cerotin 酸 및 不飽和酸 등의 ester 類로 구성된다)이 함유되어 있다. 꽃에는 蠟이 含有되어 있고, 그 속에는 飽和酸(주로 cerotin 酸)

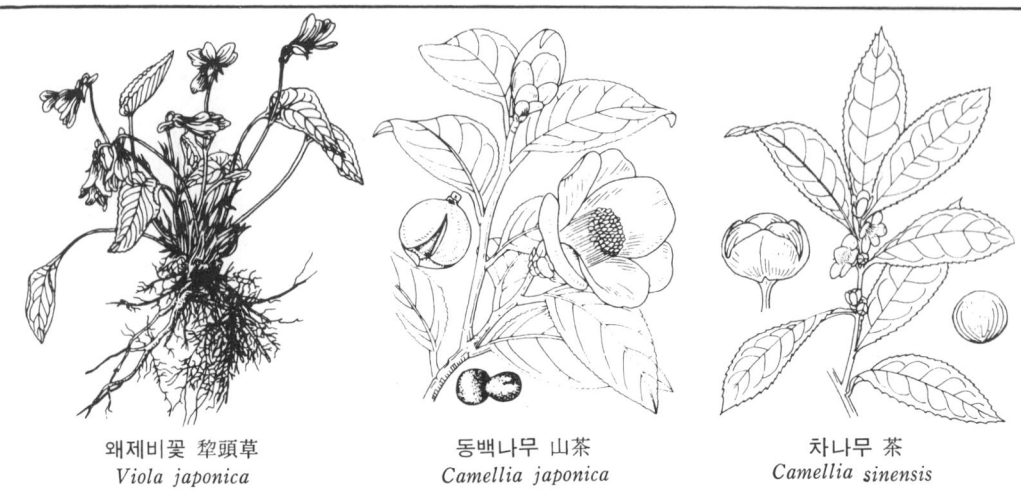

왜제비꽃 犁頭草	동백나무 山茶	차나무 茶
Viola japonica	*Camellia japonica*	*Camellia sinensis*

34.9%, 不飽和酸 5.8%, 알코올類 10.3%, 炭化水素 약 47%가 포함되어 있다.

〔藥理〕 호제비꽃은 *in vitro*에서 結核菌 生長 抑制作用을 갖는다. 그 알코올抽出物은 Leptospira에 대해서는 31 mg/m*l* 로 作用을 나타내지만, 水煎劑에서는 62 mg/m*l* 以上이 아니면 그 作用은 볼 수 없다(直接鏡檢法 및 試驗管培養法). 그 밖에 호제비꽃에는 淸熱, 消腫, 消炎 등의 作用이 있는 듯하다.

〔藥效 主治〕 淸熱, 利濕, 解毒, 消腫의 效能이 있다. 疔瘡, 癰腫, 瘰癧, 黃疸, 痢疾, 下痢, 赤目, 喉痺, 毒蛇咬傷을 치료한다. 또 各種의 化膿性 感染症, 淋巴結核, 急性乳腺炎, 前立腺炎, 腎炎, 膀胱炎, 關節腫痛, 目赤腫痛, 麥粒腫, 血便, 鼻出血을 치료한다. 【用法 用量】15~30 g (新鮮한 것은 60~90 g)을 달여서 服用하거나 生汁 또는 粉末하여 服用한다. 〈外用〉짓찧어 塗布하거나 졸여서 膏劑로 만들어서 펴 붙인다.

〔禁忌〕 體質虛寒者는 服用을 忌한다.

차 나 무 (山茶) 과 Theaceae

동백나무 山茶 *Camellia japonica* L.

常綠小喬木으로 높이는 7 m에 달한다. 基部에서 갈라져서 灌木狀으로 되는 것이 많다. 樹皮는 灰褐色이고 小枝는 褐色이다. 잎은 單葉이 互生하고 革質로 卵形 또는 楕圓形이며 길이 5~12 cm, 나비 3~7 cm로 끝은 뾰족하고 밑부분은 날카로우며 波狀의 톱니가 있다. 윗면은 짙은 綠色으로 윤채가 있으며 뒷면은 淡綠色, 葉柄은 길이 2~15 mm로서 털이 없다. 꽃은 葉腋에 單生하거나 혹은 頂生하며 赤色이고, 花柄는 없고 꽃받침잎은 5개이고 꽃잎은 5~7개이며 圓形에 가깝다. 수술은 다수인데 2輪이다. 암술은 1개, 子房은 털이 없고 球形이며 種子는 楕圓形에 가깝고 등에 모서리가 나 있고 길이는 약 2 cm, 지름은 1.5 cm이다. 開花期는 3~4月, 結實期는 9~10月이다. 海邊, 山地에 나며 鬱陵島, 濟州道 및 南·中部, 海岸山地에 分布한다. 【處方用名】花가 山茶花이다.

山茶花(산다화)〈本草綱目〉: 동백나무의 꽃이다. 春分~4,5月 보통 꽃봉오리가 부풀어 꽃이 피어날 무렵에 채집하여 햇볕에 말리거나 불에 쬐어 말린 다음 종이봉지에 넣어 봉하고 通風이 잘 되는 乾燥한 곳에 저장한다.

〔性味 歸經〕 味는 甘苦辛하고 性은 凉하다. 肝, 肺經에 들어간다.

〔成分〕 꽃에는 leucoanthocyanin, anthocyanin 등이 함유되어 있다. 果實에는 脂肪油, camellin, tsubaki-saponin 및 tsubaki-saponin의 aglycon인 camelliagenin A·B·C가 함유하고, 잎에는 l-epicatechol, d-catechol이 함유되어 있다.

〔藥理〕 Camellin을 Mouse 혹은 Rat에게 1~3個月 經口投與하면 移植性軟組織腫瘍 성장을 抑制하고 또 9,10-dimethyl-1,2-benzanthracene이 일으키는 橫紋筋細胞腫의 형성을 抑制한다.

〔藥效 主治〕 凉血, 止血, 散瘀, 消腫의 效能이 있다. 吐血, 鼻出血, 血崩, 腸風下血, 血痢, 血淋, 打撲傷, 火傷을 치료한다. 【用法 用量】 4~9g를 달여서 服用한다. 또는 粉末하여 사용한다. 〈外用〉 粉末을 麻油와 고루 개어 塗布한다.

차나무 茶·茗 Camellia sinensis O. KTZE. (=Thea sinensis L.)

常綠低木으로 喬木狀으로 되는 것도 있다. 가지가 많이 갈라지고 햇가지에는 가는 털이 있으나 生長하면서 털이 없어진다. 잎은 單葉이 互生하고 長楕圓形 또는 楕圓狀 披針形 혹은 倒卵狀 披針形에 끝이 뭉툭하고 밑부분은 날카로우며 잎 가장자리에는 약간 內曲한 톱니가 있고 質은 두꺼우며 묵은 잎은 革質이다. 윗면은 짙은 綠色으로 葉脈이 들어갔으며 윤택이 있고 뒷면은 淡綠色에 羽狀의 網狀脈이 있다. 葉柄은 짧고 조금 편평하다. 꽃은 1~3개가 腋生하는데 花柄이 있고 약간 아래로 늘어져 있다. 總苞는 2개, 꽃받침잎은 5개로서 녹색이며 둥글고 꽃잎은 6~8개로 넓은 廣卵形이며 白色이고 香氣가 조금 있다. 수술은 多數, 子房은 上位 3室에 3개의 암술대가 있다. 蒴果는 球形이며 暗褐色이고 木質化하였다. 開花期는 10~11月이고 열매는 다음해 가을에 成熟한다. 南部(全南北, 慶南)에서 栽植한다. 【處方用名】 ① 嫩葉은 茶葉 ② 根은 茶樹根 ③ 果實은 茶子이다.

❶ 茶 葉 (다엽)〈本草便讀〉苦茶·檟·茶·茗·苦樣·酩奴: 차나무의 어리고 연한 잎이다. 보통 심은 지 3年 후부터 잎을 採取할 수 있다. 淸明節 前後에 가지끝에 나오는 嫩葉을 딴 것이 가장 좋다. 淸明節 前에 딴 것을 '明前'이라 하고 穀雨 前에 딴 것을 '雨前'이라 한다. 採取 時期가 늦으면 늦을수록 品質이 떨어진다. 採取한 新鮮한 잎은 高溫加熱하여 茶葉 중의 酸化酵素의 作用을 그치게 한 뒤에 손으로 비비고 乾燥, 精製 등의 加工을 하여 綠茶를 만든다. 紅葉은 茶葉이 시든 다음에 비벼 다시 發酵, 乾燥, 精製 등의 加工을 한 것이다.

〔性味 歸經〕 味는 苦甘하고 性은 凉하며 無毒하다. 心, 肺, 胃經에 들어간다.

〔成分〕 茶葉은 purine類 alkaloid를 함유하고 caffein을 주로 하며, 그 함유량은 1~5%이다. 이 밖에 微量이기는 하지만 theobromine, theophylline, xanthine이 함유되어 있다. 綠茶는 縮合型탄닌을 약 10~24% 함유하지만, 紅茶는 發酵시키므로 탄닌의 함유량이 減해져서 불과 6% 정도이다. 茶葉의 tannin은 주로 galloyl-l-epigallocatechol이며, 그 밖에 少量의

l-epigallocatechin, galloylepicatechin, epicatechin을 함유한다. caffein은 茶葉 속에서 대부분이 탄닌과 結合하고 있으며 특히 봄 어린잎에 caffein이 가장 많다. 茶葉을 發酵시키면 遊離된 caffein의 함유량이 증가한다. 中國에서 생산되고 있는 茶葉의 각종 市販品은 보통 caffein을 2～4％, tannin을 3～13％ 함유하고 있다. 또 茶葉은 0.6％의 精油를 함유하며, 調製한 綠茶에는 0.006％가 함유되어 이것이 茶葉의 香氣成分을 이루고 있다. 주성분은 β-·γ-heptenol 로 전체의 50～90％를 차지하며, 다시 α-·β-heptenal 등을 함유한다.

〔藥理〕 茶葉의 藥理作用은 주로 xanthine 誘導體(caffein 및 theophylline)에 의하여 생기고, 그 밖에 大量의 tannin 酸을 함유하므로 收斂, 抑菌 및 vitamin P와 같은 작용을 한다.

1. 中樞神經系에 대한 作用 : Caffein은 高位神經中樞를 興奮시켜서 精神機能을 촉진하고 思考力을 높이며 疲勞를 없앤다. 그러나 과잉섭취하면 不眠, 動悸, 頭痛, 耳鳴, 눈이 침침해지는 등 불쾌한 症狀을 초래한다. Caffein 은 大腦皮質의 興奮過程을 증강하지만 가장 유효한 投與量은 各神經에 따라 다르다.

2. 循環系에 대한 作用 : Caffein 과 theophylline 은 直接心臟을 興奮시켜서 冠狀血管을 확장하고 末梢血管에 대해서도 직접 확장하는 작용을 한다. 그러나 caffein 은 血管運動中樞나 迷走神經中樞에 대해서도 흥분작용을 일으키므로 그 영향은 상당히 복잡하다.

3. 平滑筋 및 橫紋筋에 대한 作用 : Theophylline(보통 aminophylline 을 使用)은 平滑筋을 弛緩시키므로 氣管支喘息이나 膽疝痛에 사용할 수가 있다. Caffein 은 橫紋筋의 收縮能力을 강화시킨다.

4. 利尿 및 其他의 作用 : Caffein, 특히 theophylline 은 尿細管의 재흡수를 抑制하므로 利尿作用이 있다. Caffein 은 胃의 分泌를 촉진하므로 活動性消化性潰瘍의 疾患을 가진 사람은 茶를 많이 마시면 안 된다. 또 代謝를 興奮시키는 작용도 있다.

5. 抗菌作用 : 浸劑 및 煎劑는 *in vitro* 에서 각종 赤痢菌에 대하여 抗菌作用을 나타내고 그 靜菌力價는 黃連과 비슷하다. 보통 자스민茶와 綠茶의 抗菌能力은 紅茶보다도 크고, 또 志賀菌에 대한 作用은 Flexner's bacillus, Schmit's bacillus, Sonne's bacillus 보다 크다. 이 밖에 살모넬라菌, 黃色포도球菌, β型溶血性連鎖球菌, 디프테리아菌, 炭疽菌, 枯草菌, Proteus bacillus, 綠膿菌 등에 대해서도 抗菌作用을 갖는다. 茶葉의 煎劑가 *in vitro* 에서 포도球菌과 連鎖球菌에 대해 갖는 작용은 黃連보다는 약간 뒤떨어지지만 sulfathiazole 보다는 강하다.

6. 收斂作用 및 毛細血管의 抵抗力을 증가하는 作用 : 茶葉 中에 함유된 tannin 은 胃腸 收斂作用이 있으며, 이 tannin 은 catechin 과 沒食子酸 ester 의 混合物로 높은 vitamin P의 活性이 있다.

〔藥效 主治〕 머리와 눈을 淸凉하게 하고, 除煩渴, 化痰, 消食, 利尿, 解毒의 效能이 있다. 頭痛, 目眩, 多睡善寢(多眠症), 心煩口渴, 食積痰滯, Malaria, 下痢 등을 치료한다.【用法 用量】3～9g 을 달여서 服用하거나 茶로 마신다. 또는 丸劑나 散劑로 하여 복용해도 좋다.〈外用〉粉末을 만들어 調合하여 塗布한다.

〔禁忌〕 不眠症者는 服用을 忌한다.

❷ 茶樹根 (다수근) 〈本草綱目拾遺〉: 차나무의 뿌리이다.

〔性味〕 味는 苦하고 性은 平하다.

〔成分〕 新鮮한 뿌리는 stachyose, raffinose, 蔗糖, glucose, fructose 등의 糖類, 少量의 polyphenol 化合物(flavanol 등)을 함유한다. 잎, 가지, 줄기는 어느 것이나 모두 flavanol 과 caffein 을 함유하지만 함유량은 잎에서 줄기로, 위에서 아래로 감에 따라서 減少한다. 줄기에는 多量의 *l*-epicatechin 이 함유되어 있다.

〔藥效 主治〕 心臟病, 口瘡, 牛皮癬(乾癬)을 치료한다. 口內糜爛 치료에는 茶樹根을 달여서 茶 代用으로 늘 마신다. 【用法 用量】 30~60 g 을 달여서 服用한다.

❸ 茶 子 (다자) 〈本草綱目〉: 차나무의 果實이다.

〔性味〕 味는 苦하고 性은 寒하며 有毒하다.

〔成分〕 種子에는 saponin 이 함유되어 있으며 加水分解하면 theasapogenol A, theasapogenol B(barringtogenol C), theasapogenol C(camelliagenin C), theasapogenol D(camelliagenin A), theasapogenol E(camelliagenin E), camelliagenin B(camellia sapogenol Ⅱ), camelliagenin D, 少量의 flavonoid 化合物을 얻어낼 수 있다. 어린 싹에는 theanine 이 함유되어 있다.

〔藥效 主治〕 喘息咳嗽(呼吸이 促迫한 咳嗽)를 치료한다. 祛痰의 效能이 있다. 【用法 用量】 粉末 또는 丸劑로 만들어서 服用한다.

사스레피나무 柃木·野茶 *Eurya japonica* THUNB. (= *E. japonica* var. *montana* BLUME)

常綠小喬木으로 높이는 1~3 m 이다. 잎은 互生하는데 楕圓形 또는 廣披針形이며 끝은 뭉툭하고 또는 갑자기 뾰족해지고 밑부분은 楔形이며 가장자리에는 둔한 톱니가 있다. 幼葉에는 柔毛가 있고 老葉은 兩面이 반드럽고 無毛이다. 葉柄은 짧고 꽃은 二家花로 작으며 지름 약 4~6 mm, 單性이며 1~2 개가 腋生하는데 花柄은 짧고 아래로 늘어져 있다. 꽃받침잎은 5 개이고, 둥글며 紫黑色이고 꽃잎도 5 개로서 紫白色이다. 수꽃에는 수술이 12~15 개이고 암꽃에는 수술이 없고 花柱는 1.5 mm 이며 3 개로 갈라진다. 液果는 둥글고, 지름이 3~4 mm 로 익으면 赤色이 紫黑色으로 변한다. 開花期는 初春, 海邊山地에 자라며 제주도, 울릉도 南部에 分布한다. 【處方用名】 枝葉 또는 果實이 柃木이다.

柃 木 (영목) 〈湖南藥物志〉: 사스레피나무의 枝葉 또는 果實이다.

〔性味〕 味는 苦澁하고 性은 平하다.

〔成分〕 잎에는 3-hexen-1-ol 이 함유되어 있고 果實에는 chrysanthemin 이, 種子에는 脂肪油가 함유되어 있다.

〔藥效 主治〕 祛風, 除濕, 消腫, 止血의 效能이 있다. 【處方例】 ① 류머티즘에 의한 關節疼痛 治療: 사스레피나무의 果實 또는 잎을 적당한 量을 長時間 달여서 患部를 熏洗한다. 또는 잎이나 果實 30 g 을 약한 불로 오랫동안 달여서 服用한다. ② 臌脹의 治療: 사스레피나무의 잎 또는 果實 60 g 을 달여서 服用한다. ③ 外傷出血의 治療: 사스레피나무의 잎을 잘 짓찧어서 傷口에 塗布한다. ④ 發熱口乾의 治療: 柃木 9 g, 烏泡(川苺) 6 g, 十大功勞 6 g, 車前草

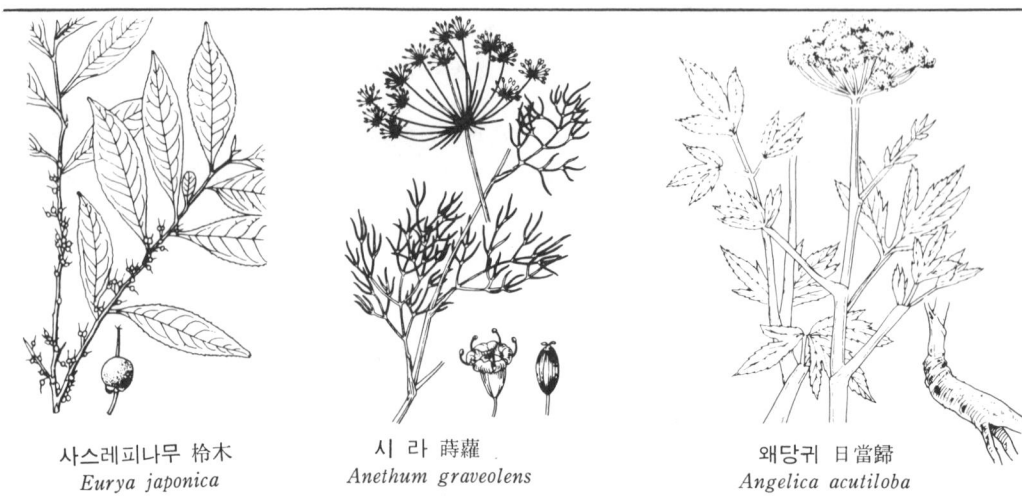

사스레피나무 柃木
Eurya japonica

시라 蒔蘿
Anethum graveolens

왜당귀 日當歸
Angelica acutiloba

6g, 水灯草 6g을 달여서 服用한다.

미 나 리(繖形)目　Umbelliflorae

미 나 리(繖形)과　Umbelliferae

시　　라 蒔蘿　*Anethum graveolens* L.

一年生 또는 二年生 草本으로 줄기는 곧게 자라고 미끄러우며 높이 60~90cm이다. 잎은 互生하고 긴 葉柄이 있으며 밑부분은 넓은 鞘狀으로 줄기를 싸고 잎은 3~4개가 羽狀으로 分裂하였는데 裂片은 線形이고 끝의 裂片은 길이가 18cm까지 된다. 複合傘形花序이고 지름이 15cm까지 되는 것도 있다. 花柄의 길이는 가지런하지 않고 總苞와 小苞는 없다. 꽃은 아주 작고 꽃잎은 5개, 黃色이며 안쪽으로 굽었고 일찍 떨어진다. 수술은 5개로 꽃잎보다 길고 葯은 2室이다. 암술은 1개이고 下位子房에 花柱는 2개이다. 雙懸果는 약간 편평한 廣卵形으로 表面은 黃褐色이고 肋線은 膜狀이며 안쪽의 肋線이 연장되어 날개 모양으로 되고 肋線 사이에 油室이 4개, 腹合面에는 油室이 2개가 있다. 開花期는 여름이며 結實期는 가을이다.

【處方用名】① 果實은 蒔蘿子 ② 苗葉은 蒔蘿苗이다.

❶ **蒔蘿子**(시라자)〈海藥本草〉小茴香： 시라의 果實이며 果實이 成熟하면 果枝를 採取하여 햇볕에 말려서 果實을 떨어내고 체로 쳐서 雜物을 제거하고 사용할 때 물로 깨끗이 씻고 황색이 될 정도로 볶는다. 또는 酒炒를 한다.

蒔蘿子藥材

〔藥材〕 乾燥된 果實은 여러 개로 갈라져서 分果한다. 分果는 편평한 廣卵形인데 길이 3~4mm 나비 2~3mm, 두께 약 1mm이고 겉은 褐色, 속에는 3개의 불선명한 肋線이 있다. 갈라지지 않은 雙懸果의 밑부분에는 果柄이 남아 있고 香臭가 조금 있다.

〔性味 歸經〕 味는 辛하고 性은 溫하며 無毒하다. 脾, 腎經에 들어간다.

〔成分〕 果實에는 carvone, bergaptene, umbelliprenin 즉 7-hydroxycoumain, γ-sitosterol 등

이 含有되어 있다.

〔藥理〕 種子 中에 함유되어 있는 非 terpene類 油에는 抗眞菌作用이 있다.

〔藥效 主治〕 溫脾腎, 開胃, 行氣, 散寒, 魚肉毒을 解毒하는 效能이 있다. 痧穢嘔逆, 腹中冷痛, 寒疝, 痞滿少食을 치료한다. 【用法 用量】2.5~5g을 달여서 服用하거나 또는 丸劑, 散劑로 하여 服用한다.

〔配合 禁忌〕 氣陰不足者 및 有火者의 服用은 좋지 못하다. 阿魏와 같이 配合하면 그 味가 없어지므로 配合을 忌한다.

❷ 蒔蘿苗 (시라묘)〈本草綱目〉: 시라의 어린 莖葉이다.

〔性味〕 味는 辛하고 性은 溫하며 無毒하다.

〔藥理〕 全草의 extract 劑를 靜脈注射하면 動物의 血壓降下, 血管擴張, 呼吸興奮으로 心拍이 늦어지고, 小腸의 緊張力 약화와 蠕動의 減少로 利尿作用이 증진된다. 초기의 高血壓症에 사용되는데 특히 bromine 劑와 倂用하면 비교적 좋은 효과를 얻을 수 있다.

〔藥效 主治〕 下氣, 利膈의 效能이 있다. 【用法 用量】4~9g을 달여서 服用한다.

왜당귀 日當歸 Angelica acutiloba (S. et Z.) KITAGAWA (=Ligusticum acutilobum S. et Z.)
당 귀 當歸 Angelica sinensis (OLIV.) DIELS (中國)

多年生 草本으로 根은 굵고 짧으며 높이 60~90 cm 이고 줄기는 곧게 섰고 分枝하며 줄기와 잎은 紫黑色을 띤다. 잎은 互生, 밑부분의 잎은 葉柄이 길고 葉鞘로 되며 3개씩 2~3 回 羽狀으로 갈라진다. 小葉은 披針形 또는 卵狀 披針形이며 가장자리에 예리한 톱니가 있으며 깊게 3 개로 갈라진다. 꽃은 흰색이고 원줄기끝과 가지끝의 複傘形花序에 달리고 總傘梗의 윗부분과 小傘梗 및 小花梗의 안쪽에 잔돌기가 있으며 小傘梗은 길이 3~8 cm 로서 30~40 개이고 小花梗은 길이 7~18 mm 이며 小總苞는 실처럼 가늘다. 열매는 長楕圓形이고 뒷면의 稜線이 가늘며 가장자리에 좁은 날개가 있고 接合面에 4개의 油管이 있다. 開花期는 6~7月이다. 栽植한다. 【處方用名】根이 當歸이다.

當 歸 (당귀)〈神農本草經〉: 왜당귀・당귀의 뿌리이다. 늦가을(霜降 以後)에 採取하여 깨끗이 다듬어 通風이 좋은 그늘에서 乾燥, 다시 약한 불에 쬐어 충분히 乾燥한다. 本品은 기름기가 많아 곰팡이나 벌레의 侵害를 받기 쉬우므로 乾燥한 곳에 보관한다.

〔性味 歸經〕 味는 甘辛하고 性은 溫하다. 心, 肝, 脾經에 들어간다.

〔成分〕 根에는 精油 0.2%가 들어 있고 그중 phthalic acid 에서는 ligustilide, butylidene phthalide, cnidilide, isocnidilide, sesquiterpenes 類, p-cymene, 蔗糖, vitamin B_{12}, nicotine 酸, 葉酸 및 β-sitosterol 이 들어 있고 또 butylphthalide 및 sedanolide 가 함유되어 있다.

〔藥理〕 當歸는 婦人의 要藥이란 觀點에서 當歸에 관한 연구, 보고 의하면 水煎液과 粗制엑스劑는 子宮에 收縮作用을 가지며 精油는 直接抑制作用이 있다고 하였다. 후에 증명되기를 生藥 中에는 2種類의 成分이 있어 하나는 抑制成分으로 주로 揮發性 物質이며 또 하나는 興奮成

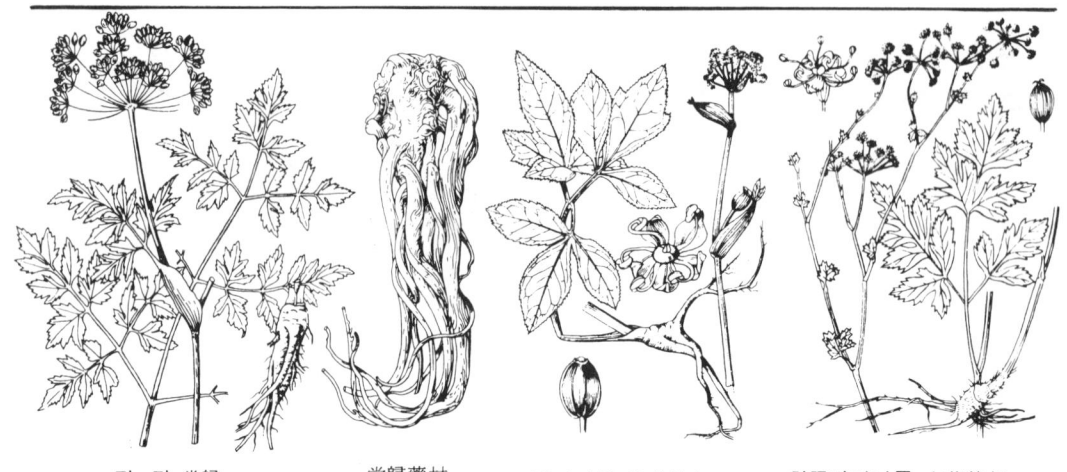

당귀 當歸　　　　當歸藥材　　　바디나물 紫花前胡　　흰꽃바디나물 白花前胡
Angelica sinensis　　　　　　　*Angelica decursiva*　*Angelica decursiva* for. *albiflora*

分으로 물에 잘 녹고 에타놀에도 녹으며 한편 有機溶媒에는 극히 녹기 힘든 非揮發性 物質이다. 當歸는 토끼의 摘出子宮에는 주로 興奮作用을 보인다. 經口投與에 의한 子宮瘻管의 實驗에서 토끼의 子宮에 不加壓한 때의 作用은 불명확하지만 加壓한 때에 子宮의 非組織形(즉 收縮이 불규칙, 收縮力이 비교적 약하고 收縮波의 간격이 짧음 등)이 나타나 當歸를 쓰면 組織形(즉 規律性이 강해지고, 리듬이 늦어지며, 收縮波의 간격이 연장되며 收縮力의 증가)으로 변하는 것이 발견되었다. 當歸에는 女性호르몬樣의 作用은 없다. 이 作用은 月經困難 치료의 藥理學的 기초가 될 것으로 생각된다. 抗菌試驗에서는 赤痢菌, 티푸스菌, 大腸菌, 溶血性連鎖球菌 등에도 抑制作用이 있으며 精油는 鎭靜, 鎭痛作用을 가지며 함유된 蔗糖은 利尿作用이 있다. Vitamin E 결핍증을 拮抗하며 또 潤腸通便, 肝臟保護, 肝의 glykogen의 감소를 막는다.

〔藥效 主治〕補血, 和血, 調經, 止痛, 燥潤, 滑腸의 效能이 있다. 月經不順, 月經停止, 腹痛, 癥瘕結聚(腹中의 硬結의 증대), 崩漏(子宮癌 등에 의한 子宮出血), 血虛頭痛(赤血球減少에 의한 眩暈), 痿痺(癱痺), 腸燥便難(腸內의 水分不足에 의한 便秘), 赤痢後重, 癰疽瘡瘍, 打撲傷을 치료한다. 【用法 用量】4.5~9g을 달여서 服用한다. 또는 술에 담그거나 삶아 졸여서 膏劑 또는 丸·散劑로 服用한다.

〔配合 禁忌〕濕沮中滿, 大便溏泄에는 服用에 주의하며, 藺茹는 相惡, 菖蒲·海藻·牡蒙·生薑은 相畏이다.

바디나물 紫花前胡·土當歸　*Angelica decursiva* (MIQ.) FR. et SAV.

(=*Peucedanum decursivum* (MIQ.) MAXIM.)

흰꽃바디나물 白花前胡　*A. decursiva* for. *albiflora* MAX. (=*P. praeruptorum* DUNN)

多年生 草本으로 높이 76~140 cm이며 根은 굵고 짧으며 黃褐色 내지는 暗褐色이며 香氣가 강하다. 줄기는 1개가 곧게 섰고 圓柱形이며 外表에는 稜이 있고 上部에서는 조금 分枝를 한다. 根生葉과 下部에 있는 잎은 紙質이고 三角狀의 廣卵形이고 羽狀으로 갈라지고 葉柄 윗부분

과 마디에 퍼진 털이 있다. 裂片은 3~5개이고 또다시 3~5개로 깊게 또는 전부 갈라져서 葉身이 홀로 날개 모양으로 되고 卵形 또는 披針形이며 缺刻狀의 톱니와 예리한 톱니가 있고 줄기의 上部에 있는 잎은 簡化하여 葉鞘로 되어 원줄기를 둘러싼다. 複傘形花序는 頂生하고 總花序柄은 12~20개, 길이는 고르지 않고 總苞片은 1~2개이고 卵形에 紫色꽃이 달리며 小花柄은 多數이다. 小總苞片은 披針形, 萼齒는 5개이고 三角形이다. 꽃잎은 濃紫色으로 長卵形이고 그 끝은 날카롭고 中央에 1개의 主脈이 있다. 수술은 5개, 葯은 卵形, 子房은 無毛이며 花柱는 2개이고 매우 짧다. 雙懸果는 楕圓形이다. 開花期는 8~9月, 結實期는 9~10月이다. 山野濕地에 나며 울릉도를 제외한 全國에 分布한다. 【處方用名】根이 前胡이다.

前 胡 (전호)〈雷公炮炙論〉: 바디나물・흰꽃바디나물의 뿌리이다. 가을~겨울에 잎과 줄기가 말라 죽었을 때 뿌리를 캐어 줄기, 잎, 수염뿌리를 제거하고 햇볕 또는 乾燥室에서 말린다.《前胡》蘆頭를 제거하고 물에 담가 水分이 스며들게 한 다음 잘게 썰어서 햇볕에 말린다.《蜜前胡》前胡片과 꿀을 고루 섞어(前胡 100 : 꿀 20) 약한 불로 볶는다.

〔性味 歸經〕 味는 苦, 辛하고 性은 微寒하다. 肺, 脾經에 들어간다.

〔成分〕 바디나물의 뿌리는 furocoumarin 類인 nodakenin을 약 1.61% 함유하는 외에 spongesterol, mannitol, 精油를 함유한다. 精油의 主成分은 estragole(chavicol methyl ether)과 limonene이다. 흰꽃바디나물 뿌리는 (±)praeruptorin A, (±)praeruptorin B, (+)praeruptorin, A, (+)praeruptorin B, nodakenin, d-mannitol을 함유하고 있다.

〔藥理〕 痲醉한 고양이에게 흰꽃바디나물의 煎劑 1g/kg을 經口服用시켜 氣管에서 分泌되는 粘液을 수집했던 바 呼吸道의 粘液分泌를 크게 증가시켜서 祛痰作用을 하는 것이 밝혀졌다.

〔藥效 主治〕 淸熱, 解毒, 散風, 消痰, 下氣의 效能이 있다. 風熱頭痛, 痰熱喘(水毒, 熱毒의 喘), 嘔逆, 胸膈滿悶을 치료한다.【用法 用量】4~9g을 달여서 服用한다. 또는 散劑나 丸劑로 하여 服用한다.

〔配合 禁忌〕 半夏는 相使, 皂莢은 相惡, 藜蘆를 相畏한다. 氣虛血少者, 陰虛火熾으로 眞陰(腎水)를 損傷하여 痰・咳嗽・喘息 등의 症狀이 있는 者, 眞氣가 衰弱하여 氣가 돌아오지 않는 者, 胸脇逆滿者, 陰血虛에 起因한 頭痛者, 內熱에 의한 胸部煩悶者, 體表에 寒熱이 있으나 外感寒熱이 없는 者는 服用을 忌한다.

구 릿 대 白芷 *Angelica dahurica* (FISCH.) BENTH. et Hook. f.
　　　　　개구릿대 白芷　*A. anomala* LALLEM.　　　어수리 白芷　*Heracleum lanatum* MICHX.

多年生 草本으로 높이는 1~2m 내외이다. 뿌리는 굵고 크고 곧으며 때로는 몇 개로 갈라진다. 줄기는 크고 굵으며 圓柱形에 가깝고 밑부분의 굵기가 7~8cm쯤 되는 것도 있으며 속이 비어 있고 보통 紫紅色이며, 윤기가 있고 털이 없다. 줄기 아랫부분의 잎은 크고 葉柄이 길고 잎밑부분은 鞘狀이 되어 줄기를 싸고 있다. 잎은 2~3回 羽狀分裂하고 最終裂片은 卵形 또는 長卵形이며 끝이 날카롭게 뾰족하고 가장자리에는 톱니가 있다. 줄기의 上部에서 나오는 잎은

—410— 미나리(繖形)과 Umbelliferae

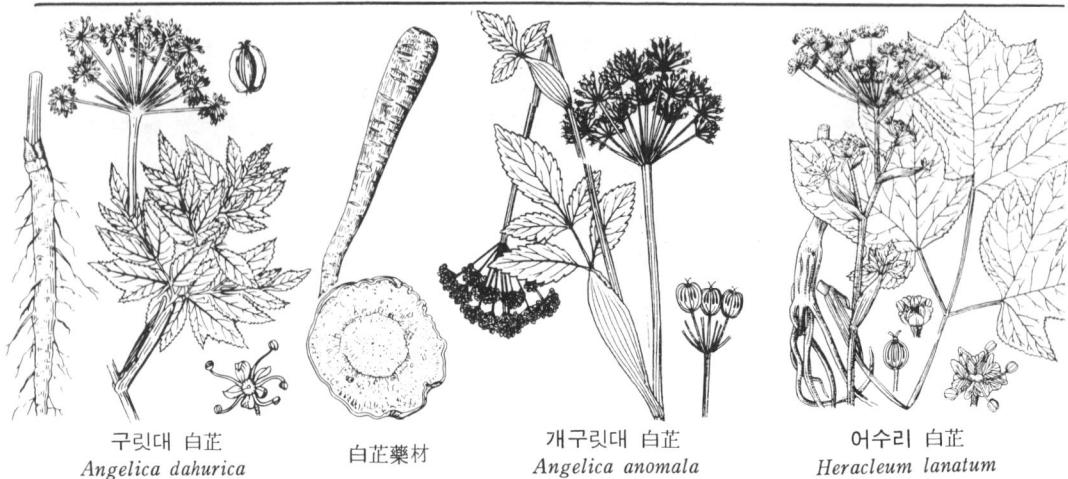

구릿대 白芷
Angelica dahurica

白芷藥材

개구릿대 白芷
Angelica anomala

어수리 白芷
Heracleum lanatum

약간 작고 葉柄은 넓어져서 鞘狀을 이루고 있다. 葉身의 兩面은 모두 털이 없는데 葉脈上에 柔毛가 약간 나 있다. 複合傘形花序는 頂生 또는 腋生하는데 總苞片은 缺如되었거나 1~2개가 鞘狀을 이루었고 小總苞는 14~16개로 가느다란 披針形으로 花柄보다 길거나 같다. 꽃잎은 5개, 白色에 卵狀 披針形이며 끝이 뾰족하고 안으로 굽어 있다. 수술은 5개, 子房은 下位 2室이며 花柱는 2개로 짧고 밑부분은 黃白色 또는 白色이다. 分果는 楕圓形이고 뒷면의 稜線이 脈처럼 가늘고 가장자리의 것은 날개 모양이다. 開花期는 6~8月, 結實期는 9~10이다. 산의 골짜기 陰濕地에 나며 全國에 分布한다.【處方用名】① 根이 白芷 ② 葉이 白芷葉이다.

❶ 白 芷 (백지)〈神農本草經〉芳香·白茝·香白芷 : 구릿대 및 同屬 近緣植物의 뿌리이다. 봄에 파종한 것은 10月에 가을에 파종한 것은 이듬해 7~9月에 莖葉이 누렇게 말랐을 때 뿌리를 캐어 줄기와 잔뿌리를 제거하고 햇볕에 말려 蟲害를 입지 않도록 保管한다.

〔性味 歸經〕 味는 辛하고 性은 溫하다. 肺, 脾, 胃經에 들어간다.

〔成分〕 구릿대 全草에는 精油가 함유되어 있고 뿌리에는 byak-angelicin, byak-angelicol, oxypeucedanin, imperatorin, torin, isoimperatorin, phellopterin, 一種의 angelic acid 과 비슷한 것 및 一種의 痙攣을 일으키는 毒素 angelicatoxin 이 함유되어 있다. 다른 報告에 의하면 뿌리 속에는 xanthotoxin, marmesin, scopoletin, isobyak-angelicol, neobyak-angelicol 도 함유되어 있으며, 또 일찍이 alloisoimperatorin 과 5-methoxy-8-hydroxypsoralen 이 分離되었다.

〔藥理〕 1. 抗菌作用 : 初步的인 *in vitro* 試驗에서 개구릿대의 煎劑는 大腸菌, 존네(Sonne)菌, Typhus菌, Paratyphus菌, Cholera菌 등에 대하여 일정한 抑制作用이 있다.

2. 其他作用 : 少量의 白芷毒은 動物의 延髓와 血管의 運動中樞·呼吸中樞·迷走神經 및 脊髓에 대하여 興奮作用이 있어서 血壓의 上昇, 脈拍을 느리게 하고 深呼吸을 하게 하는 동시에 流涎·嘔吐를 일으키고 大量으로 使用하면 强直性間歇性의 痙攣을 일으키고 나아가서는 全身痲痺를 일으킨다.

〔藥效 主治〕 祛風, 燥濕, 消腫, 止痛의 效能이 있다. 頭痛, 眉稜骨痛, 齒痛, 鼻淵, 寒濕腹痛, 腸風痔漏, 赤白帶下, 癰疽瘡瘍, 皮膚燥痒, 疥癬을 치료한다.【用法 用量】3~6g을 달여서

服用하거나 丸劑, 散劑로 하여 服用한다. 〈外用〉 분말을 撒布하거나 調合하여 塗布한다.

〔配合 禁忌〕 陰虛血熱者, 發熱汗多者, 口渴心煩者는 服用을 忌한다. 當歸는 相使이고 旋覆花는 相惡이다.

❷ **白芷葉**(백지엽)〈名醫別錄〉: 구릿대 및 同屬 近緣植物의 잎이다.

〔藥效 主治〕 丹毒, 癮疹風疹(猩紅熱中毒)에 잎을 달인 물로 목욕한다. 【處方例】 ① 風瘙癮疹(風으로 인한 皮下에 발생하는 小疹의 가려움症)의 치료에는 白芷의 뿌리, 잎을 삶은 물로 씻는다. ② 小兒身熱의 治療에는 白芷根苗와 苦蔘을 粗末하여 淸漿水로 달여서 소금을 조금 넣고 그 물로 목욕한다. 목욕을 마친 다음에 분말을 전신에 뿌려준다.

참 당 귀 當歸 *Angelica gigas* NAKAI

多年生 草本으로 높이는 1~2m에 達하고 全株는 항상 黑紫色을 띠고 있다. 줄기에는 홈이 있고 中空에 分枝는 적다. 잎은 엷은 草質로 2~3回羽狀 複葉으로 갈라진다. 갈라진 잎은 楕圓狀 披針形이고 가장자리에는 뾰족한 鋸齒가 있다. 複傘形花序는 黑紫色에 總苞가 없고 外苞는 부풀어서 氣泡狀이며 黑紫色이다. 가지끝과 원줄기끝에서 複傘形花序가 발달하여 15~20개로 갈라지고 끝에 20~30개의 자주색꽃이 달린다. 總苞는 1~2개로서 葉鞘처럼 커지고 小總苞는 5~7개이고 線形이다. 分果는 楕圓形이며 길이 약 8mm, 나비 약 5mm로서 넓은 날개가 있으며 稜 사이에 油管이 1개씩 있다. 山野, 溪谷의 濕地에 나며 전국에 分布한다. 【處方用名】 根이 當歸이다.

當 歸(당귀): 참당귀의 뿌리로서 가을에서 이듬해 봄 사이에 採取하여 햇볕에 말린다.

〔性味 歸經〕 味는 香辛하고 性은 溫하다.

〔成分〕 뿌리에는 decursin, decursinol, 果實에는 imperatorin이 함유되어 있다.

〔藥效 主治〕 祛風, 和血, 補血, 驅瘀血, 調經, 鎭靜의 效能이 있다. 關節痛, 身體虛弱, 頭痛, 眩暈, 月經不順, 腹痛, 跌打損傷, 腸燥便秘, 捻挫를 치료한다. 【用法 用量】 9~15g을 달여서 服用한다. 〈外用〉 煎液으로 씻는다.

전 호 前胡 · 峨蔘 *Anthriscus sylvestris* (L.) HOFFM. (=*Chaerophyllum sylvestre* L.)
  털전호 *A. sylvestris* var. *hirtifructus* HARA

多年生 草本으로 높이는 1m에 達한다. 뿌리는 곧으면서 크고 굵다. 줄기는 圓柱形에 中空이다. 잎은 互生하며 2回 3出羽狀分裂 또는 2回羽狀 分裂이고 裂片은 披針狀 卵形으로 끝이 날카롭고 가장자리에 톱니가 있고 뒷면에 털이 약간 있다. 複傘形花序가 頂生 또는 腋生하며 總苞는 없고 小總苞片은 5~8개이며 卵形이거나 披針形이며 가장자리는 밋밋하고 털이 있다. 꽃은 雌雄異花인데 수꽃이 약간 많다. 꽃잎은 5개로서 白色이며 끝이 오목 들어갔고 바깥 1개가 크며 수술은 5개이고 암술대가 2개로 갈라져서 밖으로 굽는다. 雙懸果는 棒狀 管形에 끝이 점차로 좁아졌다. 兩分果의 접촉된 면은 좁고 안쪽에 홈이 나 있고 끝에 2개의 柱頭가 宿存한

미나리(繖形)과 Umbelliferae

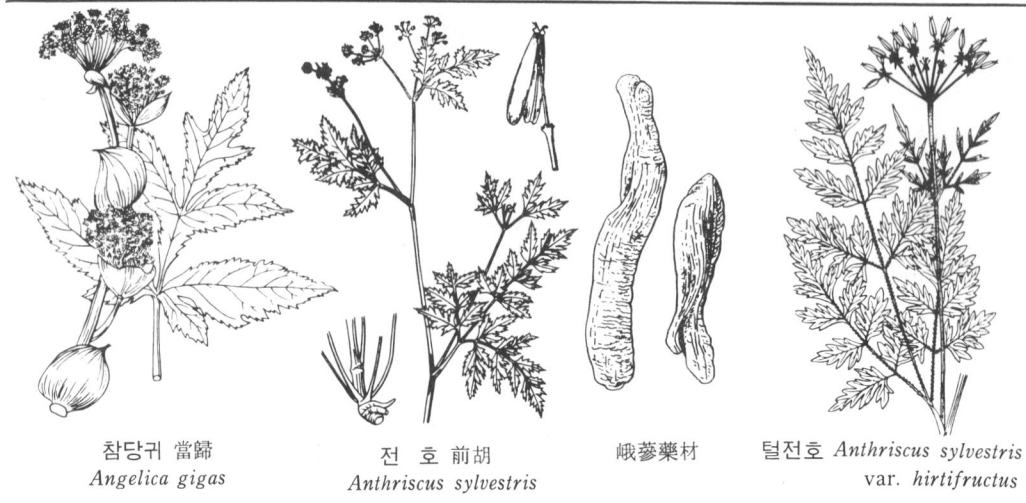

참당귀 當歸   전 호 前胡   峨蔘藥材   털전호 Anthriscus sylvestris
Angelica gigas Anthriscus sylvestris   var. hirtifructus

다. 開花期는 5~6月이다. 숲 가장자리의 濕地에 자라며 全國에 分布한다. 【處方用名】根이 峨蔘이다.

峨 蔘 (아삼)〈峨眉藥植〉: 전호의 뿌리로서 3~4月 또는 9~10月에 採取하여 莖, 코르크 및 잔뿌리를 제거하고 깨끗이 씻어 끓는 물에 살짝 데쳐 햇볕에 말리거나 불에 쬐어 말린다.

〔性味 歸經〕 味는 甘辛하고 性은 微溫하며 無毒하다. 脾, 胃, 肺經에 들어간다.

〔成分〕 뿌리에는 anthricin(deoxypodophyllotoxin), isoanthricin 및 還元糖, 蔗糖, 澱粉 등이 함유되어 있고 꽃에는 flavonoid 配糖體(luteolin-7-glycoside)가 함유되어 있다.

〔藥效 主治〕 補中益氣, 脾虛食脹, 四肢無力, 肺虛咳喘, 老人의 夜尿, 水腫, 胃病, 打撲傷, 吐血을 치료하며 通氣하는 효능이 있다. 【用法 用量】9~15g을 달여서 服用한다.

시 호 柴胡 *Bupleurum falcatum* L. (=*B. scorzoneraefolium* WILLD. var. *stenophllum* NAK.)
　　　　　　북시호(왕시호) 北柴胡　*B. chinense* DC. (=*B. sachalinense* SCHMID)
　　　섬시호　*B. latissimnum* NAKAI　　개시호 大葉柴胡　*B. longiradiatum* TURCZ.
　　　　　　　　　　　참시호 狹葉柴胡　*B. scorzoneraefolium* WILLD.

多年生 草本으로 높이 45~70cm 정도이며 뿌리는 直生인데 줄기는 곧게 모여 나고 위에는 가지가 갈라지며 S字形으로 굽는다. 잎은 互生하고 廣線狀 披針形인데 끝은 점점 뾰족해지는 형이고 가장 끝의 잎은 短芒狀이다. 가장자리가 밋밋하고 윗면은 綠色, 아랫면은 淡綠色이며 平行脈이 7~9줄 있다. 複傘形花序가 腋生 또는 頂生한다. 花柄은 4~10개, 總苞는 없거나 1~2개, 小花柄이 5~10개, 小苞片은 5개, 꽃은 작고 黃色, 花瓣은 5개로 끝이 안쪽으로 굽어 2齒狀이다. 수술 5개, 葯은 卵形이다. 암술은 1개 子房은 下位 花柱는 2개로 짧다. 雙懸果는 長楕圓形이며 分果에는 5개의 모서리가 나 있다. 果殼에 보통 油管이 3개, 接合面에는 油管이 4개 있다. 開花期는 8~9月, 結實期는 9~10月이다. 山野地, 路邊에 나며 全國에 分布한다. 【處方用名】根이 柴胡이다.

시 호 *Bupleurum falcatum* —413—

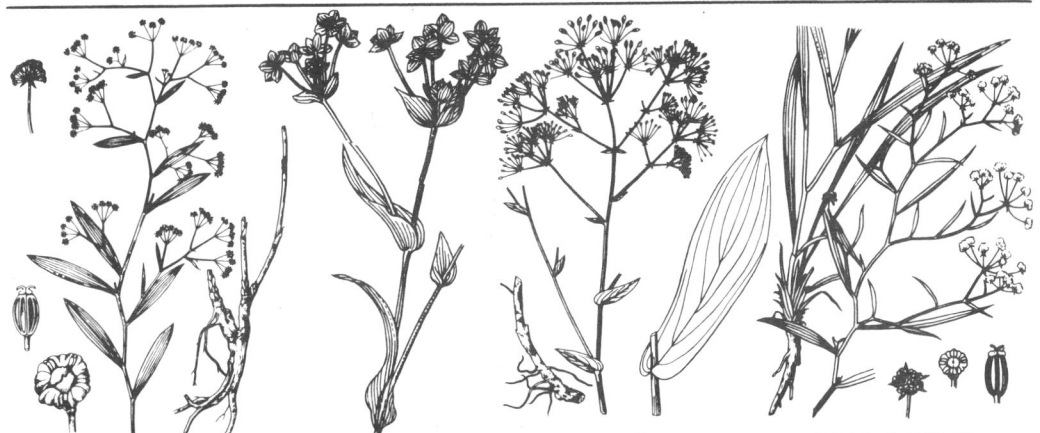

| 시 호 柴胡 | 북시호 北柴胡 | 개시호 大葉柴胡 | 참시호 狹葉柴胡 |
| *Bupleurum falcatum* | *Bupleurum chinense* | *Bupleurum longiradiatum* | *Bupleurum scorzoneraefolium* |

柴 胡 (시호) 〈神農本草經〉 地薰・茈胡・茹草・柴草: 시호와 同屬 近緣植物의 根이다. 봄과 가을에 뿌리를 캐어 莖苗와 진흙을 제거하여 햇볕에 말린다. 《柴胡》 雜物과 잔 줄기를 제거하고 흙을 깨끗이 씻고 썰어서 햇볕에 말린다. 《醋柴胡》 잘게 썬 柴胡에 醋를 고루 섞어서 醋가 吸收되어 약간 乾燥될 정도로 볶는다(柴胡 100 : 醋 12 비율). 《鼈血柴胡》 柴胡片에 溫水를 조금 넣어 稀釋한 자라(鼈)의 血을 고루 뿌려 잘 섞은 다음에 약한 불로 볶아 낸다. 柴胡 100斤 : 산 자라 200 마리分의 血을 使用한다.

〔性味 歸經〕 味는 苦하고 性은 凉하다. 肝, 膽經에 들어간다.

柴胡藥材

〔成分〕 시호의 뿌리에는 精油, bupleurumol, oleic acid, linolenic acid, palmitic acid, stearic acid, lignoceric acid, 葡萄糖 및 saponin 등이 함유되어 있다. Saponin 에는 saikosaponin A·C·D, saikogenin F·E·G, longispinogenin 이 있다. 참시호의 뿌리에는 saponin, 脂肪油, 精油, bupleurumol이 함유되어 있다. 줄기와 잎에는 rutin, kaempferitrin, kaempferol-7-rhamnoside 가 함유되어 있다. 개시호의 뿌리에는 saikosides, α-spinasterol, 蔗糖 및 polyenes 가 함유되어 있다.

〔藥理〕 1. 解熱作用: 大量의 왕시호煎劑(5 g 生藥/kg) 혹은 alcohol extract(2.5 g 生藥/kg) 에는 人工發熱한 토끼에 대해서 解熱作用이 있다는 것은 일찍이 證明되었다. Typhus, paratyphus 混合 vaccine 으로 發熱시킨 토끼에 대해서 煎劑 혹은 浸劑(2 g/kg)의 經口投與에서도 약간의 降溫作用이 있다. 그 후, 왕시호煎劑의 解熱作用은 그다지 뚜렷하지는 않지만 saikoside 200~800 mg/kg 의 經口投與는 Mouse 에 대해서 확실히 정상체온의 降下와 解熱作用을 한다는 보고도 있다.

2. 鎭靜, 鎭痛作用: Saikoside 의 經口投與는 Mouse 에 대한 鎭靜作用이 있고, 또한 methyl hexabitters 는 睡眠時間을 연장한다. 또 同劑는 양호한 鎭痛作用과 상당히 강한 止咳作用을 하지만 抗痙攣作用은 없고 橫紋筋의 張力도 低下시키지 않으므로 saikoside 는 中樞抑制의 一種으로 보아야 한다는 견해도 있다.

3. 抗炎症作用: Saikoside 의 經口投與(600 mg/kg)는 Rat 발목(足蹠)의 Dextran, Serotonin 性의 浮腫을 뚜렷하게 低下시킨다. Rat 의 皮下肉芽腫(巴豆油 및 綿球法) 試驗에서 saikoside

가 抗滲出作用과 肉芽腫生長 抑制作用을 하는 것이 확인되었다. 왕시호의 單用 또는 他藥과의 複方도 함께 유효하고 그 肉芽腫生長 抑制作用은 抗滲出作用보다도 강력하다. Saikoside는 histamin, serotonin이 일으키는 血管透過性의 증가를 抑制하고 肋膜滲出을 輕度로 抑制하지만 carrageenin이나 醋酸性의 浮腫에 대해서는 효력이 없다.

4. 抗病原體作用: 시호의 注射液은 Influenza virus에 대해서 강력한 抑制作用을 하며, 이 注射液에서 溜出된 油狀의 未知成分도 同 virus에 대해서 강력한 抑制作用이 있다는 보고가 일찍이 있었다. 또 結核菌의 一菌株에 대해서 유효하다는 보고도 있다.

5. 其他의 작용: 시호의 煎劑 혹은 alcohol 抽出物을 토끼에게 經口投與하면 血糖値를 上昇시킨다. 煎劑에는 溶血作用(Merck製의 純 saponin의 1/100에 해당)이 있다. Saponin含有率과 溶血強度는 산지와 採取시기에 따라서도 다르다. 中國産 柴胡와 日本産 柴胡는 서로 作用上 명확한 차이는 없다고 한다. 이 밖에 B. aureumb FISCH.의 꽃, 잎, 줄기의 浸劑에는 動物에 대해서 利膽作用이 있고 膽囊炎, 膽管炎 및 肝炎에 대해서 치료작용도 있으며, 膽汁 중에 cholic acid, bilirubin 함유를 높이고 膽汁의 cholesterol 膽汁酸鹽系 數를 증대시킨다.

〔藥效 主治〕 表・裏의 和解退熱, 疏肝解鬱, 昇陽의 효능이 있다. 寒熱往來, 胸滿脇痛, 口苦耳聾, 頭痛, 目眩, 下痢脫肛, 月經不順, 子宮下垂, Malaria를 치료한다. 【用法 用量】 3～9g을 달여서 복용하거나 丸劑, 散劑로 하여 服用한다.

〔配合 禁忌〕 眞陽(腎陽)缺損者, 肝陽上昇者는 忌한다. 半夏는 相使, 皂莢은 相惡, 女菀, 藜蘆는 相畏, 銅鐵은 忌한다.

병   풀 (조개풀) 積雪草 *Centella asiatica* (L.) URBAN (= *Hydrocotyle asiatica* L.)

多年生 匍匐草本으로 줄기는 반드럽고 光澤이 나며 털이 아주 성기게 나는 것도 있다. 마디에서 뿌리가 나온다. 單葉이 互生하고 葉身은 圓形 혹은 腎臟形에 지름 2～4cm, 가장자리는 둔한 鋸齒가 있고 윗면은 반드럽고 光澤이 있으며 윗면에는 가는 털이 있고 葉柄은 길고 길이 1.5～7cm이다. 傘形花序는 單生인데 花序柄은 葉腋에서 나와서 葉柄보다 짧다. 각 花柄의 끝에 3～6個의 꽃이 피며 모여서 頭花를 만들며 花序는 또 2개의 卵形 苞片에 싸여 있다. 꽃받침의 끝은 切形이고, 꽃잎은 5개 赤紫色에 卵形이다. 수술은 5개로 짧고 꽃잎과 互生한다. 子房은 下位, 花柱는 2개 비교적 짧고 밑부분은 확실치 않다. 瘦果는 편평한 圓形에 매끄럽고 광채가 있다. 開花期는 여름이다. 野地, 竹林邊에 나고 제주도 및 全南(智島, 珍島, 莎島)에 分布한다. 【處方用名】 全草가 積雪草이다.

積雪草 (적설초)〈神農本草經〉 地錢草・馬蹄草・地棠草: 병풀의 全草 또는 뿌리가 달린 全草이다. 여름, 가을에 採取하여 雜物을 제거하고 햇볕에 말린다.

〔性味 歸經〕 味는 苦辛하고 性은 寒하다. 肝, 脾, 膀胱經에 들어간다.

〔成分〕 多種의 α-amyrin型 triterpenoid가 함유되어 있고 그 속에는 asiaticoside, thankuniside, isothankuniside, madecassoside, brahmoside, brahminoside, brahmic acid 및 madasiatic

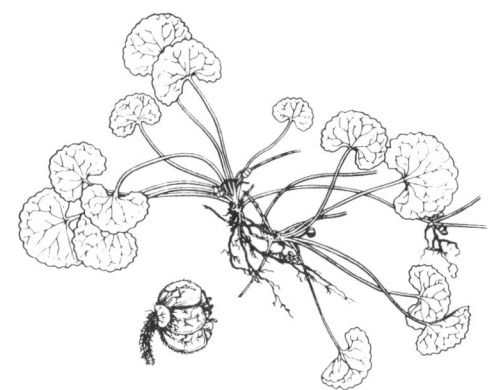

병 풀 積雪草
Centella asiatica

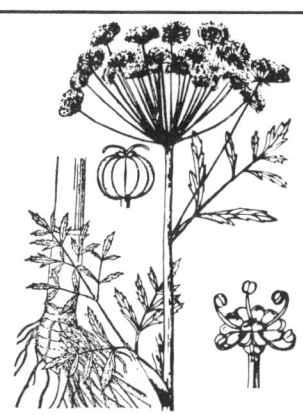

독미나리 野芹菜花
Cicuta virosa

acid가 있다. 또한, meso-inositol, centellose(少糖類의 一種), 蠟, carotenoid, chlorophyll 및 kaempferol, quercetin 과 葡萄糖, rhamnose에서 구성되는 flavonoid 配糖體가 함유되어 있다.

〔藥理〕 1. 中樞神經系에 對한 作用: 함유된 配糖體는 Mouse・Rat에 대하여 鎭靜・安定作用을 한다. 이 작용은 주로 中樞神經系 중의 Choline 作動系에 대한 영향으로 인한 것이며, alcohol 抽出物에는 鎭痛作用은 없다.

2. 皮膚組織에 대한 作用: Asiaticoside 는 頑固한 創傷, 皮膚結核, Hansen 氏病과 같은 皮膚潰瘍을 치료하는 作用을 한다. Mouse, Guinea pig, 토끼에게 筋肉注射 혹은 皮下에 包埋하면 皮膚의 生長, 局部白血球의 증가, 結合組織內의 血管網 增生, 粘液分泌의 증가, 털 및 꼬리 生長加速 등을 촉진한다. 어떤 보고에 의하면 積雪草의 0.25~1% alcohol 抽出物(asiatic acid, asiaticoside 를 함유한다)을 함유한 크림劑(이 속에는 소, 돼지, 양의 胎兒, 혹은 어린 짐승의 皮膚・肝臟・腦 등의 水와 alcohol 에 의한 抽出物까지도 포함한다)를 사용해서 피부병을 치료했던 바 큰 효과가 있었다고 한다.

3. 抗菌作用: 幼芽의 水抽出物은 抗菌作用을 한다. Asiaticoside 는 Hansen 氏病을 치료하지만 그 作用은 細菌의 蠟膜을 용해하고, 그것에서 다른 藥物 혹은 生體의 防禦機能에 의해서 細菌이 소멸하는 것이라고 한다.

〔藥效 主治〕 淸熱, 利濕, 消腫, 解毒의 效能이 있다. 痧氣에 의한 腹痛, 中暑下痢, 痢疾, 濕熱黃疸, 砂淋, 血淋, 吐血, 鼻出血, 咳嗽時出血, 目赤, 喉腫, 蕁麻疹, 疥癬, 疔癰腫毒, 打撲傷을 치료한다. 【用法 用量】 9~15g(新鮮한 것은 15~30g)을 달여서 服用한다. 또는 生汁을 내어 服用한다. 〈外用〉 짓찧어서 塗布하거나 또는 液汁을 塗布한다. 虛寒者는 忌한다.

독미나리 野芹菜花 Cicuta virosa L. (=C. nipponica FRANCH. et SAVAT.)

多年生 草本으로 높이 1m에 달하고 전체에 털이 없다. 地下莖은 굵고 마디 사이는 비어 있다. 잎은 三角狀 卵形에 2回羽狀으로 갈라진다. 裂片은 廣披針形, 끝은 날카롭고 밑부분은 쐐기형, 가장자리에는 거친 톱니가 있다. 葉柄은 밑부분이 넓어져서 楕圓形의 葉鞘를 이루고

複傘形花序는 頂生 또는 腋生하는데 總苞는 없다. 小總苞에는 長披針形의 小苞片이 여러 개 있다. 花軸은 길이가 고르지 않고 14～18개가 放射狀으로 나왔다. 小傘形花序마다 28～31개의 꽃이 달린다. 꽃은 白色, 꽃잎은 5개, 수술은 5개로 꽃잎과 互生한다. 子房 下位, 花柱는 짧고 밑부분이 편평하다. 열매는 卵形으로 굵은 稜線사이에 1개의 油管이 있다. 開花期는 10～11月, 結實期는 12月이다. 늪이나 물가에 나며 中部 및 北部地方에 分布한다. 【處方用名】根이 毒芹根이다.

毒芹根 (독근근)〈中草藥〉: 독미나리의 뿌리이다. 뿌리를 캐어 깨끗이 씻어 햇볕에 말린다.

〔成分〕 全草에는 有毒成分의 cicutoxin 과 無毒成分인 cicutol 이 함유되어 있다. 果實에는 精油를 1.2% 함유하며 그 속에는 p-cymene 7%, γ-terpinene 42%, β-pinene 30%, myrcene 2.7%, α-pinene 1.5%, cuminaldehyde 5% 및 少量의 limonene, camphene, α-terpinene, β-phellandrene 이 함유되어 있다.

〔藥理〕 독미나리는 猛毒이 있는 植物의 하나로 그 毒性成分 cicutoxin 은 一種의 中性 樹脂와 같은 物質이며 picrotoxin 과 같은 作用이 있고 alcohol 이나 alkali 溶液에 잘 녹는다. 주로 뿌리에 함유되어 있지만 그 밖의 部分에도 함유되어 있다. Cicutoxin 은 매우 잘 吸收되기 쉬우며, 사람이 이것을 먹으면 몇 분 後에 바로 中毒症狀이 나타나서 입에서 거품(내지는 血泡)을 내며, 毒性成分이 주로 中樞神經系에 작용해서 현저한 痙攣作用을 나타낸다. 中毒 後에는 현기증, 嘔吐, 痙攣, 皮膚發赤이 있고 안면이 창백해지며 최후에는 痲痺가 나타나서 呼吸이 쇠약해져서 사망에 이른다.

〔藥效 主治〕 骨髓炎의 치료에 쓴다. 毒芹根 適量을 깨끗이 씻은 다음 돌절구에 짓찧어서 햇볕에 말린다. 이것을 고운 粉末로 만들어 달걀흰자위로 개어 塗布한다. 또는 新鮮한 것을 짓찧어서 달걀흰자위와 개어 塗布해도 된다. 本品은 猛毒이 있으므로 內服을 忌한다.

벌사상자 (뱀도랏) 蛇床 *Cnidium monnieri* (L.) CUSSON

갯사상자 *C. japonicum* MIQ. 사상자 華南鶴虱・竊衣 *Torilis japonica* (HOUTT.) DC.

一年生 또는 越年生 草本으로 높이는 1m쯤 된다. 줄기는 곧게 자라고 圓柱形인데 縱稜이 있고 가는 柔毛가 성기게 났다. 根生葉은 葉柄이 있고 밑부분에 짧고 넓은 葉鞘가 있다. 葉身은 卵形인데 2～3回羽狀複葉으로 갈라지고 最終裂片은 線狀 披針形으로 끝이 날카롭고 줄기 上部의 잎은 根生葉과 相似하나 葉柄이 비교적 짧다. 複傘形花序가 頂生 또는 側生하고 傘柄은 10～25개, 總苞片은 8～10개 線形으로 가에 毛가 있다. 小總苞는 8～10 枚 線形이다. 꽃잎은 5개로 白色이며 안으로 꼬부라지고 수술은 5개가, 꽃잎과 互生하였고 花絲는 가늘고 길며 葯은 楕圓形, 子房은 下位, 花柱는 2개이다. 果實은 楕圓形이고 날개같은 회색 능선 있다. 開花期는 4～7月, 結實期는 6～8月이다. 山野地의 풀속에 나며 中・北部에 分布한다. 【處方用名】果實이 蛇床子이다.

蛇床子 (사상자)〈神農本草經〉 蛇米・蛇床實・蛇珠: 벌사상자 및 同屬 近緣植物의 果實이다. 열매가 노랗게 익으면 全株를 베어 열매만 떨어 햇볕에 말린다. 使用時에는 쪽(藍)의 濃汁과

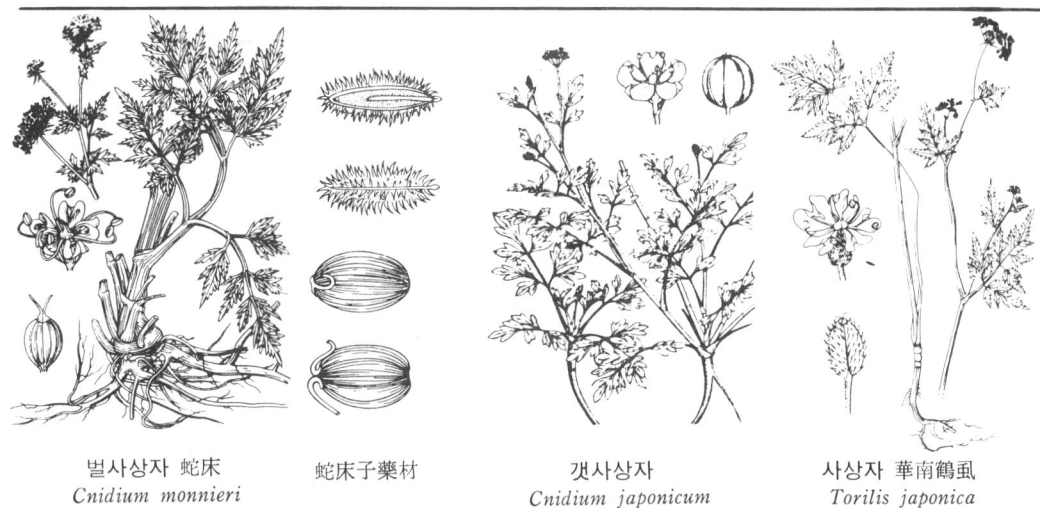

| 벌사상자 蛇床 | 蛇床子藥材 | 갯사상자 | 사상자 華南鶴虱 |
| Cnidium monnieri | | Cnidium japonicum | Torilis japonica |

百部草根의 自然汁과 함께 三伏에 담갔다 건져서 햇볕에 말린다. 또 生地黃汁을 섞어서 오래도록 쪄서 햇볕에 말려서 쓴다. 蛇床子를 合劑로 하여 使用할 때에는 손으로 비벼서 皮殼을 벗겨내고 仁만을 살짝 볶아서 쓴다. 또 煎汁으로 患部를 씻을 때에는 生으로 쓴다.

〔性味 歸經〕 味는 辛苦하고 性은 溫하며 腎, 脾經에 들어간다.

〔成分〕 果實에는 精油 1.3%가 함유되어 있고 主要成分은 l-pinene, l-camphene, borneol isovaleric ester, isoborneol 이다. 또 osthole, edultin(cnidimine), isopimpinellin, bergapten, dihydrooroselol 및 그 angelica 酸 ester(columbianadin), 醋酸 ester(o-acetyl columbianetin)과 isovaleric ester, cnidiadin, $3'$-isobutyryloxy-o-acetyl-$2'$, $3'$-dihydrooroselol 이 함유되어 있다. 뿌리에는 edultin(cunidimine), isopimpinellin, alloimperatorine, xanthotoxol, imperatorine 이 함유되어 있다. 사상자의 果實에는 精油가 1.4% 함유되어 있고 精油의 主要成分은 cadinene 과 torilene 이다. 또 油分도 약 10% 함유되어 있으며 그 속의 脂肪酸에는 petroselic acid, oleic acid, linoleic acid 등이 함유되어 있다. 또 torilol, torilolone 도 함유되어 있다고 한다. 種子에는 torilin 이 함유되어 있다.

〔藥理〕 1. 抗트리코모나스作用: 10% 및 20%의 蛇床子의 煎劑는 肝臟엑스를 培地로 한 膣트리코모나스에 대하여 殺滅作用은 없거나 혹은 매우 약하고, osthole 에도 in vitro 에서 膣트리코모나스를 殺滅하는 작용은 없다. 膣트리코모나스에 대해서 효과가 있었다는 보고도 있지만 그 結果의 신빙성은 더 한층 진전된 實證을 기대하여야만 한다.

2. 性호르몬과 같은 作用: 사상자의 ethyl alcohol 에 의한 抽出物을 Mouse 에게 매일 皮下注射를 놓고 이것을 32일 계속하면 發情期를 연장시키고, 發情期間을 단축시킬 수가 있으며 또 去勢된 Rat 에게 發情期를 出現시켜서 卵巢 및 子宮의 重量을 증가시키고 性호르몬과 유사한 作用이 있다. 前立腺, 精囊, 肛門擧筋의 重量을 증가시키는 方法(Mouse)으로 사상자의 抽出物에 男性호르몬과 같은 作用이 있는 것이 증명되고 있다. 토끼의 膣粘膜에 대해서 腐蝕作用은 없다.

3. 其他의 作用: 사상자의 in vitro 에서의 抗眞菌作用의 보고는 일치되어 있지 않다. 鷄胚에

서 培養한 New Catsle virus에 대하여 鷄胚의 生命을 6時間 연장시킬 수가 있으며 汚水中에 넣으면 장구벌레를 殺滅할 수가 있다.

〔藥效 主治〕 溫腎, 壯陽, 祛風, 濕燥殺蟲의 效能이 있다. 男子陽痿, 陰囊濕痒, 女子帶下陰痒, 婦人陰中腫痛, 子宮寒冷不姙, 風濕痺痛, 疥癬濕瘡을 치료한다.【用法 用量】3~9g을 달여서 服用하거나 丸劑로 하여 服用한다. 〈外用〉煎液으로 熏洗하거나 坐藥으로 한다. 粉末을 撒布하거나 調合하여 塗布한다.

〔配合 禁忌〕 下焦에 濕熱이 있는 者, 또는 腎陰不足者, 精關不固者는 忌한다. 牧丹, 巴豆, 貝母는 相惡이다.

천 궁 川芎 *Cnidium officinale* MAKINO   일천궁 *Angelica genuflexa* MUTT

多年生 草本으로 높이 30~60cm이다. 根莖은 塊狀이고 줄기는 곧추 섰고 中空이며 가지가 갈라진다. 잎은 互生하고 2回羽狀複葉이며 根生葉은 葉柄이 길고 莖生葉은 위로 올라갈수록 점차 작아지며 밑부분은 鞘葉으로 되어 원줄기를 감싸고 小葉은 卵形 또는 披針形으로서 缺核狀의 톱니와 더불어 예리한 톱니가 있다. 꽃은 가지끝과 원줄기끝에서 複傘形花序가 발달하고 꽃잎은 5개이며 안으로 꼬부라지고 백색이며 5개의 수술과 1개의 암술이 있다. 傘梗은 10개 정도이고 小傘梗은 15개 정도이며 總苞와 小總苞는 각각 5~6개로서 線形이고 열매는 익지 않는다. 開花期는 8月이며 各地에 栽培한다. 中國의 川芎은 *Ligusticum chuanxiong*을 原植物로 하고 있다.【處方用名】根莖이 川芎이다.

川 芎 (천궁)〈湯液本草〉芎藭·香果·胡藭·馬銜芎藭·京芎·雀腦芎: 천궁·일천궁의 根莖이다. 9~11月에 根莖을 캐어 莖, 葉을 제거하고 햇볕에 말린다. 또는 약한 불로 쬐어서 乾燥하여 수염뿌리를 제거한다.《川芎》大小로 구분하여 湯水에 담가 기름기를 제거하고 잘게 썰어서 乾燥한다.《酒川芎》잘게 썬 川芎片을 黃酒를 고루 뿌려(川芎 50kg : 黃酒 6.25kg) 微炒한다.

川芎藥材

〔性味 歸經〕 味는 辛하고 性은 溫하다. 肝, 膽經에 들어간다.

〔成分〕 Cnidilide, ligustilide, neocnidilide, butylphthalide, sedanonic acid 등이 알려져 있다.

〔藥理〕 少量으로는 大腦에 대해서 抑制作用이 있다고 인정되었다. 心臟에 대해서는 미미하게 痲醉作用을 나타내고 直接末梢血管을 확장시키며, 대량을 사용하면 血壓이 降下되고 소량으로는 血壓이 上昇된다. 또 少量의 川芎은 子宮을 收縮시킬 수가 있지만 大量으로는 오히려 子宮을 痲痺시키게 된다. 또한 大量으로는 小腸 收縮을 抑制함에 따라서 鎭痙鎭痛을 할 수가 있으며 vitamin E 缺乏症에 대해서도 拮抗하는 作用을 나타낸다. 抗菌試驗에 의하면 大腸菌, 赤痢菌, 티푸스菌, 變型菌, 綠膿菌, 콜레라菌 등에 대해서 抑制作用이 있으며 각종의 皮膚絲狀菌에 대해서도 抑制作用을 나타낸다.

〔藥效 主治〕 行氣, 開鬱, 祛風, 燥濕, 活血, 止痛의 效能이 있다. 風冷으로 因한 頭痛旋暈, 胸腹疼痛, 寒邪에 의한 筋의 痲痺, 月經不順, 難產, 産後瘀沮塊痛, 癰疽瘡瘍을 치료한다.【用法 用量】3~6g을 달여서 服用한다. 또는 丸劑나 散劑로 하여 쓴다. 〈外用〉粉末을 撒布하거

나 調合하여 塗布한다.

〔配合 禁忌〕 陰虛火旺, 上盛下虛 및 氣虛者는 服用을 忌한다. 白芷는 相使, 黃芪·山茱·狼毒·黃連은 相惡이다. 장기간 服用하면 眞氣를 走散시킨다.

고　수　芫荽·香荽 (고수나물) Coriandrum sativum L.

一年生 草本으로 높이는 30~60 cm이다. 全株에 털이 없고 향기가 있으며 主根은 가늘며 보통 紡錘形에 多數의 側根이 있다. 줄기는 곧게 자라며 속이 비고 가지가 약간 갈라진다. 根生葉은 葉柄이 길지만 위로 올라갈수록 짧아지고 밑부분은 葉鞘가 된다. 2~3回羽狀 分裂하는데 맨끝의 裂片은 線形이다. 複傘形花序는 頂生하거나 잎과 對生한다. 花序의 花柄은 3~6개, 總苞片은 보통 없다. 小總苞片은 3개 線狀 錐形이다. 꽃은 작고 白色 또는 淡赤色이고 꽃받침은 끝이 齒狀으로 5개로 갈라졌고 꽃잎은 5개 倒卵形, 小傘形花序의 둘레의 꽃들은 큰 放射瓣을 이루고 있다. 수술은 5개로 꽃잎과 對生하고 葯은 長卵形, 花絲는 끝이 약간 꼬부라져 있다. 암술은 1개, 子房은 下位, 花柱는 가늘고 길며 끝이 2개로 갈라졌고 柱頭는 頭狀이다. 果實은 球形에 가깝고 지름 3~5 mm, 波狀의 初生肋線 10개와 세로로 곧게 뻗은 12개의 次生肋線이 있다. 開花期는 6~7月, 結實期는 8月이다. 東歐 原産이며 각지에 栽植한다. 특히 절에서 많이 심는다. 【處方用名】① 全草는 胡荽 ② 果實은 胡荽子이다.

❶ 胡　荽 (호유)〈食療本草〉香荽: 고수의 뿌리가 달린 全草이다. 봄에 採取하여 깨끗이 씻어 햇볕에 말린다.

〔性味 歸經〕 味는 辛하고 性은 溫하며 肺, 脾經에 들어간다.

〔成分〕 Vitamin C 92~98 mg%, decanal, nonyl aldehyde, linalool 등이 함유되어 있다.

〔藥效 主治〕 發汗, 透疹, 消食, 下氣의 效能이 있다. 痲疹에서 發疹이 안 되는 것, 飮食의 消化吸收不良을 치료한다. 【用法 用量】9~15 g (新鮮한 것은 30~60 g)을 달이거나 生汁을 내어 服用한다.〈外用〉煎液으로 熏洗한다. 또는 짓찧어 塗布한다.

〔禁忌〕 痲疹이 이미 發疹된 者, 또는 發疹이 되지 않고 熱毒이 停滯되어 있는 者, 風寒의 邪氣가 外表에 모여 있지 않은 者는 服用을 忌한다.

❷ 胡荽子 (호유자)〈千金·食治〉: 고수의 果實이다. 8~9月 果實이 成熟하였을 때 果枝를 採取하여 햇볕에 말려서 열매를 떨어 다시 햇볕에 말린다.

胡荽子藥材

〔性味〕 味는 辛酸하고 性은 平하며 無毒하다.

〔成分〕 果實에는 精油 1~1.4%, 脂肪 26%가 함유되어 있다. 精油는 多種의 terpenes, alcohol 類와 camphor, geraniol 등이 함유되어 있다. 果實에는 또한, glucose, fructose, 蔗糖이 함유되어 있다. 種子에는 精油 1%, 脂肪 20~25%, 糖類 20%, 含窒素化合物 13~15%, 無機物 7%가 함유되어 있다. 精油의 主要成分 約 70%는 d-linalool 이고, 이 밖에 α-·β-pinene limonene, α-·β-·γ-terpinene, p-cymene 등이 함유되어 있다. 種子에는 이 밖에 多量의 oleic acid, 소량의 ⊿5, 6-octadecenoic acid, flavonoid 配糖體, β-sitosterol, d-mannitol이 함유되어 있다.

〔藥理〕 乾燥된 成熟果實은 약한 芳香劑가 되는데 보통은 다른 藥材와 배합하여 矯味劑가 된

미나리(繖形)과 Umbelliferae

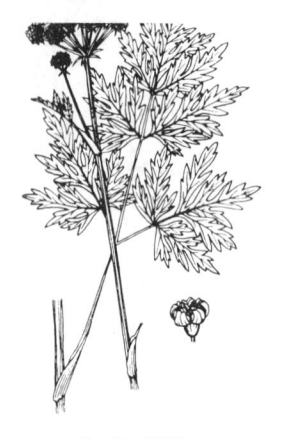

천 궁 川芎
Cnidium officinale

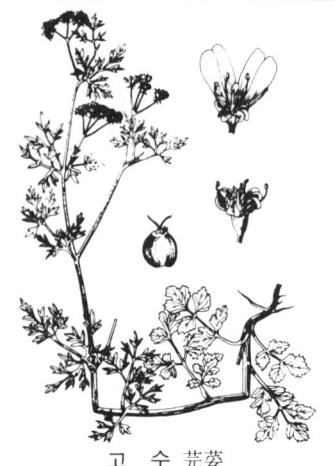

고 수 芫荽
Coriandrum sativum

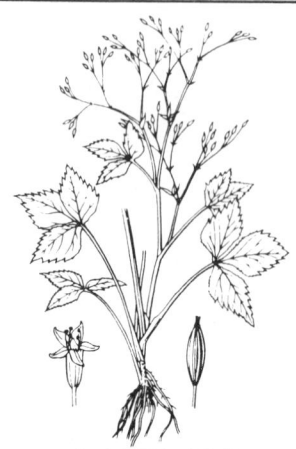

파드득나물 鴨兒芹
Cryptotaenia japonica

다. 이외에 胃腸腺의 分泌 왕성과 또 膽汁의 分泌를 促進하는 作用이 있다. 이에 含有되어 있는 精油에는 약간의 抗眞菌作用이 있다.

〔藥效 主治〕 透疹(發疹催促), 健胃의 效能이 있다. 未發疹의 天然痘, 飮食消化吸收不良, 痢疾, 痔瘡을 치료한다. 【用法 用量】 6～12 g을 달여서 服用하거나 또는 散劑로 하여 服用한다. 〈外用〉 煎液으로 양치질하거나 熏洗한다.

파드득나물 (반디나물) 鴨兒芹 *Cryptotaenia japonica* HASSK.

多年生 草本으로 높이 30～60 cm이고 香氣가 있으며 根莖은 짧고 약간 굵은 뿌리가 있으며 곧추 자란다. 根生葉은 葉柄이 길고 莖生葉도 점차 짧아져서 윗부분에서는 葉鞘로 되며 3出葉이고 小葉은 卵形 또는 긴 楕圓形이며 양끝이 좁고 뒷면에 潤彩가 있으며 가장자리에는 불규칙하고 예리한 톱니가 있다. 複傘形花序는 圓錐狀을 이루고 傘形花序의 花柄이 4～10개 길이는 가지런하지 않고 總苞와 小總苞는 각각 1～3개이고 線形이다. 小傘形花序는 2～4개의 꽃이 달린다. 꽃은 白色 때로는 淡紫色을 띠기도 한다. 꽃잎의 끝은 안으로 꼬부라지고 花柄은 線形이다. 果實은 線狀 長卵形이고 양끝은 좁고 꼬부라져 있다. 開花期는 6～7月이다. 山野의 陰濕地에 나며 전국에 分布한다. 【處方用名】 ① 莖葉은 鴨兒芹 ② 根은 鴨兒芹根 ③ 果實은 鴨兒芹果이다.

❶ 鴨兒芹 (압아근) 〈國藥提要〉 三葉・起莫・三石・當田 : 파드득나물의 莖葉이다. 6～7月 開花時에 採取하여 햇볕에 말린다.

〔性味 歸經〕 味는 辛苦하고 性은 平하다. 肝, 肺, 心經에 들어간다.

〔成分〕 精油를 함유하며 그 속에는 mesityl oxide, isomesityl oxide, methyl isobutyl ketone, α- 및 β-pinene, camphene, β-myrcene, dipentene, *p*-cymene, terpinene, terpinolene, *trans*-β-ocimene이 함유되어 있다.

〔藥效 主治〕 消炎, 活血, 解毒, 消腫의 效能이 있다. 肺炎, 肺膿腫, 淋病, 疝氣, 風火齒痛,

癰疽疔腫, 帶狀疱疹, 皮膚瘙痒을 치료한다. 【用法 用量】15~30 g을 달여서 服用한다. 〈外用〉 짓찧어 塗布하거나 粉末하여 撒布한다.

❷ **鴨兒芹根**(압아근근)〈貴州民間方藥集〉: 파드득나물의 뿌리이다.

〔**性味**〕 味는 辛하고 性은 平하다.

〔**藥效 主治**〕 發表, 散寒, 止咳, 化痰의 效能이 있다. 風寒感冒, 濕性의 咳嗽, 打撲傷을 치료한다. 【用法 用量】9~30 g을 달여서 服用하거나 또는 粉末하여 冲服한다.

❸ **鴨兒芹果**(압아근과)〈陝西中草藥〉: 파드득나물의 果實이다.

〔**性味**〕 味는 辛하고 性은 溫하다.

〔**藥效 主治**〕 順氣, 消積의 效能이 있다. 消化不良을 치료한다. 【用法 用量】6~9 g을 달여서 茶 대신 마신다.

당 근 胡蘿葍 *Daucus carota* L. var. *sativa* DC.

一年生 또는 二年生 草本으로 뿌리는 크고 多肉質로 赤色 또는 黃色이며, 줄기는 곧게 자라서 높이 1 m에 달하며 가지가 많이 갈라진다. 잎은 葉柄이 길고 2~3回羽狀 複葉에 裂片은 좁은 披針形 혹은 線形, 葉柄의 밑부분은 넓어져 있다. 꽃은 작고 白色 또는 淡黃色에 複傘形花序가 긴 가지의 끝에 달린다. 小傘形花序는 多數이고 둥글며 가장자리의 꽃은 비교적 크며 형체가 갖추어진 꽃잎이 있다. 꽃받침잎, 꽃잎, 수술 각각 5개와 1개의 암술이 있고 子房은 下位이다. 열매는 長楕圓形이고 가시같은 털이 있다. 開花期는 7~8月이다. 原産地는 불확실하며 채소로 널리 栽培된다. 【處方用名】① 根은 胡蘿葍 ② 果實은 胡蘿葍子이다.

❶ **胡蘿葍**(호라복)〈日用本草〉: 당근의 뿌리이다. 겨울철에 뿌리를 캐어 莖葉과 수염뿌리를 除去하고 깨끗이 씻어 쓴다.

〔**性味 歸經**〕 味는 甘하고 性은 平하다. 肺, 脾經에 들어간다.

〔**成分**〕 뿌리에는 α-·β-·γ-·ε-carotene, lycopene, phytofluene 등 多種의 carotenoid나 vitamin B_1(0.1 mg%)·B_2(0.3 mg%), anthocyanidin이 함유되어 있다. 또 糖 3~15%, 脂肪油 0.1~0.7%, 精油 0.014%, umbelliferone 등이 含有되어 있다. 뿌리의 精油含有量은 生長함에 따라 減少하고 carotene의 含有量은 생장함에 따라 증가한다. 精油에는 α-pinene, camphene, myrcene, α-phellandrene, bisabolene 등이 함유되어 있으며 또 caffeic acid, chlorogenic acid, 沒食子酸, *p*-hydroxybenzoic acid도 함유되어 있다. 당근은 냉장 후 항상 苦味成分이 생기는데, 그 本體는 3-methyl-6-methoxy-8-hydroxy-3,4-dihydroisocoumarin이다. 또 일종의 血糖降下 成分은 石油 ester를 사용해서 乾燥된 당근에서 抽出할 수 있다. 잎에는 多量의 carotene이 함유되어 있어 carotene 제조의 原料가 된다. 잎에는 또 luteolin-7-glucoside가 0.01% 含有되어 있다.

〔**藥理**〕 乾燥胡蘿葍의 石油 ester에 의한 抽出物에서 分離해 낸 無定形의 黃色成分을 杏仁油에 溶解하여 사람, 토끼, 개에 注射하였더니 血糖降下作用이 뚜렷하게 나타났다.

〔藥效 主治〕 健脾, 化滯의 效能이 있다. 消化不良, 長期下痢, 咳嗽를 치료한다. 【用法 用量】 달이거나 生으로 먹는다. 또는 生汁을 내어 服用한다. 〈外用〉짓찧어 塗布한다.

❷ 胡蘿蔔子 (호라복자)〈本草綱目〉: 당근의 果實이다. 여름철에 果實이 成熟하면 果實을 따서 햇볕에 말린다.

〔成分〕 種子에는 精油 1.6%가 함유되어 있고 그 속에는 α-pinene, l-limonene, 1,8-cineol, geraniol, geraniol acetate, citronellol, citral, caryophyllene, carotol, daucol, p-cymene, asarone, bisabolene 등이 함유되어 있다. 種子에는 또한 flavonoid, 脂肪油(11~13%)가 함유되어 있으며, 脂肪油는 petraselic acid, palmitic acid, oleic acid, linoleic acid 등의 glyceride로 daucosterol 등도 함유되어 있다.

〔藥理〕 種子에서 추출한 모든 flavone(daucaline)은 解痙作用이 있고, papaverine, khellin과 비슷해서 冠狀血管을 擴張하고, atherom 性 動脈硬化狹心症의 冠脈機能不全 患者에게 사용된다.

〔藥效 主治〕 久痢, 痰喘, 季節的下痢를 치료한다. 잿불에 구워 익혀 外皮를 벗긴다. 【用法 用量】 3~9g을 달여서 服用한다.

아　위 阿魏 Ferula assafoetida L.　　　　　넓은잎아위　F. conocaula EUG.
　　　　　　　　　　　　　　　　　　　　　신강아위　新疆阿魏　F. sinkiangensis K.M. SHEN.
　　　　　　　　　　　　　　　　　　　　　부강아위　阜康阿魏　F. fukanensis K.M. SHEN.

多年生 草本으로 강한 마늘냄새가 난다. 처음에는 根出葉뿐이고 5年째에 花莖이 나와 높이 2m에 달한다. 花莖은 억세고 縱紋이 있다. 잎은 두텁고 일찍 떨어진다. 밑부분의 잎은 3~4回羽狀 複葉으로 길이 50cm이고 줄기의 윗부분의 잎은 1~2回羽狀 複葉이다. 꽃은 單性 또는 兩性이고 複傘形花序로 그 중앙에 20~30개의 花柄이 있고 여기에서 또 많은 小花柄이 갈라져 나온다. 兩性花와 單性花가 각각 單獨으로 花序를 형성하거나 兩性花序의 중앙에 1개의 雌花序가 달린다. 兩性花는 黃色이고 꽃받침, 꽃잎, 수술은 각각 5개이고 子房은 下位이고 털에 덮여 있고 2室, 胚珠는 1개이다. 열매는 背面이 편평하고 褐色이다. 開花期는 3月, 結實期는 4月이며, 5月에 枯死한다. 砂地에 자라며 中央아시아, 이란, 아프카니스탄 등에 分布한다. 【處方用名】樹脂가 阿魏이다.

阿　魏 (아위)〈唐本草〉薰渠·哈昔泥: 阿魏 및 同屬 近緣植物의 樹脂로 開花 前에 採取한다. 땅을 파면 뿌리가 露出된다. 줄기를 根頭部에서 절단하면 斷面에서 乳液이 흘러내린다. 그 表面을 나뭇잎으로 덮어서 10餘日 동안 경과하면 滲出液이 凝固되므로 이것을 긁어서 모은다. 다음에 그 줄기의 上段을 끊으면 또 乳液이 나온다. 위의 方法으로 10日에 한번씩 줄기가 마를 때까지 약 3개월間 採取한다. 이렇게 하여 採取한 것은 乾燥한 冷暗所에 密閉하여 保存한다. 熱을 防止해야 한다.

〔藥材〕 阿魏의 輸入品은 등근 粒子가 凝集하여 크고 작은 덩어리로 되어 있다. 表面은 暗褐

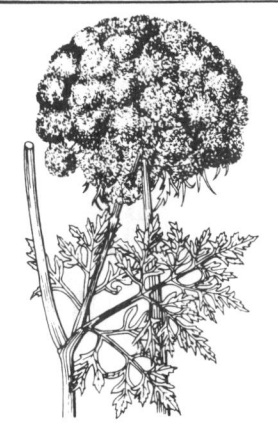
당 근 胡蘿蔔
Daucus carota var. *sativa*

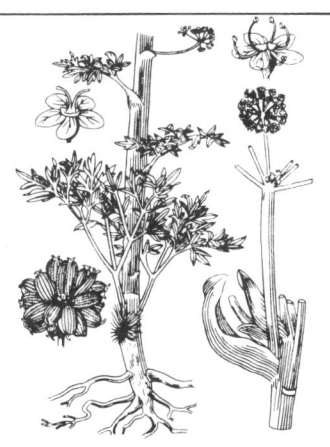
아 위 阿魏
Ferula assafoetida

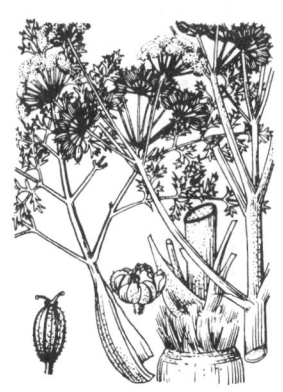
신강아위 新疆阿魏
Ferula sinkiangensis

色 또는 黑褐色이고 오랫동안 保存하면 赤褐色으로 변한다. 새로 破折된 斷面은 乳白色, 옅은 黃褐色 또는 赤褐色이 섞여 있어서 通稱 五彩阿魏라고 불린다. 물을 加하여 硏磨하면 白色의 乳液狀으로 되고 강렬한 마늘 냄새가 난다. 질이 가볍고 斷面에 구멍이 적고 향기가 강하고 단면이 乳白色이고 잡것이 섞이지 않은 것이 良品이다.

〔性味 歸經〕 味는 苦辛하고 性은 溫하다. 肝, 脾, 胃經에 들어간다.

〔成分〕 아위에는 精油, 樹脂, 고무 등이 함유되어 있다. 품질이 좋은 것(粒狀品)에서는 精油 10～17％, 樹脂 40～64％, 고무 약 25％, 灰分 약 1.5～10％를 얻어낼 수가 있다. 塊狀品에는 無機物質이 60％ 以上 함유되어 있다. 精油에는 pinene 과 多種의 二硫化物이 함유되어 있고, 이 二硫化物 중 2-butylpropenyl disulfide가 약 45％를 차지하며 아위의 특수한 마늘 냄새의 原因이 되고 있다. 樹脂에는 ferulic acid 와 그 ester 類 및 farnesiferol A·B·C 등이 含有되어 있다. 아위에는 이온化된 umbelliferone 은 함유되어 있지 않았지만 鹽酸을 加해서 뜨겁게 하면 umbelliferone 이 발생되며 alkali性 溶液 속에서 靑色의 螢光을 發한다. 이 反應은 鑑別하는 하나의 根據가 된다.

〔藥理〕 아위의 뿌리나 根莖을 切斷한 후 얻어낸 고무수지가 아위이며 특별한 냄새가 있고 맛은 쓰고 맵다. 胃腸에서 吸收되므로 大量(12g)으로 사용해도 현저한 毒性은 없다. 驅風劑(4％ 溶液 15～30 m*l* 를 灌腸하고 동시에 가벼운 下劑를 服用한다)도 되지만 腸을 手術한 후 3日 以內에는 사용하지 않는 편이 좋다. 그 精油는 肺에서 排出되므로 氣管支炎·百日咳·喘息患者에게는 刺戟性祛痰劑로 사용된다. 아위의 煎液은 *in vitro* 에서도 사람型 結核菌에 대해서 抑制作用(1：6000)이 있다.

〔藥效 主治〕 消積, 殺蟲의 效能이 있다. 精神的 stress 또는 飮食의 不適으로 인한 腹中硬結, 胸腹部冷痛, 말라리아, 痢疾을 치료한다. 【用法 用量】 1～1.5g 을 丸劑, 散劑로 하여 服用한다. 〈外用〉 膏藥으로 만들어 쓰거나 粉末하여 膏藥에 混合하여 塗布한다.

〔禁忌〕 脾胃虛弱者와 姙娠婦의 服用은 忌한다.

미나리(繖形)과 Umbelliferae

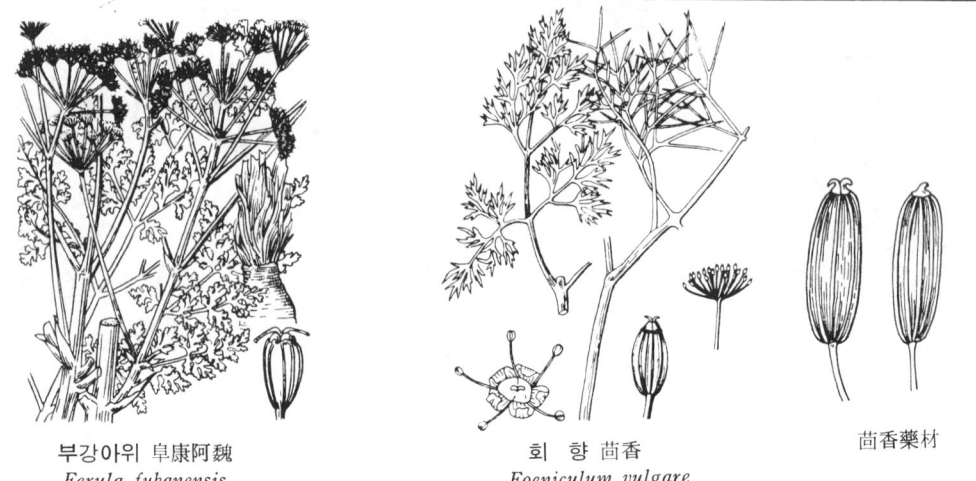

부강아위 阜康阿魏　　　　　회　향 茴香　　　茴香藥材
Ferula fukanensis　　　　　Foeniculum vulgare

회　향 茴香 *Foeniculum vulgare* MILL.

多年生 草本으로 독특한 香氣가 있다. 줄기는 圓柱形으로 곧게 자라고 높이 0.5~1.5 m, 위에서 가지가 갈라지며 灰綠色이고 表面에 세로무늬가 있다. 莖葉은 互生하고 葉柄은 3.5~4.5 cm 인데 위로 올라갈수록 짧아지고 밑부분 가까이 위치한 잎은 鞘形으로 되어 줄기를 싸고 있다. 가장자리는 膜質로 된 波形의 좁은 날개가 있다. 잎은 3~4回羽狀 分裂하는데 끝에 裂片은 線形 또는 絲形이 된다. 複傘形花序는 頂生하고 花柄은 5~20개이다. 小傘形花序마다 꽃이 5~30개가 달리고 小花柄은 가늘고 길이 4~10 mm, 꽃은 작고 꽃받침은 없다. 꽃잎은 5개로 金黃色에 廣卵形이다. 수술은 5개, 葯은 卵形 2室, 암술은 1개, 下位子房 2室, 花柱는 2개 매우 짧다. 열매는 卵狀의 長楕圓形, 分果는 楕圓形, 表面은 黃褐色이다. 開花期는 7~8月, 結實期는 9月이다. 울릉도 및 北部地方에 分布하며 栽植한다.【處方用名】① 果實은 茴香 ② 莖葉은 茴香莖葉 ③ 根은 茴香根이다.

❶ 茴　香 (회향)〈圖經本草〉小茴香・土茴香・野茴香 : 회향의 종자이다. 9~10月 果實의 成熟時에 地上部位를 베어 햇볕에 乾燥하여 種子만을 떨어 쓴다.《鹽茴香》茴香을 은근한 불로 볶아서 表面이 濃黃色이 되었을 때에 鹽水(茴香 50 kg : 食鹽 150 kg)를 뿌려서 말린다.

〔性味 歸經〕 味는 辛하고 性은 溫하다. 腎, 膀胱, 胃經에 들어간다.

〔成分〕 果實에는 anethole 50~60 %, fenchone 18~20 %를 主要成分으로 하는 精油 약 3~6 %가 함유되어 있으며 더욱이 α-pinene, α-phellandrene, camphene, dipentene, anisaldehyde, anisic acid, estragole 등, 또 cis-anethole, p-cymene도 함유되어 있다. 이 밖에 脂肪油 약 18 %가 함유되어 있지만, 그 脂肪酸의 組成은 petroselic acid가 60 %를 차지하며 oleic acid 22 %, linoleic acid 14 %, palmitic acid 4 %이다. 또 炭素數가 18 보다 큰 alcohol 과 palmitic acid, arachidic acid, behenic acid 등의 脂肪酸으로 구성되는 蠟이나 stigmasterol, 7-hydroxycoumarin 등도 함유되어 있다.

〔藥理〕 茴香油는 驅風劑로서 사용된다. 腹部脹滿 때 고였던 gas를 빼내고 疼痛을 부드럽게

한다. 腸의 緊張을 緩化시킨 후 또 刺戟해서 蠕動을 정상 회복시켜 排出時間을 짧게 할 수가 있다. 腸에 대해서는 緊張 및 蠕動을 증가하여 gas의 排出을 재촉한다. 興奮 후에 蠕動이 또 다시 低下되는 일도 있지만, 그것으로 痙攣을 가라앉히고 疼痛을 輕減하는 것을 돕는다. 이들의 作用은 局部痲醉劑에 의해서 無效가 되므로 神經反射性 작용인 것으로 생각된다. 더구나 어떤 種類의 抗菌作用도 있으므로 anethole이 抗菌性의 有效成分일지도 모른다.

〔藥效 主治〕 溫腎散寒, 理氣, 和胃의 效能이 있다. 寒疝, 下腹部의 冷痛, 腎虛腰痛, 胃痛, 嘔吐, 乾·濕脚氣, 小便失禁을 치료한다. 【用法 用量】 3~9g을 달여서 服用하거나 丸劑, 散劑로 하여 服用한다. 〈外用〉 粉末로 만들어 調合하여 塗布한다.

〔禁忌〕 陰虛火旺者의 服用은 주의를 要한다. 胃·腎火가 많고 陰莖이 자주 勃起하고 熱氣에 接하면 嘔吐를 하는 者, 肺·胃에 熱이 있어서 熱毒이 盛한 者는 忌한다.

❷ 茴香莖葉(회향경엽)〈藥性論〉: 회향의 莖葉이다.

〔性味〕 味는 甘辛하고 性은 溫하다.

〔成分〕 잎에는 vitamin C 약 123 mg%, dihydroascorbic acid 약 37 mg%, 少量의 vitamin B_2, nelumboside, foeniculin, kaempferol-3-arabinoside(juglanin), kaempferol-3-glucuronide, quercetin-3-glucuronide 및 cinnamic acid(桂皮酸), ferulic acid, caffeic acid, benzoic acid (安息香酸), anisic acid, vanillic acid, gentisic acid, o-coumaric acid, protocatechuic acid, syringic acid, sinapic acid, fumaric acid, malic acid, tartaric acid, citric acid, shikimic acid, quiniric acid 등의 有機酸이 함유되어 있다.

〔藥效 主治〕 驅風, 順氣, 止痛의 效能이 있다. 痧氣, 疝氣, 癰腫을 치료한다. 【用法 用量】 9~15g을 달여서 服用한다. 또는 生汁을 내거나 술(酒)에 담가 服用한다. 〈外用〉 짓찧어서 塗布한다.

❸ 茴香根 (회향근)〈圖經本草〉: 회향의 根이다. 7月에 採取하여 햇볕에 말린다.

〔性味〕 味는 辛甘하고 性은 溫하다.

〔成分〕 根에는 精油가 함유되어 있고 精油의 主成分은 α-terpinene, γ-terpinene, terpinolene, α-pinene, β-pinene, β-myrcene, α-phellandrene, p-cymene, limonene 등이다. 또 stigmasteryl palmitate 酸 ester, 5-methoxyfuranocoumarin, stigmasterol, umbelliferone 등도 함유되어 있다.

〔藥效 主治〕 溫腎, 和中, 行氣, 止痛의 效能이 있다. 寒疝, 胃寒에 의한 嘔逆, 腹痛, 류머티性 關節痛을 치료한다. 【用法 用量】 新鮮한 것 30~60g을 달여서 服用한다. 짓찧은 汁 또는 肉과 함께 뭉근한 불로 삶아서 服用하여도 좋다.

갯 방 풍 珊瑚菜 Glehnia littoralis F. SCHMIDT ex MIQ.
(=Phellopterus littoralis BENTH. et HOOK. fil.)

多年生 草本으로 높이 5~20cm이고 굵고 긴 黃色 뿌리가 모래땅속 깊이 내리며 전체에 긴 白色의 털이 있다. 잎은 뿌리와 밑부분에서 나오며 互生하고 葉柄이 길고 밑부분은 鞘狀이다.

미나리(繖形)과 Umbelliferae

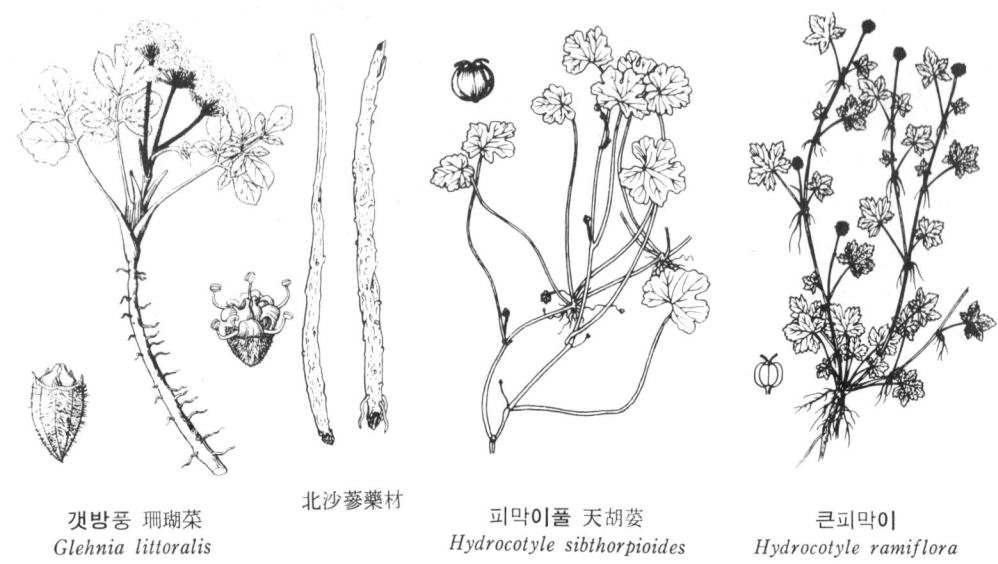

갯방풍 珊瑚菜
Glehnia littoralis

北沙蔘藥材

피막이풀 天胡荽
Hydrocotyle sibthorpioides

큰피막이
Hydrocotyle ramiflora

잎은 卵圓形 3出分裂 또는 2回羽狀 分裂하는데 最終의 裂片은 圓卵形, 끝은 둥글거나 뾰족하고 밑부분은 切形이고 가장자리에는 가시 모양의 톱니가 있다. 複傘形花序가 頂生하며 거친 털이 있다. 花序柄은 10~20개, 總苞는 없고 小總苞는 線狀 披針形이다. 꽃은 白色이고 각 小傘花序마다 꽃이 15~20개가 달린다. 꽃받침꽃, 꽃잎, 수술이 各 5개, 꽃잎은 수술과 互生한다. 子房은 下位, 花柱는 밑부분이 편평한 圓錐形이다. 果實은 球形에 가깝고 絨毛가 있고 모서리에 날개가 있다. 開花期는 6~7月, 結實期는 9月이다. 海邊의 모래땅에 자라며 제주도 및 中·北部에 分布한다. 【處方用名】根이 北沙蔘이다.

北沙蔘(북사삼)〈本草彙言〉海防風·濱防風·和防風 : 갯방풍의 根이다. 9~10月頃에 採取하여 地上莖 및 수염뿌리를 제거하고 씻어 끓는 물에 담가서 훈훈해지게 하여 外皮를 벗기고 햇볕에 말린다.

〔性味 歸經〕 味는 甘苦 淡하고 性은 凉하다. 肺, 脾經에 들어간다.

〔成分〕 뿌리에는 alkaloid와 풍부한 澱粉이 함유되어 있고 果實에는 phellopterin이 함유되어 있다.

〔藥理〕 뿌리의 ethanol 抽出物은 정상적인 토끼의 體溫을 가벼운 정도로 低下시켰고 typhus vaccin에 의하여 發熱시킨 토끼에 대해서도 降溫作用이 있고 그 외에 鎭痛作用이 있다(토끼의 齒髓電氣刺戟法). 葉의 alcohol 抽出物은 作用이 약간 떨어지고 뿌리의 精油는 한층 더 떨어진다.

〔藥效 主治〕 養陰, 淸肺, 祛痰, 止咳의 效能이 있다. 肺熱燥咳, 虛痨久咳, 陰傷咽乾, 口渴을 치료한다. 【用法 用量】9~15g을 달여서 服用한다. 또는 졸여서 膏劑로 하거나 혹은 丸劑로 하여 쓴다.

〔配合 禁忌〕 風寒에 의한 咳嗽, 肺胃虛寒者는 服用을 忌한다. 防己는 相惡, 藜蘆는 相反이다.

피막이풀 *Hydrocotyle sibthorpioides* —427—

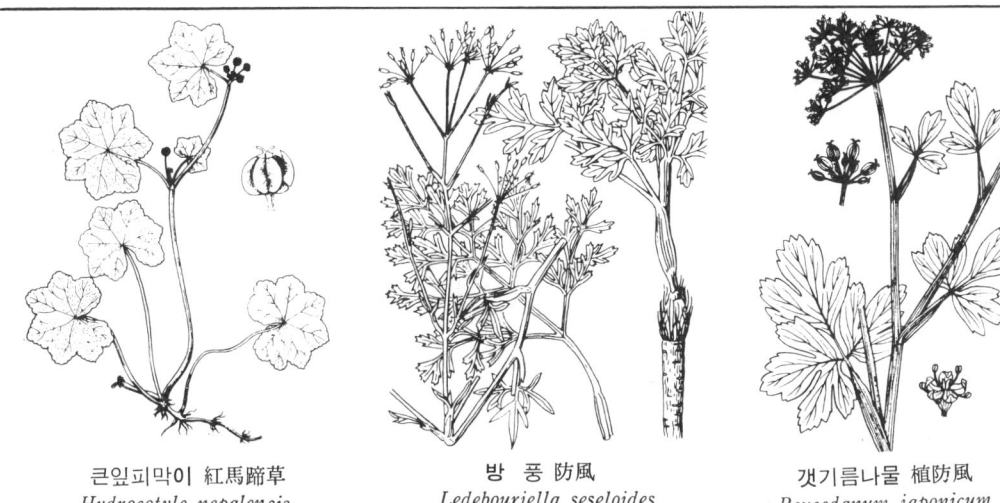

큰잎피막이 紅馬蹄草
Hydrocotyle nepalensis

방 풍 防風
Ledebouriella seseloides

갯기름나물 植防風
Peucedanum japonicum

피막이풀 天胡荽 *Hydrocotyle sibthorpioides* LAM. (=*H. rotundifolia* ROXB.)
　　　　　　큰피막이　*H. ramiflora* MAX.　　선피막이　*H. maritima* HONDA
　　　　　　　　　　　큰잎피막이　紅馬蹄草　*H. nepalensis* Hook.

　多年生 草本으로 줄기는 가늘고 길며 약하고 지면에서 포복하며 줄기의 마디에서 뿌리가 나온다. 單葉이 互生하고 圓形 또는 腎臟形이며 밑부분은 心臟形에 5~7개로 얕게 갈라졌고 裂片은 짧고 2~3개의 톱니가 있다. 표면은 深綠色에 반드럽고 뒷면은 綠色에 柔毛가 있다. 또는 兩面이 모두 반드럽고 無毛이거나 柔毛가 약간 있다. 葉柄은 弱하고 길이 0.5~9cm이다. 傘形花序는 잎과 대생하고 마디에서 單生한다. 花序軸은 0.5~3cm, 總苞片은 4~10개로 倒披針形이며 한개의 傘形花序에 10~15개의 꽃이 달리며 꽃은 有柄 또는 無柄, 꽃잎은 卵形 綠白色이다. 열매는 거의 心臟形이고, 分離果의 側面은 편평하고 光澤이 있고 반들반들하다. 斑點이 있는 것도 있다. 開花期는 7~8月이다. 草地의 路邊, 비교적 濕潤한 곳에 나며 제주도 및 南部地方에 分布한다. 【處方用名】全草가 天胡荽이다.

　天胡荽(천호유)〈千金·食治〉鷄腸菜·翳草·肺風草·破同錢·滿天星·明鏡草: 피막이풀 및 同屬 近緣植物의 全草이다. 여름에서 가을 開花時에 채취하여 햇볕에 말리거나 생것으로 사용한다.

　〔**性味 歸經**〕味는 苦辛하고 性은 寒하다. 肝, 腎經에 들어간다.

　〔**成分**〕天胡荽의 全草에는 flavonoid 配糖體, phenol類, amino酸, 精油가 함유되어 있고 그 외에 coumarin이 함유되어 있다. 큰잎피막이의 잎은 hyperin 약 0.025%를 함유한다.

　〔**藥效 主治**〕清熱, 利尿, 消腫, 解毒의 效能이 있다. 黃疸, 赤白痢, 淋病, 小便不利(尿閉), 目翳(角膜混濁), 喉腫, 癰疽疔瘡, 打撲에 의한 瘀血, 류머티즘痛, 挫傷(捻挫), 腫痛을 치료한다. 【用法 用量】9~15g을 달여서 服用하거나 生汁을 내어 服用한다. 〈外用〉짓찧어서 塗布하거나 코 안에 넣는다. 또는 液汁을 귀에 흘려 넣는다.

방　　풍 防風　*Ledebouriella seseloides* WOLF.　(= *Siler divaricatum* (TURCZ.) BENTH. et HOOK. f. = *Saposhnikovia divaricata* (TURCZ.) SCHISCHK.)

갯기름나물　植防風・牧防風・牡防風　*Peucedanum japonicum* THUNB.

三年生 草本으로 높이는 1m에 달하고 가지가 많으며 전체에 털이 없다. 잎은 互生하고 긴 葉柄의 밑부분이 葉鞘로 되었고 3回羽狀 複葉이고 裂片은 線形이고 끝이 뾰족하고 굳으며 많은 根生葉이 한군데에 모여 났다. 꽃은 흰색이며 원줄기끝과 가지끝의 複傘形花序에 달리고 總傘梗 끝에서 5개 정도의 小傘梗이 갈라지며 각각 많은 작은 꽃이 달린다. 5개의 꽃잎은 안쪽으로 굽혀졌고 수술은 5개로서 황색이며 꽃밥이 달리며 分果는 편평한 넓은 楕圓形이다. 開花期는 7~8月, 結實期는 9~10月이다. 제주도와 中, 北部地域에서 藥用植物로 栽培한다.【處方用名】① 根은 防風 ② 葉은 防風葉 ③ 花는 防風花이다.

❶ 防　風 (방풍)〈神農本草經〉銅芸・茴芸・茴草・百枝・蕳根・百蜚: 방풍・갯기름나물의 뿌리이다. 봄, 가을에 採取하여 莖葉을 제거하고 햇볕에 말린다.

〔性味 歸經〕 味는 辛甘하고 性은 溫하며 膀胱, 肺, 脾經에 들어간다.

〔成分〕 防風에는 精油, mannitol, 苦味配糖體 등이 함유되어 있다.　防風藥材

〔藥理〕 防風은 發汗, 解熱, 鎭痛, 利尿作用을 가진다. 抗菌試驗에서는 赤痢菌, 枯草菌에 대하여 강한 抗菌作用을 가지며 流感 virus 및 一部 皮膚의 黴菌에도 抑制作用이 있다. 臨床報告에서 食品, BHC 및 砒素의 中毒을 풀며 生防風의 外用은 BHC, DDT, 파루비타루・鉛粉, gamboge, 燐 등으로 인한 皮膚알레르기를 치료한다.

〔藥效 主治〕 發表, 祛風, 勝濕, 止痛의 效能이 있다. 外感風寒, 頭痛, 目眩, 首筋硬直, 風寒濕痺, 骨節酸痛, 四肢急痛攣急, 破傷風을 치료한다.【用法 用量】4.5~9g을 달여서 服用한다. 또는 丸劑, 散劑로 하여 쓴다.〈外用〉粉末을 調合하여 塗布한다.

〔配合 禁忌〕 血虛에 의한 痙攣急痛이나 風邪가 原因이 아닌 頭痛에는 忌한다. 乾薑・藜蘆・白蘞・莞花는 相惡, 草蘚는 相畏이다.

❷ 防風葉 (방풍엽)〈名醫別錄〉: 防風의 잎이다.

〔藥效 主治〕 中風으로 인한 熱로 땀이 많이 나는 것을 치료한다.【用法 用量】3~9g을 달여서 服用한다.

❸ 防風花 (방풍화)〈藥性論〉: 防風의 꽃이다.

〔藥效 主治〕 心腹痛, 四肢拘急, 行履不得, 經脈虛羸, 骨節間疼痛을 치료한다.【用法 用量】0.5~4.5g을 달여서 服用한다.

고　　본 藁本　*Ligusticum tenuissimum* (NAKAI) KITAG.　(= *Angelica tenuissima* NAKAI)

처녀바디　*Angelica cartilagino-marginata* (MAK.) NAKAI

개발나물　*Sium suave* WALTER

多年生 草本으로 높이 30~80cm 이고 전체에 털이 없고 香氣가 强하다. 根生葉과 밑부분에서

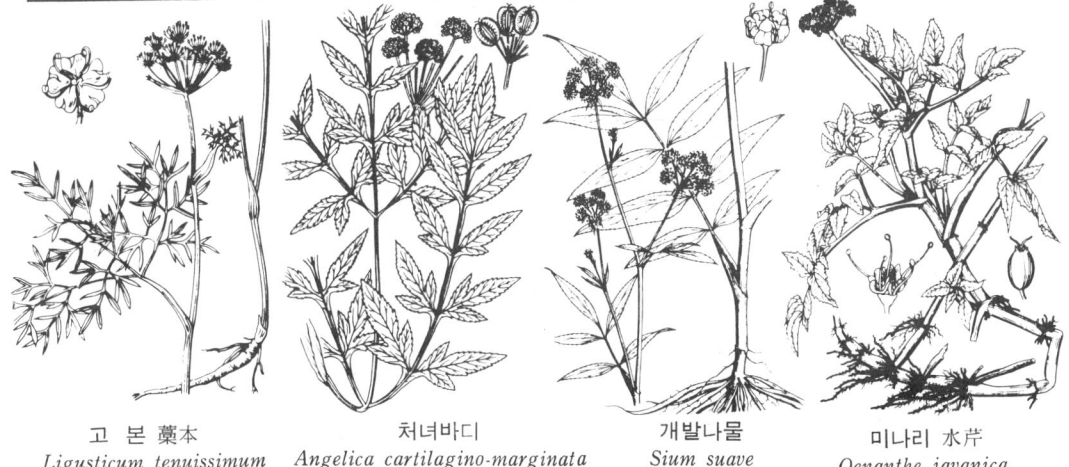

| 고 본 藥本 | 처녀바디 | 개발나물 | 미나리 水芹 |
| Ligusticum tenuissimum | Angelica cartilagino-marginata | Sium suave | Oenanthe javanica |

나온 잎은 葉柄이 길고 3回羽狀으로 갈라지며 裂片은 線形이고 윗부분에서는 葉柄 전체가 葉鞘로 되어 굵어진다. 複傘形花序는 頂生, 또는 腋生하고 總傘梗은 15~20개, 小花梗은 20~22개이다. 꽃은 작고 白色, 꽃잎은 5개 倒卵形이며 안으로 굽었다. 子房은 楕圓形이며 길이 0.5~1.5mm로 綠色, 수술은 5개, 꽃밥은 자주색이다. 分果는 편평한 楕圓形이고 길이 4mm 정도이고 3개의 稜線이 있으며 가장자리에 날개가 있다. 開花期는 8~9月, 結實期는 9~10月이다. 深山의 山麓, 草原에 나며 울릉도, 제주도를 제외한 全國에 分布한다. 【處方用名】根莖 및 根이 藁本이다.

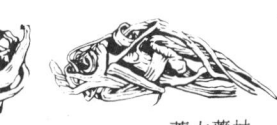

藁本藥材

藁 本 (고본)〈神農本草經〉蔚香·微莖·鬼卿·地新: 고본 및 同屬 近緣植物의 根莖 및 根이다. 春, 秋에 캐어 莖葉과 진흙을 제거하고 햇볕에 말린다.

〔**性味 歸經**〕 味는 辛하고 性은 溫하다. 膀胱經에 들어간다.

〔**成分**〕 藁本에는 精油가 들어 있고 그 主要成分은 3-butyl phthalide, cndilide 다. 根에는 精油 1.5%가 함유되어 있다.

〔**藥理**〕 15~30%의 藁本의 煎液은 in vitro에서 흔히 볼 수 있는 多種의 病原性 皮膚眞菌에 대하여 抑制作用이 있다.

〔**藥效 主治**〕 發表散寒, 祛風止痛의 效能이 있다. 風寒頭痛, 頭頂痛, 寒濕腹痛, 泄瀉, 疝瘕, 風濕痛痒, 頭痛目腫, 泄瀉瘧痢, 疥癬을 치료한다. 【用法 用量】3~9g을 달여서 服用한다.〈外用〉煎液으로 씻거나 분말로 만들어 調合하여 塗布한다.

〔**配合 禁忌**〕 産後血虛頭痛, 溫病頭痛, 骨疼 및 春夏의 傷寒, 陽證頭痛에는 忌한다. 蕳茹는 相惡, 靑葙子는 相畏이다.

미 나 리 水芹 Oenanthe javanica (BL.) DC. (=O. stolonifera DC.)

多年生의 濕生 또는 水生草本으로 높이는 50cm 내외이고 털이 없으며 밑에서 가지가 갈라져서 옆으로 퍼지고 줄기는 圓柱形으로 속이 비어 있다. 마디에서 白色의 뿌리가 많이 난다.

줄기의 表面은 綠色에 縱筋이 있다. 複葉이 互生하고 葉柄과 葉鞘가 있고 줄기의 下部에서 나오는 잎은 葉柄이 길고 葉鞘는 膜質이다. 잎은 1~2回羽狀 分裂하고 小葉은 卵圓形 또는 菱狀披針形이며 가장자리에는 톱니가 있다. 複傘形花序는 頂生하는데 頂生하는 잎과 對生한다. 小傘形花序는 6~20 개, 總苞는 없고 小總苞는 2~8 개이고 線形이다. 꽃은 白色이며 花瓣은 5개, 倒卵形이다. 수술이 5개, 花絲는 길고 葯은 線形이고 짧다. 子房은 下位이고 2室, 胚珠가 1개씩 들어 있다. 果實은 楕圓形 또는 圓柱形으로 가장자리의 稜線이 cork 化되었다. 開花期는 7~8月이다. 低濕地, 水溝에 나며 全國에 分布한다. 【處方用名】① 全草는 水芹 ② 花는 芹花이다.

❶ 水　芹 (수근) 〈千金翼本草〉楚葵・水蘄・水英・芹菜・水芹菜 : 미나리의 全草이다. 9~10月에 地上部를 베어서 햇볕에 말린다.

〔性味 歸經〕 味는 甘辛하고 性은 凉하다. 肺, 胃, 脾經에 들어간다.

〔成分〕 全草에는 精油 0.066%가 함유되어 있으며, 그 주성분은 α-pinene, β-pinene, myrcene, terpinolene, benzyl alcohol 등이다. 그 밖에 3種의 phthalic acid ester, diethylphthalate, n-butyl-2-ethylbutylphthalate 와 bis(2-ethylbuthyl) phthalate 등이 함유되어 있고 또한 多種類의 amino acids 가 檢出되었다.

〔藥效 主治〕 清熱, 利水의 效能이 있다. 暴熱煩渴, 黃疸, 水腫, 淋病, 帶下, 瘰癧, 痄腮(流行性耳下腺炎), 류머티즘神經疼痛을 치료한다.【用法 用量】 30~60g을 달여서 服用한다. 또는 生汁을 내어서 服用한다. 〈外用〉 짓찧어서 塗布한다.

〔禁忌〕 脾胃虛弱者, 中氣寒乏者는 忌한다.

❷ 芹　花 (근화) 〈唐本草〉 : 미나리의 꽃이다.

〔性味〕 味는 苦하고 性은 寒하며 無毒하다.

〔成分〕 Rutin, persicarin, quercetin 등이 함유되어 있다.

〔藥效 主治〕 脈溢(얼굴이 붓고 毛穴에서 出血되는 病)을 치료한다.【用法 用量】 6~9g을 달여서 服用한다.

긴사상자 香根芹　*Osmorhiza aristata* (Thunb.) Makino et Yabe

多年生 草本으로 높이 40~60cm이고 뿌리는 굵고 단단하며 향기가 있다. 줄기는 곧게 자라고 위에서 가지가 약간 갈라지고 흰 柔毛가 있거나 또는 無毛이다. 잎은 2回3出의 複葉으로 末回羽狀葉은 卵形 또는 長楕圓形, 밑부분의 兩側은 깊게 갈라지고 가장자리에는 거친 톱니가 있거나 또는 얕게 갈라졌다. 兩面에는 柔毛가 있고, 葉柄의 길이는 5~26cm이다. 傘形花序는 2~3개이며 花梗이 길고 꽃은 白色이고 總苞片은 披針形으로서 끝이 뾰족하며 젖혀지고 떨어진다. 小傘梗은 3~6개이며 길이 5~10cm로서 비스듬히 퍼지고 5~10개의 꽃이 달리며 小總苞는 5~6개이고 披針形이며 果實은 線狀 倒披形이고 굳센 伏毛가 있다. 開花期는 6~7月이다. 山地의 나무 밑 음지에서 나며 全國에 分布한다.【處方用名】 根이 香根芹이다.

香根芹 (향근근) 〈西藏中草藥〉 : 긴사상자의 뿌리이다. 8~9月에 採取하여 잔뿌리를 제거하

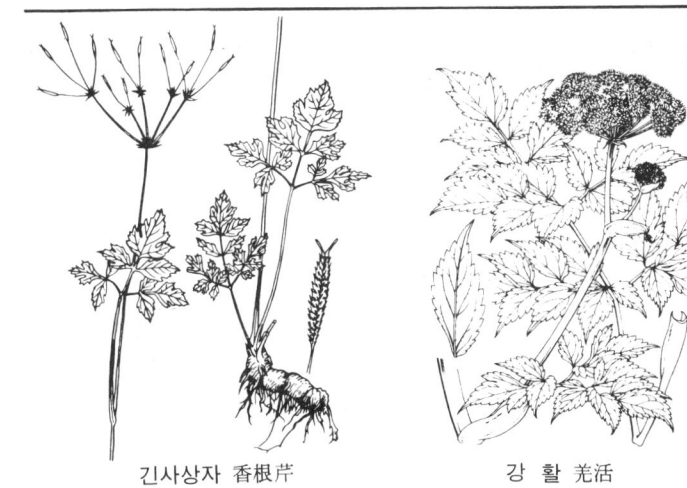
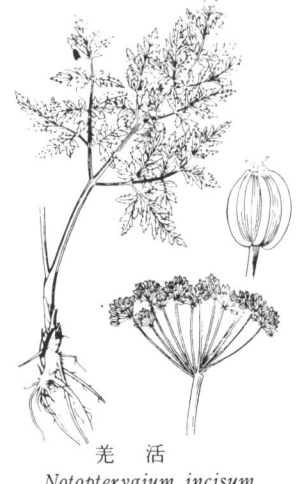

긴사상자 香根芹
Osmorhiza aristata

강 활 羌活
Ostericum koreanum

羌 活
Notopterygium incisum

고 햇볕에 말린다.

〔性味 歸經〕 味는 辛하고 性은 溫하다. 肺經에 들어간다.

〔成分〕 乾燥된 根莖에는 nothosmyrnol, 1-allyl-2,4-dimethoxybenzene, anethol, o-methyl-chavicol, anisaldehyde, 2,4-dimethoxybenzaldehyde, sterol 이 함유되어 있다.

〔藥效 主治〕 散寒, 發表, 止痛의 效能이 있다. 風寒感冒, 頭頂痛, 全身疼痛을 치료한다. 【用法 用量】3~9g을 달여서 服用한다.

강　　활 羌活 *Ostericum koreanum* (MAX.) KITAGAWA (= *Angelica koreana* MAX.)
　　　　　　　　　　　　　　　　　　　　　羌 活 *Notopterygium incisum* TING (中國)

多年生 草本으로 높이가 2m에 달한다. 根莖은 굵고 長圓柱狀이고 줄기는 곧게 자라고 윗부분에서 가지가 갈라진다. 잎은 互生하고 2回 3出葉으로 裂片은 卵狀 楕圓形 또는 卵形이고 끝이 뽀족하고 가장자리에 缺刻狀의 톱니가 있으며 뒷면의 葉脈 위에 털이 약간 있다. 葉柄은 아랫부분에 위치한 잎은 길지만 위로 올라가면서 점차 짧아지며 葉柄의 밑부분이 넓어져서 葉鞘가 된다. 複傘形花序는 가지와 원줄기의 끝에서 발달하여 10~30개의 小傘梗으로 갈라져서 많은 꽃이 달린다. 꽃은 白色이며 總苞는 1~2개 披針形, 小總苞는 6개 정도이며 線形이다. 열매는 楕圓形이고 날개가 있다. 開花期는 8~9月, 結實期는 9~10月이다. 산골짜기 溪谷의 濕地에 나며 中部 및 北部에 分布한다. 【處方用名】根 및 根莖이 羌活이다.

羌 活 (강활) 〈神農本草經〉 羌靑·羌滑·護羌使者·胡王使者 : 강활의 根 및 根莖이다. 봄, 가을에 뿌리 및 根莖을 캐어 莖, 葉, 잔뿌리를 제거하고 햇볕에 말리거나 불에 쬐어 말린다.

〔性味 歸經〕 味는 辛苦하고 性은 溫하다. 膀胱, 腎經에 들어간다.

〔藥效 主治〕 發表散寒, 祛風濕, 止痛, 利關節하는 效能이 있다. 風寒感冒, 頭痛無汗, 中風不語, 風寒濕痺, 項强筋急, 骨節酸疼, 風水浮腫, 癰疽瘡毒을 치료한다. 【用法 用量】6~15g을 달여서 服用한다. 또는 丸劑나 散劑로 하여 服用한다.

〔禁忌〕 血虛痺痛者는 忌한다. 血虛頭痛 및 全身疼痛, 骨疼으로 인해 寒熱이 있는 者는 內證에 속하기 때문에 誤用하면 病態를 악화시킨다.

기름나물 石防風　*Peucedanum terebinthaceum* (FISCH.) FISCH. ex TURCZ.

多年生 草本으로 根은 圓柱形 또는 紡錘形에 가깝고 灰黃色 혹은 黑褐色이다. 높이는 30～80 cm이고 가지가 많고 털이 없다. 잎은 互生하고 根生葉과 아랫부분의 잎은 葉柄이 있으며 밑부분은 鞘狀으로 줄기를 감싸고 葉身은 2回3出葉이다. 小葉은 廣卵形 또는 三角形이고 아래로 홀러 날개처럼 되며 다시 羽狀으로 깊게 갈라지고 뾰족한 톱니가 있으며 葉鞘는 披針形이다. 꽃은 백색이고 가지끝과 원줄기끝의 複傘形花序에 달리며 小傘梗은 10～15개로서 20～30 개의 꽃이 달린다. 열매는 卵狀 楕圓形이며 길이 3～4mm로서 털은 없고 뒷면의 稜線이 실같이 가늘며 가장자리가 좁은 날개 모양이고 稜線 사이에 1개, 合生面에 2개씩의 油管이 있다. 開花期는 7～9月이다. 산의 비탈 陽地쪽에 나며 全國 山野地에 분포한다. 【處方用名】 根이 石防風이다.

石防風 (석방풍)〈圖經本草〉 珊瑚菜 : 기름나물의 뿌리이다. 가을, 겨울에 採取하여 깨끗이 씻어 햇볕에 말린다.
〔性味〕 味는 苦辛하고 性은 微寒하다. 肺, 心經에 들어간다.
〔成分〕 根과 果實에서 *l*-marmesin, nodakenetin이 分離되었다.
〔藥效 主治〕 感冒, 氣管支炎, 欬嗽, 姙婦의 欬嗽, 頭風眩痛, 胸脇脹滿, 喘息을 치료한다.
【用法 用量】 3～9g을 달여서 服用한다.

오 갈 피 (五加)과　Araliaceae

오갈피나무 (참오갈피나무) 無梗五加　*Acanthopanax sessiliflorus*(RUPR. et MAX.) SEEM.
섬오갈피　*A. koreanum* NAKI.　　털오갈피　*A. rufinerve* NAKAI
가시오갈피　刺五加　*A. senticosus*(RUPR. et. MAX.) HARMS
왕가시오갈피　*A. senticosus* var. *koreanus* NAK.　서울오갈피　*A. seoulense* NAKAI
당오갈피 (오가나무) 唐五加　*A. sieboldianum* MAKINO

落葉灌木으로 높이는 3～4m이고 뿌리 근처에서 가지가 많이 갈라져서 사방으로 퍼진다. 가지에는 錐形의 딱딱한 가시가 있는 것과 없는 것이 있다. 잎은 互生하고 掌狀 複葉이고 小葉은 3～5개로서 倒卵形, 또는 倒卵狀 楕圓形에 끝은 뾰족하고 밑부분은 날카로우며 길이 6～15cm, 가장자리에는 불규칙한 톱니가 있고 앞면은 綠色에 털이 없고 뒷면은 연한 녹색으로 脈 위에 잔 털이 있다. 葉柄은 길이 3～6cm이다. 繖形花序는 가지끝에 달리고 聚繖狀으로 배열되고 小花梗은 짧고 꽃은 자주색이다. 꽃받침잎은 三角形이고 密毛가 있으며 꽃잎은 楕圓形이고 5개로 암술대는 끝까지 합쳐져 있다. 漿果는 楕圓形으로 약간 편평하며 길이 10～14cm, 지름 3～4mm이다. 익으면 黑色이 된다. 開花期는 8～9月, 結實期는 10月이다. 山地 계곡의 樹陰

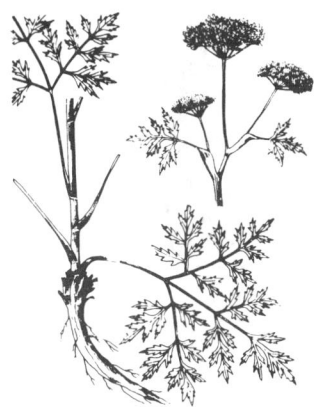
기름나물 石防風
Peucedanum terebinthaceum

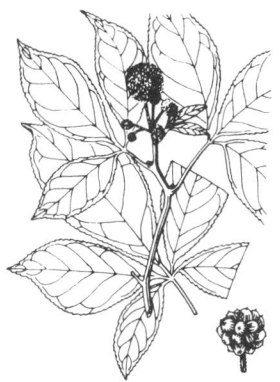
오갈피나무 無梗五加
Acanthopanax sessiliflorus

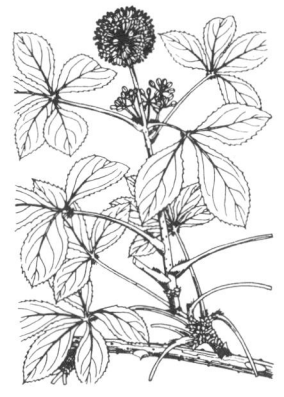
섬오갈피
Acanthopanax koreanum

地에 나며 전국에 분포한다. 【處方用名】 ① 根皮는 五加皮 ② 葉은 五加葉이다.

❶ 五加皮(오가피)〈神農本草經〉: 오갈피나무 및 同屬 近緣植物의 根皮이다. 여름, 가을철에 채취하여 根皮를 벗겨서 햇볕에 말린다. 【修治】 挾雜物을 제거하고 물로 씻어서 水分이 잘 스며들면 썰어서 말린다. 또 五加皮의 木部를 벗겨내고 그늘에서 乾燥한 후 술로 씻거나 薑汁으로 製造한다.

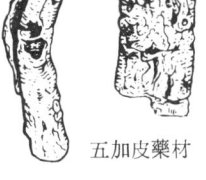
五加皮藥材

〔性味 歸經〕 味는 辛하고 性은 溫하다. 肝, 腎經에 들어간다.

〔成分〕 五加根皮에는 精油(4-methylsailcyl aldehyde), tannin, palmitin 酸, linolen 酸, vitamin A·B를 함유하고 또 sesamin, savinin, syringaresinol monoglucoside(acanthoside B), diglucoside(acanthoside D) 등의 lignan 類가 함유되어 있으며 또 daucosterol(eleutheroside A 즉 β-sitosterol glucoside), 强心配糖體, saponin 등이 들어 있다. 그 밖에 水溶性多糖類 (glucan)와 alkali 可溶性 多糖類가 함유되어 있고, 後者는 加水分解하면 galacturon 酸, glucose, arabinose, rhamnose, xylose 등이 나온다. 가시오갈피의 根에는 多種의 配糖體(0.6～0.9%)를 함유하며 그 중에는 daucosterol, 7-hydroxy-6, 8-dimethoxycoumarin-α-glucoside(eleutheroside B_1), ethyl-α-galactoside, syringaresinol glucoside, syringin 등이 있고 또 sesamin, 多糖類(2.3～5.7%)도 함유되어 있다. 섬오갈피나무의 根에는 diterpenoids 로서 (−)-pimara-9(11), 15-diene-19-ol (−), pimara-9(11), 15-diene-19-oic acid, (−)-pimara-9(11), 15-diene-19-olacetate, (−)-pimara-9(11), 15-diene, ent-16β, 17-dihydroxy-kauran-19-oic acid, acetylen compounds, falcarinol, falcarindiol, lignan compounds, ariensin, eleutheroside E (acanthoside D), penylpropanoid compounds, syringin, coniferin, fatty acid methylester 로서 methyl n-hexacosanoate, methyl linoleate 가 알려졌다(韓國).

〔藥理〕 1. 오갈피나무의 藥理作用: ① 抗炎症作用 — 根皮의 ethanol 抽出物의 脫脂하지 않은 製劑와 脫脂한 製劑는 모두 Rat 의 卵白性 및 Formalin 性의 關節炎에 대하여 억제작용을 나타낸다. ② 鎭痛·解熱作用 — Mouse 에 上述한 2種의 製劑를 腹腔內에 注射하였더니 모두 鎭痛作用을 나타냈고 morphine 보다 약간 순하였다. 토끼에 대한 實驗에서는 解熱作用은 없었

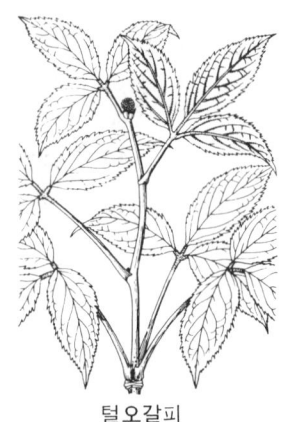
털오갈피
Acanthopanax rufinerve

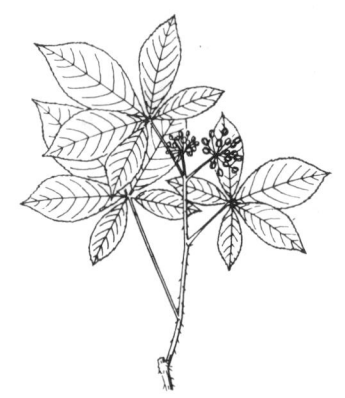
가시오갈피 刺五加
Acanthopanax senticosus

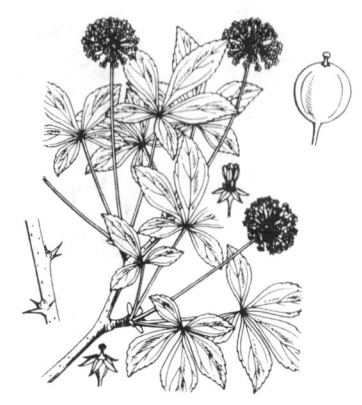
당오갈피 唐五加
Acanthopanax sieboldianum

다. ③ 心臟血管에 대한 影響 — 未脫脂製劑는 두꺼비의 摘出心臟에 대하여 명료한 抑制作用이 있고 in vitro의 心臟에 대해서는 心拍數의 漸減을 가져온다. 脫脂製劑는 摘出한 두꺼비의 心拍數를 감소시키며 in situ 心臟의 收縮幅을 감소시킬 뿐이었다. 2種의 製劑는 어느 것이나 痲醉한 토끼의 血壓을 내렸다.

2. 가시오갈피의 藥理作用: 人蔘보다 우수한 適應原(adaptogens)的 作用이 있다. 適應原이란 生體를 非特異性抵抗力이 증가된 狀態(a state of nonspecifically increased resistance, 略稱 SNIR)를 유지하게 하는 藥物이다. 이런 種類의 藥物의 특징은 아래의 세 가지 點이다. ① 生體의 抵抗力增强은 매우 광범위하고 유해한 刺戟因子에 대한 抵抗力을 증강한다. 가령 物理的인 因子로서는 寒冷, 灼熱, 부담중력의 過重 혹은 消失, 심한 運動 혹은 강제적 不動狀態, 遠心狀態(Mouse를 遠心分離機로 回轉시킨다), 放射線照射 등이 있다. ② 病理過程의 조절과 회복 促進作用, 食物性 또는 adrenalin性의 高血糖에 대하여 血糖量低下作用을 가지고 (심하지 않은 糖尿患者도 사용 가능) 반대로 insulin에 의한 低血糖에 대해서는 血糖値 上昇作用을 가진다. ③ 毒性은 낮고 정상적인 生理機能活性 作用은 적다. 가시오갈피에 함유되어 있는 全配糖體의 毒性은 상당히 낮다. LD_{50}은 4.75 g/kg(Mouse에 대한 皮下注射)이었다.

〔藥效 主治〕 祛風濕, 壯筋骨, 活血, 補肝腎, 祛瘀의 效能이 있다. 風寒濕痺, 筋骨痙攣, 腰痛, 陰痿, 水腫, 脚弱, 小兒行遲, 脚氣, 瘡疽腫毒, 打撲勞傷을 치료하며 下半身에 작용하는 强壯藥 및 鎭痛藥이며 關節류머티즘, 足腰의 疲勞感, 無力, 遺尿, 小兒의 發育不良, 虛弱 등에 쓰이며, 五加皮酒는 鎭痛, 强壯의 작용이 있으며 足腰의 冷, 疼痛, 陰痿 등에 效能이 있다. 섬오갈피나무의 根皮는 强壯, 神經痛, 糖尿病, 中風, 高血壓에 이용되며 最近 消炎效果로서 prostaglandin 合成抑制效果가 두드러졌다. 【用法 用量】 4.5~9g을 달여서 服用한다. 또는 술에 담가 服用하거나 丸劑, 散劑로 사용한다.

〔配合 禁忌〕 陰虛火盛者는 服用에 주의해야 하며 遠志는 相使, 蛇皮・玄蔘은 相畏이다.

❷ **五加葉** (오가엽)〈日華子諸家本草〉: 오갈피나무 및 同屬 近緣植物의 잎이다.

〔成分〕 强心配糖體 0.228%, 精油 0.1%, saponin 및 多種體의 eleutherosides가 含有되어

있고 eleutheroside A=daucosteringlucoside($C_{35}H_{60}O_6$), eleutheroside B=syringine($C_{17}H_{24}O_9$), eleutheroside B_1=isofraxidinglucoside($C_{17}H_{20}O_{10}$), eleutheroside C=ethylgalacroside($C_8H_{16}O_6$), eleutheroside D·E=(−)syringaresinotanolglucoside($C_{34}H_{46}O_{18}$) 그 밖에 sesamin, coumarin X, β-sitosterin, oleanolic acid, conferylaldehyde, caffeic acid, ethylester 등이 함유되어 있다.

〔藥效 主治〕 皮膚風의 치료에는 野菜로 食用하면 좋고 打撲에는 塗布하여 腫痛을 치료한다.

독　활(땃두릅) 獨活·食用楤木　*Aralia cordata* THUNB. (=*A. continentalis* KITAGAWA)

多年生 草本으로 높이 1.2m에 달하며 根莖은 굵고 옆으로 뻗고 根莖의 下部에는 多數의 圓柱形의 뿌리가 흩어져 나 있다. 잎은 互生하고 奇數 2回羽狀 複葉이며 幼葉일 때는 연한 갈색의 털이 있다. 小葉은 각 羽片에 5~9개씩 있고 卵形 또는 楕圓形이며 끝이 뾰족하고 양면에 털이 드문드문 있으며 특히 脈 위에 많고 웟면은 녹색이며 뒷면은 흰빛이 돌고 가장자리에는 톱니가 있다. 7~8월에 가지와 원줄기 끝 또는 웟부분의 葉脈에서 큰 圓錐花序가 자라며 總狀으로 갈라진 가지끝에 둥근 傘形花序가 달린다. 꽃은 一家花로서 연한 綠色이고 지름 3mm 정도로서 5개이며 液果는 圓球形이며 種子는 5개이다. 開花期는 7~8月, 結實期는 9~10月이다. 山地의 그늘에서 자라며 全國에 分布한다. 【處方用名】根 및 根莖이 獨活이다.

獨　活 (독활)〈本草綱目〉土當歸: 독활의 根莖 및 根이다. 가을에서 다음해 봄 사이에 採取하여 햇볕에 乾燥한다.

〔性味 歸經〕 味는 辛하고 性은 溫하며 無毒하다. 肺, 肝, 膀胱經에 들어간다.

〔成分〕 신선한 뿌리에는 精油 0.07%가 함유되어 있고 精油 중에는 limonen, sabinene, α-pinene, γ-terpinene, myrcene, humulene(α-caryophyllene), *cis* 및 *trans* 抱水 sabinene, α-copaene, terpinene-4-ol이 含有되어 있다. 또 이외에 뿌리에서는 多種의 diterpene 酸인 (−) kaur-16-en-19-oic acid 가 분리되어 消炎效果가 보고되고 있다(韓國).

〔藥效 主治〕 袪風, 和血, 發汗, 止痛, 勝濕, 利尿, 消腫, 疏風, 補虛 등의 效能이 있다. 感冒, 頭痛, 偏頭痛, 류머티즘 神經痛을 치료한다. 【用法 用量】6~12g을 달여 복용한다. 〈外用〉煎液으로 씻는다. 手足의 捻挫에는 荊芥, 葱白과 같이 달여서 씻는다. 偏頭痛에는 土當歸 12g, 桑寄生 9g, 秦艽 6g, 防風 6g, 竹瀝 1잔을 넣고 달여 복용한다.

두릅나무(참두릅) 楤木　*Aralia elata* (MIQ.) SEEM.

둥근잎두릅나무　*A. elata* var. *rotundate* NAKAI

落葉灌木으로 높이는 1.5~4m이다. 樹皮는 灰色에 가시가 많으며 오래되면 서서히 脫落한다. 小枝는 淡黃色으로 가는 가시가 드문드문 나 있다. 잎은 크고 互生하며 2~3回奇數羽狀 複葉이며 보통 가지의 끝에 모여 있다. 小葉은 多數로 卵形 또는 楕圓狀 卵形이며, 끝이 뾰족하고 밑부분은 둥글거나 넓은 楔形 또는 心臟形이며 가장자리에는 넓은 톱니가 나 있다. 웟면은 暗

오갈피(五加)과 Araliaceae

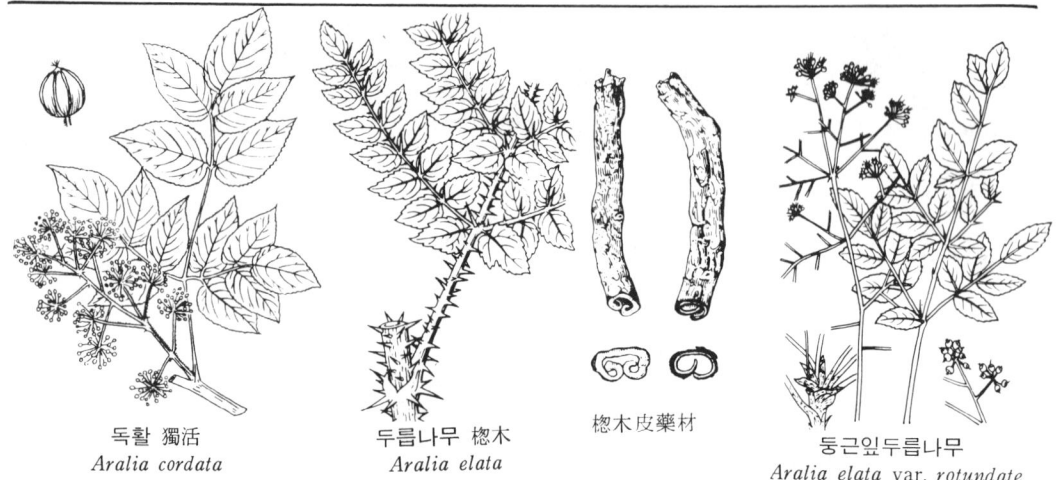

독활 獨活
Aralia cordata

두릅나무 楤木
Aralia elata

楤木皮藥材

둥근잎두릅나무
Aralia elata var. *rotundate*

綠色, 뒷면은 藍色을 띤 淡綠色이다. 多數의 흰색 꽃은 小繖形花序로 이루어진 圓錐花序는 크고 빽빽이 달리고 中軸은 짧고 길이 2~5cm이다. 花軸과 花柄에 짧은 柔毛가 조밀하게 났다. 苞片은 披針形, 꽃받침은 杯形, 끝이 5개로 갈라졌다. 꽃잎·수술 및 암술대는 各 5개이고 果實은 둥글며 지름 3mm 정도로서 10月에 黑色으로 익고 種子는 뒷면에 粒狀의 突起가 약간 있다. 開花期는 8~9月이다. 산기슭의 양지 및 골짜기에 나며 全國에 分布한다. 【處方用名】根皮 또는 樹皮가 楤木皮이다.

楤木皮(총목피)〈本草拾遺〉 楤根·刺老鴉: 두릅나무의 根皮 또는 樹皮이다. 봄에 採取하여 가시는 제거하고 햇볕에 말린다.

〔性味 歸經〕 味는 辛하고 性은 平하며 小毒이 있다. 肝, 脾, 腎經에 들어간다.

〔成分〕 强心配糖體, saponin, 精油 및 微量의 alkaloid가 含有되어 있다. 뿌리에는 oleanol 酸의 配糖體인 araloside A·B·C 등이 含有되어 있다. 잎에는 saponin이 들어 있고 aglycon은 hederagenin이다.

〔藥理〕 五加皮科의 두릅屬 植物은 人蔘과 비슷하여 "適應原 adaptogens"와 같은 作用이 있다. 그러나 毒性은 人蔘, 가시오갈피 등의 10倍 前後가 된다. 사람이 1回 혹은 장기간 服用하면 體力, 智力의 活動을 증진하는 效能이 있다. 두릅나무에서 抽出한 triterpenoid saponin을 動物에 注射하면 大腦皮質 및 皮質下의 興奮過程, 機動性을 높인다.

〔藥效 主治〕 補氣, 安神, 强精滋腎, 祛風, 活血의 效能이 있다. 消炎, 利尿, 驅瘀血藥으로 應用되며 神經衰弱, 류머티性 關節炎, 腎炎, 肝硬變, 慢性肝炎, 胃腸病, 糖尿病, 陽虛氣弱, 腎陽不足을 치료한다. 【用法 用量】 15~30g(新鮮한 것은 30~60g)을 달여 服用한다. 〈外用〉짓찧어서 塗布한다.

송 악 (담장나무) 常春藤 *Hedera tobleri* NAKAI (=*H. rhombea* SIEB. et ZUCC.)

多年生 常綠 덩굴성木本으로서 10m 이상 자라며 줄기는 윤택이 있고 어린 가지에는 鱗片狀의 연한 털이 있으며 氣根에 의해 타물체에 붙으며 잎은 互生하여 革質이며 光澤이 있는 짙은

綠色이며 자라는 가지의 잎은 三角形 비슷하고 3~5개로 얕게 째어졌고 묵은 가지의 잎은 卵形, 廣卵形 또는 菱形이고 양끝이 좁으며 때로는 銳底 또는 圓底로 되고 鋸齒가 없으며 葉柄은 길이 2~5cm이다. 꽃은 傘形花序인데 1개 또는 여러 개가 가지끝에 聚纖狀으로 달리고 꽃은 작고 綠色이며 꽃받침잎은 가장자리가 밋밋하거나 5개의 톱니가 있고 꽃잎은 5개로서 겉에 성모가 있고 수술과 암술대는 각 5개이며 子房은 5室이다. 열매는 核果이고 漿果 모양이며 球形으로 겨울에 흑색으로 익는다. 開花期는 10月이다. 산기슭의 樹林 속에 나며 제주도, 울릉도 및 南·中部에 分布한다.【處方用名】① 莖葉은 常春藤 ② 果實은 常春藤子이다.

❶ **常春藤**(상춘등)〈本草拾遺〉龍鱗薜荔·尖葉薜荔·三角風·三角尖: 송악의 莖葉이다. 가을철에 採取하여 햇볕에 乾燥한다.

〔**性味 歸經**〕 味는 苦하고 性은 凉하다. 脾, 肝經에 들어간다.

〔**成分**〕 H. nepalensis K. KOCH. var. sinensis (TOBL.) REHD.의 ·莖에는 tannin(12.01%), 樹脂가 함유되어 있고 葉에는 hederin, inositol, carotene, 糖類가 함유되어 있다. 또 tannin 29.4%도 함유되어 있다.

〔**藥理**〕 鎭靜作用이 있으며 眞菌의 生長에 대한 抑制作用이 있다.

〔**藥效 主治**〕 祛風, 利濕, 平肝, 解毒의 效能이 있다. 류머티성 關節炎, 肝炎, 目眩, 口眼喎斜(顔面神經痲痺症), 鼻出血, 目翳(角膜白斑, 角膜薄翳), 癰疽腫毒, 打撲傷, 小兒白癬, 狂犬咬傷을 치료한다.【用法 用量】3~9g을 달이거나 汁을 내어 服用한다.〈外用〉煎液으로 씻거나 또는 짓찧어서 도포한다.

❷ **常春藤子**(상춘등자)〈本草綱目拾遺〉: 송악(담장나무)의 果實이다. 늦가을에 따서 햇볕에 乾燥한다.

〔**性味**〕 味는 甘하고 性은 溫하며 無毒하다.

〔**藥效 主治**〕 貧血, 老衰, 腹內의 諸冷에 의한 血閉(貧血 또는 閉經)를 치료한다. 腰脚을 강하게 한다.【用法 用量】3~9g을 달여 服用한다. 또는 술에 담가 마신다.

음나무(엄나무) 海桐木 *Kalopanax pictus*(THUNB.) NAKAI(=*K. septemlobus*(THUNB.) KOIDZ.)
     당음나무 *K. pictus* (THUNB.) NAKAI var. *chinense* NAKAI
     털음나무 *K. pictus* (THUNB.) NAKAI var. *magnificus* NAKAI
    가는잎음나무 *K. pictus* (THUNB.) NAKAI var. *maximowiczii* NAKAI

落葉喬木으로 높이 20m까지 자라며 小枝에는 굵은 가시가 있다. 잎은 긴 가지에 互生하고 짧은 가지에는 叢生하며 딱딱한 紙質로서 圓形에 가깝고 손바닥 모양으로 5~7 가래 찢어졌고 三角狀 卵形 내지 長楕圓狀 卵形이다. 끝은 길게 뾰족하고 가장자리에는 톱니가 있고 윗면은 綠色, 葉柄은 길이 6~30cm이다. 傘形花序는 모여서 頂生하고 圓錐花團을 이룬다. 花序柄은 길이 4~14cm, 花柄은 5~12mm이다. 꽃받침은 미끄럽고 윤기가 있으며 다섯으로 갈라졌다. 꽃잎은 三角狀 圓卵形으로 5개가 엇갈려 配列한다. 수술은 5개 花絲는 가늘고 길고 子房은 2

오갈피(五加)과 Araliaceae

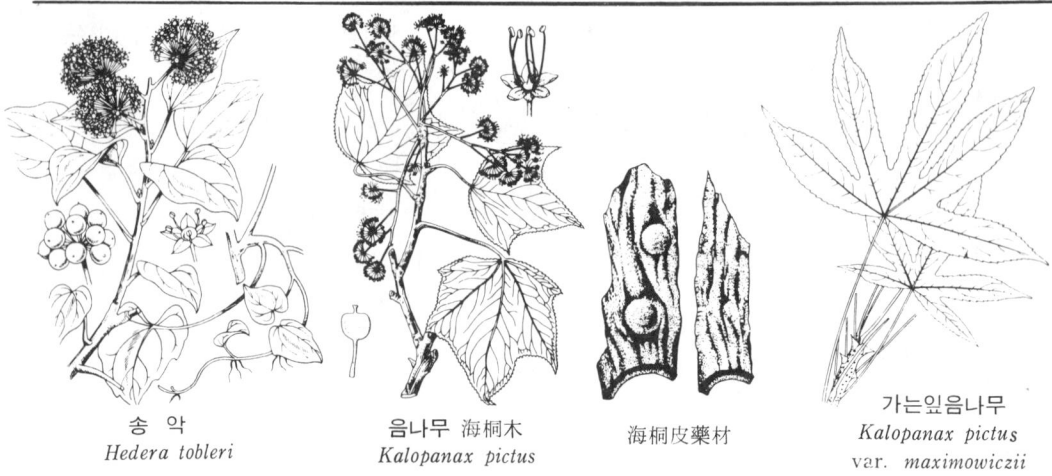

송 악
Hedera tobleri

음나무 海桐木
Kalopanax pictus

海桐皮藥材

가는잎음나무
Kalopanax pictus var. maximowiczii

室, 花柱는 癒着하여 圓筒狀, 끝은 2裂하여 宿存한다. 果實은 球形에 가깝고 藍黑色의 種子가 2개 있다. 開花期는 7~8月, 結實期는 9~10月이다. 산기슭의 양지쪽이나 길섶에 나며 全國에 分布한다. 【處方用名】① 樹皮는 海桐皮 ② 根皮는 海桐樹根이다.

❶ **海桐皮**(해동피)〈中藥志〉刺楸樹皮・丁桐皮・釘皮: 음나무 및 同屬 近緣植物의 樹皮이다. 年中 수시로 껍질을 벗겨 粗皮를 제거하고 깨끗이 씻어 햇볕에 말린다.

〔性味 歸經〕味는 苦辛하고 性은 平하다. 脾, 胃經에 들어간다.

〔成分〕樹皮 및 잎에는 tannin이 13~30% 함유되어 있다. 樹皮 및 心材에는 polyacetylen 化合物이 함유되어 있고 줄기와 잎에는 强心配糖體와 anthra 配糖體의 反應이 나타난다. 本品에는 이외에 flavonoid 配糖體, coumarin 配糖體, 少量의 alkaloid, 精油, saponin은 triterpenoid系 saponin이며 aglycon은 hederagenin이다.

〔藥效 主治〕祛風, 除濕, 殺蟲, 活血의 效能이 있다. 류머티즘에 의한 筋肉痲痺, 筋肉痛, 關節炎, 腰脚痛, 癰疽, 瘡, 疥癬, 惡瘡, 疳瘻, 下疳 또는 痔, 芯逆上氣, 口內炎症을 치료한다. 【用法 用量】9~15g을 달여 服用한다.〈外用〉煎液으로 씻거나 짓찧어서 붙인다. 또는 粉末을 調合하여 바른다.

❷ **海桐樹根**(해동수근)〈中藥志〉刺楸樹根: 음나무 및 同屬 近緣植物의 根 또는 根皮이다. 늦여름에서 초가을 사이에 採取하여 깨끗이 씻어 햇볕에 말린다.

〔性味〕味는 苦하고 性은 凉하며 無毒하다.

〔成分〕뿌리에는 多糖類가 함유되어 있고 加水分解 후에 galacturon酸, glucose, arabinose, galactose, 水溶性多糖類에는 glucan과 pectin質이 있다.

〔藥效 主治〕凉血, 散瘀, 祛風, 除濕의 效能이 있다. 腸風痔血, 打撲傷, 류머티性 骨痛을 치료한다. 排膿과 새살이 나게 한다. 【用法 用量】9~15g을 달여 服用한다.〈外用〉짓찧어서 붙이거나 煎液에 담가 씻는다.

땃두릅나무 刺人蔘 *Oplopanax elatus* NAKAI
(=*Echinopanax horridum* (NON DECNE.) KOM.)

落葉灌木으로 뿌리는 굵고 크며 막대 모양이다. 줄기는 곧게 서고 가시가 밀생하며 마디에 특히 많고 樹皮는 엷은 灰黃色이다. 잎은 互生하고 손바닥 모양으로 3~5裂하고 밑부분은 心臟形, 가장자리에는 톱니와 가시가 있고 葉脈에도 刺毛가 있다. 꽃은 白綠色이고 모여서 많은 小聚繖花序가 되고 主軸 위에 總狀으로 配列한다. 花柄은 褐色의 털이 密生하여 덮고 있다. 液果狀의 核果는 편평한 球形이고 紅色으로 익는다. 開花期는 6月, 結實期는 8~9月이다. 깊은 山의 樹林下에 나고 南·中·北部에 분포한다. 【處方用名】 뿌리가 刺人蔘이다.

刺人蔘 (자인삼) 〈吉林中草藥〉: 땃두릅나무의 뿌리이다. 봄에 採取하여 햇볕에 말린다.

〔成分〕 뿌리에는 alkaloid, saponin, 精油, 多糖類 등이 함유되어 있고 이 외에 强心配糖體도 함유되었고 그 외의 部分에는 精油가 함유되어 있다고 하는데 서울大學 生藥硏究室에서 hexan fraction을 연구한 결과 falcarindiol과 sesquiterpen인 cadin-9-en-1-ol을 밝혀냈다.

〔藥理〕 刺人蔘 줄기의 ethyl alcohol 抽出物 10 g/kg을 Rat의 胃에 灌流하면 formalin性, 卵白性, dextran性 關節炎의 發生 및 炎症性肉芽腫의 형성을 抑制한다. 그러나 副腎을 절제한 Rat의 dextran性 關節炎에는 이 作用이 없다. 上記의 藥劑量을 쓰면 Rat의 副腎 內의 vitamin C의 함유량이 현저하게 低下된다. 그러나 下垂體를 切除하면 이 작용이 나타나지 않는다. 이것은 刺人蔘의 줄기가 下垂體를 興奮시킨다는 것을 증명한다.

〔藥效 主治〕 解熱, 鎭咳의 效能이 있다. 【用法 用量】 6~9 g을 달여 服用한다(中國, 國外의 硏究에서 땃두릅나무의 根(刺人蔘)은 人蔘의 作用에 근사하다고 한다. 硏究의 기대가 요망된다).

인 삼 人蔘 *Panax ginseng* C.A. MEYER (=*P. schinseng* NEES.)

多年生 草本으로 높이는 60 cm에 達한다. 主根은 肥厚하고 多肉質로 圓柱形이며 수염 뿌리가 길고 根莖上에는 줄기의 흔적이 있고 때로는 여러 개의 不定根이 붙어 있다. 줄기는 1대가 나서 곧게 섰으며 잎은 줄기끝에 3~4개가 輪生하며 數는 生長年數에 따라 다르다. 첫해에 나오는 잎은 3出複葉이 하나 나고 그후 5出掌狀 複葉이 2년째는 1개, 3年째는 2개, 4年째는 3개 이와 같이 해마다 붙어서 나중에 5개까지 붙어난다. 葉柄은 길고 小葉은 卵形 또는 倒卵形에 끝이 뾰족하고 가장자리에는 톱니가 있다. 꽃은 연한 綠色이며 傘形花序에 花序는 輪生葉의 中央部에서 1개가 나온다. 꽃받침잎, 꽃잎, 수술은 각각 5개, 암술대는 2개, 꽃은 4年째부터 핀다. 液果狀의 核果는 여러 개가 傘形花序에 모여 달리고 익으면 赤色이 된다. 開花期는 4~5月, 結實期는 6~7月이다. 野生蔘과 栽培蔘이 있다. 野生蔘은 울릉도, 中·北部의 深山樹林 속에 나며, 江華, 金浦, 豊基, 錦山, 扶餘 등에서 大量으로 栽培되고 있다. 【處方用名】 ① 根은 人蔘 ② 根莖은 人蔘蘆 ③ 根莖上의 不定根은 人蔘條 ④ 細根 및 수근은 人蔘鬚 ⑤ 잎

오갈피(五加)과 Araliaceae

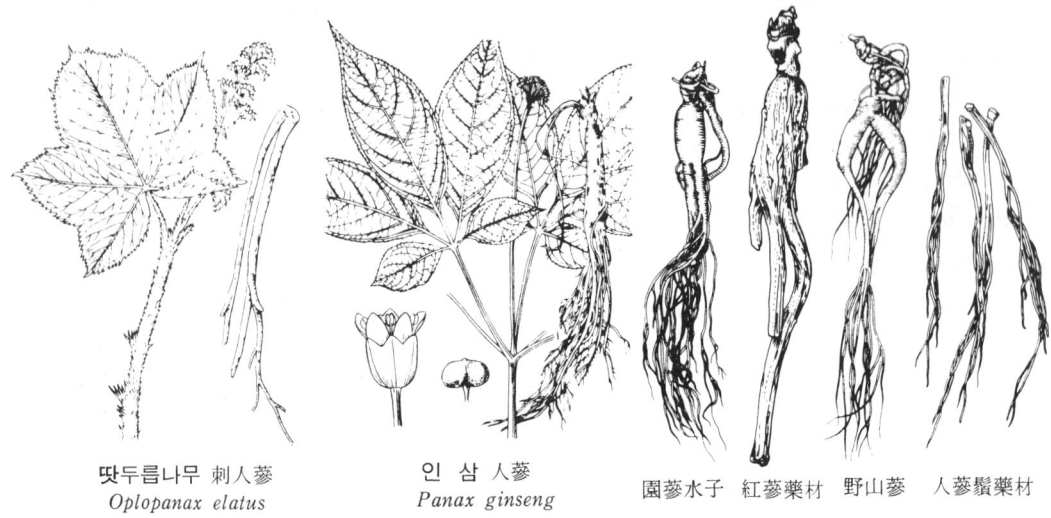

땃두릅나무 刺人蔘　　　인 삼 人蔘　　　園蔘水子　紅蔘藥材　野山蔘　人蔘鬚藥材
Oplopanax elatus　　　*Panax ginseng*

은 人蔘葉 ⑥ 花는 人蔘花 ⑦ 果實은 人蔘子이다.

❶ 人　蔘 (인삼)〈神農本草經〉人銜·鬼蓋·土精·神草·黃蔘·血蔘·百尺杵·海腴·金井玉蘭·孩兒蔘: 인삼의 뿌리이다. 8~9月에, 播種 후 4年 이상 6年된 것을 뿌리가 상하지 않도록 조심하여 캐낸다. 이것을 水蔘이라 한다. 【調製】水蔘의 加工方法은 紅蔘類와 白蔘類로 調製한다.

紅　蔘: 6年 이상된 水蔘을 支根, 수염뿌리 등을 제거하고 깨끗이 씻어서 쪄서 말린다. 紅蔘類는 韓國專賣公社만이 製造할 수 있다.

白　蔘: 水蔘을 4年根, 5年根, 6年根으로 分類하여 支根, 수염뿌리 등을 제거하고 竹刀로 껍질을 벗겨서 햇볕에 말리거나 불에 쬐어 말린다. 白蔘은 乾燥된 형태에 따라서 曲蔘, 半曲蔘, 直蔘으로 分類하고 大小로 구분해서 포장하여 專賣公社의 검사를 받는다.

〔性味 歸經〕 味는 甘, 微苦하고 性은 溫하다. 脾, 肺, 心經에 들어간다.

〔成分〕 뿌리에는 人蔘 saponin(ginsenoside)이 약 5.22% 함유되어 있다. 人蔘 saponin은 13種 이상의 saponin 混合物이며 그 가운데에서 ginsenoside Rb_1, Rc 및 Rg_1의 함유량이 비교적 높다. Saponin이 함유된 genin은 protopanaxadiol, protopanaxatriol, oleanol酸의 3種이 있다. 앞의 2種 genin은 分離될 때에 稀酸의 작용에 의하여 分子側鎖의 水酸基와 olefin系 炭化水素가 環을 형성하고 panaxadiol과 panaxatriol을 生成한다. Propanaxadiol과 protopanaxatriol이 genin으로 組成되어 있는 人蔘 saponin에는 生理活性이 있으나 oleanol酸이 genin으로 組成되어 있는 人蔘 saponin에는 生理活性이 없다. 뿌리에는 정유가 약 0.05% 함유되어 있고 그 低沸點部에는 人蔘의 독특한 香氣의 근원이 되는 β-elemene이 있고 高沸點部에는 극히 불안정한 液體이며 空氣中에서 용이하게 樹脂化하는 panaxynol이 함유되어 있다. 뿌리에 함유된 人蔘酸(panax 酸)은 palmitin 酸, stearin 酸, olein 酸, linol 酸, 등의 混合物인데 뿌리에 함유되어 있는 脂質의 加水分解에 의하여 생성된 것이다. 또 β-sitosterol, stigmasterol 및 campesterol과 daucosterol도 分離되었다. 뿌리에는 또 cholin이 0.1~0.2%가 함유되어 있

다. 이것이 人蔘의 降壓成分이다. 또 多種의 amino酸과 peptide類, vitamin $A \cdot B_1 \cdot B_2 \cdot C$ 등 또 포도당, 果糖, 麥芽糖, 蔗糖 등이 함유되어 있다. 최근에 또 蛋白質合成促進因子 prostisol 이라고 하는 有效成分이 抽出되었다. 그 因子는 ribo 核酸, 蛋白質 및 脂類의 生合成을 촉진하는 작용이 있고 有機體의 免疫能力을 높여서 癌治療의 補助效果가 있다.

〔藥理〕 1. 神經系에 대한 影響: 人蔘은 中樞神經系, 특히 高次中樞神經系에 대하여 특이한 作用을 일으킨다. 動物의 腦波 및 條件反射에 의한 연구결과에 의하면 人蔘은 주로 大腦皮質의 興奮過程과 또 동시에 抑制過程을 강화하여 神經活動의 機敏性을 개선한다.

2. 生體의 反應性에 대한 影響: 人蔘은 가시오갈피나 북오미자와 비슷하여 適應原(adaptogen)樣 作用이 있고 즉 生體가 갖는 각종 有害 刺戟에 대한 防禦能力을 강화한다.

3. 內分泌系에 대한 影響: ① 下垂體 ― 副腎皮質系에 대한 影響-일반적으로 人蔘에는 副腎皮質 hormone 樣의 作用은 없다고 하지만 神經 ― 下垂體 ― 副腎皮質系에 대하여 상당한 影響을 가지고 있다. 人蔘에서 抽出한 glycoside에는 확실한 抗 stress 作用이 있다. ② 性腺에 대한 影響 - 人蔘에는 性 hormone 作用은 없으나 下垂體를 興奮시켜서 性腺刺戟 hormone 分泌를 촉진하고 있다. 人蔘에서 抽出한 單體 glycoside에서는 모두 性腺刺戟 hormone 樣作用이 있다. ③ 其他의 內分泌腺에 대한 影響 - 인삼을 단기간에 많은 양을 投與하였더니 토끼의 甲狀腺機能을 높였으나 長期間投與하였더니 Rat의 甲狀腺機能을 抑制하였다. 인삼의 根, 莖, 葉에는 抗利尿作用이 있다. 이것은 副腎에 mineral corticoid의 分泌를 촉진시키는 것과 관계가 있는데 인삼 saponin이 이 作用을 일으키는 원인이라고 생각하고 있다.

4. 物質代謝에 대한 影響: 人蔘의 强壯作用의 本質에 대해서는 오랫동안 일관하여 많은 사람들에게 注目되어 왔고 또 연구하여 왔다. 學者들의 연구에 의하면 適量의 人蔘은 토끼의 體重增加, Rat 암컷의 成長, 食慾, 蛋白質 및 肝臟의 ribo 核酸의 合成을 촉진한다고 보고되었다. 이 외에도 人蔘의 抽出物을 연속으로 投與하였더니 骨髓中의 總脂肪, cholesterol, 脂肪酸, 燐脂質, 蛋白質, DNA 合成代謝에 모두 촉진작용이 있고 骨髓細胞의 有絲分裂을 촉진하고 造血機能을 자극한다.

5. 循環系에 대한 影響: ① 心臟에 대한 影響-人蔘의 각종 製劑는 두꺼비의 摘出心臟 및 토끼, 고양이, 개의 in situ 心臟에 대하여 어느 정도의 增强作用을 나타낸다. 또 不整脈을 輕減하거나 제거하고 心室細動 時에 일어나는 心筋無力을 상당히 개선한다. ② 血壓에 대한 影響- 痲醉動物에 人蔘을 少量投與하면 血壓을 조금 上昇시키고 大量 投與에서는 血壓을 내린다. 이 降壓作用은 血管 擴張과 관계가 있고 atropin은 이 擴張을 억제한다. 動物의 冠狀動脈, 腦血管, 眼底血管에 대해서도 擴張作用이 있다.

6. 其他의 作用: 人蔘의 水浸出液은 赤血球에 작용하여 變色, 混濁沈澱을 일으키지만 溶血反應은 나타나지 않는다. 末梢血管의 血液 中에 있는 赤血球와 白血球의 數와 血液凝固에 대해서는 뚜렷한 影響은 미치지 않는다. 少量을 장기간 服用하면 細網內皮系의 기능을 高進시키고 服用 量을 늘리면 이와 相反되는 작용이 일어난다.

漢方에서는 不老長生, 强壯, 强精藥 또는 賦活 精神安定藥으로서 虛證에 사용하며 新陳代謝

機能을 活潑하게 하고 强心, 利尿作用이 있으므로 胃衰弱과 함께 新陳代謝機能이 뒤떨어진 病弱者에게 사용한다.

〔藥效 主治〕 大補元氣, 固脫生津, 安神의 效能이 있다. 勞傷虛損, 少食, 倦怠, 反胃吐食(惡心嘔吐), 大便滑泄, 虛咳喘促, 自汗暴脫, 驚悸, 健忘症, 眩暈頭痛, 陽痿, 頻尿, 消渴, 婦女崩漏, 小兒慢驚, 久虛不復, 一切의 氣血不足症을 치료한다. 【用法 用量】1.5~9g, 大量投藥時에는 9~30g 까지 달여 服用한다. 또는 膏劑, 丸劑, 散劑로 하여 服用한다.

〔配合 禁忌〕 實證, 熱證에는 服用에 주의하며, 茯苓은 相使이고 溲疏・皂莢・黑豆는 相惡이고 藜蘆는 相反이며 五靈脂는 相畏하고 紫石英을 動한다. 脾胃熱實, 肺受火邪, 失血初期, 胸膈悶痛, 噎膈, 有蟲有積者는 忌한다.

❷ **人蔘蘆**(인삼로)〈本草蒙筌〉: 인삼의 根莖이다.

〔性味〕 味는 甘苦하고 性은 溫하다.

〔成分〕 根莖에는 人蔘 saponin 17.46%가 함유되어 있고 그 中 ginsenoside $Rb_1 \cdot Rc \cdot Rg_1$ 의 含有量이 많고 Rd의 含有量이 적다. 그 內容은 panaxadiol 30.20%, panaxatriol 38.63%, oleanol 酸 8.90%이다.

〔藥效 主治〕 催吐, 昇陽의 效能이 있다. 虛人痰壅胸膈(虛弱體質者의 痰이 胸膈을 막는 것), 氣陷泄瀉(氣不足에서 오는 水樣性下痢)를 치료한다. 【用法 用量】3~6g를 달여 服用하거나 粉末하여 服用한다.

❸ **人蔘條**(인삼조)〈本草從新〉: 인삼의 根莖上에서 나온 不定根이다.

〔藥效 主治〕 生津, 止渴, 補氣의 效能이 있다. 그 性은 手腕을 橫行하게 하므로 手指, 手腕이 無力한 증상에 服用하면 效果가 높다. 【用法 用量】3~9g을 달여 服用한다.

❹ **人蔘鬚**(인삼수)〈本草逢原〉: 人蔘의 가는 支根과 수염뿌리이다.

〔性味 歸經〕 味는 甘苦하고 性은 平하다. 肺經에 들어간다.

〔成分〕 人蔘 saponin 11.52%가 함유되어 있는데 그 中 ginsenoside $Rb_1 \cdot Rc \cdot Rg_1$ 의 量이 많고 Rd의 含有量은 적다. 總 sapogenin의 含有量이 2.07% 그 중 panaxadiol이 35.04% panaxatriol이 39.68% oleanol 酸이 9.85%이다.

〔藥效 主治〕 益氣, 生津, 止渴의 效能이 있다. 咳嗽吐血, 口渴, 胃虛嘔逆을 치료한다. 【用法 用量】39g을 달여 服用한다.

❺ **人蔘葉**(인삼엽)〈增訂僞藥條辨〉 蔘葉: 인삼의 잎이다.

〔性味 歸經〕 味는 苦甘하고 性은 寒하다. 肺, 胃經에 들어간다.

〔成分〕 잎에는 人蔘 saponin 10.20%가 함유되어 있는데 그 중에서 ginsenoside $Rb_1 \cdot Rb_2 \cdot Rc \cdot Rd \cdot Re \cdot Rg_1$ 등이 있다. Sapogenin의 함유량은 1.89%, 그 內容은 panaxadiol 23.9%, panaxatriol 36.16%, oleanol 酸 5.74%이다. 莖葉에는 또 kaempferol, trifolin(flavonoid), panasenoside, luteolin, glycoside 가 함유되어 있다.

〔藥效 主治〕 淸肺, 生津液, 止渴의 效能이 있다. 中을 補하고 胃液을 크게 生하고 祛暑氣, 四肢・頭・目을 利한다. 醉後에 이를 먹으면 惡醉를 풀어준다.

❻ **人蔘花** (인삼화) 〈中藥志〉: 인삼의 꽃이다.

〔成分〕 꽃과 꽃봉오리는 모두 人蔘 saponin을 함유하고 그 중 ginsenoside Rd·Re·Rg_1의 含有量이 약간 높고 그 중에서도 꽃봉오리에 들어 있는 ginsenoside Rc의 양이 가장 높다. 꽃봉오리에는 人蔘 saponin 26.40%가 함유되어 있는데 그 總 sapogenin의 含有量은 8.43%, 이중 panaxadiol이 22.42%, panaxatriol이 56.31%, oleanol酸이 6.32%를 차지한다.

〔藥效 主治〕 紅糖에 담가 두었다가 茶로 服用하면 興奮作用이 있다.

❼ **人蔘子** (인삼자) 〈本草綱目拾遺〉: 인삼의 果實이다.

〔成分〕 果肉에는 人蔘 saponin 21.83%가 함유되어 있는데 그 중 ginsenoside Rd·Re·Rg_1 등이 함유되어 있다. 總 sapogenin의 含有量은 8.25%, 그 중 panaxadiol이 17.86%, panaxatriol이 53.95%, oleanol酸이 8.57%를 차지하고 있다. 種子에는 人蔘 saponin 2.30%가 함유되어 있고 總 sapogenin의 含有量은 0.65% 그 중에서 panaxadiol이 23.72%, panaxatriol이 51.90%, oleanol酸이 8.22%를 점유하고 있다.

〔藥效 主治〕 痘를 透發하고 漿을 行하게 하는 效能이 있다.

삼칠인삼 人蔘三七 *Panax pseudo-ginseng* WALL. var. *notoginseng* (BURKILL) HOO & TSENG

多年生 草本으로 높이는 30~60 cm이다. 根莖은 짧고 묵은 줄기의 흔적이 남아 있다. 뿌리는 굵고 多肉質이며 倒圓錐形 혹은 짧은 圓柱形이며 길이 약 2~5 cm, 지름 약 1~3 cm이며 支根이 몇 개 나 있고 外皮는 黃綠色 또는 黃褐色이다. 줄기는 곧게 섰고 無毛이다. 잎은 掌狀 複葉이며 3~4개가 줄기의 끝에 輪生한다. 葉柄은 가늘고 길며 無毛이며, 小葉은 楕圓形 또는 長楕圓形으로 3~7개이며 그 중 가운데 잎이 비교적 크고 끝쪽의 잎 2개는 작다. 大花柄은 줄기의 끝 中央에서 뻗어나와 곧추섰고 길이 20~30 cm, 繖形花序는 單獨으로 頂生하고 지름 3 cm, 꽃은 多數이며 兩性 또는 單性花와 兩性花가 共存한다. 꽃받침잎은 綠色에 5개로 갈라지고, 꽃잎은 5개로 黃綠色, 수술은 5개, 葯은 楕圓形, 암술 1개, 子房은 下位 2室, 花柱는 2개, 花盤은 편평하거나 약간 오목하다. 核果는 液果狀이며 腎臟形에 가깝고 익으면 赤色이다. 種子는 1~3개, 球形이다. 開花期는 6~8月, 結實期는 8~10月이다. 栽培 또는 野生한다. 【處方用名】① 根은 三七 ② 葉은 三七葉 ③ 花는 三七花이다.

❶ **三七** (삼칠) 〈本草綱目〉 山漆·金不換·血蔘·蔘三七: 삼칠인삼의 뿌리이다. 늦여름에서 초가을의 開花 前 또는 겨울에 種子가 成熟한 다음 3~7年 이상 된 것을 골라 뿌리를 캐내어 흙을 떨어내고 잔뿌리와 노두를 끊어낸 뒤 半乾燥시켜 손질한 다음 다시 말린다. 그릇에 넣고 蠟을 가해 表面이 빛이 나고 黑褐色이 될 때까지 振蕩한다.

本品은 夏·秋에 採取한 것이 充實하여 품질이 좋고 "春七"이라 한다. 겨울에 採取한 것은 야위고 주름이 많고 품질이 비교적 나쁘며 "冬七"이라 한다. 끊어낸 粗支根은 "筋條"라 하고 약간 가는 것은 "剪口三七", 가장 가는 것은 "絨根"이라 한다. 【修治】挾雜物을 완전히 제거하고 짓찧어서 부수거나 粉末한다. 또는 잘게 썰어서 쓴다.

〔性味 歸經〕 味는 甘微苦하고 性은 溫하다. 肝, 胃, 大腸經에 들어간다.

〔成分〕 人蔘三七의 뿌리에는 saponin, arasaponin A, arasaponin B가 함유되어 있다. 이 외에 2種類의 未詳한 結晶性物質 融點 244°C, 252°C의 것이 들어 있다. Arasaponin A에서는 加水分解에 의하여 arasapogenin A 와 포도糖을 얻으며 arasaponin B를 加水分解하면 arasapogenin B와 포도糖을 얻는다. 최근의 연구에 의하면 三七의 ethylalcohol 抽出物에는 多種의 santinoside가 함유되어 있고 그 중에서 비교적 含有量이 많은 것은 santinoside C_1과 E_1 즉 ginsenoside Rg_1과 Rb_1이다. quercetin, quercetin 과 xylose, 포도糖과 glucuron 酸으로 이루어진 配糖體 β-sitosterol, daucosterol, 蔗糖 등이 함유되어 있다.

〔藥理〕 1. 止血作用: 三七은 in vitro에서는 凝血作用은 없으나 痲醉된 개에 三七粉을 經口投與하면 頸動脈에서의 出血凝血時間을 단축시켰다. 만약 미리부터 門脈을 동여매 두면 上述한 작용은 소실된다. 따라서 그 體內 止血作用과 肝臟과는 관계가 있다고 추측된다. 다시 prothrombin 時間을 단축한다. 三七根의 溫浸劑는 일찍이 토끼의 凝血時間을 短縮시킨다는 點에 관한 보고가 나와 있다. 三七 中에 함유되어 있는 arasaponin A·B는 모두 溶血作用이 있으나 비교적 완만하다.

2. 循環系에 대한 作用: 痲醉한 개의 胸部를 벌려서 개의 冠狀靜脈洞에 cannula를 삽입하고 三七의 抽出液을 注射하였더니 冠狀動脈 血流量이 확실히 증가하였고 下垂體後葉 hormone 의 作用에는 拮抗한다. 동시에 心筋의 酸素消費量도 감소한다. 그 有效成分은 flavonoid 配糖體이고 alkaloid 는 아니라고 생각된다.

3. 其他의 作用: New castle 病 virus에 대한 抑制作用이 있고 眞菌에 대해서는 in vitro (1:3)에서 어떠한 抑制作用이 있다고 생각된다.

근간 中國에서는 三七粉이 動物의 冠狀動脈中의 血液 流量을 증가시켜 心筋의 酸素消費量을 감소시키므로 心臟의 부담을 경감하고 또 血液中의 lipoid(類脂質)의 量과 콜레스테롤이 감소되는 것을 알고 三七을 冠狀動脈疾患, 狹心症, 心筋梗塞, 高血壓症의 치료에 應用하고 있다.

〔藥效 主治〕 止血, 散瘀, 消腫, 定痛의 效能이 있다. 吐血, 咳血, 鼻出血, 血便, 血痢, 崩漏, 癥瘕, 産後血暈, 惡露不下, 打撲內出血, 外傷出血, 癰腫에 의한 疼痛을 치료한다. 【用法 用量】4.5~9g 달여 服用하거나 또는 1.5~3g을 粉末하여 服用한다. 〈外用〉짓찧어 汁을 내어 바른다. 또는 粉末로 撒布하거나 調合하여 붙인다.

〔禁忌〕 姙婦, 血虛吐衄, 血熱妄行者는 服用을 忌한다.

❷ 三七葉 (삼칠엽) 〈本草綱目〉: 삼칠인삼의 잎이다. 味는 辛하다.

〔藥效 主治〕 止血, 消腫, 定痛의 效能이 있다. 吐血, 鼻出血, 血便, 外傷出血, 癰腫毒瘡을 치료한다. 【用法 用量】3~9g을 달여 服用하거나 또는 丸劑, 散劑로 하여 服用한다. 〈外用〉粉末하여 撒布하거나 또는 調合하여 붙인다.

❸ 三七花 (삼칠화) 〈雲南中草藥選〉: 삼칠인삼의 꽃이다.

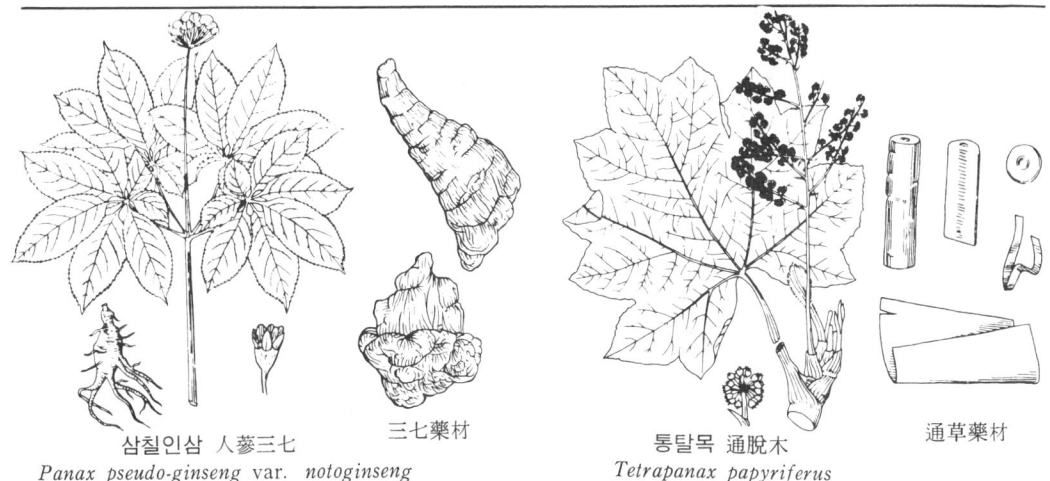

삼칠인삼 人蔘三七
Panax pseudo-ginseng var. *notoginseng*

三七藥材

통탈목 通脫木
Tetrapanax papyriferus

通草藥材

〔性味〕 味는 甘하고 性은 凉하다.

〔藥效 主治〕 淸熱, 平肝하고 血壓을 내리는 效能이 있다. 高血壓, 頭昏, 目眩, 耳鳴, 急性 咽喉炎을 치료한다. 茶로 만들어 服用한다.

통탈목 (통초) 通脫木 *Tetrapanax papyriferus* (HOOK.) K. KOCH

落葉低木으로 높이 3~4m 까지 자라며 줄기는 木質이지만 단단하지 않고 가운데 白色의 髓가 있는데 어릴 때에는 薄片狀이나 古木이 되면 充實하게 된다. 幼枝는 星狀毛로 덮여 있거나 脫落性의 灰黃色의 絨毛가 조금 있다. 잎은 크고 줄기의 윗부분에 모여서 나며 掌狀이며 밑부분은 心臟形, 葉身은 5~7裂하며 裂片은 中裂 또는 淺裂하고 끝은 뾰족하고, 가장자리에는 가는 톱니가 있다. 葉柄은 굵고 튼튼하며 길이는 30~50cm 이다. 托葉은 2개, 大型, 膜質, 披針狀 切形이며 밑부분은 鞘狀이 되어 줄기를 싸고 있다. 꽃은 작고 花柄이 있고 多數의 球狀纖形花序가 배열되어 큰 圓錐形의 花群을 이루고 있다. 苞片은 披針形, 꽃받침은 확실하지 않고 꽃잎은 4개, 白色에 卵形이며 끝은 뾰족하다. 수술은 4개, 子房은 下位 2室이며 花柱는 2개, 柱頭는 頭狀이다. 核果狀인 液果는 편평하고 外果皮는 肉質에 단단하나 부서지기 쉽다. 開花期는 9月, 結實期는 10月이다. 야생하며 제주도에 分布한다. 【處方用名】 ① 莖髓는 通草 ② 根은 通花根 ③ 蕾는 通花花 ④ 花粉은 通脫木花上粉이다.

❶ 通 草 (통초)〈本草拾遺〉: 통탈목의 莖髓이다. 가을에 2~3년 된 것을 골라 地上莖을 끊어서 輪切하여 신선할 때 줄기의 髓를 빼내고 늘여서 햇볕에 말려 乾燥한 곳에다 貯藏한다. 髓를 加工한 네모진 薄片을 "方通草" 加工 할 때 끊어 낸 끈 모양인 것을 "絲通草"라고 한다. 【修治】《通草》 挾雜物을 제거하고 끊는다. 《朱通草》 통초片을 발(鉢)에 넣고 물을 조금 뿌려서 水分을 스며들게 하여 朱砂 粉末을 고루 뿌려 잘 섞어서 通風이 잘 되는 곳에서 말린다. 通草 50kg 에 朱砂 300g 의 비율로 한다.

〔性味 歸經〕 味는 甘淡하고 性은 凉하다. 肺, 胃經에 들어간다.

〔成分〕 灰分 5.95%, 脂肪 1.07%, 蛋白質 1.11%, 粗纖維 48.73%, pentosan 5.83% 가

함유되어 있고 또 uron酸 28.04%가 함유되어 있으며 그 一部分은 β-d-galacturonan(이 種類의 多糖은 醋酸 ammonium 溶液에 녹는다) 안에 들어 있다. 이 외에 NaOH 溶液에 溶解되는 多糖類를 함유하고 그 加水分解産物 中에 galacturon酸, galactose, glucose, xylose 가 含有되어 있다.

〔藥效 主治〕 瀉肺, 利小便, 下乳汁의 效能이 있다. 小便不利, 淋病, 水腫, 産婦의 乳汁不通, 目眩, 鼻塞을 치료한다. 【用法 用量】 2.4~4.5g을 달여서 服用한다. 또는 丸劑, 散劑로 하여 쓴다. 〈外用〉 粉末하여 綿(가제)에 싸서 코를 막는다.

〔禁忌〕 氣陰兩虛하고 속에 濕熱이 있는 者와 姙婦는 服用에 신중을 기해서 쓴다.

❷ 通花根 (통화근) 〈草木便方〉 : 통탈목의 뿌리로서 10~11月에 캐낸다.

〔性味〕 味는 淡하고 性은 平하며 無毒하다.

〔藥效 主治〕 行氣, 利水, 消食滯, 下乳의 效能이 있다. 水腫, 五淋(石淋・氣淋・膏淋・勞淋・血淋 등 排尿障碍), 食積飽脹, 乳汁不通, 耳目不明을 치료한다. 【用法 用量】 30~60g을 달여서 服用한다.

〔禁忌〕 氣虛하고 濕熱이 없는 者 및 姙婦의 服用에 신중을 기하여 사용한다.

❸ 通花花 (통화화) 〈重慶草藥〉 : 통탈목의 꽃봉오리(花蕾)이다. 8~9月에 採取한다.

〔藥效 主治〕 男子의 陰囊이 下墜하여 원상으로 돌아오지 않을 때 通花花 60g의 煎液으로 술지게미를 삶아서 먹는다.

❹ 通脫木花上粉 (통탈목화상분) 〈本草拾遺〉 : 통탈목의 花粉이다.

〔藥效 主治〕 모든 蟲瘻惡瘡, 痔疾을 치료한다. 통탈목의 花粉을 瘡中에 붙인다.

층 층 나 무 (山茱萸) 과 Cornaceae

식 나 무 桃葉珊瑚 *Aucuba japonica* THUNB.

常綠闊葉灌木으로서 높이는 1~3m 내외이고 잎은 互生하고 披針形 또는 長楕圓이며 끝은 날카롭고 표면은 윤채가 있으며 가장자리에는 齒牙狀의 톱니가 있고 革質이다. 葉柄은 길이 2~5cm로서 표면에 얕은 홈이 있다. 圓錐花序는 가지끝에 달리며 꽃은 雌雄二家로서 暗紫色이며 수꽃은 길이 5~10cm의 圓錐花序에 달리고 花軸에 털이 있으며 암꽃은 길이 5~8cm의 花序에 달리고 꽃잎은 卵形이며 子房은 楕圓形으로서 털이 있다. 果實은 核果이고 廣楕圓形이며 적색으로 익고 겨울 동안 가지끝에 달려 있다. 開花期는 3~4月, 結實期는 10月이다. 지대가 낮은 곳에서 자라며 제주도, 울릉도, 全南北, 慶南에 야생한다. 中國에서는 *Aucuba chinensis* BENTH. 桃葉珊瑚를 쓴다. 【處方用名】葉이 天脚板이다.

天脚板 (천각판) 〈峨眉藥植〉 : 식나무의 葉이다.

〔成分〕 Aucubin, aucubigenin 가 含有되어 있다.

〔藥理〕 Aucubin은 尿酸의 排出을 促進한다.

〔藥效 主治〕 생잎은 짓찧어 泥狀으로 하여 擦過傷, 凍傷, 火傷, 痔疾에 붙인다. 果實(天脚

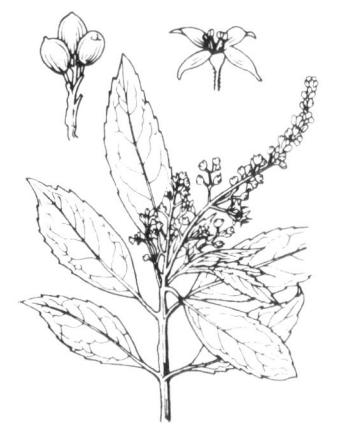
식나무 桃葉珊瑚
Aucuba japonica

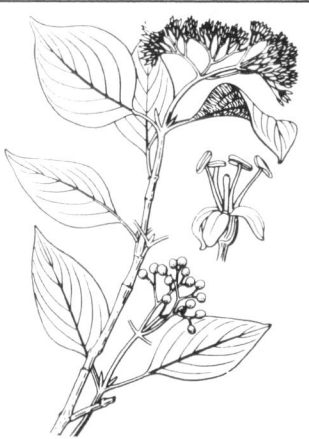
곰의말채나무 椋子木
Cornus brachypoda

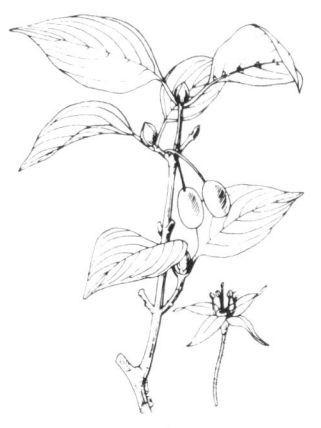
산수유 山茱萸
Cornus officinalis

板果)은 짓찧어서 小麥粉과 개어 塗布한다. 打撲傷을 치료한다.

곰의말채나무 椋子木 *Cornus brachypoda* C.A. MEYER (=*C. macrophylla* WALL.)

落葉闊葉喬木으로 높이 15 m에 達한다. 一年生의 가지는 赤褐色에 軟毛가 성기게 났고 모서리가 나 있다. 單葉은 對生하며 廣卵形 내지 楕圓狀 卵形, 끝은 길고 뾰족하며 밑부분은 둥글거나 뭉툭하며, 가장자리에는 波狀의 가는 톱니가 있고 윗면은 深綠色, 뒷면은 靑白色에 灰色의 털이 많으며 葉柄은 길이 1.5~3 cm 이다. 圓錐狀 聚繖花序는 그해에 나온 가지의 끝에 달리고 길이 10~15 cm, 매끄럽고 無毛이다. 꽃받침은 筒形이며 4裂하고 裂片은 披針狀 三角形, 表面에는 柔毛가 있다. 꽃잎은 4개 黃白色, 披針狀 長楕圓形이고 수술은 4개, 子房은 下位, 外側에 灰白色의 柔毛가 密生하였다. 果實은 核果이고 楕圓形이며 10月에 검푸른색으로 익는다. 種子는 작으며 오목한 點이 있다. 산중턱 및 골짜기에 나며 제주도 및 中部 이남에 분포한다.

【處方 用名】① 心材는 椋子木 ② 樹皮는 丁榔皮이다.

❶ **椋子木** (양자목)〈唐本草〉: 곰의말채나무의 心材이다. 8~9月에 베어 햇볕에 말린다.

〔**性味**〕 味는 甘鹹하고 性은 平하며 無毒하다.

〔**成分**〕 樹皮에는 tannin이 8~20 %를 함유하고 잎에는 5~13 %가 함유되어 있다. 種子에는 半乾性油가 함유되어 있는데 出油率은 7~15 %이다.

〔**藥效 主治**〕 破瘀, 養血, 安胎, 止痛의 효능이 있다. 折傷을 치료하며 生肌한다. 【用法 用量】 3~9 g을 달여 服用한다.

❷ **丁榔皮** (정랑피)〈陝西中草藥〉: 곰의말채나무의 樹皮이다. 여름에 비교적 古木인 가지의 樹皮를 벗겨서 햇볕에 말린다.

〔**性味**〕 味는 苦하고 性은 平하며 無毒하다.

〔**藥效 主治**〕 冷熱을 가리지 않고 水樣性下痢를 치료할 때에는 樹皮가 검게 될 때까지 달여서 服用한다. 祛風, 止痛, 通經活絡의 효능이 있으므로 筋・骨痛, 腰腿痛, 肢體痲痺 등을 치료

한다.【用法 用量】9~15g을 달여 服用한다.

산 수 유 山茱萸 *Cornus officinalis* SIEB. et ZUCC.
(=*Macrocarpium officinale* (SIEB. et ZUCC.) NAKAI)

落葉小喬木으로서 높이는 7m 내외이다. 樹皮는 灰褐色이고 잘 벗겨지며 小枝는 無毛이다. 잎은 對生하며 卵形, 楕圓形 또는 長楕圓形으로 끝이 좁고 날카로우며 밑부분은 둥글거나 넓은 楔形이고 가장자리는 밋밋하다. 윗면은 약간 반들반들한데 간혹 가는 털이 난 것도 있고 뒷면은 白色의 伏毛로 덮혀 있고 脈腋에 黃褐色의 毛가 촘촘이 있다. 꽃은 兩性으로 잎보다 먼저 피며 黃色의 작은 꽃이 傘形花序에 20~30개씩 달린다. 꽃받침잎은 4개이나 구별하기 어렵고 꽃잎 및 수술은 각 4개이고 子房은 下位이다. 核果는 長楕圓形에 길이 1.2~1.5cm로서 成熟하면 赤色이 된다. 種子는 長楕圓形에 肋條가 있다. 開花期는 3~4月, 結實期는 7~8月이다. 산기슭 및 골짜기의 비옥한 곳에 나며 全國에 分布한다.【處方用名】果肉이 山茱萸이다.

山茱萸 (산수유)〈神農本草經〉蜀棗・鷄足・實棗兒・魃實・鼠矢・肉棗 : 산수유의 果肉이다. 10~11月 果實이 빨갛게 성숙하였을 때 果實을 따서 果柄을 제거하고 약한 불로 그을러서 냉각시킨 다음 種子를 발라내고 햇볕이나 불에 말려 건조한 暗所에 저장하고 蟲害를 받지 않도록 한다.【修治】《山萸肉》果實을 깨끗이 씻어서 果核과 挾雜物을 제거하고 햇볕에 말린다.《酒山萸》山萸肉에 黃酒를 섞어 가지고 그릇에 담아 密封해서 重湯을 하여 黃酒가 果肉에 완전히 흡수되었을 때 꺼내어 바람이 잘 통하는 곳에서 乾燥한다(山茱萸 50kg : 黃酒 1kg~1.25kg).《蒸山萸》山萸肉을 시루에 넣고 까맣게 될 정도로 쪄서 햇볕에 말린다.

〔性味 歸經〕味는 酸하고 性은 微溫하다. 肝, 腎經에 들어간다.

〔成分〕果肉에는 cornin, 즉 verbenalin saponin, tannin, ussor酸, 沒食子酸, 사과酸, 酒石酸 및 vitamin A가 함유되어 있고 種子의 脂肪油는 palmitin酸, olein酸, linol酸 등이 함유되어 있다.

〔藥理〕1. 抗菌作用 : 果實의 煎劑는 *in vitro*에서 黃色포도球菌의 成長을 抑制할 수 있으나 大腸菌에 대해서는 無效하였다. 煎劑(1:1)의 赤痢菌에 대한 沮止圓은 直徑 13~18mm 까지 미친다(平板法). 山茱萸의 신선한 生果肉에서 黑紅色의 酸味의 液汁을 얻을 수 있는데 이것은 티프스菌, 赤痢菌에 대하여 抑制作用을 한다. 水浸劑(1:3)는 黃色白癬菌(皮膚眞菌)에 대하여 여러 가지 정도가 다른 抑制作用을 한다.

2. 其他의 作用 : 以前의 한 보고에서는 流動엑스는 痲醉한 개에 대하여 利尿作用과 血壓降下作用을 하는데 토끼의 血糖에 대해서는 아무런 영향이 없었다고 한다. 山茱萸의 *in vitro* 試驗에서 腹水癌의 細胞를 죽일 수가 있었다. Cornin의 毒性은 매우 낮고 溶血作用은 없고 비교적 약하기는 하지만 副交感神經의 興奮作用이 있다.

〔藥效 主治〕補肝, 補腎, 精氣收斂, 虛脫을 固澁하는 效能이 있다. 腰膝鈍痛, 眩暈, 耳鳴, 陽痿, 遺精, 頻尿, 肝虛寒熱, 虛汗不止, 心搖散脈, 久瀉를 치료한다.【用法 用量】4.5~9g을 달여 服用하거나 또는 丸劑, 散劑로 하여 服用한다.

〔配合 禁忌〕 命門의 火가 盛하며 腸强下痿, 타고난 濕熱이 있는 者, 小便淋澀者는 忌한다. 蔘實은 相使, 桔梗·防風·防己는 相惡이다.

미나리아재비(毛茛)目 Ranales

녹 나 무(樟)과 Lauraceae

육박나무 六駁 *Actinodaphne lancifolia* (S. et Z.) MEISN.
(=*Daphnidium lancifolium* SIEB. et ZUCC.)

常綠喬木으로 높이 15m에 달하는 것도 있다. 樹皮는 紫黑色인데 비늘처럼 떨어지고 小枝는 紫褐色에 좁은 皮目이 있고 털이 없다. 잎은 互生하며 긴 楕圓形 또는 倒卵狀 披針形이고 길이 7~10cm, 밑부분은 날카롭고 끝은 뭉툭하며, 가장자리는 밋밋하다. 뒷면은 灰綠色이며 긴 털이 조밀하게 났고 7~10쌍의 羽狀脈이 있고 葉柄의 길이는 8~15mm로서 幼葉일 때는 털이 약간 있다. 꽃은 單性二家花이며 傘形花序는 腋生하고 總苞片은 黃色에 꽃잎같고 花被는 뚜렷하지 않게 6개로 갈라지며 수꽃에는 9개의 수술이 있고 그중 안쪽 줄의 3개에는 腺體가 있다. 열매는 둥글고 지름 1cm이며 이듬해 7~8월에 赤色으로 익는다. 花梗은 길이 5~10mm 密毛가 나 있다. 濟州島 및 南部島嶼에 자란다. 全南珠島에 있는 것이 우리나라에 제일 크다. 【處方用名】根이 豹皮樟根이다.

豹皮樟根 (시피장근) 〈泉州本草〉: 육박나무의 根으로 年中 수시로 採取한다.

〔藥效 主治〕 冷胃疼痛, 血痢(赤痢·鮮血이 수반되는 溫熱痢), 關節痛風, 過勞로 인한 胸部 痞悶(鬱症)을 치료한다. 【用法 用量】 15~60g을 달여 服用한다. 또는 술에 담가 服用한다.

녹 나 무 樟 *Cinnamomum camphora* (L.) SIEB. (=*Laurus camphora* L.)

落葉大型喬木으로 높이 20~30m에 達하고 小枝는 黃綠色이며 潤澤이 있고 枝, 葉에서 樟腦의 香氣가 난다. 잎은 互生하며 卵形 또는 卵狀 楕圓形에 끝이 뾰족하고 밑부분도 날카로우며 길이 6~10cm, 나비 3~6cm이다. 兩面에 털이 없고 가장자리에 波狀의 톱니가 있다. 뒷면은 灰綠色이며 어린 잎은 붉은 빛이 돌고 葉柄의 길이는 2~3cm이다. 圓錐花序는 새가지의 葉腋에서 나오고 花被裂片은 3개씩 2줄로 배열되고, 4줄로 배열된 12개의 수술과 1개의 암술이 있고 안쪽의 수술에는 꽃밥이 없다. 완전한 수술은 6개이고 葯은 4室, 子房은 卵形이고 花柱는 짧고 柱頭는 頭狀이다. 核果는 둥글고 지름 8mm이며 익으면 紫黑色이 된다. 開花期는 5~6月, 結實期는 10월이다. 산기슭의 양지쪽에 나며 제주도 및 南部에 분포한다. 【處方用名】① 木材는 樟木 ② 根은 香樟根 ③ 樹皮는 樟樹皮 ④ 樹葉은 樟樹葉 ⑤ 抽出한 結晶은 樟腦 ⑥ 果實은 樟樹子이다.

❶ **樟 木** (장목) 〈本草拾遺〉 樟材·香樟木: 녹나무의 木材로 일반적으로 겨울에 베어 짧게

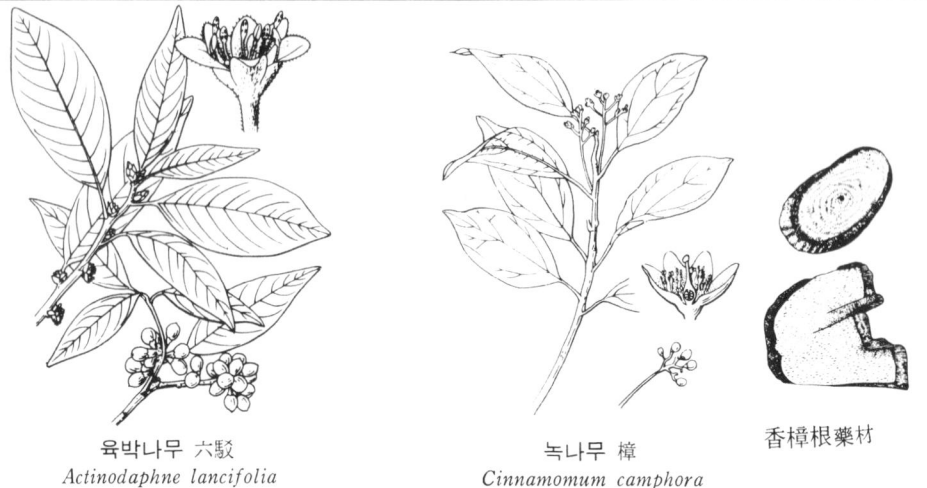

육박나무 六駁
Actinodaphne lancifolia

녹나무 樟
Cinnamomum camphora

香樟根藥材

잘라서 쪼개 햇볕에 말린다.

〔性味 歸經〕 味는 辛하고 性은 溫하다. 肝, 脾, 肺經에 들어간다.

〔成分〕 녹나무에는 camphor 및 芳香性 精油(樟油라고 한다)가 함유되어 있다. 樟油를 減壓 分留하면 1,8-cineole 25~30%, α-pinene, camphene, limonene 등을 함유하는 白油(沸點 160~165°C)가 20%, safrole, terpineol, carvacrol, eugenol 등을 함유하는 赤油(沸點 210~250°C)가 24%, cadinene, bisabolene, α-camphorene, azulene 을 함유하는 藍油(沸點 250~300°C)가 1% 이다. 뿌리에서는 laurolitsine, reticulin 을 얻어낼 수 있다. 木材는 $C_{16~25}$ 의 炭素로 구성되는 飽和鎖式炭化水素($C_{22~25}$ 飽和炭化水素가 主), $C_{17~23}$ 飽和分枝炭化水素, $C_{16,20,22,24,26,28}$ 飽和鎖式 alcohol(그 중 C_{26} 飽和鎖式 alcohol이 약 50%), β-sitosterol, 多價 alcohol, ketoalcohol 등이 함유되어 있다. 樹皮에서는 propionic acid, 酪酸, 吉草酸, caproic acid, caprylic acid, capric acid, lauric acid, myristic acid, stearic acid, oleic acid 등이 檢出되었다. 잎에는 $C_{16~33}$ 의 飽和鎖式炭化水素가, 種子에는 脂肪油가 함유되어 있으며 飽和脂肪酸이 93%를 차지한다. 飽和酸의 tri-·di-·mono-glyceride 및 不飽和酸의 triglyceride 의 비율은 80:17:1:2 이다. 계절에 따라서 다르지만 잎에는 0.2~1.5%의 camphor 가 함유되어 있다. 잎의 safrole 의 含有量은 0.04~0.05%로 季節과는 관계가 없다.

〔藥效 主治〕 祛風祛濕, 行氣血, 利骨節의 효능이 있다. 心腹痛, 霍亂, 腹脹, 宿食呑酸嘈囃, 脚氣, 痛風, 疥癬, 打撲傷을 치료한다. 【用法 用量】 9~15g을 달여 服用한다. 또는 술에 담가 服用한다. 〈外用〉煎液으로 熏洗한다. 樟木 삶은 물로 목욕하면 脚氣를 치료하고 疥癬, 風痒 이 제거된다.

〔禁忌〕 姙婦의 服用을 禁한다.

❷ 香樟根 (향장근) 〈分類草藥性〉 香通·樟腦樹根·土沈香·山沈香: 녹나무의 뿌리로 2~4月에 採取하여 깨끗이 씻어 햇볕에 말린다. 香氣가 없어지므로 불에 쬐어서는 안 된다.

〔性味 歸經〕 味는 辛하고 性은 溫하며 無毒하다. 肝, 脾經에 들어간다.

〔藥效 主治〕 理氣, 活血, 消腫, 止痛, 祛風濕의 效能이 있다. 嘔吐下痢, 心腹脹痛, 風濕痺

痛, 打撲傷, 疥癬瘙痒을 치료한다.

❸ 樟樹皮 (장수피) 〈本草綱目拾遺〉 香樟樹皮·樟皮: 녹나무의 樹皮로 年中 수시로 採取하여 그대로 사용하거나 또는 햇볕에 乾燥한다.

〔性味〕 味는 辛하고 性은 溫하다.

〔藥效 主治〕 行氣, 止痛, 祛風濕의 效能이 있다. 嘔吐下痢, 胃痛, 風濕痺痛, 疼痛, 脚氣, 疥癬, 打撲傷을 치료한다. 【用法 用量】 6~9g을 달여 服用하거나 술에 담가 服用한다. 〈外用〉 煎液으로 씻는다. 姙婦는 忌한다.

❹ 樟樹葉 (장수엽) 〈本草綱目拾遺〉: 녹나무의 잎으로 年中 수시로 採取하여 生으로 또는 햇볕에 말려서 사용한다.

〔性味〕 味는 苦辛하고 性은 溫하다.

〔成分〕 잎은 精油를 함유하고 精油 중에는 lineol, cineol, α-pinene, borneol, camphor, safrole, menthol, terpineol 등이 함유되어 있고 또 非揮發性인 sesquiterpen類인 9-oxofarnesol, 9-oxofarnesy acetate, 3,7,11-trimethyldodeca-1,7,10-trien-3-ol-9-one이 함유되어 있다고 한다.

〔藥效 主治〕 祛風, 除濕, 止痛, 殺蟲, 化痰, 殺菌의 效能이 있다. 胃痛, 류머티性 骨痛, 打撲傷, 疥癬을 치료한다. 【用法 用量】 3~9g을 달여 服用한다. 生汁을 내거나 粉末하여 服用한다. 〈外用〉 煎液으로 씻거나 바른다.

〔禁忌〕 姙婦는 服用을 忌한다.

❺ 樟 腦 (장뇌) 〈本草品彙精要〉: 녹나무의 根·幹·枝·葉을 蒸溜 精製하여 얻은 顆粒結晶體이다. 【調製】 보통 9~12月 사이에 老木을 베어서 그 樹根, 樹幹, 樹皮를 자르거나 잘게 썰어서 (樹葉도 쓴다) 蒸溜器에 넣고 蒸溜하여 樟木에 함유되어 있는 樟腦와 精油를 수증기와 같이 증발시켜서 냉각하면 粗製樟腦가 얻어진다. 이 粗製樟腦를 다시 昇華 精製하면 精製樟腦粉이 된다. 이 樟腦粉을 틀에 넣어 壓搾하면 투명한 樟腦塊가 된다. 이를 陶器에 넣어 봉하여 乾燥한 곳에 저장한다. 本品은 樹齡이 50年 以上된 老木이 生産量이 가장 높고 幼若枝나 잎은 樟腦의 含有量이 적어서 생산량도 낮다.

〔藥材〕 純品은 새하얀 結晶體粉末이거나 또는 무색투명한 硬塊이나 粗製品은 약간 黃色을 띠고 光澤이 난다. 常溫에 揮發하기 쉽고 불을 붙이면 많은 연기와 함께 밝은 불꽃을 내면서 탄다. 코를 찌르는 강한 香氣가 있고 味는 처음에는 辛辣하지만 뒤에는 淸凉하다. 純白, 淸潔, 透明, 爽快하고 挾雜物이 없는 것이 良品이다.

〔性味 歸經〕 味는 辛하고 性은 熱하다. 心, 脾經에 들어간다.

〔藥理〕 1. 局所作用: 樟腦를 皮膚에 바르면 온화한 刺戟과 防腐作用이 있다. 강하게 문지르면 發赤作用이 있고 가볍게 바르면 薄荷와 비슷한 淸凉感이 나는데 이것은 冷覺受容器를 刺戟하는 작용이 있기 때문이다. 또 가벼운 局部痲醉作用이 있으며 胃道粘膜에 대해서는 刺戟作用이 있어서 胃部를 따뜻하고 편하게 하지만 大量으로 사용하면 惡心 및 嘔吐를 일으킨다. 臨床上에서 樟腦의 塗布劑를 사용하면 鎭痛, 止痒作用이 있다. 經口服用하면 驅風作用과 약간의

祛痰作用이 있다.

2. 中樞神經에의 作用: 樟腦의 全身作用은 主로 中樞神經을 興奮시키는데 高度의 中樞에 대해서도 작용이 현저하여서 대량복용하면 大腦皮質運動野 및 腦幹에 작용하여 癲癎과 비슷한 痙攣을 일으킨다. 보통 服用量에서 樟腦는 呼吸에 대하여 특별한 작용은 없으나 심하게 抑壓된 狀況下에서는 어느 정도의 呼吸興奮이 나타나지만 그것은 주로 皮下注射를 할 때 受容器를 刺戟하였기 때문에 일어나는 反射性 興奮이다.

3. 循環系에 대한 作用: 樟腦의 製劑는 한때 强心劑로 널리 사용된 일도 있었으나 아직까지 定說은 없다. 樟腦는 digitalis 혹은 adrenaline 과 같은 작용은 없다.

4. 體內變化過程에서 樟腦는 粘膜, 皮下, 筋肉에 吸收되기 쉽고 內服의 吸收는 신속하고 肝臟內에서의 解毒은 대단히 빠르며 또한 글루크론酸과 結合하여 尿속에 排出된다.

〔毒性〕 樟腦製劑를 誤用하면 中毒이 된다. 0.5~1.0g을 內服하면 眩氣症, 頭痛, 濕熱感이 있고 흥분하여 譫妄狀態가 된다. 2.0g 이상을 內服하면 잠깐 鎭靜狀態가 된 뒤에 大腦皮質에 흥분이 일어나서 癲癎과 같은 痙攣을 일으키고 그 다음 呼吸이 衰弱해져서 사망하게 된다. 7~15g을 內服하거나 4g을 筋肉注射하면 치명적이다. 中毒의 치료방법은 보통 對症療法이지만 體內에서의 樟腦의 解毒이 빠르므로 救命은 가능하다.

〔藥效 主治〕 通竅, 殺蟲, 止痛, 辟穢의 效能이 있다. 邪氣, 霍亂, 心腹脹痛, 寒濕脚氣, 瘡瘍疥癬, 齒痛, 打撲傷을 치료한다. 【用法 用量】 0.06~0.15g을 가루 내어 복용하거나 또는 술에 녹여서 服用한다. 〈外用〉 粉末하여 撒布하거나 調合하여 붙인다.

〔禁忌〕 氣虛者는 服用을 忌한다.

❻ 樟樹子(장수자)〈本草綱目拾遺〉: 녹나무의 果實로 가을철에 익은 果實을 따서 햇볕에 말린다.

〔性味〕 味는 辛하고 性은 溫하며 無毒하다.

〔成分〕 種子 중의 精油成分과 잎 중의 精油成分은 기본적으로 동일하다.

〔藥效 主治〕 散寒, 祛濕, 行氣, 止痛, 開竅, 消腫의 效能이 있다. 嘔吐下痢, 胃寒腹痛, 脚氣, 腫毒을 치료한다. 【用法 用量】 9~15g을 달여 服用한다. 〈外用〉 煎液으로 씻는다.

생달나무 天竺桂 *Cinnamomum japonicum* SIEB. ex NAKAI (=*C. pedunculatum* NEES)

常綠喬木으로 높이가 15m에 달하고 樹皮는 黑色이며 小枝는 綠色이고 香氣가 있으며 털이 없다. 單葉은 互生하며 長楕圓形 또는 楕圓形이며 끝은 뾰족해지다가 둥글게 끝나고 밑부분은 날카롭거나 또는 다소 둥글고 길이 6~15cm, 나비 2~5cm 로서 가장자리가 밋밋하며 兩面에 털이 없고 앞면은 반드럽고 짙은 녹색이고 뒷면은 粉白色이며 밑부분에서 3~5mm 올라가서 脈이 3개로 갈라지고 葉柄은 길이 8~12mm 로 털이 없다. 꽃은 兩性으로 연한 黃色이고 傘形狀 聚繖花序는 腋生하고 긴 花梗끝에 달린다. 花被裂片은 3개씩 2줄로 배열되었고 수술은 3개씩 4줄로 배열되었는데 안쪽 1줄에는 꽃밥이 없고 암술은 1개이다. 果梗은 길이 3~

5 cm, 열매는 楕圓形이며 지름 12 mm 정도이다. 開花期는 6月, 結實期는 10~12月이다. 해변의 산기슭의 낮는 곳에 나며 제주도 및 남부지방에 분포한다. 【處方用名】① 樹皮는 桂皮 ② 果實은 桂子이다.

❶ 桂　皮 (계피) 〈神農本草經集注〉: 생달나무의 幹皮 및 枝皮로 가을~겨울에 採取하여 그늘에서 말린다.

桂皮 藥材

〔性味 歸經〕 味는 辛하고 性은 溫하다. 心, 肝, 脾, 腎經에 들어간다.

〔成分〕 樹皮는 精油 약 1%를 함유하고 그 내용물은 phellandrene, eugenol, methyleugenol 이다. 잎에는 精油 약 1%가 함유되어 있고 그 內容物은 safrole 약 60%, eugenol 약 3%, 1,8-cineol 등이다.

〔藥理〕 桂皮에 함유되어 있는 桂皮 aldehyde(육계나무 肉桂項), eugenol의 대해서는 丁香(정향나무科) 藥理項 參照.

〔藥效 主治〕 脾胃를 溫하게 하고 風寒을 散하고 血脈을 通하게 하는 效能이 있다. 腹冷胸滿, 下痢腹痛, 嘔吐噎膈, 風濕痺痛, 跌損瘀滯(打撲에 의한 血의 鬱滯), 膀胱寒疝(下腹部冷感・拘攣・疼痛 등) 血痢腸風(痔出血 등)을 치료한다. 【用法 用量】 3~6g을 달여 服用한다. 또는 丸劑나 散劑로 하여 복용한다.

〔禁忌〕 陰虛有火者는 服用을 忌한다.

❷ 桂　子 (계자) 〈本草綱目拾遺〉: 생달나무의 果實이다.

〔性味〕 味는 辛甘하고 性은 溫하다.

〔藥效 主治〕 溫中, 暖胃, 平肝, 益腎, 散寒, 止噦하고 胃脘寒痛을 치료한다. 【用法 用量】 3~6g을 달여서 服用한다.

육계나무 肉桂　*Cinnamomum loureirii* NEES　　　　계피나무 桂皮　*C. cassia* PRESL

常綠喬木으로 높이는 8 m 이상 자라고 가지와 잎이 무성하며 小枝는 녹색이고 잎은 互生하며 葉柄과 함께 길이 12 cm 정도로서 卵狀 長楕圓形이고 끝은 길게 뾰족해지며 가장자리가 밋밋하고 밑부분에서 발달한 3개의 뚜렷한 脈이 있으며 葉柄은 튼튼하다. 꽃은 연한 綠色이고 傘形花序가 새가지의 葉腋에서 생장하여 꽃이 달리며 꽃받침은 짧은 筒形이고 6개로 갈라져서 2줄로 배열되며 裂片은 거의 비슷하고 長楕圓形이며 길이 약 3.5mm 정도로서 짧은 柔毛에 싸여 있다. 수술은 3개씩 4줄로 배열되고 가장 안쪽 줄의 것은 꽃밥이 없으며 암술은 1개이고 花柱는 짧고 子房과 거의 같다. 열매는 楕圓形이거나 倒卵形이고 길이 1.5 cm 정도로서 黑色으로 익으며 種子는 1개 들어 있다. 開花期는 6월이다. 中國 南部에 분포하며 제주도에서 栽植하고 있다. 【處方用名】① 幹皮 및 枝皮는 肉桂 ② 若枝는 桂枝 ③ 幼柔한 果實은 桂丁 ④ 芳香油는 肉桂油이다.

❶ 肉　桂 (육계) 〈唐本草〉 牡桂・紫桂・大桂・桂皮・玉桂: 육계나무・계피나무의 幹皮 또는 枝皮이다. 8~10月에 일정한 幅으로 樹皮를 벗겨 그늘에서 乾燥한다.

―454― 녹나무(樟)과 Lauraceae

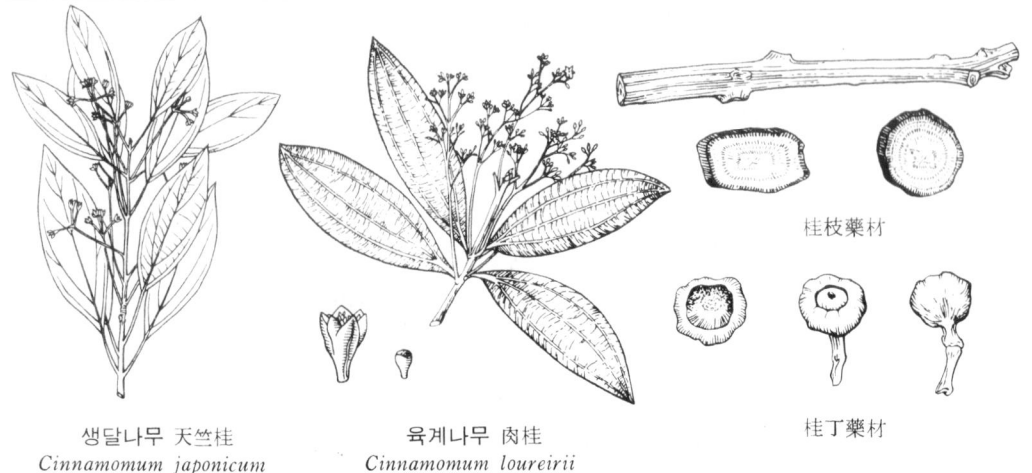

생달나무 天竺桂　　　　육계나무 肉桂
Cinnamomum japonicum　Cinnamomum loureirii

〔藥材〕《官桂》5～6年生의 幼樹 幹皮를 벗겨 1～2日 햇볕에 말려 뒷쪽으로 말아 그늘에서 말린다. 外表面은 灰褐色이고 皮目은 楕圓形으로 드물게는 突起한 橫紋과 灰色의 얼룩 모양이 있다. 코르크를 제거한 것은 通稱 桂心이라 한다.《企邊桂》10여 년生의 幹皮를 벗겨 木製의 凸凹板에 끼워 乾燥한다. 香이 진하고 어느 것이나 껍질이 얇고 살이 두껍고, 斷面이 紫紅色으로 기름기가 많고 香이 진하며 맛이 甘辛하고 씹어서 찌꺼기가 없는 것이 良品이다.

〔性味 歸經〕味는 辛甘하고 性은 熱하다. 腎, 脾, 膀胱經에 들어간다.

〔成分〕계피나무 C. cassia 의 껍질에는 精油(cassa oil) 1～2%가 함유되어 있고 그 重要 成分은 桂皮 aldehyde 로 75～90%, 또 少量의 桂皮알콜醋酸 ester, phenylpropanol 醋酸 ester 등이다. Eugenol은 함유되지 않으며 粘液, tannin 등이 함유되어 있다.

〔藥理〕 1. 中樞神經系의 作用: 肉桂 中에 함유된 桂皮 aldehyde 는 Mouse 에 대하여 뚜렷한 鎭靜作用이 있었으며 그것은 自發活動의 減少, metamphetamine 에서 일어나는 活動過多에 대한 拮抗, 回轉棒試驗에 나오는 運動失調, 또는 cyclobarbital natrium 의 睡眠時間 연장 등에서 나타난다.

2. 降壓作用: 附子, 肉桂의 複方은 副腎皮質性 高血壓의 Rat(한쪽의 副腎에 燒傷을 만든 model)에 대하여 降壓作用이 있었다. 腎性 高血壓의 Rat(腎臟을 8字形으로 結紮한 model)에 대해서는 어떠한 作用도 없었다.

3. 住血吸蟲病의 豫防作用: Mouse 에 매일 浸劑(品種不明) 0.2 ml/體重 10 g(10.8 g/180 ml)의 經口投與를 15日間 계속한다. 投與 後 3日째에 住血吸蟲에 감염되어 豫防作用은 전혀 없었다. 그러나 雄黃, 檳榔, 阿魏를 동시에 썼더니 상당한 효과가 있었다.

4. 其他 作用: 桂皮油에는 강한 殺菌作用이 있다. Gram 陽性菌에 대한 효과는 陰性보다는 좋았으나 刺戟性이 있으므로 抗菌藥物로서는 절대로 사용할 수 없다. 그러나 外用으로 塗布劑로 쓰면 胃痛, 胃腸의 膨滿에 의한 急痛을 치료할 수 있다. 內服으로는 健胃와 驅風劑로 될 수 있다.

〔藥效 主治〕 溫中, 補陽, 散寒, 止痛의 效能이다. 命門火衰, 四肢冷과 脈의 衰弱, 亡陽虛

脫, 腹痛, 各種 下痢, 寒疝奔豚, 腰膝冷痛, 無月經, 癥瘕(腹中硬結), 陰疽, 流注, 虛陽浮越, 上熱下寒 등을 치료한다. 【用法 用量】 1.5～4.5g을 달여 服用한다. 또는 丸劑, 散劑로 하여 사용한다. 〈外用〉 粉末하여 調合해서 붙이거나 또는 술에 담가 바른다.

〔禁忌〕 陰虛火旺者는 忌하고 姙婦의 服用을 忌한다.

❷ 桂 枝 (계지) 〈唐本草〉: 육계나무·계피나무의 햇가지이다. 3～7月에 햇가지를 15cm 程度의 길이로 잘라서 햇볕에 말린다. 【修治】 《桂枝》 물에 담가 물기가 충분히 스며들면 건져서 물기가 없어지면 잘게 썰어서 말린다. 《桂枝木》 桂枝의 外皮를 벗겨서 물에 담갔다가 썰어서 말린다. 《炒桂枝》 桂枝片을 深黃色이 될 정도로 볶는다.

〔性味 歸經〕 味는 甘辛하고 性은 溫하다. 膀胱, 心, 肺經에 들어간다.

〔藥理〕 1. 抗菌作用: 桂枝의 alcohol 抽出物은 in vitro에서 大腸菌, 枯草菌 및 黃色포도球菌에 대하여 抑制作用이 있다. 그 有效濃度는 25 mg/ml 또는 그 以下이다. 또 白色포도球菌, 赤痢菌, Typhus 菌, Paratyphus 菌A型, 肺炎球菌, Aerogenes 菌, Proteus 菌, 腸炎 Salmonella 菌, Cholera 菌에 대해서도 抑制作用이 있다(平板穿刺法).

2. 抗 virus 作用: 사람의 胎兒腎의 第 1 單層上皮細胞組織에 의한 培養에서는 桂枝의 煎劑(1:20)는 Influenza Asia 型京科 68-1 株 및 Echovirus(ECHO$_{11}$)에 대해서도 抑制作用이 있다.

3. 利尿作用: 桂枝가 들어간 五苓散을 痲醉한 개에 0.25 g/kg 靜脈注射를 하였더니 尿量이 확실히 증가하였다. 桂枝의 單用에 의한 靜脈注射(0.029 g/kg)의 利尿作用은 다른 4 藥의 單用보다도 현저하였다. 따라서 桂枝는 五苓散에 主要한 利尿成分의 하나임을 인정할 수 있다.

〔藥效 主治〕 發汗, 解肌, 健脾, 溫經通脈의 效能이 있다. 風寒表證, 頭痛, 風痺骨節攣痛, 筋肉痙攣, 肩背肢節疼痛, 胸痺痰飮, 經閉癥瘕를 치료한다. 【用法 用量】 1.5～6g을 달여 服用하거나 또는 丸劑, 散劑로 하여 使用한다.

〔禁忌〕 溫熱病 및 陰虛陽盛證, 血證이 있는 者, 姙娠婦는 忌한다.

❸ 桂 丁 (계정) 〈本草綱目拾遺〉: 육계나무의 果實이다. 10～11月頃 未熟한 果枝를 採取하여 가지를 제거하고 果實만 따서 햇볕에 말린다.

〔性味〕 味는 辛甘하고 性은 溫하다.

〔成分〕 Alkaloid 0.07%, saponin 2.06%, tannin 2.51% 및 精油가 함유되어 있다.

〔藥效 主治〕 溫中, 散寒의 效能이 있다. 胃脘部의 寒痛과 吐氣를 치료한다. 【用法 用量】 3～6g을 달여 服用하거나 粉末하여 服用한다.

〔禁忌〕 陰虛火旺者는 服用을 忌한다.

❹ 肉桂油 (육계유) 〈本草綱目拾遺〉: 육계나무의 樹皮·枝·葉을 蒸溜하여 얻은 芳香油이다.

〔性味〕 味는 甘辛하고 性은 溫하다.

〔藥效 主治〕 藥效는 肉桂와 같다. 芳香 健胃, 驅風한다. 〈外用〉 류머티즘 및 皮膚의 搔痒을 치료한다.

월 계 수 (계수나무) 月桂 *Laurus nobilis* L.

常綠喬木으로 높이는 9~12 m에 達하고 樹皮는 黑褐色이다. 잎은 互生하고 革質이며 長楕圓形 또는 披針形으로 끝은 날카롭고 밑부분은 楔形, 가장자리는 밋밋하거나 또는 약간 波形에 젖혀서 말린다. 深綠色에 잘게 부수면 향기가 난다. 葉脈은 羽狀에 兩面 隆起하였고 葉柄은 길이 1 cm 紫色이다. 傘形花序는 腋生하며 雌雄異株로서 꽃은 작고 黃色, 總花柄의 길이는 약 1 cm이고 밑부분에 總苞가 있다. 雄花의 花被片은 4개로서 倒卵形에 끝이 날카롭고 수술은 12개 各輪에 3數性으로 배열되었고 葯은 內向하였다. 암꽃의 花被는 4개, 암술은 1개, 子房은 1室, 柱頭는 짧다. 液果는 楕圓形에 暗紫色이다. 開花期는 4~5月이다. 南歐 原產이며 全南, 慶南에서 栽植한다.【處方用名】① 果實은 月桂子 ② 葉은 月桂葉이다.

❶ 月桂子 (월계자) 〈本草拾遺〉: 월계수의 果實이다.

〔性味〕 味는 辛하고 性은 溫하며 無毒하다.

〔成分〕 果實에는 精油 1%가 함유되어 있다. 乾燥된 果實에는 脂肪 44.1%를 含有하고 그 중 lauric acid 1%, palmitic acid 19%, oleic acid 56.6%, linoleic acid 21%, linolenic acid 2.5%를 함유한다. 果仁에는 脂肪 26.3%를 含有하고 그 중 lauric acid 45.1%, palmitic acid 3.8%, oleic acid 28%, linoleic acid 23.1%를 함유한다. 種子에는 蛋白質 gluten類와 globulin類를 함유하고, 잎에는 精油 0.3~0.5%(1~3%까지도 됨)를 含有한다. 主要成分은 linalool, eugenol, geraniol, 1,8-cineol, terpineol, acetyleugenol, methyleugenol, α-pinene, phellandrene 등, 또 sesquiterpenlactone의 germacranolide와 rutin도 함유한다. 樹皮와 樹幹에는 alkaloid의 actinodaphnine과 launobine이 함유되어 있다.

〔藥理〕 精油에는 抗眞菌作用이 있다. 中國 國外에서는 '月桂樹엑스'를 外用해서 류머티즘, 瘋痺, 感冒 등을 치료하고 또 流產促進劑로도 사용한다.

〔藥效 主治〕 小兒의 耳後月蝕瘡(旋耳瘡, 耳後間隙性濕疹)을 치료하는 데는 이것을 갈아서 붙인다. 煎液은 복어(河豚魚)의 中毒을 解毒하고 또 疥癬을 치료한다. 【用法 用量】3~6 g을 달여 服用한다.〈外用〉粉末하여 混合해 붙인다.

❷ 月桂葉 (월계엽): 월계수의 葉이다.

〔成分〕 Cineole, eugenol, geraniol, pinene, terpinene 등의 monoterpenes이 알려져 있는 외에도 sesquiterpenes 化合物이 존재해 있는 것도 알려져 있다. 果實에는 脂肪이 약 25% 含有되어 있고 葉과 같은 monoterpenes의 化合物이 알려져 있다. 芳香性健胃藥으로서 또 잎 등에서 얻은 精油(月桂油)는 류머티즘, 疥癬 등에 塗布藥으로 한다.

감태나무 (백동백나무) 牛筋樹 *Lindera glauca* (Sieb. et Zucc.) Blume
(=*Benzoin glaucum* Sieb. et Zucc.)

落葉灌木으로 겨울에도 마른 잎이 떨어지지 않고 가지에 붙어 있고 가지에는 털이 없다. 單葉이 互生 또는 對生에 가깝고 楕圓形, 양끝에 뽀족하고 거치가 없으며 윗면은 暗綠色, 아랫면

월계수 *Laurus nobilis* 감태나무 *Lindera glauca*

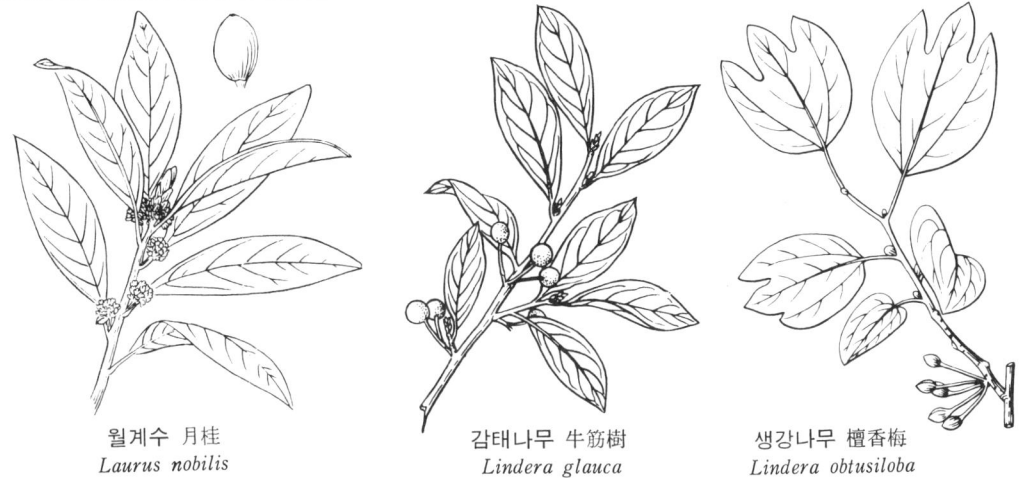

월계수 月桂
Laurus nobilis

감태나무 牛筋樹
Lindera glauca

생강나무 檀香梅
Lindera obtusiloba

은 粉白色에 灰色의 細毛가 密生하였고 葉脈은 羽狀이다. 꽃은 單性의 자웅 二家花로서 傘形花序는 腋生하며 꽃은 黃色, 花被는 6개이다. 수꽃에는 수술이 9개가 3輪으로 配裂하고 內輪의 밑부분에 腺體가 있고 葯은 2室, 안쪽으로 갈라졌다. 암꽃의 암술은 1개, 柱頭는 頭狀, 子房은 楕圓形이다. 核果는 球形이고 지름이 7 mm, 香氣가 있다. 開花期는 4~5月, 結實期 9~10月이다. 산기슭의 陽地쪽에 나고 黃海道, 江原道 以南 및 濟州道에 분포한다.【處方用名】① 果實은 山胡椒 ② 根은 山胡椒根 ③ 葉은 山胡椒葉이다.

❶ 山胡椒 (산호초)〈唐本草〉: 감태나무의 果實이다. 果實이 成熟하였을 때 따서 말린다.

〔性味〕 味는 辛하고 性은 溫하며 無毒하다.

〔成分〕 種子에는 脂肪油 41.84%를 함유하며 乾燥油로 된다.

〔藥效 主治〕 中風不語, 心腹冷痛을 치료하고 한다.【用法 用量】달여서 服用한다.

❷ 山胡椒根 (산호초근)〈福建民間草藥〉: 감태나무의 뿌리이다. 9~10月에 採取하여 깨끗이 씻어 햇볕에 말린다.

〔性味〕 味는 辛하고 性은 溫하다.

〔藥效 主治〕 祛風濕, 散瘀血, 通絡脈의 效能이 있다. 류머티즘에 의한 痺痛, 筋骨의 深部疼痛, 脘腹冷痛, 打撲傷, 腰膝冷痛을 치료한다.【用法 用量】15~30 g을 달여 服用하거나 술에 담가 服用한다.

❸ 山胡椒葉 (산호초엽)〈福建民間草藥〉: 감태나무의 잎이다.

〔性味〕 味는 淡하고 性은 平하다.

〔成分〕 잎에는 精油가 0.20% 함유되어 있고 精油 중에는 1.8-cineol 8.2%, caryophyllene 15.3%, bornyl acetate 5.4%, camphene 0.9%, β-pinene 1.1%, limonene 0.8%가 함유되어 있다.

〔藥效 主治〕 祛風, 解毒, 散瘀, 止血의 效能이 있다. 感冒, 筋骨疼痛, 癰瘡腫毒, 打撲傷을 치료한다.【用法 用量】9~15 g을 달여 服用한다.〈外用〉짓찧어서 붙이거나 粉末로 調合하여 붙인다.

생강나무 檀香梅 *Lindera obtusiloba* BLUME (=*Benzoin obtusiloboum* (BL.) O. KUNTZE.)

落葉灌木으로 높이는 3m 내외이고 잎은 互生하며 卵形 또는 廣卵形으로 잎밑은 날카로우며 양끝은 뭉툭하고 거치가 없고 윗부분은 3개로 갈라졌다. 윗면은 綠色, 처음에는 短毛가 있으나 뒤에는 脫落하여 無毛로 된다. 아랫면은 灰綠色에 黃褐色의 絹毛가 密生하였거나 無毛이며, 三出脈이 나왔고 葉柄은 2~3cm이다. 꽃은 二家花로서 3月에 잎보다 먼저 피고 황색이며 花柄이 없는 傘形花序에 많이 달리고 總花柄은 짧다. 花被는 깊게 6개로 갈라지고 9개의 수술과 1개의 암술이 있으며 葯은 2室, 안쪽은 瓣狀으로 갈라졌다. 核果는 둥글고 赤色이며 지름은 7~8mm이다. 小果梗은 길이 1cm로서 9月에 흑색으로 익으며 가지를 꺾으면 생강냄새가 난다. 산기슭의 그늘이나 轉石地에 나며 전국에 분포한다. 【處方用名】 樹皮가 三鑽風이다.

三鑽風 (삼찬풍) 〈陝西中草藥〉: 생강나무의 樹皮로 年中 수시로 採取하여 햇볕에 말린다.

〔性味〕 味는 辛하고 性은 溫하다.

〔成分〕 樹幹에는 sitosterol, stigmasterol 및 campesterol이 함유되어 있다. 枝葉에는 芳香油 0.4~0.6%가 含有되어 있으며, 主成分은 linderol 즉 *l*-borneol이다. 잎에는 炭素數 16~33인 paraffin系 炭化水素가 함유되어 있다. 種子油 속에는 capric acid, lauric acid, myristic acid(tetradecanoic acid), linderic acid(*cis*-4-dodecenoic acid), 東柏酸(decen-4-oic acid), tsuzuic acid(tetra-decen-4-oic acid), oleic acid 및 linoleic acid 등이 함유되어 있다.

〔藥效 主治〕 活血, 舒筋, 散瘀, 消腫의 效能이 있다. 打撲傷, 瘀血腫痛을 치료한다. 【用法用量】 〈外用〉 짓찧어서 붙인다.

후박나무 韓厚朴 *Persea thunbergii* (S. et Z.) KOSTE. (=*Machilus thunbergii* SIEB. et Z.)
왕후박나무 *M. thunbergii* var. *obovata* NAKAI

常綠 또는 落葉喬木으로 높이는 16m에 達한다. 樹皮는 처음은 灰白色에 반드럽고 성장 후에는 灰褐色이 된다. 잎은 互生하고 羽狀의 脈이 있고 革質이며 倒卵形 또는 楕圓形이고 끝은 뾰족하고 밑부분은 楔形이며 가장자리는 밋밋하다. 兩面에는 털이 없고 葉柄의 길이는 1~2cm 로서 항상 紅色이다. 圓錐花序는 腋生하고 많은 黃綠色의 兩性花가 달리며 小花梗은 길이 1cm 정도이고 花被片은 6개로 좁은 楕圓形이다. 수술은 9개, 葯은 4室, 제 3輪의 수술의 葯은 外向하고 瓣裂한다. 液果는 둥글고 익으면 藍黑色이 되며 지름 1.4cm 정도이다. 果梗은 赤色이고 開花期는 5~6月, 結實期는 7月이다. 海岸의 산기슭에 나며 濟州道, 鬱陵道 및 南部(多島海 島嶼) 海邊低地에 분포한다. 【處方用名】 根皮 또는 樹皮가 紅楠皮이다.

紅楠皮 (홍남피) 〈浙江藥植志〉 韓厚朴: 후박나무·왕후박나무의 根皮 및 樹皮이다. 여름에 採取하여 햇볕에 말린다.

〔性味 歸經〕 味는 辛苦하고 性은 溫하다. 胃, 大腸經에 들어간다.

〔成分〕 樹皮에는 tannin 0.48%, 樹脂 12.38%, 고무(caoutchouc) 0.688%, 多量의 粘液

생강나무 Lindera obtusiloba 후박나무 Persea thunbergii 매발톱나무 Berberis amurensis

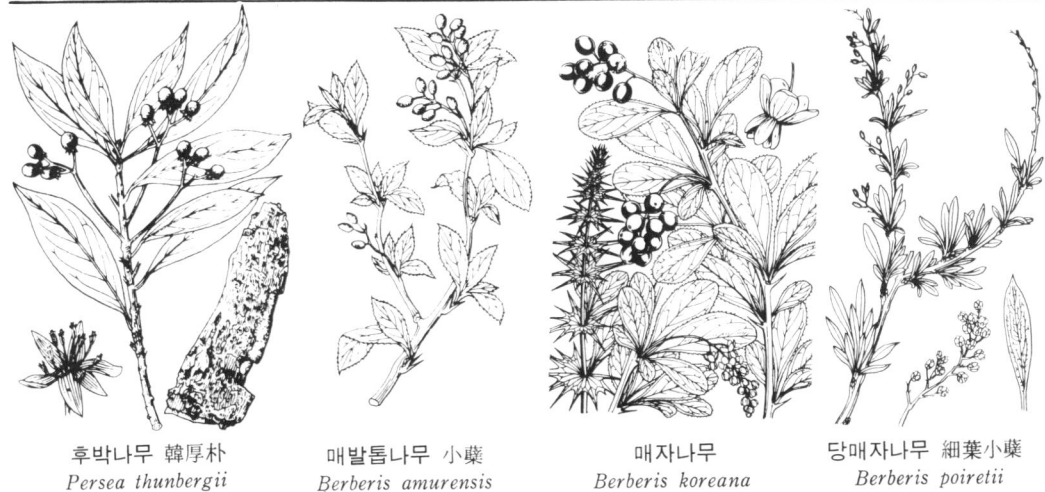

| 후박나무 韓厚朴 | 매발톱나무 小蘗 | 매자나무 | 당매자나무 細葉小蘗 |
| Persea thunbergii | Berberis amurensis | Berberis koreana | Berberis poiretii |

質이 함유되어 있다. 뿌리에는 benzyl isoquinoline系 alkaloid의 *n*-norarmepavine 과 reti-culin이 함유되어 있다. 心材에는 lignoceric acid, quercetin, *dl*-catechol 등이 함유되어 있으며 心材는 모기향의 原料가 된다. 잎에 함유되어 있는 粘液質은 多糖類와 蛋白質의 複合物이며 그 粘性多糖部分의 組成成分은 arabinose, xylose, rhamnose, galactose, glucose 와 glucuronic acid 이다. 잎과 작은 가지에는 myristic acid 등이 함유되어 있다.

〔藥效 主治〕 扭挫傷筋의 치료에는 根皮나 樹皮에 食鹽을 가하여 짓찧어서 붙인다. 吐瀉不止의 치료에는 樹皮의 煎液을 服用한다. 轉筋足腫에는 樹皮의 煎液으로 熏蒸하고 씻는다.

매 자 나 무 (小蘗) 과 Berberidaceae

매발톱나무 小蘗   *Berberis amurensis* RUPR.

　　　　　매자나무 *B. koreana* PALIBIN　　　당매자나무 細葉小蘗 *B. poiretii* SCHNEID.

落葉灌木으로 높이는 1~3 m 이고 小枝에는 홈이 있으며 二年枝는 灰黃色 또는 灰色이고 가지는 3개로 갈라지며 길이 1~2 cm 이다. 잎은 새가지에서는 互生하고 짧은 가지에서는 叢生한 것처럼 보이고 楕圓形 또는 倒卵狀 楕圓形에 밑부분은 날카롭고 끝은 뭉툭하며 또한 예리하고 불규칙한 針狀의 톱니가 있고 길이 3~8 cm 이다. 앞면은 짙은 녹색이고 뒷면은 주름이 많고 연한 綠色이다. 꽃은 지름 1 cm, 總狀花序는 길이 4~10 cm 로서 반쯤 아래로 처지고 10~20 개의 꽃이 달린다. 小花梗은 길이 5~10 mm 이고 꽃잎은 약간 微凹頭이다. 液果는 楕圓形에 길이 10 mm 에 紅色이며 끝에 花柱가 남아 있지 않는다. 山地, 平原의 陽地쪽에 나며 전국에 분포한다.

小 蘗 (소벽)〈唐本草〉子蘗・山石榴: 매발톱나무 및 同屬 近緣植物의 뿌리 및 莖枝로 가을에서 이듬해 봄 사이에 採取하여 햇볕에 말린다.

〔性味〕 味는 苦하고 性은 大寒하며 無毒하다.

〔成分〕 매발톱나무의 全株에는 alkaloid를 含有하며 根皮는 大量의 berberine 외에 palmatine, columbamine, jatrorrhizine, 및 oxyacanthine이 함유되어 있다. 잎에도 berberine이 함유되어 있고 당매자나무의 뿌리에도 berberine이 함유되어 있다.

〔藥理〕 매발톱나무잎의 팅크劑는 動物의 生體에서 子宮筋收縮, 心拍數加速, 心筋收縮增加, 血壓降下 작용을 한다. 뿌리의 製劑 작용도 이것과 비슷하다.

〔藥效 主治〕 淸熱, 燥濕, 消炎, 解毒의 效能이 있다. 急性腸炎, 痢疾, 黃疸, 熱痺(熱性 全身症狀에 수반하는 痺證), 瘰癧, 肺炎, 咽喉部의 炎症, 骨蒸(結核性發熱), 結膜炎, 癰腫, 瘡癤, 血崩을 치료한다. 【用法 用量】 3~9 g을 달이거나 돼지의 살코기와 같이 약한 불로 삶아서 먹는다. 〈外用〉 煎液을 點眼하거나 粉末하여 撒布 또는 煎液을 加熱하여 바른다.

꿩의다리아재비 類葉牡丹 *Caulophyllum robustum* MAX.
(=*Leontice robustum* (MAXIM.) DIELS)

多年生 草本으로 뿌리는 비후하며 울퉁불퉁 옆으로 뻗는다. 줄기는 곧게 자라며 높이 40~80 cm 이며 3出複葉이 互生한다. 옆에서 나오는 小葉은 葉柄이 없고 葉身은 楕圓形, 長楕圓形 혹은 廣披針形에 끝은 넓고 약간 뾰족하며 가장자리는 밋밋하거나 또는 2~3개로 갈라진다. 윗면은 綠色 아랫면은 白色을 띠고 있고 줄기의 끝에 짧은 圓錐花序가 달린다. 꽃은 작고 黃綠色에 花梗이 있고 苞片은 3~4개, 꽃받침은 3~6개이며 倒卵形이고 꽃잎은 꽃받침잎과 대생하고 수술은 6개이고 암술은 1개이다. 子房은 上位, 花柱는 짧고 柱頭는 側生한다. 蒴果는 早期에 벌어진다. 種子는 圓柱形에 2개, 種皮는 肉質이다. 開花期는 6~7月, 結實期는 10月이다. 깊은 산의 나무 밑에 나며 경기도 및 강원도 以北에 分布한다.

紅毛漆 (홍모칠) 〈峨眉藥植〉 紅毛七 : 꿩의다리아재비의 根莖 및 根으로 8~9월에 採取하여 줄기, 잎 등을 除去하고 깨끗이 하여 햇볕에 말린다.

〔性味〕 味는 苦辛하고 性은 溫하며 小毒이 있다.

〔成分〕 뿌리와 根莖에는 magnoflorine, taspine, methylcytisine, *d*-lupanine 등의 alkaloid를 含有하고 또 cauloside 라고 불리는 triterpenoid系 saponin, cauloside A·B·C·D·E 등 數種이 含有되어, cauloside A·B·C·D·E의 aglycon은 hederagenin이다. 잎과 줄기에는 taspine, methylcytisine 등을 含有하고 잎 속의 taspine의 含有量은 건조된 것의 0.45%이다.

〔藥理〕 뿌리의 엑스劑와 팅크劑의 毒性은 적고 子宮收縮 또 血管收縮作用도 한다. 이 중 methylcytisine의 작용은 cytesin과 비슷하지만 약간 약하다. Taspine에는 현저한 抑菌作用이 있고 1:10으로 結核菌(H_{37} 및 Academia 株)에 대해서 현저한 작용을 하고, 또한 Mouse의 實驗性 結核에 대해서도 治療作用이 있다. 그러나, 注射時에는 강렬한 局部刺戟이 있으므로 그 應用範圍는 한정되어 있다.

〔藥效 主治〕 祛風, 通絡, 活血, 調經의 效能이 있다. 風濕筋骨疼痛, 打撲傷, 月經不順, 月經時의 下腹痛, 關節炎, 勞傷, 扁桃腺炎, 高血壓을 治療한다. 【用法 用量】 9~15 g을 달여 服술에 담가 服用한다. 〔禁忌〕 姙婦는 服用을 忌한다.

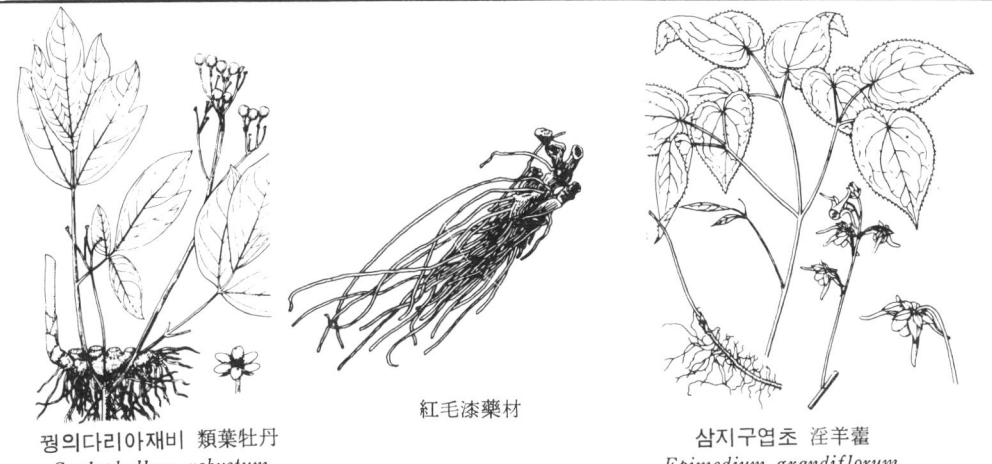

꿩의다리아재비 類葉牡丹
Caulophyllum robustum

紅毛漆藥材

삼지구엽초 淫羊藿
Epimedium grandiflorum

삼지구엽초 淫羊藿 *Epimedium grandiflorum* MORR. (=*E. koreanum* NAKAI)

多年生 草本으로 높이 30~40 cm이며 한 포기에서 여러 대가 나오고 곧게 자란다. 根莖은 옆으로 뻗으며 잔뿌리가 많이 달리고 꾸불꾸불하며 원줄기의 밑에는 비늘 같은 잎이 둘러싸고 있다. 根生葉은 葉柄이 길고 원줄기에서 1~2개의 잎이 互生하여 3개씩 2회 갈라지므로 三枝九葉草라고 한다. 小葉은 卵形이고 끝은 뾰족하며 밑부분이 心臟底이고 길이 5~13.5 cm, 나비 1.5~7.2 cm, 가장자리에는 털 같은 톱니가 있다. 꽃은 黃白色이며 원줄기끝의 總狀花序에 아래로 향하여 달리고 꽃받침잎은 卵狀 披針形에 8개가 內外 2줄로 배열되어 바깥쪽의 4개는 작으면서 不同形이고 안쪽의 4개는 비교적 크고 同形이다. 꽃잎은 4개, 圓形에 가깝고 수술은 4개 암술은 1개 花柱는 길다. 袋果는 紡錘形으로 成熟하면 두 개로 갈라진다. 開花期는 5月, 結實期는 6月이다. 溪谷의 나무가 성글게 선 숲에서 자라고 충청도 以北에 분포한다.

【處方用名】① 莖 및 葉은 淫羊藿 ② 根莖은 淫羊藿根이다.

❶ **淫羊藿** (음양곽) 〈神農本草經〉 剛前·仙靈脾·放杖草·千兩金·干鷄筋·黃連祖·三枝九葉草 : 삼지구엽초 및 同屬 近緣植物의 줄기 및 잎으로 여름~가을에 採取하여 햇볕 또는 그늘에서 말린다. 《炙淫羊藿》 냄비에 羊脂油를 넣고 熱을 加해 녹인 후 찌꺼기를 제거하고 淫羊藿을 (음양곽 50 kg : 양지유 1.25 kg) 넣고 볶아 식힌다.

〔性味 歸經〕 味는 辛 甘하고 性은 溫하다. 肝, 腎經에 들어간다.

〔成分〕 莖과 葉에는 icariin을 함유하고 잎에는 더욱 精油, ceryl alcohol, hentriacontane, phytosterol, tannin, 油脂가 함유되어 있으며 脂肪油 중의 脂肪酸은 palmitic acid, stearic acid, oleic acid, linoleic acid이다.

〔藥理〕 1. 性機能에 대한 作用 : 催淫作用이 있으며 이 作用은 精液分泌를 촉진, 精囊에 精液을 충만시켜 感覺神經을 자극한다. 간접적으로 性慾을 흥분시키는 작용은 잎과 뿌리가 가장 강하고 果實, 줄기의 順으로 보고되어 있다.

2. 지속성이 뚜렷한 血壓降下 작용을 가지며 이것은 主로 末梢血管을 확장시키는 것에 의한

다. 또 뚜렷한 血糖降下作用을 가지며 小量에서는 利尿, 大量에서는 抗利尿作用이 있다. 抗菌 試驗에서는 Poliovirus 및 다른 腸道病毒에 대한 모든 것에 억제작용을 가지고 있다.

〔藥效 主治〕 補腎, 强陽, 袪風, 除濕의 效能이 있다. 不姙, 陰痿, 勃起不能, 倦怠無力, 小便淋瀝, 筋骨攣急, 半身不隨, 腰膝無力, 류머티즘에 의한 痲痺와 痛症, 四肢不仁을 치료한다. 【用法 用量】 3～15g을 달여 服用한다. 술에 담그거나 膏劑, 丸劑, 散劑 등으로 만들어 服用한다. 〈外用〉 煎液으로 씻는다.

〔配合 禁忌〕 陰虛하여 相火가 動하기 쉬운 자는 服用을 忌한다. 淫羊藿은 川藥・紫芝는 相使이다. 虛陽易擧, 夢遺不止, 便赤口乾, 强陽不痿에는 服用을 忌한다.

❷ 淫羊藿根 (음양곽근) 〈本草綱目〉 羊藿根 : 삼지구엽초의 根莖이다.

〔成分〕 淫羊藿의 根莖에는 des-o-methylicariin 이 함유되어 있다.

〔藥效 主治〕 虛淋, 白濁, 白帶, 月經不順, 小兒夜盲症, 膿이 안 터진 癰疽, 喘息發作을 치료한다. 【用法 用量】 15～30g을 달여 服用하거나 散劑로 하여 服用한다.

중국남천 (가시남천) 十大功勞 *Mahonia fortunei* (LINDL.) FEDDE

뿔남천 *M. japonica* (THUNB.) DC.

常綠灌木으로 높이 1～2m 이고 줄기는 곧게 자라고 叢生하며 가시는 없고 木材는 黃色이다. 奇數羽狀 複葉이 互生하며 葉柄이 없고 小葉은 7～9개이고 革質에 긴 披針形으로 끝은 뾰족하고 밑부분은 楔形이고 가장자리에는 가시 모양의 톱니가 각각 6～13 개 있고 뒷면은 灰色을 띤 黃綠色에 白粉이 있다. 總狀花序는 가지의 끝 鱗片葉腋 사이에 달리고 길이 6～10 cm 이다. 兩性花는 黃色이며 多數가 密生하고 짧은 花柄이 있다. 꽃받침잎은 9개, 꽃잎은 6개로서 葯은 끝이 두 개로 分裂한다. 子房은 上位 1室이며 液果는 卵形으로 藍黃色이며 蠟粉에 덮여 있다. 開花期는 9月이다. 中國 原産이며 觀賞用으로 栽培한다. 【處方用名】① 잎은 十大功勞葉 ② 뿌리은 茨黃連 ③ 줄기는 功勞木 ④ 果實은 功勞子 이다.

❶ 十大功勞葉 (십대공로엽) 〈本草再新〉 功勞葉 : 중국남천・뿔남천의 잎으로 가을에 採取한다.

〔性味 歸經〕 味는 苦하고 性은 凉하며 肺經에 들어간다.

〔成分〕 잎에는 isotetrandrine 1.566%, berberine 0.035%, palmatine 0.035%, jatrorrhizine 0.087%가 함유되어 있다.

〔藥理〕 뿔남천의 水煎劑 25%는 *in vitro* 에서 黃色葡萄球菌, 大腸菌, 綠膿菌에 대하여 輕度의 抑制作用을 나타낸다. 중국남천에서 抽出된 3種의 alkaloid jatrorrhizine thiocynato, n-methyl tetrahydrojatrorrhizine thiocynato, palmatine thiocynato 를 Mouse 에게 靜脈注射를 놓았을 경우의 LD_{50}는 0.1, 0.8, 0.098 mg/10g 이다. 이들의 alkaloid 는 낮은 濃度(0.001～0.002%)에서는 摘出腸管의 自發運動을 촉진하고, 高濃度(0.01% 이상)에서는 張力上昇, 운동의 억제를 초래한다. Alkaloid 에 의한 降壓作用은 中樞와는 관계없고, 또 atropine 의 영향

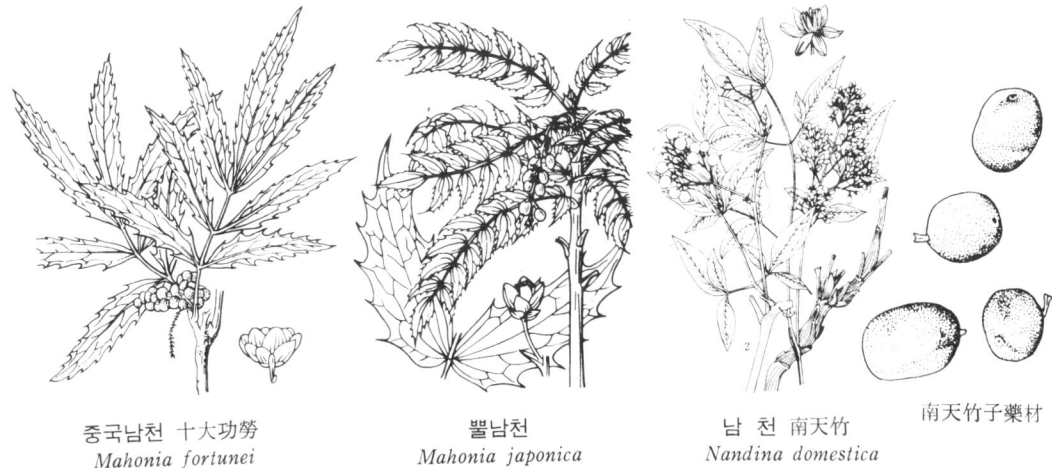

중국남천 十大功勞
Mahonia fortunei

뿔남천
Mahonia japonica

남천 南天竹
Nandina domestica

南天竹子藥材

도 받지 않지만, adrenaline의 昇壓作用은 억제한다. 坐骨神經—腓腹筋標本, 體溫, 血糖 등에 대해서는 作用치 않고 溶血性도 없다. 또한 에를리히腹水癌으로 體內에서 抗癌作用의 screening 을 行하고, 그 속에 含有된 isotetrandrine에 抗癌作用이 있는 것을 알게 되었다.

〔藥效 主治〕 淸熱, 補虛, 止咳, 化痰의 效能이 있다. 肺結核의 咳血, 骨蒸潮熱(肺結核患者의 潮熱), 眩暈, 耳鳴, 足·膝·腰의 疼痛, 心煩, 目赤腫痛, 癰疽瘡毒을 치료한다. 【用法 用量】6~9g을 달여 服用한다. 風火에 의한 齒莖腫痛에 十大功勞葉 9g을 달여 단숨에 服用한다. 1日 1劑, 痛症이 甚하면 2劑를 服用한다.

❷ **茨黃連** (자황련)〈分類草藥性〉十大功勞根 : 중국남천·뿔남천의 뿌리이다.

〔性味〕 味는 苦하고 性은 凉하며 無毒하다.

〔藥效 主治〕 淸熱, 瀉火, 凉血, 解毒의 效能이 있다. Influenza(溫熱病), 熱性下痢, 下痢, 黃疸, 吐血, 結膜炎, 目翳, 喉痛, 齒痛, 疔瘡을 치료한다. 【用法 用量】9~15g(生用 30~60g)을 달여 服用한다. 〈外用〉짓찧어서 붙이거나 가루 내어 調合하여 붙인다.

〔禁忌〕 虛寒者는 忌한다.

❸ **功勞木** (공로목)〈飮片新參〉: 중국남천·뿔남천의 줄기이다. 年中 수시로 採取하여 썰어서 햇볕에 말린다.

〔性味〕 味는 苦하고 性은 平하다.

〔成分〕 넓은잎남천의 줄기에는 1.14%의 berberine을 含有하고 중국남천의 줄기에는 berberine, berbamine, jatrorrhizine, palmatine, oxyacanthine을 함유하며 뿔남천의 줄기에는 0.0890%의 isotetrandrine, 0.007%의 berbamine, 0.730%의 berberine, 0.730%의 palmatine, 1.210%의 jatrorrhizine이 含有되어 있다. 뿌리의 成分은 줄기와 같다.

〔藥效 主治〕 淸肺, 癆咳를 치료하며 殺蟲, 通大便, 補陰, 凉血, 止渴의 效能이 있다. 【用法 用量】6~9g을 달여서 服用한다.

❹ **功勞子** (공로자)〈飮片新參〉: 중국남천·뿔남천의 果實이다. 6月에 果序를 끊어서 햇볕에 말려 손으로 비벼서 果實만 取하여 挾雜物을 제거하고 햇볕에 충분히 말린다.

〔成分〕 뿔남천의 果實에는 大量의 isotetrandrine 과 berbamine 이 함유되어 있는데 種子의 含有量이 前者는 2.333%, 後者는 0.666%로 최고이다.

〔藥效 主治〕 淸熱, 利濕, 下焦固澁 의 效能이 있다. 潮熱骨蒸, 下痢, 崩帶淋濁, 結核性 潮熱, 結核性 骨蒸, 腰酸膝軟, 頭量, 耳鳴 등의 症狀에 使用된다.【用法 用量】4.5～9g을 달여서 服用한다.

남　천 南天竹・南天燭 *Nandina domestica* THUNB.

常綠灌木으로 높이는 약 3m이고 잎은 革質이며 3回羽狀 複葉으로서 葉軸에 마디가 있고 길이 30～50cm이다. 小葉은 葉柄이 없으며 楕圓狀 披針形이고 길이 3～10cm, 잎끝이 점차 뾰족해지고 밑부분은 날카로우며 톱니가 없고 深綠色이나 冬季에는 赤色이 된다. 葉柄은 밑부분이 부풀어 크고 鞘狀이 되어 줄기를 싸고 있다. 꽃은 兩性으로서 가지끝에 나오는 圓錐花序에 달리며 꽃받침잎은 3개이고, 花冠은 白色이며 지름 6mm이고 蜜腺이 3～6개이다. 수술은 6개이며 分離하였고 葯은 黃色이고 세로로 갈라진다. 子房은 1개이며 암술대는 짧고, 암술머리는 掌狀이다. 液果는 둥글고 鮮紅色이며 種子가 2粒 들어 있다. 觀賞用으로 南部地域에서 栽植한다.【處方用名】① 果實은 南天竹子 ② 잎은 南天竹葉 ③ 梗은 南天竹梗 ④ 뿌리는 南天竹根이다.

❶ 南天竹子 (남천죽자) 〈本草綱目拾遺〉 天燭子: 남천의 果實로 가을에 果實이 成熟하였을 때 또는 다음해 봄에 따서 햇볕에 말려서 蟲害를 입지 않도록 乾燥한 곳에 보관한다.

〔性味 歸經〕 味는 酸甘하고 性은 平하며 有毒하다. 肺, 肝經에 들어간다.

〔成分〕 Alkaloid 가 함유되어 있으며 주된 것은 *o*-methyl domesticine 이고 그 밖에 protopine, isocorydine, nandinine, domesticine 등을 含有하고 또 pelargonidin-3-xylosylglucoside, callistephin 이 含有되어 있다.

〔藥理〕 1. 中樞神經에 대한 作用: Domesticine, nandinine 은 冷血動物에 대해서 morphine 과 같은 痲醉作用을 일으킨다. 溫血動物에 대해서 소량으로는 가벼운 痲醉作用을, 대량으로는 痙攣(間代性 및 强直性)을 일으키며, 개는 침을 흘리고 딸꾹질, 大便失禁 등을 일으키는데, 이것은 脊髓의 反射性이 높아지고 최종적으로는 痲痺되기 때문이다. Nandinine 의 작용은 domesticine 보다 약하다.

2. 心臟血管系에 대한 作用: Domesticine, nandinine 은 모두 心臟을 抑制하는 작용을 한다. atropine 은 이것에 영향을 미치지 않지만, strophanthin 은 상당한 拮抗作用이 있고, adrenaline 이 이에 버금간다. Domesticine 의 血管에 대한 作用에 대해서 여러 報告가 있으나 모두 일치된 것은 아니다. Nandinine 을 토끼에게 靜脈注射하면 血壓을 下降시키지만 이것은 心臟이 抑制되는 때문이므로 결국 心臟痲痺로 死亡한다.

3. 其他 作用: Domesticine, nandinine 은 橫紋筋에 직접 痲痺作用을 하지만 curare 와는 다르다. 最初에 局所痲醉作用이 있다고 報告된 일이 있었으나 나중에 否定되고, 2種의 alkaloid

는 呼吸中樞에 대해서 抑制 또는 痲痺作用을 한다. Domesticine 은 morphine 과 같은 Phenanthrene 構造를 가지며 神經系에 대한 作用이 비교적 강하고, nandinine 은 protoberberine 型 구조를 가지며, 原形質毒에 屬하고, 心筋・骨格筋에 대한 作用이 비교적 강하며, 또 中樞神經에 대한 作用은 비교적 약하다고 하는 사람도 있다.

〔毒性〕 Nandinine 의 개구리에 대한 MLD 는 5 mg/10 g, Mouse 는 3 mg/10 g, 토끼는 70 mg/kg 이다. Domesticine 을 主要成分으로 하는 總 alkaloid 는 毒性이 비교적 강하며 그 LD_{50} 은 다음과 같다. 개구리(胸淋巴腔注射) 1.63 mg/10 g, Mouse(皮下注射) 1.0～1.5 mg/10 g.

〔藥效 主治〕 止咳, 淸肝, 明目의 效能이 있다. 鎭咳藥으로서 斂肺, 慢性咳嗽, 喘息, 百日咳, 말라리아(瘧疾), 下疳潰爛을 치료한다. 【用法 用量】6～15 g 을 달여 服用한다. 또는 燒存性으로 粉末하여 服用한다. 〈外用〉 짓찧어서 붙이거나 또는 燒存性으로 粉末하여 塗布한다.

〔禁忌〕 外感感氣로 인한 咳嗽에는 忌한다.

❷ 南天竹葉 (남천죽엽)〈本草綱目拾遺〉南竹葉: 남천의 잎이다.

〔性味〕 味는 苦하고 性은 寒하며 無毒하다.

〔成分〕 微量의 magnoflorine(thalictrine)이 함유되어 있고 햇잎에는 vitamin(100 mg%)이 함유되어 있다.

〔藥效 主治〕 感冒, 百日咳, 目赤腫痛, 瘰癧, 血尿, 小兒의 疳疾, 瘧疾, 打撲傷을 치료한다. 【用法 用量】9～15 g 을 달여 服用한다. 〈外用〉 짓찧어서 붙이거나 煎液으로 씻는다.

❸ 南天竹梗 (남천죽경)〈本草拾遺〉: 남천의 줄기와 가지이다.

〔成分〕 줄기에는 magnoflorine, berberine, jatrorrhizine, menisperine, domesticine, o-methyldomesticine, nandazurine, isoboldine 이 함유되어 있다. Nandinine 은 아직 발견되지 않았다.

〔藥效 主治〕 止咳定喘하고, 强壯興奮 작용을 한다.

❹ 南天竹根 (남천죽근)〈福建民間草藥〉: 남천의 뿌리로 9～10 月에 採取한다.

〔性味〕 味는 苦하고 性은 寒하다.

〔成分〕 Alkaloid 가 함유되어 있고 domesticine, o-methyldomesticine 이 主가 된다. 또 nandazurine, berberine, jateorrhizine 이 함유되어 있다. Nandinine 은 아직 발견되지 않았다.

〔藥效 主治〕 祛風, 淸熱, 除濕, 化痰의 效能이 있다. 風熱頭痛, 肺熱咳嗽, 濕熱黃疸, 류머티性 痲痺痛, 急性結膜炎, 瘡瘍, 瘰癧, 常習性嘔吐, 瘡癬疥癩, 坐骨神經痛을 치료한다. 【用法 用量】 신선한 것 30～60 g 을 달여 服用한다. 또는 술에 담가 服用한다. 〈外用〉 煎液으로 患部를 씻어 내거나 點眼한다.

깽깽이풀 (황련) 鮮黃連 *Jeffersonia dubia* (MAXIM.) BENTH. et HOOK. f.
(=*Plagiorhegma dubia* MAXM.)

多年生 草本으로 원줄기가 없고 根莖에서 여러 개의 잎이 나오며 根莖은 짧고 옆으로 자라며 많은 잔뿌리가 나와 있다. 葉柄은 길고, 잎은 긴 葉柄끝에 달리며 圓形에 길이와 지름이 5～8

cm이며, 가장자리가 波狀이고 전체가 딱딱하며 연잎처럼 물에 젖지 않는다. 花莖이 잎보다 먼저 나와서 끝에 꽃이 1개씩 달린다. 꽃은 紅紫色에 지름이 2cm이며 꽃받침잎은 4개로 披針形이고 꽃잎은 6~8개로 倒卵形이고 옆으로 퍼지며 8개의 수술과 1개의 암술이 있다. 蒴果는 넓은 楕圓形이고 끝이 부리처럼 길며 種子는 黑色이고 楕圓形에 윤택이 있다. 開花期는 4~5月, 結實期는 6月이다. 산골짜기의 중턱 이하 低木林에서 자라며 南(無等山·智異山)·中·北部에 분포한다. 【處方用名】根莖이 鮮黃連이다.

鮮黃連(선황련)〈東北藥植志〉: 깽깽이풀의 根莖으로 9~10月에 採取하여 地上部位와 수염뿌리를 제거하고 햇볕에 말린다.

〔**性味 歸經**〕 味는 苦하고 性은 寒하다. 胃, 肺, 大腸經에 들어간다.

〔**成分**〕 根, 莖에는 berberine 등의 alkaloid를 含有하고 있다.

〔**藥效 主治**〕 淸熱, 解毒, 健胃의 효능이 있다. 下痢, 發熱煩躁, 口舌生瘡, 眼結膜炎, 扁桃腺炎, 食慾減退, 惡心嘔吐, 鼻出血, 吐血, 腸炎, 腹瀉, 痢疾을 치료한다. 【用法 用量】3~6g을 달여서 服用한다. 〈外用〉煎液으로 洗眼한다.

목　련(木蓮)과　**Magnoliaceae**

큰 회 향 大茴香　*Illicium verum* HOOK. f.　(=*I. stellatum* MAK.)

常綠喬木으로 높이는 10~14m에 달하며 樹皮는 灰色 또는 紅褐色이다. 單葉은 互生하고 革質이며 披針形 내지는 長楕圓形으로 길이 6~12cm, 나비 2~5cm이다. 끝은 급하게 뾰족해지거나 점차적으로 뾰족해지고 밑부분은 楔形이고 가장자리는 밋밋하다. 아랫면에는 柔毛가 성기게 덮고 있고, 葉脈은 羽狀이며 中央이 오목하게 들어가고 側脈은 약간 튀어나왔으며 葉柄은 굵고 튼튼하다. 꽃은 葉腋에서 單生하며 圓形이고, 花被는 多肉質, 꽃받침잎은 黃綠色으로 3개이다. 꽃잎은 6~9개인데 2~3輪씩 배열되고 옅은 粉紅色 또는 짙은 紅色이며 넓은 卵圓形이거나 長圓形이다. 수술은 15~19개인데 2~3輪을 이루고 花柱는 짧고 柱頭는 가늘고 작다. 袋果가 星狀으로 배열되고 綠色이며 익으면 紅褐色이 된다. 種子는 편평한 卵形이며 褐色에 윤채가 있다. 1회 開花期는 2~3月, 結實期는 8~9月이며 2회 開花期는 처음 結實期의 直後, 結實期는 다음해 2~3月이다. 대만, 中國 南部 및 臺灣에 分布한다. 【處方用名】果實을 八角茴香 또는 大茴香이라 한다.

八角茴香(팔각회향)〈本草彙精要〉舶茴香·茴香八角珠·八角香·八角大茴·八角·大茴香: 큰회향의 果實로 成熟한 果實을 따서 햇볕에 말린다.

八角茴香藥材

〔**性味 歸經**〕 味는 辛甘하고 性은 溫하다. 脾, 腎經에 들어간다.

〔**成分**〕 果實에는 精油(茴香油) 약 5%, 脂肪油 약 22% 및 蛋白質, 樹脂 등이 함유되어 있다. 茴香油의 主要成分은 anethole인데 含有量은 80~90%이다. 이외에 少量의 methylchavicol, anisaldehyde, anis酸, anisylacetone, pinene, phellandrene, limonene, 1,8-cineol,

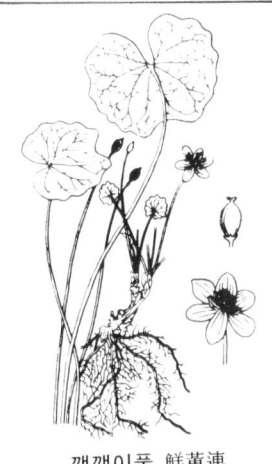
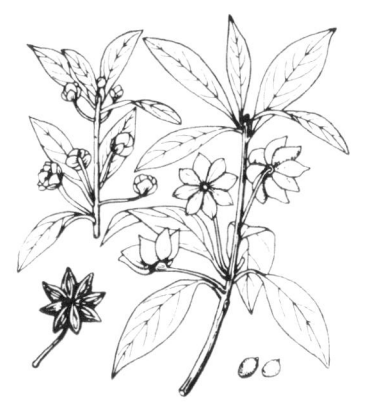
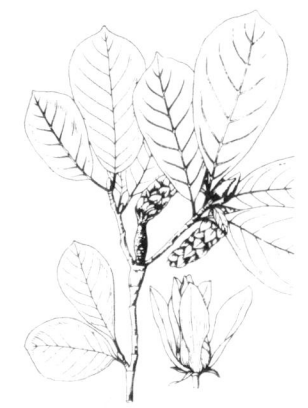

깽깽이풀 鮮黃連
Jeffersonia dubia

큰회향 大茴香
Illicium verum

자목련 辛夷
Magnolia liliflora

safrole, 3,3-dimethylallyl-*p*-propenyl-ether 도 함유되어 있다. 잎에는 精油가 약 1% 含有되어 있고 主要成分은 anisaldehyde 와 anethole 이다.

〔藥理〕 *in vitro* 에서 Gram 陽性菌(黃色포도球菌, 肺炎球菌, Diphtheria 菌 등)에 대한 alcohol 抽出物의 抑菌作用은 pedicillincalium 鹽 20% 單位/ml 와 동등하였다. Gram 陰性菌(枯草菌, 大腸菌, Cholera, 腸 Typhus, Paratyphus菌, 赤痢菌에 대한 抑菌作用은 streptomycin 50 單位/ml 와 같은 정도이다. 眞菌에 대한 抑菌作用은 安息香酸 및 salizyl 酸보다 크다.

〔藥效 主治〕 溫陽, 散寒, 理氣의 效能이 있다. 中寒嘔逆, 寒疝腹痛, 腎虛腰痛, 乾·濕脚氣를 치료한다. 【用法 用量】3~6 g을 달여 服用한다. 또는 丸劑, 散劑로 하여 服用한다.

〔禁忌〕 陰虛火旺者는 服用에 주의를 要하며 多食하면 눈을 傷하고 痰을 나게 한다. 陽旺하여 熱이 있거나 嘔吐할 때는 忌한다.

자목련 辛夷 *Magnolia liliflora* DESR.

백목련 玉蘭 *M. denudata* DESR.   목련 木蓮 *M. kobus* DC.

落葉喬木으로 높이는 3~4 m 이다. 幹皮는 灰白色, 小枝는 紫褐色이며 매끄럽고 세로로 넓은 楕圓形의 皮目이 있으며 頂生하는 冬芽는 卵形이고 길이 1~1.5 cm 로서 淡灰綠色의 絹毛에 싸여 腋芽는 작다. 잎은 互生하며 짧은 葉柄이 있고 葉身은 楕圓形 또는 倒卵狀 楕圓形에 끝은 급히 뾰족해지고 밑부분은 圓形 또는 둥근 楔形, 가장자리는 밋밋하고 兩面은 光澤이 있고 無毛이며 윗면은 綠色 아랫면은 淺綠色, 主脈이 突出하였다. 꽃이 잎보다 먼저 피거나 거의 동시에 피며 小枝의 끝에 달린다. 꽃받침은 3개로서 綠色에 楕圓形이며 보통 일찍 떨어진다. 꽃잎은 6개이며 겉은 짙은 자주색이고 안쪽은 연한 자주색이며 倒卵形에 길이 8 cm 前後이다. 수술은 多數이고 나사 모양으로 배열되고 花柱는 짧고 작다. 果實은 長楕圓形이고 약간 꼬부라지기도 한다. 開花期는 3~4月이다. 비교적 溫暖地方에 자라며 中國 原産으로 흔히 절이나 정원에 觀賞用으로 栽植한다. 【處方用名】① 花蕾는 辛夷 ② 花는 玉蘭花이다.

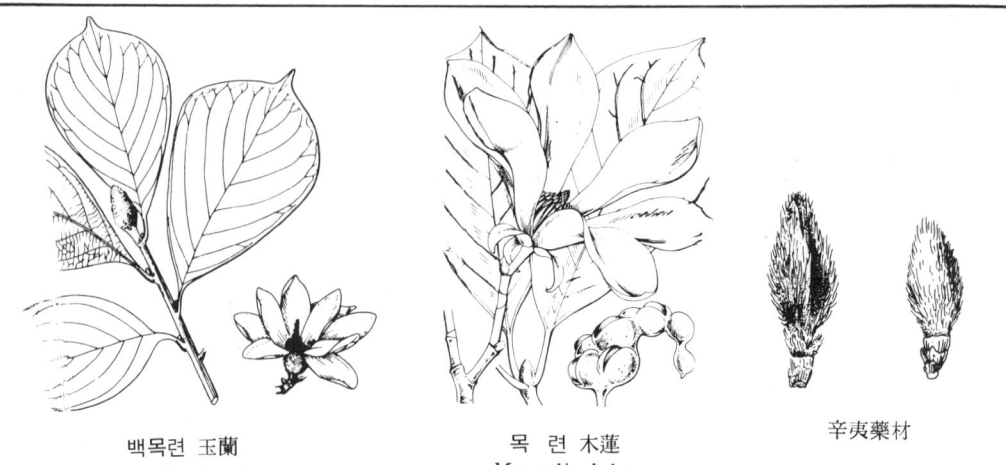

백목련 玉蘭
Magnolia denudata

목 련 木蓮
Magnolia kobus

辛夷藥材

❶ 辛　夷 (신이)〈神農本草經〉辛矧・侯桃・房木・迎春・木筆花：자목련 및 同屬 近緣植物의 꽃봉오리(花蕾)이다. 이른봄에 未開한 花蕾를 採取하여 그늘에서 乾燥한다.【修治】짓찧어서 쓰거나 불에 약간 구워 쓴다. 開花한 것은 質이 떨어지고 시든 것은 質이 나쁘다.

〔性味 歸經〕 味는 辛하고 性은 溫하다. 肺, 胃經에 들어간다.

〔成分〕 백목련의 봉오리에는 精油가 含有되어 있으며, 그 속에는 citral, eugenol, 1,8-cineol 이 함유되어 있다. 뿌리에는 magnoflorine 이 함유되어 있고 잎과 果實에는 peonidin 의 配糖體가 含有되어 있다.

〔藥理〕 1. 降壓作用：자목련의 苞를 乾燥한 粉末의 水와 alcohol 에 의한 抽出物을 痲醉한 動物에게 靜脈, 腹腔內, 筋肉注射를 놓으면 어느 것이나 모두 降壓作用이 있다. 筋肉注射는 아직 痲醉를 하지 않은 개에 대해서도 降壓作用을 나타내고, 1g/kg(生藥으로서 計算)일 때는, 血壓을 40% 이상 내리고, 實驗的 腎臟性 高血壓의 Rat 에 대해서도 降壓作用을 나타내며, 腎臟性 高血壓에 대한 효과는 불명확하지만 老年性 '原發性' 高血壓에 대해서는 뚜렷한 降壓作用을 나타낸다. 降壓成分은 油分을 제외한 水溶液中에서 ether 로 轉溶하는 부분에 있다. 降壓原理面에서는 中樞神經系와는 별로 관계가 없으며 直接 心臟을 抑制하고 특히 血管을 擴張하고 神經節이 차단되어서 생기는 것이다. 服用해도 降壓作用이 나타나지 않는 것은 有效成分이 吸收되기 어려운 때문인 것 같다. 뿌리에는 magnoflorine 이 함유되어 있으므로 降壓作用이 있다.

2. 子宮에 대한 作用：Rat 및 토끼의 摘出子宮, 개 및 토끼의 *in situ* 의 子宮 및 子宮瘻管의 實驗에서 자목련의 煎劑, 流動엑스는 子宮에 대하여 興奮作用이 있고, 또한 血壓・呼吸에 대한 영향이 아직 뚜렷하게는 나타나지 않을 정도의 投與量으로도 곧잘 이 種類의 作用이 나타난다. 자목련에 함유된 子宮興奮成分은 물 및 ethyl alcohol 에 녹는 非揮發性物質이라고 한다.

3. 其他 作用：15~30% 자목련 煎劑는 多量의 病原性 眞菌에 대하여 抑制作用이 있다. 浸劑 또는 煎劑는 動物에 대해서 痲醉作用이 있다. 목련 *M. kobus* DC.은 淋巴球性脈絡髓膜炎 virus 에 대하여 體外・體內(煎劑를 Mouse 에게 皮下注射를 놓는다)에서 뚜렷한 抗 virus 作用

이 있다.

〔毒性〕 자목련의 毒性은 매우 적으며 Rat 에게 腹腔注射를 놓았을 때의 LD_{50} 의 測定値는 $22.5\pm0.96\,g/kg$, Mouse 에서는 $19.9\pm0.25\,g/kg$ 이다.

〔藥效 主治〕 祛風, 通竅의 效能이 있다. 頭痛, 鼻淵(惡性 鼻粘膜潰瘍·蓄膿症), 鼻塞, 齒痛을 치료한다. 芳香藥으로서 쓴다. 【用法 用量】 3~9 g을 달여 服用한다. 丸劑, 散劑로 하여 服用한다. 〈外用〉 粉末하여 코에 넣거나 물에 담가서 蒸溜한 液汁을 코 안에 點滴한다.

〔配合 禁忌〕 陰虛火旺者(機能高進者)는 忌한다. 芎藭은 相使이고 五石脂는 相惡, 菖蒲·蒲黃·黃連·石膏·黃環은 相畏이다.

❷ 玉蘭花 (옥란화) 〈本草綱目拾遺〉: 자목련 및 同屬 近緣植物의 꽃이다. 性은 溫하다.

〔藥效 主治〕 消痰, 益肺和氣의 效能이 있다. 蜜에 재웠다가 服用하면 더욱 效果가 있다. 月經 前의 腹痛과 不姙治療에는 開花되기 시작하는 玉蘭花를 나이 1 歲에 1 개 꼴로 매일 아침 食前에 달여 服用한다.

중국후박나무 唐厚朴 *Magnolia officinalis* REHD. et WILS.
일본후박나무(일본목련) 和厚朴 *M. obovata* THUNB.

落葉喬木으로 樹皮는 紫褐色이고 작은 햇가지에는 細毛가 있으나 老木이 되면 無毛이다. 冬芽는 굵고 크고 圓錐形이다. 잎은 互生하며 楕圓狀 倒卵形이고 길이 35~45 cm, 나비 12~20 cm 로서 끝은 둥글거나 微突形, 드물지만 鈍形도 있다. 밑부분은 漸先形에서 楔形 또는 圓形이다. 가장자리에 톱니가 없으며 윗면은 淡黃綠色에 無毛이고 아랫면은 灰色의 털이 密生하였다. 葉柄은 길이 3~4 cm, 꽃과 잎이 동시에 핀다. 꽃은 가지의 끝에 單生하며 杯形으로 白色에 香氣가 있고 지름이 15 cm 이며 花柄은 굵고 짧으며 絲狀의 白毛가 密生한다. 꽃받침잎, 꽃잎은 9~12 개 또는 더 많고 多肉質이며 길이는 거의 같다. 꽃받침잎은 楕圓狀 倒卵形으로 淡綠白色에 항상 赤紫色을 띠고 있다. 꽃잎은 국자 모양에 白色이고 수술은 多數이고 나사 모양으로 配列되었다. 암술의 心皮는 多數에 分離하였고 子房은 楕圓形이다. 集合果는 長楕圓形, 길이 9~12 cm, 지름 5~6.5 cm, 心皮가 긴밀하게 配列하였고 成熟하면 木質이 된다. 種子는 三角狀 卵形으로 外果皮는 赤色이다. 開花期는 5 月, 結實期는 9~10 月이다. 中國, 日本에 分布하고 中部 以南에서 栽培한다. 【處方用名】 ① 樹皮 또는 根皮는 厚朴 ② 花蕾은 厚朴花 ③ 種子는 厚朴子이다.

❶ 厚 朴 (후박) 〈神農本草經〉 厚皮·赤朴·烈朴·唐厚朴: 중국후박나무·일본후박나무의 樹皮 또는 根皮로 5 月上旬에서 6 月下旬 사이에 20 年 以上된 나무에서 樹皮 또는 根皮를 벗겨서 겉粗皮를 깎아 버리고 그늘에서 말린다. 그렇게 한 다음 온돌에 쌓아 가지고 일정한 濕度와 溫度를 유지하면서 發汗시켜서 햇볕에 말려 이것을 다시 쪄서 부드럽게 한 다음 통 모양으로 말아서 그늘에 말린다. 가늘고 작은 根皮는 진흙을 제거하고 적당한 길이로 잘라서 陰乾한다. 【修治】 《厚朴》 물에 담가 水分이 충분히 들어가게 해서 粗皮를 깎아 내어 깨끗이 씻은 다음

가늘게 썰어서 햇볕에 말린다. 《薑厚朴》生薑을 잘게 썰어 달여서 生薑湯을 만든 다음 깨끗하게 씻은 厚朴을 生薑湯에 넣고 (厚朴 50 kg, 生薑 5 kg), 生薑湯液이 스며들도록 졸인 다음 썰어서 햇볕에 말린다.

丸劑나 散劑로 할 때는 粗皮를 제거하고 酥炙(厚朴 500 g : 酥 120 g)해서 쓴다. 湯劑로 쓸 때에는 잘게 빻아 가지고 生薑汁으로 볶아 사용하되 잘게 부순 厚朴 1 l 에 生薑汁 240 g 의 비율로 한다.

〔藥材〕 商品은 採取한 部位, 加工 形狀에 따라서 筒朴, 靴角朴, 根朴, 枝朴 등의 四種類로 나눈다. ① 筒朴 : 主幹의 乾皮인데 加工하여 2重으로 말려 든 筒狀으로 된 것이다. 表面은 옅은 褐色 또는 짙은 褐色이고 皮는 비교적 얇고 表面에 龜裂이 적고 세로로 무늬가 있으며 味는 약간 辛하고 씹어도 찌꺼기가 거의 남지 않는다.

② 靴角朴 : 根에 가까운 部分의 乾皮이다. 外皮는 거칠고 灰茶色이나 灰褐色이다. 質은 윤이 나고 반들반들하며 단단하여 꺾기 힘들다. 斷面은 紫褐色이고 顆粒狀이다. 味는 苦하고 몹시 맵고 씹어도 찌꺼기가 남지 않는다.

③ 根朴 : 加工하면 1~2重으로 말려 들고, 形은 彎曲하여 鷄腸과 비슷하므로 鷄腸朴이라고도 한다. 質은 강인하여 꺾이지 않고, 斷面은 纖維性이고 油質이며 윤기가 있다. 맛은 乾皮와 같지만 입안에서 씹으면 찌꺼기가 약간 많이 남는다.

④ 枝朴 : 굵은 가지의 껍질을 벗긴 것으로 1重으로 말려 있다. 表面은 약간 거칠고 灰褐色이며, 세로 주름과 斑痕이 있고 때로는 큰 구멍이 있기도 하다. 質은 물러서 꺾이기 쉽고, 斷面은 纖維性이고 냄새와 맛은 乾皮와 같다. 이상 각종 厚朴은 어느 것이나 斷面에 點狀閃光性의 結晶이 있다. 皮는 거칠고 肉은 얇고 안쪽은 深紫色에 기름기가 많고 냄새가 강하며 맛은 苦辛하고 약간 甘하다. 씹었을 때 찌꺼기가 적은 것이 良品이다.

〔性味 歸經〕 味는 苦辛하고 性은 溫하다. 脾, 胃, 大腸經에 들어간다.

〔成分〕 일본후박(和厚朴)에는 1%에 달하는 精油가 함유되어 있는데 精油의 成分으로는 β-eudesmol(=machilol), γ-eudesmol, α-·β-pinene 등이 알려져 있다. 훼놀性物質의 magnolol, honokiol, alkaloid의 magnocurarine, magnoflorine, michelarbine, anonaine, liriodenine, salicifoline 등도 함유되어 있다.

〔藥理〕 Magnocurarine은 運動神經末端을 가볍게 痲痺시켜서 全身의 弛緩性 運動痲痺 現象을 일으키므로 筋肉의 硬直을 緩解시킨다. 단, 知覺神經에 대해서는 뚜렷한 영향은 없다. 厚朴의 煎劑는 動物의 摘出腸管의 토푸스를 降下시킬 수가 있으며, 消化道의 粘膜을 자극하기 때문에 反射性 興奮을 일으켜서 健胃할 수가 있고 鎭痛·鎭靜·止喘作用도 있다. 抗菌試驗으로는 厚朴은 강한 抗菌作用을 하며 그 抗菌作用은 안정하므로 熱·酸·鹹 등으로는 파괴되지 않는다. 그 抗菌 spectre는 넓으며 주로 黃色葡萄狀球菌·肺炎雙球菌·赤痢菌·脾脫疽菌에 대해서 강한 抑制作用을 나타내고 또 흔히 볼 수 있는 病原性 皮膚絲狀菌에 대해서도 일정한 抑制作用이 있다. 臨床報告에 의하면 근래 婦人科에 厚朴을 사용해서 針痲醉로 子宮切除手術 중의 鼓腸現象을 制止하는 것을 시도했다.

오미자 Schisandra chinensis —471—

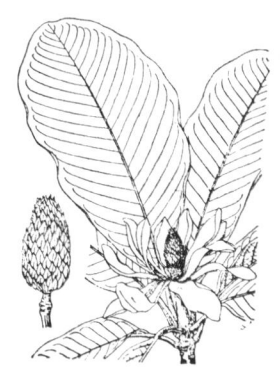
중국후박나무 唐厚朴
Magnolia officinalis

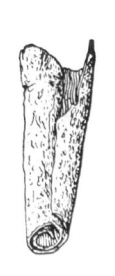
厚朴藥材

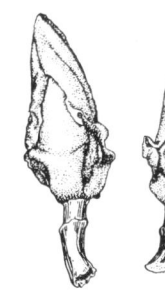
厚朴花藥材

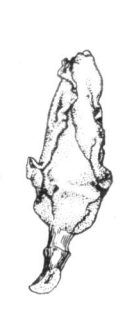

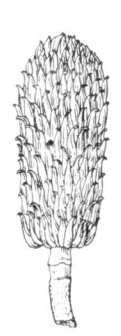
厚朴子藥材

〔藥效 主治〕 溫中, 下氣, 健胃, 整腸, 消化, 收斂, 利尿, 燥濕, 消痰의 效能이 있다. 胸脇痞滿脹痛, 反胃, 嘔吐, 宿食不消, 痰飮喘咳, 寒濕瀉痢 등을 치료한다.【用法 用量】3～9g을 달여 먹는다. 또는 丸劑, 散劑로 하여 쓴다.

〔配合 禁忌〕 姙婦의 服用은 주의를 要하며, 乾薑은 相使(補助藥), 澤瀉・寒水石・消石은 相惡, 豆는 忌한다.

❷ 厚朴花 (후박화)〈飮片新參〉: 중국후박나무・일본후박나무 의 花蕾이다. 늦봄～초여름에 꽃봉오리 또는 꽃이 조금 피었을 때 따서 시루에 넣고 蒸氣가 오른 다음 약 10分 後에 꺼내 햇볕에 말리거나 불에 쬐어 말린다. 찌지 않고 불에 쬐어 말리거나 볶아 말리는 것도 있다.

〔性味〕 味는 苦辛하고 性은 溫하다.

〔藥效 主治〕 寬中, 理氣, 化濕, 降逆의 效能이 있다. 胸膈脹悶을 치료하고 脾胃濕濁을 풀어 준다.【用法 用量】1.5～6g을 달여 服用한다.

〔禁忌〕 津液枯渴者는 忌한다.

❸ 厚朴子 (후박자)〈名醫別錄〉: 중국후박나무・일본후박나무의 果實 또는 種子로 9～10月에 果實을 따서 햇볕에 말린다.

〔味性〕 味는 甘하고 性은 溫하며 無毒하다.

〔藥效 主治〕 理氣, 溫中, 消食, 明目, 益氣의 效能이 있다. 鼠瘻, 食滯, 胃部膨滿을 치료한다.【用法 用量】2.5～4.5g을 달여서 服用한다.

오 미 자 五味子 *Schisandra chinensis* (TURCZ.) BAILL.
　　　　　　(=*Maximowiczia chinensis* (TURCZ.) RUPR.)
　　　　　　　　개오미자 北五味子 *S. chinensis* BAILL. var. *glabrata* NAKAI
　　　　　　　　　　(=*M. chinensis* RUPR. var. *glabrata* NAKAI)
　　　　　　　　흑오미자 黑五味子 *S. nigra* MAX. (=*M. nigra* NAKAI)
　　　　　　　　남오미자 南五味子 *Kadsura japonica* DUNAL

落葉 덩굴성木本으로 莖皮는 灰褐色이며 皮目이 뚜렷이 나타나 있다. 小枝는 褐色이고 잎은 互生하고 葉柄은 가늘고 길다. 葉身은 얇고 膜質이며 卵形 또는 廣卵形 내지는 廣楕圓形이며, 길이 5~11 cm, 나비 3~7 cm, 끝은 급히 뾰족하고 밑부분은 楔形, 廣楔形 또는 圓形이고 가장 자리에 작은 齒牙狀의 톱니가 있고 윗면은 淡黃色 아랫면은 淡黃色 芳香이 있다. 꽃은 雌雄二家花로서 약간 붉은 빛이 도는 黃白色이며 수꽃에는 긴 花柄이 있고 꽃잎은 6~9개이고 卵狀長楕圓形이다. 수술은 5개이고 암술은 많다. 花托은 나사 모양으로 配列되었고 子房은 倒洋梨形, 花柱는 없고 受粉 後에 花托은 穗狀으로 生長하여 이삭 모양으로 늘어지는 열매 송이가 달린다. 果實은 漿果이며 둥글고 지름은 5~7 mm 이며 成熟된 후에는 深紅色이 되고 1~2개의 種子가 들어 있다. 開花期는 6~7月, 結實期는 8~9月이다. 산골짜기 특히 轉石斜面의 雜木林에 群叢을 이루어 자라며 中・北部에 分布 또는 栽培한다. 【處方用名】果實을 五味子라 한다.

五味子(오미자)〈神農本草經〉: 오미자 및 同屬 近緣植物의 果實로 10月下旬 또는 그 이후에 果實이 완전히 成熟하였을 때 따서 果皮와 挾雜物을 제거하고 체로 쳐 시루에 넣고 쪄서 햇볕에 말린다. 蟲害나 곰팡이가 나지 않도록 通風이 잘 되고 乾燥한 곳에 보관한다. 《酒五味子》挾雜物을 제거하고 精選한 五味子에 黃酒를 加하여(五味子 50 kg : 黃酒 1 kg : 蜂蜜 1.5 kg : 米醋 7.5 kg) 고루 섞어 가지고 밀폐한 용기에 담아 용기째 물속에 넣고 重湯을 하여 말린다. 술 대신에 蜜이나 米醋를 쓰기도 한다.

〔**性味 歸經**〕 味는 酸하고 性은 溫하다. 肺, 腎經에 들어간다.

〔**成分**〕 오미자 種子의 ethyl alcohol 抽出物 中에 함유된 有效成分에는 deoxyschizandrin, γ-schizandrin, schizandrin C, schizandrol A 즉 schizandrin, schizandrol B, 오미자 ester A, 오미자 ester B가 있다. 果實에는 精油 약 3%가 함유되어 있으며 精油 속에 多量의 sesquicarene, β_2-bisabolene, β-chamigrene, α-ylangene 등이 함유되어 있다. 乾燥된 果實은 citral 12%, 사과酸 10% 및 少量의 酒石酸을 함유하고 그 밖에 果糖, 樹脂 등이 함유되어 있다. 果皮 및 成熟한 種皮는 schizandrin, pseudo-γ-schizandrin, deoxyschizandrin, schizandrol 등이 含有되어 있다.

〔**藥理**〕 오미자는 中樞神經의 興奮 및 機能을 높이고 心血管系統을 조정하여 血液循環을 개선할 수가 있으며 또 中心 및 周圍 視力의 敏感性을 현저하게 증가시키고 子宮을 興奮시켜 子宮의 節律性 收縮을 증강시킨다. 또 血壓을 降下시킬 수가 있으며 뚜렷한 止咳祛痰作用이 있으며, 胃液의 分泌를 조절하고 膽汁分泌를 촉진하며 특히 肝炎患者의 G-O-transaminase에 대하여 현저한 降底效果를 나타낸다. 또 그 ether 抽出物은 副腎皮質의 機能을 증강하는 작용을 한다. 抗菌試驗에 의하면 赤痢菌・葡萄球菌・肺炎桿菌에 대하여 程度가 다른 抑制作用을 한다. 臨床 報告에 의하면 五味子蜜丸(五味子 한가지를 粉末로 갈아서 꿀을 加하여 丸을 짓는다)으로 慢性肝炎을 치료하고, transaminase를 降下하는 작용이 좋으며 80例를 치료한 후 Transaminase는 정상인만큼 降下된 者가 67例로 정상에 이르지 못한 13例 중에서 그 7例가 115~262 單位정도를 降下했다.

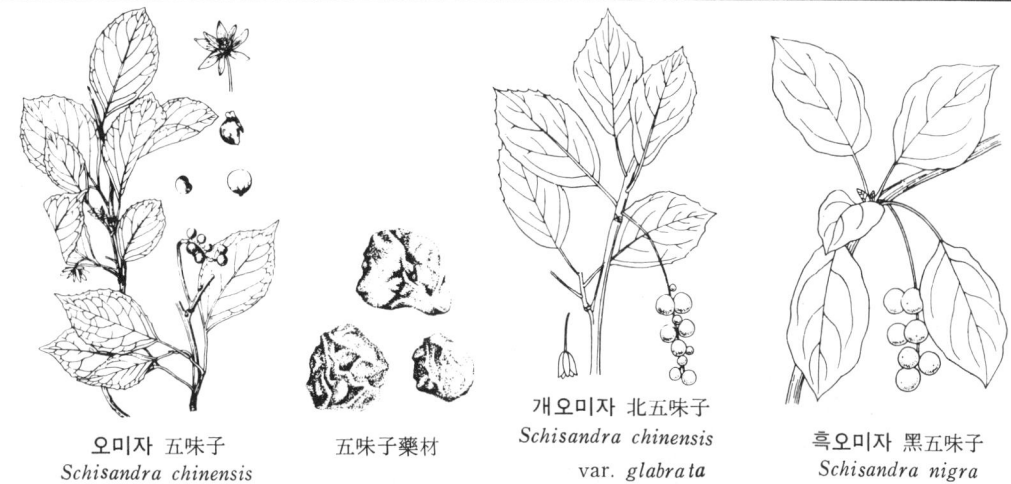

오미자 五味子
Schisandra chinensis

五味子藥材

개오미자 北五味子
Schisandra chinensis var. glabrata

흑오미자 黑五味子
Schisandra nigra

〔藥效 主治〕 滋養 및 强壯, 鎭咳藥으로 쓰이며 斂肺, 滋腎, 生津液, 收汗, 澁精, 止瀉의 效能이 있다. 肺虛咳嗽, 口中乾燥口渴, 自汗, 盜汗, 勞傷羸瘦, 夢精, 遺精, 慢性下痢를 치료한다.【用法 用量】1.5~6g을 달여 服用한다. 또는 丸劑, 散劑로 하여 쓴다. 〈外用〉 粉末하여 문지르거나 또는 煎液으로 씻는다.

미나리아재비(毛茛)과 Ranunculaceae

바 곳 (바꽃) 烏頭 Aconitum carmichaeli DEBX.

多年生 草本으로 높이는 60~120cm, 塊根은 보통 2개가 이어서 자라고 紡錘形이거나 倒卵形이며 外皮는 黑褐色이다. 栽培品의 側根(子根)은 매우 肥大하여 지름이 5cm쯤 되는 것도 있다. 줄기는 곧게 섰거나 조금 기울어졌고 下部는 반드럽고 無毛이나 上部에는 柔毛가 성글게 있다. 잎은 互生하며 革質이고 葉柄이 있다. 葉身은 卵圓形에 나비 5~12cm로 그 밑부분까지 3개로 갈라졌는데 兩側 2개의 裂片은 다시 2개로 갈라지고 中央의 裂片은 楔狀 菱形인데 끝이 얕게 3개로 갈라졌다. 裂片의 가장자리는 톱니 또는 缺刻이 있다. 總狀花序인데 花序의 軸에는 부드러운 伏毛가 있다. 꽃받침잎은 5枚, 藍紫色, 外側이 조금 柔毛로 덮여 있다. 위의 꽃받침은 투구 모양이고 옆의 꽃받침은 圓形에 가깝다. 꽃잎은 2개, 無毛이며 수술은 多數, 花絲의 아랫부분은 넓게 퍼져서 날개와 같이 되었다. 心皮는 3~5개가 離生하였는데 灰白色의 짧은 絨毛가 빽빽하게 덮고 있다. 袋果는 楕圓形에 橫筋이 나 있다. 開花期는 7~8月, 結實期는 10月이다. 野生種도 있으나 주로 栽培한다.【處方用名】① 塊根의 母根은 川烏頭 ② 子根은 附子 ③ 側根은 側子 ④ 子根의 가는 것은 漏藍子이다.

❶ 川烏頭 (천오두) 〈藥譜〉 川烏: 바곳(栽培品)의 塊根이다. 川烏頭·草烏頭는 明朝 이전에는 烏頭라고 總稱하였는데 本草綱目에서 명확하게 구분되었다.【採取】夏至에서 小暑사이에 全株를 캐서 地上部의 줄기와 잎을 제거하고 子根과 母根을 分類하여 진흙을 떨어 내고 햇볕에 말

린다. 【修治】《生川烏》挾雜物을 제거하고 깨끗이 씻어 햇볕에 말린다. 《製川烏》깨끗이 고른 生川烏를 찬물에 담그고 매일 2~3回씩 물을 갈아주고 맛을 봐서 마비感이 약간 느껴질 때 건져내어 甘草, 黑豆와 같이 물을 붓고 푹 삼는다. 川烏 속의 白心이 없어질 정도가 되면 꺼내 甘草와 黑豆를 버리고 약 60%쯤 말랐을 때 切片으로 하여 햇볕에 말린다. 비율은 川烏 50 kg 에 甘草 2.5 kg, 黑豆 5 kg이다.

〔性味 歸經〕 味는 辛하고 性은 熱하며 有毒하다. 脾, 命門經에 들어간다.

〔成分〕 강한 强心作用을 나타내는 物質로서는 alkaloid의 higenamine 및 coryneine으로 알려졌고 附子의 중요한 有效成分인 것으로 생각된다. 鎭痛作用을 가지고 있는 有毒物質은 어느 것이나 diterpene系의 alkaloid로 aconitine, mesaconitine, hypaconitine, jesaconitine은 毒性이 강하고 植物成分에서는 가장 강하다. 또 약간 다른 型의 alkaloid인 atisine, kobusine, pseudokobusine, telatisine, songorine, actidine, napelline, heteratisine, ignavine, hypognavine 등도 同屬 近緣植物 중에 함유되어 있으며 이것들은 前者에 비해 毒性이 현저하게 약하다.

〔藥理〕 1. 强心 : 迷走神經中樞를 興奮시켜서 心臟의 收縮力을 强化시키고, 그 强心作用을 통해서 全身의 循環機能을 개선하므로 心不全을 치료한다. 有效成分은 alkaloid가 아니며, 삶거나 달여도 파괴되지 않아서 强心作用은 남아 있다.

2. 鎭痛 : Aconitine의 分解産物은 知覺神經과 運動神經에 대해서 痲痺作用을 나타내고, 粘膜 및 皮膚의 知覺神經末梢에 대해서 우선 興奮作用을 나타내고 나중에 痲痺시키므로 鎭痛作用을 한다. Aconitine 및 hypaconitine은 어느 것이나 局所의 痲痺作用을 한다.

3. 炎症의 抑制 : 實驗性의 關節炎(formaldehyde性과 卵白性)에 뚜렷한 消炎作用을 한다.

4. 下垂體—副腎皮質의 계통을 興奮시키는 熱附片의 煎劑는 Rat의 副腎內의 ascorbic acid의 함량을 현저히 低下시키고, 尿中의 17-KS의 排泄을 증가시켜서 末梢血液 中의 好酸球를 감소시킨다.

5. 副腎皮質機能不全의 患者에 대해서 附子는 副腎皮質호르몬과 같은 作用을 나타내는 일이 있다. 實驗에서는 附子의 强心成分이 高溫과 장시간을 삶고 끓여도 유효한 것은 칼슘의 作用에 있고 alkaloid의 作用이 아니라는 것이 인정되었다. 附子의 冷浸液이 摘出 두꺼비心臟에 대한 作用은 室溫의 차이에 따라 서로 다른 作用을 나타내는데, 12°C 이상에서는 aconitine의 毒性 作用이 優勢해져서 우선 振幅을 增大시키거나 心拍을 증가시킨 후, 心臟의 傳導障碍를 일으키므로 心拍이 停止된다. 12°C 이하에서는 그 强心作用이 優勢하므로 지속적인 强心作用을 나타낸다. 이것에 따라서, 臨床에서 陽證(熱證)患者에게 使用할 경우 附子는 中毒되기 쉽지만, 陰證(寒證)患者는 잘 中毒되지 않는다는 이유가 부분적으로 증명되었다. 이것은 또 附子를 服用한 후 목욕하거나 따뜻한 室內에 들어가는 것 및 술을 마시는 것은 피하는 것이 좋다고 하는 說에 대해서도 완전하지는 않지만 부분적으로 實驗의 증거를 제공하였다.

動物實驗으로는, 삶거나 달이는 方法이 附子의 製劑에 대해서 미치는 영향은 다음과 같다. 즉, 상당히 큰 범위의 濃度에서도 心臟에 대한 毒性 物質은 파괴되지만 더 한층 濃度를 올렸을 때는 비록 2時間 삶고 끓였더라도 心臟에 不整脈과 停拍이 일어나는 경우가 있다.

【中毒과 處理】Aconitine은 各種 神經末梢 및 中樞神經을 興奮시킨 후 痲痺시킨다. 致死量은 烏頭팅크劑는 2 ml, aconitine은 2 mg이다.

症狀: 우선 脣頭와 手足이 저리며 惡心이 나며, 다음은 運動의 自由가 없어지고 嘔吐, 心悸, 얼굴이 창백해지며, 다리가 冷해지고 胸內苦悶, 煩躁하며 痛覺이 감퇴되고 脈이 緩慢하고 약해지며 血壓이 降下하고 呼吸이 緩慢해지며 嚥下困難, 言語障碍를 일으키고 呼吸中樞가 抑制된다. 搐搦과 急性 Adams-stockes症을 일으키고 갑자기 死亡하는 일도 있다.

處理: 過망간酸칼륨으로 胃를 세척하고, 保溫하며 大量의 atropine 注射를 놓으며, 痲痺가 심한 者에게는 興奮劑를 投與하고 酸素吸入, 人工呼吸, 輸液을 한다. 쇼크를 받을 경우에는 adrenaline과 methoxamine을 投與하고, Adams-stockes症에 대해서는 adrenaline 혹은 isopropyl adrenaline 등을 사용하고 필요할 때에는 strophanthin의 靜脈注射를 놓는다.

中藥에서는, 肉桂의 水浸出液으로 催吐하며, 生薑 120g과 甘草 15g, 또는 綠豆 120g과 甘草 15g의 煎汁을 服用시키거나 혹은 甘草・黃連・犀角을 달여 먹여서 解毒한다.

硏究에 따르면 烏頭・附子와 生薑・甘草・遠志・黃芩・黑豆를 함께 달일 때는 alkaloid의 總量이 감소하므로 그 毒性이 감소된다. 또 蜂蜜・綠豆・犀角 등을 附子의 中毒 解毒劑로서 사용하는 일도 있다.

〔藥效 主治〕 祛寒濕, 風邪疎散, 溫經, 止痛의 效能이 있다. 興奮, 鎭痛, 强心, 利尿藥으로 쓰이며 風寒濕痺(Rhumatism性 關節炎), 癥瘕風痛(多發性 關節痛), 四肢拘攣, 痲痺, 冷症, 陰痿, 失精, 半身不遂, 頭風頭痛, 心腹冷痛, 陰疽, 腫毒을 치료한다. 【用法 用量】1.5~6g을 달여 服用하거나 丸劑, 散劑로 하여 服用한다. 〈外用〉粉末을 만들어서 調合하여 붙인다.

〔配合 禁忌〕 陰虛陽盛, 熱證疼痛, 姙婦에는 忌한다. 遠志・莽草는 相使, 半夏・栝樓・貝母・白薟・白及에는 相反, 藜蘆를 相惡, 豉汁을 忌한다.

❷ 附 子 (부자) 〈神農本草經〉: 바곳(烏頭栽培品)의 傍生塊根(子根)이다. 6月 하순에서 7月 상순 사이에 全株를 캐어서 主根에 달려 있는 子根을 따서 진흙을 제거한 것을 泥附子라고 한다. 크기에 따라서 분류하여 加工한다.

〔藥材〕 ① 鹽附子: 泥附子 중 큰 것을 골라서 깨끗이 씻어 소금물에 담근다. 매일 附子를 건져서 햇볕에 말리되 햇볕에 쬐는 時間을 연장하면서 附子의 表面에 소금의 結晶體가 나오고 質이 딱딱하게 될 때까지 되풀이한다.

② 黑順片: 중간 크기의 泥附子를 골라 깨끗이 씻어서 鹽水에 며칠 동안 담갔다가 鹽水와 같이 삶아서 물에 씻어 두툼하게 썰어서 묽은 鹽水에 담그고 黃糖 및 植物油로 제조한 調色劑로 附子가 濃褐色이 되도록 염색한 다음 맛을 봐 痲痺感이 안 느껴질 때까지 물로 헹군다. 이것을 쪄서 半乾燥될 때까지 불에 쬐어 말린 다음 햇볕에 말린다.

③ 白附片: 작은 泥附子를 골라서 깨끗이 씻어 鹽水에 매일 담갔다가 속까지 익도록 푹 쪄서 外皮를 벗겨내고 세로로 잘라서 辛味가 없어질 때까지 물로 헹궈서 찐(蒸)다. 半乾燥될 때까지 햇볕에 말린 다음 硫黃으로 燻해서 햇볕에 말린다. 【修治】《淡附子》鹽附子를 淸水에 담그고 每日 2~3회씩 물을 갈아서 鹽分을 빼낸다. 甘草와 黑豆와 같이 삶아서 맛을 보아 마비감

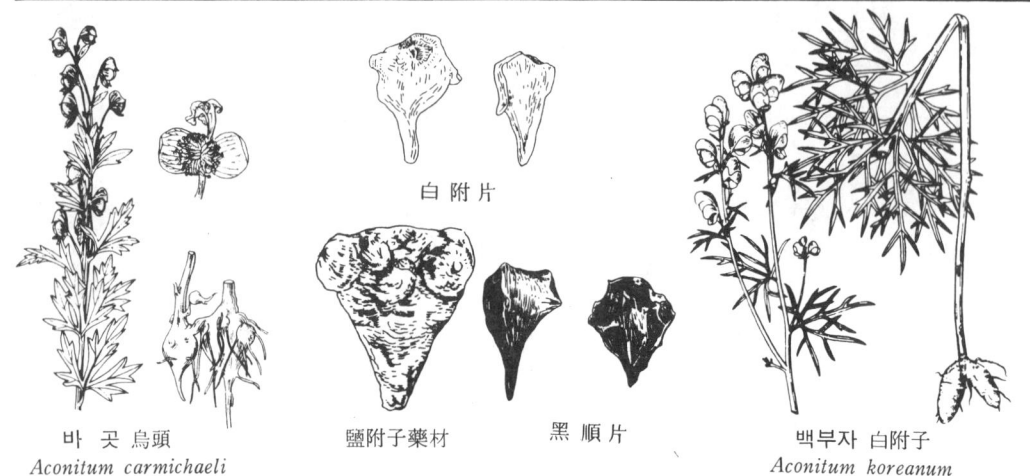

바 곳 烏頭
Aconitum carmichaeli

鹽附子藥材　　黑順片

백부자 白附子
Aconitum koreanum

이 약간 느끼지면 꺼내어 甘草, 黑豆를 제거하고 外皮를 벗기고 2개로 갈라 다시 약 2時間 가량 삶아서 햇볕에 말린다. 잘 말린 다음 물에 잘 불려 썰어서 다시 말린다. 비율은 鹽附子 50kg, 甘草 2.5kg, 黑豆 5kg 으로 한다. 《炮附子》鹽附子를 깨끗이 씻어 하룻밤 淸水에 담갔다가 外皮와 배꼽(臍)을 제거하고 切片을 하여 마비감의 맛이 안 날 때까지 물에 우러서 또 薑湯에 1~3日 담갔다가 쪄서 7分쯤 烘乾하여 강한 불로 연기가 나올 때까지 볶는다. 약간 부풀어서 龜裂이 나면 꺼내 식힌다.

〔性味 歸經〕 味는 辛甘하고 性은 熱하며 有毒하다. 心, 脾, 腎經에 들어간다.

〔藥效 主治〕 廻陽, 補火助陽, 溫中散寒, 除濕의 效能이 있다. 陰盛格陽, 大汗亡陽, 吐痢厥逆, 心腹冷痛(腹腔內의 冷痛), 脾冷泄痢(脾의 冷으로 인한 下痢), 脚氣水腫, 小兒慢性驚風, 風寒濕痺, 踒躄拘攣(足의 마비와 拘攣), 陰疽瘡漏 및 一切의 沈寒痼冷의 疾病을 치료한다. 【用法 用量】3~9g을 달여 服用하거나 丸劑, 散劑로 사용한다. 〈外用〉粉末하여 고루 塗布한다.

〔配合 禁忌〕 陰虛陽盛, 眞熱假寒 및 姙婦에는 服用을 忌한다. 地膽은 相使, 蜈蚣은 相惡, 防風·甘草·黃芪·人蔘·烏韭·犀角·大豆는 相畏이다.

❸ 側 子 (측자) 〈雷公炮炙論〉: 烏頭 子根의 작은 것이다.

〔性味〕 味는 辛하고 性은 熱하며 有毒하다.

〔藥效 主治〕 祛風, 散寒, 除濕의 效能이 있다. 風寒濕痺, 筋骨攣急, 脚氣, 風疹을 치료한다. 【用法 用量】1.5~4.5g을 달여 服用하거나 丸, 散劑로 하여 服用한다.

〔配合 禁忌〕 陰虛陽盛 및 姙婦는 服用을 忌한다. 附子와 配合하는 것은 相畏, 相惡이다.

❹ 漏藍子 (누람자) 〈本草綱目〉: 바곳의 가는 子根이다.

〔性味〕 味는 苦 辛하고 性는 熱하며 有毒하다.

〔藥效 主治〕 惡性 下痢·冷에 의한 痔瘡, 惡瘡, 瘰癧을 치료한다. 【用法 用量】丸劑로 하여 服用한다. 〈外用〉粉末로 調合하여 塗布한다.

〔禁忌〕 豉汁을 忌한다.

백 부 자 (노랑돌쩌귀) 白附子 *Aconitum koreanum* R. RAYMOND
(=*A. coreanum* (LÉVL.) RAIPAICS)

多年生 草本으로 根塊은 倒卵形 또는 紡錘形이며 항상 2개가 나란히 달리나 간혹 3개가 달리는 수도 있다. 줄기는 곧게 자라고 높이는 1m쯤 된다. 잎은 互生하고 葉柄이 있다. 葉身은 3~5개로 갈라지고 각 裂片이 다시 잘게 갈라지며 最終의 裂片은 披針形으로 끝이 뽀족하다. 總狀花序는 원줄기의 끝에 달리고 小花柄은 길이 0.5~4cm, 꽃받침잎은 5개로 꽃잎 모양에 淡黃色이고 外側에 柔毛가 密生하였고 위쪽의 것은 나룻배 모양으로 앞쪽이 나와 있고 옆의 것은 거의 둥글며 옆으로 서고 밑부분의 두 개는 비스듬히 밑으로 퍼진다. 꽃잎은 2개가 길게 자라서 뒷쪽의 꽃받침잎 속에 들어 있다. 수술은 많고 子房은 3개로 털이 없고, 袋果는 끝에 암술대가 달려 있어서 뽀족하다. 開花期는 8~9月, 結實期는 10月이다. 산골짜기나 산기슭의 灌木林 또는 풀밭에 나며 中·北部에 분포한다. 【處方用名】塊根이 白附子이다.

白附子 (백부자) 〈名醫別錄〉 關白附 : 백부자의 塊根이다. 8~9月에 채취하여 줄기, 잎, 수염뿌리를 제거하고 깨끗이 씻어서 햇볕에 말린다. 【修治】《製白附子》生白附子를 냉수에 담가 서늘한 그늘에 두고 1日 2~3回씩 물을 갈아준다. 5~7日 후에 건져 두부와 같이 약 30분간 삶아서 두부를 버리고 白附子만 그늘에서 말린다. 적당히 말랐을 때 잘게 썰어서 햇볕에 말린다(白附子 50kg : 두부 1.25kg).

白附子藥材

〔性味 歸經〕 味는 辛甘하고 性은 熱하며 有毒하다. 肝, 胃經에 들어간다.

〔成分〕 白附子에는 hypaconitine 과 化學構造가 未確定인 白附 A·B·C·D·E素을 함유한다.

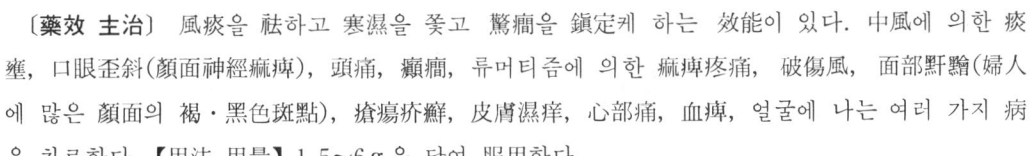

〔藥效 主治〕 風痰을 祛하고 寒濕을 쫓고 驚癎을 鎭定케 하는 效能이 있다. 中風에 의한 痰壅, 口眼歪斜(顏面神經痲痺), 頭痛, 癲癎, 류머티즘에 의한 痲痺疼痛, 破傷風, 面部黜黯(婦人에 많은 顏面의 褐·黑色斑點), 瘡瘍疥癬, 皮膚濕痒, 心部痛, 血痺, 얼굴에 나는 여러 가지 病을 치료한다. 【用法 用量】 1.5~6g을 달여 服用한다.

〔禁忌〕 陰虛 또는 高熱者, 類中風者, 小兒慢驚에는 忌한다.

진 범 (오독도기) 秦艽 *Aconitum loczyanum* R. RAYMUND pro p.
(=*A. pseudolaeve* var. *erectum* NAKAI)

흰진범 *A. longecassidatum* NAKAI

多年生 草本으로서 뿌리는 直根이 깊이 들어가지만 굵지 않고 원줄기는 30~80cm 로서 곧게 또는 비스듬히 자라고 윗부분은 짧은 털이 밀생한다. 根生葉은 葉柄이 길고 圓心形이며 5~7개로 갈라지고 톱니가 있으며 莖生葉은 위로 올라갈수록 작아지고 단조로와진다. 꽃은 연한 黃色 바탕에 자주색을 띠는 總狀花序로서 길이 5~15cm이며 원줄기 끝이나 윗부분의 葉腋에서 형성되며 小花梗은 길이 10cm 정도에 윗부분의 꽃받침 겉면과 더불어 立毛가 있다. 5개의 꽃받침잎은 꽃잎같고 뒷쪽 꽃받침잎은 투구같으며 윗부분이 圓筒狀으로 길어지고 약간 굽으며 양

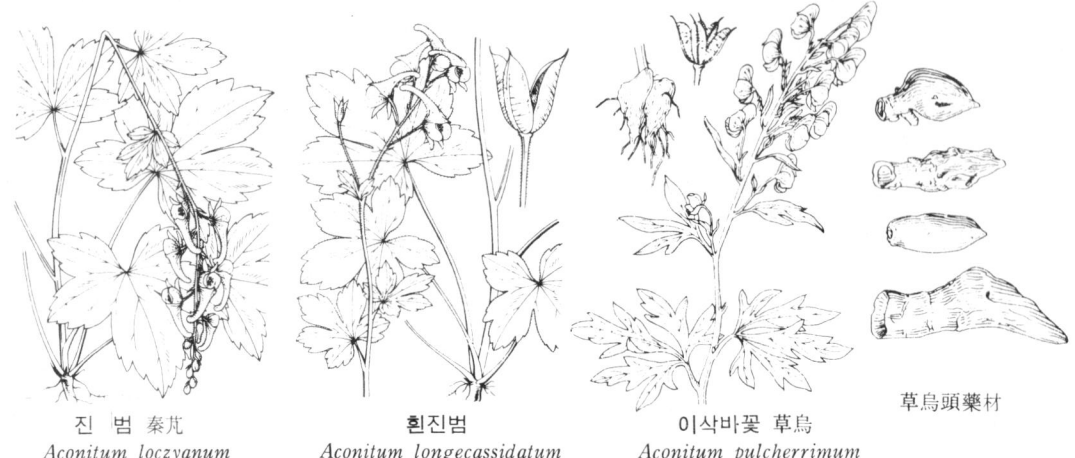

진 범 秦艽　　　　　흰진범　　　　　이삭바꽃 草烏　　草烏頭藥材
Aconitum loczyanum　　*Aconitum longecassidatum*　　*Aconitum pulcherrimum*

쪽 2개의 꽃받침잎은 넓은 倒卵形이고 밑부분에 달려 있는 2개의 꽃받침잎은 楕圓形이며 끝이 약간 밑으로 처진다. 開花期는 8月이며 果熟期는 7〜9月이다. 全國 숲속의 그늘에서 잘 자란다. 【處方用名】根이 秦艽이다. 中國에서는 용담과의 大葉龍膽 *Gentiana macrophylla* PALL. 의 同屬 近緣植物의 根을 使用한다.

秦　艽 (진교) 秦艽·秦瓜·秦膠·秦仇·秦糾·大艽 : 진범·흰진범의 뿌리로 가을철에 채취하여 깨끗이 씻어 햇볕에 말린다.

〔性味 歸經〕 味는 苦하고 性는 平하며 有毒하다. 肝, 心, 胃, 膀胱經에 들어간다.

〔成分〕 根에는 lycoctonine, avadharidine, septentriodine과 aromatic인 methyl-*n*-(3-Carbamoylpropionyl) anthranilate 와 methyl-*n*-(2-acetaminobenzoyl) anthranilate 가 최근 보고되어 있다(韓國).

〔藥效 主治〕 鎭痛 및 鎭痙藥으로서 祛風濕, 鎭痛, 舒筋, 利水의 效能이 있다. 風濕痺痛, 關節炎, 筋骨拘攣, 黃疸, 小便不利를 치료한다. 【用法 用量】6〜12g을 달이거나 丸劑로 服用한다.

이삭바꽃 草烏　*Aconitum pulcherrimum* NAKAI
　　지리바꽃　*A. chiisanense* NAKAI　　놋젓가락나물 *A. ciliare* DC. (=*A. volubile* PALL.)
　　왕바꽃　*A. fischeri* REICH. var. *leiogynum* NAKAI　　투구꽃 *A. jaluense* KOM.
　　한라돌쩌귀　*A. napiforme* LEVEIL et VAN.　　참줄바꽃 *A. neotortuosum* NAKAI
　　노랑투구꽃　*A. sibiricum* POIR. (=*Lycoctonum gmelini*(REICH.) CHUNG)
　　세잎돌쩌귀　*A. tryphyllum* NAKAI　　그늘돌쩌귀 *A. uchiyamai* NAKAI

多年生 草本으로 높이는 1.2m에 달한다. 전체에 털이 없거나 花柄에 잔털이 났으며 줄기는 곧게 섰고 윤택이 있으며 매끄럽다. 塊根은 언제나 2〜5개 나란히 있으며 倒圓錐形이고 外皮는 黑褐色이다. 잎은 互生하고 葉柄이 있고 3〜5편으로 완전히 갈라졌으며 裂片은 거듭 羽狀으로 얕게 째어졌으며 작은 裂片은 끝이 날카롭고 뾰족한 거치가 있다. 꽃은 總狀花序로 頂生하

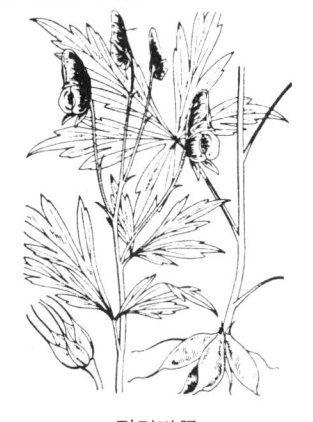
지리바꽃
Aconitum chiisanense

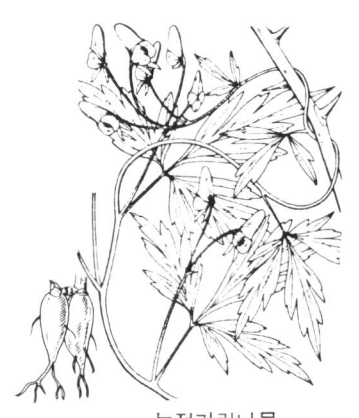
놋젓가락나물
Aconitum ciliare

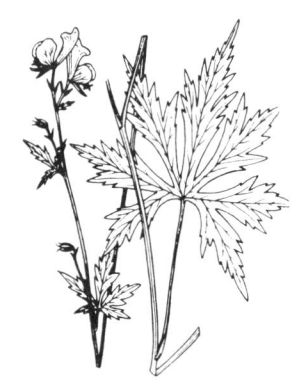
왕바꽃
Aconitum fischeri var. *leiogynum*

여 다소 穗狀이다. 꽃은 靑色으로 수가 많고 密着하였으며 꽃자루는 짧고 꽃받침잎은 5개로서 뒤쪽의 것은 모자 모양이고 앞이 뿌리 모양으로 뾰족하게 나와 있고 양쪽의 것은 倒卵圓形이며 밑의 것은 長楕圓形이다. 꽃잎 2개는 변형되어서 꽃받침잎 속에 들어 있고 수술은 多數이며 子房은 5개이고 菁蓂 역시 5개인데 약간 楕圓形으로 끝이 길고 뾰족하다. 開花期는 7~8月, 結實期는 10月이다. 山地의 森林속에 나며 南・中・北部에 分布한다. 【處方用名】穗根이 草烏頭이다.

草烏頭 (초오두)〈藥譜〉烏頭・烏喙・奚毒・土附子・鷄毒・帝秋・毒公 : 이삭바꽃 및 同屬 近緣植物의 塊根이다. 가을에 줄기와 잎이 말랐을 때 뿌리를 캐어 남은 줄기, 잎, 흙을 제거하고 햇볕이나 불에 쬐어 말린다. 【修治】《製草烏》깨끗하게 精選한 草烏를 냉수에 담그고 每日 2~3回씩 물을 갈아준다. 맛을 보아 麻痺感이 약간 남아 있으면 건져 甘草와 黑豆를 加하여 內部의 흰 心이 없어질 때까지 삶아 甘草, 黑豆를 제거하고 草烏가 6割 쯤 乾燥되면 切片해서 다시 햇볕에 말린다 (草烏 50kg : 甘草 2.5kg : 黑豆 5kg).

〔性味 歸經〕 味는 辛하고 性은 熱하며 有毒하다. 肝, 脾, 肺經에 들어간다.

〔成分〕 草烏에는 aconitine, hypaconitine, mesaconitine, deoxyaconitine, beiwutine이 含有되어 있다. *A. karakolicum* RAP에는 aconitine, songorine, songoramine, aconifine이 含有되어 있고 한라돌쩌귀에는 mesaconitine, hypaconitine, 그늘돌쩌귀에는 mesaconitine, 노랑투구꽃에는 lycoctonine 과 tuguaconitine이 함유되어 있다.

〔藥理〕 Mouse의 熱板法實驗에서 草烏頭에는 비교적 강한 鎭痛作用이 있고 秦艽를 配合하면 서로 그 鎭痛效力을 强化한다. 草烏는 甘草, 黑豆를 쪄서 炮製를 하면 毒性이 低下하지만 鎭痛作用에는 영향을 미치지 않는다. 甘草와 蜂蜜은 草烏에 解毒作用이 있다. 草烏의 作用은 부자(川烏)와 기본적으로는 같으며 草烏의 alkaloid 含有量은 0.425%, 川烏는 0.5991%이다.

〔藥效 主治〕 祛風濕, 散寒, 止痛, 開痰豁, 消腫의 效能이 있다. 惡風(腦卒中), 咳逆上氣 半身不隨, 癰腫疔毒, 大風으로 인한 頭痛, 風寒濕痺, 中風에 의한 四肢痲痺, 破傷風, 突發的 頭痛, 胃・腹冷痛, 痰癖, 氣塊(假性 腫塊), 冷痢, 喉痺, 癰疽, 疔瘡, 瘰癧을 치료한다. 【用法 用

量】 1.5~6g을 달여 服用하거나 丸劑, 散劑로 하여 服用한다. 〈外用〉粉末로 調合하여 붙이거나 醋, 酒와 함께 갈아서 바른다.

〔配合 禁忌〕 身體虛弱者, 姙婦, 陰虛火旺者, 熱證疼痛者는 服用을 忌한다. 生것의 服用에는 注意를 要한다. 莽草·袁志는 相使이고, 栝樓·貝母·白薇·白芨·半夏는 相反, 藜蘆는 相惡, 豉汁은 忌하고 飴糖·黑豆는 相畏이다.

노 루 삼 類葉升麻 *Actaea asiatica* HARA (=*A. spicata* L. var. *nigra* WILLD.)

多年生 草本으로 높이는 50~70 cm 이다. 根莖은 塊狀에 수염뿌리가 많고 굵으면서 짧고 黑褐色이다. 원줄기는 곧게 자라고 綠色에 모서리가 나 있고 短毛가 성기게 나 있다. 잎은 2~3回 3出複葉으로 互生하고 大型이며 葉柄에는 털이 나 있다. 작은 잎은 圓形 또는 卵圓狀 披針形에 길이 5~7 cm 로 3裂하였고 가장자리에는 날카로운 톱니가 있고 윗면은 綠色, 아랫면은 灰綠色에 白色의 털로 덮여 있다. 總狀花序 또는 短穗狀花序는 頂生하고 花序柄은 털로 덮여 있다. 苞片은 좁은 披針形이고 꽃받침잎은 4개 꽃잎 같고 倒卵形에 白色이다. 假수술은 국자 모양, 수술은 多數, 花絲는 가늘고, 心皮는 1개, 子房은 1室, 胚珠는 多數이고 柱頭는 편평하다. 液果는 紫黑色, 長楕圓形 또는 球形이고 種子는 편평한 둥근형에 褐色이고 반드러우면서 光澤이 있다. 開花期는 6月, 結實期는 9月이다. 山地의 나무그늘에서 나며 南·中·北部에 分布한다.

綠豆升麻 (녹두승마)〈貴州草藥〉馬尾升麻·樟升麻 : 노루삼의 根 및 根莖으로 가을에 채취하여 햇볕에 말린다.

〔性味 歸經〕 味는 辛微苦하고 性은 凉하다. 肝, 肺經에 들어간다.

〔藥效 主治〕 驅風, 解表, 淸熱, 鎭咳의 效能이 있다. 感冒, 頭痛, 神經痛, 咳嗽, 百日咳, 氣管支炎을 치료한다. 【用法 用量】 9~15g을 달여서 服用한다. 〈外用〉 짓쩧어서 塗布한다.

복 수 초 福壽草 *Adonis amurensis* REG. et RADDE

가지복수초 *A. amurensis* var. *ramosa* MAKINO

多年生 草本으로 根莖은 굵고 짧으며 黑褐色의 수염뿌리가 한데 모여서 난다. 줄기는 곧게 섰고 밑부분에 여러 鞘片이 있으며 높이 25 cm 에 달한다. 잎은 開花 後에 크게 자라고 下部의 잎은 葉柄이 길며 털이 없다. 잎은 互生하며 3回羽狀으로 複生하며 小葉은 깊게 째어졌고 裂片은 거듭 羽狀으로 째어졌으며 마지막 裂片은 線狀 披針形으로 끝이 뽀족하다. 꽃은 1개가 줄기끝에 달리고 지름은 約 3 cm 이다. 꽃받침잎은 9개며 白色 또는 淡紫色에 좁은 倒卵形이며 꽃잎과 거의 같은 길이 이다. 꽃잎은 黃色 矩圓形 또는 卵狀 矩圓形으로 약 10 개이고, 수술은 多數이며 心皮도 多數이고 子房은 매우 부드러운 털이 덮고 있다. 瘦果는 倒卵形, 宿存花柱는 꼬부라졌다. 開花期는 4~5月이다. 산속의 나무그늘에서 자라고 제주도, 경기도 및 평북, 함경도에 분포한다. 【處方用名】뿌리가 달인 全草가 福壽草이다.

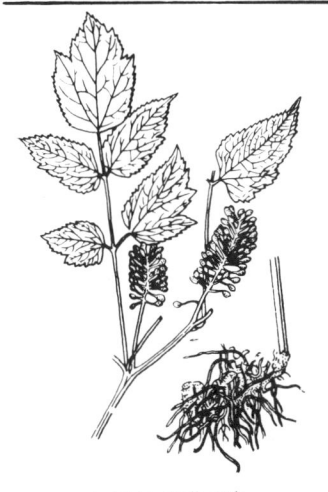
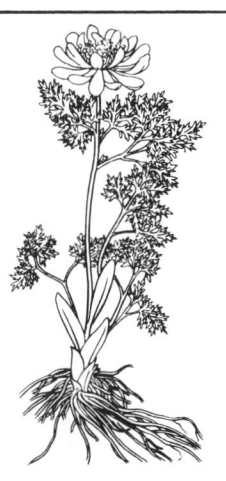
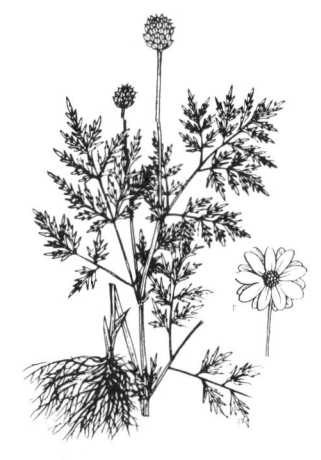

노루삼 類葉升麻
Actaea asiatica

복수초 福壽草
Adonis amurensis

가지복수초
Adonis amurensis var. *ramosa*

福壽草(복수초)〈現代實用中藥〉: 복수초의 根이 달린 全草로 4月 開花時에 뿌리째 뽑아서 햇볕에 말린다.

〔性味 歸經〕 味는 苦하고 性은 平하며 小毒하다. 心, 膀胱經에 들어간다.

〔成分〕 뿌리에는 強心配糖體, 非強心配糖體 및 coumarin 類 物質이 含有되어 있다. 強心配糖體에는 cymarin, cymarol, corchoroside A, convallatoxin, k-strophanthin-β, somalin 등이다. 非強心配糖體에서 검출되고 있는 aglycon 에는 lineolone, isolineolone, adonilide, fukujusone, fukujusonorone, 12-o-nicotinoylisolineolone, 12-o-benzoylisolineolone 등이 있다. coumarin 類 物質은 umbelliferone, scopoletin 이다. 地上部에는 強心配糖體와 非強心配糖體가 함유되어 있고 검출된 aglycon 은 isoramanone, nicotinoylisoramanone, digitoxigenin, lineolone, pergularin 및 strophanthidin 이 있다. 糖에는 d-cymarose, d-sarmentosin, l-oleandrose 가 있으며, 또 umbelliferone 과 scopoletin 등도 함유되어 있다.

〔藥理〕 1. 強心作用: 복수초 全草의 浸劑 및 全草에서 검출한 粗配糖體는 冷血動物의 心臟 收縮을 停止하고 溫血動物의 摘出心臟, in situ 의 心臟, 衰弱한 心肺標本 및 心電圖를 使用한 연구에서는 強心配糖體의 독특한 작용이 있다는 것이 판명되었다.

2. 吸收, 蓄積性: 복수초의 浸劑에는 蓄積性이 있다. 24시간의 蓄積率은 74.2%, 48시간에는 23.9%이다.

3. 中樞에 대한 作用: 복수초의 配糖體는 Mouse의 自發活動을 억제하고 投與量을 증가하면 催眠現象을 일으킨다. 大量 投與하면 caffein 의 興奮作用에 拮抗하고 그 浸劑도 鎭靜作用을 나타낸다.

4. 其他 作用: 복수초屬의 植物製劑에는 利尿作用이 있다. 實驗性 動脈炎에도 效果가 있다. Adonisidum 은 Mouse 의 實驗性 心筋營養不良에 대하여 心臟, 肝臟의 炭水化物代謝를 정상으로 回復시킨다. 복수초의 浸劑를 靜脈注射하여 고양이가 嘔吐를 일으키는 量은 고양이의 MLD 의 52.2%이고 治療量은 催吐量보다는 훨씬 적고 粘膜에도 刺戟이 없다. Adonitoxin 은 治療量

에서 血壓에 영향을 주지는 않으나 中毒量에서는 血管收縮과 血壓上昇을 일으킨다.

〔毒性〕 中毒症狀은 惡心, 嘔吐, 嗜眠, 心室異所性 拍動二段脈을 일으킨다.

〔藥效 主治〕 强心, 利尿의 效能이 있다. 動悸, 水腫, 癲癇, 心力衰竭, 鬱血性 心臟代償機能 不全, 心房細動, 鬱血不全, 心臟機能不全으로 인한 水腫을 치료한다. 【用法 用量】 1.5～3g을 술이나 물에 타서 服用한다.

국화바람꽃 阿爾泰銀蓮花 *Anemone altaica* FISCH. (=*A. pseudo-altaica* HARA)

多年生 草本으로 根莖은 黃褐色이며 多數의 細根과 鱗片의 흔적이 있다. 줄기는 곧게 자라고 높이는 8～25cm이다. 根生葉은 2回 3出複葉이며 葉柄은 13cm, 小葉은 長楕圓形 또는 卵圓形으로 끝은 점차 뾰족해지고 보통 中間部의 小葉은 조금 크고 葉柄이 짧다. 小葉은 3개로 깊숙하게 갈라졌거나 缺刻 또는 거친 톱니가 있고 兩面에 흰 柔毛가 약간 있는데 일찍 떨어지기도 한다. 花梗은 가늘고 길며 根生葉보다 높게 자란 것이 많고 꽃이 1개가 줄기의 끝에 달리며 끝의 1/4쯤 아래에 總苞가 3개 있고 總苞片은 葉狀에 3出한다. 꽃받침은 8～12개, 長楕圓形에 白色 또는 淡紫色이다. 수술은 多數, 葯은 楕圓形, 花絲는 線形, 心皮는 多數인데 나사 모양으로 배열하였고 白色의 短毛로 덮여 있다. 瘦果는 卵形 또는 반달形, 灰褐色에 흰 柔毛가 密生하여 덮고 있고 種子는 1개이다. 開花期는 4～5月이며 山野의 숲속에 자란다. 江原道, 咸南에 분포한다. 【處方用名】 根莖이 九節菖蒲이다.

九節菖蒲 (구절창포) 〈中藥志〉: 국화바람꽃의 根莖이다. 小滿前後(5月 21日頃)에 뿌리를 캐어 깨끗이 씻어서 햇볕에 말린 다음 잔뿌리를 비벼서 떨어뜨린다.

〔性味〕 味는 辛하고 性은 溫하다.

〔藥效 主治〕 開竅豁痰, 祛風除濕, 健胃, 解毒의 效能이 있다. 熱病에 의한 意識昏迷, 譫語妄言, 癲癇痰厥, 氣閉耳聾, 多夢健忘, 胸痞嘔惡, 류머티즘에 의한 痲痺와 疼痛, 神經衰弱, 消化不良, 風寒濕痺, 瘡疥腫毒을 치료한다. 【用法 用量】 2.4～4.5g을 달여 服用하거나 丸劑, 散劑로 하여 服用한다. 〈外用〉 煎液으로 목욕하거나 粉末하여 調合하여 붙인다.

〔禁忌〕 陰虛陽亢(陰虛로 인하여 陽氣가 高進한 症狀), 煩躁多汗, 滑精者는 服用에 주의한다.

꿩의바람꽃 紅背銀蓮花 *Anemone raddeana* REGEL

多年生 草本으로 根莖은 肉質이며 굵고 紡錘形이며 길이 1.5～3cm로서 옆으로 자란다. 3出複葉은 뿌리에서 나와 꽃이 핀 뒤에 자란다. 葉柄은 길이 4～15cm이고 작은 잎은 3裂하는데 中部에 이르러 裂片은 倒卵形, 3淺裂 혹은 缺刻狀이며 끝은 뭉툭하고 밑부분은 楔形, 兩面이 반드러우면서 光澤이 있고 털은 없다. 花莖은 잎보다 길고 葉狀苞片이 3개로 세 갈래로 깊게 째어졌고 短柄이 있고 裂片은 楕圓形이다. 끝에 1개의 꽃이 달리며 白色, 지름은 약 3cm이다. 꽃받침잎은 꽃잎 모양의 長楕圓形으로 8～13개이며 光澤이 있고 가는 털로 덮여 있다. 수술은 多數, 암술도 多數, 瘦果에는 細毛가 있다. 開花期는 4～5月, 結實期는 5～6月이다.

국화바람꽃 *Anemone altaica* 꿩의바람꽃 *A. raddeana* 개구리발톱 *Aquilegia adoxoides*

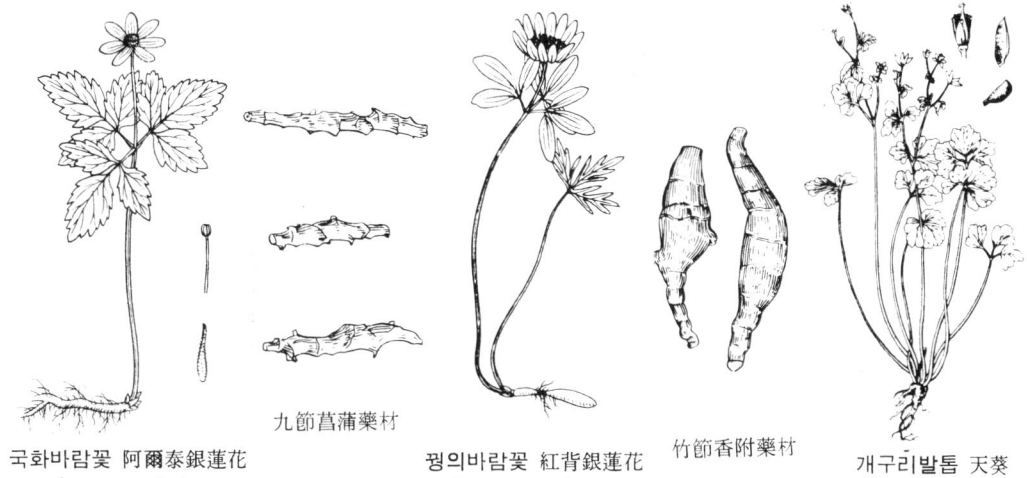

국화바람꽃 阿爾泰銀蓮花
Anemone altaica

九節菖蒲藥材

꿩의바람꽃 紅背銀蓮花
Anemone raddeana

竹節香附藥材

개구리발톱 天葵
Aquilegia adoxoides

山地의 수림 밑에 나고 中部 以北에 분포한다. 【處方用名】根이 竹節香附이다.

竹節香附 (죽절향부)〈中藥志〉銀蓮香附 : 꿩의바람꽃의 根莖으로 여름에 채취하여 줄기와 수염뿌리를 제거하고 햇볕에 말린다.

〔**性味 歸經**〕 味는 辛하고 性은 熱하며 有毒하다. 肝經에 들어간다.

〔**藥效 主治**〕 祛風濕, 消癰腫의 效能이 있다. 風寒濕痺, 傷風感冒, 風痰, 四肢痙攣, 骨節疼痛, 癰腫, 金瘡을 治療한다. 【用法 用量】1.5~3g을 달이거나 丸劑, 散劑로 하여 服用한다. 〈外用〉粉末을 患部에 撒布하거나 膏劑로 하여 붙인다.

개구리발톱 天葵 *Aquilegia adoxoides* (DC.) OHWI (=*Semiaquilegia adoxoides* (DC.) MAK.)

多年生 草本으로 높이 15~30cm 이다. 塊根은 灰黑色에 紡錘形이거나 楕圓形이고 줄기는 叢生하며 纖細하고 곧게 선다. 分枝가 있고 表面에는 白色의 柔毛가 있다. 根出葉은 叢生하며 葉柄이 길고 1回3出複葉이다. 小葉은 넓은 楔形에 다시 3개로 갈라지고 裂片은 끝이 圓形이거나 2~3의 작은 缺刻이 있고 윗면은 綠色, 아랫면은 紫色으로 반드럽고 無毛이다. 小葉柄은 짧고 柔毛가 있다. 莖葉은 根生葉과 비슷하나 위로 올라갈수록 작아진다. 꽃은 葉腋에서 單生하고 中間部에는 가는 苞片이 2개 있고 꽃은 작고 엷은 紅白色이다. 꽃받침잎은 5개로 卵形, 꽃잎은 5개에 楔形으로 꽃받침보다 약간 짧다. 수술은 보통 10개이나 그 중 2개는 발육이 불완전하다. 암술은 3~4개이고 子房은 좁고 길며 蓇葖은 2~4개로 長披針形이며 끝이 뾰족하고 별 모양으로 개출되었다. 種子는 다소 球形이고 검은색이며 開花期는 4~5月이다. 산과 들에 나며 제주도, 全南北(莞島), 安眠島에 분포한다. 【處方用名】① 全草는 天葵 ② 塊根은 天葵子 ③ 種子는 千年耗子屎種子이다.

❶ **天 葵** (천규)〈滇南本草〉紫背天葵・雷丸草・夏無踪 : 개구리발톱의 全草로 4~5月 開花時에 採取하여 햇볕에 乾燥한다.

〔性味 歸經〕 味는 甘 苦하고 性은 寒하다. 肝, 膀胱經에 들어간다.

〔藥效 主治〕 消腫, 解毒, 利水의 效能이 있다. 瘰癧, 疝氣, 腫毒, 小便不利, 蛇蚊傷, 尿路結石을 치료한다. 【用法 用量】9～15g을 달여서 服用한다. 〈外用〉 짓찧어서 붙인다.

❷ 天葵子 (천규자) 〈分類草藥性〉: 개구리발톱의 塊根으로 7～8月에 캐서 수염뿌리를 제거하고 깨끗이 씻어서 햇볕에 말린다.

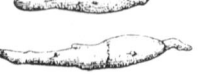
天葵子藥材

〔性味 歸經〕 味는 甘 苦하고 性은 寒하다. 脾, 小腸, 膀胱經에 들어간다.

〔成分〕 뿌리에는 alkaloid, lactone, coumarin類, phenol 成分, amino 酸을 含有한다.

〔藥效 主治〕 淸熱, 解毒, 消腫, 散結, 利尿의 效能이 있다. 癰腫, 瘰癧, 疔瘡, 淋濁, 帶下, 肺虛咳嗽, 疝氣, 癲癎, 小兒驚氣, 痔瘡, 打撲傷, 尿路結石, 皮膚의 乾燥를 치료한다. 【用法 用量】3～9g을 달여서 服用하거나 또는 散劑 또는 술에 담가 服用한다. 〈外用〉 짓찧어서 붙이거나 汁液을 點眼한다.

〔禁忌〕 脾虛水樣便, 小便이 맑고 量이 많은 者에는 사용을 忌한다.

❸ 千年耗子屎種子 (천년모자시종자) 〈貴陽民間藥草〉: 개구리발톱의 種子이다.

〔性味〕 味는 甘하고 性은 寒하며 無毒하다.

〔藥效 主治〕 乳腺炎, 瘰癧, 瘡毒, 婦人血崩, 帶下, 小兒痙攣을 치료한다. 【用法 用量】9～15g을 달여서 服用하거나 粉末하여 服用한다. 〈外用〉 짓찧어서 붙인다.

매발톱꽃 樓斗菜 *Aquilegia oxysepala* TRAUTV. et MEY.

多年生 草本으로서 줄기는 곧게 섰고 매끄러우며 높이는 1m 내외이다. 根生葉은 葉柄이 길고 2回3出하였으며 작은 2～3片으로 가운데가 째어졌고, 裂片은 거듭 얕게 째어져서 끝이 뭉툭하고 털이 없으며 뒷면은 분처럼 희다. 꽃은 자갈색이고 가지 위에 긴 花柄이 나와 끝에 1송이씩 나며 아래로 향하여 피고 萼은 5개인데 꽃잎 모양이며 넓은 楕圓形으로 끝이 둥글고 길이는 2cm 내외이다. 꽃잎은 5개인데, 萼片과 서로 어긋나고 長楕圓形으로 끝이 뭉툭하며 밑부분은 길고 가늘며 안으로 굽어졌다. 수술은 다수이며 암술은 5개이다. 子房은 좁고 길며 花柱는 길다. 膏葖은 5개이고 곧게 섰으며 털이 없다. 開花期는 6～7月이다. 山地의 양지쪽 계곡에 나며 울릉도를 제외한 전국에 분포한다. 【處方用名】뿌리가 달린 全草가 樓斗菜이다.

樓斗菜 (누두채) 〈中藥志〉: 6～7월에 採取해서 햇볕에 乾燥한다.

〔成分〕 Anemonine, flavonoid 配糖體가 함유되어 있다.

〔藥效 主治〕 通經, 活血의 效能이 있다. 月經不順, 婦女血病(婦人의 月經에 관한 병)을 치료한다. 9～15g을 달여 服用한다. 또는 3～6g을 졸여 膏로 만들어 湯水에 풀어 服用한다.

왜 승 마 金龜草 *Cimicifuga acerina* (SIEB. et ZUCC.) TANAKA. (=*C. japonica* SPRENG.)

多年生 草本으로 根莖이 옆으로 뻗어나가고 수염뿌리가 많이 나온다. 줄기는 곧게 자라고 中空이며 세로로 홈이 나 있고 높이가 70cm 내외이며 윗부분에 灰色의 짧은 柔毛가 密生하였

매발톱꽃 Aquilegia oxysepala 왜승마 Cimicifuga acerina 황새승마 C. foetida

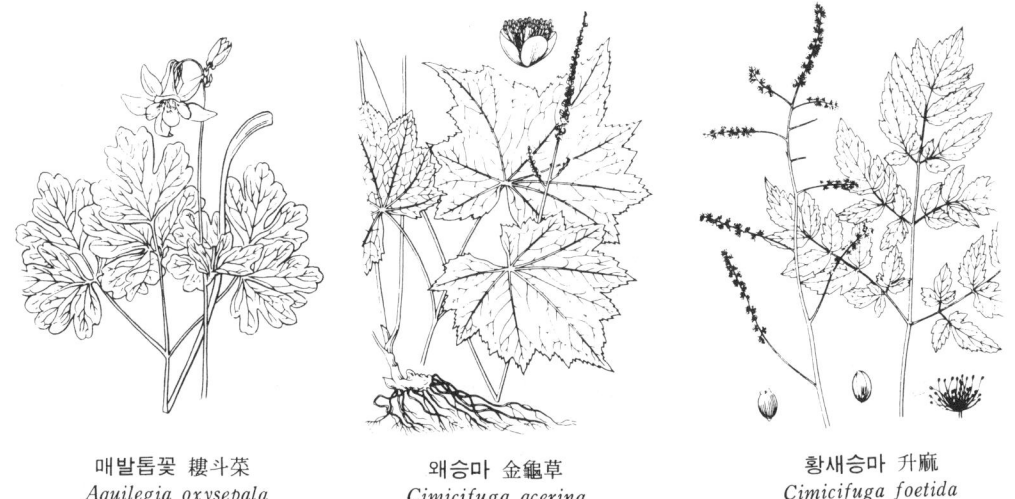

매발톱꽃 樓斗菜
Aquilegia oxysepala

왜승마 金龜草
Cimicifuga acerina

황새승마 升麻
Cimicifuga foetida

다. 잎은 1~2개로서 뿌리의 가까운 곳에서 나오며 1回 3出複葉이고 葉柄은 길다. 小葉은 卵狀 心臟形에 葉柄이 있고, 3出葉 中의 中央小葉은 길이 5~20 cm, 나비 4~18 cm 掌狀의 淺裂이 7~9개 있고 가장자리에는 톱니가 있다. 穗狀花序는 가늘고 길며 길이 10~25 cm, 單一 혹은 分枝한다. 꽃은 작고 白色에 지름 4 mm이며 花柄은 없는 것과 같다. 꽃받침잎은 4~5개, 수술은 8개 내지는 多數, 心皮는 1~2개로 無毛이다. 袋果는 길이 약 10 mm로서 赤褐色의 種子가 많이 있다. 開花期는 7~8月이다. 산지의 골짜기나 나무 밑에 나며 제주도 및 거제도에 분포한다. 【處方用名】根莖이 三面刀이다.

三面刀 (삼면도) 〈陝西中草藥〉: 왜승마의 根莖으로 가을에 採取, 깨끗이 씻어 햇볕에 말린다.

〔性味〕 味는 甘苦하고 性은 寒하며 小毒이 있다.

〔成分〕 Acerinol glycoside, cimicifugenol, ester, 25-o-acetylcimigenol, 15-o-methyl cimigenol, dehydroxy-15-o-methylcimigenol, 25-o-acetylcimigenoside, 25-o-methylcimigenol, β-sitosterol 등이 含有되어 있다.

〔藥效 主治〕 清熱, 活血, 解毒의 效能이 있다. 咽乾痛, 打撲傷, 勞損, 류머티性 腰脚痛, 癰腫을 치료한다. 【用法 用量】3~6 g을 달여 服用하거나 혹은 술에 담가 服用한다. 〈外用〉짓찧어서 붙인다.

황새승마 升麻 Cimicifuga foetida L. 나물승마 綠升麻 C. foetida L. var. simplex HUTH.
눈빛승마 興安升麻 C. dahurica (TURCZ.) MAXIM.
승 마 (끼멸가리) 大三葉升麻 C. heracleifolia KOM.

多年生 草本으로 根莖은 불규칙한 塊狀이고 空洞狀의 莖痕이 있고 많은 수염뿌리가 있다. 줄기는 곧게 자라고 가지가 갈라지고 높이는 1~2 m, 柔毛가 드문드문 나 있다. 잎은 數回羽狀複葉에 葉柄에는 柔毛가 密生하여 덮고 있다. 小葉은 卵形 혹은 披針形으로서 가장자리가 깊은 톱니 모양으로 되었고 윗면은 綠色, 아랫면은 灰綠色이며 兩面이 모두 짧은 柔毛로 덮여 있다.

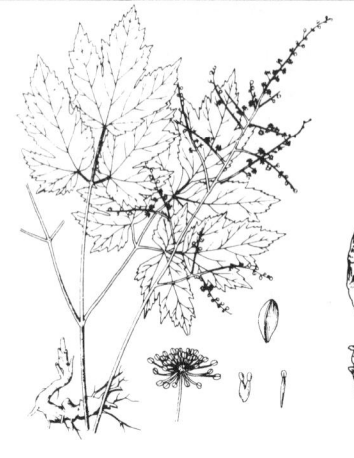
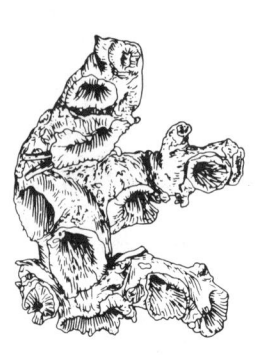
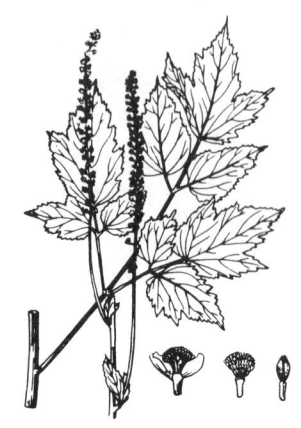

눈빛승마 興安升麻 　　　興安升麻藥材 　　　승　마 大三葉升麻
Cimicifuga dahurica 　　　　　　　　　　　　*Cimicifuga heracleifolia*

複合 總狀花序는 葉腋 또는 枝端에 달리고 꽃은 兩性이다. 꽃받침잎은 卵形으로 5개인데 覆瓦狀으로 배열되었고 脈이 3개 있고 白色에 睫毛가 있다. 蜜葉(假雄蕊)은 2개, 끝이 둘로 갈라지고 白色, 수술은 많고 子房은 5~6개, 多數의 胚珠가 있다. 袋果는 긴 矩圓形이다. 開花期는 7~8月, 結實期는 9月이다. 深山의 疎林 中에 자라며 中部 以北에 分布한다. 【處方用名】根莖이 升麻이다.

升　麻 (승마) 〈神農本草經〉 周升麻・周麻・鷄骨升麻・鬼臉升麻 : 황새승마 및 同屬 近緣植物의 根莖이다. 봄, 가을에 採取하여 地上의 莖苗・진흙 등을 제거하고 수염뿌리가 乾燥될 때까지 乾燥하여 불에 그을리거나 竹籃을 굴려서 수염뿌리를 제거하고 썰어서 햇볕에 말린다. 【修治】채취한 根莖을 挾雜物을 제거하고 물로 씻어 竹刀로 粗皮를 벗겨서 黃精의 自然汁에 하룻밤 담갔다가 햇볕에 말린다. 6~7分쯤 말랐을 때 썰어서 蒸氣로 쪄 내서 햇볕에 말린다.

〔性味 歸經〕 味는 甘 辛 微苦하고 性은 凉하다. 肺, 脾, 胃經에 들어간다.

〔成分〕 升麻의 根莖에는 cimicifugine, salicylic acid, tannin, 樹脂, caffeic acid, ferula酸이 含有되어 있다. 눈빛승마의 根莖에는 cimitin, alkaloid, 糖類, 有機酸, 樹脂, 配糖體, isoferulic acid, ferulic acid 및 caffeic acid 가 含有되어 있다.

〔藥理〕 1　抗菌作用 : 升麻는 *in vitro* 에서 結核菌의 生長을 抑制한다. 나물승마의 水浸劑(1:4)는 *in vitro* 에서 Schönlein 黃癬菌 등의 皮膚眞菌에 대하여 각기 정도는 달라도 抑制作用을 나타낸다.

2. 循環器系統에 대한 作用 : 升麻의 水抽出物을 動物에 注射하였더니 降壓, 心筋抑制, 心拍減慢 등의 作用이 나타났다.

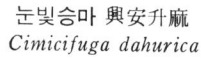
升麻藥材

3. 其他 作用 : 升麻의 水抽出物은 鎭靜作用이 있어서 摘出腸管 및 姙娠 中의 子宮을 抑制하고 膀胱 및 姙娠하지 않은 子宮에 대해서는 흥분작용이 나타난다.

〔毒性〕 사람에 大量 投與를 하면 頭痛, 震顫, 手足의 强直性 收縮, 陰莖의 異常勃起 등이 일어난다. Cimicifugine 에는 특수한 藥理作用은 없으나 피부의 充血을 일으키고 나아가서는 潰

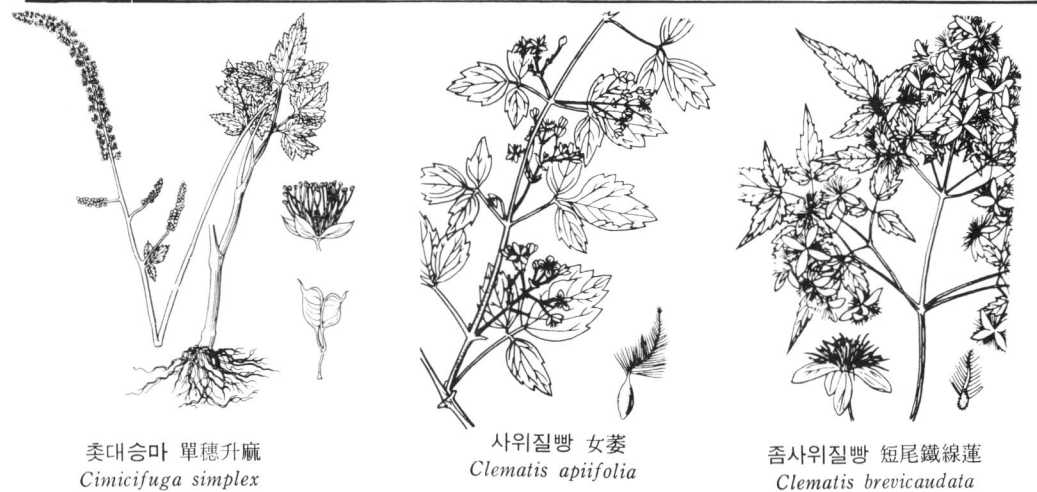

| 촛대승마 單穗升麻 | 사위질빵 女萎 | 좀사위질빵 短尾鐵線蓮 |
| Cimicifuga simplex | Clematis apiifolia | Clematis brevicaudata |

瘍을 형성한다. 內服하면 胃腸炎을 일으키고 重症일 경우에는 呼吸困難, 譫語(헛소리) 등을 發生한다. 눈빛승마(興安升麻)는 動物의 中樞神經系統에 鎭靜作用을 가지며 血壓을 降下시켜 心臟 鼓動의 振幅을 증대시키지만 리듬에는 영향을 미치지 않는다. 小腸의 平滑筋을 弛緩하고 또 輕症의 高血壓 환자에는 血壓降下, 症狀 改善의 作用이 있다. 또 氣管支 및 消化管의 腺體分泌를 증강한다. 子宮에는 收縮作用을 가지며 月經不順의 治療에 쓰일 수도 있다.

〔藥效 主治〕升陽, 發表, 透疹, 解毒하는 效能이 있다. 時氣疫癘(急性 傳染病), 頭痛寒熱, 喉痛, 口瘡, 斑疹不透(斑疹이 表面으로 나오지 않은 狀態), 中氣下陷(脾氣虛에 의한 組織의 弛緩, 臟器의 脫垂 등), 久瀉久痢, 脫肛, 婦女崩·帶, 子宮脫出 및 癰腫瘡毒을 치료한다. 【用法用量】1.5～9g을 달여 服用한다. 또는 丸劑, 散劑로 하여 使用한다. 〈外用〉粉末을 調合하여 붙이거나 또 煎液으로 양치질을 한다. 또는 患部를 씻는다.

〔禁忌〕上半身은 實하고 下半身은 虛한 狀態인 者, 陰液이 不足하고 虛火가 盛한 者, 이미 發疹이 된 者의 服用은 忌한다.

촛대승마 單穗升麻 Cimicifuga simplex WORMSK.

多年生 草本으로 높이는 1m 이상에 달한다. 根莖은 옆으로 뻗고 줄기는 곧게 서고 稜線과 세로로 홈이 있다. 2～3回 3出羽狀 複葉이 互生하는데 下部의 잎은 비교적 크고 葉柄은 길다. 葉柄의 밑부분에서는 짧은 葉鞘가 되어 줄기를 싸고 있고 莖上部의 葉柄은 비교적 짧고 小葉은 卵狀 長楕圓形 혹은 長楕圓狀 披針形이며 가장자리는 2～3 深裂하였고 裂片에는 缺刻과 고르지 못한 날카로운 鋸齒가 있다. 꽃은 白色으로 總狀花序로 頂生하고 간혹 분지하며 꽃은 다수로 花柄이 있고 밀착하며 花軸에 가는 털이 散布되고 꽃잎은 없다. 萼은 5片으로 卵形 또는 楕圓形이며 일찍 떨어지는 성질이 있다. 수술은 다수이고 子房은 자루가 있고 蓇葖은 3～4개로서 楕圓形이며 다소 자루가 길고 부리 모양이고 거의 털이 없다. 開花期는 6～7월이다. 深山 地域에 나며 中·北部에 分布한다. 【處方用名】根莖이 野升麻이다.

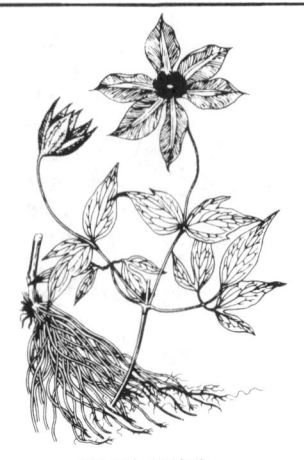
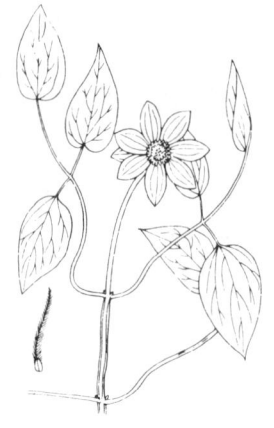
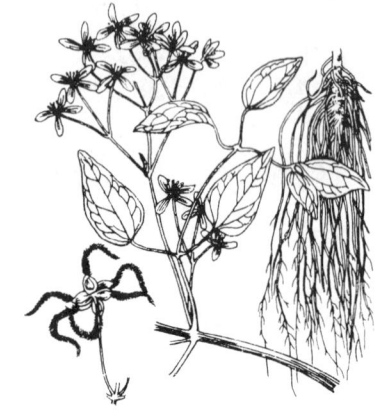

위령선 鐵線蓮
Clematis florida

큰꽃으아리 轉子蓮
Clematis patens

으아리 威靈仙
Clematis mandshurica

野升麻 (야승마)〈天目山藥植志〉: 촛대승마의 根莖이다. 9〜10月에 根莖을 採取하여 莖葉, 수염뿌리를 제거하고 햇볕에 말린다.

〔性味〕 味는 甘 辛 微苦하고 性은 微寒하다.

〔成分〕 根莖에는 cimicifugoside, methylcimicifugoside, acetylcimifugoside, cimigenoside, 25-o-methylcimigenoside, 25-o-acetylcimigenoside 등의 saponin, cimicifugenol 및 ester, khellol, ammiol, caffeic acid dimethylether, cimicifugine이 함유되어 있다.

〔藥效 主治〕 解熱, 解毒, 散風, 升陽, 透疹의 效能이 있다. 時氣疫癘, 陽明頭痛(陽明症의 頭痛), 喉痛, 斑疹, 風熱瘡瘍(風熱에 의한 瘡瘍), 長期의 下痢와 脫肛, 女子의 血崩, 小兒의 麻疹을 치료한다.【用法 用量】2〜6g을 달여서 服用한다.

사위질빵 女萎 *Clematis apiifolia* DC.

좀사위질빵 知尾鐵線蓮 *C. brevicaudata* DC.

落葉性 蔓莖植物로 줄기는 거의 方形, 紫色이고 白色의 柔毛에 덮여 있다. 3出複葉에 對生하고 小葉은 卵形 또는 卵狀 披針形이며, 中間의 小葉은 약간 크고 위가 3개로 갈라진 것도 있다. 잎가장자리의 중간 부분 이상에서는 2〜3개의 缺刻狀의 鈍한 톱니가 있으나 그 이하의 가장자리는 밋밋하고 兩面에 모두 짧고 흰 털이 나 있다. 葉柄은 가늘고 길다. 圓錐狀의 聚繖花序에 꽃은 白色, 지름 약 2cm이며 꽃받침잎은 4개로 外面에는 털이 密生하였으나 內面은 無毛이다. 꽃잎은 없고 수술은 多數, 葯은 花絲보다 짧고 黃色이며 心皮는 多數, 知毛에 싸여 있고 花柱에는 긴 白毛가 있다. 瘦果는 좁고 비틀린 卵形으로 길이 약 5mm에 花柱는 떨어지지 않고 길게 늘어난다. 開花期는 8月이다. 山野에 흔히 자라고 全國에 分布한다.【處方用名】莖이 女萎이다.

女 萎 (여위)〈藥錄〉: 사위질빵·좀사위질빵의 줄기로 가을에 채취하여 周皮를 벗기고 알맞

게 썰어서 햇볕에 말린다.

〔性味 歸經〕 味는 辛하고 性은 溫하다. 肝, 膀胱, 大腸經에 들어 간다.

〔成分〕 全草에는 quercetin, 有機酸, sterol, 少量의 alkaloid 가 함유되어 있다.

〔藥效 主治〕 瀉痢脫肛(下痢脫肛), 驚癎寒熱(癲癇과 寒熱), 寒熱百病(말라리아類), 姙婦浮腫, 筋骨疼痛, 霍亂泄痢(콜레라性 下痢)를 치료한다.【用法 用量】9~15g을 달여 服用하거나 또는 丸劑로 하여 服用한다. 〈外用〉 태워서 연기를 쐰다.

위 령 선 鐵線蓮 Clematis florida THUNB.　　　큰꽃으아리 轉子蓮 C. patens MORREN.

落葉 또는 半常綠의 蔓莖植物로 蔓莖은 가늘고 길며 質은 단단하고 全體에 短毛가 드문드문 있다. 잎은 對生하며 1~2회 3出하고 葉柄이 있어 다른 데 감길 수 있다. 小葉은 卵形 또는 卵狀 披針形에 가장자리는 밋밋하거나 또는 2~3의 缺刻이 있다. 花柄은 葉腋에 달려 길이 6~12cm 이고 中部에는 對生한 苞葉이 있고 끝에 白色의 큰 꽃이 달린다. 꽃은 지름이 5~8cm, 꽃받침잎은 4~6개로 卵形에 끝이 뾰족하고 가장자리는 약간 波形을 이루고 中央에 3 개의 굵은 縱脈이 있고 外面의 中央縱脈은 紫色을 띠었고 또 短毛가 있고 꽃잎은 없다. 수술은 多數인데 잘 변이하고 花絲는 편평하게 넓어지고 暗紫色이다. 암술도 多數이고 花柱는 絲狀의 털이 있는 것과 없는 것이 있다. 보통은 結實하지 않고 수술이 變異하지 않는 것만이 結實한다. 果實은 瘦果이며 꼬리 모양의 부속물에는 羽狀의 털이 있다. 開花期는 여름철이고 結實期는 가을이다. 中國 原產으로 집 부근에 심으며 南部地方에 분포한다(歸化植物).【處方用名】根 또는 全草가 鐵線蓮이다.

鐵線蓮(철선련)〈植物名實圖考〉: 위령선·큰꽃으아리의 根 또는 全草로 가을, 겨울철에 採取한다.

〔藥效 主治〕 뿌리는 尿酸症의 藥이 되고 痛風에 쓰이며 또 中風, 積聚, 黃疸을 치료하고 利尿와 通經의 효능이 있다.【處方例】① 蟲·蛇咬傷에는 全草를 짓찧어서 患部에 塗布한다. ② 風火에 의한 齒痛에는 根에 소금(鹽)을 가하여 짓찧어 患部에 塗布한다.

으 아 리 威靈仙 Clematis mandshurica RUPR.
　　　　　　　　　　　　　　　　　　외대으아리 (고칫대꽃) C. brachyura MAXIM.
　　　좁은잎사위질빵 山蓼 C. hexapetala PALL.　　　참으아리 黃藥子 C. paniculata THUNB.

落葉闊葉 蔓莖植物로 길이 3~5m 자라며 잎은 羽狀複葉으로 對生하며 작은 잎은 3~7개로 卵形이며 밑은 둥글거나 또는 뭉툭하고 끝은 날카로우며 거치가 없고 윤택이 있다. 꽃은 頂生 또는 腋生하고 聚繖花序에 달리며 萼片은 4~5개이고 倒卵狀 長楕圓形이며 白色이고 털이 없다. 瘦果는 卵形으로서 白色 털이 있는 길이 2cm 정도의 꼬리 같은 암술대가 달려 있다. 開花期는 6~8月, 結實期는 10月이다. 수풀속의 음습한 땅에 자라며 전국에 분포한다.【處方用名】根이 威靈仙이다.

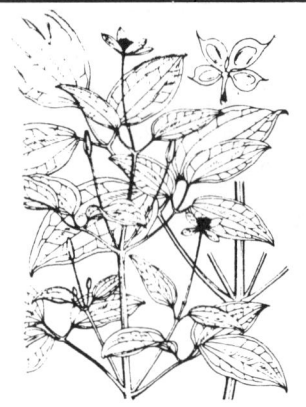
외대으아리
Clematis brachyura

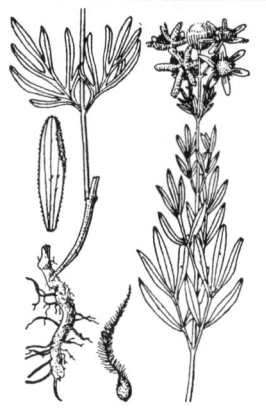
좁은잎사위질빵 山蓼
Clematis hexapetala

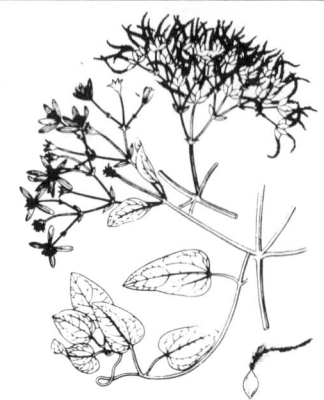
참으아리 黃藥子
Clematis paniculata

威靈仙(위령선)〈藥譜〉靈仙·能消·葳苓仙·鐵脚威靈仙: 으아리 및 同屬 近緣植物의 根으로 가을에 採取하여 莖葉, 수염뿌리를 제거하고 깨끗이 씻어 햇볕에 乾燥한다. 【修治】《威靈仙》挾雜物과 잔 줄기를 제거해서 충분히 물에 불려 어슷하게 썰어서 햇볕에 말린다. 《酒靈仙》어슷하게 썬 威靈仙을 黃酒에 넣어 충분히 불려 솥에 넣어 약한 불로 약간 볶아 건조시킨 뒤 꺼내 식힌다(威靈仙 50kg: 黃酒 6kg~7.5kg).

〔性味 歸經〕 味는 辛鹹하고 性은 溫하며 有毒하다. 膀胱經에 들어간다.

〔成分〕 根에는 anemonin, anemonol, sterol, 糖類, saponin, lacton, phenol 類, amino 酸이 함유되어 있다.

〔藥理〕 解熱, 鎭痛 및 尿酸을 녹이는 作用이 있고 利尿抑制作用이 뚜렷하다. 또 動物實驗에서 痲醉作用이 있는 것도 인정되었고 抗히스타민作用도 있다. 뼈가 목구멍에 걸려 局部攣縮이 있을 때 本品을 사용하면 弛緩되어 뼈가 내려간다. 또한 醋浸液은 魚骨에 대하여 일정한 軟化作用이 있는 것으로 생각된다.

〔藥效 主治〕 祛風, 祛濕, 經絡疏通, 消痰涎, 散癖積의 效能이 있다. 痛風, 頭痺, 腰膝冷痛, 脚氣, 말라리아, 癥瘕, 積聚, 破傷風, 扁頭炎, 諸骨의 鯁咽(목에 뼈가 걸린 것), 류머티性의 深部痛, 急性 黃疸型傳染性肝炎, 浮腫, 小便不利, 偏頭痛, 咽喉腫痛, 打撲에 의한 內傷을 치료한다. 【用法 用量】 6~9g을 달여서 또는 散劑로 服用한다. 〈外用〉 짓찧어서 塗布한다.

〔禁忌〕 風虛血弱으로 風寒濕邪가 없는 者는 服用을 忌한다.

황　　련 黃連 *Coptis chinensis* FRANCH.　　왜황련 黃連 *C. japonica* MAKINO
삼각엽황련 三角葉黃連 *C. deltoidea* C.Y. CHENG et HSIAO
아미야련 峨眉野連 *C. omeiensis* (CHEN) C.Y. CHENG

多年生 草本으로 높이 50cm 이며 根莖은 黃色이고 가지가 갈라지며 수염뿌리가 밀생한다. 잎은 뿌리에서 나오고 葉柄은 6~16cm 이다. 잎은 革質에 가깝고 卵狀 三角形이고 3개로 갈라졌다. 中央의 裂片은 菱形에 가깝고 밑부분이 급하게 가늘어져서 1~1.8cm의 가는 小葉柄으

로 되었다. 裂片은 羽狀으로 깊게 갈라졌으며 長楕圓形에 가깝고 끝은 날카롭고 가장자리에 가시 모양의 톱니가 있다. 花莖은 1~2 개이고 잎의 길이와 같거나 또는 조금 더 길고 2 갈래 또는 몇 갈래로 갈라져서 聚繖花序를 형성하여 3~8 개의 꽃이 달린다. 苞片은 披針形에 羽狀으로 3~5 갈래로 깊게 갈라졌다. 꽃받침잎은 5 개로 黃綠色에 長楕圓形 내지 披針形이고 꽃잎은 線形 또는 線狀 披針形에 끝은 뽀족하고 中央에는 蜜腺이 있다. 수술은 多數이고 葯은 廣卵形에 黃色이며 心皮는 8~12 개, 길이 6~7 mm 이다. 袋果가 6~12 개 열리고 種子는 7~8 개로 長楕圓形에 길이 약 2 mm 이며 褐色이다. 開花期는 2~4 月, 結實期는 3~6 月이다. 栽培한다. 【處方用名】根莖이 黃連이다.

黃 連 (황련) 〈神農本草經〉 王連·支連: 황련의 根莖으로 11 月이 채취의 最適期이다. 全株를 캐서 莖·葉·수염뿌리·진흙 등을 제거하고 햇볕에 말려서 cork 層을 제거한다.【修治】《炒黃連》黃連의 切片을 表面이 深黃色이 되도록 강한 불로 볶는다.《薑黃連》生薑을 짓찧어 汁을 내서 끓는 물에 조금 타서 이것을 黃連의 切片에 부어 고루 섞어서 黃連이 충분히 生薑汁을 吸收하면 약한 불로 表面이 深黃色이 되도록 볶는다(黃連 50 kg : 生薑 6.5 kg).《萸黃連》먼저 吳茱萸에 淸水를 加하여 달여서 吳茱湯液을 만든다. 여기에 黃連片을 넣어서 黃連이 湯液을 吸收하면 볶아 通風이 잘 되는 곳에서 말린다(黃連 50 kg : 吳茱萸 6.25 kg).《酒黃連》黃連片에 黃酒를 고루 混合하여 表面이 深黃色이 될 때까지 볶는다.

〔藥材〕 市販되고 있는 黃連은 原植物과 産地에 따라서 아래의 數種이 있다.

① 味連… 川連·鷄爪連·光連: 分枝가 많고 보통 3~6 개가 1 묶음으로 되어 있다. 모양은 조금 구부러지고 닭의 발톱과 비슷하다. 外表는 黃褐色이고 cork 層이 벗겨진 곳은 赤褐色이다. 分枝에는 불연속적인 橫紋이 나타나고 結節 部分은 굵고 念珠와 비슷한 모양이다. 質은 강하고 딱딱하다. 斷面은 불규칙하고 皮部는 暗褐色, 木部는 黃金色, 放射組織의 균열이 있다. 中心部의 髓는 黃赤色인데 그 중에는 空洞이 된 것도 있다. 香氣는 없고 맛은 매우 쓰고 씹으면 唾液이 黃色이 된다. 굵고 튼튼하며 念珠形에 質이 단단하고 斷面은 黃赤色, 줄기나 수염뿌리가 남아 있지 않는 것이 良品이다.

② 雅連: 三角葉黃連의 乾燥 根莖, 대개는 分枝하지 않는다. 모양은 圓柱形에 가깝고 조금 꼬부라져서 누에와 비슷하다. 表面은 褐色 또는 黃褐色에 불연속의 橫紋이 많고 結節도 확실하게 나타난다. 수염 뿌리의 흔적이 많이 있고 葉柄과 鱗片도 남아 있다. 質이 단단하고 斷面이 불규칙적이고 皮部는 暗褐色, 木部는 濃黃色에 放射組織이 확실히 나타난다. 無臭에 味는 매우 쓰고 質이 단단하고 斷面이 黃色이며 줄기나 수염뿌리가 남아 있지 않는 것이 良品이다.

③ 野黃連: 峨眉野連의 乾燥根莖이다. 外形은 雅連과 비슷하나 上端에 길이 6~10 cm 의 葉柄이 많이 남아 있어서 野生임을 알 수 있다. 根莖은 대개가 分枝하지 않거나 2 개로 分枝하였고 약간 꼬부라져 있다. 表面은 黑褐色에 結節이 빽빽하게 있고 木部의 斷面은 선명한 黃色이다. 모두 野生品이고 中國의 四川産이 品質이 가장 좋은 것으로 알려져 있다.

〔性味 歸經〕 味는 苦하고 性은 寒하다. 心, 肝, 胃, 大腸經에 들어간다.

〔成分〕 黃連에는 berberine 7~9 % coptisine, worenine, palmatine, jateorrhizine 등의

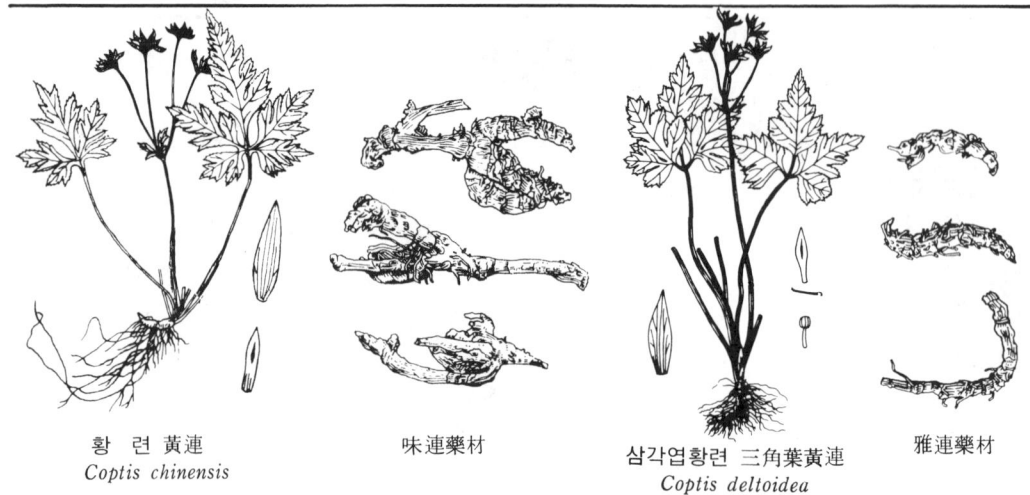

황련黃連
Coptis chinensis

味連藥材

삼각엽황련 三角葉黃連
Coptis deltoidea

雅連藥材

alkaloid가 함유되어 있다. 이외에 obacunone, obaculactone이 含有되어 있다. 峨眉野連에서는 berberine, worenine, jatrorrhizine, palmatine, 非phenol性 alkaloid 및 phenol性 alkaloid 2種이 分離되었다. 三角葉黃連의 줄기, 地下莖, 수염뿌리에는 모두 berberine, palmatine, coptisine, worenine이 함유되어 있다.

〔藥理〕 1. 抗微生物作用 및 抗病原蟲作用 : 細菌 in vitro에서 黃連 또는 berberine은 溶血性 連鎖球菌, 腦膜炎菌, 肺炎雙球菌, Cholera菌, 炭疽菌 및 黃色포도球菌에 대하여 상당히 강한 억제작용이 있다. 또 赤痢菌, Diphtheria菌, 枯草菌, 綠色連鎖球菌에 대해서도 억제작용이 있고 肺炎桿菌, 百日咳菌, Pest菌, Brucella菌, 破傷風菌, C. Welchii菌, 結核菌에 대하여서도 유효하였다. 그러나 變形菌, 大腸菌, Typhus菌에 대해서는 그다지 효과가 나타나지 않았다.

2. 循環系에 대한 作用 : 痲醉한 개, 고양이, 토끼 또는 痲醉 안 한 Rat에 berberine을 靜脈注射 또는 內服시켰더니 모두에 降壓作用이 나타났다. 普通量의 投與 期間은 길지 않았으나 되풀이하여 投與하였을 때는 增强作用도 藥物耐性 現象도 나타나지 않았다. 또 보통의 投與量 또는 投與量이 적을 때에는 心臟을 興奮시키고 冠狀動脈의 血流量을 증가시켰으나 投與量이 大量인 경우에는 心臟을 억제하였다.

3. Acetylcholine 등에 대한 作用 : 哺乳動物의 心臟標本에 berberine을 少量 投與하면 acetylcholine의 作用을 强化할 수 있으나 大量으로 投與하면 拮抗한다. 動物의 全體實驗에서도 같은 효과가 인정되었다.

4. 平滑筋에 대한 作用 : Berberine은 血管의 平滑筋에 대하여 弛緩作用을 나타내지만 子宮, 膀胱, 氣管支, 胃腸 등의 平滑筋에 대해서는 興奮作用을 나타낸다.

5. 膽汁의 分泌와 血液에 대한 영향 : Berberine은 膽囊機能을 높이는 作用이 있고 膽汁生成을 촉진하고 그 濃度를 묽게 하므로 慢性膽囊炎의 患者가 內服하면 높은 치료 효과를 나타낸다.

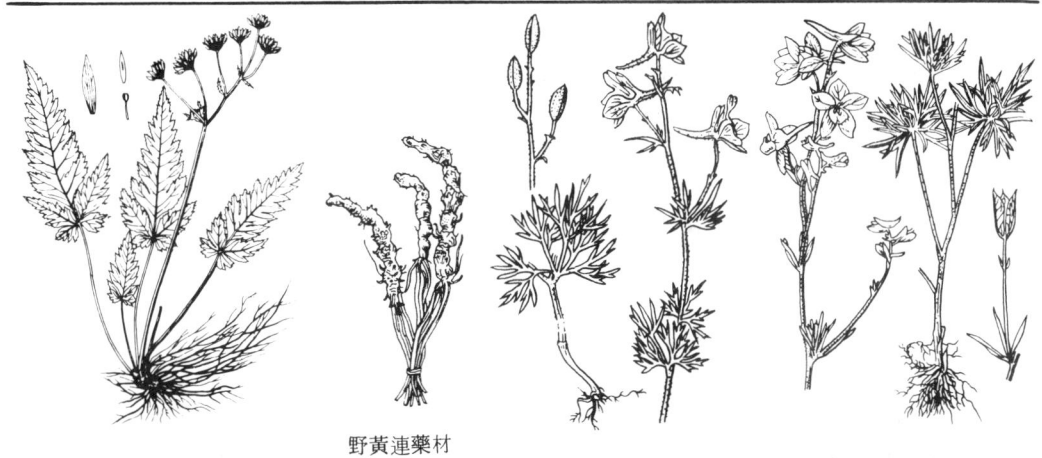

| 아미야련 峨眉野連 | 野黃連藥材 | 참제비고깔 飛燕草 | 제비고깔 翠雀花 |
| Coptis omeiensis | | Delphinium ornatum | Delphinium grandiflorum |

6. 抗癌作用, 抗放射線作用 및 細胞代謝에 대한 作用 : 이전에는 berberine은 原形質毒 또는 細胞分裂毒이라 하여 colchicine, chelidonine과 같이 troponoid類에 屬하고 colchicum과 協力作用을 가지고 있다고 생각되었다. 組織培養에 의한 實驗에서 細胞의 呼吸과 酸素攝取를 抑制하고 細胞의 脂肪變性을 일으켰다. 이것을 螢光照射하여 보았더니 細胞內 顆粒中에 berberine의 存在를 확실하게 관찰하였다.

7. 其他 作用 : Berberine을 Mouse에 少量 投與하면 大腦皮質의 興奮過程을 증강하지만 大量 投與하면 반대로 감퇴시킨다. 또 동시에 抑制過程을 强化한다. Berberine은 頸動脈小體와 骨髓 및 腸의 化學的 受容體에 대하여 興奮作用이 있다. 頸動脈注射는 靜脈注射와는 달라서 血壓의 恒常的 降下를 하지 않고 波動的 變化를 가져오게 한다.

8. 吸收, 分布, 排出 : Berberine을 內服하였을 때의 吸收率은 좋지 않았다. 腸管外 投藥의 경우는 血液 中에 吸收되면 곧 組織 內로 들어가고 血中濃度를 유지하는 것은 어려웠다.

〔毒性〕 Berberine에는 副作用은 매우 적고 長時間 服用하여도 아무런 장애가 나타나지 않았다. 상당히 안전성이 높은 藥劑라 할 수 있다. Berberine을 1回 20g을 服用하여도 또 黃連의 散劑를 100g 連用하여도 아무런 副作用은 없었다. 動物實驗에 있어서도 毒性은 매우 낮았다.

〔藥效 主治〕 淸熱瀉火, 淸心除煩, 燥濕, 解毒, 殺蟲의 效能이 있다. 流行性 熱病, 腸티푸스, 高熱煩悶하는 病症, 痞滿嘔逆, 細菌性 下痢, 有熱性 下痢 및 腹痛, 肺結核, 嘔吐, 鼻出血, 下血, 消渴(口渴과 頻尿), 疳積, 蛔蟲症, 百日咳, 咽喉腫痛, 火眼(目充血과 炎症), 口瘡(口內炎), 癰疽瘡疥, 濕疹, 火傷 등을 치료한다. 【用法 用量】 1.5~3g을 달여서 服用하거나 丸劑, 散劑로 하여 服用한다. 〈外用〉 粉末을 調合하여 붙인다. 眼病에는 黃連의 水煎液으로 씻어 내거나 황련의 水浸液을 點眼한다.

〔配合 禁忌〕 陰虛로 煩熱이 있고 胃虛嘔吐, 惡心, 脾虛下痢, 五更泄瀉에는 服用에 주의를 要한다. 黃芩・龍骨・理石은 相使이고, 菊花・莞花・玄蔘・白鮮皮・白殭蠶은 相惡, 款冬・牛膝은 相畏, 烏頭은 勝, 猪肉은 忌한다.

참제비고깔 飛燕草　*Delphinium ornatum* BOUCHE　(=*D. ajacis* L.)

제비고깔 翠雀花　*D. grandiflorum* L.

越年生 草本으로 줄기는 곧게 서고 높이 90 cm 내외이며 윗부분에 다소 짧은 털이 있다. 잎은 互生하며 葉柄이 길고 윗부분은 거의 葉柄이 없고 손바닥 모양으로 3개로 째어졌고 裂片은 거듭 2~3개로 째어졌으며 좁은 線形을 이룬다. 꽃은 總狀花序로 頂生하며 곧게 서고 꽃의 수가 많다. 꽃은 白色으로 花柄은 길고 한쪽으로 향하여 핀다. 꽃받침잎은 5개로서 크기가 다르고 최상부의 것은 길이 1.5 cm 정도의 距가 있다. 꽃잎은 뒤쪽에 붙어 있으며 1개뿐이고 끝이 2개로 갈라지며 밑부분이 합쳐져서 距 속에 들어 있다. 수술은 다수이고 花絲는 하부가 납작하며 암술은 1개이고 蓇葖은 長楕圓形이고 털로 덮여 있다. 開花期는 7월이다. 歐州 原産으로 慶南(金海)에 野生상태로 자란다. 【處方用名】根과 種子가 飛燕草이다.

飛燕草 (비연초)〈中國藥植圖鑑〉: 참제비고깔·제비꼬깔의 根과 種子로 7~8月에 採取한다.

〔成分〕 種子에는 alkaloid 約 1%, 脂肪油 約 39%가 함유되어 있고 alkaloid에는 ajacine, delcosine, delsoline, elatine 등의 aconitine系의 alkaloid와 ajaconine 등이 있다. 또 樹脂, delphin도 함유되어 있다.

〔藥理〕 Ajaconine, ajacine의 藥理硏究는 아직 볼 수 없다. 脂肪油는 殺蟲作用을 가지고 葉, 種子는 皮膚炎을 일으키며 種子의 毒性은 다른 部分보다 크다. 中毒된 動物은 步行困難, 특히 後肢에서 볼 수 있다. 또 脈拍·呼吸이 떨어지며 體溫도 降下하지만 食慾은 良好하다. 運動失調를 가져오며 나중에는 全身의 痙攣收縮이 일어나며 呼吸이 약해져 사망하게 된다.

〔藥效 主治〕 種子는 內服하며 作用은 烏頭(바꽃)와 같으며 水腫을 치료한다. 根은 腹痛을 治療한다.

노 루 귀 獐耳細辛　*Hepatica asiatica* NAKAI

새끼노루귀　*H. insularis* NAKAI　　섬노루귀　*H. maxima* NAKAI

多年生 草本으로 根莖은 비스듬히 자라고 마디가 많고 수염뿌리가 많다. 잎은 뿌리에서 모여나고 葉柄은 길고 길이는 25 cm 내외이며 心臟形이고 가장자리가 3개로 갈라진다. 裂片은 卵形으로 끝이 뭉툭하고 다소 두꺼우며 더러 白斑이 있고 잎 뒤에 긴 털이 산생했다. 꽃은 이른 봄에 묵은 잎에서 긴털이 있는 여러 줄기의 긴 花柄이 나와 花柄 끝에 각각 한 송이씩 위를 향하여 白色 또는 엷은 紅色으로 피며 總苞는 3개이고 卵形이며 길이 8 mm, 나비 4 mm 로서 綠色이고 백색털이 밀생하며 꽃받침잎은 6~8개이고 長楕圓形이며 꽃잎은 없고 수술과 암술은 많으며 黃色이고 子房에 털이 있다. 瘦果는 많으며 퍼진 털이 있고 下部에 宿存苞가 있다. 開花期는 5月이다. 山地의 숲속에 나며 울릉도를 제외한 全國에 분포한다. 【處方用名】全草가 獐耳細辛이다.

獐耳細辛 (장이세신): 노루귀 및 同屬 近緣植物의 뿌리가 달린 全草로 여름에 採取하여 햇

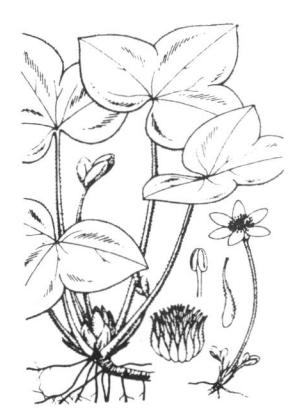
노루귀 獐耳細辛
Hepatica asiatica

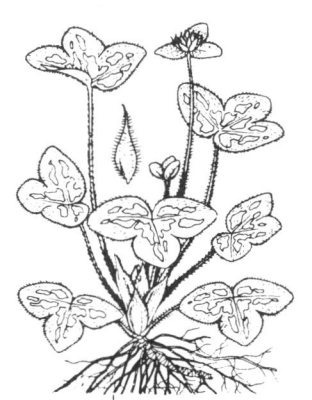
새끼노루귀
Hepatica insularis

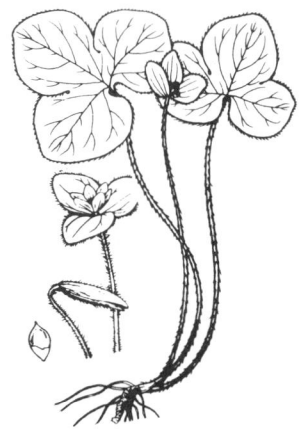
섬노루귀
Hepatica maxima

볕에 말린다.

〔性味 歸經〕 味는 甘苦하고 性은 平하다. 肝, 肺, 大腸經에 들어간다.

〔藥效 主治〕 鎭痛, 鎭咳, 消腫의 效能이 있다. 頭痛, 齒痛, 腹痛, 咳嗽, 腸炎, 下痢를 치료하며 6∼18g을 달여서 服用한다. 〈外用〉 짓찧어서 患部에 塗布한다.

할 미 꽃 (노고초) 白頭翁 *Pulsatilla koreana* NAKAI   분홍할미꽃 *P. davurica* SPRENG.
가는잎할미꽃 (일본할미꽃) *P. cernua* (THUNB.) SPRENG.

多年生 草本으로서 긴 絹毛가 밀포됐으며 뿌리는 肥厚하고 길고 곧으며 暗褐色을 띤다. 줄기는 곧게 서고 높이는 40 cm 내외이다. 잎은 뿌리에서 叢生하여 났으며 葉柄은 길고 羽狀으로 깊게 째어졌으며 裂片은 거듭 2∼3개로 中裂하였으며 가운데 열편은 부채형이고 缺刻 또는 날카로운 齒牙緣이다. 꽃 핀 후 성장하여 높이 30 cm 내외에 달한다. 總苞葉은 줄기끝에 3∼4조각 났으며 葉柄은 없고 가늘게 째어졌으며 裂片은 긴 부채 모양으로 끝이 날카롭고 赤紫色의 꽃은 苞葉의 중심에서 긴 花柄이 나와 그 끝에 1개의 꽃이 밑을 향해 달리며 萼은 6片인데 長楕圓形이며 꽃잎 모양이다. 수술은 다수이고 葯은 黃色이며 암술 역시 다수이다. 子房은 털이 있고 花柱의 상부는 紫色이다. 瘦果는 長卵形인데 球狀으로 집합하며 각각 흰색의 긴 털이 있는 宿存花柱를 가졌다. 開花期는 4∼5월이다. 산과 들의 양지에 나며 南·中·北部에 分布한다.

【處方用名】 ① 根이 白頭翁 ② 花는 白頭翁花 ③ 葉은 白頭翁莖葉이다.

❶ 白頭翁 (백두옹) 〈神農本草經〉 野丈人·胡王使者·白頭公 : 할미꽃 및 同屬 近緣植物의 根이다. 봄의 開化 전에 採取하여 根頭部의 白色 茸毛를 남겨두고 地上莖과 진흙을 제거하고 깨끗이 하여 햇볕에 乾燥한다.

〔性味 歸經〕 味는 苦하고 性은 寒하다. 大腸, 肝, 胃經에 들어간다.   白頭翁藥材

〔成分〕 뿌리에는 saponin($C_{45}H_{76}O_{20}$) 약 9% 含有되어 이것을 加水分解하면 triterpen 型의 genin($C_{30}H_{48}O_4$), glucose, rhamnose 및 未知의 糖 一種으로 구성된다. 이 밖에 anemonin이

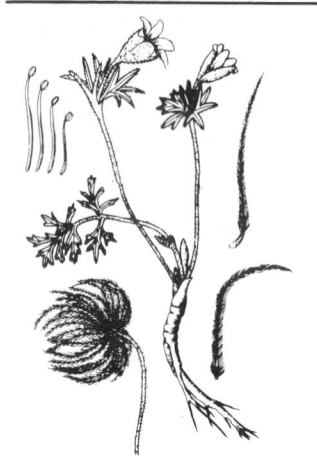 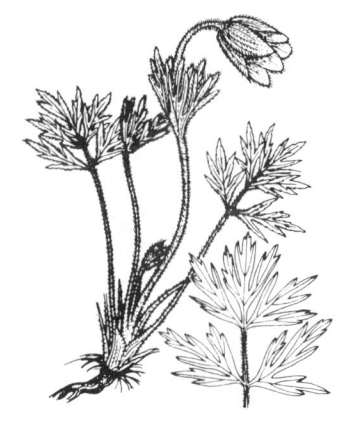 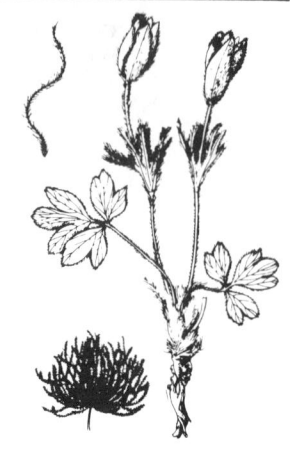

할미꽃 白頭翁 　　　　　　분홍할미꽃 　　　　　　가는잎할미꽃
Pulsatilla koreana　　　　*Pulsatilla davurica*　　　　*Pulsatilla cernua*

함유되어 있으며, 이것은 一種의 강한 心臟毒이지만, 뿌리를 제거한 全草에는 強心作用이 있다. 가는잎할미꽃 *Pulsatilla cernua*의 뿌리에는 stigmasterol($C_{29}H_{46}O$)과 β-sitosterol이 함유되어 있고 또 hederagenin, oleanolic acid 및 매우 少量의 acetyl oleanolic acid도 함유되어 있다.

〔藥理〕 1. 抗 ameba 原蟲: 할미꽃의 煎劑와 saponin은 *in vitro* 및 *in vivo*에서 ameba 赤痢의 成長을 抑制하지만, 大量 投與를 해야만 한다. *in vitro*에서 煎劑가 1:40인 경우는 ameba의 成長을 완전히 抑制한다. 1:60에서는 培養液 속에 둥글게 오그라든 囊子前期型이 나타난다. Saponin이 1:200인 경우에는 原蟲의 成長을 완전히 抑制할 수가 있으며, 1:500에서는 둥글게 오그라든 囊子前期型이 나타나고, 1:1000에서는 營養型이 나타난다.

2. 抗膣트리코모나스: 5% 할미꽃의 流動엑스는 *in vitro*에서 5分間으로 트리코모나스를 殺蟲한다. 단순히 alcohol만으로 調製한 엑스는 膣粘膜에 대해서 刺戟性이 매우 크지만 aceton과 ether로 처리한 뒤의 水溶液은 刺戟性 成分이 제거되어 트리코모나스에 대해서도 여전히 효과가 있다.

3. 抗菌作用: 할미꽃의 신선한 줄기와 잎에서 짜낸 汁液은 *in vitro*(平血挖洞法)의 黃色葡萄球菌과 綠膿菌에 대해서 抑菌作用이 있고, tannin을 제거한 뒤에는 작용이 없어진다. 赤痢菌에 대한 작용은 비교적 뒤떨어진다. 그러나 煎劑의 赤痢菌에 대한 작용은 菌의 種類에 따라서 다르며, 志賀菌에 대해서는 비교적 강하고 Schmidt菌이나 Flexner's菌 및 Sonne's菌에 대해서는 順으로 약해지는지 抑菌作用이 없다는 보고도 있다.

〔毒性〕 할미꽃의 煎劑 및 그 saponin의 毒性은 매우 낮아서 Rat에 대해서는 거의 無毒하다. Saponin의 溶血指數는 1:666으로 純 saponin에 비하면 그 溶血度는 얼마 안 되는 1/100이다.

〔藥效 主治〕 清熱涼血, 解毒의 효능이 있다. 消炎收斂, 止血, 止瀉藥으로서 熱毒性 血痢, 溫瘧寒熱(말라리아에 의한 寒熱), 鼻出血, 痔出血, 癥瘕積聚, 瘰氣, 腸垢(血液 또는 膿이 섞인

粘液便), 咽腫(咽頭腫瘍), 瘰癧, 疝瘕, 血痔를 치료한다.【用法 用量】9～15g(新鮮한 것은 15～30g)을 달여 服用한다. 또는 丸, 散劑로 服用한다.〈外用〉짓찧어서 塗布한다.

❷ 白頭翁花 (백두옹화)〈本草綱目〉: 할미꽃 및 同屬 近緣植物의 꽃이다. 瘧疾寒熱, 白禿頭瘡을 치료한다.【用法 用量】3～6g을 달여 服用한다.〈外用〉粉末로 調合하여 塗布한다.

❸ 白頭翁莖葉 (백두옹경엽)〈日華子諸家本草〉: 할미꽃 및 同屬 近緣植物의 잎이다. 腰膝肢節風痛, 浮腫 및 心臟痛을 치료한다.【用法 用量】9～15g을 달여 服用한다.

젓가락풀 回回蒜 *Ranunculus chinensis* BUNGE.

왜젓가라나물 *R. quelpaertensis* (LEV.) NAKAI

越年生 草本으로 全體에 거친 털이 있고 길이 40～80cm이다. 줄기는 곧게 서고 가지가 많이 뻗고 속이 비어 있고 根莖이 짧다. 根生葉은 葉柄이 길며 三出複葉으로서 위로 올라갈수록 葉柄이 짧아지고 잎도 작아지며 3개로 완전히 갈라진다. 小葉은 거듭 分裂하여 最終裂片은 倒披針形으로서 끝이 날카롭고 뾰족한 톱니가 있고 兩面에 伏毛가 있다. 꽃은 聚繖花序로서 頂生하며 黃色의 꽃은 소수로 성기게 나며 花柄이 길고 길이는 8cm 내외이다. 꽃받침잎은 5개로서 卵形이고 水平으로 퍼지며 뒷면에 털이 있고, 꽃잎은 5개이고 倒卵形이며 윤택이 있고 밑부분에는 작은 鱗片이 있다. 수술은 다수이고 암술도 다수이다. 瘦果는 楕圓形으로 다수 집합하여 卵狀 長楕圓形의 毬果를 이루고 길이는 1cm 내외이다. 開花期는 6월이며 들의 濕地 또는 草地에 나며 전국에 분포한다.【處方用名】全草가 回回蒜이다.

回回蒜 (회회산)〈救荒本草〉水胡椒·蝎虎草: 젓가락풀·왜젓가라나물의 全草로 여름 開花期에 채취하여 햇볕에 말리거나 生用한다.

〔性味 歸經〕 味는 苦辣하고 性은 微溫하며 小毒이 있다. 肝, 脾經에 들어간다.

〔藥效 主治〕 消腫, 截瘧, 殺蟲의 效能이 있다. 肝炎, 肝硬變性 腹水, 말라리아, 瘡癩, 牛皮癬, 高血壓症, 喘息, 食道癌, 惡性 瘡癰腫, 角膜片雲을 치료한다.【用法 用量】3～9g을 달여 服用한다.〈外用〉짓찧어 붙여서 發疱시키거나 生汁을 내어 바르거나 煎液으로 씻는다.

미나리아재비 毛茛 *Ranunculus japonicus* THUNB.

多年生 草本으로 全草가 白色의 거친 털로 덮였는데 특히 줄기와 葉柄에 많다. 수염뿌리가 많이 달린다. 根生葉에는 葉柄이 길고 葉身은 掌狀 혹은 五角形에 가깝고 보통 3개로 깊이 갈라졌다. 裂片은 倒卵形 내지는 菱狀 卵形이고 줄기 上部의 裂片은 漸先形의 線狀 披針形이고 兩面에 灰白色의 柔毛가 붙어 있다. 꽃은 잎과 마주 보고 側生하는데 1개 또는 몇 개의 黃色 꽃이 줄기의 끝에 달리고 花梗이 길다. 꽃은 지름이 2cm, 꽃잎은 5개, 꽃받침잎도 5개로 長楕圓形이거나 長卵形으로 淡黃色이고 끝은 둥글며 外側에는 白色의 털이 密生하여 덮고 있다. 꽃잎은 5개로 黃色 廣倒卵形이거나 微凹形에 밑부분은 뭉툭하거나 쐐기형이고 蜜腺이 있다. 수술과 心皮는 多數이고 柱頭는 하나이다. 집합한 瘦果는 球形이거나 卵球形, 瘦果는 倒卵狀

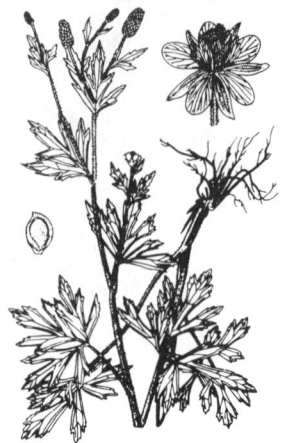
젓가락풀 回回蒜
Ranunculus chinensis

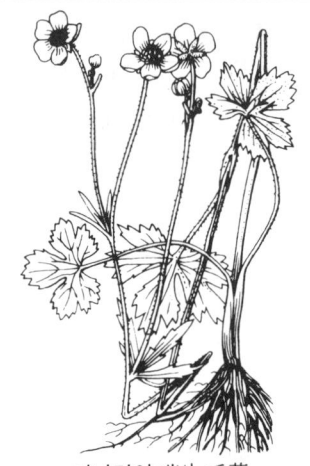
미나리아재비 毛茛
Ranunculus japonicus

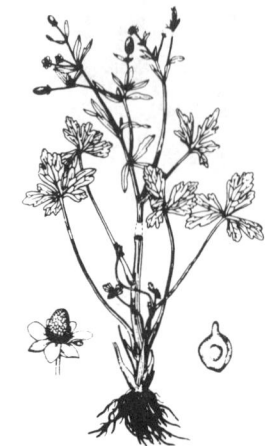
개구리자리 石龍芮
Ranunculus sceleratus

圓形에 약간 편평하고 淡褐色에 끝이 突起하였다. 開花期는 6月이다. 산이나 들의 陰濕地의 양지쪽에 나며 전국에 분포한다.【處方用名】全草 및 根이 毛茛이다.

毛 茛 (모간)〈本草拾遺〉水茛・毛建・猴蒜・自炙: 미나리아재비의 全草 및 根으로 여름, 가을에 採取하여 생것 그대로 사용한다.

〔性味 歸經〕 味는 辛하고 性은 溫하며 有毒하다. 肝, 胃經에 들어간다.

〔成分〕 全草에는 protoanemonin 과 그의 二重體 anemonin 이 함유되어 있고 신선한 植物에는 protoanemonin 이 0.05% 함유되어 있다.

〔藥理〕 毛茛에는 강렬한 揮發性의 刺戟成分이 함유되어 皮膚에 닿으면 炎症이나 水疱가 생기고 內服하면 극심한 胃腸炎과 中毒症狀을 일으킨다. 그러나 死亡에 이르는 것은 적고 또 辛味가 강렬하기 때문에 먹을 수도 없다. 刺戟作用을 하는 成分은 protoanemonin 인데 重合하면 刺戟이 없는 anemonin 으로 변화된다.

〔藥效 主治〕 말라리아, 黃疸, 偏頭痛, 胃痛, 류머티性關節炎, 關節結核, 骨結核, 氣管支喘息, 鶴膝風(膝關節結核), 癰腫, 惡瘡, 疥癬, 齒痛, 結膜炎 등을 치료한다.【用法 用量】〈外用〉짓찧어서 患部에 붙이거나 煎液으로 씻는다. 水疱가 생기지 않도록 주의해야 한다.

개구리자리(놋동이풀) 石龍芮 *Ranunculus sceleratus* L.

越年生 草本으로 높이가 50 cm 내외이다. 비교적 털이 없고 뿌리는 백색이며 수염뿌리가 많이 났다. 줄기는 연하고 엉성하게 크며 곧게 섰고 가지가 여러 갈래로 뻗는다. 根生葉은 모여 나고 葉柄이 길고 3개로 깊이 째어졌으며 裂片은 거듭 3裂되어 뭉툭한 齒牙緣이다. 莖葉은 互生하며 葉柄이 짧고 3개로 깊이 째어졌으며 裂片은 線形으로 끝이 뭉툭하다. 꽃은 줄기끝 또는 가지끝에 긴 花柄이 나와 그 끝에 황색의 꽃이 각각 한 송이씩 나며 수가 많다. 꽃받침잎은 5개이며 楕圓形이고 뒷면에 털이 있으며 젖혀진다. 암술 수술 모두 다수이며 子房은 가늘고 작다. 瘦果는 작은 楕圓形으로 짧은 새주둥이 모양으로 다수 집합하여 긴 楕圓形의 果䅬를

이룬다. 開花期는 5∼6月이다. 논 또는 물고랑에 나며 제주도, 울릉도 및 강원, 경기에 분포한다. 【處方用名】① 全草는 石龍芮 ② 果實은 石龍芮子이다.

❶ 石龍芮 (석룡예)〈神農本草經〉苦菫・水菫・姜苔・水姜苔・菫葵・彭根・胡椒菜・鬼見愁: 개구리자리의 全草로 開花期에 採取하여 햇볕에 말린다.

〔性味 歸經〕 味는 苦辛하고 性은 寒하며 有毒하다. 肺, 肝經에 들어간다.

〔成分〕 Ranunculin($C_{11}H_{10}O_8$, genin은 protoanemonin), protoanemonin 과 protoanemonin 의 안전한 2分子 重合體 anemonin이 함유되어 있다. 또 choline, alkaloid, 不飽和 sterol, pyrogallol tannin, flavonoid 및 多種의 tryptamine 誘導體가 함유되어 있고 그 중의 serotonine 이 함유되어 있다. 이외에 2種의 性質이 분명하지 않은 抗 serotonine 性 物質이 함유되어 있다.

〔藥理〕 신선한 生葉은 protoanemonin이 함유되어 있기 때문에 皮膚炎, 水疱를 일으킨다. 加熱하거나 또는 오래 두면 anemonin으로 변화되어 辛辣한 맛과 刺戟性이 없어진다. 줄기와 잎의 생것에는 아직 histamine 혹은 acetylcholine 은 발견되지 않았으나, 그러나 7種의 tryptamin 의 誘導體가 함유되어 있고 그 중의 하나가 serotonine이다. 또 2種의 抗 serotonin 性의 物質이 있다. 7種의 tryptamine 誘導體는 Rat 의 子宮의 serotonine 受容體에 대하여 收縮作用을 가지고 있다.

〔藥效 主治〕 癰癤腫毒, 瘰癧結核, 말라리아(瘧疾), 下肢潰瘍, 毒腫癰癤瘡, 蛔蟲, 蟲齒를 치료한다. 【用法 用量】3∼9g을 달여 服用한다.〈外用〉짓찧어서 붙이거나 졸여서 膏로 患部에 바른다.

❷ 石龍芮子 (석룡예자)〈神農本草經〉: 개구리자리의 果實로 4∼7月에 採取한다.

〔性味〕 味는 苦하고 性은 平하다.

〔藥效 主治〕 心熱煩渴, 陰虛失精, 風寒濕痺를 치료한다. 그 效能은 枸杞子, 覆盆子와 유사하다. 石龍芮는 陰精을 補하고 風燥를 去하는 藥이다.

〔配合 禁忌〕 石龍芮子는 大戟은 相使이고 蛇脫・吳茱萸는 相畏이다.

개구리갓 小毛茛 *Ranunculus ternatus* THUNB. (=*R. extorris* HANCE)

多年生 草本으로 幼株에는 灰白色의 柔毛가 드문드문 있으나 자라면 無毛 또는 柔毛가 적어진다. 塊根은 多肉質이고 紡錘形의 몇 개가 모여 있다. 줄기는 10∼25 cm 이며 根生葉은 葉柄이 길고 腎圓形 또는 卵形이며 3개로 깊게 또는 완전히 갈라지고 小葉은 腎圓形 또는 三角狀 倒卵形이며 때로는 葉柄이 있고 길이 0.5 cm, 나비 0.5∼1 cm 로서 둔한 톱니 또는 缺刻이 있고 다시 3개로 갈라지는 것도 있다. 莖生葉은 1∼4 개로서 葉柄이 없고 3개로 완전히 갈라지며 裂片은 다소 線形이고 끝이 둔하다. 꽃은 줄기의 끝에 잎과 對生하고 單生하며 花柄은 길이 0.5∼2 cm 에 짧은 細毛가 있다. 꽃받침 잎은 5개로 長圓形 또는 倒卵形에 膜質이며 綠色이나 가장자리는 淡黃色이며 外側에 細毛가 있다. 꽃잎은 5개, 廣倒卵形, 黃色, 無毛이다. 수술은

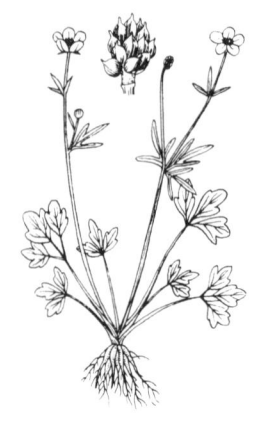

개구리갓 小毛茛
Ranunculus ternatus

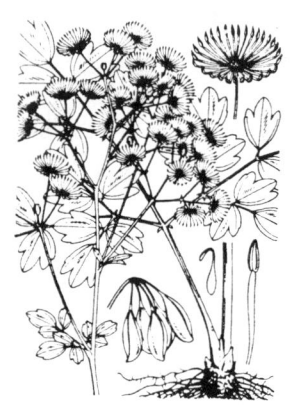

꿩의다리 翅果唐松草
Thalictrum aquilegifolium

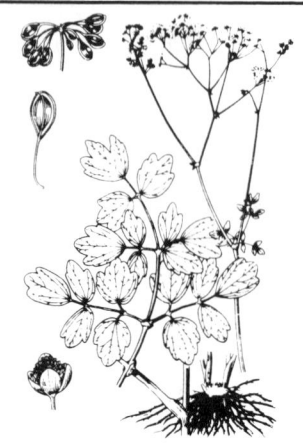

아세아꿩의다리
Thalictrum aquilegifolium
subsp. *asiaticum*

多數로 黃色이며 암술 역시 다수이다. 心皮는 多數, 柱頭는 短小하고 하나이다. 集合果는 球形이고 瘦果는 다소 구형으로 작고 表面은 淡褐色이고 반드럽고 머리에 작은 부리 같은 突起가 있다. 開花期는 4～5月, 結實期는 5～6月이다. 들의 陰地에 나며 제주도 및 南部, 설악산에 분포한다. 【處方用名】塊根이 猫爪草이다.

猫爪草 (묘조초) 〈中藥材手冊〉 小毛茛 : 개구리갓의 全草로 年中 수시로 캐어 줄기와 수염뿌리를 제거하고 햇볕에 말린다.

〔**性味 歸經**〕 味는 甘辛하고 性은 溫하다. 肝, 肺經에 들어간다.

〔**藥效 主治**〕 瘰癧, 肺結核, 말라리아(瘧疾), 結核性 頸部淋巴腺炎을 치료한다. 【用法 用量】 15～30 g을 달여서 服用한다. 〈外用〉 粉末로 하여 撒布한다.

꿩의다리 翅果唐松草 *Thalictrum aquilegifolium* L.
　　　　　　　아세아꿩의다리 *T. aquilegifolium* subsp. *asiaticum* (NAK.) KITAG

多年生 草本으로서 전체에 털이 없고 줄기는 곧게 섰으며 높이 1 m 내외이다. 속은 비어 있고 자주색 바탕에 粉白色을 띤다. 잎은 互生하고 根生葉은 葉柄이 길며 줄기 위로 올라갈수록 짧아져서 梢葉은 葉柄이 없으며 재삼 羽狀으로 복생하고 葉柄 밑에 넓은 托葉 모양의 膜質의 梢가 있으며 작은 잎은 廣卵形 또는 菱狀 圓形이고 끝이 3～4개로 얕게 째어졌으며 裂片의 끝은 뭉툭하고 가끔 둔한 鋸齒가 거듭 있다. 엷은 綠色의 꽃은 繖房狀의 圓錐花序로 頂生하여 多數 모여 났으며 花柄은 가늘고 길며 꽃잎은 없다. 萼은 4～5개로 楕圓形이고 꽃봉오리 일 때는 더러 紫色을 띠고 일찍 떨어지는 성질이 있다. 수술은 다수이고 環狀으로 모여 있으며 花絲는 길며 암술은 여러 개이고 子房은 가는 針形이다. 瘦果는 좁은 倒卵形이고 끝이 부리 같고 날개가 3개 있으며 다소 잎자루가 길고 아래로 늘어진다. 開花期는 6月이다. 산지에 나며 전국에 분포한다. 【處方用名】根 및 根莖이 翅果唐松草이다.

翅果唐松草 (시과당송초) 〈吉林中草藥〉: 꿩의다리·아세아꿩의다리의 根 및 根莖으로 가을

에 뿌리째 뽑아서 깨끗이 씻어 햇볕에 乾燥한다.

〔性味 歸經〕 味는 苦하고 性은 寒하다. 心, 肺, 胃經에 들어간다.

〔藥效 主治〕 淸熱, 解毒의 效能이 있다. 肺熱咳嗽, 咽峽喉炎, 各種 熱症을 치료한다. 黃連의 代用으로 쓴다. 【用法 用量】3~9g을 달여서 服用한다. 또는 시럽으로 만들어 복용한다.

바이칼꿩의다리 貝加爾唐松草 *Thalictrum baicalense* TURCZ.

多年生 草本으로 전체가 無毛이며 1m 내외이다. 根莖은 짧고 수염뿌리가 모여났다. 3回 3出複葉에 小葉은 넓은 倒卵形 또는 넓은 菱形 때로는 넓은 心臟形인 것도 있다. 3개로 얕게 갈라지고 裂片에는 톱니가 있다. 葉柄은 밑부분이 커져 耳狀으로 되어 줄기를 싸고 膜質에 가장자리는 갈라져서 끈과 같이 된다. 複單出聚繖花序는 圓錐形에 가깝고 白色의 꽃은 지름이 약 5mm, 꽃받침잎은 楕圓形 또는 卵形, 꽃잎은 없다. 수술은 10~20개, 花絲는 倒披針狀의 線形, 心皮는 3~5개, 柱頭는 球形이다. 瘦果에는 짧은 果柄이 있고 圓球狀 倒卵形에 兩面이 膨大되어 있고 果皮는 暗褐色에 木化하였다. 開花期는 6~7月이다. 산지에 나며 咸南・北에 분포한다. 【處方用名】根莖 및 根이 馬尾連이다.

馬尾連(마미련)〈本草綱目拾遺〉: 바이칼꿩의다리의 根莖 및 根이다. 9月에서 다음해 2月 사이에 캐어 가지고 泥砂를 털어 地上部位를 끊어내고 햇볕에 말린다.

〔性味 歸經〕 味는 苦하고 性은 寒하다. 心, 肝, 膽, 大腸經에 들어간다.

〔成分〕 바이칼꿩의다리의 뿌리에는 berberine이 함유되어 있다.

〔藥效 主治〕 淸熱, 燥濕, 解毒의 效能이 있다. 痢疾, 腸炎, 傳染性 肝炎, 感氣, 痲疹, 癰腫瘡癤, 結膜炎을 치료하며 葉은 關節炎을 치료한다. 【用法 用量】3~9g을 달여서 服用한다. 〈外用〉 가루를 調合하여 붙인다.

꽃꿩의다리 瓣蕊唐松草 *Thalictrum petaloideum* L.

多年生 草本으로 높이는 50cm 전후이며 털은 없다. 잎은 2~3回羽狀 複葉 또는 3出葉이며 最終小葉은 楕圓形이나 卵形 또는 倒卵形에 2~3개로 갈라지며 가장자리는 밋밋하다. 繖房狀 圓錐花序에 백색의 꽃이 달리고 꽃받침잎은 4~5개로서 길이는 3mm 정도이고 수술은 꽃밥과 더불어 길이 10mm 로서 윗부분이 넓고 양쪽에 1개씩의 脈이 있다. 꽃밥은 楕圓形이며 길이 1mm 수술대 끝에 突起가 달려 있다. 瘦果는 길이 5mm, 끝에 1mm 정도의 암술대가 남아 있고 날개 같은 稜線이 있고 털은 없다. 開花期는 5~7月이다. 山地에 나며 全南(興國寺), 慶南에 야생한다. 【處方用名】根이 瓣蕊唐松草이다.

瓣蕊唐松草(판예당송초)〈中藥手册〉: 꽃꿩의다리의 뿌리이다. 가을에 캐서 진흙을 제거하고 生用하거나 햇볕에 말린다.

〔性味〕 味는 苦하고 性은 寒하다.

〔成分〕 뿌리에 少量의 berberine이 함유되어 있다.

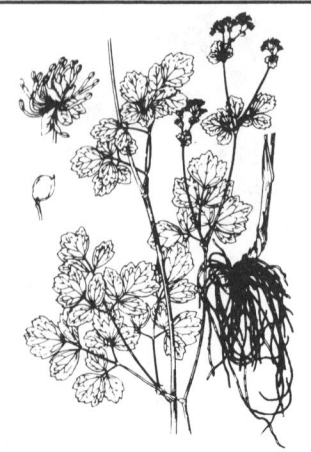
바이칼꿩의다리 貝加爾唐松草
Thalictrum baicalense

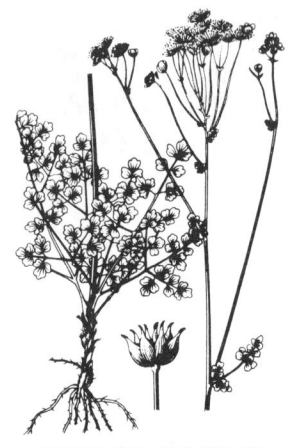
꽃꿩의다리 瓣蕊唐松草
Thalictrum petaloideum

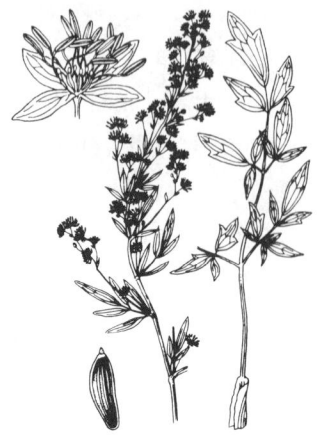
긴잎꿩의다리 短梗箭頭唐松草
Thalictrum simplex

〔藥效 主治〕 淸熱, 解毒의 效能이 있다. 赤·白痢, 癰腫瘡癤, 浸淫瘡(처음은 疥癬과 같은데 점점 全身으로 퍼져서 黃汁이 나오는 瘡), 滲出性皮膚炎을 치료한다. 【用法 用量】 3～9g 을 달여서 服用한다. 〈外用〉 粉末하여 撒布하거나 調合하여 붙인다.

긴잎꿩의다리 短梗箭頭唐松草 *Thalictrum simplex* L.

多年生 草本으로 털이 없고 높이는 60～100 cm 이며 옆으로 뻗으면서 번식하는 地下莖이 있고 줄기는 곧으며 가지가 없고 뚜렷한 稜線이 있다. 잎은 互生하고 3出葉에 2～3 回羽狀으로 갈라지며 줄기 밑부분에는 葉柄이 있으나 위로 올라가면 없어진다. 托葉은 膜質로서 齒牙狀의 잔 톱니가 있다. 小葉은 楔形, 倒卵形 또는 披針形이고 길이 2～4 cm, 나비 4～15 mm 로서 밑은 쐐기 모양이고 끝은 날카롭고 2～3 개로 갈라지지기도 한다. 圓錐花序에 연한 黃色 꽃이 달리고 小花梗은 짧고 꽃받침잎은 4～5 개인데 넓은 卵形이며 길이 3 mm 정도의 맥이 3 개 있다. 수술은 많고 環狀으로 배열하였고 수술대는 실 같고 꽃밥은 길이 1.5～2 mm, 암술은 2～6 개, 子房은 넓은 卵形으로 끝에 柱頭가 없는 卵形의 암술머리가 있다. 瘦果는 편평하지 않으며 楕圓形이고 대가 없고 길이 3 mm 이며 8～10 개의 稜線이 있고 開花期는 7～8 월이다. 山野에 나며 울릉도를 제외한 전국에 분포한다. 【處方用名】根이 硬水黃連이다.

硬水黃連(경수황련)〈四川中藥志〉: 긴잎꿩의다리의 뿌리이다. 5 월에 채취하여 햇볕에 말린다.

〔性味〕 味는 苦하고 性은 寒하며 無毒하다.

〔成分〕 뿌리에는 berberine 이 함유되어 있다. 地上部分에는 alkaloid 의 thalictrinine, thalcimine, hernandezine, thalidezine, thalisamine 이 함유되어 있고 잎에는 thalictrinine, thalcimine 이 함유하고, 뿌리에는 alkaloid 의 thalicmine, thalicminine, β-allocryptopine, magnoflorine, thalicsimidine, thalictricine, hernandezine 등이 함유되어 있다. 種子에는 thalicimine 을 含有하고 油中에서는 thalictrine 酸(*trans*-5-octadecen 酸)이 抽出된다.

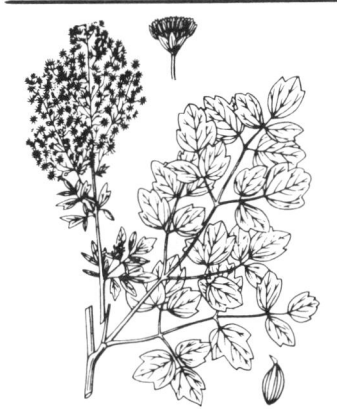 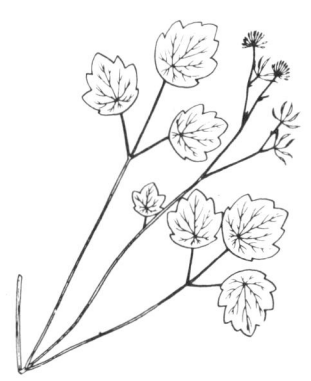 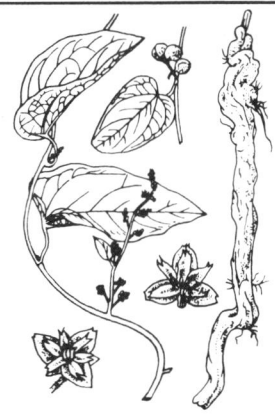

좀꿩의다리 東亞唐松草
Thalictrum thunbergii

돈잎꿩의다리
Thalictrum coreanum var. *minus*

댕댕이덩굴 木防己
Cocculus orbiculatus

〔藥理〕 Thalcimine은 Mouse에 대하여 鎭靜作用이 있다. corazol에 대하여 抑制作用은 없으나 hexobarbital에 睡眠時間을 2倍로 할 수 있다. 이 投與量(500 mg/kg 皮下注射)에서는 體溫에 影響을 주지 않았으나 投與量을 2倍로 하면 2時間內에 2.5~2.7°C가 내려가고 18時間 以內에 5.5~6.0°C가 내려갔다. 痲醉한 고양이에 1~5 mg/kg의 靜脈에서는 血壓이 20~90 mmHg로 떨어짐과 동시에 心拍이 느려지며 心臟의 收縮 振幅이 커진다. 10 mg/kg의 경우에는 죽게 된다. Choline 受容體에 대한 영향은 매우 적고 adrenaline의 返應에 대한 變化는 주지 않는다. 5 mg/kg에서는 경도의 抗 adrenaline 作用이 있으며 小腸, 子宮의 標本에서는 경도의 choline 類似作用이 있다. 10^{-4}의 濃度에서는 鎭痙作用이 있다.

〔藥效 主治〕 淸熱除濕, 解毒의 效能이 있다. 五種黃疸, 痢疾, 哮喘(喘息), 痲疹 合倂肺炎(肺炎 痲疹合倂症), 腹痛下痢, 鼻衄, 目赤紅腫, 熱瘡을 치료한다. 【用法 用量】 3~9g을 달여서 服用한다. 〈外用〉 粉末하여 調合하여 붙인다.

좀꿩의다리 東亞唐松草 *Thalictrum thunbergii* DC.　　　연잎꿩의다리　*T. coreanum* LEV.
　　　　　　　　　　돈잎꿩의다리　*T. coreanum* LEV. var. *minus* NAKAI

多年生 草本으로 줄기는 곧게 서고 높이는 65~150 cm, 赤色에 無毛이다. 잎은 互生하며 2~3回 3出複葉에 짧은 葉柄이 있고 밑부분은 鞘狀으로 되어 줄기를 싸고 있다. 葉身은 길이 35 cm에 達한다. 小葉은 卵形에 3개로 얕게 갈라지고 裂片은 가장자리에 드문드문 톱니가 있거나 또는 밋밋하다. 아랫면은 白粉으로 덮여 있고 葉脈이 드러나 있다. 圓錐花序는 길이 10~35 cm에 꽃은 小型이고 지름은 약 7 mm이며 黃綠色이다. 꽃받침잎은 4개이고 綠白色으로 가는 卵形이고 꽃잎은 없다. 수술은 多數이고 花絲는 실 모양이며 암술은 소수이다. 子房은 方錐形이고 柱頭는 짧다. 瘦果는 卵狀 長楕圓形이고 열매꼭지가 없으며 세로로 줄이 있고 끝에 짧은 柱頭가 宿存해 있다. 開花期는 7~8월이다. 산이나 들에 나며 울릉도를 제외한 전국에 분포한다. 【處方用名】 根이 煙鍋草이다.

煙鍋草 (연과초) 〈陝西中草藥〉: 좀꿩의다리 및 同屬 近緣植物의 根이다. 여름에 채취하여 햇볕에 乾燥한다. 〔性味〕 味는 苦하고 性은 寒하며 小毒이 있다.

〔成分〕 뿌리에는 magnoflorine 0.08%, thalicrine, homothalicrine, thalicthuberine이 함유되어 있고 줄기와 잎에는 magnoflorine 0.004%, thalicberine, o-methylthalicberine이 함유되어 있다. 잎 중에는 또 flavonoid 配糖體 thalictrine이 含有되어 있다. 葉部, 莖部, 根部에서 얻어지는 4級鹽基는 그 產地에 따라서 달라진다.

〔藥效 主治〕 淸熱, 解毒하는 效能이 있다. 齒痛, 急性皮膚炎, 濕疹을 치료한다.【用法 用量】6~9g을 달여서 服用한다. 〈外用〉 粉末하여 撒布한다.

방　기 (防己) 과　Menispermaceae

댕댕이덩굴 木防己　*Cocculus orbiculatus* (L.) FORMAN (=*C. trilobus* (THUNB.) DC.)

多年生 落葉蔓木으로 뿌리는 圓柱形이고 줄기는 木化하였고 길이는 3m 前後이다. 小枝에는 灰白色의 가는 柔毛가 密生한다. 잎은 互生하며 卵形 또는 卵狀 圓形이지만 윗부분이 3개로 얕게 갈라지는 것도 있다. 끝은 銳形 또는 鈍圓形, 微突起가 있고 잎가에 거치가 없으며 털이 있다. 잎밑부분은 心臟形 또는 切形에 가깝고 兩面은 灰褐色의 부드러운 털에 덮여 있다. 꽃은 작고 黃白色이고 圓錐花序는 腋生하며 꽃받침잎과 꽃잎은 각각 6개, 수술도 6개이고 암꽃은 6개의 假雄蕊와 6개의 心皮가 있다. 암술대는 圓柱形으로서 갈라지지 않으며 核果는 球形이고 10月에 흑색으로 익으며 지름 5~8mm 로서 白粉으로 덮여 있다. 種子는 편평하며 圓形에 가깝고 지름 4mm 정도로서 많은 環狀線이 있다. 開花期는 5~6月이다. 산기슭의 양지 및 밭둑의 돌사이에 나며 黃海道 以南에 분포한다.【處方用名】① 根은 木防己 ② 莖根은 靑檀香이다.

❶ 木防己 (목방기) 〈江西民間草藥〉 黑皮靑木香: 댕댕이덩굴의 뿌리이다. 가을에서 이듬해 봄에 캐어 수염뿌리를 제거하고 햇볕에 말린다.

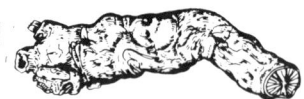

木防己藥材

〔性味 歸經〕 味는 苦하고 性은 溫하며 無毒하다. 膀胱, 脾經에 들어간다.

〔成分〕 Biscoclaurine 型의 alkaloid의 trilobine, isotrilobine, homotrilobine, trilobamine, normenisarine, magnoflorine이 함유되어 있다.

〔藥效 主治〕 消炎, 利尿, 鎭痛藥으로서 祛風濕, 利尿, 解毒, 消腫의 效能이 있다. 痧症의 腹痛, 류머티性 關節痛, 半身不遂, 腎炎浮腫, 尿路感染, 疔瘡, 濕疹, 無名腫毒, 神經痛을 치료한다.【用法 用量】9~21g을 달이거나 또는 술에 담가 服用한다. 〈外用〉 粉末 또는 짓찧어 汁을 내어 塗布한다.

❷ 靑檀香 (청단향) 〈四川中藥志〉: 댕댕이덩굴의 줄기와 잎이다. 10~11月에 채취한다.

〔性味〕 味는 苦하고 性은 溫하며 無毒하다.

〔成分〕 Alkaloid인 cocculolidine, isoboldine이 含有되어 있다.

〔藥效 主治〕 祛風, 利濕, 消腫의 效能이 있다. 諸風痲痺, 痰濕流注, 脚膝瘙痒, 胃痛, 發痧氣痛을 치료한다.【用法 用量】6~9g을 달여서 또는 술에 담가 服用한다.

새모래덩굴 蝙蝠葛 *Menispermum dauricum* DC.

落葉闊葉덩굴성 草本으로 길이는 1～3 m이다. 根莖은 길고 약간 굵은 편이고 黃褐色이다. 小枝에는 縱紋이 있다. 잎은 互生이며 葉柄이 길고 多角形이며, 밑부분은 心臟形이고 끝이 급하게 뾰족하고 표면은 녹색, 뒷면은 淡綠色이고 어린잎에는 微毛가 있으나 뒤에는 없어지고 반드럽게 되거나 또는 뒷면에 黃綠色의 털이 나온다. 꽃은 雌雄二家로서 黃色이고 圓錐花序는 腋生하며 수꽃은 꽃받침잎이 4～6개, 꽃잎은 6～9개, 수술이 12～20개이고 암꽃은 3개의 心皮와 암술대가 2개로 갈라진 1개의 암술이 있다. 核果는 둥글며 黑色으로 익고 種子는 편평하며 둥근 腎臟形이고 지름 7 mm 정도로서 凹凸이 심한 홈이 있다. 開花期는 6月, 結實期는 9月이다. 산기슭의 양지쪽에 나며 전국에 분포한다. 【處方用名】① 蔓莖은 蝙蝠葛 ② 根은 蝙蝠葛根이다.

❶ **蝙蝠葛** (편복갈) 〈本草綱木拾遺〉: 새모래덩굴의 덩굴줄기이다. 8～11月에 덩굴성 줄기를 잘라서 햇볕에 말린다.

〔成分〕 蔓莖에는 alkaloid의 dauricine, tetrandrine, menisperine, magnoflorine이 함유되어 있고, 잎에는 sinomenine, acutumine, disinomenine, stepharine, acutuminine이 함유되어 있다.

〔藥理〕 Dauricine은 痲醉한 動物에 대하여 降壓作用이 있고 脈波를 증대하고 呼吸을 잠시 동안 흥분시킨다. 동시에 血管을 직접 擴張하는 작용도 있다. 이외에 神經節에 대한 遮斷도 降壓을 일으키는 원인의 하나임이 틀림없다. 臨床上 輕症의 高血壓 患者에 유효하고 絲球體의 濾過機能을 好轉시킨다. 그러나 重症 患者에는 無效하다.

〔藥效 主治〕 腰痛, 瘰癧을 치료한다. 腰痛의 治療에 蝙蝠葛 60 g(老人은 90 g)을 술로 달여서 2劑를 服用한다.

❷ **蝙蝠葛根** (편복갈근) 〈中國藥植志〉: 새모래덩굴의 根莖이다. 4～5月 또는 8～10月에 採取하여 殘莖, 수염뿌리, 흙을 제거하여 햇볕에 말린다.

〔性味〕 味는 苦辛하고 性은 寒하며 無毒하다.

〔成分〕 根莖에는 20種에 가까운 alkaloid가 含有되어 있는데 비교적 含有量이 많은 phenol 性 alkaloid에는 dauricine, daurinoline, dauricinoline, dauricoline, daurisoline이다. 日本産의 새모래덩굴의 根莖에는 alkaloid의 dauricine, daurinoline, dauricoline, cheilanthifoline, stepharine, acutumine, acutumidine이 함유되어 있다. 蘇聯産의 새모래덩굴의 根莖에는 stepharine, acutumine, acutumidine, menisperine magnoflorine, dauricine, sinomenine, dauricinoline이 함유되어 있다.

〔藥效 主治〕 祛風淸熱하고 理氣化濕하는 效能이 있다. 扁桃腺炎, 喉頭炎, 류머티즘에 의한 痺痛, 痲痺, 水腫, 脚氣, 痢疾, 腸炎, 胃痛, 腹脹, 膀胱水腫, 風腫, 脚氣濕腫을 치료한다. 【用法 用量】 1.5～9 g을 달여 복용한다.

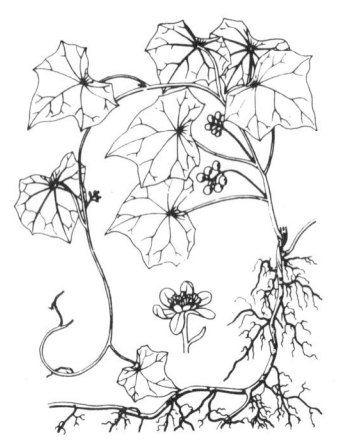
새모래덩굴 蝙蝠葛
Menispermum dauricum

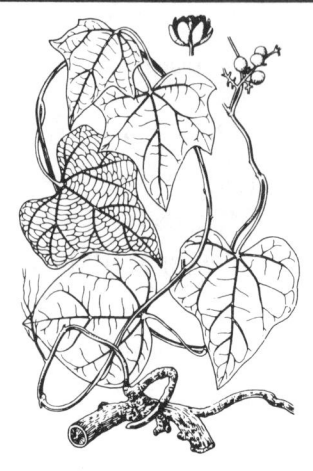
방 기 漢防己
Sinomenium acutum

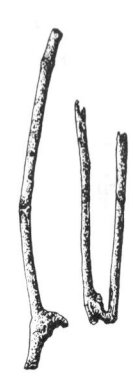
靑風藤藥材

방 기(청등) 漢防己 *Sinomenium acutum* (THUNB.) REHD. et WILS.

(= *S. diversifolium* (MIQ.) DIELS. = *Menispermum acutum* THUNB.)

落葉덩굴性 木本으로 줄기는 털이 없고 가지는 綠色이고 반드럽고 縱筋이 있다. 잎은 互生하고 葉柄은 길이 5~10 cm 이고, 잎은 圓形에 가깝거나 아니면 卵形이며 길이 6~12 cm, 나비 4~12 cm 로서 밑부분은 心臟形 또는 切形에 가깝고 가장자리는 밋밋하거나 혹은 5~7개로 얕은 波狀의 缺刻이 있고 표면에 털이 없으며 뒷면은 灰綠色으로서 털이 없거나 잔털이 있으며 掌狀의 脈이 있다. 꽃은 雌雄二家花로서 綠色이며 圓錐花序는 腋生하고 길이 10~18 cm 이다. 꽃받침잎과 꽃잎은 6개이며 수꽃은 9~12개의 수술이 있고 암꽃은 9개의 假雄蕊와 3개의 心皮가 있고 암술대는 젖혀지며 암술머리는 갈라지지 않는다. 核果는 흑색이며 둥글고 內果皮는 편평하고 種子는 半月形이다. 開花期는 6月, 果熟期는 10月이다. 산기슭 양지쪽에 나며 제주도 및 南部(珍島)에 분포한다. 【處方用名】蔓莖이 靑風藤이다.

靑風藤 (청풍등) 〈本草綱目〉靑藤・淸風藤・尋風藤 : 방기의 蔓莖이다. 가을 또는 겨울에 蔓莖을 적당한 길이로 잘라서 햇볕에 말린다.

〔性味 歸經〕 味는 苦하고 性은 平하다. 腎, 膀胱, 肝經에 들어간다.

〔成分〕 방기(靑藤)의 줄기와 뿌리에는 sinomenine, disinomenine, magnoflorine, acutumine, sinactine, isosinomenine, tuduranine, sinoacutine, dl-syringaresinol, palmitin酸 methylester, acutumidine, michelalbine, stepharine 이 함유되어 있다. 또 β-sitosterol, stigmasterol 이 함유되어 있다.

〔藥理〕 1. 神經系統에 대한 作用 : ① 鎭痛作用 - Sinomenine은 Mouse의 熱板法, 電氣刺戟法 및 토끼의 光熱刺戟法의 試驗에서 진통작용이 있다는 것은 확실히 증명되었다. 그 鎭痛에 필요한 投與量은 morphine의 약 10倍, 持續時間은 약간 짧고 계속 사용하면 역시 耐性을 가져 오지만 morphine 보다 완만하고 또 morphine 과의 交叉耐性은 전혀 없었다. ② 鎭靜作用 -

Sinomenine은 Mouse의 自發活動 및 受動的 活動을 확실히 감소시키지만 barbital類에 의한 睡眠時間에 대한 뚜렷한 影響은 전혀 없었다. 또 strychnine에 대해서는 약간의 拮抗作用을 가졌으나 pentetrazol에 대한 拮抗作用은 없다.

2. 降壓作用: 防己類의 모든 alkaloid는 痲醉 또는 非痲醉實驗動物에 대하여 靜脈注射, 胃內注入의 어느 쪽에서도 뚜렷한 急性 降壓效果가 나타난다. 그 작용은 신속·현저하고 지속성이 있으나 몇 回 계속하여 投與하게 되면 급속히 耐性이 생긴다. 降壓작용은 metacholine 作動性神經이나 acetyl choline 과는 관계가 없고 histamine 放出로 인한 것도 아니고, 아마 그 抗 adrenaline作用과 神經反射作用에 관계되는 것으로 생각된다.

3. 胃腸의 活動에 대한 影響: Sinomenine을 개·원숭이에 經口投與하면 보통 胃腸에 가벼운 不良反應이 나타나고, 토끼와 Guinea pig의 摘出腸管에 대해서는 抑制作用이 있고 pilocarpine, histamine, acetyl choline, 鹽化 balium의 痙攣作用에 대하여 拮抗한다.

4. 抗炎症作用: Sinomenine은 Rat의 formalin 및 卵白에 의한 關節炎에 대하여 현저한 消炎作用이 있었으나 副腎과 下垂體를 절제하면 그 작용이 없어진다. 정상적인 Rat에 대하여서는 副腎 內의 vitamin C 含量을 低下시키지만 pentobarbital(視床下部를 抑制한다)로 痲醉하면 그 作用이 消失된다. 따라서 sinomenine의 抗炎症作用의 원리는 아마도 視床下部를 통해서만 下垂體·副腎系에 대하여 影響을 미치지만 histamine의 放出과는 관계없는 것으로 생각된다.

5. Histamine 放出作用: Sinomenine은 식물 중에 含有되어 있는, 現在까지 알려진 것으로 가장 강력한 histamine의 하나이다. 개에 sinomenine을 靜脈注射하면 血漿 중의 histamine의 含量을 上昇시켜서 血壓을 내리고 門脈壓은 높이고 lympha液의 生成을 촉진하고, 皮下注射를 하면 전형적인 三重反應이 나타나는데 모두 抗 histamine 劑에 의하여 抑制된다. 各 組織에 있어서의 放出率은 組織의 種類에 따라 다르다.

〔藥效 主治〕 鎭痛, 消炎, 利尿藥으로서 祛風濕, 利小便의 效能이 있다. 류머티즘에 의한 搏痛, 鶴膝風(膝關節炎), 水腫, 脚氣, 膀胱水腫, 利尿, 下焦의 血分濕熱, 顔面神經痲痺, 癰腫惡瘡을 치료한다. 【用法 用量】 9～15g을 달여서 服用한다. 또는 膏劑로 만들거나 술에 담가 服用한다. 〈外用〉 煎液으로 씻는다.

분 방 기 粉防己 *Stephania tetrandra* S. MOORE
　　　　　　광방기 廣防己 *Aristolochia fangchi* WU. (쥐방울(馬兜鈴)科)

多年生 덩굴성 식물로 뿌리는 圓柱形인데 塊狀인 것도 있고 外皮는 淡褐色이거나 茶褐色이다. 줄기는 부드럽고 강인하며 때로는 약간 屈折하기도 한다. 葉柄은 방패 모양으로 달리며 길이는 葉身과 같다. 葉身은 圓形에 가깝고 3～5개의 角이 나 있고 길이 4～6 cm, 나비 4.5～6 cm 로 끝은 銳尖形이고 가장자리는 밋밋하며 兩面이 모두 짧은 柔毛로 덮여 있다. 꽃은 작고 雌雄異株로서, 頭狀의 聚繖花序이고 꽃받침잎은 肉質의 三角形으로 밑부분은 楔形, 外側은 털

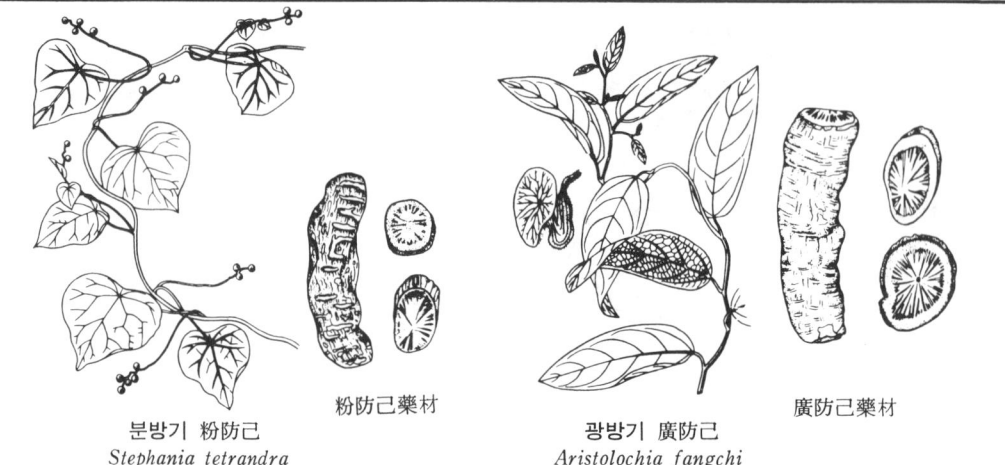

분방기 粉防己
Stephania tetrandra

粉防己藥材

광방기 廣防己
Aristolochia fangchi

廣防己藥材

에 덮여 있고 4개이다. 꽃잎은 4개로 半圓形에 가깝고 끝은 안으로 굽어 있다. 雌花의 꽃받침과 꽃잎은 雄花와 같고 心皮는 1개, 花柱는 3개, 核果는 球形에 成熟하면 紅色이 된다. 開花期는 4~5月, 結實期는 5~6月이다. 中國에 분포한다.【處方用名】根이 防己이다.

防　己 (방기)〈神農本草經〉: 粉防己 및 同屬 近緣植物의 根이다. 가을에 캐어 cork를 벗기고 잘라서 햇볕에 말린다.

〔藥材〕 1. 粉防己 : 건조한 뿌리는 圓形 또는 半圓柱形, 塊狀이고 약간 彎曲하였고 彎曲部에는 가로로 홈이 있고 結節狀의 혹과 같은 모양이다. Cork를 벗긴 것은 表面이 약간 평탄하고 光澤이 있으며 無臭에 苦味가 있다. Cork가 깨끗이 벗겨졌고 완전히 乾燥되었고 密度가 균일하고 무겁고 粉性이 크고 纖維가 적은 것이 良品이다. 集散地가 中國의 漢口이기 때문에 漢防己라고 한다.

2. 廣防己 : 乾燥品은 圓柱形이거나 半圓柱形으로 약간 彎曲하였고 彎曲된 곳에 세로로 깊은 홈이 있고 길이는 8~15 cm, 지름 1.5~4.5 cm이다. Cork를 벗겨내지 않은 것은 表面이 褐色이며 거칠고 cork를 제거한 것은 表面이 灰黃色에 약간 光澤이 나고 평탄하고 香氣가 조금 있고 苦味와 澀味가 약간 있고 덩어리가 크고 密度가 균일하며 무거운 것이 良品이다.

3. 木防己 : 乾燥根은 圓柱形에 비틀어졌고 表面은 黑褐色이며 비틀어진 깊은 홈이 있고 조금 딱딱한 木質로 부러지지 않는다. 斷面은 黃白色에 非粉質이고 皮部는 매우 얇고 木部는 대부분이 木化되었다. 無臭에 苦味가 조금 있다(댕댕이덩굴項 참조).

4. 漢中防己 : 異葉馬兜鈴 *Aristolochia heterophylla* HEMSL.의 뿌리로 圓柱形에 彎曲되었다. 보통 外皮를 제거하였고 옅은 黃褐色에 남아 있는 cork는 灰褐色이다. 비교적 평탄하고 딱딱하며 잘 부러지지 않는다. 皮部가 두껍고 外側에는 두 갈래 또는 세 갈래로 갈라졌고 香氣와 苦味가 약간 있다.　漢中防己藥材

〔成分〕 분방기의 뿌리에는 alkaloid가 약 1.2% 함유되어 있지만 그것들은 tetrandrine, fangchinoline, 一種의 phenol性 alkaloid($C_{34}H_{42}O_6N_2$), menisine, menisidine 및 cyclanoline 등이다. 분방기의 alkaloid는 過去 여러 가지 異名으로 呼稱되었다. Tetrandrine은 hanfangchin A 라든가 fanchinin이라고 불리었고, fangchinoline 은 demethyltetrandrine 이라든가, hanfangchin B, phenol性 成分은 hanfangchin C로 불려왔다. Menisine은 원래 mufangchin A, menisidine은 mufangchin B로 불렸으며 각각 tetrandrine 과 demethyltetrandrine 의 異性體이다. 분방기의 뿌리에는 이 밖에 flavonoid 配糖體, phenol 類, 有機酸, 精油 등이 함유되어 있다.

〔藥理〕 1. 粉防己 鎭痛作用: Mouse에 대하여 熱板法으로 측정하였더니 粉防己의 總 alkaloid 및 hanfangchin A·B·C는 모두 鎭痛作用이 나타났다. 粉防己의 總 alkaloid 의 作用이 가장 강하였고 有效 投與量은 50 mg/kg, LD_{50}은 241~251 mg/kg 이다. Hanfangchine(tetrahdrine) C의 鎭痛作用은 A·B에 비하여 강하지만 毒性도 강하기 때문에 사용가치는 없다.

2. 消炎 및 抗 Anaphylaxie 作用: Hanfangchin A·B는 Rat의 Formalin性 關節炎에 대하여 두 가지가 다 상당한 消炎作用이 있고 A의 作用은 B보다 강하다. 消炎作用에 있어서는 A의 作用은 hydrocortisone 과 같은 정도이며 salicylic acid의 natrium 보다는 강하고 phenylbutazone 보다는 약하다.

3. 循環系에의 作用: 痲醉한 고양이에 대한 hanfangchin A는 현저한 降壓作用이 있다. 3~6 mg/kg으로 血壓下降 50~60%가 1時間 이상 계속된다. 靜脈, 筋肉注射 또는 經口投與에서도 같은 作用이 나타났다. 降壓 時에는 心臟收縮力이 短時間 약화되었을 뿐 心拍數 및 傳導에는 현저한 변화는 없다.

4. 橫紋筋에 미치는 作用: Hanfangchine A 및 약간의 A同類物에는 橫紋筋 弛緩作用이 있어 토끼의 半數垂頭量(HD_{50})은 1.6 mg/kg 이다. Mouse에 腹腔注射를 하였을 때 LD_{50}은 2.3 mg/kg 이므로 兩者는 거의 접근되었다.

5. 平滑筋에 대한 作用: 상당히 이전에 있었던 報告에서는 hanfangchin A는 토끼의 摘出 小腸과 Guinea pig 나 토끼의 子宮平滑筋을 抑制한다고 한다. 실제로 이것은 投與量과 관계가 있다. 토끼의 摘出腸에는 먼저 興奮作用, 그 뒤에는 抑制作用을 하고 비교적 大量 投與할 경우에는 pilocarpine, 鹽化 balium 에 의한 痙攣性 收縮을 부분적으로 억제할 수 있다.

6. 抗菌, 抗原蟲, 抗惡性 腫瘍作用: 漢防己는 in vitro 에 있어서 어떤 抗菌(赤痢菌), 抗眞菌 作用이 있으나 品種은 未同定이었고 濃度는 비교적 높았다. Hanfangchine A는 in vitro 및 in vivo 에서(Mouse 盲腸法) ameba 赤痢를 抑制, 혹은 殺蟲하는 作用이 있었다. 그 강도는 emetine 의 1/22 이었고 berberine 을 상회하였다.

7. 其他 作用: Tetrandrine은 개에 대하여 催眠作用이 있고 apomorphine 과는 拮抗作用은 없다. 토끼의 中性 白血球를 현저하게 증가시키지만 lympha 細胞는 감소한다. Menisine, menisidine, 粉防己의 總 alkaloid 는 모두 비둘기에 대하여 嘔吐作用이 있다. Hanfangchin C는 中樞神經系統을 흥분시켜서 少量 投與에서는 呼吸興奮과 反射高進을 일으킨다.

〔性味 歸經〕 味는 苦하고 性은 寒하다. 膀胱, 脾, 腎經에 들어간다.

〔藥效 主治〕 行水, 下焦濕熱을 瀉하는 效能이 있다. 水腫膨脹, 風寒溫瘧, 濕熱脚氣, 熱氣諸 癇, 手足痙攣痛, 疥癬瘡腫, 膀胱熱, 傷寒을 치료한다. 利尿, 解熱의 목적으로 方劑에 配合하며

浮腫, 泌尿器疾患에 응용된다. 【用法 用量】 4.5～9g을 달여서 服用하거나 丸劑, 散劑로 하여 服用한다.

〔配合 禁忌〕 陰虛에 濕熱이 없는 者는 服用에 注意하며, 殷孽은 相使, 細辛는 相惡, 草蘚는 相畏, 雄黃의 毒을 殺한다.

함 박 이 千金藤 *Stephania japonica* (THUNB.) MIERS

常綠蔓莖性 木本으로 나무에 기어 올라가면서 길게 자란다. 全體에 털이 없고 塊根은 굵고 억세며 小枝에는 가는 縱筋이 나 있다. 잎은 草質에 가깝고 互生하며 방패 모양의 廣卵形 또는 卵形이며 길이 4～8cm, 나비 3～7.5cm, 끝은 뭉툭하고 밑부분은 圓形이거나 切形 또는 心臟形이며 가장자리는 밋밋하고 下面은 粉白色이 돈다. 掌狀脈은 7～9개, 葉柄은 길다. 꽃은 雌雄二家花, 複傘形花序는 腋生하고 많은 꽃이 달리며 總花柄은 길이 2.5～4cm, 分枝는 4～8개이고 꽃은 작고 淡綠色이며 花柄이 있다. 수꽃의 꽃받침잎은 6～8개이고 卵形 또는 倒卵形, 꽃잎은 3～5개, 수술의 花絲는 癒合하여 柱狀體를 이룬다. 암꽃의 꽃받침잎은 3～5개, 꽃잎은 꽃받침잎과 同數이고 假雄蕊는 없고 花柱는 3～6裂하였고 밖으로 꼬부라졌다. 核果는 球形에 가깝고 지름은 약 6mm이며 주홍색으로 가을에 익는다. 開花期는 6～7月, 해변의 산기슭에 나며 제주도 및 紅島에 分布한다. 【處方用名】根 및 莖葉이 千金藤이다.

千金藤 (천금등) 〈本草拾遺〉: 함박이의 莖葉 또는 뿌리로 가을에 採取하여 햇볕에 말린다.

〔性味 歸經〕 味는 苦하고 性은 寒하다. 肺, 肝, 腎經에 들어간다.

〔成分〕 뿌리와 地上部分에는 많은 alkaloid가 함유되어 있다. 즉 hypoepistephanine, stepholine, stephanoline, homostephanoline, steponine, cyclanoline, metaphanine, protostephanine, epistephanine, stephanine, insularine, hasubanonine, stebisimine, prometaphanine 등이다.

〔藥理〕 千金藤에서 추출한 4級 amine型 alkaloid의 cyclanoline에는 橫紋筋을 弛緩하는 作用이 있다. 그 作用의 강도는 menisperine의 1/20이고 neostigmine에 의하여 拮抗된다. 이것과 千金藤에서 추출된 다른 alkaloid 및 stephanine에는 모두가 神經節 遮斷作用이 있다.

〔藥效 主治〕 淸熱, 解毒, 祛風, 利濕, 消腫의 效能이 있다. 收斂止血, 말라리아, 痢疾, 류머티즘에 의한 麻痺와 痛症, 痰嗽不利, 腫疽, 癩, 各種 發疹, 水腫, 淋病, 咽喉腫痛, 癰腫, 瘡癤을 치료한다. 【用法 用量】 9～12g을 달여서, 또는 粉末로 服用한다. 〈外用〉 짓찧어서 붙이거나 갈아서 汁을 만들어 입안에 머금는다.

붕어마름 (金魚藻) 과 Ceratophyllaceae

붕어마름 (솔잎말) 金魚藻 *Ceratophyllum demersum* L.

물속에서 자라는 多年生 草本으로 全體가 暗褐色이다. 뿌리는 없고 줄기는 가늘고 길며 가지

함박이 *Stephania japonica*　　붕어마름 *Ceratophyllum demersum*　　순채 *Brasenia schreberi*

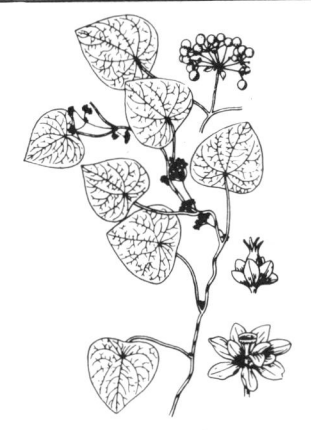
함박이 千金藤
Stephania japonica

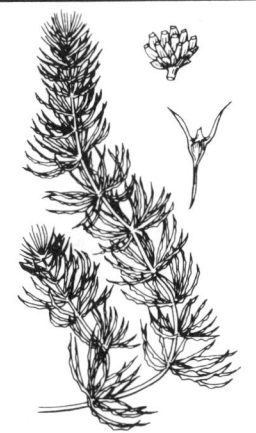
붕어마름 金魚藻
Ceratophyllum demersum

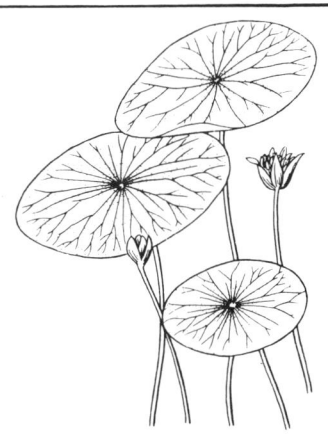
순 채 蓴菜
Brasenia schreberi

가 변한 假根으로 땅속에 들어간다. 잎은 보통 5~12개가 輪生하고 葉身은 2分枝 또는 細裂하고 길이는 1.5~2.5cm이고 약간 무른 편이다. 잎의 가장자리에 아주 작은 가시 모양의 톱니가 있고 無柄이다. 꽃은 紅色을 띠고 雌雄一家로서 작고 腋生한다. 花被는 없고 8~12개의 總苞가 있다. 수꽃에는 多數의 수술이 있고 암꽃에는 암술이 1개 있다. 子房은 長卵形으로 上位 1室, 1胚珠, 花柱는 針形이다. 小堅果는 卵圓形으로 길이 4~6mm이며 花柱는 남아 있고 밑부분에는 가시가 있다. 開花期는 7~8월이다. 연못의 맑은 물속에 나며 제주, 경기, 서울에 분포한다. 【處方用名】全草가 細草이다.

　細　草 (세초)〈四川中藥志〉: 붕어마름의 全草이다. 年中 수시로 채취한다.

　〔性味〕 性은 凉하고 味는 淡하고 無毒하다.

　〔藥理〕 Mouse의 血淸 cholesterol을 減小시키는 作用이 있으며 海帶보다 큰 효과가 있다. 이것의 ester 抽出物의 作用은 ester 處理 후의 殘渣에는 미치지 못한다.

　〔藥效 主治〕 內傷에 의한 吐血을 치료한다. 3~6g을 散劑로 하여 服用한다.

수　　련 (睡蓮) 과　Nymphaeaceae

순　　채　蓴菜　*Brasenia schreberi* J. F. GMEL. (=*B. peltata* PURSH)

　多年生 草本으로 根莖은 진흙 속에서 옆으로 뻗고, 줄기는 가늘고 1m 以上에 達하고 水中에 잠겨 있다. 잎은 互生인데 가늘고 긴 葉柄이 있어 水面에 뜨고 楕圓狀의 방패 모양으로 거치가 없으며 표면은 綠色이고 광택이 나며 뒷면은 紫色을 띠고, 葉脈은 放射狀이고 上半部의 脈에는 털이 나 있고 줄기와 잎은 투명하고 粘質物로 덮여 있다. 꽃은 暗紅色이며 긴 花柄은 葉脈에서 나오고 길이는 약 10cm, 柔毛가 있고 水面으로 露出되고 꽃의 지름은 2.5cm 前後이며 꽃받침잎과 꽃잎이 각 3개, 수술은 12~28개이고 花被보다 짧다. 암술은 6~18개로 分離되었고 管狀 柱頭는 길고 크며 긴 直毛가 있다. 果實群에는 꽃받침잎이 남아 있고 革質이며 벌어지지

않고 물속에서 열매가 익는다. 연못 및 늪에 나며 제주도 및 南·中部에 분포한다. 【處方用名】 莖葉이 蒓菜이다.

蒓 菜(순채)〈名醫別錄〉蓴菜·蒓·茆·蘩·絲蒓·錦帶 : 순채의 莖葉이며 5~7月에 採取한다.
〔性味 歸經〕 味는 甘하고 性은 寒하며 無毒하다. 肝, 脾經에 들어간다.
〔成分〕 少量의 vitamin B_{12}를 含有하고, 잎의 뒷면에서는 寒天과 유사한 粘液을 分泌하며, 新葉의 粘液은 더욱 많다. 이 種類의 多糖類는 끓는 물 혹은 묽은 알칼리에 녹고, 그 組成 속에 l-arabinose 5.9%, l-fucose 10.9%, d-galactose 34.1%, d-glucuronic acid 17.3%, d-mannose 13.4%, l-rhamnose 11.4%, d-xylose 7%를 含有하고, 또 d-galacturonic acid, d-果糖, d-glucosamine 등이 함유되어 있다. 이 밖에 leucine, phenylalanine, methionine, proline, threonine, asparagine, histamine이 檢出된다.
〔藥理〕 粘質部는 動物에 의한 Screening test에 따르면 어떤 抗癌作用이 있는 것으로 생각된다. 양파 뿌리의 未分化細胞의 有絲分裂에 대해서 蒓의 抽出物은 비교적 약한 抑制作用이 있다.
〔藥效 主治〕 淸熱, 利水, 消腫, 解毒의 效能이 있다. 熱痢(有熱性下痢), 解熱, 痰症, 黃疸, 消渴, 熱痹, 癰腫, 疔瘡, 百毒, 諸瘡을 치료한다. 【用法 用量】 물에 달여서 服用하거나 국을 끓여 먹는다. 〈外用〉짓찧어서 붙인다.
〔禁忌〕 性이 滑하므로 多食, 常食하지 말아야 한다.

가시연꽃 芡 *Euryale ferox* SALISB.

一年生 水生草本으로 흰수염뿌리와 불확실한 줄기가 있다. 初生葉은 水中에 있는데 화살形이고, 後生葉은 水面 위로 뜨고 葉柄이 길고 圓柱形에 中空이며 윗면에는 多數의 가시가 나 있다. 葉身은 楕圓狀 腎臟形 또는 둥근 방패形으로 지름은 20~120 cm 이며 表面은 深綠色에 蠟으로 덮여 있고 隆起가 많이 있고 葉脈이 갈라지는 곳에는 날카로운 가시가 있으며, 背面은 深紫色으로 葉脈이 突起하였고 絨毛가 있다. 꽃은 單生, 花莖이 굵고 길며 가시가 많고 水面上으로 뻗어 나온다. 꽃받침잎은 4개로 곧게 서고 披針形에 多肉質이며 外面은 綠色에 가시가 있고 內面은 紫色을 띠고 있다. 꽃잎은 多數이며 3輪으로 나누어 配列되었고 紫色을 띠었다. 수술은 多數, 子房은 半下位에 8室, 花柱는 없고 柱頭는 紅色이다. 液果는 球形에 海綿質, 黑紫色이고 外面은 가시로 덮였고 上部에는 宿存하는 꽃받침이 있다. 種子는 球形에 黑色, 假種皮가 있고 딱딱하다. 꽃은 紫色으로 開花期는 7~8月이다. 늪이나 못에 나며 전주, 대구, 광주, 경기도(서해안) 강릉 근처에 분포한다. 【處方用名】① 種子는 芡實 ② 根은 芡實根 ③ 花莖은 芡實莖 ④ 葉은 芡實葉이다.

❶ **芡 實**(감실)〈本草綱目〉鷄頭實·芡仁·雁喙實·水鷄頭·蔿子 : 가시연꽃의 성숙한 種子이다. 9~10月에 果實을 採取하여 果皮를 두들겨 부셔 種子를 빼내고 딱딱한 껍질을 제거한다. 【修治】《炒芡實》麩皮를 냄비에 넣고 연기가 날 정도 볶(炒)는다. 그 다음에 精選한 芡實

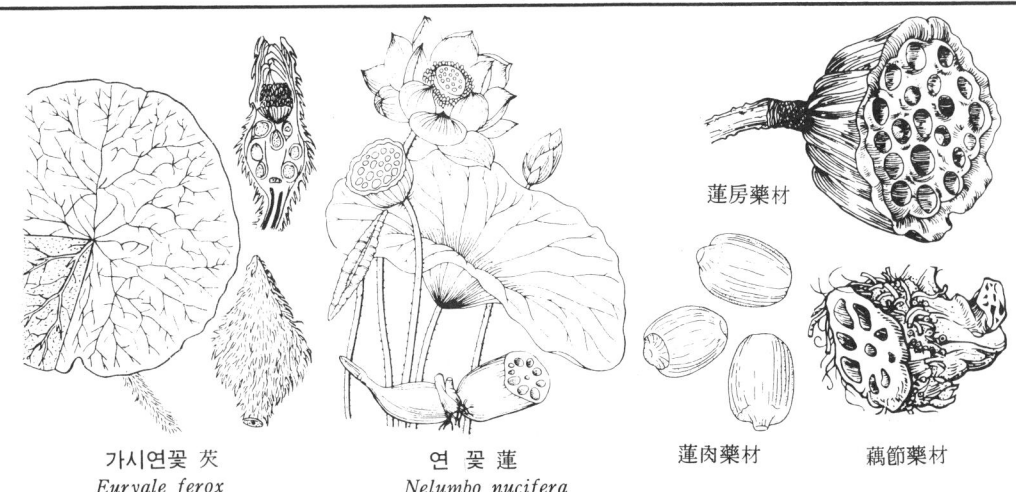

가시연꽃 芡
Euryale ferox

연꽃 蓮
Nelumbo nucifera

蓮房藥材

蓮肉藥材　　藕節藥材

을 넣고 누렇게 볶(炒)아 가지고 체로 쳐서 麩皮를 제거하고, 芡實을 십분 쪄서 강한 햇볕에 말려서 種子만 골라 쓴다. 또는 짓찧어서 粉末하여 쓴다.

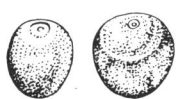

芡實藥材

〔性味 歸經〕 味는 甘澁하고 性은 平하다. 脾, 腎經에 들어간다.

〔成分〕 種子에는 많은 澱粉이 함유되어 있으며 100 g 중에 함유되어 있는 成分은 蛋白質 4.4 g, 脂肪 0.2 g, 炭水化物 32 g, 粗纖維 0.4 g, 灰分 0.5, calcium 9 mg, 燐 110 mg, 鐵 0.4 mg, vitamin B_1 0.40 mg, vitamin B_2 0.08 mg, vitamin C 6 mg, nicotine 酸 2.5 mg, carotene 微量이다.

〔藥效 主治〕 固腎, 補脾, 澁精, 止瀉의 效能이 있다. 遺精, 淋濁, 帶下, 小便失禁, 水樣性 下痢, 酒毒을 치료한다. 【用法 用量】 9～15 g을 달여서 服用하거나 丸劑, 散劑로 하여서 쓴다.

〔禁忌〕 外邪를 받은 初期, 間歇熱에 의한 下痢, 痎疾, 痔疾, 氣가 鬱滯하고 腹部에 膨滿感이 있는 者, 血尿가 排出되고 便秘가 있는 者 및 消化不良, 産後에는 모두 忌한다.

❷ 芡實根 (감실근) 〈本草綱目〉: 가시연꽃의 뿌리로 7月에 採取한다.

〔性味〕 味는 鹹甘하고 性은 平하며 無毒하다.

〔藥效 主治〕 疝氣, 白濁, 白帶, 無名腫毒, 小腹結氣痛을 치료한다. 【用法 用量】 달여서 服用하거나 삶아서 먹는다. 〈外用〉 짓찧어서 붙인다.

❸ 芡實莖 (감실경) 〈本草綱目〉: 가시연꽃의 花莖이다.

〔性味〕 味는 鹹甘하고 性은 平하며 無毒하다.

〔藥效 主治〕 止煩渴의 효능이 있다. 煩熱을 除去한다. 生食하거나 삶아서 먹는다. 【用法 用量】 30～60 g을 달이거나 삶아서 먹는다.

❹ 芡實葉 (감실엽) 〈本草綱目〉: 가시연꽃의 잎이다.

〔藥效 主治〕 胞衣不下(胎盤遺殘), 吐血을 치료한다. 【用法 用量】 9～15 g을 달여서 服用한다. 또는 藥性이 남을 정도로 태워 粉末하여 服用한다.

연　꽃　蓮　*Nelumbo nucifera* GAERTN. (=*Nymphaea nelumbo* L.)

多年生 水生草本으로 根莖은 肥厚하며 옆으로 길게 뻗고 外皮는 黃白色이고 節部는 졸라매었고 鱗葉과 不定根이 나왔고 節間은 굵어졌고 內部는 白色, 中空에 管이 많이 있다. 葉身은 둥근 방패형이며 水面에서 높게 솟고 지름이 40 cm 내외이며 圓形에 가깝고 가장자리는 밋밋하다. 葉脈이 四方으로 퍼지며 물에 잘 젖지 않고 葉柄은 圓柱形이며 짧은 가시 같은 突起가 있다. 꽃은 크고 연한 紅色 또는 白色이며 花莖은 葉柄처럼 가시가 있고 한 송이가 끝에 달려 芳香을 낸다. 꽃받침잎은 4~5개이며 일찍 떨어진다. 꽃 잎은 길이 8~12 cm, 나비 3~7 cm, 倒卵形으로 끝은 뭉툭하며 花托은 倒圓錐形으로 頂部는 편평하고 小孔이 20~30 개가 있고 各 小孔에는 楕圓形의 子房이 1 개 있고 花柱는 매우 짧다. 結實期에는 花托이 점점 커져서 內部는 海綿狀이 된다. 俗稱 蓮蓬이라 한다. 堅果는 楕圓形으로 果皮는 단단하고 革質이며, 속에 1 粒의 種子가 들어 있다. 俗稱 蓮子(연밥)라 한다. 開花期는 7~8 月, 結實期는 9~10 月이다. 못, 또는 늪에 나며 各地에서 栽培한다.【處方用名】① 果實 및 種子를 蓮子 ② 根莖을 藕蔤 ③ 肥厚根을 藕 ④ 根莖의 節部를 藕節 ⑤ 잎을 荷葉 ⑥ 잎의 基部를 荷葉蒂 ⑦ 葉柄 또는 花柄을 荷梗 ⑧ 꽃봉오리를 蓮花 ⑨ 花托을 蓮房 ⑩ 수술을 蓮鬚 ⑪ 種皮를 蓮衣 ⑫ 胚芽를 蓮子心이라 한다.

❶ 蓮　子 (연자) 〈神農本草經集注〉 蔤・藕實・水芝丹・蓮實・澤芝: 연꽃의 果實 및 種子이다. 晚秋에서 初冬 사이 花托을 갈라서 種子를 빼내거나 물에 떨어진 것, 泥中에 가라앉은 果實을 收集하여 햇볕에 말린다. 혹은 果殼을 제거한 다음 햇볕에 말리는 경우도 있다. 서리를 맞고 충분히 成熟하여 회흑색을 띤 果殼이 있는 것을 石蓮子라 하고 果殼을 제거한 種子는 蓮肉이라고 한다.【修治】挾雜物을 제거하여 짓찧거나 皮와 胚芽를 제거하고 사용한다. 또는 石蓮子를 삶아서 쪼개어 去皮하고 햇볕에 말린다.

石蓮子藥材

〔性味 歸經〕 味는 甘澀하고 性은 平하다. 心, 脾, 腎經에 들어간다.

〔成分〕 多量의 澱粉 및 raffinose, 蛋白質 16.6%, 脂肪 2%, 炭水化物 62%, calcium 0.089%, 燐 0.285%, 鐵 0.0064%가 含有되어 있다. 子莢은 nuciferine, n-nornuciferine, oxoushinsunine(lixiodenine), n-norarmepavine이 含有되어 있다. Oxoushinsunine에는 鼻咽癌을 抑制하는 작용이 있다.

〔藥效 主治〕 養心, 益腎, 補脾, 澀腸의 效能이 있다. 夜寢多夢, 遺精, 淋濁, 久痢, 虛瀉, 婦人崩漏帶下를 치료한다. 이외에 強壯, 止寫, 止渴, 鎭靜, 鎭嘔, 健胃藥으로서 止嘔, 開胃의 效能이 있고 常用하면 噤口痢를 치료한다.【用法 用量】6~12g을 달여서 服用한다. 또는 丸劑, 散劑를 하여 쓴다.

〔配合 禁忌〕 中滿痞脹, 大便燥結에는 忌한다. 茯苓・山藥・白朮・枸杞子는 相得(本草綱目)이다.

❷ 藕　蔤 (우밀) 〈本草綱目〉 藕絲菜: 연꽃의 여윈 가는 根莖이다. 味는 甘하고 性은 平하다. 煩毒을 解毒하고 瘀血을 下한다. 그 외의 效能은 藕와 같다.

❸ 藕 (우) 〈神農本草經〉 蓮根 : 연꽃의 肥大한 根莖으로 가을, 겨울 및 초봄에 採取한다.

〔性味 歸經〕 味는 甘하고 性은 寒하다. 心, 脾, 胃經에 들어간다.

〔成分〕 藕(根莖)에는 澱粉, 蛋白質, asparagine, vitamin C를 함유하고 또 pyrocatechol, d-gallocatechin, neochlorogen酸, leucocyanidin, leucodelphinidin 등의 polypehnol 化合物이 合計 0.3%가 함유된 외에 peroxidase가 함유되어 있다.

〔藥效 主治〕 生用으로는 淸熱, 凉血, 解毒, 散瘀의 效能이 있다. 熱病煩渴, 酒毒, 吐血, 鼻出血, 熱淋 등을 치료하며, 삶아 익혀서 사용하면 健脾, 開胃, 益血, 生肌, 止瀉의 效能이 있다. 【用法 用量】生것으로 또는 生汁을 내어 먹거나 삶아서 먹는다. 〈外用〉짓찧어서 붙인다.

〔禁忌〕 鐵器를 避해야 한다.

❹ 藕 節 (우절) 〈藥性論〉 : 연꽃 根莖의 節部이다. 가을, 겨울 또는 초봄에 根莖(藕)을 캐어 泥土를 씻어내고 節部를 끊어 수염뿌리를 제거하고 햇볕에 말린다. 【修治】《藕節炭》깨끗하게 精製한 藕節을 냄비에 넣고 表面이 黑色, 內部가 濃黃色이 될 정도로 볶아(炒)서 淸水를 조금 뿌려서 乾燥한다.

〔性味 歸經〕 味는 甘澀하고 性은 平하다. 心, 胃, 肝經에 들어간다.

〔成分〕 Tannin, asparagin이 함유되어 있다.

〔藥效 主治〕 止血, 散瘀의 效能이 있다. 咳血, 吐血, 鼻出血, 血尿, 血便, 血痢, 血崩을 치료한다. 【用法 用量】9~15g을 달여서 服用하거나 散劑 또는 汁을 내어 服用한다.

❺ 荷 葉 (하엽) 〈食療本草〉 : 연꽃의 잎이다. 6~9月 葉柄을 제거하고 7~8割 정도 말려서 半으로 마주 보게 접어서 다시 햇볕에 말린다. 여름에는 신선한 잎이나 또는 새로 나오는 어린잎(荷錢)을 쓴다. 【修治】《荷葉》물로 깨끗하게 씻어 葉柄의 꼭지와 가장자리를 잘라내고 絲狀으로 썰어서 햇볕에 말린다. 《荷葉炭》깨끗하게 손질한 荷葉을 냄비에 넣고 密封하여 燒成한다.

〔性味 歸經〕 味는 苦澀하고 性은 平하다. 心, 肝, 脾經에 들어간다.

〔成分〕 잎에는 roemerine, nuciferine, nornuciferine, armepavine, n-nornuciferine, pronuciferine, d-n-methylcoclaurine, liriodenine, anonaine, quercetin, isoquercitrin, nelumboside, 酒石酸, 枸櫞酸, 사과酸, 蓚酸, 琥珀酸, glucon酸, tannin 등이 함유되어 있다.

〔藥效 主治〕 淸暑利濕, 淸陽의 氣를 昇發하고 止血의 效能이 있다. 暑濕에 의한 下秘, 眩暈, 水氣浮腫, 雷頭風, 吐血, 鼻出血, 崩漏, 血便, 産後血暈을 치료한다. 【用法 用量】3~9g (生것은 15~30g)을 달여서 服用한다. 또는 丸劑, 散劑로 하여 服用한다. 〈外用〉짓찧거나 粉末하여 붙이거나 혹은 煎液으로 씻는다.

〔配合 禁忌〕 桐油·茯苓·白銀은 相畏이다.

❻ 荷葉蒂 (하엽체) 〈本草拾遺〉 : 연꽃잎의 基部로 7~8月에 荷葉을 채취하여 葉基部를 葉柄周圍의 잎과 함께 끊어내어 햇볕에 말리거나 생것으로 먹는다.

〔性味〕 味는 苦하고 性은 平하며 無毒하다.

〔成分〕 荷葉蒂에는 roemerine, nornuciferine, nuciferine이 含有되어 있다.

〔藥效 主治〕 淸暑祛濕, 和血 및 安胎의 效能이 있다. 血痢, 下痢, 姙娠胎動不安을 치료한

다. 【用法 用量】4.5~9g을 달여서 服用하거나 丸劑, 散劑로 하여 服用한다. 〈外用〉煎液으로 씻는다.

❼ 荷 梗 (하경)〈本草再新〉: 연꽃의 葉柄과 花柄이다. 6~9月 칼로 가시를 깎아내고 큼직하게 썰어서 햇볕에 말린다. 또는 新鮮한 것을 쓴다.

〔成分〕 Roemerine, nornuciferine 등 많은 alkaloid가 含有되어 있고 또 樹脂와 tannin도 含有되어 있다.

〔藥效 主治〕 淸熱解暑, 通氣利水의 效能이 있다. 慢性腸炎, 久痢, 腸出血, 慢性子宮炎, 赤白帶下, 遺精, 夜尿症, 暑濕胸悶, 水樣性下痢, 痢疾, 淋病을 치료한다. 【用法 用量】9~15g을 달여서 服用하거나 또는 15~30cm를 끊어서 달여 服用한다.

❽ 蓮 花 (연화)〈日華子諸家本草〉: 연꽃의 花蕾로 6~7月 苞에 싸여 있는 것, 아직 開花하지 않은 봉우리, 開花된 꽃을 採取하여 햇볕에 말린다.

〔性味 歸經〕 味는 甘苦하고 性은 溫하다. 心, 肝經에 들어간다.

〔成分〕 꽃에는 quercetin, luteolin, isoquercetin, luteolinglucoside, kaempferol, kaempferol-3-glucorhamnoside, kaempferol-3-diglucoside 등 多種의 flavonoid가 含有되어 있다.

〔藥效 主治〕 活血, 止血, 祛濕, 消風의 效能이 있다. 打撲에 의한 吐血, 水疱瘡을 치료한다. 【用法 用量】1.5~3g을 달이거나 粉末로 만들어서 服用한다.

❾ 蓮 房 (연방)〈食療本草〉: 成熟된 花托으로 가을에 果實이 成熟하면 苞를 베어서 果實(蓮子) 및 花柄을 제거하여 햇볕에 말린다. 【修治】《蓮房炭》蓮房을 密閉된 容器에 넣고 강한 불에 炭이 될 程度로 볶는다.

〔性味 歸經〕 味는 苦澁하고 性은 溫하다. 肝經으로 들어간다.

〔成分〕 蛋白質 4.9%, 脂肪 0.6%, 炭水化物 9%, 粗纖維 1%, 灰分 1.2%, vitamin B_1 0.17mg%, vitamin B_2 0.09mg%, vitamin C 17mg%, nicotine酸 1.7mg% carotene 0.02mg%와 또 微量의 nelumbine이 함유되어 있다.

〔藥效 主治〕 消瘀, 止血, 祛濕의 效能이 있다. 血崩, 月經過多, 胎漏下血(流産性 出血), 瘀血에 의한 腹痛, 産後의 胞衣不下, 乳頭의 開裂, 血痢, 血淋, 痔瘡脫肛, 皮膚濕瘡을 치료한다. 【用法 用量】3~9g을 달여서 服用하거나 丸劑, 散劑로 하여 사용한다. 〈外用〉 煎液으로 씻거나 또는 粉末로 만들어 調合하여 붙인다.

❿ 蓮 鬚 (연수)〈本草通玄〉: 연꽃의 수술로 여름에 꽃이 활짝 피었을 때 수술을 採取하여 햇볕에 말린다.

〔性味 歸經〕 味는 甘澁하고 性은 平하다. 心, 腎經에 들어간다.

〔成分〕 Quercetin, luteolin, isoquercetin, luteolinglucoside을 含有하고 또 alkaloid가 含有되어 있다.

〔藥效 主治〕 淸心, 益腎, 止血, 澁精의 效能이 있다. 夢精, 漏精, 吐血, 鼻出血, 血崩, 帶下, 子宮出血, 下痢 등을 치료한다. 【用法 用量】2.4~4.5g을 달여서 服用하거나 丸劑, 散劑로 하여 사용한다.

〔配合 禁忌〕 地黃·葱·蒜을 忌한다. 小便不利者에는 忌한다.

⑪ 蓮 衣 (연의)〈藥品化義〉: 연꽃의 種皮이다.

〔性味 歸經〕 味는 苦澁하고 性은 凉하며 無毒하다. 心, 脾經에 들어간다.

〔藥效 主治〕 失血 후의 收斂, 脾陰을 補하며 統血, 歸經하게 한다. 또 心, 胃의 浮火를 다스리고 腸의 濕熱을 瀉利한다. 【用法 用量】 0.9～1.5g을 달여서 服用한다.

⑫ 蓮子心 (연자심)〈食性本草〉: 성숙한 種子에서 빼낸 綠色의 胚芽이다. 가을에 蓮子를 채취하여 蓮子를 쪼개 胚芽를 꺼내어 햇볕에 말린다.

〔性味 歸經〕 味는 苦하고 性은 寒하다. 心, 肺, 腎經에 들어간다.

〔成分〕 Liensinine, isoliensinine, neferine, nuciferine, pronuciferine, lotusine, methyl corypalline, demethyl-coclaurine이 含有되어 있고 또 galuteolin, hyperin, rutin 등의 flavonoid도 含有되어 있다.

〔藥理〕 降壓作用: 蓮子心에서 추출한 liensinine의 結晶에는 일시적인 降壓作用이 있다. 이것을 第4 ammonium 鹽으로 하면 강력하고 지속적인 降壓作用이 나타난다. o-methyl-liensinine-methyl 黃酸 第4 ammonium 鹽은 迷走神經節에 대한 遮斷作用이 강하고 그리고 지속적이기는 하지만 迷走神經을 통해서 降壓作用을 지속시키는 것은 아니다.

〔藥效 主治〕 淸心, 祛熱, 止血, 澁精의 效能이 있다. 心煩, 口渴, 吐血, 遺精, 目赤腫痛을 치료한다. 【用法 用量】 15～3g을 달여서 服用하거나 또는 散劑로 하여 服用한다.

왜개연꽃 萍蓬草 *Nuphar pumilum* (TIMM) DC. (=*Nymphogantus subpumilum* MIKI)
개연꽃 川骨 *N. japonicum* DC.

多年生 水生草本으로 根莖은 肥厚하고 진흙 속을 옆으로 뻗어간다. 잎은 根生하고 葉柄이 길고 밑부분이 半圓柱形이며 2개의 稜線이 있고 윗부분은 거의 세모가 졌고, 水面에 떠 있는 잎은 넓은 卵形, 卵狀 圓形 또는 楕圓形이고 길이는 6～8cm, 나비는 6～9cm이다. 잎밑부분은 心臟底이며 뒷면에는 잔털이 밀생한다. 꽃은 긴 花梗이 나와서 물위에서 피고 지름 2.5cm정도로서 黃色이고 꽃받침은 5개, 꽃잎 같으며 넓은 倒卵形 또는 넓은 楕圓形이고 길이 12～20mm로서 끝이 둥글다. 꽃은 주걱같은 倒卵形이며 길이는 5～7mm이고 끝이 둥글고 많으며, 꽃밥은 길이 2.5～3mm로서 楕圓形이며 수술대는 이보다 3～10배쯤 길다. 柱頭盤은 지름 6～8mm, 연한 黃色이거나 잎부분에 붉은 빛이 돌며 중앙부에 突起가 있고 암술대는 10～20개이다. 꽃은 黃色으로 開花期는 8～9月이다. 작은 개천이나 늪 또는 못에 나며 南·中部에 분포한다. 【處方用名】 ① 種子를 萍蓬草子 ② 뿌리를 萍蓬草根이라 한다.

❶ 萍蓬草子 (평봉초자)〈本草綱目〉: 왜개연꽃·개연꽃의 種子이다.

〔性味〕 味는 甘澁하고 性은 平하며 無毒하다.

〔藥理〕 개연꽃(川骨)에는 alkaloid, desoxynufaridine, nupharidine, nupharamine이 함유되어 있고 呼吸中樞를 痲痺시키는 작용이 있다. 또 利尿作用도 있다.

수 련(睡蓮) Nymphaeaceae

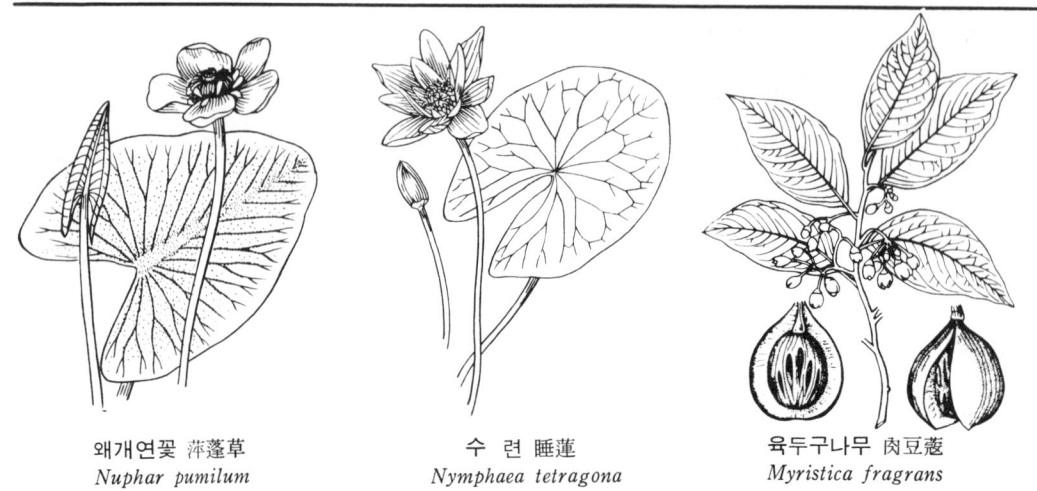

왜개연꽃 萍蓬草
Nuphar pumilum

수 련 睡蓮
Nymphaea tetragona

육두구나무 肉豆蔲
Myristica fragrans

〔藥效 主治〕 助脾, 厚腸, 滋養强壯, 健胃, 調經의 效能이 있다. 體虛衰弱, 消化不良, 月經不順, 産前 産後의 出血, 기타 婦人病을 치료한다. 【用法 用量】 9~15g을 달여서 복용한다.

❷ 萍蓬草根 (평봉초근) 〈本草拾遺〉 水栗子 : 왜개연꽃·개연꽃의 根莖으로 가을에 採取한다.

〔性味〕 味는 甘하고 性은 寒하며 無毒하다.

〔藥效 主治〕 補虛, 健胃, 調經의 效能이 있다. 病後衰弱, 消化不良, 月經不順을 치료한다. 【用法 用量】 9~15g을 달여서 복용한다.

수 련 睡蓮 *Nymphaea tetragona* GEORGI (= *N. japonokoreana* NAKAI)

多年生 水生草本으로 根莖에는 線狀의 黑毛가 있다. 잎은 叢生하여 水面에 뜨고 心臟形 또는 腎圓形에 길이 5~12 cm, 나비 3.5~9 cm로 끝이 둔하고 밑부분은 날카롭고 가장자리는 밋밋하다. 윗면은 綠色, 새로 나오는 幼葉에는 赤褐色의 斑點이 있고 아랫면은 赤色이거나 暗紫色이고 葉柄은 가늘고 길다. 꽃은 뿌리에서 긴 花柄이 나와 그 끝에 1개가 피며 水面 위로 뜨고 12時 前後에 開花하고 午後 5時에는 접어든다. 꽃받침의 밑부분은 四角形이고 꽃받침잎은 4개이다. 꽃잎은 8~17개이고 多層으로 되었다. 수술은 多數이고 3~4層으로 되고 葯은 黃色이다. 柱頭는 放射狀으로 7~8個로 배열되었다. 液果는 球形으로 작은 種子가 많이 들어 있다. 꽃은 白色이고 開花期는 6~7月이다. 늪이나, 못에 나며 全南北 및 慶北, 경기도에 분포하고 栽培한다. 【處方用名】 꽃이 睡蓮이다.

睡 蓮 (수련) 〈本草綱目〉 子午蓮·茈碧花 : 수련의 꽃이다. 여름의 개화시에 採取하여 햇볕에 乾燥한다.

〔成分〕 뿌리와 잎에는 amino 酸과 alkaloid가 함유되어 있다.

〔藥效 主治〕 淸暑, 解醒, 止痙의 效能이 있다. 小兒의 急性·慢性의 驚風, 暑滯, 夜啼症, 不眠症을 치료한다. 7~14 송이를 달여서 복용한다.

육 두 구(肉豆蔲)과 Myristicaceae

육두구나무 肉豆蔲 *Myristica fragrans* HOUTT.

常綠喬木으로 높이 20m에 達한다. 잎은 互生하고 楕圓狀 披針形 또는 長圓狀 披針形에 길이는 5~15cm로서 革質이다. 잎의 끝은 尾狀이고 밑부분은 급하게 뽀족해졌고 가장자리는 밋밋하고 윗면은 淡黃褐色, 아랫면의 色은 비교적 짙고 紅褐色의 葉脈이 있다. 葉柄의 길이는 6~12mm, 꽃은 雌雄二家로 수꽃의 總狀花序는 길이 2.5~5cm이고 小苞片은 鱗片狀이다. 꽃은 드문드문 달리고 黃白色이며 楕圓形 또는 壺形에 길이 6mm로서 아래로 늘어져 있다. 葯은 9~12個, 合着하여 자루가 있는 圓柱形의 기둥이 되었다. 果實은 배(梨) 모양이거나 圓球形에 가깝고 아래로 늘어져서 달린다. 길이 3.5~6cm로서 淡紅色 또는 黃色이고 成熟하면 세로 두 개로 갈라진다. 붉은 紅色의 假種子가 나타난다. 種子는 長球形, 種皮는 紅褐色에 木質이다. 熱帶地方에서 많이 栽培되고 輸入에 의존한다. 【處方用名】① 種仁은 肉豆蔲 ② 假種皮는 肉豆蔲衣이다.

❶ 肉豆蔲 (육두구) 〈藥性論〉 迦拘勒・肉果 : 육두구나무의 種仁으로 4~6月 및 11~12月 各 1回씩 이른 아침에 成熟한 果實을 따서 果皮를 잘라서 假種皮를 벗겨내고 다시 殼狀의 種皮를 두들겨 깨 種仁을 빼내 石灰乳에 1日쯤 담갔다가 불에 쬐어 건조한다. 【修治】《煨肉豆蔲(蔲肉果)》깨끗하게 씻은 肉豆蔲에 白麪을 加하여 비벼서 같이 싼다. 따로 조개(貝殼)가루 또는 calcium powder를 냄비에 넣고 加熱한 다음 肉豆蔲를 넣고 저어가면서 外面이 黃色이 되도록 볶아서 겉껍질을 제거하고 뜨거울 때 쓴다. 또 別法은 原藥을 맑은 물로 조금 씻어서 대바구니에 건져 12時間 동안 물기를 뺀 뒤 麩皮를 냄비에 넣고 老黃色이 되도록 볶아 따뜻할 때 쓴다.

〔藥材〕 건조된 種仁은 卵圓形 또는 楕圓形이며 外表面은 灰褐色 또는 褐色으로 까끌까끌하고 網目狀의 홈이 있고 側面의 한쪽에 뚜렷한 세로 홈(種背部分)이 있고 質은 단단하다. 강렬한 芳香이 있고 味는 辛하고 조금 쓰다. 크고 무겁고 단단하며 香氣가 진한 것이 良品이다. 主產地는 말레이지아, 인도네시아 등이다.

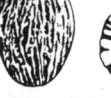

肉豆蔲藥材

〔性味 歸經〕 味는 辛하고 性은 溫하다. 脾, 大腸經에 들어간다.

〔成分〕 精油 2~9% 그 가운데에는 *d*-camphene 및 *α*-pinene 등이 함유되어 있다. 그 脂肪 중의 myristin 酸(tetradecanoic acid)의 含量은 70~80%에 이르고 또 有毒物質인 myristicin이 함유되어 있다.

〔藥理〕 肉豆蔲油는 芳香性이 있는 이외에도 현저한 痲醉性이 있다. 下等動物에 대하여 瞳孔을 散大하여 步行이 불안정해지고 점차로 睡眠狀態로 들어가서 呼吸이 느리게 되고 投與量을 다시 증가시키면 反射機能이 소실된다. 사람이 7.5g의 肉豆蔲 粉末을 服用하면 眩暈, 譫語(헛소리)를 하고 昏睡狀態를 일으킨다. 과거에 大量服用하여 死亡하였다는 病例報告도 있다. 肉豆蔲油의 毒性成分은 myristicin이다. 肉豆蔲油는 0.03ml~0.2ml 로 芳香劑 또는 驅風劑, 胃腸

의 局所刺戟劑로서 사용된다. Myristicin, elemicin은 정상적인 사람에 대하여 幻覺作用이 있고 다른 芳香成分인 safrole에는 이와 같은 作用이 없고 myristin은 사람의 大腦에 대하여 중정도의 興奮作用이 있으나 肉豆蔻와 똑같지는 않다.

〔藥效 主治〕 脾胃를 溫하게 하고 下氣, 消食, 固腸의 效能이 있다. 心腹脹痛, 虛瀉冷痢, 嘔吐, 食滯不消를 치료한다. 【用法 用量】 1.5~6g을 달여서 또는 丸劑, 散劑로 服用한다.

〔禁忌〕 大腸에 원래 火熱이 많은 者, 暑熱로 인한 熱性下痢, 극심한 下痢, 腸風下血, 胃火에 의한 齒痛, 濕熱滯盛者, 滯下初期者는 服用을 忌한다.

❷ 肉豆蔻衣 (육두구의)〈中藥志〉: 육두구의 假種皮이다. 肉豆蔻의 種子를 採取할 때 벗겨낸 假種皮를 햇볕에 말린다.

〔藥材〕 本品은 편평한 裂片으로 淡紅褐色 혹은 橙黃色에 반투명하며 性質은 무르다. 肉豆蔻 固有의 香氣가 있고 味는 甘하고 약간 쓴맛이 있다.

〔成分〕 精油 4~15%가 含有되어 있는데 그 成分은 種子의 成分과 비슷하다. Palmitin酸은 假種皮 脂肪 中 脂肪酸의 37.6%를 차지하고 기타는 不飽和脂肪油酸과 linol酸 등이다.

〔藥效 主治〕 芳香은 健胃驅風劑가 되고 興奮시킨다. 【用法 用量】 1.5~4.5g을 달여서 服用한다.

으름덩굴(木通)과 Lardizabalaceae

으름덩굴 木通 Akebia quinata (THUNB.) DECNE. (=Rajania quinata THUNB.)
여덟잎으름 (팔손으름) A. quinata DECNE. var. polyphylla NAKAI

落葉 또는 半常綠木本의 덩굴性 植物로서 높이 5m에 달하고 가지는 灰色에 가는 줄이 있고 皮目은 突出하였다. 잎은 掌狀複葉이고 3~5개의 複葉이 가지의 끝에 모여 나거나 互生하고 葉柄이 가늘고 길다. 小葉은 5개이고 倒卵形 또는 楕圓形이며 잎끝은 약간 오목하며 兩面에 털이 있으며 가장자리가 밋밋하다. 꽃은 暗紫色으로 암꽃은 1~2개가 花序의 아래에 달린다. 苞葉은 線狀 披針形, 花被는 3개로서 廣楕圓形에 끝이 둔하다. 退化된 수술은 6개, 암술은 6개로 圓筒狀이다. 子房은 1室, 柱頭는 頭狀이다. 수꽃은 花序의 上部에 密生하는데 조금 작고, 작은 苞葉이 있고 花被는 3개, 수술은 6개, 花絲는 얇고 납작하며 葯은 2室, 退化한 암술은 3~4개이다. 囊狀의 液果는 長楕圓筒形에 양끝은 둥글고 익으면 紫色이 되고 腹縫線으로 터지며 果肉은 먹을 수 있다. 種子는 黑色이며 매우 많고 卵狀 長方形에 약간 납작하고 光澤이 있다. 開花期는 4~5月, 成熟期는 9~10月이다. 산기슭의 숲속에 나며 黃海道 以南에 분포한다. 【處方用名】 ① 果實은 八月札 ② 木質莖은 木通 ③ 根은 木通根 ④ 種子는 預知子이다.

❶ 八月札 (팔월찰)〈飮片新參〉燕覆子・畜覆子・拿子・木通子・八月瓜: 으름덩굴・여덟잎으름의 果實로 9~10月 果實이 成熟할 때 따서 햇볕에 말리거나 또는 끓는 물에 충분히 담갔다 햇볕에 말린다. 사용할 때에 얇게 썰거나 부셔서 쓴다.

〔性味〕 味는 甘하고 性은 寒하다.

八月札藥材

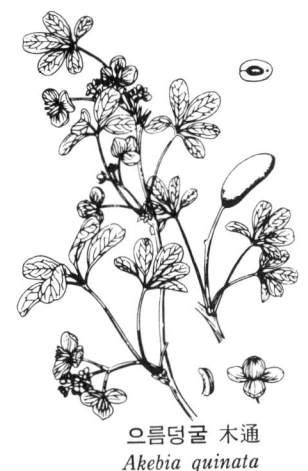 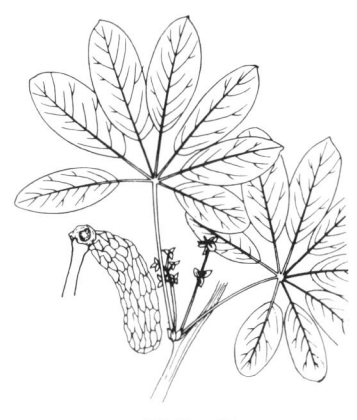 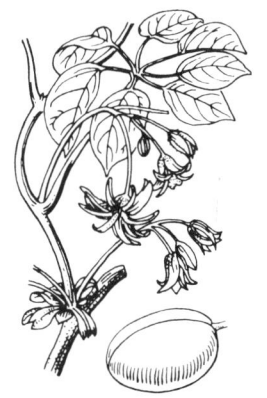

으름덩굴 木通
Akebia quinata

여덟잎으름
Akebia quinata var. *polyphylla*

멀 꿀 七姐妹藤
Stauntonia hexaphylla

〔成分〕 果實에는 糖類가 함유되어 있고 줄기와 가지에는 akeboside(akebin)가 含有되어 있다. 그것은 hederagenin, oleanol 酸의 포도당 및 rhamnose 配糖體이다. 또 多量의 kalium 鹽도 함유되어 있다.

〔藥效 主治〕 理氣, 舒肝, 活血, 止痛, 除煩, 利尿의 效能이 있다. 肝胃氣痛(心窩部痛), 胃熱로 인한 食呆, 煩渴, 赤白痢疾, 腰痛, 脇痛(肋膜炎), 헤르니아, 月經痛, 子宮下垂, 血尿, 濁尿, 尿管結石을 치료한다. 【用法 用量】 15~30 g을 달여서 服用한다. 또는 술에 담가 쓴다.

❷ 木　通 (목통) 〈藥性論〉 通草・附支・丁翁・䔡藤・王翁・萬年・燕覆・烏覆 : 으름덩굴 및 여덟잎덩굴의 木質莖이다. 9月에 줄기부위를 끊어 外皮를 벗겨서 그늘에서 말린다. 사용할 때는 물에 담갔다가 잘게 썰어서 바람이 잘 통하는 곳에서 말려쓴다.

〔性味 歸經〕 味는 苦하고 性은 凉하다. 心, 小腸, 膀胱經에 들어간다.

〔成分〕 Akeboside 11種이 함유된 외에도 betulin, myoinositol(*meso*-inositol), 蔗糖이 含有되어 있다. 또 kalium 0.254%도 함유되어 있다. 또 줄기에는 stigmasterol, β-sitosterol, β-sitosterol-β-*d*-glucoside가 含有되어 있다.

〔藥理〕 1. 利尿作用 : 토끼에 給水量을 엄밀하게 제한한 狀態에서 每日 팅크劑(使用 時에 alcohol을 제거하고 물로 稀釋하여 濾過한 것) 0.5 g/kg을 注入하여 계속 5日間 服用시켰더니 매우 현저한 利尿作用이 있었다.

2. 抗菌作用 : 초보적인 *in vitro* 에서의 결과에 의하면 木通의 水浸劑 혹은 煎劑에는 多種類의 病原性 眞菌에 대하여 여러 가지의 抑制作用이 있다. Gram 陽性의 癌菌, 赤痢菌, 皮膚眞菌 등에 효과가 있는 것으로 되어 있다.

〔藥效 主治〕 瀉火, 血脈通利의 效能이 있다. 小便赤澁, 淋濁(小便混濁), 水腫, 浮腫, 頻尿, 排尿困難, 胸中煩熱, 喉痺咽痛, 遍身拘痛(全身의 硬直痛), 婦女經閉, 乳汁不通 등을 치료한다. 【用法 用量】 3~6 g을 달여서 服用하거나 丸劑, 散劑로 服用한다.

〔禁忌〕 속(內)에 濕熱이 없거나 津液이 不足하고 氣弱(精力減退), 滑精(遺精), 溲尿(頻尿)가 있는 者 및 姙娠婦에는 忌한다.

❸ **木通根**(목통근)〈藥性論〉: 으름덩굴・여덟잎덩굴의 뿌리로 9∼10月에 採取한다.

〔**性味**〕 味는 苦하고 性은 平하다.

〔**成分**〕 뿌리에는 stigmasterol, β-sitosterol, β-sitosterol-β-d-glucoside가 함유된 외에 akeboside $Stg_1 \cdot Stg_2$, Sth・Stj 등이 함유되어 있다.

〔**藥效 主治**〕 祛風, 利尿, 行氣, 活血, 補腎補精의 效能이 있다. 류머티즘에 의한 關節痛, 小便困難, 胃腸氣脹, Hernia, 經閉, 打撲傷을 치료한다. 【用法 用量】9∼15g을 달여서 服用하거나 짓찧어 汁을 내거나 술에 담가 마신다. 〈外用〉짓찧어서 붙인다.

❹ **預知子**(예지자)〈日華子諸家本草〉: 으름덩굴・여덟잎덩굴의 種子이다.

〔**性味**〕 味는 苦하고 性은 寒하며 無毒하다.

〔**成分**〕 種子에는 脂肪油 약 18%가 함유되어 있는데 그 가운데에는 주로 olein 酸 glycerinester, linolen 酸 glycerinester, palmitin 酸 glycerinester 등이 함유되어 있다.

〔**藥效 主治**〕 祛風, 補五勞七傷의 效能이 있다. 痃癖, 氣塊, 天行溫疫, 中惡失音을 치료한다. 宿食을 消하고 煩悶을 멈추고 小便을 利하고 藥毒을 解毒한다. 모두 蟲・蛇咬傷에 바른다. 【用法 用量】膏劑나 丸劑로 하여 服用한다. 〈外用〉粉末을 調合하여 붙인다.

멀   꿀 七姐妹藤 *Stauntonia hexaphylla* (THUNB.) DECNE. (=*Rajania hexaphylla* THUNB.)

常綠闊葉 蔓莖植物로서 길이 15m 내외이다. 잎은 互生하며 掌狀 複葉으로 나며 3∼7개의 小葉은 楕圓形 내지 矩卵形에 끝은 짧으며 날카롭고 밑부분은 둥글며 길이는 4∼9 cm 로서 가장자리가 밋밋하고 主脈과 그물 모양의 細脈이 있고 革質에 윗면은 반드럽고 아랫면은 白色을 띠고 있다. 葉柄은 길고 小葉의 葉柄은 약 3 cm 이다. 꽃은 雌雄一家로 房狀의 總狀花序로서 꽃잎은 白色 또는 淡紅色이다. 수꽃은 外輪・內輪의 꽃받침이 각 3개씩 있고 수술은 6개이다. 암꽃은 수꽃보다 약간 크고 數는 적고 內輪의 꽃받침 3개는 外輪 것 보다 조금 짧고 假수술이 6개, 成熟한 心皮는 卵圓形에 紫色이다. 液果는 卵圓形으로 길이 약 6∼7 cm 로서 赤褐色으로 익으며 果肉은 黃色이고 안에 黑色의 種子가 많이 들어 있다. 開花期는 5∼6月, 結實期는 10月이다. 산기슭 및 산중턱에 나며 제주도 및 南部 島嶼에 분포한다. 【處方用名】根 및 莖이 野木瓜이다.

野木瓜(야목과)〈國藥的藥理學〉: 멀꿀의 莖 및 根이다. 가을에 채취하여 粗皮를 벗기고 햇볕에 말린다.

〔**性味 歸經**〕 味는 微苦하고 性은 平하다. 心, 膀胱經에 들어간다.

〔**成分**〕 莖・葉에는 saponin, phenol 類, amino 酸이 함유되어 있다. 種子에서는 3種類의 triterpenoidsaponin 즉 mubenin A・B・C가 分離 抽出되어 있다. 乾燥된 種子에는 油 28.7 %가 함유되어 있다.

〔**藥理**〕 果實 및 그 核은 蛔蟲과 鞭蟲에 대하여 驅蟲作用이 있고 鉤蟲에 대한 효력은 확실하지 않다. 作用은 熱에 의한 破壞를 받지 않으나 過成熟된 果實은 그 作用이 弱化된다. 臨床的

으로는 鎭痛作用이 인정되어 手術後의 疼痛 등에 쓰면 좋은 效果를 볼 수 있다.

〔藥效 主治〕 强心, 利尿藥으로 줄기는 止痛, 줄기와 뿌리는 利尿의 效能이 있다.【用法 用量】15~30 g 을 달여서 服用한다.

작 약 (芍藥) 과 Paeoniaceae

적 작 약 芍藥 *Paeonia lactiflora* PALL (=*P. albiflora* PALL)

호작약 *P. albiflora* var. *hirta* REGEL   참작약 *P. albiflora* var. *trichocarpa* BUNGE.

多年生 草本으로 높이 50~80 cm 이고 뿌리는 肥大하고 紡錘形이며 자르면 붉은 빛을 띠기 때문에 적작약이라 한다. 줄기는 곧게 섰고 根生葉은 1~2 回羽狀으로 갈라지고 윗부분의 것은 3 개로 깊게 갈라지기도 하며 밑부분은 葉柄으로 흐른다. 小葉은 楕圓形 또는 披針形으로 가장자리가 밋밋하고 兩面에 털이 없으며 표면은 짙은 綠色이다. 꽃은 매우 크고 白色, 赤色 등 여러 品種이 있으며 원줄기 끝에 1 개씩 달리며 꽃받침잎은 5 개로서 가장자리가 밋밋하며 綠色이고 꽃잎은 10 개 정도로서 倒卵形이고 수술은 많으며 黃色이다. 子房은 3~5 개로서 짧은 암술머리가 뒤로 젖혀지며 蓇葖은 內縫線으로 터진다. 開花期는 5~6월이다. 산이나 들, 양지쪽에 잘 나며 各地에서 栽培한다.【處方用名】根이 赤芍藥이다.

赤芍藥 (적작약)〈神農本草經〉: 적작약 및 同屬 近緣植物의 뿌리이다. 여름과 가을철에 採取하며 3~4 年生을 캐내 수염뿌리를 제거하고 깨끗이 씻어 粗皮를 벗겨내고 끓는 물에 넣어 잠깐 삶아 내어 햇볕에 말린다.【修治】《白芍》挾雜物을 제거한 다음 大小로 分類하고 8 割 程度 水分이 스며들 정도로 물에 담갔다가 꺼내 부드러울 때 썰어서 乾燥시킨다.《酒白芍》白芍片에 黃酒를 고루 뿌려 볶(炒)는다. 白芍片 50 kg : 黃酒 500 g 의 비율로 한다.《炒白芍》白芍片을 약한 불로 微黃色이 될 정도로 볶는다.《焦白芍》白芍片을 강한 불로 검은 黃色이 되도록 볶은 다음 冷水를 뿌려 꺼낸 다음 햇볕에 말린다.《土炒白芍》伏龍肝의 가루를 냄비에 넣고 加熱한 다음 白芍片을 넣고 外面이 흙색이 되도록 볶아 흙은 체로 쳐서 버린다. 白芍 500 g : 伏龍肝 10 kg 의 비율로 한다.

〔性味 歸經〕 味는 苦酸하고 性은 凉하다. 肝, 脾經에 들어간다.

〔成分〕 뿌리에는 paeoniflorin, paeonol, paeonin, 安息香酸 약 1.07 %, 精油, 脂肪油, 樹脂, tannin, 糖, 澱粉, 粘液質, 蛋白質, β-sitosterol, triterpenoids 을 含有하고, 꽃에는 astragalin, kaempferol-3, 7-diglucoside, 多量의 pyrogallol-tannin(10 % 以上), pyrethrin 0.13 %, 13-methyl-tetradecan 酸 β-sitosterol, hexacosane 등이, 잎에는 tannin 이 함유되어 있다.

〔藥理〕 胃, 腸의 平滑筋 및 子宮平滑筋에 억제작용이 있고 冠動脈에는 擴張作用을 가지며 中樞神經系統에도 억제작용이 있다. 本品에는 安息香酸이 함유되어 있으므로 大量 服用하면 肝臟의 解毒負荷를 증가시킨다. 肝機能不良에는 長期間의 大量 服用은 좋지 않다. 이 외 또 胃液 分泌의 抑制, 止汗, 利尿 등의 작용을 가지며 抗菌試驗에서는 黃色포도球菌, 赤痢菌, 溶血性連

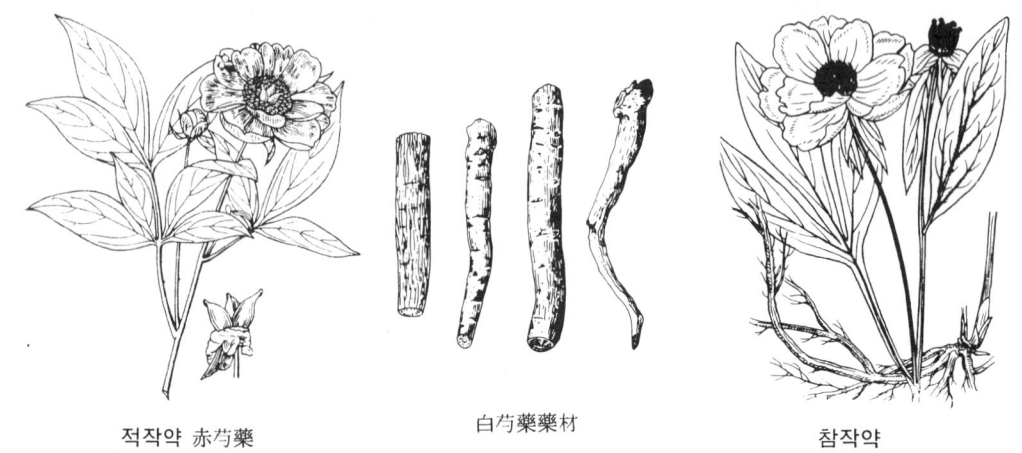

적작약 赤芍藥
Paeonia lactiflora

白芍藥藥材

참작약
Paeonia albiflora var. trichocarpa

鎖球菌, 肺炎雙球菌, 大腸菌, 綠膿菌, 티푸스菌 등에 비교적 뚜렷한 抑制作用을 가지며 表皮絲狀菌 등과 같은 多種의 皮膚絲狀菌에도 정도의 차이는 있으나 抑制作用을 나타낸다.

〔藥效 主治〕 凉血活血, 消癰散腫, 斂陰收汗의 效能이 있다. 癰腫, 疼痛, 下痢腹痛, 産後瘀滯, 陰虛發熱, 月經不順, 崩漏, 帶下를 치료한다.【用法 用量】6~12g을 달이거나 丸劑, 散劑로 服用한다.

〔配合 禁忌〕 虛寒腹痛, 下痢者는 服用에 注意해야 한다. 雷丸은 相使이고 石斛·芒硝는 相惡이다. 消石·鱉甲·小薊는 相畏이며 藜蘆는 相反이다.

백 작 약 白芍藥 *Paeonia japonica* (MAKINO) MIYABE et TAKEDA
　　　　　　산작약 草芍藥 *P. obovata* MAXIM.　천작약 川芍藥 *P. veitchii* LYNCH.

多年生 草本으로 높이 50cm 내외이고 뿌리는 肥大하며 圓柱形 혹은 紡錘形이고 가지가 갈라졌으며 줄기는 곧게 서고 基部에는 수개의 鞘狀葉이 있다. 잎은 2回 3出의 複葉이 互生하고 頂生한 小葉身이 제일 크며 倒卵形 혹은 廣卵形에 그 끝은 날카롭고 鋸齒가 없으며 뒷면은 白色을 띠며 거친 털이 산생하였다. 꽃은 白色으로 줄기의 끝에서 單生한다. 꽃받침잎은 3~5개로 淡綠色 혹은 淡赤色이다. 꽃잎은 보통 5~7개이며 倒卵形에 淡赤色이다. 수술은 多數이고, 黃色이며 암술은 3~5개이다. 蓇葖은 1~3개로서 다소 대형이며 뿔 모양으로 벌어지면 속이 적색이고 홍색의 成熟치 않은 種子와 黑色의 成熟한 종자가 노출된다. 開花期는 5~6月이다. 山地의 나무 밑에 나며 全國에 분포한다.【處方用名】根이 白芍藥이다.

白芍藥 (백작약)〈神農本草經集注〉: 백작약 및 同屬 近緣植物의 根으로 가을에 캐내 根莖, 수염 뿌리를 제거하고 泥土를 깨끗이 씻어 말린다. 반쯤 乾燥하면 大小로 나누어 묶어 가지고 완전히 乾燥한다.【修治】《炒白芍藥》白芍片을 外面에 焦目이 나올 정도로 볶(炒)는다.

〔性味 歸經〕 味는 酸하고 性은 凉하다. 肝, 脾經에 들어간다.

〔成分〕 뿌리에는 paeoniflorin 이 含有되어 있고 精油, 脂肪油, 樹脂, tannin, 糖, 澱粉, 粘

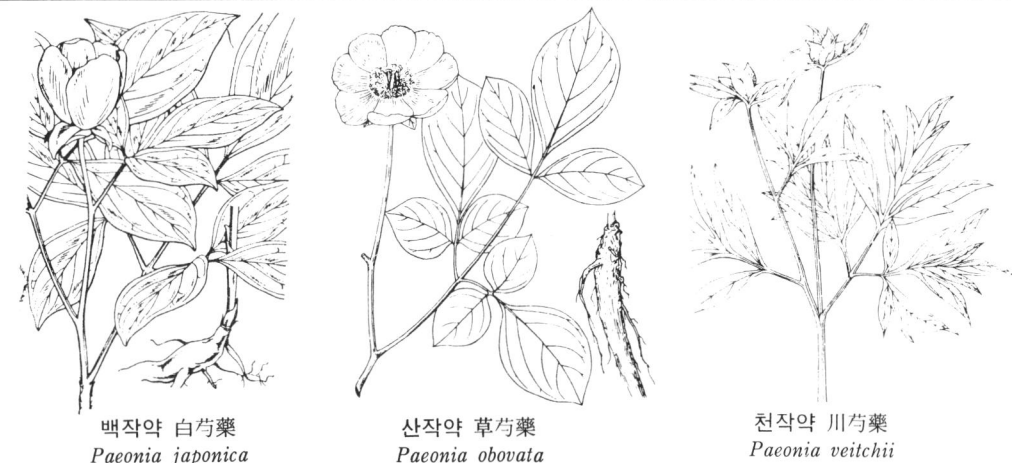

| 백작약 白芍藥 | 산작약 草芍藥 | 천작약 川芍藥 |
| Paeonia japonica | Paeonia obovata | Paeonia veitchii |

液質, 蛋白質이 들어 있고 그 외에 安息香酸이 0.92% 들어 있다. 작약과에 屬하는 植物에는 거의 모두 paeoniflorin이 함유되어 있는데 根 중의 含有量은 1.8~7.3%가 根皮 중에 있고 잎에는 1~1.1% 함유되어 있다.

〔藥理〕 1. 鎭痙作用: 芍藥의 腹部痙攣을 鎭靜시키는 作用에 관한 연구는 사용한 劑形, 成分, 動物의 種類에 따라서 실험결과가 다르지만 현단계에서 paeoniflorin은 상당히 우수한 鎭痙效果가 있다.

2. 循環系에 대한 作用: Paeoniflorin은 Guinea pig에 대하여 降壓作用을 하는데 그 작용의 정도는 投與量과 관계가 있다. 또 Guinea pig의 摘出心臟에 대해서는 큰 영향이 없었으나 개의 冠狀動脈의 血流量을 증가시켜 주는데 그 效力은 papaverine의 1/20, 亞窒酸 glycerin의 1/250 이다.

3. 鎭痛・鎭靜・抗痙攣作用: Mouse의 尾根部를 압박하여 疼痛 閾値를 測定하는 방법에 의하면 paeoniflorin과 FM 100을 따로따로 腹腔內에 注射하였을 때에는 현저한 鎭痛作用을 일으키지 않았으나 倂用하면 相乘效果가 나타난다. 그러나 內服 投與에서는 單用, 倂用이 모두 鎭痛效果가 나타나지 않았다.

4. 抗炎・抗潰瘍作用: Paeoniflorin에는 약한 抗炎作用이 있고 caragenin 및 dextran에 의한 Rat의 足蹠에 생긴 浮腫에 抑制作用이 나타나고 FM 100과 같이 쓰면 相乘效果가 나타난다.

5. 抗菌作用: 白芍의 煎劑는 in vitro에서 志賀赤痢菌에 대하여 상당히 강한 抗菌作用을 하는 외에도 포도球菌에 대해서도 靜菌作用이 있고 그 Tinctur劑는 綠膿菌을 抑制한다.

〔藥效 主治〕 柔肝止痛, 養血斂陰, 平抑肝陽의 效能이 있다. 月經不順, 腹中硬結, 胸腹疼痛, 脇痛, 表虛自汗, 血痢, 眩暈을 치료한다. 【用法 用量】 4.5~9g을 달여서 服用하거나 丸劑, 散劑로 服用한다.

〔配合 禁忌〕 虛汗腹痛 泄瀉者는 服用에 주의를 要한다. 雷丸은 相使이고 石斛・芒硝는 相惡이며, 消石・鼈甲・小薊는 相畏이고 藜蘆는 相反이다.

모　　란　牧丹・牡丹　*Paeonia suffruticosa* ANDR. (=*P. moutan* SIMS.)

多年生 落葉灌木으로 높이 1~1.5m 이다. 根莖은 肥厚하고 가지는 짧고 굵으며 튼튼하다. 잎은 互生하는데 보통 2回 3出複葉이다. 葉柄은 길이 6~10cm, 小葉은 卵形 내지 廣卵形, 頂生의 小葉身은 대개 셋으로 갈라지고 側生小葉은 3개의 掌狀으로 갈라지는 것도 있으며 윗면은 深綠色에 털이 없고 아랫면은 帶白色인데 中央脈에 白色의 긴 털이 성기게 나 있다. 꽃은 가지의 끝에 單生하고 大型이다. 꽃받침잎은 5개로서 覆瓦狀으로 配列하였고 綠色이다. 꽃잎은 5개 또는 多數이고 보통 栽培種은 겹꽃으로 變異된 것이 매우 많으며 倒卵形에 끝이 缺刻되었고 眞紅色, 紅・紫・白色 등이 있다. 수술은 多數, 花絲는 紅色, 葯은 黃色이다. 암술은 2~5개로서 綠色에 짧은 털이 密生하였고 花柱는 짧고 柱頭는 葉狀, 花盤은 杯形이다. 果實은 2~5개의 袋果가 모여서 集合果를 이루었고 卵形으로 綠色이며 褐色의 短毛에 덮여 있다. 開花期는 5月, 結實期는 7~8月이다. 庭園에 많이 심으며 全國에 분포한다. 【處方用名】① 根皮는 牧丹皮 ② 花는 牧丹花이다.

❶ **牧丹皮** (모단피)〈本草綱目〉牡丹根皮 : 모란의 根皮로 栽培 3~5年生을 가을에서 초봄 사이에 뿌리를 캐서 수염뿌리와 莖芽를 제거하고 깨끗이 씻어 木心을 빼고 햇볕에 말린다. 【修治】《炒丹皮》牧丹皮를 焦目이 날 정도로 볶는다. 《丹皮炭》牧丹皮를 黑色이 될 정도로 볶는다.

〔性味 歸經〕 味는 辛苦하고 性은 凉하다. 心, 肝, 腎經에 들어간다.

〔成分〕 뿌리에는 paeonol, paeonoside, paeonolide(paeonoside+arabinose), paeoniflorin이 含有되어 있다. 이외에 精油 0.15~0.4% 및 phytosterol 등이 含有되어 있다.

〔藥理〕 1. 中樞에의 作用 : Mouse에 paeonol을 腹腔內注射 또는 經口投與하면 鎭靜, 催眠, 鎭痛作用이 있다. 또 電氣 shock 또는 藥物에 의한 痙攣에 拮抗하는 作用도 있다.

2. 降壓作用 : 丹皮의 水煎劑(生藥 0.75g/kg 정도)는 痲醉한 개, 고양이, Rat에 대해 모두 降壓作用을 가졌다. 實驗高血壓(原發型과 腎臟型)의 개나 Rat에 經口投與하여도 모두 일정한 降壓作用이 나타나는데 비교적 늦게 나타난다. 이런 것은 胃와 腸管에서의 吸收가 완만하게 이루어지기 때문이라고 생각된다.

3. 抗菌作用 : *in vitro*에서 白色포도球菌, 枯草菌, 大腸菌, Typhus菌 등에 대하여 상당히 강한 抗菌作用을 가지고 있다. 牧丹皮는 赤痢菌, Typhus菌 등에 대한 作用이 확실하였고 pH 7.0~7.6일 때 殺菌力이 가장 강하였다(*in vitro*에서 倍數稀釋法에 의함). 寒天平板開溝法 등에 의해서도 Typhus菌, 赤痢菌, Paratyphus菌, 大腸菌, Proteus菌, 포도球菌, 溶血性 連鎖球菌, 肺炎球菌, Cholera菌 등 多種의 細菌에 대하여 程度의 차이는 있으나 각각 抑制作用이 있다.

4. 기타 作用 : Paeonol은 Rat의 後肢, 足蹠의 浮腫에 대하여 抑制作用이 있고 또 血管의 透過性을 低下시킨다. 그러나 牧丹皮에서 paeonol을 제거하면 이러한 作用은 없어진다.

〔毒性〕 牧丹皮와 paeonol의 毒性은 적다.

〔藥效 主治〕 清熱, 凉血, 和血, 消瘀의 效能이 있다. 熱入血分症, 發斑, 驚癎, 吐血, 鼻出

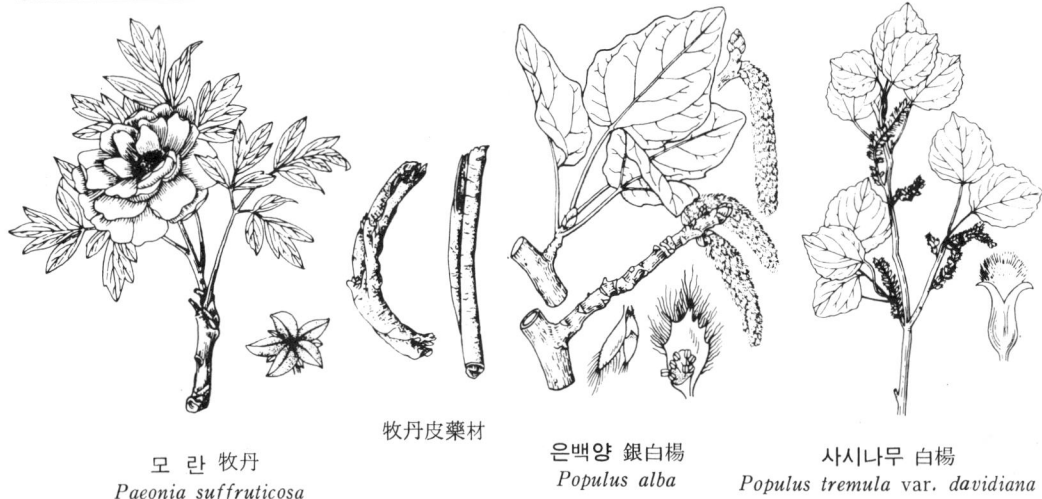

모 란 牧丹
Paeonia suffruticosa

牧丹皮藥材

은백양 銀白楊
Populus alba

사시나무 白楊
Populus tremula var. *davidiana*

血, 血便, 骨蒸勞熱, 經閉, 癥瘕(腹中의 硬結), 癰瘍, 打撲傷 등을 치료한다.【用法 用量】4.5～9g을 달여서 服用하거나 丸劑, 散劑로 하여 服用한다.

〔配合 禁忌〕 血虛寒者, 姙婦月經過多者는 服用에 주의를 要하며 菟絲子·貝母·大黃은 相畏이고 蒜·胡荽는 忌한다.

❷ 牧丹花 (모단화)〈民間常用草藥彙編〉牡丹花: 모란의 꽃이다.

〔性味〕 味는 苦 淡하고 性은 平하며 無毒하다.

〔成分〕 花瓣에는 astragalin이 함유되어 있다.

〔藥效 主治〕 調經, 活血의 效能이 있다. 月經不順, 經行腹痛을 치료한다.【用法 用量】3～6g을 달여 服用한다.

버드나무(楊柳)目 Salicales

버드나무(楊柳)과 Salicaceae

은 백 양 銀白楊 *Populus alba* L.

落葉喬木으로 높이 20～35m이다. 지름은 50cm 이상 자라고 가지도 많이 갈라진다. 어린 가지에는 白色의 絨毛가 密生한다. 冬芽는 圓錐形이고 白色의 絨毛가 있거나 또는 가장자리에만 가는 柔毛가 있다. 單葉이 互生하며 長枝와 短枝의 잎 모양에는 확실한 구별이 있다. 長枝의 잎은 廣卵形이거나 또는 三角狀 卵形에 끝은 급하게 뾰족해지고 밑부분은 心臟形, 3～5片으로 掌狀 圓形으로 갈라지거나 또는 갈라지지 않고 둔한 톱니가 있다. 어린 잎에는 白色의 絨毛가 密生하였으나 성장하면서 絨毛가 윗면은 떨어지고 아랫면은 떨어지지 않고 남아 있다. 短枝의 잎은 비교적 작고 卵形 또는 楕圓狀 卵形이다. 葉柄은 길이 2～5cm, 白色의 絨毛가 있다. 雄花序는 길이 3～7cm, 苞片에 긴 緣毛가 있고 수술은 6～10개이다. 雌花序는 길이 2～4cm, 柱頭

는 2개, 두 갈래이고 紅色이다. 蒴果는 無毛이다. 開花期는 4월, 結實期는 5월이다. 美國 原産, 各地에서 栽植한다. 【處方用名】葉이 白背楊이다.

白背楊 (백배양) 〈廣西植物名錄〉: 은백양의 잎으로 봄, 여름에 採取한다.

〔成分〕 잎과 樹皮에는 少量의 配糖體가, 뿌리에는 methylaromadendrine 이 함유되어 있다.

〔藥效 主治〕 祛痰, 消炎, 平喘하는 效能이 있다. 慢性氣管支炎, 咳嗽, 喘息을 치료한다.

사시나무 白楊 *Populus tremula* L. var. *davidiana* (DODE) SCHNEID. (= *P. davidiana* DODE)

落葉闊葉樹로 樹幹은 곧추서고 높이 20 m 정도 자란다. 一年生의 가지는 黃褐色 또는 暗灰色 이고 皮目은 뚜렷하게 나타났다. 葉芽는 길이 0.5~1 cm 로서 卵圓形이고 보통 4片의 鱗片이 있다. 單葉이 互生하며 모양이나 크기는 여러 가지이나 대개 三角形이고 끝이 뾰족하며 밑부분 은 圓形 또는 楔形, 가장자리에 불규칙한 톱니가 있고 葉柄은 편평하고 1~5 cm 이다. 尾狀花 序에 꽃이 잎보다 먼저 피고 雄花序는 길이 11.5 cm, 수술이 4~11개, 葯은 긴 楕圓形이고 紅 色 또는 紫色이며 雌花序는 길이 7~15 cm, 子房은 無柄, 花柱가 매우 짧고 柱頭는 편평하고 갈라졌으며 花盤은 좁고 긴 漏斗形으로 가장자리에 털이 나 있다. 蒴果는 楕圓狀 紡錘形, 種子 는 倒卵形이거나 卵形이고 淡褐色이다. 開花期는 3~4月, 結實期는 5~6月이다. 산중턱 火田 跡地에 나며 全南北을 제외한 全國에 分布한다. 【處方用名】① 樹皮는 白楊樹皮 ② 根皮는 白 楊樹根皮 ③ 枝는 白楊枝 ④ 葉은 白楊葉이다.

❶ **白楊樹皮** (백양수피) 〈唐本草〉: 사시나무의 樹皮로 樹幹의 皮를 벗겨서 銅刀로 粗皮를 깎 아내고 오전 9時에서 오후 2時까지 쪄서 布袋에 넣어 집의 동쪽에 걸어 말린다.

〔性味 歸經〕 味는 苦하고 性은 寒하다. 心, 脾經에 들어간다.

〔藥效 主治〕 祛風, 行瘀, 消痰의 效能이 있다. 류머티즘에 의한 癰痹, 脚氣, 打撲에 의한 瘀血, 姙娠에 의한 下痢, 齒痛, 口瘡, 慢性風脚氣腫, 四肢緩弱不隨, 皮膚風瘙腫을 치료한다. 【用法 用量】30~90 g 을 달이거나 술에 담가 服用한다. 〈外用〉煎液으로 양치질하거나 또는 患 部를 씻는다.

❷ **白楊樹根皮** (백양수근피) 〈四川中葯志〉: 사시나무의 根皮로 봄에 채취한다.

〔性味〕 味는 苦하고 性은 平하다.

〔藥效 主治〕 肺熱咳嗽, 化痰止咳, 喘滿(喘息), 虛咳, 淋濁(淋病), 蛔蟲腹痛, 白帶, 姙娠下 痢를 치료한다. 【用法 用量】15~24 g 을 달여서 服用한다. 〈外用〉煎液으로 씻는다.

❸ **白楊枝** (백양지) 〈本草綱目〉: 사시나무의 樹枝이다.

〔藥效 主治〕 腹痛, 口瘡을 치료한다. 【用法 用量】술에 담가서 服用한다. 〈外用〉태워(燒) 汁을 내어 바른다.

❹ **白楊葉** (백양엽) 〈唐本草〉: 사시나무의 잎이다.

〔藥效 主治〕 蟲齒의 治療는 煎液으로 양치질을 하고 오랫도록 낫지 않는 骨疽(骨腫), 骨從 中出(骨이 튀어나온 것)에는 짓찧어서 자주 갈아붙인다.

수양버들 垂柳 Salix babylonica L.　　　　　　개수양버들 S. dependens NAKAI

落葉喬木으로 높이 10~20m, 길게 늘어진 가지가 있고 小枝는 褐色에 無毛이나 幼枝에는 털이 조금 있다. 잎은 披針形 내지 線狀 披針形, 밑부분은 楔形, 가장자리에 가는 톱니가 있고 윗면은 綠色, 아랫면은 白色을 띠었고 側脈이 15~30쌍 있고 葉柄은 6~12mm이다. 꽃은 雌雄二家花로서, 잎이 나기 전에 핀다. 尾狀花序로 總花柄에는 짧은 柔毛가 있다. 雄花序는 1.5~2cm, 雌花序는 5cm 쯤 된다. 苞片은 圓形이거나 線狀 披針形인데 早落한다. 수꽃에는 두 개의 腺體가 있고 수술 2개가 떨어져서 나 있고 밑부분에는 긴 柔毛가 있으며 암꽃은 腺體가 하나이다. 子房은 無柄無毛, 花柱는 매우 짧고, 柱頭는 2裂하였다. 蒴果는 3~4mm로서 綠褐色을 띠고 익으면 둘로 갈라진다. 種子에는 솜털이 있다. 開花期는 3~4月, 結實期는 4~5月이다. 물가의 습지대, 집 근처에 자라며 栽培한다.【處方用名】① 가지는 柳枝 ② 뿌리는 柳根 ③ 가지와 根의 靭皮는 柳白皮 ④ 잎은 柳葉 ⑤ 꽃은 柳花 ⑥ 털이 있는 種子는 柳絮 ⑦ 穴中 부스러기는 柳屑이다.

❶ 柳　枝 (유지)〈本草拾遺〉: 수양버들의 가지로 年中 수시로 採取한다.

〔性味 歸經〕 味는 苦하고 性은 寒하다. 肺, 心, 肝, 腎經에 들어간다.

〔成分〕 木部에 salicin이 含有되어 있다.

〔藥理〕 Salicin을 稀鹽酸 혹은 黃酸과 함께 삶으면 加水分解되어 saligenin(salicylalcohol)과 포도糖이 된다. Salicin은 苦味劑로 되는데 이것이 胃에 局部作用을 일으키고 흡수된 뒤에 일부가 곧 加水分解되어 salicylic acid로 변화된다(解熱 및 止痛). Salicin에서 salicylic acid로의 變化는 항상적이 아니므로 臨床時에 salicin을 salicylic acid 代用으로 쓸 수는 없다. 濃度 4~10%의 saligenin은 局所痲醉劑로 사용할 수 있으며 거의 無毒하다.

〔藥效 主治〕 祛風, 消腫, 利尿, 止痛의 效能이 있다. 류머티즘에 의한 痺痛, 淋病, 白濁, 小便不通, 傳染性肝炎, 風腫, 疔瘡, 丹毒, 蟲齒, 齒莖腫을 치료한다.【用法 用量】30~60g을 달여 服用한다.〈外用〉煎液으로 양치질을 하거나 혹은 熏洗한다.

❷ 柳　根 (유근)〈證類本草〉: 수양버들의 뿌리와 수염뿌리이다. 年中 수시로 採取한다.

〔性味〕 味는 苦하고 性은 寒하다.

〔藥效 主治〕 利水, 通淋, 祛風, 除濕의 效能이 있다. 淋病, 白濁, 黃疸, 류머티性 疼痛, 黃水濕瘡(顔面水疱疹), 齒痛, 火傷을 치료한다.【用法 用量】15~30g을 달여 服用한다.〈外用〉煎液으로 熏洗하거나 술(酒)로 삶아서 溫濕布한다.

❸ 柳白皮 (유백피)〈證類本草〉: 수양버들의 樹枝 또는 뿌리의 靭皮이다. 年中 수시로 採取하여 Cork皮 및 木部를 제거하고 靭皮만 採取하여 사용한다.

〔性味〕 味는 苦하고 性은 寒하며 無毒하다.

〔成分〕 Salicin 및 3.10~9.12%의 tannin이 含有되어 있다.

〔藥理〕 Salicin에는 退熱作用이 있다(柳枝項 참조).

〔藥效 主治〕 祛風, 利濕, 消腫, 止痛의 效能이 있다. 류머티즘에 의한 深部痛, 風腫의 瘙

痒, 黃疸, 淋濁, 乳癰(急性乳腺炎), 齒痛, 火傷을 치료한다. 【用法 用量】3～6g을 달여서 服用한다. 〈外用〉煎液으로 닦거나 술에 삶아서 溫濕布한다.

❹ 柳　葉 (유엽)〈神農本草經〉: 수양버들의 잎으로 봄, 여름에 採取한다.

〔性味 歸經〕 味는 苦하고 性은 寒하며 無毒하다. 心, 脾經에 들어간다.

〔成分〕 4.93％의 tannin(건조된 것의 重量)이 含有되어 있다. 신선한 柳葉에는 1kg에 沃素 10mg이 含有되어 있으며 이것은 보통 飮食物의 數千倍에 해당한다.

〔藥效 主治〕 淸熱, 透疹, 利尿, 解毒의 效能이 있다. 홍역에 發斑이 잘 안 되는 것, 白濁, 疔瘡癤腫, 乳腺炎, 甲狀腺腫, 丹毒, 心腹內血(內臟出血), 火傷, 齒痛을 치료한다. 【用法 用量】生葉 30～60g을 달여 服用한다. 〈外用〉煎液으로 씻거나 粉末을 調合하여 塗布한다. 또는 달여 졸여서 膏劑를 만들어 바른다.

❺ 柳　花 (유화)〈神農本草經〉: 수양버들의 꽃이다.

〔性味〕 味는 苦하고 性은 寒하다.

〔藥效 主治〕 祛風, 利濕, 止血, 散瘀의 效能이 있다. 風水, 黃疸, 咳血, 血便, 血淋, 婦女의 無月經, 齒痛을 치료한다. 【用法 用量】3～9g을 짓찧어서 汁을 내거나 또는 粉末로 服用한다. 〈外用〉粉末하여 붙이거나 태워서 가루로 만들어서 撒布한다.

❻ 柳　絮 (유서)〈神農本草經〉: 수양버들의 털이 달린 種子이다. 性은 凉하다.

〔藥效 主治〕 止血, 祛濕, 潰癰의 效能이 있다. 吐血, 濕痺四肢攣急, 膝痛, 癰疽膿成脹痛不潰, 創傷出血을 치료한다. 【用法 用量】散劑로 하거나 水에 담갔다가 汁을 내어 服用한다. 〈外用〉짓찧어서 붙이거나 粉末로 만들어 調合하여 붙인다.

❼ 柳　屑 (유설)〈本草綱目拾遺〉: 수양버들이 蟲害를 입은 穴中에 있는 부스러기이다.

〔藥效 主治〕 風搔腫痒, 癮疹을 치료하는 效能이 있다. 【用法 用量】煎液으로 씻거나 또는 볶아 加熱하여 溫濕布를 한다.

선 인 장 (仙人掌) 目　Opuntiales

선 인 장 (仙人掌) 과　Cactaceae

투구선인장 (주먹선인장) 仙人球　*Echinopsis multiplex* ZUCC.

熱帶地方의 多年生으로 줄기는 球形 또는 楕圓形이다. 높이 15cm로 綠色에 肉質이며 12～14개의 縱稜이 있고 稜上에는 보통 10～15개의 가시가 나 있다. 가시는 곧고 단단하며 黃色 또는 暗黃色에 길이는 일정하지 않고 放射線狀으로 뻗어 있다. 그물(網)의 코 모양인 部分에는 白色의 絨毛가 있다. 꽃은 밤에 피는데 側面 가시가 나 있는 윗부분에 달리며 나팔 모양이고 길이는 약 20cm로서 紅色이고 芳香이 있다. 花筒의 밖은 鱗片에 덮여 있고 鱗腋에는 長毛가 있다. 液果는 球形 또는 卵形에 가시는 없고 種子는 작다. 開花期는 5～6月이다. 各地의 園藝場에서 栽培하고 있다. 【處方用名】줄기가 仙人球이다.

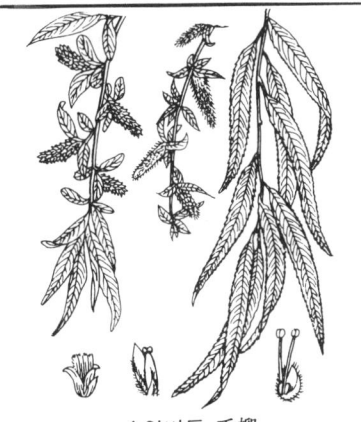
수양버들 垂柳
Salix babylonica

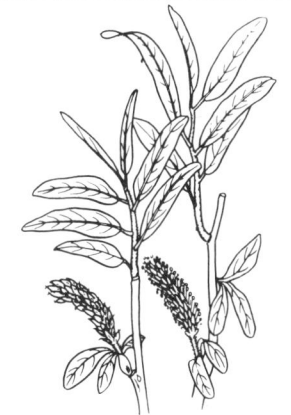
개수양버들
Salix dependens

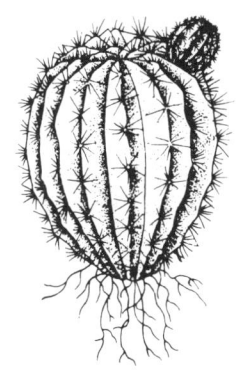
투구선인장 仙人球
Echinopsis multiplex

仙人球 (선인구) 〈福健民間草藥〉: 투구선인장의 줄기이다.

〔性味 歸經〕 味는 甘淡하고 性은 平하다. 脾, 胃, 心, 腎經에 들어간다.

〔藥效 主治〕 肺熱咳嗽, 血痰이 나오는 것, 癰腫, 火傷을 치료한다. 【用法 用量】 9～15g(신선한 것은 60～90g)을 달여서 服用한다. 〈外用〉 짓찧어서 患部에 붙이거나 또는 汁을 내어 바른다.

선 인 장 仙人掌 *Opuntia dillenii* HAW. (=*O. ficus-indica* var. *saboten* MAKINO)

多年生草로 높이는 2m에 달하고 넓적한 가지가 많이 갈라지고 莖節은 肉質에 짙은 綠色이고 楕圓形 또는 긴 倒卵形, 표면에 길이 1～3cm 쯤 되는 가시가 2～5개씩 돋아 있고 바로 그 옆에 털이 나 있다. 오래된 줄기는 木質化하여 굵고 둥글다. 이 원줄기에서 편평한 가지가 사방으로 갈라진다. 잎은 肉質에 작은 披針形이고 일찍 떨어진다. 꽃은 黃色에 지름 7～8cm 로서 莖節의 윗가장자리에서 1개 또는 여러 개가 모여서 나오며 수술은 多數, 葯은 2室, 암술은 1개, 花柱는 白色, 圓柱形이고 柱頭는 6개로 갈라졌다. 열매는 서양배 모양이고 많은 種子가 들어 있다. Mexico 原産인데 園藝用으로 栽培하고 있다. 【處方用名】① 根 및 莖은 仙人掌 ② 花는 神仙掌花 ③ 果實은 仙掌子 ④ 肉質莖의 漿液의 凝結이 玉芙蓉이다.

❶ 仙人掌 (선인장) 〈本草綱目拾遺〉: 선인장의 뿌리와 줄기로 年中 수시로 채취하여 햇볕에 乾燥하거나 생것으로 쓴다.

〔性味 歸經〕 味는 苦하고 性은 寒하다. 心, 肺, 胃經에 들어간다.

〔成分〕 줄기와 잎에는 triterpen, 사과酸, 琥珀酸이 含有되어 있고, 灰分에는 24%의 炭酸 calcium이 들어 있다.

〔藥效 主治〕 行氣, 活血, 淸熱, 解毒의 效能이 있다. 心胃氣痛(心臟이나 胃의 痛症), 痞塊, 痢疾, 痔血, 咳嗽, 喉痛, 肺癰, 乳癰, 疔瘡(瘡에 蜂窩織炎이 隨伴된 것), 火傷, 蛇咬傷 등을 치료한다. 【用法 用量】 生用으로 30～60g을 달여서 服用한다. 또는 粉末하거나 술에 담가 服用한다. 〈外用〉 짓찧어서 붙이거나 粉末을 調合하여 붙인다.

〔禁忌〕 虛寒者에는 忌한다. 그 汁이 눈에 들어가면 失明하게 되고 鐵製器를 忌한다.

❷ 神仙掌花 (신선장화) 〈本草求原〉: 선인장의 꽃이다.

〔成分〕 꽃에는 isorhamnetin, quercetin 의 glucoside, isoquercitrin 0.2%를 함유한다.

〔藥效 主治〕 吐血에 神仙掌花와 肉과 같이 달여서 服用하면 吐血이 멎는다.

❸ 仙掌子 (선장자) 〈本草綱目〉: 仙人掌의 果實이다.

〔性味〕 味는 甘하고 性은 平하다.

〔藥效 主治〕 補脾, 健胃하며 脚力을 强하게 하며 久瀉를 치료한다. 【用法 用量】 신선한 生것 15~30g 을 달여서 服用한다.

❹ 玉芙蓉 (옥부용) 〈植物名實圖考〉: 선인장의 多肉質莖에서 흘러나온 液汁을 凝結시킨 것이다.

〔性味〕 味는 微甘하고 性은 寒하며 無毒하다.

〔藥效 主治〕 中氣(中焦:脾胃)를 補하고 怔忡, 血便, 痔疾, 喉痛, 疔腫, 火傷, 血便, 脫肛, 耳心潰膿(中耳化膿), 小兒의 急驚風을 치료한다. 【用法 用量】 3~9g 을 달여서 服用하거나 丸, 散劑로 사용한다. 〈外用〉 짓찧어서 塗布한다.

〔禁忌〕 陽虛, 寒證 및 小兒의 慢性痙攣에는 服用을 忌한다.

소 귀 나 무 (楊梅) 目 Myricales

소 귀 나 무 (楊梅) 과 Myricaceae

소귀나무 (속나무) 楊梅 *Myrica rubra* SIEB. et ZUCC. (=*M. nagi* DC. non THUNB.)

常綠闊葉喬木으로 높이는 10여 m 에 달하며 樹冠은 球形으로 잎은 革質이며 긴 楕圓形 또는 倒披針形이고 끝은 약간 鈍하고 밑부분은 楔形, 가장자리는 밋밋하거나 또는 끝이 鈍한 톱니가 조금 있는 것도 있다. 앞면은 深綠色, 뒷면은 연한 綠色이다. 꽃은 雌雄二家花로서 雄花序는 길이 3~4 cm 로서 각각 3~4개의 수술이 있는 많은 小苞로 구성되고 雌花序는 卵狀에 끝이 뾰족하고 길이 1~1.2 cm 로서 각 苞에 1개의 암술이 있다. 子房은 卵形에 1室, 花柱는 2개, 核果는 둥글고 지름 1~2 cm 로서 익으면 暗褐色이 되고 사마귀 같은 突起로 덮여 있다. 안에 胚乳가 없는 種子가 1개 있다. 開花期는 4월, 結實期는 6~7월이다. 한라산 산기슭(표고 300 m 以下)에 자란다. 【處方用名】 ① 果實은 楊梅 ② 根은 楊梅根 ③ 樹皮는 楊梅樹皮 ④ 種仁은 楊梅核仁이다.

❶ 楊 梅 (양매) 〈食療本草〉: 소귀나무의 果實로 초여름에 果實이 成熟하였을 때 採取한다.

〔性味 歸經〕 味는 甘 酸하고 性은 溫하다. 肺, 胃經에 들어간다.

〔成分〕 果實에는 포도糖, 果糖, 枸櫞酸, 사과酸, 修酸, 乳酸, 蠟質이 함유되어 있다. 또 anthocyanidin 의 monoglucoside 와 少量의 diglucoside 가 함유되어 있고 잎에는 精油와 tan-

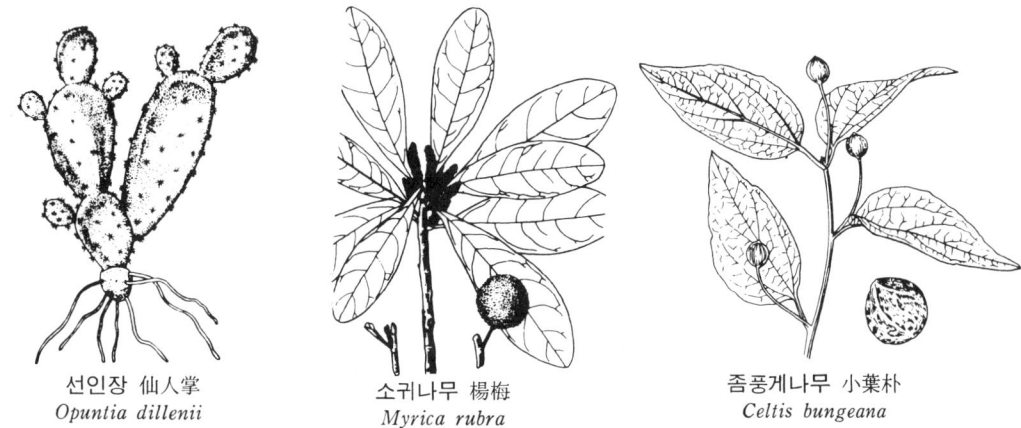

| 선인장 仙人掌 | 소귀나무 楊梅 | 좀풍게나무 小葉朴 |
| Opuntia dillenii | Myrica rubra | Celtis bungeana |

nin이 含有되어 있으며 또 taraxerol, α-amyrin, β-amyrin, lupeol, myoinositol, myricitrin 이 들어 있고 心材에는 고무가 含有되어 있다.

〔藥效 主治〕 生津止渴, 和胃 消食의 效能이 있다. 煩渴, 嘔吐, 下痢, 痢疾, 腹痛, 口腔과 咽喉의 炎症, 心肺의 煩鬱을 치료한다. 【用法 用量】 신선한 것을 生食하거나 술이나 소금에 담가 服用한다. 또는 藥性이 남을 정도로 태워 粉末하여 服用한다. 〈外用〉 짓찧어서 붙이거나 藥性이 남을 정도로 태워서 粉末하여 嗜鼻하거나 調合하여 붙인다.

〔配合 禁忌〕 多食하면 齒와 筋을 損傷하고 發熱한다. 生葱을 忌한다.

❷ 楊梅根 (양매근)〈本草綱目〉: 소귀나무의 뿌리이다.

〔性味〕 味는 辛하고 性은 溫하다.

〔成分〕 Tannin이 함유되어 있다.

〔藥效 主治〕 理氣, 凉血, 止血, 化瘀의 效能이 있다. 胃痛, 膈食嘔吐, 疝氣(헤르니아), 吐血, 血崩, 痔血, 外傷出血, 打撲傷, 齒痛, 火傷, 惡瘡, 疥癬을 치료한다. 【用法 用量】 新鮮한 것 30~60g을 달여서 服用하거나 粉末하여 服用한다. 〈外用〉 煎液으로 양치질을 하거나 熏洗한다. 또는 藥性이 남을 程度로 태워서 粉末을 만들어 調合하여 붙인다.

❸ 楊梅樹皮 (양매수피)〈本草綱目〉: 소귀나무의 樹皮이다. 이른 봄에 樹皮를 벗겨서 말린다.

〔性味〕 味는 苦辛澀하고 性은 溫하며 無毒하다.

〔成分〕 Myricitrin, myricetin, cannabiscitrin(flavonoid) 및 tannin이 함유되어 있다.

〔藥效 主治〕 痢疾, 打撲傷, 目翳(角膜混濁), 齒痛, 火傷, 惡瘡疥癩를 치료한다. 【用法 用量】 15~21g을 달여서 服用한다. 또는 丸劑로 하거나 술에 담가 服用한다. 〈外用〉 燒存性으로 粉末하여 調合하여 붙인다. 또는 煎液으로 熏洗한다.

〔禁忌〕 姙婦의 服用은 忌한다.

❹ 楊梅核仁 (양매핵인)〈本草綱目〉: 소귀나무 果實의 種仁이다. 楊梅의 種仁을 꺼내는 데는 柿漆에 核을 넣고 혼합하여 햇볕에 말리면 저절로 벌어져 나온다. 脚氣를 치료한다.

쇄기풀(蕁麻)目 Urticales

느릅나무(楡)과 Ulmaceae

좀풍게나무 小葉朴 *Celtis bungeana* BLUME

落葉闊葉喬木으로 키가 작은 灌木 같은 것도 있다. 樹皮는 灰色으로 반드럽고 윤기가 있고 小枝는 褐色이고 光澤이 있다. 잎은 互生하며 革質에 卵形 또는 卵狀 楕圓形으로서 끝은 날카롭고 밑부분은 좌우가 서로 같지 않고 楔形, 가장자리의 윗부분에는 톱니가 있고 中央部는 거의 밋밋하다. 윗면은 綠色이고 뒷면은 灰綠色, 葉脈에는 항상 柔毛가 있다. 꽃은 雜性, 綠色이고 햇가지에 달린다. 수꽃은 햇가지의 밑부분 葉腋에서 모여서 나오고 암꽃 또는 兩性花는 햇가지의 윗부분 葉腋에 單生 또는 모여 난다. 核果는 球形에 가깝고 成熟하면 黑紫色이 된다. 果柄은 葉柄보다 가늘고 길며 核果는 球形, 白色이고 반드럽다. 開花期는 4～5月, 結實期는 8～9月이다. 산기슭 및 골짜기에 난다. 全南北 및 경기, 강원도 以北에 分布한다. 【處方用名】樹皮, 樹幹 또는 가지가 棒棒木이다.

棒棒木(봉봉목)〈新醫藥硏究〉: 좀풍게나무의 樹皮・樹幹・小枝로 여름철에 가지를 잘라서 新鮮할 때 껍질을 벗겨서 햇볕에 말린다. 또는 樹幹을 깎아서 皮를 벗겨 햇볕에 말린다.

〔成分〕 줄기에는 精油, 糖類, hydroxycinnamic acid amide 誘導體, alkaloid가 含有되어 있다. 다른 報告에 의하면 樹皮와 心材에는 alkaloid類, saponin, β型强心配糖體, 不飽和 sterol, lactone, 精油, 脂肪 및 糖類가 含有되어 있다.

〔藥理〕 1. 止咳作用: Mouse에 棒棒木의 水煎劑, ether 抽出物 및 精油의 일부를 腹腔注射하면 모두가 止咳作用을 나타냈다(ammonia 水噴霧引咳法). 이에서 分離한 $n(p$-hydroxyphenylethyl) p-hydroxycinnamic acid amide는 이미 動物實驗에서 止咳作用이 있다는 것이 證明되었다.

2. 祛痰・喘息鎭靜作用: 水煎劑 및 ether, chloroform, ethylalcohol 抽出物의 腹腔注射는 모두 祛痰作用이 있었다. 그러나 各種 抽出物에 喘息鎭靜作用은 없었다(Guinea pig의 histamin 噴霧法).

3. 抗菌作用: 이것의 ether 抽出物은 肺炎球菌, α型連鎖球菌, Katarrh 球菌 및 Influenza 菌에 대하여 상당한 抑制作用이 있다. 根, 皮, 莖, 葉 및 莖皮는 모두 有效하다.

〔藥效 主治〕 止咳, 祛痰의 效能이 있다. 慢性氣管支炎을 치료한다.【用法 用量】30～60g을 달여서 服用한다.

팽나무 朴樹 *Celtis sinensis* PERS. (=*C. sinensis* PERS. var. *japonica* PLANCH.)

落葉喬木으로 높이는 20m 內外, 지름은 1m 쯤 되고 樹皮는 灰褐色, 一年生의 가지는 密毛

좀풍게나무 Celtis bungeana 팽나무 C. sinensis 시무나무 Hemiptelea davidii —535—

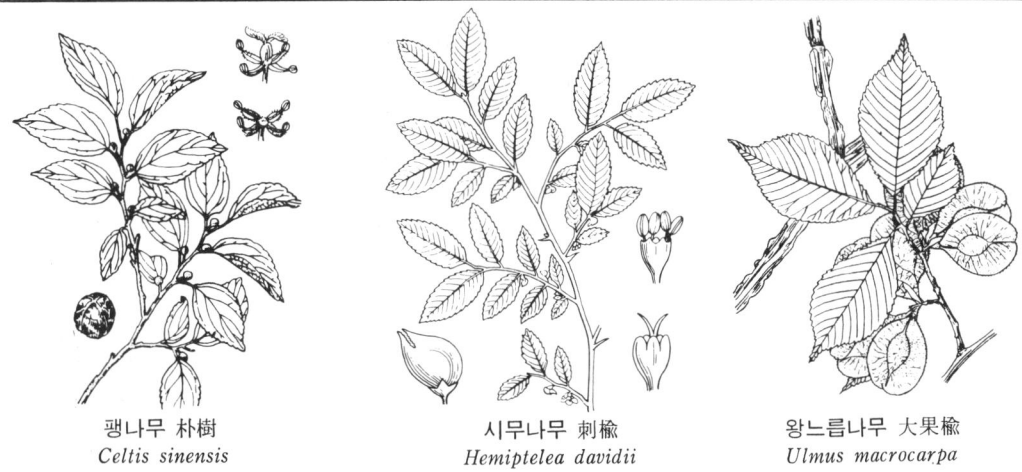

팽나무 朴樹
Celtis sinensis

시무나무 刺楡
Hemiptelea davidii

왕느릅나무 大果楡
Ulmus macrocarpa

에 덮여 있고 皮目이 뚜렷하게 나타났다. 잎은 互生하고 廣卵形 또는 卵狀 楕圓形으로 끝은 뾰족하고 밑부분은 左右不同이고 가장자리의 上半部에는 가는 톱니가 있고 윗면은 반드럽고 無毛, 뒷면은 葉脈의 위에 少數의 털이 있거나 혹은 無毛이다. 葉柄은 길이 2~12 mm 이고 柔毛에 덮여 있다. 꽃은 雜性, 同株에 1~3개가 그해 나온 새가지의 葉腋에 달린다. 花被片은 4개, 수꽃이 수술은 4개, 花絲는 赤色, 암꽃의 암술은 1개, 花柱는 2 裂하여 밖으로 젖혀져 있다. 子房은 卵形, 核果는 球形이고 橙黃色으로 익으며 지름은 4~6 mm 이다. 種仁의 表面은 오목하고 點과 角이 있다. 開花期는 4~5月, 結實期는 10月이다. 산기슭, 골짜기 및 하천가에 나며 전국에 분포한다. 【處方用名】① 樹皮는 朴樹皮 ② 葉은 朴樹葉이다.

❶ **朴樹皮** (박수피) 〈中國藥植圖鑑〉: 팽나무의 樹皮이다. 여름에 探取한다.
〔**性味 歸經**〕 味는 微苦하고 性은 平하다. 肝, 心經에 들어간다.
〔**成分**〕 樹皮에는 alkaloid 및 saponin 反應이 있다.
〔**藥效 主治**〕 調經, 蕁痲疹, 肺癰(肺膿瘍)을 치료한다. 【用法 用量】6~9 g을 달여서 服用한다.

❷ **朴樹葉** (박수엽) 〈中國藥植圖鑑〉: 팽나무의 잎으로 年中 채취한다.
〔**藥效 主治**〕 葉汁은 漆瘡을 치료한다.

시무나무 刺楡 *Hemiptelea davidii* (HANCE) PLANCH.

落葉喬木으로 높이는 20 m 內外, 지름은 2 m 쯤 된다. 樹는 暗灰色이며 깊은 홈이 있다. 幼枝는 灰褐色, 密毛 혹은 柔毛가 성기게 나 있고 굵고 긴 가시가 있다. 잎은 互生인데 楕圓形 내지는 楕圓狀 圓形, 끝은 날카롭고 밑부분은 둥글거나 넓은 楔形, 가장자리에는 큰 톱니가 있다. 잎 앞면은 綠色에 脫落性 柔毛가 성기게 나 있고 털이 脫落한 뒤에는 黑色의 오목하게 들어간 흔적이 남아 있고 뒷면은 黃綠色이고 葉脈에 따라서 처음에는 柔毛가 성기게 있다가 차차 脫落한다. 葉柄은 길이 1~4 mm 이고 짧은 털이 빽빽하게 덮고 있다. 꽃은 雜性同株로 1~4개가 小枝의 下部나 葉脈에 드문드문 달린다. 꽃받침은 4~5裂하고 수술이 4개, 암술은 비뚤

느릅나무(楡)과 Ulmaceae

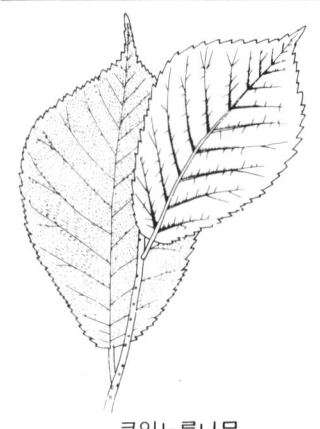
큰잎느릅나무
Ulmus macrocarpa var. *macrophylla*

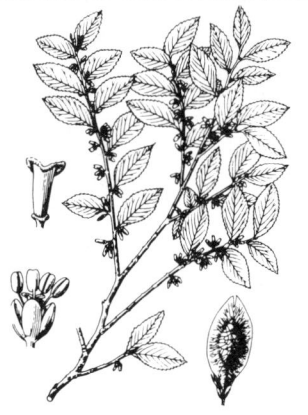
참느릅나무 欅楡
Ulmus parvifolia

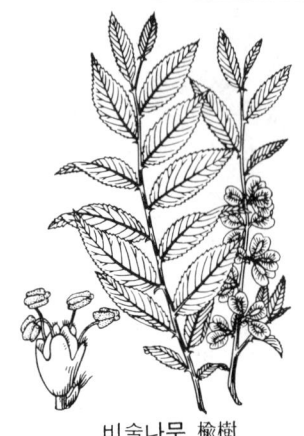
비술나무 楡樹
Ulmus pumila

어지고 花柱는 2裂하였다. 堅果는 편평하고 길이는 5~6 mm, 비틀어진 날개가 있고 끝이 2裂하였고 꽃받침은 宿存한다. 開花期는 4~5月, 結實期는 8~9月이다. 산기슭 양지쪽 및 河川 유역에 나고 咸北을 除外한 전국에 분포한다. 【處方用名】根皮·樹皮·幼葉이 刺楡이다.

刺 楡 (자유)〈本草拾遺〉: 시무나무의 根皮·樹皮·幼葉으로 年中 채취가 가능하다.

〔成分〕 가지나 잎에는 粘液質이 많이 함유되어 있다.

〔藥效 主治〕 利水, 消腫의 效能이 있다. 癰腫의 治療에 根皮 또는 樹皮에 醋를 혼합하여 잘 짓찧어서 患部에 붙이고, 水腫의 치료에는 어린 잎을 삶아서 먹는다.

왕느릅나무 大果楡 *Ulmus macrocarpa* HANCE

　　　　　　큰잎느릅나무 *U. macrocarpa* var. *macrophylla* (NAKAI) T. LEE

落葉闊葉小喬木으로 굵은 가지가 비스듬히 위로 올라가서 넓게 퍼지고 小枝에 cork가 발달하고 어릴 때는 잔털이 있다. 잎은 互生하며 廣倒卵이고 밑 모양이 같지 않으며 끝이 뾰족하고 가장자리에는 톱니 또는 二重톱니가 있고 兩面은 거칠고 털이 성글게 나 있다. 꽃은 5~6개가 한데 모여서 잎보다 먼저 피고 꽃은 크며 兩性, 綠色이다. 花被는 4~5裂하며 수술은 花被片과 同數이고 葯은 크고 黃紅色을 띠고 있다. 암술은 1개이고 綠色, 柱頭는 2裂하였고 翼果는 크고 倒卵形이며 전국에 털이 나 있고 초여름에 익는다. 種子는 翼果의 안에 들어 있다. 開花期는 5月이다. 산기슭에 나며 江原道 華川과 丹陽에 분포한다. 【處方用名】果實의 加工品이 蕪荑이다.

蕪 荑 (무이)〈神農本草經〉: 왕느릅나무의 果實을 加工한 加工品이다. 【調製】왕느릅나무의 果實이 성숙한 것을 채취하여 햇볕에 말려서 날개를 제거하고 種子를 取한다. 種子 12.5 kg을 물에 담가 醱酵가 되면 느릅나무 껍질 5 kg, 紅土(赤石脂) 15 kg, 菊花末 2.5 kg을 加해 溫湯을 부어가면서 고루 혼합하여 풀처럼 되게 한다. 이것을 平板 위에 약 1.5 cm 두께로 늘어놓고 四方 6 cm가 되도록 끊어서 햇볕에 말린다. 또는 음력 4~5月에 果實을 따서 種子를 取

하여 種子 60%, 敗醬 20%, 家楡樹皮(楡白皮) 10%, 竈心土(伏龍肝) 10%의 비율로 혼합하여 네모 모양으로 切斷하여 햇볕에 말린다.

〔藥材〕 方形의 塊狀으로 表面은 黃褐色에 小孔이 많고 가볍고 부스러지기 쉽고 斷面은 黃黑色이고 쉽게 鱗片狀으로 벗겨진다. 특유의 臭氣가 있고 약간 酸味가 있으며 떫은 맛이 난다.

〔性味 歸經〕 味는 苦辛하고 性은 溫하다. 脾, 胃經에 들어간다.

〔藥理〕 1. 驅蟲作用: 蕪荑의 alcohol 抽出物은 in vitro에서 돼지의 蛔蟲, 지렁이 메뚜기에 대하여 현저한 治蟲效果가 있다. Ether로 抽出한 精油를 토끼에 1g/kg 經口投與하여도 毒性은 나타나지 않았다.

2. 抗眞菌作用: 蕪荑의 浸液(1:2)은 in vitro에서 紫色白癬菌 등 12種의 皮膚眞菌에 대하여 정도의 差異는 있었으나 抑制作用이 있다.

〔藥效 主治〕 殺蟲, 消積의 效能이 있다. 蟲積腹痛, 腸風痔漏, 小兒疳瀉(營養不良, 寄生蟲에 의한 幼兒貧血症의 下痢), 冷痢, 疥癬, 惡瘡을 치료한다. 【用法 用量】 4.5~9g을 달여서 服用한다. 또는 丸劑, 散劑로 하여 쓴다. 〈外用〉 粉末을 調合하여 붙인다.

〔配合 禁忌〕 脾胃虛弱者는 服用에 注意를 要하며, 訶子·草豆蔻는 相須이다.

참느릅나무 榔楡 Ulmus parvifolia JACQ.   당느릅나무 U. dividiana PLANCH.

落葉闊葉喬木으로 높이 10m에 達하고 小枝에 털이 있다. 樹皮는 灰褐色, 불규칙한 鱗片狀이 되어 떨어진다. 老枝는 灰色, 小枝는 紅褐色이며 柔毛가 많이 나 있다. 잎은 두꺼우며 楕圓形이거나 楕圓狀 倒卵形 또는 倒卵狀 披針形이고 밑부분은 圓形에 끝은 뾰족하고 가장자리에는 톱니가 있다. 잎 윗면은 반들반들하고 윤기가 있고 深綠色, 뒷면은 어린잎일 때는 털이 있으나 뒤에는 떨어지고 淡綠色이고 葉柄은 짧고 托葉은 좁고 일찍 떨어져 버린다. 꽃은 葉腋에서 모여 나고 花柄은 짧고 花被는 4裂한다. 수술은 4개, 葯은 楕圓形, 암술은 柱頭가 2裂하고 外側으로 젖혀져서 말린다. 翼果는 卵狀 楕圓形이고 끝이 오목하게 들어갔다. 種子는 中央에 있고 길이 약 1cm이다. 꽃은 黃褐色이고 開花期는 9月, 結實期는 10月이다. 산기슭 및 河川 유역에 나며 제주도 및 경기 以南에 분포한다. 【處方用名】 ① 樹皮 또는 根皮는 榔楡皮 ② 莖葉은 榔楡莖葉이다.

❶ 榔楡皮 (낭유피)〈植物名實圖考〉: 참느릅나무 및 同屬 近緣植物의 樹皮 또는 根皮로 가을에 採取하여 생것으로 쓰거나 햇볕에 말린다.

〔性味 歸經〕 味는 甘하고 性은 寒하며 無毒하다. 膀胱, 肝經에 들어간다.

〔成分〕 樹皮에는 澱粉, 粘液質, tannin, stigmasterol 등의 phytosterol이 함유되어 있고 cellulose 22.3%, hemicellulose 10.56%, lignin 25.17%, pectin 8.0%, 油脂 7.75%가 함유되어 있다. 木材에는 7-hydroxycadalenal, 3-methoxy-7-hydroxycadalenal, mansonone C, mansonone G, sitosterol이 함유되어 있다.

〔藥效 主治〕 利水, 通淋, 消癰의 效能이 있다. 熱淋, 小兒解顱, 風毒流注, 乳癰을 치료한다.

❷ **榔楡莖葉** (낭유경엽)〈閩南草藥〉: 참느릅나무 및 同屬 近緣植物의 莖葉으로 夏, 秋에 採取한다.

〔性味〕 味는 苦하고 性은 滑하며 平하다.

〔藥效 主治〕 瘡腫, 腰背酸痛, 齒痛을 치료한다. 瘡腫의 未膿한 것의 治療에는 生葉 적당량을 깨끗이 씻어서 紅糖 少量을 加하여 짓찧어서 患部에 붙인다. 1日 1回씩 바꿔 붙인다. 腰背酸痛의 治療에는 줄기를 잘게 썬 것 15~30g을 猪脊骨 적당량을 물과 술 各 半으로 달여서 服用한다. 齒痛의 治療에는 生葉을 달인 물에 醋를 조금 넣어 가지고 양치질을 한다.

비술나무 楡樹 *Ulmus pumila* L. (= *U. mandshurica* NAKAI)

落葉闊葉喬木으로 높이 15m, 지름 1m에 달하고 樹皮는 暗灰褐色이며 거칠고 세로로 갈라진다. 小枝는 부드럽고 털이 있으나 점차 없어지며 淡灰黃色이다. 잎은 互生하고 倒卵形, 楕圓狀 卵形, 혹은 楕圓狀 披針形이며 끝은 뾰족하고 밑부분은 圓形 혹은 楔形이며 가장자리에는 보통 톱니가 있다. 윗면은 暗綠色에 無毛, 뒷면은 幼時에는 짧은 털이 나 있는데 成葉의 葉脈 곁에 白色의 茸毛가 있을 뿐이다. 葉柄은 2~8mm로서 털이 있고 托葉은 披針形으로 1cm이며 털이 있다. 꽃은 잎보다 앞서 피고 한데 모여서 나오며 짧은 花柄이 있다. 꽃받침은 4~5 裂하고 수술은 4~5개, 葯은 紫色, 子房은 편평하고 花柱는 2개이다. 翼果는 倒卵形 혹은 類圓形 반들반들하고 光澤이 있고 種子는 中央에 들어 있다. 開花期는 3月, 結實期는 6月이다. 냇가의 제방, 길가, 산기슭의 砂地에 나고 中部(鷄龍山) 以北에 분포한다.【處方用名】① 樹皮 및 根皮는 楡白皮 ② 葉은 楡葉 ③ 花는 楡花이다.

❶ **楡白皮** (유백피)〈藥性論〉: 비술나무의 周皮를 제거한 樹皮 또는 根皮이다. 봄에 老枝를 잘라서 곧 껍질을 벗겨서 周皮를 제거하고 內皮만을 말린다.

〔性味 歸經〕 味는 甘하고 性은 平하다. 肝, 膀胱經에 들어간다.

〔成分〕 β-Sitosterol, phytosterol, stigmasterol 등 多種의 sterol 類와 tannin, 植物고무質, 脂肪油가 含有되어 있다.

〔藥效 主治〕 利水, 消腫, 通淋의 效能이 있다. 大小便不通, 淋濁, 水腫, 등(背)에 난 癰疽, 小兒의 頭瘡痂疕, 丹毒, 疥癬을 치료한다.【用法 用量】4.5~9g을 달여서 服用하거나 散劑로 하여 쓴다.〈外用〉煎液으로 씻거나 찧어서 붙인다. 粉末을 調合하여 바른다.

〔禁忌〕 胃氣虛寒者는 服用에 注意를 要한다.

❷ **楡 葉** (유엽)〈神農本草經集注〉: 비술나무의 잎이다.

〔性味〕 味는 甘하고 性은 平하며 無毒하다.

〔成分〕 잎에는 100g 당 水分 79g, 蛋白質 6g, 脂肪 0.6g, 炭水化物 9g, 粗纖維 1.5g, 灰分 3.4g이 含有되어 있다.

〔藥效 主治〕 小便을 利하고 石淋을 치료한다. 햇잎으로 국을 끓여 服用하면 水腫을 解消하고, 酸棗仁과 同量으로 蜜丸을 하여 每日 服用하면 膽熱虛勞不眠을 다스릴 수 있다. 또 煎汁으

로 酒皶鼻를 씻어 낸다. 【用法 用量】 4.5~9 g을 달여서 服用한다. 〈外用〉 煎液으로 씻는다.

❸ 楡 花 (유화)〈名醫別錄〉: 비술나무의 꽃이다. 小兒의 癎, 小便不利, 傷熱을 치료한다. 4.5~9 g을 달여서 服用한다.

뽕 나 무 (桑) 과 Moraceae

닥나무 小構樹 *Broussonetia kazinoki* SIEB. et ZUCC. (= *B. sieboldii* BLUME)

落葉闊葉灌木으로 높이는 3 m에 달하고 小枝에 짧은 털이 있으나 곧 없어진다. 잎은 卵狀 楕圓形 내지 卵狀 披針形, 끝은 긴 銳尖形, 밑부분은 圓形 또는 心臟形에 가깝고 가장자리에는 톱니와 2~3개의 缺刻이 있다. 兩面에는 털이 있고 3出脈이며 葉柄은 길이 7~12 mm이다. 꽃은 單性에 一家花, 雄花序는 새가지 밑에 달리고 길이 1.5 cm로 楕圓形이고, 雌花序는 윗부분의 葉液에서 나오며 花柄은 葉柄과 길이가 거의 같다. 수꽃은 花被裂片과 수술이 각 4개, 암꽃은 끝이 2~4개로 갈라진 筒狀花被와 대가 있는 子房에 실 같은 암술대가 있다. 果實은 核果로 평구형이며 聚合果는 球形이고 多肉質에 成熟하면 赤色이 된다. 開花期는 4月이고 結實期는 9月이다. 산기슭의 陽地에 나고 全國에 分布하며 栽培도 한다. 【處方用名】부드러운 枝葉・樹汁 또는 根皮가 構皮麻이다.

構皮麻 (구피마)〈貴州方藥集〉: 닥나무의 부드러운 枝葉・樹汁・根皮이며 여름, 가을철에 採取한다.

〔藥效 主治〕 祛風, 利尿, 活血의 效能이 있다. 류머티즘에 의한 痺痛, 打撲傷, 虛腫 (浮腫 冷症), 皮膚炎, 鼠徑淋巴腺炎을 치료한다.

꾸지나무 構樹 *Broussonetia papyrifera* (L.) VENT. (= *Morus papyrifera* L.)

落葉闊葉喬木으로서 높이 10 m에 達하는 것도 있으나 보통 灌木狀態이다. 줄기, 잎에는 乳液이 나온다. 햇가지는 柔毛에 덮여 있으나 成長하면서 떨어진다. 잎은 互生하고 卵形으로 分裂하지 않는 것과 3~5개로 깊게 갈라진 것도 있다. 끝은 뾰족하고 밑부분은 圓形 또는 心臟形이며 때로는 左右非對稱이다. 가장자리는 톱니狀, 윗면은 暗綠色에 거친 伏毛가 있고 뒷면은 灰綠色에 柔毛가 密生하였다. 葉柄은 3~10 cm로서 긴 柔毛가 있고 托葉은 膜質인데 일찍 떨어진다. 꽃은 單性이고 雌雄二家花이다. 수꽃은 腋生인데 아래로 늘어지는 尾狀花序로 길이 약 5 cm, 꽃받침은 4 裂하였고 수술은 4개이다. 암꽃은 球形의 頭花, 棒狀의 苞片이 많이 있고 끝은 圓錐形이고 털이 있다. 子房은 꽃받침에 싸여 있으며 편평한 圓形, 聚合果는 多肉質로 球形, 지름 약 2 cm, 橙黃色이다. 開花期는 5月, 結實期는 9月이다. 산기슭 양지쪽 및 밭둑에 나며 全國에 分布한다. 【處方用名】① 果實은 楮實 ② 根 또는 根皮는 楮樹根 ③ 樹皮는 楮樹白皮 ④ 樹枝는 楮莖 ⑤ 葉은 楮葉 ⑥ 莖皮部의 白色 乳液은 楮皮間白汁이다.

❶ 楮 實 (저실)〈名醫別錄〉穀實・穀子: 꾸지나무의 果實로 8~10月, 果實이 빨갛게 成熟

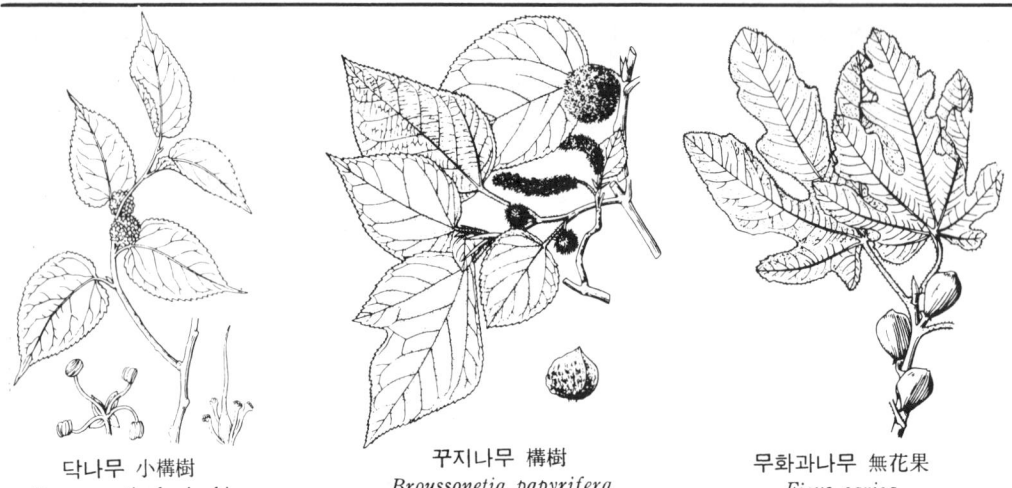

닥나무 小構樹	꾸지나무 構樹	무화과나무 無花果
Broussonetia kazinoki	*Broussonetia papyrifera*	*Ficus carica*

하였을 때 따서 햇볕에 말려서 挾雜物을 제거한다. 【修治】 楮實을 쓸 때에는 3日間 물에 담가 저어서 떠오르는 것을 건져내 버리고 햇볕에 말린다. 다시 술에 1時間쯤 담갔다가 건져서 약 12時間쯤 쪄서 불에 쬐어 말린다.

〔性味 歸經〕 味는 甘하고 性은 寒하다. 肝, 脾, 腎經에 들어간다.

〔成分〕 果實에는 saponin 0.51%, vitamin B와 油脂가 함유되어 있다. 種子에는 油 31.7%가 함유되어 있는데 油에는 不鹼化物 2.67%, 飽和脂肪酸 9.0%, olein酸 15.0% linol酸 76.0%가 함유되어 있다.

楮實藥材

〔藥效 主治〕 滋腎, 淸肝, 明目의 效能이 있다. 虛勞, 目眩, 目翳, 水氣浮腫을 치료하며 顔色을 좋게 한다. 【用法 用量】 6∼9g을 달여서 服用하거나 丸劑·散劑로 하여 服用한다. 〈外用〉 짓찧어서 塗布한다.

〔禁忌〕 脾胃虛寒者는 忌한다.

❷ 楮樹根 (저수근)〈分類草藥性〉: 꾸지나무의 어린 根 또는 根皮로 9∼10月에 採取한다.

〔性味〕 味는 甘하고 性은 微寒하고 無毒하다.

〔藥效 主治〕 淸熱, 凉血, 利濕, 祛瘀하는 效能이 있다. 咳血, 吐血, 水腫, 血崩, 打撲傷을 치료한다. 【用法 用量】 30∼60g을 달여 服用한다.

❸ 楮樹白皮 (저수백피)〈本草綱目〉: 꾸지나무의 樹皮의 靭皮部이다.

〔性味〕 味는 甘하고 性은 平하며 無毒하다.

〔藥效 主治〕 行水 및 止血의 效能이 있다. 水腫氣滿, 氣短(숨이 찬것), 咳嗽, 腸風血痢, 婦人血崩을 치료한다. 【用法 用量】 6∼9g을 달여서 服用한다. 또는 술을 만들거나 丸劑, 散劑로 하여 쓴다. 〈外用〉 煎液으로 세척하거나 藥性이 남을 정도로 태워서 粉末하여 點眼한다.

❹ 楮莖 (저경)〈名醫別錄〉: 꾸지나무의 樹枝이다.

〔藥效主治〕 風疹, 目赤腫痛, 小便不利를 치료한다. 癮疹瘙痒의 치료에는 煮汁으로 씻는다. 짓찧어서 濃汁을 내어 半升을 服用하면 小便不通을 치료한다.

❺ 楮葉 (저엽)〈名醫別錄〉: 꾸지나무의 잎이다.

〔性味〕 味는 甘하고 性은 凉하다.
〔成分〕 Flavonoid 配糖體, phenol 類, 有機酸, tannin 등이 함유되어 있다.
〔藥效 主治〕 凉血, 利水의 效能이 있다. 吐血, 鼻出血, 血崩(甚한 子宮出血), 外傷出血, 水腫, 疝氣(下腹部와 陰囊에 걸친 急痛), 痢疾, 癬瘡을 치료한다.【用法 用量】3~6g을 달여서 服用한다. 또는 生汁을 내어 服用하거나 丸劑나 散劑로 하여 쓴다. 〈外用〉 짓찧어서 붙인다.

❻ 楮皮間白汁 (저피간백즙)〈神農本草經集注〉: 꾸지나무의 莖皮部의 乳汁이다.
〔性味〕 味는 甘하고 性은 平하며 無毒하다.
〔藥效 主治〕 水腫과 瘧疾을 치료한다.【用法 用量】汁을 내어 服用한다. 〈外用〉 汁을 내어서 바른다. 뱀, 벌, 전갈, 기타 독충이나 개에 물렸을 때 白乳汁을 바른다.

무화과나무 無花果 Ficus carica L.

落葉闊葉灌木으로서 높이는 2~4m에 達하고 가지가 많이 갈라지며 小枝는 굵고 튼튼하며 表面은 褐色에 短毛가 드문드문 나 있다. 잎은 互生하고 倒卵形이거나 楕圓形이며 3~5개로 깊게 갈라지고 裂片은 끝이 뭉툭하며 波狀의 鋸齒가 있고 윗면은 深綠色에 까끌까끌하고 뒷면은 털이 있고 두터운 革質이며 葉柄은 2~5cm이다. 莖生葉에 상처를 내면 白色 乳液이 나오고, 봄부터 여름에 걸쳐 葉腋에서 주머니처럼 된 花序가 발달하며 그 속에 작은 꽃이 많이 들어 있다. 암꽃은 花被裂片이 3개이고 子房과 암술대는 각 1개이다. 果實은 隱花果로서 倒卵形이며 8~10月에 暗紫色으로 익는다. 제주도에 野生(南部地方에 栽植)한다.【處方用名】① 乾燥한 花托은 無花果 ② 根은 無花果根 ③ 葉은 無花果葉이다.

❶ 無花果 (무화과)〈救荒本草〉: 무화과나무의 건조한 花托(果實)으로 가을에 따서 햇볕에 여러 번 말린다. 本品은 곰팡이와 蟲害를 받기 쉬우므로 건조한 場所나 石灰를 넣은 독안에 貯藏해야 한다.

〔性味 歸經〕 味는 甘하고 性은 平하다. 胃, 大腸經에 들어간다.

無花果藥材

〔成分〕 果實에는 포도당, 果糖, 蔗糖, 枸櫞酸과 少量의 fumal 酸, 琥珀酸, malon 酸, pyrrolidine-1-carboxylic acid, 蓚酸, 사과酸, quinic acid, shikimic acid 및 植物生長 hormone auxin 이 함유되어 있다. 乾燥果, 未熟果 및 植物의 乳汁에는 모두 抗腫瘍 성분이 함유되어 있다. 또 乳汁에는 amylase, esterase lipase, protease 등이 들어 있다.

〔藥理〕 無花果에는 풍부한 營養分이 들어 있어서 食用이 된다. 便秘 時에는 食物性의 가벼운 下劑가 된다. 나무의 乳液(latex)에는 Rat 의 移植性 肉腫을 抑制하는 성분이 들어 있다(注射時). 乾燥果의 水抽出物에서 活性炭, aceton 處理를 거쳐서 얻어진 物質에는 抗 Ehrlich 肉腫의 작용이 있다. 未熟果에서 추출한 乳液은 Rat 의 移植性 肉腫과 Mouse 의 自然性 乳癌을 抑制하고 腫瘍을 壞死시킬 수 있고 또 移植性 腺癌, 骨髓性白血病, Lympha 肉腫의 成長을 늦추고 退化시킬 수 있다.

〔藥效 主治〕 健胃淸腸, 消腫, 解毒하는 效能이 있다. 腸炎, 痢疾, 便秘, 痔疾, 喉痛, 癰瘡,

疥癬을 치료한다. 【用法 用量】 30~90 g을 달여서 服用한다. 또는 1~2개를 生食한다. 〈外用〉 煎液으로 씻거나 粉末로 調合하여 붙인다. 또는 粉末을 목안에 불어 넣는다.

❷ **無花果根** (무화과근) 〈生草藥性備要〉: 무화과나무의 뿌리로 가을 이후에 採取한다.

〔成分〕 뿌리와 根皮에는 psoralen, bergapten, guaiazulene이 함유되어 있다.

〔藥效 主治〕 筋骨疼痛, 痔瘡, 瘰癧, 火傷, 乳汁分泌不足을 치료한다. 【用法 用量】 9~15 g을 달여서 服用한다. 〈外用〉 煎液으로 세척한다.

❸ **無花果葉** (무화과엽) 〈救荒本草〉: 무화과나무의 잎이다. 여름, 가을에 採取한다.

〔性味〕 味는 微辛하고 性은 平하며 小毒이 있다.

〔成分〕 잎에는 psoralen, bergapten β-sitosterol, β-amyrin, lupeol이 함유되어 있고 또 palmitin酸, pentane酸, guaiacol, octacosane, rutin, 이외에 furocoumarin類 등이 함유되어 있어서 사람의 皮膚에 접촉되면 光線에 대한 過敏症狀이 나타난다.

〔藥效 主治〕 痔瘡, 腫毒, 心痛을 치료한다. 【用法 用量】 9~15 g을 달여서 服用한다. 〈外用〉 煎液으로 熏洗한다. 【處方例】 ① 五痔腫痛(五種類의 痔疾腫痛)에는 煎液으로 자주 熏洗한다. ② 心痛에는 달여서 服用한다.

천선과나무 天仙果 *Ficus erecta* THUNB.

落葉小喬木으로 높이 약 2~4 m이고 樹皮는 평활하며 灰白色이고 털이 없다. 잎은 互生하고 倒卵狀 長楕圓形 또는 倒卵狀 楕圓形이고 끝은 날카롭고 밑부분은 圓形 또는 心臟形과 비슷하고 가장자리는 밋밋하다. 표면에는 짧고 거친 털이 드문드문 나 있고 뒷면에는 中央脈에만 細毛가 있다. 葉脈은 5~7쌍, 小脈은 網目狀이고 葉柄은 1~3 cm이다. 꽃은 二家花로 새 가지의 葉腋에서 1개의 花梗이 자라고 그 위에 있는 주머니같은 花囊은 지름 약 15 mm 내외로서 肉質의 花托 안에 小花가 많이 들어 있고 紫紅色이며 白色의 短毛에 싸여 있거나 또는 無毛이다. 苞片은 4개인데 떨어지지 않는다. 수꽃은 花被片이 4개, 수술은 2~3개, 果實은 隱花果로서 球形이며 瘦果는 작다. 또는 배 모양이고 손가락끝만큼 크며 開花期는 4月, 結實期는 8~9月이다. 濟州道 및 南海 島嶼의 海岸常綠樹林下에 난다. 【處方用名】 ① 果實은 牛奶漿 ② 根은 牛奶漿根 ③ 莖葉은 牛奶柴이다.

❶ **牛奶漿** (우내장) 〈民間常用草藥〉: 천선과나무 果實로 果實이 성숙되는 가을에 채취한다.

〔藥效 主治〕 緩下, 潤腸의 效能이 있고 痔疾을 치료한다. 【用法 用量】 15~30 g을 달여 服用한다.

❷ **牛奶漿根** (우내장근) 〈民間常用草藥〉: 천선과나무의 뿌리로 年中 수시로 캐서 깨끗이 씻어서 햇볕에 말린다.

〔性味 歸經〕 味는 甘辛하고 性은 溫하다. 肺, 脾, 腎經에 들어간다.

〔藥效 主治〕 健脾, 益氣, 活血, 祛風, 除濕의 效能이 있다. 勞倦乏力, 食少(食慾不振), 乳難(難産), 月經不順, 脾虛白帶, 脫肛, 류머티즘을 치료한다. 【用法 用量】 30~60 g을 달여서

服用한다.

❸ **牛奶柴** (우내시)〈閩東本草〉: 천선과나무의 莖葉으로 여름, 가을에 채취하여 깨끗이 씻어서 햇볕에 말린다.

〔**性味 歸經**〕 味는 甘 淡하고 性은 溫하며 無毒하다. 肺, 脾, 腎經에 들어간다.

〔**藥效 主治**〕 補中, 益氣, 健脾, 化濕, 强筋壯骨, 消腫, 活血, 解毒의 效能이 있다. 류머티性 關節痛, 中氣虛弱, 氣血衰微, 四肢痠言(四肢에 힘이 없고 나른하다), 筋骨不利, 打撲傷, 經閉, 産後乳汁缺乏을 치료한다. 【用法 用量】30~60g을 달여서 服用한다.

〔**配合 禁忌**〕 外邪風熱者는 忌한다. 五加皮·白籔花는 忌한다.

왕모람 薜荔 *Ficus pumila* L. (=*F. stipulata* THUNB.)

常綠蔓莖性 灌木으로 莖生葉에 상처를 내면 乳汁이 나온다. 줄기는 灰褐色으로 가지가 많이 갈라지고 幼枝에는 가는 잔털이 있다. 未發育 若枝의 잎은 互生하고 革質, 卵形, 밑부분은 左右가 같지 않고 葉柄은 0.5~1.5cm 정도이며 幼時에는 땅위를 옆으로 뻗으나 生長하면서 곧게 선다. 잎은 크고 두껍고 楕圓形, 끝은 뭉툭하고 밑부분은 圓形 또 心臟形에 가장자리는 밋밋하고 앞면에는 털이 거의 없고 뒷면에는 細柔毛가 密生하였고 側脈과 網狀脈은 隆起하여 작은 벌집 모양을 이루었다. 無花果形花序에 꽃은 單性으로 多數의 小花가 多肉質인 花托의 內壁에 달리고 花托은 葉腋에 單生하는데 短柄이 있다. 雄花托은 약간 크고 倒卵形에 表面은 綠紫色이다. 瘦果는 가늘고 작으며 茶褐色, 果皮는 얇은 膜質이며 表面에는 粘液이 많다. 開花期는 5~6月, 果囊의 成熟期는 10月이다. 山地의 斜面 岩石上에 나며 제주도 南海 島嶼에 분포한다. 【處方用名】① 莖 및 葉은 薜荔 ② 根은 薜荔根 ③ 花托 및 果實은 木饅頭이다.

❶ **薜 荔** (벽여)〈本草拾遺〉木蓮藤·辟萼·石壁蓮: 왕모람의 莖 및 葉이다. 4~6月에 잎이 달린 莖과 枝를 採取하여 햇볕에 말려서 氣根을 제거한다.

〔**性味**〕 味는 酸하고 性은 平하다.

〔**藥效 主治**〕 祛風, 利濕, 活血, 解毒의 效能이 있다. 류머티性 痺痛, 手足關節不利, 下痢, 淋病, 打撲傷, 癰腫, 瘡癤을 치료한다. 【用法 用量】9~15g(신선한 것은 60~90g)을 달여서 服用하거나 生汁을 내거나 술에 담가 服用한다. 또는 散劑로 하여 服用한다. 〈外用〉짓찧어서 汁을 내어 바르거나 煎液으로 熏洗한다.

❷ **薜荔根** (벽여근)〈福建中草藥〉: 왕모람의 뿌리로 年中 수시로 採取하여 햇볕에 말린다.

〔**性味**〕 味는 苦하고 性은 平하다.

〔**藥效 主治**〕 祛風濕, 舒筋通絡의 效能이 있다. 頭痛眩暈, 류머티즘에 의한 關節痛, 産後風을 치료한다. 【用法 用量】30~60g을 달여서 服用한다.

❸ **木饅頭** (목만두)〈本草綱目〉木蓮·鬼饅頭: 왕모람의 乾燥한 花序托이다. 가을에 成熟한 花序托을 採取하여 花序柄을 제거하고 햇볕에 말린다.

〔**性味 歸經**〕 味는 甘澁하고 性은 平하며 無毒하다. 小腸, 胃經에 들어간다.

木饅頭藥材

〔**成分**〕 花托(열매)에는 meso-inositol, rutin, β-sitosterol, taraxerol 醋酸 ester, β-amylin

뽕나무(桑)과 Moraceae

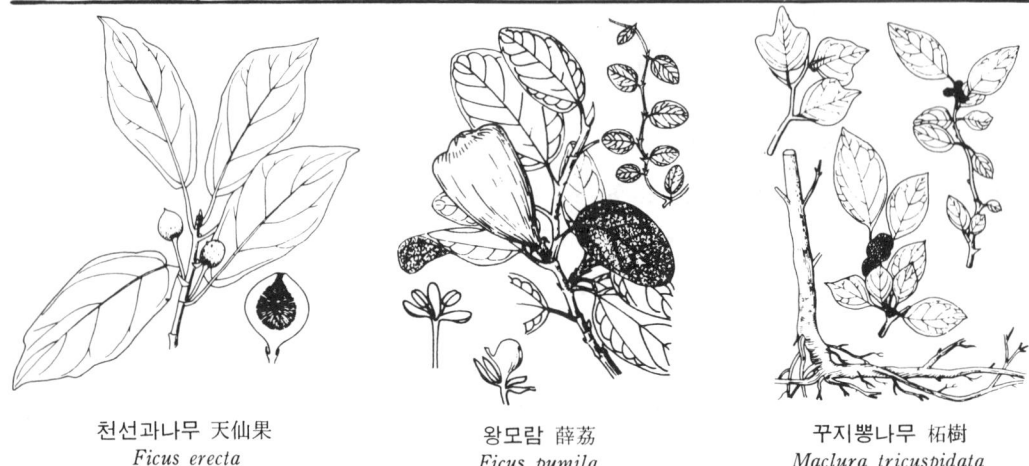

천선과나무 天仙果
Ficus erecta

왕모람 薜荔
Ficus pumila

꾸지뽕나무 柘樹
Maclura tricuspidata

醋酸 ester 이 含有되어 있다. 種子에는 一種의 gel 狀의 物質이 13% 含有되어 있고 加水分解하면 포도糖, 果糖 및 arabinose 가 生成된다.

〔藥效 主治〕 通乳, 利濕, 活血, 消腫의 效能이 있다. 乳汁不下, 遺精, 淋濁(淋病), 乳糜尿, 久痢, 痔血, 腸風下血, 癰腫, 疔瘡을 치료한다. 【用法 用量】6~15 g 을 달여서 服用한다. 또는 丸劑, 散劑로 하여 服用한다. 〈外用〉煎液으로 씻는다.

꾸지뽕나무 (굿가시나무·활뽕나무) 柘樹 *Maclura tricuspidata* CARR.
(= *Cudrania tricuspidata* (CARR.) BUR.)

落葉闊木小喬木 또는 灌木으로 小枝는 검은 綠褐色이며 光澤이 있고 딱딱한 가시가 있다. 單葉이 互生하며 革質에 가깝고 卵形 또는 倒卵形에 밑부분은 圓形 또는 楔形, 끝은 뭉툭하거나 날카롭고 가장자리는 밋밋하고 3裂하였다. 표면은 暗綠色, 뒷면은 淡綠色이다. 幼時에는 兩面에 털이 있으나 生長함에 따라서 下面의 中央脈에만 조금 남고 그 이외에는 無毛가 된다. 葉柄은 길이 약 1 cm로서 털이 조금 있고 托葉은 작고 分離되어 側生한다. 꽃은 單性에 雌雄異株로서 모두 頭花를 이루고 花柄은 짧고 單一 또는 쌍을 이루어 腋生한다. 수꽃의 花被는 4개로 갈라졌고 苞片은 2개 또는 4개, 수술은 4개 花絲는 곧추선다. 암꽃의 花被는 4개로 갈라졌고 花柱는 1개이다. 聚果는 球形에 가깝고 지름 2~3 cm, 赤色, 多肉質이며 宿存하는 花被와 苞片은 瘦果를 싸고 있다. 開花期는 6月, 結實期는 9~10月이다. 산기슭 양지쪽 및 마을 부근에 나며 南, 中部에 分布한다. 【處方用名】① 木部는 柘木 ② 樹皮 또는 根皮는 柘木白皮 ③ 莖葉은 柘樹莖葉 ④ 果實은 柘樹果實이다.

❶ 柘 木 (자목)〈本草拾遺〉: 꾸지뽕나무의 木部이다.

〔性味〕 味는 甘하고 性은 溫하며 無毒하다.

〔藥效 主治〕 婦人의 崩中, 血結, 瘧疾을 치료한다. 【用法 用量】30~60 g 을 달여서 服用한다. 〈外用〉煎液으로 씻는다.

❷ 柘木白皮 (자목백피)〈本草拾遺〉: Cork 皮를 벗겨낸 樹皮와 根皮이다. 年中 수시로 採取

한다.

〔性味〕 味는 苦하고 性은 平하다.

〔藥效 主治〕 補腎固精, 凉血舒筋의 效能이 있다. 腰痛, 遺精, 喀血, 嘔血, 打撲傷을 치료한다. 【用法 用量】30～60g을 달여서 服用한다. 〈外用〉짓찧어서 塗布한다.

❸ 柘樹莖葉(자수경엽)〈民間常用草藥〉: 꾸지뽕나무의 莖葉이다.

〔性味〕 味는 微甘하고 性은 凉하다.

〔成分〕 根莖에는 morin, kaempferol-7-glucoside 즉 populnin, stachydrine 및 proline glutamin 酸, arginine, asparagin 酸이 含有되어 있다.

〔藥效 主治〕 消炎, 止痛, 祛風, 活血의 效能이 있다. 癬, 濕疹, 流行性耳下腺炎, 肺結核, 慢性腰腿痛, 打撲撈傷, 癤腫, 急性關節의 捻挫를 治療한다. 【用法 用量】9～15g을 달여서 服用한다. 〈外用〉煎液으로 씻거나 짓찧어서 塗布한다.

❹ 柘樹果實(자수과실)〈民間常用草藥〉: 꾸지뽕나무의 果實로 9～10月에 採取한다.

〔性味〕 味는 苦하고 性은 平하다.

〔藥效 主治〕 清熱, 凉血, 舒筋活絡의 效能이 있다. 打撲傷에 꾸지뽕나무의 成熟한 果實을 얇게 썰어서 햇볕에 말려 粉末하여 매회 풀처럼 調合하여 黃酒로 服用한다. 1日 2回 5～6日 連用한다.

뽕나무 桑 *Morus alba* L.　　　　　　　　　　산뽕나무 山桑 *M. bombycis* KOIDZ.
　　　　노상나무 魯桑 *M. latifolia* POIRET.　 몽고뽕나무 *M. mongolica* SCHNEID.

落葉喬木으로 높이 3～7m, 혹은 그 이상인데 보통 灌木狀이다. 植物體에는 乳液이 含有되어 있다. 樹皮는 黃褐色, 가지는 灰白色 또는 灰黃色이며 햇가지에는 柔毛가 있다. 잎은 互生하고 卵形 또는 卵狀 楕圓形이며 끝은 날카롭고 밑부분은 心臟形이거나 非對稱에 가장자리에는 둔한 톱니가 있다. 花柄은 길이 1.5～4cm, 托葉은 披針形인데 일찍 떨어진다. 꽃은 單性 雌雄二家花로서 黃綠色 꽃이 잎과 동시에 핀다. 수꽃은 새가지의 밑부분 葉腋에서 밑으로 처지는 尾狀花序이고 암꽃은 穗狀花序, 꽃받침은 4 裂한다. 수꽃에는 수술이 4개 암꽃에는 花柱가 없고 柱頭는 2裂하여 밖으로 말려 있다. 聚合果는 腋生하고 多肉質에 果柄이 있고 楕圓形이며 6月에 흑색으로 익는다. 開花期는 6月이다. 마을부근에 흔히 자라며 全國에서 栽植한다. 【處方用名】① 葉은 桑葉 ② 根은 桑根 ③ 根皮는 桑根白皮 ④ 嫩枝는 桑枝 ⑤ 桑皮中의 白色液汁은 桑皮汁 ⑥ 葉中의 白色液汁은 桑葉汁 ⑦ 實은 桑椹 ⑧ 灰는 桑柴灰이다.

❶ 桑 葉(상엽)〈神農本草經〉: 뽕나무 및 同屬 近緣植物의 잎으로 10～11月 서리가 내린 다음에 따서 挾雜物을 떨어버리고 햇볕에 말린다. 【修治】《桑葉》挾雜物과 진흙을 떨어내고 깨끗이 말린 桑葉을 손으로 문질러서 葉柄을 제거한다. 《蜜桑任》깨끗한 桑葉을 蜂蜜과 湯水로 고루 섞어 약간 불려서 끈적끈적하게 볶아(桑葉 500g : 煉蜜 100～125g)서 식힌다.

〔性味 歸經〕 味는 苦甘하고 性은 寒하다. 肺, 肝經에 들어간다.

〔成分〕 잎에는 rutin, quercetin, isoquercetin, moracetin, 微量의 β-sitosterol, campesterol, β-sitosterol-β-d-glucoside, lupeol, myoinositol 0.18%, inokosterone(昆蟲變態 hormone), ecdysterone, hemolysin, chlorogen 酸이 함유되어 있다. 精油成分 중에는 醋酸, propion酸, 酪酸, iso 酪酸, 吉草酸, iso 吉草酸, capron 酸, isocapron 酸, salicyl 酸 methyl, guaiacol, phenol, o-cresol, m-cresol, eugenol 등이 함유되어 있다. 또 蓚酸, fumal 酸, 酒石酸, 枸櫞酸, 琥珀酸, palmitin 酸, palmitin 酸 ethyl ester, hentriacontane, hydroxycoumarin, 蔗糖, 果糖, 포도糖, asparagin 酸, glutamin 酸 등의 amino 酸도 들어 있다. 또 vitamin C 200~300 mg%, glutathione 140~400 mg, 葉酸 105 μg%, folinin 酸 22 μg%, vitamin B_1 460 μg, vitamin B_2 300~800 μg%, adenin, choline, trigonelline, 銅 10 ppm, 亞鉛 16 ppm, 硼素 35 ppm, mangan 270 ppm이 함유되어 있다.

〔藥理〕 Alloxan 糖尿病인 Rat 의 空腹 時의 血糖과 adrenalin 高血糖의 측정을 지표로 하면 桑葉은 抗糖尿病의 作用이 있다. 桑葉의 注射液에는 刺戟性이 없고 溶血과 allergy 反應도 일으키지 않는다. 桑葉의 水煎劑는 高濃度(31 mg/ml)일 때 in vitro 에서 抗 leptospira 作用이 있다.

〔藥效 主治〕 祛風, 淸熱, 凉血, 明目의 效能이 있다. 風溫發熱, 頭痛, 目赤, 口渴, 肺熱에 의한 咳嗽, 風痺(卒中風), 癮疹(蕁痲疹), 下肢象皮腫을 치료한다. 【用法 用量】 4~9 g 을 달여서 服用하거나 또는 丸劑, 散劑로 하여 服用한다. 〈外用〉 煎液으로 씻거나 짓찧어서 붙인다.

❷ 桑 根 (상근) 〈南京民間藥草〉: 뽕나무 및 同屬 近緣植物의 뿌리로 性은 溫하고 無毒하다.
〔藥理〕 뽕나무뿌리의 ethanol 및 aceton 浸出液은 in vitro 에서 眞菌抑制作用이 있다.
〔藥效 主治〕 驚癎(小兒驚風, 癲癎樣症狀), 筋骨痛, 高血壓, 目充血, 鵞口瘡을 치료한다. 【用法 用量】 15~30 g 을 달여서 服用한다. 〈外用〉 煎液으로 씻는다.

❸ 桑根白皮 (상근백피) 〈神農本草經〉 桑白皮: 뽕나무 및 同屬 近緣植物 根皮의 cork 層을 제거한 靭皮이다. 겨울에 뿌리를 캐내 깨끗이 씻어 신선할 때 cork 層을 벗겨내고 세로로 갈라서 나무망치로 두드려서 木部와 皮部를 분리시켜서 白皮만 取한다. 【修治】《桑皮》 桑根白皮에 붙어 있는 灰屑을 털어내고 깨끗이 씻어 잘게 썰어 말린다. 《蜜桑皮》 잘게 자른 桑白皮에 煉蜜을 혼합해서 黃色이 될 정도로 볶(炒)는다(桑白皮 500 g : 蜂蜜 150 g).

〔性味 歸經〕 味는 甘하고 性은 寒하다. 肺, 脾經에 들어간다.

〔成分〕 Umbelliferone, scopoletin, flavonoid 成分의 morusin, mulberrin, mulberrochromene, cyclomulberrin, cyclomulberrochromene 등이 함유되어 있다. 또 acetyl choline 과 作用이 유사한 降壓成分이 含有되어 있고 tannin 5.6%, 粘液素(mucin) 9%가 함유되어 있다.

〔藥理〕 1. 利尿作用: 토끼의 胃에 桑白皮의 煎劑 2 g/kg을 注入하였더니 6시간 전에 尿量과 그 鹽化物은 비교적 현저하게 증가하였고 7~24 시간내에 정상으로 되돌아 왔다.

2. 降壓作用: 桑樹의 煎劑를 動物에 內服시켰더니 약하게 서서히 降壓作用이 나타나고, 根皮를 사용하면 降壓效果가 나타나고, 根 및 새가지나 잎에는 作用이 없다는 報告가 있다.

3. 其他 作用: 桑白皮의 抽出物은 Mouse 에 대하여 鎭靜作用이 있었다. 개의 몸에 桑白皮의 纖維로 傷口를 꿰매면 뒤에 실을 절제하지 않아도 된다는 것이 初步的으로 證明되었다.

〔藥效 主治〕 瀉肺平喘, 解熱, 鎭咳; 行水消腫의 效能이 있다. 肺熱喘咳, 吐血, 水腫, 黃疸, 脚氣, 小便不利, 頻尿를 치료한다. 【用法 用量】6~15g을 煎服하거나 散劑로 하여 服用한다. 〈外用〉 짓찧어서 汁을 내어 바르거나 煎液으로 씻는다.

〔配合 禁忌〕 肺虛無火(肺의 機能衰弱), 小便過多, 風寒咳嗽에는 服用을 忌한다. 桂心·續斷·麻子는 相使이다.

❹ 桑 枝 (상지)〈圖經本草〉: 뽕나무 및 同屬 近緣植物의 幼枝로 晩春에서 初夏에 幼枝를 잘라서 잎을 버리고 생것을 길이 30~60cm로 끊어서 햇볕에 말린다. 【修治】《桑枝》 挾雜物을 제거하고 깨끗이 씻어 물에 담가 水分이 충분히 스며들면 건져서 輪切하여 햇볕에 말린다. 《炒桑枝》 輪切한 桑枝를 약한 불로 黃色이 될 程度로 볶는다. 또 別法은 輪切한 桑枝 50kg에 麩皮 10kg 비율로 혼합하여 麩皮가 深黃色이 될 정도로 볶아 麩皮는 버리고 桑枝만 取한다. 《酒桑枝》 輪切한 桑枝에 술을 뿌려 혼합하여 桑枝가 黃色이 될 정도로 볶는다. 桑枝 500g에 술 75g의 비율로 혼합한다.

〔性味 歸經〕 味는 苦하고 性은 平하다. 肝經에 들어간다.

〔成分〕 桑枝에는 tannin, 遊離蔗糖, fructose, stachyose, 포도糖, maltose, raffinose, arabinose, xylose가 함유되어 있다. 줄기에는 flavonoid 成分인 mulberrin, mulberrochromene, cyclomulberrin, cyclomulberrochromene이 함유되어 있고 木部에는 morin, cudranin, maclurin, tetrahydroxystilbene, dihydromorin, dihydrokaempferol이 함유되어 있다.

〔藥效 主治〕 祛風濕, 利關節, 行水의 效能이 있다. 風寒濕痺, 四肢拘攣, 高血壓, 手足麻木(痲痺), 脚氣浮腫, 肌體風痒을 치료한다. 【用法 用量】30~60g을 달여서 服用하거나 膏劑로 하여 服用한다. 煎液에 담갔다가 씻는다.

❺ 桑皮汁 (상피즙)〈玉楸藥解〉: 뽕나무 및 同屬 近緣植物의 樹皮 중에서 빼낸 白色 液汁으로 味는 苦하다.

〔藥效 主治〕 小兒口瘡, 外傷出血을 치료한다. 小兒의 口瘡에는 液汁을 바르고 金屬器에 의한 切傷痛에는 白皮를 벗겨서 患部를 감아주면 液汁이 자연히 상처에 들어간다. 음력 11월부터는 根皮를 쓴다. 【用法 用量】熱湯으로 稀釋하여 服用한다. 〈外用〉 液汁을 바르고 문질러 준다.

❻ 桑葉汁 (상엽즙)〈名醫別錄〉 桑脂·桑滋乾: 뽕나무 및 同屬 近緣植物의 新鮮한 뽕잎을 자를 때 나오는 白色 液汁이다.

〔性味〕 味는 苦하고 性은 微寒하다.

〔藥效 主治〕 癰癤, 瘰瘤, 外傷出血, 지네에 물린 것 등을 치료한다. 【用法 用量】患部에 바르거나, 눈에 티끌이 들어갔을 때 點眼한다.

❼ 桑 椹 (상심)〈唐本草〉: 뽕나무 및 同屬 近緣植物의 果穗이다. 4~6월에 果穗가 紫紅色으로 익었을 때 따서 말리거나 살짝 쪄서 햇볕에 말린다.

〔性味 歸經〕 味는 甘하고 性은 寒하다. 肝, 腎經에 들어간다.

桑椹藥材

〔成分〕 糖分, tannin酸, 사과酸 및 vitamin B_1·B_2·C와 carotene이 함유되어 있고 桑椹油의 脂肪酸은 主로 linol酸, 少量의 stearin酸, olein酸으로 이루어져 있다.

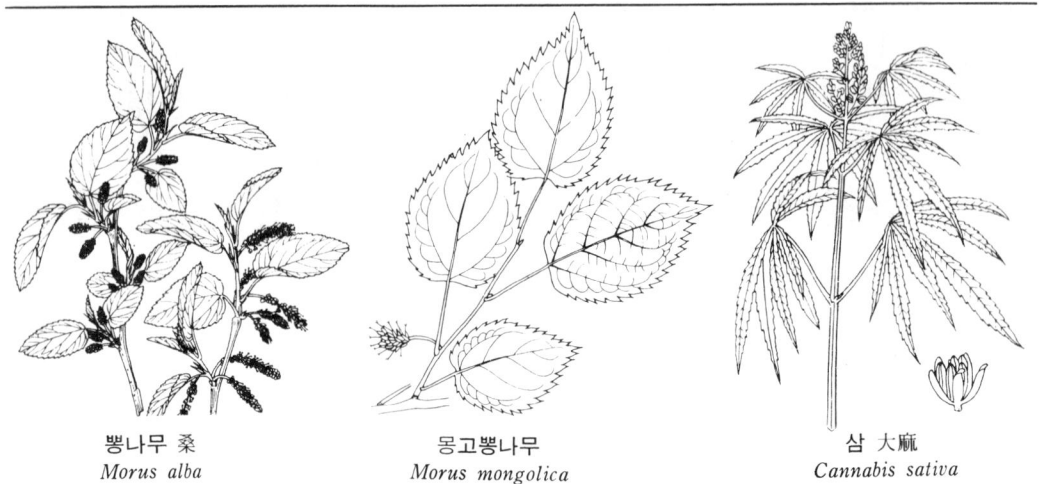

뽕나무 桑
Morus alba

몽고뽕나무
Morus mongolica

삼 大麻
Cannabis sativa

〔藥效 主治〕 補肝, 益腎, 滋津, 熄風, 淸涼, 止咳의 效能이 있다. 肝腎陰虧, 消渴, 便秘, 目暗, 耳鳴, 瘰癧, 關節不利를 치료한다. 【用法 用量】 9~15g을 달여서 服用한다. 膏劑, 酒浸劑로 하거나 생것으로 服用한다. 〈外用〉 물에 담가 浸液으로 씻는다.

〔禁忌〕 脾胃虛寒으로 泄瀉하는 者에는 忌한다.

❽ 桑柴灰 (상시회) 〈唐本草〉: 뽕나무 및 同屬 近緣植物의 木材를 태워서 나오는 재이다.

〔性味〕 味는 辛하고 性은 寒하며 小毒이 있다.

〔藥效 主治〕 止血, 生肌하는 效能이 있다. 水腫, 金屬器에 의한 切傷出血, 目赤腫痛을 치료한다. 【用法 用量】 灰에 물을 부어 나오는 汁으로 달인 藥을 代用한다. 〈外用〉 粉末을 만들어 바르거나 熱湯을 부어 나오는 汁에 담갔다가 씻는다.

삼 (大麻) 과　Cannabinaceae

삼 大麻　Cannabis sativa L.

一年生 草本으로 높이 1~2.5m이다. 줄기는 곧게 섰고 둔한 四角形에 세로로 홈이 나 있고 짧은 柔毛가 密生하였다. 掌狀複葉이 互生하고 줄기 下部의 잎은 對生한다. 小葉은 3~11개로서 披針形에서 線狀 披針形으로 끝은 길게 뾰족하고 밑부분은 楔形이고 가장자리에는 톱니가 있고 표면은 深綠色에 까끌까끌하고 뒷면은 灰白色이며 絨毛가 密生하였다. 葉柄은 길이 4~14cm, 짧은 綿毛가 있다. 꽃은 單性 雌雄二家로서 수꽃은 圓錐花序에 성기게 달리고 黃綠色이며 花被는 5개, 長卵形에 瓦狀으로 配列하였고 수술은 5개, 花絲는 가늘고 길다. 암꽃은 葉腋에 모여 나고 綠色이며 꽃마다 卵形의 苞片이 밖에서 싸고 있고 花被는 1개로서 膜質이고 암술은 1개, 子房은 圓球狀, 꽃은 2分枝한다. 편평한 卵形의 瘦果는 딱딱하고 회색이다. 開花期, 結實期는 産地에 따라서 다르고 纖維資源으로 全國에서 栽培되고 있다. 【處方用名】 ① 種仁은 麻子仁 ② 根은 麻根 ③ 莖皮의 纖維는 麻皮 ④ 葉은 麻葉 ⑤ 雄株花枝를 麻花 ⑥ 雌株의 果穗는 麻蕡이다.

삼 Cannabis sativa

❶ **麻子仁** (마자인) 〈傷寒論〉 火麻仁·麻子·大麻子·黃麻: 삼의 種仁이다. 가을에 果實이 成熟하였을 때 全株를 切取하여 햇볕에 말려 果實을 떨어서 挾雜物을 제거한다. 【修治】精選된 種子에서 外殼을 벗겨내고 仁만을 取한다.

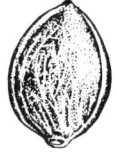
麻子仁藥材

〔性味 歸經〕 味는 甘하고 性은 平하다. 脾, 胃, 大腸經에 들어간다.

〔成分〕 大麻의 種子에는 脂肪油가 약 30% 含有되어 있다. 새로 짠 油는 黃綠色이나 時間이 지남에 따라서 黃褐色으로 변한다. 沃素價는 140~170(보통 150) 乾性油에 속한다. 油中의 飽和脂肪酸은 4.5~9.5%, 不飽和脂肪酸에는 olein酸이 약 12%, linol酸이 53%, linolei酸이 25% 함유되어 있고 또 油中에는 cannabinol이 약간 함유되어 있다. 또 phytin이 함유되어 있는데 種仁 中의 含有率은 1%로 잎, 줄기, 싹보다 많다. 種子에는 또 trigonelline, L(d)-isoleucine betaine 도 함유되어 있다.

〔藥理〕 心血管系에 대한 作用: 麻子仁 tincture에서 alcohol을 제거한 乳劑를 써서 麻醉한 고양이의 十二指腸內에 2g/kg을 投與하였더니 30分 후부터 血壓이 서서히 내려가기 시작하여 2時間 후에는 元水準의 약 반까지 내려갔다. 그러나 心拍數와 呼吸에 뚜렷한 變化는 나타나지 않았다. 정상적인 Rat에 2~10g을 灌服시키면 血壓이 현저하게 降下하였다. 高血壓 患者가 5~6週 연속 복용하면 血壓이 내려가고 또 副作用도 없었다. 中國産의 麻子仁은 인도産과 品種이 같고 生理效果도 비슷하다.

〔藥效 主治〕 潤燥, 滑腸, 通淋, 活血의 效能이 있다. 緩下藥이다. 腸燥便秘, 消渴, 熱淋, 風痺, 痢疾, 月經不順, 疥瘡, 癬癩를 치료한다. 【用法 用量】9~15g을 달여서 服用하거나 丸劑, 散劑로 하여 쓴다. 〈外用〉 짓찧어서 붙이거나 기름을 짜서 바른다.

〔配合 禁忌〕 牡蠣·白薇는 相畏이고 茯苓은 相惡이다.

❷ **麻 根** (마근) 〈神農本草經集注〉: 삼의 뿌리이다.

〔藥效 主治〕 祛瘀, 止血의 效能이 있다. 淋病, 血崩, 帶下, 難産, 胞衣不下, 打撲傷을 치료한다. 【用法 用量】 달여서 服用하거나 짓찧어서 汁을 내어 服用한다.

❸ **麻 皮** (마피) 〈本草綱目〉: 삼의 莖皮部의 纖維로 脾, 胃經으로 들어간다.

〔藥效 主治〕 祛瘀, 利水의 效能이 있다. 打撲傷, 熱淋脹痛(熱로 인한 小便困難脹痛)을 치료한다. 【用法 用量】9~15g을 달여 服用하거나 散劑로 하여 쓴다.

【處方例】 破傷風의 治療: 大麻皮 120g을 燒存性으로 하여 곱게 가루 내어 4等分해서 適量의 黃酒 또는 白酒를 加하여 1/4씩 1日 2~3回 溫湯으로 服用하고 이불을 덮고 땀을 낸다. 治療 10例 中 9例가 治癒되었다. 보통 服用 後 1~2日 전에 效果가 나타난다.

❹ **麻 葉** (마엽) 〈藥性論〉: 삼의 잎으로 味는 辛하고 有毒하다.

〔成分〕 大麻葉에는 Δ^2-tetrahydrocannabinol酸, cannabidiol酸, cannabichromen酸 등이 含有되어 있다. 17個國의 標準檢査結果를 분석한 한 보고에 의하면 cannabidiol酸은 잎의 酸性 成分의 3.8~41.7%를 차지하고 있으며 잎의 主要成分이다. 또 熱帶國에서는 大麻가 성숙할 때 또는 成熟 後에 cannabidiol酸의 含有量이 최저가 된다. 中歐에서는 未成熟時 최고가 된다. 기타의 中間寒暖國에서의 含有率은 2者의 中間이다. 또 이들의 物質은 貯藏할 때 加熱이

나 光線 등의 物理的 作用에 의하여 含有率에 변화가 생긴다.

〔藥效 主治〕 말라리아, 氣喘(喘息), 蛔蟲症을 치료한다. 잎을 짓찧어서 汁을 내어 5合을 服用하면 蛔蟲症이 치료되고, 全蝎의 毒에는 汁을 바른다. 담배에 잎을 섞어서 피우면 喘息이 치료된다. 止痛, 麻醉, 利尿의 효능이 있다. 【用法 用量】 짓찧어서 汁을 내어 服用하거나 丸劑, 散劑로 하여 服用한다. 〈外用〉 짓찧어서 患部에 붙인다.

❺ 麻 花 (마화) 〈名醫別錄〉: 삼 雄株의 花枝이다.

〔性味〕 味는 苦辛하고 性은 溫하며 有毒하다.

〔成分〕 雌花花穗가 分泌하는 樹脂에는 cannabinol, tetrahydrocannabinol(THC), cannabidiol 등의 麻醉性 物質이 含有되어 있는데 그 가운데에는 tetrahydrocannabinol 의 活性이 가장 강하고 cannabidiol 이 그 다음으로 강하며 cannabinol 이 가장 약하다. 大麻樹脂에는 또 cannabidiol 酸, cannabigerol, *trans* 桂皮酸이 함유되어 있으며 그 외 樹脂에는 choline, trigonelline, muscarine이 含有되어 있고 또 arginine, histidine 등의 amino 酸도 함유되어 있다. 麻花를 水蒸氣 蒸溜하면 精油 0.5%를 얻는데 그 가운데에는 eugenol, α-pinene, β-pinene, camphene, α-terpinene, γ-terpinene, β-phellandrene, linalool, *tans*-linalool oxide, sabinene, α-selinene, β-farnesene, α-bergamotene, curcumene, caryophyllene oxide 등이 含有되어 있다. 또 piperidine 이 들어 있는데 이것은 惡臭物質이며 野生 大麻의 惡臭가 특히 심한데 그것은 piperidine이 많기 때문이다. 麻花에는 또 抗菌成分이 있다.

〔藥理〕 1. 中樞神經에 대한 作用: 大麻 또는 印度大麻에는 主로 雌花穗의 果實, 小葉의 細莖 부분이 사람의 精神狀態에 대하여 특수한 影響을 주는 吸煙麻藥이다. 그 作用은 服用量, 服用經路, 服用 時의 특수환경에 따라 다르고 개성과 큰 관계가 있다. 吸煙 또는 服用하면 어떤 때에는 感情이 起伏하고 精神이 격동하고 희열감을 느끼고 어느 때에는 우울침체하고 놀라고 당황한다. 大量 吸煙하면 幻覺을 일으킨다. 長期 服用하면 정신의 墮落이나 作業能力을 상실하게 되는 일도 있다.

2. 抗菌作用: 유럽産 大麻에는 抗菌作用이 있다. 그 有效成分은 酸性인데 phenol 혹은 carboxyl 基를 갖는 非結晶性 物質로 물에는 녹지 않지만 ether 나 石油 ether 등의 溶媒에는 녹는다. 1:150,000 에서 結核菌을 억제할 수 있으나 Gram 陰性菌의 大腸菌, Typhus 菌類, Proteus 菌에 대해서는 無效이다. 全血, 血漿, 血淸은 이 成分의 활성을 얼마간 없애주고 그 抗菌力을 低下시킨다. 黃色포도球菌에 대해서는 이 成分이 1:100 의 濃度일 때 즉시 殺菌되는데 1:10000 일 때에는 8時間 걸린다. 臨床에서는 口腔, 耳鼻咽喉, 皮膚의 消毒에 사용된다.

〔藥效 主治〕 祛風, 活血의 效能이 있다. 류머티즘에 의한 肢體麻痺, 遍身苦痒, 婦女의 月經閉止를 치료한다.

〔配合 禁忌〕 牡蠣는 相畏이고 蘆蟲은 相使이다.

❻ 麻 蕡 (마분) 〈神農本草經〉: 삼의 덜 익은 花穗이다.

〔性味〕 味는 辛하고 性은 平하며 有毒하다.

〔藥效 主治〕 祛風, 止痛, 鎭痙의 效能이 있다. 痛風(류머티즘), 痺症(關節痛, 筋肉痛), 癲

狂, 不眠, 咳喘을 치료한다. 【用法 用量】 0.3～0.6 g을 달여서 服用한다. 〈外用〉짓찧어서 患部에 붙인다.

〔配合 禁忌〕 體虛者와 姙婦는 忌한다. 多食하면 狂奔한다. 牡蠣·白薇는 相畏, 茯苓은 相惡이다.

한삼덩굴 (범삼덩굴) 葎草 *Humulus scandens* (LOUR.) MERR. (=*H. japonicus* S. et Z.)

一年生 또는 多年生의 덩굴性草本으로 길이는 몇 m에 이르고 비스듬한 갈고리 모양의 가시가 있다. 잎은 對生하고 보통 掌狀에 5개로 깊게 갈라지나 3～7 裂하는 것도 간혹 있다. 가장자리에는 톱니가 있고 윗면에는 剛毛가 있고 아랫면에는 腺點이 있고 葉脈上에는 剛毛가 있고 葉柄은 길이 5～20 cm이다. 꽃은 單性에 雌雄異株로서 花序는 腋生한다. 수꽃은 圓錐花序를 形成하고 淡黃綠色의 小花가 많이 달리고 꽃받침잎은 5개이고 수술도 5개이다. 암꽃이삭은 짧은 이삭 모양이고 아래로 늘어졌으며 綠色이고 암꽃은 紫褐綠色인 바늘 모양의 苞에 싸여 있으며 子房은 1개이고 花柱는 2개이다. 瘦果는 卵狀 圓形이고 단단하고 황갈색이 돌고 윗부분에 잔털이 있다. 꽃은 엷은 黃綠色이며 開花期는 7～8月이다. 들, 빈터에서 나며 全國에 분포한다. 【處方用名】 ① 全草는 葎草 ② 根은 葎草根 ③ 花는 葎草花 ④ 果穗는 葎草果穗이다.

❶ 葎 草 (율초)〈唐本草〉勒草·黑草·葛葎蔓·葛勒蔓·來莓草·澀蘿蔓: 한삼덩굴의 全草로 여름, 가을에 채취하여 햇볕에 乾燥한다.

〔性味 歸經〕 味는 甘苦하고 性은 寒하며 無毒하다. 肝, 肺, 膀胱經에 들어간다.

〔成分〕 全草에는 luteolin glucoside, choline, asparagine, 精油, tannin, 樹脂가 함유되어 있고 果實에는 humulone, lupulone 이 함유되어 있으며 잎에는 0.015%의 cosmosiin과 vitexin이 함유되어 있다. 精油 중에는 주로 β-humulene, caryophyllene, α-copaene, α-selinene, β-selinene, γ-cadinene 등이 함유되어 있다.

〔藥理〕 줄기 및 잎의 alcohol 浸出液은 *in vitro* 에서 Gram 陽性菌에 대하여 현저한 抑制作用을 나타냈다. Humulone은 lupulone 과 같은 抗菌作用이 있고 Gram 陰性菌, Gram 陽性菌, 어떤 種類의 眞菌, 酵母菌의 成長을 억제하는 작용이 있다. 그러나 Gram 陰性菌과 酵母菌에 대해서는 효과가 없다는 報告도 있다. Humulone이 Gram 陰性菌에 대한 作用은 lupulone의 1/10이다.

〔藥效 主治〕 淸熱, 利尿, 消瘀, 解毒의 效能이 있다. 淋病, 痢疾, 肺結核, 肺膿瘍, 肺炎, 癩病, 痔瘡(痔漏), 癰毒, 瘰癧을 치료한다. 【用法 用量】 9～18 g(신선한 것은 60～120 g)을 달여서 服用한다. 또는 生汁을 내어 服用한다. 〈外用〉짓찧어서 붙이거나 煎液으로 熏洗한다.

❷ 葎草根 (율초근)〈本草綱目〉: 한삼덩굴의 뿌리이다.

〔藥效 主治〕 石淋(膀胱結石의 一種), 疝氣(Hernia), 瘰癧을 치료한다. 【用法 用量】 15～24 g 달여 服用하거나 生汁을 내어 服用한다.

❸ 葎草花 (율초화)〈現代實用中藥〉: 한삼덩굴의 꽃이다.

〔藥效 主治〕 肺結核, 大葉性肺炎, 肺病咳嗽를 치료한다. 【用法 用量】 9~18g을 달여서 服用하거나 散劑로 하여 服用한다.

❹ 葎草果穗 (율초과수)〈本草推陳〉: 한삼덩굴의 果穗이다.

〔藥效 主治〕 肺結核의 潮熱, 寢汗을 치료한다. 【用法 用量】 15~30g (신선한 것 30~90g)을 달여 服用한다.

호 프 忽布 *Humulus lupulus* L.

多年生 草本의 덩굴性植物로 오른쪽으로 감으면서 올라가며 줄기와 葉柄에는 細毛가 密生한다. 잎은 對生하며 둥글고, 3개로 갈라지거나 分裂하지 않는다. 裂片 끝은 뽀족하며 가장자리에는 거친 톱니가 있다. 표면은 작은 刺毛가 密生하였고 뒷면에는 털이 성글게 나고 黃色의 작은 斑點이 있으며 葉柄은 葉身보다 짧다. 꽃은 雌雄二家花이고 수꽃은 圓錐花序를 이루고 花被는 5개, 수술은 5개이다. 암꽃은 2花가 한개의 苞葉에서 腋生하고 苞葉은 覆瓦狀으로 배열하여 圓形에 가까운 穗狀花序로 되었다. 果穗는 球果狀이고 苞葉은 膜質로 부풀었고 宿存하고 腺點이 있고 거의 無毛이다. 편평한 瘦果를 1~2개 싸고 있다. 유럽이 原産이고 中(大關嶺一帶), 北部에 栽培되고 있다. 【處方用名】 雌花穗가 忽布이다.

忽 布 (홀포)〈中草藥手冊〉 啤酒花 : 호프의 雌花穗이다. 여름과 가을에 걸쳐 꽃이 滿開하였을 때 雌花序를 摘取하여 신선한 것으로 쓰거나 햇볕에 말린다.

〔性味 歸經〕 味는 苦하고 性은 微涼하며 無毒하다. 胃, 心, 肝, 膀胱經에 들어간다.

〔成分〕 Humuladienone, humulenone II, humulone, lupulone, α-corocalene, γ-calacorene, 2-methylbuta-3-en-2-ol, myrcene, α-humulene, caryophyllene 등이 含有되어 있다. 그 외에 astragalin, isoquercitrin, rutin, kaempferol-3-rhamnoglucoside, 3-rhamnoglucoside 및 glucoside, quercetin의 3-rhamnoglucoside, 3-rhamnoglucoside 및 3-glucoside, 거기에 leucocyanidin, leucodelphinidin, tannin, 樹脂 등이 含有되어 있다.

〔藥理〕 1. 抗菌作用 : 호프의 엑스, lupulone, humulone 은 *in vitro* 에서 炭疽菌, Cereus 菌, Diphtheria 菌, 肺炎雙球菌, 黃色포도球菌 등의 Gram 陽性菌의 生長에 대해서는 억제작용이 있으나 Gram 陰性菌에 대해서는 抑制作用이 없다. 結核菌에도 抑制作用을 가졌으나 病原性 및 非病原性 眞菌과 放線菌에 대한 抑制力은 매우 약하거나 無效이다. lupulone 은 Gram 陽性菌, 結核菌의 그 어느 것에서도 그 抑制力은 humulone 에 비하여 강하다. 호프의 抽出液에서 humulone 과 lupulone 을 제외한 나머지에서도 抑制作用이 있다. lupulone 은 양호한 脂溶性을 가지고 있어서 分配係數가 크고 結核菌의 蠟膜에 進入하기 쉽고 특수한 親和作用이 있다. *in vitro* 에서 結核菌에 대한 抑制作用은 streptomycin 과는 協力作用이 없으나 penicillin 은 그 黃色포도球菌의 抑制力을 조금 증강하고 erythromycin 은 4倍로 증강한다.

2. 鎭靜作用 : 中國 이외의 民間에서는 호프를 Histery, 精神不安, 不眠 등에 사용하고 있으며 호프의 抽出液은 中樞神經系에 대하여 少量으로 鎭靜, 中等量에서는 催眠, 大量에서 痲痺의 作用이 있으며 lupulone, humulone 에 모두 鎭靜作用이 있다.

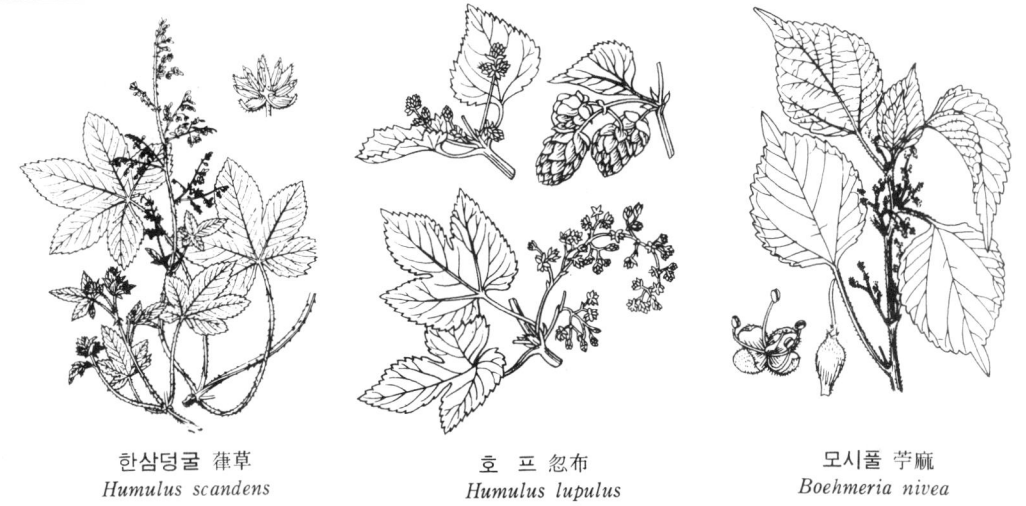

한삼덩굴 葎草　　　　　호 프 忽布　　　　　모시풀 苧麻
Humulus scandens　　Humulus lupulus　　Boehmeria nivea

3. 女性 hormone 樣作用: 호프를 採取하는 女性 중에 호프에 접촉된 2～3日 後에 月經이 來潮하고 또 生理痛이 제거되는 事例가 많이 있는데 이것은 樹脂 中의 "β酸"에 비교적 강한 女性 hormone 樣作用이 있는데 1g에 대하여 15000單位(子宮計量法으로 측정하면 1單位는 女性 hormone estrogen 0.1 μg에 해당된다)이며 "α酸"의 部分에는 없다.

4. 其他 作用: 맥주를 釀造할 때 호프를 넣으면 精油에 의한 香氣가 날 뿐 아니라, 防腐作用도 한다.

〔毒性〕 호프에 접촉된 사람의 90～95%는 皮膚炎을 일으키며 이것은 주로 신선한 花粉에 의한 것이다. Lupulone에 의한 副作用에서 가장 많이 나타나는 것은 胃腸의 反應인데 食慾不振, 灼熱感, 惡心, 腹痛, 嘔吐, 下痢 등이다. 사람에 따라서는 頭痛, 眩暈, 嗜眠, 皮膚 allergy 등이 나타나기도 한다. 治療하고 난 다음에 transaminase가 높아지는 일 이외에는 肝臟·腎臟의 機能, 心電圖 모두가 정상이고 血, 尿의 常規檢査에서도 이상은 없었다.

〔藥效 主治〕 健胃, 消食, 利尿, 安神의 效能이 있다. 消化不良, 腹脹, 浮腫, 膀胱炎, 不眠을 치료한다. 【用法 用量】 1.5～3g을 달여서 服用한다.

쐐기풀(蕁麻)과 Urticaceae

모시풀 苧麻　Boehmeria nivea (L.) GAUD. (= Urtica nivea L.)

多年生 草本으로 높이는 1～2m 가량이고 줄기는 곧게 섰고 分枝하며 葉柄과 더불어 잔털이 나 있다. 잎은 單葉이 互生하고 廣卵形 혹은 卵形이고 길이 7～15cm, 나비 6～14cm이며 끝이 꼬리처럼 약간 길고 밑부분은 둥글거나 또는 廣楔形, 가장자리에는 규칙적인 톱니가 있고 표면은 綠色에 까끌까끌하고 뒷면은 葉脈 이외에는 솜 같은 털이 密生하고 있다. 꽃은 엷은 녹색이고 單性 雌雄一家로서 작은 꽃이 모여서 나오며 腋生하는 圓錐花序이다. 수꽃은 黃白色, 花被와 수술 各 4개이다. 암꽃은 淡綠色, 花被는 4개, 子房을 꼭 싸고 있고 花柱는 1개이다. 瘦

果는 작고 楕圓形 작은 球狀으로 集合되었고 上部에는 털이 나 있고 花柱가 突出하였다. 開花期는 7~8月, 結實期 9~10月이다. 纖維資源으로 재배한다. 【處方用名】① 根은 苧麻根 ② 莖皮는 苧麻皮 ③ 葉은 苧麻葉 ④ 花는 苧麻花이다.

❶ 苧麻根 (저마근)〈藥性論〉苧根 : 모시풀의 뿌리로 겨울에서 이듬해 봄 사이에 캐어 地上莖과 진흙를 제거하여 햇볕에 말린다.

苧麻根藥材

〔性味 歸經〕 味는 甘하고 性은 寒하다. 腎, 心, 肺, 肝經에 들어간다.

〔成分〕 뿌리에는 phenol類, triterpenoids(혹은 sterol), chlorogen酸이 含有되어 있고, 全草와 種子에는 hydrocyanic acid를 含有한다.

〔藥理〕 1. 止血作用 : 野生 苧麻의 抽出物 "血凝"에 Mouse의 꼬리 끝에 人工的으로 傷處를 내어 담그면 出血量이 감소되고 出血時間도 짧아진다. 또 Mouse에 經口投與하거나 腹腔注射를 하여도 같은 효과가 나온다.

2. 苧麻의 成分에 대한 연구 과정에서 caffeic acid가 止血作用을 한다는 것을 확실히 밝혀 냈다.

〔藥效 主治〕 清熱, 止血, 解毒, 散瘀의 效能이 있다. 熱病, 大渴, 大狂, 血淋, 癃閉(尿閉 또는 排尿困難), 吐血, 下血, 赤白帶下, 丹毒, 癰腫, 打撲傷, 蛇咬傷 및 毒蟲咬傷을 치료한다. 【用法 用量】4.5~9g을 달여서 服用하거나 짓찧어 汁을 내어 服用한다. 〈外用〉짓찧어서 붙이거나 煎液으로 씻는다.

〔禁忌〕 胃弱, 泄瀉者, 血熱病이 아닌 者는 服用을 忌한다.

❷ 苧麻皮 (저마피)〈本草備要〉 : 모시풀의 莖皮이다.

〔性味〕 味는 甘하고 性은 微寒하며 無毒하다.

〔藥效 主治〕 清熱, 止血, 利小便, 散瘀의 效能이 있다. 瘀熱, 心煩, 尿閉, 肛門腫痛, 血淋, 創傷出血을 치료한다. 【用法 用量】4.5~9g을 달여서 服用한다. 〈外用〉짓찧어서 붙인다.

❸ 苧麻葉 (저마엽)〈本草綱目〉 : 모시풀의 잎이다.

〔性味〕 味는 甘하고 性은 寒하며 無毒하다.

〔成分〕 잎에는 flavonoid가 含有되어 있고 그 중에서 rutin은 0.1%이다. 乾燥된 잎에는 glutamine酸이 1.74% 함유되어 있다.

〔藥理〕 含有된 flavonoid에는 收斂作用이 있고 溶血試驗에서는 陰性이다.

〔藥效 主治〕 凉血, 止血, 散瘀의 效能이 있다. 喀血, 吐血, 血淋, 血尿, 肛門腫痛, 赤白帶下, 打撲에 의한 瘀血, 創傷出血, 急性乳腺炎, 丹毒을 치료한다. 【用法 用量】15~30g을 달여서 服用하거나 또는 粉末로, 짓찧어서 汁을 내어 服用한다. 〈外用〉짓찧어서 붙이거나 粉末을 撒布한다.

❹ 苧麻花 (저마화)〈醫林纂要〉 : 모시풀의 꽃이다.

〔藥效 主治〕 清心, 利腸胃, 散瘀의 효능이 있다. 麻疹을 치료한다. 【用法 用量】4.5~9g을 달여서 服用한다.

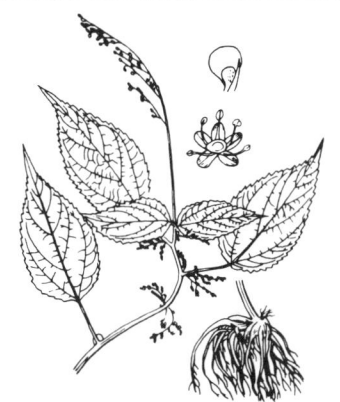
혹쐐기풀 珠芽艾麻
Laportea bulbifera

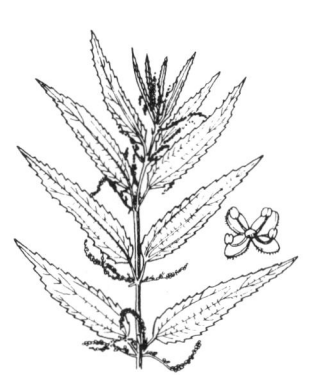
가는잎쐐기풀 狹葉蕁麻
Urtica angustifolia

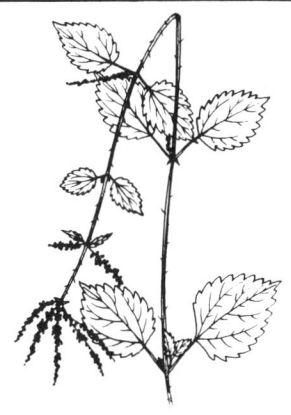
작은쐐기풀
Urtica laetevirens

혹쐐기풀 珠芽艾麻 *Laportea bulbifera* (SIEB. et ZUCC.) WEDD.

多年生 草本으로 높이 40~70 cm 이고 수염뿌리와 여러 갈래의 紡錘狀의 塊根이 있다. 원줄기는 곧게 섰고 잎과 더불어 작은 가시 모양의 털이 있거나 긴 針狀毛가 성기게 났다. 잎은 互生하고 葉柄이 길고 長卵形이거나 卵狀 楕圓形이고 끝이 뾰족하고 잎 밑은 둥글거나 심장형이며 거친 거치가 있고 엽액에 갈색 肉芽가 있어 이것으로 번식한다. 꽃은 單性 雌雄一家로서 雄花序는 圓錐狀에 總柄이 없고 腋生하며 水平으로 벌어지고 수꽃은 짧고 편평한 小柄이 있고 花被는 4~5 개로 완전히 째어졌고 綠白色, 裂片은 卵圓形, 수술은 4~5 개, 子房은 退化하였다. 雌花序는 圓錐狀에 頂生하고 긴 總柄이 있고 分枝는 편평하고 短毛나 긴 針狀毛가 있다. 암꽃은 葉柄이 짧고 꽃받침잎이 4 개로서 淡綠色에 뒤쪽의 2 개는 꽃이 달리면서 현저하게 증대한다. 암술은 1 개 花柱는 線形, 瘦果는 편평하고 圓形에 가깝다. 꽃은 綠色이며 開花期은 8~9 月이다. 산비탈의 草地, 樹林 밑에 나며 제주도 및 南部(無等山)·中·北部에 분포한다. 【處方用名】全草 또는 根이 野綠麻이다.

野綠麻(야록마)〈浙江中醫雜志〉艾麻 : 혹쐐기풀의 全草 또는 뿌리이다.
〔**性味 歸經**〕 根의 味는 辛하고 性은 溫하다. 心, 膀胱經에 들어간다.
〔**藥效 主治**〕 全草는 小兒의 疳積을 치료하고, 뿌리는 祛風, 除濕, 活血의 효능이 있다. 【用法 用量】9~15 g(신선한 것 30 g)을 달여서 服用하거나 술에 담가 服用한다.

가는잎쐐기풀 狹葉蕁麻 *Urtica angustifolia* FISCH.
작은쐐기풀(애기쐐기풀) *U. laetevirens* MAX.

多年生 草本으로 줄기는 높이 50~100 cm 이며 四角形에 刺毛가 있고 分枝를 하는 것과 하지 않는 것이 있다. 잎은 對生하고 披針形, 혹은 狹卵形이며 길이 4~10 cm, 나비 1.2~2.8 cm 로서 끝이 뾰족하고 밑부분은 圓形, 가장자리에는 날카로운 톱니가 있고 표면에는 짧은 털이 성

기게 나 있고 뒷면에는 葉脈을 따라 털이 성기게 나 있고 托葉은 分生하였고 棒狀이다. 雌雄二家花로 花序는 길이 4 cm이며 많은 가지가 갈라진다. 수꽃의 花被片은 4개, 수술도 4개이고 암꽃은 수꽃보다 작고 花被片은 4개로서 結實期가 되면 커지며 柱頭는 붓 모양이다. 瘦果는 卵形이며 편평하고 길이 약 1 mm에 광택이 있고 미끄럽다. 꽃은 綠色이며 開花期는 7~8月이다. 山地의 숲속 가장자리에 나며 南・中・北部에 分布한다. 【處方用名】① 全草는 蕁麻 ② 根은 蕁麻根이다.

❶ 蕁 麻 (심마) 〈圖經本草〉: 가는잎쐐기풀・작은쐐기풀의 全草로 여름에서 가을에 採取하여 썰어서 햇볕에 말린다.

〔性味〕 味는 辛 苦하고 性은 寒하며 有毒하다.

〔成分〕 全草에는 多種의 vitamin 과 tannin 이 함유되어 있고, 莖皮에는 蟻酸, 酪酸 및 刺戟性이 있는 酸性 物質 등이 함유되어 있다.

〔藥效 主治〕 류머티즘에 의한 疼痛, 小兒痲痺, 産後抽風, 疝痛, 小兒驚風, 蕁痲疹을 치료한다. 【用法 用量】3~9 g을 달여 服用하거나 고기와 같이 삶아서 服用한다. 〈外用〉 짓찧어서 붙이거나 혹은 煎液으로 씻는다.

〔禁忌〕 잘못 服用하면 嘔吐, 下痢가 그치지 않는다.

❷ 蕁麻根 (심마근) 〈貴州方藥集〉: 가는잎쐐기풀・작은쐐기풀의 뿌리이다.

〔性味〕 味는 苦 辛하고 性은 溫하며 有毒하다.

〔藥效 主治〕 祛風, 活血, 止痛의 效能이 있다. 류머티性疼痛, 高血壓, 手足痲痺, 濕疹, 痲風(Hansen氏病)을 치료한다. 【用法 用量】3~9 g을 달여서 服用하거나 술에 담가 服用한다. 〈外用〉 煎液으로 씻는다.

아 욱 (錦葵) 目 Malvales

벽 오 동 (梧桐) 과 Sterculiaceae

벽 오 동 碧梧桐 *Firmiana simplex* (L.) W.F. WIGHT (=*F. platanifolia* SCHOTT. et ENDL.)

落葉喬木으로 높이 15 m에 達한다. 樹幹은 곧게 자라고 가지는 굵고 樹皮는 靑色, 平滑하고 눈(芽)은 圓形에 갈색의 짧은 털로 덮여 있다. 單葉이 互生하며 가지 끝에 叢生하고 끝이 3~5개로 갈라지며 밑부분은 心臟形, 끝은 날카롭고 幼時에는 표면에 털이 있다가 뒤에 無毛가 된다. 뒷면은 星狀毛에 덮여 있고 掌狀이다. 葉柄의 길이는 葉身과 거의 같고 褐色의 털로 덮여 있다. 圓錐花序는 頂生하고 꽃은 單性에 매우 작고 淡綠色이다. 꽃받침잎은 5개이고 楕圓形이며 길이 1 cm 정도로서 뒤로 젖혀지고 꽃잎은 없다. 수꽃의 수술은 꽃받침잎과 길이가 같고 葯은 약 15개이고 葯室은 고르지 못하고 集合하여 1개의 머리가 되어 頂生한다. 果實은 蓇葖로서 4~5개로 벌어지고 裂片은 배(舟) 모양이며 10月에 成熟한다. 開花期는 6~7月이다. 中國 原産으로 庭園樹 등으로 栽植하며 제주도 및 南部에 分布한다. 【處方用名】① 種子는 梧桐

子 ② 根은 梧桐根 ③ 樹皮는 梧桐白皮 ④ 葉은 梧桐葉 ⑤ 花는 梧桐花이다.

❶ 梧桐子(오동자)〈履巉岩本草〉: 벽오동의 種子이다. 가을 種子가 성숙하면 果枝를 꺾어서 種子를 떨어서 체로 쳐서 挾雜物을 제거하고 햇볕에 말린다. 완전히 건조되면 濕氣가 차지 않는 곳에 蟲害를 입지 않도록 보관한다.

〔性味 歸經〕 味는 甘하고 性은 平하다. 心, 肺, 腎經에 들어간다.

〔成分〕 脂肪油(不乾性油) 39.69%, 無機成分 4.85%, 粗纖維 3.69%, 蛋白質 23.32%, 非窒素物質 28.45% 및 caffeine이 함유되어 있고 油에서는 sterculin酸이 分離된다.

〔藥效 主治〕 順氣, 和胃, 消食의 效能이 있다. 傷食, 胃痛, 疝氣, 小兒口瘡을 치료한다. 【用法 用量】 3~9g을 달여서 服用하거나 粉末로 만들어 服用한다. 〈外用〉 燒存性으로 해서 粉末하여 患部에 撒布한다.

❷ 梧桐根(오동근)〈福建草藥〉: 벽오동의 뿌리로 9~10月에 採取한다.

〔性味〕 味는 淡하고 性은 平하며 無毒하다.

〔藥效 主治〕 祛風濕, 和血, 通經絡의 效能이 있다. 류머티性 關節痛, 腸風下血, 月經不順, 打撲傷을 치료한다. 【用法 用量】 신선한 뿌리 30~60g을 달여서 服用하거나 生汁을 내어서 服用한다. 〈外用〉 짓찧어서 붙인다.

❸ 梧桐白皮(오동백피)〈圖經本草〉: 벽오동의 cork皮를 제거한 樹皮로 味는 甘하다.

〔成分〕 樹皮에 水分 40.63%, 無機成分 2.69%, 粗蛋白質 4.16%, 粗脂肪 2.47%, 粗 cellulose 25.14%, pentosan과 pentose 6.61%가 함유되어 있고 또 octacosanol, lupenone과 少量의 蔗糖이 함유되어 있다. 樹皮에서 浸出되는 粘液에는 galactan, pentosan, uron酸, 蛋白質 등이 함유되어 있다.

〔藥效 主治〕 祛風, 除濕, 活血, 止痛의 效能이 있다. 류머티性癱痺痛, 打撲傷, 月經不順, 痔疾, 丹毒 등을 치료한다.

❹ 梧桐葉(오동엽)〈本草綱目〉: 벽오동의 잎이다.

〔性味〕 味는 苦하고 性은 寒하며 無毒하다.

〔成分〕 Betaine, choline, β-amyrin, β-amyrin-acetate, β-sitosterol, hentriacontane 및 rutin 0.15%가 함유되어 있다.

〔藥理〕 잎의 extract(먼저 달이고 다음에 alcohol로 처리하여 얻은 것) 0.25~0.5g/kg을 痲醉한 개와 고양이에 靜脈注射하면 血壓이 降下되는데 1~15시간 지속된다. 이 降壓原理는 초보적 분석에 의하면 末梢血管을 확장시키는 것과 관계가 있어서 降壓과 동시에 心拍數도 감소된다(22.3%). Mouse에 대하여 현저한 鎭靜作用도 있었다. 毒性은 매우 작고 胃에 6g/마리을 流入하여도 죽지 않았고 靜脈注射의 LD_{50}은 8.3g/kg이었다.

〔藥效 主治〕 祛風, 除濕, 淸熱, 解毒의 效能이 있다. 류머티즘에 의한 疼痛, 痲痺, 癰瘡腫毒, 臁瘡(脛部潰瘍), 創傷出血, 高血壓症을 치료한다. 【用法 用量】 15~30g을 달여 服用한다. 〈外用〉 新鮮한 生葉을 患部에 붙이거나 煎液으로 씻는다. 혹은 硏末하여 調合해서 붙인다.

❺ 梧桐花(오동화)〈本草綱目拾遺〉: 벽오동의 꽃으로 여름에 採取해서 흙, 돌, 부스러기 등

—558— 아 욱(錦葵)과 Malvaceae

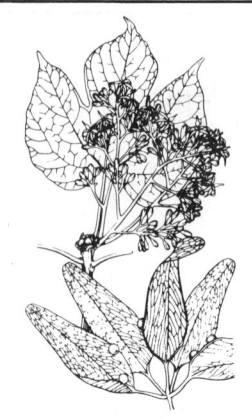
벽오동 碧梧桐
Firmiana simplex

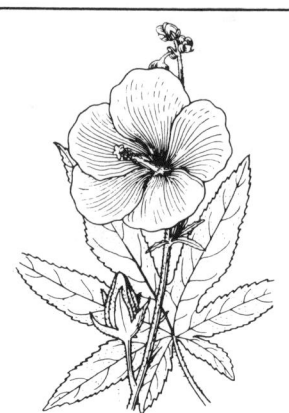
닥 풀 黃蜀葵
Abelmoschus manihot

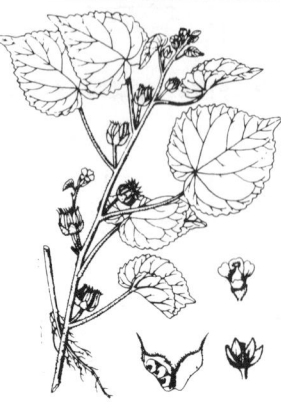
어저귀 苘麻
Abutilon theophrasti

을 체로 쳐서 雜物을 제거하여 精選해서 햇볕에 말린다.

〔**性味**〕 味는 甘하고 性은 平하다.

〔**藥效 主治**〕 淸熱하고 解毒하는 效能이 있다. 水腫, 禿瘡, 火傷을 치료한다. 【用法 用量】 9~15 g을 달여 服用한다. 〈外用〉 粉末을 만들어서 調合하여 붙인다. 【處方例】 水腫에 乾燥한 梧桐花 9~15 g을 달여 복용하고 火傷에는 梧桐花를 분말로 만들어 調合하여 붙인다.

아   욱(錦葵)과 Malvaceae

닥   풀 (황촉규) 黃蜀葵 *Abelmoschus manihot* (L.) MEDIC. (=*Hibiscus manihot* L.)

一年生 또는 多年生의 大型草本으로 높이 1.5 m에는 달하고 원줄기는 곧게 섰고 黃色의 剛毛로 싸여 있다. 잎은 互生하고 크며 卵形 또는 圓形에 가깝고 지름이 15~30 cm 또는 그보다 큰 것도 있으며 손바닥 모양으로 5~9개로 깊게 째어졌으며 나비, 길이 등이 고르지 않은 裂片으로 되어 있고 가장자리에는 톱니가 있다. 葉柄은 길고 꽃은 葉腋과 가지 끝에 總狀花序에 가까운 狀態로 單生한다. 苞片은 線狀 披針形 혹은 披針形으로 4~5片, 길이 약 25 mm, 나비 5~10 mm이다. 꽃받침은 佛焰苞狀에 5 裂하였으며 일찍 떨어진다. 꽃잎은 5개로서 淡黃色 혹은 白色이나 中心部는 紫色을 띠고 지름 10~20 cm 쯤 된다. 수술은 많고 合着하여 筒狀을 이루고 있고 암술의 柱頭는 5개로 分枝하고 子房은 5室이다. 蒴果는 楕圓形이고 끝이 뾰족하고 안에 種子가 많이 들어 있다. 開花期는 8~9月이다. 中國 原産으로 각지에 栽植한다. 【處方用名】 ① 花는 黃蜀葵花 ② 根은 黃蜀葵根 ③ 莖은 黃蜀葵莖 ④ 葉은 黃蜀葵葉 ⑤ 種子는 黃蜀葵子이다.

❶ **黃蜀葵花** (황촉규화) 〈嘉祐本草〉: 닥풀의 꽃이다. 여름에 꽃이 滿開하였을 때 채취하여 햇볕에 말린다.

〔**性味**〕 味는 甘하고 性은 寒, 滑하며 無毒하다.

〔**藥效 主治**〕 通淋, 消腫, 解毒하는 效能이 있다. 淋病, 癰疽腫, 火傷을 치료한다. 【用法 用

量】3～6g을 散劑로 하여 服用한다. 〈外用〉粉末하여 調合해서 붙이거나 또는 기름에 담가 塗布한다. 姙婦의 服用은 忌한다.

❷ 黃蜀葵根(황촉규근)〈本草綱目〉: 닥풀의 뿌리이다. 가을에 캐서 햇볕에 말린다.

〔性味 歸經〕 味는 苦甘하고 性은 寒하다. 肝, 腎經에 들어간다.

〔成分〕 粘液質이 약 16%이고 araban 12.30%, galactan 13.19%, rhamnosan 8.08%, 澱分 16.03%, 蛋白質 6.38%, 蓚酸 calcium 17.61%로 이루어져 있다.

〔藥效 主治〕 利水, 散瘀, 消腫, 解毒의 效能이 있다. 淋病, 浮腫, 乳汁分泌障碍, 耳下腺炎, 癰腫 등을 치료한다. 【用法 用量】3～9g(신선한 것은 15～30g)을 달여 服用한다. 〈外用〉짓찧어서 붙인다. 姙婦의 服用은 禁한다.

❸ 黃蜀葵莖(황촉규경)〈草藥手冊〉: 닥풀의 줄기 또는 莖皮로 여름 또는 가을에 採取하여 햇볕에 말린다.

〔性味〕 味는 甘하고 性은 滑, 微寒하며 無毒하다.

〔藥效 主治〕 和血, 邪熱을 제거하는 效能이 있다. 産褥熱, 火傷을 치료한다. 【用法 用量】15～30g을 달여 服用하거나 鷄卵과 함께 삶아서 먹는다. 〈外用〉기름에 담갔다가 바른다.

❹ 黃蜀葵葉(황촉규엽)〈福建草藥〉: 닥풀의 잎이다.

〔性味〕 味는 甘하고 性은 寒, 滑하며 無毒하다.

〔藥效 主治〕 內服하면 解瘡毒, 排膿生肌의 效能이 있다.

❺ 黃蜀葵子(황촉규자)〈本草衍義〉: 닥풀의 種子이다. 가을에 과실이 成熟되었을 때에 採取한다.

〔性味〕 味는 甘하고 性은 寒, 滑하다.

〔藥效 主治〕 利水, 消腫, 乳通의 效能이 있다. 淋病, 浮腫, 乳汁不通, 癰의 腫張, 打撲傷, 骨折을 치료한다. 【用法 用量】6～9g을 달이거나 또는 散劑로 하여 服用한다. 〈外用〉粉末해서 調合하여 붙인다. 姙娠婦에는 忌한다.

※ 黃葵子는 催生, 利小便의 要藥으로 湯劑 또는 散劑로 하여 사용한다. 그 性이 滑한 것은 冬葵子의 效能과 비슷하다. 꽃과 種子의 性과 效能은 根과 같으므로 꽃이 없으면 種子를, 種子가 없으면 뿌리를 쓰면 된다.

어저귀 (모싯대) 苘麻 *Abutilon theophrasti* MEDIC. (=*A. avicennae* GAERTN.)

一年生 草本으로 높이 1～2m 줄기는 곧게 섰고 軟毛가 있다. 잎은 互生하고 心臟狀 圓形이고 잎의 끝은 뽀족하며 밑부분은 心臟形이고 가장자리에는 둥근 톱니가 있고 兩面에는 軟毛가 密生하였다. 葉柄은 길고 꽃은 葉腋에서 單生한다. 꽃받침잎은 綠色 밑은 筒狀, 위는 5裂하였고 裂片은 圓卵形에 끝이 뽀족하다. 꽃잎은 5개로 黃色, 꽃받침잎보다 약간 길고 脈紋이 확실하게 나타난다. 수술은 筒狀에 매우 짧고 心皮는 15～20개로서 끝은 편평하고 環狀으로 配列되었고 軟毛에 싸여 있다. 心皮는 각각 벌어지고 털에 싸인 긴 까끄라기가 2개 있다. 蒴果는 成熟 후에 裂開한다. 種子는 腎臟形에 褐色이고 微毛가 있다. 開花期는 7～8月, 結實期는 9～

10月이다. 印度原産으로 纖維植物로 한때 栽培하였고 野生種으로 퍼져 나갔다. 【處方用名】①全草 또는 葉은 苘麻 ② 根은 苘麻根 ③ 種子는 苘實이다.

❶ 苘 麻 (경마) 〈唐本草〉 : 어저귀의 全草 또는 잎이다.

〔性味〕 味는 苦하고 性은 平하다.

〔成分〕 地上部分에는 rutin 0.2%가 含有되어 있다.

〔藥效 主治〕 잎은 癰·疽·腫을 치료하고 全草는 解毒, 祛風의 效能이 있다. 痢疾, 中耳炎, 耳鳴, 耳聾, 關節의 鈍痛을 치료한다. 【用法 用量】 9~30g을 달여 服用한다. 〈外用〉 짓찧어서 붙인다.

❷ 苘麻根 (경마근) 〈蜀本草〉 : 어저귀의 뿌리이다. 12月 中에 캐어 莖葉을 제거하고 깨끗이 씻어 햇볕에 말린다.

〔成分〕 粘液質이 함유되어 있고 그 중에는 pentose 1.41%, pentosan 1.25%, methylpentosan 5.13%, uron 酸 17.20%, methylpentose 微量이 함유되어 있다.

〔藥效 主治〕 下痢, 小便淋瀝을 치료한다. 【用法 用量】 30~60g을 달여서 服用한다.

❸ 苘 實 (경실) 〈唐本草〉 : 어저귀의 種子로 가을에 果實이 成熟하였을 때 採取하며 地上部分을 베어서 햇볕에 말려서 種子를 떨어내 체로 쳐 挾雜物을 제거하고 精選하여서 乾燥한 곳에 貯藏한다.

〔性味 歸經〕 味는 苦하고 性은 平하며 無毒하다. 肝, 大腸經에 들어간다.

〔成分〕 油脂가 15~17% 含有되어 있고 그 중에서 58%가 linol 酸이다.   苘實藥材

〔藥效 主治〕 赤白痢, 眼翳, 癰腫, 瘰癧을 치료한다. 【用法 用量】 6~9g을 달여서 服用하거나 散劑로 하여 服用한다. 赤白冷熱痢의 치료에는 散劑로 하여 服用한다. 癰腫에 1粒을 服用하면 破腫이 된다.

접 시 꽃 蜀葵 *Althaea rosea* (L.) CAV.

二年生 草本으로 높이 2.5m에 達한다. 줄기는 곧게 서고 綠色에 털이 있다. 잎은 互生하며 圓形 내지 圓卵形으로 끝은 鈍圓形이고 밑부분은 心臟形인데 보통 3~7개로 얕게 갈라졌고 가장자리에는 고르지 않은 톱니가 있고 兩面에는 星狀毛가 나 있다. 葉柄은 4~8cm 쯤 되고 꽃은 葉腋에서 單生한다. 小苞片은 7~8개로서 밑부분에서 서로 붙어 있고 꽃받침보다 짧다. 꽃받침은 圓形의 杯狀인데 5裂하였고 裂片은 三角形에 털이 密生하였다. 꽃은 지름 약 7cm로서 紫紅色, 淡紅色, 白色에 꽃잎은 5개이고, 겹꽃도 있다. 수술은 多數, 花絲는 한데 모여서 圓柱狀을 이루고 그 위에 葯이 密集하였다. 子房은 多室, 心皮는 輪狀으로 配列되었고 花柱의 上部는 分裂되었다. 果實은 편평한 球形, 種子는 비틀린 腎狀形이다. 開花期는 5~10月이다. 各地에서 栽培한다. 【處方用名】 ① 花는 蜀葵花 ② 根은 蜀葵根 ③ 莖葉은 蜀葵苗 ④ 種子는 蜀葵子이다.

❶ 蜀葵花 (촉규화) 〈千金·食治〉 : 접시꽃의 꽃이다. 여름, 가을에 채취하여 햇볕에 말린다.

〔性味〕 味는 甘하고 性은 寒하다.

〔成分〕 꽃잎에 함유되어 있는 일종의 黃色 色素는 融點 261°C(分解)로 dibenzoylcarbinol 型의 構造를 가지고 있고 kaempferol에 관계가 있는 物質이라고 생각된다. 白色花에서는 2種의 dihydrokaempferol의 配糖體로 보이는 物質을 分離해 낸 적이 있었다. 하나는 無色의 結晶으로 分解點 235°C 다른 하나는 淡黃色의 結晶으로 分解點 261°C이다. 前者의 genin의 分解點은 232°C로 糖은 포도糖이다. 深黃色의 꽃에서는 herbacin이라는 flavonoid glucoside가 分離된 일이 있고 이것을 加水分解하면 glucose와 herbacetin으로 된다. 꽃의 紅色素는 酸性에는 赤色, alkali 性에는 褐色을 나타내게 되므로 中和指示藥으로 쓸 수 있다.

〔藥效 主治〕 和血, 潤燥, 二便通利하는 效能이 있다. 痢疾, 吐血, 血崩, 帶下, 大小便不通, 말라리아, 小兒의 風疹을 치료한다. 白色花는 白帶下, 赤色花는 赤帶下를 치료한다. 【用法 用量】3～6g을 달여서 服用 또는 粉末하여 服用한다. 〈外用〉粉末을 調合하여 붙인다. 姙娠中의 服用을 忌한다.

❷ **蜀葵根** (촉규근)〈本草拾遺〉: 접시꽃의 뿌리이다.

〔性味〕 味는 甘하고 性은 寒하며 無毒하다.

〔成分〕 뿌리에는 大量의 粘液이 含有되어 있다. 一年生 뿌리의 粘液은 pentose 7.78%, pentosan 6.86%, methylpentosan 10.59%, uron 酸 20.4%를 함유하고 있다.

〔藥理〕 뿌리는 粘滑藥이 되고 粘膜의 炎症에 쓰면 保護하고 刺戟을 緩和하는 作用이 나타난다.

〔藥效 主治〕 淸熱, 凉血, 利尿, 排膿의 效能이 있다. 淋病(泌尿系諸疾患), 白帶, 血尿, 吐血, 血崩, 腸癰(急性蟲垂炎), 瘡腫을 치료한다. 【用法 用量】30～60g을 달여 服用한다. 丸劑나 散劑로 하여 服用하기도 한다. 〈外用〉짓찧어서 붙인다.

❸ **蜀葵苗** (촉규묘)〈本草綱目〉: 접시꽃의 莖葉이다.

〔性味〕 味는 甘하고 性은 微寒하고 滑하며 無毒하다.

〔藥效 主治〕 客熱(外部에서 들어오는 熱邪)을 除하고 腸胃를 利하는 效能이 있다. 熱毒下痢, 淋病, 金瘡(刀傷)을 치료한다. 【用法 用量】6～18g을 달여서 服用하거나 또는 삶거나 짓찧어서 汁을 만들어서 마신다. 〈外用〉짓찧어서 붙인다. 燒存性으로 粉末하여 調合해서 붙인다.

〔禁忌〕 天行病(季節에 따라서 流行하는 病)을 앓고 난 뒤에는 服用을 忌한다.

❹ **蜀葵子** (촉규자)〈本草拾遺〉: 접시꽃의 種子이다.

〔性味〕 味는 甘하고 性은 寒하다.

〔成分〕 果實에는 脂肪油가 함유되어 있다. 油中에는 不飽和遊離酸이 많이 들어 있고 olein 酸으로서 計算하면 34.88%에 達한다.

〔藥效 主治〕 利水, 通淋, 滑腸의 效能이 있다. 水腫, 淋病, 便秘, 疥瘡을 치료한다. 【用法 用量】3～9g을 달여서 服用을 하거나 散劑로 하여 服用한다. 〈外用〉粉末하여 調合해서 붙인다. 〔禁忌〕 脾胃虛寒者와 姙婦는 服用을 忌한다.

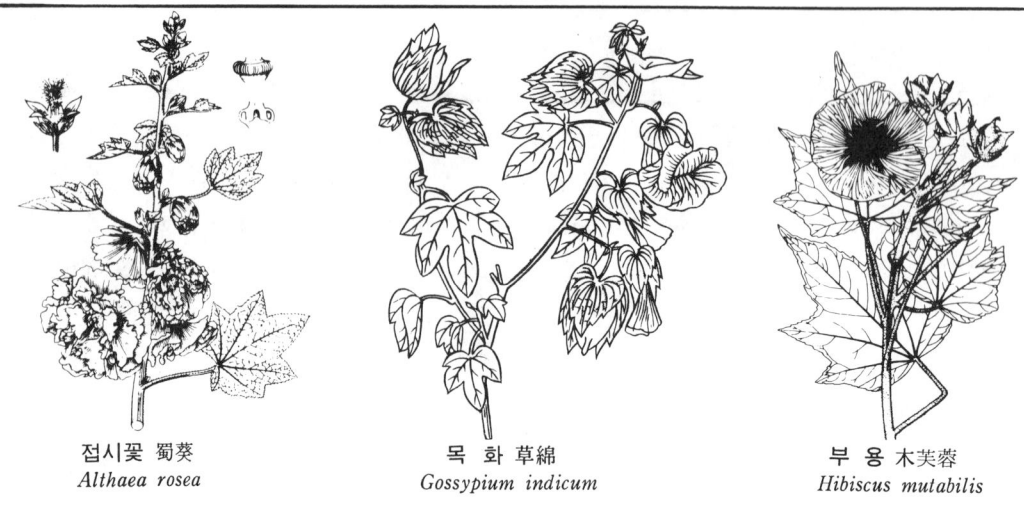

접시꽃 蜀葵
Althaea rosea

목 화 草綿
Gossypium indicum

부용 木芙蓉
Hibiscus mutabilis

목 화 草綿 *Gossypium indicum* LAM. (=*G. herbaceum* L. = *G. nanking* MEYER)

一年生 草本으로 원줄기는 높이가 60 cm에 달하고 곧추서며 가지가 다소 갈라진다. 어린 가지와 잎에는 털이 있으나 뒤에는 떨어진다. 잎은 互生하고 3~7개로 掌狀分裂하며 裂片은 卵狀 三角形으로 끝이 뾰족하고 托葉은 三角狀으로 披針形 葉柄 및 小花梗과 더불어 털이 있다. 꽃은 腋生하는 小花梗 끝에 1개씩 달리고 꽃받침잎은 술잔 같으며 꽃잎은 5개인데 黃色에 中心은 淡紫色을 띠고 수술은 多數이고 花絲와 連合하여 圓筒形이 되었고 花柱를 둘러싸고 있고 밑부분에 頂點까지는 균일하게 葯이 붙어 있다. 子房은 5室, 花柱는 棒狀, 柱頭의 先端은 合着하였다. 蒴果는 圓球形이고 끝이 뾰족하고 익으면 3개로 갈라지고 種子는 二層의 털로 덮여 있는데 한 층은 綿毛 또 한 층은 짧은 柔毛이다. 開花期는 7~8月, 結實期는 9~10月로 中部 以南에서 栽培되고 있다.【處方用名】① 種子의 綿毛는 綿花 ② 根・根皮는 綿花根 ③ 外果皮는 綿花殼 ④ 種子는 綿花子 ⑤ 種子의 綿肪油는 綿子油이다.

❶ 綿 花 (면화)〈本草綱目〉: 목화종자의 綿毛이다. 가을에 채취한다.

〔性味〕 味는 甘하고 性은 溫하며 無毒하다.

〔成分〕 목화종자의 털에는 vitamin 91%, 蠟과 脂肪 0.4%, 細胞內容物 0.6%가 함유되어 있다. 목화의 새잎에는 histamine 113 μg/g이, 신선한 苞에는 histamine 6 μg/g이 함유되어 있다.

〔藥效 主治〕 止血의 效能이 있다. 吐血, 下血, 血崩, 金瘡出血 등을 치료한다.【用法 用量】藥性이 남을 정도로 강한 불에 태워 散劑로 하여 服用한다. 〈外用〉燒灰하여 환부에 撒布한다.

❷ 綿花根 (면화근)〈上海中草藥〉: 목화의 根 또는 根皮이다.

〔成分〕 목화의 乾燥根皮에는 gossypol 1.8%, flavonoid, acetovanillone, phenol 酸, salicyl 酸, 無色 phenol 類, 黃色의 酸性物質, betain, 脂肪族 alcohol, sterol 등이 함유되어 있고 뿌리에는 saponin, flavonoid, phenol 成分이 함유되어 있으며 陸地綿과 海島綿에도 gossypol, 6-methoxygossypol, 6,6′-dimethoxygossypol, hemigossypol, 6-methoxyhemigossypol이 함유

되어 있다.

〔藥理〕 1. 止咳作用: Mouse에 綿根皮의 水煎劑 또는 綿根皮에서 추출한 gossypol 또는 asparagin을 經口投與하면 어느 것이나 다 확실한 止咳作用이 있다. Mouse에 綿根의 煎劑 또는 "綿 chloroform" "綿水"를 腹腔內 注射하여도 止咳作用이 있다.

2. 祛痰作用: Mouse에 綿根皮에서 추출한 粗樹脂를 經口投與하면 확실한 祛痰作用(phenol red 法)이 있다. 그러나 水煎劑, gossypol, asparagin에는 어느 것이나 확실한 作用은 없다.

3. 平喘作用: Guinea pig에 抽出粗樹脂 또는 asparagin을 經口投與하면 상당한 平喘作用이 있다(Histamin 噴霧法). 煎劑에는 효과가 없다.

4. 抗菌 및 抗 virus 作用: in vitro 試驗에서 綿根皮의 煎劑 및 각종 抽出物은 肺炎球菌, 溶血性連鎖球菌, Katarrh 球菌에 대하여 상당한 抑制作用이 있다. Gossypol은 약한 抑菌作用(黃色포도球菌, 溶血性 連鎖球菌, 結核菌에 대하여)과 抗原蟲作用(膣 trichomonas, 赤痢 ameba에 대하여)이 있으나 眞菌에는 無效하다.

5. 抗癌作用: 接觸試驗에서 gossypol이 吉田肉腫에 대하여 현저한 抑制作用이 있다는 것을 확인하였다. Ehrlich 腹水癌에도 상당한 효과가 있었다.

6. 子宮에 대한 作用: 잎 및 줄기의 煎劑 또는 水抽出物(煎劑에 alchol을 가하여 沈澱物을 제거한 것)은 Rat의 摘出子宮에 대하여 興奮作用이 있다. 목화종자의 水抽出物은 摘出한 Guinea pig의 子宮에 대하여 현저한 興奮作用이 있었고 産婦가 內服하여도 子宮의 收縮을 강화하는 작용이 있었다.

〔藥效 主治〕 補虛, 平喘, 調經의 效能이 있다. 體虛咳喘, 疝氣(Hernia), 崩帶, 子宮脫垂를 치료한다.【用法 用量】뿌리는 30~60 g, 根皮는 9~30 g을 달여서 服用한다. 姙婦는 忌한다.

❸ 綿花殼 (면화각)〈百草鏡〉: 목화의 外果皮이다.

〔藥效 主治〕 膈食, 膈氣를 치료한다. 綿花殼을 8~9月에 採取하여 不拘多少하고 달여서 茶로 마신다. 性은 溫하다.

❹ 綿花子 (면화자)〈百草鏡〉木綿子: 목화의 種子이다.

〔性味〕 味는 辛하고 性은 熱하며 有毒하다.

〔藥效 主治〕 溫腎, 補虛, 止血의 效能이 있다. 陽萎, 睾丸偏墜(慢性睾丸炎), 遺尿(寢小便), 痔血, 脫肛, 崩漏, 帶下를 치료한다.【用法 用量】6~12 g을 달여서 마시며 또는 丸劑, 散劑로 하여 服用한다.〈外用〉煎液으로 熏洗한다.

〔禁忌〕 貧血, 心火盛者는 忌한다.

❺ 綿子油 (면자유)〈本草綱目〉: 목화의 種子에서 짜낸 脂肪油이다.

〔性味〕 味는 辛하고 性은 熱하며 微毒이 있다.

〔成分〕 種子油에는 linol 酸(41~45%), palmitin 酸(20~25%), oleic acid (30~35%) stearin 酸 등의 glyceride와 phytosterol이 함유되어 있고 粗製油에는 有毒한 gossypol이 함유되어 있다.

〔藥理〕 綿子油로 병아리를 飼育하면 血脂質値가 다른 植物油(옥수수기름・해바라기기름 등)

를 주어 기른 것보다 높은데 대개 綿子油에 含有되어 있는 cyclopropenoid 型 脂肪酸에 의한 것으로 생각된다. 이 種類의 脂肪酸은 병아리의 血淸 cholesterol 値를 증가시켜서 大動脈의 粥狀硬化를 초래하고 膽汁排出을 촉진하고 肝臟의 cholesterol 含有量을 도리어 낮게 한다. 그러므로 콜레스테롤이 肝臟에서 血液 및 膽汁 中으로 옮겨지는 것을 촉진하기 때문이라고 보여진다. 〔藥效 主治〕 惡瘡, 疥癬을 치료한다(外用으로 바른다).

부 용 木芙蓉 *Hibiscus mutabilis* L. (=*H. sinensis* MILLER)

落葉灌木 또는 低木으로서 높이 2～3m이고 가지는 별 모양의 짧은 柔毛로 덮여 있다. 잎은 크고 互生하며 廣卵形 또는 卵圓形, 길이와 나비가 각각 10～20cm, 掌狀으로 3～5裂하는데 裂片은 三角形이다. 잎의 밑부분은 心臟形, 끝은 뾰족하며 가장자리에는 波狀의 둔한 톱니가 있고 표면은 털이 약간 나 있고 뒷면에는 별 모양의 柔毛가 밀생하였다. 꽃은 腋生 또는 가지의 끝에 모여서 피고 지름 10～13cm로서 아침 일찍 피는데 피어날 때에는 白色 또는 淡紅色이나 午後에는 深紅色으로 변한다. 花柄은 길고 굵으며 黃褐色의 털에 덮여 있다. 꽃받침은 5개로 갈라졌고 花冠은 크고 아름답고 꽃잎은 5개로 單瓣 또는 重瓣, 수술은 多數이고 子房은 5室, 柱頭는 頭狀이다. 蒴果는 둥글고 길이 약 2.5cm로서 굵고 긴 털에 싸여 있고 種子는 腎臟形이며 뒷면에 긴 白色 털이 있다. 開花期는 8～10月이다. 中國이 原産으로 庭園樹로 栽培되고 있다. 【處方用名】① 花는 木芙蓉花 ② 根은 木芙蓉根 ③ 葉은 木芙蓉葉이다.

❶ **木芙蓉花** (목부용화)〈本草綱目〉地芙蓉花 : 부용의 꽃으로 10月에 꽃이 막 피어날 때 따서 햇볕에 말린다.

〔性味 歸經〕 味는 辛하고 性은 平하다. 肺, 肝經에 들어간다.

〔成分〕 꽃에는 flavonoid 配糖體와 anthocyanin이 含有되어 있고 前者에는 isoquercitrin, hyperin, rutin, quercetin-4'-glucoside(spiraeoside), quercimeritrin이 있다. 後者의 含有量은 꽃 色의 變化에 따라서 달라져서 早朝花가 淡黃色일 때에는 anthocyanin이 없고 晝間(淡紅色)과 저녁때(粉紅色)의 꽃에는 cyanidin 3,5-diglucoside와 cyanidin 3-rutinoside-5-glucoside가 함유되어 있고 저녁때 꽃의 含有量은 晝間 꽃의 3倍나 된다. 種子에는 油分이 12.3%(乾燥重量) 含有되어 있다.

〔藥效 主治〕 淸熱, 凉血, 消腫, 解毒의 效能이 있다. 癰腫, 疔瘡, 火傷, 肺熱에서 오는 咳嗽, 吐血, 崩漏, 白帶를 치료한다. 【用法 用量】6～12g(신선한 것은 30～60g)을 달여서 服用한다. 〈外用〉粉末을 調合하여 塗布한다. 또는 짓찧어서 붙인다.

❷ **木芙蓉根** (목부용근)〈滇南本草圖經〉: 부용의 뿌리이다.

〔藥效 主治〕 癰腫, 禿瘡(圓形脫毛症), 臁瘡, 咳嗽氣喘, 婦人의 白帶를 치료한다. 【用法 用量】신선한 것을 30～60g 달여서 服用한다. 〈外用〉 짓찧어서 塗布하거나 粉末을 調合하여 붙인다.

❸ **木芙蓉葉** (목부용엽)〈本草綱目〉: 부용의 잎으로 여름에서 가을 사이에 잎을 따서 햇볕에

말린다. 완전히 마르면 濕氣가 없고 通風이 잘 되는 곳에 보관한다.

〔性味 歸經〕 味는 辛하고 性은 平하다. 肺, 肝經에 들어간다.

〔成分〕 Flavonoid 配糖體, phenol 類, amino 酸, tannin, 還元糖이 함유되어 있다.

〔藥效 主治〕 凉血, 解毒, 消腫, 止痛의 效能이 있다. 癰腫焮腫, 纏身蛇丹(帶狀疱疹), 火傷, 目赤腫痛, 打撲傷을 치료한다. 【用法】粉末을 만들어 調合하여 붙이거나 짓찧어서 塗布한다.

무 궁 화 木槿 *Hibiscus syriacus* L. (=*H. chinensis* DC.)

落葉灌木 또는 低木으로서 높이 3~4m에 달하는 것도 있다. 樹皮는 灰褐色에 無毛이지만 새가지에는 細毛가 있다. 잎은 互生하며 菱狀 卵形 또는 卵形으로 간혹 3개로 갈라지고 밑부분은 楔形 가장자리에는 둔한 또는 예리한 톱니가 있다. 잎면에 3개의 主脈이 뚜렷하고 兩面에는 星狀毛가 성기게 있으나 뒤에는 잎면이 光澤이 있고 반들반들해진다. 꽃은 黃色, 葉腋에 單生하고 小苞葉은 6~7개, 線形, 길이는 꽃받침의 약 반쯤 된다. 꽃받침잎은 5裂하였고 꽃잎은 5개 淡紅色이나 白色, 紫色 등이다. 수술은 多數이고 花絲는 連合하여 筒狀을 이루고, 子房은 5室, 花柱는 5裂하고 柱頭는 頭狀이 되었다. 蒴果는 長楕圓形으로 끝이 날카로운 부리 같고 全體가 가는 털로 덮여 있다. 種子는 黑褐色, 背面部에 긴 褐色의 털이 있다. 開花期는 6~7月이다. 中部 以南에서 栽植한다. 꽃 색, 꽃잎의 수에 따라서 여러 가지 品種이 있다. 【處方用名】① 枝皮·根皮는 木槿皮 ② 根은 木槿根 ③ 葉은 木槿葉 ④ 花는 木槿花 ⑤ 果實은 木槿子이다.

❶ **木槿皮** (목근피)〈本草綱目〉: 무궁화의 枝皮 또는 根皮이다. 4~5月에 枝皮 혹은 根皮를 벗겨서 깨끗이 씻어 썰어서 햇볕에 말린다.

〔性味 歸經〕 味는 甘苦하고 性은 凉하다. 大腸, 肝, 脾經에 들어간다.

〔藥效 主治〕 清熱, 利濕, 解毒, 止痒의 效能이 있다. 腸風瀉血, 痢疾, 脫肛, 白帶, 疥癬, 痔瘡, 肺癰, 腸癰, 鼻出血, 消渴, 心煩不眠을 치료한다. 【用法 用量】3~9g을 달여서 服用한다. 〈外用〉술에 담갔다가 患部에 바른다. 또는 煎液으로 熏洗한다.

❷ **木槿根** (목근근)〈本草綱目〉: 무궁화나무의 뿌리이다.

〔性味〕 味는 甘하고 性은 平하며 滑하고 無毒하다.

〔成分〕 木槿根皮에는 tannin, 粘液이 함유되어 있다.

〔藥理〕 뿌리와 줄기의 ethylalcohol 浸出液(前配에 乳濁液으로 만든다)은 *in vitro*에서 Gram 陽性菌, 赤痢菌, 티푸스菌을 抑制할 수 있다.

〔藥效 主治〕 清熱, 解毒, 利濕, 消腫의 效能이 있다. 咳嗽, 肺癰, 腸癰, 腸風瀉血(出血性 大腸疾患의 類), 痔瘡의 腫痛, 白帶, 疥癬을 치료한다. 【用法 用量】신선한 것을 30~60g 달여서 服用한다. 〈外用〉煎液으로 熏洗한다.

❸ **木槿葉** (목근엽)〈履巉岩本草〉: 무궁화의 잎이다.

〔性味〕 性은 平하고 無毒하다.

아 욱(錦葵)과 Malvaceae

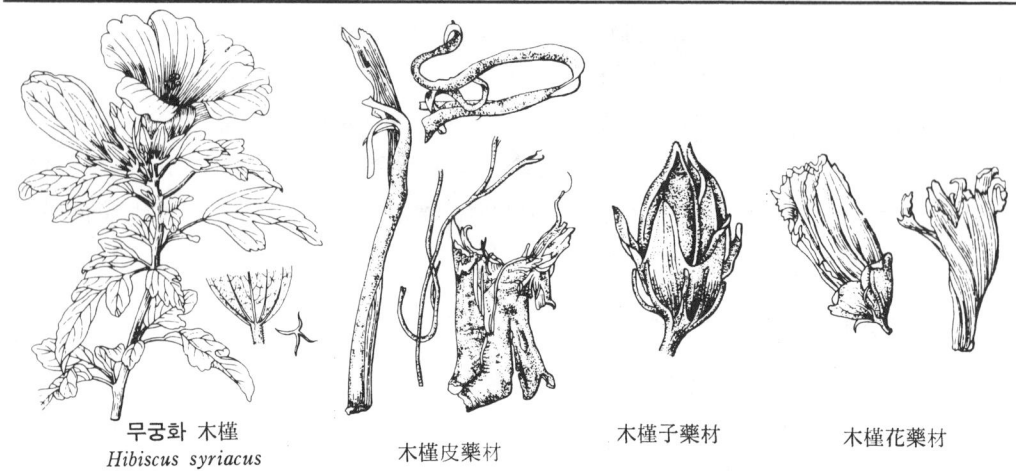

무궁화 木槿
Hibiscus syriacus

木槿皮藥材　　木槿子藥材　　木槿花藥材

〔藥效 主治〕 모든 熱을 제거하고 積滯를 消導하며 赤白積痢, 乾澁不通, 下墜가 解消될 듯하면서 解消되지 않는 것을 치료한다. 짓찧어서 술에 混合하여 따뜻하게 하여 服用한다. 【用法 用量】新鮮한 잎을 30～90g 달여서 服用한다. 〈外用〉 짓찧어서 붙인다.

❹ 木槿花 (목근화) 〈日華子諸家本草〉: 무궁화의 꽃으로 大暑에서 處暑(7日下旬에서 8月下旬) 사이의 맑은 날 이른 아침 꽃이 반쯤 피었을 때 따서 햇볕에 말린다.

〔性味 歸經〕 味는 甘 苦하고 性은 凉하다. 脾經에 들어간다.

〔成分〕 Saponarin(flavonold)이 함유되어 있다.

〔藥理〕 꽃에는 大腸菌 및 赤痢菌에 대하여 확실한 靜菌作用은 없다. 꽃의 煎劑를 토끼에 經口投與하여도 毒性은 크지 않았다. 動物試驗에서는 花粉에 致敏作用이 있다는 것이 證明되었다.

〔藥效 主治〕 淸熱, 利濕, 凉血의 效能이 있다. 腸風瀉血(風에 의한 腸의 出血), 痢疾, 白帶, 白痢, 皮膚病을 치료한다. 【用法 用量】3～9g(신선한 것은 30g)을 달여서 服用한다. 또는 1.5～3g을 가루 내어 服用한다.

❺ 木槿子 (목근자) 〈本草綱目〉: 무궁화의 果實로 9～10月 果實이 黃綠色이 되었을 때 따서 햇볕에 말린다.

〔性味〕 味는 甘하고 性은 平하며 無毒하다.

〔成分〕 種子에는 油分이 함유되어 있고 油分 중의 不鹼化物 중에는 α-·β- 및 δ-tocopherol, β-sitosterol, campesterol 등이 함유되어 있고 鹼化物 中에는 malvic acid, sterculic acid 등이 함유되어 있다.

〔藥效 主治〕 偏正頭風(頭痛이나 偏頭痛)을 다스리는 데는 태운 煙氣로 환부를 燻한다. 또 黃水膿瘡을 치료하는 데는 燒存性을 猪骨, 猪髓와 調合하여 붙인다. 또 淸肺, 化痰하는 效能이 있고, 肺風痰喘, 咳嗽에 의한 音瘖을 치료한다. 【用法 用量】9～15g을 달여 服用한다. 〈外用〉 태워서 연기로 燻하거나 煎液으로 씻거나 가루 내어 調合하여 塗布한다.

수 박 풀 野西瓜苗 *Hibiscus trionum* L. (=*H. ternatus* CAVAN.)

一年生 草本으로 全體가 疎密이 고르지 않은 가는 軟毛로 덮여 있다. 줄기는 약간 柔軟하고 곧게 자라거나 또는 약간 누워서 자란다. 밑부분의 잎은 圓形에 가깝고 가장자리에는 톱니가 있고 中部와 下部의 잎은 손바닥 모양으로 3~5개로 깊게 갈라졌고 中間의 裂片이 비교적 크고 裂片은 倒卵狀 楕圓形, 끝은 뭉툭하고 가장자리에는 羽狀의 缺刻 또는 큰 톱니가 있다. 꽃은 연한 黃色이며 葉腋에서 單生하며 花柄은 길이 2~5 cm, 小苞片은 多數이고 線形에 緣毛가 있다. 꽃받침은 5개로 갈라졌고 膜質이며 表面에는 縱脈이 있다. 꽃잎은 5개로서 淡黃色, 心은 紫色이다. 수술은 多數, 花絲는 結合하여 圓筒이 되어서 花柱를 싸고 있다. 子房은 5室, 花柱의 끝은 5裂하였고 柱頭는 頭狀으로 되었다. 蒴果는 圓球形에 긴 털이 나 있다. 種子는 成熟하면 黑褐色이 되고 까끌까끌하며 털은 없다. 開花期는 7~9月이다. 밭에 나며 全國에 분포한다. 【處方用名】根 또는 全草가 野西瓜苗이다.

野西瓜苗 (야서과묘)〈植物名實圖考〉: 수박풀의 뿌리 또는 全草로 여름에서 가을 사이에 採取해서 진흙을 털어내고 햇볕에 말린다.

〔性味〕 味는 甘하고 性은 寒하다.

〔藥理〕 줄기와 잎의 浸出液(粘液을 제거한다)은 동물에 대하여 利尿作用이 있다. K^+, Na^+ Cl^-의 排出量은 증가하여 theophylline을 넘어선다.

〔藥效 主治〕 淸熱, 祛濕, 止咳의 效能이 있다. 風熱咳嗽, 關節炎, 火傷을 치료한다. 【用法 用量】15~30 g을 달여서 服用한다. 〈外用〉 가루 내어 油와 調合하여 患部에 塗布한다.

아   욱 冬葵 *Malva verticillata* L.

一年生 草本으로 높이는 30~90 cm 줄기는 곧게 자라고 털이 드문드문 나 있는 외에는 거의 無毛이다. 잎은 互生하며 掌狀으로 5~7개로 얕게 갈라졌다. 葉身은 둥근 腎臟形이거나 圓形이고 밑부분은 心臟形이고 가장자리에는 둔한 톱니가 있고 掌狀에 5~7개의 主脈이 있고 葉柄은 길다. 꽃은 작고 淡紅色, 葉腋에서 叢生하고 小苞片은 3개로서 廣線形이다. 꽃받침은 5裂하였고 裂片은 廣三角形, 花冠은 5개로서 倒卵形인데 끝이 오목하다. 수술은 多數이며 花絲는 合生하고 子房은 10~12室이고 各 室마다 胚珠가 1개씩 있다. 果實은 扁圓形에 10~12개의 心皮로 이루어져 있고 成熟期에는 各 心皮가 서로 分離되며 無毛에 淡褐色이다. 어린 싹과 잎은 食用 채소로 재배되고 있다. 【處方用名】① 種子는 冬葵子 ② 根은 冬葵根 ③ 幼苗・葉이 冬葵葉이다.

❶ **冬葵子** (동규자)〈神農本草經〉: 아욱의 種子이다. 봄에 種子가 成熟하였을 때 채취한다.

〔性味 歸經〕 味는 甘하고 性은 寒하다. 大・小腸, 膀胱經에 들어간다.

〔成分〕 種子에는 脂肪油, 蛋白質이 함유되어 있다. 꽃에는 anthocyanidin類가 함유되어 있다. 신선한 冬葵에는 單糖 6.8~7.4%, 蔗糖

冬葵子藥材

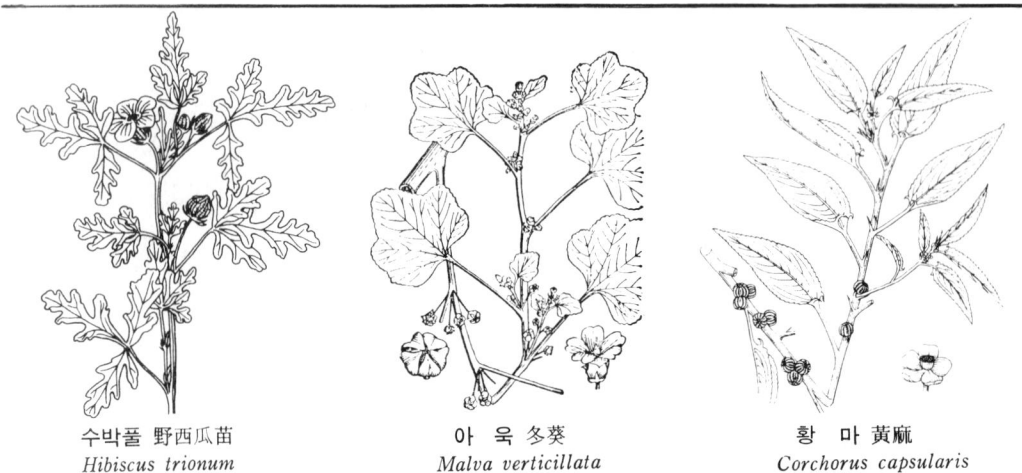

수박풀 野西瓜苗	아 욱 冬葵	황 마 黃麻
Hibiscus trionum	*Malva verticillata*	*Corchorus capsularis*

4.1~4.6%, maltose 4.5~4.8%, 澱粉 1.2%가 함유되어 있다.

〔藥效 主治〕 利水, 滑腸, 催乳의 效能이 있다. 二便不通, 淋病, 婦女의 乳汁不行, 乳房腫痛을 치료한다. 【用法 用量】 6~15g을 달여 服用하거나 또는 散劑나 丸劑로 服用한다.

〔禁忌〕 脾가 虛하고 腸이 滑한 者에는 忌한다. 姙婦의 服用에는 주의를 要한다.

❷ 冬葵根(동규근)〈神農本草經集注〉: 아욱의 뿌리이다.

〔性味〕 味는 甘辛하고 性은 寒하다.

〔藥效 主治〕 清熱, 解痛, 利竅, 淋通의 效能이 있다. 消渴, 淋病, 大小便不利, 白帶, 虛咳, 盜汗, 毒蟲의 咬傷을 치료한다. 【用法 用量】30~60g을 달여서 服用하거나 또는 汁을 만들어 마시거나 가루 내어 服用한다. 〈外用〉藥性이 남을 정도로 태워 粉末을 만들어서 바른다.

〔禁忌〕 脾陰이 不振한 者는 忌한다.

❸ 冬葵葉(동규엽)〈名醫別錄〉: 아욱의 어린 싹이나 잎이다.

〔性味〕 味는 甘하고 性은 寒하다.

〔成分〕 잎에는 粘液質이 함유되어 있다.

〔藥效 主治〕 清熱, 行水, 滑腸의 效能이 있다. 肺熱咳嗽, 熱毒下痢, 肺癆, 虛咳, 盜汗, 黃疸, 二便不通, 丹毒, 金創(刀槍傷, 切傷, 刺傷)을 치료한다. 【用法 用量】30~60g을 달여서 服用하거나 짓찧어서 붙이거나 粉末을 만들어서 바르거나 또는 煎液으로 양치질한다.

〔禁忌〕 脾虛腸滑者는 服用을 忌한다. 姙婦의 服用은 주의를 要한다.

피 나 무(田麻)과 Tiliaceae

황 마 黃麻 *Corchorus capsularis* L.

一年生 草本으로 높이가 1m에 달하고 全體에 털이 없고 곧게 자라고 원줄기는 圓柱形이다. 잎은 互生하며 楕圓狀 披針形이고 끝은 뾰족하며 밑부분은 둥글고 가장자리에는 톱니가 있고 最下部 양쪽 2개의 톱니는 실 같은 裂片으로 되었다. 葉柄은 길고 線形의 托葉이 있다. 꽃은 작

고 여러 개가 葉腋에서 나오며 花柄은 매우 짧고 꽃받침잎과 꽃잎은 각각 5개이고 수술은 多數, 꽃은 黃色, 꽃받침잎은 淡紫色이다. 子房은 5室, 蒴果는 둥글고 지름 1cm로서 끝이 부리 모양으로 뾰족하고 세로로 10개의 홈이 있고 작은 사마귀 모양의 突起가 있고 익으면 5개로 갈라진다. 開花期는 8~9月, 結實期는 10~11月이다. 東南아시아 原產으로 纖維資源으로 밭에 栽培한다. 【處方用名】① 葉은 黃麻葉 ② 根은 黃麻根 ③ 種子는 黃麻子이다.

❶ 黃麻葉(황마엽)〈本草綱目拾遺〉: 황마의 잎이다. 여름, 가을에 採取한다.

〔性味〕 味는 苦하고 性은 溫하며 無毒하다.

〔成分〕 잎에는 capsularin, chrysanthemin, β-sitosterol, β-sitosterol-d-glucoside, 苦味가 있는 capsularin, corchorol, capsularol(capsularogenin의 glucoside)이 함유되어 있는 외에 KCl 0.4%와 glucose, galactose, arabinose가 각각 少量씩 함유되어 있다. 莖皮에는 petunidin-monoglycoside, chrysanthemin이 함유되어 있다.

〔藥效 主治〕 理氣, 止血, 排膿, 生肌의 效能이 있다. 腹痛, 痢疾, 血崩, 瘡癰을 치료한다. 【用法 用量】 6~9g을 달여서 服用한다. 〈外用〉 짓찧어서 붙인다.

❷ 黃麻根(황마근)〈本草綱目拾遺〉: 황마의 뿌리이다.

〔性味〕 味는 苦하고 性은 溫하며 無毒하다.

〔藥效 主治〕 利尿의 효능이 있다. 膀胱結石, 腹瀉, 痢疾을 치료한다. 【用法 用量】 9~15g을 달여서 服用한다. 또는 藥性이 남을 정도로 태워서 가루 내어 服用한다.

❸ 黃麻子(황마자)〈本草綱目拾遺〉大麻子: 황마의 種子로 性은 熱하고 有毒하다.

〔成分〕 種子에는 corchoroside A, olitoriside, erysimoside가 함유되어 있고 醱酵된 후의 種子에는 helveticoside와 少量의 corchorosol A가 分離되었고 또 corchoritin, 蔗糖, raffinose, stachyose, verbascose가 함유되어 있다. 種子油에는 olein酸 glyceride 39.18%, linol酸 glyceride 44.63%, arachidin酸 0.169%, phytosterol 0.6145% 및 少量의 palmitin酸과 stearin酸이 함유되어 있다.

〔藥理〕 1. 强心作用: Corchoroside A와 olitoriside는 개구리, 토끼, 고양이의 在位心臟에 대하여 心筋收縮力의 增强, 擴張期의 延長, 心拍數의 低下와 心電圖에 있어서 變化 등을 나타내었는데 모두 전형적인 强心配糖體의 작용이 있다는 것이 증명되었다. 그 작용의 性質은 strophanthin K와 비슷하다.

2. 實驗性 心筋病變에 대한 影響: Corchoroside A와 olitoriside는 實驗性 心筋炎의 토끼에 대하여 그 臨床症狀을 輕減하였고 心筋硬化의 진행을 방지하였고 olitoriside는 下垂體 및 thrombin에 의한 冠循環障碍인 개의 心筋 energy 代射를 개선할 수 있다.

3. 血管 및 血壓에 대한 影響: Olitoriside 및 corchoroside A는 고양이의 摘出心臟의 冠狀脈 血流量에의 영향은 보통 일정치 않다. Olitoriside 0.01mg/kg은 고양이의 在位心臟의 冠狀靜脈洞血流量을 처음에는 가벼운 정도의 減少를 나타내었으나 다음에는 현저하게 증가시켜서 心筋의 酸素消費量을 높일 수가 있었다. 만약 theophylline과 倂用하면 theophylline은 처음의 冠狀動脈 血流量의 감소를 消去하므로 冠狀脈 血流量의 증가와 心筋의 酸素攝取面에서 olitori-

—570— 피나무(田麻)과 Tiliaceae　　　　　　　　　보리자나무 *Tilia miqueliana*

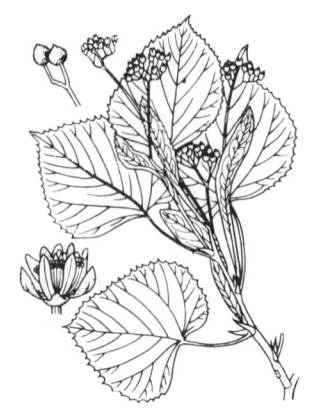

보리자나무 菩提樹
Tilia miqueliana

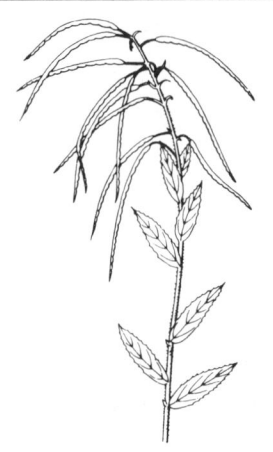

느러진장대 垂果南芥
Arabis pendula

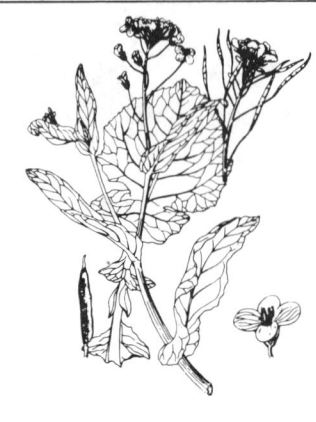

유　채　油菜
Brassica campestris subsp.
napus var. *nippo-oleifera*

side 와 theophylline 은 協力作用을 한다.

4. 其他 作用 : Olitoriside 와 corchoroside A 는 中樞에 대하여 鎭靜作用이 있다.

5. 吸收, 消去, 蓄積에 대하여 corchoroside A 를 經腸投與하였을 때의 효과는 약간 낮고 또 불규칙하다. Olitoriside 를 經腸投與하였을 때의 最大耐量은 靜脈注射의 10倍였다. Corchoroside A 의 肝臟에서의 消去率은 26.9% divaricoside(54~61%)보다 낮다. 蓄積性도 매우 낮아서 24時間 후에는 蓄積이 없었고 strophanthin(15%), divaricoside(41%), convallatoxin (25%)보다 낮다. Olitoriside 24時間의 蓄積은 26.5%이고 48時間에서는 10%이다.

〔藥效 主治〕 咳嗽傷肺를 치료하고 痲醉와 强心作用이 있으며 血崩도 치료한다. 婦人의 乾血 癆 및 月經不順에 15~18g 을 달여 服用한다.

보리자나무 菩提樹　*Tilia miqueliana* MAXIM.

落葉喬木으로 높이 15m 에 달한다. 芽와 어린 가지에는 灰白色의 星狀毛가 密生하였다. 잎은 互生하고 卵形 내지 三角狀 卵形 끝은 微突形 또는 銳先形, 밑부분은 左右不同의 心臟形이며 가장자리에는 거칠고 날카로운 작은 톱니가 있다. 표면은 深綠色, 미끄러우며 털이 없고 뒷면은 葉柄과 더불어 灰白色의 星狀毛가 密生하였다. 脈腋에 다발된 털이 없고 聚繖花序에 꽃이 10~12개가 달린다. 苞片은 葉腋에 붙어 있고 線狀 披針形이고 背面에 星狀氈毛가 密生하였고 苞의 中央에서 花柄이 나왔다. 꽃받침잎은 5개로 星狀氈毛에 싸여 있고 꽃잎은 끝이 뾰족하고 黃褐色에 5개이고 수술보다 길다. 수술은 多數, 많은 것은 60~75개가 된다. 假수술은 꽃잎 모양이고 子房은 星狀氈毛에 싸여 있다. 小堅果는 球形이고 밑부분에 5개의 稜線이 있고 表面에 小突起가 있고 星狀氈毛에 싸여 있다. 開花期는 6~7月, 結實期는 9月이다. 中國 原産 흔히 寺利에 심고 있다. 【處方用名】① 花序는 菩提樹花 ② 根皮는 菩提樹皮이다.

❶ **菩提樹花** (보리수화)〈藥用植物學〉: 보리자나무의 花序로 7月에 採取한다.

〔成分〕 大量의 粘液質과 精油가 함유되어 있는데 精油에는 주로 farnesol 이 함유되어 있고

또 發汗作用이 있는 配糖體도 함유되어 있다.

〔藥效 主治〕 發汗, 鎭痙, 解熱劑로 쓰인다. 【用法 用量】 1.5～3g을 粉末하거나 溫湯에 담 갔다가 服用한다.

❷ 菩提樹皮 (보리수피) 〈浙江天目山藥植志〉: 보리자나무의 樹皮 또는 根皮이다.

〔成分〕 樹皮에는 脂肪 및 蠟分이 0.7%, pectin이 0.8%가 함유되어 있다.

〔藥效 主治〕 勞傷에 의한 初期의 脫力感을 다스리는 데는 樹皮 또는 根皮 240g을 달여서 紅糖을 加하여 黃酒 또는 燒酒를 부어서 아침 저녁 食前에 服用한다. 또 慢性 咳嗽에는 根皮 21～24g을 햇볕에 말려서 꿀로 구웠(蜜炙)다가 달여서 食後에 服用한다.

양귀비(罌粟)目 Papaverales

십자화(十字花)과 Cruciferae

느러진장대 垂果南芥 *Arabis pendula* L. (＝*A. subpendula* OHWI)

二年生 草本으로 높이 50～100 cm, 줄기는 곧게 자라고 윗부분에서 가지가 갈라진다. 잎은 互生하고 長楕圓形, 倒卵形 또는 披針形이며 끝은 뾰족하고 밑부분은 귓밥 모양으로 되어서 줄기를 약간 감싸고 있고 가장자리에는 가느다란 톱니가 있고 葉柄은 없다. 總狀花序가 頂生한다. 꽃받침잎은 4개로 星狀毛가 있고 꽃잎도 4개로 활짝 피면 十字形이 되고 비교적 작고 倒針形에 白色이다. 果實은 長角果이며 편평하고 아래로 늘어지고 길이 3～10 cm이고 種子는 많은 수가 한줄로 들어 있고 좁은 날개가 있다. 山의 斜面, 草地, 숲 등에 나며 忠北 以北에 분포한다. 【處方用名】 果實이 垂果南芥이다.

垂果南芥 (수과남개) 〈內蒙古中草藥〉: 느러진장대의 果實이다. 가을에 採取하여 햇볕에 말려서 술로 볶아서 쓴다.

〔性味〕 味는 辛하고 性은 平하다.

〔藥效 主治〕 淸熱, 解毒, 消腫의 效能이 있다. 瘡癰腫毒을 치료한다. 【處方例】 ① 癰腫에는 垂果南芥 適量을 달여서 熏洗한다. ② 膣炎에는 垂果南芥 3g, 荊芥 3g, 蔓荊子 6g, 益母草 9g, 玉竹 9g, 一支蒿 6g을 합해서 粉末하여 1日1回 4.5g씩 달여 服用한다.

유 채 (왜배추) 油菜 *Brassica campestris* subsp. *napus* var. *nippo-oleifera* MAKINO
(＝*B. campestris* L. var. *oleifera* DC.)

一年生 또는 二年生 草本으로 높이 1m쯤 자라며 줄기가 굵고 튼튼하고 털이 없거나 아주 작은 털이 성기게 나 있다. 莖生葉은 葉柄이 있으며 다소 羽狀으로 갈라지는 끝은 둔한 齒牙狀의 톱니가 있으며 표면은 짙은 綠色이고 뒷면은 흰빛이 돌며 葉柄에 자주빛이 도는 것도 있다. 윗부분의 잎은 귀 모양이고 줄기를 싸는데 끝이 뾰족하고 廣楕圓이다. 總狀花序로서 줄기 끝에

頂生하며 꽃받침잎은 4개, 꽃잎도 4개이며 鮮黃色에 十字形으로 配列되었고 각 꽃잎은 倒卵形이다. 수술은 6개 중 4개는 길고 2개는 짧으며 암술은 1개, 子房은 上位 1室인데 1개의 隔膜으로 갈라져서 2室이 되었다. 長角果는 긴 부리가 있고 圓柱形이며 익으면 벌어져서 黑色 또는 褐色의 種子가 많이 나온다. 開花期는 4月이다. 제주도 및 南部 地方에서 栽培한다. 【處方用名】① 莖과 葉은 蕓薹 ② 種子는 蕓薹子이다.

❶ 蕓 薹 (운대)〈唐本草〉: 유채의 잎 또는 어린 줄기이다.

〔性味 歸經〕 味는 辛하고 性은 凉하다. 肺, 肝, 脾經에 들어간다.

〔成分〕 Quercitrin 약 0.05%와 vitamin K 0.005~0.02%가 含有되어 있고 amyloid, 高度의 分枝構造를 가진 多糖類 및 12 S globulin이 分離되었다.

〔藥效 主治〕 散血, 消腫의 效能이 있다. 產後血風 및 瘀血, 勞傷, 吐血, 血痢, 丹毒, 熱毒瘡, 乳癰을 치료한다. 【用法 用量】잘 삶아서 먹거나 짓찧어 生汁을 내어서 服用한다.〈外用〉煎液으로 患部를 씻거나 짓찧어서 汁을 내어 患部에 바른다.

〔禁忌〕 홍역 後 또는 瘡疥, 眼痛이 있는 者는 忌한다.

❷ 蕓薹子 (운대자)〈千金・食治〉: 유채의 種子이다. 4~6月에 種子가 익었을 때 地上部를 베어 말려서 種子를 떨어 불순물을 제거하고 햇볕에 乾燥한다.

〔性味 歸經〕 味는 辛하고 性은 溫하며 無毒하다. 脾, 心, 肝經에 들어간다.

〔成分〕 種子에는 脂肪 40~50%, 蛋白質 23%, 또 crotonyl isothiocyanate를 生成하는 glucoside 0.4~0.6%가 함유되어 있고, 유채와 기타의 十字花科植物의 種子에는 多量의 eruca 酸이 함유되어 있는 것이 특징이고 그 외의 脂肪酸은 olein 酸, linol 酸, linolen 酸, 11-eicosen 酸이다. 種子油에는 보통 sterol 0.5%가 함유되어 있고 β-sitosterol, campesterol, brassicasterol이 가장 많고 cholesterol은 적다. 蕓薹子油에는 tocopherol이 약 0.08% 함유되어 있고 기름을 짜낸 種子粉에는 芥子油 配糖體 약 5%가 함유되어 있는데 이를 酵素分解하면 isothiocyanate, nitrile, oxazolidinethione이 나온다. 種子에는 또 rutin과 매우 많은 量의 蛋白質이 함유되어 있다.

〔藥效 主治〕 行血, 破氣, 消腫, 散結의 效能이 있다. 產後腹痛, 產後血滯, 下血, 血痢, 腫毒, 痔漏, 夢精을 치료한다. 【用法 用量】4.5~9g을 달여 服用한다. 또 丸劑, 散劑로 복용해도 좋다.〈外用〉粉末을 調合하여 塗布하거나 種子油를 患部에 바른다.

갓 (겨자) 芥菜 *Brassica juncea* (L.) CZERN. et COSS. (=*Sinapis juncea* L.)

一年生 또는 二年生 菜蔬類로서 높이 30~100 cm 內外이며 줄기는 곧게 섰고 윗부분에서 가지가 갈라진다. 幼枝는 細毛에 덮여 있다가 老枝가 되면 脫落하여 無毛가 되고 때로는 白粉이 나와 있다. 根生葉은 크고 바이올린 모양으로 分裂하는데 끝에 裂片이 특히 길고 크며 兩側의 裂片은 매우 작다. 莖上部의 잎은 分裂하지 않고 披針形이거나 線形이다. 總狀花序는 多數가 圓錐狀으로 모였다. 꽃받침잎은 4개로 綠色이고 꽃잎도 4개로 약간 밖을 향하여 넓어지고 十

字形에 鮮黃色이다. 수술은 6개로 그 中의 4개가 길다. 子房은 楕圓形, 長角果는 반드럽고 無毛이다. 開花期는 4~6月, 結實期는 5~8月이다. 各地에서 菜蔬用으로 栽培한다. 【處方用名】① 어린 莖葉은 芥菜 ② 種子는 芥子이다.

❶ 芥 菜 (개채)〈千金·食治〉: 갓의 어린 줄기와 잎이다.
〔性味 歸經〕 味는 辛하고 性은 溫하며 無毒하다. 肺, 胃, 腎經에 들어간다.
〔藥效 主治〕 宣肺, 豁痰, 溫中, 利氣의 效能이 있다. 寒飮內盛, 咳嗽, 痰滯, 胸膈滿悶을 치료한다. 【用法 用量】달여서 또는 짓찧어 汁을 내어 服用한다. 〈外用〉藥性이 남을 정도로 태워서 가루 내어 撒布하거나 煎液으로 씻는다.

❷ 芥 子 (개자)〈名醫別錄〉: 갓의 種子이다. 늦여름에서 초가을에 果實이 익으면 全株를 뽑거나 果實만 따서 햇볕에 말려 種子를 털고 체로 쳐서 殼, 枝, 葉 등 不純物을 제거한다. 【修治】《炒芥子》精選한 芥子를 짙은 黃色이 되고 香氣가 날 정도로 볶(炒)는다.
〔性味 歸經〕 味는 辛하고 性은 熱하며 無毒하다. 肺, 胃經에 들어간다.
〔成分〕 種子에는 sinigrin, myrosin, sinapine 酸, sinapine, 脂肪油, 蛋白質, 粘液이 함유되어 있다. 酵素分解하면 揮發芥子油라고 하는 精油가 얻어진다. 이 芥子油에는 isothiocyanic acid의 methyl-, isopropyl-, allyl-, butyl-, sec-butyl-, 3-butenyl-, 4-pentenyl-, phenyl-, benzyl-, β-phenyl ethyl-, 3-methylthiopropyl-ester(isothiocyanate)가 含有되어 있다. 脂肪油에는 多種의 脂肪酸 즉 eruca 酸, 11-eicosen 酸, olein 酸, linol 酸, linolen 酸, palmitin 酸, arachidin 酸, stearin 酸, behen 酸(docosanoic acid)의 glyceride이다.
〔藥理〕 刺戟作用: 芥子는 sinigrin 을 함유하고 配糖體 그 자체에는 刺戟作用이 없는데 물과 같이 함하면 myrosin 의 作用에 의하여 精油가 생성된다. 그 主要成分은 allyl-isothiocyanate 인데 코를 찌르는 것 같은 辛辣한 맛과 刺戟作用이 있다. 皮膚에 붙이면 溫熱感이 나면서 發赤하는데 심한 경우에는 水疱·膿疱가 생긴다. 보통 芥子粉에는 脂肪油를 제거하고 芥子硬膏를 만들어 사용한다. 反對刺戟劑으로서 作用하여 神經痛, 류머티즘, 胸膜炎, 捻挫 등을 치료하는데 쓴다. 사용 전에 약간 따뜻한 물을 부어서 축축하게 하면 myrosin 의 作用을 강화해준다. 作用 時間은 15~30분을 넘어서는 안 된다. 피부가 민감한 사람은 5~10분만 사용한다.
〔毒性〕 芥子油 혹은 芥子硬膏를 피부에 붙여서 時間이 오래되거나 濃度가 진하면 水疱가 생기고 심하면 化膿한다. 이럴 때에는 곧 사용을 중지한다 해도 癒合이 되는 것은 비교적 늦다. 이것은 이미 피부에 吸收된 芥子油가 사용을 정지한 후에도 계속해서 作用하기 때문이다. 이와 같이 芥子油의 粘膜에 대한 刺激性은 매우 강하다. 少量의 芥子는 調味料로 內服할 수 있으나 大量이면 嘔吐를 일으키고 더 많으면 胃와 腸을 심하게 刺戟한다.
〔藥效 主治〕 溫中散寒, 利氣, 豁痰, 通經絡, 消腫解毒의 效能이 있다. 胃寒吐食, 心腹疼痛, 肺寒咳嗽, 痛痺, 喉痺, 陰疽, 流痰, 打撲傷을 치료한다. 【用法 用量】3~9g을 달여서 服用한다. 혹은 丸劑, 散劑로 服用한다. 〈外用〉粉末을 調合하여 붙인다.
〔禁忌〕 肺虛咳嗽 및 陰虛火旺에는 服用을 忌한다.

―574― 십자화(十字花)과 Cruciferae

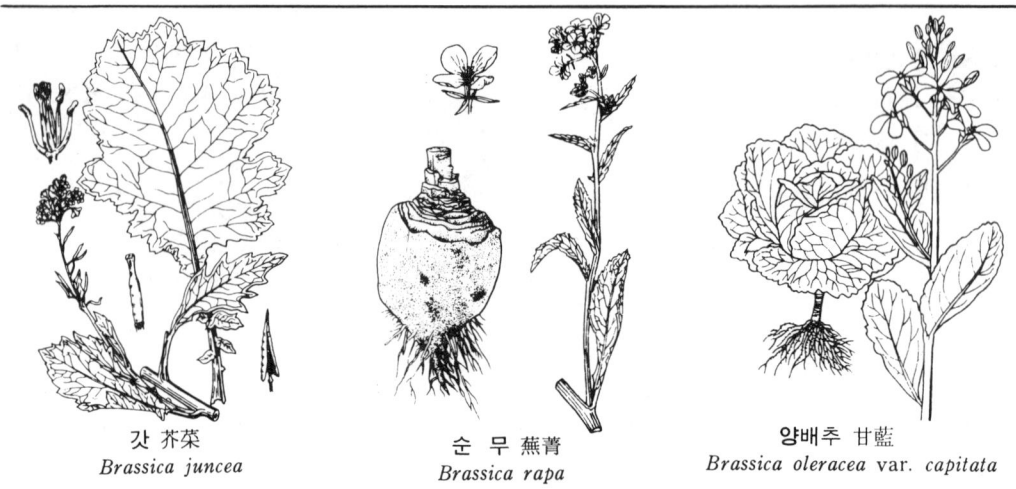

갓 芥菜
Brassica juncea

순 무 蕪菁
Brassica rapa

양배추 甘藍
Brassica oleracea var. *capitata*

순   무 蕪菁 *Brassica rapa* L. (=*B. campestris* L. subsp. *rapa* HOOK. et AND.)

　二年生 草本으로 높이 90 cm에 달한다. 塊根은 多肉質이고 球形, 편평한 圓形 또는 楕圓形이고 수염뿌리는 塊根 아래의 直根에서 많이 나온다. 줄기는 곧게 자라며 윗부분에서 가지가 갈라진다. 根生葉은 綠色에 羽狀으로 깊게 갈라지고, 길고 좁으며 1/3은 柔弱한 葉柄인데 少數의 小裂片 또는 無柄의 小葉이다. 全體의 잎은 거문고형이고 윗면에는 白色의 剛毛가 성기게 있고 下面에는 密生하였다. 總房花序는 길고 꽃은 작으며 鮮黃色이다. 꽃받침잎은 4개가 2줄로 配列되었고 꽃잎도 4개가 十字形을 이루고 있다. 수술은 6개 그 중 4개가 크고 암술은 1개 子房은 上位 1室인데 膜質의 隔膜에 의하여 假2室로 되었다. 長角果는 圓柱形이며 끝에 가늘고 긴부리가 있다. 開花期는 봄이다. 채소류로 各地에서 栽培한다. 【處方用名】① 塊根과 葉은 蕪菁 ② 花는 蕪菁花 ③ 種子는 蕪菁子이다.

❶ 蕪　菁 (무청)〈名醫別錄〉: 순무의 잎과 塊根이다.
　〔性味〕 味는 苦辛甘하고 性은 平하며 無毒하다.
　〔藥理〕 잎과 根의 水抽出物은 大腸菌의 生長을 억제하는데 黃色포도球菌에 대해서는 無效하다. 塊根의 皮에는 黃色油狀物 rapine이 함유되어 있는데 1:100000의 濃度일 때 細菌, 眞菌, 酵母 및 사람에 붙어 사는 數種의 寄生蟲을 抑制하는 작용이 있다.
　〔藥效 主治〕 開胃, 下氣, 利濕, 解毒하는 效能이 있다. 食滯, 黃疸, 糖尿病, 熱毒風腫, 疔瘡, 急性乳腺炎을 치료한다. 【用法 用量】生汁을 내거나 삶아서 服用한다. 〈外用〉 짓찧어서 患部에 붙인다. 多食하면 氣脹, 氣動한다.

❷ 蕪菁花 (무청화)〈證類本草〉: 순무의 꽃이다.
　〔性味〕 味는 辛하고 性은 平하며 無毒하다.
　〔藥效 主治〕 補肝, 明目의 效能이 있다. 3月에 採取한 蕪菁花를 그늘에서 乾燥하여 粉末을 만들어서 空腹 時에 1方寸匕(약 1g)씩 井華水로 服用한다.

❸ 蕪菁子 (무청자)〈名醫別錄〉: 순무의 種子로 늦봄이나 초여름에 種子가 成熟하였을 때 全株를 베어 種子를 털어서 不純物을 제거한 다음 햇볕에 말린다.

〔性味 歸經〕 味는 苦辛하고 性은 平하며 無毒하다. 肝, 脾經에 들어간다.

〔成分〕 揮發性의 isothiocyan 酸鹽 7.24~8.55 mg이 함유되어 있다.

〔藥效 主治〕 明目, 淸熱, 利濕의 效能이 있다. 綠內障, 目暗, 黃疸, 痢疾, 小便不利, 小兒血痢, 瘡疸를 치료한다. 【用法 用量】 3~9g을 달여 服用하거나 가루 내어 服用한다. 〈外用〉 갈아 가루 내어 調合하여 塗布한다.

〔禁忌〕 實熱에는 適合하나 虛寒에는 사용할 수 없다.

양 배 추 甘藍 Brassica oleracea L. var. capitata L.

二年生 草本으로 높이 30~90 cm, 全體에 白粉이 붙어 있다. 根生葉은 넓으면서 크고 두꺼운 肉質이며 倒卵形 혹은 長圓形이며 길이 15~40 cm로서 모란꽃잎과 같이 여러 겹으로 겹쳐져 있고 중앙부의 것은 단단하게 포개져서 공처럼 둥글게 된다. 內側의 잎은 白色, 外側의 잎은 淡綠色이고 莖葉은 倒卵圓形이며 작고 無柄이다. 二年生 뿌리에서 나온 잎의 中央에서 花莖이 나와서 윗부분에 總狀花序가 발달하며 연한 黃色의 十字花가 달린다. 꽃받침잎은 4개로 좁고 긴 楕圓形, 꽃잎도 4개, 수술은 4長雄蕊, 암술은 1개이다. 長角果는 圓錐形이며 開花期는 5~6月이다. 西部유럽이 原産, 菜蔬로 栽培한다. 【處方用名】 莖과 葉이 甘藍이다.

甘 藍 (감람)〈本草拾遺〉: 양배추의 줄기와 잎이다.

〔性味〕 味는 甘하고 性은 平하며 無毒하다.

〔成分〕 양배추는 glucobrassicin 과 indole-3-acetaldehyde를 함유하고 있다. 前者의 함유량은 어린 잎에서 0.5~0.9%, 늙은 잎에는 0.05~0.2%, phenol 類로서는 flavonol, leucoanthocyanin 과 chlorogen 酸이 있고 또 isothiocyan 酸 allyl, 含硫 抗甲狀腺物質이 存在하는데 이 抗甲狀腺物質은 加熱調理 後에는 消失된다. 이 외에 vitamin U 와 같은 物質이 많고 胃潰瘍痛의 治療에 효과가 있다. 種子에는 脂肪油 35%, isothiocyan 酸 allyl 과 isothiocyan 酸-3-butenyl 125 mg % 및 抗甲狀腺物質 l-5-vinyl-2-thiooxazolidone 이 함유되어 있다. 이 외에 多種의 amino 酸, methylthio-amino 酸도 함유되어 있다.

〔藥理〕 種子에서 추출한 物質에는 어느 정도의 殺菌作用이 있으나 全草에는 거의 殺菌作用이 없다. 加熱처리한 잎에는 局部的인 刺戟作用이 있어서 膽疝痛을 완화해준다. 母種植物인 Brasscica oleracea L.의 種子에 함유되어 있는 精油의 性質은 芥子油와 비슷하여 細菌·眞菌 및 酵母菌에 대한 抗菌作用이 있다.

〔藥效 主治〕 長期間 계속하여 服用하면 腎을 補益하고 髓·腦를 充塡한다. 또 五臟을 利하고 六腑를 調和한다.

냉 이 (난생이) 薺菜 Capsella bursa-pastoris (L.) MEDIC. (= Thlaspi bursa-pastoris L.)

越年草로서 높이 10~50 cm 쯤 자라며 主根은 가늘고 길며 白色이고 아래로 곧게 뻗고 가지

뿌리가 많이 난다. 줄기는 곧게 자라고 가지가 많이 갈라진다. 根生葉은 많이 나와서 地面에 퍼지며 羽狀으로 깊게 갈라지고 위에 있는 裂片은 三角形이다. 줄기에서 나오는 잎은 楕圓形 혹은 線狀 披針形인데 끝은 線形에 가깝고 밑부분은 귀 모양을 이루고 줄기를 싸고 있고 가장자리는 缺刻狀 또는 톱니 모양 혹은 밋밋하다. 兩面 모두에 單一 혹은 分枝하는 가는 柔毛가 있고 가장자리에 白色의 긴 睫毛가 성기게 나 있다. 꽃은 多數인데 頂生 또는 腋生하여 總狀花序를 이룬다. 꽃받침잎은 4개로서 綠色, 꽃잎도 4개로서 十字形으로 피며 白色이다. 수술은 6개 중 4개는 길다. 암술은 1개, 子房은 三角狀 卵形, 花柱는 매우 짧다. 短角果에는 種子가 20~25개가 2열로 배열되어서 들어 있다. 開花期는 5~6月이다. 田野, 路邊, 空地 등에 나며 全國에 분포한다. 【處方用名】① 全草는 薺菜 ② 花序는 薺菜花 ③ 種子는 薺菜子이다.

❶ 薺 菜 (제채)〈千金·食治〉護生草·芊菜·鷄心菜·淨腸草: 냉이의 뿌리를 포함한 全草로 5~6月 開花 時에 뿌리째 캐어서 깨끗이 씻어서 햇볕에 말린다.

〔性味 歸經〕 味는 甘하고 性은 平하다. 脾, 心, 肝, 膀胱經에 들어간다.

〔成分〕 薺菜에는 蓚酸, 酒石酸, 사과酸, pyruvin酸, sulfanil酸, fumar酸 등의 有機酸, arginine, asparagine酸, proline, methionine, leucine, glutamic acid, glycine, alanine, cystine, cystein 등의 amino酸, 蔗糖, 乳糖, sorbose, glucosamine, sorbitol, mannitol, adonitol 등의 糖分이 함유되어 있고 無機物 中에는 kalium 34.39%, calcium 15.09%, natrium 13.44%, 鐵 0.24%, 鹽素 3.70%, 燐 3.63%, mangan 0.2405%가 함유되어 있다. 食用部分은 500g당 蛋白質 21.2g, 脂肪 1.6g, 糖 24g, 粗纖維 5.6g, 灰分 7.2g, calcium 1680mg, 燐 292mg, 鐵 25.2g, carotene 12.8mg, nicotine 酸 2.8mg, vitamin C 220mg을 함유한다.

〔藥理〕 1. 子宮에 대한 作用: 薺菜에는 麥角과 비슷한 作用이 있다. 그 extract를 動物의 摘出子宮 혹은 腸管의 試用에서는 모두에 현저한 收縮이 나타났다. 全草의 alcohol 抽出物은 oxytoxin 樣의 子宮收縮作用을 가졌다.

2. 止血作用: 薺菜에는 止血作用이 있는 bursic acid가 함유되어 있다. 薺菜의 抽出物(蓚酸이 함유됨)을 各種 出血患者에 靜脈注射 또는 筋肉注射(2~4時間마다 1회 2~3ml, 1日 最大量 15ml)를 하면 확실한 止血作用이 나타난다.

3. 心臟, 血管에 대한 作用: 薺菜의 alcohol 抽出物은 개·고양이·토끼·Rat에 靜脈注射를 하면 血壓에 一過性의 下降이 나타난다. 이 作用은 80 μg/kg 의 atropine 으로는 拮抗이 안 된다. 全草의 有效成分도 Rat·고양이·토끼·개의 血壓에 一過性의 下降을 일으키는데 atropine 으로는 역시 拮抗이 안 된다. 그러나 pronethalol 에는 抑制된다.

4. 기타 作用: 薺菜의 抽出物은 cyclobarbital 에 의한 睡眠時間을 延長한다.

〔藥效 主治〕 和脾, 利水, 止血, 明目의 效能이 있다. 痢疾, 水腫, 淋病, 乳糜尿, 吐血, 血便, 血崩, 月經過多, 目赤疼痛을 치료한다. 【用法 用量】 9~15g(신선한 것은 30~60g)을 달여서 服用한다. 또는 丸劑, 散劑로 服用한다. 〈外用〉粉末을 調合하여 붙인다. 짓찧어서 붙이거나 汁을 내어서 點眼한다.

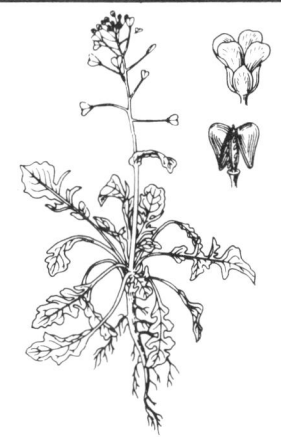
냉 이 薺菜
Capsella bursa-pastoris

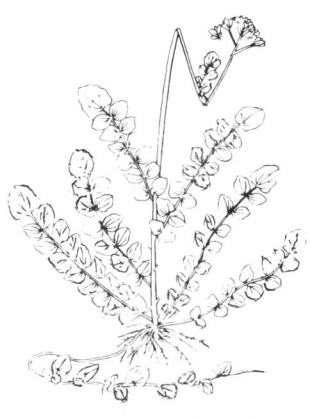
논냉이 水田碎米薺
Cardamine lyrata

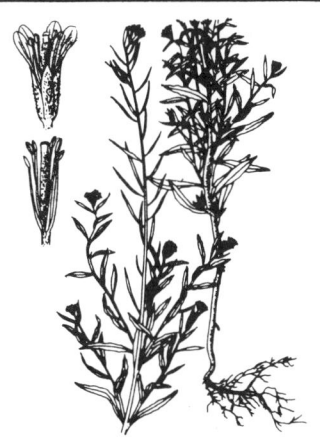
쑥부지깽이 桂竹糖芥
Erysimum cheiranthoides

❷ **薺菜花** (제채화) 〈履巉岩本草〉: 냉이의 花序로 性은 暖하고 無毒하다.

〔藥效 主治〕 痢疾, 崩漏를 치료한다. 그늘에서 乾燥하여 가루 내어 大棗의 煎液으로 1日 6 g 씩 服用하면 久痢가 치유되고 小兒의 乳積을 치료할 수 있다. 燒存性으로 粉末하여 服用하면 赤白痢가 낫는다. 【用法 用量】 9~15 g을 달여서 服用하거나 粉末하여 服用한다.

❸ **薺菜子** (제채자) 〈千金·食治〉: 냉이의 種子로 여름에 果實이 익으면 果枝를 채취하여 햇볕에 말려서 種子만 떨어낸다.

〔性味〕 味는 甘하고 性은 平하며 無毒하다.

〔成分〕 綠色의 果皮에는 diosmin(flavonoid)이 함유되어 있고 種子에는 22.5%의 脂肪油가 함유되어 있다.

〔藥理〕 Diosmin은 vitamin P 樣作用이 있다. 토끼의 毛細血管의 透過性을 낮춰 주는 作用은 rutin보다 강하고 毛細血管의 脆弱性 증가에 대한 治療效果는 rutin보다 좋으면서도 毒性은 약하다.

〔藥效 主治〕 祛風, 明目의 效能이 있다. 目痛, 綠內障, 翳障(角膜片雲)을 치료한다. 【用法 用量】 3~15 g을 달여서 복용한다.

논 냉 이 水田碎米薺 *Cardamine lyrata* BGE.

多年生 草本으로 줄기는 곧게 자라고 모서리가 있고 높이 30~50 cm로서 밑부분에서 가지가 나와서 땅위를 옆으로 뻗는다. 줄기 下部의 잎은 3小葉, 頂生葉이 가장 크고 중간 이상의 잎은 單葉, 葉身은 廣卵形 또는 圓形으로 밑부분은 心臟形이며 오목하게 들어갔고 波狀의 鋸齒가 있다. 곧게 자란 줄기에 붙는 잎은 羽狀 複葉인데 끝에 小葉이 가장 크다. 總狀花序는 頂生하고 꽃은 白色이며 다수이고 꽃자루가 있다. 果實은 長角이며 약간 彎曲하였고 끝에는 宿存하는 花柱가 있다. 種子는 1列, 矩圓形에 褐色, 넓은 날개가 있다. 논 또는 水濕地에 자라며 全國에 분포한다. 【處方用名】 全草가 水田碎米薺이다.

水田碎米薺 (수전쇄미제) 〈貴州草藥〉: 논냉이의 全草로 여름에 採取한다.
〔**性味**〕 味는 甘微辛하고 性은 平하다.
〔**藥效 主治**〕 淸熱, 涼血, 明目, 調經의 效能이 있다. 痢疾, 吐血, 目赤痛, 月經不通을 치료한다.

쑥부지깽이 桂竹糖芥 *Erysimum cheiranthoides* L.
(=*E. cheiranthoides* L. var. *japonicum* BOIS.)
부지깽이나물 糖芥 *E. aurantiacum* (BGE.) MAXIM.

一年生 또는 二年生 草本으로 높이 60 cm 내외로서 전체에 두 세 갈래의 伏毛가 났다. 줄기는 곧게 자라며 윗부분에서 가지가 갈라지며 잎은 互生하고 葉柄은 거의 없고 線狀 披針形으로 끝이 약간 뾰족하고 가장자리는 波狀이거나 얕고 긴 缺刻이 있고 밑부분은 차차로 좁아지고 길이 8 cm 가량이다. 總狀花序는 頂生 또는 腋生하며 꽃은 작고 꽃잎은 4개로서 黃色이고 주걱모양이며 十字形으로 배열되었다. 꽃받침잎은 4개이고, 4强雄蕊와 1개의 암술이 있다. 果實은 角果이며 길이 약 1~2 cm 稜線이 있고 익으면 벌어진다. 果柄은 짧고 種子는 작고 편평한 黃褐色이다. 開花期는 5~6月이다. 산과 들에 나며 大邱, 安東 및 中部 以北에 분포한다. 【**處方用名**】 全草가 桂竹糖芥이다.

桂竹糖芥 (계죽당개) 〈東北藥植志〉: 쑥부지깽이·부지깽이나물의 全草로 여름, 가을철에 採取하여 그늘에서 말린다.
〔**性味**〕 味는 酸苦하고 性은 平하며 小毒이 있다.
〔**成分**〕 全草에는 erysimoside, corchoroside A, erychroside, erychrozol, erycordine 등의 强心配糖體가 含有되어 있다. 種子에는 K-strophanthin-β, erysimotoxin(別名 erysimin, strophanthindigitoxose 配糖體로 helveticoside라고도 한다), corchoroside A, helveticosol, erychroside, erysimoside, erysimosol 등의 强心配糖體 및 strophanthidin을 함유한 외에 揮發性의 allylthiocyanate가 含有되어 있다.
〔**藥理**〕 1. 强心作用: Ethylalcohol 抽出液은 개구리·토끼·고양이의 心電圖에 의한 實驗에서 强心配糖體와 같은 作用이 있으며 作用의 發現은 빠르고 특히 蓄積性은 없고 性質은 strophanthin K와 비슷하다는 것을 알아냈다.
2. 降壓作用: Erychroside는 中樞性의 降壓作用이 있다. Erychordine은 降壓作用 이외에도 冠動脈 血流量을 증가시킬 수 있다.
〔**藥效 主治**〕 强心, 利尿, 健脾, 消食, 和胃의 效能이 있다. 心悸(動悸), 浮腫, 消化不良을 치료한다. 【**用法 用量**】 3~9 g을 달여서 服用한다. 또는 粉末하여서 0.3~0.9 g씩 服用한다.

대 청 (갯갓) 菘藍 *Isatis tinctoria* L. (=*I. tinctoria* var. *yezoensis* OHWI)

二年生 草本으로 줄기는 곧게 자라고 높이 70 cm 내외이고 털이 없으며 잎은 互生하고 根生葉은 크고 葉柄이 있고 長圓狀 楕圓形이다. 莖生葉은 楕圓形 또는 長圓狀 倒披針形이며, 줄기

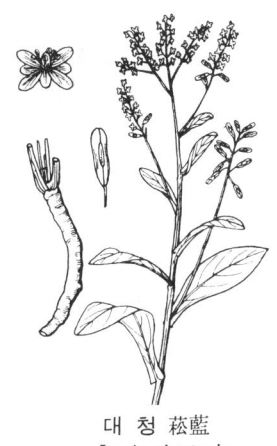
대 청 菘藍
Isatis tinctoria

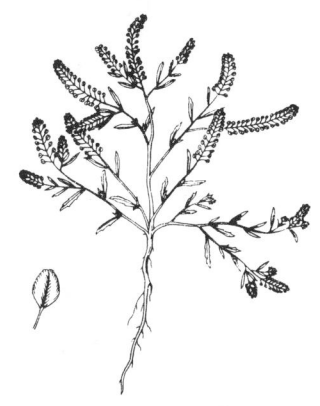
다닥냉이 獨行菜
Lepidium apetalum

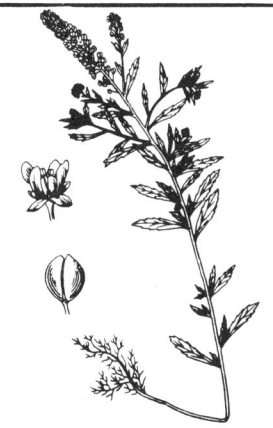
콩다닥냉이 北美獨行菜
Lepidium virginicum

아랫부분의 잎은 조금 크지만 위로 올라가면서 점점 작다. 잎의 끝은 뾰족하고 밑부분은 화살形에 반쯤은 줄기를 싸고 있고 가장자리에 톱니가 거의 없고 혹은 눈에 잘 띄지 않는 아주 작은 톱니가 있다. 總狀花序는 가지의 끝이나 원줄기의 끝에서 발달하고 꽃은 작고 지름 3~4 mm, 苞는 없고 花柄이 가늘고 길다. 꽃받침잎은 넓은 주걱형이며 綠色이고, 꽃잎은 4개로서 黃色에 倒卵形이다. 수술은 6개, 그 중에서 4개가 길고 암술은 1개이고 楕圓形이다. 果實은 角果이며 편평하고 끝이 큰 長楕圓形으로 끝은 약간 볼록하며 길이 1.5 cm 정도이고 흑색으로 익으며 종자는 1개가 들어 있다. 開花期는 5~6月이다. 바닷가에 나며 咸南 元山에 분포한다. 【處方用名】① 根莖 및 根은 板藍根 ② 葉은 大靑葉이다.

❶ **板藍根** (판람근)〈本草綱目〉: 대청의 뿌리로 초겨울에 뿌리를 캐어 莖葉을 제거하고 깨끗이 씻어 햇볕에 말린다.

〔性味 歸經〕 味는 苦하고 性은 寒하다. 肝, 胃經에 들어간다.   板藍根藥材

〔成分〕 대청(菘藍)의 뿌리에는 indoxyl-β-glucoside, β-sitosterol, isatin, 板藍根結晶 B ($C_5H_7No_3$), 板藍根結晶 C ($C_{26}H_{48}O_{16}$), 板藍根結晶 D ($C_{18}H_{30}O_{10}$)가 함유되어 있고 또 植物性 蛋白質, 樹脂狀 物質, 糖類도 含有되어 있다. 뿌리에 함유되어 있는 amino酸은 arginine, proline, glutamine 酸, tyrosine, γ-alanine, valine, leucine이다. 또 sinalbin이 함유되어 있어서 Gram 陽性菌 및 Gram 陰性菌에 대한 抑菌物質과 kinetin도 함유되어 있다.

〔藥理〕 1. 抗菌, 抗 virus 作用: 菘藍根은 多種의 細菌에 대한 작용이 있다. 水浸液은 枯草菌, 黃色葡萄球菌, 八連球菌, 大腸菌, Typhus菌, Paratyphus A 菌, 赤痢菌, 腸炎菌 등에 대하여 모두 抑制作用이 있다.

2. 抗 Leptospira 作用: 1:100 이상의 濃度에서 板藍根 또는 大靑葉은 *in vitro* 에서 모두 Leptospira를 殺菌하는 作用이 있다.

3. 解毒作用: 報告에 의하면 개에 板藍根, 黃連末과 藜蘆를 같이 복용시켰더니 (各 2g/kg) 藜蘆의 毒이 解毒되어 死亡率을 낮게 하였다. 그러나 藜蘆 中毒 후에는 사용해도 無效했다. 板藍根末 혹은 黃連末을 單用하여도 無效하다.

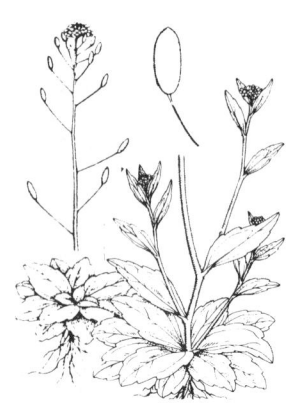
꽃다지
Draba nemorosa

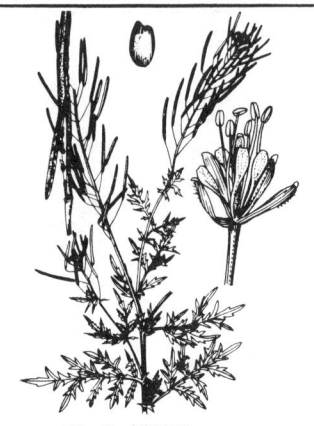
재 쑥 播娘蒿
Descurainia sophia

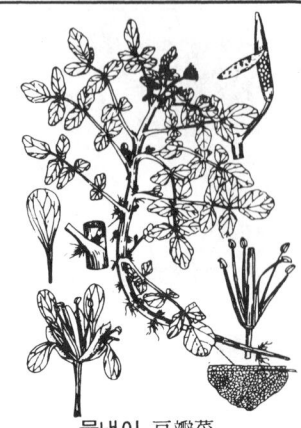
물냉이 豆瓣菜
Nasturtium officinale

〔藥效 主治〕 淸熱, 解毒, 凉血의 效能이 있다. 流行性 感氣, 流行性腦膜炎, 日本腦炎, 肺炎, 丹毒, 熱毒發疹, 失神 鼻出血, 咽喉 腫痛, 口內炎, 流行性耳下腺炎, 急性結膜炎, 瘡疹을 치료한다. 【用法 用量】 15~30g을 달여서 服用한다.

〔禁忌〕 體質虛弱, 實火熱毒이 없는 者는 服用을 忌한다.

❷ **大靑葉**(대청엽)〈唐本草〉: 대청의 잎, 枝葉으로 8~10月에 잎을 採取하여 햇볕에 말린다.

〔性味 歸經〕 味는 苦하고 性은 寒하다. 肝, 心, 胃經에 들어간다.

〔藥效 主治〕 淸熱, 解毒, 凉血, 止血하는 效能이 있다. 溫病의 高熱, 口渴, 流行性感氣, 急性傳染性肝炎, 細菌性下痢, 急性胃腸炎, 急性肺炎, 丹毒, 吐血, 鼻出血, 黃疸, 痢疾, 喉頭結核, 口瘡, 癰疽腫毒을 치료한다. 【用法 用量】 9~15g(신선한 것은 30~60g)을 달여서 生汁을 내어 服用한다. 〈外用〉 짓찧어서 붙이거나 煎液으로 씻는다. 脾胃虛弱(消化機能減退)者는 服用을 忌한다.

다닥냉이 獨行菜 *Lepidium apetalum* WILLD. (=*L. micranthum* LEDEB.)
    콩다닥냉이 北美獨行菜 *L. virginicum* L.   꽃다지 *Draba nemorosa* L.
        재쑥 播娘蒿 *Descurainia sophia* (L.) SCHUR

二年生 草本으로 높이 30~60cm이며 줄기는 곧게 자라고 윗부분에서 가지가 많이 갈라지고 多數의 작은 털로 덮여 있다. 잎은 互生하는데 줄기 아랫부분의 잎은 좁은 長楕圓形에 가장자리가 얕게 또는 깊게 갈라졌으며 줄기 윗부분의 잎은 線形이고 약간 작고 가장자리는 밋밋하거나 앞 끝부분에 톱니가 성기게 나 있다. 잎의 밑부분에는 모두 귀가 있고 표면에는 작고 짧은 털이 성기게 나 있고 뒷면에는 無毛이다. 긴 總房花序가 頂生한다. 꽃은 작고 꽃받침잎은 4개로서 楕圓形이며 꽃잎은 매우 작고 보통 退化하였다. 수술은 2~4개, 蜜腺 4개, 短小한 三角狀의 넓은 楕圓形이고 子房은 편평한 圓形인데 2室, 柱頭는 頭狀이다. 短角果는 편평한 卵狀楕圓形에 길이 2.5mm로서 끝이 약간 오목하게 들어 갔고 果柄은 가늘고 頭狀의 毛가 밀생하였고 중앙이 갈라져 種子가 나온다. 種子는 倒卵狀 楕圓形에 옅은 赤褐色이다. 開花期는 5~7

月이다. 산, 들에서 나며 全國 各地에 분포한다. 【處方用名】種子가 葶藶子이다.

葶藶子 (정력자) 〈神農本草經〉 大適·大室·董蒿·丁歷: 다닥냉이 및 同屬 近緣植物의 種子로 여름에 果實이 成熟하였을 때 全草를 採取하여 햇볕에 말려서 種子를 떨어내어 체로 쳐서 不純物을 제거한다. 【修治】《葶藶子》不純物과 부스러기를 제거한다. 《炒葶藶子》깨끗한 葶藶子를 약한 불로 볶(炒)는다. 또는 糯米와 같이 볶아서 糯米를 제거하고 葶藶子만 쓴다.

〔性味 歸經〕 味는 辛苦하고 性은 寒하다. 肺, 膀胱經에 들어간다.

〔成分〕 다닥냉이의 種子에는 脂肪油, sinalbin, 蛋白質, 糖類가 함유되어 있고 재쑥의 種子에는 benzyl-isothiocyanate, allyl-isothiocyanate, diallyl disulfide 로 이루어진 精油가 함유되어 있다. 脂肪油의 收得率은 15～20%이고 脂肪油 中에는 linolenic acid 7.54%, linoleic acid 32.5%, olein 酸 25.1%, erucic acid 21.4%, palmitin 酸 9.64%, stearin 酸 3.81%가 含有되어 있고 非鹼化部分에는 sitosterol 및 少量의 黃色 物質이 함유되어 있다. 또 種子에서 2種의 强心作用이 있는 配糖體가 分離 抽出되었는데 그 하나는 helveticoside(erysimin)라고 하는 것이다.

〔藥理〕 재쑥, 콩다닥냉이, 다닥냉이의 乾燥된 種子의 alcohol 抽出物은 모두가 强心作用을 가졌는데 in situ 의 개구리心臟을 收縮期에 정지시키고 또 토끼와 고양이의 心臟, 心肺裝置, 心電圖 등의 연구에 있어서 어느 것이나 모두 心臟의 收縮을 강화하고 心拍數를 낮추며 心傳導期間을 연장하여 쇠약한 心臟의 血液送出量을 증가하고 靜脈壓은 내렸다. 3種의 葶藶子는 어느 것이나 다 상당량을 사용하지 않으면 强心配糖體 특유의 作用을 나타낼 수 없다.

〔藥效 主治〕 下氣, 行水의 效能이 있다. 肺閉塞, 痰飮咳嗽, 水腫脹滿, 積聚, 結氣, 飮食으로 因한 寒熱을 치료한다. 【用法 用量】4.5～9g 을 달여서 服用한다. 丸劑, 散劑로 복용한다. 〈外用〉粉末을 調合하여 붙이거나 또는 煎液으로 씻는다.

물 냉 이 豆瓣菜 *Nasturtium officinale* R. Br. (=*Rorippa nasturtium-aquaticum* Hayek)

多年生 水生草本으로 높이는 20～40 cm, 줄기는 옆으로 뻗으면서 물위에 떠 있고 마디마다 뿌리가 나오며 대개는 分枝한다. 奇數羽狀 複葉인데 小葉은 1～4쌍이며 矩圓形 혹은 圓形에 가깝고 끝에 붙은 잎이 비교적 크고 波形으로 얕게 갈라졌다. 꽃은 작고 白色이며 花柄이 있고 그 延長이 總狀花序로 되어 있고 꽃받침잎은 4개, 짧고 넓게 퍼졌고 밑부분은 편평하다. 꽃잎은 4개가 十字形으로 配列되었고 꽃받침보다 길다. 長角果는 果柄이 있고 길이 8～25 mm 로서 圓柱形에 편평하고 짧은 부리가 있다. 種子는 多數이고 卵形, 紅褐色이다. 開花期는 4～5月이다. 年中 논이나 물이 있는 얕은 도랑 등에 나며 全國에 분포한다. 【處方用名】全草가 西洋菜乾이다.

西洋菜乾 (서양채건) 〈生草藥手册〉: 물냉이의 全草로 겨울, 봄에 採取하여 햇볕에 말린다.

〔藥理〕 Vitamin A·C·D가 풍부하게 含有되어 있고 따라서 營養價値가 많다. 種子에는 allyl-isothiocyanate가 함유되어 있고 강렬한 刺戟性이 있다. 그 液에서 받아낸 抽出液은 大腸菌의

生長을 억제하지만 黃色포도球菌에 대해서는 作用하지 않는다. 全草에는 卵子의 着床 및 姙娠을 방해한다 하여 通經, 流産, 避姙을 원하는 者가 西洋菜를 삶아서 먹는다. 生汁은 토끼, 개의 nicotine 中毒에 拮抗하므로 그 拮抗劑가 된다.

〔藥效 主治〕 肺病 및 肺熱燥咳를 치료한다. 【用法 用量】 달여서 服用한다(野菜로 먹어도 된다).

무　　우　萊菔　*Raphanus sativus* L.

一年生 또는 二年生의 直立草本으로 높이는 1m에 달한다. 뿌리는 肥厚하고 肉質이며 크기, 색깔, 모양은 종류에 따라 各樣各色이다. 줄기는 건장하고 縱筋과 홈이 나 있고 分枝한다. 根生葉은 한데 모여서 나오며 羽狀 分裂하였는데 거친 털이 성기게 나 있다. 花莖은 1m 정도 자란 다음 가지를 치며 그 밑에서 總狀花序가 발달하여 꽃은 연한 자주색 또는 거의 白色이고 十字形으로 배열되며 小花梗이 있다. 꽃받침잎은 4개로서 線狀 長楕圓形이고 꽃잎은 4개로 倒卵狀 楔形이며 꽃받침보다 2배 정도 길고 1개의 암술과 4强雄蕊가 있으며 수술대 밑에 小腺體가 있다. 長角果는 圓柱形 多肉質인데 길이 4～6 cm 로서 끝에는 긴 부리가 나와 있다. 種子는 赤褐色 卵圓形에다가 약간 편평하다. 開花期는 4～5月이다. 菜蔬로 全國 各地에서 栽培한다. 【處方用名】① 신선한 根은 萊菔 ② 結實植株의 根은 地骷髏 ③ 葉은 萊菔葉 ④ 種子는 萊菔子이다.

❶ 萊　　菔 (내복)〈唐本草〉蘆根・羅服・紫菘・楚菘・秦菘: 무우의 신선한 뿌리이다. 초겨울에 뿌리를 뽑아 莖葉을 제거하고 깨끗이 씻는다.

〔性味 歸經〕 味는 辛甘하고 性은 凉하다. 肺, 胃經에 들어간다.

〔成分〕 뿌리에 함유된 糖分은 주로 포도糖, 蔗糖, 果糖이다. 各 部分에서는 이 외에 cumar 酸, caffeic acid, ferula 酸, phenylpyruvic acid, gentidin 酸, hydroxy 安息香酸 및 多種의 amino 酸이 검출되었다. 신선한 뿌리에는 methylthiol 7.75 mg %, vitamin C 약 20 mg % 가 함유되어 있고 檸酸은 함유되어 있지 않아서 좋은 calcium源이 된다. Mangan 0.41 mg %, 硼素 약 7 mg %(乾燥重量)가 함유되어 있고 또 raphanusin이 함유되어 있다.

〔藥理〕 Alcohol 抽出物에는 抗菌作用이 있는데 특히 Gram 陽性菌에 민감한데 血淸이 있으면 活力은 半減한다. 또 抗眞菌作用도 있다. 다른 報告에 의하면 뿌리에서 짜 낸 生汁은 膽石形成을 방지하는 效能이 있어서 膽石症에 응용한다고 하였다.

〔藥效 主治〕 消積, 化痰熱, 下氣, 寬中, 解毒의 效能이 있다. 食積脹滿, 痰咳失音, 吐血, 鼻出血, 消渴(糖尿病), 痢疾, 偏・正頭痛을 치료한다. 【用法 用量】30～60 g 을 짓찧어서 汁을 내어서 服用한다. 또는 달이거나 쪄서 服用한다. 〈外用〉짓찧어서 붙인다. 또는 生汁을 내어서 코안에 點滴한다.

〔禁忌〕 萊菔根은 地黃, 何首烏를 服用하는 者가 먹으면 毛髮이나 수염이 희게 된다. 脾胃虛寒으로 消化力이 없는 者는 服用을 忌한다.

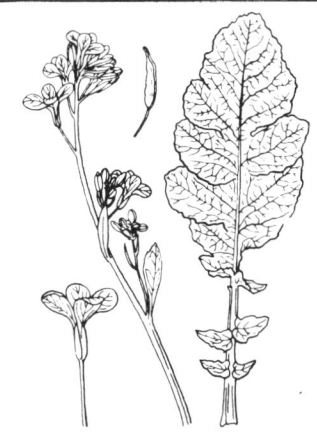
무 우 萊菔
Raphanus sativus

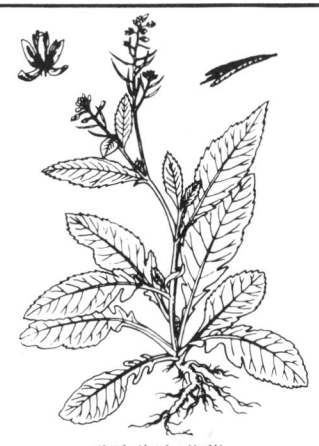
개갓냉이 蔊菜
Rorippa indica

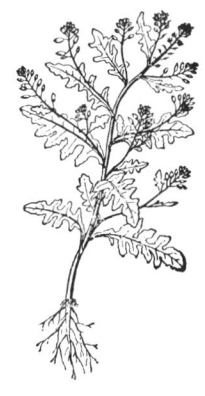
속속이풀 風花菜
Rorippa palustris

❷ **地骷髏** (지고루)〈本草綱目拾遺〉老蘿蔔頭・老人頭: 무우의 老根을 乾燥한 것이다. 種子가 成熟하면 뿌리째 뽑아서 地上部分을 끊어내고 뿌리를 깨끗이 씻어 햇볕에 말려서 건조한 장소에 보관한다. 【修治】물에 담가 부드럽게 만들어서 머리부분에서부터 2.5 cm 정도로 輪切하여 햇볕에 말린다.

〔藥效 主治〕 宣肺, 化痰, 消食滯, 利水의 效能이 있다. 咳嗽, 多痰, 食積에 의한 停滯, 胸腹脹滿, 水腫에 의한 喘滿, 痢疾로 인한 食慾不振, 嘔吐 등을 치료한다.【用法 用量】9~30 g을 달여서 服用한다. 또는 丸劑로 하여 使用한다.〈外用〉煎液으로 씻는다.

❸ **萊菔葉** (내복엽)〈唐本草〉: 무우의 잎으로 초겨울 또는 이른 봄에 채집하여 바람이나 햇볕에 말린다.

〔性味 歸經〕 味는 辛苦하고 性은 平하다. 脾, 胃經에 들어간다.

〔藥效 主治〕 理氣, 消食의 效能이 있다. 噯氣(트림), 胸膈痞滿, 食滯不消, 瀉痢, 喉痛, 乳腫, 乳汁不通을 치료한다.【用法 用量】 9~15 g을 달이거나 또는 散劑로 服用한다. 또는 신선한 잎으로 汁을 내어 服用한다. 氣虛血弱者는 服用을 忌한다.

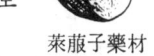
萊菔子藥材

❹ **萊菔子** (내복자)〈本草衍義補遺〉: 무우의 성숙한 種子이다. 여름과 가을 種子의 成熟 時에 全株를 베어서 햇볕에 말려서 種子를 떨어내어 不純物을 제거하고 햇볕에 말린다.【修治】《萊菔子》수확한 무우씨를 精選하여 不純物을 제거하고 햇볕에 말려 두었다가 사용할 때에 짓찧어서 쓴다.《炒萊菔子》精選된 萊菔子를 약한 불에 약간 볶아서 사용한다.

〔性味 歸經〕 味는 辛甘하고 性은 平하다. 肺, 胃經에 들어간다.

〔成分〕 種子에는 脂肪油, 精油가 함유되어 있고 精油에는 methylthiol 등이 들어 있다. 脂肪油에는 多量의 erucic acid, linoleic acid, linolenic acid 및 glycerin-sinapic acid의 ester 등이 함유되어 있고 이외에 raphanin이라고 하는 抗菌物質이 함유되어 있다.

〔藥理〕 1. 抗菌作用: 萊菔子에는 抗菌物質이 함유되어 있고 그 有效成分은 raphanin이며 1 mg/m*l* 濃度에서 포도구균 및 大腸菌에 대하여 뚜렷한 抑制作用을 가졌다. 또 각종 植物의 種子 發芽에 영향을 준다. 또 萊菔子에서 分離抽出된 油分의 一種에 "sulforaphen"이라고 하

는 것은 1%의 濃度에서 連鎖球菌, 化膿菌, 肺炎雙球菌, 大腸菌 등의 生長을 抑制한다. 이 兩者는 동일한 物質이라고 하는 견해도 있다.

2. 抗眞菌作用: 萊菔子의 水浸劑(1:3)는 *in vitro*에서 渦狀癬菌 등 6種의 皮膚眞菌에 대하여 정도가 다른 抑制作用이 있다.

〔藥效 主治〕 下氣, 定喘, 消食, 化痰의 效能이 있다. 咳嗽痰喘, 食積氣滯, 胸悶腹脹, 下痢後重을 치료한다. 【用法 用量】 4.5~9g을 달여서 服用하거나 또는 丸劑, 散劑로 服用한다. 〈外用〉 粉末을 調合하여 붙인다.

〔禁忌〕 氣虛者는 服用에 주의를 要한다. 虛弱者가 服用하면 氣喘, 呼吸困難이 오게 된다.

개갓냉이 葶藶 *Rorippa indica* (L.) HIERN. (= *Nasturtium indicum* (L.) DC.)

多年生 草本으로 높이 20~50cm이고 全體에 털이 없으며 가지가 많이 갈라지며 根生葉은 모여서 나고 葉柄이 있고 羽狀으로 갈라지거나 갈라지지 않으며 불규칙한 톱니가 있다. 莖生葉은 互生하고 披針形으로서 톱니가 있고 양끝이 좁으며 葉柄이 없다. 꽃은 황색이고 가지 끝과 원줄기 끝에 작은 十字花가 總狀으로 달리고 꽃받침잎은 線狀 長楕圓形이며 털이 약간 있고 꽃잎은 주걱형 비슷하고 꽃받침보다 약간 길며 4强雄蕊와 1개의 암술이 있다. 果實은 긴 角果이며 線狀으로 길이 2cm 가량이고 약간 안쪽으로 구부러져 있고 비스듬히 갈라져 나왔다. 種子는 작은 알맹이이며 황색이다. 開花期는 5~6月이다. 들과 논, 밭에 나며 제주도 및 中部 이남에 分布한다. 【處方用名】 花 또는 全草가 葶藶이다.

葶藶 (한채) 〈本草綱目〉 獐菜·辣米菜·野油菜: 개갓냉이의 꽃 또는 全草로 6~7月 開花時에 채취하여 햇볕에 말린다.

〔性味 歸經〕 味는 辛하고 性은 凉하다. 肺, 肝, 腎, 心經에 들어간다.

〔成分〕 全草에는 rorifone이 含有되어 있다.

〔藥效 主治〕 淸熱, 利尿, 活血, 通經의 效能이 있다. 感氣, 熱咳, 咽痛, 痲疹不易透發(發疹 不完全의 紅疫), 류머티性關節炎, 黃疸, 水腫, 疔腫, 閉經, 打撲傷을 治療한다. 【用法 用量】 15~30g(신선한 것은 30~60g)을 달여서 服用한다. 〈外用〉 짓찧어서 塗布한다.

속속이풀 風花菜 *Rorippa palustris* (LEYSS.) BESS. (= *Nasturtium palustre* (LEYSS.) DC.)

二年生 또는 多年生의 草本으로 높이 15~90cm, 줄기는 약간 비스듬히 위를 향하여 자라며 無毛 또는 少量의 털이 있고 가지가 갈라진다. 根生葉은 多數인데 한데 모여서 나오고 羽狀으로 깊이 갈라지고 頂生하는 裂片은 비교적 크고 卵形이며, 側生하는 裂片은 비교적 작고 5~8쌍이며 가장자리에는 둔한 톱니가 있고 葉柄과 中央脈에만 짧은 털이 성기게 나 있고 그 외에는 털이 없다. 줄기의 잎은 互生하고 分裂하지 않고 披針形이다. 總狀花序는 頂生 또는 腋生을 하며 꽃은 작고 十字形에 黃色이다. 꽃받침은 長楕圓形, 꽃잎은 빗살 모양이고 수술은 4長雄蕊로 암술은 1개, 花柄은 길이 4~6mm이다. 長角果는 圓柱狀 楕圓形, 種子는 가늘고 卵形에 약

간 편평하다. 山의 斜面, 路邊, 밭근처 도랑 등에 나고 全國에 분포한다. 【處方用名】全草가 風花菜이다.

風花菜(풍화채)〈中草藥治療手册〉: 속속이풀의 全草로 7～8月에 全草를 採取하여 햇볕에 말린다.
〔**性味 歸經**〕 味는 苦辛하고 性은 凉하다. 心, 肝, 肺經에 들어간다.
〔**藥效 主治**〕 淸熱, 利尿, 解毒, 消腫의 效能이 있다. 黃疸, 水腫, 淋病, 喉痛, 癰腫, 火傷을 치료한다. 【用法 用量】6～15g을 달여서 服用한다.〈外用〉짓찧어서 붙인다.

말 냉 이 菥蓂 *Thlaspi arvense* L.

二年生 草本으로 높이 20～60cm이고 全體가 반들반들하고 털은 없고 光澤이 있다. 줄기는 곧게 자라나 더러는 드문드문 가지를 친다. 單葉이 互生하고 根生葉에는 짧은 葉柄이 있고 莖生葉은 無柄이고 밑부분에서는 줄기를 싸고 있다. 葉身은 楕圓形, 倒卵形 또는 披針形으로 끝은 뽀족하고 밑부분은 화살형, 가장자리에는 드문드문 톱니가 나 있다. 兩面이 淡綠色이고 中脈은 背面에 隆起하였고 側脈은 확실하게 나타나지 않았다. 總狀花序는 腋生 및 頂生하고 꽃받침잎은 4개로서 卵形이고, 꽃잎도 4개인데 十字形으로 配列하였고 倒卵形에 白色이다. 수술은 6개로 그 중 4개가 길고 葯은 卵形, 암술은 1개, 子房은 卵形 2室 綠色이다. 短角果는 편평한 卵圓狀이고 種子는 작고 편평한 卵圓狀이다. 開花期는 5月이다. 산과 들, 논두렁에 나며 全國에 분포한다. 【處方用名】① 全草는 菥蓂 ② 種子는 菥蓂子이다.

❶ **菥 蓂**(석명)〈神農本草經〉蔑菥·大蕺·馬辛·遏藍菜·水薺: 말냉이의 全草로 5～6月 果實이 成熟하였을 때 採取하여 햇볕에 말린다.
〔**性味**〕 味는 甘하고 性은 平하며 無毒하다.
〔**成分**〕 全草에는 sinigrin이 含有되어 酵素作用을 거쳐서 allyl 芥子油($C_3H_5N=C=S$)가 이루어진다.
〔**藥理**〕 Sinigrin 自體에는 刺戟性은 없으나 일단 加水分解를 하여 allyl 芥子油가 되면 刺戟性이 강해지고 殺菌作用을 갖게 된다. 또 痛風(尿酸性關節炎)에 사용되며 증가된 尿酸을 배출한다.
〔**藥效 主治**〕 腎炎, 子宮內膜炎을 치료한다. 和中, 益氣, 利肝, 明目의 效能도 있다. 【用法 用量】15～30g을 달여서 服用한다.
❷ **菥蓂子**(석명자)〈神農本草經〉: 말냉이의 種子로 5～6月에 果實이 成熟하였을 때 種子를 따서 체로 쳐서 불순물을 제거한 다음에 햇볕에 말려서 보관한다.
〔**性味**〕 味는 辛하고 性은 微溫하다.
〔**成分**〕 Sinigrin이 함유되어 있고 또 脂肪油 34%, 精油 0.836%, 蔗糖 1.8%, lecithin 1.6%가 함유되어 있다.
〔**藥效 主治**〕 明目, 除痺, 補五臟의 效能이 있다. 目赤腫痛, 流淚, 心腹腰痛을 치료한다.

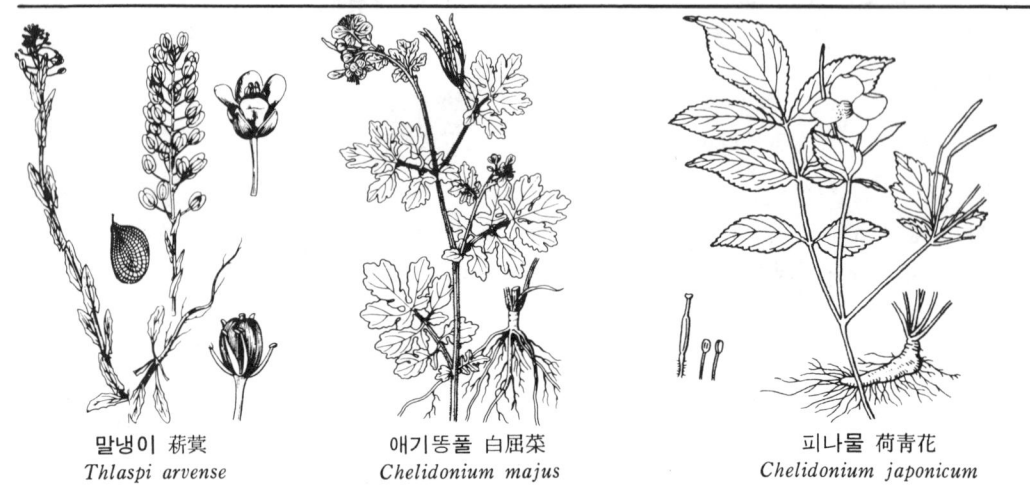

말냉이 菥蓂
Thlaspi arvense

애기똥풀 白屈菜
Chelidonium majus

피나물 荷靑花
Chelidonium japonicum

【用法 用量】 4.5~9g을 달여서 服用하며 곱게 가루 내어 點眼한다.
〔禁忌〕 菥實·細辛는 相須, 乾薑·苦蔘는 相惡이다. 藥性論에는 苦蔘을 相使이다.

양 귀 비 (罌粟) 과 Papaveraceae

애기똥풀 白屈菜 Chelidonium majus L. (=C. majus L. var. asiatium (HARA) OHWI)

多年生 草本으로 主根은 땅속 깊이 들어가고 土黃色이다. 줄기는 연하고 곧게 서며 높이 30~80 cm 로서 가지가 많이 갈라지고 柑黃色의 乳液을 함유하고 있다. 잎은 互生하고 1~2 回 奇數 羽狀으로 깊이 째어졌다. 裂片은 倒卵狀 長楕圓形이며 다시 갈라지고 뭉툭한 鋸齒가 있으며 윗면은 綠色이며 뒷면은 粉白色을 띤다. 꽃은 원줄기와 가지의 끝에 傘形花序가 발달하고 黃色 꽃이 달린다. 꽃받침잎은 2개이나 일찍 떨어지고 겉에 잔털이 있으며 꽃잎은 4개, 길이 약 9 mm, 수술은 多數이다. 암술은 1개, 無毛이다. 果實은 蒴果이며 좁은 圓柱形이고 길이 3~4 cm, 種子는 多數이고 黑褐色에 光澤이 있다. 開花期는 6~8月이다. 부락 근처, 숲 가장자리의 양지쪽에 나며 全國에 분포한다. 【處方用名】① 地上部 全草는 白屈菜 ② 根은 白屈菜根 이다.

❶ **白屈菜** (백굴채)〈救荒本草〉: 애기똥풀 開花期의 地上部 全草이다. 5~7月의 開花期에 地上部를 채취하여 통풍이 잘 되는 곳에 널어서 말린다.
〔性味〕 味는 苦辛하고 性은 微溫하며 有毒하다.
〔成分〕 新鮮한 줄기에는 진한 橙黃色의 乳液이 있고 乳液 中에는 多種類의 alkaloid 가 함유되어 있다. 含有量은 0.7%, 혹은 0.97~1.87%이다. 그 중에서 chelidonine 41%, protopine 22%, stylopine 17%, allocryptopine 9%, berberine 5%, chelerythrine 3%, sanguinarine 1.5%, sparteine 0.1%가 함유되어 있고 또 hydroxychelidonine 즉 oxychelidonine, methoxychelidonine, cryptopine, chelilutine, chelidamine, homochelidonine, hydroxysang-

uinarine, oxysanguinarine이 함유되어 있고 alkaloid 외에도 chelidon酸, 사과酸, 구연酸, 琥珀酸, choline, methylamine, histamine, tyramine, saponin, flavonol, 또 强心配糖體도 함유되어 있는데 이는 開花期에 含有量이 最高로 된다. 뿌리의 alkaloid는 1.33% 또는 1.90 ~4.14%로 一部 alkaloid는 本植物의 地上部에 함유된 것과 같다. 잎에는 flavonoid 1.43%가 含有되어 있고 多量의 vitamin C가 함유되어 있는데 開花期에 最高가 되어 834 mg%에 달하며 果實의 成熟期에 가장 낮아져서 231 mg%가 된다. 꽃에는 flavonoid 2.10%가 함유되어 있고 果實에는 多量의 choline, chelidonine, tetrahydrocoptisine이 함유되어 있다. 發芽된 種子에는 chelerythrine과 berberine이, 種子에는 脂肪油 40%, coptisine이 함유되어 있다.

〔藥理〕 1. 筋肉에 대한 作用: Chelidonine은 化學的으로는 papaverine과 같고 isoquineline類에 속하고 작용도 또 비슷하여 각종 平滑筋을 抑制하고 鎭痙作用이 있는데 毒性은 비교적 낮다. 平滑筋에 대한 抑制作用은 직접적 作用인데 이것은 chelidonine이 pilocarpine에 拮抗할 뿐만 아니라 histamine을 끌어서 鹽化 balium의 作用에 拮抗하기 때문이다.

2. 神經系에 대한 作用: Chelidonine은 protopine과 같이 中樞도 抑制한다. morphine과 비교하면 末梢에 대한 작용은 보다 강하고 中樞에 대한 작용은 비교적 약하고 어느 정도의 鎭痛과 催眠作用이 있다. 治療 藥量에서는 呼吸을 抑制하지 않지만 大量으로 사용하면 呼吸 속도를 느리게 한다.

3. 腫瘍에 대한 作用: Chelidonine은 一種의 有絲分裂毒으로 *in vitro*에서 2.5×10^{-6} M은 纖維芽細胞의 有絲分裂을 抑制하고 惡性腫瘍의 성장을 억제한다.

4. 其他 作用: Alkaloid sanguinarine은 그 中毒量에서는 短時間의 痲醉를 일으킨 후에 strychnine과 같은 경련을 일으키고 腸의 蠕動과 唾液의 分泌를 증가시켜서 局所的으로 우선 刺戟하고 뒤에 痲痺를 시킨다. 또 cholinesterase의 活性을 降下시켜서 組織의 acetylcholine에 대한 敏感性을 증가시켜 小腸・子宮의 平滑筋의 張力을 높여 준다. 이와 같은 성분은 植物이 乾燥하면 변화하기 쉽다. 白屈菜 中의 coptisine은 일종의 細胞毒인데 berberine이 아마도 그 抗菌, 利膽 등에 관계하고 있다. 모든 alkaloid는 *in vitro*에서 Gram 陽性菌, 結核菌, 眞菌 등을 抑制한다. 이외에도 또 未知의 成分이 들어 있어서 心臟을 興奮시키고 血壓을 上昇시키고 冠狀血管을 擴張시킨다.

〔藥效 主治〕 鎭痛, 止咳, 利尿, 解毒의 效能이 있다. 胃腸의 疼痛, 黃疸, 水腫, 疥癬瘡腫, 蛇・蟲咬傷 등을 치료한다. 【用法 用量】 1.5~6 g을 달여서 복용한다. 〈外用〉 짓찧어서 汁을 바른다.

❷ 白屈菜根 (백굴채근) 〈陝西中草藥〉: 애기똥풀의 뿌리이다. 여름에 採取하여 陰乾한다.

〔性味〕 味는 苦澁하고 性은 溫하다.

〔藥效 主治〕 破瘀, 消腫, 止血, 止痛의 效能이 있다. 勞傷瘀血, 月經不順, 月經痛, 消化性 潰瘍病, 蛇咬傷 등을 치료한다. 【用法 用量】 3~9 g을 달여서 服用한다.

피 나 물 荷靑花 *Chelidonium japonicum* THUNB. (=*Hylomecon japonicum*
       (THUNB.) PRANTL   매미꽃 *H. hylomeconoides* NAKAI

越年生 草本으로 높이 약 30 cm, 줄기와 잎에는 黃色의 乳汁이 들어 있고 줄기는 연하고 곧게 자라며 根莖은 약간 肥大하며 잎은 奇數羽狀 複葉인데 根生葉에는 긴 葉柄이 있다. 小葉은 5~7개로 짧은 葉柄이 있고 廣卵形 내지 菱狀 卵形, 길이 2.5~10 cm, 나비 1.2~4 cm, 끝이 날카롭게 뾰족하고 밑부분은 楔形이고 가장자리에는 缺刻이나 고르지 못한 톱니가 있다. 葉腋에 1~2개의 꽃이 달리는 聚繖花序를 이루고 花柄은 4~8 cm이다. 兩性花에 꽃받침잎은 2개로 綠色이고 狹卵形인데 일찍 떨어진다. 꽃잎은 4개로 黃色의 圓卵形에 길이 2.5 cm이고 수술은 多數, 암술은 2心皮로 이루어지고 花柱는 짧고 柱頭는 2裂하였다. 果實은 線形의 蒴果이고 길이 3~5 cm, 나비 약 3 cm, 多數의 種子가 있다. 開花期는 4~5月 산의 숲속에 나며 강원도, 경기도 以北에 분포한다. 【處方用名】根이 荷靑花根이다.

荷靑花根 (하청화근)〈天目山藥植志〉: 피나물・매미꽃의 뿌리이다. 年中 수시로 채취해서 不純物을 제거하고 햇볕에 말린다.

〔**性味 歸經**〕味는 苦하고 性은 平하다. 肝, 心經에 들어간다.

〔**成分**〕뿌리에는 0.1%의 alkaloid가 함유되어 있고 地上部分에는 0.6%의 alkaloid가 含有되어 있다. 그 alkaloid는 cryptopine, allocryptopine, protopine, coptisine, berberine, sanguinarine, chelerythrine, chelirubine, chelilutine, chelidonine, stylopine, tetrahydroberberine을 함유한다.

〔**藥效 主治**〕祛風濕, 舒筋, 活絡, 散瘀, 消腫, 止痛, 止血의 效能이 있다. 류머티性關節炎, 勞傷, 打撲傷을 치료한다. 【用法 用量】3~9 g을 달여서 服用한다. 또는 술에 담가 服用한다.

죽 자 초 竹煮草 *Macleaya cordata* (WILLD.) R. BR.

多年生 草本으로 높이는 1~2 m이다. 全體가 흰 분을 칠한 것 같고 줄기나 잎을 切斷하면 黃色의 乳液이 나온다. 줄기는 圓柱形에 속이 비어 있고 綠色, 때로는 赤紫色을 띤다. 單葉이 互生하며 廣卵形에 5~7 또는 9개로 얕게 갈라지고 裂片에는 불규칙한 波形의 톱니가 있고 윗면은 綠色에 반들반들하고 光澤이 나며 아랫면에는 白色의 細毛가 빽빽하게 덮고 있다. 葉柄은 길이 5~12 cm 밑부분이 볼록하게 크고 줄기를 싸고 있다. 圓錐花序가 頂生 또는 腋生하였고 꽃받침잎은 2개이고 白色에 披針形, 가장자리는 엷은 膜質이고 일찍 떨어진다. 꽃잎은 없고 수술은 많으며 花絲는 가늘고 편평하다. 암술은 1개, 子房은 倒卵形에 편평하고 花柱는 짧고 柱頭는 2裂하였다. 蒴果는 倒卵狀 長楕圓形으로 아래로 늘어지고 種子는 4~6개 矩圓形인데 褐色이고 光澤이 있다. 開花期는 6~7月, 結實期는 8~11月이다. 서울大學校 生藥硏究所에서 少量 재배한다. 【處方用名】帶根全草가 博落回이다.

博落回 (박락회) ⟨本草拾遺⟩: 죽자초의 뿌리가 붙은 全草로 5~10月에 採取하여 不純物을 제거하고 깨끗이 씻어 햇볕에 말린다.

〔性味 歸經〕 味는 辛苦하고 性은 溫하며 有毒하다.

〔成分〕 뿌리에는 sanguinarine, chelerythrine, bocconine이 함유되어 있고 地上部에는 또 protopine, α-allocryptopine, oxysanguinarine, coptisine, berberine, corysamine이 함유되어 있다. 果實에는 sanguinarine, chelerythrine, protopine, α-allocryptopine과 β-allocryptopine이 함유되어 있다.

〔藥理〕 1. 驅蟲作用: 博落回에 함유된 3種의 alkaloid에는 線蟲을 죽이는 作用이 있다. 어떤 種類의 細菌 및 眞菌에 대해서도 抑制하는 效能이 있다.

2. 殺蛆作用: 博落回에는 殺蛆作用이 있어서 파리알의 부화를 抑制한다. 殺蛆作用은 잎과 果皮가 效力이 가장 강하고 줄기가 그 다음이고 뿌리가 가장 약하며 그 效力은 乾燥에 의해서도 失效되지 않고 有效成分은 alkaloid라고 생각된다.

〔毒性〕 博落回에는 多種의 alkaloid가 함유되어 있어서 毒性은 매우 큰 편이다. 文獻上에서도 經口投與 또는 筋肉注射 後에 中毒 또는 死亡하였다는 報告가 많이 나왔는데 主로 急性心臟性腦虛血總合症을 일으키기 때문이다. 動物 實驗에서도 證明된 바와 같이 博落回의 注射液을 토끼 귀의 靜脈에 注入하면 心電圖의 T波의 逆轉을 일으키고 또다시 原發性 多發性 心室期前收縮을 일으킨다. Atropine에 拮抗하는 作用이 있다.

〔藥效 主治〕 消腫, 解毒, 殺蟲의 效能이 있다. 指疔, 膿腫, 急性扁桃腺炎, 中耳炎, 下肢潰瘍, 原生蟲性膣炎, 火傷, 頑癬 등을 치료한다. 【用法 用量】⟨外用⟩ 짓찧어서 患部에 붙이거나 煎液으로 熏洗, 또는 粉末을 調合하여 바른다. 下肢潰瘍, 頑癬, 白禿子 등의 治療에는 잎을 7~8日間 식초에 담갔다가 짓찧어서 患部에 1日 1回씩 바꿔 붙인다.

〔禁忌〕 本品은 有毒하므로 內服에는 주의를 要한다.

개양귀비 麗春花 *Papaver rhoeas* L.

越年生 草本으로 높이 30~90 cm에 달하고 전체에 굵은 털이 나 있다. 줄기는 곧게 서서 드문드문 가지를 치고 잎은 互生하며 羽狀으로 갈라지고 複葉은 가장자리가 반쯤 또는 완전히 째어졌으나 밋밋한 것도 있다. 裂片은 線狀 披針形으로서 끝은 날카롭게 뾰족한 치아 모양의 톱니가 있다. 꽃은 지름이 5 cm 이상되고 가지 끝에 頂生하고 꽃봉오리가 아래로 向한다. 꽃받침잎은 2개이며 外面에 굵은 털이 있고 綠色에 가장자리는 白色, 꽃이 피면 떨어진다. 꽃잎은 4개로 形圓 또는 廣圓形이며 光澤이 있다. 꽃은 紅褐色, 深紫色, 赤色이 있고 白色 또는 淡紅色도 더러 있다. 수술은 많고 中央에 암술이 있고 子房은 倒卵形으로 털이 없고 柱頭는 放射形, 蒴果는 약간 球形이고 1 cm 이상이다. 開花期는 5月이다. 유럽이 原産이며 觀賞用으로 정원에 심는다. 【處方用名】① 花 및 全草는 麗春花 ② 果實은 麗春花果實이다.

❶ 麗春花 (여춘화) ⟨本草綱目⟩ 虞美人花: 개양귀비의 꽃 또는 全草이다. 4~6月에 꽃이 피

양귀비(罌粟)과 Papaveraceae

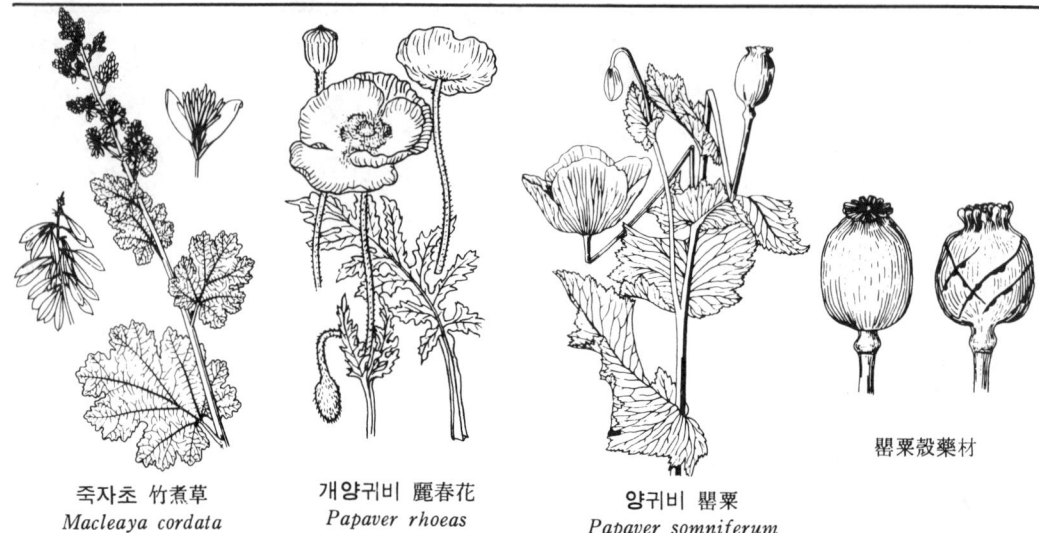

죽자초 竹煮草
Macleaya cordata

개양귀비 麗春花
Papaver rhoeas

양귀비 罌粟
Papaver somniferum

罌粟殼藥材

었을 때 採取하여 햇볕에 말린다.

〔性味 歸經〕 味는 苦微辛하고 性은 微溫하다. 肺, 大腸經에 들어간다.

〔成分〕 全草에는 rhoeadine, rhoeagenine, protopine, isorhoeadine(rhoearubine), thebaine, coptisine, chelerythrine, (−)-sinactine, sanguinarine 등 多種의 alkaloid가 함유되어 있고 꽃에는 cyanidin의 glucoside와 mecopelargonin과 같은 anthocyanidin과 mecon酸이 함유되어 있다.

〔藥效 主治〕 鎭咳, 鎭痛, 止瀉藥으로서 痢疾의 治療에는 꽃 1.5～3g, 新鮮한 全草는 15～30g, 乾燥된 全草면 9～18g을 달여 2回로 分服한다.

❷ **麗春花果實**(여춘화과실)〈中國藥植圖鑑〉: 개양귀비의 열매이다.

〔成分〕 種皮에는 morphine, narcotine(noscapine), thebaine이 함유되어 있고 種子에는 油가 47.6% 함유되어 있다. 油에는 linolein酸 67%, olein酸 16%, linol酸 2.5%가 함유되어 있다.

〔藥理〕 Morphine, narcotine, thebaine 등의 작용에 대해서는 양귀비를 參照. 種子에는 多糖類가 함유되어 있고 腫瘍에 拮抗한다. 吉田肉腫에 대한 最少有效量은 20 mg/kg 이하이다. 動物에 의한 *in vitro* 試驗에서 吉田肉腫, Ehrlich 腹水癌에도 유효하였고 동물의 壽命도 延長하였다.

〔藥效 主治〕 止瀉, 鎭痛, 鎭咳의 效能이 있다. 蒴果의 乳汁은 痲醉藥과 가벼운 鎭痛劑가 된다.【用法 用量】2.4～6g을 달여 服用한다. 〔禁忌〕 咳嗽, 下痢의 初期에는 忌한다.

양 귀 비 罌粟 *Papaver somniferum* L.

越年生 또는 二年生 草本으로 높이 50～150 cm에 달한다. 잎은 互生하며 줄기 下部의 잎은 짧은 葉柄이 있으나 上部의 잎에는 葉柄이 없다. 葉身은 長卵形 또는 가느다란 長楕圓形이고

끝은 날카롭고 밑부분은 圓形 또는 心臟形에 줄기를 싸고 있다. 가장자리에는 불규칙한 톱니가 있거나 羽狀으로 얕게 째어졌다. 兩面은 모두 白粉으로 덮여 있고 灰綠色이다. 꽃은 줄기의 끝에 달리는데 花莖은 길이 12~14 cm 쯤 된다. 꽃받침잎은 2개로 楕圓形이고 일찍 떨어진다. 꽃잎은 4개이고 때로는 겹꽃도 나고 圓形 또는 廣卵形으로 白色, 粉紅色, 赤褐色 등이 있다. 수술은 多數, 葯은 長楕圓形에 黃色이고 암술은 1개, 子房은 卵形, 花柱는 없고 柱頭는 7~15개가 放射狀으로 배열하였다. 蒴果는 卵狀 球形이거나 楕圓形인데 익으면 黃褐色이 되며 위쪽의 작은 구멍에서 種子가 나온다. 種子는 多數, 腎臟形에 茶褐色이다. 開花期는 5~6月, 結實期는 6~8月이다. 東歐가 原産이며 藥用 또는 觀賞用으로 栽培된다. 【處方用名】① 種子는 罌粟 ② 幼苗는 罌粟嫩苗 ③ 果實의 乳汁은 鴉片 ④ 果實의 殼은 罌粟殼이다.

❶ 罌　粟 (앵속)〈圖經本草〉罌子粟・御米・象穀・米囊： 양귀비의 種子이다.

〔性味〕 味는 甘하고 性은 平하며 無毒하다.

〔成分〕 種子에는 少量의 papaverine, morphine 및 narcotine이 함유되어 있고 發芽된 種子에는 상당히 많은 narcotine이 含有되어 있다. 이외에 morphine, codeine 및 thebaine이 함유되어 있다는 보고도 있다. 種子에는 또 11-oxotriacontanoic acid가 含有되어 있다.

〔藥效 主治〕 反胃, 腹痛, 下痢, 脫肛을 치료한다. 【用法 用量】3~6g을 달여 服用하거나 丸劑로 하여 쓴다.

〔禁忌〕 多食하면 大小便이 빈번하게 되고 膀胱의 氣를 動하게 한다.

❷ 罌粟嫩苗 (앵속눈묘)〈本草綱目〉： 양귀비의 幼苗이다.

〔性味〕 味는 甘하고 性은 平하며 無毒하다.

〔成分〕 Narcotine, codeine, morphine 및 papaverine이 함유되어 있다.

〔藥效 主治〕 野菜로 먹으면 除熱, 潤燥, 食慾增進, 厚腸의 效能이 있다.

❸ 鴉　片 (아편)〈本草綱目〉底野迦・阿片・阿芙蓉・亞片： 양귀비 果實 中의 液汁을 採集하여 凝固시킨 것으로 보통 果實이 다 生長하였으나 未成熟하여 果皮가 綠色 또는 黃色을 띠기 시작하였을 때(이때가 乳汁 中 morphine의 含有量이 最高)에 칼(刀) 또는 特製한 切傷器를 사용하여 맑은 날 해질 무렵에 果皮를 얕게(바르게 또는 비스듬히) 끊으면 果皮의 組織 中에 散布되어 있는 乳管이 끊어져서 白色의 乳汁이 스며나와서 물방울처럼 맺혀진다. 大氣 中에서는 微紅色에서 차차 褐色으로 變色하고 또 凝固하여 膏藥과 같은 物質이 된다. 이튿날 아침에 이것을 竹刀로 긁어 모은다. 이것이 鴉片이다. 果實 1개에 3~4회씩 採取한다. 採取한 鴉片은 양귀비의 잎으로 싸서 그늘에서 말린다.

〔藥材〕 鴉片의 형태는 동일하지 않고 球形, 餠形, 煉瓦形 또는 불규칙한 모양을 하고 있다. 色은 褐色 또는 黑色에 蠟質을 띠고 있다. 新鮮할 때는 부드럽지만 時間이 오래되면 차차 딱딱하게 굳어진다. 특이한 香臭가 있고 痲醉性이 있고 味는 매우 쓰고 또 특이하다.

〔性味 歸經〕 味는 苦하고 性은 溫하며 有毒하다. 肺, 腎, 大腸經에 들어간다.

〔成分〕 鴉片의 總 alkaloid 含有率은 10~25%인데 主로 mecon酸鹽의 형태로 존재한다. 日本産이 鴉片에는 morphine 5~24%, narcotine 4~7%, codeine 0.4~1%, thebaine 0.4

~0.8%, papaverine 0.4~0.7%, narceine 0.2~0.5% 등이고 이외에 樹脂, 고무質 등이 함유되어 있고 이외에 多種의 alkaloid와 炭化水素化合物의 混合物이 함유되어 있다.

〔藥理〕 鴉片 中에는 20 數 種의 alkaloid가 함유되어 있으나 臨床에서 常用하고 있는 것은 morphine, codeine, papaverine, narcotine의 4種이다. 그 외의 alkaloid는 모두 含有量이 아주 적기 때문에 鴉片의 藥理作用에 대하여 影響을 주지 않는다.

1. 鎭痛作用: Morphine은 현저한 鎭痛作用이 있다. 또 高度의 選擇性을 가지고 있어서 鎭痛 時에 患者의 意識에는 影響을 주지 않고 기타의 感覺도 남아 있다. 持續性 疼痛(慢性痛)에 대한 效力은 斷續性의 激痛에 대한 효력보다 뛰어나다. 복용량을 증가하면 激痛에 대해서도 유효하다. Codeine의 鎭痛作用은 morphine의 약 1/4이다.

2. 催眠作用: Morphine에는 催眠作用이 있으나 睡眠이 얕고 깨기 쉬우므로 좋은 催眠藥이라고 할 수 없다. Codeine에는 催眠作用이 전연 없다.

3. 呼吸抑制와 鎭咳作用: Morphine은 呼吸中樞에 대하여 高度의 選擇性의 抑制作用을 가졌다. 鎭痛에 사용할 때 보다 적은 投與量으로도 呼吸에 대하여 抑制作用을 가지고 있다. 이 경우에 呼吸中樞의 CO_2에 대한 感受性을 낮게 해주므로 呼吸困難(心臟性喘息)의 治療에 사용할 수 있다. 呼吸抑制 最初의 徵候는 그 빈도의 저하이다. 이 경우에서 呼吸의 深度를 增大케 하는 代償作用에 의하여 換氣總量에는 영향을 주지 않는다.

4. 血管系에 대한 作用: 治療用 服用量으로는 臥位 病人의 血壓, 心率, 節律에 대해서는 심한 作用은 없고 血管運動中樞에 대해서도 확실한 영향은 없다. 단 體位性의 低血壓을 일으킨다. Morphine에는 外周의 小血管을 확장하고 또 histamine을 遊離하는 작용이 있다.

5. 消化管 및 기타의 平滑筋器官에 대한 作用: Morphine은 便秘를 일으킨다. 主로 胃腸管의 括約筋의 張力을 높이고 消化液의 分泌를 감소시키는 동시에 便意를 둔하게 하고 胃腸管의 蠕動을 緩慢하게 하기 때문이다.

6. 기타 作用: Morphine을 반복 사용하면 耐性이 생긴다. 단 耐性은 鎭痛, 催眠, 呼吸抑制 등 中樞抑制作用에만 있고 그 興奮作用이나 瞳孔, 平滑筋 등에 대한 작용에는 耐性이 없다. 보통 2~3 週間 연속 服用하면 耐性이 생기고 投藥을 中止하면 數日에서 2 週 이내에 耐性은 소실된다. 만약 再投藥하면 第 2 次 耐性은 더욱 빨리 나타난다.

〔毒性〕 Morphine 사용 후의 副作用으로는 頭痛, 目眩, 惡心, 嘔吐, 便秘, 頻尿, 排尿困難, 發汗, 膽疝痛 등이다. 그러나 가장 위험한 것은 呼吸抑制이다. 急性 morphine 中毒은 昏睡, 瞳孔縮小, 呼吸抑制가 3 大 특징이다.

〔藥效 主治〕 斂肺, 止咳, 澁腸, 止痛의 효능이 있다. 長期間의 咳嗽, 水樣性下痢, 粘液性下痢, 脫肛, 心腹筋骨의 諸痛을 치료한다. 【用法 用量】 0.15~0.3g을 丸劑나 散劑로 服用한다.

〔禁忌〕 耽溺性이 있기 때문에 長期 連續服用을 忌한다. 肝臟機能障碍, 肺因性 心臟病患者, 氣管支喘息 및 濕熱積滯疾患者, 嬰兒, 授乳期의 婦人은 服用을 忌한다.

❹ 罌粟殼 (앵속각) 〈本草發揮〉: 양귀비의 乾燥된 果殼이다. 4~6月 이미 果汁(鴉片)을 빼

낸 果實을 갈라서 種子를 제거하고 햇볕에 말린다. 【修治】《罌粟殼》挾雜物을 제거하고 깨끗이 씻어서 잘게 잘라 햇볕에 말린다. 《蜜罌粟殼》細切한 罌粟殼에 煉蜜을 加하여 약한 불로 蜜의 粘度가 없어질 정도로 볶(炒)는다. 細切한 罌粟殼 500 g : 蜜 125 g 의 비율로 한다.

〔性味 歸經〕 味는 酸하고 性은 平하다. 肺, 腎, 大腸經에 들어간다.

〔成分〕 果實의 外皮(殼)에는 morphine, codeine, thebaine, narcotine, papaverine 및 narcotoline 등의 alkaloid가 함유되어 있다. 이외에 sedoheptulose, d-mannoheptulose, myoinositol(meso-inositol) 등이 함유되어 있다. 癒着組織 중에서는 magnoflorine, sanguinarine, dihydrosanguinarine, oxysanguinarine, norsanguinarine, choline, cryptopine, protopine 등이 검출되었다.

〔藥效 主治〕 斂肺, 止咳, 澁腸, 鎭痛의 효능이 있다. 慢性咳嗽, 慢性下痢, 脫肛, 血便, 心腹筋骨諸痛, 滑精, 多尿, 白帶下 등을 치료한다. 【用法 用量】2.4~6 g을 달여 服用한다. 丸劑 또는 散劑로 쓴다.

〔配合 禁忌〕 初期의 痢疾이나 咳嗽에 避하는 것이 좋다. 醋・烏梅・橘皮는 相使이다.

현 호 색 (玄胡索) 과 Fumariaceae

좀현호색 伏生紫菫 *Corydalis decumbens* (THUNB.) PERS. (=*Fumaria decumbens* THUNB.)

多年生 草本으로 塊莖은 묵은 괴경에서 새로 생기며 줄기는 모여 나고 연약하고 높이가 10 cm 에 달하지만 전체의 길이는 10~30 cm 이다. 잎은 3개씩 2~3 회로 전부 갈라지고 裂片은 倒卵狀의 쐐기 모양으로서 다시 2~3개로 갈라지든지 또는 거치가 없다. 꽃은 紅紫色이며 總狀花序로서 줄기 끝에 나며 한쪽이 넓은 脣形으로 벌어지며 다른 한쪽에 距가 있다. 苞는 卵形이고 끝이 뾰족하며 갈라지지 않고 小花梗은 길이 5~10 mm 이며 수술은 6 개가 兩體로 갈라진다. 蒴果는 線形이고 길이 15~22 mm 정도로서 약간 念珠形이며 種子는 黑褐色으로 겉에 잔돌기가 있다. 開花期는 5 월이다. 산기슭에 나며 제주도에 분포한다. 【處方用名】塊根 또는 全草가 夏天無이다.

夏天無 (하천무)〈浙江民間常用藥草〉伏地延胡索: 좀현호색의 塊根 혹은 全草로 봄에서 여름에 採取하여 햇볕에 말리거나 신선한 것으로 사용한다.

〔性味 歸經〕 味는 辛 微苦하고 性은 溫하다. 心, 肝經에 들어간다.

〔成分〕 塊莖에는 decumbenine, corlumidin, tetrahydropalmatine, bicuculline, bulbocapnine, protopine, palmatine, berberine, jatrorrhizine, α-allocryptopine, adlumidine 등 多種의 alkaloid가 含有되어 있고 또 palmitin酸, β-sitosterol이 함유되어 있다.

〔藥理〕 Tetrahydropalmatine은 皮質과 皮質下의 電氣活動의 모두를 억제하고 특히 皮質의 運動感覺區에 비교적 민감하다. 皮膚를 刺戟하여 일어나는 覺醒反應을 확실하게 抑制하고 中腦 網樣體와 視床下部의 誘發電位를 억제하고 또 鎭靜, 安定의 作用이 비교적 강하다. Bulbocapnine

현호색(玄胡索)과 Fumariaceae

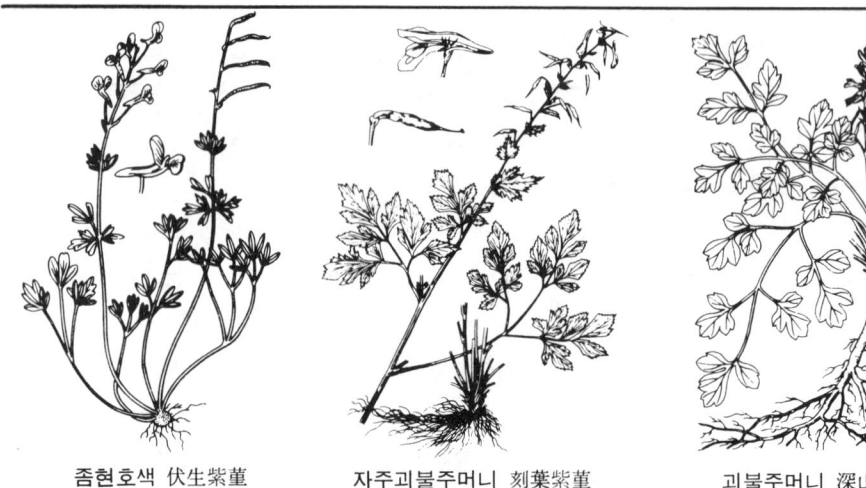

좀현호색 伏生紫菫 자주괴불주머니 刻葉紫菫 괴불주머니 深山黃菫
Corydalis decumbens *Corydalis incisa* *Corydalis pallida*

은 動物에 대하여 소위 Catalepsy(强硬症)와 같은 現象을 일으켜 動物을 나무와 같이 굳어지게 만들거나 잠만 자게 한다. 筋肉이 硬直하여 그 體位를 마음대로 바꾸면 그 姿勢를 그대로 간직한다. 이것은 基底神經節(振戰麻痺와는 다르다)이 作用한 까닭이라고 생각된다. Phenylalanine 은 이에 拮抗할 수 있다. Bulbocapnine은 血管을 擴張할 수 있어서 血管의 收縮反射를 제거할 수 있고 adrenaline, methacholine에 대한 拮抗作用이 있다.

〔藥效 主治〕 降壓, 鎭痙, 行氣, 止痛, 活血, 祛瘀의 效能이 있다. 高血壓, 半身不隨, Rhumati 性 關節炎, 坐骨神經痛, 脊髓小兒麻痺後遺症을 치료한다.【用法 用量】4.5~15g을 달여 복용하거나 粉末하여 복용한다.

자주괴불주머니 刻葉紫菫 *Corydalis incisa* (THUNB.) PERS. (=*Fumaria incisa* THUNB.)

越年生 草本으로 줄기는 곧게 서며 높이는 60 cm에 달한다. 塊根은 楕圓形에 수염뿌리가 밀생하고 根生葉은 모여 나고 葉柄이 길며 莖葉은 互生하며 2~3 회 羽狀 全裂하고 裂片은 卵狀의 쐐기 모양이며 缺刻狀의 거치가 있다. 꽃은 總狀花序로서 줄기 끝에 頂生하며 꽃이 많으며 가느다란 花柄은 缺刻 있는 쐐기 모양의 長楕圓形의 苞가 있다. 花冠은 筒狀 脣形이며 한쪽은 벌어졌고 한쪽은 距가 있다. 수술은 6 개이고 兩體이며 蒴果는 長楕圓形으로 밑으로 처지며 種子는 검은 색으로 광택이 나고 꽃은 紅紫色으로 開花期는 5 月이다. 산과 들, 나무 그늘, 축축한 곳에 나며 제주도, 전라남·북도에 分布한다.【處方用名】全草 또는 根이 紫花魚灯草이다.

紫花魚灯草(자화어정초)〈浙江天目山藥植志〉: 자주괴불주머니의 全草 또는 根으로 5~6 월경에 채취하여 햇볕에 말린다. 生것으로도 쓴다.

〔性味〕 味는 苦澁하고 性은 寒하며 有毒하다.

〔成分〕 全草에는 protopine, sanguinarine, coptisine, corysamine, corynoloxine, corynoline, isocorynoline, acetylcorynoline, acetylisocorynoline, corycavine, *l*-tetrahydrocorysamine, (+)-14-epicorynoline, corydalin 酸 methl ester, corydamine, *n*-formylcorydarine, *l*-cheilanthifoline, *l*-scoulerine, coreximine, *d*-reticuline, sinoacutine, pallidine, adlumidine, *l*-corypalmine 등 多種의 alkaloid가 含有되어 있고 또 nonacosane-10-ol, hentriacontan-1-ol 이 含有되어 있다.

〔藥理〕 Pallidine은 in vitro에서 低濃度에서도 그램陽性 및 陰性菌에 대하여 抑制作用이 있다. 體內試驗에서 그 抗感染作用은 썰파劑보다도 뛰어나다. 血液 및 組織 中에 있어서 藥物濃度는 비교적 장기간 유지되어 尿・大便에 배출되는 속도가 느리다.

〔藥效 主治〕 殺蟲, 解毒의 效能이 있다. 疥癬, 癬瘡, 惡毒蟲瘡, 刀傷, 乳痓를 치료한다.
【用法 用量】 짓찧어 바른다. 煎液으로 씻는다.

〔禁忌〕 內服은 신중을 기해야 하며 오랜 시간 동안 달여야 한다. 赤色의 꽃이 피는 것을 사용하며 黃, 白色의 꽃은 쓰지 않는다.

괴불주머니 深山黃菫 *Corydalis pallida* (THUNB.) PERS. (=*Fumaria pallida* THUNB.)
눈괴불주머니 *C. ochotensis* TURCZ.

越年生 草本으로 全體에 털이 없고 흰빛을 띠고 좋지 못한 냄새가 난다. 줄기는 크고 가지를 뻗으며 높이 50 cm 가량이다. 잎은 호생하며 葉柄이 길고 3~4 회 羽狀 分裂하고 裂片은 卵狀의 쐐기 모양으로 끝이 뽀족하며 缺刻 모양의 거치가 있다. 꽃은 黃色으로 總狀花序로서 줄기 및 가지 끝에 달리며 花冠은 길이 1.5 cm 가량이다. 한쪽은 脣形으로 입이 열렸고 한쪽에는 약간 짧은 距가 있다. 6개의 수술은 脣體이다. 蒴果는 크고 廣線形으로 염주 모양이고 약간 구부러졌으며 앞끝이 뽀족하고 가늘다. 種子는 둥글고 흑색이며 두 줄로 配列하고 밋밋하다. 開花期는 7~9 月이다. 숲 가장자리의 濕地에서 나며 제주도, 울릉도 및 中・南部地方에 분포한다.【處方用名】根이 菊花黃連이다.

菊花黃連 (국화황련)〈廣西藥植名錄〉: 괴불주머니・눈괴불주머니의 뿌리이다. 봄에 캐어 地上部位를 제거하고 깨끗이 씻어 햇볕에 말린다.

〔成分〕 괴불주머니에는 pallidine, kikemanine (*l*-corydalmine), *l*-tetrahydropalmatine, protopin, capaurimine, capaurine, sinoacutine, isoboldine, corydaline, cryptopine, *dl*-stylopine을 含有하고 잎에는 pallidine, kikemanine이 含有되어 있다. 開花期의 全草에는 sanguinarine, dihydrosanguinarin, oxysanguinarin, protopine, *l*-tetrahydropalmatine, *d*-corydaline, dehydrocorydaline, *d*-tetrahydrocorysamine, capaurimine, *l*-scoulerine, capaurine, capauridine, corysamine, coptisine, *trans*-3-etylidene-2-pyrrolidone, kikemarine등의 alkaloid가 含有되어 있으며 또 10-nonacosanol, hentriacontan-l-ol도 含有되어 있다.

〔藥理〕 Cryptopine은 protopine 系 alkaloid에, 阿片 中에 아주 微量이 含有되어 있을 뿐이나 商品의 papaverine 中에 含有된 量은 4%에 달하고 그 作用은 papaverine과 비슷하다. 其他 alkaloid의 作用은 黃連, 延胡索을 參照.

〔藥效 主治〕 淸熱, 拔毒, 消腫의 效能이 있다. 癰瘡, 熱節, 無名腫毒, 風火眼痛(急性結膜

炎)을 치료한다. 【用法 用量】 짓찧어서 붙인다.

〔禁忌〕 陰疽, 寒濕流注에는 使用을 忌한다.

현 호 색 玄胡索 *Corydalis turtschaninovii* BESS.
　　　애기현호색　*C. fumariaefolia* MAX.　　왜현호색　*C. ambigua* CHAM. et SCHLECHT.
　　　섬현호색　*C. filistipes* NAKAI　　들현호색　*C. ternata* NAKAI
　　　댓잎현호색　*C. turtschaninovii* var. *linearis* (REGEL) NAKAI

多年生 草本으로 높이는 20 cm 에 달하고 根莖은 지름이 1 cm 정도이며 속은 黃色이고 밑부분에 苞와 같은 잎이 달리고 그 葉腋에서 가지가 갈라져 나온다. 잎은 互生하고 葉柄이 길며 3개씩 1~2 회 갈라지고 裂片은 倒卵形으로서 윗부분이 깊게 또는 缺刻狀으로 갈라지며 표면은 綠色, 뒷면은 粉白色이다. 꽃은 길이 25 mm 쯤 되고 연한 紅紫色이며 5~10 개가 원줄기 끝의 總狀花序에 달리고 한쪽으로 넓게 퍼지며 距의 끝이 약간 밑으로 굽는다. 苞는 길이 1 cm 정도로 楕圓形인데 끝이 빗살처럼 깊게 갈라지며 위로 올라갈수록 작아지고 小花梗의 길이는 2 cm 정도인데 위로 올라가면서 짧아진다. 蒴果는 긴 楕圓形이며 한쪽으로 편평해지고 양끝이 좁으며 끝에 암술머리가 달려 있다. 開花期는 4 月, 結實期는 5~6 月이다. 산기슭의 약간 습기가 있는 곳에 生하고 中·北部에 분포한다. 【處方用名】 塊根이 延胡索이다.

延胡索 (연호색)〈本草拾遺〉玄胡索·元胡索: 현호색 및 同屬 近緣植物의 塊根이다. 5~6 月에 莖葉이 말라 죽은 후에 塊莖을 캐낸다. 外側의 薄皮는 끓어 버리고 물로 씻은 다음 大小로 구별하여 끓는 湯水에 넣고 아래위로 저어가면서 內部의 白心이 없어지고 黃色이 될 때까지 삶아지면 건져내어 햇볕에 말린다. 완전히 乾燥되면 通風이 잘 되는 곳에 濕氣나 蟲害를 받지 않도록 저장한다.

〔藥材〕 乾燥된 塊莖은 불규칙하고 편평한 球形이며 지름은 1~2 cm, 表面은 黃色 또는 黃褐色이다. 質은 단단하면서 부스러지기 쉽고 斷面은 黃色이며 角質에 蠟과 같은 광택이 있다. 無臭에 味는 쓰다. 塊莖이 肥大하고 質이 단단하고 黃色이며 속이 黃色이면서 광택이 있는 것이 良品이라고 한다. 塊莖이 작고 灰白色에 속이 白色이면 質이 낮은 것이다. 【修治】《延胡索》挾雜物을 제거하고 물에 담갔다가 씻어서 건져 塊莖의 內外에 濕氣가 균일하게 되면 잘게 썰거나 찧어서 쓴다. 《醋延胡索》精選한 塊莖을 醋에 담가 醋가 속까지 스며들면 약한 불로 乾燥될 정도로 볶는다. 또는 精選한 延胡索에 醋를 혼합하여 醋가 완전히 스며들 정도로 쪄서 말린다 (延胡索 500 g : 醋 100 g 의 비율).

〔性味 歸經〕 味는 辛苦하고 性은 溫하다. 肝, 胃經에 들어간다.

〔成分〕 塊莖에서 추출되는 alkaloid 는 10 餘 種으로 그 중 확인된 것은 corydaline, *dl*-tetrahydropalmatine, conadine, protopine, *l* 및 *dl*-tetrahydro coptisine, *l*-isocorypalmine, corybulbine, β-homochelidonine, coptisine, dehydrocorydaline, *l*-coryclamine, dehydrocorydalmine 등이다.

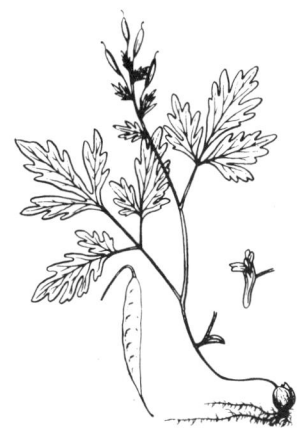 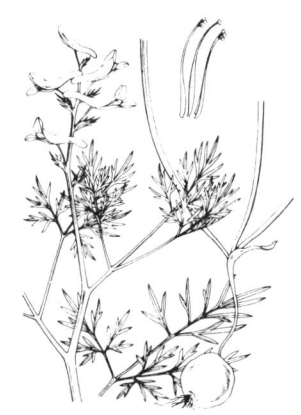 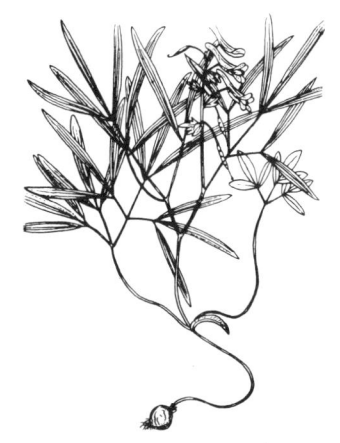

| 현호색 玄胡索 | 애기현호색 | 댓잎현호색 |
| Corydalis turtschaninovii | Corydalis fumariaefolia | Corydalis turtschaninovii var. linearis |

〔藥理〕 1. 中樞神經系에 대한 作用: ① 止痛―확실한 鎭痛作用이 있는데 粉劑의 鎭痛效果는 阿片의 약 1/100 이다. 各種 劑型 中에서 alcohol extract 劑와 醋抽出流動 extract 劑의 作用이 가장 강하다. 毒性은 醋抽出製劑가 가장 강하므로 臨床에 있어서는 粉劑나 alcohol extract 劑를 쓰는 것이 가장 좋다. ② Morphine 의 鎭痛效果를 100이라고 하면 延胡索의 總 alkaloid 는 40, 漢防己의 總 alkaloid 는 약 13 이다. 兩者를 동시에 사용하여도 鎭痛效力은 증강하지 않고 오히려 약화된다. ③ 催眠, 鎭靜과 安定作用―Tetrahydro palmatine 의 投與量이 비교적 많을 때는 토끼, 개, 원숭이에 대하여 확실한 催眠作用이 있다. 그러나 感覺은 남아 있어서 쉽게 覺醒된다. 개에 皮下注射 後 5~20 分에 잠이 들고 80 分 동안 지속된다. 여러 번 投與하면 상당한 耐性이 생긴다. ④ 기타 作用―Tetrahydoropalmatine 은 strychnine 의 痙攣發生을 억제하지 못하나 pentylenetetrazol 의 痙攣作用은 抑制한다. 그러나 電氣 schock 의 發生에는 對抗할 수 없다. Phenytoin Na 의 電氣 schock 에 對抗하는 작용을 조금 도울 수 있다. 개에 대하여서는 가벼운 中樞性 鎭吐作用이 있고 Rat 에 대해서는 體溫을 조금 저하시킬 수 있다.

2. 胃腸에 대한 作用: Tetrahydoropalmatine 을 개에 皮下注射하여도 胃液의 分泌量에 현저한 영향은 없으나 大量을 쓰면 胃液의 總分泌量이 현저하게 감소하고 胃液의 酸性度와 消化力이 확실히 저하한다. 건강한 사람에게는 延胡索의 浸出劑를 10g 服用시켜도 胃腸의 運動에는 큰 영향이 없다.

3. 內分泌腺에 대한 作用: Tetrahydropalmatine 은 Rat 의 下垂體의 ACTH 分泌를 촉진하고 그 作用部位는 視床下部라고 생각된다. Mouse 의 胸腺萎縮法에서도 이 작용이 있다는 것이 증명되었다. 연속하여 注射를 하면 甲狀腺의 重量이 확실히 증가하고 甲狀腺의 기능에도 영향을 준다. 또 Mouse 에 매일 注射를 하면 發情周期를 억제한다.

4. 吸收, 分布와 排出: Mouse 에 tetrahydropalmatine 을 經口投與하면 빠르고 완전하게 吸收된다. Rat 에 皮下注射를 하면 1 시간 後에 主로 肺, 肝臟, 腎臟, 脾臟 및 脂肪에 분포되지만 心臟, 血液 및 腦에 함유된 量은 비교적 적다. 토끼의 腹腔 內에 注射한 後 24 시간 내에

原形의 狀態로 尿와 糞으로 排出되는 것은 매우 적은 量에 지나지 않는다.

〔藥效 主治〕 活血, 散瘀, 理氣, 鎭痛의 效能이 있다. 心·腹·腰·膝의 諸痛, 月經不順, 癥瘕, 崩中, 産後血暈, 惡露持續, 打撲傷 등을 치료한다. 【用法 用量】4.5~6g을 달여 服用한다. 또는 丸劑, 散劑로 하여 사용한다.

〔禁忌〕 姙婦에는 忌한다. 月經 前期(頻發月經)· 및 모든 血熱病, 産後血虛, 또는 經水減少, 不利, 氣虛疼痛에도 忌한다.

금 낭 화 荷包牡丹 *Dicentra spectabilis* (L.) LEM.

多年生 草本으로 높이 30~60 cm쯤 된다. 根莖은 굵고 크다. 잎은 對生하고 葉柄이 길고 3回羽狀 複葉이다. 小葉身은 倒卵形인데 깊게 째어졌고 밑부분은 楔形으로 되었다. 總狀花序가 頂生하고 꽃은 한쪽으로 달려서 구부러져 있다. 花柄에는 苞가 2개 있고 꽃받침잎은 작고 비늘모양에 狹卵形이고 꽃잎은 4개인데 內外 2輪이 되어 交互로 配列되었다. 外側의 꽃잎은 약간 合着하여 心臟形을 이루고 밑부분은 볼록해져서 주머니 모양이고 上部의 2개에는 짧은 距가 있고 淡紅色이다. 內側의 꽃잎은 가늘고 길게 튀어나왔고 粉白色이며 암술과 수술을 싸고 있다. 수술은 多數가 2體를 이루고 있다. 花柱는 가늘고 길며 柱頭는 세로 두 개로 갈라졌고 子房은 上位 1室이다. 蒴果는 가는 楕圓形, 種子는 細小하고 冠毛가 있다. 開花期는 5~6月이다. 설악산 지역에 자라며 觀賞用으로 심는다. 【處方用名】根莖이 荷包牡丹根이다.

荷包牡丹根 (하포모단근)〈採藥書〉: 금낭화의 根莖이다.

〔性味〕 味는 辛하고 性은 溫하다.

〔成分〕 全株에 cryptopine, protopine, sanguinarine, coptisine, chelerythrine, chelirubine, chelilutine 및 cheilanthifoline, scoulerine, reticuline 등이 含有되어 있다.

〔藥效 主治〕 祛風, 和血散血, 消瘡毒의 효능이 있다. 뿌리로 汁을 내어 술에 타 마시면 매우 醉하는데 이것은 金瘡의 聖藥이다.

장 미 (薔薇) 目 Rosales

돈 나 무 (海桐花) 과 **Pittosporaceae**

돈 나 무 (섬음나무) 七里香 *Pittosporum tobira* (THUNB.) AIT.
　　　　　　　　(=*Euonymus tobira* THUNB.)

常綠活葉灌木으로 높이 2~3m이고 가지에 털이 없으며 뿌리는 껍질에서 냄새가 난다. 잎은 互生하고 가지 끝에 모여 달리고 두꺼우며 표면은 짙은 綠色이고 潤彩가 있고 長楕圓 또는 倒卵形이며 끝은 날카롭고 밑은 쐐기 모양이며 거치가 없고 밖으로 젖혀졌으며 革質이다. 꽃은 繖房花序로서 頂生하며 白色 또는 黃色이고 향기롭다. 꽃받침잎은 卵形으로서 수술과 더불어

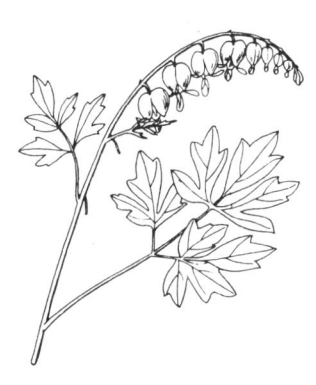
금낭화 荷包牡丹
Dicentra spectabilis

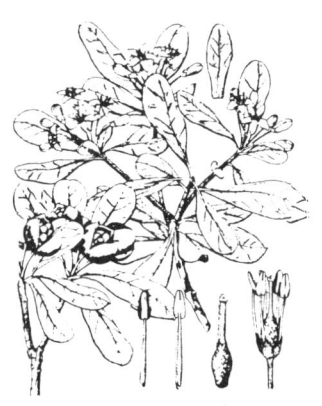
돈나무 七里香
Pittosporum tobira

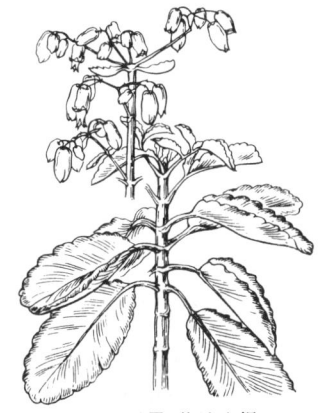
세이론돌나물 落地生根
Bryophyllum pinnatum

각각 5개이며 꽃잎은 白色에서 黃色으로 되고 5개이며 주걱 모양이고 향기가 있다. 蒴果는 圓形 또는 넓은 楕圓形이며 길이 1.2cm 정도로서 짧은 털이 밀생하고 연한 綠色이며 3개로 갈라져서 赤色 種子가 나온다. 開花期는 5～6月, 10月에 성숙한다. 바닷가의 산기슭에 나며 제주도, 全南北, 慶南에 분포한다.【處方用名】枝葉 및 皮가 七里香이다.

七里香(칠리향) : 돈나무의 枝葉 및 껍질로 年中 採取가 가능하나 겨울에서 가을에 採取한 것이 좋고 햇볕에 乾燥한다.

〔**性味 歸經**〕 味는 酸鹹하고 性은 寒하다. 肝, 腎經에 들어간다.

〔**藥效 主治**〕 降壓, 活血, 消腫의 효능이 있다. 高血壓, 動脈硬化, 骨節痛, 濕疹, 腫毒을 치료한다.【用法 用量】6～18g을 달여서 服用한다. 〈外用〉煎液으로 환부를 씻어내고 짓찧어서 붙인다.

돌 나 물 (景天) 과 Crassulaceae

세이론돌나물 落地生根 *Bryophyllum pinnatum* (L.f.) OKEN (= *B. calycinum* SALISB.)

多年生의 多肉質草本으로 높이는 1m에 達한다. 줄기는 곧게 자라고 마디가 있고 下部는 灰色에 약간 木質化하였고 上部는 紫紅色, 淡紅色이며 楕圓形의 皮目이 빈틈없이 나 있다. 잎은 對生하고 單葉 또는 羽狀複葉이다. 複葉은 楕圓形의 小葉이 3～5개 있다. 聚纖花序는 가지의 끝이나 또는 葉腋에서 나오고 兩性花가 달린다. 苞片은 2개, 꽃받침잎은 筒狀으로 겉에 紫色의 斑紋이 있고 끝에서 4裂하였다. 꽃잎은 병 모양으로 밑부분은 球形, 上部는 볼록하고 끝에서 4개로 갈라졌다. 수술은 8개가 2輪을 이루었고 암술은 4개, 子房은 綠色, 花柱는 길이가 고르지 않고 頭柱는 불분명하다. 袋果는 4개, 種子는 多數이다. 開花期는 2～5月, 結實期는 3～6月이다. 中國의 광동, 광서, 복건, 대만등에 분포한다.【處方用名】全草 또는 根이 落地生根이다.

落地生根 (낙지생근) 〈嶺南採藥論〉: 세이론돌나물의 全草 또는 뿌리로 年中 수시로 採取한다.

〔性味 歸經〕 味는 酸하고 性은 寒하다. 肺, 腎經에 들어간다.

〔成分〕 잎에는 사과酸, 枸橼酸, isocitric acid, fumal酸, vitamin C, quercetin-3-diarabinoside, kaempferol-3-glucoside가 含有되어 있다. 또 α- 및 β-amyrin, sitosterol 등이 함유되어 있다.

〔藥效 主治〕 凉血, 止血, 消腫, 解毒의 효능이 있다. 吐血, 刀傷出血, 胃痛, 關節痛, 咽喉腫痛, 急性乳腺炎, 疣瘡, 潰瘍, 火傷 등을 치료한다. 【用法 用量】新鮮한 잎은 30~60g, 뿌리는 3~6g을 달여 服用한다. 〈外用〉 짓찧어서 患部에 붙이거나 또는 生汁을 내어 汁을 햇볕에 말려 粉末을 만들어 傷處에 뿌린다. 또는 生汁으로 양치질을 한다.

〔禁忌〕 脾胃虛寒者는 忌한다.

바 위 솔 瓦松 *Orostachys japonicus* A. BERGER (=*Sedum erubescens* (MAXIM.) OHWI)
둥근바위솔 *O. malacophllyus* FISCH.

多年生 多肉質 草本으로서 줄기는 약간 비스듬히 자라며 높이 30 cm 내외이다. 全體는 粉綠色이고 根生葉은 로제트形으로 퍼지며 끝은 굳어서 가시처럼 되고 원줄기에 잎이 다닥다닥 달리며 葉柄이 없고, 여름철에 나오는 莖生葉은 끝이 굳어지지 않고 뾰족한 披針形이다. 穗狀花序는 길이 6~15 cm 花梗이 없는 꽃이 密着하는데 苞는 披針形, 꽃받침잎은 5개로서 披針形에 연한 綠色, 꽃잎은 5개로서 끝이 날카로운 披針形이고 길이 6 mm 정도이다. 수술은 10 개이고 꽃잎보다 길고 子房이 5개, 꽃밥은 赤色이지만 차차 黑色이 된다. 열매는 袋果이다. 開花期는 9月이고 열매가 익으면 말라 죽는다. 山地의 바위 위나 古瓦家의 기왓장에 붙어서 나며 全國에 분포한다. 【處方用名】全草가 瓦松이다.

瓦 松 (와송) 〈唐本草〉: 바위솔의 全草로 여름, 가을철에 全株를 뿌리째 뽑아서 뿌리와 挾雜物을 제거하고 햇볕에 말린다.

〔性味 歸經〕 味는 酸 苦하고 性은 凉하다. 肺, 肝經에 들어간다.

〔成分〕 多量의 蓚酸이 含有되어 있다.

〔藥理〕 痲醉한 개와 토끼에 黃花瓦松 *O. spinosus* (L.) C.A. MEY.의 流動 extract를 靜脈注射하였더니 처음에 血壓이 올라가더니 뒤에 내려갔다가 곧 회복되었다. 두꺼비의 摘出心臟에 사용하였더니 收縮이 강해지고 心拍數는 감소하였고 토끼의 摘出腸에서는 興奮作用이 확실히 나타났다. 人工으로 發熱시킨 토끼에 流動 extract를 皮下注射하였더니 解熱作用이 확실히 나타났고 Mouse에 生藥 50~100g/kg의 流動 extract를 注射하였더니 죽었다.

〔藥效 主治〕 淸熱, 解毒, 止血, 利濕, 消腫의 효능이 있다. 吐血, 鼻出血, 血痢, 肝炎, 말라리아, 熱淋, 痔疾, 濕疹, 癰毒, 疔, 火傷 등을 치료한다. 【用法 用量】3~9g을 달여서 服用하거나 生汁을 내어 服用한다. 또는 丸劑로 쓰기로 한다. 〈外用〉 짓찧어서 붙이거나 煎液으로

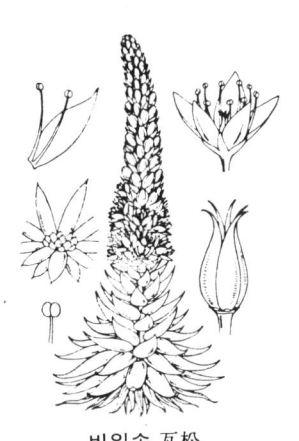
바위솔 瓦松
Orostachys japonicus

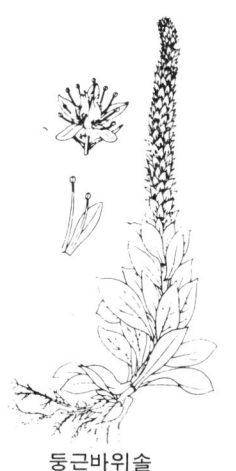
둥근바위솔
Orostachys malacophllyus

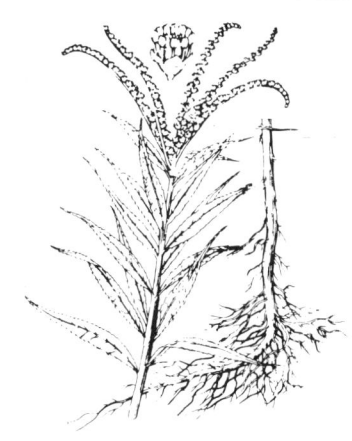
낙지다리 擔根菜
Penthorum chinense

씻는다. 또는 약성이 남을 정도로 태워 粉末로 調合하여 붙인다.
〔禁忌〕 脾胃虛寒者는 服用을 忌한다.

낙지다리 擔根菜 *Penthorum chinense* PURSH

多年生 草本으로 높이 30~70 cm에 달하고 全體에 털이 없고 光澤이 있으며 줄기와 뿌리가 紫紅色이다. 잎은 互生하며 披針形, 혹은 좁은 楕圓形으로 葉柄은 없고 끝은 날카롭고 뽀족하며 밑은 좁고 가장자리에 가는 톱니가 있고 膜質이다. 꽃은 黃白色, 總狀花序는 2~3回 分枝하여 한쪽으로 치우쳤고 맨 끝은 구부러지고 花柄은 매우 짧다. 꽃받침은 5개로 갈라지고 밑부분은 接合하였고 裂片은 三角狀 卵形이고 꽃잎은 線形 또는 긴 주격形이다. 수술은 10개로서 꽃받침보다 길고 心皮는 5개, 柱頭는 頭狀, 胚珠는 多數이다. 蒴果는 5室이며 아래쪽이 合體하고 성숙하면 心皮와 분리되는 곳이 裂開하여 種子가 나온다. 種子는 매우 작고 紅色인데 多數이다. 開花期는 7月이다. 들판의 축축한 땅에서 나고 全國에 분포한다. 【處方用名】全草가 水澤蘭이다.

水澤蘭(수택란)〈貴州民間藥物〉水滓藍·水楊柳: 낙지다리의 全草이다. 가을 以後에 全草를 베어서 햇볕에 말린다.
〔性味 歸經〕 味는 甘하고 性은 溫하다. 心, 腎經에 들어간다.
〔藥效 主治〕 活血, 行水의 效能이 있다. 月經閉止, 水腫, 血崩(子宮出血), 帶下, 打撲傷을 치료한다. 【用法 用量】15~30 g을 달여서 服用한다. 〈外用〉짓찧어서 붙인다.

가는기린초 景天三七 *Sedum aizoon* L.

多年生 多肉草本으로 굵은 根莖에서 줄기가 2~3개 나와서 20~50 cm쯤 자란다. 잎은 互生 혹은 對生하며 廣卵形 내지 倒披針形이고 끝은 뽀족하거나 뭉툭하며 가장자리에는 둔한 톱

니가 있고 밑부분은 점차로 좁아지고 잎면은 반드러우며 光澤이 있거나 약간 乳頭狀의 突起가 있어서 까끌까끌하다. 繖房聚繖花序가 頂生하고 無柄 또는 無柄에 가깝다. 꽃받침잎은 5개로 長短이 고르지 않고 긴 것은 꽃잎의 1/2, 꽃잎도 5개로서 黃色에 楕圓狀 披針形, 수술은 10개로 꽃잎보다 약간 짧다. 心皮는 5개, 열려진 상태에 밑부분은 連結되어 있다. 蓇葖은 5개이고 星狀으로 配列되었고 種子는 미끄럽고 가장자리에 날개가 붙어 있고 끝이 조금 넓어졌다. 開花期는 8~9月, 結實期는 9~10月이다. 山地의 풀밭에 나며 全國 各地에 분포한다. 【處方用名】① 全草는 景天三七 ② 根은 景天三七根이다.

❶ **景天三七** (경천삼칠)〈江蘇藥材志〉土三七: 가는기린초의 全草로 8~9月 開花 時에 채취하여 햇볕에 말린다.

〔**性味**〕味는 甘 微酸하며 性은 平하다.

〔**成分**〕全草에는 alkaloid(1.4 mg/kg 新鮮者), oleanol 酸, sitosterol, sedoheptulose, 蔗糖, 果糖, 蛋白質이 함유되어 있다. 이외에 flavonoid 類와 有機酸이 함유되어 있다.

〔**藥理**〕景天三七 注射液(水로 抽出, alcohol을 가하여 沈澱을 제거), 景天三七 白色結晶 注射液(有機酸이라고 생각된다)을 Mouse(腹腔), 토끼(靜脈)에 注射하면 血液凝固 時間(毛細血管法에 의함)이 27% 또는 50%까지 短縮된다. Syrup 劑를 토끼의 胃에 灌入하여도 血液凝固時間이 60%, 出血 時間은 37%가 短縮된다.

〔**藥效 主治**〕止血, 化瘀의 效能이 있다. 吐血, 鼻出血, 血便, 血尿, 崩漏, 打撲傷을 치료한다. 【用法 用量】9~15g(신선한 것 60~90g)을 달여서 服用한다. 〈外用〉짓찧어서 塗布한다.

❷ **景天三七根** (경천삼칠근)〈中國藥植圖鑑〉: 가는기린초의 뿌리로 年中 수시로 캐서 쓰지만 늦가을에서 다음해 봄 사이에 採取한 것이 良品이다.

〔**成分**〕뿌리에는 alkaloid, tannin, 澱粉, arbutin이 含有되어 있다.

〔**藥效 主治**〕止血, 消腫, 止痛의 效能이 있다. 吐血, 鼻出血, 外傷出血, 筋肉外傷에 의한 痛症 등을 치료한다. 【用法 用量】달여서 服用한다. 〈外用〉짓찧어서 患部에 붙인다.

꿩의비름 景天 *Sedum erythrostictum* MIQ. (= *S. alboroseum* BAK.)

큰꿩의비름 *S. spectabile* BOREAU

多年生 草本으로 원줄기는 둥글고 粉白色을 띤다. 줄기는 圓柱形으로 곧게 자라며 높이 30~90 cm 이고 分枝하지 않는다. 잎은 對生 또는 互生하고 肉質이고 楕圓形 또는 倒卵形으로 길이 6~10 cm, 나비 3~4 cm 로서 양끝이 차차 좁아지며 가장자리에는 톱니가 드문드문 나 있고 無柄이다. 繖房花序는 頂生하였고 꽃은 밀생하였는데 지름 1 cm, 花柄은 비교적 짧고 때로는 꽃과 길이가 같다. 꽃받침잎은 5개로 披針形, 꽃잎도 5개로 白色 또는 桃花色, 수술은 10개, 心皮는 5개가 곧게 섰고 밑부분은 分離되었다. 山間의 草地, 溪谷 등에 나며 南·中·北部에 분포한다. 【處方用名】全草가 景天이다.

景 天 (경천)〈神農本草經〉戒火·火母·據火·救火·愼火草: 꿩의비름·큰꿩의비름의 全草

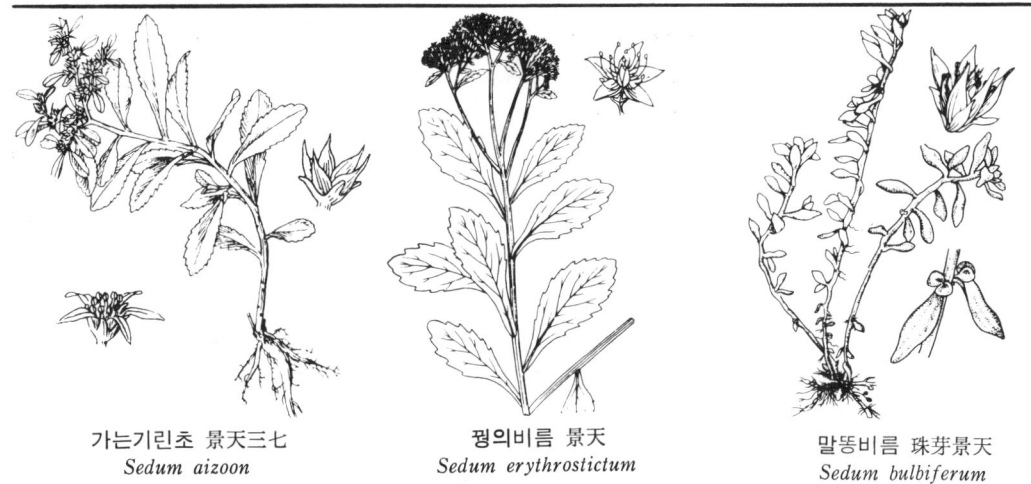

가는기린초 景天三七
Sedum aizoon

꿩의비름 景天
Sedum erythrostictum

말똥비름 珠芽景天
Sedum bulbiferum

로 7~8月에 採取한다.

〔性味 歸經〕 味는 苦 酸하고 性은 寒하다. 手少陰經, 肝經에 들어간다.

〔成分〕 잎에서 sedoheptulose가 檢出되었다.

〔藥效 主治〕 淸熱, 解毒, 止血의 效能이 있다. 丹毒, 遊風, 煩熱, 驚狂, 喀血, 吐血, 疔瘡, 腫毒, 風疹, 漆瘡, 目充血疼痛, 外傷出血 등을 치료한다. 【用法 用量】 15~30g을 달여서 服用하거나 汁을 내어 服用하며 또는 散劑로 服用한다. 〈外用〉 짓찧어서 붙이거나 煎液으로 씻는다.

〔禁忌〕 脾胃虛寒者, 모든 寒濕症, 惡寒喜熱者에는 忌한다.

말똥비름 珠芽景天 Sedum bulbiferum MAKINO (=S. lineare var. floribundum MIQ.)

二年生 肉質草本으로 높이 7~22 cm, 전체가 부드럽고 약하며 원줄기의 밑부분이 옆으로 뻗으면서 마디에서 뿌리가 내린다. 잎은 원줄기의 아랫부분의 것은 對生하고 葉柄이 짧고 卵形인데 윗부분의 잎은 互生하며 주걱형이고 잎 밑부분이 점차로 좁아져서 葉柄이 없어지고 끝이 둔하다. 葉腋에는 작은 球形에 지름 약 3 mm의 鱗芽가 붙어 있다. 聚繖花序는 頂生하고 花柄은 없다. 꽃받침잎은 5개로 廣披針形, 꽃잎도 5개로 披針形 또는 廣卵形에 黃色이다. 수술은 5개, 心皮가 5개인데 成熟한 心皮는 길이 4~6 mm로서 밑부분이 붙어 있다. 袋果, 種子는 楕圓形에 乳頭狀 突起가 있다. 보통은 열매가 맺히지 않고 葉腋에 있는 肉芽로 번식한다. 논밭 근처에서 자라고 全國 各地에 분포한다. 【處方用名】 全草가 小箭草이다.

小箭草 (소전초)〈四川中藥志〉: 말똥비름의 全草이다.

〔性味〕 味는 澀하고 性은 凉하며 無毒하다.

〔成分〕 Triterpenoid로서 δ-amyrenone과 δ-amyrenol이 함유되어 있다.

〔藥效 主治〕 散寒, 理氣의 效能이 있다. 寒熱瘧疾, 食積腹痛, 風濕癱瘓(류머티즘에 의한 半身不隨), 瘟疫發疹(急性 傳染病의 發疹)을 치료한다. 【用法 用量】 12~24g을 달여서 服用하거

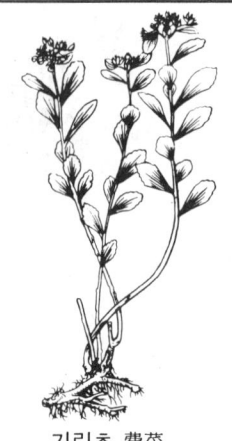 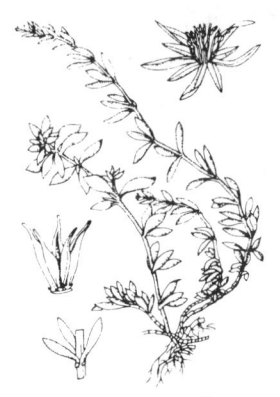 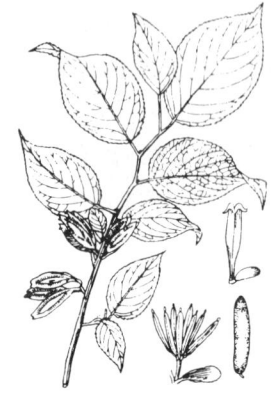 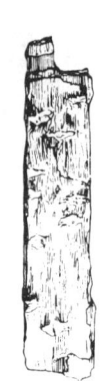

기린초 費菜
Sedum kamtschaticum

돌나물 垂盆草
Sedum sarmentosum

두충나무 杜冲
Eucommia ulmoides

杜冲藥材

나 술에 담가 服用한다.

기린초 費菜 *Sedum kamtschaticum* FISCH.   속리기린초 *S. zokuriense* NAKAI

多年生 多肉質草本으로 根莖은 굵고 木質이며 줄기는 곧게 자라고 높이 5～30 cm 이고, 圓柱形에 無毛이다. 잎은 互生하며 倒卵形이거나 長楕圓形인데 中間部 이상이 넓어져서 끝은 약간 圓形이고 밑부분은 쐐기形, 가장자리의 끝부분에 톱니가 있고 거의 無柄이다. 聚繖花序는 頂生하고 꽃받침잎은 5개로 披針形에 끝이 뭉툭하며 꽃잎은 橙黃色으로 披針形이고 5개이다. 수술이 10개, 암술은 5개가 離生하는데 수술보다 약간 길다. 果實의 蓇葖이 5개이고 별 모양으로 나란히 서서 벌어져 있다. 種子는 褐色이다. 開花期는 6～7月이다. 山地의 바위 위 또는 냇가에 자라고 中・北部에 분포한다. 【處方用名】 全草 또는 뿌리가 費菜이다.

費　菜 (비채) 〈救荒本草〉: 기린초・속리기린초의 全草 또는 뿌리로 봄, 가을에 採取하여 신선한 것을 쓰거나 또는 햇볕에 말린다.

〔性味 歸經〕 味는 酸하고 性은 平하다. 心, 肝, 脾經에 들어 간다.

〔成分〕 全草에는 aesculin, myricitrin, hyperin, isomyricitrin, gossypetin, gossypin, quercetin, kaempferol이 함유되어 있다.

〔藥效 主治〕 活血, 止血, 利濕, 消腫, 寧心, 解毒의 效能이 있다. 打撲傷, 咳嗽時 出血, 吐血, 血便, 心悸, 癰腫을 치료한다. 【用法 用量】 4.5～9 g(신선한 것은 30～60 g)을 달여 服用한다. 〈外用〉 짓찧어서 붙인다.

〔禁忌〕 胃腸虛弱者, 軟便者는 服用을 忌한다.

돌 나 물 垂盆草 *Sedum sarmentosum* BUNGE (=*S. lineare* var. *contractum* MIQ.)

多年生 多肉質草本으로 줄기는 淡紅色에 가지는 가늘고 땅 위로 뻗으며 줄기의 각 마디에서 뿌리를 낸다. 잎은 3개씩 輪生하고 倒披針形 내지는 楕圓形, 양끝은 뾰족하고 밑부분은 楔形

으로 줄기에 따라 半圓形으로 뻗어서 귀 모양이 되며 밋밋하다. 꽃은 편평하고 넓게 퍼져서 두 개로 갈라진 聚繖花序를 이룬다. 꽃은 黃色이고 꽃받침잎은 5개이고 綠色이다. 꽃잎도 5개, 수술은 10개, 葯은 狹卵形 또는 긴 楕圓形이며 花絲는 가늘고 길며 心皮는 5개이고 약간 벌어져 있다. 열매는 袋果이고 種子는 가늘고 卵形이며 날개는 없고 가는 乳頭狀의 돌기가 있다. 開花期는 5~6月이다. 산골짜기, 들판의 약간 습기가 있는 곳에 나며 全國에 분포한다. 【處方用名】全草가 石指甲이다.

石指甲 (석지갑) 〈本草綱目拾遺〉 石上菜・半枝蓮・瓜子草・佛指甲・狗牙草: 돌나물의 全草이다.
〔性味 歸經〕 味는 甘淡하고 性은 凉하다. 肝, 肺經에 들어간다.
〔成分〕 全草에는 肝炎治療의 有效成分인 sarmentosin이 함유되어 있다. 또 n-methyl-pelletierine keton 등의 alkaloid, sedoheptulose, 蔗糖, 果糖도 함유되어 있다.
〔藥效 主治〕 淸熱, 消腫, 解毒의 效能이 있다. 咽喉腫痛, 肝炎, 熱로 인한 小便困難, 癰腫, 火傷, 蛇・蟲咬傷을 치료한다. 【用法 用量】16~30g을 달여 복용한다. 〈外用〉짓찧어서 붙인다.

두　충 (杜冲) 과　Eucommiaceae

두충나무 杜冲　*Eucommia ulmoides* OLIV.

落葉喬木으로 높이 20m에 달한다. 小枝는 미끄럽고 光澤이 있고 黃褐色에 편평한 髓가 있다. 껍질, 가지, 잎에는 모두 膠質이 含有되어 있다. 單葉이 互生하며 楕圓形이거나 卵形 끝은 날카롭고 밑부분은 넓은 楔形, 가장자리에는 톱니가 있다. 어린 잎의 윗면에는 유모가 성기게 나 있고 뒷면에는 털이 조금 밀생하였고, 古葉의 윗면은 반들반들하고 光澤이 있고 뒷면은 葉脈 部分에로 털이 성기게 나 있다. 葉柄은 길이 1~2cm, 꽃은 單性 二家花로 잎과 동시 혹은 잎보다 약간 먼저 피며 一年枝의 밑부분 苞片의 腋에 붙으며 花柄은 있으나 花被는 없다. 수꽃은 6~10개의 수술이 있고 암꽃에는 길게 뻗은 子房이 있고 子房은 1室 끝에서 두 갈래로 갈라진 花柱가 있다. 翼果는 卵狀 楕圓形에 편평하고 끝이 오목하게 들어갔고 안에 種子가 1개 있다. 開花期는 4~5月, 結實期는 9月이다. 中國 原産의 藥用植物로서 各地에서 栽植한다. 【處方用名】① 樹皮는 杜冲 ② 어린 잎은 檰芽이다.

❶ **杜　冲** (두충) 〈神農本草經〉 思仙・木綿・思仲・檰・石思仙: 두충나무의 樹皮로 4月 상순에서 6月 중순 사이에 12~15年 이상된 樹皮를 벗겨 粗皮를 제거하고 햇볕에 말려 通風이 잘 되는 곳에 두고 乾燥한다. 【修治】《杜冲》粗皮를 제거하고 깨끗이 씻어 적당히 축축할 때 썰어서 햇볕에 말린다. 《鹽杜冲》食鹽 適量을 끓는 물에 녹여서 가늘게 썬 杜冲을 넣어 소금물이 충분히 스며들면 약한 불로 살짝 그을릴 정도로 볶아서 通風이 잘 되는 곳에서 건조시킨다(杜冲 500g : 食鹽 15g의 비율로 한다). 杜冲을 볶으면 杜冲膠가 파괴되어 유효성분이 煎出되기 쉽다. 또는 薑汁, 酒, 蜜로도 볶는다.

〔性味 歸經〕 味는 甘微辛하고 性은 溫하다. 肝, 腎經에 들어간다.

〔成分〕 樹皮에는 gutta-percha가 6~10% 含有되었고 根皮에는 10~12%가 含有되었는데 이것은 ethylalcohol에는 잘 溶解되지만 물에는 溶解되지 않는 硬性植物性 gum質이다. 이외에 配糖體 0.142 mg%, alkaloid 0.066 mg%, pectin 6.5 mg%, 脂肪 2.9 mg%, 樹脂 1.76 mg%, 有機酸 0.25 mg%, ketose(加水分解前 2.15 mg%, 加水分解後 3.5 mg%), vitamin C 20.7 mg%, aldose, chlorogen酸이 함유되었다. 種子에 함유된 脂肪油를 構成하는 脂肪酸은 linolen酸 67.38%, linol酸 9.97%, olein酸 15.81%, stearin酸 2.15%, palmitin酸 4.68%이다. 果實에 함유되어 있는 膠質의 量은 27%에 달하는데 ethylalcohol, aceton 등의 有機溶劑에는 잘 녹는다.

〔藥理〕 1. 降壓作用 : 樹皮의 抽出物과 煎劑에는 持久性이 있는 降壓作用이 있다. Extract 製劑 5 ml(生藥 1~2 g)을 마취한 개에 靜脈注射하였더니 현저한 降壓作用이 나타나고 2~3시간 지속하여 速成耐性現象이 일어난다. 杜冲의 修治와 劑型에 따라 降壓作用에 어느 程度 영향이 있다. 煎劑의 作用은 tincture 劑보다 강하고 볶은 杜冲은 生杜冲보다 강하다.

2. 利尿作用 : 杜冲의 各種 製劑는 마취한 개에 대하여 利尿作用이 있고 速成耐性現象도 나타나지 않았다. 杜冲에는 kalium 0.4%가 含有되어 있는데 利尿作用은 kalium 과 관계가 있는 것으로 추측된다.

3. 기타 作用 : 臨床에서 杜冲의 浸劑를 사용하면 高血壓 患者의 血壓을 내려주고 眩暈, 不眠 등의 症狀을 개선해 준다.

〔毒性〕 杜冲의 毒性은 매우 낮다. 煎劑 15~25 g을 토끼의 胃中으로 유입하여도 가벼운 抑制作用이 나타났을 뿐 中毒症狀은 전혀 나타나지 않았다.

〔藥效 主治〕 補肝, 補腎, 强筋骨, 安胎의 效能이 있다. 腰背酸痛, 足膝痿弱(膝瘑痺), 小便餘瀝(殘尿), 陰下濕瘁, 胎漏欲墮(女子의 不正出血, 早流產), 高血壓을 치료한다. 【用法 用量】 9~15 g을 달여서 服用한다. 또는 술에 담가 복용하거나 丸劑나 散劑로 服用한다.

〔禁忌〕 陰虛火旺者의 服用에는 주의를 要한다. 腎虛, 火熾者는 忌한다.

❷ 榊 芽 (면아) 〈圖經本草〉 : 두충나무의 처음 나온 어린 잎이다.

〔成分〕 잎에는 guttapercha 약 3%, alkaloid 0.028%, glucoside 0.072%, pectin 7.3%, 脂肪 2.2%, 樹脂 1.48%, 有機酸 1.49%, ketose(加水分解前 3.6%, 加水分解 後 5.2%), aldose 0.95%, vitamin C 48 mg%와 caffeine酸, chlorogen酸, tannin이 含有되어 있다. 配糖體 중에는 aucubin이 있고 樹脂 중에는 phytosterol, 有機酸 중에는 사과酸, 酒石酸, fumal酸 등이 들어 있다.

〔藥效 主治〕 風毒脚氣와 久積風冷, 腸痔下血을 치료한다. 건조하여 粉末하거나 湯劑로 하여 服用한다.

배 나 무 (梨) 과 Malaceae

명자나무 貼梗海棠 *Chaenomeles speciosa* (SWEET) NAKAI (=*C. lagenaria* (LOISEL) KOIDZ.)
풀명자나무 日本木瓜 *C. japonica* (THUNB.) SPACH. (=*C. maulei* (MAST) LAVALLÉE)
참명자나무 木桃 *C. lagenaria* (LOISEL) KOIDZ. var. *cathayensis* (HEMSL.) REHD.

落葉灌木으로 높이 1~2m에 達하고 가지는 褐色이며 끝이 가시로 변한 것도 있다. 잎은 互生하며 楕圓形 또는 긴 楕圓形이고 양끝이 뽀족하고 가장자리에 잔 톱니가 있고 葉柄이 짧다. 托葉은 卵形 또는 披針形으로서 일찍 떨어진다. 꽃은 연한 紅色이며 單性으로 지름 2.5~3.5cm이며 짧은 가지에 1개씩 또는 여러 개가 달리고 雄性花의 子房은 여위고 雌性花의 子房은 살이 찌고 크게 자라며 小花梗은 짧다. 꽃받침은 짧고 종 모양 또는 통 모양이고 5개로 갈라지며 裂片은 끝이 둥글다. 꽃잎은 圓形 또는 倒卵形 혹은 楕圓形이며 밑부분은 뽀족하다. 수술은 길이 7~8mm로서 수술대에는 털이 없고 꽃밥은 黃色이다. 암술대는 5개, 열매는 타원형이며 길이 10cm 정도이다. 開花期는 4~5月, 結實期는 9~10月이다. 中國 産으로 人家부근에 栽植한다. 【處方用名】① 果實은 木瓜 ② 根은 木瓜根 ③ 枝葉은 木瓜枝 ④ 種子는 木瓜核이다.

❶ 木 瓜 (모과) 〈雷公炮炙論〉: 명자나무 및 同屬 近緣植物의 果實이다. 9~10月에 果實이 익은 것을 따서 끓는 물에 5~10분간 삶아서 햇볕에 말린다. 주름이 잡힐 정도로 말랐을 때 세로로 2쪽 또는 4쪽으로 쪼개서 붉은 색이 나올 때까지 말린다. 밤이슬이나 서리를 맞으면 色이 한층 더 선명하게 된다. 【修治】맑은 물에 씻어서 잠시 동안 담가 수분이 충분히 스며들면 시루에 넣고 쪄서 뜨거울 때 잘게 썬 다음 밤이슬, 서리를 맞혀 가면서 紅色이 紫黑色으로 변할 때까지 계속 건조한다. 木瓜를 볶(炒)을 때는 약한 불로 약간 變色이 될 정도로 볶는다.

〔性味 歸經〕 味는 酸하고 性은 溫하다. 肝, 脾經에 들어간다.

〔成分〕 Saponin, 사과酸, 酒石酸, 枸櫞酸, vitamin C, flavonoid, tannin이 함유되었고 種子에는 cyan 化水素酸이 들어 있다.

〔藥效 主治〕 平肝, 和胃, 祛濕, 舒筋의 效能이 있다. 嘔吐, 下痢, 筋肉痙攣, 류머티性瘋痺, 脚氣, 水腫, 痢疾을 치료한다. 【用法 用量】4.5~9g을 달여 服用한다. 또는 丸劑, 散劑로 服用한다. 〈外用〉煎液으로 熏洗한다.

〔配合 禁忌〕 多食하면 齒, 骨이 損傷된다. 鉛, 鐵을 忌하고 貧血로 眞陰이 不足한 者, 下半身腰膝無力者, 食傷으로 脾胃가 衰弱하고 腹內에 積滯가 있어서 硬結되어 있는 者에는 忌한다.

❷ 木瓜根 (모과근) 〈本草綱目〉: 명자나무 및 同屬 近緣植物의 뿌리이다.

〔性味〕 味는 酸澁하고 性은 溫하며 無毒하다.

〔藥效 主治〕 脚氣를 치료한다. 뿌리, 잎을 삶은 물로 정강이를 따뜻하게 적셔 주면 앉을 수 있게 된다. 風濕瘋木에는 술에 담가 服用한다.

❸ 木瓜枝 (모과지) 〈名醫別錄〉: 명자나무 및 同屬 近緣植物의 枝葉이다.

배나무(梨)과 Malaceae

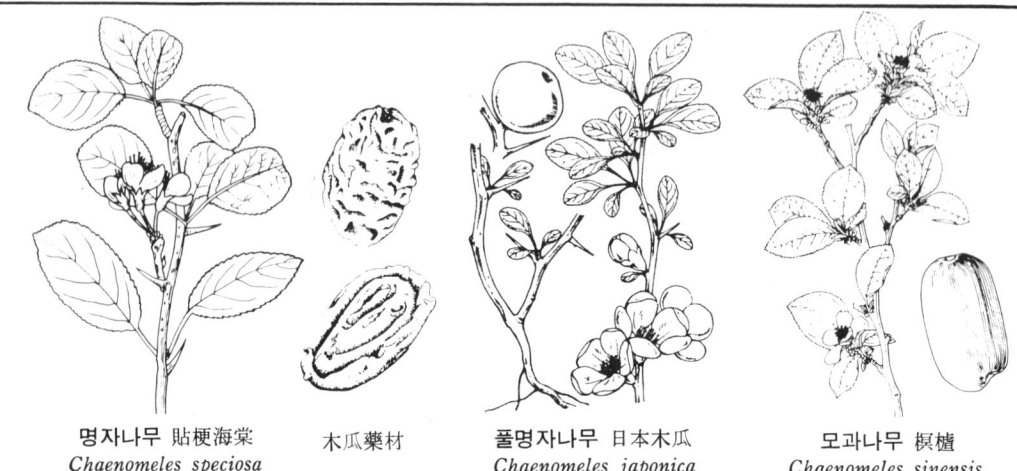

명자나무 貼梗海棠　木瓜藥材　풀명자나무 日本木瓜　모과나무 榠樝
Chaenomeles speciosa　　　　　　*Chaenomeles japonica*　　*Chaenomeles sinensis*

〔性味〕 味는 酸澁하고 性은 溫하며 無毒하다.

〔藥效 主治〕 濕痺邪氣(關節痛, 脚氣의 邪氣), 霍亂大吐下(胃腹 katarrh에 의한 심한 嘔吐·下痢), 轉筋을 치료한다.

❹ **木瓜核** (모과핵)〈本草綱目〉: 명자나무 및 同屬 近緣植物의 種子이다.

〔藥效 主治〕 霍亂煩躁氣急에 1回 7粒씩 白湯으로 같이 씹어 服用한다.

모과나무 榠樝　*Chaenomeles sinensis* (Thouin) Koehne
　　　　　　　(=*Pseudocydonia sinensis* C. K. Schn.)

落葉低木 또는 喬木으로 높이 10m에 달하며 小枝에 가시는 없고 어릴 때에는 털로 싸여 있다. 楕圓形 혹은 長楕圓形, 倒卵形의 單葉이 互生하며 양끝은 좁고 가장자리에는 가늘고 날카로운 톱니가 있고 톱니의 끝에는 腺體가 있다. 윗면은 無毛이나 어릴 때에는 淡褐色의 柔毛가 밀생하고 뒷면은 털로 덮혔으나 후에 떨어지는 경우도 있다. 葉柄의 兩側과 托葉의 가장자리에는 腺體가 있다. 托葉은 披針形이며 膜質인데 일찍 떨어진다. 꽃은 연한 紅色이고 잎과 동시에 피거나 잎보다 일찍 피며 짧은 가지의 끝에 1개씩 달리며 꽃받침잎은 卵形으로 끝은 뾰족하고 腺狀의 톱니가 있으며 안쪽에 白色 綿毛가 있고 겉쪽에 털이 없다. 꽃잎은 倒卵形으로 淡紅色이며 밑부분 끝에 잔털이 있고 수술은 다수이고 子房은 5室, 꽃밥은 황색이다. 果實은 원형 또는 타원형이고 지름 5~15cm 로서 木質이 발달하며 黃色으로 익고 香氣가 좋으나 果肉은 시며 딱딱하다. 種子는 편평하고 三角狀에 黃褐色이다. 開花期는 4~5月, 結實期는 9~10月이다. 果樹 또는 觀賞樹로 栽植하고 山野에도 野生하며 中·南部에 분포한다. 【處方用名】果實이 榠樝이다.

榠　樝 (명사)〈神農本草經集注〉 木李·蠻樝·瘙樝·木梨: 모과나무의 果實이다. 9~10月에 成熟한 果實을 따서 2쪽 또는 4쪽으로 쪼개서 안쪽의 表面을 위로 향하게 하여 햇볕에 말린다.

〔性味 歸經〕 味는 酸하고 性은 平하다. 肝, 脾, 肺經에 들어간다.

榠樝藥材

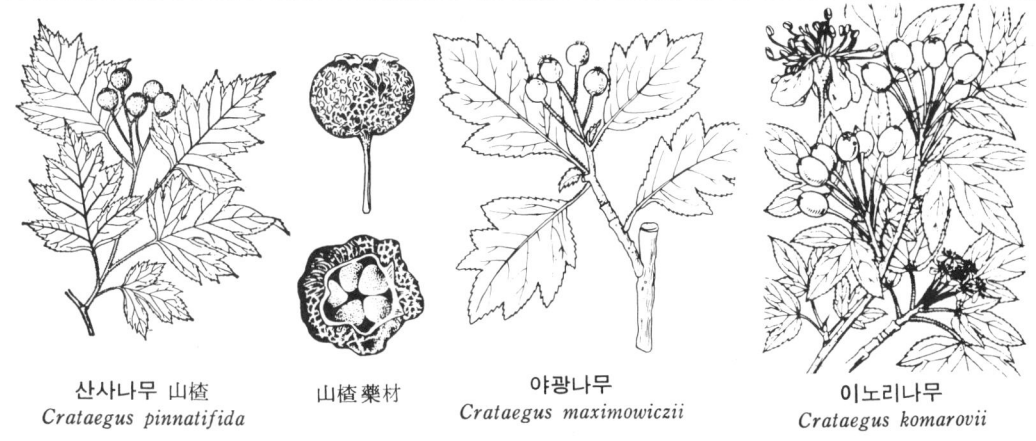

산사나무 山楂
Crataegus pinnatifida

山楂藥材

야광나무
Crataegus maximowiczii

이노리나무
Crataegus komarovii

〔藥效 主治〕 消痰, 祛風濕의 效能이 있다. 惡心, 泛酸, 吐瀉轉筋, 痢疾, 風濕筋骨酸痛을 치료한다. 【用法 用量】3〜9g을 달여서 服用한다.

산사나무 山楂 *Crataegus pinnatifida* BUNGE
　　야광나무 (아광나무) *C. maximowiczii* SCHNEID.　　이노리나무 *C. komarovii* SARG.
　　　　　　　　　　　　　　　　　　　　　　　　　　　미국산사 *C. scabrida* SARG.

落葉喬木으로 높이는 6m에 달하고 가지에 털이 없고 가시가 있다. 잎은 互生하고 넓은 卵形, 三角狀 卵形 또는 菱狀 卵形이며 밑부분은 楔形, 길이 5〜10cm로서 羽狀으로 깊게 갈라졌고 가장자리에는 불규칙한 톱니가 있다. 葉柄은 길이 2〜6cm이며, 托葉에는 톱니가 있다. 꽃은 지름 1.8cm로서 백색이며 10〜12개가 모여서 繖房花序를 이룬다. 꽃잎은 둥글며 꽃받침잎과 더불어 각각 5개이고 수술은 20개, 葯은 紅色이다. 梨果는 둥글고 지름 1.5cm, 白色의 斑點이 있다. 種子는 5개이다. 開花期는 5月, 結實期는 9〜10月이다. 砂石이 많은 건조한 山地에 中部 以北에 분포한다.【處方用名】① 果實은 山楂 ② 根은 山楂根 ③ 木材는 山楂木 ④ 莖葉은 山楂葉 ⑤ 種子는 山楂核이다.

❶ 山　楂 (산사)〈本草衍義補遺〉朹子・鼠査・羊梂・赤爪實・棠梂子: 산사나무 및 同屬 近緣 植物의 果實이다. 가을에 성숙한 果實을 따서 잘게 썰어서 햇볕에 건조하거나 또는 눌러서 餠狀으로 만들어 햇볕에 말린다.【修治】《炒山楂》깨끗하게 정선한 山楂를 얇게 썰어서 淡黃色이 될 정도로 볶(炒)는다. 《焦山楂》精選된 山楂를 겉이 타서 黃色이 되고 속이 黃褐色이 되도록 강한 불로 볶아 淸水를 뿌려 꺼내어 햇볕에 말린다.《山楂炭》山楂를 남비에 넣고 藥性만 남을 정도로 겉이 타서 黑色이 될 때까지 강한 불로 볶아 淸水를 뿌려서 꺼내 햇볕에 말린다.

〔性味 歸經〕 味는 酸 甘하고 性은 微溫하다. 脾, 胃, 肝經에 들어간다.

〔成分〕 Hyperoside, quercetin, anthocyanidin, oleanol酸, 糖類, 酸類 등을 含有하고 vitamin C가 풍부하다. 歐羅巴産의 西洋山楂 *Crataegus oxyacantha*의 果實에는 ursol酸, oleano酸, tannin, hyperin, caffe酸, chlorogen酸, acetyl choline, choline, 脂肪油, sitosterol, 酒

石酸, 사과酸 등을 含有한다. 種子에는 amygdalin, hyperin, 脂肪油가 含有되어 있고 樹皮에는 aesculin이 含有되어 있다.

〔藥理〕 1. 血壓에 대한 作用: 痲醉시킨 토끼에 山樝薄片의 에칠알콜浸出物을 靜脈注射하면 血壓을 천천히 持久的으로 下降시켜 3시간 정도 유지시킬 수 있다. 두꺼비의 全身血管에 흘려 보내면 血管이 擴張된다. 이 물질은 子宮收縮 작용도 있다.

2. 抗菌作用: 焦山樝의 煎劑는 in vitro 試驗에서 各 型의 赤痢菌 및 綠膿菌에 대한 확실한 抑制作用을 가지며 實驗的 動脈粥狀硬化症의 치료 효과면에서도 중시한다. 예컨대 山樝의 流動 엑스(extract)는 실험적 콜레스테롤性 動脈粥狀硬化를 일으킨 토끼에 대하여 血中콜레스테롤을 떨어뜨리는 作用을 가지고 레시틴(lecithin) 對 콜레스테롤의 비를 높이며 器官의 콜레스테롤의 沈着을 抑制하고 血壓低下作用을 가진다. 動物에 대하여 中樞興奮作用이 있다. 추출한 saponin 에도 유사한 작용이 있다.

〔藥效 主治〕 食積을 消去하고 瘀血을 疏散하며 條蟲을 驅除하는 效能이 있다. 肉積, 癥瘕, 痰飮, 痞滿, 呑酸, 下痢, 腸風, 腰痛, 疝氣, 産後兒枕痛(産後瘀血凝滯), 惡露不盡, 小兒乳食停 滯를 치료한다. 【用法 用量】 6~12 g을 달여 服用하거나 丸劑, 散劑로 服用한다. 〈外用〉 煎液 으로 씻거나 짓찧어서 붙인다.

〔禁忌〕 脾, 胃의 虛弱者는 服用에 주의한다. 생것으로 多食하면 嘈煩, 飢(空腹)가 되기 쉽 고 齒를 損傷한다. 蟲齒가 있는 사람은 특히 나쁘다.

❷ 山樝根(산사근)〈本草綱目〉: 산사나무 및 同屬 近緣植物의 뿌리이다.

〔性味〕 味는 甘하고 性은 平하다.

〔藥效 主治〕 消積, 祛風, 止血의 效能이 있다. 食積, 痢疾, 關節痛, 喀血을 치료한다. 【用 法 用量】 9~15 g을 달여서 服用한다.

❸ 山樝木(산사목)〈本草綱目〉: 산사나무 및 同屬 近緣植物의 木材이다.

〔性味〕 味는 苦하며 性은 寒하고 無毒하다.

〔藥效 主治〕 水樣性下痢, 頭風, 搔痒症 등을 치료한다.

❹ 山樝葉(산사엽)〈本草綱目〉: 산사나무 및 同屬 近緣植物의 잎이다.

〔藥效 主治〕 잎과 꽃을 茶로 하여 服用하면 高血壓을 치료한다. 莖葉을 삶아서 汁으로 漆瘡 을 씻는다.

❺ 山樝核(산사핵)〈滇南本草〉: 산사나무 또는 同屬 近緣植物의 種子이다.

〔藥效 主治〕 食積, 疝氣, 癲疝을 치료하고 催生한다. 【用法 用量】 丸劑, 散劑로 服用한다.

비파나무 枇杷   *Eriobotrya japonica* (THUNB.) LINDL. (=*Mespilus japonica* THUNB.)

常綠小喬木으로 높이가 10 m에 달한다. 小枝는 굵고 튼튼하고 연한 褐色의 絨毛에 덮혀 있 다. 單葉이 互生하고 葉身은 革質의 長楕圓形 또는 倒卵狀 披針形, 길이 15~30 cm, 나비 4~7 cm로서 끝이 짧고 뾰족하고 밑부분은 楔形, 가장자리에는 톱니가 있고 윗면은 深綠色에 光澤 이 있고 밑면은 연한 褐色의 絨毛가 밀생하고 葉柄은 짧다. 托葉은 2개로서 크고 딱딱하고 三

角形에 끝이 뾰족하고 黃白色의 꽃은 數十個가 한데 모여서 피고 圓錐花序는 가지의 끝에 달린다. 花序에는 分枝가 있고 絨毛가 밀생하였고, 苞片은 褐色의 絨毛가 덮고 있다. 꽃잎은 5개로서 白色에 倒卵形, 수술은 20~25개, 子房은 下位 5室인데 各 室마다 胚珠가 2개씩 있고, 花柱는 5개, 柱頭는 頭狀이다. 果實은 液狀의 梨果이고 球形 혹은 楕圓形에 가깝고 黃色 혹은 橙黃色이고 核은 여러 개로서, 茶褐色이다. 開花期는 9~10月, 結實期는 그 다음 해의 5~6月이다. 濟州道, 南部 地方에서 果樹 또는 觀賞用으로 栽植한다. 【處方用名】① 果實은 枇杷 ② 根은 枇杷根 ③ 樹幹皮는 枇杷木白皮 ④ 葉은 枇杷葉 ⑤ 花는 枇杷花 ⑥ 種子는 枇杷核 ⑦ 葉의 蒸留液은 枇杷葉露이다.

❶ 枇 杷 (비파)〈名醫別錄〉: 비파나무의 果實이다.

〔性味 歸經〕 味는 甘酸하고 性은 凉하다. 脾, 肺, 肝經에 들어간다.

〔成分〕 果實에는 水分 90.26%, 總窒素 2.15%, 炭水化物 67.30%가 含有되어 있고 그 中에서 還元糖이 71.31%를 차지하고 pentosan 3.74%, 粗纖維 2.65%이다. 果肉에는 脂肪, 糖, 蛋白質, cellulose, pectin, tannin, 灰分(natrium, kalium, 鐵, calcium, 燐) vitamin B_1·C가 含有되어 있다. 또 cryptoxanthin β-carotene 등의 色素를 함유하고 果液에는 포도당, 果糖, 蔗糖, 사과酸이 함유되어 있다.

〔藥效 主治〕 潤肺, 止渴, 下氣의 效能이 있다. 肺病에 의한 咳嗽, 吐血, 鼻血, 燥渴, 嘔吐를 치료한다.

〔禁忌〕 多食하면 濕을 도와서 痰을 生한다. 脾虛滑泄者는 服用을 忌한다.

❷ 枇杷根 (비파근)〈四川中藥志〉: 비파나무의 뿌리이다.

〔性味〕 味는 苦하고 性은 平하며 無毒하다.

〔藥效 主治〕 虛勞로 인한 長期의 咳嗽, 關節疼痛, 吐血, 乳汁不足 등을 치료한다.

❸ 枇杷木白皮 (비파목백피)〈圖經本草〉: 비파나무 莖幹의 靭皮部이다.

〔藥效 主治〕 그치지 않는 하품을 그치게 하고 下氣하며 吐逆·食滯를 치료한다. 生樹皮를 벗겨서 生汁을 내어 조금씩 服用한다. 달인 汁을 식혀서 服用한다.

❹ 枇杷葉 (비파엽)〈名醫別錄〉: 비파나무의 잎이다. 年中 수시로 採取하여 8分 정도 건조시킨 다음에 작게 다발로 묶어서 다시 햇볕에 말린다. 【修治】《枇杷葉》絨毛를 제거하고 물로 깨끗이 씻어 가늘게 썰어서 햇볕에 말린다. 《蜜炙枇杷葉》가늘게 썬 枇杷葉에 煉蜜에 適量의 湯水를 加하여 묽게 해서 枇杷葉과 혼합하여 약한 불로 볶는다. 枇杷葉 50 kg : 蜂蜜 12.5 kg 의 비율로 혼합한다.

〔性味 歸經〕 味는 苦하고 性은 凉하다. 肺, 胃經에 들어간다.

〔成分〕 잎에는 精油가 含有되어 있고 그 主成分은 nerolidol 과 farnesol 이다. 그 외에 α-pinene, β-pinene, camphene, myrcene, p-cymene, linalool, α-ylangene, α-farnesene, β-farnesene, camphor, nerol, geraniol, α-cadinol, elemol, linalool oxide 가 있다. 또 amygdalin, ursol酸, oleanol酸, 酒石酸, 사과酸, tannin, vitamin B·C 등이 함유되어 있고 또 sorbitol 도 함유되어 있다.

〔藥理〕 잎의 抽出物에는 抗菌作用은 없고 黃色포도球菌의 生長을 刺戟한다.

〔藥效 主治〕 淸肺, 和胃, 降氣, 化痰의 效能이 있다. 肺熱痰咳, 咳血鼻出血, 胃熱에 의한 嘔吐를 치료한다. 【用法 用量】 4.5~9g(신선한 것은 15~30g)을 달여서 服用한다. 또는 丸劑, 散劑로 또는 煎液을 졸여서 膏劑로 하여 服用한다.

〔禁忌〕 胃寒으로 오는 嘔吐, 肺의 風寒으로 인한 咳嗽에는 忌한다.

❺ 枇杷花 (비파화) 〈本草綱目〉: 비파나무의 꽃이다.

〔性味〕 味는 淡하고 性은 微溫하다.

〔成分〕 精油, oligosaccharide(少糖類, 貧糖類)糖을 함유한다.

〔藥效 主治〕 傷風感冒, 咳, 血痰을 치료한다. 【用法 用量】 6~9g을 달여서 服用하거나 粉末을 服用한다.

❻ 枇杷核 (비파핵) 〈本經逢原〉: 비파나무의 種子이다.

〔性味 歸經〕 味는 苦하고 性은 平하다. 腎經에 들어간다.

〔成分〕 種子에는 amygdalin, cerylalcohol, amino 酸, 4-methylene-dl-proline, trans-4-hydroxy methyl-d-proline, cis-4-hydroxy methyl proline, 脂肪酸($C_{12~20}$의 飽和脂肪酸과 $C_{14~20}$의 不飽和脂肪酸이 있다), sterol이 含有되어 있고 또 澱粉 및 遊離된 靑酸이 함유되어 있다.

〔藥效 主治〕 化痰, 止咳, 疏肝, 理氣의 效能이 있다. 咳嗽, 疝氣, 水腫, 瘰癧을 치료한다. 【用法 用量】 6~9g을 달여서 服用한다. 〈外用〉 粉末을 調合하여 塗布한다.

❼ 枇杷葉露 (비파엽로) 〈本草綱目拾遺〉: 비파나무 葉의 蒸留液이다.

〔性味〕 味는 淡하고 性은 平하며 無毒하다.

〔藥效 主治〕 淸肺, 和胃, 化痰, 止咳하는 效能이 있다. 肺熱로 因한 咳嗽, 多痰, 심한 嘔吐, 口渴을 치료한다. 【用法 用量】 30~60g을 달여서 溫服한다.

능금나무 (사과나무) 林檎 *Malus asiatica* Nakai

落葉小喬木으로 小枝에는 絨毛가 성기게 나 있다. 單葉이 互生하고 楕圓形이거나 卵狀 楕圓形, 잎끝은 짧게 뾰족하고 밑부분은 圓形 또는 楔形, 가장자리에는 가는 톱니가 있다. 어린잎에는 白毛가 밀생하였고 生長하여도 뒷면(특히 葉脈上)에는 짧은 유모가 남아 있다. 葉柄은 線形, 꽃은 짧은 가지에 繖形總狀花序가 달리며 지름이 4~5cm로서 淡紅色이고, 花柄은 2~3cm, 꽃받침에는 細毛가 있다. 下位子房에 花柱는 5개, 果實은 梨果로서 거의 球形이고 7~8月에 紅色 또는 褐黃色으로 익는다. 開花期는 4月이다. 果樹로 栽植한다. 【處方用名】 ① 果實은 林檎 ② 根은 林檎根 ③ 葉은 花紅葉이다.

❶ 林 檎 (임금) 〈千金・食治〉 花紅果・花紅・沙果・林檎: 능금나무의 果實이다.

〔性味 歸經〕 味는 酸甘하고 性은 平하다. 心, 肺, 肝經에 들어간다.

〔成分〕 果實에는 사과酸이 함유되어 있다.

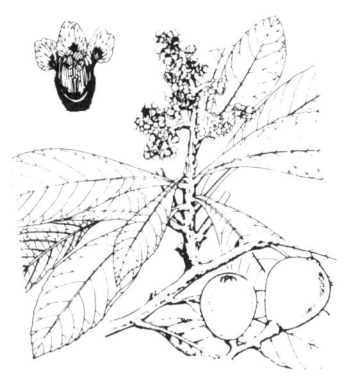
비파나무 枇杷
Eriobotrya japonica

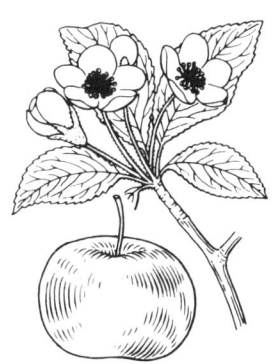
능금나무 林檎
Malus asiatica

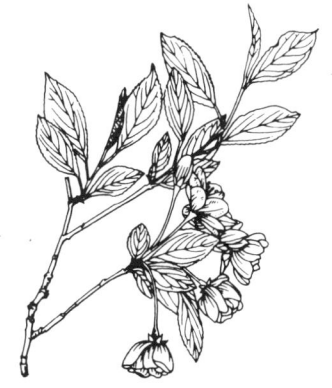
꽃아그배나무 垂絲海棠
Malus halliana

〔藥效 主治〕 止渴, 化滯, 澀精의 效能이 있다. 糖尿病, 下痢, 遺精을 치료한다. 【用法 用量】달여서 服用하거나 신선한 것 또는 汁을 내어 服用한다. 〈外用〉粉末을 調合하여 붙인다.

〔禁忌〕 發熱氣滯를 일으키고 졸리고 冷痰이 생기고 瘡癤이 나고 脈이 閉止되므로 多食하지 말아야 한다.

❷ 林檎根 (임금근) 〈食療本草〉: 능금나무의 뿌리이다.

〔藥效 主治〕 白蟲, 蛔蟲을 구제하고 止渴하며 睡眠이 잘 되게 한다. 【用法 用量】30〜90g을 달여서 服用한다.

❸ 花紅葉 (화홍엽) 〈滇南本草〉: 능금나무의 잎이다.

〔藥效 主治〕 小兒의 瘡疥를 치료한다. 【用法 用量】煎液으로 患部를 씻는다.

꽃아그배나무 垂絲海棠 *Malus halliana* KOEHNE (=*Pyrus halliana* (KOEHNE) VOSS)

落葉喬木으로 높이 5m 內外이다. 小枝는 어릴 때는 紫色이고 털이 나 있으나 뒤에는 떨어져 없어진다. 잎은 卵形 楕圓形 혹은 楕圓狀 卵形, 끝은 점차 뾰족하고 밑부분은 쐐기형, 가장자리에는 톱니가 있고 윗면은 暗綠色에 光澤이 있고 中央脈 위에 털이 있는 외에는 全體가 미끄럽고 光澤이 난다. 葉柄에는 가는 軟毛가 있고 밑부분에 小突起가 붙어 있다. 꽃은 4〜7개씩 모여서 피고 꽃은 선명한 赤色에 지름 3〜3.5cm, 花柄이 가늘고 길며 아래로 늘어졌고 꽃받침과 함께 紫色에 無毛이다. 꽃받침잎은 卵形의 가장자리에 흰털이 있다. 꽃잎은 5개 이상, 花柱는 4〜5개로 밑부분에 털이 있으며 頂生花에는 항상 암술이 없다. 梨狀果는 倒卵形에 紫色이다. 中國 原産으로 南部 地方에서 栽培한다. 【處方用名】花가 垂絲海棠이다.

垂絲海棠 (수사해당) 〈本草綱目〉: 꽃아그배나무의 꽃으로 2月에 採取한다.

〔性味〕 味는 澀苦하고 性은 平하며 無毒하다.

〔藥效 主治〕 調經, 和血의 효능이 있다. 紅崩을 치료한다. 【用法 用量】9〜15g을 달여서 服用한다.

〔禁忌〕 姙婦의 服用을 忌한다.

—614— 배나무(梨)과 Malaceae

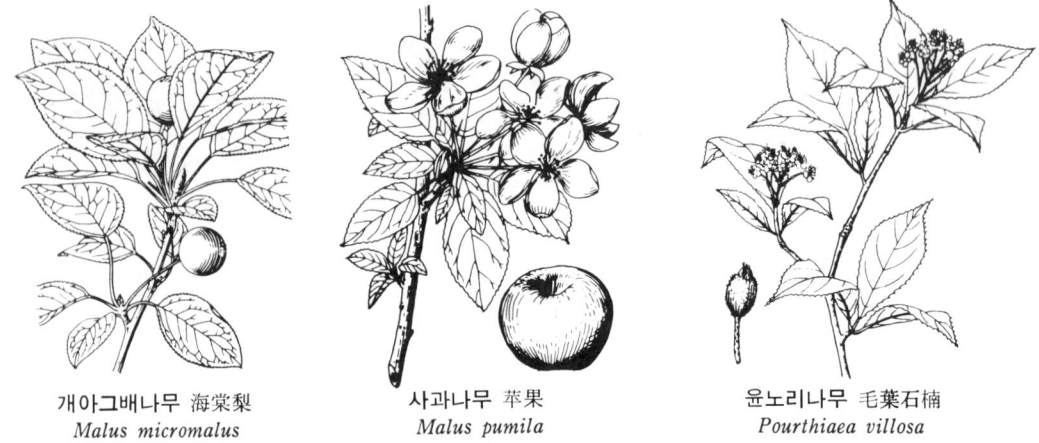

개아그배나무 海棠梨　　　　사과나무 苹果　　　　윤노리나무 毛葉石楠
Malus micromalus　　　　Malus pumila　　　　Pourthiaea villosa

개아그배나무 (제주아그배) 海棠梨　Malus micromalus MAKINO

落葉 闊葉 小喬木으로 높이 7m에 달하고 어린 가지에는 유모가 성기게 나 있으나 오래된 가지는 매끄럽고 光澤이 있다. 잎은 互生하며 楕圓狀 長圓形에 끝은 날카롭고 밑은 楔形, 가장자리에는 톱니가 있고 윗면은 無毛이고 어린 잎은 아랫면에 털이 있다. 葉柄은 길이 1.5~4cm 로서 纖形總狀花序에 꽃은 淡紅色이고 花柄은 길이 2~3cm 로서 짧은 유모가 있고 꽃받침잎은 5枚 卵形 혹은 長楕圓 卵形, 꽃잎은 5개, 子房은 下位, 花柱는 5개이다. 果實은 梨果로서 球形 또는 平球形이며 대개 大形이고 9月에 홍색 또는 황색을 띠며 익는다. 開花期는 5月이다. 제주도 및 南部에 分布하고 栽植한다. 【處方用名】果實이 海紅이다.

海　紅 (해홍)〈飯膳正要〉海棠·海棠梨·棠蒸梨: 개아그배나무의 果實이다.
〔性味〕 味는 酸 甘하고 性은 平하며 無毒하다.
〔藥效 主治〕 下痢를 치료한다. 6~9g을 달여서 服用한다.

사과나무 苹果·林檎　Malus pumila MILL. (=M. domestica BORKH.)

落葉 喬本으로 높이 15m에 達한다. 어린 가지에는 絨毛가 있고 싹눈에는 짧은 柔毛가 있다. 잎은 넓은 楕圓形 또는 卵形으로 끝이 조금 뾰족하고 밑부분은 넓은 楔形이고 가장자리에는 둥글고 둔한 톱니가 있다. 어린 잎은 兩面에 짧은 털이 있고 葉柄은 길이 1.5~3cm 로서 짧은 털이 있다. 3~7개의 꽃이 달린 纖房花序에 꽃은 白色으로 가장자리는 紅色을 띠고 있다. 花柄은 길이 1~2.5cm, 꽃받침은 宿存하고 裂片은 三角狀 披針形, 꽃잎은 5개이고 倒卵形, 수술은 多數이고 子房은 下位, 花柱는 5개로서 下半部에 짧은 柔毛가 있다. 梨狀果는 편평한 球形으로 지름은 보통 7cm 로서 양끝이 모두 오목하게 들어갔다. 開花期는 4月, 結實期는 8~10月이다. 果樹로 栽培한다. 【處方用名】 ① 果實은 苹果 ② 果皮는 苹果皮 ③ 葉은 苹果葉이다.

❶ 苹　果 (평과)〈滇南本草〉: 사과나무의 果實이다. 9~10月에 果實이 익은 것을 딴다.

〔性味〕 味는 甘하고 性은 凉하다.

〔成分〕 사과에는 主로 炭水化物이 함유되어 있고 그 大部分은 糖인데 品種에 따라서 다르지만 蔗糖 약 4%, 還元糖 6~9%가 함유되어 있고 未熟한 果實에는 澱粉이 含有되어 있며 果實이 익으면서 없어진다. 약 5%의 酸이 함유되어 있는데 그 주요한 것은 사과酸이고 그 외에 quini酸, 枸櫞酸, 酒石酸이 함유되어 있고 芳香成分 中에는 92%의 alcohol 類, 炭酸化合物 6%, 또 ester와 酸이 함유되어 있다.

〔藥理〕 Pectin을 제거한 사과注射液을 토끼(정상인 것, 또는 먼저 insulin을 投與한 것)에 靜脈注射를 하면 血糖이 높아지는데 그 작용은 안에 함유되어 있는 glucose에 의하여 일으키는 것보다 강하고 그 利尿效果는 glucose의 2~3배이다.

〔藥效 主治〕 生津液, 潤肺, 煩躁除去, 解暑, 開胃, 醒酒의 效能이 있다. 【用法 用量】신선한 果實을 그대로 먹거나 汁을 내어 마신다. 또는 졸여서 膏劑로 만든다. 〈外用〉짓찧어서 汁을 내어 바른다.

❷ 苹果皮 (평과피)〈滇南本草圖說〉: 사과의 果皮로 cyanidin이 함유되어 있다.

〔藥效 主治〕 反胃吐痰을 치료한다. 【用法 用量】15~30g을 달여 복용하거나 또는 끓는 물에 담가서 服用한다.

❸ 苹果葉 (평과엽)〈滇南本草〉: 사과나무의 잎이다.

〔藥效 主治〕 배꼽 위에 塗布하여 陰症(慢性의 허약하고 靜的이며 억압되어 기능이 低下되고 新陳代射가 불활발한 퇴보성의 證候)을 치료한다. 또 産後血迷(産後失氣), 經水不調(月經不順), 蒸熱發燒(上氣發熱) 등에 이를 服用하면 효과가 있다. 火毒瘡에 燒灰를 기름으로 調合하여 붙인다. 【用法 用量】30~90g을 달여서 服用한다.

윤노리나무 毛葉石楠 *Pourthiaea villosa* (THUNB) DECNE. (=*Photinia villosa* (THUNB.) DC.)

落葉灌木 또는 小喬木으로 높이 5m에 달하고 小枝가 어릴 때는 灰白色의 柔毛가 있다가 점차 떨어져서 매끄럽고 光澤이 나며 線狀 楕圓形의 皮目이 散在한다. 잎은 호생하고 葉柄은 1~3mm로서 처음에는 灰色 柔毛가 있으나 차차 떨어진다. 葉身은 倒卵形 또는 長楕圓狀 倒卵形에 끝은 뽀족하고 밑부분은 楔形, 가장자리에는 날카로운 톱니가 있다. 繖房花序는 頂生하며 白色의 柔毛가 있다. 꽃받침은 5개로 얕게 갈라졌고 꽃잎은 5개로 白色이다. 수술은 多數이고 花柱는 2개, 柱頭는 頭狀, 子房의 겉면에는 白色의 柔毛가 있다. 果實은 小梨果로서는 倒卵狀 楕圓形으로 길이 약 8mm이고 익으면 鮮紅色이 된다. 開花期는 5월이다. 산중턱, 숲의 주변에 나서 자라고 中部 以南에 분포한다. 【處方用名】根이 毛葉石楠根이다.

毛葉石楠根 (모엽석남근)〈貴州民間藥物〉: 윤노리나무의 뿌리로 年中 수시로 採取한다.

〔性味〕 味는 苦하고 性은 平하다.

〔成分〕 뿌리의 成分은 분명치 않고 꽃에는 astragalin, nicotiflorin(kaempferol-3-rutinoside), rutin이 含有되어 있다.

〔藥效 主治〕 濕熱을 除去하고 下痢를 그치게 한다. 9~15g을 달여 服用한다.

콩배나무 豆梨 *Pyrus calleryana* DECNE. var. *dimorphophylla* (MAKINO) KOIDZ.

落葉喬木 또는 低木으로 樹皮는 灰黑色, 小枝는 매끄럽고 光澤이 있고 冬芽에는 가는 털이 있다. 잎은 호생 또는 짧은 가지에서 모여 나고 廣卵形인데 끝은 급히 뾰족하고 밑부분은 둥글고 가장자리에는 둔한 잔톱니가 있으며 털이 점차 없어지고 葉柄의 길이는 2~4 cm 이다. 繖房花序로서 짧은 가지 끝에 5~9 개의 꽃이 달린다. 花莖은 2~2.5 cm, 花柄은 1.5~3 cm, 꽃받침잎은 5 개로 披針形, 꽃잎도 5 개로 卵圓形, 수술은 20 개, 花柱는 2 개이다. 梨果는 球形에 지름 1~2 cm 로서 黑褐色의 斑點이 있고 種子도 黑褐色이다. 開花期는 4~5 월이다. 산과 들에 나며 中部 以南에 분포한다. 【處方用名】① 果實은 鹿梨 ② 枝葉은 野梨枝葉 ③ 根皮는 鹿梨根皮이다.

❶ **鹿 梨** (녹리)〈圖經本草〉樹梨・羅・檬・酸梨: 콩배나무의 果實이다.
〔性味〕 味는 酸澁하고 性은 寒하며 無毒하다.
〔成分〕 水分 75~80%, 糖 약 15~20%가 함유되어 있다.
〔藥效 主治〕 약한 불에 삶아서 服用하면 下痢가 치료된다.

❷ **野梨枝葉** (야리지엽)〈草藥手冊〉: 콩배나무의 枝葉이다.
〔性分〕 잎에는 arbutin, quercerin-3-glucoside, chlorogen 酸, isochlorogen 酸, cosmosiin, luteolin-7-glucoside, calleryanin 의 caffein 酸・protocatechu 酸・p-hydroxy 安息香酸・vanillin 酸의 ester 을 함유하고 또 잎에서 protocatechuic acid-3-glucoside 가 검출된다.
〔藥效 主治〕 吐瀉不止, 腓腹筋痙攣, 腹痛, 反胃吐食을 치료한다. 【用法 用量】 15~30 g 을 달여 服用한다.

❸ **鹿梨根皮** (녹리근피)〈圖經本草〉: 콩배나무의 根皮이다.
〔性味〕 味는 酸澁하고 性은 寒하며 無毒하다.
〔藥效 主治〕 瘡癬 및 疥癩를 치료한다.

산돌배나무 秋子梨 *Pyrus ussuriensis* MAXIM. var. *aromatica* (NAKAI et KIKUCHI) REHD.
돌배나무 沙梨 *P. pyrifolia* (BURM. fil.) NAKAI

落葉喬木으로 높이 10 m 에 達한다. 어린 가지에는 綿毛가 있으나 곧 떨어진다. 잎은 호생하고 圓形 또는 卵狀 圓形이며 끝은 점차 뾰족해지고 밑부분을 둥글며 길이 5~10 cm 로서 兩面에 털이 없고 가장자리에는 針狀의 톱니가 있고 葉柄은 2~5 cm 로서 털이 없다. 繖形의 總狀花序에 6~12 개의 꽃이 달린다. 꽃받침잎은 三角形으로 끝은 날카롭고 가장자리에 絨毛가 있고 꽃은 白色, 수술은 多數, 梨狀果는 球形에 가깝고 지름 1.5~6.5 cm 로 약간 褐色을 띤 暗綠色이거나 黃色에 붉은 斑點이 있고 꽃받침이 宿存한다. 果柄은 길이 1.5~2 cm, 곧게 서고 아래로 늘어지지 않는다. 開花期는 4~5 월, 結實期는 8 월이다. 부락 근처 또는 山地에 자라며 전국에 분포한다. 【處方用名】① 果實은 梨 ② 根은 梨樹根 ③ 樹皮는 梨木皮 ④ 枝는 梨枝 ⑤ 葉은 梨葉 ⑥ 果皮는 梨皮 ⑦ 灰는 梨木灰이다.

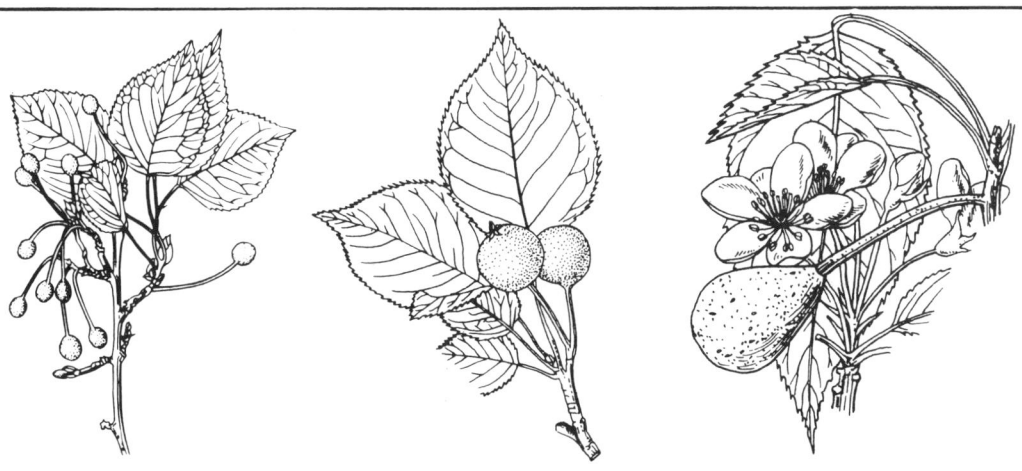

콩배나무 豆梨　　　　　산돌배나무 秋子梨　　　　돌배나무 沙梨
Pyrus calleryana var. *dimorphophylla*　　*Pyrus ussuriensis* var. *aromatica*　　*Pyrus pyrifolia*

❶ 梨 (이)〈名醫別錄〉快果・果宗・玉乳・蜜父: 돌배나무・산돌배나무의 果實이다. 8〜9月에 果實이 익었을 때 따서 신선한 것을 사용하거나 썰어서 햇볕에 말린다.

〔性味 歸經〕 味는 甘하고 性은 凉하다. 肺, 胃經에 들어간다.

〔成分〕 돌배나무의 果實에는 사과酸, 枸櫞酸, 果糖, 포도糖, 蔗糖 등이 함유되어 있고 栽培種의 果實에는 蔗糖, 果糖 등이 含有되어 있다.

〔藥效 主治〕 生津, 潤燥, 淸熱, 化痰의 效能이 있다. 熱病傷津, 煩渴, 消渴, 熱咳, 痰熱로 인한 驚狂, 噎膈, 便秘를 치료한다.【用法 用量】生果實을 먹거나 果皮와 核을 제거하고 汁을 내어 마신다. 또는 졸여서 膏劑로 하여도 좋다.〈外用〉짓찧어서 붙이거나 汁을 點眼한다.

〔禁忌〕 脾虛便溏(消化機能減退에 의한 下痢)이나 咳嗽者는 忌한다.

❷ 梨樹根 (이수근)〈民間常用草藥彙編〉: 산돌배나무・돌배나무의 뿌리이다. 年中 수시로 採取한다.

〔性味〕 味는 甘 淡하며 性은 平하며 無毒하다.

〔藥效 主治〕 헤르니아(脫腸)를 치료하고 止咳하는 效能이 있다.【用法 用量】30〜60g을 달여서 服用한다.

❸ 梨木皮 (이목피)〈本草綱目〉: 산돌배나무・돌배나무의 樹皮이다.

〔藥效 主治〕 傷寒 등의 流行性病의 熱을 풀어준다.

❹ 梨 枝 (이지)〈本草綱目〉: 산돌배나무・돌배나무의 樹枝이다.

〔藥效 主治〕 霍亂吐氣를 치료하는데 삶아 汁을 服用한다.

❺ 梨 葉 (이엽)〈唐本草〉: 산돌배나무・돌배나무의 잎이다.

〔成分〕 산돌배의 잎에는 arbutin과 tannin이 含有되어 있고 잎에는 成葉期에 窒素, 燐, kalium이 가장 많이 含有되어 있고 이후부터는 점점 감소한다. Calcium, magnesium의 含有量은 이와는 반대로 된다.

〔藥效 主治〕 버섯中毒, 小兒의 헤르니아(脫腸)를 치료하고 또 霍亂吐瀉, 下痢不止에는 삶은

汁을 服用한다. 【用法 用量】煎液 또는 生汁을 服用한다. 〈外用〉짓찧어서 汁을 내어 塗布한다.

❻ 梨　皮 (이피)〈滇南本草〉: 산돌배나무·돌배나무 果實의 果皮이다.

〔性味〕 味는 甘 澁하고 性은 凉하며 無毒하다.

〔藥效 主治〕 淸心, 潤肺, 降火, 生津의 效能이 있다. 暑熱煩渴, 咳嗽, 吐血, 發背(등에 생기는 腫瘡), 疔瘡을 치료한다. 【用法 用量】9～15g(신선한 것은 30～60g)을 달여서 服用한다. 〈外用〉짓찧어서 塗布한다.

❼ 梨木灰 (이목회)〈本草綱目〉: 산돌배나무·돌배나무를 불에 태운 재(灰)이다.

〔藥效 主治〕 氣積鬱冒, 結氣咳逆을 치료한다.

팥배나무　水楡花楸　*Sorbus alnifolia*(SIEB. et ZUCC.) K. KOCH
　　　　　　　　　왕팥배나무　*S. alnifolia* var. *macrophylla* NAKAI

落葉 喬木으로 높이는 5～20cm이고 樹皮는 매끄럽고 灰色이며 작은 가지는 無毛 또는 柔毛가 조금 있고 赤褐色이다. 單葉이 互生하고 얇은 革質로 卵形 내지는 橢圓狀 卵形으로 끝은 급히 뾰족하며 밑부분은 圓形 내지는 넓은 楔形이며 가장자리에는 톱니 또는 이중 톱니가 있다. 잎의 앞면은 無毛에 暗綠色이고 뒷면은 반드럽지만 柔毛가 조금 있고 6～13개의 側脈이 있고 托葉은 披針形이다. 繖房狀花序가 頂生하고 6～10여 개의 白色 꽃이 달리며 花托에는 柔毛가 있다. 꽃받침잎과 꽃잎은 각각 5개이고 수술은 多數인데 돌출하였고 子房은 下位, 花柱는 보통 2개, 果實은 梨果로서 橢圓形이며 斑點이 뚜렷하고 9～10月에 黃紅으로 익는다. 開花期는 4～5月이다. 陰濕한 산골짜기의 雜木林, 돌 틈 사이에 나며 中·南部에 분포한다. 【處方用名】果實이 水楡果이다.

水楡果 (수유과)〈浙江天目山藥植志〉: 팥배나무·왕팥배나무의 果實이다.

〔藥效 主治〕 血虛로 인한 勞倦(過勞)을 治療한다. 【用法 用量】120～150g에 黃酒를 加하여 달여서 朝夕 2회로 나누어 服用한다.

당마가목　*Sorbus amurensis* KOEHNE　　　　　　　마가목　*S. commixta* HEDL
　　　　　산마가목　*S. sambucifolia* var. *pseudogracilis* C.K. SCHNEID.

落葉 闊葉 喬木으로 높이 7m에 달하고 小枝에 白色 털이 약간 있으며 冬芽에 白色 털이 밀생한다. 잎은 互生하고 羽狀複葉으로 나며 小葉은 長橢圓形이고 끝은 날카로우며 밑은 뭉툭하고 거의 털이 없으며 芽鱗에 흰 털이 밀생한다. 꽃은 複繖房花序로서 털이 있거나 없고 꽃받침에 잔털이 있고 꽃받침잎은 三角形이며 꽃잎은 둥글고 암술대는 3개이고 밑부분에 털이 있다. 果實은 梨果로서 橢圓形이며 누른빛이 도는 紅色으로 익고, 種子는 腎臟形 비슷하며 길이 4mm로서 黃赤色이고 한 열매에 3개씩 들어 있다. 開花期는 5～6月이다. 깊은 산, 산중턱의 숲속에 나며 慶南北, 中·北部에 분포한다. 【處方用名】① 莖皮는 丁公皮 ② 種子는 馬家子이다.

❶ 丁公皮 (정공피): 당마가목 및 同屬 近緣植物의 莖皮로서 粗皮를 제거하고 그대로 썰어

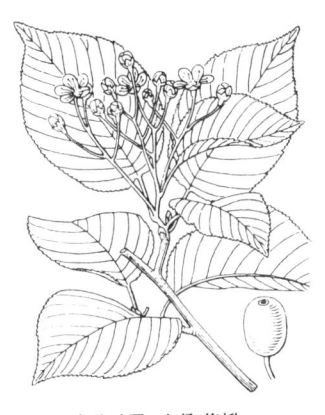 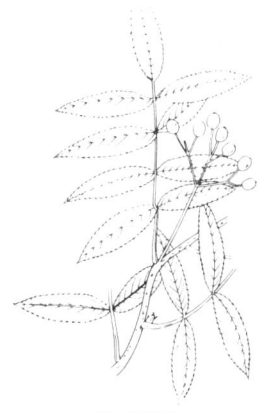 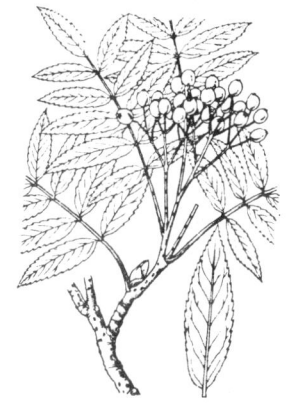

팥배나무 水楡花楸	당마가목	마가목
Sorbus alnifolia	*Sorbus amurensis*	*Sorbus commixta*

서 사용한다.

〔性味 歸經〕 味는 辛 微苦하고 性은 溫하다. 脾, 肝, 肺經에 들어간다.

〔藥效 主治〕 强壯, 祛風, 鎭咳의 效能이 있다. 身體虛弱, 腰膝酸痛, 風濕痺痛, 咳嗽, 白髮을 치료한다. 12~24 g 을 달여서 服用한다.

❷ 馬家子 (마가자) : 당마가목 및 同屬 近緣植物의 種子이다. 10 月頃 種子가 成熟했을 때 따서 햇볕에 말린다.

〔性味 歸經〕 味는 辛 苦 酸하고 性은 平하다. 肺, 脾, 腎經에 들어간다.

〔藥效 主治〕 鎭咳, 祛痰, 利水, 止渴, 强壯의 效能이 있다. 咳嗽, 氣管支炎, 肺結核, 水腫, 胃炎, 身體虛弱 등을 치료한다. 12~24 g 을 달여 服用하거나 술에 담가 복용한다.

범 의 귀 (虎耳草) 과 Saxifragaceae

노루오줌 落新婦 *Astilbe chinensis* (MAXIM.) FRANCH. et SAV. var. *typica* FRANCH.

多年生 草本으로 높이 70 cm 가량이며 줄기는 곧게 서고 根莖이 굵고 갈색 털이 있으며 짧게 뻗는다. 잎은 2~3 回 3 出複葉이고 小葉은 卵形 내지는 長楕圓狀 卵形이며, 밑이 뭉툭하거나 다소 심장형이고 끝이 뾰족하고 날카로우며 더러는 缺刻 또는 거칠고 뾰족한 二重 톱니가 있다. 꽃은 紅紫色이며 圓錐花序는 원줄기의 끝에 달리고 길이 30 cm 정도로서 많은 꽃이 달린다. 꽃은 거의가 花柄이 없고 꽃받침통은 杯形으로 5 裂하고 黃色을 띠고 있다. 꽃잎은 5 枚로 白色 또는 紫色이고 길이는 꽃받침의 약 4 배이다. 수술은 10 개 花絲는 靑紫色이고 葯은 靑色, 心皮는 2 개로 離生하였으나 밑부분은 붙어 있다. 子房은 半上位이고, 袋果에는 다수의 種子가 있다. 開花期는 7~8 月, 結實期는 8 月이다. 山地의 냇가 또는 濕地에 흔히 나며 全國 各地에 분포한다. 【處方用名】① 全草는 小升麻 ② 根莖은 赤升麻이나.

❶ 小升麻 (소승마) 〈本草拾遺〉 落新婦 : 노루오줌의 全草이다. 가을에 채취하여 햇볕에 말린다.

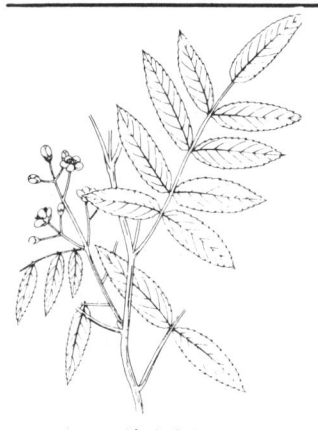
산마가목
Sorbus sambucifolia
var. *pseudogracilis*

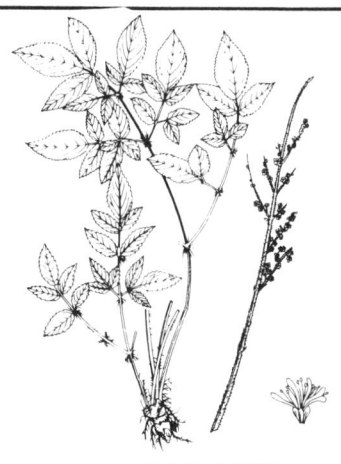
노루오줌 落新婦
Astilbe chinensis var. *typica*

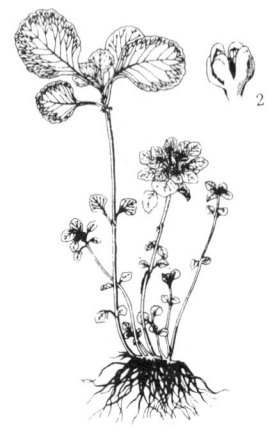
괭이눈 猫眼草
Chrysosplenium grayanum

〔性味 歸經〕 味는 苦하고 性은 凉하며 無毒하다. 肺經에 들어 간다.

〔成分〕 根莖에는 bergenin이 含有되어 있고 全草에는 cyan 化水素酸, 꽃에는 quercetin이 含有되어 있다.

〔藥效 主治〕 祛風, 淸熱, 止咳의 效能이 있다. 風熱感冒, 頭身疼痛, 咳嗽를 치료한다. 【用法 用量】15~24 g 을 달여서 服用한다. 또는 술(酒)에 담가서 服用한다.

❷ 赤升麻 (적승마)〈浙江民間常用草藥〉落新婦根 : 노루오줌의 根莖이다. 여름, 가을철에 채취하여 수염뿌리, 鱗片, 絨毛 등을 제거하고 신선한 것을 쓰거나 햇볕에 말린다.

〔性味 歸經〕 味는 澁하고 性은 溫하다. 心, 肺經에 들어 간다.

〔成分〕 澱粉, tannin, bergenin이 含有되어 있는데 根莖의 bergenin 含有量은 1% 이상이다.

〔藥效 主治〕 活血, 祛瘀, 淸熱, 解毒, 鎭痙, 止痛의 效能이 있다. 過度의 勞傷, 筋骨酸痛, 打撲傷, 關節痛, 胃痛, 手術後疼痛, 蛇咬傷 등을 치료한다. 【用法 用量】9~15 g (신선한 것은 15~30 g)을 달여서 服用한다.〈外用〉짓찧어서 塗布한다.

괭이 눈 猫眼草 *Chrysosplenium grayanum* MAXIM.

작은 多年生 草本으로 全體가 淡綠色으로 부드럽고 汁이 많으며 털은 없다. 줄기는 옆으로 뻗고 마디에서 뿌리가 나온다. 잎은 對生하고 廣卵形, 길이 5~20 mm, 나비는 8~18 mm이다. 줄기 끝의 잎은 圓形에 가깝고 가장자리에는 둔한 톱니가 있고 안쪽으로 구부러지고 葉柄이 있다. 聚繖花序가 頂生하고 苞片은 葉狀이고 花梗은 5~20 cm, 꽃은 淡黃綠色이거나 淡黃色이고 지름은 약 2 mm, 單花被에 꽃받침筒은 杯形이며 4 裂하였고 裂片은 卵圓形에 끝은 둥글고 둔하며 안쪽으로 오목하게 들어갔다. 수술은 4개로 꽃받침잎과 對生하였고 꽃받침보다 짧다. 암술은 2心皮인데 매우 짧고 꽃받침筒과 子房은 癒合되어 있다. 蒴果는 두 개로 깊게 갈라지고 裂片의 크기는 서로 같지 않고 끝에는 갈고리 모양의 가시가 있다. 種子는 多數이고 卵圓形에 赤褐色이다. 開花期는 4~5月이다. 산중의 濕地에 자라고 제주도 및 中・北部에 분포한다.

【處方用名】全草가 金錢苦葉草이다.

金錢苦葉草 (금전고엽초)〈天目山藥植志〉: 팽이눈의 全草이다.
〔成分〕 地上部分은 flavonoid 配糖體, chrysograyanin 0.02%가 含有되어 있다.
〔藥效 主治〕 疔瘡을 治療하는데 新鮮한 팽이눈의 全草를 鹽膽水(간수)에 짓찧어 患部에 붙인다.

빈 도 리 溲疏 *Deutzia crenata* S. et Z. (= *D. scabra* THUNB.)

落葉 灌木으로 높이 2~4 m 이고 小枝는 속이 비고 赤褐色, 幼枝에는 星毛가 있으나 老枝가 되면 반들반들하고 光澤이 나며 薄片狀으로 벗겨져서 떨어진다. 잎은 對生하고 짧은 葉柄이 있고 잎은 卵形 또는 卵狀 披針形이고 끝은 銳形에서 鈍尖形, 밑부분은 圓形에 가깝고 가장자리에는 작은 톱니가 있고 뒷면의 星毛에서는 10~15 개의 輻射枝가 있다. 圓錐花序는 곧게 섰고 꽃은 白色 혹은 外面에 粉紅色의 斑點이 있으며 꽃받침통은 鐘形이고 星毛와 더불어 單毛가 있으며, 꽃받침과 꽃잎은 각 5개로 갈라지고 수술은 10개, 花柱는 3개이다. 蒴果는 球形에 가깝고 끝은 편평하고 작은 種子가 많다. 開花期는 6월이다. 山地의 바위 틈에 나며 南·中部에 분포한다. 觀賞用으로 庭園에 심기도 한다.【處方用名】果實이 溲疏이다.

溲 疏 (수소)〈神農本草經〉骨巨: 빈도리의 果實이다.
〔性味〕 味는 苦하고 性은 平하다.
〔藥效 主治〕 身體나 皮膚의 熱을 다스린다. 邪氣를 除去하고 水道 通利하며 遺尿를 그치게 하고 胃中의 熱을 除去하고 下氣한다.【用法 用量】3~9 g 을 달여서 服用하거나 丸劑로 하여 服用한다. 〈外用〉煎液으로 씻는다. 목욕을 하면 더욱 좋다.
〔配合 禁忌〕 漏蘆는 相使이다.

수 국 繡球 *Hydrangea macrophylla* (THUNB.) SER.

落葉 灌木으로 높이 1 m 에 달하고 겨울 동안에는 윗부분이 枯死한다. 잎은 對生하고 크고 두껍고 楕圓形 내지는 廣卵形에 끝은 뾰족하고 밑부분은 楔形이고 밑부분 이외의 가장자리에는 거친 톱니가 있다. 윗면은 鮮綠色, 뒷면은 黃綠色이고 葉柄은 1~3 cm 이다. 繖房花序는 줄기 끝에 달리고 球形에 지름이 20 cm 쯤 된다. 花柄에는 부드러운 털이 있다. 꽃은 매우 아름답고 白色, 粉紅色 혹은 藍色으로 변하는 品種도 있다. 꽃은 모두 無性花이고, 꽃받침잎은 4개로 廣卵形 또는 圓形에 길이 1~2 cm 쯤 된다. 開花期는 6~7월이다. 관상용으로 정원에 널리 栽植된다.【處方用名】根·葉·花가 八仙花이다.

八仙花 (팔선화)〈植物名實圖考〉: 수국의 根, 葉, 花이다. 봄, 가을에 채취해서 햇볕에 말린다.
〔性味〕 味는 苦 微辛하고 性은 寒하며 小毒이 있다.

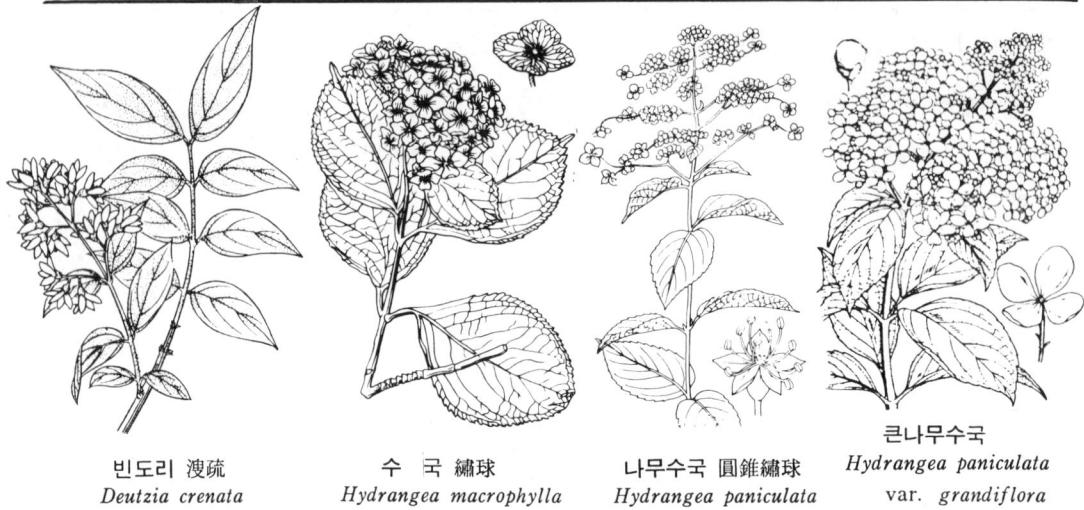

빈도리 溲疏	수국 繡球	나무수국 圓錐繡球	큰나무수국
Deutzia crenata	*Hydrangea macrophylla*	*Hydrangea paniculata*	*Hydrangea paniculata* var. *grandiflora*

〔成分〕 本品에는 抗 malaria alkaloid가 함유되어 있고, 꽃에는 rutin이 건조된 꽃 안에는 0.36% 이상이 함유되어 있고 뿌리와 기타 部分에는 daphnetin methyl ether와 umbelliferone 이 함유되어 있다. 뿌리에는 또 hydrangenol, hydrangea 酸, lunular 酸이 含有되어 있고 잎에는 skimmin 등이 함유되어 있다.

〔藥理〕 1. 抗 Malaria 作用: 八仙花(品種未同定)의 alcohol 抽出液 1.5g/kg을 1日 2回 9日間 계속해서 Malaria에 感染된 닭에 皮下注射 하였더니 현저한 效果가 나타났다. 末梢血管 중의 Malaria 病原蟲이 변형하여 수도 감소하였고 곧 소멸하였다. 作用은 常山에 비하면 느린 편이나 강도는 quinine의 약 13배이다. 八仙花 중의 總 alkaloid의 治療 效果는 常山의 總 alkaloid 의 1/2이고 그 毒性은 1/4이다. 그 缺點은 嘔吐를 일으키기 쉽다는 것과 化學治療係 數가 그다지 높지 않다는 것이다.

2. 其他의 作用: 마취한 고양이에 0.5〜1g/kg을 靜脈注射하였더니 短時間의 血壓降下 및 心筋의 收縮振幅이 크게 되는 것 뿐이었고 고양이와 토끼의 *in situ* 腸管의 蠕動을 가볍게 촉진 하는 作用이 있었고 토끼의 *in situ* 子宮에 대해서는 律動性收縮을 强化할 수 있었고 大量 投與 하면 短時間에 痙攣性收縮이 나타났다.

〔藥效 主治〕 抗 Malaria 藥으로 效能은 常山과 같다. 말라리아, 心熱驚悸, 煩躁를 치료한 다. 또 心臟病에도 應用된다. 【用法 用量】 9〜12g을 달여 服用한다. 〈外用〉 煎汁으로 씻거나 갈아서 낸 汁을 바른다.

나무수국 圓錐繡球 *Hydrangea paniculata* SIEB.
큰나무수국 *H. paniculata* SIEB. var. *grandiflora* (SIEB.) OHWI

落葉 灌木 또는 亞喬木으로 높이 3m에 달한다. 樹皮는 灰褐色, 小枝는 赤褐色, 皮目이 선 명하게 나타나고 白色의 짧은 털이 성기게 나 있다. 잎은 對生인데 3개가 輪生하는 것도 간혹 있다. 葉身은 楕圓形 또는 卵形이며 끝은 날카롭고 밑부분은 圓形 또는 楔形, 가장자리에는 톱

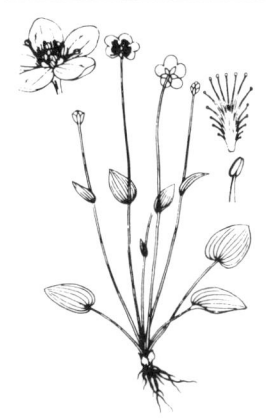
물매화 梅花草
Parnassia palustris

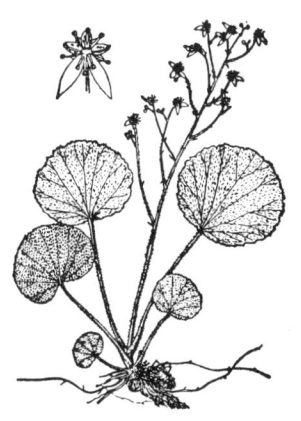
바위취 虎耳草
Saxifraga stolonifera

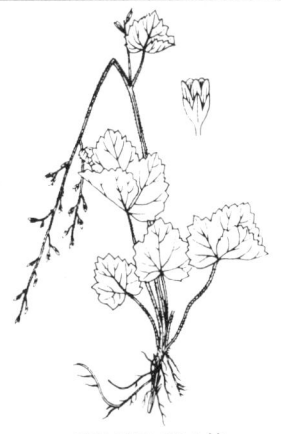
헐떡이풀 黃水枝
Tiarella polyphylla

니가 있고 葉柄은 1~1.5 cm 이다. 圓錐花序가 頂生하며 꽃은 中性花와 兩性花가 한 花序에 달린다. 꽃받침잎은 廣卵形에 보통 4枚로 白色에서 紫色으로 변한다. 꽃잎은 5개, 長楕圓形, 白色이다. 수술은 보통 10개, 花絲는 가늘고 길다. 花柱는 2개인데 짧다. 蒴果는 卵圓形 지름 2~3 mm이고 種子의 끝에 날개가 있다. 開花期는 6~7月 栽植한다. 【處方用名】① 花는 粉團花 ② 根은 粉團花根이다.

❶ 粉團花 (분단화) 〈本草綱目拾遺〉 繡球·玉粉團 : 나무수국·큰나무수국의 꽃이다.

〔性味〕 味는 苦하고 性은 溫하며 無毒하다.

〔成分〕 나무수국의 건조된 꽃에서는 2.5%의 白色結晶物($C_9H_6O_3$ 融點 224°C)이 분리되었다. 신선한 것 또는 건조된 內層樹皮에서는 2%의 neohydrangin이 함유되어 있다. 內層樹皮의 粘液 중에는 d-xylose 2.13%, d-galactose 16.1%, l-rhamnose 13.82%, d-galacturon 酸 61.26%, 無機物 2.97%가 함유되어 있고 이외에 樹脂, 脂肪, umbelliferon, umbelliferon 配糖體, 乳酸, magnesium 및 乳酸, calcium이 함유되어 있다.

〔藥效 主治〕 消濕, 破血의 效能이 있다. 腎囊風 치료에는 粉團花 7개의 煎液으로 씻는다.

❷ 粉團花根 (분단화근) 〈本草綱目拾遺〉: 나무수국·큰나무수국의 뿌리이다.

〔藥效 主治〕 말라리아, 爛喉를 치료한다. 또 接骨의 效能이 있다.

물 매 화 梅花草 *Parnassia palustris* L. (=*P. mucronata* SIEB. et ZUCC.)

多年生 草本으로 根生葉은 葉柄이 길고 卵圓形 또는 心臟形으로 길이 1~3 cm, 나비 1.5~3.5 cm 로서 끝이 뾰족하고 밑부분은 心臟形이고 밋밋하다. 花莖은 길고 花莖의 중간쯤에 잎이 1개가 있는데 無柄이며 밑부분은 줄기를 싸고 있고 모양은 根生葉과 같다. 꽃은 單一花로 줄기의 끝에 달리며 白色 또는 淡黃色이고 지름 2~2.5 cm, 梅花와 비슷하다. 꽃받침잎은 5개로서 長楕圓形이고 꽃잎도 5개로 卵狀 圓形이다. 수술은 5개, 假수술의 윗부분은 실같이 갈라졌고 裂片의 끝은 頭狀의 腺體가 있고 花柱는 짧고 끝이 4갈래로 갈라졌다. 蒴果는 卵圓形으로

上部는 4개로 갈라졌고 種子는 多數이다. 開花期는 7～9月이고 높은 산, 산골짜기의 양지쪽 濕地에 나고 전국에 분포한다. 【處方用名】全草가 梅花草이다.

梅花草(매화초)〈內蒙古中草藥〉: 물매화의 全草이다. 여름철 開花 時에 採取하여 햇볕에 말린다.

〔**性味**〕 味는 苦하고 性은 凉하다.

〔**成分**〕 全草에는 kaempferol, rutin, hyperin이 含有되었다. 줄기에는 또 quercetin의 glucoside가 함유되었다. 뿌리에는 alkaloid가 0.085～0.09% 함유되었다.

〔**藥效 主治**〕 淸熱, 凉血, 消腫, 解毒의 效能이 있다. 黃疸型肝炎, 動脈炎, 瘡癰腫을 치료한다. 【用法 用量】3～9g을 달여서 服用하거나 粉末, 散劑로 服用한다.

바 위 취 (범의귀) 虎耳草 *Saxifraga stolonifera* Meerb.

多年生 常綠草本으로 높이는 40 cm에 達하고 全體에 털이 있다. 땅위로 뻗어가는 가지는 赤紫色에 絲狀으로 땅에 붙어서 幼苗가 난다. 잎은 여러 개가 줄기의 밑부분에서 모여서 났으며 圓形 또는 腎臟形에 多肉質로 두껍고 끝은 둥글며 가장자리는 얇게 갈라졌거나 또는 波狀의 톱니로 되었다. 잎의 밑부분은 心臟形 또는 切形에 윗면은 綠色, 뒷면은 赤紫色을 띠고 작은 圓形의 斑點이 있다. 葉柄은 길고 밑부분은 부풀어졌다. 花莖은 葉腋에서 나와서 높이가 잎의 2倍 이상으로 뻗고 赤色이다. 總狀花序는 길이 12～20 cm, 苞片은 卵狀 楕圓形에 끝이 날카롭다. 小花柄은 赤紫色의 腺毛가 밀생하여 덮고 있다. 꽃받침잎은 5枚로 卵形에 끝은 날카롭고, 꽃잎도 5개로 白色에 크기가 고르지 못한데 아래의 2개가 약간 크고 위의 3개가 작다. 수술은 10개, 子房은 球形으로 上位이고 花柱는 2개로 갈라졌고, 柱頭는 가늘고 작다. 蒴果는 卵形인데 끝이 2개로 깊게 갈라졌다. 種子는 卵形에 혹 같은 突起가 있다. 開花期는 5월이다. 中部 以南에서 栽植한다. 【處方用名】全草가 虎耳草이다.

虎耳草(호이초)〈履巉岩本草〉石荷葉・金線吊芙蓉・老虎耳: 바위취의 全草이다. 年中 수시로 採取할 수 있으나 開花 後에 採取한 것이 良品이다.

〔**性味**〕 味는 微苦辛하고 性은 寒하며 小毒이 있다.

〔**成分**〕 Alkaloid, 窒酸 kalium 및 鹽化 kalium, arbutin이 함유되어 있다. 그 葉綠體에 함유되어 있는 phenol oxydese는 *cis*-caffeic acid를 산화시켜 대응하는 orthoquinone으로 하고 後者는 自然酸化를 거쳐서 aesculetin(esculin)이 된다.

〔**藥效 主治**〕 祛風, 淸熱, 凉血, 解毒의 效能이 있다. 風疹, 濕疹, 中耳炎, 丹毒, 咳嗽吐血, 肺癰, 崩漏, 痔疾을 치료한다. 【用法 用量】9～15g을 달여 服用한다.〈外用〉汁을 내어서 點滴하거나 煎液으로 熏洗한다.

헐떡이풀 (헐떡이약풀) 黃水枝 *Tiarella polyphylla* D. Don

多年生 草本으로 높이는 25 cm이다. 根莖이 옆으로 뻗으며 黃綠色에 鱗片이 있다. 줄기에는

세로의 홈이 있고 柔毛에 덮여 있다. 根生葉은 心臟形 또는 卵圓形에 얕게 3～5개로 갈라졌고 가장자리의 고르지 않은 뭉툭한 鋸齒 끝에는 가시가 있다. 葉柄은 가늘고 5～15 cm에 긴 剛毛와 짧은 腺毛가 성기게 나 있다. 莖葉은 호생하고 잎은 비교적 작고 葉柄은 짧고 줄기의 끝에서 總狀花序가 나와 곧게 서고 길이 17 cm에 達하고 짧은 腺毛가 밀생하였다. 苞形은 작고 鉢形(바리형)이다. 꽃은 작고 白色이며 마디마다 2～4씩 달린다. 꽃받침은 5개로 갈라지고 三角形, 꽃잎은 작고 線形이다. 수술은 10개인데 花冠보다 길고 암술은 1개, 子房은 1室이다. 蒴果는 2果皮로 되며 1개는 길고 1개는 짧다. 種子는 黑色이고 윤채가 있다. 開花期는 5～6月이다. 깊은 산의 나무 그늘에 나며 울릉도에 야생한다. 【處方用名】 全草가 黃水枝이다.

黃水枝 (황수지) 〈武陵藥植圖志〉: 헐떡이풀의 全草이다.
〔性味〕 味는 苦하고 性은 寒하며 無毒하다.
〔藥效 主治〕 散寒, 汗表, 活血, 祛瘀의 효능이 있다. 打撲傷, 聽力障碍, 喘息을 치료한다.
【用法 用量】 15～24 g을 달여 服用하거나 술에 담가 服用한다.

벚 나 무(櫻桃) 과 Amygdalaceae

살구나무 杏 *Prunus armeniaca* L. var. *ansu* MAXIM. (=*P. ansu* (MAXIM.) KOMAR.)
　　개살구나무 *P. mandshurica* var. *glabra* NAKAI　　시베리아살구나무 *P. sibirica* L.
　　　　　　털개살구나무 *P. mandshurica* var. *barbinervis* NAKAI

落葉 喬木으로 높이 4～9 m, 樹皮는 暗赤褐色이고 어린 가지는 매끄럽고 光澤이 있고 불규칙하게 세로로 갈라진 무늬가 있다. 잎은 互生하고 卵形 또는 廣楕圓이며 밑은 둥글고 끝은 날카롭고 뾰족하며 가장자리에는 작은 톱니가 있고, 葉柄은 2～3.5 cm로 赤色을 띠었고 2개의 腺體가 있다. 꽃은 잎보다 먼저 피고 작은 가지 끝에 1개씩 달린다. 花柄은 짧거나 없다. 꽃받침잎은 5개, 꽃잎도 5개로 白色 또는 淡紅色에 둥글고 수술은 다수이다. 암술은 1개, 子房은 1室, 花柱는 매끄럽고 光澤이 있고 밑부분은 淡黃色의 柔毛가 있고 柱頭는 頭狀이다. 核果는 黃色 또는 赤黃色으로 익고 속에 1개의 種子가 있다. 開花期는 4月, 結實期는 6～7月이다. 野生種과 栽培種이 있다. 【處方用名】 ① 種仁은 杏仁 ② 樹根은 杏樹根 ③ 樹皮는 杏樹皮 ④ 樹枝는 杏枝 ⑤ 葉은 杏葉 ⑥ 花는 杏花 ⑦ 果實은 杏子이다.

❶ 杏　仁 (행인) 〈神農本草經集注〉: 건조된 살구의 種仁이다. 여름에 果實이 익었을 때 따서 果肉과 核의 殼을 제거하고 種仁만 취하여 햇볕에 말려 서늘하고 건조한 곳에 저장한다. 蟲害를 입지 않도록 주의한다. 【修治】《杏仁》 挾雜物을 제거하고 끓는 물에 넣어 種皮에 주름이 잡힐 정도로 삶아 건져내어 冷水에 담가 種皮를 벗겨내고 햇볕에 말린 다음 체로 쳐서 부스러기를 떨어낸다. 《炒杏仁》 修治한 杏仁을 약한 불로 黃色이 될 정도로 볶는다.
〔性味 歸經〕 味는 苦하고 性은 溫하며 有毒하다. 肺, 大腸經에 들어간다.
〔成分〕 Amygdalin 約 3%, 脂肪油(杏仁油) 約 50%, 蛋白質 및 各種 遊離 amino酸이 함유

벚나무(櫻桃)과 Amygdalaceae

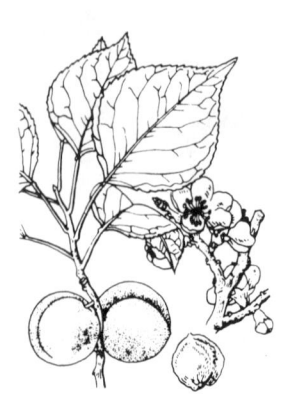
살구나무 杏
Prunus armeniaca var. *ansu*

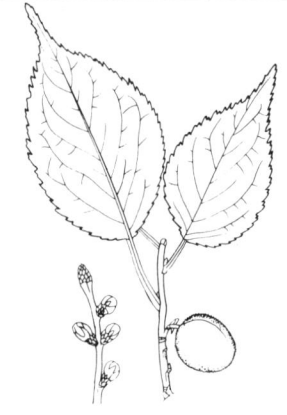
개살구나무
Prunus mandshurica var. *glabra*

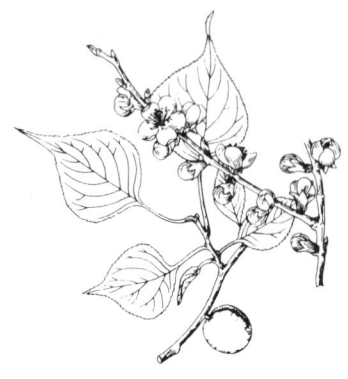
시베리아살구나무
Prunus sibirica

되어 있다. Amygdalin은 杏仁 중의 amygdalase 및 prunase 등 β-glycosidase에 의하여 加水分解되어 차례로 prunasin과 benzaldehyde를 생성하고 다시 분해되어 benzaldehyde와 cyan化水素를 생성한다.

〔藥理〕 함유되어 있는 amygdalin은 體內에서 서서히 분해되어 점차로 微量의 靑酸을 생성한다. 이것은 呼吸中樞에 대하여 진정작용을 가지며 呼吸運動을 안정시켜 鎭咳, 平喘作用을 나타낸다. 또 함유되어 있는 脂肪油는 腸을 潤活시켜 便을 통하게 한다. 대량 복용하면 中毒되기 쉽고 杏仁에서 분해된 多量의 靑酸은 延髓의 각각 生命中樞에 대하여 먼저 자극하고 뒤에 마비시킨다. 또 酵素의 활동을 억제하고 新陳代謝를 방해하므로 조직의 窒息을 일으키게 된다.

〔藥效 主治〕 祛痰, 止咳, 平喘, 潤腸하는 效能이 있다. 外感咳嗽, 喘滿, 喉痺, 腸燥便秘를 치료한다.【用法 用量】4.5～9g을 달여 服用한다. 또는 丸劑나 散劑로 服用한다. 〈外用〉 짓찧어서 붙인다.

〔配合 禁忌〕 陰虛咳嗽, 下痢者, 亡血家(貧血者) 虛에 의한 咳嗽, 便秘者는 忌한다. 黃芪·黃芩·葛根은 相惡, 蘘草는 相畏한다.

❷ 杏樹根 (행수근) 〈本草綱目〉: 살구나무의 뿌리이다.

〔藥效 主治〕 墮胎를 치료한다. 杏仁의 多食에 의한 迷亂將死(意識이 不明하고 곧 죽게 된 상태)의 治療에 杏樹根을 잘게 부수어 달여 복용하면 낫는다.【用法 用量】30～60g을 달여 服用한다.

❸ 杏樹皮 (행수근) 〈全展選編·內科疾病〉: 살구나무의 樹皮이다.

〔藥效 主治〕 杏仁 中毒을 치료한다.【用法 用量】30～60g을 달여 服用한다. 杏仁 樹皮 60g을 채취하여 表皮를 제거하고 중간의 纖維部分만 취하여 물 500㎖를 加하여 20분 동안 끓인 다음 걸러서 따뜻할 때에 복용한다. 80例를 치료하여 모두 치유되었다. 服用 後 2분 동안에 症狀이 好轉되고 점차로 意識이 깨어나고 呼吸도 고르고 惡心, 嘔吐와 Cyanose(靑藍症) 등의 症狀이 서서히 없어지고 4시간 후에 정상으로 회복되었다.

❹ 杏　枝 (행지) 〈圖經本草〉: 살구나무의 樹枝이다.

〔藥效 主治〕 墮傷을 치료한다. 落馬에 의한 打撲傷·內出血·煩悶의 治療에 杏枝 90 g을 잘게 썰어 살짝 삶아서 好酒 4 l 를 붓고 10 회 정도 끓도록 달여서 짜 2 回로 나누어 空腹에 服用한다. 1 回 服用 하고 30 분 후에 다시 服用한다.

❺ 杏 葉 (행엽)〈滇南本草〉: 살구나무의 잎이다.

〔成分〕 Rutin, 窒酸鹽, 還元酵素가 함유되어 있다.

〔藥效 主治〕 眼疾, 水腫, 大惡瘡을 치료한다. 煎液으로 눈을 씻으면 눈물이 멎는다. 全身에 갑자기 腫瘡이 났을 때 잎을 썰어서 삶아 뜨거울 때 患部에 붙인다. 煎液은 服用한다.

❻ 杏 花 (행화)〈名醫別錄〉: 살구나무의 꽃이다.

〔性味〕 味는 苦하고 性은 溫하며 無毒하다.

〔藥效 主治〕 不足을 補하는 효능이 있다. 女子의 傷中, 寒熱痺, 厥逆을 치료한다. 不姙症에 杏花와 桃花를 陰乾하여 粉末로 1 月 3 回 1 方寸匕를 井水로 服用한다.

❼ 杏 子 (행자)〈圖經本草〉: 살구나무의 果實이다.

〔性味〕 味는 酸 甘하고 性은 溫하다.

〔成分〕 果實에는 枸櫞酸, β-carotene, 少量의 γ-carotene 과 lycopene 이 含有되어 있다. 果實의 精油成分에는 myrcene, limonene, p-cymene, terpinolene, trans-2-hexenol, α-terpineol, geranial, geraniol, 2-methyl 酪酸, 醋酸, linalool, epoxydihydrolinalool 의 對掌體, γ-decanolacton, neral, citral 이다. 未成熟果實에는 chlorogen 酸類, pyrocatechol 類, phlobatannin, flavonoid 成分이 含有되어 있다.

〔藥效 主治〕 潤肺, 定喘, 生津, 止渴의 效能이 있다. 核이 단단할 때 따서 햇볕에 말려 服用하면 止渴하고 熱毒을 잘 제거한다.

〔禁忌〕 多食하면 癰癤이 生하고 筋骨을 損傷한다. 특히 小兒가 服用하면 瘡癰이 생기고 上膈이 熱하게 된다.

이스라지나무(산앵도나무) 郁李 *Prunus japonica* (THUNB.) var. *nakaii* (LEVL.) RHED.
　　　　　　　풀또기 *P. triloba* var. *truncata* KOM.　　앵도나무 *P. tomentosa* THUNB.
　　　　　　　　　　　　　　　　　산이스라지나무 *P. ishidoyana* NAKAI

落葉 灌木으로 높이 1 m에 달한다. 樹皮는 灰褐色에 불규칙한 세로 무늬가 있고 어린 가지는 黃褐色에 光澤이 있다. 잎은 互生하고 葉柄은 짧으며 托葉은 2 개로 線形 또는 齒狀으로 分裂하였는데 일찍 떨어진다. 葉身은 長卵形이거나 卵形에 끝은 날카롭고 밑부분은 圓形, 가장자리에는 불규칙한 二重 톱니가 있다. 꽃은 잎보다 먼저 피며 연한 황색이고 2～3 개가 傘形으로 달리며 小花梗은 길이 1.7～2.2 cm 로서 털이 없거나 있고 꽃받침통은 잔털이 있거나 없으며 꽃받침잎은 잔톱니와 더불어 잔털이 있다. 꽃잎은 楕圓形 또는 長卵形이고 수술은 꽃잎보다 짧으며 암술대에 잔털이 있고 子房에는 털이 없다. 核果는 둥글고 赤色으로 익으며 種子는 둥글며 끝이 뾰족하고 길이 1.2 cm 정도이다. 開花期는 5 月, 結實期는 7～8 月이다. 山野에 나며 栽植한다.【處方用名】種子가 郁李仁이다.

벗나무(櫻桃)과 Amygdalaceae

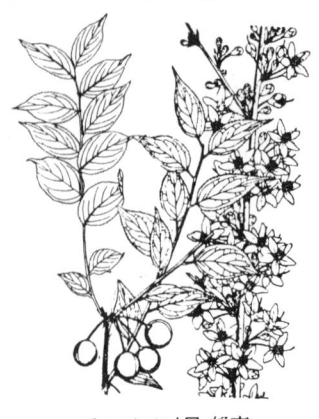
이스라지나무 郁李
Prunus japonica var. *nakaii*

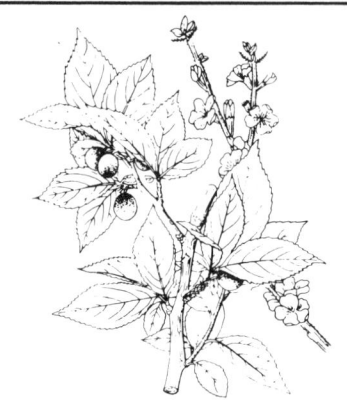
앵도나무
Prunus tomentosa

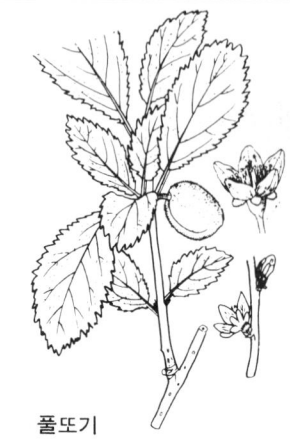
풀또기
Prunus triloba var. *truncata*

郁李仁 (욱리인) 〈神農本草經〉 郁子: 이스라지나무 및 同屬 近緣植物의 種子이다. 가을에 果實이 익었을 때 따서 果肉을 제거하고 核을 꺼내어서 殼을 제거하고 種仁만 햇볕에 말린다.

【修治】 種仁을 채취하여 끓는 물에 담갔다가 끝의 뾰족한 부분과 種皮를 깨끗이 제거하고 또 生蜜에 하룻밤 담갔다가 陰乾하여 짓찧어서 軟膏狀으로 만들어 쓴다.

〔性味 歸經〕 味는 辛苦甘하고 性은 平하다. 脾, 大·小腸經에 들어간다.

〔成分〕 이스라지의 種子에는 amygdalin, 脂肪油 58.3～74.2%, 粗蛋白質, cellulose, 澱粉, 揮發性有機酸, olein 酸이 含有되어 있는 외에 saponin 0.96%, phytosterol, vitamin B_1이 함유되어 있다. 줄기에는 tannin 6.3%, cellulose 24.94%, 잎에는 vitamin C 7.30 mg%가 각각 함유되어 있고 양앵도나무 *Prunus humilis*의 果實에는 fructose 5.2%가 함유되어 있다. 또 꽃에는 vitamin C 125.7 mg%가 들어 있다.

〔藥效 主治〕 緩下藥으로서 潤燥, 滑腸, 下氣, 利水의 效能이 있다. 大腸氣滯, 燥澀不通, 小便不利, 大腹水腫, 四肢浮腫, 脚氣 등을 치료한다. 【用法 用量】 3～9g을 달여 服用한다. 또는 丸劑, 散劑로 服用한다.

〔禁忌〕 陰虛, 津液不足者, 姙婦의 服用에는 주의를 要하고 大便不實者는 忌한다.

매화나무 (매실나무) 梅 *Prunus mume* SIEB. et ZUCC.

落葉 小喬木으로 높이 5m에 달한다. 樹皮는 淡灰色 또는 淡綠色, 가지가 많이 갈라지고 잎은 互生하고 葉柄이 있으며 腺體가 있다. 어린 가지의 葉柄 밑부분에 線形의 托葉이 2개 있다. 葉身은 卵形에서 長楕圓狀 卵形이며 길이 4～9cm 로서 양면에 잔털이 있거나 뒷면의 葉脈 위에 털이 있고 가장자리에는 예리한 잔 톱니가 있다. 꽃은 잎보다 먼저 피며 백색 또는 분홍색에 향기가 강하고 1～2개가 한군데 달리는데 花梗은 거의 없고 꽃받침잎은 5개로서 밑부분은 花托과 癒合하였다. 꽃잎은 廣倒卵形이고 수술은 多數인데 花托의 주위에 붙어 있다. 암술은 1개 子房은 密毛에 싸여 있다. 核果는 둥글고 지름 약 2～3cm 이며 絨毛에 싸여 있고 綠色이지만 7月에 黃色으로 익고 核은 果肉에서 떨어지지 않고 표면에 凹點이 많다. 開花期는

3~4月이다. 中部 以南 各地에서 栽培한다. 【處方用名】① 果實은 烏梅 ② 根은 梅根 ③ 枝는 梅梗 ④ 葉은 梅葉 ⑤ 蕾은 白梅花 ⑥ 未熟果의 鹽漬은 白梅 ⑦ 種子는 梅核仁이다.

❶ 烏 梅 (오매)〈神農本草經集注〉梅實: 매화나무의 미성숙한 果實을 건조한 것이다. 5月에 미성숙한 果實(靑梅)을 따서 大小로 고른다. 【修治】《烏梅》靑梅를 40°C 內外의 低溫으로 2~3시간 불에 쬐어 말리되 일반적으로 果肉이 황갈색을 띠면서 주름이 생길 때까지 말린 다음 2~3日 뚜껑을 덮고 加溫을 하면 黑色으로 변한다. 또 한 가지 방법은 靑梅를 볏짚이나 왕겨를 태우는 매연 속에서 훈증하여 黑色이 되도록 乾燥한다. 사용시에는 불순물을 제거하고 씻어 말린 후 사용한다.

〔性味 歸經〕 味는 酸하고 性은 溫하다. 肝, 脾, 肺, 大腸經에 들어간다.

〔成分〕 果實에는 枸櫞酸 19%, 사과酸 15%, 琥珀酸, 炭水化物, sitosterol, 蠟狀物質, oleanol酸과 같은 物質이 함유되어 있다. 成熟時에는 靑酸을 함유한다.

〔藥理〕 1. 抗菌作用: 水煎液(1:1)은 in vitro에서 炭疽菌, Diphtheria菌, 類似 Diphtheria菌, 포도球菌(黃色, lemon色, 白色), 枯草菌, 肺炎球菌을 억제하는 작용이 있고 α 및 β 連鎖球菌에는 작용하지 않는다. 大腸菌, 존네菌, 變形菌, Typhus菌, Paratyphus菌, 綠膿菌, Cholera菌 등 腸內의 病原菌에도 유효하다. 10%煎液(平板法)은 大腸菌과 포도球菌 등 多種의 細菌에 대하여 억제작용이 있다. 50%(紙片法)에서는 百日咳菌과 髓膜炎菌에 대하여 작용이 가장 강하고 肺炎球菌과 溶血性連鎖球菌에 대해서는 중정도이고 소 流産菌과 디프테리아菌에도 작용한다. 인플루엔자菌과 綠色連鎖球菌에는 작용하지 않는다. 알콜浸出液은 몇 가지 그램陽性菌・陰性菌 및 사람 型結核菌에 대해서도 확실한 抗菌作用이 있다. 烏梅粉은 petridish 內에서 白色포도球菌, 枯草菌, 大腸菌, Typhus菌에 대하여 비교적 강한 작용이 있다. 水浸液 1:80(2倍稀釋法)은 Pasteur 杆菌의 生長을 억제할 수 있다. 그러나 烏梅에는 酸性이 상당히 강한데 그 抗菌作用이 酸性의 강도와 관련이 있는지 이에 대한 硏究가 필요하다.

2. 抗眞菌作用: 水煎液은 in vitro에서 毛瘡, 白癬菌, 鼠徑表皮菌, 石膏樣小芽胞菌 등의 病原眞菌에 대하여 억제작용이 있다. 有效 膿度는 각각 1:160, 1:320, 1:480이다.

〔藥效 主治〕 收斂, 生津, 驅蛔蟲의 效能이 있다. 慢性咳嗽, 虛熱에 의한 心胸의 熱感과 咽乾, 久瘧, 慢性下痢, 痢疾, 血便, 血尿, 血崩, 蛔蟲으로 인한 急性腹痛, 嘔吐, 鉤蟲病, 牛皮癬, 胬肉(翼狀片)을 치료한다. 【用法 用量】2.4~4.5g을 달여 服用한다. 또는 丸劑, 散劑로 服用한다. 〈外用〉 강한 불로 태워서 粉末하여 撒布하거나 調合하여 붙인다.

〔禁忌〕 實邪者는 服用을 忌한다. 多食하면 損骨, 損齒, 脾胃傷蝕, 發熱한다.

❷ 梅 根 (매근)〈名醫別錄〉: 매화나무의 뿌리이다.

〔藥效 主治〕 風痺, 休息痢, 膽囊炎, 瘰癧를 치료한다. 【用法 用量】12~15g을 달여 복용한다. 〈外用〉 煎液으로 씻는다.

❸ 梅 梗 (매경)〈本草綱目拾遺〉: 매화나무의 잎이 달린 枝莖이다.

〔藥效 主治〕 姙娠 3개월에 流産의 習慣이 있으면 梅梗 3~4 줄기로 진한 煎液을 만들어 服用하고 이어 龍眼湯을 服用한다.

❹ 梅　葉 (매엽) ⟨本草拾遺⟩ : 매화나무의 잎이다.

〔性味〕 味는 酸하고 性은 平하며 無毒하다.

〔藥效 主治〕 休息痢, 霍亂에는 잎을 진하게 달여 服用한다. 月經不止에는 불에 쬐어 말린 梅葉, 棕櫚皮灰를 같은 양으로 粉末하여 1回 6g씩 服用한다.

❺ 白梅花 (백매화) ⟨本草綱目⟩ : 매화나무의 꽃봉오리이다. 2~3月에 꽃이 피기 전의 꽃봉오리를 따서 햇볕에 말린다. 비오는 날씨이면 숯불로 乾燥한다.

〔性味 歸經〕 味는 酸澁하고 性은 平하다. 肝, 肺經에 들어간다.

〔成分〕 精油가 含有되어 있는데 그 主要한 것은 benzaldehyde, isolugenol, 安息香酸이다.

〔藥效 主治〕 舒肝, 和胃, 化痰의 效能이 있다. 梅核氣, 肝胃氣痛, 食慾不振, 眩暈, 瘰癧을 치료한다. 【用法 用量】 2.4~4.5g을 달여 服用한다. 丸劑, 散劑로 服用한다. ⟨外用⟩ 塗布한다.

❻ 白　梅 (백매) ⟨神農本草經集注⟩ : 매화나무의 未熟果實을 따서 소금에 절인 것이다.

〔調製〕 매화나무의 未熟된 果實을 따서 밤에는 소금물에 담갔다가 낮에 햇볕에 말린다. 이와같이 10日 동안 되풀이하면 완성된다.

〔性味〕 味는 酸澁鹹하고 性은 平하다.

〔藥效 主治〕 喉痺, 瀉痢煩渴, 梅核膈氣(神經性食導痙攣), 癰疽腫毒, 外傷出血을 치료한다. 【用法 用量】 달여 복용하거나 丸劑를 唾液으로 삼킨다. ⟨外用⟩ 齒牙에 문지른다. 짓찧어서 붙인다. 燒存性을 粉末하여 調合하여 붙인다.

〔禁忌〕 多食하면 齒牙를 損傷하고 筋을 傷한다.

❼ 梅核仁 (매핵인) ⟨本草綱目⟩ : 매화나무 果實의 種仁이다.

〔性味〕 味는 酸하고 性은 平하며 無毒하다.

〔成分〕 種子에는 amygdalin이 함유되어 있다.

〔藥效 主治〕 淸暑, 明目, 除煩의 效能이 있다. 婦人의 子臟(子宮)의 風氣積滯를 淸解하고 暑氣霍亂을 치료한다. 【用法 用量】 1.5~4.5g을 달여 服用하거나 丸劑로 服用한다. ⟨外用⟩ 짓찧어서 붙인다.

　　털귀룽나무 多毛稠梨　*Prunus padus* L. var. *pubescens* REGEL
　　　　　　　　　　　　　　　귀룽나무 稠梨　*P. padus* L. (=*P. racemosa* LAM.)
　　　　　　　　　　　　　　　흰귀룽나무　*P. padus* L. var. *glauca* NAKAI
　암귀룽나무 *P. padus* var. *laxa* REHDER　　서울귀룽나무 *P. padus* var. *seoulensis* NAKAI

落葉 喬木으로 높이 10m에 달한다. 樹皮는 꺼끌꺼끌하고 斑紋이 많고 암갈색 혹은 흑색이다. 어린 가지에는 짧은 柔毛가 있고 꺾으면 냄새가 나며 암갈색 또는 淡灰綠色을 하고 뚜렷한 皮目이 성글게 나 있다. 單葉이 互生하며 葉柄이 있고 楕圓形 또는 倒卵形으로 밑부분은 둥근 楔形 또는 圓形에 가깝고 끝은 뾰족하고 가장자리에는 작은 톱니가 있다. 잎 뒷면에는 柔毛가 있고 托葉은 線狀 披針形이고 일찍 떨어진다. 總狀花序는 길이 10~15cm, 15~24개의 꽃으로 이루어졌고 꽃받침은 5개, 꽃잎도 5개, 수술은 15~20개, 花柱는 수술보다 짧다. 核果는 암

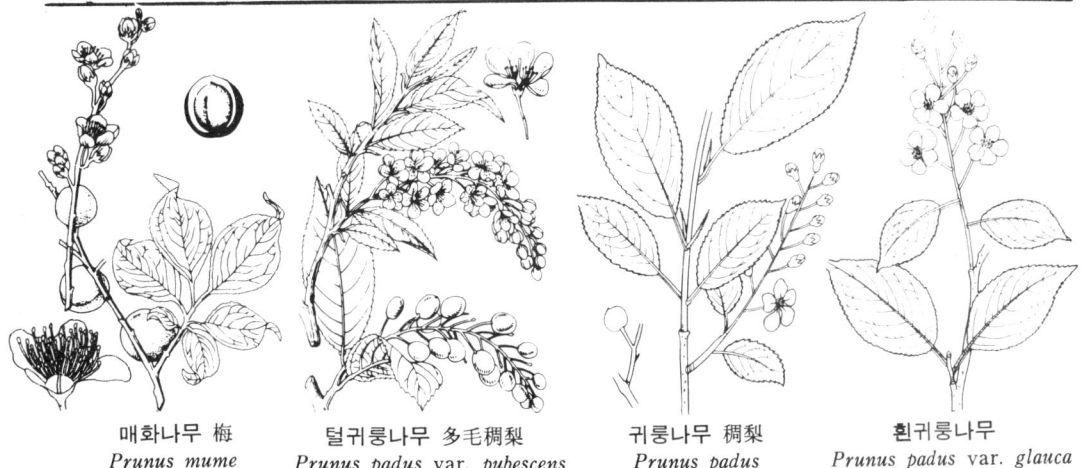

매화나무 梅
Prunus mume

털귀룽나무 多毛稠梨
Prunus padus var. *pubescens*

귀룽나무 稠梨
Prunus padus

흰귀룽나무
Prunus padus var. *glauca*

갈색 혹은 흑색, 밑부분에 꽃받침이 宿存하고 核에는 주름이 있다. 開花期는 5月, 結實期는 8~9月이다. 깊은 산의 골짜기 및 하천 유역에 자라며 北部에 분포한다. 【處方用名】① 果實은 櫻額 ② 小枝 및 葉은 九龍木이다.

❶ 櫻　額 (앵액)〈本草綱目拾遺〉: 털귀룽나무 및 同屬 近緣植物의 果實이다.

〔性味〕 味는 甘澁하고 性은 溫暖하다.

〔成分〕 果實에는 糖分 6.4%, 種子에는 油分 38.79%, 樹皮에는 tannin이 含有되어 있다.

〔藥理〕 잎 또는 싹(芽) 중에 함유된 黃色의 精油(含有量은 여름에 제일 많다)에는 抗生作用이 있다.

〔藥效 主治〕 脾를 補하고 下痢을 멈추게 하는 效能이 있다. 9~15g을 달여 服用한다.

❷ 九龍木 (구룡목): 털귀룽나무 및 同屬 近緣植物의 작은 가지 및 잎이다. 年中 채취하여 햇볕에 말린다.

〔性味 歸經〕 味는 苦辛하고 性은 寒하다. 肝, 大腸經에 들어 간다.

〔藥效 主治〕 祛風, 鎭痛, 止瀉의 效能이 있다. 風濕疼痛, 腰腿痛, 關節痛, 脊椎疾患, 泄瀉를 치료한다. 【用法 用量】20~30g를 달여 服用하거나 술에 담가서 服用한다.

복숭아나무 (복사나무) 桃　*Prunus persica* (L.) BATSCH (=*Amygdalus persica* L.)
　　　　　　　　　산복사나무(산복숭아나무) 山桃　*P. davidiana* (CARR.) FR.

落葉 小喬木으로 높이 6m에 달한다. 작은 가지는 綠色이거나 한쪽만 無褐色이고 冬芽에는 가는 柔毛가 있다. 잎은 互生하고 楕圓狀 披針形 내지는 卵狀披 針形인데 中央部가 가장 넓고 끝은 길게 뾰족해졌고 밑부분은 넓은 楔形 가장자리에 톱니가 있다. 兩面 모두 털이 없고 葉柄은 7~12mm 로서 짧은 腺點이 있다. 꽃은 보통 單生하고 짧은 花柄이 있다. 꽃받침잎은 5개, 꽃잎도 5개로 倒卵形이며 분홍색이다. 수술은 多數이고 子房은 1室, 花柱는 가늘고 길며, 柱頭는 작고 圓頭形, 核果는 卵狀 圓形이고 짧은 絨毛가 있다. 果肉은 白色 또는 黃色이고 核은 매우 단단하고 불규칙한 凹點 및 깊은 홈이 있다. 種子는 1개로서 편평한 卵狀 心臟形이다. 開

花期는 4月인데 잎보다 먼저 핀다. 果熟期는 6~7月이다. 中國原產인데 果樹로 栽培하고 있다. 【處方用名】① 種子는 桃仁 ② 根皮는 桃根 ③ 樹皮는 桃莖白皮 ④ 嫩枝는 桃枝 ⑤ 葉는 桃葉 ⑥ 花는 桃花 ⑦ 果實은 桃子 ⑧ 未熟果는 碧桃乾 ⑨ 樹脂는 桃膠이다.

❶ 桃　仁 (도인)〈神農本草經集注〉: 복숭아 및 산복사의 種仁이다. 6~7月에 成熟한 果實을 따 果肉과 核殼을 제거하고 種仁만 取하여 햇볕에 말려서 서늘하고 건조한 장소에 보관하여 蟲害나 기름이 스며 나오는 것을 방지한다. 【修治】挾雜物을 제거하고 끓는 물에 담가 外皮에 주름이 생길 정도로 쪄서 건져내 冷水에 담갔다 비벼 外皮를 벗겨서 햇볕에 말린다.

〔性味 歸經〕 味는 苦甘하고 性은 平하다. 心, 肝, 大腸經에 들어간다.

〔成分〕 桃仁에는 amygdalin 약 3.6%, 精油 0.4%, 脂肪油 45%을 함유하고 油 중에는 주로 olein 酸 glycerin, 少量의 linol 酸 glycerin, 그 외에 emulsin 등도 함유되어 있다.

〔藥理〕 Amygdalin 의 藥理는 杏仁을 參照. 桃仁의 alcohol 抽出物에는 抗血液凝固作用과 상당히 약한 溶血作用이 있다.

〔藥效 主治〕 破血, 行瘀하고 潤燥, 滑腸하는 效能이 있다. 無月經, 癥瘕, 熱病蓄血, 遊走性 關節류머티즘, 말라리아, 打撲傷, 瘀血腫痛, 血燥便秘를 치료한다. 【用法 用量】4.5~9g을 달여 服用한다. 丸劑, 散劑로 쓴다.〈外用〉짓찧어 붙인다.

〔配合 禁忌〕 姙婦는 服用을 忌한다. 血燥虛者는 服用에 주의를 要한다. 桃仁·香附子는 相使이다.

桃仁藥材

❷ 桃　根 (도근)〈證類本草〉: 복숭아나무·산복사나무의 뿌리 또는 根皮이다. 年中 수시로 채취하여 쓴다.

〔性味〕 味는 苦하고 性은 平하며 無毒하다.

〔成分〕 根皮에는 d-catechol, galloylepicatechin, hesperetin-5-glucoside 등이 함유되어 있다.

〔藥效 主治〕 黃疸, 吐血, 鼻出血, 月經閉止, 癰腫, 痔瘡을 치료한다. 【用法 用量】60~90g을 달여 服用한다.〈外用〉煎液으로 씻는다.

〔禁忌〕 姙婦의 服用은 忌한다.

❸ 桃莖白皮 (도경백피)〈名醫別錄〉: 복숭아나무·산복사나무의 cork 皮를 벗겨낸 樹皮이다.

〔性味〕 味는 苦辛하고 性은 平하며 無毒하다.

〔成分〕 樹皮에는 naringenin, aromadendrin, persicogenin, persicoside(persiconin), melissin 酸 methylester 및 β-sitosterol이 함유되어 있고 또 pyrocatechol 도 含有되어 있다. 복숭아나무에는 naringenin, aromadendrin 이 함유되어 있다.

〔藥效 主治〕 水腫, 痧氣(cholera 樣의 심한 吐瀉症狀)腹痛, 肺熱에 의한 喘悶, 癰疽 瘰癧, 濕瘡을 치료한다. 【用法 用量】9~15g을 달여 服用한다.〈外用〉粉末을 調合하여 붙인다. 煎液으로 씻는다.

❹ 桃　枝 (도지)〈本草綱目〉: 복숭아나무·산복사나무의 햇가지이다. 味는 苦하다.

〔成分〕 桃樹枝에는 naringenin, aromadendrin, persicogenin, persicoside, hesperetin, salipurposide가 含有되어 있다.

〔藥效 主治〕 心腹痛 및 蟲瘡(벌레에 물림)을 치료한다. 또 痊忤心腹痛을 치료하고 疫病을 물리친다. 【用法 用量】60～90g을 달여 服用한다. 〈外用〉煎液으로 양치질을 하거나 몸을 씻는다.

❺ 桃 葉(도엽)〈名醫別錄〉: 복숭아나무·산복사나무의 잎이다.

〔性味 歸經〕 味는 苦하고 性은 平하다. 脾, 腎經에 들어간다.

〔成分〕 桃葉에는 glycoside($C_{22}H_{24}O_{11}$), naringenin, quinic acid, licopen, tannin 약 100 mg과 少量의 nitrile glycoside가 含有되어 있다.

〔藥效 主治〕 祛風濕, 淸熱, 殺蟲의 效能이 있다. 神經性頭痛, 頭痛, 遊走性關節류머티즘, 말라리아, 濕疹, 腫瘡, 癬瘡을 치료한다. 【用法 用量】달여 服用한다. 〈外用〉煎液으로 씻거나 짓찧어서 붙인다.

❻ 桃 花(도화)〈神農本草經〉: 복숭아나무·산복사나무의 꽃이다. 4月의 開花期에 채취하여 그늘에서 말린다.

〔性味 歸經〕 味는 苦하고 性은 平하며 無毒하다. 心經, 肝經에 들어간다.

〔成分〕 桃花에는 kaempferol, coumarin이 함유되어 있고 白桃花에는 trifolin이 함유되어 있다. 花蕾에는 naringenin이 함유되어 있다.

〔藥效 主治〕 利水, 活血, 通便의 效能이 있다. 水腫, 脚氣, 痰飮, 積滯, 大小便不利, 月經閉止를 치료한다. 【用法 用量】3～6g을 달여 服用하거나 粉末하여 服用한다. 〈外用〉짓찧어서 붙이거나 粉末을 調合하여 붙인다.

〔禁忌〕 姙婦의 服用을 忌한다.

❼ 桃 子(도자)〈日用本草〉: 복숭아나무·산복사나무의 果實이다.

〔性味〕 味는 甘酸하고 性은 溫하다.

〔成分〕 果實의 果肉에는 100g當 蛋白質 0.8g, 脂肪 0.1g, 炭水化物 7g, 粗纖維 4.1g, 灰分 0.5g, 칼슘 8mg, 燐 20mg, 鐵 1.0mg, carotene 0.01 mg, vitamin B_1 0.01 mg, vitamin B_2 0.02 mg, 니코틴酸 0.7mg, vitamin C 6 mg이 含有되어 있다. 또 精油와 有機酸이 含有되어 있는데 有機酸은 주로 사과酸과 枸櫞酸이다. 糖分 중에는 포도당, fructose, 蔗糖, xylose가 있다.

〔藥效 主治〕 生津, 潤腸, 活血, 消積의 效能이 있다. 【用法 用量】신선한 것을 服用하거나 햇볕에 말려서 服用한다.

〔配合 禁忌〕 多食하면 熱이 난다. 복숭아와 자라(鱉)와 같이 먹으면 心痛을 한다. 尤과는 倂用하면 안 된다.

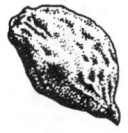

碧桃乾藥材　　碧桃奴藥材

❽ 碧桃乾(벽도건)〈飮片新參〉: 복숭아나무·산복사나무의 未成熟果를 건조한 것이다. 4～6月에 未成熟果를 따서 햇볕에 말린다. 【修治】果皮의 絨毛를 떨어내고 햇볕에 말린다. 술로 쪄서 성숙한 것이나 未熟한 것이나 모두 銅刀로 끊어서 불에 쬐어 말려서 果肉만 取한다.

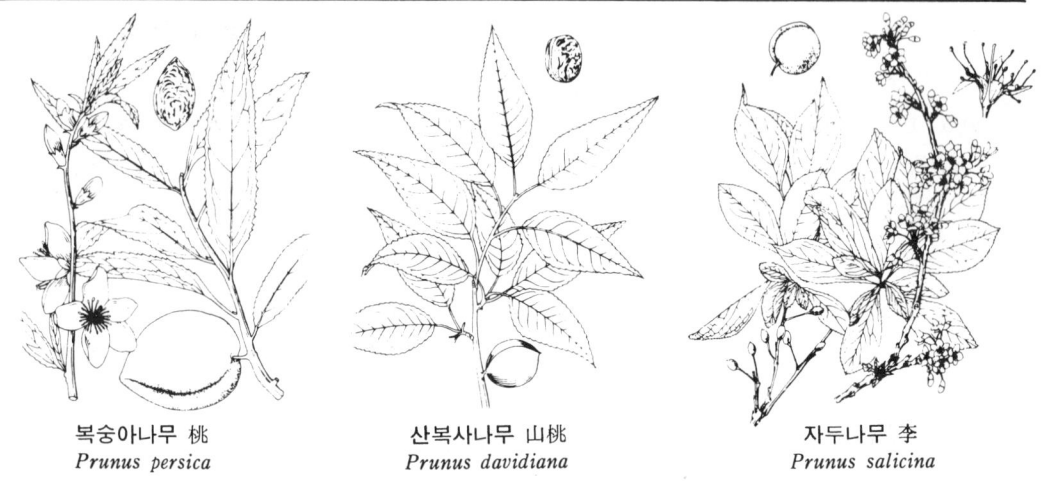

복숭아나무 桃
Prunus persica

산복사나무 山桃
Prunus davidiana

자두나무 李
Prunus salicina

〔性味 歸經〕 味는 酸苦하고 性은 平하다. 手足厥陰經에 들어간다.
〔藥效 主治〕 寢汗, 遺精, 肪胱疝氣, 吐血, 말라리아, 胸腹部痛, 姙娠下血을 치료한다. 【用法 用量】 4.5~9g을 달여 服用한다. 또는 丸劑나 散劑로 쓴다. 〈外用〉 粉末을 調合하여 붙이거나 태워서 연기로 燻한다.

❾ 桃 膠 (도교) 〈名醫別錄〉: 복숭아나무 또는 산복사나무의 樹皮에서 分泌하는 樹脂이다. 여름에 樹幹에 칼로 홈을 내어 여기에서 나오는 樹脂를 採集한다. 이것을 물에 담가 挾雜物을 씻어내고 햇볕에 말린다.

〔性味〕 味는 甘, 苦하고 性은 平하며 無毒하다.
〔成分〕 樹脂의 主要成分은 galactose, rhamnose, α-glucuron酸 등이다.
〔藥效 主治〕 石淋, 血淋, 痢疾을 치료한다. 【用法 用量】 15~30g을 달여 服用하거나 丸劑, 散劑로 服用한다.

자두나무 (오얏나무) 李 *Prunus salicina* LINDL. (=*P. triflora* BOXB.)

落葉 喬木으로 높이 10m에 達한다. 小枝는 赤褐色이고 潤澤이 있다. 잎은 互生하며 楕圓狀 披針形 혹은 楕圓狀 倒卵形으로 끝이 급하게 뾰족하고 밑부분은 차차 좁아졌고 가장자리에는 둔하고 가는 二重 톱니가 나 있다. 葉柄은 길이 1~2cm로 腺點이 몇 개 있다. 꽃은 3개가 한데 붙어서 달리고 白色에 花柄은 1~1.5cm이다. 꽃받침은 楕圓狀 卵形에 無毛, 꽃잎은 5개, 수술은 多數이고 암술에는 가늘고 긴 花柱가 있고 子房은 매끄럽고 潤澤이 있다. 核果는 球形, 卵形에 지름 5~7cm로 끝이 약간 뾰족하고 밑부분은 깊게 오목하고 縫線의 흔적이 뚜렷하게 나 있고 蠟質의 粉으로 덮여 있다. 보통 黃色이거나 淡黃綠色인데 혹 紅色도 있다. 開花期는 4月, 結實期는 7~8月이다. 계곡의 低木林에 野生하지만 보통 果樹로 中部 以北에서 栽植한다. 【處方用名】 ① 果實은 李子 ② 根은 李根 ③ 根皮는 李根皮 ④ 樹脂는 李樹膠 ⑤ 葉은 李樹葉 ⑥ 種子는 李核仁이다.

❶ 李 子 (이자) 〈滇南本草〉 紫桃: 자두나무의 果實이다.

〔性味 歸經〕 味는 甘 酸하고 性은 平하다. 肝, 腎經에 들어간다.
〔成分〕 果肉 중에는 asparagin 0.1%가 들어 있고 또한 glutamine, serine, glycine, proline, threonine, γ-amino 酪酸 등의 amino酸 등이 함유되어 있다.
〔藥效 主治〕 淸肝, 滌熱, 生津, 利水의 效能이 있다. 虛勞骨蒸, 消渴, 腹水을 치료한다. 【用法 用量】 新鮮한 그대로 먹거나 果汁을 내어 服用한다.
〔禁忌〕 多食하면 脾胃를 損傷하고 濕을 도와서 痰이 生한다. 脾胃虛弱者는 忌한다.

❷ 李　根 (이근) 〈神農本草經集注〉: 자두나무의 뿌리로 9~10月에 채취한다.
〔性味〕 味는 苦澀하고 性은 凉하고 無毒하다.
〔藥效 主治〕 淸熱, 解毒의 效能이 있다. 消渴(糖尿病), 淋病, 痢疾, 丹毒, 齒痛을 치료한다. 【用法 用量】 달여서 服用한다. 〈外用〉 藥性이 남을 程度로 태워서 粉末로 調合하여 붙인다.

❸ 李根皮 (이근피) 〈名醫別錄〉: 자두나무 根皮의 靭皮 部分이다.
〔性味 歸經〕 味는 苦鹹하고 性은 寒하며 無毒하다. 肝經에 들어간다.
〔藥效 主治〕 淸熱, 下氣의 效能이 있다. 消渴心煩, 奔豚氣逆(發作性神經性動悸), 帶下, 齒痛을 치료한다. 【用法 用量】 6~9g을 달여서 服用한다. 〈外用〉 煎液으로 양치질을 하거나 갈아서 낸 汁을 患部에 바른다.

❹ 李樹膠 (이수교) 〈本草綱目〉: 자두나무의 樹脂이다. 자두나무가 生長하여 무성한 季節에 樹幹에서 分泌되는 樹脂를 採取하여 挾雜物을 제거하고 햇볕에 말린다.
〔性味〕 味는 苦하고 性은 寒하며 無毒하다.
〔藥效 主治〕 定痛, 消腫의 效能이 있다. 目翳(角膜混濁)를 치료한다. 【用法 用量】 15~30g을 달여 服用한다.

❺ 李樹葉 (이수엽) 〈日華子諸家本草〉: 자두나무의 잎이다.
〔性味 歸經〕 味는 甘 酸하고 性은 平하며 無毒하다.
〔藥效 主治〕 小兒의 壯熱, 驚癎, 水腫, 金瘡을 치료한다. 【用法 用量】 달여서 服用한다. 〈外用〉 煎液으로 씻거나 汁을 내어 바른다.

❻ 李核仁 (이핵인) 〈吳普本草〉: 자두의 種仁이다. 6~7月에 果核을 採取하여 外殼을 깨트려서 種仁을 取하여 햇볕에 말린다.
〔性味 歸經〕 味는 甘 苦하고 性은 平하며 無毒하다. 肝經에 들어간다.
〔成分〕 Amygdalin을 함유한다.
〔藥效 主治〕 散瘀, 利水, 潤腸하는 效能이 있다. 打撲鬱血痛, 痰飮咳嗽, 水氣腫滿, 大便秘結, 蟲·蝎咬傷痛을 치료한다. 【用法 用量】 6~12g을 달여서 服用한다. 〈外用〉 粉末을 調合하여 붙인다.
〔禁忌〕 脾弱便溏, 腎虛遺精者, 姙婦는 忌한다.

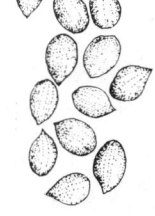

李核仁藥材

장 미 (薔薇) 과 Rosaceae

짚신나물 龍芽草 *Agrimonia pilosa* LEDEB. var. *japonica* (MIQ.) NAKAI
　　　　　산짚신나물　*A. coreana* NAKAI　　큰골짚신나물　*A. eupatoria* L.

多年生 草本으로 높이 30~100 cm 이고 줄기는 곧게 자라고 전체에 희고 긴 털이 있다. 奇數羽狀 複葉이 互生하고 葉柄이 있다. 托葉은 2개로 비스듬한 卵形에 깊게 갈라진 톱니가 있고 긴 柔毛로 덮혀 있다. 小葉은 다소 많고 여러 쌍이며 長楕圓形 내지는 楕圓形이며 양끝이 좁고 가장자리에 톱니가 있다. 總狀花序는 원줄기의 끝과 가지 끝에 달리고 꽃은 黃色, 꽃받침통은 길이 3 mm 정도 세로로 파진 줄이 있으며 윗부분이 5개로 갈라지고 그 밑에 갈고리같은 털이 있어서 다른 물체에 잘 붙는다. 꽃잎은 5개이고 倒卵形에 끝은 조금 오목하고 수술은 10개이고 心皮는 2개이며 숨겨져 있다. 瘦果는 꽃받침통 안에 들어 있다. 開花期는 6~8月이다. 들이나 길가에 흔히 자라며 全國에 분포한다. 【處方用名】① 全草는 仙鶴草 ② 根은 龍牙草根 ③ 根莖은 仙鶴草根芽이다.

❶ 仙鶴草 (선학초)〈滇南本草〉龍牙草・瓜香草・黄龍尾・鐵胡蜂・金頂龍芽 : 짚신나물 및 同屬 近緣植物의 全草이다. 【採取】여름에서 가을 사이에 莖葉이 무성하고 꽃은 아직 피지 않은 것의 全草를 베어 진흙을 제거하고 햇볕에 말린다. 【修治】挾雜物이나 가는 뿌리 등을 제거하고 잘게 썰어서 쓴다.

〔性味 歸經〕味는 苦辛하고 性은 平하다. 肺, 肝, 脾經에 들어간다.

〔成分〕全草에는 agrimonin, agrimonolide, tannin(pyrocatechol 系 tannin, 沒食子 tannin 등), sterol, 有機酸, phenol 性 成分, saponin 등이 含有되어 있고 줄기에는 tannin 6.5%, 잎에는 tannin 16.4%가 含有되어 있다. 잎과 줄기에는 또 luteolin-7-β-glycoside 와 apigenin-7-β-glucoside 가 含有되어 있다. 털짚신나물(疎毛龍芽草)에는 agrimol A・B・C・D・E 가 함유되어 Malaria 原蟲에 대하여 억제작용이 있다.

〔藥理〕Agrimonin은 配糖體의 一種이며 血小板의 형성을 촉진해서 凝血을 가속한다. 함유된 大量의 tannin, vitamin K 등은 어느 것이나 止血의 유효성분이기 때문에 止血作用을 나타내게 된다. 또, 心拍數를 조정하고 强心作用을 하며 大量이면 心拍을 緩慢하게 하고 血壓을 上昇시킨다. 또한 血糖降下作用이 있으며 그 근아는 강한 條蟲驅除 作用을 한다. 抗菌試驗에 따르면 Gram 陽性菌, 특히 黄色葡萄球菌에 대해서는 비교적 강한 억제작용을 나타내고 結核菌, 티푸스菌에 대해서도 뚜렷한 抑制作用이 있다. 臨床報告에 의하면 龍芽草(즉 仙鶴草의 地下部分의 冬芽)로 條蟲病 患者 41例를 치료해서 延 43마리의 條蟲을 배출했다. 그 중에서 頭節을 배출한 것은 24개, 頭部까지 배출한 것은 14개, 頭部는 배출한 것은 14개 蟲體만을 배출한 것은 5개였다. 仙鶴草의 어린 莖葉은 트리코모나스性膣炎에 대해서 유효하다고 인정되고 있다.

〔藥效 主治〕止血・健胃의 效能이 있다. 肺結核의 喀血, 吐血, 痔出血, 血尿, 血便, 赤白痢, 出血性腸炎, 胃潰瘍出血, 肝의 膿瘍, 子宮出血, 帶下, 過勞에 의한 脱力, 癰腫, 打撲, 切

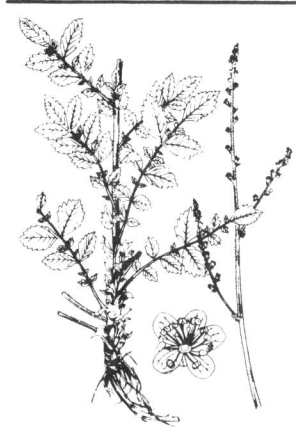
짚신나물 龍芽草
Agrimonia pilosa var. *japonica*

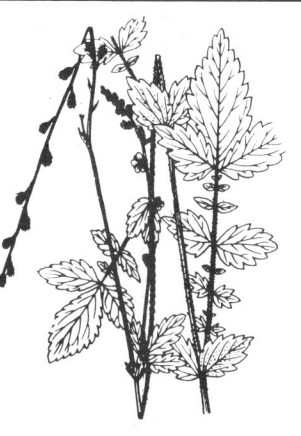
산짚신나물
Agrimonia coreana

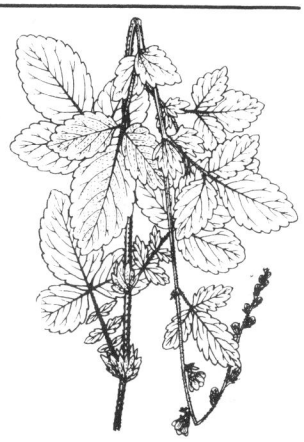
큰골짚신나물
Agrimonia eupatoria

傷出血을 치료한다.【用法 用量】9～15 g(신선한 것은 15～30 g) 달여 服用하거나 生汁을 내어 服用한다. 散劑로 쓰기도 한다. 〈外用〉 짓찧어서 붙인다.

❷ **龍芽草根** (용아초근)〈圖經本草〉: 짚신나물 및 同屬 近緣植物의 뿌리이다. 가을 이후에 뿌리를 캐어 蘆頭를 끊어내고 뿌리만 깨끗하게 씻어서 말린다.

〔性味〕 味는 辛澀하고 性은 溫하며 無毒하다.

〔成分〕 뿌리에는 agrimonolide, taxifolin, vanillin酸, ellagic acid, triterpen類, phytosterol, agrimonol이 含有되어 있고 또 tannin 8.9%도 함유되어 있다.

〔藥效 主治〕 赤·白의 細菌性下痢, 婦女의 無月經, 腫毒을 치료하고 蟯蟲도 驅除한다.【用法 用量】9～15 g을 달여 服用한다. 〈外用〉 짓찧어 붙인다.

❸ **仙鶴草根芽** (선학초근아)〈中華醫藥雜誌〉: 짚신나물의 不定芽가 달린 根莖이다. 겨울, 봄에 새 그루에서 싹이 나오기 전에 根莖을 캐어 老莖을 제거하고 幼芽만 取하여 깨끗이 씻어 햇볕에 말린다.

仙鶴草根芽藥材

〔藥效 主治〕 條蟲症을 치료한다.【用法 用量】〈粉末〉成人은 30～50 g, 小兒는 體重 1 kg에 0.7～0.8 g의 비율로 아침 空腹에 服用하고 下劑는 服用할 必要가 없다.〈엑스劑〉成人 1.5 g, 小兒는 體重 1 kg에 45 mg 씩. 〈agrimophol 結晶〉成人 0.8 g, 〈agrimophol 粗結晶〉成人 0.8 g 小兒는 體重 1 kg에 2.5 mg. 以上의 3種은 모두 아침의 空腹에 服用하고 1시간 반 후에 黃酸 magnesium을 服用하여 설사시킨다.

뱀 딸 기 蛇莓 *Duchesnea chrysantha* (ZOLL. et MORR.) MIQ.

홍실뱀딸기 *Duchesnea indica* (ANDR.) FOCKE

多年生 草本으로 털이 조금 있고 根莖은 굵다. 多數의 길고 가늘며 옆으로 뻗는 가지가 있다. 掌狀複葉은 긴 葉柄이 있다. 托葉은 잎 모양인데 葉柄에서 분리되어 있다. 小葉은 보통 3개인데 5개인 것도 간혹 있고 膜質에 無柄이거나 短柄이고 倒卵形에 중간의 잎이 크고 양 옆의 잎은 비교적 작고 가장자리에는 톱니가 있는데 밑부분은 楔形에 가장자리는 밋밋하다. 꽃은 黃色

—638— 장 미(薔薇)과 Rosaceae

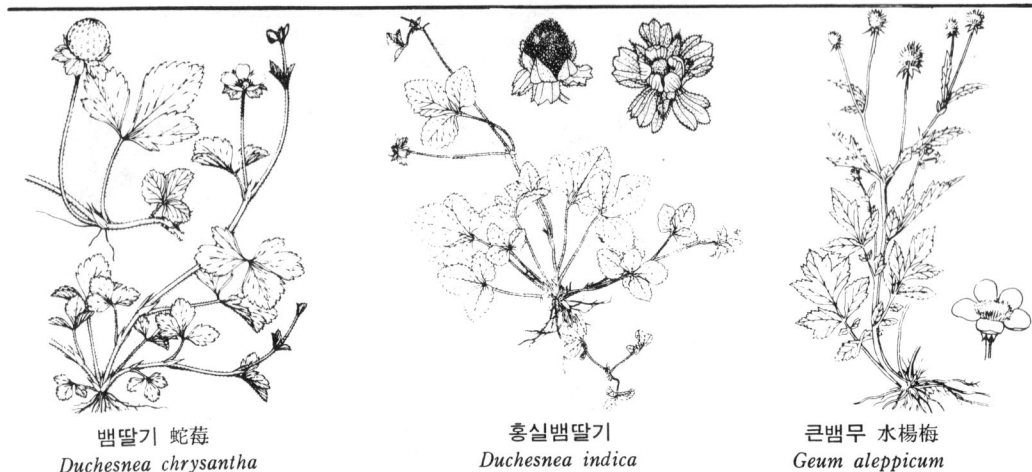

뱀딸기 蛇莓
Duchesnea chrysantha

홍실뱀딸기
Duchesnea indica

큰뱀무 水楊梅
Geum aleppicum

이며 葉腋에서 자라는 긴 花梗에 1개씩 달리고, 副萼片은 5개로서 끝이 얕게 3개로 갈라져서 꽃받침보다 크고 꽃받침과 더불어 털이 있다. 꽃잎은 끝이 약간 파진 倒三角形으로 열매는 둥글고 연한 紅白色 바탕에 붉은 빛이 도는 瘦果가 점처럼 흩어져 있다. 開花期는 4~5月이다. 산기슭, 길가, 논밭둑 雜草 중에 나고 全國에 분포한다.【處方用名】① 全草는 蛇莓 ② 根은 蛇莓根이다.

❶ 蛇 莓 (사매)〈名醫別錄〉鷄冠果・野楊梅・地莓・蠶莓・龍吐珠・疔瘡藥・蛇蛋果・地錦：뱀딸기・홍실뱀딸기의 全草이다.

〔性味 歸經〕 味는 甘苦하고 性은 寒하며 有毒하다. 肺, 肝, 心經에 들어간다.

〔成分〕 種子油 中의 脂肪酸의 주요성분은 linol酸(53.1%)인데 不鹼化性物質에는 炭化水素, alcohol, sterol이 있고 sterol의 주요성분은 β-sitosterol(總量의 89.5%)이다. 그 밖에 tannin 質이 함유되어 있다.

〔藥效 主治〕 淸熱, 凉血, 消腫, 解毒의 效能이 있다. 熱病, 驚癎(癲癎樣發作), 咳嗽, 咽喉腫痛, 痢疾, 癰腫, 疔瘡, 蛇・蟲咬傷, 火傷을 치료한다.【用法 用量】9~15g(신선한 것은 30~60g)을 달여 服用하거나 生汁을 내어 服用한다.〈外用〉짓찧어서 붙이거나 粉末을 患部에 뿌린다.

❷ 蛇莓根 (사매근)〈本草綱目〉: 뱀딸기・홍실뱀딸기의 뿌리이다.

〔藥效 主治〕 內熱, 潮熱을 치료한다.【處方例】① 吐血에 蛇莓의 잎을 짓찧어서 湯에 타서 服用한다. ② 水毒에 蛇莓根을 粉末로 만들어 服用한다. ③ 結膜炎, 角膜炎에 신선한 蛇莓根 2~3 뿌리를 짓찧어서 깨끗한 그릇에 넣고 菜油를 1~2 찻술 加하여 1日 1回씩 쪄서 點眼한다. 1日 3回, 1回 2~3滴. 1回 處方으로 5~7日間 사용할 수 있다.

큰 뱀 무 水楊梅 *Geum aleppicum* JACQ. (=*G. vidalii* FRANCH. et SAVAT.)

多年生 草本으로 높이 30~100 cm 이다. 全株에 긴 剛毛가 나 있고 主根은 塊狀에 가까운데 支根 및 수염뿌리가 많이 있다. 根出葉은 크고 모여 났고 羽狀全裂 혹은 羽狀複葉에 가깝다.

중앙의 葉身은 비교적 크고 菱形狀 卵形이거나 圓形인데 3개로 갈라졌거나 缺刻이 있고 끝은 약간 뾰족하고 가장자리에는 톱니가 있고 兩面에 긴 剛毛가 드문드문 나 있다. 側生葉의 葉身은 작고 1~3개로 廣卵形이다. 莖葉은 3~5개, 卵形에 3개로 얕게 갈라졌거나 혹은 羽狀分裂하였다. 托葉은 卵形에 缺刻이 있다. 꽃은 줄기의 끝에 달리고 黃色, 꽃받침잎은 廣披針形 또는 卵狀 披針形, 수술과 암술은 多數이다. 聚合果는 球形에 지름 1.5 cm, 宿存한 花柱의 끝은 갈고리 모양의 가시가 있다. 開花期는 6~7月이다. 산이나 들에 나고 全國 각지에 분포한다. 【處方用名】根 및 全草가 五氣朝陽草이다.

五氣朝陽草 (오기조양초)〈昆明藥植調査報告〉: 큰뱀무의 뿌리와 全草이다. 여름에서 가을 사이에 採取하여 그늘에서 乾燥하거나 신선한 것을 쓴다.

〔性味〕 味는 甘辛하고 性은 平하다.

〔藥效 主治〕 祛風, 除濕, 活血, 消腫의 效能이 있다. 腰腿痺痛, 痢疾, 崩漏, 白帶, 打撲傷, 癰腫瘡瘍, 咽痛, 瘰癧, 小兒驚風, 急性乳腺炎, 扁桃腺炎을 치료한다. 【用法 用量】6~12g을 달여서 服用하거나 혹은 짓찧어 生汁을 내어 服用한다. 〈外用〉짓찧어서 붙인다.

뱀　무 南水楊梅　*Geum japonicum* THUNB. (=*G. iyoanum* KOIDZ.)

多年生 草本으로 높이는 25~100 cm이고 全體가 白色의 柔毛로 덮여 있다. 오래된 根叢 중에는 보통 짧고 큰 根莖이 있고 수염뿌리가 많다. 根生葉은 긴 葉柄이 있으며 葉身은 羽狀分裂하였고, 裂片는 가지런하지 않고 끝에 裂片이 특히 크고 卵狀 卵形 또는 心臟圓形에 끝은 둔하고 거의 3裂하였고 밑부분은 心臟形 내지 넓은 楔形이고 가장자리에는 둥근 톱니가 있다. 잎의 윗면은 綠色, 뒷면은 淡綠色 양면에 짧은 柔毛가 散在한다. 莖生葉은 卵形 또는 廣卵形에 세 갈래로 얕게 또는 깊게 갈라졌다. 托葉은 葉狀인데 거친 톱니가 있다. 꽃은 1개 또는 몇 개가 가지의 끝에 달리고 꽃받침잎은 5개로 三角狀 披針形에 外面에 털이 있고 副萼片은 매우 작고 線形이다. 꽃잎도 5개 黃色, 圓形 또는 廣楕圓形, 수술과 암술은 多數이다. 瘦果는 淡黃色, 끝에는 花柱가 갈고리 모양이 되어 남아 있다. 開花期는 6月이다. 산이나 들에 나며 울릉도 및 南·中部地方에 분포한다. 【處方用名】① 全草는 水楊梅 ② 根은 水楊梅根이다.

❶ **水楊梅** (수양매)〈庚辛玉册〉: 뱀무의 全草이다. 여름에서 가을에 採取한다.

〔性味〕 味는 辛하고 性은 溫하다.

〔成分〕 Gein(geoside), tannin, 精油, 樹脂 등이 含有되어 있다.

〔藥效 主治〕 補虛, 益腎, 活血, 解毒하는 效能이 있다. 頭暈目眩, 四肢無力, 遺精陽痿, 表虛感冒, 咳嗽吐血, 虛寒腹痛, 月經不順, 瘡腫, 骨折을 치료한다. 【用法 用量】9~15g을 달여 服用한다. 〈外用〉짓찧어서 患部에 붙인다.

❷ **水楊梅根** (수양매근)〈貴州草藥〉: 뱀무의 根莖 및 뿌리이다. 여름에서 가을 사이에 여러 해 된 것의 根莖 및 뿌리를 캐어 깨끗이 씻어 햇볕에 말린다.

〔性味〕 味는 辛하고 香氣가 있으며 性은 溫하고 無毒하다.

〔藥效 主治〕 風寒感冒, 腹痛瀉痢, 腎虛頭暈을 치료한다. 【用法 用量】 15～30 g 을 달여 服用한다.

황매화 棣棠 *Kerria japonica* (L.)DC. (= *Rubus japonicus* L.)

落葉 灌木으로 높이는 1.5～2 m 이다. 小枝는 綠色이나 해가 묵으면 반들반들해지며 털이 없다. 잎은 互生하고 楕圓狀 卵形, 끝은 날카롭고 밑부분은 얕은 心臟形, 가장자리에는 二重톱니 혹은 얕게 갈라졌고 윗면은 無毛, 뒷면은 蒼白色이고 葉脈의 사이에 柔毛가 드문드문 나 있다. 葉柄은 2～10 cm 托葉은 錐形인데 일찍 떨어진다. 꽃은 옆가지의 끝에 달리며 黃色, 꽃받침잎은 5 개 裂片은 卵形, 끝은 突形, 筒部가 넓고 짧다. 꽃잎은 黃金色에 5 개로서 넓은 楕卵形에 끝은 둔하고 꽃은 둥근 모양이고 꽃받침통 안에 있다. 수술은 多數, 花絲는 線形, 花柱는 絲狀에 수술과 길이가 같다. 瘦果는 黑褐色, 開花期는 4～5 月 結實期는 10 月이다. 中部 以南의 濕潤地에 分布하며 관상용으로 정원에 栽植한다. 【處方用名】 花 및 枝葉이 棣棠花이다.

棣棠花 (체당화) 〈民間草藥彙編〉: 황매화의 꽃 또는 枝葉이다. 4～5 月에는 꽃을, 7～8 月에는 枝葉을 採取한다.

〔性味〕 味는 澁하고 性은 平하며 無毒하다.

〔成分〕 꽃에는 蠟質色素 즉 helenine, lutein palmitin 酸 ester, lutein olein 酸 ester 의 混合物이 함유되어 있다. 잎에는 vitamin C 100～200 mg %가 함유되어 있다. 이 외에 pectolinaroside 가 함유되어 있다고 한다.

〔藥效 主治〕 祛風, 潤肺, 止咳, 祛痰의 效能이 있다. 久咳(慢性咳嗽), 消化不良, 水腫, 류머티즘痛, 熱毒瘡, 小兒의 蕁麻疹을 치료한다. 【用法 用量】 9～15 g 을 달여서 服用하거나 煎液으로 씻어 낸다.

딱지꽃 萎陵菜 *Potentilla chinensis* SER.

털딱지꽃 *P. chinensis* var. *concolor* FR. et SAV.

多年生 草本으로 높이 30～60 cm 이다. 뿌리는 肥大하며 줄기는 곧게 뻗고 灰白色의 絨毛가 밀생하였다. 잎은 호생하며 羽狀複葉이고 小葉은 거듭 羽裂되었고 裂片은 披針形이며 끝이 날카롭고 鋸齒가 없다. 잎 앞면에는 거의 털이 없으나 뒷면에는 흰 綿毛가 밀생하였다. 托葉은 卵形 또는 廣楕圓形으로 가장자리가 밋밋하거나 또는 羽狀分裂하였고 긴 綿毛가 밀생하였다. 꽃은 多數인데 頂生하여 繖房花序를 이루고 있다. 꽃받침은 5 裂하였고 꽃잎은 5 개, 黃色이다. 수술은 多數이고 암술도 多數가 모여 났으며 子房은 작고 卵形, 花柱는 側生하였고 柱頭는 작다. 瘦果는 卵形이고 세로로 주름이 있고 褐色에 光澤이 있고 宿存하는 꽃받침에 싸여 있다. 開花期는 6～7 月이다. 들, 개울가 양지쪽에 나며 全國에 분포한다. 【處方用名】 根 및 全草가 萎陵菜이다.

萎陵菜 (위릉채) 〈救荒本草〉 翻白菜・根頭菜・野鳩旁花: 딱지꽃・털딱지꽃의 뿌리 또는 뿌리가 달린 全草이다. 4～10 月에 뿌리가 달린 全草를 採取하여 花枝와 果枝를 제거하여 말리거나

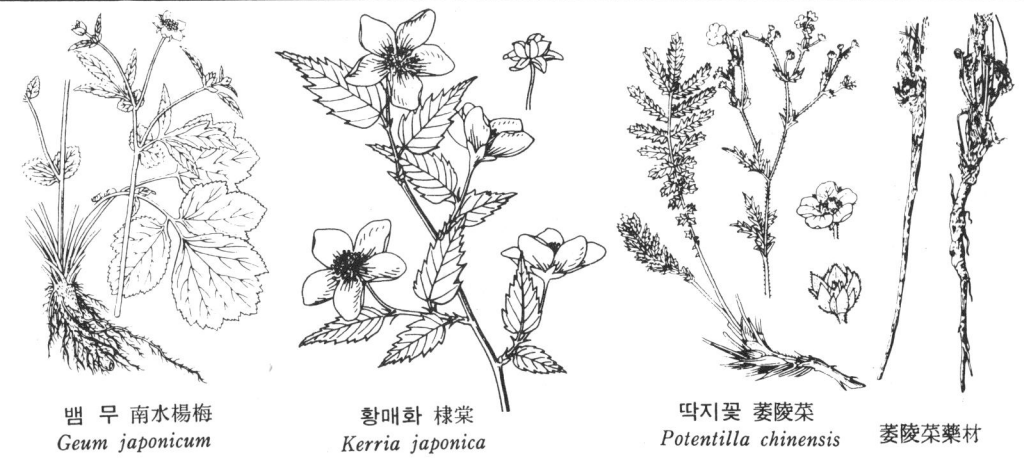

뱀 무 南水楊梅
Geum japonicum

황매화 棣棠
Kerria japonica

딱지꽃 萎陵菜
Potentilla chinensis

萎陵菜藥材

地上部의 莖葉을 모두 제거하고 뿌리만 쓴다.

〔性味 歸經〕 味는 苦하고 性은 平하며 無毒하다. 心, 脾, 肺經에 들어간다.

〔成分〕 신선한 것에는 水分 62.39%, vitamin C 49.4mg%가 含有되어 있고 乾燥品에는 水分 12.12%, 蛋白質 9 18%, 脂肪 4.03%, 粗纖維 21.89%, 無機成分 7.25%, P_2O_5 0.26%, CaO 2.63%가 함유되어 있다. 根에는 tannin質이 많다.

〔藥效 主治〕 祛風濕, 解毒의 效能이 있다. 痢疾, 류머티性 筋骨疼痛, 四肢癱瘓, 癲癇, 瘡疥 (皮膚病)를 치료한다. 【用法 用量】15~30g을 달여 服用하거나 또는 散劑, 술에 담가 服用한다. 〈外用〉煎液으로 씻거나 粉末로 撒布하거나 調合하여 塗布한다.

솜양지꽃 翻白草 *Potentilla discolor* BUNGE

多年生 草本으로 全體에 흰색의 綿毛가 퍼져 있고 뿌리는 肥厚하며 가는 紡錘形으로 껍질은 褐色이고 속은 흰색이며 가는 가지를 친다. 줄기는 땅 위에 붙어 뻗어서 비스듬히 올라갔고 가지가 갈라졌으며 높이 30cm 이다. 根生葉은 모여 났으며 花柄이 길고 奇數羽狀 複生잎으로 2~4 쌍이다. 莖生葉은 3出葉이고 互生하며 小葉은 卵狀 長楕圓形이고 끝이 날카롭고 거친 鋸齒가 있으며 윗면에 털이 없다. 꽃은 聚繖花序로서 頂生했으며 黃色의 꽃은 소수이고 花柄이 가늘며 꽃잎은 5개이고 倒卵形이며 끝이 다소 오목하게 들어갔다. 萼片은 5개이고 卵狀 披針形이며 副萼片은 線狀 長楕圓形이고 萼片보다 작다. 瘦果는 털이 없으며 褐色이다. 開花期는 4~8月이다. 산이나 들, 바닷가의 양지쪽에 나며 全國에 분포한다. 【處方用名】根을 포함한 全草가 翻白草이다.

翻白草 (번백초) 〈救荒本草〉 鷄腿兒·湖鷄腿·鷄脚草·鷄距草 : 솜양지꽃의 뿌리를 포함한 全草이다. 여름, 가을 開花 前에 뿌리와 함께 캐어 진흙를 제거하고 햇볕에 乾燥한다.

〔性味 歸經〕 味는 苦甘하고 性은 平하다. 心, 肺, 大腸經에 들어간다.

〔成分〕 根에는 tannin 및 flavonoid 가 함유되어 있다.

〔藥效 主治〕 淸熱, 解毒, 止血, 消腫의 效能이 있다. 痢疾, 瘧疾(말라리아), 肺癰, 咳血(咳

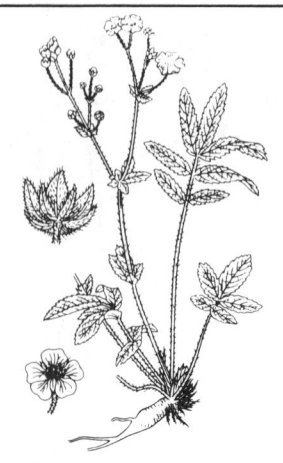 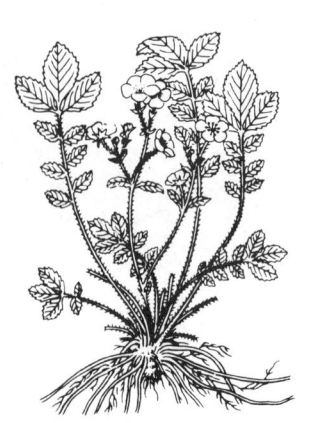 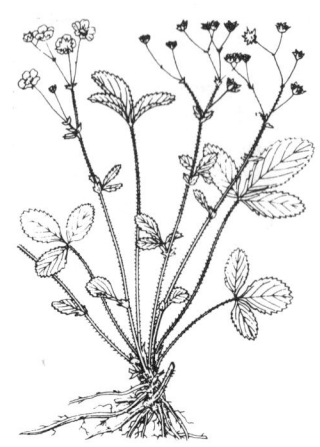

솜양지꽃 翻白草 　　　양지꽃 莓葉萎陵菜　　　세잎양지꽃 三葉萎陵菜
Potentilla discolor　　*Potentilla fragarioides* var. *major*　　*Potentilla freyniana*

嗽時出血), 吐血, 下血, 崩漏, 癰腫, 瘡癬, 瘰癧結核을 치료한다. 【用法 用量】 9~15 g(신선한 것은 30~60 g)을 달여서 服用한다. 또는 술에 담가서 服用한다. 〈外用〉 짓찧어서 塗布한다.

양 지 꽃 莓葉萎陵菜　*Potentilla fragarioides* L. var. *major* MAX.

多年生 小型草本으로 높이 약 25 cm 이며 全體에 絨毛가 밀생하였다. 主根은 굵고 짧으며 側根이 많이 붙어 있고 暗褐色이다. 줄기는 柔弱하며 모여 났고 비스듬히 올라갔으며 奇數羽狀複葉인데 밑부분에서 나온 잎의 小葉은 5~7개 간혹 3개나 9개가 되는 것도 있다. 줄기 끝의 3 小葉은 비교적 크고 楕圓狀 卵形, 倒卵形으로 끝이 뾰족하거나 둔하고 밑부분은 楔形이거나 圓形이며 가장자리에는 톱니가 있다. 葉柄은 길고 托葉은 膜質, 莖葉은 작고 小葉은 3개, 葉柄은 짧거나 없다. 繖房狀 聚繖花序에 꽃이 많이 달리고 黃白色에 지름 1~1.5 cm, 꽃받침잎 5개, 수술은 多數이다. 瘦果는 작고 矩圓狀 卵形에 黃白色에 주름이 많다. 開花期는 4~6月이다. 산이나 들의 돌이 많은 곳에 나며 全國에 분포한다. 【處方用名】 ① 全草는 雉子筵 ② 根은 雉子筵根이다.

❶ **雉子筵** (치자연) 〈陝西草藥〉 筵萎陵·滿山紅 : 양지꽃의 全草이다. 여름에 採取하여 깨끗이 씻어 햇볕에 말린다.

〔**性味 歸經**〕 味는 甘하고 性은 溫하다. 脾, 心經에 들어간다.

〔**成分**〕 有效成分은 *d*-catechol 이다.

〔**藥效 主治**〕 中氣를 補益하고 陰虛를 補하는 效能이 있다. 疝氣乾血癆(血液循環不良에 의한 慢性營養障碍를 일으키는 慢性病)을 치료한다. 【用法 用量】 9~15 g을 달여서 服用한다.

❷ **雉子筵根** (치자연근) 〈中草藥通訊〉 : 양지꽃의 뿌리이다. 年中 수시로 採取하여 씻어서 햇볕에 말린다.

〔**成分**〕 주요한 有效性分인 *d*-catechol 을 함유한다.

〔藥理〕 d-catechol에는 vitamin P와 같은 作用이 있어서 毛細血管의 透過性과 脆弱性을 低下시켜서 外傷에 대한 저항력을 강화한다. 즉 毛細血管의 정상 기능을 유지하는데 중요한 역할을 한다.

〔藥效 主治〕 內服하면 止血의 效能이 있다. 일반적인 婦人科出血(機能性子宮出血, 子宮筋腫出血, 單純性月經過多, 骨盤 內의 慢性的 炎症의 月經過多, 産後惡露不淨 등), 肺結核의 喀血을 치료한다.

세잎양지꽃 三葉萎陵菜 *Potentilla freyniana* BORNM.

多年生 草本으로 높이 약 30 cm, 主根은 짧고 굵고 수염뿌리가 많이 나온다. 줄기는 가늘고 길고 부드러우며 때로는 옆으로 뻗는 것도 나오며 柔毛가 있다. 3出複葉인데 줄기 아랫부분에 있는 小葉은 楕圓形 또는 矩圓形, 斜圓形이며 밑부분은 楔形이고 가장자리에는 둔한 톱니가 있으며 밑부분은 거의 밋밋하다. 잎 뒷면에는 葉脈에 따라서 드문드문 柔毛가 나 있다. 葉柄은 가늘고 길며 柔毛가 있다. 줄기에 있는 小葉은 조금 작고 葉柄은 짧거나 없으며 托葉은 卵形이며 털에 싸였다. 꽃은 聚繖花序로서 黃色의 꽃이 頂生하였으며 꽃이 성기게 났고, 花柄은 가늘며 花冠은 길이 약 15 mm이고 꽃잎은 5개이며, 倒卵狀 圓形으로 끝이 오목 들어가고 萼片은 披針形이고 끝이 날카로우며 副萼片은 線形이고 萼보다 짧다. 瘦果는 작고 黃色이고 卵形에 털이 없고 잔주름이 있다. 開花期는 3~4月이다. 산비탈이나 들에 나며 제주도 및 中部 以南에 분포한다. 【處方用名】① 全草는 三葉萎陵菜 ② 根은 三葉萎陵菜根이다.

❶ 三葉萎陵菜 (삼엽위릉채)〈民間常用草藥〉: 세잎양지꽃의 全草이다. 여름에 開花한 全草를 採取하여 햇볕에 말린다.

〔性味〕 味는 苦하고 性은 微寒하다.

〔藥效 主治〕 消腫, 鎭痙, 淸熱, 解毒, 散瘀, 止血의 效能이 있다. 骨結核, 口腔炎, 瘰癧, 打撲傷, 外傷出血, 癰腫疔瘡, 痔瘡, 小兒痙攣을 치료한다. 【用法 用量】9~15 g을 달여서 服用하거나 술에 담가 服用한다.〈外用〉짓찧어서 붙이거나 煎液으로 患部를 씻어 낸다. 또 粉末을 만들어서 撒布한다.

❷ 三葉萎陵菜根 (삼엽위릉채근)〈浙江民間常用草藥〉: 세잎양지꽃의 뿌리로 4~10月에 채취한다. 〔性味〕 味는 澁 微苦하고 性은 凉하다.

〔藥效 主治〕 利濕, 止痛, 淸熱, 解毒, 補虛의 效能이 있다. 骨髓炎, 外傷出血, 毒蛇咬傷을 치료한다. 【用法 用量】15~30 g을 달여서 服用한다.〈外用〉짓찧어서 붙이거나 粉末을 만들어서 撒布한다.

물 싸 리 金老梅 *Potentilla fruticosa* L. (=*Dasiphora fruticosa* (L.) RYDB.)

落葉 灌木으로 높이 20~100 cm이다. 樹皮는 褐色 또는 灰褐色이며 세로로 잘게 갈라지고 어린 가지는 잔털로 덮여 있다. 잎은 奇數羽狀 複葉이 互生하고 小葉은 3~7개이며 楕圓形이나

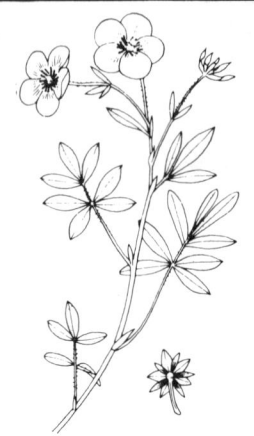 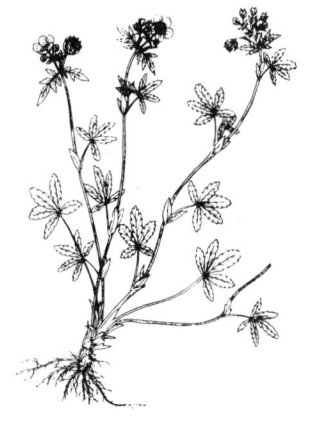 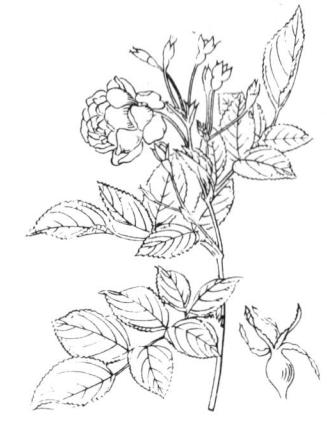

물싸리 金老梅　　　　　가락지나물 蛇含　　　　　월계화 月季花
Potentilla fruticosa　　*Potentilla kleiniana*　　　*Rosa chinensis*

간혹 楕圓狀 倒卵形 또는 피침형인 것도 있고 양끝은 좁고 가장자리는 밋밋하며 絲狀의 털이 있다. 표면은 털이 없고 뒷면은 잔털이 있다. 托葉은 膜質로 卵形 또는 卵狀 披針形이다. 꽃은 葉腋 또는 가지의 끝에 單生하여 繖房花序를 이루고 花托에는 絲狀의 긴 柔毛가 있다. 꽃받침잎은 5개로 卵形이고 꽃잎도 5개로 圓形에 黃色이다. 瘦果에는 털이 있는데 形態는 많이 변화한다. 開花期는 6~8月이다. 高原의 濕地에 나며 北部 高山지대에 분포한다. 【處方用名】① 葉이 藥王茶 ② 花는 金老梅花이다.

❶ **藥王茶** (약왕다)〈中國藥用植物〉: 물싸리의 잎이다. 여름에 잎을 採取하여 깨끗하게 씻어서 햇볕에 말린다.

〔性味〕 味는 甘하고 性은 平하다.

〔成分〕 Triterpen 2%와 ursol酸 0.7%가 함유되어 있다.

〔藥效 主治〕 淸暑熱, 益腦, 淸心, 調經, 健胃의 效能이 있다. 暑氣에 의한 眩暈, 兩目不淸, 胃氣不和, 食滯, 月經不順을 치료한다. 【用法 用量】 6~9g을 달여 복용한다.

❷ **金老梅花** (금로매화)〈內蒙古中草藥〉: 물싸리의 꽃이다. 6~7月에 꽃을 採取하여 그늘에서 건조한다.

〔藥效 主治〕 消化不良, 浮腫, 赤白帶下, 乳腺炎을 치료한다.

가락지나물 蛇含　*Potentilla kleiniana* Wight et Arn.

多年生 草本으로 主根은 짧고 側根은 수염뿌리가 叢生한 것처럼 되었다. 줄기는 多數로 가늘고 길며 몇 가지는 옆으로 뻗고 명주실과 같은 털이 나 있다. 根生葉에는 긴 葉柄이 있고 莖葉은 비교적 작고 葉柄은 짧다. 掌狀複葉인데 小葉은 3~5개로 楕圓形이거나 좁은 倒卵形으로 끝이 둥글고 크거나 둔하게 뾰족하고 밑부분은 楔形에 가장자리의 上部에는 톱니가 있고 아래에는 밋밋하다. 잎 윗면은 無毛에 가깝고 뒷면은 葉脈의 사이에 絹狀의 털이 있다. 托葉은 넓은 披針形이고 밑부분과 葉柄이 連結되어 있다. 꽃은 聚繖花序로서 頂生했으며 黃色, 多數이며

花柄이 가늘고 花冠은 직경 약 1cm이고 꽃잎은 5개이며 倒心形이고 끝이 오목하게 들어 갔다. 수술은 다수이고 암술도 다수인데 花托의 위에 붙어 있다. 瘦果에는 세로로 주름이 있고 털이 없다. 開花期는 5~7月이다. 들, 밭의 濕地에 자라고 全國에 분포한다. 【處方用名】全草 및 뿌리가 달린 全草가 蛇含이다.

蛇 含 (사함) 〈神農本草經〉蛇銜・威蛇・紫背龍牙 : 가락지나물의 全草 또는 뿌리가 달린 全草이다. 여름 開花 時에 採取하여 햇볕에 건조하거나 신선한 것을 쓴다.

〔性味〕 味는 苦辛하고 性은 凉하다.

〔藥效 主治〕 淸熱, 解毒의 效能이 있다. 驚癇高熱, 말라리아, 咳嗽, 咽喉痛, 濕痺, 癰疽癬瘡, 丹毒, 痒疹, 蛇・蟲咬傷을 치료한다. 【用法 用量】 4.5~9g(신선한 것은 30~60g)을 달여서 服用한다. 〈外用〉煎液으로 세척하거나 양치질을 하거나 짓찧어서 붙인다.

월 계 화 月季花 *Rosa chinensis* JACQ.

常綠 灌木으로 가지는 圓柱形에 綠色이고 三角錐 비슷한 가시가 散生한다. 잎은 奇數羽狀複葉이 互生하며 3~5개의 小葉이 있다. 小葉에는 잎자루가 있고 잎자루에는 腺毛와 가시가 있다. 小葉身은 廣卵形 내지는 卵狀 長楕圓形에 끝이 차차로 뾰족해져 있고 밑부분은 넓은 楔形 또는 圓形이고 가장자리에는 날카로운 톱니가 있다. 모든 葉柄의 밑부분에는 托葉이 있고 가장자리에는 腺毛가 있다. 꽃은 繖房狀으로 보통 몇 개씩 모여 나거나 單生하고 赤色 또는 紅色에 겹꽃으로 핀다. 꽃받침통은 楕圓形이며 털이 없고 꽃받침잎은 披針形으로서 끝이 길게 뾰족해지며 연한 綠色이고 안쪽과 가장자리에 털이 있으며 꽃은 倒卵狀 圓形으로서 밑부분이 白色이다. 수술은 黃色이고 많으며 암술대는 떨어지고 꽃받침통 밖으로 나오며 子房에는 털이 있다. 果實은 둥글고 가을에 붉게 익는다. 開花期는 흔히 5月 경이다. 中國이 原產으로 정원에 栽植한다. 【處方用名】 ① 花는 月季花 ② 根은 月季花根 ③ 葉은 月季花葉이다.

❶ 月季花 (월계화) 〈本草綱目〉 月月紅・勝春・斗雪紅 : 월계화의 半開한 꽃이다. 여름과 가을에 반쯤 핀 꽃을 採取하여 通風이 잘 되는 곳에서 말린다. 또는 약한 불에 살짝 쬐면서 말린다.

〔性味 歸經〕 味는 甘하고 性은 溫하다. 肝, 腎經에 들어간다.

〔成分〕 꽃에는 精油가 含有되어 있는데 그 成分은 rose油와 비슷하다. rose油의 大部分은 terpene alcohol 類의 化合物이다.

〔藥效 主治〕 活血, 調經, 消腫, 解毒의 效能이 있다. 月經不順, 生理痛, 打撲傷, 瘀血에 의한 腫痛, 癰疽腫毒, 腫脹에 의한 障碍, 肺虛에 의한 咳嗽喀血, 痢疾을 치료한다. 【用法 用量】 3~6g을 달여 服用하거나 粉末을 服用한다. 〈外用〉짓찧어서 붙인다.

❷ 月季花根 (월계화근) 〈閩東本草〉 : 월계화나무의 뿌리이다. 겨울에 採取한다.

〔性味〕 味는 甘하고 性은 溫하며 無毒하다.

〔藥效 主治〕 澀積, 帶下를 그치게 하는 效能이 있다. 月經不順, 帶下, 瘰癧을 치료한다. 【用法 用量】 9~15g을 달여 복용한다.

❸ **月季花葉**(월계화엽)〈湖南藥物志〉: 월계화나무의 잎이다.

〔**藥效 主治**〕 活血, 消腫의 效能이 있다. 瘰癧, 打撲傷, 血瘀腫痛을 치료한다.

생열귀나무 山刺玫　*Rosa davurica* PALL. (=*R. willdenowii* SPRENGEL)

落葉 灌木으로 높이 1~1.5m, 뿌리는 木質로서 굵고 길며 暗褐色이다. 가지는 暗紫色에 無毛, 小枝와 葉柄의 밑부분에는 가시가 있다. 잎은 奇數羽狀複葉이 互生하며 小葉은 5~9개로 長圓形이거나 披針形에 끝은 뾰족하거나 약간 둔하고 밑부분은 圓形 또는 楔形, 가장자리에는 가는 톱니가 있고 윗면은 深綠色에 털이 없으며 밑면은 灰白色에 腺點과 짧은 柔毛가 있다. 葉柄에는 腺體가 있고 托葉은 1cm로서 밑의 2/3는 葉柄과 合生한다. 꽃은 單生하거나 2~3개가 달리고 深紅色, 지름 4mm이고 꽃받침잎은 狹披針形으로 花冠과 길이가 같고 가장자리가 밋밋한데 結實期에는 커진다. 果實은 球形이거나 卵圓形이고 赤色에 꽃받침은 宿存한다. 開花期는 5月, 結實期는 6月이다. 산골짜기, 논, 밭둑 및 산중턱의 암석지에 나며 강원도 以北에 분포한다.【**處方用名**】① 果實은 刺苺果 ② 根은 刺苺果根 ③ 花는 刺玫花이다.

❶ **刺苺果**(자매과)〈黑龍江中藥〉: 생열귀나무의 果實이다. 果實이 익었을 때 따서 곧 햇볕에 말려서 乾燥한 다음에 꽃받침잎을 제거한다. 또는 신선한 果實을 둘로 쪼개서 果核을 빼내고 건조한다.

〔**藥效 主治**〕 消化促進, 健脾, 理氣, 養血, 調經의 效能이 있다. 消化不良, 氣滯腹瀉, 胃痛, 月經不順을 치료한다.【**用法 用量**】6~9g을 달여서 服用한다.

❷ **刺苺果根**(자매과근)〈黑龍江中草藥手册〉野玫瑰根: 생열귀나무의 뿌리이다.

〔**藥效 主治**〕 月經不止를 치료한다. 刺苺果根 18g을 달인 물에 계란을 넣어 服用한다. 細菌性痢疾의 治療와 豫防에 刺苺果根 600g에 물 4l를 붓고 1l가 되도록 달여서 1日 2~3회 1회 50~100ml씩 服用하면 4~6日에 治癒되고 服用 後 3~5日에 細菌性痢疾의 發生과 流行을 抑制할 수 있다.

❸ **刺玫花**(자매화)〈東北常用中藥手册〉: 생열귀나무의 꽃이다.

〔**藥效 主治**〕 月經過多에 생열귀나무의 꽃 3~6개를 달여서 服用한다.

금 앵 자 (세잎장미) 金櫻子　*Rosa laevigata* MICHX.

常綠의 攀登性 灌木으로 높이 3m에 達한다. 줄기는 赤褐色이고 아래로 향한 갈고리 모양의 가시가 있다. 잎은 3出複葉이 互生하고 小葉은 革質의 楕圓狀 卵形에서 卵狀 披針形이다. 側生한 小葉은 비교적 작다. 葉柄과 小葉 뒷면의 中央脈에는 가시가 없거나 또는 드문드문 있는 것도 있다. 葉柄의 길이는 1~2cm로 褐色의 가는 가시 모양의 腺이 있다. 托葉의 하반부는 葉柄과 합생을 하였고 葉柄과 갈라진 상반부는 線狀 披針形이다. 꽃은 지름이 5~8cm 옆에서 나온 가지의 끝에 單生한다. 花莖은 굵고 튼튼하며 약 3cm로 곧은 가시가 있다. 꽃받침잎은 5개로서 卵狀 披針形에 잎과 모양이 비슷한 것도 있다. 꽃잎은 5개, 수술은 多數, 葯은 T字形으

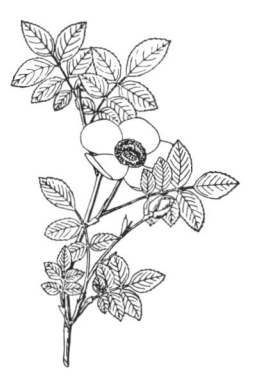 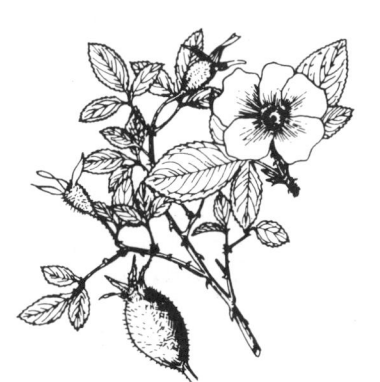 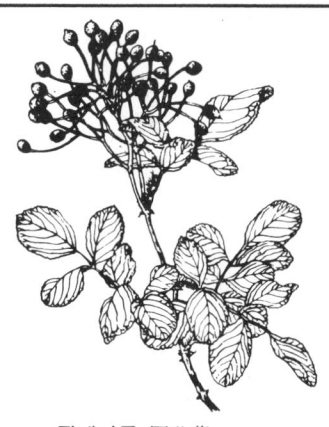

생열귀나무 山刺玫
Rosa davurica

금앵자 金櫻子
Rosa laevigata

찔레나무 野薔薇
Rosa multiflora

로 붙어 있다. 암술은 離生하며 다수의 心皮로 이루어졌고 絨毛에 싸여 있다. 花柱는 線形, 柱頭는 圓形이다. 成熟한 花托은 赤色에 球形 또는 倒卵形이고 곧은 가시가 있고 그 끝에는 긴 꽃받침이 남아 있고 그 안에 骨質의 瘦果가 많이 들어 있다. 開花期는 5月, 結實期는 9~10月이다. 庭園에 栽植한다. 【處方用名】① 果實은 金櫻子 ② 葉은 金櫻葉 ③ 花는 金櫻花 ④ 根 및 根皮는 金櫻根이다.

❶ 金櫻子 (금앵자) 〈雷公炮炙論〉 刺梨子·山鷄頭子·糖鶯子·棠球·糖罐·糖果: 금앵자의 果實이다. 10~11月에 果實이 빨갛게 익었을 때 따서 햇볕에 말린다. 【修治】挾雜物을 제거하고 둘로 쪼갠다. 그것을 물에 씻어서 약간 불린 다음에 남아 있는 刺毛를 제거하고 毛와 核을 파 내어서 말린다.

〔性味 歸經〕 味는 酸澀하고 性은 平, 溫하며 無毒하다. 腎, 膀胱, 大腸經에 들어간다.

〔成分〕 果實에는 枸櫞散, 사과酸, tannin, 樹脂, vitamin C가 含有되어 있고 saponin이 17.12%가 含有되어 있다. 또 糖類도 풍부한데 그 중에는 還元糖 60%(果糖 33%), 蔗糖 1.9% 및 少量의 澱粉이 함유되어 있다.

〔藥理〕 本品의 內服에서는 胃液分泌을 촉진하고 소화를 도울 뿐만 아니라 腸粘膜을 수축시켜 분비를 줄이고 止瀉할 수 있다. 동물시험에서는 血淸콜레스테롤 低下作用을 가지며, 抗菌試驗에서는 포도狀球菌, 大腸菌, 綠膿菌, 赤痢菌 등에서도 억제작용 그 중 특히 포도狀球菌에 대한 作用이 더 강하고 그 밖에 Leptospira, Icterohaemorrhagia와 Influenza virus에도 抑制作用을 가진다. 臨床報告에서는 慢性腸炎, 赤痢疾을 치료하며 또 子宮脫垂에도 일정한 效能이 있다.

〔藥效 主治〕 固精, 澀腸, 尿縮, 止瀉의 效能이 있다. 滑精(遺精), 遺尿, 小便頻數, 脾虛로 인한 下痢, 肺虛로 인한 喘咳, 自汗盜汗, 崩漏帶下를 치료한다. 【用法 用量】 4.5~9g을 달여서 服用하거나 丸劑, 散劑, 膏劑로 服用한다.

〔禁忌〕 實火·邪熱이 있는 者, 中寒에 腹部硬結이 있는 者, 火熱로 인한 심한 下痢者, 陰虛火熾으로 인한 遺精, 遺尿者에는 忌한다.

❷ **金櫻葉** (금앵엽)〈本草綱目〉: 금앵자의 어린 잎 및 새로 난 잎이다.

〔性味〕 味는 辣하고 性은 平하다.

〔藥效 主治〕 癰腫, 潰瘍, 金瘡, 火傷을 치료한다. 【用法 用量】〈外用〉짓찧어서 붙이거나 粉末을 調合하여 붙이거나 撒布한다. 煎液으로 痔瘡을 씻어 낸다.

❸ **金櫻花** (금앵화)〈日華子諸家本草〉: 금앵자의 꽃이다.

〔性味〕 味는 酸하고 性은 平하며 無毒하다.

〔藥效 主治〕 冷熱로 인한 下痢, 蟯蟲과 蛔蟲症, 遺精, 遺尿, 頻尿, 慢性水樣性下痢, 慢性衰弱性下痢, 子宮內膜炎을 치료한다. 【用法 用量】3~9g을 달여서 服用한다.

❹ **金櫻根** (금앵근)〈日華子諸家本草〉: 금앵자의 뿌리 또는 根皮이다. 8月에서 다음 해 2月 사이에 採取하여 깨끗이 씻어 썰어서 햇볕에 말린다.

〔性味〕 味는 酸澁하고 性은 平하다.

〔成分〕 根皮에는 tannin이 大量 含有되어 있다.

〔藥效 主治〕 固精, 澁腸의 效能이 있다. 遺精, 遺尿, 痢疾泄瀉, 崩漏, 帶下, 子宮脫, 子宮下垂, 痔疾, 火傷을 치료한다.【用法 用量】15~60g을 달여서 服用한다. 〈外用〉짓찧어서 붙이거나 煎液으로 세척한다.

金 櫻 根

찔레나무 (들장미) 野薔薇 *Rosa multiflora* THUNB. (=*R. polyantha* SIEB. et ZUCC.)

落葉 灌木으로 높이 2m에 달하고 줄기와 가지에는 날카로운 가지가 많이 나오고 가지의 끝이 밑으로 늘어지고 서로 엉켜 있다. 잎은 奇數羽狀複葉이 互生하고 小葉은 보통 9개이며 楕圓形 또는 廣卵形이고 끝은 둥글거나 날카로우며 가장자리에는 톱니가 있고 兩面은 無毛이거나 柔毛가 나 있다. 托葉은 빗살같은 톱니가 있고 하반부는 葉柄과 합쳐진다. 꽃은 다수가 한데 모여서 피어 圓錐花序를 이루고 白色으로 芳香이 있고 花柄에는 少數의 腺毛가 착생한다. 꽃받침잎은 披針形에 絨毛가 밀생하였다. 꽃잎은 倒卵形이고 끝은 약간 오목하며 香氣가 있고 열매는 둥글며 지름 8mm 정도로서 10月에 적색으로 익는다. 瘦果는 白色이고 털이 있다. 開花期는 5月이다. 산기슭 양지쪽 및 하천유역에 나며 全國에 분포한다. 【處方用名】① 花는 薔薇花 ② 根은 薔薇根 ③ 莖은 薔薇枝 ④ 葉은 薔薇葉 ⑤ 果實은 營實이다.

❶ **薔薇花** (장미화)〈醫林纂要〉刺花: 찔레나무의 꽃이다. 5~6月 꽃이 한창 피었을 때 맑은 날씨에 採取하여 햇볕에 말린다.

〔性味〕 味는 甘하고 性은 凉하다.

〔成分〕 꽃에는 astragalin이 함유되어 있고 精油에는 0.02~0.03% 전후가 함유되어 있다.

〔藥效 主治〕 淸暑, 和胃, 止血의 效能이 있다. 暑熱吐血, 口渴, 瀉痢, 말라리아, 刀傷出血을 치료한다. 【用法 用量】3~6g을 달여 服用한다. 〈外用〉粉末을 撒布한다.

〔禁忌〕 香氣가 강렬하여 眞氣가 損傷되므로 虛弱者는 服用을 忌한다.

❷ **薔薇根** (장미근)〈本草綱目〉: 찔레나무의 뿌리이다. 年中 수시로 採取하여 깨끗이 씻어

햇볕에 말린다.

〔性味 歸經〕 味는 苦澁하고 性은 凉하다. 脾, 胃經에 들어간다.

〔成分〕 뿌리에는 tormentic acid($2\alpha, 19\alpha$-dihydroxyursolic acid)가 含有되어 있고 根皮에는 tannin 23.3%, 生葉에는 vitamin C 61.6 mg%가 함유되어 있다.

〔藥效 主治〕 淸熱, 利濕, 祛風, 活血의 效能이 있다. 肺癰, 糖尿病, 痢疾, 關節炎, 四肢麻痺, 吐血, 鼻出血, 血便, 頻尿, 遺尿, 月經不順, 打撲傷, 瘡癤疥癬을 치료한다. 【用法 用量】 4.5~12g을 달여서 服用한다. 〈外用〉 짓찧어서 붙인다. 煎液으로 양치질을 한다.

❸ 薔薇枝 (장미지)〈本草綱目拾遺〉: 찔레나무의 줄기이다.

〔藥效 主治〕 婦人의 禿髮에 찔레의 햇가지와 猴棗(원숭이 내장 結石)를 같이 삶아서 그 煎汁을 바른다.

❹ 薔薇葉 (장미엽)〈本草綱目〉: 찔레나무의 잎이다.

〔藥效 主治〕 짓찧어서 붙이면 生肌의 效能이 있다.

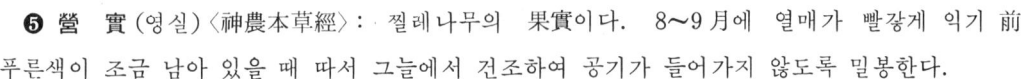

營實藥材

❺ 營 實 (영실)〈神農本草經〉: 찔레나무의 果實이다. 8~9月에 열매가 빨갛게 익기 前 푸른색이 조금 남아 있을 때 따서 그늘에서 건조하여 공기가 들어가지 않도록 밀봉한다.

〔性味 歸經〕 味는 酸하고 性은 凉하다. 心, 腎經에 들어간다.

〔成分〕 果實에는 multiflorin 또는 rutin, 脂肪油(palmitin 酸, linol 酸, linolen 酸, stearin 酸을 함유한다)가 함유되어 있고 果皮에는 licopene, α-carotene 이 함유되어 있다.

〔藥效 主治〕 利尿, 解毒, 瀉下, 除熱, 活血의 效能이 있다. 腎炎, 浮腫, 尿不利, 脚氣, 瘡疥癰腫, 小便秘澁, 月經腹痛을 치료한다. 【用法 用量】 3~9g을 달여서 服用한다. 술에 담그거나 丸劑, 散劑로 하여 服用한다. 〈外用〉 짓찧어서 붙이거나 煎液으로 씻는다.

해 당 화 海棠花 Rosa rugosa THUNB.

落葉 灌木으로 높이는 1.5m에 달한다. 줄기는 굵고 튼튼하며 刺毛 및 絨毛가 있다. 奇數羽狀複葉이 互生하고 小葉은 5~9개로 楕圓形 또는 楕圓狀 倒卵形이고 끝이 뾰족하거나 둔하고 끝부분은 圓形 또는 넓은 楔形이고 가장자리에는 가는 톱니가 있다. 윗면은 暗綠色, 無毛에 주름이 잡혔고 밑면에는 蒼白色의 柔毛가 있다. 托葉은 모두 葉柄에 붙어 있고 가장자리에 油點이 있다. 꽃은 單生 또는 몇 송이가 한데 모여서 달리고 지름 6~8cm, 홀꽃 또는 겹꽃에 紫色이거나 白色이다. 花柄은 짧고 絨毛, 腺毛, 가시가 있다. 花托과 꽃받침에는 腺毛가 있다. 꽃받침잎은 5개로 긴꼬리 모양이고 直立하였는데 안쪽과 가장자리에는 線狀毛가 있다. 꽃잎은 5개, 수술은 다수, 암술은 다수인데 壺形, 花托이 밑부분을 싸고 있다. 瘦果는 骨質로 편평한 球形에 暗橙紅色으로 지름이 2~2.5cm이다. 開花期는 5~6月, 結實期는 8~9月이다. 바닷가의 모래땅 및 산기슭에 나며 南·中·北部에 분포한다. 【處方用名】 ① 花는 玫瑰花 ② 花의 蒸留液은 玫瑰露이다.

❶ 玫瑰花 (매괴화)〈食物本草〉: 해당화의 막 피어난 꽃이다. 5月 꽃봉오리가 막 피어나는

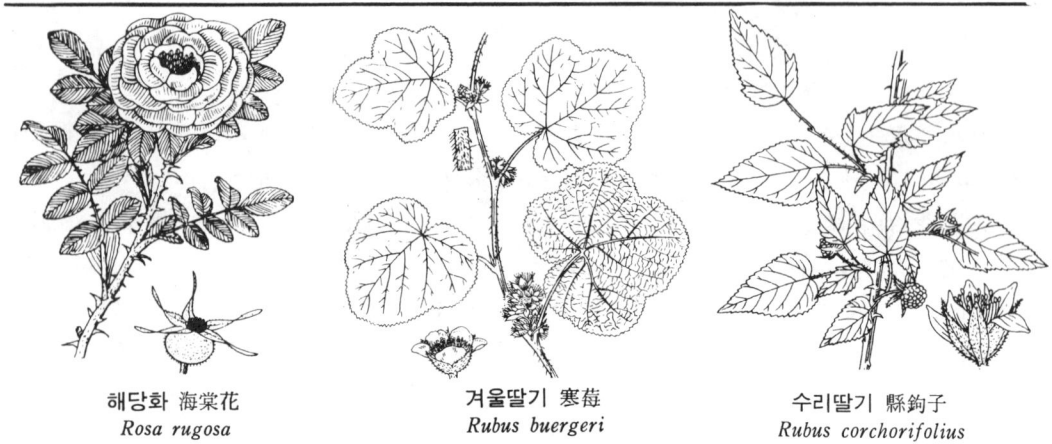

해당화 海棠花
Rosa rugosa

겨울딸기 寒莓
Rubus buergeri

수리딸기 縣鉤子
Rubus corchorifolius

것을 골라 採取하여 약한 불에 쬐어 빠르게 말린다. 햇볕에 말린 것은 색깔이나 香氣가 상당히 떨어진다. 【修治】 挾雜物과 花柄, 꽃받침을 제거한다.

〔性味 歸經〕 味는 甘微苦하고 性은 溫하여 無毒하다. 肝, 脾經에 들어간다.

〔成分〕 신선한 꽃에는 精油(玫瑰油) 약 0.03%가 含有되어 있고 그 주요 성분은 citronellol, geraniol, nerol, eugenol, phenylethyl alcohol 등이다. Citronellol 의 含有量은 60%, eugenol 의 含有量은 citronellol 의 含有量이 다음이고, nerol 은 약 5~10%이다. 이외의 꽃에는 quercetin, 苦味質, tannin, 脂肪油, 有機酸(沒食子酸), 赤色素(cyanin), 黃色素, 蠟質, β-carotene 이 含有되었다. 果實에는 vitamin C(579.5 mg/100 g), 포도糖, fructose, xylose, 蔗糖 등의 糖類, 枸櫞酸, 사과酸, quinin酸 등의 非揮發酸을 含有한다.

〔藥理〕 해당화의 水煎液을 antimon에 中毒된 Mouse에 經口投與하였더니 그 中毒性이 해소되었다. 그러나 吐酒石의 口服法만으로는 吐酒石의 抗吸血蟲作用도 毒性의 해소와 동시에 소실된다. 추측컨데 이것은 해당화가 吐酒石의 구조를 변경시키기 때문이라고 생각된다. 또 해당화油는 Rat에 대하여 膽汁分泌促進作用이 있다.

〔藥效 主治〕 理氣, 解鬱하고 和血散瘀하는 效能이 있다. 肝胃氣痛, 新久風痺(慢性, 急性의 遊走性關節風濕痛), 吐血, 喀血, 月經不順, 赤白帶下, 痢疾, 乳癰(急性乳腺炎), 腫毒을 치료한다. 【用法 用量】 3~6 g 을 달여서 服用한다. 또는 술에 담갔다가 또는 졸여서 膏劑로 하여 服用한다.

❷ 玫瑰露 (매괴로)〈本草綱目拾遺〉: 해당화꽃의 蒸留液이다. 味는 淡하다.

〔藥效 主治〕 和血, 平肝, 養胃, 寬胸, 解鬱의 효능이 있다. 肝臟의 氣와 胃의 氣를 다스린다. 【用法 用量】 따뜻하게 하여 술을 조금 섞어 服用한다.

겨울딸기 寒莓 *Rubus buergeri* MIQ. (=*R. pectinelloides* O. KUNTZE)

常綠 덩굴性 半灌木으로 줄기는 비스듬히 뻗고 높이는 약 30 cm, 땅에 깔려서 뻗는 가지는 2 m 쯤 되고 全體에 絨毛가 많이 나고 가시가 있으나 없는 것도 있다. 單葉이 互生하며 葉身은 圓形에 가깝고 지름 4~8 cm, 가장자리는 5개로 얕게 째어졌고 톱니가 있다. 잎의 끝은 둥

글며 밑부분은 心臟形이고, 윗면은 대개가 털이 없으나 뒷면과 葉柄에는 茸毛가 밀생하였다. 總狀花序는 짧고 腋生하며 5~10개의 꽃이 달리고 總花柄에는 灰白色의 絨毛가 있다. 꽃은 白色, 꽃받침잎은 5개로 외면에 絨毛가 나 있다. 果實은 瘦果로서 다수이고 둥글며 紅色으로 익는다. 結實期는 10~11月이다. 수풀 밑에 나며 제주도에 분포한다. 【處方用名】① 葉 및 全草는 寒莓葉 ② 根은 寒莓根이다.

❶ 寒莓葉 (한매엽) 〈福建民間草藥〉: 겨울딸기의 잎 또는 全草이다.

〔性味 歸經〕 味는 酸하고 性은 平하며 無毒하다. 肝, 心經에 들어간다.

〔藥效 主治〕 補陰, 益精의 效能이 있다. 强壯劑로 쓰인다. 【用法 用量】 9~15g(신선한 잎은 30~60g)을 달여서 服用한다. 〈外用〉 黃水瘡에 신선한 잎을 짓찧어서 患部에 붙인다.

〔禁忌〕 感氣, 기침에는 忌한다.

❷ 寒莓根 (한매근) 〈閩南民間草藥〉: 겨울딸기의 뿌리이다.

〔性味〕 味는 酸하고 性은 平하며 無毒하다.

〔藥效 主治〕 淸熱, 解毒, 活血, 止痛의 效能이 있다. 胃痛吐酸, 黃疸型肝炎, 嘔吐, 下痢, 白帶下, 痔瘡을 치료한다. 【用法 用量】 9~15g(신선한 것은 30~60g)을 달여서 服用한다.

수리딸기 懸鉤子 *Rubus corchorifolius* L. fil. (= *R. villosus* THUNB.)

落葉 灌木으로 줄기는 곧게 자라고 높이 1m 내외이고 갈고리 모양의 가시가 있고 어릴 때에는 털이 있다. 單葉이 互生하며 葉身은 卵形 또는 披針形으로 끝은 뾰족하고 밑부분은 心臟形, 가장자리에는 불규칙한 톱니가 있는데 셋으로 얕게 갈라진 것도 있다. 앞면의 葉脈에는 柔毛, 뒷에는 灰色의 細毛가 나 있다. 中脈과 葉柄에는 작은 갈고리 모양의 가시가 있고 葉柄은 5~20mm, 托葉은 線形인데 葉柄에 붙어 있다. 꽃은 單生 또는 몇 개씩 작은 가지에 달리며 白色에 지름 약 3cm쯤 된다. 꽃받침잎은 5개, 꽃잎도 5개인데 長楕圓形, 수술은 다수로 각각 분리되었고 心皮도 다수인데 역시 분리되었다. 聚合果는 익으면 선명한 赤色이 되고 果汁이 많다. 산기슭의 양지쪽에 나며 제주도 및 南部地域에 분포한다. 【處方用名】 ① 未成熟果實은 懸鉤子 ② 根 및 根皮는 懸鉤根 ③ 莖은 懸鉤莖이다.

❶ 懸鉤子 (현구자) 〈本草拾遺〉 沿鉤子·藨子: 수리딸기의 未成熟 果實이다. 果實이 충분히 커져서 綠色이 되었을 때 따서 줄기와 잎을 제거하고 끓는 물에 1~2분쯤 담갔다가 건져서 강한 햇볕에 말린다.

〔性味 歸經〕 味는 酸하고 性은 平하며 無毒하다. 肝, 肺, 腎經에 들어간다.

〔藥效 主治〕 止渴, 祛痰, 解毒 醒酒의 效能이 있다. 痛風(筋肉류머티즘類), 丹毒, 遺精을 치료한다. 【用法 用量】 9~15g을 달여서 服用하거나 신선한 것을 그대로 먹는다. 〈外用〉 짓찧어서 汁을 내어 바른다.

❷ 懸鉤根 (현구근) 〈本草拾遺〉: 겨울딸기의 뿌리 또는 根皮로 여름, 가을에 뿌리를 캐서 깨끗이 씻거나 또는 粗皮를 벗겨서 햇볕에 말린다.

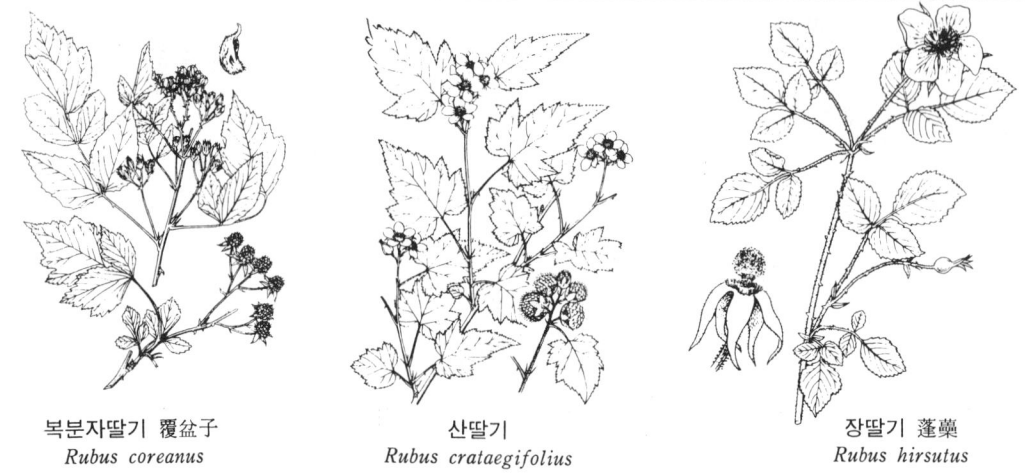

| 복분자딸기 覆盆子 | 산딸기 | 장딸기 蓬虆 |
| Rubus coreanus | Rubus crataegifolius | Rubus hirsutus |

〔性味〕 味는 苦하고 性은 平하며 無毒하다.

〔藥效 主治〕 吐血, 痔血, 血崩, 帶下, 下痢, 遺精, 腰痛, 말라리아를 치료한다. 【用法 用量】9~30g을 달여 服用한다.

〔禁忌〕 體虛濕熱者, 姙婦는 忌한다.

❸ 懸鉤莖 (현구경) 〈本草拾遺〉: 수리딸기의 줄기이다.

〔藥效 主治〕 줄기를 燒存性으로 粉末하여 服用하면 喉中塞을 治療할 수 있다.

복분자딸기 覆盆子 *Rubus coreanus* MIQ. (=*R. tokkura* SIEBOID)

산딸기 *R. crataegifolius* BUNGE (=*R. itoensis* LÉV. et VAN.)

落葉 灌木으로 높이 3m에 달하고 줄기는 곧게 자라고 끝이 휘어져 땅에 닿으면 뿌리가 내리며 赤褐色에 白粉에 덮여 있고 편평한 갈고리 모양의 皮刺가 있다. 奇數羽狀複葉이 互生하며 葉柄이 있다. 小葉은 3~7개인데 5개가 많다. 頂生한 小葉이 비교적 크고 卵形으로 끝은 날카롭고 밑부분은 넓은 楔形이거나 둥글고 가장자리에는 고르지 않은 크고 날카로운 톱니가 있다. 잎 뒷면은 葉脈에 따라서 柔毛가 있고 托葉은 線形이다. 繖房花序가 頂生 또는 腋生하고 털이 있고, 꽃받침잎은 5개로 披針形에 끝은 꼬리 모양이고 表面에는 털이 있다. 꽃잎은 5개로서 淡紅色에 倒卵形이고 꽃받침보다 짧다. 수술과 암술은 多數이고 花柱는 頂生에 가깝다. 聚合果는 작고 卵形인데 익으면 검붉게 된다. 開花期는 5~6月, 結實期는 7~8月이다. 산기슭 양지쪽에 나며 樹林邊에 자라고 제주도 및 남·중부지방에 분포한다. 【處方用名】① 未成熟僞果는 覆盆子 ② 根은 覆盆子根 ③ 莖葉은 覆盆子葉이다.

❶ 覆盆子 (복분자) 〈神農本草經集注〉 烏蔍子 : 복분자딸기·산딸기의 未成熟 僞果이다. 7月頃에 果實이 충분히 커지고 아직 익지 않고 靑色일 때 따서 줄기와 잎을 제거하고 끓는 물에 1~2分 담갔다가 건져서 강한 햇볕에 말린다. 사용할 때에는 酒蒸하여 쓴다.

〔性味 歸經〕 味는 甘酸하고 性은 平하다. 肝, 腎經에 들어간다.

〔成分〕 Carvone酸, 糖類 및 少量의 vitamin C가 들어 있다.

〔藥效 主治〕 肝, 腎을 補하고 澁精, 縮尿, 助陽, 明目의 效能이 있다. 陽痿, 遺精, 頻尿, 遺溺, 虛勞, 目暗을 치료한다. 【用法 用量】 4.5~9g을 달여 服用한다. 또 술에 담그거나 散劑, 丸劑, 膏劑로 하여 쓴다.

〔禁忌〕 腎虛火者, 小便短澁者는 服用에 주의하고 腎熱陰虛, 血燥少, 小便不利에는 忌한다.

❷ **覆盆子根** (복분자근) 〈本草綱目〉 倒生根 : 복분자딸기·산딸기의 뿌리이다. 年中 수시로 채취할 수 있으나 9~10月에 채취한 것이 良品이다.

〔性味〕 味는 鹹, 酸하고 性은 平하며 無毒하다.

〔藥效 主治〕 活血, 止血의 效能이 있다. 勞傷吐血, 鼻出血, 月經不順, 打撲傷을 치료한다. 【用法 用量】 6~15g을 달여서 服用한다. 또는 술에 담가 服用한다. 〈外用〉 짓찧어서 붙인다.

❸ **覆盆子葉** (복분자엽) 〈本草拾遺〉 : 복분자딸기·산딸기의 잎 및 줄기이다.

〔性味〕 味는 酸鹹하고 性은 平하며 無毒하다.

〔藥效 主治〕 明目, 止淚, 濕氣收斂의 效能이 있다. 眼瞼赤爛, 多淚, 齒痛, 膿瘡 등을 치료한다. 【用法 用量】 짓찧어 汁을 내어 點眼한다. 濃煎液을 點眼한다. 粉末을 患部에 撒布한다.

장 딸 기 (땅딸기) 蓬虆 Rubus hirsutus THUNB. (=R. thunbergii SIEB. et ZUCC.)

落葉 小灌木으로 높이 1m 내외이다. 줄기는 가늘고 길고 柔弱하며 가시와 腺毛가 밀생하였다. 奇數羽狀複葉에 小葉은 3~5개로 卵狀 披針形이거나 卵狀 楕圓形에 끝은 뽀족하고 밑부분은 圓形 내지는 넓은 楔形, 가장자리에는 고르지 않은 缺刻狀의 鋸齒가 있고 양면에 絨毛가 조금 나 있고 托葉은 披針形이다. 꽃은 白色, 지름 약 4cm, 小枝의 끝에 單生한다. 花柄은 3~6cm로서 柔毛와 腺毛가 있다. 꽃받침잎은 披針狀 三角形이고 양면에는 絨毛가 밀생하였고 끝은 긴 꼬리 모양이고 꽃잎은 倒卵狀 楕圓形이다. 聚合果는 球形, 成熟 時에는 紅色이 된다. 開花期는 4~5月, 結實期 5~6月이다. 山野, 樹林邊, 路邊에 나며 제주도 및 南(多島海 島嶼), 中部 地方에 분포한다. 【處方用名】 根 및 葉이 刺藨이다.

刺 藨 (자파) 〈關東本草〉 潑盤·托盤·空腹蓮·雅旱 : 장딸기의 뿌리 및 잎으로 봄과 여름에 채취하여 신선한 것을 사용하거나 햇볕에 말린다.

〔性味〕 味는 酸하고 性은 平하며 無毒하다.

〔成分〕 꽃잎에는 astragalin, trifolin이 함유되어 있다.

〔藥效 主治〕 淸熱, 解毒의 效能이 있다. 暑氣로 因한 吐瀉, 風火頭痛, 感氣, 黃疸을 치료한다.

멍석딸기 茅苺 Rubus parvifolius L. (=R. parvifolius (L.) var. triphyllus THUNB.)

落葉 小灌木으로 높이 1m 내외이고 가지는 아치형으로 구부러지고 짧은 柔毛와 갈고리 모양의 가시가 있다. 奇數羽狀複葉이 互生하고 小葉은 보통 3개인데 5개씩 달리는 것도 있다. 頂生하는 小葉은 菱狀 卵形 또는 넓은 倒卵形이고 側生의 小葉은 넓은 倒卵形에 약간 작고 가장

자리가 얕게 째어져 있고 끝은 둔하고 밑부분은 넓은 楔形, 가장자리에는 톱니가 있다. 앞면에는 柔毛가 성기게 났고 뒷면에는 白色의 짧은 柔毛가 밀생하였다. 托葉은 針形, 꽃은 繖房花序, 짧은 總狀花序를 이루며 꽃받침잎은 綠色에 柔毛가 있다. 꽃잎은 5개로서 直立하고 넓은 倒卵形에 꽃받침잎보다 길고 花粉은 紅色이거나 紫色이다. 수술은 다수, 암술도 다수인데 花柱는 宿存한다. 聚合果는 둥글고 적색으로 익는다. 開花期는 5~6月, 結實期는 7~8月이다. 산기슭의 양지쪽에 나며 전국에 분포한다. 【處方用名】① 全草는 薅田藨 ② 根은 薅田藨根이다.

❶ 薅田藨(호전표)〈本草綱目〉: 멍석딸기의 全草이다. 7~8月에 全草를 베어서 작은 다발을 만들어서 햇볕에 말린다.

〔性味〕 味는 甘 酸하고 性은 平하며 無毒하다.

〔藥效 主治〕 散瘀, 止痛, 解毒, 殺蟲의 效能이 있다. 吐血, 打撲刀傷, 産後瘀滯腹痛, 痢疾, 痔瘡, 疥瘡, 癰癤을 치료한다. 【用法 用量】9~18g을 달여서 服用하거나 술에 담가 服用한다. 〈外用〉짓찧어서 붙이거나 粉末을 만들어서 撒布한다. 또는 煎液으로 씻는다.

❷ 薅田藨根(호전표근)〈福建民間草藥〉茅莓根: 멍석딸기의 뿌리이다.

〔性味〕 味는 甘 苦하고 性은 平하다.

〔成分〕 뿌리에는 tannin 4.5%, 糖 2.3%, flavonoid 配糖體 1.6%가 含有되어 있다.

〔藥效 主治〕 淸熱, 解毒, 祛風, 利濕, 活血, 消腫의 效能이 있다. 感氣로 인한 高熱, 咽喉腫痛, 肝炎, 류머티性痺痛, 瀉痢, 腎炎浮腫, 尿路感染, 結石, 咳血, 吐血, 婦人의 崩漏(子宮의 異常出血), 打撲傷, 疔瘡腫傷을 치료한다. 【用法 用量】6~15g을 달여서 服用하거나 또는 술에 담가 服用한다. 〈外用〉짓찧어서 患部에 붙이거나 粉末을 調合하여 붙인다.

〔禁忌〕 姙婦의 服用은 忌한다.

오 이 풀 (수박풀) 地楡 *Sanguisorba officinalis* L. (= *S. carnea* FISCHER)
　　　　　　　　산오이풀 *S. hakusanensis* MAK.　긴오이풀 *S. longifolia* BERTOL.
　　　　　　　　큰오이풀 *S. stipulata* RAFIN. (= *S. sitchensis* C.A. MEYER)
　　　　　　　　가는오이풀 *S. tenuifolia* var. *alba* TRAUTV. et MEYER
　　　　　　　　애기오이풀 *S. parviflora* (MAXIM.) TAKEDA

多年生 草本으로 높이 30~150cm이고 根莖은 굵고 肥厚한 紡錘形 또는 긴 圓柱形이다. 줄기는 곧게 자라며 奇數羽狀複葉이 互生하고 根生葉은 莖葉보다 크고 葉柄이 길며 莖葉은 半圓形에 無柄이고, 줄기를 싸고 있는 托葉의 가장자리에는 三角狀의 톱니가 있다. 小葉은 5~11개로서 楕圓形 내지는 長楕圓形에 끝은 뾰족하거나 둥근 원형, 밑부분은 楔形 또는 心臟形이고 가장자리에는 三角狀의 톱니가 있고 小葉柄은 짧아서 無柄에 가깝다. 꽃은 작고 밀집하여 倒卵形, 짧은 圓柱形, 球形 등의 穗狀花序를 이루고 花序柄은 가늘고 길며 無毛 또는 細毛가 약간 있다. 꽃은 暗紫色, 苞片은 2개, 膜質, 披針形, 가는 柔毛가 있고 꽃잎은 4개, 楕圓形 혹은 廣卵形이고 수술은 4개가 花筒의 喉部에 붙어 있다. 葯은 黑紫色, 子房은 上位 卵形으로 털이 있

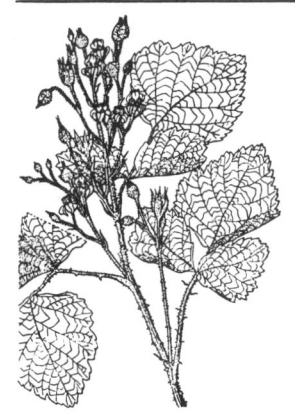 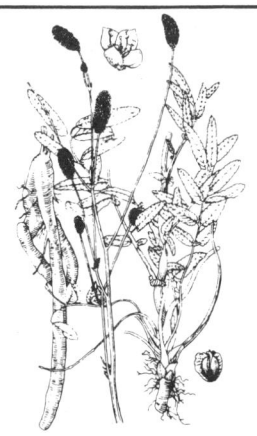 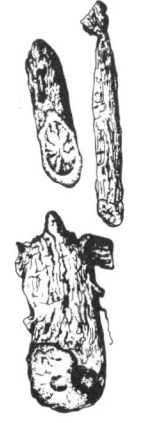 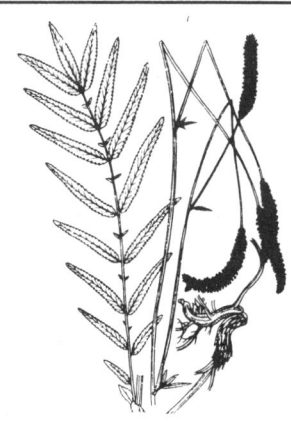

멍석딸기 茅莓　　　　오이풀 地楡　　　地楡藥材　　　가는오이풀
Rubus parvifolius　　Sanguisorba officinalis　　　　　Sanguisorba tenuifolia var. alba

고 花柱는 가늘고 길며 柱頭는 乳頭形이다. 瘦果는 楕圓形이거나 卵形인데 褐色이고 세로로 4개의 모가 있고 좁은 날개 모양을 하고 種子는 1개이다. 開花와 結實期는 7～9月이다. 산이나 들에 나며 전국에 분포한다. 【處方用名】根 및 根莖이 地楡이다.

地　楡 (지유)〈神農本草經〉: 오이풀 및 同屬 近緣植物의 뿌리와 根莖이다. 봄 發芽 前 또는 가을에 잎과 줄기가 마른 다음에 뿌리는 캐서 가는 줄기와 수염뿌리를 제거하고 깨끗이 씻어서 햇볕에 말린다. 【修治】《地楡》挾雜物을 제거하고 물에 담가 불려서 약간 두껍게 썰어서 말린다. 《地楡炭》地楡片을 겉이 黑色이 되고 속이 黃土色이 될 정도로 볶아서 淸水를 뿌려 말려서 쓴다.

〔性味 歸經〕 味는 苦酸하고 性은 寒하다. 肝, 大腸經에 들어간다.

〔成分〕 뿌리에는 tannin, triterpenoid系 saponin이 함유되어 있고 分離된 saponin에는 地楡 glycoside Ⅰ 그 加水分解 生成物은 pomolic acid, arabinose 와 glucose, 地楡 glycoside Ⅱ 그 加水分解 生成物은 pomolic acid 와 arabinose, 地楡 glycoside B는 초보적 鑑定에서 glucuron酸이 結合한 triterpenoid系 saponin이라고 말한다. 莖葉에는 qurcetin 과 kaempferol의 配糖體와 ursol酸 등 triterpenoid가 含有되어 있고 잎에는 vitamin C가, 꽃에는 chrysanthemin, cyanin이 含有되어 있다.

〔藥理〕 抗菌作用에서는 꽃의 汁液은 黃色포도球菌 및 綠膿菌에 抑制作用이 있지만 加熱 後에는 作用이 떨어지거나 소실된다. 地楡는 in vitro 에서 黃色포도球菌, β-型溶血性連鎖球菌, 肺炎球菌, 髓膜炎球菌 및 디프테리아·赤痢·大腸·티푸스·파라티푸스·綠膿 등의 桿菌, 사람型結核菌 모두에 抑制作用을 가진다. 煎劑는 0.5 mg/ml 일 때는 아세아型인플루엔자비루스에도 유효한 것이 증명되었지만 이것은 아마도 함유된 탄닌酸과의 관계 때문일 것이다.

2. 기타 作用: 出血時間을 단축시켜 그것으로 止血이 된다. 또 血壓降下作用이 있으며 tannin 酸의 함유로 收斂作用을 가지므로 止瀉가 되며 火傷創面의 分泌物을 감소시킨다.

〔藥效 主治〕 凉血, 止血, 淸熱, 解毒의 效能이 있다. 吐血, 鼻出血, 血痢, 崩漏, 腸風, 痔漏, 癰腫, 濕疹, 金瘡, 火傷을 치료한다. 【用法 用量】6～9g을 달여서 服用하거나 丸劑, 散劑

로 服用한다. 〈外用〉 짓찧어서 汁을 내어 바르거나 粉末을 만들어서 바른다.
〔配合 禁忌〕 虛寒冷痢, 熱痢의 初期에는 秘澁이 빠르게 되므로 忌한다. 麥門冬은 相惡이다.

쉬땅나무 (마가목) 珍珠梅 *Sorbaria sorbifolia* (L.) A. BR. var. *stellipila* MAXIM.
　　　　　　　　　털쉬땅나무 *S. stellipila* SCHNEID. var. *incerta* AL. BRAVM.

落葉 灌木으로 높이 2cm에 달한다. 小枝는 紅褐色 또는 黃褐色, 햇가지는 綠色에 無毛이거나 柔毛가 조금 나 있다. 羽狀複葉이 互生하고 小葉은 보통 11~19개로서 廣披針形에 길이 4~6cm 나비 1.5cm, 끝은 長銳先形, 밑부분은 圓形, 가장자리에는 2重 톱니가 있다. 花序는 複總狀 圓錐花序이며 잘고 흰 꽃이 많이 달리며 꽃받침잎과 꽃잎은 각 5개이며 수술은 40~50개로서 꽃잎 보다 길고 子房은 5개이며 털이 없고 離生한다. 열매는 5개의 蓇葖로 길이 6mm 정도로서 乳頭狀의 털이 밀생한다. 開花期는 6~7月이다. 산기슭 및 산골짜기의 濕地에 나며 中·北部에 분포한다. 【處方用名】 莖皮가 珍珠梅이다.

珍珠梅 (진주매) 〈東北常用中草藥手册〉: 쉬땅나무 및 同屬 近緣植物의 莖皮이다. 가을, 겨울에 채취하여 햇볕에 말린다.
〔性味 歸經〕 味는 苦하고 性은 寒하다. 心, 肝經에 들어간다.
〔成分〕 잎에는 sorbifolin 즉 scutellarein-7-o-xylorhamnoside 와 꽃에는 kaempferol-3-arabofuranoside, astragalin, quercetin-3-glucuronide, isorhamnetin-3-glucoside, scutellarein, chlorogen酸, arbutin, scutellarein-7-o-α-l-rhamnoside 및 flavonoid 化合物이 함유되어 있다.
〔藥效 主治〕 活血, 祛瘀, 消腫, 止痛의 效能이 있다. 骨折, 打撲傷을 치료한다. 【用法 用量】 0.6~1.2g을 粉末하여 服用한다(惡心, 嘔吐가 있으면 減量한다). 〈外用〉 粉末을 調合하여 塗布한다.

산조팝나무 繡球繡線菊 *Spiraea blumei* G. DON

落葉 灌木으로 높이 1.5m에 달하며 小枝는 가늘고 털이 없으며 잎은 互生하고 卵形 또는 廣倒卵形이며 밑은 날카롭고 끝은 뭉툭하며 양면에 털이 없으며 앞면은 짙은 綠色이고 뒷면은 灰綠色으로서 葉脈이 돌출하여 3~5쌍의 側脈이 있고 톱니는 둥글지만 끝이 뾰족하며 葉柄은 길이 5mm 로서 털이 없다. 꽃은 白色이며 傘形花序에 15~20 개씩 달리고 頂生하며 꽃받침잎은 끝이 뾰족하며 길이 2mm 로서 털이 없고 꽃잎은 둥글거나 길이보다 나비가 넓으며 수술이 꽃잎보다 짧다. 열매는 蓇葖로서 小形이며 배가 튀어나왔고 암술대가 背面 끝에 달린다. 開花期는 5月이고, 結實期는 10月이다. 산골짜기 냇가에 나며 中部 以北에 分布한다. 【處方用名】 ① 根 및 根皮는 麻葉繡球 ② 果實은 麻葉繡球果이다.

❶ 麻葉繡球 (마엽수구) 〈貴州民間藥物〉 山绣根: 산조팝나무의 根 또는 根皮이다. 가을에 採

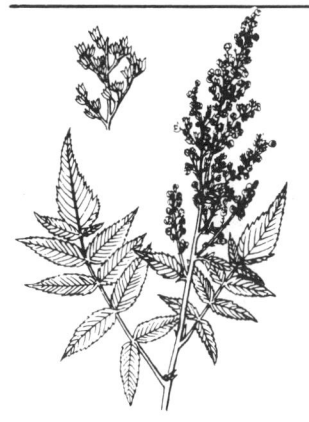
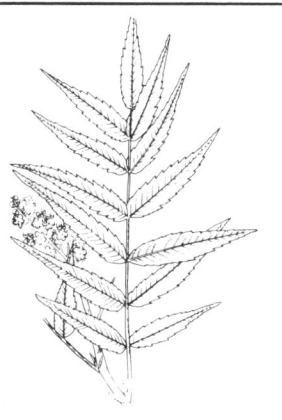
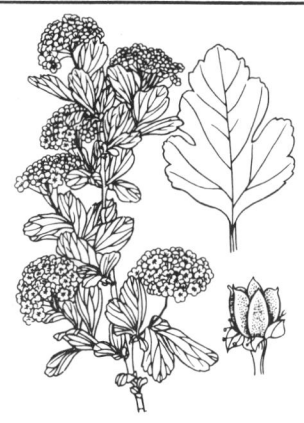

쉬땅나무 珍珠梅　　　　　　　털쉬땅나무　　　　　　　산조팝나무 繡球繡線菊
Sorbaria sorbifolia var. *stellipila*　*Sorbaria stellipila* var. *incerta*　　*Spiraea blumei*

取하여 햇볕에 말린다.

〔**性味 歸經**〕 味는 辛하고 性은 溫하다. 心, 肝經에 들어간다.

〔**藥效 主治**〕 鎭痛, 凉血, 消腫의 效能이 있다. 咽喉腫痛, 打撲에 의한 內傷, 白帶, 瘡毒을 치료한다. 【用法 用量】15～30g을 달여서 또는 술에 담가서 服用한다. 〈外用〉 粉末을 기름에 개어 환부에 바른다.

❷ 麻葉繡球果 (마엽수구과)〈貴州民間藥物〉山綉果： 산조팝나무의 果實이다.

〔**味性**〕 味는 辛하고 性은 微溫하다.

〔**藥效 主治**〕 腹脹痛을 치료한다. 3g을 가루 내어 白湯으로 服用한다.

　　조팝나무 笑靨花　*Spiraea prunifolia* SIEB. et ZUCC. var. *simpliciflora* NAKAI
　　　　　　　　　　　　　　　　　당조팝나무　*S. chinensis* MAXIM.
　　　　　　　　　　　　가는잎조팝나무 (능수조팝나무)　*S. thunbergii* SIEB. et BL.

落葉 灌木으로 높이 1.5～2m에 달하고 줄기는 밤색이며 곧게 자란다. 小枝는 가늘고 긴 稜線이 있고 柔毛가 있거나 혹은 無毛에 가깝다. 잎은 互生하고 楕圓形 또는 卵狀 楕圓形이고, 끝이 뾰족하고 밑부분은 楔形이다. 잎의 뒷면에는 짧은 柔毛가 있고 가장자리의 中間부터 끝으로는 짧은 톱니가 있고 葉柄은 짧다. 꽃은 3～4개가 繖形花序를 이루고 前年에 나온 가지의 옆에서 나오는데 밑부분에 葉狀의 苞가 달린다. 꽃받침은 杯形인데 끝이 5裂하였고 꽃잎은 5개로 廣卵形에 白色이다. 수술은 多數이고 꽃잎보다 짧고 수술의 花柱는 5개가 분리되었다. 子房은 上位, 袋果의 끝에는 花柱가 남아 있고 털은 없다. 開花期는 4～5月, 結實期는 7～8月이다. 산기슭의 양지쪽 및 논밭둑에 나며 全國에 분포한다. 【處方用名】根이 笑靨花이다.

笑靨花 (소엽화)〈浙江山藥植志〉木常山： 조팝나무 및 同屬 近緣植物의 뿌리이다. 가을에서 다음해 봄 사이에 채취하여 햇볕에 말린다.

〔**性味 歸經**〕 味는 苦 酸 辛하고 性은 寒하다. 肺, 肝, 大腸經에 들어간다.

〔**成分**〕 同屬 近緣植物인 가는잎조팝나무의 신선한 잎에는 β, γ-dihydroxy-α-methylen 酪酸

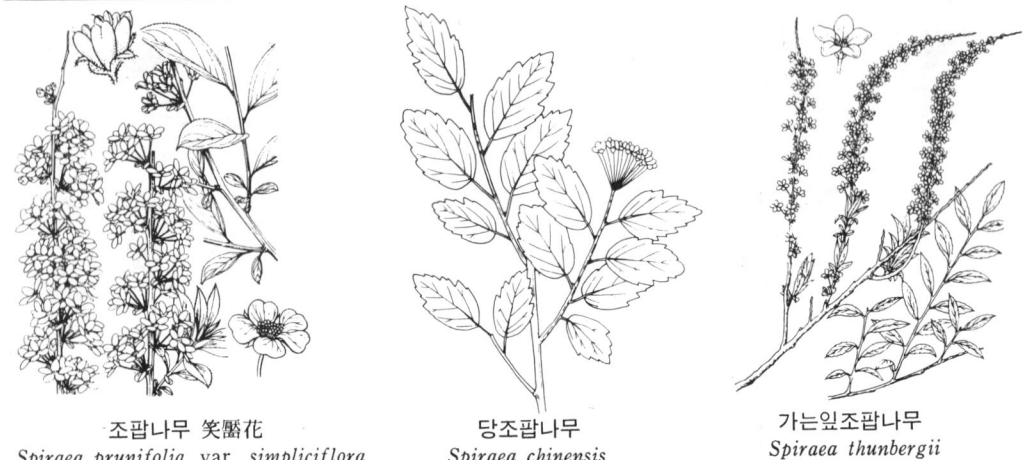

조팝나무 笑靨花	당조팝나무	가는잎조팝나무
Spiraea prunifolia var. *simpliciflora*	*Spiraea chinensis*	*Spiraea thunbergii*

methylester, β-hydroxy-α-methylen 酪酸 methylester 가 含有되어 있다. 그 밖에 뿌리에 3-*o*-acetyl pomolic acid methylester 와 *p*-coumaric acid methylester 가 함유되어 있다(韓國).

〔藥效 主治〕 解熱, 收斂의 效能이 있다. 咽喉腫痛, 瘧疾, 感冒發熱, 神經痛, 泄瀉, 帶下를 치료한다. 咽喉腫痛에는 笑靨花根 30g에 半邊蓮·金銀花 各 15∼18g을 달여서 砂糖을 적당량 가하여 아침, 저녁 食前에 服用한다.

조롱나무(金縷梅)과 Hamamelidaceae

소합향나무 蘇合香樹　*Liquidambar orientalis* MILL.

높이 10∼15m에 達하는 喬木으로 잎은 互生하며 긴 葉柄이 있고 托葉은 일찍 떨어진다. 葉身은 손바닥 모양으로 5개로 갈라지는데 드물게는 7개로 갈라지는 것도 있다. 裂片은 卵形 또는 네모에 가까운 卵形이고 끝은 급하게 뾰족해지고 밑부분은 心臟形, 가장자리에는 톱니가 있다. 꽃은 작고 黃綠色에 單生하고 雌雄同株이며 托葉은 작고 일찍 떨어진다. 수꽃의 花序는 總房狀으로 들어서 있고 花被는 없고 苞만 있을 뿐이다. 수술은 多數이고, 葯은 모가 난 圓形으로 2室이며 花絲가 짧다. 암꽃의 花序는 單生하고 花柄은 처졌으며 花被는 적다. 암술은 多數, 子房은 下位 2室이고 胚珠가 여러 개이고 花柱는 2개로 굽혀졌다. 果序는 평편한 球形이고 蒴果가 많이 모여서 달리고 宿存한 花柱가 가시 모양을 하고 있다. 蒴果는 끝이 부리 모양이고 익으면 裂開한다. 原產地는 소아시아 南部, 中國 廣西地方에서 栽培한다. 【處方用名】分泌된 樹脂가 蘇合香이다.

蘇合香 (소합향)〈名醫別錄〉: 소합향나무의 樹脂이다. 【採取】보통 초여름에 木部에 달하도록 樹皮에 상처를 내어서 香脂를 分泌케 하여 樹皮 部分에 스머들게 한다. 가을에 樹皮를 벗겨서 香脂를 짜내고 樹皮를 삶아서 또 樹脂를 짜 낸다. 이렇게 한 것이 蘇合香의 一次製品이다. 이 一次製品을 알콜에 용해해서 여과하여 알콜을 蒸發시킨 것이 精製蘇合香이다. 보관은 반드시

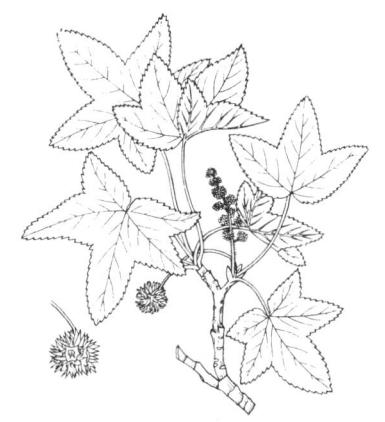 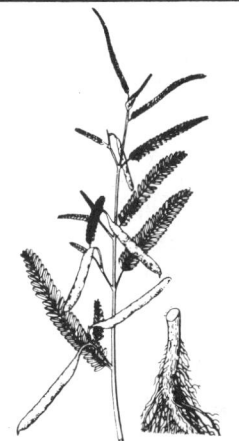 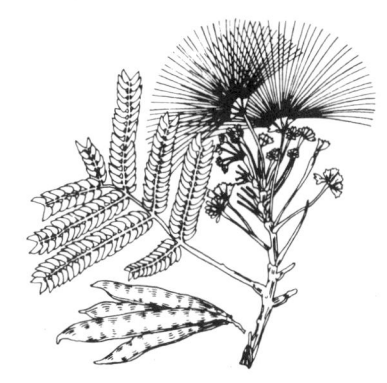

소합향나무 蘇合香樹
Liquidambar orientalis

자귀풀 田皂角
Aeschynomene indica

자귀나무 合歡木
Albizzia julibrissin

鐵筒에 넣고 淸水에 담가서 그늘이나 서늘한 곳에 두어 香氣가 사라지는 것을 방지한다.

〔藥材〕 蘇合香은 半流動性의 液體인데 黃白色 내지는 灰褐色에 半透明하고 끈적끈적하다. 또 물보다 무거워서 물에 가라앉는다. 味는 苦辛하고 芳香이 있다. 黃白色에 半透明하고 香氣가 좋은 것이 良品이고 主産地는 Turco이다.

〔性味 歸經〕 味는 辛하고 性은 溫하다. 肺, 肝經에 들어간다.

〔成分〕 樹脂에는 oleanon 酸과 3-epioleanol 酸이 함유되어 있고 綠色의 果實에는 油 0.26 %가 함유되어 있다.

〔藥理〕 蘇合香은 刺戟性祛痰藥이면서 약한 항균작용이 있어서 각종 呼吸器系의 感染症에 쓰인다. 또 olive 油와 혼합하여 疥瘡의 치료에 外用한다. 本品은 자극이 온화하여 濕疹이나 搔痒 등 局部의 炎症을 완화하고 潰瘍이나 瘡傷의 癒着을 촉진한다. 또 大量으로 복용하여도 蛋白尿가 안 된다.

〔藥效 主治〕 通竅, 辟穢, 開鬱, 豁痰의 效能이 있다. 卒然昏倒, 痰壅氣厥(痰이 막아서 숨을 쉴 수 없다), 驚癇, 溫瘧, 痼疾, 心腹急痛, 疥癬, 凍瘡을 치료한다. 【用法 用量】丸劑로 하여 服用한다. 〈外用〉 알콜에 녹여서 바른다.

콩 (荳) 과 Leguminosae

자 귀 풀 田皂角 *Aeschynomene indica* LINNE

半低木狀의 一年生 草本으로 높이 50~80 cm 에 달한다. 줄기는 곧게 자라고 圓柱形으로 上部는 淡綠色에 가지가 갈라지고 質은 부드럽고 속이 비어 있다. 偶數羽狀複葉이 互生하고 小葉은 20~30 쌍으로 線形이고 뒷면에 脈이 하나 있다. 總狀花序가 腋生하여 꽃은 1~4 개가 달리고 苞片과 小苞片이 있다. 꽃받침은 2 脣形인데 上脣은 2 齒, 下脣은 3 齒이다. 花冠은 나비 모양에 黃色, 수술은 10 개로 2 體(5+5)이고 子房은 線形, 花柱는 絲狀인데 頂生한다. 豆果는 線

形이고 편평하다. 익으면 4~8개의 莢節이 갈라지며 각 莢節에 種子가 1개씩 있다. 種子는 腎臟形으로 黑褐色에 光澤이 있다. 開花期는 7月이다. 밭고랑이나, 濕地, 물가에 나며 全國에 분포한다.【處方用名】全草가 合萌이다.

合　萌(합맹)〈中國藥植志〉: 자귀풀의 全草이다.
〔性味〕 味는 苦하고 性은 平하다.
〔成分〕 果實에는 alkaloid, saponin, tannin이 함유되어 있다.
〔藥效 主治〕 淸熱, 祛風, 利濕, 消腫, 解毒의 效能이 있다. 風熱感冒, 黃疸, 痢疾, 胃炎, 腹部膨滿, 淋病, 癰腫, 皮膚炎, 濕疹을 치료한다.【用法 用量】9~15g을 달여서 服用한다. 또는 散劑를 服用한다.〈外用〉짓찧어서 붙이거나 煎液으로 씻는다.

자귀나무 合歡木 *Albizzia julibrissin* DURAZZ.

落葉 小喬木으로 흔히 높이 3~5m 정도이며 灌木狀으로 樹幹은 灰黑色이며 小枝는 털이 없고 稜線이 있다. 2回偶數羽狀複葉이 互生하고 小葉은 낫 같고 원줄기를 향해 굽으며 좌우가 같지 않은 긴 楕圓形이고 길이 6~15mm, 나비 2.5~4mm로서 양면에 털이 없거나 뒷면 脈 위에 털이 있으며 밤에는 접혀진다. 托葉은 線狀披針形, 頭花는 가지의 끝에 달리고 總花柄은 柔毛로 싸여 있다. 꽃은 淡紅色에 頭狀花序로 兩性이며 腋出 또는 頂生하고 꽃받침통은 잔털이 있으며 연한 綠色이고 끝이 5개로 갈라지며 花冠은 鐘形이다. 수술은 多數, 花絲는 가늘고 길며 윗부분은 淡紅色이다. 子房은 上位, 柱頭는 圓柱形, 豆果는 편평하고 길이 약 8~15cm, 나비 1~2.5cm 정도의 꼬투리에 5~6개의 種子가 들어 있다. 種子는 楕圓形에 편평하고 褐色이다. 開花期는 6~7月, 結實期는 9~10月이다. 산기슭 및 중턱의 양지쪽에 나며 제주도 및 黃海道 이남에 분포한다.【處方用名】① 樹皮는 合歡皮 ② 花 및 花蕾는 合歡花이다.

❶ **合歡皮** (합환피)〈本草拾遺〉合昏皮 : 자귀나무의 樹皮이다. 여름에서 가을에 樹皮를 벗겨서 햇볕에 말린다.【修治】淸水로 깨끗하게 씻은 다음 건져 부드럽게 되었을 때 잘 펴서 같은 길이로 가늘게 쪼개 가지고 塊狀 또는 線狀으로 썰어서 말린다.
〔性味 歸經〕 味는 甘하고 性은 平하다. 心, 肝經에 들어간다.
〔成分〕 樹皮에는 saponin, tannin이 含有되어 있다. 種子에는 albizzin 과 S-(2-carboxyethyl)-l-systeine 등의 amimo 酸이 含有되어 있고 5月 중에 採取한 선명한 잎에는 vitamin C 189mg%가 함유되어 있다.
〔藥效 主治〕 解鬱, 和血, 寧心, 消腫의 效能이 있다. 心神不安, 憂鬱不眠, 肺癰, 癰腫, 瘰癧, 筋骨折傷을 치료한다.【用法 用量】4.5~9g을 달여서 또는 散劑로 하여 服用한다.〈外用〉粉末을 만들어서 調合하여 붙인다.

合歡皮藥材

❷ **合歡花** (합환화)〈本草衍義〉: 자귀나무의 꽃 또는 꽃봉오리(花蕾)이다. 6月에 처음 開花 하였을 때 채취한 꽃을 合歡花라 하고 또 開花하지 않은 봉오리를 採取한 것을 合歡米라고 하며 枝葉을 가려내고 햇볕에 말린다.

合歡花藥材

〔性味 歸經〕 味는 甘하고 性은 平하다. 心, 脾經에 들어간다.
〔藥效 主治〕 舒鬱, 理氣, 安神, 活絡의 效能이 있다. 鬱結胸悶, 下眠, 健忘, 風火眼疾, 視物不淸, 咽痛, 癰腫, 打撲傷의 疼痛을 치료한다.

땅 콩 落花生 Arachis hypogaea L.

一年生 草本으로 뿌리에는 많은 뿌리혹이 있다. 줄기는 옆으로 뻗어가는 匍匐莖 또는 곧게 자라는 直立莖으로 높이는 60 cm에 達하고 黃褐色의 긴 털이 나 있다. 잎은 偶數羽狀複葉이 互生한다. 小葉은 4개로 楕圓形 내지는 倒卵形이며 끝은 둥글고 짧은 돌기가 있고, 밑부분은 날카롭고 托葉은 크고 밑부분에서는 葉柄과 合着하여 있다. 黃色의 꽃은 單生 또는 葉腋에 모여 나고 開花할 때에는 花柄이 거의 없다. 蝶形花의 대처럼 보이는 것은 꽃받침통이고 끝에 꽃받침잎, 꽃잎 및 수술이 달린다. 꽃받침통 안에 1개의 子房이 있고 실같은 花柱가 밖으로 나왔는데 受精이 되면 子房柄이 地下로 들어가서 豆果가 된다. 豆果는 1~5 cm, 長楕圓形이며 두껍고 딱딱한 果皮에 그물같이 돌기된 脈이 있고 안에 1~3개의 種子가 들어 있다. 開花期는 7~9月이다. 南美 原産으로 各地에서 栽培한다. 【處方用名】 ① 種子는 落花生 ② 枝 및 葉은 落花生枝葉 ③ 脂肪油는 落花生油이다.

❶ 落花生 (낙화생)〈滇南本草圖經〉長生果・土豆: 땅콩의 種子이다. 늦은 가을에 果實을 캐내어 殼을 제거하고 種子만 취하여 햇볕에 말린다. 俗稱 花生米라고 한다.

〔性味 歸經〕 味는 甘하고 性은 平하다. 肺, 脾經에 들어간다.

〔成分〕 種子에는 脂肪油 40~50%, 含窒素化合物 20~23%, 澱粉 8~21%, cellulose 2~5%, 水分 5~8%, 灰分 2~4%, vitamin 등이 含有되어 있고 蛋白質을 제외한 다른 含窒素化合物은 γ-methylene glutamin 酸, γ-amino-α-methylen 酪酸, betaine 등의 amino 酸과 arachine, choline, purine 등의 鹽基와 lecithin이 함유되어 있다.

〔藥理〕 1. 止血作用: 처음으로 落花生을 內服하면 血友病患者의 出血症狀을 억제한다는 것이 發見되었는데 그 後 A型血友病患者(Ⅷ因子의 결핍에 의하여 일어난다)에 대하여 효과가 있을 뿐아니라 B型血友病(Ⅸ因子의 결핍에 의하여 일어난다)에 대해서는 더욱 효과가 있고 기타의 出血에 대해서도 止血效果가 있다는 것을 알아냈다. 그러나 出血이 심한 경우 治療效果는 상당히 떨어진다. 落花生의 皮는 落花生에 비하여 약 50배의 治療效果가 있으나 오랫동안 볶으면 效果는 크게 떨어진다.

2. 其他의 作用: 種子 중에 들어 있는 어떤 種類의 植物性血球凝集素는 Neuraminidase에 의하여 處理한 사람의 赤血球를 응집시키는데 이것은 P凝集素에 속한다. 落花生에는 Aspergillus flavus의 毒素 afratoxin을 발생되기 쉽고 이것은 肝臟癌을 일으킨다.

〔藥效 主治〕 潤肺, 和胃의 效能이 있다. 燥咳(乾燥에 의한 咳嗽), 反胃, 脚氣, 乳婦의 乳少症을 치료한다. 【用法 用量】 신선한 것을 갈아 끓는 물을 부어 服用하거나 끓여서 服用한다.

〔禁忌〕 身體에 寒濕이 凝滯하여 있는 者, 腸滑便泄(下痢)者는 服用을 忌한다.

❷ **落花生枝葉**(낙화생지엽)〈滇南本草〉: 땅콩의 줄기와 잎이다.

〔**成分**〕 落花生의 地上部分에는 多種의 揮發性成分이 함유되어 있고 이미 확인된 것으로는 1-penten-3-ol, 1-hexanol, linalool, α-terpineol, geraniol 이다.

〔**藥效 主治**〕 打撲傷, 瘡毒을 치료한다. 신선한 잎을 짓찧어서 환부에 붙인다.【**處方例**】① 不眠症: 신선한 잎 40 g (乾燥葉은 30 g)을 달인 200 ml 의 煎劑를 朝夕 2回로 나누어 服用한다. 보통 4~7 劑를 服用하면 睡眠狀態가 개선된다. ② 高血壓: 건조된 落花生葉으로 보통 방법으로 extract 錠을 만들어 1 日 3 回, 1 回 3 錠씩 服用하면 3~7 日 내에 血壓이 정상범위로 내려간다. 그러나 200/110 mmHg 을 넘는 사람에 대해서는 效果가 쉽게 나타나지 않았다.

❸ **落花生油**(낙화생유)〈本草綱目拾遺〉: 땅콩의 種子油이다.

〔**性味**〕 味는 甘하고 性은 平하다.

〔**成分**〕 落花生油는 多種의 脂肪酸의 glycerin 을 함유하고 脂肪酸의 주된 것은 olein 酸(39.2 ~65.7%)이고 그 다음이 linol 酸(16.8~38.2%), palmitin 酸(7.3~12.99%), stearin 酸(2.6 ~5.6%)의 順이다.

〔**藥效 主治**〕 潤腸下積의 效能이 있다. 細菌性下痢, 蛔蟲性腸閉塞症, 急性黃疸型 傳染性肝炎, 傳染性 急性結膜炎을 치료한다. 內服 또는 各 穴位 0.1 ml 을 注射한다.

지 팔 각 **地八角**(黃芪) *Astragalus bhotanensis* BAK.

多年生 草本으로서 줄기는 곧게 섰고 땅 위에 붙어 뻗거나 또는 비스듬히 자라며 길이 20~ 100 cm 이다. 어릴 때에는 柔毛가 성기게 났고 羽狀複葉이다. 小葉은 11~25 개가 對生하고 倒卵形 또는 倒卵狀 楕圓形이고 길이 6~23 mm, 나비 4~10 mm 이며 끝은 약간 뾰족하며 가장자리는 밋밋하다. 밑은 쐐기 모양이고 표면은 털이 없으며 뒷면은 白色의 잔털이 있고 거의 無柄이다. 꽃은 8~20 개가 줄지어 났고 긴밀한 頭狀의 總狀花序 또는 약간 放射狀이다. 總花柄은 길이 5~12 cm 이며 짧은 털이 드물게 나 있다. 花冠은 赤紫色, 豆果는 圓柱形으로 곧추 섰고 길이 1.5~2.5 cm, 나비 5~7 mm 로서 양쪽은 약간 편평하고 끝에는 부리가 있고 種子는 矩圓形이고 黑色이다. 강원도(정선 및 완산면 고단리)의 山地에 분포한다.【**處方用名**】全草가 地八角이다(韓國에 未記錄種이다).

地八角(지팔각)〈昆明草藥〉: 지팔각의 全草이다. 가을에 채취하여 깨끗이 씻어 햇볕에 말린다. 〔**性味**〕 味는 苦澀하고 性은 凉하다.

〔**藥效 主治**〕 淸熱, 解毒, 利尿의 效能이 있다. 扁桃腺炎, 浮腫, 齒痛, 口・鼻의 出血, 痲疹을 치료한다.【**用法 用量**】9~15 g 을 달여서 服用한다.

황 기 (단너삼) 黃芪 *Astragalus membranaceus* (FISCH.) BGE.
제주황기 *A. membranaceus* BUNGE var. *alpinus* NAKAI

多年生 草本으로 높이 50~100 cm 에 達한다. 主根은 길고 막대 모양으로 약간 木質을 띠고

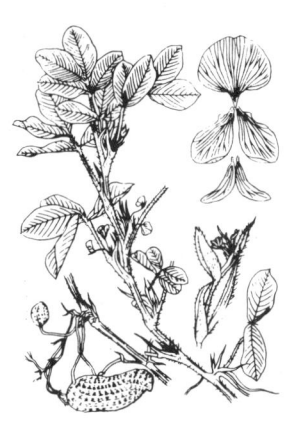
땅 콩 落花生
Arachis hypogaea

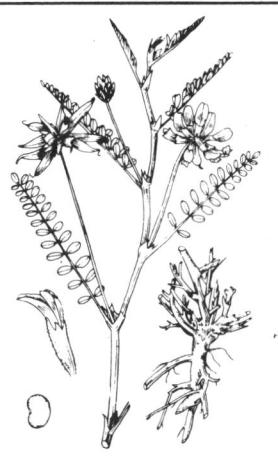
지팔각 地八角
Astragalus bhotanensis

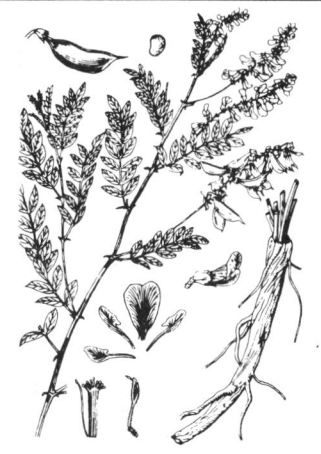
황 기 黃芪
Astragalus membranaceus

있다. 줄기는 곧게 자라고 가지가 많이 갈라지고 전체에 잔털이 나 있다. 奇數羽狀複葉이 互生하고 小葉은 6~13 쌍이고 楕圓形, 長楕圓形 또는 長卵形에 끝은 둔하고 또는 圓形이며 가장자리에는 거치가 없다. 托葉은 披針形이거나 三角形이다. 꽃은 總狀花序로서 腋生하였고 5~22개의 꽃이 달려 있다. 苞片은 線狀 披針形, 小花柄은 黑色의 剛毛가 나 있다. 꽃받침은 鐘形이고 끝이 5개로 갈라졌고 꽃잎은 淡黃色에 나비形으로 끝이 약간 오목하다. 수술은 10개가 2體를 이루었고 子房은 子房柄이 길고 柔毛가 성기게 나 있고 花柱는 털이 없다. 豆果는 膜質이고 半卵圓形이며 끝이 뾰족하고 種子가 5~6개 들어 있다. 開花期는 7~8月이다. 양지쪽의 산비탈, 高山의 중턱에 나고 울릉도 및 中·北部에 분포하며 藥用植物로 栽培한다. 【處方用名】 ① 根은 黃芪 ② 葉은 黃芪莖葉이다.

❶ 黃 芪 (황기) 〈本草綱目〉 黃耆·戴糝·戴椹·獨椹·蜀脂·百本·王孫·綿黃耆: 황기·제주황기의 뿌리이다. 가을에 캐서 흙을 깨끗이 제거하고 根頭部와 支根을 끊어내고 햇볕에 말린다. 6~7分쯤 乾燥되었을 때 다시 손질을 해 작게 묶어서 다시 말린다. 【修治】《黃芪》 挾雜物을 제거하고 남아 있는 根頭나 空洞이 있는 것은 골라내고 잘게 썰어서 말린다.《蜜炙黃芪》黃芪片에 煉蜜에 끓인 물을 조금 加하여 꿀을 녹여서 黃芪와 잘 혼합해서 손에 끈적끈적 들어붙지 않을 정도로 약한 불에 볶(炒)는다. 黃芪 500 g : 煉蜜 125~150 g 의 비율로 혼합한다.

〔性味 歸經〕 味는 甘하고 性은 微溫하다. 肺, 脾經에 들어간다.

〔成分〕 蔗糖, glucuron 酸, 粘液質, 數種의 amino 酸, 苦味質, choline, betaine, 葉酸(乾燥根 100 g 當 65 μg) 또 2′,4′-dihydroxy-5,6-dimethoxy-isoflavane 과 kumatakenin(3-0-met hylrhamnocitrin)이 檢出된다.

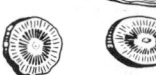
黃芪藥材

〔藥理〕 強心作用을 가지며 正常 心臟의 收縮을 증강시켜 中毒 및 지친 心臟에의 效果는 더욱 현저하다. 冠動脈·腎臟 또는 全身의 末梢血管을 확장시켜 皮膚血循環을 왕성하게 하며 降壓作用과 利尿作用을 가진다. 또 皮膚의 汗腺孔을 막기 때문에 止汗作用이 있고, 호르몬과 유사한 作用도 있다. 毛細血管의 抵抗力을 강하게 하는 作用을 가지며 chloroform, 히스타민 및

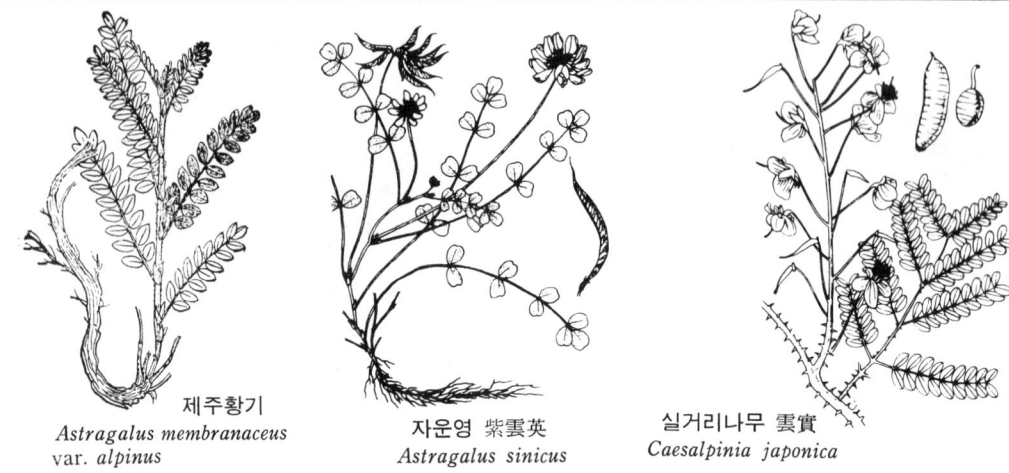

제주황기
Astragalus membranaceus
var. *alpinus*

자운영 紫雲英
Astragalus sinicus

실거리나무 雲實
Caesalpinia japonica

陰壓에 의한 毛細血管滲透性의 증가를 막고, X線에 의해 일으킨 毛細血管脆性 증가의 병리 현상을 빨리 消失시킨다. 實驗性 腎炎에는 拮抗作用을 가지고 특히 尿蛋白의 소멸에 일정한 作用을 나타낸다. 또 肝臟을 보호, 肝글리코겐의 減少를 막는 작용이 있다. 鎭靜作用 또 子宮收縮, 血糖値를 降下시키는 작용을 가진다. 抗菌試驗에 의하면 志賀氏赤痢菌, 脾脫疽桿菌, A型溶血性連鎖球菌, B型溶血性連鎖球菌, 肺炎雙球菌, 黃色포도球菌, 디프테리아菌, 枯草桿菌 등에 억제작용을 가진다. 臨床報告에 黨蔘과 配合하면 慢性腎炎의 蛋白尿 및 糖尿病 治療에 유효함이 인정되었다.

〔藥效 主治〕 신선한 황기는 益氣固表, 利水消腫, 托毒, 生肌의 效能이 있고 自汗, 盜汗, 血痺, 乳腫, 已破·未破의 癰腫을 치료하고 蜜炙한 황기는 補中益氣의 效能이 있다. 內傷勞倦, 脾虛泄瀉, 脫肛, 氣虛血脫, 崩帶 및 모든 氣衰血虛症을 치료한다. 【用法 用量】9~15 g(대량사용시에는 30~60 g)을 달여서 服用한다. 丸劑, 散劑로 하여 사용한다.

〔配合 禁忌〕 實證 및 陰虛陽盛者는 忌한다. 龜甲·白蘚皮는 相惡, 茯苓은 相使이다.

❷ 黃芪莖葉 (황기경엽) 〈名醫別錄〉: 황기의 莖葉이다.

〔藥效 主治〕 止渴의 효능이 있고 筋肉痙攣, 癰腫, 疽瘡을 치료한다.

자 운 영 紫雲英 *Astragalus sinicus* L. (= *A. lotoides* L.)

二年生 草本으로 줄기는 곧게 뻗어가거나 땅에 깔려서 옆으로 뻗으며 10~30 cm 정도 자란다. 奇數羽狀複葉에 小葉은 7~13개로서 倒卵形이거나 楕圓形인데 끝은 오목 들어갔고 잎 뒤에 부드러운 털이 성기게 났으며 葉柄 밑의 托葉 둘은 廣楕圓이고 끝이 볼록하게 내밀어져 있다. 꽃은 總狀花序로서 다소 繖形이며 花柄은 腋生하여 5~9개의 꽃이 달린다. 總花柄은 길고 苞片은 三角狀 卵形에 딱딱한 털이 있다. 꽃받침은 鐘狀에 백색 털이 드문드문 있고 꽃은 紅紫色, 小花梗은 길이 1~2 mm, 子房의 花柱와 柱頭는 털이 없다. 莢果는 꼭지가 짧고 長楕圓形이며 2室이고 털이 없으며 꼬투리 속의 種子는 납작하며 황색빛이 돈다. 開花期는 4~6月, 結實期는 5~6月이다. 中國 原産인데 南部 地方에서 綠肥로 栽培한다. 【處方用名】① 全草는

紅花菜 ② 種子는 紫雲英子이다.

❶ **紅花菜** (홍화채)〈植物名實圖考〉米布袋·翹搖·翹翹花·荷花紫草: 자운영의 全草이다. 3~4月에 採取하여 생것으로 쓰거나 또는 햇볕에 말린다.

〔**性味 歸經**〕 味는 甘 辛하고 性은 平하다. 肺, 小腸經에 들어간다.

〔**成分**〕 全草에는 trigonelline, choline, adenine, 脂肪, 蛋白質, 澱粉, 各種 vitamin, histidine, amino 酸, malon 酸, canavanine이 含有되어 있다.

〔**藥效 主治**〕 淸熱, 解毒의 效能이 있다. 風痰咳嗽, 咽喉痛, 火眼, 疔, 帶狀疱疹, 外傷出血을 치료한다.【用法 用量】15~30 g을 달여서 服用하거나 生汁을 내어서 마신다.〈外用〉짓찧어서 붙이거나 粉末로 만들어 調合하여 붙인다.

❷ **紫雲英子** (자운영자)〈草藥手册〉: 자운영의 種子이다. 가을철에 成熟한 種子를 採取하여 햇볕에 말린다.

〔**成分**〕 未成熟한 種子에는 canaline, canavanine, homoserin, erythro-β-hydroxy-l-aspartic acid가 함유되어 있다.

〔**藥效 主治**〕 活血, 明目의 효능이 있고 眼部 疾患을 치료한다. 【用法 用量】6~9 g을 달여서 服用한다.

실거리나무 雲實 *Caesalpinia japonica* SIEB. et ZUCC.

落葉 덩굴성 灌木으로 全體에 꼬부라진 날카로운 가시가 나 있고 햇가지에는 褐色의 짧은 柔毛가 밀생하고 묵은 가지는 赤褐色이다. 잎은 2回羽狀複葉으로 길이 20~30 cm, 羽片은 3~10쌍이며 葉柄이 있고 각 羽片에는 小葉이 6~9 쌍 있다. 總狀花序는 頂生하고 길이 15~30 cm, 꽃은 黃色, 수술은 꽃받침 밖으로 약간 돌출하였다. 꼬투리는 狹長楕圓形에 길이 6~10 cm로서 딱딱하고 잘 벌어지지 않으며 種子는 長楕圓形에 褐色이고 6~8개가 들어 있다. 開花 및 結實期는 8月이다. 平地의 냇가, 산기슭의 양지쪽에 나며 제주도 및 남해의 도서(多島海 島嶼)에 분포한다.【處方用名】① 根 및 莖皮는 倒桂牛 ② 種子는 雲實이다.

❶ **倒桂牛** (도계우)〈陝西中草藥〉: 실거리나무의 뿌리 또는 莖皮이다. 여름에서 가을에 채취한다.

〔**性味**〕 味는 澀하고 性은 熱하며 小毒이 있다.

〔**藥效 主治**〕 根: 解表, 發汗의 效能이 있다. 傷風感冒에 의한 頭痛, 筋骨疼痛과 打撲傷을 치료한다. 莖皮: 外用으로 酒齄鼻(赤鼻)를 치료한다.【用法 用量】뿌리 9~15 g을 달여 服用하거나 술에 담가 服用한다.

❷ **雲 實** (운실): 실거리나무의 種子이다. 가을철 果實이 성숙한 때에 採取한다.

〔**性味 歸經**〕 味는 辛하고 性은 溫하다. 肺, 小腸經에 들어간다.

〔**藥效 主治**〕 解熱, 除濕, 殺蟲의 效能이 있다. 瘧疾, 小兒疳積, 痢疾, 泄瀉를 치료한다.【用法 用量】10~20 g을 달여서 服用하거나 丸劑로 쓴다.

소　목　蘇木　*Caesalpinia sappan* L.

常綠 小喬木으로 높이 5〜10 m에 달한다. 줄기에는 작은 가시가 있고 小枝는 灰綠色에 圓形의 돌출한 皮目이 있고 햇 가지에는 미세한 털이 있으나 뒤에 떨어진다. 잎은 2回羽狀複葉인데 全長이 30 cm 또는 그 이상이 되는 것도 있다. 2回째의 羽狀複葉은 對生하고 9〜13쌍이며 길이 6〜15 cm 葉軸은 柔毛로 싸여 있다. 小葉은 9〜16쌍으로 楕圓形에 끝은 둔하고 가장자리는 밋밋하며 앞면은 綠色에 無毛, 뒷면에는 자잘한 點이 있다. 托葉은 無柄이고 錐狀이다. 圓錐花序가 가지의 끝에서 나오고 크고 많은 꽃이 달리며 길이는 잎과 같고 짧은 柔毛가 싸고 있다. 꽃은 黃色, 꽃받침의 밑부분은 합쳐져 있고 끝이 5개로 갈라졌으며 裂片은 고르지 않다. 꽃잎은 5개이고 수술은 10개 花絲의 하부는 綿毛로 덮여 있다. 子房은 上位 1室, 豆果는 비틀린 楕圓形에 편평하고 두꺼운 革質로 가시나 털은 없다. 성숙하면 暗紅色이 되고 種子는 4〜5개가 들어 있다. 開花期는 5〜6月, 結實期는 9〜10月이다. 中國 臺灣에 분포한다. 【處方用名】心材가 蘇木이다.

蘇　木(소목)〈醫學啓源〉蘇枋·蘇方·棕木 : 소목의 心材로 年中 수시로 採取하여 外皮를 제거하고 木心만 햇볕에 말린다.
【修治】겉껍질과 마디를 제거하고 잘게 썰어 巳時에서 申時까지 쪄서 陰乾한다.

蘇木鉋屑

〔藥材〕 乾燥된 木心은 圓柱形이고 때로는 뿌리까지 달린 것이 있고 불규칙하고 약간 彎曲하고 表面은 암갈색 또는 황갈색으로 質은 치밀하고 단단하고 무겁고 香臭가 없고 약간 澁味가 있다. 本品을 熱湯에 넣으면 물이 선명한 桃紅色이 되고 여기에 醋를 넣으면 황색으로 변한다. 다시 鹹(天然 alkali 成分은 炭酸소다)을 가하면 赤色으로 변화한다. 굵고 단단하고 紅黃色인 것이 良品이다.

〔性味 歸經〕 味는 甘鹹하고 性은 平하다. 心, 肝經에 들어간다.

〔成分〕 木部에는 無色의 原色素인 brasilin이 약 2% 含有되어 있다. Brasilin은 공기에 닿으면 酸化하여 brasilein이 된다. 이외에 sappanin(2, 4, 3′, 4′, -tetrahydroxybiphenyl)이 含有되어 있고 有機試藥으로서 aluminiumion의 檢出에 사용된다. 또 α-l-phellandrene, ocimene을 주성분으로 하는 精油와 tannin이 含有되어 있다.

〔藥理〕 1. 心臟血管에 대한 作用 : 두꺼비의 下肢에 蘇木水를 관류하면 혈관이 가볍게 수축하였고 摘出한 개구리의 心臟 標本에서는 適量의 蘇木水는 收縮力을 강화하였고 또 枳殼의 煎劑로 약화된 心臟을 회복시키고 또 개구리의 摘出心臟에 대한 독성도 해소하였다.

2. 中樞 억제작용 : 適量의 蘇木水는 어떠한 投與 方法에서도 Mouse, 토끼, Guinea pig에 대하여 催眠作用이 있고 大量投與하면 痲醉作用을 하고 심하면 죽게 된다. Strychnine과 cocaine의 興奮作用에는 拮抗하지만 morphine의 興奮作用에는 拮抗하지 않는다.

3. 抗菌作用 : 蘇木煎水(10%)는 黃色포도球菌과 Typhus菌에 대한 抗菌作用이 상당히 강하고 그 效價는 1 : 1600에 달한다(disc 法 및 試驗管法). 浸劑 및 煎劑는 디프테리아菌, 인플루엔자菌, 파라티푸스菌, Flexner's菌, 黃色포도球菌, 溶血性連鎖球菌, 肺炎球菌 등에 대하여 현

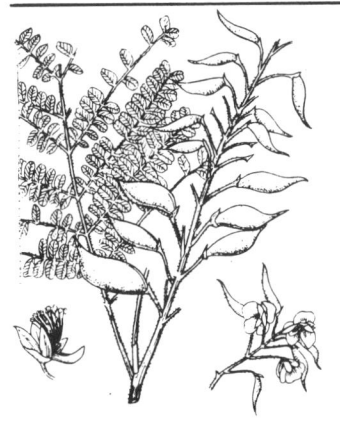
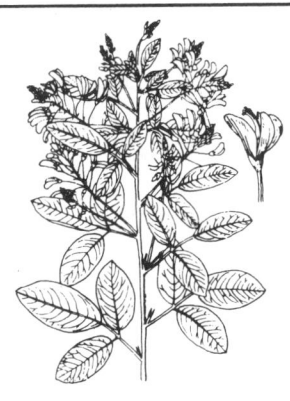
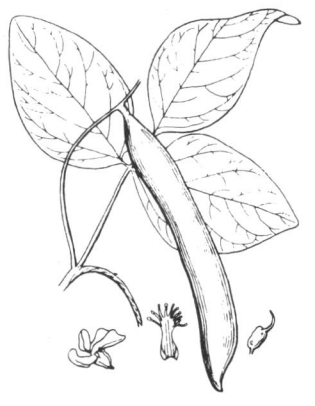

소 목 蘇木
Caesalpinia sappan

꽃싸리 杭子梢
Campylotropis macrocarpa

작두콩 刀豆
Canavalia gladiata

저한 抗菌作用이 있으며 이외에 百日咳菌, 티푸스菌, 파라티푸스A菌・B菌 및 肺炎菌에도 작용이 있다(試驗管法 및 平板培地法).

4. 其他의 作用: 10% 이상의 蘇木水煎劑는 *in vitro*의 肝디스토마(distoma)에 대해서도 유효하다.

〔藥效 主治〕 行血, 破瘀, 消腫, 止痛의 效能이 있다. 婦人의 血氣에 의한 心腹痛, 産後의 瘀血에 의한 脹痛喘息, 月經閉止, 痢疾, 破傷風, 癰腫, 打撲充血痛을 치료한다. 【用法 用量】3～9g을 달여서 服用하거나 또는 散劑, 膏劑로 服用한다. 〈外用〉 粉末을 患部에 撒布한다.

〔禁忌〕 血虛(貧血性)에 瘀血症狀이 없는 者에는 不適하다. 姙婦, 大便不實에는 忌한다 鐵을 忌한다.

꽃 싸 리 杭子梢 *Campylotropis macrocarpa* (BGE.) REHD (=*Lespedeza macrocarpa* BUNGE)

落葉灌木으로 높이는 1m에 達한다. 어린 가지에는 白色의 짧은 柔毛가 밀생하였다. 잎은 3出複葉이 互生하고 중앙의 小葉은 矩圓形 내지 楕圓形으로 끝은 圓形 또는 약간 오목하며 짧은 돌기가 있고 밑부분은 둥글고 윗면은 털이 없으며 網脈이 뚜렷하게 있고 밑면은 淡黃色의 柔毛가 있다. 側生한 小葉은 조금 작고 托葉은 披針形이다. 總房 또는 圓錐花序는 頂生 또는 腋生하고 꽃은 나비형에 紫色이다. 꽃받침은 넓은 鐘形, 萼齒는 4개에 柔毛가 드문드문 나 있고 수술은 10개인데 2體를 이루었다. 豆果는 비스듬한 楕圓形에 膜質이고 길이는 약 1cm로서 그물무늬가 있다. 開花期는 8～9月, 結實期는 9～10月이다. 산기슭에 나며 慶南(星州) 및 北部山地에 분포한다.【處方用名】根이 壯筋草이다.

壯筋草(장근초)〈陝西中草藥〉: 꽃싸리의 뿌리로 여름에서 가을 사이에 캐서 깨끗이 씻어 끊어 가지고 햇볕에 말린다.

〔性味〕 味는 苦微辛하고 性은 平하다.

〔藥效 主治〕 舒筋, 活血의 效能이 있다. 肢體麻痺, 半身不遂를 치료한다.【用法 用量】6～9g을 달여서 服用하거나 술에 담가 服用한다.

작 두 콩 刀豆 *Canavalia gladiata* (JACQ.) DC.

一年生 덩굴성草本으로 줄기에 털이 없다. 3出複葉은 葉柄이 길고 小葉의 葉身은 廣卵形 혹은 卵狀 長楕圓形에 가장자리는 밋밋하다. 總房花序는 腋生하고 꽃은 드문드문 달리고 花柄은 짧다. 꽃받침잎은 2개로 二脣形인데 上脣은 크게 2개로 갈라지고 下脣에는 3齒가 있고 卵形이다. 花冠은 淡紅色 또는 淡紫色에 나비形, 旗瓣은 圓形, 翼瓣은 약간 짧고 龍骨瓣과 같다. 龍骨瓣은 구부러졌다. 수술은 10개가 連結되어서 單體로 되었고 子房에는 短柄이 있다. 豆果는 大型이고 편평하며 길이 10~30m로서 짧은 伏毛가 있고 가장자리에는 脊稜이 드러나 있다. 끝은 갈고리 모양으로 꼬부라지고 안에 種子가 10~14개 들어 있다. 種子는 편평하고 白色 또는 紅色으로 線狀의 臍部와 길이가 거의 같다. 開花期는 7~8月, 結實期는 9~10月이다. 食用으로 栽培한다. 【處方用名】① 種子는 刀豆 ② 果殼은 刀豆殼 ③ 根은 刀豆根이다.

❶ 刀 豆 (도두)〈救荒本草〉刀豆子・大刀豆・豆鞘豆 : 작두콩의 種子이다. 가을에 種子가 익은 果實을 따서 햇볕에 말려 種子만 꺼낸다. 또는 먼저 種子를 까서 말린다. 사용할 때는 껍질과 기타의 挾雜物을 가려내고 잘게 빻아 쓴다.

〔性味 歸經〕 味는 甘하고 性은 溫하다. 手, 足陽明經에 들어간다.

〔成分〕 작두콩에는 urease, 血球凝集素, canavanine이 含有되어 있고 幼豆에서는 canavali-agibberellin I 및 II가 분리되고 기타 成分으로는 澱粉, 蛋白質, 脂肪 등이 함유되어 있고 잎에도 canavanine이 함유되어 있다.

〔藥效 主治〕 溫中, 下氣, 益腎補元의 效能이 있다. 虛寒으로 인한 呃逆, 嘔吐, 腹脹, 腎虛腰痛, 痰喘을 치료한다. 【用法 用量】9~15g을 달여서 服用한다. 또는 藥性이 남을 程度로 태워서 粉末하여 服用한다.

〔禁忌〕 胃熱이 盛한 者는 服用에 주의를 要한다.

❷ 刀豆殼 (도두각)〈醫林纂要〉: 작두콩의 果殼이다. 가을철에 果實이 익으면 果實을 까 낸 果殼을 햇볕에 완전히 건조하여 통풍이 잘 되는 곳에 蟲害를 받지 않도록 잘 저장한다. 【修治】挾雜物을 가려내고 물로 깨끗하게 씻어 가늘게 썰어서 다시 말린다.

〔性味〕 味는 甘하고 性은 平하다.

〔藥效 主治〕 和中, 下氣, 散瘀, 活血의 效能이 있다. 反胃, 呃逆, 慢性下痢, 閉經, 喉痺(喉頭結核, 喉頭梅毒類), 喉癬을 치료한다. 【用法 用量】9~15g을 달여 服用한다.〈外用〉燒存性을 粉末하여 撒布한다.

❸ 刀豆根 (도두근)〈醫林纂要〉: 작두콩의 뿌리이다.

〔性味〕 味는 苦하고 性은 溫하다.

〔藥效 主治〕 頭風, 류머티즘에 의한 腰・脊椎痛, 疝氣, 長期의 下痢, 閉經, 打撲傷을 치료한다. 【用法 用量】9~15g을 달여서 服用한다.〈外用〉짓찧어서 붙인다.

작두콩 Canavalia gladiata 골담초 Caragana chamlagu

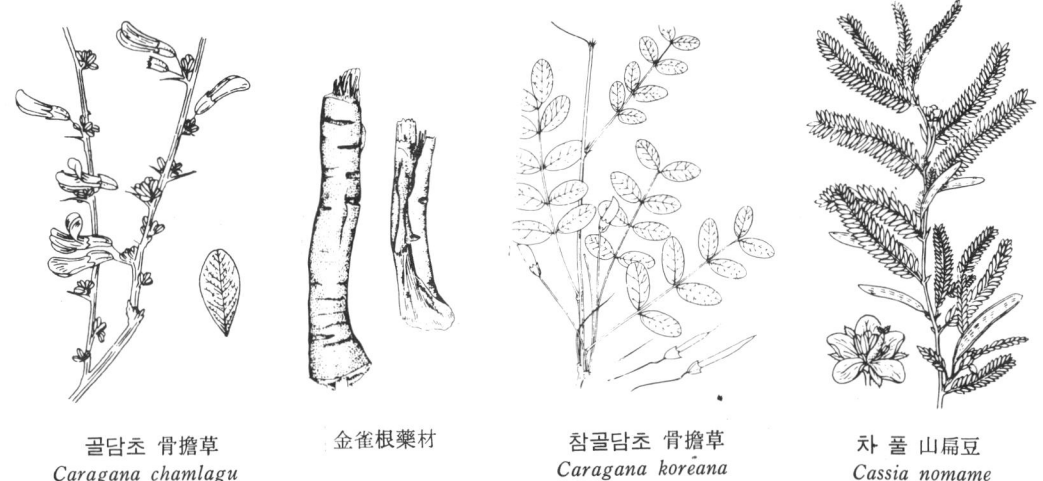

골담초 骨擔草
Caragana chamlagu

金雀根藥材

참골담초 骨擔草
Caragana koreana

차 풀 山扁豆
Cassia nomame

골 담 초 骨擔草·錦鷄兒   Caragana chamlagu LAM. (=C. sinica (BUĆHOZ) REHD.)
참골담초 骨擔草   C. koreana NAKAI et KAWAMOTO

落葉灌木으로 높이는 1~2 m에 달하고 줄기는 곧게 뻗거나 多數가 모여서 나고 小枝는 가늘고 길며 稜線이 있고 無毛에 黃褐色 또는 灰色이고 托葉은 2개이고 錐形이며 보통은 硬化되어 針과 같은 가시로 되었다. 잎은 偶數羽狀複葉으로 小葉은 4개로 倒卵形에 끝은 둥글거나 오목 들어갔으며 돌기가 있는 것도 있다. 꽃은 單性인데 赤色을 띤 黃色이고 시들면 赤褐色이 된다. 花枝의 中間에 마디가 있고 매우 작은 小苞片이 있다. 꽃받침은 鐘形이고 萼齒는 廣三角形, 花冠은 나비형, 旗瓣은 뾰족한 倒卵形이며 밑부분은 赤色을 띠고 翼瓣의 끝은 둥글고 아래에 긴 갈고리가 있고 龍骨瓣은 넓은 둔형, 수술은 10개가 2體로 되어 있고 암술은 1개, 子房은 無柄이고 花柱는 곧게 섰으며 柱頭는 작다. 豆果는 약 3.5 cm 안에 種子가 몇 개 들어 있다. 開花期는 5月, 結實期는 9~10月이다. 山地에 자라며 栽植도 하며 中部(경북), 南部에 분포한다. 【處方用名】① 花는 金雀花 ② 根皮는 金雀根이다.

❶ 金雀花 (금작화)〈百草鏡〉金鵲花·黃雀花·陽雀花: 골담초·참골담초의 꽃이다. 5月 중순에 採取하여 햇볕에 말려서 蟲害를 입지 않도록 잘 저장한다.

〔性味 歸經〕 味는 甜하고 性은 微溫하다. 肝, 脾經에 들어간다.

〔藥效 主治〕 滋陰, 和血, 健脾의 效能이 있다. 勞熱咳嗽, 頭暈腰酸, 婦人의 氣虛白帶, 小兒 疳積, 急性乳腺炎, 打撲傷을 치료한다.【用法 用量】3~15 g을 달여서 服用한다. 곱게 갈아 散劑로 服用한다.

❷ 金雀根 (금작근)〈本草綱目拾遺〉骨擔根·白心皮·陽雀花根·板參: 골담초·참골담초의 뿌리이다. 年中 수시로 캐내서 진흙을 깨끗하게 씻고 수염뿌리와 黑褐色의 栓皮를 벗겨내고 신선한 것으로 쓰거나 햇볕에 말린다. 또는 木心을 제거하고 根皮를 썰어서 말린다.

〔性味 歸經〕 味는 苦 辛하고 性은 平하다. 肺, 脾經에 들어간다.

〔成分〕 뿌리에는 alkaloid, 配糖體, saponin, 澱粉 등이 함유되어 있다.

〔藥理〕 알콜抽出物 30 g 生藥/kg 의 用量을 마취된 고양이에 腹腔注射했더니 고양이의 血壓이 지속적으로 내려갔다. 降壓의 原理는 初步的인 分析에 의하면 中樞神經과 관계가 있다고 생각된다. Mouse 에 腹腔 注射하면 LD_{50} 은 3.079 g/kg 이었다. Ester 에서 抽出한 것에도 降壓作用이 있다.

〔藥效 主治〕 淸肺, 益脾, 活血, 通脈의 效能이 있다. 虛損勞熱, 咳嗽, 高血壓, 婦人白帶, 血崩, 關節痛風, 打撲傷을 치료한다. 【用法 用量】 15~30 g 을 달여서 服用한다. 〈外用〉 짓찧어서 붙인다.

차 풀(머느리감나물) 山扁豆 *Cassia nomame* (SIEB.) HONDA
(=*C. mimosoides* (L.) var. *nomame* (SIEB.) MAKINO)

一年生 草本으로 높이 30~60 cm 이고 가지가 흔히 갈라지고 갈라진 가지는 안으로 꼬부라진 짧은 털이 있다. 偶數羽狀複葉이 互生하고 葉柄이 있으며 3~8 cm 이다. 托葉은 線狀 披針形이고 길게 뾰족해졌다. 小葉은 30~70 개이고 線狀 楕圓形이며 길이 8~12 cm, 나비 2~3 mm 로서 가장자리에 털이 약간 있고 첫째 小葉 바로 밑에 線이 있다. 꽃은 黃色이고 葉腋에 1~2 개씩 달리며 小花梗 끝에 小苞가 있다. 꽃받침의 裂片은 披針形이고 짧은 털이 있으며 倒卵形의 꽃잎과 더불어 각 5 개이고 4 개의 수술과 1 개의 암술이 있으며 子房은 짧은 털이 있다. 豆果는 棒狀에 편평한 楕圓形이며 길이 2.5~5 cm, 나비 약 5 mm 로서 드문드문 털이 나 있다. 種子는 16~25 개로서 深褐色에 매끄럽고 潤澤이 있다. 開花期는 7~8 月이다. 냇가 근처 양지에서 나며 全國 各地에 분포한다. 【處方用名】 ① 全草는 山扁豆 ② 種子는 山扁豆子이다.

❶ 山扁豆 (산편두) 〈救荒本草〉 水皂角 : 차풀의 全草이다. 8~9 月에 채취하여 햇볕에 말린다.
〔性味 歸經〕 味는 甘하고 性은 平하다. 腎, 肺, 肝經에 들어간다.
〔藥效 主治〕 淸肝, 利濕, 散瘀, 化積의 效能이 있다. 濕熱에 의한 黃疸, 暑熱吐瀉, 水腫(浮腫), 勞傷積瘀, 小兒疳積, 疔瘡, 癰腫을 치료한다. 【用法 用量】 6~15 g (大劑量일 때에는 30~60 g)을 달여서 服用한다. 〈外用〉 짓찧어서 붙이거나 煎液으로 씻는다.

❷ 山扁豆子 (산편두자) 〈現代實用中藥〉 : 차풀의 種子이다. 味는 微苦하다.
〔成分〕 果實에는 aloe-emodin 이 함유되어 있고 下劑가 된다. 잎에는 少量의 탄닌(tannin)이 함유되어 있다.
〔藥效 主治〕 主로 利尿劑로 쓰이고 健胃, 整腸의 效能이 있다. 【用法 用量】 9~18 g 을 달여서 服用한다.

석 결 명 望江南 *Cassia occidentalis* L.

一年生 草本으로 높이 50~150 cm 이고 줄기는 곧게 섰으며 밑부분은 木質化하였고 윗부분에서 가지가 많이 갈라진다. 偶數羽狀複葉이 互生하고 葉柄이 길고 밑부분 가까운 곳에 腺體가 1 개 있고 托葉은 線狀 披針形이다. 小葉은 3~5 쌍, 최하부에 있는 1 쌍이 가장 작고 卵狀 또는 卵狀 披針形이며 길이 2~6 cm 로서 끝은 뾰족하고 밑은 圓形이며 葉柄 위에 腺體가 있고 가장

차 풀 Cassia nomame 석결명 C. occidentalis —671—

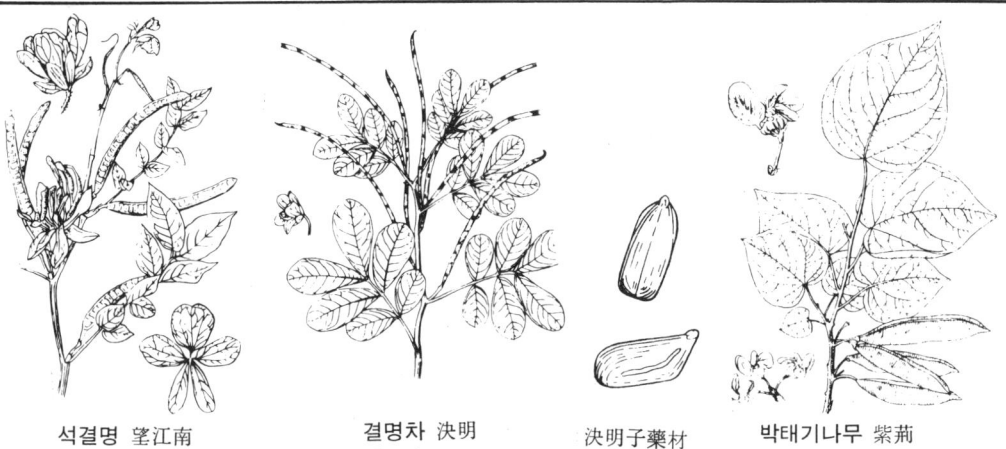

석결명 望江南
Cassia occidentalis

결명차 決明
Cassia tora

決明子藥材

박태기나무 紫荊
Cercis chinensis

자리는 밋밋하다. 小葉柄은 매우 짧고 葉腋에서 花梗이 나와 5∼6 개씩 꽃이 달리며 꽃받침잎은 5개로서 卵狀 圓形이고 綠色이며 꽃잎도 5개로서 黃色이고 수술은 10개이나 위의 3개는 退化하였다. 子房은 線形, 花柱는 絲狀으로 彎曲하고 柱頭는 切形이다. 豆果는 편평하고 線形, 種子는 卵形인데 中央部 근처에서 약간 오목하게 들어갔다. 開花期 6∼8月, 結實期 9∼10月이다. 美州原産인데 栽培한다. 【處方用名】① 莖葉은 望江南 ② 種子는 望江南子이다.

❶ 望江南 (망강남) 〈救荒本草〉 金花豹子·金豆子·石決明: 석결명의 잎과 줄기이다. 8月 중에 莖葉을 따서 햇볕에 말린다.

〔性味〕 味는 苦하고 性은 寒하다.

〔成分〕 잎에는 dianthronic-heteroside 가 함유되어 있고 뿌리에는 1,8-dihydroxy-anthraquinone, emodin, α-hydroxyanthraquinone 그 외에 physcione 과 chrysophanol 이 結合하여 된 heterodianthron 類 등이 함유되어 있다. 幼根에는 chrysophanol 이 함유되어 있다.

〔藥理〕 잎·뿌리·種子 중에는 精油가 함유되어 있어서 여러 종류의 細菌에 대하여 抑制作用이 있다. 그러나 抗菌作用은 없다는 報告도 있다. 水抽出物에는 어떤 종류의 眞菌에 대하여 抑制作用이 있다. 아프리카의 民間에서는 뱀에 물린 것을 치료하고 뿌리로는 水腫을 치료하고 緩下劑나 解熱劑로 쓴다.

〔藥效 主治〕 肅肺, 淸肝, 和胃, 消腫, 解毒의 效能이 있다. 咳嗽, 喘息, 胃·腹部痞滿痛, 血尿, 便秘, 頭痛, 目充血, 疔瘡腫毒, 蛇·蟲咬傷을 치료한다. 【用法 用量】6∼9g을 달여서 服用하거나 짓찧어서 汁을 내어 服用한다. 〈外用〉 짓찧어서 붙인다.

❷ 望江南子 (망강남자) 〈現代實用中藥〉 塊豆: 석결명의 種子이다. 가을에 果實이 成熟하였을 때 豆果를 따서 햇볕에 말린다. 건조되면 손으로 문지르거나 가볍게 두들겨서 果柄이나 果殼 등의 挾雜物을 제거하고 種子만 取하여 말린다.

〔性味〕 味는 甘 苦하고 性은 凉하고 有毒하다.

〔成分〕 種子에는 emodin 이 2分子結合한 homodianthron 이나 rhein, chrysophanol, aloe-emodin 이 함유되어 있고 種子油에는 linol 酸, olein 酸, palmitin 酸, stearin 酸, tetracosanoic

酸이 함유되어 있다. 不鹼化部分에는 sitosterol이 함유되어 있고 또 毒蛋白, 精油가 함유되어 있고 果皮에는 apigenin의 C-配糖體도 함유되어 있다.

〔藥理〕 種子에는 瀉下作用이 있는데 이것은 emodin의 作用에 의한 것이다. 또 毒性이 있는 것은 有毒蛋白이 含有된 것과 관계가 있다. 그러나 抗原性이 있기 때문에 개는 면역을 얻을 수가 있다. Rat·말·Mouse에게 飼料에 섞은 種子를 먹이거나 benzene 抽出物을 注射하면 어느 것이나 毒性이 나타난다.

〔藥效 主治〕 淸肝, 明目, 健胃, 便通, 解毒의 效能이 있다. 目赤腫痛, 頭暈頭脹, 消化不良, 胃痛, 腹痛, 痢疾, 便秘를 치료한다. 【用法 用量】6~9g을 달여서 服用하거나 粉末하여 1.5~3g씩 服用한다. 〈外用〉粉末을 調合하여 붙인다.

결 명 차(긴강남차) 決明 *Cassia tora* L.

一年生 草本으로 높이는 약 1m이고 줄기는 곧게 서고 윗부분에는 가지가 많이 갈라지고 全體가 짧은 柔毛로 덮여 있다. 잎은 互生하고 偶數羽狀複葉이고 葉柄 上面에 홈이 있고 葉軸上의 2小葉 사이에 긴 腺體가 있다. 托葉은 線狀인데 일찍 떨어진다. 小葉은 2~3쌍이고 倒卵形에 길이 2~3cm로서 끝은 圓形에 작은 돌기가 있고 밑부분은 넓은 楔形 또는 圓形이고 한쪽 편으로 비스듬히 뻗고 밋밋하다. 꽃은 黃色이고 花梗이 있으며 葉腋에 1~2개씩 달린다. 꽃받침잎은 5개이고 卵圓形이며 外面에 柔毛가 있다. 꽃잎도 5개로서 倒卵形 혹은 楕圓形이며 短爪가 있고 수술은 10개 중 위의 3개는 退化되고 아래의 7개는 완전히 生育하였다. 子房은 가늘고 길며 花柱는 짧고 柱頭는 豆狀이다. 꼬투리는 긴 선형이고 稜方形의 種子는 多數이며 1열로 배열하였고 灰綠色에 매끄럽고 潤澤이 있다. 開花期는 6~8月, 結實期는 9~10月이다. 藥用으로 栽培한다. 【處方用名】① 種子는 決明子 ② 全草 및 葉은 野花生이다.

❶ 決明子 (결명자)〈神農本草經〉草決明·羊明·羊角·馬蹄決明：결명차의 成熟한 種子이다. 가을철에 果實이 성숙하면 豆果만 따거나 全株를 베어서 種子를 털어내고 豆殼이나 果柄 등을 제거하고 다시 말린다. 【修治】《炒決明》精選한 決明子를 약간 芳香이 나올 정도로 볶(炒)는다.

〔性味 歸經〕 味는 苦 甘하고 性은 凉하다. 肝, 腎經에 들어간다.

〔成分〕 신선한 種子에는 chrysophanol, emodin, aloe-emodin, rhein, emodin-glucoside, emodin anthron, physcion, obtusin(1, 6, 7-trimethoxy-2, 8-dihydroxy-3-methyl anthraquinone), aurantio obtusin(1, 7-dimethoxy-2, 6, 8-trihydroxy-3-methyl anthraquinone) 및 rubrofusarin, torachryson, toralactone, 기타 vitamin A가 함유되어 있다.

〔藥理〕 1. 降壓作用：決明子의 水浸液, 알콜(alcohol) 水浸液, alcohol 浸液은 마취한 개·고양이·토끼에 대하여 모두 降壓作用이 있다.

2. 抗菌作用：種子의 alcohol 抽出物은 포도球菌, 디프테리아菌 및 티푸스菌, 大腸菌, 파라티푸스菌 등에 대하여 抑制作用이 있다. 그러나 水抽出物에는 效果가 없다. 水浸制(1:4)는 *in virto*에서 數種의 皮膚眞菌에 대하여 여러 가지 정도가 다른 효과가 있다. Chrysophanol이 含有된 것이 量은 적지만 輕度의 抗菌作用, 瀉下作用과 관계가 있는 것이라고 생각된다.

〔藥效 主治〕 淸肝, 明目, 利水, 通便의 效能이 있다. 風熱로 인한 눈의 充血, 靑盲(視神經萎縮의 類), 雀目(夜盲症), 高血壓, 肝炎, 肝硬變의 腹水, 習慣性便秘를 치료한다. 【用法 用量】 4.5~9g을 달여서 服用하거나 粉末하여 服用한다. 〈外用〉粉末을 調合하여 붙인다.

〔配合 禁忌〕 蓍實을 相使로 하고 大麻子는 相惡이다.

❷ 野花生 (야화생) 〈雲南思茅中草藥選〉: 결명차의 全草 또는 잎이다.

〔性味〕 味는 苦 甘하고 性은 凉하다.

〔成分〕 全草 중에는 d-mannitol, myricyl alcohol, β-sitosterol, 포도당이 함유되어 있고 잎에는 kaempferol-3-glucoside가 함유되어 있다.

〔藥效 主治〕 祛風, 淸熱, 明目, 瀉下의 效能이 있다. 肝毒熱, 感氣, 인플루엔자를 치료한다.

박태기나무 紫荊 *Cercis chinensis* BUNGE

落葉 灌木으로 높이는 3~5m이고 小枝는 無毛이며 皮目이 많다. 單葉이 互生하고 葉身은 圓形에 가깝고 밑부분은 心臟形, 끝은 날카로우며 鋸齒가 없고 거의 革質이다. 托葉은 矩形인데 일찍 떨어진다. 꽃은 紫紅色이고 잎보다 먼저 피고 4~10개가 묶은 가지에 모여 난다. 꽃받침은 鐘形이고 가장자리에 5개의 둔한 톱니가 있다. 花冠은 蝶形에 紫紅色, 꽃잎은 5개로 大小가 고르지 않다. 수술은 10개로 分離하였으나 밑부분은 꽃받침 안에 붙어 있고 花絲는 가늘고 길다. 암술은 1개, 子房은 매끄럽고 光澤이 있으며 無毛이다. 花柱의 上部는 활처럼 휘어졌고 柱頭는 짧고 작다. 꼬투리는 편평하며 길이 7~12cm로서 8~9月에 익으며 種子는 편평하고 楕圓形이며 길이 7~8mm로서 黃綠色이다. 開花期는 4月 하순이다. 절 및 인가에서 觀賞用으로 栽植한다. 【處方用名】① 樹皮는 紫荊皮 ② 根皮는 紫荊根皮 ③ 木部는 紫荊木 ④ 花는 紫荊花 ⑤ 果實은 紫荊果이다.

❶ 紫荊皮 (자형피) 〈諸家本草〉 肉紅·內消·紫荊木皮·白林皮: 박태기나무의 樹皮이다. 7~8月에 樹皮를 벗겨서 햇볕에 말린다. 【修治】燒酒에 볶(炒)아서 쓴다.

〔性味 歸經〕 味는 苦하고 性은 平하다. 肝, 脾經에 들어간다.

〔成分〕 紫荊에는 tannin이 함유되어 있고 種子에는 微量의 遊離 lysin과 asparagin 酸이 함유되어 있다.

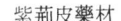

紫荊皮藥材

〔藥理〕 紫荊皮는 京料 68-1 virus에 대하여 抑制作用이 있고 Echo virus에 대하여 細胞의 病變을 緩和, 遲延시킬 수가 있다. 또 *in vitro*에서 포도球菌의 生長을 抑制한다.

〔藥效 主治〕 活血, 消腫, 通經, 解毒의 效能이 있다. 風寒濕痺, 月經閉止, 月經通, 喉痺(喉中閉塞不通), 淋疾(小便이 快通하지 않고 痛症이 있다), 癰腫, 癬疥, 打撲傷, 蛇蟲咬傷을 치료한다. 【用法 用量】6~12g을 달여서 服用한다. 술에 담그거나, 丸劑, 散劑로 하여 服用한다.

〔禁忌〕 姙娠婦는 服用을 忌한다.

❷ 紫荊根皮 (자형근피) 〈福建民間草藥〉: 박태기나무의 根皮이다.

〔性味〕 味는 苦하고 性은 平하며 無毒하다.

〔藥效 主治〕 破瘀, 活血, 消癰, 解毒의 效能이 있다. 狂犬咬傷에는 신선한 紫荊根皮를 傷口

의 주위에 붙이고 婦人의 遺尿症에는 紫荊根 15~24g을 술, 물 각 반잔씩을 넣고 달여 服用한다. 【用法 用量】 6~12g을 달여 服用한다. 〈外用〉 짓찧어서 붙인다.

❸ 紫荊木 (자형목) 〈開寶本草〉: 박태기나무의 木部이다.

〔性味〕 味는 苦하고 性은 平하며 無毒하다.

〔藥效 主治〕 活血, 通淋의 效能이 있다. 婦人의 痛經, 瘀血腹痛, 淋病을 치료한다. 【用法 用量】 15~30g을 달여서 服用한다.

〔禁忌〕 姙婦의 服用은 忌한다.

❹ 紫荊花 (자형화) 〈日華子諸家本草〉: 박태기나무의 꽃이다.

〔藥效 主治〕 淸熱, 凉血, 小腸을 通하게 하고 祛風, 解毒의 效能이 있다. 류머티性 筋骨痛, 鼻中疳瘡을 치료한다. 【用法 用量】 3~6g을 달여서 服用한다. 또는 술에 담가 服用한다.

❺ 紫荊果 (자형과) 〈民間草藥彙編〉: 박태기나무의 果實이다.

〔藥效 主治〕 咳嗽와 姙婦의 心通을 치료한다. 6~12g을 달여서 服用한다.

활나물 野百合 *Crotalaria sessiliflora* L. (=*C. eriantha* SIEB. et ZUCC.)

一年生 直立草本으로 높이 20~70cm이고 표면을 제외한 전체에 긴 갈색 털이 나 있다. 잎은 單葉이 互生하고 線形 또는 披針形이며 양끝이 뾰족하고 끝에는 털이 있고 윗면은 털이 없거나 약간 있고 밑면은 絹絲와 같은 光澤이 나는 털이 있다. 葉柄은 거의 없고 托葉은 매우 가늘고 작아서 剛毛와 같다. 總狀花序는 頂生 또는 腋生하고 2~20개의 꽃이 한곳에 밀집한다. 苞片과 小苞片은 매우 비슷하며 線形이다. 花柄은 매우 짧으며 結實期에는 아래로 늘어진다. 꽃받침은 길이 10~15mm 로서 黃褐色의 긴털이 밀집하였고 萼齒의 끝은 뾰족하다. 花冠은 나비 모양이고 紫藍色 또는 淡藍色이고 꽃받침과 거의 같은 길이이며 旗瓣은 圓形, 翼瓣은 旗瓣보다 짧고 倒卵狀 矩圓形, 龍骨瓣과 翼瓣은 같은 길이이고 안으로 굽어졌고 부리가 나와 있다. 수술은 10개, 葯은 2型이다. 子房은 柄이 없고 花柱는 가늘고 길다. 꼬투리는 長楕圓形이고 種子는 10~15개 들어 있다. 開花期는 7~8月이다. 荒蕪地의 풀밭에서 자라며 全國에 분포한다. 【處方用名】 全草가 野百合이다.

野百合 (야백합) 〈植物名實圖考〉 佛指甲: 활나무의 全草이다. 여름에서 가을철의 開花 時에 채취하여 햇볕에 말린다.

〔性味 歸經〕 味는 甘하고 性은 平하다. 肺, 腎, 脾經에 들어간다.

〔成分〕 7種의 alkaloid가 含有되어 있으며 그 중에서 含有量이 비교적 많은 것은 monocrotaline 외 2種이다. Monocrotaline의 含量은 全草의 약 0.02%, 種子에는 약 0.4%이다.

〔藥理〕 1. 抗癌作用: Monocrotaline은 Mouse의 肉腫 180, 白血病 L615, Rat의 Walker 癌肉腫(carcinosarcoma 256 Walker) 등에 대하여 상당한 抑制作用이 있다. 그 中에서도 Walker 癌肉腫에 대한 治療 效果가 가장 현저하다. 臨床에서 皮膚癌 및 子宮癌에 試用하였던 바 비교적 양호한 治療 效果가 있고 白血病에 대해서도 효과가 있었다. 이 alkaloid는 pyrrolinine 類이고 그 抗癌作用은 alkyl 化劑와 유사하다.

2. 體內過程 : Monocrotaline을 經口投與, 筋肉 또는 靜脈注射를 하면 급속하게 血液 중에 나타난다. 經口投與한 것은 흡수는 빠르지만 吸收의 peak가 낮고 1回 經口投與하고서 72時間 후에도 monocrotaline 및 그 代謝物이 검출되었다. 이로써 蓄積性이 있다는 것이 분명하고 주로 肝臟, 肺, 腎臟에 모인다는 것을 알 수 있다. 주된 排出 經路는 尿인데 72시간 후 尿中의 排出量은 8.34～17.01%, 糞便에서는 검출되지 않았다.

3. 기타의 作用 : Monocrotaline은 마취한 개에 대하여 지속적이고 현저한 血壓降下作用이 있고 또 摘出한 토끼의 心臟을 억제하였고 平滑筋에 대하여 興奮作用을 가졌다. 이와 같은 작용은 atropine에 의하여 輕減되지 않는다.

〔毒性〕 Monocrotaline의 毒性은 매우 크고 Rat의 皮下注射에 의한 LD_{50}은 134 ± 11.6 mg/kg, 동물은 모두가 全身에 出血하고 肝臟은 분명히 混濁腫脹하고 充血한다.

〔藥效 主治〕 淸熱, 利濕, 消腫, 解毒의 效能이 있다. 痢疾, 炎症性發熱, 小便不利, 腹水, 水腫, 耳鳴, 眩暈, 癌腫, 瘡瘍, 小兒疳積을 치료한다. 최근에는 癌 治療에 試用되고 있다. 【用法 用量】15～30 g을 달여서 服用한다. 〈外用〉 짓찧어서 붙인다.

강향단 降香檀 *Dalbergia odorifera* T. Chen

落葉喬木으로 높이 10～15 m이다. 小枝에는 蒼白色의 皮目이 密集하여 있다. 奇數羽狀複葉은 길이 12～25 cm 小葉은 9～13개가 있고 간혹 7개인 것도 있으며 葉柄은 1.5～3 cm이다. 小葉은 革質에 가깝고 卵形 또는 楕圓形이며 끝은 銳形에 鈍頭, 밑부분은 圓形 또는 넓은 楔形이다. 圓錐花序는 腋生하고 苞片과 小苞片은 廣卵形에 길이 약 1 mm, 꽃은 작고 매우 많으며 꽃받침은 鐘形에 길이 약 2 mm, 裂齒는 5개인데 下方의 1개는 裂齒가 비교적 길다. 花冠은 淡黃色 또는 乳白色이고 旗瓣은 倒心臟形에 가깝고 翼瓣은 長楕圓形, 龍骨瓣은 半月形 또 各瓣에는 갈고리가 있다. 수술은 9개가 1組로 되어 있고 子房은 좁은 楕圓形에 짧은 柔毛도 덮여 있고 花柱는 짧다. 꼬투리는 舌狀의 長楕圓形이고 果瓣은 革質이며 網目이 있고 種子는 1개, 2개도 간혹 있다. 開花期는 4～6月이다. 中國의 廣東省, 海南島에 분포한다. 【處方用名】 뿌리의 心材가 降眞香이다.

降眞香(강진향)〈證類本草〉降香 : 강향단 뿌리의 心材이다. 年中 수시로 뿌리를 캐서 外皮를 벗겨서 心을 50 cm의 길이로 잘라서 햇볕에 말린다. 【修治】採取한 心材를 물에 담갔다가 적당히 쪄내어서 잘게 썰어서 말린다.

〔性味 歸經〕 味는 辛하고 性은 溫하다. 肝, 脾經에 들어간다.

〔藥材〕 건조한 뿌리의 心材는 條塊狀에 表面은 紅褐色 내지는 紫褐色이고 강한 木質의 纖維性이고 紋理는 가늘고 質은 단단하다. 향기가 좋고 味는 담담하고 약간 쓰다. 태우면 강한 향기가 난다. 紅褐色에 充實하고 태우면 강한 芳香이 있고 表面에는 黃白色의 外皮가 없는 것이 良品이다.

〔成分〕 印度産 강단향의 心材에는 dalbergin, nor-dalbergin, isodalbergin, *o*-methyl dal-

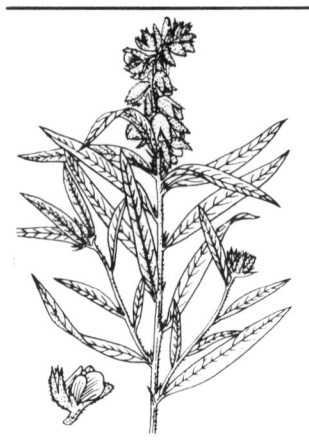 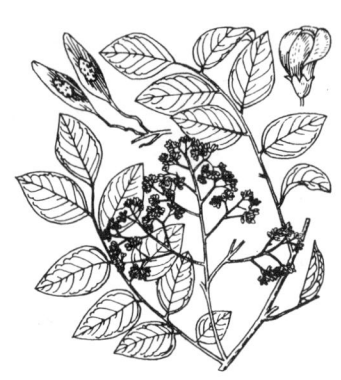 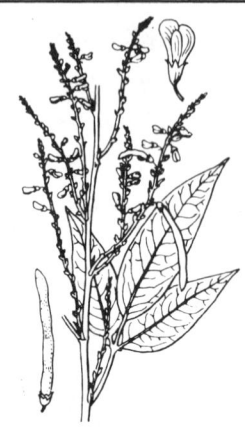

활나물 野百合
Crotalaria sessiliflora

강향단 降香檀
Dalbergia odorifera

된장풀 小槐花
Desmodium caudatum

bergin, dalbergenon, dalbergichromene 이 함유되어 있다.

〔藥理〕 Dalbergin 50 mg 을 토끼의 摘出心臟에 灌流하면 약한 抗凝血作用이 일어난다. 또 冠狀動脈流量을 현저하게 증가시키고 心拍을 느리게 하며 拍動의 振幅을 조금 증가시키고 不整脈은 일으키지 않는다. 印度產 降香의 각종 추출물은 Rat 의 Formalin性 關節炎에 대하여 어느 程度의 抗炎症作用이 있다.

〔藥效 主治〕 理氣, 止血, 行瘀, 定痛의 效能이 있다. 止血, 喀血, 金瘡出血, 打撲傷, 癰疽瘡腫, 류머티즘에 의한 腰腿痛, 心胃氣痛을 치료한다.【用法 用量】2.4〜4.5g 을 달여서 服用한다. 또 丸劑, 散劑로 하여 服用한다.〈外用〉粉末하여 붙인다.

〔禁忌〕 血熱이 妄行하고 色紫濃厚하고 脈實便秘者에는 忌한다.

된 장 풀 小槐花 *Desmodium caudatum* (THUNB.) DC. (=*D. laburnifolium* (POIR.) DC.)

落葉小灌木으로 높이는 1.5 m 에 達하고 全體에 털이 다소 있다. 3出複葉에 頂小葉은 小葉柄이 길고 革質이며 긴 楕圓狀 披針形이고 양끝이 좁으며 날카롭고 윗면은 털이 없고 뒷면 脈위에 털이 있다. 托葉은 披針狀 線形이고 總房花序는 腋生 또는 頂生하고, 꽃은 綠白色이고 꽃받침은 털이 있고 윗부분이 5개로 갈라지며 裂片은 披針形 또는 線形이다. 花冠은 豆形에 旗瓣은 楕圓形이고 龍骨瓣에는 갈고리가 있다. 수술은 10개이고 2體로 되었고 암술은 1개, 子房은 縫線部分에 絹狀毛가 밀생하였다. 꼬투리는 편평한 선형이고 5〜7 cm 로서 4〜6 개의 마디로 되며 겉에는 短毛가 있고 가을에 成熟한다. 開花期는 6〜7월이다. 산이나 들에 나며 제주도에 분포한다.【處方用名】① 全草는 靑酒缸 ② 根은 靑酒缸根이다.

❶ 靑酒缸(청주항)〈草木便方〉味草・草鞋板・山螞蝗・味噌草: 된장풀의 全草로 9〜10월에 채취하여 햇볕에 말린다.

〔性味 歸經〕 味는 苦하고 性는 凉하다. 肺, 心, 腎經에 들어간다.

〔成分〕 根・莖・葉에는 alkaloid 가 함유되어 있다. 그 함유량의 비율은 20：5：1이다. 잎

된장풀 *Desmodium caudatum* 도둑놈의갈고리 *D. racemosum* 까치콩 *Dolichos lablab*

중에는 swertisin 등의 flavonoid 配糖體, canavanine 등의 amino 酸이 함유되어 있고 또 phenol 類, 糖類 등도 함유되어 있다.

〔藥效 主治〕 淸熱, 利濕, 消積, 散瘀하는 效能이 있다. 咳嗽吐血, 水腫, 小兒疳積, 癰瘡潰瘍 打撲傷을 치료한다. 【用法 用量】 9~15 g(신선한 것은 15~30 g)을 달여서 服用한다. 〈外用〉 煎液으로 씻는다. 짓찧어서 붙이거나 粉末하여 붙인다.

❷ 靑酒缸根 (청주항근) 〈草木便方〉: 된장풀의 뿌리로 9~10月에 채취하여 깨끗이 씻어 햇볕에 말린다.

〔性味〕 味는 苦하고 性은 溫하다.

〔成分〕 Alkaloid 0.12%가 含有되어 있다.

〔藥效 主治〕 祛風, 除濕, 活血, 解毒의 效能이 있다. 류머티性 腰痛, 赤白痢, 黃疸型肝炎, 癰疽, 瘰癧, 打撲傷을 치료한다. 【用法 用量】 15~30 g을 달여서 服用한다. 또는 술에 담가 服用한다. 〈外用〉 짓찧어서 붙이거나 煎液으로 씻는다.

도둑놈의갈고리 山馬蝗 *Desmodium racemosum* (THUNB.) DC.

落葉 小灌木으로 높이 60~90 cm이다. 根은 木質이며 줄기는 곧추섰고 윗부분에서 가지가 갈라졌다. 잎은 互生하며 葉柄이 길고 줄기 위에 다소 모여 났으며 3出複葉이다. 小葉은 長卵形 또는 卵狀 菱形이고 잎 밑은 뭉툭하거나 卵圓形으로 끝은 날카롭기도 하고 뭉툭하기도 하며 거치가 없고 뒷면 脈 위에 털이 있다. 托葉은 실 모양이다. 葉腋으로부터 긴 花柄이 나와 總狀花序를 이루는 이삭 모양이고 더러는 複總狀 또는 圓錐花序이며, 꽃이 성기게 났고 작은 花柄은 짧으며 卵狀 披針形의 작은 苞가 있다. 花冠은 小形이고 旗瓣은 넓고 翼瓣은 龍骨瓣과 合生했다. 萼은 筒이 짧으며 다소 脣形이다. 꼬투리는 납작하며 2마디가 있고 種子가 1개씩 들어 있으며 半月形이고 갈고리 모양의 털이 있어 사람 옷에 붙는다. 開花期는 7~8月이다. 제주도 및 南·中部에 분포한다. 【處方用名】 全草가 山馬蝗이다.

山馬蝗 (산마황) 〈植物名實圖鑑〉: 도둑놈의갈고리의 全草이다.

〔成分〕 잎에는 kaempferitrin이 함유되어 있다.

〔藥效 主治〕 祛風濕, 散瘀, 消腫의 效能이 있다. 哮喘, 류머티즘痛, 崩中帶下, 化膿性乳腺炎, 打撲傷을 치료한다. 【用法 用量】 4~15 g을 달여서 服用한다.

까 치 콩 (제비콩) 扁豆 *Dolichos lablab* L.

一年生 덩굴性 草質 藤本으로 길이는 6 m에 이르는 것도 있다. 3出複葉에 小葉은 廣卵形이며 끝은 뾰족하고 밑부분은 楔形 또는 卵形이며, 가장자리는 밋밋하고 兩面에는 모두 털로 덮여 있다. 兩側의 小葉은 비교적 작고 비스듬한 卵形이다. 葉柄은 길고 托葉은 작고 披針形이다. 總狀花序는 腋生하고 보통 2~4個가 花序軸의 마디에 자주색 또는 白色의 꽃이 집생하였다. 小苞片은 2개로서 일찍 떨어지고 꽃받침은 鐘形으로서 끝이 4개로 얕게 갈라지고 旗瓣은 넓으며 뒤로 젖혀지고 밑부분은 양쪽에 귀같은 돌기가 있으며 翼瓣과 龍骨瓣이 비스듬히 옆으로 향한다.

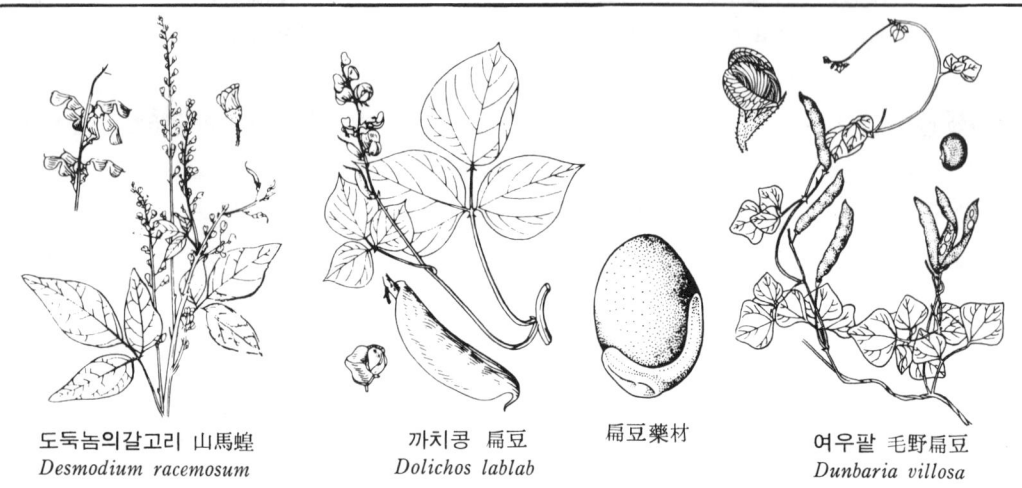

도둑놈의갈고리 山馬蝗
Desmodium racemosum

까치콩 扁豆
Dolichos lablab

扁豆藥材

여우팥 毛野扁豆
Dunbaria villosa

꼬투리는 낫 모양이고 種子가 5개 정도 들어 있고 種子는 長方形狀의 편평한 圓形이며 白色, 黑色 또는 紅褐色이다. 開花期는 7～8月, 結實期는 9～10月이다. 南美原產으로 栽培한다.【處方用名】① 白色種子는 扁豆 ② 根은 扁豆根 ③ 덩굴은 扁豆藤 ④ 葉은 扁豆葉 ⑤ 種皮는 扁豆衣 ⑥ 花는 扁豆花이다.

❶ **扁 豆** (편두) 〈名醫別錄〉 藊豆·南扁豆·沿籬豆·蛾眉豆 : 까치콩의 白色 種子이다. 立冬 (11月初旬) 前後에 성숙한 豆果를 따서 種子를 꺼내어 햇볕에 완전히 건조하여 보관한다.【修治】《生扁豆》挾雜物을 제거한 다음 끓는 물에 담갔다가 種皮가 부풀고 부드럽게 되면 冷水에 담가서 種皮를 벗겨내고 햇볕에 말린다. 《炒扁豆》扁豆의 仁을 조금 탈 정도로 볶아 낸다.

〔性味 歸經〕 味는 甘하고 性은 平하다. 脾, 胃經에 들어간다.

〔成分〕 種子에는 100g當 蛋白質 22.7g, 脂肪 1.8g, 炭水化物 57g, calcium 46mg, 燐 52mg, 鐵 1mg, phytin 247mg, pantothen酸 1232㎍, 亞鉛 2.44mg이 함유되어 있고 種子에는 trypsin inhibitor, amylase inhibitor, 赤血球凝集素 A·B가 함유되어 있고 또 Mouse의 Columbia SK virius에 대하여 抑制作用이 있는 成分이 함유되어 있고 여러 種類의 活性成分은 水溶性의 高分子部分과 低分子部分의 어느 쪽에도 존재한다.

〔藥理〕 扁豆 중에는 사람의 赤血球에 대한 非特異性凝集素가 함유되었고 여러 가지 globulin 특성을 가졌으며 소나 양의 赤血球에 대해서는 凝集作用이 없다. 扁豆 중에서는 2種의 다른 植物性 赤血球凝集素 A·B가 分離 抽出되었다. 凝集素 A는 水에 녹아서 trypsin 活性에 拮抗하지 않는다. 凝集素 B는 물에 녹으며 trypsin 活性에 拮抗한다.

〔藥效 主治〕 健脾, 和中, 消暑, 化濕의 效能이 있다. 暑濕에 의한 嘔吐와 下痢, 脾虛로 인한 嘔逆, 食慾減少, 長期下痢, 水停消渴(糖尿病에서 小便不利인 것), 赤白帶下, 小兒疳積을 치료한다.【用法 用量】3～6g을 달여서 服用하거나 丸劑·散劑를 服用한다.

〔禁忌〕 寒熱(寒邪·熱邪)이 있는 者는 忌한다.

❷ **扁豆根** (편두근) 〈生草藥性備要〉 : 까치콩의 뿌리이다.

〔成分〕 뿌리에는 asparagin이 함유되어 있고 根瘤에는 多種의 amino酸이 함유되어 있다.

〔藥效 主治〕 血便, 淋濁, 痔漏를 치료한다. 【用法 用量】6~9g을 달여서 服用한다. 또는 研末하여 散劑로 服用한다.

❸ 扁豆藤 (편두등)〈本草綱目〉: 까치콩의 덩굴이다.

〔藥效 主治〕 風痰迷竅(風痰으로 얼빠진 症狀), 癲狂亂語(精神錯亂)의 치료에는 朱砂와 함께 粉末로 薑湯으로 服用한다. 콜레라 治療에는 人蔘, 陳倉米 等量을 같이 달여서 服用한다. 【用法 用量】9~15g을 달여서 服用한다. 또는 研末하여 散劑로 한다.

❹ 扁豆葉 (편두엽)〈名醫別錄〉: 까치콩의 잎이다.

〔性味〕 味는 辛 甛하고 性은 平하며 小毒이 있다.

〔成分〕 Carotene, lutein(xanthophyll) 등이 함유되어 있다. Carotene의 含有量은 풍부하여 10 mg% 이상이 된다.

〔藥效 主治〕 吐瀉轉筋(嘔吐와 下痢·腓腹痙攣), 瘡毒, 打撲傷을 치료한다.

❺ 扁豆衣 (편두의)〈安徽藥材〉: 까치콩의 건조된 種皮이다.

〔藥效 主治〕 健脾, 化濕의 效能이 있다. 痢疾, 下痢, 脚氣, 浮腫을 치료한다. 【用法 用量】6~9g을 달여서 服用한다.

❻ 扁豆花 (편두화)〈圖經本草〉: 까치콩의 꽃이다. 7~8月에 완전히 開花하지 않은 것을 따서 그늘에서 건조한다. 【修治】花柄을 제거하고 체로 쳐서 진흙을 털어내고 黑色으로 된 봉오리와 기타의 挾雜物을 제거한다.

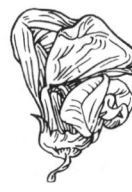

扁豆花藥材

〔藥效 主治〕 健脾, 健胃, 淸暑, 化濕의 效能이 있다. 痢疾, 水樣性下痢, 赤白帶下를 치료한다. 【用法 用量】4.5~9g을 달여 服用하거나 가루 내어 服用한다.〈外用〉짓찧어서 塗布한다.

여 우 팥 毛野扁豆 *Dunbaria villosa* (THUNB.) MAKINO (=*Glycine villosa* THUNB.)

多年生 덩굴性草本으로 꼬부라진 털이 밀생한다. 잎은 互生하며 3出葉으로서 葉柄이 길고 비스듬히 선 짧은 털이 밀생하며 뒷면에 赤褐色의 腺點이 있고 頂小葉은 四角形 비슷하며 끝이 뾰족해지다가 둔해진다. 托葉은 좁은 卵狀 三角形이고 끝이 뾰족하며 털이 있고 小托葉은 매우 작다. 總狀花序는 葉腋에서 나오며 花柄은 짧고 3~8개의 꽃이 마디에 1개씩 달리고 黃色이다. 꽃받침은 길이 10 mm로서 腺毛가 밀생하며 첫째 裂片이 가장 길고 旗瓣은 둥글며 밑부분은 짧은 花爪가 있고 양쪽에 둔한 突起가 1개씩 있으며 龍骨瓣은 반 정도 오른쪽으로 꼬이고 距가 없다. 꼬투리는 편평한 線形이고 털이 있고 길이 4.5~5 cm로서 6~8개의 種子가 들어 있다. 開花期는 7~8月이다. 山野에 나며 제주도 및 南部에 분포한다. 【處方用名】全草 및 種子가 野扁豆이다.

野扁豆 (야편두)〈植物名實圖考〉: 여우팥의 全草 및 種子이다.

〔藥效 主治〕 無名腫毒을 씻는다. 婦人의 白帶 치료에는 種子 60~90g과 猪蹄爪를 같이 삶아서 白酒로 冲服한다.

조각자나무 皂莢 *Gleditsia sinensis* LAM. (= *G. officinalis* HEMSL.)

쥐엄나무 (주엽나무) *G. japonica* var *koraiensis* (NAKAI) NAKAI

落葉喬木으로 높이 15m에 달하며 가시가 굵고 튼튼하고 赤褐色인데 가지가 갈라진다. 잎은 偶數複葉으로 4~7쌍의 小葉이 있다. 小葉身은 卵形, 卵狀 披針形 또는 長楕圓狀 卵形에 끝은 뭉툭하거나 약간 뾰족한 것도 있다. 밑부분은 비스듬한 圓形 또는 楔形이고 가장자리에는 波狀의 둔한 거치가 있다. 꽃은 雜性이고 頂生 또는 腋生하여 總狀花序가 되고 꽃에는 가는 柔毛가 있다. 꽃받침은 鐘形이고 裂片은 4개에 卵狀 披針形이다. 꽃잎은 4개로서 淡黃色에 卵形 또는 長楕圓形이고 수술은 長 4개 短 4개인 8개로 꼬투리는 편평하며 20cm로서 쪼개면 매운 냄새가 나고 種子는 편평한 長楕圓形에 赤褐色이며 開花期는 6月, 結實期는 10月이다. 中國 原産이며 栽植한다. 【處方用名】① 果實은 皂莢 ② 根皮는 皂莢根皮 ③ 種子는 皂莢子 ④ 葉은 皂莢葉 ⑤ 棘刺는 皂角刺 ⑥ 果實은 猪牙皂이다.

❶ 皂　莢 (조협) 〈神農本草經〉 皂角·大皂莢·長皂莢 : 조각자나무·쥐엄나무의 果實이다. 가을에 果實이 익었을 때 따서 햇볕에 말린다. 【修治】挾雜物을 제거하고 씻어서 햇볕에 말렸다가 사용할 때에 分碎하여 쓴다.

〔性味 歸經〕 味는 辛하고 性은 溫하며 微毒이 있다. 肝, 肺, 大腸經에 들어간다.

〔成分〕 豆果에는 triterpenoid系 saponin, tannin이 함유되어 있고 報告에 의하면 saponin의 一種은 gledinin이라 하고 gledigenin의 實驗式은 $C_{30}H_{48}O_3$, 다른 1種은 gleditsia saponin이라 하고 그 實驗式은 $C_{30}H_{48}O_4$ 라고 한다. 이외에 ceryl alcohol, nonacosane, stigmasterol, sitosterol 등이 함유되어 있다.

〔藥理〕 1. Saponin의 一般的 特性 : Saponin을 함유한 植物은 매우 많고 적어도 50科 400種에 이르는 植物에 saponin이 含有되어 있다. Saponin은 表面張力을 低下시켜 주므로 그 溶液(1:10000)을 세게 흔들면 溶液 중에 氣泡의 表面은 모두 saponin에 싸여서 薄膜을 形成하고 持久性의 泡가 사라지지 않는다. 이와 같이 油類도 saponin의 薄膜에 의하여 乳劑가 된다.

2. 祛痰作用 : Saponin類를 함유한 藥物은 胃粘膜을 刺戟하여 反射的으로 呼吸道의 分泌를 촉진하고 祛痰作用(惡心性祛痰藥)을 한다. 桔梗이나 前胡에는 미치지 못하지만 지속시간은 길다. 아메리카산 皂角에 함유되어 있는 triacanthine에는 papaverine 樣의 作用이 있어서 高血壓病, 氣管支喘息, 消化性潰瘍 및 慢性膽囊炎 등의 치료에 사용된다.

〔藥效 主治〕 祛風痰, 祛濕毒, 殺蟲의 效能이 있다. 中風口眼喎斜, 咳嗽痰喘, 腸風便血, 下痢噤口, 癰腫, 便毒(橫痃), 瘡癬疥癩(疥癬과 癩)를 치료한다. 【用法 用量】0.9~1.5g을 散劑나 丸劑를 만들어서 服用한다. 〈外用〉煎液으로 씻거나 짓찧어서 붙이거나 또는 燒存性을 粉末하여 붙인다.

❷ 皂莢根皮 (조협근피) 〈本草綱目〉 : 조각자나무·쥐엄나무의 根皮이다. 가을, 겨울에 採取한다.

〔性味〕 味는 辛하고 性은 溫하며 無毒하다.

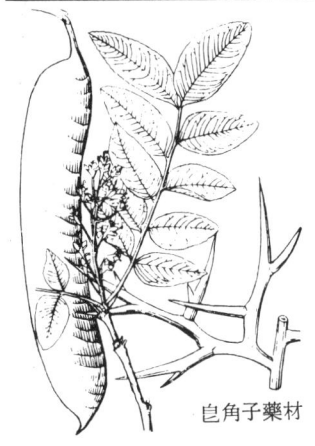
조각자나무 皂莢
Gleditsia sinensis

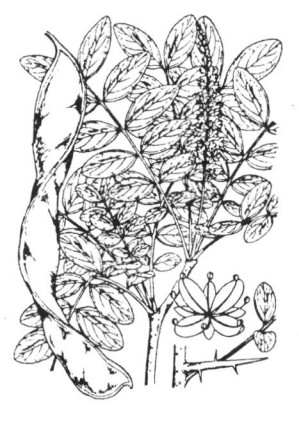
쥐엄나무
Gleditsia japonica var. *koraiensis*

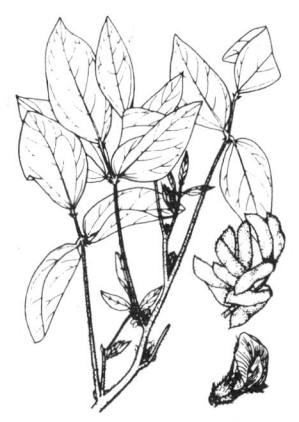
검정콩 大豆
Glycine max

〔藥效 主治〕 根皮는 風熱痰氣를 다스리고 殺蟲하며 뿌리에는 開竅, 通利, 除風, 解毒의 效能이 있다. 류머티즘에 의한 骨痛, 痒子, 瘡毒 및 無名腫毒을 치료한다. 【用法 用量】 3~15g을 달여서 服用한다. 또는 硏末하여 服用한다.

❸ **皂莢子** (조협자) 〈雷公炮炙論〉: 조각자나무·쥐엄나무의 種子이다. 가을에 種子가 성숙하였을 때 채집하여 껍질을 벗기고 種子만 취해 말려서 蟲害를 받지 않도록 보관한다. 【修治】 磁器製의 병에 넣고 불을 加하여 불 가까이에 둔다. 종자가 부드럽게 되었을 때 안에 있는 흰肉部 2개를 取하고 黃色 部分을 버린다(黃色 部分은 腎氣를 消한다). 銅刀로 잘게 썰어서 햇볕에 말린다.

皂莢子藥材

〔性味〕 味는 辛하고 性은 溫하며 有毒하다.

〔藥效 主治〕 潤燥, 便通, 祛風, 消腫의 效能이 있다. 便秘, 腸風下血, 下痢腹痛, 疝氣, 瘰癧, 腫毒, 瘡癬을 치료한다. 【用法 用量】 4.5~9g을 달여서 服用하거나 丸劑나 散劑로 하여 服用한다.

〔禁忌〕 姙婦의 服用은 주의를 要한다.

❹ **皂莢葉** (조협엽) 〈本草綱目〉: 조각자나무·쥐엄 나무의 잎이다.

〔藥效 主治〕 風瘡(風疹)을 치료한다. 煎液을 흘리듯이 하면서 씻는다.

❺ **皂角刺** (조각자) 〈本經衍義補遺〉: 조각자나무·쥐엄 나무의 棘刺이다. 挾雜物을 제거하고 물에 충분히 불려서 얇게 썰어 햇볕에 말려서 쓴다.

〔性味〕 味는 辛하고 性은 溫하다.

〔藥效 主治〕 搜風, 拔毒, 消腫, 排膿의 效能이 있다. 癰腫, 瘡毒, 癘風, 癬瘡, 胎衣不下를 치료한다. 【用法 用量】 3~9g을 달여서 服用한다. 또는 散劑나 丸劑로 하여 服用한다. 〈外用〉 식초로 달여서 바르거나 粉末하여 가루를 뿌리거나 調合하여 붙인다.

❻ **猪牙皂** (저아조) 〈名醫別錄〉: 조각자나무·쥐엄나무가 쇠한 時期 또는 傷한 나무에서 열린 작은 果實이다. 가을에 成熟한 果實을 따서 햇볕에 말린 다음 깨끗이 씻어 짓찧어서 쓴다.

〔性味 歸經〕 味는 辛鹹하고 有毒하다. 腸, 胃, 大腸經에 들어간다.

〔藥效 主治〕 通竅, 滌痰, 搜風, 殺蟲의 效能이 있다. 中風口噤, 頭風, 風癎, 喉痺, 痰喘, 痞滿, 積滯, 關格不通, 癰腫, 疥癬, 癬疾, 頭瘡을 치료한다.【用法 用量】1.5~3 g을 달여 服用하거나 丸劑, 散劑로 하여 服用한다.〈外用〉煎液으로 씻는다. 硏末하여 粉末을 만들어 물과 混合하거나 調合하여 塗布한다. 코 안에 불어 넣는다. 煎液을 졸여서 膏劑로 만들어서 塗布한다. 태워서 煙氣로 燻한다.

〔禁忌〕 虛弱者, 姙婦는 服用을 忌한다.

검정콩 大豆 *Glycine max* (L.) MERR.

一年生 草本으로 높이 40~60 cm이며 줄기는 곧게 섰고 黃褐色의 긴 硬毛가 밀생하였다. 잎은 互生하고 3出複葉은 葉柄이 길고 黃色의 硬毛가 밀생하였다. 托葉은 작고 披針形, 小葉은 3개로 또는 卵形 楕圓形이고 끝은 뭉툭하거나 또는 뾰족하며 中脈은 뻗어서 가시 모양의 突起가 되고 가장자리는 밋밋하다. 總狀花序는 짧고 나비는 넓고 腋生하여 2~10개의 꽃이 달린다. 꽃은 白色, 또는 紫色이고 꽃받침은 綠色에 鐘 모양으로 5개로 갈라지고 黃色의 긴 硬毛가 나 있다. 花冠은 나비 모양이고 旗瓣은 倒卵形으로 끝은 圓形인데 약간 오목하다. 翼瓣은 주걱 모양에 가는 갈고리가 있다. 수술은 10개로서 2體를 이루고 있다. 子房은 線狀 楕圓形에 黃色의 긴 硬毛가 있고 밑부분에는 發育하지 않은 腺體가 있다. 꼬투리에는 짧은 대가 있고 편평한 線狀 楕圓形이며 5~7개의 種子가 들어 있다. 種皮는 黃色, 綠色, 黑色 등이 있다. 開花期는 7~8月, 結實期는 10月이다. 전국 각지에서 栽培한다.【處方用名】① 黑色의 種子는 黑大豆 ② 黑豆의 花는 黑大豆花 ③ 黑豆의 種皮는 黑大豆皮 ④ 黑豆의 葉은 黑大豆葉 ⑤ 大豆의 黃色種子는 黃大豆 ⑥ 黑豆의 種子가 發芽한 후 말린 것은 大豆黃卷이다.

❶ 黑大豆 (흑대두)〈圖經本草〉烏豆・黑豆 : 검정콩의 흑색 種子이다.

〔性味 歸經〕 味는 甘하고 性은 平하다. 脾, 腎經에 들어간다.

〔成分〕 비교적 풍부한 蛋白質과 脂肪, 炭水化物 및 carotene, vitamin $B_1 \cdot B_2$, nicotine 酸과 기타 isoflavone類 등이 함유되어 있다. 그 밖에 daidzin, genistin이 함유되어 있다. saponin 成分으로 soyasapogenol A, B, C, D, E의 aglycon이 있고 함량은 약 0.60%이다. 그 밖에 aglycon에 결합된 糖은 glucose, xylose, galactose, arabinose, rhamnose, glucuron 酸이 함유되며 더욱 1 g에는 choline 2.06~2.90 mg, 葉酸 2.30 μg, folic acid 0.74 μg, 1 kg 중 pantothen 酸 약 13 mg, biotin이 1 g 중 750 mg, vitamin B_{12} 0.008 μg%가 함유되어 있다.

〔藥理〕 大豆 중에는 微量의 daidzin 및 genistein (加水分解物)이 함유되어 있다. 兩者 함께 estrogen 樣 作用이 있다. 그 作用强度는 genistein : biochanin A : daidzin = 1.5 : 1.0 : 0.4이다. 그러나 daidzin 作用은 다른 兩者의 것보다 강하다는 보고도 있다. Daidzin을 Mouse에 皮下注射하여도 흡수가 되지 않으며 經口投與나 腹腔內注射할 때의 estrogen 樣作用은 diethylstilbestrol의 10^{-5}에 상당한다. 家畜에 이들의 isoflavone類를 함유한 飼料를 많이 먹이면 그 生理機能에 어떠한 영향을 끼칠 염려가 있다. Daidzin은 Mouse의 摘出小腸에 대해 弛緩作用이 있으며

그 效力은 papaverine의 30%이다.

〔藥效 主治〕 活血, 利水, 祛風, 解毒의 效能이 있다. 水腫脹滿, 風毒脚氣, 黃疸浮腫, 風痺에 의한 筋肉痙攣, 口噤, 癰腫毒을 치료하고 藥毒을 解한다. 【用法 用量】9~30g을 달여서 服用하거나 丸劑나 散劑로 하여 服用한다. 〈外用〉粉末을 문지르거나 煮汁을 내어서 바른다.

〔配合 禁忌〕 龍膽는 相惡, 前胡·烏喙·香仁·牡蠣는 相使이다. 蓖麻子를 服用하면 볶은 콩은 忌한다. 厚朴을 服用한 사람이 이를 먹으면 臍下에 痙攣이나 이상한 振動이 나오는 일이 있으므로 忌한다.

❷ 黑大豆花 (흑대두화) 〈本草綱目〉: 콩과 검정콩의 꽃이다. 目盲翳膜을 치료한다.

❸ 黑大豆皮 (흑대두피) 〈本草綱目〉: 검정콩의 種皮이다. 【調製】黑大豆를 淸水에 담가서 發芽가 되면 種皮를 문질러 벗겨 가지고 햇볕에 말려서 저장한다.

〔性味〕 味는 甘하고 性은 溫하다.

〔成分〕 黑大豆皮에는 chrysanthemin 과 delphinidin-3-monoglucoside, pectin, 18%가 함유되어 있고 또 levulin酸과 多種의 糖類가 들어 있다.

〔藥效 主治〕 養血, 疏風하는 效能이 있다. 陰虛煩熱, 盜汗, 眩暈, 頭痛을 치료한다. 9~15g을 달여 복용한다.

❹ 黑大豆葉 (흑대두엽) 〈本草綱目〉: 검정콩의 잎이다.

〔成分〕 大豆의 잎에는 葉酸 2.10 μg/g, folinin酸 0.24 μg/g, riboflavine 2.4 μg/g, vitamin 2.4 μg/g, vitamin A 142.2 國際單位/g, carotinoid 0.8~1.1 μg/잎의 面積 100 cm², cis-aconitin酸, sedoheptulose 등이 함유되어 있다.

〔藥效 主治〕 血淋, 蛇咬傷을 치료한다.

❺ 黃大豆 (황대두) 〈食鑑本草〉: 大豆의 黃色 種子이다.

〔性味 歸經〕 味는 甘하고 性은 平하다. 脾, 大腸의 經에 들어간다.

〔藥效 主治〕 健脾, 寬中, 潤燥, 消腫의 效能이 있다. 疳積, 下痢, 腹脹衰弱, 姙娠中毒, 瘡癰腫毒, 外傷出血을 치료한다. 【用法 用量】3~9g을 달여서 服用하거나 散劑로 하여 服用한다. 〈外用〉짓찧어서 붙이거나 볶아서 粉末로 調合하여 붙인다.

〔禁忌〕 過食하면 숨이 막히고 痰이 생기고 기침이 나고 몸이 무겁고 얼굴이 黃色이 되고 疥瘡이 생긴다.

❻ 大豆黃卷 (대두황권) 〈神農本草經〉 大豆卷·大豆蘗·黃卷·黃卷皮·豆蘗: 黑大豆의 種子가 發芽한 후 햇볕에 乾燥한 것이다. 【調製】《大豆黃卷》黑大豆를 깨끗이 씻어서 外皮에 주름이 생길 정도로 물에 담갔다가 큰 바구니에 건져서 위에 젖은 가마니로 덮어두고 하루 1~2회씩 물을 주어 發芽를 촉진하여 길이 1cm 쯤 되면 通風이 잘 되는 곳에서 반쯤 乾燥한다(脫殼을 防止한다). 다시 햇볕에다 완전히 乾燥한다. 《製大豆卷》大豆黃卷을 남비에 넣고 淡竹葉·燈心草를 加하여 藥汁이 닳도록 졸여서 햇볕에 말린다. 大豆黃卷 500g, 淡竹葉 60g, 燈心草 60g의 비율로 한다.

〔性味 歸經〕 味는 甘하고 性은 平하다. 脾, 胃經에 들어간다.

〔藥效 主治〕 淸解表邪, 分利濕熱의 效能이 있다. 濕溫初期, 濕熱不化,

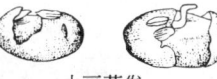

大豆黃卷

汗少, 胸痞, 水脹腹滿, 小便不利, 濕痺, 筋攣, 骨節煩疼을 치료한다. 【用法 用量】9~15g을 달여서 服用한다. 짓찧어서 汁을 내어 服用하거나 散劑로 하여 服用한다.

〔配合 禁忌〕 5種의 人蔘·龍膽을 相惡하고 前胡·烏喙·杏仁·牡蠣는 相使이다. 烏頭의 毒을 殺한다.

돌　콩 勞豆 *Glycine soja* SIEB. et ZUCC. (=*G. ussuriensis* REGEL et MAACK)

一年生의 덩굴성草本으로 줄기는 가늘고 各 部分은 黃褐色의 길고 딱딱한 털이 성기게 나 있다. 3出의 羽狀複葉은 互生하고 얇은 紙質이고 側生하는 小葉은 편평한 卵狀 披針形인데 가장자리는 밋밋하고 긴 葉柄이 있다. 總狀花序는 腋生을 하고 꽃받침은 鐘形에 끝이 5裂하였다. 花冠은 나비 모양이고 紫紅色, 수술은 10개가 單體雄蕊를 이루고 있다. 子房은 上位, 花柄은 없고 花柱는 짧고 柱頭는 작다. 豆果는 線狀의 矩形에 약간 구부러졌고 길이 1.5cm~3cm, 나비 5mm이며 길고 딱딱한 털이 나 있다. 種子는 3~4개 있다. 開花期와 結實期는 8~9月이다. 野地에 나며 제주도 및 中部·南部에 분포한다. 【處方用名】① 莖, 葉, 根은 野大豆藤 ② 種子는 野料豆이다.

❶ **野大豆藤** (야대두등)〈浙江藥植志〉: 돌콩의 줄기, 잎, 뿌리이다. 가을철 開花 後에 採取하여 햇볕에 말린다.

〔**性味 歸經**〕 味는 淡하고 性은 平하다. 肺經에 들어간다.

〔**藥效 主治**〕 健脾의 效能이 있다. 盜汗, 傷筋을 치료한다. 【用法 用量】30~120g을 달여서 服用한다. 〈外用〉짓찧어서 붙이거나 粉末을 만들어 調合하여 붙인다.

❷ **野料豆** (야료두)〈飲片新參〉 餓馬黃·零烏豆·馬料豆·馬豆·鹿藿: 돌콩의 種子이다. 가을에 열매가 익었을 때 全株를 베어 種子만 取하여 건조한다.

〔**性味 歸經**〕 味는 甘하고 性은 凉하다. 肺, 腎, 肝經에 들어간다.

〔**成分**〕 脂肪油 18~22%, 蛋白質 30~45%가 함유되어 있고 아울러 炭水化物과 비타민이 함유되어 있다.

野料豆藥材

〔**藥理**〕 정상적인 Rat에 돌콩의 種子를 粉末하여 주었더니 血糖과 血中의 콜레스테롤이 低下되는 것이 확실히 나타났다.

〔**藥效 主治**〕 補肝, 腎益, 祛風, 解毒의 效能이 있다. 陰虧目昏, 腎虛腰痛, 盜汗, 筋骨疼痛, 産後風痙(姙婦의 搐搦), 小兒의 疳症을 치료한다. 【用法 用量】9~15g을 달여서 服用하거나 또는 丸劑, 散劑로 하여 服用한다.

〔**禁忌**〕 腸을 潤滑하게 하여 排泄機能을 働하는 效能이 있으므로 脾胃가 虛滑한 者는 忌한다.

감　초 (우랄감초) 甘草 *Glycyrrhiza uralensis* FISCH.

미감초 歐甘草·光果甘草 *G. glabra* L.

多年生 草本으로 높이는 약 30~70cm 내외이고 根莖은 圓柱狀인데 主根은 매우 길고 거칠고 크며 外皮는 赤褐色에서 暗褐色이다. 줄기는 곧추서고 多少 木質을 띠었고 白色의 短毛 및

돌 콩 Glycine soja 감 초 Glycyrrhiza uralensis

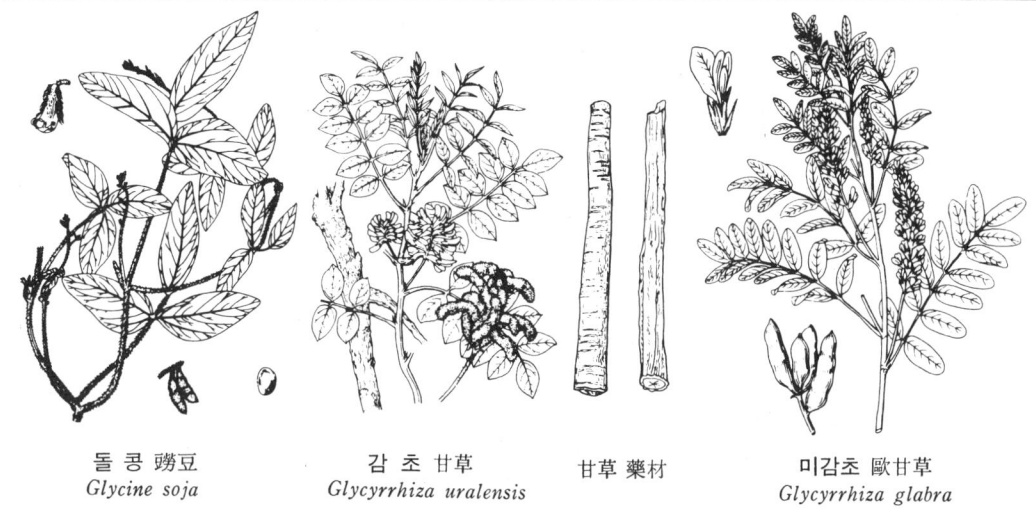

돌콩 䳿豆
Glycine soja

감초 甘草
Glycyrrhiza uralensis

甘草 藥材

미감초 歐甘草
Glycyrrhiza glabra

腺鱗 또는 腺毛에 덮여 있다. 奇數羽狀複葉에 托葉은 披針形인데 일찍 떨어진다. 小葉은 4~8개씩이고 小葉柄은 매우 짧고 卵形이거나 卵狀 楕圓形이며 끝은 급하게 뾰족하였거나 鈍形에 가깝고 밑부분은 둥글고 兩面에는 腺鱗과 短毛가 덮고 있다. 總狀花序는 腋生하고 淡紫色의 꽃은 密集하였고 꽃받침은 鐘形이며 끝은 5개로 갈라졌고 겉은 白色 털과 더불어 腺點이 있다. 수술은 兩體이며 뒤쪽의 1개가 떨어져 있다. 꼬투리는 편평한 線形이고 활처럼 굽었으며 겉에 가시같은 腺毛가 있고 種子는 6~8개씩 들어 있으며 腎臟形이다. 開花期는 7~8월, 結實期는 8~9월이다. 中國, 몽고 등지에서 나며 일부에서 栽植한다. 【處方用名】 ① 根 및 根莖은 甘草 ② 根의 末梢部分은 甘草梢 ③ 根莖內 樹脂狀은 甘草節 ④ 蘆頭 部分은 甘草頭이다.

❶ 甘　草 (감초) 〈神農本草經〉 美草・蜜甘・蜜草・蕗草・國老 : 감초・미감초의 뿌리 및 根莖이다. 가을에 뿌리를 캐서 줄기의 밑부분, 작은 가지, 수염뿌리 등을 제거하고 적당한 길이로 잘라서 햇볕에 말린다. 반쯤 건조하였을 때 작은 다발로 만들고 cork層을 벗겨낸 것을 粉甘草라 한다. 通風이 잘 되는 곳에 곰팡이나 蟲害를 받지 않도록 저장한다.

〔藥材〕 건조한 根은 長圓形으로 흔히 길이 30~120 cm로 잘라져 있다. 지름은 0.6~3.3 mm이며 紅褐色, 褐色, 또는 灰褐色이고 質은 굳고 무겁고 斷面은 纖維性이며 黃白色이고 粉性이다. 1개의 선명한 輪紋線과 菊의 花蕊紋樣이 있고 특이한 냄새가 약간 나며 특수한 甜味가 난다. 根狀莖의 形狀은 根과 유사하지만 表面은 芽痕이 있고 橫切面의 中央에는 髓가 있다. 粉草의 表面은 평탄하고 淡黃色이며 纖維性, 세로로 龜裂이 있다. 紅褐色이고 質은 굳고 粉性이 풍부하고 단면이 黃白色의 것이 良品이다. 外皮가 거칠고 灰褐色이며 質은 무르고 粉性이 적고 斷面은 深黃色의 것은 次品이다. 外皮가 黑褐色이고 質이 굳고 斷面이 黃褐色이며 味가 苦한 것은 藥用한다. 【修治】《甘草》挾雜物을 제거하여 물에 불려 잘게 썬 다음 다시 말려 쓴다. 《蜜炙甘草》煉蜜에 湯水 適量을 섞어서 甘草片과 混合하여 深黃色이 되고 손에 끈적끈적하게 묻어 나지 않을 정도로 볶는다. 甘草 100 : 蜂蜜 20~30 의 비율로 한다.

〔性味 歸經〕 味는 甘하고 性은 平하다. 脾, 胃, 肺經에 들어간다.

〔成分〕 甘草의 根과 根莖에는 triterpene 系 saponin, glycyrrhizin이 함유되어 있다. 이것은 glycyrrhizin酸의 2-glucuron酸 配糖體로 甘草의 甘味成分이다. 이 配糖體에는 溶血作用은 없으나 glycyrrhetin酸에는 있다. 甘草根의 加水分解 중에는 uralen酸이 抽出되어 이것이 18α-glycyrrhetin酸이라는 것이 證明되었다. 또 甘草에서는 多種의 flavonoid가 分離되고 그 중에서 liquiritigenin 즉 4′,7-dihydroxyflavanone, isoliquiritigenin(liquiritigenin에 相應하는 chalcone 2,4,4′-tri hydroxy chalcone), liquiritin(liquiritigenin-4′-β-glucoside), neoliquiritin (liquiritigenin-7-β-glucoside), neoisoliquiritin(isoliquiritigenin-4-β-glucoside), isoliquiritigenin-4-gluco-β-apioside(licurazid) 등이 있다. 中國産甘草 18種의 분석 결과 水溶物 18.7~40.54%, glycyrrhizin酸 3.63~13.0%, 還元糖 3.38~13.67%, 전분 및 colloid 2.04~6.32%, 水分 6.04~8.44%, 灰分 3.35~6.68%였다.

〔藥理〕 1. 함유하고 있는 glycyrrhizin은 藥物中毒, 食物中毒, 體內代謝物의 中毒 뿐만 아니라 細菌毒素, 즉 破傷風, 디프테리아毒素, 蛇毒 등에 대한 모든 解毒作用을 가진다.

2. 含有한 glycyrrhizin과 glycyrrhetinic acid와 더불어 그 鹽類는 현저하게 抗利尿作用을 가지고 glycyrrhetinic acid는 또 腎上腺皮質호르몬樣의 作用이 있다.

3. 本品은 咳中樞를 抑制하고 氣管支의 分泌를 촉진하므로 鎭咳祛痰作用을 가진다.

4. 抗炎症과 抗알레르기反應作用을 나타낸다.

5. 甘草의 水抽出物은 胃潰瘍을 치료하는 작용이 있고 이것은 甘草가 胃粘膜細胞의 hexosamine 成分을 증가시켜서 胃의 粘膜을 보호하는 동시에 胃液分泌量에 대해서도 抑制作用을 가지는 것이다.

6. 腸管에 대해서는 攣痙緩解作用을 나타낸다. 또 肝臟을 보호하는 작용을 나타낸다.

7. 甘草는 acetylcholine에 대해 拮抗하는 작용을 나타내며 adrenaline의 强心作用을 증강한다.

8. 甘草와 芫花와의 병용은 相反하는 작용을 나타내며 二者가 함께 浸出한 것의 毒素는 따로따로 浸한 것보다 현저하게 높아진다. 또한 兩者를 병용할 때는 그 利尿, 瀉下作用은 모두 억제되며 그 위에 甘草의 毒性이 증가된다.

9. Glycyrrhizin은 高血壓환자의 血中콜레스테롤 含量을 降下시켜 또한 血壓도 떨어뜨린다. 그러나 長期間에 응용하면 deoxy-cortisone을 쓰는 경우와 같으므로 血中 Na^+를 貯留하여 K^+를 배출하여 下肢浮腫과 血壓上昇의 副作用을 불러 일으킨다.

〔藥效 主治〕 和中緩急, 潤肺止咳, 靑熱解毒의 效能이 있고 諸藥을 調和한다. 炮製한 것을 사용하면 脾胃虛弱, 少食, 腹痛과 溏便, 勞倦에 의한 發熱, 肺痿咳嗽, 動悸, 驚癎을 치료한다. 生用하면 咽喉腫痛, 消化性潰瘍, 癰疽瘡瘍을 치료하고 藥毒, 食物中毒을 解한다. 【用法 用量】 19~5g을 달여 복용하거나 丸劑, 散劑로 하여 服用한다. 〈外用〉 粉末하여 붙이거나 煎液으로 씻는다.

〔配合 禁忌〕 實證으로 中滿, 腹脹者는 忌한다. 朮・乾漆・苦蔘은 相使, 遠志는 相惡, 大戟・芫花・甘遂・海藻를 相反한다. 痢疾의 初期에는 忌한다.

❷ **甘草梢**(감초초)〈珍珠囊〉: 감초·미감초뿌리의 末梢部分 또는 가는 뿌리이다. 性은 寒하다.
〔**藥效 主治**〕 淸火, 解毒의 效能이 있다. 陰莖의 疼痛 및 淋濁을 치료한다.

❸ **甘草節** (감초절)〈本草原治〉: 감초·미감초의 뿌리 및 根莖 내에 함유되어 있는 黑褐色의 樹脂狀 物質이다.
〔**藥效 主治**〕 癰疽瘡毒, 咽喉腫痛을 치료한다. 【用法 用量】달여서 服用한다. 또는 散劑로 하여 쓴다.

❹ **甘草頭** (감초두)〈本草綱目〉: 감초의 根莖 위의 蘆頭 部分이다.
〔**藥效 主治**〕行瘀血, 消腫毒의 效能이 있다. 신선한 것을 사용하면 足厥陰·陽明의 汚濁血行, 消腫解毒한다. 主로 癰腫을 다스리고 吐藥에도 應用한다.

땅비싸리 花木藍 *Indigofera kirilowii* MAX. (=*I. koreana* OHWI)
광두근 廣豆根 *Sophora subprostrata* CHUN. et T. CHEN.

落葉小灌木으로 높이가 1m에 달하며 根에서 많은 萌芽가 나와 群生하는 것처럼 보이고 小枝에 줄이 약간 있으며 처음에는 잔털이 있으나 점차 없어진다. 잎은 互生하고 奇數 1 回羽狀複葉으로 小葉은 7~11개이고 楕圓形 또는 廣楕圓이며 양끝이 뭉툭하고 거치가 없다. 꽃은 總狀花序로서 腋出하며 엷은 紅色이다. 꽃받침은 길이 3mm 정도이며 披針狀의 裂片에 털이 약간 있고 旗瓣의 겉에도 털이 있다. 果實은 圓柱形이며 길이 3~5.5cm이다. 開花期는 5~6月, 結實期는 10月이다. 산기슭 및 산중턱의 양지쪽에 나며 全國에 分布한다. 광두근 *Sophora subprostrata* "山豆根"은 輸入한다. 【處方用名】根이 山頭根이다.

山豆根(산두근)〈開寶本草〉: 땅비싸리·광두근의 根이다. 同屬 近緣植物인 새모래덩굴(방기과 項 參照)의 根이 供用된다. 봄에서 가을에 採取하여 莖葉과 鬚根을 제거하고 햇볕에 말린다.
〔**性味 歸經**〕 味는 苦하고 性은 寒하며 無毒하다. 心, 肺, 大腸經에 들어간다.
〔**藥材**〕 乾燥한 根은 불규칙한 結節狀이며 끝에는 莖葉의 殘痕이 남아 있고 表面은 褐色 또는 黑褐色이며 性質은 여물고 꺾기 어려우며 中心에 髓가 없고 杯狀으로 形成되고 약간의 香氣가 있으며 味는 매우 쓰고 굵고 크고 粉質性인 것이 良品이다.
〔**成分**〕 廣豆根의 뿌리에는 alkaloid 로서 matrine, oxymatrine, anagyrine, N-methylcytisine, 各種 flavon 誘導體로서는 sophoranone, sophoradin, sophoradochromene, genistein, pterocarpine, maackiain, trifolirhizin, sitosterol, lupeol, 一群의 caffeic 酸, docosanol ester 를 主로 하는 高級 alcohol ester 및 一種의 未確定의 靑色螢光物質이 함유되어 있다.
〔**藥理**〕 山豆根은 惡性腫瘍에 一定의 抑制作用이 있다. 안전하고 副作用이 적고 白血球를 減少시키지 않는다. 網狀內被系統에는 興奮作用이 있고, 胃酸의 分泌를 억제하고 潰瘍組織에 뚜렷한 修復作用이 있다. 抗菌試驗에서는 黃色포도球菌, Epidermophyton floccosum 및 Candida albicans에 抑制作用이 있다.
〔**藥效 主治**〕 火를 다스리고 解毒, 消腫, 止痛의 效能이 있다. 喉癰, 喉風, 喉痺, 齒莖의 腫

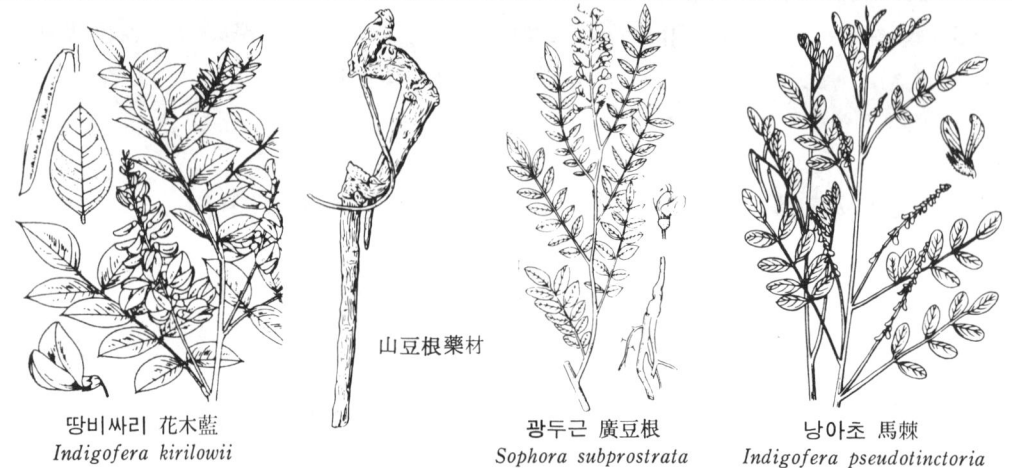

| 땅비싸리 花木藍 | 山豆根藥材 | 광두근 廣豆根 | 낭아초 馬棘 |
| *Indigofera kirilowii* | | *Sophora subprostrata* | *Indigofera pseudotinctoria* |

痛, 喘滿熱咳, 黃疸, 下痢, 痔疾, 熱腫, 禿瘡, 疥癬, 蛇蟲咬傷, 犬咬傷을 치료한다. 【用法 用量】 9~15g을 달여서 服用하거나 汁을 내어 服用한다. 〈外用〉 煎液으로 양치질 하거나 짓찧어서 붙인다.

〔禁忌〕 脾胃虛寒하여 下痢에는 忌한다.

낭 아 초 馬棘 *Indigofera pseudotinctoria* MATSUM.

落葉半灌木으로 길이 2m에 達하는 것도 있다. 줄기는 가지가 많이 갈라지고 가지에는 T字毛가 있다. 奇數羽狀複葉은 互生하고 小葉이 7~11개이고 倒卵形 또는 長楕圓形으로 끝에 小突起가 있고 가장자리는 밋밋하며 밑부분은 넓은 楔形 윗면은 暗綠色 밑면은 淡綠色이고 兩面에 伏毛가 덮고 있다. 總狀花序가 腋生하고 小形의 白色 또는 紅紫色의 많은 꽃이 달리며, 꽃받침은 작고 五齒緣이고 旗瓣은 長楕圓狀 倒卵形이며 길이 5~6mm 로서 밑부분의 兩側에는 각각 짧은 距가 있다. 수술은 10개가 2體로 되고 암술은 1개, 子房은 上位, 1室에 胚珠는 4~5개, 柱頭는 대개 筆形을 하고 있다. 豆果는 圓柱形이고 褐色에 種子가 5~6개 들어 있다. 開花期는 5月, 結實期는 8月이다. 山의 벌판과 들에 나며 경상도, 전북의 海岸地帶, 제주도 등에 분포한다. 【處方用名】 ① 全草는 一味藥 ② 根은 一味藥根이다.

❶ **一味藥**(일미약) 〈貴州民間方藥集〉 野槐樹 · 狼牙草 : 낭아초의 全草이다. 9~10月에 採取한다.

〔性味 歸經〕 味는 苦澁하고 性은 溫하며 無毒하다. 肺, 胃經에 들어간다.

〔藥效 主治〕 利水, 消脹의 效能이 있다. 瘰癧, 痔瘡, 食積, 寒氣를 받아서 나오는 咳嗽를 치료한다. 【用法 用量】 9~30g을 달여서 服用한다. 또는 뭉근한 불에 肉類와 같이 삶아서 먹는다.

❷ **一味藥根** (일미약근) 〈貴州民間方藥集〉 馬棘根 : 낭아초의 뿌리이다. 年中 수시로 採取한다.

〔性味〕 味는 苦하고 性은 溫澁하다.

〔藥效 主治〕 活血, 祛瘀, 解毒의 效能이 있다. 消炎, 鎭咳, 整腸의 목적으로 쓰이며 咳喘,

낭아초 Indigofera pseudotinctoria 매듭풀 Kummerowia striata 연리초 Lathyrus quinquenervius

扁桃腺炎, 疔瘡, 瘰癧, 痔瘡, 打撲傷을 치료한다. 【用法 用量】新鮮한 것 60~180 g 을 달여서 服用한다. 또는 술에 담가 服用한다. 〈外用〉짓찧어서 붙인다.

매 듭 풀 鷄眼草 Kummerowia striata (THUNB.) SCHINDL.
둥근매듭풀 K. stipulacea (MAXIM.) MAKINO

一年生 또는 多年生 草本으로 높이 10~30 cm 이며 가지가 많이 갈라진다. 小枝에는 아래로 향한 白色의 細毛가 있다. 잎은 3出羽狀複葉이 互生하고 葉柄은 짧고 小葉은 가늘고 길며 長楕圓形 또는 倒卵狀 楕圓形에 끝이 둥글고 中央脈이 뻗은 끝에는 작은 가시 모양이 되었고 托葉은 비교적 크고 長卵形에 끝이 뾰족하다. 나비 모양의 꽃은 1~2 개가 腋生하고 小苞片은 4 개이고 楕圓形이다. 꽃받침은 深綠色에 鐘形이며 끝이 5개로 갈라지고 裂片은 廣卵形이다. 花冠은 淡紅色에 꽃받침의 2~3 배이고 旗瓣은 圓形에 가깝고 끝은 약간 오목하고 갈고리가 있고 밑부분에는 작은 귀가 달려 있다. 翼瓣은 長楕圓形에 밑부분에 귀가 있고 龍骨瓣은 半卵形에 짧은 갈고리와 귀가 있다. 旗瓣와 翼瓣은 거의 같은 길이인데 翼片과 龍骨瓣의 끝에는 深紅色의 斑點이 있다. 수술은 2體를 이루고, 꼬투리는 卵形으로 끝은 약간 뾰족하고 작은 부리가 있으며 宿存萼이 있고 種子가 1 개 들어 있다. 開花期는 8~9 月이다. 山野, 길가에 나며 전국에 분포한다. 【處方用名】全草가 鷄眼草이다.

鷄眼草 (계안초)〈救荒本草〉搯不齊・人字草・斑珠科・公母草: 매듭풀・둥근매듭풀의 全草이다. 7~8 月에 採取하여 신선한 것으로 쓰거나 햇볕에 말린다.

〔性味〕 味은 甘 辛하고 性은 平하다.

〔成分〕 鷄眼草의 잎에는 flavonoid 類 및 gluocose 配糖體가 함유되어 있다.

〔藥理〕 매듭풀의 水浸劑는 in vitro 에서 四種의 赤痢菌(Flexner's 菌, Sonne's 菌, 志賀菌, Schmidt's 菌)과 大腸菌에는 抗菌作用이 없다. 단 alcohol 浸劑는 Flexner's 菌에 대하여 미약한 作用이 있다. 同屬 近緣植物인 둥근매듭풀의 水浸液은 in vitro 에서 Flexner's菌, Shmidt's 菌, 志賀菌에 대하여 상당한 抗菌作用이 있다.

〔藥效 主治〕 淸熱, 解毒, 健脾, 利濕의 效能이 있다. 感冒發熱, 暑濕吐瀉, 말라리아, 痢疾, 傳染性肝炎, 熱淋, 白濁을 치료한다. 【用法 用量】9~15 g 을 달여서 服用한다. 〈外用〉짓찧어서 붙이거나 汁液을 바른다.

연 리 초 牧地香豌豆 Lathyrus quinquenervius (MIQ.) LITW.
(=L. palustris L. var. linearifolius SER.)

多年生 草本으로 높이 약 30~60 cm 이고 地下莖이 뻗으면서 번식하며 줄기는 녹색이고 세모가 지며 양측에 좁은 날개가 있고 곧게 섰다. 잎은 偶數羽狀複葉이 互生하고 小葉은 1~3 쌍, 葉軸의 끝에는 두 갈래진 덩굴손이 있고 葉柄은 짧고 길이 3~6 mm, 밑부분에는 큰 귀 모양의 托葉이 1 쌍 있다. 小葉은 線狀 披針形으로 길이 2.4~4 cm, 나비 1.5~4.5 mm 이고 끝에는 작

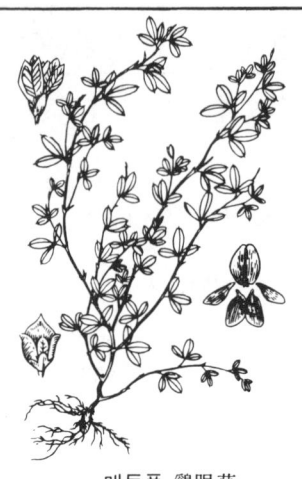 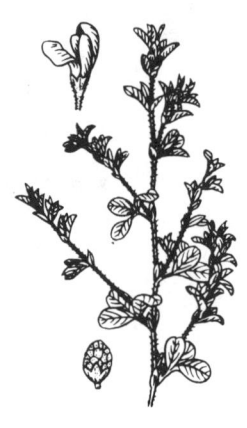 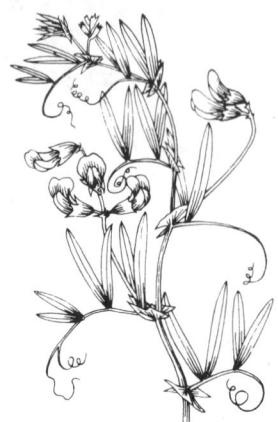

매듭풀 鷄眼草	둥근매듭풀	연리초 牧地香豌豆
Kummerowia striata	*Kummerwia stipulacea*	*Lathyrus quinquenervius*

은 突起가 있고 밑부분은 쐐기형이며 가장자리는 밋밋하며 葉脈은 확실히 나타나서 兩面에 돌출하여 있다. 꽃은 總狀花序이고 腋生하였으며 花柄이 길고 3~8송이이다. 작은 花柄은 짧고 花冠은 나비 모양이다. 旗瓣은 크고 卵狀圓形이며 끝이 오목하게 들어갔다. 翼瓣은 花爪가 있는 넓은 卵形이고 散瓣보다 작다. 龍骨瓣은 더욱 작고 短爪가 있고 끝이 날카롭다. 10개의 수술은 2體이다. 꼬투리는 선형으로 털이 없고 開花期는 5월이다. 山地의 草原에 나며 中部·北部지방에 분포한다.【處方用名】全草가 竹葉馬豆이다.

竹葉馬豆(죽엽마두)〈昆明民間常用草藥〉連理草: 연리초의 全草이다. 여름에 採取하여 깨끗이 씻어 잘게 썰어 말린다.

〔性味〕 味는 苦하고 性은 凉하다.

〔藥理〕 竹葉馬豆(連理草)의 煎劑를 服用하면 臨床上 糖尿病患者의 血糖을 내리는 작용이 있고 그 有效成分은 修酸이라는 보고가 있었으나 動物實驗에서는 그 說을 證明할 수가 없었다. 印度産의 草香豌豆 *L. sativus*에는 一種의 神經毒의 성분이 함유되어 50%의 豆粉을 먹이면 多發性神經炎(비타민 B에서는 저지불능), 脫毛, 皮膚炎 및 局部潰瘍, 幼年動物의 發育停止 등이 일어난다. 먼저 豆에 大量의 물을 넣어 삶아 自然乾燥시켜 粉末로 떡(餠)을 만들어 食用한다.

〔藥效 主治〕 淸熱, 解毒하는 作用이 있다. 瘡, 癬, 疥, 癩, 小兒痲疹 後의 餘毒을 치료한다.
【用法 用量】 9~15g을 달여서 服用한다.〈外用〉煎液으로 씻는다.

싸리나무 胡枝子 *Lespedeza bicolor* TURCZ.

落葉灌木으로 높이가 3m에 달하고 잎은 3出複葉이며 卵形 또는 倒卵形이고 끝의 小葉은 길이 1.5~7cm, 나비 1~4cm이다. 側小葉은 비교적 작고 밑부분은 차차 뾰족해지는 형 또는 圓形이고 끝은 보통 둥글면서 뭉툭하고 약간 微突形이며 가장자리는 밋밋하고 윗면은 綠色에 털이 있고 밑면은 비교적 색이 엷고 柔毛가 성기게 있다가 뒤에는 없어진다. 總狀花序는 葉腋 또는 가지끝에 달리며 꽃은 紅紫色이고 길이 1~3mm로서 털이 약간 있다. 꽃받침통은 絹毛

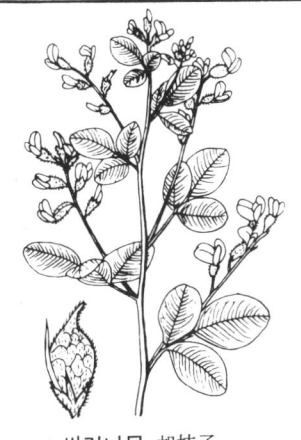
싸리나무 胡枝子
Lespedeza bicolor

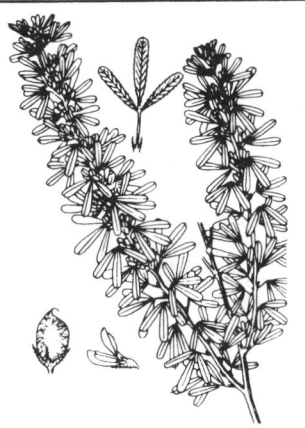
비수리 鐵掃把
Lespedeza cuneata

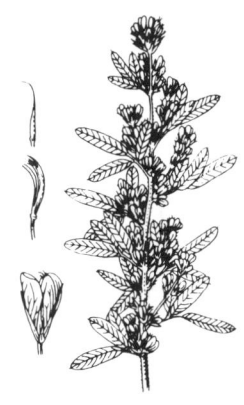
왕비수리
Lespedeza davurica

가 있으며 얕게 4개로 갈라지고 뒤의 것이 다시 2개로 갈라진다. 花冠은 紫色인데 길이는 꽃받침의 3.5~4倍이고 수술은 10개가 2體를 이루고 암술은 1개, 花柱는 안쪽으로 구부러졌다. 꼬투리는 廣楕圓形이고 끝이 부리처럼 길고 伏毛가 약간 있으며 種子는 腎臟形 비슷하고 갈색 바탕에 짙은 斑點이 있다. 開花期는 7~8月, 結實期는 10月이다. 山野에 나고 全國에 분포한다.【處方用名】① 莖 또는 葉은 胡枝子 ② 根 또는 根皮는 胡枝子根이다.

❶ **胡枝子** (호지자)〈救荒本草〉隨軍茶・荊條: 싸리나무의 줄기 또는 잎이다. 7~8月에 採取하여 햇볕에 말리거나 신선한 것을 쓴다.

〔性味 歸經〕 味는 甘하고 性은 平하다. 心, 肝經에 들어간다.

〔成分〕 Quercetin, kaempferol, trifolin, isoquercitrin, orientin, isoorientin, homo-orientin 등을 함유한다.

〔藥效 主治〕 潤肺, 淸熱, 利水, 淋通의 效能이 있다. 百日咳, 肺熱咳嗽, 鼻出血, 淋病을 치료한다.【用法 用量】9~15 g(신선한 것은 60 g 까지)을 달여서 服用한다.

❷ **胡枝子根** (호지자근)〈江西民間草藥〉: 싸리나무의 뿌리 또는 根皮이다. 4~10月에 채취한다.

〔藥效 主治〕 류머티性痺痛, 打撲傷, 赤白帶下, 流注(筋・骨의 化膿症), 腫毒을 치료한다.【用法 用量】15~30 g을 달여서 服用한다.〈外用〉곱게 가루 내어 調合해서 塗布한다. 腰膝疼痛의 治療에는 胡枝子根, 猪肉의 赤肉 各 2兩, 黃酒 半斤에 물 1잔을 붓고 뭉근한 불로 천천히 달여서 2回 分服한다.

비 수 리 鐵掃把 *Lespedeza cuneata*(DuM. Cours.) G. Don
　　　　　왕비수리　*L. davurica* (Laxm.) Schindl. (=*Trifolium davuricum* Laxm.)

多年草로서 半灌木 모양이며 全體에 絹毛가 있고 줄기는 곧게 섰으며 上部는 가지가 많이 갈라졌고 높이 1 m 내외이다. 3出複葉은 互生하여 밀집하였고 葉柄은 매우 작고 線狀의 쐐기形

이고 끝은 鈍形인데 혹 切形에 작고 날카로운 尖頭가 있고 中部 以下부터는 차차 좁아졌다. 윗면은 보통 털이 없고 밑면에는 灰色의 絹毛가 덮고 있다. 꽃은 1~4개가 葉脈에서 달리고 花柄은 매우 짧다. 小苞片은 卵形이고 꽃받침은 길이 3~4mm에 5개로 깊이 갈라졌고 裂片은 線狀 切形으로 柔毛에 덮여 있다. 花冠은 나비 모양이고 黃白色 또는 紫色의 斑點이 있는 것도 있고 下部의 꽃다발에서 나고 일반적으로 꽃잎이 없다. 旗瓣은 楕圓形에 갈고리가 있고 龍骨瓣은 많이 구부러지지 않았다. 10개의 수술은 2體이고, 萼은 5갈래로 뾰족하게 째어졌으며 裂片은 披針形이고 길이 약 2~3mm이다. 협과는 다소 球形이고 그 속에 1개의 種子가 들어 있다. 開花期는 7~8月이다. 산기슭 이하의 들에 나며 全國 각처에 분포한다. 【處方用名】뿌리가 달린 全草가 夜關門이다.

夜關門(야관문)〈分類草藥性〉拜・馬箒・三葉草・菌患子・封草: 비수리・왕비수리의 뿌리가 달린 全草로 8~9月 開花 時에 採取하여 햇볕에 말리거나 신선한 것을 사용한다.

〔性味 歸經〕 味는 苦辛하고 性은 凉하다. 肺, 肝, 腎經에 들어간다.

〔成分〕 Pinitol, flavonoid, phenol 性 成分, tannin 및 β-sitosterol을 含有한다. Flavonoid에서는 quercetin, kaempferol, vitexin, orientin 등이 分離된다.

〔藥效 主治〕 肝・腎을 補하고 肺陰을 補益하며 散瘀, 消腫 效能이 있다. 遺精, 遺尿, 白濁, 白帶, 喘哮, 胃痛, 勞傷, 小兒疳積, 下痢, 打撲傷, 視力減退, 目赤(結膜炎), 急性乳腺炎을 치료한다. 【用法 用量】15~30g(신선한 것은 30~60g)을 달여서 服用한다. 또는 肉類와 같이 뭉근한 불로 삶아서 服用한다.

괭이싸리 鐵馬鞭 *Lespedeza pilosa* (THUNB.) SIEB. et ZUCC. (=*Hedysarum pilosum* THUNB.)

多年草로서 全體에 연한 털이 밀포되었고 줄기는 가는 線 모양이고 길이 60cm이며 地面으로 기어간다. 잎은 互生하고 3出複葉에 總葉柄은 0.5~2cm, 小葉身은 廣楕圓形 내지는 倒卵形이고 잎 밑부분은 뭉툭하거나 둥글며 끝은 둥글기도 하고 오목 들어가기도 하였으며 선단이 약간 볼록 내밀어졌고 거치가 없으며 托葉은 披針形이고 끝이 날카롭다. 總房花序는 腋生하고 總花軸 및 小花柄은 매우 짧다. 小苞片은 披針形, 꽃받침은 5갈래로 깊게 갈라지고 裂片은 披針形이다. 花冠은 黃白色이고 倒卵形의 旗瓣에는 紫斑이 있고 翼瓣의 先端은 구부러졌고 龍骨瓣은 약간 작으나 갈고리가 모두 달려 있다. 無瓣花는 무리를 지어서 腋生한다. 꼬투리는 卵圓形에 지름 약 3mm, 表面은 白色의 長毛로 덮여 있고 부리가 나와 있다. 開花期는 8~9月, 結實期는 10~11月이다. 숲의 周邊, 草原 등의 양지에서 나고 제주도 및 황해도 이남에 분포한다. 【處方用名】全草가 鐵馬鞭이다.

鐵馬鞭(철마편)〈植物名實圖考〉: 괭이싸리의 全草이다.

〔藥效 主治〕 體力이 衰弱하고 身熱이 오래도록 내리지 않은 症狀, 痧症(甚한 吐瀉下痢)에 의한 腹部脹滿痛, 水腫, 癰疽, 指疔을 치료한다. 【用法 用量】15~18g을 달여서 服用한다.〈外用〉술에 담갔다가 짓찧어서 붙인다.

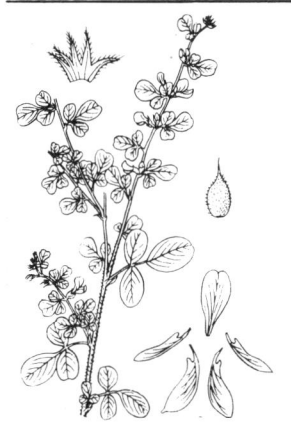
괭이싸리 鐵馬鞭
Lespedeza pilosa

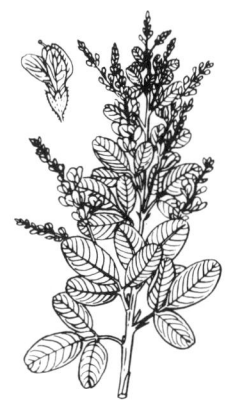
올싸리 馬拂帚
Lespedeza thunbergii

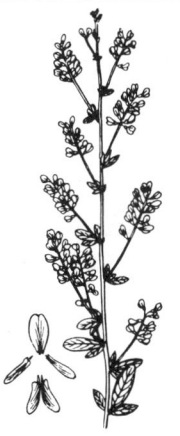
개싸리 山豆花
Lespedeza tomentosa

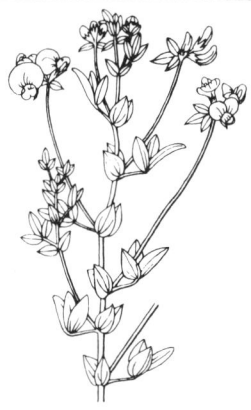
벌노랑이 牛角花
Lotus corniculatus
var. *japonicus*

올 싸 리 馬拂帚 *Lespedeza thunbergii* (DC.) NAKAI (=*L. formosa* (VOG.) KOEHNE)

直立性의 低木으로 높이 1~2m쯤 자란다. 햇 가지에는 細毛가 있다. 複葉에 小葉은 3개이고 卵形이거나 卵狀 楕圓形 혹은 楕圓狀 披針形에 끝은 급하게 뾰족해졌거나 圓鈍形 혹 약간 오목하게 들어간 작은 突起가 있다. 밑부분은 쐐기形이고 下面에는 짧은 柔毛가 밀생하였다. 總狀花序는 腋生이거나 單生 혹은 여러 개가 圓錐狀으로 배열하였고 總花柄은 짧은 柔毛가 밀생하였다. 小苞片은 卵狀 披針形이거나 狹矩形 혹은 線形이고 긴 柔毛에 싸여 있다. 꽃받침잎과 꽃받침통은 길이가 같거나 약간 긴 편이고 黃綠色의 짧은 柔毛가 밀생하였고 裂片은 卵形에 披針形이다. 花冠은 紫紅色이거나 白色에 길이 1~1.2cm이며, 滿開하였을 때의 龍骨瓣은 旗瓣보다 길거나 같고 花柄은 짧다. 꼬투리는 卵形, 倒卵形 또는 披針形이고 銹色의 짧은 柔毛가 밀생하였다. 開花期는 7~9月이다. 草原에 나며 栽植도 한다. 【處方用名】① 莖과 葉은 美麗胡枝子 ② 花는 美麗胡枝子花 ③ 根은 美麗胡枝子根이다.

❶ **美麗胡枝子**(미려호지자)〈廣西藥植名錄〉: 올싸리의 줄기와 잎이다. 봄부터 가을 사이에 채취한다.

〔**性味**〕 味는 苦하고 性은 平하다.

〔**藥效 主治**〕 小便不通을 치료한다. 올싸리의 신선한 莖葉 30~60g을 달여서 服用한다.

❷ **美麗胡枝子花** (미려호지자 화)〈福建中草藥〉: 올싸리의 꽃으로 가을에 採取한다.

〔**性味**〕 味는 苦하고 性은 平하다.

〔**藥效 主治**〕 淸熱 凉血의 效能이 있다. 肺熱에 의한 咳嗽時出血, 血便을 치료한다.【用法 用量】신선한 것 30~60g을 달여서 服用한다.

❸ **美麗胡枝子根** (미려호지자근)〈廣西藥植名錄〉: 올싸리의 뿌리로 年中 수시로 採取한다.

〔**性味**〕 味는 苦하고 性은 平하다.

〔**藥效 主治**〕 淸肺熱, 祛風濕, 散瘀의 效能이 있다. 肺癰(肺膿瘍, 肺壞疽 등), 류머티性疼痛 打撲傷을 치료한다.

개 싸 리 山豆花 *Lespedeza tomentosa* (Thunb.) Sieb.ex Maxim.

落葉 半灌木으로 높이 60～100 cm 이며 가지가 많이 갈라지며 小枝는 黃褐色의 突起毛에 덮여 있다. 잎은 互生하고 葉柄은 짧고 3 出되었으며 小葉은 長楕圓形이거나 楕圓形이고 잎 밑부분은 둥글며 끝도 둥글고 선단이 약간 오목하게 들어갔거나 약간 내밀었고 거치가 없고 길이 약 2～6 cm 이다. 總狀花序는 腋生하고 花柄은 褐色의 突起毛로 덮여 있다. 花柄은 매우 짧고 小苞片은 線形이거나 卵狀 線形이다. 꽃받침은 5 개로 깊게 갈라졌고 裂片은 披針形에 突起毛가 덮고 있다. 花冠은 黃白色, 旗瓣은 龍骨瓣과 길이가 같거나 약간 길다. 無瓣花는 腋生하고 花柄은 없고 모여서 豆花가 된다. 豆果는 납작한 圓形이고 그물맥이 있다. 開花期는 8 月, 結實期는 9～10 月이다. 山野에서 나며 全國에 분포한다.【處方用名】根이 小雪人蔘이다.

小雪人蔘(소설인삼)〈貴州民間藥物〉: 개싸리의 뿌리로 가을에 채취한다.

〔**性味**〕 味는 甘하고 性은 平하다.

〔**成分**〕 Flavonol 의 quercetin 配糖體와 trifolin 이 함유되어 있다.

〔**藥效 主治**〕 補滋, 健脾, 補虛의 效能이 있다. 虛勞, 虛腫을 치료한다.【用法 用量】30 g 을 달여서 服用하거나 또는 肉과 함께 뭉근한 불로 삶아 먹는다.

벌노랑이 牛角花 *Lotus corniculatus* L. var. *japonicus* Regel

多年生 草本으로 높이 30 cm 에 達한다. 줄기는 가늘고 길며 모여 나고 누워 있거나 비스듬히 올라갔다. 잎은 互生하고 葉柄이 있고 3 出하였으며 小葉은 楕圓形 또는 倒卵形이고 잎 밑부분은 쐐기形이며 끝은 둥글고 선단이 급히 뾰족해졌으며 길이 약 1 cm 이고 葉柄 밑에 잎 모양의 托葉이 나 있다. 꽃은 선황색이며 3～4 개가 나란히 頂生하여 傘形花序를 이룬다. 밑부분은 3 개의 葉狀苞片에 의하여 지탱되고 있다. 꽃은 길이 1～1.4 cm, 꽃받침은 黃綠色, 膜質에 가깝고 內外에 긴 硬毛가 있다. 꽃받침잎은 5 개로 披針形이며 꽃받침통과 길이가 같거나 약간 긴 편이다. 花冠은 黃色이나 乾燥되면 藍綠色으로 된다. 旗瓣은 倒卵形으로 약간 긴 갈고리가 있다. 翼瓣은 龍骨瓣보다 약간 길고 龍骨瓣은 약 135°로 구부러졌다. 수술은 10 개가 2 묶음으로 되었고 子房은 無柄, 花柱는 길고 구부러져 있고 柱頭는 頂生한다. 꼬투리는 褐色에 矩圓形으로 길이 3 cm 이며 곧고 두 조각으로 벌어져서 많은 黑色의 種子가 나온다. 開花期는 5～7 月, 結實期는 8～9 月이다. 들의 풀밭이나 밭둑의 양지쪽에 나며 全國에 분포한다.【處方用名】根 및 全草가 百脈根이다.

百脈根(백맥근)〈唐本草〉柏脈根: 벌노랑이의 뿌리와 全草이다. 5～6 月에 채취하여 햇볕에 말린다.

〔**性味 歸經**〕 味는 甘 苦하고 性은 微寒하며 無毒하다. 肺, 大腸經에 들어간다.

〔**藥效 主治**〕 下氣, 止渴하며 熱과 虛勞를 제거하고 不足을 補하는 效能이 있다. 感氣, 咽喉炎, 大腸炎, 血便, 痢疾을 치료한다.【用法 用量】9～18 g 을 달여서 服用하거나 또 술에 담가 服用하거나 散劑로 하여 服用한다.

자주개자리 紫苜蓿　*Medicago sativa* L.

개자리 南苜蓿　*M. hispida* GAERTNER (=*M. polymorpha* L.)

多年生 草本으로 主根은 길이 2~5 m에 達한다. 根莖이 발달하고 덩굴이 있는 것과 없는 것이 있고 줄기는 30~100 cm이고 곧게 섰으며 가지가 갈라졌고 털이 거의 없고 속은 비어 있다. 잎은 互生하며 3回複葉인데 小葉身은 倒卵形, 長圓形에 길이는 2.5 cm이며 上部의 끝에는 톱니가 있다. 小葉의 선단에는 中脈이 돌출하였다. 葉柄은 길고 편평하며 매끄럽다. 托葉은 크고 花柄은 葉腋에서 뻗고 꽃은 總狀花序이고 줄기끝의 잎 사이로부터 긴 花柄이 나와 花柄 끝에 밀착하며 엷은 紫色의 꽃이 多數이다. 花冠은 나비 모양이고 밑이 약 9~10 mm이며, 萼은 鐘形이고 5 갈래로 찢어졌으며 裂片은 좁고 뾰족하며 같은 모양이다. 꼬투리는 螺旋形으로 2~3회 말리며 털이 있고 여러 개의 種子가 들어 있다. 알팔파(alfafa)라고 하는 牧草이다. 開花期는 7~8 月이다. 유럽이 原產으로 들에 나며 재배한다.【處方用名】① 全草가 苜蓿 ② 根은 苜蓿根이다.

❶ 苜 蓿 (목숙)〈名醫別錄〉莜蓿・光風草：자주개자리・개자리의 全草로 여름, 가을에 採取하여 햇볕에 말리거나 신선한 것 그대로 쓴다.

〔性味〕 味는 苦하고 性은 平하다.

〔成分〕 紫苜蓿에는 saponin, lucernol, sativol, coumesterol, formonoretin, daidzein 등의 isoflavon 誘導體, tricin, citrulline, canaline이 함유되어 있다. 乾燥重量으로 蛋白質 21.8~37.6%, 糖 4.0~9.5%가 함유되어 있다. 잎에는 β-methyl-d-glucoside, ononitol, l-galactoheptulose가 함유되어 있고 이 외에 잎과 줄기에는 모두 pectin 酸이, 꽃에는 anthocyanin이 함유되어 있다. 꽃의 揮發成分에는 linalool, myrcene, limonene이 있고 種子에는 homostachydrine, stachydrine이 있다.

〔藥理〕 자주개자리에서 抽出된 tricin은 Guinea pig의 摘出腸管에 대하여 弛緩作用이 있으나 다만 羊의 경우에는 腹部膨隆(鼓腸)을 일으키지 않는다. Tricin은 2×10^{-5}의 濃度일 때 토끼의 摘出小腸의 收縮을 현저하게 억제한다. 4 mg의 tricin은 *in situ*의 토끼의 小腸腔에 注射하면 蠕動收縮을 느리게 한다. Methyl tricin은 토끼의 摘出小腸에 대하여 뚜렷한 作用은 없으나 만약에 먼저 浴管 중에 加하여 두면 가볍게 tricin의 작용에 拮抗한다. 자주개자리의 신선한 잎을 飼料로 하면 動物에 重度의 鼓腸을 일으켜 胃腸 내의 氣壓이 매우 커져서 橫膈 및 血管을 압박하여 動物을 窒息死시킨다.

〔藥效 主治〕 脾胃를 다스리고 大・小腸을 利하고 膀胱結石을 내리게 하는 效能이 있다. 五臟을 利하고 惡性熱毒邪氣를 제거하고 尿酸性 膀胱結石을 치료한다. 膀胱結石에 신선한 개자리(南苜蓿) 120~150 g을 生汁을 내어 服用한다.【用法 用量】90~150 g을 汁을 내어 服用하거나 6~9 g을 가루 내어 服用한다.

❷ 苜蓿根 (목숙근)〈唐本草〉：자주개자리・개자리의 뿌리이다.

〔性味〕 味는 苦하고 性은 寒하다.

〔成分〕 자주개자리의 뿌리에는 糖類가 함유되었고 뿌리의 分泌物 중에는 amino 酸이 함유

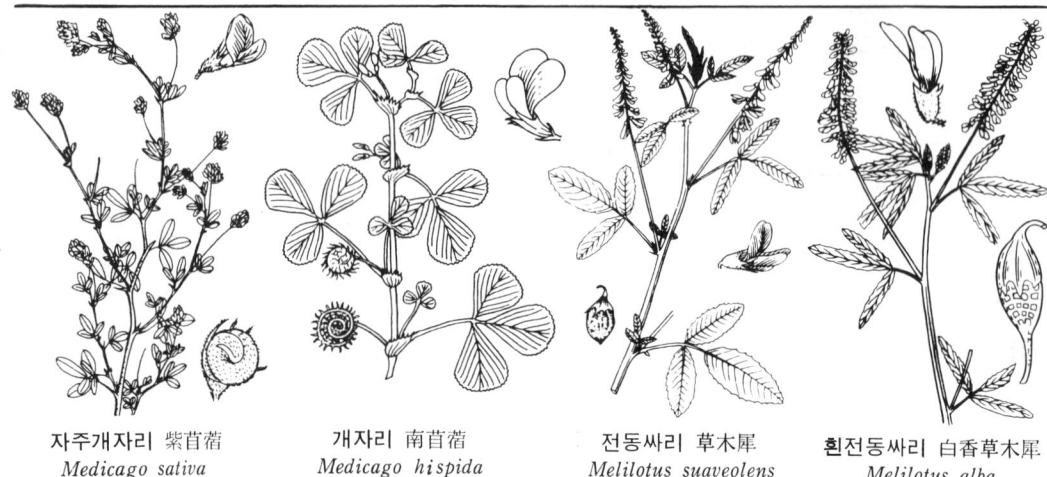

| 자주개자리 紫苜蓿 | 개자리 南苜蓿 | 전동싸리 草木犀 | 흰전동싸리 白香草木犀 |
| Medicago sativa | Medicago hispida | Melilotus suaveolens | Melilotus alba |

되어 있다. 그 중에는 α-aminoadipin 酸 및 다른 未知의 amino 酸 2種類가 함유되어 있다.

〔藥理〕 자주개자리의 뿌리는 黃色포도球菌에 대하여 약한 抗菌作用이 있고 大腸菌에 대해서는 작용이 없다.

〔藥效 主治〕 祛濕, 淸熱, 利尿의 效能이 있다. 黃疸, 尿路結石, 夜盲症을 치료한다.【用法 用量】15～30 g을 달여 복용하거나 生汁을 내어 服用한다. 夜盲症에 신선한 南苜蓿根 30 g을 깨끗이 씻어서 삶아 뿌리와 煎汁을 같이 服用한다. 1日 1回씩 服用하였더니 6例 중 4例가 治癒되었다.

전동싸리 草木犀 *Melilotus suaveolens* LEDEB.   흰전동싸리 白香草木犀 *M. alba* DESR.

越年生 草本으로 높이 60～120 cm 이다. 줄기는 곧게 섰으며 가지가 많이 갈라졌고 3出羽狀複葉이 互生하며 小葉은 長楕圓形 또는 倒披針形에 밑부분은 쐐기형이며 끝은 뭉툭하고 밑부분에서 위로 가장자리에는 톱니가 드문드문 나 있다. 總葉軸은 길이 1～2 cm, 托葉은 線形에 길이 약 5 cm쯤 된다. 總狀花序는 腋生 또는 頂生하며 길고 섬세하고 黃色의 꽃이 多數 달린다. 꽃은 작고 길이 3～4 mm, 苞片과 短柄이 있다. 꽃받침은 鐘形이며 5개로 갈라지고 花冠은 나비 모양의 黃色이고 旗瓣은 長楕圓形으로 翼瓣보다 길며 翼瓣은 뭉툭하다. 수술은 10개이며 9개는 連合하여 있고 암술은 1개이다. 莢果는 倒卵形에 아래로 드리워져 있고 그물 무늬가 있고 털이 없으며 種子는 1개이고 開花期는 7～8月이다. 歸化植物로서 砂丘, 野濕地, 草原, 海邊에 나고 全國에 분포한다.【處方用名】① 全草는 辟汗草 ② 根은 臭苜蓿根이다.

❶ 辟汗草 (벽한초)〈植物名實圖考〉野苜蓿·眞東利利 : 전동싸리·흰전동싸리의 全草로 開花期에 채집하여 그늘에 말린다.

〔性味〕 味는 辛苦하고 性은 凉하다.

〔成分〕 전동싸리에는 精油, coumarin 이 함유되어 있고 또 脂肪油 3.5～6.3 %, pectin 7.1 %, lignin 3.16 %가 含有되어 있다. 흰전동싸리에는 coumarin 酸, o-coumar 酸, p-coumar 酸, umbelliferone, scopoletin, melilotoside (o-coumaric acid-β-d-glucoside), coumar 酸-β-d-glucoside, melilotic acid glucoside(o-hydroxy hydro 桂皮酸 glucoside) 및 glycine, serine, leucine, iso leucine, proline, phenylalanine, cystine, cystein, methionine, arginine, histidine, alanine, valine, riein, glutamic acid, threonine, asparagic acid, tyrosine이 함유되어 있다. 根·莖에는 p-coumar酸, o-coumar酸, chlorogen酸, caffein酸이 含有되었다. 잎과 새싹에는 melilotic acid(o-hydroxyhydrocinnamic acid), melilotic acid glucoside, o-coumar酸-β-d-glucoside, melilotoside, esculetin이 含有되어 있고 莖, 葉에는 $C_{16}-C_{30}$까지의 酸과 $C_{24} \cdot C_{26} \cdot C_{28}$의 alcohol로 이루어진 蠟도 함유되어 있다. 신선한 꽃에는 robinoside 등의 flavonoid 配糖體가 함유되었다. 種子에는 melilotoside와 4種類의 terpenoid 配糖體 등이 含有되어 있다.

〔藥理〕 전동싸리에는 抗 malaria 作用이 있다. 적당한 藥을 쓰면 血片檢査를 陰性으로 바꿔주고 malaria 原蟲의 形態를 파괴하고 소멸시킬 수 있다. 印度 전동싸리에는 coumarin이 含有되어 있으며 少量이면 毒性이 크지 않지만 大量이면 惡心, 嘔吐, 眩暈, 心臟抑制 및 四肢冷症을 일으킨다. 葉, 莖, 根에서 抽出된 것에는 結核菌의 成長을 抑制한다. 뿌리에는 saponin이 함유되어 있어 溶血作用을 한다(pH 5~6일 때).

〔藥效 主治〕 淸熱, 解毒, 化濕, 殺蟲의 效能이 있다. 暑熱胸悶, 말라리아, 痢疾, 淋病, 皮膚瘡瘍을 치료한다. 【用法 用量】9~15g을 달여 服用한다. 〈外用〉태워서 煙氣로 燻한다.

❷ 臭苜蓿根 (취목숙근) 〈陝西中草藥〉: 전동싸리·흰전동싸리의 뿌리이다. 늦여름에서 초가을에 캐어 씻은 후 햇볕에 말린다.

〔性味〕 味는 微苦하고 性은 平하다.

〔成分〕 Chlorogen酸, caffein酸, p-coumar酸, o-coumar酸이 함유되어 있다.

〔藥效 主治〕 淸熱, 解毒의 효능이 있다. 淋巴腺節結核에 臭苜蓿根 30~60g을 白酒 500g에 담갔다가 1주일 후에 1回 1잔씩, 1日 3回씩 服用한다.

미 모 사 (잠풀) 含羞草 *Mimosa pudica* L.

多年生 亞灌木狀 草本이지만 우리나라에서는 1年生 草本으로 높이 20~50cm이며 드문드문 나온 날카로운 가시와 거꾸로 돋은 많은 刺毛가 있다. 잎은 互生하고 葉柄이 길며 2쌍의 羽片이 손바닥 모양으로 배열되었으며 小葉은 多數이고 접촉하면 오무려져서 아래로 늘어진다. 小葉은 線形이고 가장자리가 밋밋하며 托葉이 있고 刺毛가 散生하고 葉柄은 없다. 頭花에는 긴 柄이 있고 葉腋에 單生하거나 2~3개가 모여서 달린다. 꽃은 淡紅色으로 모여 달리고 꽃받침은 鐘形에 짧은 齒裂이 있고 花冠의 下部는 合生하고 上部는 4裂하고 三角形이다. 수술은 4개, 花絲는 길게 뻗는다. 子房에는 짧은 柄이 있고 花柱는 絲狀, 柱頭는 頂生한다. 꼬투리는 편평하고 약간 밖으로 굽었고 多數이고 끝에 부리 모양으로 된 3~5개의 마디가 있으며 1개의 마디에 種子가 하나씩 들어 있다. 成熟期가 되면 마디가 脫落하고 刺毛가 있는 莢緣만 남는다. 種子는 廣卵形이다. 開花期는 7~8月이다. 觀賞植物로 栽培한다. 【處方用名】① 全草는 含羞草 ② 根은 含羞草根이다.

❶ **含羞草**(함수초)〈嶺南採藥錄〉喝呼草: 미모사의 全草이다. 여름 開花期에 채취하여 햇볕에 말린다.

〔**性味 歸經**〕 味는 甘하고 性은 寒하며 有毒하다. 肺, 肝, 胃經에 들어간다.

〔**成分**〕 全草에는 flavonoid 配糖體, phenol 類, amino 酸, 有機酸이 함유되어 있는 외에 mimosine, mimosine-o-β-d-glucoside가 含有되어 있다. 잎에는 actomyosin에 유사한 筋收縮性 蛋白質이 含有되어 있고 種子의 含油率은 약 17%, 性質은 大豆油와 비슷하고 油中 脂肪酸의 組成은 linolenic acid 0.4%, linoleic acid 51%, oleic acid 31%, palmitic acid 8.7%, stearic acid 8.9%로 이루어졌고 외에 不鹼化物이 2.5% 含有되어 있으며 이것은 주로 cholesterin이다.

〔**藥理**〕 Mimosine을 含有하고 있는 植物을 말(馬) 등의 動物에 먹이면 脫毛가 된다. Mimosine은 一種의 毒性 amino 酸으로 볼 수 있는데 構造는 tyrosine과 비슷하고 그 毒性作用은 tyrosine의 酵素系의 作用을 억제하므로써 혹은 몇 가지의 중요한 蛋白質 중의 tyrosine의 位置가 뒤바꿔지므로써 일어난다. 飼料 중에 0.5~1.0%의 mimosine이 含有되었으면 Mouse의 生長停滯, 脫毛, 白內障을 일으킨다. 사람이 이 鹽基가 함유된 植物을 먹으면 頭髮이 갑자기 빠진다.

〔**藥效 主治**〕 淸熱, 安神, 消積, 解毒의 效能이 있다. 腸炎, 胃炎, 不眠, 小兒疳積, 目의 熱腫疼痛, 深部膿腫, 帶狀疱疹을 치료한다.【用法 用量】15~30g을 달여 복용하거나 肉類와 같이 삶아서 먹는다.〈外用〉짓찧어서 粉末로 하여 붙인다.

❷ **含羞草根**(함수초근)〈雲南中草藥〉: 미모사의 뿌리이다. 여름에서 가을 사이에 採取하여 깨끗이 씻어 햇볕에 말린다.

〔**性味**〕 味는 澁微苦하고 性은 溫하다.

〔**成分**〕 건조된 뿌리에서는 alkaloid, lacton 性物質 및 flavonoid 配糖體가 함유되어 있다.

〔**藥理**〕 1. 鎭咳, 祛痰作用: Mouse에 뿌리의 煎劑를 服用시켰더니 확실한 鎭咳作用은 있으나(ammonia 噴霧法) 祛痰作用은 뚜렷하지 않았다(Phenol red 法).

2. 抗菌作用: 뿌리는 *in vitro*에서 黃色포도球菌, 白色포도球菌에 대하여 비교적 강한 抑菌作用을 가졌고 大腸菌에 대해서도 作用이 있으나 肺炎雙球菌, α型連鎖球菌 및 Influenza 菌에 대한 作用은 미약하다.

〔**藥效 主治**〕 止咳, 化痰, 利濕 和胃, 消積의 效能이 있다. 慢性氣管支炎, 류머티性疼痛, 慢性胃炎, 小兒의 消化不良을 치료한다.【用法 用量】9~15g을 달여서 服用한다. 또는 술에 담가 服用한다.

덩굴팥 赤小豆 *Phaseolus calcaratus* ROXB. (= *Vigna umbellata* (THUNB.) OHWI et OHASHI)
팥 赤豆 *P. angularis* (WILLD.) W.F. WIGHT

반덩굴성 一年生 草本으로 원줄기는 곧추섰고 윗부분에서 덩굴로 되어 길게 뻗고 털이 있거나 없다. 잎은 互生하고 3出複葉에 葉柄이 길고 小葉은 3개로 卵形 또는 3角狀 卵形이며 끝은

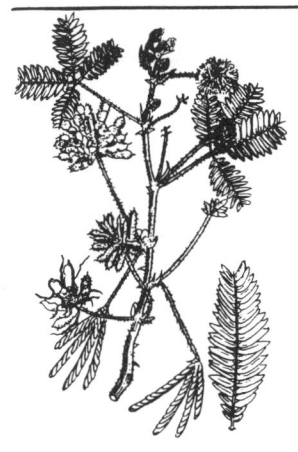
미모사 含羞草
Mimosa pudica

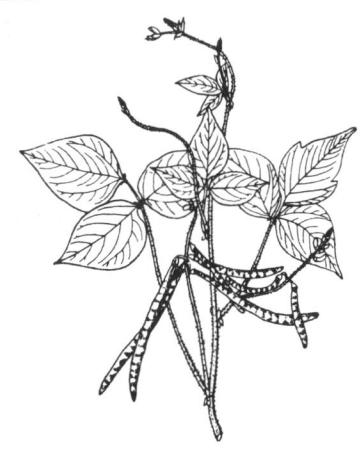
덩굴팥 赤小豆
Phaseolus calcaratus

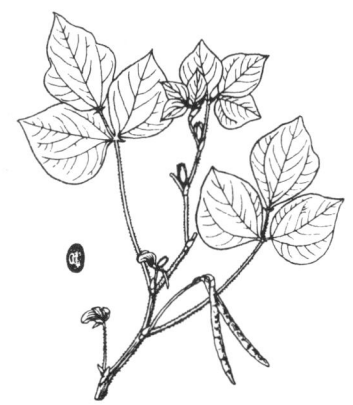
팥 赤豆
Phaseolus angularis

뾰족하고 밑부분은 넓은 三角形 또는 거의 圓形에 가깝다. 가장자리는 밋밋하거나 얕게 3개로 갈라지고 兩面에는 털이 없고 葉脈上에 털이 드문드문 나 있다. 小葉柄은 길고 托葉은 披針形이고 끝이 둔하며 小托葉은 線狀 披針形이다. 花序는 葉腋에서 1~3개씩 나오고 花梗과 더불어 끝에서 꽃이 總狀으로 달리며 黃色이다. 旗瓣은 둥글고 끝이 퍼지며 龍骨瓣은 굵고 수술은 10개 암술은 1개, 龍骨瓣과 더불어 螺旋狀으로 말린다. 꼬투리는 線狀이고 편평한 圓柱形, 種子는 圓柱狀 長楕圓形으로 赤色 또는 연한 黃色이며 오목한 種臍가 있다. 開花期는 8月이다. 栽培한다. 【處方用名】① 種子를 赤小豆 ② 花는 赤小豆花 ③ 發芽한 種子는 赤小豆芽 ④ 葉은 赤小豆葉이다.

❶ 赤小豆 (적소두) 〈神農本草經〉 赤豆・紅豆: 덩굴팥・팥의 種子이다. 8~9月에 성숙한 꼬투리를 따서 種子를 꺼내 햇볕에 말린다.

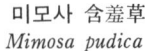
赤小豆藥材

〔性味 歸經〕 味는 甘酸하고 性은 平하다. 心, 肝, 腎經에 들어간다.

〔成分〕 100g 중에 蛋白質 20.7g, 脂肪 0.5g, 炭水化物 58g, 粗纖維 4.9g, 灰分 3.3g, calcium 67mg, 燐 305mg, 鐵 5.2g, thiamine 0.31mg, riboflavine 0.11mg, nicotinic acid 2.7mg이 含有되어 있다.

〔藥效 主治〕 利水, 祛濕, 和血, 排膿, 消腫, 解毒의 效能이 있다. 水腫, 脚氣, 黃疸, 下痢, 血便, 癰腫을 치료한다. 【用法 用量】 9~30g을 달여서 服用한다. 또는 散劑로 하여 쓴다. 〈外用〉 신선한 것을 갈아서 調合하여 붙인다.

〔禁忌〕 性이 津液을 逐除하므로 長期間 服用하면 體內의 水分을 감소시킨다. 또 長服하면 몸이 야윈다. 뱀에 물렸을 때는 그로부터 100日 내에는 먹지 말아야 한다.

❷ 赤小豆花 (적소두화) 〈藥性論〉: 덩굴팥・팥의 꽃으로 여름에 採取한다.

〔性味〕 味는 辛하고 性은 平하다.

〔藥效 主治〕 淸熱, 止渴, 解毒, 酒醉覺醒의 效能이 있다. 말라리아, 痢疾, 糖尿病, 飮酒에 의한 頭痛, 痔漏下血, 丹毒, 疔瘡 등을 치료한다. 【用法 用量】 煎劑나 散劑로 하여 服用한다.

〈外用〉粉末로 만들어 撒布한다.

❸ 赤小豆芽(적소두아)〈本草綱目〉: 덩굴팥・팥의 種子에 물을 주어서 發芽시킨 것이다.

〔藥效 主治〕 血便, 姙娠胎漏를 치료한다. 【用法 用量】 달여서 服用하거나 散劑로 服用한다.

❹ 赤小豆葉(적소두엽)〈名醫別錄〉: 덩굴팥・팥의 잎이다.

〔藥效 主治〕 頻尿, 遺尿를 치료한다. 【用法 用量】 달여서 服用하거나 汁을 내어서 服用한다.

〈本草綱目〉 小豆는 小便을 通利하지만 藿(葉)은 小便을 澁하게 한다.

녹 두 綠豆 *Phaseolus radiatus* L. (=*P. aureus* ROXB.)

一年生 草本으로 곧추서는 것과 끝이 덩굴성으로 되는 것도 있으며 淡褐色의 긴 剛毛가 전체를 싸고 있다. 잎은 互生하며 긴 葉柄 끝에 3개의 小葉이 달리고 側生葉은 廣披針形으로서 짧은 葉柄이 있으며 頂小葉은 卵狀 圓形이고 가장자리는 밋밋하고 小托葉은 끝이 길게 뾰족해진다. 總狀花序가 腋生하고 苞片은 卵形 또는 卵狀의 長楕圓形에 긴 剛毛가 있다. 꽃은 綠黃色이고 꽃받침은 비틀린 鐘形에 萼齒는 4개가 있고 가장 아래 것이 길다. 旗瓣은 心臟形이고 翼瓣은 서서히 좁아져서 갈고리가 된다. 龍骨瓣의 갈고리는 切形이고 1개에는 뿌리가 있다. 수술은 10개이고 2묶음으로 되었고 子房은 無柄이고 긴 剛毛가 밀생하였다. 꼬투리는 겉에 굳센 털이나 돌기가 있으며 수평으로 퍼지고 種子는 楕圓形이며 綠色 또는 갈색으로 그물 무늬가 있다. 開花期는 8月이다. 東南亞 原産으로 전국적으로 栽培한다.【處方用名】① 種子는 綠豆 ② 花는 綠豆花 ③ 물에 담가 發芽시킨 새싹은 綠豆芽 ④ 種皮는 綠豆皮 ⑤ 澱粉은 綠豆粉 ⑥ 葉은 綠豆葉이다.

❶ 綠 豆(녹두)〈開寶本草〉靑小豆: 녹두의 種子이다. 8月 상순 種子가 익었을 때 種子만을 채취하거나 全株를 뽑아서 말려 가지고 種子를 떨어 挾雜物을 제거한다.

〔性味 歸經〕 味는 甘하고 性은 凉하다. 心, 胃經에 들어간다.

〔成分〕 100 g 중에는 蛋白質 22.1 g, 脂肪 0.8 g, 炭水化物 59 g, calcium 49 mg, 燐 286 mg, 鐵 3.2 mg, carotenoid 0.22 mg, vitamin B_1 0.53 mg, vitamin B_2 0.12 mg, nicotinic acid 1.8 mg이 含有되어 있다.

〔藥效 主治〕 淸熱, 解毒, 消暑, 利水의 效能이 있다. 暑熱煩渴, 水腫, 下痢, 丹毒, 癰腫을 치료하고 解熱劑의 毒을 푼다. 【用法 用量】 15～30 g을 달여서 服用한다. 또는 粉末을 만들거나 生汁을 내서 服用한다.〈外用〉곱게 가루 낸 粉末을 調合하여 붙인다.

〔配合 禁忌〕 現在 食用할 때는 綠豆의 껍질을 제거하고 먹는다. 壅氣가 적은 때나 疾病의 治療에는 껍질을 제거하지 말아야 한다. 榧子의 殼은 相反하여 사람을 害한다. 脾胃虛寒, 滑泄(消化機能의 衰弱 및 寒에 의한 下痢)에는 服用을 忌한다.

❷ 綠豆花(녹두화)〈本草綱目〉: 녹두의 꽃이다.

〔藥效 主治〕 酒毒을 풀어 주는 效能이 있다. 【用法 用量】 30～60 g을 달여서 服用한다.

❸ 綠豆芽(녹두아)〈本草綱目〉: 녹두를 물에 담가 發芽시킨 새싹이다.

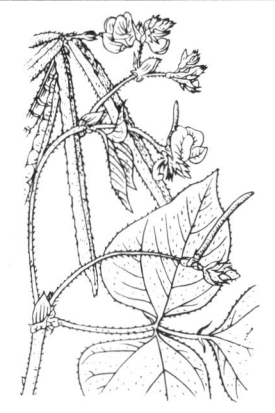
녹 두 綠豆
Phaseolus radiatus

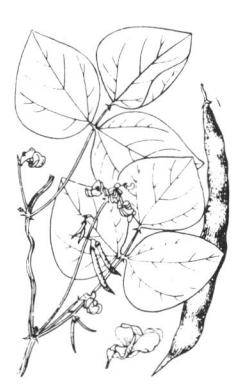
덩굴강낭콩 龍爪豆
Phaseolus vulgaris

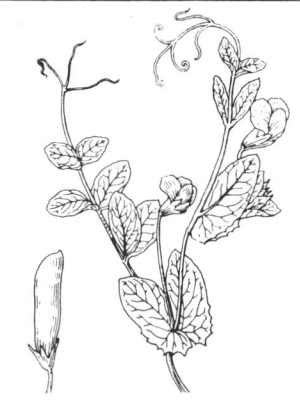
완 두 豌豆
Pisum sativum

〔性味〕 味는 甘하고 性은 寒하며 無毒하다.

〔藥效 主治〕 酒毒과 熱毒을 풀어주고 三焦를 利한다. 【用法 用量】 9~12 g을 달여 服用한다.

〔禁忌〕 脾胃虛寒에는 長服을 忌한다.

❹ 綠豆皮(녹두피)〈本草綱目〉: 녹두의 種皮이다. 녹두를 물에 불렸다가 種皮를 비벼서 벗긴다. 그러나 보통 녹두가 發芽한 뒤에 種皮를 벗겨서 陰乾한다.

〔性味〕 味는 甘하고 性은 寒하며 無毒하다.

〔藥效 主治〕 熱毒을 풀고 目翳를 치료한다. 風熱을 다스리고 斑疹을 化하고 腫脹을 消한다. 4.5~12g 을 달여서 복용하거나 散劑로 하여 쓴다.

❺ 綠豆粉(녹두분)〈本草綱目〉: 녹두의 種子에 물을 加하여 갈아서 만든 澱粉이다.

〔性味〕 味는 甘하고 性은 凉, 平하며 無毒하다.

〔藥效 主治〕 清熱, 解毒의 效能이 있다. 初期의 癰疽瘡腫, 火傷, 打撲傷을 치료하고 熱藥과 飮食物의 諸毒을 풀어준다.

❻ 綠豆葉(녹두엽)〈本草綱目〉: 녹두의 잎이다.

〔性味〕 味는 苦하고 性은 寒하며 無毒하다.

〔藥效 主治〕 吐瀉(嘔吐와 下痢), 斑疹(發疹), 疔瘡, 疥癬을 치료한다. 【用法 用量】 15~30 g을 짓찧어서 汁을 내어 服用한다. 〈外用〉 짓찧어서 천으로 싸서 患部를 문지른다.

덩굴강낭콩 龍爪豆 *Phaseolus vulgaris* L.   강낭콩 *P. vulgaris* L. var. *humilis* ALEF.

一年生의 덩굴성 草本으로 줄기에는 짧은 柔毛가 나 있다. 托葉은 卵狀 披針形이고 小托葉은 矩形 또는 線形이다. 3出複葉에 小葉身은 廣卵形 내지는 菱卵形이며 양측의 小葉은 기울어져 있고 끝은 뾰족하거나 또는 길게 뾰족하며 가느다란 尖頭가 있고 밑부분은 넓은 쐐기형이거나 둥근형이다. 兩面에는 脈에 따라서 털이 나 있다. 總狀花序는 腋生하고 잎보다 짧다. 苞片은 卵形이고 융기한 脈이 있다. 꽃은 白色, 또는 黃色, 紫黃色, 紅色 등이고, 꽃받침은 술잔 모양이며 끝이 5개로 갈라지지만 왼쪽 2개는 붙어 있고 旗瓣의 윗부분은 젖혀져서 서며 龍骨瓣은 線形

으로서 꼬인다. 수술은 10개이고 암술은 1개이며 龍骨瓣과 더불어 螺旋狀이다. 꼬투리는 다소 굽고 種子는 圓形 또는 楕圓形에 褐色 또는 白色이며 光澤이 있다. 開花期는 7～8월이다. 熱帶 아메리카產으로 栽培植物이다. 【處方用名】種子가 白飯豆이다.

白飯豆 (백반두)〈陸川本草〉菜豆·龍爪豆·雲藊豆·四季豆: 덩굴강낭콩·강낭콩의 種子이다. 果實이 成熟하였을 때에 採取한다.

〔性味〕 味는 甘淡하고 性은 平하다.

〔成分〕 種子에는 glucoprotein이 含有되어 있고 糖分은 mannose, glucosamine, arabinose, xylose 및 fucose인데 蛋白部分은 cystein이 아주 少量 含有되어 있고 大量의 芳香族 amino 酸이 含有되어 있다. 또 사람의 赤血球凝集素를 含有하고 있다.

〔藥理〕 白飯豆 또는 菜豆 屬의 種子 중에 含有되어 있는 植物赤血球凝集素(PHA)는 일종의 蛋白質 또는 polypeptide이다. 製品에는 PHA-M, PHA-P가 있어서 사람의 赤血球를 凝集한다.

〔藥效 主治〕 滋養, 解熱, 利尿, 消腫의 效能이 있다. 水腫, 脚氣를 치료한다.

완 두 豌豆 *Pisum sativum* L.

一年生의 덩굴성 草本으로 全體에 털이 없고 白粉을 품어내고 높이는 1m에 달한다. 羽狀複葉은 互生하고 葉軸의 끝은 羽狀으로 갈라진 덩굴손으로 된다. 托葉은 小葉보다 크며 반으로 갈라진 心臟形이고 톱니가 약간 있는 밑부분이 서로 겹쳐 있다. 小葉은 卵形 또는 楕圓形이며 가장자리가 밋밋하고 때로는 톱니가 약간 있고 끝이 갈라진 心臟形이고 톱니가 약간 있는 밑부분이 서로 겹쳐진다. 花柄은 葉腋에서 나오고 葉柄보다 짧다. 꽃은 1～3개가 달리고 白色 또는 紫色이다. 꽃받침은 5개로 갈라져서 끝까지 남아 있고 旗瓣은 젖혀져서 서며 끝이 약간 파지고 翼瓣과 龍骨瓣은 合生하였다. 수술은 10개인데 9개와 1개의 2體로 되었고 花柱는 편평하고 안쪽에는 수염이 있다. 꼬투리는 長楕圓形이며 길이 5cm 정도로서 種子는 5개 정도 들어있다. 開花期는 5月이다. 유럽產으로 栽培植物이다. 【處方用名】種子가 豌豆이다.

豌 豆 (완두)〈紹興證類本草〉: 완두의 種子이다.

〔性味 歸經〕 味는 甘하고 性은 平하다. 脾, 胃經에 들어간다.

〔成分〕 種子에는 phytoagglutinins, abscisin Ⅱ 및 gibberellin A_{20}이 함유되어 있고 미숙한 種子에는 4-chloroindolyl-3-acetyl-*l*-asparatic acid monomethy ester가 含有되어 있다. 豆果에는 gibberellin이 含有되어 있다.

〔藥效 主治〕 和中, 下氣, 小便을 利하며 瘡毒을 解하는 效能이 있다. 霍亂轉筋, 脚氣, 癰腫을 치료한다. 【用法 用量】 달여서 服用한다.

파 고 지 補骨脂 *Psoralea corylifolia* L.

一年生 草本으로 높이 40～90cm이며 全體가 黃白色의 털과 黑褐色의 腺點에 덮여 있다. 줄기는 곧게 자라며 단단하고 세로로 稜線이 있다. 잎은 互生하고 廣卵形이거나 三角狀 卵形이고

끝은 둥글거나 뭉툭하며 가장자리에는 크고 거친 톱니가 있고 잎의 兩面은 모두 뚜렷한 黑色의 腺點이 있고 白色의 絨毛에 덮여 있다. 꽃은 多數가 밀집하여 頭狀에 가까운 總狀花序를 이루고 花軸은 腋生하며 길이 6~10 cm 이고 꽃받침은 鐘形이고 밑부분이 癒合하여 管狀으로 되어 있다. 花冠은 나비 모양에 淡紫色이거나 黃色이고 旗瓣은 넓은 倒卵形, 翼瓣은 넓은 線形, 龍骨瓣은 楕圓形으로 끝은 鈍形에 약간 안쪽으로 구부러졌다. 수술은 10개가 한 묶음으로 되었고 葯은 작다. 암술은 1개, 子房은 上位로 倒卵形이거나 線形이며 花柱는 絲形이다. 꼬투리는 楕圓形에 꽃받침이 남아 있고 果皮는 黑色인데 種子가 딱 붙어 있다. 種子는 1개이고 香臭와 生臭가 있다. 開花期는 7~8月, 結實期는 9~10月이다. 中國 南部에서 自生하며 淸州에서 소량 栽培한다.【處方用名】果實이 補骨脂이다.

補骨脂(보골지)〈雷公炮炙論〉破故紙·胡韭子·婆固脂·補骨鵄 : 파고지의 果實이다. 가을에 果柄과 같이 果實을 따서 햇볕에 말려 果實을 떨어내고 挾雜物을 제거한다.【修治】《補骨脂》 挾雜物을 제거하고 깨끗이 씻어 햇볕에 말린다.《鹽補骨脂》깨끗이 씻은 補骨脂에 鹽水를 攪拌하여 약간 적셔 약한 불로 약간 볶아 通風이 잘 되는 곳에서 말린다(補骨脂 50 kg : 鹽 1.4 kg) 적당한 沸騰水를 타서 濁氣를 가라앉힌다. 또 補骨脂를 하룻밤 술에 담갔다가 아침 10시부터 오후 4시까지 3일 동안 흐르는 물에 담갔다가 말려서 쓴다.

〔性味 歸經〕 味는 辛하고 性은 溫하다. 腎經에 들어간다.

〔藥材〕 건조된 果實은 편평한 楕圓形 혹은 腎臟形에 가깝고 길이 3~5 mm, 지름 2~4 mm 이며 두께 약 1.5 mm 로서 中央이 微凹形, 表面은 흑색에 가느다란 그물 모양의 주름과 가는 腺點이 있다. 淡褐色 또는 淡黃褐色에 油脂分이 많고 향기가 조금 있고 苦味가 있다. 粒子가 크고 흑색에 낱알이 堅實하고 挾雜物이 없는 것이 良品이다.

〔成分〕 果實에는 精油 약 20 %, 有機酸 $C_{40}H_{45}O_{10}$, 一種의 methylglucoside, alkali 可溶 樹脂, 不揮發性 terpene 油, saponine이 함유되어 있고 種子에는 coumarin 類의 psoralen 과 isopsoralen(angelicin)이 含有되어 있다. 이외에 精油, 樹脂, 脂肪油가 함유되었고 꽃에는 脂肪油, 精油, sterol, alkaloid 등이 함유되어 있다. 本植物에는 또 raffinose 가 함유되었다.

〔藥理〕 1. 心臟血管系에 대한 影響 : 補骨脂의 果實에는 一種의 chalcone(補骨脂 B素)이 함유되어 있다. Guinea pig·토끼·고양이·Rat 등의 摘出 心臟의 冠狀血管을 확장하는데 그 작용은 khellin 의 4배 정도 강하고 또 下垂體後葉 hormone 의 冠狀動脈收縮作用에 拮抗한다.

2. 抗菌作用 : 補骨脂 種子의 抽出液에는 in vitro 에서 포도당 및 streptomycin 등에 耐性이 있는 포도球菌에 대하여 모두 抑菌作用을 가졌다. 補骨脂는 사하로후氏倍養基上에서 곰팡이에 대하여 일정한 作用을 가졌고 tincture 劑는 煎劑보다 作用이 강하다.

3. 補骨脂의 粗抽出液은 白癜風(白斑, 白皮症), 乾癬을 치료할 수 있다. 그 有效成分은 psoralen 이라는 것이 판명되었고 毒性은 매우 약하다.

4. 平滑筋에의 影響 : 補骨脂 種子의 抽出液은 摘出 및 in vitro 腸管에 대하여 흥분작용이 있고 Guinea pig 의 摘出子宮에 대하여 弛緩作用을 가졌다.

5. 女性 hormon 樣作用 : 암Rat 에 매일 補骨脂 種子의 乾燥粉末 0.35 g 및 0.175 g 을 飮料

에 混合하여 주었더니 膣의 角化細胞를 증가시켰다.

〔藥效 主治〕 補腎, 助陽의 效能이 있다. 腎虛冷瀉, 遺尿滑精, 小便頻數, 陽痿, 腰脚冷痛, 虛寒喘嗽를 치료하고 外用으로는 白癜風을 치료한다. 【用法 用量】 4.5～9g을 달여서 服用한다. 또는 丸劑, 散劑로 하여 服用한다. 〈外用〉 粉末로 하거나 술에 담가 붙인다.

〔配合 禁忌〕 陰虛火旺에는 忌한다. 甘草는 相惡, 諸血은 忌하고 胡桃·胡麻를 얻으면 良하다. 陰虛火動에서 오는 夢精, 尿血, 小便短澁, 目赤, 口苦, 舌乾, 大便乾燥秘結, 內熱에 인한 渴症, 火昇目赤, 易飢, 嘈囃, 濕熱痲痺, 脫力倦怠와 陰虛下陷, 內熱煩渴, 眩暈氣虛, 姙娠心胞熱, 大小便秘澁者는 사용을 忌한다.

칡 葛 *Pueraria thunbergiana* (SIEB. et ZUCC.) BENTH. (=*P. lobata* (WILLD.) OHWI)

多年生 蔓莖植物로 길이는 10m 나 뻗어 나가며 전체에는 黃褐色의 굵은 털로 싸여 있다. 根莖은 肥大하고 多肉質이다. 잎은 互生하고 葉柄은 길고 小葉은 菱狀 圓形이며 길이와 지름이 각 10～15cm 로서 털이 있고 가장자리가 밋밋하거나 얕게 3개로 갈라진다. 葉柄은 길이 10～20 cm 로서 털이 있으며 托葉은 披針形이고 中央 부근에 붙어 있으며 15～20 mm 로서 일찍 떨어진다. 總狀花序는 腋生하며 꽃은 밀집하고 苞片은 좁은 線形이고 小苞片은 線狀 披針形이다. 豆形의 꽃은 藍紫色이거나 紫色이고 15～19cm 로서 꽃받침은 5개로 갈라졌고 萼齒는 披針形이다. 꼬투리는 廣線形이고 편평하며 길이 6～9cm, 나비 7～10 mm 로서 黃褐色의 길고 딱딱한 털이 밀생하고 種子는 卵圓形이고 편평하며 赤褐色으로 광택이 있다. 開花期는 8月, 結實期는 9～10月이다. 山地나 草原의 陰濕地에 흔히 나며 全國에 분포한다. 【處方用名】① 塊根은 葛根 ② 藤莖은 葛蔓 ③ 葉은 葛葉 ④ 花는 葛花 ⑤ 種子는 葛穀 ⑥ 건조한 가루는 葛粉이다.

❶ 葛 根 (갈근) 〈神農本草經〉 乾葛·甘葛·粉葛·葛麻茹: 칡의 塊根이다. 봄, 가을에 뿌리를 캐어 外皮를 벗겨서 햇볕에 말린다. 【修治】《葛根》물에 불려서 썰어 햇볕에 말린다. 《煨葛根》솥에 麩皮를 연기가 날 정도로 볶아 葛根片을 넣고 그 위에 麩皮를 덮고 葛根片이 짙은 黃色이 되도록 볶아(葛根 50kg : 麩皮 12.5kg 比率) 체로 쳐서 葛根만을 사용한다.

〔性味 歸經〕 味는 甘辛하고 性은 平하다. 肺, 脾, 胃經에 들어간다.

〔成分〕 葛根에는 isoflavone 成分의 puerarin, puerarin xyloside, daidzein, β-sitosterol, arackin 酸 또는 多量의 澱粉(신선한 葛根에는 19～20%)이 함유되어 있다.

〔藥理〕 1. 循環系統에 대한 作用: 葛根에서 抽出되는 flavone 은 腦 및 冠狀動脈의 血流量을 증가시키는 기능이 있다. 또 腦下垂體後葉호르몬에 의한 急性心筋乏血에 拮抗하는 것이 인정된다.

2. 鎭痙作用: 葛根은 daizein 이 함유되어 있어 腸管에 대하여 papaverine 樣의 作用을 가진다. 이 鎭痙成分은 히스타민 및 acetyl choline 의 작용에 대하여 拮抗한다. 이 밖에 腸管에 대하여 收縮作用을 가지는 物質(kàssein)도 分離된다.

3. 葛根의 浸劑는 비교적 강한 解熱作用이 있으며 또한 筋肉痙攣을 弛緩할 수 있다.

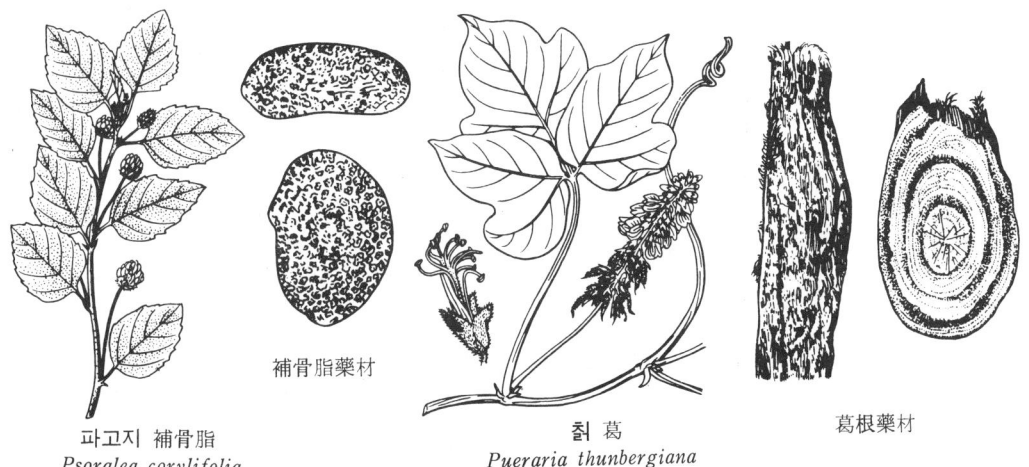

파고지 補骨脂
Psoralea corylifolia

補骨脂藥材

칡 葛
Pueraria thunbergiana

葛根藥材

〔藥效 主治〕 發汗, 解熱, 鎭痙, 解飢, 透疹, 止渴, 止瀉, 升陽의 效能이 있다. 傷寒에 의한 溫熱頭痛으로 목덜미가 굳어지는 것, 煩熱에 따른 消渴, 泄瀉, 痢疾, 癍疹不透, 高血壓, 心絞痛(狹心症), 難聽을 치료한다.【用法 用量】4.5～9g을 달여서 또는 生汁으로 服用한다.〈外用〉 짓찧어서 붙인다.

❷ 葛 蔓 (갈만)〈唐本草〉: 칡의 덩굴이다.

〔藥效 主治〕 癰腫, 喉痺를 치료한다.【用法 用量】6～9g(신선한 것은 30～60g)을 달여서 服用하거나 혹은 燒存性을 粉末하여 服用한다.〈外用〉燒存性을 粉末하여 調合하여 붙인다.

❸ 葛 葉 (갈엽)〈名醫別錄〉: 칡의 잎이다. 잎에는 robinin 0.17～0.35%가 함유되어 있다.

〔藥效 主治〕 切傷出血에 葛葉을 비벼서 부드럽게 하여 붙인다.

❹ 葛 花 (갈화)〈名醫別錄〉: 칡의 꽃이다. 8月 상순 무렵, 꽃이 滿開하기 전에 따서 莖葉을 제거하고 햇볕에 말린다.

〔性味〕 味는 甘하고 性은 凉하다.

〔藥效 主治〕 酒毒을 풀어 술을 깨게 하는 效能이 있다. 傷酒에 의한 發熱, 煩渴, 惡心, 食慾不振, 嘔逆吐酸, 吐血, 內痔 및 腸風下血을 치료한다.【用法 用量】4.5～9g을 달여서 또는 丸劑, 散劑로 하여 服用한다.

❺ 葛 穀 (갈곡)〈神農本草經〉: 칡의 種子이다.

〔性味〕 味는 甘하고 性은 平하며 無毒하다.

〔成分〕 種子에는 油分 15% 및 γ-glutamyl-phenylalanine이 含有되어 있다.

〔藥效 主治〕 酒毒을 풀어주고 補心, 淸肺하는 효능이 있고 下痢를 치료한다.【用法 用量】9～15g을 달여서 服用한다.

❻ 葛 粉 (갈분)〈開寶本草〉: 칡의 塊根을 물로 갈아서 맑는 웃물을 제거한 다음 침전물을 건조한 가루이다.

〔性味〕 味는 甘하고 性은 大寒하며 無毒하다.

〔成分〕 葛粉을 分析하면 澱粉 76.144%, 蛋白質 0.082%, cellulose 0.36%, 無機成分 0.224%와 水分 19.546%이다.

〔藥效 主治〕 生津, 止渴, 淸熱, 除煩의 效能이 있다. 煩熱, 口渴, 熱瘡, 喉痺 등을 치료한다.

여우콩 鹿藿 *Rhynchosia volubilis* LOUR.

多年生의 덩굴성 草本으로 전체에 褐色의 거친 털이 밀포됐고 덩굴줄기는 길며 다른 것에 감긴다. 잎은 互生하며 3出複葉이고 葉柄은 길다. 小葉은 倒卵形 또는 倒卵狀 菱形이며 끝은 급히 뽀족한데 先端은 뭉툭하며 길이 약 6cm이다. 頂生하는 小葉은 圓形에 가깝고 끝은 급히 뾰족하고 윗면에는 짧은 柔毛가 드문드문 나고 밑면에는 긴 柔毛와 淡黃色의 투명한 腺點이 빽빽하게 덮고 있다. 托葉은 線狀 披針形이고 꽃은 總狀花序로서 腋生하였으며 10개 정도의 꽃이 달린다. 꽃은 黃色이고 꽃받침은 낫 모양이고 5갈래로 찢어졌으며 花冠은 螺旋狀이고 길게 나왔으며 龍骨瓣에는 긴 부리가 있다. 수술은 10개이며 2體로 되고 葯은 1室, 子房은 下位, 胚珠는 2개, 花柱는 길고 밑부분은 구부러지고 털이 나 있고 柱頭는 頭狀이다. 꼬투리는 楕圓形 또는 圓形이며 길이 약 1.5cm이며 黑色에 光澤이 있는 種子가 1~2개 있다. 開花期는 8~9月이다. 산이나 들에 나며 제주도, 강원도, 全南, 황해도에 분포한다. 【處方用名】 ① 莖葉은 鹿藿 ② 根은 鹿藿根이다.

❶ 鹿 藿 (녹곽)〈神農本草經〉鹿豆·野綠豆 : 여우콩의 莖葉으로 8~9月에 採取하여 햇볕에 말려서 건조한 곳에 보관한다.

〔性味 歸經〕 味는 苦하고 性은 平하며 無毒하다. 心, 肝, 大腸經에 들어간다.

〔藥效 主治〕 涼血, 解毒의 效能이 있다. 頭痛, 腰疼 및 腹痛, 産褥熱, 瘰癧, 癰腫, 流注(身體의 深部에 생기는 惡性腫瘍)를 치료한다. 【用法 用量】 9~15g을 달여서 服用한다. 〈外用〉 짓 찧어서 붙인다.

❷ 鹿藿根 (녹곽근)〈湖南藥物志〉: 여우콩의 根이다.

〔藥效 主治〕 小兒의 疳積, 婦人의 痛經, 瘰癧, 癰癧을 치료한다.

아까시나무 刺槐 *Robinia pseudo-acacia* L. (=*Pseudo-acacia odorata* MOENCH)

落葉 喬木으로 높이 25m 前後가 되는 것도 있다. 樹皮는 褐色이고 깊게 파진 홈이 있다. 가지에는 침 모양의 가시가 나 있다. 잎은 奇數羽狀複葉이 互生하고 小葉은 7~19개이며 楕圓形 또는 長卵形으로 끝은 圓形 또는 뭉툭한 형이고 밑부분은 圓形이거나 넓은 쐐기형이며 가장자리는 밋밋하다. 꽃은 白色이고 좋은 香氣가 나고 밀생하여 總狀花序를 이루고 아래로 늘어진다. 花軸에는 털이 있고 花柄은 7mm로서 털이 밀생하였다. 꽃받침은 종 모양이고 얕게 5개로 갈라지고 花冠은 나비 모양이고 旗瓣, 翼瓣, 龍骨瓣으로 이루어졌는데 旗瓣의 밑부분에는 1개

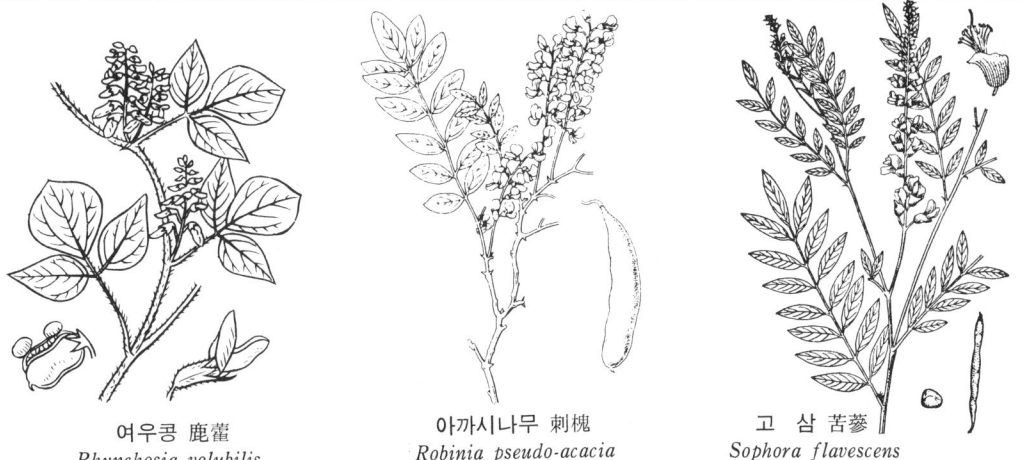

여우콩 鹿藿
Rhynchosia volubilis

아까시나무 刺槐
Robinia pseudo-acacia

고 삼 苦蔘
Sophora flavescens

의 黃斑이 있다. 수술은 10개가 2體로 되고 子房은 圓筒狀, 花柱는 頭狀, 끝에는 絨毛가 있다. 꼬투리는 편평하고 광선형이며 익으면 적갈색이 되고 種子는 4~10개가 들어 있다. 種子는 腎臟形이며 흑갈색이다. 開花期는 5~6月이다. 北美原產이며 全國 山野에 栽植 또는 자생 분포한다. 【處方用名】花가 刺槐花이다.

刺槐花 (자괴화) 〈貴州民間方藥集〉: 아까시나무의 꽃이며 6~7月에 채취한다.

〔成分〕 꽃에는 canaline, tannin, flavonoid, ricin이 含有되어 있고 꽃의 蜜에는 糖 0.37% 및 asparagin酸, glutamic acid, histidine, alginine, lysine, ornithine, leucine, phenylalanine, valine, tyrosine, proline 및 threonine 등 多種의 amino酸이 함유되어 있다. 신선한 잎에는 vitamin C 119.3mg%가 含有되었다 未成熟 種子 및 그 외측의 堅皮에는 canaline이 含有되어 있고 種子에는 phytohemagglutinine이 함유되어 있다.

〔藥效 主治〕 大腸下血, 喀血을 멈추게 하고 또 紅崩을 치료한다. 【用法 用量】 9~15g을 달여서 服用한다.

고 삼 (너삼) 苦蔘 *Sophora flavescens* AIT. (=*S. angustifolia* SIEB. et ZUCC.)

多年生 草本으로 높이 100cm에 달한다. 뿌리는 圓柱狀이며 肥大하고 表面은 黃色이다. 잎은 奇數羽狀複葉은 互生하고 葉柄이 길며 밑부분은 線形의 托葉이 있다. 小葉은 5~21개이고 柄은 짧고 卵狀 楕圓形 내지는 長楕圓狀 披針形이고 끝은 둥글기도 하고 날카롭기도 하며 밑은 둥글고 가장자리는 밋밋하다. 總狀花序는 줄기 위의 가지 끝에 頂生하고 길이 10~20cm이며 짧은 털로 덮여 있다. 苞片은 線形, 꽃은 淡黃白色이고 꽃받침은 조금 찌그러진 鐘 모양이고 끝이 5개로 갈라졌다. 花冠은 나비 모양이고 旗瓣은 다른 꽃보다 조금 길고 끝은 둥글고 수술은 10개이고 花絲는 離生하였으나 밑부분은 癒着하였다. 암술은 1개, 子房은 上位, 花柱는 매우 가늘고 柱頭는 둥글다. 꼬투리는 線形이며 끝에는 긴 부리가 있고 種子는 보통 3~7개, 黑色이며 球形에 가깝다. 開花期는 6~8月이다. 山이나 들의 햇볕이 잘 드는 곳에 나고 전국에 분포한다. 【處方用名】① 根은 苦蔘 ② 種子는 苦蔘實이다.

❶ 苦 蔘 (고삼) 〈神農本草經〉: 고삼의 뿌리이다. 봄과 가을에 채취하는데 가을에 채취한 것이 良品이다. 뿌리를 캐어 根頭와 수염뿌리를 제거하고 깨끗이 씻어서 햇볕에 말린다. 신선한 根을 얇게 썰어서 말린 것을 苦蔘片이라 한다.

〔性味 歸經〕 味는 苦하고 性은 寒하다. 肝, 腎, 大腸, 小腸經에 들어간다.

〔成分〕 뿌리에는 alkaloid의 d-matrine, d-oxymatrine, d-sophoranol, l-anagyrine, l-methyl cytisine, l-baptifoline, l-sophocarpine이 含有되어 있고 또 flavonoid 類의 xanthohumol, isoxanthohumol, 3,4′5-trihydroxy-7-methoxy-8-isopentenylflavone, 8-isopentenyl-kaempferol 등이 含有되었고 줄기와 잎에는 luteoline-7-glucoside가 含有되어 있다.

〔藥理〕 1. 利尿作用: 苦蔘의 煎劑 및 苦蔘에 함유되어 있는 matrine에는 利尿作用이 있다.
2. 抗不整脈作用: 總 flavonoid, oxymatrine 등에는 不整脈에 대한 治療效果가 있다.
3. 抗菌試驗에서 結核菌 및 皮膚絲狀菌을 나타내며 trichomonas 性膣炎, 急性細菌性赤痢, 赤痢아메바症을 치료할 수 있다.

〔藥效 主治〕 淸熱, 燥濕, 殺蟲의 效能이 있다. 熱毒血痢, 腸風下血, 黃疸, 赤白帶下, 小兒肺炎, 疳積, 急性扁桃腺炎, 痔瘻, 脫肛, 皮膚搔痒, 疥癩惡瘡, 陰瘡, 濕痒, 瘰癧, 火傷 등을 치료한다. 【用法 用量】 4.5∼9 g을 달여서 服用한다. 또는 丸劑, 散劑로 하여 사용한다. 〈外用〉 달인 液으로 씻는다.

〔配合 禁忌〕 脾胃虛寒에는 忌한다. 玄蔘은 相使, 貝母·漏蘆·菟絲子는 相惡, 藜蘆는 相反이다.

苦蔘藥材

❷ 苦蔘實 (고삼실) 〈唐本草〉: 苦蔘의 種子이다. 果實이 成熟하였을 때 채취하여 햇볕에 말린다.

〔性味〕 味는 苦하고 性은 寒하다.

〔成分〕 種子에는 14.76%의 油分이 있고 少量의 cytisine이 含有되어 있다.

〔藥效 主治〕 눈을 밝게 하고 健胃劑 또는 蛔蟲驅除劑로 사용된다. 【用法 用量】 0.9∼1.5 g을 粉末로 하여 服用한다. 急性菌痢에 苦蔘實을 粉末로 만들어 Capsule에 넣거나 錠劑로 하여 1日 4回 1回 0.5 g씩 服用한다. 便秘에 苦蔘子 10粒씩 服用한다.

회화나무 槐 *Sophora japonica* L. (=*Stypholobium japonicum* (L.) SCHOTT)

落葉喬木으로 높이 25 m에 達하는 것도 있다. 樹皮는 灰色 또는 深灰色에 거칠며 세로로 갈라진다. 內皮는 鮮黃色이고 臭氣가 난다. 잎은 奇數羽狀複葉이 互生하고 小葉은 7∼15개이고 卵狀 長楕圓形이거나 卵狀 披針形에 끝은 뾰족하고 밑은 뭉툭하거나 둥글고 톱니가 없으며 잎 뒤에는 잔털이 있고 小托葉이 있으며 小葉柄은 짧고 털이 있다. 圓錐花序는 頂生하고 꽃은 乳白色이고 꽃받침은 종 모양이며 5개로 얕게 갈라졌다. 花冠은 나비 모양이며 旗瓣은 넓은 心臟形 짧은 갈고리가 있다. 수술은 10개이고 길이는 고르지 않고 分離되어 있고 子房은 筒狀에 가늘고 긴 털이 나 있다. 꼬투리는 마디가 있고 구슬을 꿰어 놓은 것 같고 綠色에 多肉質이며 種子

회화나무 Sophora japonica —709—

는 1∼6개로서 暗褐色에 心臟形이다. 開花期는 8月, 結實期는 10月이다. 산허리나 평원에 나며 마을 근처에 栽植한다.【處方用名】① 花 및 蕾는 槐花 ② 根은 槐根 ③ 若枝는 槐枝 ④ 根 및 樹皮는 槐白皮 ⑤ 葉은 槐葉 ⑥ 果實은 槐角 ⑦ 樹脂는 槐膠이다.

❶ 槐 花 (괴화) 〈日華子諸家本草〉: 회화나무의 꽃 또는 꽃봉오리이다. 여름에 꽃이 피었을 때 채취한 것을 "槐花"라 하고 꽃이 피어나지 않는 봉오리를 채취한 것을 "槐米"라고 한다. 모두 挾雜物을 제거하고 햇볕에 말린다.【修治】《槐花炭》깨끗이 씻은 槐花를 黑色이 될 정도로 볶아(炒) 淸水를 뿌려서 通風이 잘 되는 곳에서 말린다.

〔性味 歸經〕 味는 苦하고 性은 凉하다. 肝, 大腸經에 들어간다.

〔成分〕 Rutin이 함유되어 있는데 꽃봉오리(蕾)에 함량이 많고 開花되면 적어진다. 또 건조한 蕾에서는 0.4%의 triterpene系의 saponin을 얻을 수 있다. 加水分解에 의해서 betulin, sophoradiol과 포도糖, glucuronic acid를 얻을 수 있다. 또 蕾에서는 槐花米甲素(sorphorin A, hwae-hua-menin A, 14%), 乙素(B, 1.25%), 丙素(C, 0.35%)를 얻을 수 있다. A는 rutin 과는 다른 flavonoid이고 B, C는 sterol이다. 또 tannin質이 함유되어 있고 生花에는 0.66% 가 함유되어 있지만 槐花炭의 tannin 함량은 生花의 약 4배이다.

〔藥理〕 1. 槐花中의 rutin과 그 genin의 quercetin은 毛細血管의 정상적인 抵抗力을 유지시켜 血管의 透過性은 감소시키지만 脆弱性이 증가하여 毛細血管의 탄성을 정상상태로 회복시키므로 止血作用을 나타낸다.

2. 鎭痙 및 抗潰瘍作用에서 quercetin은 腸이나 氣管支의 平滑筋의 張力을 저하시켜 그 鎭痙作用은 rutin의 5배나 되는 것이 X線을 이용한 연구에서 증명되었다. 이외에 血壓을 내리는 작용이 있다.

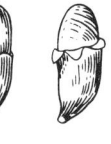

槐米藥材

〔藥效 主治〕 淸熱, 凉血, 止血의 효능이 있다. 腸風에 의한 血便, 痔出血, 血尿, 血淋, 崩漏, 鼻出血, 赤白痢, 風熱로 인한 눈의 充血, 癰疽瘡毒을 치료한다. 또 中風의 豫防에도 사용된다.【用法 用量】6∼15g을 달여서 또는 丸劑, 散劑로 하여 服用한다.〈外用〉달인 液으로 熏洗하거나 粉末을 撒布한다.

〔禁忌〕 脾胃 虛寒에는 사용에 주의를 요한다.

❷ 槐 根 (괴근) 〈名醫別錄〉: 회화나무의 根皮이다.

〔成分〕 d-Maackianin-mono-β-d-glucoside와 dl-maackiain을 함유한다.

〔藥效 主治〕 痔瘡, 喉痺, 蛔蟲病을 치료한다.【用法 用量】30∼60g을 달여 복용한다.〈外用〉달인 液으로 熏洗한다.

❸ 槐 枝 (괴지) 〈名醫別錄〉: 회화나무의 햇가지이다.

〔性味〕 味는 苦하고 性은 平하며 無毒하다.

〔成分〕 Rutin이 함유되어 있다.

〔藥效 主治〕 崩漏帶下, 心痛, 目赤, 痔瘡, 疥瘡을 치료한다.【用法 用量】15∼30g을 달여서 服用한다. 술에 담가 복용하거나 酒浸劑 또 散劑로 하여 사용한다.〈外用〉달인 液으로 熏洗한다. 물로 끓여서 물방울을 받아서 바른다.

❹ **槐白皮** (괴백피)〈藥性論〉: 樹皮 또는 根皮의 靭皮이다.

〔性味〕 味는 苦하고 性은 平하며 無毒하다.

〔藥效 主治〕 祛風, 除濕, 消腫, 止痛의 效能이 있다. 風邪外中, 身體强硬(몸이 굳어지는 것), 皮膚麻痺, 熱病口瘡, 牙疳, 喉痺, 腸風下血, 癰, 痔, 爛瘡, 陰部搔痒痛, 火傷 등을 치료한다. 【用法 用量】6~15 g을 달여서 服用한다.〈外用〉달인 液으로 양치질하거나 熏洗한다. 또는 粉末을 撒布한다.

❺ **槐　葉** (괴엽)〈食療本草〉: 회화나무의 잎으로 봄, 여름에 채취하여 햇볕에 말린다.

〔成分〕 Rutin 痕迹量 4.48%(6.4%라고도 한다)를 함유한다.

〔性味 歸經〕 味는 苦하고 性은 平하며 無毒하다. 足厥陰, 陽明經에 들어간다.

〔藥效 主治〕 驚癎, 實證의 高熱, 腸風, 血小便, 痔瘡, 疥癬, 濕疹, 疔瘡을 치료한다. 【用法 用量】15~30 g을 달여서 服用하거나 散劑로 하여 사용한다.〈外用〉짓찧어서 붙인다.

❻ **槐　角** (괴각)〈本草備要〉: 회화나무의 果實이다. 12月 하순 경에 채취하여 줄기와 果柄 등의 挾雜物을 제거하고 햇볕에 말린다. 【修治】《蜜槐角》 槐角을 약한 불에 볶으면서 꿀물을 뿌려 가지고 外皮에 光澤이 나고 손에 붙어나지 않을 程度로 다시 볶는다(槐角 500 kg : 煉蜜 25 g 의 比率).《槐角炭》깨끗이 씻은 槐角을 외피가 黑色이 되고 속이 老黃色이 될 정도로 볶는다.

〔性味 歸經〕 味는 苦하고 性은 寒하다. 肝, 大腸經에 들어간다.

〔成分〕 9種의 flavonoid 와 isoflavonoid 가 含有되어 있고 그 中에는 genistein, sophoricoside, sophorabioside, kaempferol, glucoside C, sophoraflavonoloside 등이 들어 있다. Rutin 의 含有量은 매우 높은데 특히 幼果에는 48%나 들어 있다.

〔藥理〕 1. 血糖上昇作用: 토끼에 槐角의 extract를 注射하면 1시간 후 血糖이 올라가고 동시에 尿糖이 나타난다. 그러나 그 반응은 일시적인 것이어서 注射한 1日 후에 回復된다.

2. 抗菌作用: 槐角은 殺菌成分이 함유되어 있으므로 포도球菌이나 大腸菌에 對抗한다.

〔毒性〕 槐豆仁 및 外皮가 붙은 槐豆仁으로 엑스(extract)제를 만들어서 토끼에 皮下注射를 하면 赤血球가 감소한다. 外皮가 붙은 槐豆仁이 더 현저하다. 이것은 槐角 중에는 일종의 赤血球를 파괴하는 物質이 함유되었다는 것을 나타내고 있다.

〔藥效 主治〕 清熱, 潤肝, 凉血, 止血의 效能이 있다. 腸風瀉血, 痔出血, 崩漏, 出血性 下痢, 心胸煩悶, 風眩, 陰瘡濕痒을 치료한다. 【用法 用量】6~9 g을 달여서 服用한다. 또는 丸劑, 散劑로 하여 쓴다.〈外用〉燒存性을 調合하여 붙인다.

〔禁忌〕 脾胃虛實者, 姙婦는 忌한다.

槐角藥材

❼ **槐　膠** (괴교)〈嘉祐本草〉: 회화나무의 樹脂이다.

〔性味 歸經〕 味는 苦하고 性은 寒하며 無毒하다. 足厥陰經에 들어간다.

〔藥效 主治〕 일체의 風을 다스리고 涎을 삭힌다. 風의 內動으로 인한 肝臟筋脈의 경련, 急風에 의한 口禁不開, 四肢强直, 脊椎强直, 麻痺, 破傷風에 의한 顔面喎斜를 치료한다. 전 다음 구워서 綿에 싸 귀에 대주면 風에 의한 難聽을 다스린다. 【用法 用量】丸劑나 散劑로 복용한다. 〔禁忌〕 血虛, 氣滯에는 사용을 忌한다.

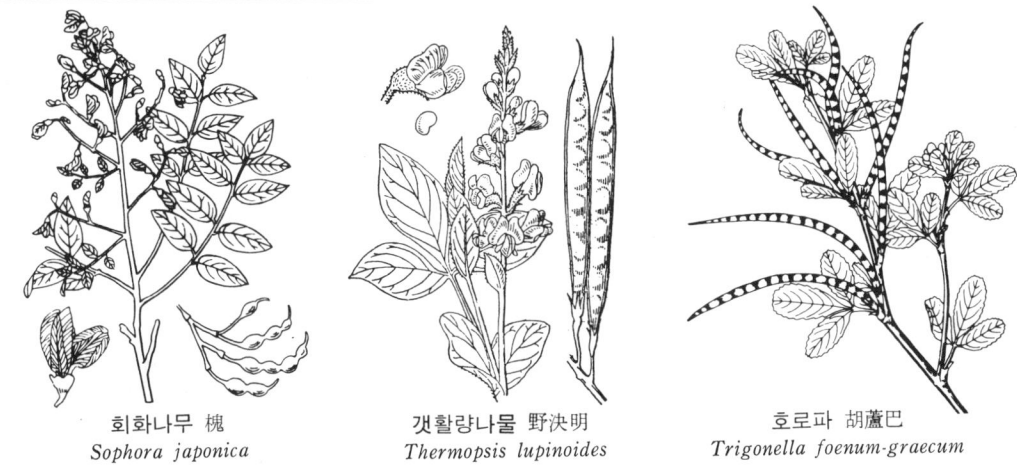

회화나무 槐
Sophora japonica

갯활량나물 野決明
Thermopsis lupinoides

호로파 胡蘆巴
Trigonella foenum-graecum

갯활량나물 野決明 *Thermopsis lupinoides* (L.) LINK (= *T. fabacea* (PALLA) DC.)

多年生 草本으로 높이 40~80 cm 로서 잎은 3出複葉에 小葉은 楕圓形에 약간 菱形이고 끝은 뭉툭하거나 급히 뾰족하고 윗면은 털이 없고 아랫면은 넓게 퍼진 명주실과 같은 털로 싸여 있다. 托葉은 크고 卵形 내지는 披針形이며 길이 2.5~5 cm 로서 끝이 둔하다. 꽃은 가지 끝에 달리며 黃色 꽃이 互生하고 總狀花序를 이루고 있다. 꽃받침의 윗부분 2개의 裂片은 거의 癒着하였고 밑의 3개의 裂片은 분리되어 있다. 花冠은 豆形이고 수술은 10개가 분리되어 있고 苞片은 披針形이다. 꼬투리는 편평한 線形이고 길이 8~10 cm, 나비 0.6~0.7 cm 로서 12~15 개의 黑色 종자가 暗褐色의 柔毛에 들어 있다. 開花期는 5~8 月이다. 햇볕이 잘 드는 산비탈에 나고 北部 海邊에 분포한다. 【處方用名】줄기와 잎, 種子가 野決明이다.

野決明 (야결명)〈高源中草藥治療手冊〉: 갯활량나물의 줄기, 잎 및 種子이다. 여름, 가을에 채취한다.

〔**性味 歸經**〕 有毒하다. 肺, 胃經에 들어간다.

〔**成分**〕 地上 部分에는 總 alkaloid 0.5%가 含有되어 있고 그 중에는 thermopsine, cytisine, pachycarpine 등이 있다. 種皮에는 總 alkaloid 0.56%가 함유되어 있고 種子에는 0.72%가 함유되어 있다.

〔**藥效 主治**〕 解毒, 消腫, 祛痰, 催吐의 效能이 있다. 惡瘡疥癬을 치료한다. 【用法 用量】3~6 g 을 注意하여 服用한다.〈外用〉짓찧어서 붙이거나 粉末을 調合하여 붙인다.

호 로 파 胡蘆巴 *Trigonella foenum-graecum* L.

一年生 草本으로 높이 40~50 cm 줄기는 모여 나며 거의 매끄럽고 光澤이 있고 柔毛가 드문드문 나 있다. 3出複葉이며 小葉은 卵狀 長卵圓形 혹은 廣披針形이고 끝 가까이에 톱니가 있고 兩面에 모두 柔毛가 성기게 나 있다. 작은 葉柄은 길이 1~2 mm 로 總柄의 길이는 6~12 mm 이다. 托葉과 葉柄은 이어져 있고 狹卵形에 끝은 날카롭다. 꽃은 無莖이고 1~2 개가 腋生한다.

꽃받침은 管狀, 萼齒는 5개로서 披針形이고, 花冠은 나비 모양이고 처음에는 白色 뒤에는 서서히 淡黃色으로 되고 밑부분에는 희미한 紫色이 나타난다. 旗瓣은 長楕圓形에 끝에는 缺刻이 있고 밑부분은 뾰족한 楔形, 龍骨瓣은 기울어진 국자形인데 길이는 旗瓣의 1/3이고 翼瓣은 耳形 수술은 10개가 2體이고 子房은 無柄에 柱頭는 頂生한다. 꼬투리는 가늘고 긴 圓筒狀이고 길이 6~11 cm, 나비 0.5 cm 정도이며 柔毛에 싸여 있고 網脈이 있고 끝은 길고 뾰족하다. 種子는 褐色이며 길이는 약 4 mm 이다. 中國 北部地方에 분포한다. 【處方用名】種子가 胡蘆巴이다.

胡蘆巴 (호로파)〈嘉祐本草〉: 胡蘆巴의 種子이다. 가을에 種子가 익었을 때 全草를 채취하여 種子를 털어서 挾雜物을 제거하고 햇볕에 말린다. 胡蘆巴藥材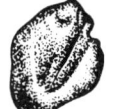

〔藥材〕 種子는 약간 기운 네모형 또는 矩形에 표면은 황갈색 또는 황홍색이고 매끄럽다. 껍질은 얇으며 세로로 切斷하면 胚乳가 있고 이 胚乳를 물에 담그면 粘液狀으로 된다. 香氣는 약하나 분쇄하면 독특한 香氣가 있다. 味는 淡하고 약간 쓰다. 크고 充實하고 挾雜物이 없는 것이 良品이다. 【修治】《鹽炒胡蘆巴》깨끗이 精選한 胡蘆巴에 鹽水를 뿌려서 잘 혼합해 가지고 소리가 나고 황색이 될 정도로 볶(炒)는다. 胡蘆巴 50 kg : 食鹽 12.5 kg 의 比率.

〔性味 歸經〕 味는 苦하고 性은 溫하다. 腎, 肝經에 들어간다.

〔成分〕 種子에는 gentianine, carpaine, choline 0.05%, trigonelline 0.07~0.13%(種子를 淡褐色이 되도록 불에 쬐 말리면 trigonelline 의 2/3 는 nicotinic acid 로 변한다) 등의 alkaloid 가 함유되어 있고 sapogenin 은 주로 diosgenin, yamogenin 과 微量의 tigogenin 이다. 種子에는 一般組成으로 水分 10.3%, 灰分 3.15%, 脂肪 7.61%, 總蛋白 16.97%, 總糖 3.68%, cellulose 6.4%가 포함되어 있다. 脂肪 중의 固體脂肪酸은 92.9%, 揮發性脂肪酸은 1.5%, 不鹼化成分은 0.9%이다. Phosphatidylcholine 은 6.25%, phytosterol 은 약 0.5%이다. 脂肪酸 중에는 주로 linoleic acid 과 palmitic acid 인데 少量의 oleic acid 과 linolenic acid 도 함유되어 있다. 蛋白質 중에는 核蛋白質이 55%이다. 總糖 중에는 주로 galactomannan 이 있고 또 vitamin B_1 320 mg%가 함유되었다. 잎에는 vitamin C 가 약 43 mg%, 全草에는 calcium, 鐵, carotene 등이 풍부하게 들어 있다.

〔藥效 主治〕 腎陽을 補하고 寒濕을 祛하는 效能이 있다. 寒疝, 腹脇脹滿, 寒濕脚氣, 腎虛腰酸, 陰瘻를 치료한다. 【用法 用量】3~9 g 을 달이거나 丸劑 또는 散劑로 하여 服用한다.

〔禁忌〕 陰虛火旺者, 姙婦는 忌한다.

갈퀴나물 山野豌豆 *Vicia amoena* FISCH. (= *V. rapuculus* DEBEAUX)
　　　　　　등갈퀴나물 *V. cracca* L.　　큰갈퀴 *V. pseudo-orobus* FISCH. et MEY.

多年生 덩굴性草本으로 전체에 柔毛가 있고 줄기는 四角形, 높이 50~150 cm로 자란다. 托葉은 반 화살形 또는 반 창形이고 中央에는 비교적 큰 裂齒가 1개 있다. 偶數羽狀複葉에 小葉은 4~6 쌍이며 잎줄기의 끝에는 갈라진 덩굴손이 있다. 小葉은 楕圓形 또는 長圓狀 楕圓形에 길이 15~35 mm, 나비 6~12 mm 로서 끝에 돌기가 약간 있고 托葉은 약간 크며 가장자리에 齒牙狀의 톱

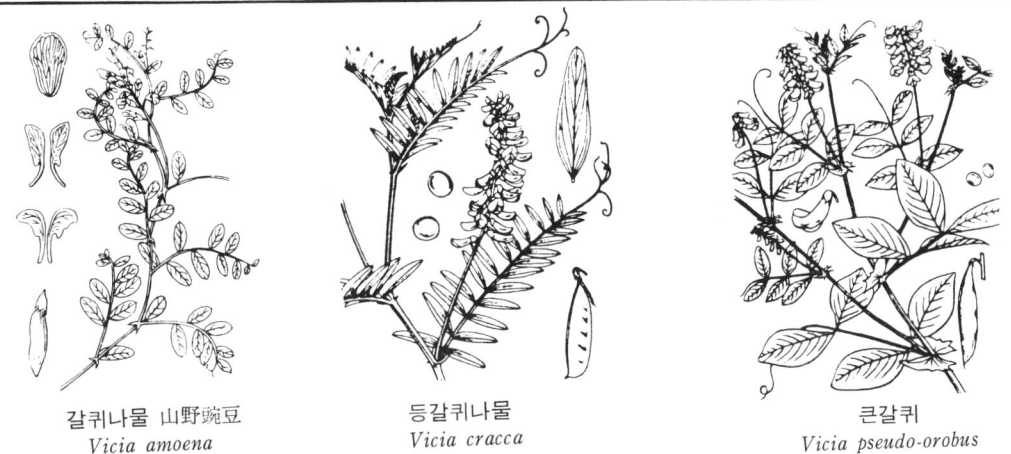

갈퀴나물 山野豌豆
Vicia amoena

등갈퀴나물
Vicia cracca

큰갈퀴
Vicia pseudo-orobus

니가 있다. 總狀花序는 腋生하고 花柄과 꽃받침은 길이가 비슷하고 꽃은 赤紫色, 藍色, 藍紫色 등이 있다. 꽃받침은 鐘形이며 털이 있고 상부의 萼片은 三角形으로 하부의 萼片에 비하여 매우 짧다. 旗瓣은 倒卵形, 翼瓣은 龍骨瓣보다 조금 길고 旗瓣과 거의 같다. 龍骨瓣의 끝은 조금 좁은 편이고 三角形이다. 꼬투리는 長圓狀 菱形이고 種子는 球形에 가깝다. 開花期는 6~9月, 結實期는 7~9月이다. 산이나 들에서 나며 전국에 분포한다. 【處方用名】莖葉이 山野豌豆이다.

山野豌豆(산야완두)〈東北藥植志〉갈퀴나물 및 同屬 近緣植物의 莖葉이다.

〔性味 歸經〕 味는 甘苦하고 性은 溫하다. 脾, 心經에 들어간다.

〔成分〕 種子에는 油 11.55%가 함유되어 있고 등갈퀴나물의 種子에는 anti-A-phytohemagglutinin, trypsin-inhibitor 이 含有되어 있다.

〔藥效 主治〕 祛風濕, 活血, 舒筋, 止痛의 效能이 있다. 류머티즘痛, 閃挫傷, 無名腫毒, 陰囊濕疹을 치료한다. 【用法 用量】6~15g(新鮮한 것은 30~75g)을 달여서 服用한다.

마 마 콩(맥주콩) 蠶豆 *Vicia faba* L.

一年生 草本으로 높이 90cm 정도 자란다. 줄기는 곧게 자라며 分枝하지 않고 四稜이며, 잎은 偶數羽狀複葉이 互生하고 葉柄의 밑부분 양쪽에는 반 화살촉 모양의 托葉이 있고 끝은 뾰족하고 가장 자리에는 白色의 膜質에 톱니가 성기게 나 있다. 小葉은 2~6쌍이며 楕圓形 혹은 廣楕圓形이고 끝은 圓形에 微突起가 있고 가장자리는 밋밋하며 밑부분은 楔形이다. 꽃은 한개 내지 몇개가 腋生하거나 짧은 花柄에 着生하며, 꽃받침은 鐘形이고 5갈래로 째어졌으며 裂片은 좁은 披針形이다. 花冠은 나비 모양이고 旗瓣은 白色에 淡紫色의 脈紋이 있고 翼瓣의 가장자리는 白色, 中央에 黑紫色의 큰 斑點이 있고 楕圓形에 밑부분은 귀 모양의 三角形, 片側에 갈고리가 있다. 수술은 10개 2體이고 암술은 1개, 子房은 無柄無毛이다. 花柱는 가늘고 맨 밑의 背部에 白色의 수염털이 한 묶음 나 있다. 꼬투리는 長圓形에 조금 편평하고 크고 肥厚하며 種子는 둥근 矩形에 편평하다. 開花期는 6~7月이다. 各地에서 栽植한다. 【處方用名】① 種子는 蠶豆 ② 花는 蠶豆花 ③ 種皮는 蠶豆殼 ④ 莢殼은 蠶豆莢殼 ⑤ 莖은 蠶豆莖 ⑥ 葉은 蠶豆葉이다.

콩(荳)과 Leguminosae

❶ **蠶豆**(잠두)〈救荒本草〉胡豆・南豆・羅泛豆: 마마콩의 種子이다. 여름에 豆果가 성숙하여 흑갈색이 되었을 때 채취하여 햇볕에 건조한다.

〔**性味 歸經**〕 味는 甘하고 性은 平하다. 脾, 胃經에 들어간다.

〔**成分**〕 種子에는 vicine(2,6-diamino-4,5-dihydroxy-pyrimidine-5-β-glucoside) 0.5%, 蛋白質 28.1~28.9% 및 phospholipid, choline, pipecolic acid-2가 含有된 외에 phytoagglutinin 이 含有되어 있다. Vicine은 6-燐酸 glucose의 拮抗的沮害로 마마콩中毒 原因의 하나가 된다.

〔**藥理**〕 蠶豆를 먹거나 花粉을 吸入하면 急性溶血性貧血(蠶豆中毒 Favism)을 일으키는 者가 조금 있다(男兒에 많다). 血色素尿, schock, 脫力, 目眩, 胃腸障碍, urobilin 排出量의 증가 등의 症狀이 나타나고 重症이면 顏面蒼白, 黃疸, 嘔吐, 腰痛, 衰弱이 일어난다. 보통 生蠶豆를 攝取한 後 5~24시간에 발생하는데 잘 볶은 蠶豆에서도 일어나는 경우가 있다. 花粉을 吸入하였을 때에는 發作이 더욱 빨리 일어난다. 蠶豆中毒의 원인은 少數人에 나타나는 일종의 선천적인 生化學的 결함이 있기 때문에 일어난다.

〔**藥效 主治**〕 健脾, 利濕의 效能이 있다. 膈食(嚥下困難), 水腫을 치료한다. 【用法 用量】달여서 또는 散劑로 服用한다. 〈外用〉 짓찧어서 붙인다.

〔**禁忌**〕 性滯(諸機能이 停滯된 것), 中氣虛(中焦, 脾胃虛弱)한 者가 服用하면 腹脹을 일으킨다.

❷ **蠶豆花**(잠두화)〈現代實用中藥〉: 開花時에 채취하여 햇볕에 말리거나 불에 쬐어 말린다.

〔**性味**〕 味는 甘하고 性은 平하다.

〔**藥效 主治**〕 凉血, 止血의 效能이 있다. 咳血, 鼻出血, 血痢(鮮血混入의 下痢症), 帶下, 高血壓症을 치료한다. 【用法 用量】6~9g(신선한 것은 15~30g)을 달여서 또는 生汁을 내어 마시거나 삶아서 蒸溜水를 받아 服用한다.

❸ **蠶豆殼**(잠두각)〈本草綱目拾遺〉: 마마콩의 種皮이다. 마마콩을 물에 담가 충분히 불려서 種皮를 벗겨서 햇볕에 말린다.

〔**成分**〕 β-〔3-(β-d-glucopyranosyloxy)-4-hydroxyphenyl〕-l-alanin, l-tyrosin, dopa (3,4-dihydroxyphenyl alanin)가 含有되어 있다.

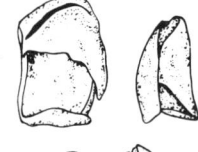

蠶豆殼藥材

〔**藥效 主治**〕 利尿, 滲濕의 效能이 있다. 水腫, 脚氣, 小便不利, 天疱瘡, 黃水瘡을 치료한다. 【用法 用量】9~15g을 달여서 服用한다. 〈外用〉 燒存性을 粉末하여 調合하여 붙인다.

❹ **蠶豆莢殼**(잠두협각)〈食物本草〉: 마마콩의 莢殼이다.

〔**成分**〕 β-〔3-(β-d-glucopyranosyloxy)-4-hydroxyphenyl〕-l-alanin이 含有되어 있고 또 glycerin酸도 含有되어 있다.

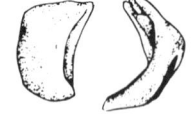

〔**藥理**〕 콩의 꼬투리에는 glycerin酸이 含有되었는데 토끼에 皮下注射를 하면 利尿作用이 있다.

〔**藥效 主治**〕 喀血, 鼻出血, 血尿, 消化道出血, 天疱瘡, 火傷을 치료한다. 【用法 用量】15~30g을 달여서 服用한다. 〈外用〉 숯불로 까맣게 볶아서 粉末을 만들어서 調合한다.

❺ **蠶豆莖**(잠두경)〈民間常用草藥彙編〉: 마마콩의 줄기이다.

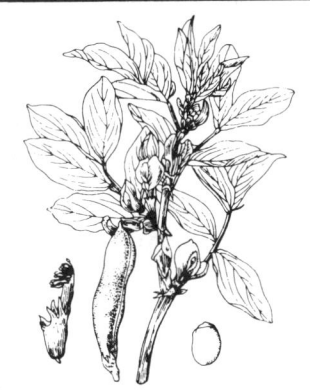
마마콩 蠶豆
Vicia faba

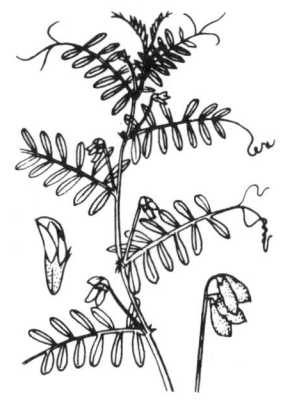
새완두 小巢菜
Vicia hirsuta

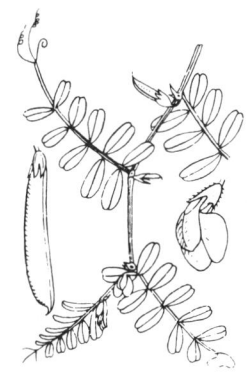
산갈퀴 大巢菜
Vicia sativa

〔成分〕 줄기에는 kaempferol, *p*-amino 安息香酸, fumal 酸, betulin 酸 등이 함유되어 있고 줄기·잎·꽃·콩깍지에는 모두 *d*-glycerin 酸이 함유되어 있다.

〔藥理〕 Glycerin 酸은 利尿作用이 있다.

〔藥效 主治〕 止血, 止瀉의 效能이 있다. 各種 內出血, 下痢, 火傷을 치료한다. 【用法 用量】 15～30g을 달여서 服用한다. 〈外用〉 燒灰하여 粉末을 調合하여 붙인다.

❻ 蠶豆葉 (잠두엽) 〈現代實用中藥〉: 마마콩의 잎이다.

〔性味〕 味는 苦微甘하고 性은 溫하다.

〔成分〕 잎에는 kaempferol-3-glucoside-7-rhamnoside, *d*-glyceric acid, folinic acid, plastoquinone, 遊離 aminoacid 가 함유되어 있고 그 중에서는 asparagine 酸이 비교적 많고 아울러 dopa 를 풍부하게 함유하고 있다.

〔藥理〕 Glycerin 酸은 利尿作用이 있다.

〔藥效 主治〕 肺結核의 喀血, 消化管의 出血, 外傷出血, 下腿潰瘍을 치료한다. 【用法 用量】 生汁을 내어 服用한다. 〈外用〉 짓찧어서 붙이거나 粉末을 만들어 撒布한다.

새 완 두 小巢菜 *Vicia hirsuta* (L.) S. F. GRAY (=*Ervum hirsutum* L.)

一年 또는 二年生 草本으로 줄기는 가늘고 부드럽고 덩굴성이며 전체에 잔털이 났고 밑부분에서 가지가 갈라져서 길이 50 cm 정도 뻗는다. 托葉은 小形이고 대개는 4개로 갈라졌다. 잎은 羽狀複葉이 互生하며 小葉은 6～8쌍이고 線狀 長楕圓形이며 길이 1 cm 내외이다. 잎 밑은 좁고 잎머리는 一字 모양이거나 오목 들어갔으며 끝이 약간 볼록 내밀어져 있고 兩面에는 털이 없으며 葉軸의 끝에는 덩굴손이 있다. 總狀花序는 腋生하고 2～5개의 白紫色의 꽃이 달리며 花柄은 길고 잎보다 짧다. 꽃받침은 5개로 갈라지며 花冠은 작고 나비 모양이며 꽃받침보다 다소 길게 나왔고 翼瓣 및 龍骨瓣은 旗瓣보다 다소 짧다. 꼬투리는 비스듬한 長楕圓形이며 길이 8 mm이며 잔털이 있으며 2개의 種子가 들어 있고 種子는 편평한 圓形이며 흑색이다. 開花期는 5～6월이다. 밭, 들, 산기슭에 나며 제주도, 울릉도, 南部 地方에 분포한다. 【處方用名】① 全

草는 小巢菜 ② 種子는 漂搖豆이다.

❶ **小巢菜** (소소채)〈本草綱目〉翹搖·元修菜·野蠶豆·漂搖草: 새완두의 全草이다.
〔性味 歸經〕 味는 辛하고 性은 平하며 無毒하다. 手足의 太陰經, 陽明經에 들어간다.
〔成分〕 잎에는 apiin(fla.) 2.5~3.0%와 quercetin 0.005~0.01%가 함유되어 있다.
〔藥效 主治〕 解表, 利濕, 活血, 止血의 效能이 있다. 瘧疾, 鼻出血, 白帶 등을 치료하고 五臟을 利하고 耳目을 밝게 하고 熱風을 祛하고 五種의 黃病(黃疸)을 치료한다. 【用法 用量】18~60g을 달여서 服用한다.

❷ **漂搖豆** (표요두)〈本草綱目〉: 새완두의 種子로 性은 涼하며 無毒하다.
〔成分〕 蛋白質의 含有量이 비교적 높다.
〔藥效 主治〕 活血, 明目의 효능이 있다. 【用法 用量】곱게 가루 내어 1回에 3~6g을 甘草湯으로 調服한다.

산 갈 퀴 大巢菜·野豌豆 *Vicia sativa* L.

一年生 草本으로 길이 25~50 cm, 栽培의 것은 90 cm 내외이다. 全體에 털이 있거나 또는 없으며 비스듬히 누워 있으며 밑부분에서 가지가 많이 갈라졌다. 잎은 複數羽狀複葉에 葉軸의 끝에는 덩굴손이 있다. 托葉은 半화살形이고 뽀족한 거치가 있으며 腺點 1개가 있다. 小葉은 3~7쌍이며 倒卵形 또는 線形이고 잎머리가 오목 들어갔으며 끝이 약간 볼록 내밀어져 있으며 가장자리에 잔털이 났고 길이 약 10~20 mm 로서 柔毛가 성글게 나 있다. 總狀花序는 腋生하고 꽃은 1~2개가 달리고 花冠은 나비 모양이며 花柄은 짧고 深紫色 또는 淡紅色이다. 꽃받침은 管狀이며 밖은 黃色의 짧은 柔毛에 덮여 있고 旗瓣은 倒卵形, 翼瓣 및 龍骨瓣에는 모두 갈고리가 있다. 수술은 10개가 兩體로 되었고 암술은 1개, 子房에는 짧은 자루가 있고 黃色의 털이 있다. 꼬투리는 약간 편평하고 成熟하면 褐色이 되고 2개로 갈라져 말려서 果瓣이 된다. 開花期는 5月이다. 밭, 들, 산기슭에 나며 전국에 분포한다. 【處方用名】全草가 大巢菜이다.

大巢菜 (대소채)〈本草綱目〉巢菜·野豌豆·野蔴豌: 산갈퀴의 全草로 4~5月에 採取한다.
〔性味〕 味는 甘辛하고 性은 寒하다.
〔成分〕 全草의 蛋白質 含有量은 비교적 높고(21.8~37.6% 乾燥重量) 糖類의 含量은 낮고 (4.0~9.5% 乾燥重量) 기타 微量의 cyan 化水素酸(10~280 mg/kg 乾燥重量)이 含有되어 있고 잎에는 vitamin C가 함유되어 있고, 뿌리의 結節 중에는 poly-β-hydroxy 酵素 4.4%(乾燥重量), 種子에는 蛋白質과 arginine-γ-hydroxy-arginine, theronine 등의 amino acid가 含有되어 있다.
〔藥效 主治〕 淸熱利濕, 和血祛瘀의 效能이 있다. 黃疸, 浮腫, 瘧疾, 鼻出血, 驚悸, 遺精, 月經不順을 치료한다. 【用法 用量】15~30g을 달여서 또는 肉類와 같이 삶아서 服用한다. 〈外用〉짓찧어서 塗布한다.

나비나물 歪頭菜 *Vicia unijuga* A. BR. (=*Orobus lathyroides* L.)

多年生 草本으로 높이 50~80 cm 내외이고 건장한 뿌리가 깊이 들어가며 줄기는 네모 졌으며 全體에 털이 없고 곧추 섰거나 비스듬히 올라갔다. 잎은 互生하며 葉柄이 짧고 1쌍의 小葉으로 구성되고 小葉은 卵形 또는 廣卵形이며 잎 밑이 날카롭고 끝도 날카로우며 거치가 없고 길이 약 3~7 cm 이다. 托葉은 2개로 갈라지거나 톱니가 있다. 꽃은 總狀花序이고 葉腋에서 나오며 꽃자루가 길고 많은 꽃이 한쪽으로 치우쳐서 달리고 작은 花柄은 짧고 다소 늘어졌으며 花冠은 나비 모양이고 길이 약 12 mm 이다. 旗瓣은 倒卵形이고 翼瓣 및 龍骨瓣은 旗瓣보다 짧고 작다. 萼은 筒形이고 5 갈래로 뾰족하게 째어졌다. 莢果는 線狀 長楕圓形이고 길이 약 3 cm 이며 털이 없고 種子는 4~5개이다. 꽃은 紅紫色이고 開花期는 6~8月이다. 산이나 들에 흔히 자라며 全國 各地에 分布한다. 【處方用名】根 또는 새잎(若葉)이 歪頭菜이다.

歪頭菜 (왜두채)〈救荒本草〉三鈴子 : 나비나물의 뿌리 및 若葉으로 가을에 채취한다.
〔性味〕 味는 甘하고 性은 平하다.
〔成分〕 잎에는 cosmosiin 과 luteolin-7-glucoside 가 함유되어 있다.
〔藥效 主治〕 補虛하는 效能이 있다. 癆傷, 頭暈을 치료한다. 癆傷에는 15 g을 술 30 g에 쪄서 1日 3回 服用하며, 頭暈에는 새잎 9 g과 鷄卵을 함께 쪄서 먹는다.

동   부 (광저기) 豇豆 *Vigna sinensis* (L) SAVI.

一年生의 덩굴성草本으로 전체에 털이 없다. 托葉은 稜形이고 양끝은 차차 뾰족하고 밑부분은 줄기에서 나와 있다. 3出複葉은 互生하고 葉柄은 길고 頂生한 小葉은 菱狀 卵形이고 양측의 小葉은 이그러진 卵形이고 葉柄은 짧다. 花序는 잎보다 짧고 2~3개의 연한 황색의 꽃이 달린다. 小苞片의 匙形인데 일찍 떨어져 버린다. 꽃받침은 鐘形이고 4개로 갈라지며 주름이 많이 잡혀 있다. 花冠은 나비 모양이며 淡紫色 또는 黃白色이다. 旗瓣 翼瓣에는 귀가 붙어 있으나 龍骨瓣에는 없다. 수술은 10개가 2體를 이루고 암술은 1개, 子房은 無柄이고 花序의 끝은 긴 수염털로 덮여 있다. 꼬투리의 길이는 20~30 cm 로 아래로 늘어졌고 種子는 腎臟形 또는 球形이다. 開花期는 8月이며 東南亞原産으로서 作物로 栽培하고 있다. 【處方用名】① 種子는 豇豆 ② 根은 豇豆根 ③ 葉은 豇豆葉 ④ 莢殼은 豇豆殼이다.

❶ 豇 豆 (강두)〈救荒本草〉羊角・豆角 : 동부의 種子이다. 가을에 果實이 成熟하였을 때 採取한다.
〔性味 歸經〕 味는 甘하고 性은 平하며 無毒하다. 脾, 腎經에 들어간다.
〔成分〕 種子에는 大量의 澱粉, 脂肪油, 蛋白質, nicotinic acid, vitamin B_1, B_2 가 含有되어 있고 新鮮하고 未熟한 동부에는 vitamin C 22 mg%가 含有되어 있다.
〔藥效 主治〕 健脾, 補腎의 效能이 있다. 脾胃虛弱, 下痢, 吐逆, 消渴(糖尿病樣의 症狀), 遺精, 白帶下, 白濁(尿의 白濁), 頻尿를 치료한다. 【用法 用量】 달여서 또는 삶아서 服用한다.

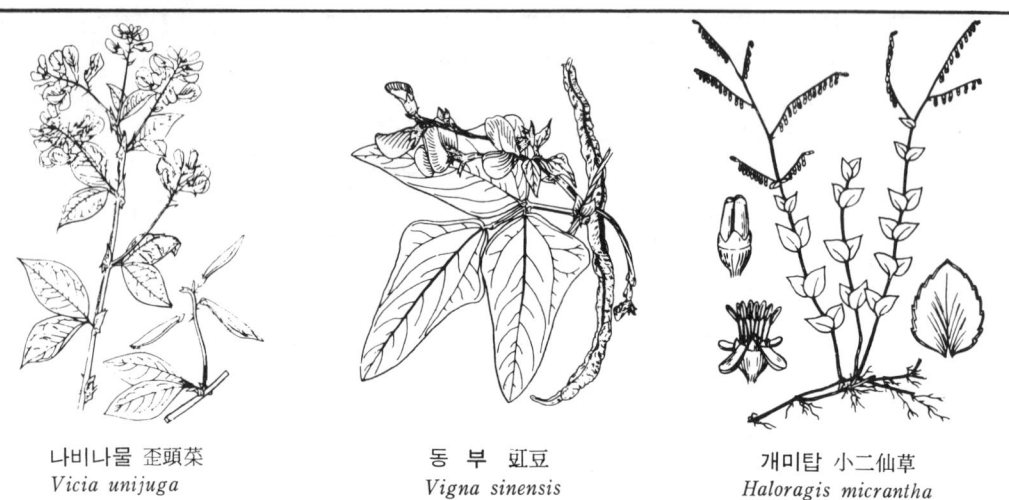

나비나물 歪頭菜
Vicia unijuga

동 부 豇豆
Vigna sinensis

개미탑 小二仙草
Haloragis micrantha

〔禁忌〕 氣가 停滯하고 便秘가 있는 者는 忌한다.

❷ 豇豆根 (강두근) 〈滇南本草〉 : 동부의 뿌리이다.

〔藥效 主治〕 補脾, 益氣의 效能이 있다. 食積, 脾胃虛弱, 淋濁, 痔血, 瘡疗을 치료한다. 【用法 用量】 新鮮한 것 60～90 g 을 달여서 또는 肉類와 같이 삶아서 服用한다. 〈外用〉 짓찧어서 붙이거나 燒存性을 粉末로 하여 塗布한다.

❸ 豇豆葉 (강두엽) 〈滇南本草〉 : 동부의 잎이다.

〔藥效 主治〕 淋症을 치료한다. 【用法 用量】 新鮮한 것 60～90 g 을 달여서 服用한다.

❹ 豇豆殼 (강두각) 〈民間常用草藥彙編〉 : 동부의 꼬투리이다.

〔藥效 主治〕 鎭痛, 消腫의 效能이 있다. 腰痛, 急性乳腺炎을 치료한다. 【用法 用量】 新鮮한 것 90～150 g 을 달여서 服用한다.

정 향 (丁香) 目 Myrtiflorae

개 미 탑 (蟻塔) 과 Haloragaceae

개 미 탑 小二仙草 *Haloragis micrantha* (THUNB.) R. BR.
(=*Gonocarpus micranthus* THUNB.)

多年生의 弱한 草本으로 줄기는 모여 났으며 높이 20～40 cm 내외이고 밑부분은 기면서 가지가 갈라지며 보통 적갈색을 띠고 네모가 진다. 잎은 작고 對生하지만 줄기 윗부분의 잎은 互生하는 것도 있고, 보통 卵形이고 혹은 圓形도 있다. 끝은 뾰족하며 가장자리는 작은 톱니 모양이고 밑부분은 圓形이며 兩面에는 모두 털이 없고 매끄럽고 淡綠色 또는 紫褐色이다. 圓錐花序가 頂生하여 가느다란 總狀花序를 이루었고 황갈색의 작은 꽃은 兩性花이다. 꽃받침 통은 稜線이 있고 裂片은 4개, 三角形인데 宿存한다. 꽃잎은 4개로서 紅色이고 수술은 8개, 葯은

紫紅色, 암술은 1개, 子房은 下位 세로의 稜線이 있고 花柱는 4개 柱頭에는 淡紅色의 털이 密生하였다. 核果는 球形에 가깝고 開花期는 7～8月이다. 荒無地나 山地의 햇볕이 잘 쬐는 습한 곳에 나고 제주도 및 南部와 江原道에 分布한다. 【處方用名】全草가 小二仙草이다.

小二仙草 (소이선초) 〈植物名實圖考〉: 개미탑의 全草로 開花時에 採取하여 햇볕에 말린다.
〔性味〕 味는 苦辛하고 性은 平하다.
〔藥效 主治〕 淸熱, 通便, 活血, 解毒의 效能이 있다. 二便不通, 熱淋, 赤痢, 便秘, 月經不順, 打撲傷, 火傷을 치료한다. 【用法 用量】12～18g을 달여서 服用한다. 〈外用〉 짓찧어서 붙인다.

마 름 (菱) 과 Hydrocaryaceae (Trapaceae)

마 름 菱 *Trapa japonica* FLEROV. (= *T. natans* L. var. *bispinosa* ROXB.)
애기마름 *T. natans* var. *incisa* (SIEB. at ZUCC.) MAKINO (= *T. pseudoincisa* NAKAI)

一年生 水生草本으로 뿌리는 두 가지 形態가 있다. 즉 吸收根과 同化根이고 同化根에는 葉綠素가 있고 莖節에서 나와서 羽狀으로 내린다. 줄기는 가늘고 길며 물의 깊이에 따라서 길이가 달라진다. 잎은 줄기의 끝에 모여서 나고 菱狀 三角形이며 끝이 날카롭고 잎 밑이 쐐기 모양이거나 一字 모양 또는 다소 心臟形이며 上半部에는 고르지 않은 톱니가 있고 앞면은 활택하며 뒷면 脈 위에 絨毛가 났으며, 無柄에 紡錘狀 長楕圓形의 氣室이 있다. 꽃은 白色이고 腋出하였으며 單生이고 花柄이 길다. 꽃잎은 4개이고 楕圓形이며 4개의 수술과 1개의 花柱가 있으며 꽃받침잎은 4개이고 子房은 半下位이다. 果實은 核果이며 경질이고 2개의 가시가 있으며 그 속에 多肉子葉의 種子가 한 개 있다. 開花期는 7～8月이다. 연못에 나며 全國에 分布한다. 【處方用名】① 果肉은 菱 ② 줄기는 菱莖 ③ 잎은 菱葉 ④ 果柄은 菱蒂 ⑤ 果皮는 菱殼 ⑥ 果肉의 澱粉은 菱粉이다.

❶ 菱 (능) 〈名醫別錄〉 蕨攗・芰實・菱角・水菱・沙角 : 마름의 果肉으로 9～10月 成熟한 것을 채취한다.
〔性味 歸經〕 味는 甘하고 性은 凉하다. 腸, 胃經에 들어간다.
〔成分〕 果肉에는 腹水肝癌 AH-13에 抵抗하는 作用이 조금 있는데 그 中에서 ergosta 4, 6, 8 (14) 22-tetraen-3-one, 22-dihydrostigmast-4-en-3, 6-dion, β-sitosterol이 分離抽出 된다. 또 풍부한 澱粉, 포도당, 蛋白質이 含有되어 있다.
〔藥理〕 Ehrlich 腹水癌에 대한 體內抗癌의 screening 試驗에서 種子의 alcohol 浸出液에 抗癌作用이 있다는 것이 發見되었다.
〔藥效 主治〕 新鮮한 것을 먹으면 淸暑解熱, 除煩止渴하는 效能이 있다. 삶아 익혀서 먹으면 益氣, 健脾의 效能이 있다. 모든 腰腿筋骨痛, 身體의 四肢痲痺, 風濕入竅症을 치료하고 熱毒, 酒毒, 射罔毒(烏頭의 煎汁毒)을 解毒한다. 【用法 用量】生食하거나 삶아서 먹는다.
〔禁忌〕 말라리아나 傳染性下痢에는 忌한다.

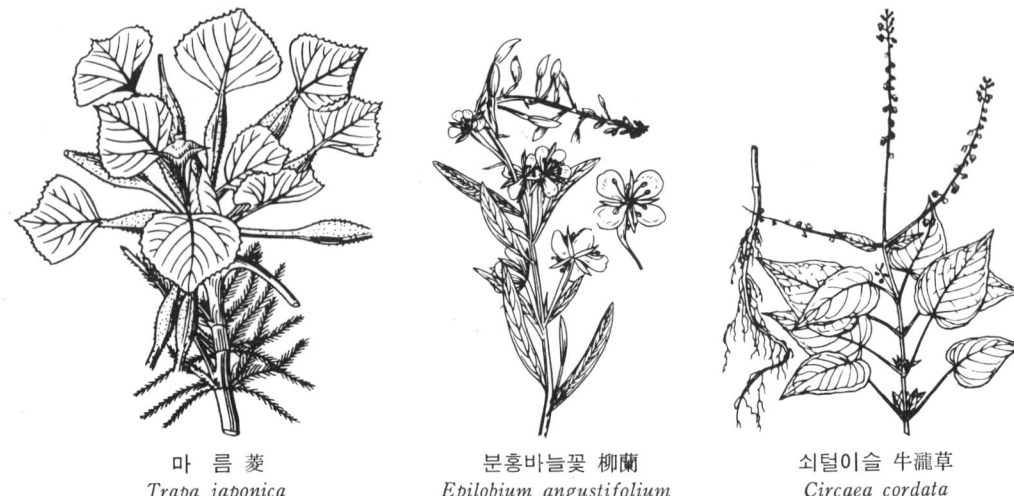

마 름 菱	분홍바늘꽃 柳蘭	쇠털이슬 牛瀧草
Trapa japonica	*Epilobium angustifolium*	*Circaea cordata*

❷ 菱　莖 (능경) 〈本草推陳〉: 마름 또는 同屬 近緣植物의 줄기로 開花時에 採取한다.

〔性味 歸經〕 味는 甘澁하고 性은 平하며 無毒하다.

〔藥效 主治〕 胃潰瘍 및 多發性의 사마귀를 치료한다. 【用法 用量】 신선한 것 30~45g을 달여서 服用한다. 〈外用〉 짓찧어서 붙이거나 문지른다.

❸ 菱　葉 (능엽) 〈滇南本草〉: 마름 또는 同屬 近緣植物의 잎이다.

〔藥效 主治〕 잎을 햇볕에 말려서 粉末로 하여 小兒의 走馬疳 (頰部의 寒에 의한 壞疽)에 붙이고 小兒의 頭瘡을 다스리고 視力을 增强한다. 【用法 用量】 3~4.5g을 달여서 服用한다. 〈外用〉 짓찧어서 고루 塗布한다.

❹ 菱　蒂 (능체) 〈本草綱目拾遺〉: 마름 또는 同屬 近緣植物의 果柄이다.

〔藥效 主治〕 胃潰瘍·疣子 (사마귀)를 치료한다. 사마귀에는 患部에 菱蒂를 鮮水로 1~2번 붙이면 자연히 떨어진다. 〈外用〉 患部를 문지르거나 汁을 塗布한다.

❺ 菱　殼 (능각) 〈本草綱目拾遺〉: 마름 또는 同屬 近緣植物의 果皮이다.

〔藥效 主治〕 泄瀉, 脫肛, 痔瘡, 疔腫, 天泡瘡을 다스린다. 【用法 用量】 달여 服用한다. 〈外用〉 燒存性을 粉末로 하여 調合하여 붙인다.

❻ 菱　粉 (능분) 〈本草綱目拾遺〉: 마름 및 同屬 近緣植物의 果肉에서 取한 澱粉이다. Amylase 15%가 含有되어 있다.

〔藥效 主治〕 補脾胃, 淸暑, 益氣, 解毒, 强壯의 效能이 있다.

바 늘 꽃 (柳葉菜) 과　Epilobiaceae

분홍바늘꽃 柳蘭　*Epilobium angustifolium* L. (=*Chamaenerion angustifolium* (L.) SCOP.)

多年生 草本으로 높이 1~1.5m에 달하고 줄기는 곧게 섰으며 單一하나 더러는 꽃가지를 낸다. 根莖은 옆으로 뻗고 줄기는 圓柱形에 中空이고 無毛이나 혹 柔毛가 성기게 나 있는 것도

있다. 잎은 互生하며 披針形이고 끝은 날카롭고 가장자리에는 가는 톱니가 있거나 또는 全緣에 가깝다. 兩面에는 柔毛가 나 있고 葉柄은 짧다. 總狀花序는 頂生 혹은 葉腋에서 單生한다. 苞片은 1개이며 線狀이고 꽃받침은 밑부분에서는 조금 붙어있고 끝에서는 4개로 갈라졌고 裂片은 線狀 披針形, 꽃잎은 4개로서 紫紅色에 長楕圓形 혹은 倒卵形이며 끝은 둥글고 길이 2 cm, 나비 1.8 cm 쯤 된다. 수술은 8개, 子房은 4室, 柱頭는 4개로 갈라졌다. 蒴果는 圓柱形이며 길이 8~10 cm로서 굽은 털이 있으며 種子는 多數이고 白色의 冠毛가 있다. 開花期는 6~8月이다. 산이나 들의 양지쪽에 나며 中·北部에 分布한다.【處方用名】① 全草는 紅筷子 ② 根은 糯芋 ③ 種子의 冠毛는 紅筷子冠毛이다.

❶ 紅筷子 (홍쾌자) 〈民間草藥彙編〉: 분홍바늘꽃의 全草이다. 여름과 가을에 採取하여 新鮮한 것을 生用하거나 햇볕에 말린다.

〔性味〕 味는 苦하고 性은 平하며 無毒하다.

〔成分〕 잎에는 tannin이 약 10% 含有되어 있다. 그 외에 또 ursolic acid, oleanolic acid, maslin 酸, 2α-水酸基 ursolic acid, β-sitosterol, nonacosane, hexacosanol 도 含有되었다. 꽃에서는 一種의 水溶毒性 phenol類 集合物인 chanerol이 析出되었다. 分子量은 약 100000이고 Mouse의 移植腫瘍을 抑制할 수 있다.

〔藥理〕 잎의 抽出物에는 抗炎症作用이 있다.

〔藥效 主治〕 下乳, 潤腸의 效能이 있다. 虛弱性浮腫, 水樣性下痢, 消化不良에 의한 腹部膨滿 및 陰囊腫大를 치료한다.【用法 用量】15~30 g을 달여서 服用한다. 젖(乳)이 나오지 않을 때 紅筷子와 猪蹄(돼지 발굽)를 같이 삶아서 먹는다.

❷ 糯 芋 (나우) 〈雲南中草藥〉: 분홍바늘꽃의 뿌리이다. 가을에 採取하여 씻어서 말리거나 生用한다.

〔性味〕 味는 辛苦하고 性은 熱하며 小毒이 있다.

〔藥效 主治〕 消腫, 止痛, 接骨의 效能이 있다.【用法 用量】〈外用〉新鮮한 것을 짓찧어서 붙인다. 또는 粉末을 술로 調合하여 붙인다.

❸ 紅筷子冠毛 (홍쾌자관모) 〈峨眉藥植〉: 분홍바늘꽃의 種子에 붙어 있는 冠毛이다.

〔藥效 主治〕 刀傷에 붙이면 止血의 效能이 있다.

쇠털이슬 牛瀧草 *Circaea cordata* ROYLE   털이슬 *C. mollis* SIEB. et ZUCC.

多年生 草本으로 높이 40~50 cm 내외이다. 全體에 짧은 털이 있고 줄기는 곧게 자라며 가지가 없고 마디 사이의 밑부분이 다소 부풀어 올라 있다. 잎은 叢生하고 花柄이 길며 卵狀 心臟形 또는 廣卵形이며 끝은 날카로우며 波狀의 거치가 있다. 꽃은 總狀花序이고 白色의 꽃은 줄기 또는 가지 끝에 頂生하였으며 성기게 났고 花莖이 있으며 苞가 있고 꽃잎은 2개로서 廣倒卵形에 2개로 깊게 째어졌다. 2개의 수술과 1개의 花柱가 있으며 下位子房에 갈고리 모양의 털이 있고 萼片은 2개이다. 果實은 倒卵狀 球形이며 갈고리 같은 털로 덮여 있으며 지름 3

mm 정도이다. 開花期는 7~8月이다. 山地의 樹林 밑에 나며 울릉도 및 南, 中, 北部에 分布한다. 【處方用名】全草가 牛瀧草이다.

牛瀧草(우롱초)〈貴州草藥〉: 쇠털이슬·털이슬의 全草이다. 7~8月 開花期에 採取하여 햇볕에 말리거나 생것으로 쓴다.

〔性味〕 味는 辛하고 性은 凉하며 小毒이 있다.

〔藥效 主治〕 淸熱, 解毒, 生肌의 效能이 있다. 疥瘡, 膿疱, 外傷에 짓찧어 붙이거나 粉末하여 撒布하거나 개어서 塗布한다.

돌바늘꽃 岩生柳葉菜 *Epilobium cephalostigma* HAUSSKN. (=*E. coreanum* LÉVEILLÉ)

多年生 草本으로 높이 15~60 cm, 줄기에는 稜線이 있고 줄기의 上部 및 가지에는 가늘고 구부러진 털이 있고 下部에는 稜線의 위에만 가늘고 굽은 털이 있다. 잎은 對生하고 長楕圓狀 披針形이거나 披針形 때로는 卵狀 披針形도 있다. 上部에 있는 잎은 매우 작고 잎의 끝이 날카롭게 뾰족하고 밑부분은 楔形, 가장자리에는 고르지 않은 톱니가 있고 兩面의 葉脈은 모두 白色의 털과 腺毛에 덮여 있고 葉柄은 매우 짧다. 꽃은 葉腋에서 單生하고 白色 또는 淡紅色이며 花柄은 짧고 구부러진 털이 있다. 꽃받침통은 線狀, 裂片 및 꽃잎은 각 4개이고 2개로 갈라졌고 紫色에 長楕圓形이다. 수술은 8개 子房은 下位, 花柱는 짧고 柱頭는 頭狀에 매우 크다. 蒴果는 長線形으로 구부러진 가는 털이 드문드문 나 있다. 익으면 4갈래로 갈라지고 種子는 많고 卵形 또는 楕圓形에 褐色, 끝에는 銀白色의 束毛가 있다. 開花期는 7~8月이다. 低山地의 濕地에 나며 제주도, 울릉도 및 中·北部에 分布한다. 【處方用名】全草는 蝦筏草이다.

蝦筏草(하벌초)〈四川常用中草藥〉: 돌바늘꽃의 全草이다. 여름에 採取하여 햇볕에 말린다.

〔性味〕 味는 苦하고 性은 平하다.

〔藥效 主治〕 淸熱, 疎風, 除濕, 消腫의 效能이 있다. 咽喉腫痛, 傷風으로 인한 聲嘶, 月經過多, 水腫 등을 치료한다. 【用法 用量】9~15g을 달여서 服用한다.

큰바늘꽃 柳葉菜 *Epilobium hirsutum* L. var. *villosum* HAUSSKN.

多年生 草本으로 높이 1m에 達한다. 根莖은 굵고 튼튼하고 줄기는 곧게 자라며 白色의 긴 柔毛와 짧은 털이 密生하였고 위로 올라가서는 가지가 갈라진다. 줄기의 밑에서 中間部位까지의 잎은 對生하고 윗부분은 互生하며 卵狀 披針形이고 가장자리에는 뾰족한 톱니가 있고 끝은 날카롭고 밑부분에서는 줄기를 조금 싸고 있다. 꽃은 줄기끝, 가지끝에 腋生하였으며 花莖은 없고 淡赤色 또는 紫赤色이다. 꽃받침잎은 楕圓形이고 밖은 柔毛에 싸여 있고 꽃잎은 倒卵形에 끝부분은 凹形으로 缺刻되었다. 수술에는 긴 것이 4개, 짧은 것이 4개, 합하여 8개이고 柱頭는 4개로 갈라졌다. 蒴果는 圓柱形에 길이 5~7cm, 種子는 楕圓形에 작은 乳頭狀 突起가 密生하였다. 開花期는 8月이다. 山腹의 濕地, 路邊, 숲의 周邊 등에 나고 울릉도 및 강원도 以北에 分布한다. 【處方用名】根을 포함한 全草가 水接骨丹이다.

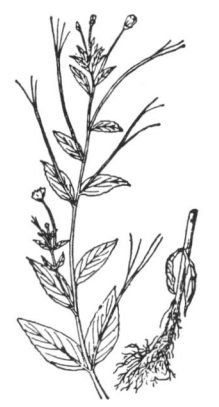 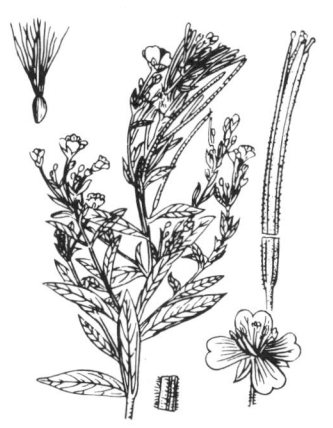 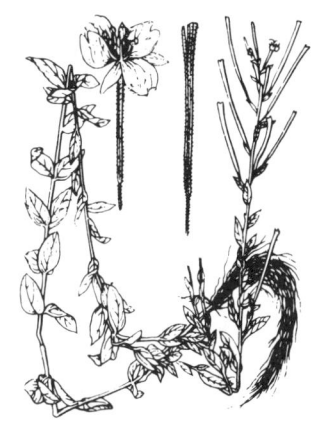

돌바늘꽃 岩生柳葉菜 　　　큰바늘꽃 柳葉菜 　　　바늘꽃 長籽柳葉菜
Epilobium cephalostigma　　*Epilobium hirsutum* var. *villosum*　　*Epilobium pyrricholophum*

水接骨丹 (수접골단)〈陝西中草藥〉: 큰바늘꽃의 全草(花·根을 包含하여)이다. 꽃은 여름에 採取하여 그늘에서 말리고 뿌리는 가을에 캐서 깨끗이 씻어 햇볕에 말린다. 全草는 수시로 採取하여 生用하거나 햇볕에 말린다.

〔**性味 歸經**〕 味는 淡하고 性은 凉하다. 心, 肝經에 들어간다.

〔**成分**〕 地上部分에는 沒食子酸, 3-methoxy 沒食子酸, protocatechuic acid, hyperoside가 含有되어 있다.

〔**藥理**〕 잎은 in vitro 試驗에서 黃色포도球菌에 대한 抑菌作用이 있어서 飮料로도 使用된다. 또 큰바늘꽃을 食用하였을 때 中毒症狀은 癲癇樣의 경련과 昏睡狀態가 된다는 것이 일찍부터 報告되었다.

〔**藥效 主治**〕 活血, 止血, 消腫, 止痛, 袪腐生肌의 效能이 있다. 月經過多, 骨折, 打撲傷, 瘡瘍癰腫, 火傷을 치료한다. 【用法 用量】 6~9g을 달여서 服用한다. 〈外用〉 짓찧어서 붙이거나 粉末을 만들어서 調合하여 붙인다.

바 늘 꽃 長籽柳葉菜 *Epilobium pyrricholophum* FRANCH. et SAV.

多年生 草本으로 높이 30~90 cm 내외이고 줄기는 가로 누운 地下莖에서 나와 곧게 자라며 마디의 위에는 수염털이 있다. 上部는 곧게 자라고 세로로 홈이 조금 나 있다. 잎은 對生하고 卵狀 長楕圓形 내지는 披針形이고 가장자리에는 가는 톱니가 있고 끝은 짧은 尖形, 밑부분은 圓形, 짧은 葉柄이 있거나 혹은 無柄에 가깝고 줄기를 약간 감싸듯 하였다. 꽃은 줄기끝에 腋生하고 花柄이 없고 꽃받침통은 子房보다 길지않다. 꽃받침잎은 4개로 披針形이고 꽃잎도 4개이며 淡紫色의 倒卵形에 끝은 凹形이며 가장자리는 얕게 갈라졌다. 수술은 8개이고 4개는 약간 짧다. 花柱의 上半部는 棍棒狀에 柱頭는 4개, 子房은 下位 4室이고 그 위에 細毛가 着生하여 形狀이 花柄같이 보인다. 蒴果는 좁고 길며 楕圓形으로 길이 3~5 cm이고 4개의 모서리가 있으며 短毛가 성기게 나 있다. 種子는 가늘고 작은 長楕圓形이며 黃褐色의 冠毛가 있다. 開花期는 8

月이다. 山野의 濕地, 물가에 나며 全國에 分布한다. 【處方用名】전그루가 心膽草이다.

心膽草(심담초)〈貴州藥物〉: 바늘꽃의 전그루이다. 가을 以後에 採取하여 햇볕에 말린다.
〔性味〕 味는 澁하고 性은 凉하다.
〔藥效 主治〕 除濕, 驅蟲, 止血의 效能이 있다. 【用法 用量】15〜30g을 달여 服用한다. 刀傷出血에는 바늘꽃 種子의 冠毛를 傷口에 붙인다. 痢疾에는 30g을 달여서 服用한다.

여뀌바늘 丁香蓼 *Ludwigia prostrata* ROXB. (=*L. epilobioides* MAXIM.)

一年生 草本으로 수염뿌리가 많고 어릴 때에는 잔털이 약간 있고 줄기는 곧추 또 비스듬히 서며 가지가 갈라지고 붉은 빛이 돌며 縱線이 있다. 가을이 되면 잎과 줄기가 紫色으로 變한다. 잎은 互生하고 卵狀 披針形 또는 披針形이며 양끝은 날카롭고 가장자리는 밋밋하고 葉柄의 길이는 葉身의 半分에도 미치지 못한다. 황색의 꽃은 葉腋에서 1개씩 나며 花柄은 없다. 꽃받침잎은 4〜5개로 갈라지고 裂片은 卵形, 外側에 細毛가 있고 宿存한다. 꽃잎은 꽃받침의 裂片과 同數이고 楕圓形으로 끝은 圓形에 밑부분이 좁고 짧은 갈고리 모양이며 일찍 떨어진다. 수술은 4〜5개이며 下位 子房은 外側에 짧은 털이 많고 4室이다. 花柱는 짧고 柱頭는 單一로 頭狀이다. 蒴果는 紡錘形이고 익은 後 果皮가 벗겨져서 종자가 나온다. 種子는 작고 매끄럽고 光澤이 있고 黃褐色이다. 開花期는 8月이다. 논밭이나 濕地에 나며 全國에 分布한다. 【處方用名】全株가 水丁香이다.

水丁香(수정향)〈福建草藥〉: 여뀌바늘의 全草이다. 9〜10月경 結實期에 採取하여 乾燥한다.
〔性味〕 味는 苦하고 性은 凉하다.
〔藥效 主治〕 利尿, 消腫, 淸熱, 解毒의 效能이 있다. 水腫, 淋病, 痢疾, 白帶, 癰疽, 疔瘡을 치료하며 또 水腫, 血淋, 無名腫毒을 치료한다. 【用法 用量】15〜30g을 달여서 服用한다. 〈外用〉짓찧어서 붙이거나 달인 液으로 患部를 洗滌한다.

달맞이꽃 待宵草 *Oenothera odorata* JACQ. (=*O. striate* LEDEB. ex LINK)
큰달맞이꽃 *O. erythrosepala* BORBAS (=*O. lamarckiana* SERINGE)

多年生 草本으로 굵고 곧은 뿌리에서 1개 또는 여러 개의 대가 나와 곧게 자라고 높이는 50〜90cm이다. 根生葉은 叢生하고 葉柄이 있고 莖生葉은 互生하고 短柄 또는 無柄이다. 잎은 披針形 또는 線狀 披針에 끝은 뾰족하고 밑부분이 직접 원줄기에 달리고 兩面에는 모두 희고 짧은 털이 있다. 葉脈部와 가장자리에는 柔毛가 있고 가장자리에는 고르지 않은 거친 톱니가 있다. 黃色의 꽃은 대형이고 腋生하였으며 花柄은 없고 저녁에 피었다가 아침에 시든다. 꽃받침통은 길이 약 4cm, 裂片은 4개 披針形으로 開花時에는 항상 2개씩 합쳐지며 꽃이 피면 뒤로 젖혀진다. 꽃잎은 4개이며 倒卵形이거나 倒心臟形, 수술은 8개, 子房은 下位로 4室, 柱頭는 4裂하였다. 蒴果는 長圓柱形 거의 四稜形, 길이 2〜3cm로 白色의 짧은 柔毛에 덮여 있다. 種

여뀌바늘 Ludwigia prostrata 달맞이꽃 Oenothera odorata 단풍박쥐나무 Alangium platanifolium

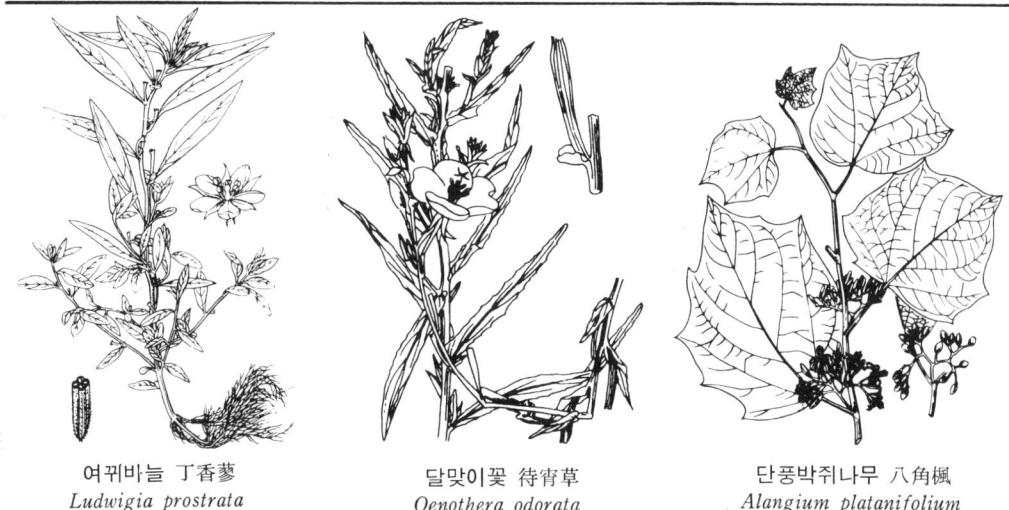

여뀌바늘 丁香蓼
Ludwigia prostrata

달맞이꽃 待宵草
Oenothera odorata

단풍박쥐나무 八角楓
Alangium platanifolium

子는 褐色이고 불규칙한 三角形이다. 開花期는 7月, 結實期는 8月이다. 南아메리카 칠레 原産으로 들에 나며 全國에 分布한다. 【處方用名】 根이 待宵草이다.

待宵草 (대소초) 〈中國植物圖鑑〉 月下香・月見草 : 달맞이꽃 및 同屬 近緣植物의 뿌리이다. 全草는 봄, 여름에 採取하며 根은 가을에 채취하여 햇볕에 말린다.

〔性味 歸經〕 味는 辛하고 性은 溫하다. 肝, 肺經에 들어간다.

〔成分〕 꽃에는 精油가 含有되어 있다.

〔藥效 主治〕 解熱의 效能이 있다. 感冒, 咽喉炎, 氣管支炎, 皮膚炎을 치료한다. 【用法 用量】 4.5～9g을 달여서 服用한다.

박쥐나무 (八角楓) 과 Alangiaceae

단풍박쥐나무 八角楓 *Alangium platanifolium* (S. et Z.) HARMS

박쥐나무 *A. platanifolium* var. *macrophylum* WANGER.

落葉灌木으로 어린 가지에 짧은 잔털이 있고 잎은 互生하며 圓形 또는 楕圓形이고 길이 6～12cm, 나비 5～12cm 이며 5개(간혹 3개)로 중앙까지 깊이 갈라지고 裂片은 卵形 또는 긴 楕圓形에 亞心臟底이며 끝이 꼬리처럼 길게 뾰족해졌고 表面은 綠色 뒷면에는 白綠色으로 잔털이 있고 主脈의 分岐點에 密毛가 있으며 밑부분에는 掌狀脈이 있다. 聚繖花序는 腋生하고 2～3개의 꽃이 달린다. 꽃받침은 6～7개로 갈라지고 倒卵形이며 꽃잎은 5개로 黃色 또는 연한 黃色이고 길이 22mm 정도이다. 수술은 꽃잎보다 짧고 암술대에는 털이 없다. 열매는 楕圓狀 圓形이며 익으면 붉은 빛이 도는 黑色이다. 開花期는 6～7月, 結實期는 9～10月이다. 숲속 轉石地에 나며 全南(白羊山), 慶南(거제도)에 分布한다. 【處方用名】 ① 根・鬚根・根皮가 八角楓根 ② 잎은 八角楓葉 ③ 꽃은 八角楓花이다.

❶ **八角楓根**(팔각풍근)〈簡易草藥〉瓜木根: 단풍박쥐나무・박쥐나무의 뿌리, 수염뿌리, 根皮이다. 年中 수시로 뿌리 또는 수염뿌리를 캐내어서 깨끗이 씻어 햇볕에 말린다.

〔性味 歸經〕 味는 辛하고 性은 溫하며 有毒하다. 肝, 心經에 들어간다.

〔成分〕 八角楓의 수염뿌리와 根皮에는 alkaloid, phenol類, amino acid, 有機酸, 樹脂가 含有되어 있다. 수염뿌리에는 主로 alkaloid의 dl-anabashine 및 glucoside가 含有되어 있고 또 强心配糖體도 含有되어 있다.

〔藥理〕 1. 筋肉의 弛緩 및 鎭痛作用: 八角楓의 수염뿌리에서 抽出한 총 alkaloid에는 토끼, Mouse, 개 등에 대하여 筋肉의 弛緩을 일으킨다. 鹽化 suxamethonum과 비교하면 作用은 比較的 완만하고 持續時間은 약간 길어진다. Anabashine은 二相性遮斷型의 筋弛緩劑이다.

2. 避姙作用: Mouse에 八角楓의 ethanol 抽出液을 4～6日間 經口投與하면 확실히 早期姙娠防止, 抗着床作用이 있다.

〔藥效 主治〕 祛風, 通絡, 散瘀, 止痛의 效能이 있다. 또 痲醉 및 筋肉弛緩作用이 있다. 류머티性疼痛, 痲木癱瘓(半身不隨), 心力衰竭, 勞傷腰痛, 打撲傷을 치료한다. 【用法 用量】수염뿌리는 1.5～3g, 뿌리는 3～6g을 달여 服用한다. (本品은 有毒하기 때문에 服用量을 嚴守하고 少量服藥에서 시작하며 患者가 조금이라도 無力感, 疲勞感이 나타나면 服用을 中止한다. 또 술에 담가 服用한다. 〈外用〉달인 液으로 洗滌한다.

〔禁忌〕 姙婦, 小兒 및 年老衰者 등의 服用을 忌한다.

❷ **八角楓葉**(팔각풍엽)〈南寧市藥物志〉: 단풍박쥐나무・박쥐나무의 잎이다.

〔藥效 主治〕 打撲傷을 치료하고 接骨한다.

❸ **八角楓花**(팔각풍화)〈四川中藥志〉: 단풍박쥐나무・박쥐나무의 꽃이다. 5月에 채취한다.

〔藥效 主治〕 偏頭痛, 胸腹脹滿을 치료한다. 粉末하여 鷄卵과 같이 삶아서 服用한다.

보리수나무(胡頹子)과　**Elaeagnaceae**

보리장나무 蔓胡頹子　*Elaeagnus glabra* Thunb.

常綠의 蔓性 또는 攀登性植物로 가시는 없고 길이 5m쯤 뻗어간다. 작은 가지에는 녹색의 鱗片이 빽빽이 싸고 있다. 잎은 革質로 互生하며 卵狀 楕圓形이고 길이 5～7cm, 나비는 2～3cm로 끝은 급히 뾰족하며 밑부분은 둥글고 표면은 深綠色, 뒷면은 黃褐色 혹은 구리색(銅色)의 鱗片이 있고 가장자리에 波狀의 톱니가 있으며 葉柄은 짧다. 꽃은 淡白色이며 아래로 늘어졌고 外面에는 銹色의 鱗片이 빽빽하게 붙어 있다. 3～7개의 꽃이 葉腋에 集生하여 짧은 總狀花序를 이루고 있다. 花被管은 漏斗形에 두께가 있고 上部에는 4개로 갈라지고 裂片은 넓은 三角形 內面은 白色에 星狀의 絨毛가 나 있고 수술은 4개, 花柱는 곧추섰고 털이 없다. 果實은 楕圓形이며 銹色의 鱗片이 密生하여 있고 길이 1～1.4cm이며 이듬해 4～5月에 붉게 익는다. 開花期는 10～12月이다. 바닷가에 나며 제주도 및 南部의 多島海 島嶼에 分布한다. 【處方用名】①

果實이 蔓胡頹子 ② 뿌리와 根皮는 蔓胡頹子根 ③ 枝葉은 蔓胡頹子葉이다.

❶ 蔓胡頹子 (만호퇴자)〈廣西藥植名錄〉: 보리장나무의 果實로 봄에 採取한다.

〔性味〕 味는 酸하고 性은 平하다.

〔藥效 主治〕 收斂, 止瀉의 效能이 있다. 腸炎에 의한 下痢를 치료한다. 【用法 用量】9～18g 을 달여서 服用한다.

❷ 蔓胡頹子根 (만호퇴자근)〈中草藥手冊〉牛奶子根: 보리장나무의 뿌리 또는 根皮이다. 年中 수시로 採取한다.

〔性味〕 味는 酸微澁하고 性은 凉하다.

〔藥效 主治〕 淸熱, 利濕, 消腫, 止痛, 止血의 效能이 있다. 痢疾, 水樣性下痢, 風濕痺痛, 肝炎, 胃病吐血, 痔血, 血崩, 打撲에 의한 腫痛을 치료한다. 【用法 用量】9～24g을 달여서 服用한다.

❸ 蔓胡頹子葉 (만호퇴자엽)〈中草藥手冊〉: 보리장나무의 枝葉이다. 年中 수시로 採取한다.

〔性味〕 味는 酸하고 性은 平하다.

〔成分〕 잎에는 alkaloid, flavonoid 配糖體, coumarin, triterpen, 糖, phenol 類物質, amino acid, 有機酸 등이 含有되어 있다.

〔藥理〕 Guinea pig에 蔓胡頹子葉의 煎劑를 腹腔內에 注射하였더니 平喘作用이 있다(histamine 噴霧引咳法). Mouse에 腹腔內注射하였더니 止咳作用은 없었다(ammonia 水噴霧引咳法). 經口投與하여도 祛痰作用은 없었다(phenol-red 法).

〔藥效 主治〕 退熱, 平喘, 止咳의 效能이 있다. 氣管支喘息, 慢性氣管支炎, 感冒에 의한 咳嗽 등을 치료한다. 【用法 用量】신선한 것은 9～12g을 달여서 服用한다. 또 1.5～3g을 粉末하여 冲服한다.

뜰보리수 木半夏 *Elaeagnus multiflora* THUNB.

落葉灌木으로 높이 3m에 達한다. 가지가 넓게 퍼지고 가시는 없고 작은 가지는 紅褐色에 鱗片이 密生하고 있다. 잎은 互生하며 膜質에 楕圓形이고 先端은 短尖形 내지는 鈍尖形이고 가장자리는 밋밋하고 밑부분은 넓은 楔形이거나 圓形이다. 表面은 처음에는 星狀毛와 銀色의 鱗片이 있으나 뒤에는 차차 떨어지고 뒷면은 銀白色이고 褐色의 鱗片이 散生하고 있다. 葉柄의 길이는 약 5～7mm 이며, 꽃은 1～2개가 腋生하고 銀白色으로서 花被筒은 管狀이고 上部는 4裂하고 內側에는 유모가 성기게 나 있다. 수술은 4개, 암술은 1개, 花柱는 털이 없다. 果實은 長楕圓形에 銹色의 鱗片에 싸였고 익으면 紅色이 되고 길이는 12～14mm 이다. 開花期는 4～5月, 結實期는 6月이며 栽植한다. 【處方用名】① 果實은 木半夏 ② 根 및 根皮는 木半夏根이다.

❶ 木半夏 (목반하)〈本草拾遺〉四月子・野櫻桃: 뜰보리수의 果實이다.

〔性味 歸經〕 味는 淡澁하고 性은 溫하다. 心, 脾經에 들어간다.

〔成分〕 成熟한 果實에는 사과酸이 含有되어 있고 糖도 상당히 많이 含有되어 있으며 꽃에

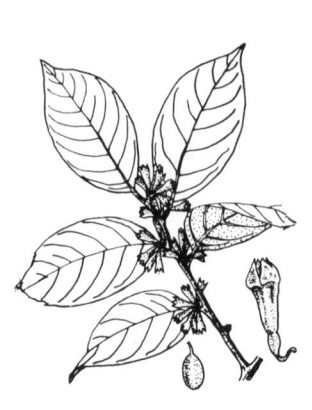
보리장나무 蔓胡頹子
Elaeagnus glabra

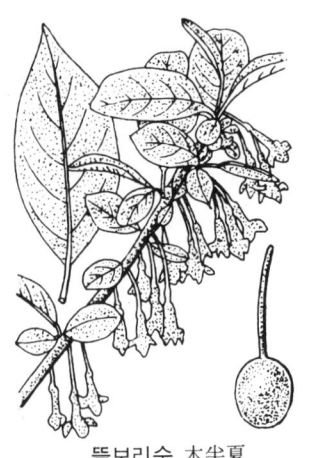
뜰보리수 木半夏
Elaeagnus multiflora

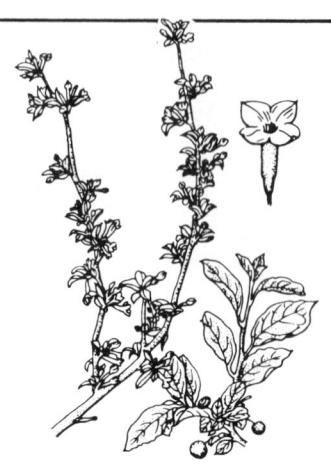
보리수나무 牛奶子
Elaeagnus umbellata

精油가 含有되어 있다.

〔藥效 主治〕 收斂, 消腫, 活血, 行氣의 效能이 있다. 打撲傷, 喘息, 痢疾, 痔瘡을 치료한다.【用法 用量】9~15g을 달여서 服用한다.

❷ **木半夏根** (목반하근) 〈四川中藥志〉 牛奶子根 : 뜰보리수의 뿌리 혹은 根皮이다. 9~10月에 採取하여 햇볕에 말린다.

〔性味〕 味는 淡澁하고 性은 平하며 無毒하다.

〔藥效 主治〕 活血, 行氣, 補虛의 效能이 있다. 打撲傷, 痔瘡을 치료한다.【用法 用量】9~24g을 달여서 服用하거나 술에 담가 服用한다. 〈外用〉根皮를 달인 물로 惡瘡疥를 洗滌한다.

보리수나무 牛奶子 *Elaeagnus umbellata* Thunb. (=*E. crispa* Thunb.)

落葉灌木으로 높이는 3~4m에 달한다. 가지에는 바늘과 같은 가시가 있고 작은 가지는 黃褐色을 띠었거나 銀白色의 鱗片에 덮여 있는 것도 있다. 잎은 紙質이며 互生하고 楕圓形에서부터 卵狀 披針形, 잎의 끝은 鈍形 短尖形이고 밑부분은 圓形에서 넓은 楔形으로 가장자리는 말려서 오그라들었다. 표면은 어릴 때에는 銀白色의 鱗片 또는 星狀毛가 있다가 生長됨에 따라서 脫落하기도 하고 뒷면에는 銀白色 또는 褐色이 混雜된 鱗片이 있다. 葉柄은 길이 5~7mm, 꽃은 腋生하고 黃白色에 芳香이 있다. 外側에는 鱗片이 있고 花被筒은 漏斗形에 윗부분에서는 4裂하였고 筒部分은 裂片보다 길다. 수술은 4개 花柱에는 白色의 星狀 柔毛가 성기게 나 있다. 果實은 球形에서부터 卵圓形이고 길이 6~8mm로 처음은 銀白色 또는 褐色이 섞인 鱗片이 있으나 成熟하면 빨갛게 된다. 開花期는 5~6月, 結實期는 9~10月이다. 산기슭의 乾燥地 또는 川邊의 砂地, 低木林 등에서 나며 제주도 및 黃海道 以南에 分布한다.【處方用名】뿌리, 잎, 果實이 牛奶子이다.

牛奶子 (우내자)〈江蘇藥材志〉: 보리수나무의 뿌리 및 잎, 果實이다.

〔性味 歸經〕 味는 酸苦하고 性은 凉하다. 脾, 大腸經에 들어간다.

〔成分〕 잎, 莖皮, 種子에는 serotonine이 含有되어 있다.
〔藥效 主治〕 淸熱利濕, 止血의 效能이 있다. 咳嗽, 下痢, 痢疾, 淋病, 崩帶를 치료한다.
【用法 用量】 9~15g을 달여서 服用한다.

부 처 꽃(千屈菜)과　Lythraceae

배롱나무 (백일홍) 紫薇　*Lagerstroemia indica* L.

落葉灌木 또는 小喬木으로 높이가 5m에 달한다. 가지는 潤氣가 있고 매끄러우며 햇가지에는 4개의 稜線이 있고 잎은 對生 또는 對生에 가깝고 위로 올라가면 互生한다. 잎에는 거의 葉柄이 없고 楕圓形 또는 倒卵形이고 끝은 銳形 내지는 鈍形이고 밑부분은 넓은 楔形 내지는 圓形이며 반들반들하고 털은 없다. 圓錐狀花序는 頂生하며 길이 10~20cm, 꽃받침은 7~10mm이며 6개로 얕게 갈라졌고 裂片은 卵形, 꽃잎은 6개로서 둥글고 가장자리에는 주름이 잡혀서 굽어졌고 밑부분은 갈고리 모양이다. 수술은 36~42개로서 가장자리의 6개는 약간 길고 葯은 크고 綠色, 花粉粒은 紫色, 암술은 1개, 花柱는 細長하고 頭狀, 蒴果는 廣楕圓이고 6室이지만 7~8室인 것도 있고 10月에 成熟한다. 開花期는 7~8月이다. 寺院 및 촌락에서 심으며 忠淸道 以南에서 栽植한다. 【處方用名】 ① 꽃은 紫薇花 ② 뿌리는 紫薇根 ③ 잎은 紫薇葉이다.

❶ 紫薇花 (자미화) 〈滇南本草〉 紅微花·五里香·痒痒花·百日紅 : 배롱나무의 꽃이다.
〔性味 歸經〕 味는 微酸하고 性은 寒하다. 心, 大腸經에 들어간다.
〔藥效 主治〕 產後의 血崩이 멎지 않은 症狀, 血隔癥瘕, 崩中, 帶下淋瀝, 疥癩癬瘡, 小兒의 爛頭胎毒을 치료한다. 【用法 用量】 3~9g을 달여서 服用한다. 〈外用〉 달인 液으로 洗滌한다. 姙婦에는 忌한다.

❷ 紫薇根 (자미근) 〈民間草藥彙編〉 : 배롱나무의 뿌리이다. 年中 수시로 採取한다.
〔成分〕 뿌리에는 sitosterol 과 3,3′,4-trimethyl ellagic acid 가 含有되어 있다.
〔藥效 主治〕 癰疽瘡毒, 齒痛, 痢疾을 치료한다. 【用法 用量】 9~15g을 달여 服用한다. 〈外用〉 粉末로 만들어서 調合하여 塗布한다. 姙婦의 服用은 忌한다.

❸ 紫薇葉 (자미엽) 〈湖南藥物志〉 : 배롱나무의 잎이다.
〔成分〕 잎에는 decinine, decamine, lagerstroemine, lagerine, dihydroverticillatine, decodine 등의 alkaloid 가 含有되어 있고, 以上 各種의 alkaloid 는 콩깍지 中에 集中的으로 含有되어 있다. 꽃에는 delphinidin-3-arabinoside, petunidin-3-arabinoside, malvidin-3-arabinoside, 沒食子酸, 沒食子酸 methyl ester, ellagic acid 등이 含有되어 있고 또 alkaloid 의 methyl lagerine 이 含有되어 있다.
〔藥理〕 Decamine 에는 抗眞菌作用이 있고 *in vitro* 에서 candida 症의 病原菌을 줄이는 濃度는 8μg/ml, Diphteria 菌에 對해서도 作用한다 (有效濃度는 4μg/ml). Diphteria 患者가 同時에

부처꽃(千屈菜)과 Lythraceae

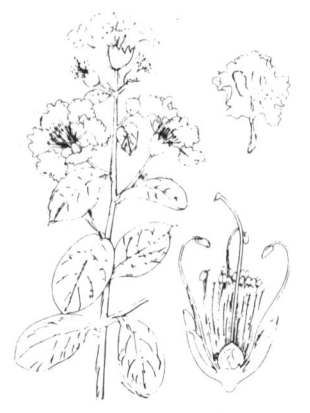

배롱나무 紫薇
Lagerstroemia indica

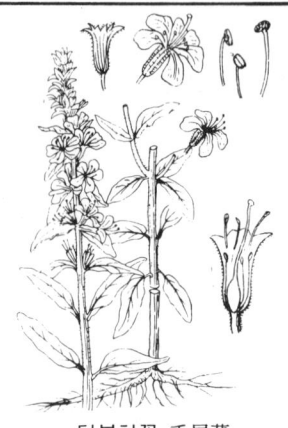

털부처꽃 千屈菜
Lythrum salicaria

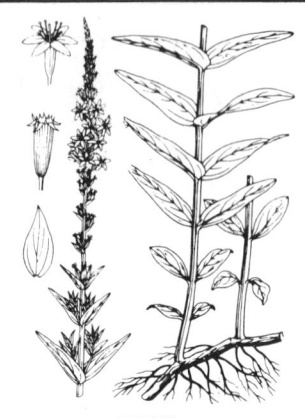

부처꽃
Lythrum anceps

眞菌에 感染되었을 경우 decamine 과 他의 抗生物質(erythromycin 등)을 倂用하면 抗菌作用이 현저하게 强化된다. 잎, 줄기에는 或種의 抗菌作用이 있으나 아직 實證되지 않았다. 報告에 의하면 種子에는 或種의 痲醉成分이 含有되어 있는 것 같다. 樹皮에는 興奮, 解熱作用이 있다는 說이 있다.

〔藥效 主治〕 痢疾, 濕疹, 創傷出血을 치료한다. 【用法 用量】3~9 g을 달여서 服用한다. 〈外用〉 달인 液으로 洗滌한다. 또는 짓찧어서 붙이거나 粉末을 撒布한다.

털부처꽃 千屈菜 *Lythrum salicaria* L.   부처꽃 *L. anceps* (KOEHNE) MAKINO

多年生 草本으로 높이는 30~100 cm, 全體에 柔毛가 있고 無毛인 것도 있다. 根莖은 옆으로 길게 뻗으며 줄기는 곧게 자라고 四角形이다. 잎은 對生하거나 3片씩 輪生하고 披針形이며 끝이 조금 鈍形이거나 약간 뾰족하고 밑부분은 圓形 또는 心臟形으로 줄기를 약간 감싸고 있다. 꽃은 紅紫色이고 각 葉腋에서 1~3개씩 달리고 끝에서는 穗狀花序와 비슷하며 꽃잎은 6개이고 倒披針狀 楕圓形이며 꽃받침통 위에 났고 다소 주름진 花爪가 있다. 12개의 수술 중 6개는 길게 나왔고 6개는 짧게 숨어 있으며, 꽃받침통은 圓筒形이며 12개의 골이 세로로 났으며 6개의 거치가 있고 거치 사이에 꼬리 모양의 부속물이 있으며 암·수술의 長短關係로 3形花를 이룬다. 蒴果는 卵形이고 전체가 꽃받침통 안에 싸여 있고 成熟時에는 2瓣으로 갈라진다. 種子는 多數인데 가늘고 작다. 開花期는 7~8月이다. 고랑진 濕한 곳에 나고 南, 中, 北部에 分布한다. 【處方用名】全草가 千屈菜이다.

千屈菜 (천굴채) 〈救荒本草〉: 털부처꽃·부처꽃의 全草이다. 8~9月에 採取하여 햇볕에 말린다.

〔成分〕 全草에는 salicarin, tannin이 含有되어 있고 灰分 中 natrium은 kalium 2倍 또 鐵分이 多量 함유되어 있다. Tannin은 主로 沒食子酸 tannin인데 그 含有量은 뿌리에는 8.5%, 줄기에는 10.5%, 잎에는 12%, 꽃에는 13.7%이고 種子에도 많이 含有되어 있다. 또 꽃에는

vitexin, orientin, malvin, cyanidin-3-monogalactoside, 沒食子酸, ellagic acid, 少量의 chlorogenic acid 가 含有되어 있다.

〔藥理〕 生藥(全株)의 煎液은 抗菌作用이 있고 포도球菌, 大腸菌, Typhus 菌屬의 生長을 抑制한다. 특히 赤痢菌에는 민감하다. 뿌리의 煎液은 下痢나 慢性의 痢疾에 대하여 收斂이나 緩和劑로써 作用하고 이 作用은 아마 여기에 含有되어 있는 salicarin, $Fe_2O_3 \cdot xH_2O$ 이거나 tannin에 의한 것으로 생각되며 腎, 胃, 循環器系에 대해서는 無毒하다. 그 抽出物의 salicarine은 사람이 phlorhizin을 服用하였을 때 일어나는 糖尿는 沮止할 수 있으나 低血糖作用은 없다.

〔性味 歸經〕 味는 苦하고 性은 寒하다. 心, 大腸經에 들어간다.

〔藥效 主治〕 淸血, 止血, 凉血의 效能이 있다. 痢疾, 血崩, 潰瘍, 細菌性下痢를 치료한다.

【用法 用量】 15~30 g을 달여 服用한다. 〈外用〉 粉末을 만들어서 患部에 바른다.

사 군 자 (使君子) 과 Combretaceae

사 군 자 使君子 *Quisqualis indica* L.

덩굴성低木으로 햇가지와 어린 잎에는 黃色의 잔털이 있다. 잎은 對生하고 楕圓形이거나 長圓狀 披針形이며 끝은 漸先形이고 밑부분은 圓形이거나 心臟形에 가깝고 밋밋하다. 老葉의 표면은 특히 葉脈 및 가장자리에 柔毛가 남아 있다. 葉柄의 下部에 關節이 있고 落葉 後 關節의 아랫부분은 가시 모양으로 된다. 穗狀花序는 가지의 끝에 달려서 아래로 늘어지고 芳香이 조금 있다. 꽃의 각각 아래에 披針形의 苞片이 1 개씩 있고 뒤에 떨어진다. 꽃받침은 細管狀이고 子房에서 위로 뻗어나고 끝은 5 裂齒의 짧은 三角形에 柔毛와 腺毛가 있다. 꽃잎은 5개이고 봉오리는 紫紅色에 1/2이 白色인데 開花 後에는 차차 紫紅色이 된다. 수술은 10 개가 上下 2 輪으로 배열하였고 上輪의 5 개는 花絲가 밖으로 露出하였고 암술은 1 개이며, 子房은 下位 圓錐狀 紡錘形으로 5 개의 縱稜이 있고 柔毛와 腺毛가 있다. 果實은 길이 30 cm 내외이며 黑褐色 내지 褐色이다. 開花期는 5~9 月, 結實期 6~10 月이다. 대만, 印度 및 琉球地方에 分布한다. 【處方用名】 ① 成熟한 果實은 使君子 ② 뿌리는 使君子根 ③ 잎은 使君子葉이다.

❶ 使君子 (사군자) 〈開寶本草〉: 사군자의 成熟한 果實이다. 9~10 月에 種子가 成熟하고 果皮가 紫黑色으로 變하였을 때 따서 햇볕에 말리거나 약한 불에 쬐어 乾燥한 것은 使君子 一名 殼君子이고 通風이 좋은 乾燥한 곳에 貯藏한다. 【修治】 《使君子仁》 外殼을 제거하고 깨끗한 種仁만을 쓴다. 《炒使君子仁》 精選한 種仁을 남비에 담아 약한 불에서 향기가 조금 날 정도로 볶는다.

〔藥材〕 乾燥된 果實은 長卵形이거나 楕圓形에 세로로 5 개의 稜線이 있고 양끝이 뾰족하며 形은 稜狀이다. 外殼은 黑褐色이거나 紫黑色이며 매끄럽고 光澤이 조금 난다. 質이 단단하면서 가볍고 잘 꺾이지 않고 切斷面은 五角星形이고 稜角部의 皮部는 두껍고 안에 種子가 1 개 들어 있다. 香氣가 조금 있으나 볶으면 상당히 강한 香氣가 난다. 味는 淡白하고 顆粒이 크고 充實

사군자(使君子)과 Combretaceae

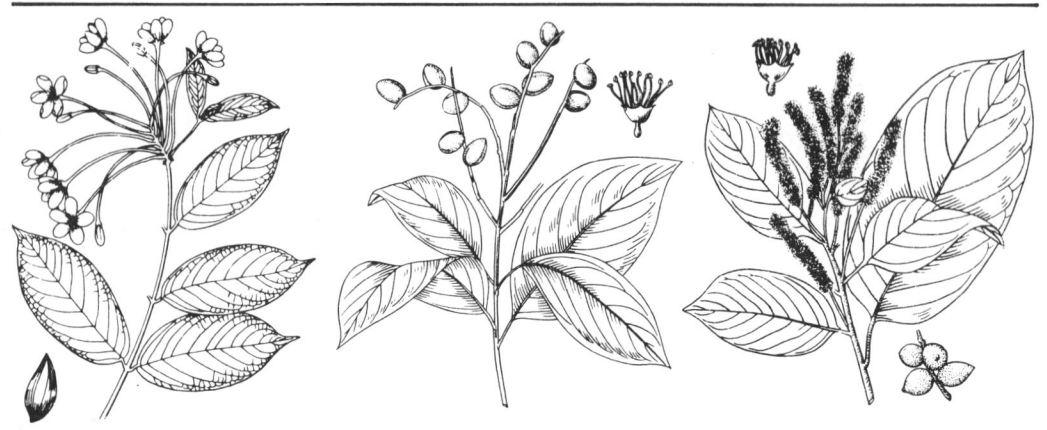

　　사군자 使君子　　　　　　가리륵 訶梨勒　　　　　　하가자 河訶子
　　Quisqualis indica　　　　Terminalia chebula　　　Terminalia chebula var. gangetica

하고 種仁은 黃色에 味는 香氣가 있고 甘하며 油性이 있는 것이 良品이다.

〔性味 歸經〕 味는 甘하고 性은 溫하며 有毒하다. 脾, 胃經에 들어간다.

〔成分〕 種子에는 사군자酸 칼륨이 含有되어 있고 또 脂肪油 20~27%가 含有되어 있다. 脂肪油 中에는 oleic acid 48.2%, palmitic acid 29.2%, stearic acid 9.1%, linolic acid 9.0%, myristic acid, 4.5% arachidic acid, sterol이 함유되어 있다. 種子에는 또 蔗糖, 포도糖, 果糖, pentosan, 사과酸, 枸櫞酸, 琥珀酸 및 n-methylnicotinic acid betaine(trigonelline), proline 등이 함유되어 있고 果殼에도 사군자酸 칼륨이 함유되어 있다. 꽃에는 chrysanthemin (cyanidin-3-glucoside)이 함유되어 있다.

〔藥理〕 1. 驅蟲作用: in vitro의 實驗에서 使君子는 돼지의 蛔蟲·지렁이·메뚜기 등 어느 것에나 强한 驅除效果가 있다. 以前에 使君子의 驅蟲效果를 否定하는 報告도 있었으나 이것은 藥品이 너무 오래 되었기 때문이다. 돼지 蛔蟲의 首部描記法에서 使君子의 抽出物은 in vitro에서 돼지 蛔蟲의 首部를 痲痺시키는 作用이 確實하다는 것이 證明되었고 또 그 有效成分은 水溶性에 methyl alcohol에서도 녹지만 石油 ether에는 溶解되지 않는다. Chloroform 및 純 ethanol에도 溶解되지 않는다. 그 驅蟲有效成分이 무엇인가에 대해서는 아직까지 論爭이 있다.

2. 기타 作用: 使君子의 粉劑는 自然感染한 고양이의 蟯蟲症에 상당한 驅除作用이 있다. 百部의 粉劑와 混合하여 使用하면 效力은 單用할 때보다 한층 더 좋고 또 幼蟲에도 약간 作用을 한다.

〔毒性〕 使君子의 毒性은 작고 粗製品(26.6 g/kg)을 개에 經口投與하면 嘔吐, 딸꾹질 以外에 특히 다른 中毒症狀은 없고 使君子의 樹液을 0.83 g/kg 使用하였을 때에도 같은 作用이 있었다.

〔藥效 主治〕 殺蟲, 消積, 健脾의 效能이 있다. 蛔蟲으로 인한 腹痛, 小兒疳積, 乳食의 消化 不良, 腹脹, 下痢를 치료한다.【用法 用量】9~15g을 달여 服用한다. 또는 丸劑, 散劑로 하여 쓴다.

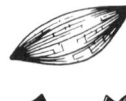

〔禁忌〕 服用時에는 뜨거운 茶를 먹지 말아야 한다. 大量服用時에는 딸꾹질, 目眩, 嘔吐 등의 反應을 일으킨다.

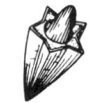

使君子藥材

❷ 使君子根 (사군자근) 〈廣西植物圖志〉: 사군자의 뿌리이다.

〔藥效 主治〕 殺蟲, 開胃, 健脾의 效能이 있다. 煎液을 服用하면 咳嗽와 딸꾹질이 그친다. 【用法 用量】 6~9g을 달여 服用한다.

❸ 使君子葉 (사군자엽) 〈國藥的藥理學〉: 사군자의 잎이다. 月中 수시로 採取한다. 性은 平하다.

〔成分〕 사군자酸 칼륨($C_{10}H_{16}O_{10}N_6K_3$), trigonelline, *l*-prolin, *l*-asparagin 이 含有되어 있다.

〔藥效 主治〕 殺蟲, 消積, 開胃의 效能이 있다. 小兒疳積을 비롯한 五疳을 치료한다. 【用法 用量】 新鮮한 것 30~60g을 달여서 服用한다.

가 리 륵 (가자) 訶梨勒　*Terminalia chebula* RETZ.
하가자 河訶子　*T. chebula* var. *gangetica* ROXB.

訶子藥材

葉落喬木으로 높이는 20~30m이며 잎은 互生 또는 對生에 가깝고 卵形 또는 楕圓形이며 끝은 微突形, 밑부분은 鈍形 또는 圓形이고, 가장자리는 밋밋하다. 兩面에는 無毛이나 어린 잎에는 뒷면에 엷은 털이 약간 나 있는 것도 있다. 葉柄은 굵고 1.5~2cm 끝에 2개의 腺體가 있는 것도 가끔 나온다. 穗狀花序가 가지의 끝 또는 葉腋에서 달리고 꽃은 白色이고 兩性花이다. 꽃받침은 杯狀으로 끝은 5裂하였고 裂片은 三角形, 끝이 날카롭고 뾰족하다. 꽃잎은 없고 수술은 10개, 葯은 黃色, 子房은 下位 1室이다. 胚珠는 2개, 花柱는 길고 突出해 있다. 核果는 倒卵形 또는 楕圓形, 어린 果實은 綠色이나 익으면 黃褐色이 되고 光澤이 있으며 乾燥하면 5개의 稜線이 나온다. 種子는 1개, 開花期는 6~8月, 結實期는 8~10月이다. 原産地는 인도, 버마, 말레이지아 등지에 分布한다. 【處方用名】① 果實은 訶子 ② 잎은 訶子葉 ③ 成熟한 果實은 藏青果 ④ 果核은 訶子核이다.

❶ 訶　子 (가자) 〈圖經本草〉 訶黎勒·訶黎: 가리륵의 成熟한 果實이다. 晚秋에서 初冬에 익은 果實을 따서 햇볕에 말린다. 【修治】《訶子肉》 訶子의 果皮와 核을 제거하고 果肉만 取한 것이다. 《炒訶子》 清水로 깨끗이 씻어서 강한 불로 表面이 深黃色이 되도록 볶(炒)는다.

〔藥材〕 乾燥된 果實은 卵形이거나 球形에 가깝고 길이 3.5cm, 지름 2~3cm이며 表面은 黃綠色 또는 灰褐色에 光澤이 조금 있고 5개의 縱稜과 多數의 세로로 된 주름과 가느다란 가로로 난 주름이 있고 밑부분에 果柄의 흔적이 圓形으로 남아 있다. 質이 단단하고 斷面은 灰黃色이며 꺼끌꺼끌하고 오래되면 灰褐色이 된다. 核의 殼은 두텁고 여물어 깨면 안에 白色의 작은 種子가 있다. 香氣가 조금 있고 味는 酸澁하다. 黃褐色에 光澤이 있고 단단한 것이 良品이다.

〔性味 歸經〕 味는 苦酸澁하고 性은 溫하다. 肺, 胃, 大腸經에 들어간다.

〔成分〕 果實에는 23.60~37.36%의 tannin이 含有되어 있고 그 成分은 chebulinic acid, chebulagic acid, 1,3,6-trigalloyl-glucose 및 1,2,3,4,6-pentagalloyl-β-glucose, corilagin, terchebin, glucogallin, ellagic acid 및 沒食子酸 등이다. 樹皮에는 β-sitosterol, tannin, ellagic acid, 沒食子酸과 catechol 이 함유되어 있다.

〔藥理〕 **1. 一般藥理作用**: 果實에는 tannin이 比較的 많이 含有되었고 tannin의 一般作用의 예를 들면 收斂, 止瀉 등이다. 탄닌에는 단백질을 沈澱시키는 作用이 있어 皮膚·粘膜·潰瘍 등이 탄닌酸에 닿으면 그 조직단백질이 곧 凝固해서 被膜으로 되며 收斂作用이 나타난다. 동시에 毛細血管을 壓迫收縮시켜 혈액의 凝固를 일으켜 止血效果를 가져온다. 腺細胞의 단백질은 응고 후 分泌抑制, 粘膜乾燥, 末梢神經의 沈澱을 일으키므로 미약한 국소마취현상이 나타난다.

2. 抗菌作用: *in vitro* 試驗에 의하여 4~5種類의 赤痢菌에 대하여 有效하다는 것이 證明되었고, 특히 訶子殼이 좋다. 訶子의 水煎液(100%)은 각종의 赤痢菌에 有效한 이외에 綠膿菌, Diphteria菌에 대한 作用이 비교적 강하고 黃色포도球菌, 大腸菌, 肺炎球菌, 溶血性連鎖球菌, Proteus菌, Rat typhus菌에도 作用한다(disc法). 赤痢菌, 黃色포도球菌, 綠膿菌에 대한 有效 膿度는 각각 1:32, 1:128, 1:64이다(試驗管法). 訶子는 *in vitro*에서 抗 Typhus菌作用이다. 鹽酸酸性 ether 抽出物의 ethyl alcohol 溶液은 더욱 높은 抗菌 및 抗眞菌作用이 있다.

3. 기타의 作用: 乾燥된 果實에서는 80% ethylalcohol을 써서 抽出한 chebulin은 平滑筋에 대해서는 papaverine과 같은 鎭痙作用이 있다. Tannin 외에 下痢를 일으키는 成分도 含有되어 있어서 大黃과 비슷하여 먼저 下痢를 일으키고 뒤에 收斂한다. 訶子를 含有하는 複方漢方製劑에는 어느 程度의 抗癌效果가 있다는 報告도 있다.

〔藥效 主治〕 斂肺, 澁腸, 下氣의 效能이 있다. 久咳失音, 久瀉, 慢性下痢, 脫肛, 血便, 崩漏帶下, 遺精, 頻尿를 치료한다. 【用法 用量】 3~9g을 달여 服用한다. 또는 丸劑, 散劑로 하여 使用할 수 있다. 〈外用〉 煎液으로 熏洗한다.

〔禁忌〕 外邪가 未解하고 內濕熱火邪가 있는 症狀에는 服用을 忌한다.

❷ **訶子葉** (가자엽) 〈本草綱目〉: 가리륵의 잎이다.

〔成分〕 Shikimic acid, dehydroshikimic acid, quinic acid, arabinose, 果糖, *d*-glucose, 蔗糖 등이 含有되어 있다. 또 tannin 約 10%가 含有되어 있다.

❸ **藏靑果** (장청과) 〈中藥材手冊〉: 가리륵의 未熟한 果實이다. 9~10月에 쪄서 햇볕에 말린다.

〔性味 歸經〕 味는 酸苦澁하고 微寒하다. 肺, 胃經에 들어간다.

〔藥效 主治〕 虛證의 디프테리아, 咽喉炎, 扁桃腺炎, 菌痢를 치료한다. 【用法 用量】 1.5~4.5g을 달여 服用한다.

〔禁忌〕 風火喉痛 및 中寒症狀에는 忌한다.

藏靑果藥材

❹ **訶子核** (가자핵) 〈圖經本草〉: 가리륵의 果核이다.

〔藥效 主治〕 核을 取하여 白蜜을 넣고 갈아서 點眼하면 風赤澁痛(風邪熱에 의하여 兩瞼이 赤痛하는 症狀)을 치료하고 止咳, 止瀉의 效能이 있다.

석류나무 (石榴) 과 Punicaceae

석류나무 石榴 *Punica granatum* L.   　　　　백석류 *P. granatum* var. *albescens* DC.

落葉小喬木으로 어린 가지는 圓形 또는 약간 四稜形이고 가지의 끝은 보통 가시가 되어 있고 털은 없다. 잎은 對生하고 倒卵形 또는 長楕圓形이며 끝은 뭉툭하고 거치가 없고, 가장자리는 밋밋하다. 표면은 光澤이 있고 털이 없으며 뒤면은 隆起한 主脈이 있고 葉柄은 짧다. 꽃은 1개 내지는 여러 개가 가지의 끝 또는 葉腋에 달리며 花柄은 2～3mm, 꽃의 지름은 약 3cm, 꽃받침통은 多肉質에 두껍고 紅色, 裂片은 6개로 갈라지며 꽃잎도 6개로서 紅色이며 꽃받침잎과 互生하고 倒卵形이며 주름이 나 있다. 수술은 多數이고 花絲는 가늘고 짧다. 암술은 1개, 子房은 下位 또는 半下位, 上部는 6室 下部는 3室, 花柱는 圓形, 柱頭는 頭狀이다. 液果는 둥글고 果皮는 肥厚하고 革質이며 익으면 紅色 또는 黃色을 띠고 끝에는 花萼이 宿存하고 種子는 多數인데 倒卵形에 稜角이 있다. 開花期는 6月, 結實期는 10月이다. 제주도 및 南部에서 栽植한다. 【處方用名】① 果皮는 石榴皮 ② 根皮는 石榴根 ③ 잎은 石榴葉 ④ 꽃은 石榴花 ⑤ 果實은 酸石榴・甜石榴이다.

❶ 石榴皮 (석류피) 〈雷公炮炙論〉石榴殼・安石榴酸實殼・酸榴皮・西榴皮 : 석류의 果皮로 가을에 果實이 익어서 끝이 벌어졌을 때 採取하여 種子와 種子를 隔離하고 있는 內膜을 제거하여 썰어서 햇볕에 말리거나 또는 약한 불에 말린다. 【修治】 挾雜物을 제거하고 안에 남아 있는 內果와 種子를 깨끗이 除去하고 깨끗이 씻어 몇개로 쪼개서 햇볕에 말린다. 石榴皮・잎・뿌리 등은 모두 鐵을 忌하므로 鐵에 닿지 않게 한다. 石榴殼을 使用할 때에는 濕氣의 程度에 관계없이 하룻밤 漿水에 담갔다가 이튿날 이를 걸러서 墨汁과 같은 液汁을 藥用으로 쓴다.

〔性味 歸經〕 味는 酸澁하고 性은 溫하며 有毒하다. 大腸, 腎經에 들어간다.

〔成分〕 Tannin 10.4～21.3%, 蠟 0.8%, 樹脂 4.5%, mannitol 1.8%, 粘液質 0.6%, 糖 2.7%, 植物고무 3.2%, inulin 1.0%, 沒食子酸 4.0%, 사과酸, pectin, 蓨酸 calcium, isoquercetin이 含有되어 있다.

〔藥效 主治〕 澁腸, 止血, 驅蟲의 效能이 있다. 久痢, 血便, 脫肛, 滑精, 子宮出血, 白帶下, 蟲腹痛, 疥癬을 치료한다. 【用法 用量】 2.4～4.5g을 달여서 服用한다. 또는 散劑로 하여 使用한다. 〈外用〉 煎液으로 熏洗하거나 粉末해서 고루 바른다.

❷ 石榴根 (석류근) 〈神農本草經集注〉石榴根皮・酸榴根 : 석류나무의 根皮로 가을에 採取하며 鐵器를 忌한다.

〔性味〕 味는 酸澁하고 性은 溫하며 無毒(有毒하다고도 한다)하다.

〔成分〕 石榴根皮에는 isopelletierine, β-sitosterol, mannitol이 含有되어 있고 石榴樹皮는 isopelletierine, pseudopelletierine, methylisopelletierine 등의 alkaloid를 含有한다. 乾燥된 껍질에는 硼素가 약 0.34% 含有되어 있고 石榴木部에는 alkaloid가 0.21% 들어 있으며 根莖中의 alkaloid는 tannin과 結合된 것이 많다.

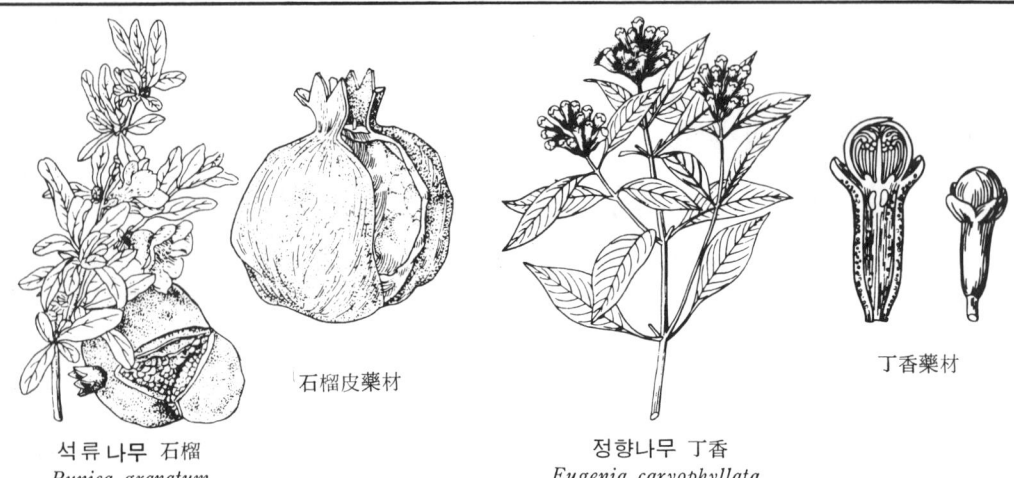

석류나무 石榴
Punica granatum

정향나무 丁香
Eugenia caryophyllata

石榴皮藥材

丁香藥材

〔藥理〕 1. 驅蟲作用: Pelletierine은 條蟲에 對한 殺蟲力이 매우 强하여 1:10000의 鹽酸石榴皮 alkaloid는 5~10分에 條蟲을 죽일 수 있지만 1:50000은 條蟲에 대하여 反對로 興奮作用을 나타낸다. 現在 이와 같은 效果를 가진 成分은 實은 isopelletierine이라는 것이 證明이 되었다.

2. 抗菌作用: *in vitro*에서 黃色포도球菌, 溶血性連鎖球菌, 콜레라菌, 赤痢菌, 腸티푸스菌, 파라티푸스菌, Proteus菌, 大腸菌, 綠膿菌, 結核菌에 대하여 확실한 抑菌作用이 있고, 많은 病原性眞菌에 대해서도 抑制作用이 있다. 이 抗菌作用은 함유되어 있는 大量의 tannin과 關連이 있다고 생각된다.

〔毒性〕 石榴皮 總alkaloid의 毒性은 皮 그 自體의 25倍인데 개구리 Mouse · Guinea pig · 토끼 · 고양이에 대하여 主로 運動障碍나 呼吸痲痺 등의 中毒症狀을 일으킨다. 中毒에 의한 死亡의 直接原因은 呼吸痲痺이다.

〔藥效 主治〕 殺蟲, 澀腸, 止帶의 效能이 있다. 蛔蟲, 條蟲, 久瀉久痢, 赤白帶下를 치료한다. 【用法 用量】6~12g을 달여 服用한다.

〔禁忌〕 大便秘結(便秘)에는 忌한다.

❸ **石榴葉** (석류엽)〈本草拾遺〉: 석류나무의 잎이다.

〔成分〕 β-Sitosterol, mannitol이 含有되었다. 잎은 cholesterol에서 pregnenolone을 合成한다.

〔藥效 主治〕 打撲傷의 치료에는 짓찧어서 患部에 붙인다. 또 痘風瘡, 風癩에는 煎液으로 洗滌한다.

❹ **石榴花** (석류화)〈本草拾遺〉: 석류나무의 꽃이다.

〔性味〕 味는 酸澀하고 性은 平하다.

〔藥效 主治〕 鼻出血, 中耳炎, 刺傷에 의한 出血을 止血한다. 吐血, 月經不順, 紅崩白帶를 치료한다. 火傷에는 粉末하여 香油와 調合하여 塗布한다. 齒痛에는 달여서 茶代用으로 服用한다. 中耳炎을 다스리고 膿이 나오는 것을 防止한다. 【用法 用量】3~6g을 달여 服用하거나 또

는 散劑로 하여 服用한다. 〈外用〉 粉末을 撒布하거나 調合하여 붙인다.

❺ 酸石榴 (산석류) 〈本草綱目〉: 석류나무의 신 (酸) 果實이다.

〔性味〕 味는 酸하고 性은 溫하다.

〔成分〕 種子油 中에는 punicic acid 가 함유되어 있고 또 estrone 및 estradiol, β-sitosterol, mannitol 이 含有되어 있다.

〔藥理〕 石榴의 種子油를 卵巢를 除去한 암 Mouse 및 어린 암 Rat에 注射하였더니 女性 hormone 과 같은 作用이 나타났다.

〔藥效 主治〕 止渴, 止痢, 止帶, 醒醉의 效能이 있다. 胃病을 다스리고 久瀉久痢, 崩漏, 帶下를 치료한다. 赤白下痢腹痛에는 種子가 들어 있는 果實 1개를 汁을 내어서 服用한다.

정 향 (丁香) 과 Myrtaceae

정향나무 丁香 *Eugenia caryophyllata* THUNB.

常綠喬木으로 높이 10 m에 達한다. 잎은 對生하고 잎은 長方卵形 또는 長方倒卵形이며 끝은 뾰족하고 基部는 좁고 보통 아래로 뻗어서 葉柄이 되고 밋밋하다. 聚繖圓錐花序가 頂生하고 꽃은 지름이 6 mm, 꽃받침은 두껍고 綠色이며 뒤에 紫色으로 變한다. 花冠은 白色에 淡紫色을 약간 띠고 짧은 管狀에 4 裂하였다. 수술은 多數이고 葯은 縱裂한다. 子房은 下位로 萼管과 合生하였고 花柱는 굵고 柱頭는 확실하지 않다. 液果는 紅褐色의 長方多圓形이며 길이 1~1.5 cm, 지름 5~8 mm 로 끝에는 萼片이 宿存한다. 말레이諸島 및 아프리카 中國의 廣東, 廣西에 分布한다. 【處方用名】 ① 花蕾는 丁香 ② 樹根은 丁香根 ③ 樹皮는 丁香樹皮 ④ 樹枝는 丁香枝 ⑤ 果實은 母丁香 ⑥ 花蕾를 蒸溜하여 나온 精油는 丁香油이다.

❶ 丁 香 (정향) 〈藥性論〉 丁子香・雄丁香・公丁香 : 정향나무의 꽃봉오리 (花蕾) 이다. 보통 9 月에서 다음해 3 月 사이에 꽃봉오리가 靑色에서 鮮紅色으로 變할 때 採取하여 花柄을 除去하고 햇볕에 말린다.

〔性味 歸經〕 味는 辛하고 性은 溫하다. 胃, 脾, 腎經에 들어간다.

〔成分〕 花蕾에는 精油 즉 丁香油가 含有되어 있고 油中에 含有된 主成分은 eugenol, acetyl eugenol, β-caryophyllene 및 methyl-n-pentyl ketone, salicylic acid methyl, humulene, benzaldehyde, benzyl alcohol, m-methoxybenzaldehyde, benzyl acetate, chavicol, α-ylangene 등이다. 또 野生品種 中에는 eugenol 은 含有하지 않고 보통은 丁香油 64~85 % 가 含有되어 있고 eugenone 과 eugenin 을 含有한 것도 있다. 꽃에는 또 oleanolic acid 과 같은 triterpenoids, flavon 類의 rhamnetin, kaempferol 과 eugenin, eugenitin, isoeugenitin 및 demethyl 化合物인 isoeugenidol 이 含有되어 있다.

〔藥理〕 1. 抗菌作用 : 1 % 濃度의 丁香을 함유한 ether 浸出液・水浸液이나 8 % 濃度의 丁香의 煎劑를 함유한 Sabouraud 培地는 Schönlein 黃癬菌, Candida albicans 등 多種類의 病原性

眞菌에 대하여 抑制作用이 있다. 비교적 高濃度가 되면 Cryptococcus neoformans에 대해서도 抑制作用이 있다. Alcohol 浸出液은 ester 浸出液과 비슷하지만 水浸液은 약간 떨어진다. 丁香油 및 eugenol은 1:8000, 1:16000 일 때 病原性眞菌에 대하여 抑制作用이 있다. 煎劑는 1:20~1:640의 濃度일 때 포도球菌, 連鎖球菌 및 디프테리아菌, 變形: 綠膿: 大腸・赤痢・티푸스 菌에 대하여 抑制作用이 있다. 丁香油와 eugenol 1:2000~1:8000의 濃度일 때 黃色포도球菌 및 肺炎, 赤痢(志賀氏), 大腸・變形・結核 등의 菌에 대하여 抑制作用이 있다. 丁香은 Influenza virus PR_8 株에도 抑制作用이 있다(in vitro 試驗法).

2. 健胃作用: 丁香은 芳香性健胃劑로 腹部의 氣脹을 緩和하고 消化能力을 強化하고 惡心, 嘔吐를 輕減시킨다. 5%의 eugenol 乳劑는 胃의 粘液分泌를 현저하게 증가시키지만 酸度는 強化하지 않는다. 丁香油의 作用은 조금 떨어지지만 연속하여 使用하면 粘液을 消耗시켜서 非粘液性의 滲出物만을 分泌한다. 36時間 後에 겨우 부분적으로 反應(粘液分液)이 회복되기 시작하여 완전히 회복하는 데까지는 數個月이 걸린다.

〔藥效 主治〕 溫中, 暖腎, 降逆의 效能이 있다. 呃逆, 嘔吐, 反胃, 瀉痢, 心腹冷痛, 痃癖, 疒氣, 癬疾을 치료한다.【用法 用量】0.9~3g을 달여 服用한다. 또 丸劑, 散劑로 하여 쓴다. 〈外用〉粉末을 만들어서 調合하여 붙인다.

〔配合 禁忌〕 熱로 인한 嘔吐, 呃逆, 腹痛, 泄瀉 등의 證과 熱病 및 陰虛內熱에는 忌한다. 鬱金을 相畏한다.

❷ **丁香根** (정향근) 〈開寶本草〉: 정향나무의 뿌리이다.

〔性味〕 味는 辛하고 性은 熱하며 有毒하다.

〔藥效 主治〕 風熱腫毒을 치료하는 效能이 있다. 煎液으로 熏洗한다.

❸ **丁香樹皮** (정향수피) 〈海藥本草〉: 정향나무의 樹皮이다.

〔性味〕 味는 辛하고 性은 溫하며 無毒하다.

〔藥效 主治〕 中寒脘腹脹痛, 水樣性下痢, 齒痛을 치료한다.【用法 用量】3~6g을 달여 服用한다.

❹ **丁香枝** (정향지) 〈本草綱目〉: 정향나무의 樹枝이다.

〔藥效 主治〕 一切의 冷氣, 心腹脹滿, 惡心, 水樣性下痢(虛寒), 水穀不化를 치료한다.【用法 用量】3~6g을 달여서 또는 丸劑나 散劑로 하여 服用한다.

❺ **母丁香** (모정향) 〈雷公炮炙論〉 鷄舌香・雌丁香: 정향나무의 果實로 成熟될 때쯤 따서 햇볕에 말린다.

〔性味〕 味는 辛하고 性은 溫하며 無毒하다.

〔藥效 主治〕 溫中, 散寒의 效能이 있다. 暴心氣痛, 胃寒嘔逆, 風冷齒痛, 牙宣, 口臭, 婦人 陰冷, 小兒疝氣를 치료한다.【用法 用量】0.9~3g을 달여서 服用하거나 散劑로 服用한다. 〈外用〉粉末을 調合하여 塗布하거나 坐藥으로 使用한다.

〔禁忌〕 熱症 및 陰虛內熱에는 忌한다.

母丁香藥材

❻ **丁香油** (정향유) 〈藥性考〉: 정향나무의 花蕾를 蒸溜하여 얻은 丁油(古代에는 母丁香에서

짜냈다)이다.

〔藥材〕 淡黃色 또는 無色透明한 油狀液으로 丁香 特有의 香氣가 있다. 空氣 中에 放置하거나 長時間 貯藏하여 두면 차차 濃厚해져서 黃褐色으로 變한다. 알콜, 에스테르, 氷醋酸에는 잘 溶解되며 比重은 1.038~1.060이다.

〔性味〕 味는 甘辛하고 性은 大熱하다.

〔藥效 主治〕 暖胃, 溫腎의 效能이 있다. 胃寒痛脹, 呃逆, 瘋掉, 疝痛, 口臭, 齒痛 등을 치료한다. 【用法 用量】少量을 湯劑 中에 滴入하거나 술에 타서 服用한다. 〈外用〉患部에 바른다.

팥꽃나무(瑞香)과 Thymelaeaceae (*Daphnaceae*)

침향나무 沈香 *Aquilaria agallocha* ROXB.　　　백목향 白木香 *A. sinensis* (LOUR.) GILG

常綠喬木으로 높이 30 m에 達하는 것도 있다. 幼枝는 絹狀毛에 싸여 있고 잎은 互生하며 조금 革質을 띠고 楕圓狀 披針形이거나 披針形이고 끝은 뾰족하며 가장자리는 밋밋하고 葉柄은 짧다. 繖形花序는 無柄이거나 짧은 花軸이 있고 絹狀毛가 싸고 있다. 꽃은 白色이고 花柄과 거의 같거나 약간 짧은 편이다. 花被는 鐘形이며 5裂하였고 裂片은 卵形이고 花冠管과 花被의 길이는 거의 같고 수술은 10개이며 花被管에 着生하였고 그 中 5개가 比較的 길다. 子房은 上位로 長卵形에 柔毛가 密生하고 2室이다. 花柱는 매우 짧고 柱頭는 크고 편평한 球形이다. 蒴果는 倒卵形이며 木質에 扁壓狀으로 길이 4.6~5.2 cm로 灰白色의 絨毛가 密生하였다. 種子는 보통 1개로 卵圓形이며 밑부분에는 角狀의 附屬物이 있다. 開花期는 3~4月, 結實期는 5~6月이다. 中國 및 熱帶地方에 栽植한다. 【處方用名】樹脂를 含有한 木材가 沈香이다.

沈 香 (침향)〈名醫別錄〉: 침향나무·백목향 樹脂가 含有된 木材이다. 【採取】《中國產沈香의 採取》樹幹이 지름 30 cm 以上 되는 것을 골라서 地上 1.5~2 m 付近에 깊이 약 3~4 cm 정도 도끼로 찍어 傷處를 내 樹脂가 分泌되도록 한다. 그대로 數年間 放置해 두었다가 沈香을 採取한다.

〔藥材〕 輸入沈香: 植物인 沈香의 樹脂가 含有된 木材는 대개가 헬메트型·棒型 또는 根狀으로 되어 있고 外形은 매우 불규칙하다. 表面은 褐色, 黑色과 黃色이 交錯한 무늬가 있고 매끄럽고 光澤이 있다. 質이 단단하고 무겁고 잘 부러지지 않고 特殊한 香氣가 있고 味는 苦하다. 태우면 기름이 스며 나오고 强力한 香氣가 나면서 탄다. 【修治】솔로써 더럽혀진 곳을 잘 털어 내고 잘게 부수거나 썰어서 가루와 같이 하여서 쓴다.

〔性味 歸經〕 味는 辛苦하고 性은 溫하다. 脾, 腎, 胃經에 들어간다.

〔成分〕 沈香의 acetone 抽出物(40~50%)을 鹼化하여 蒸溜하면 13%의 沈香藥材 精油가 나온다. 이 精油에는 benzylacetone, *p*-methoxy benzylacetone 등이 含有되어 있고 殘留液에는 hydrocinnamic acid, *p*-methoxy 桂皮酸 등이 含有되어 있다.

팥꽃나무(瑞香)과 Thymelaeaceae

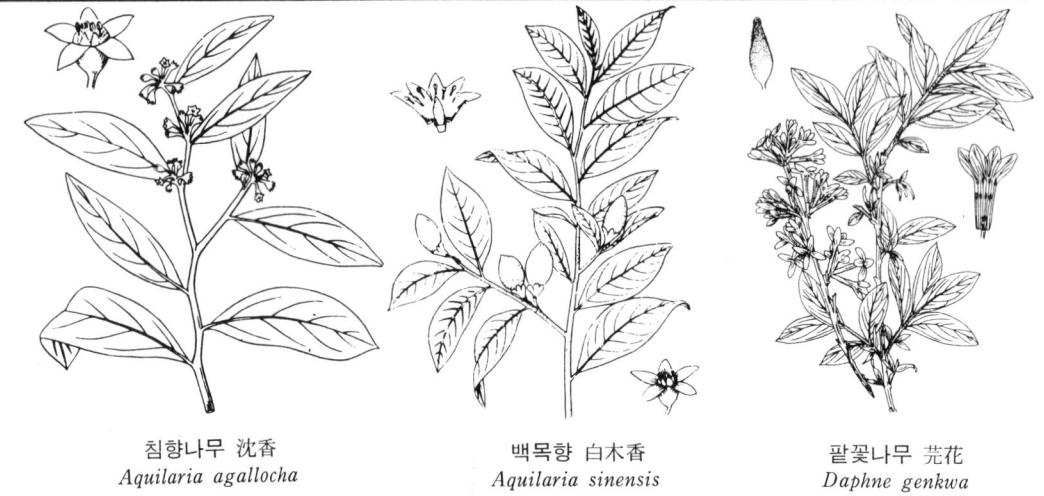

침향나무 沈香
Aquilaria agallocha

백목향 白木香
Aquilaria sinensis

팥꽃나무 芫花
Daphne genkwa

〔藥效 主治〕 溫中, 降氣, 暖腎의 效能이 있다. 氣逆(上氣)喘息, 嘔吐呃逆, 脘腹脹痛(胃·腹의 膨滿痛), 腰膝虛冷, 大腸虛秘(大腸이 虛하여 便秘가 되는 症狀), 小便氣淋(神經性尿意頻數症·神經性尿道炎), 男子精冷(精氣가 冷하여 生殖力이 없는 症狀) 등을 치료한다. 【用法 用量】 1.5~3 g을 달여서 服用한다. 汁을 내거나 또는 丸劑, 散劑로 하여 服用한다.

〔禁忌〕 陰虧火旺, 氣虛下陷 등에는 服用에 愼重해야 한다.

팥꽃나무 芫花 *Daphne genkwa* SIEB. et ZUCC.

落葉灌木으로 높이는 1 m에 達한다. 줄기는 가늘고 길고 곧게 자라며 어릴 때에는 비단실 같은 짧고 부드러운 털이 있다. 잎은 對生하거나 간혹 互生하며 披針形 또는 披針狀 長楕圓形이며 길이 2~6 cm, 나비 3~20 mm 로서 革質이며 밋밋하고 끝은 뾰족하며 表面은 털이 있으나 점차 없어지고 뒷면 脈 위에 絨毛가 있으며 葉柄은 짧다. 꽃은 잎보다 먼저 피며 淡紫色으로 보통은 가지의 끝이나 葉腋에서 3~7개씩 모여 나고 花莖에 털이 있다. 花被는 筒形으로서 연한 紫紅色이고 겉에 털이 있으며 裂片은 4개로서 楕圓形, 卵狀 圓形, 넓은 倒心臟形 또는 倒卵形이고 鈍頭이고 길이 4~9 mm이다. 꽃받침 筒은 길이 1 cm로서 겉에 털이 있고 수술은 4~8개 2輪이 되어 꽃받침의 筒上에 着生하고 花絲는 없다. 암술은 1개, 子房은 上位 1室, 花柱는 매우 짧거나 또는 없고 柱頭는 頭狀이다. 核果는 革質이고 白色이며 種子는 1粒에 黑色, 開花期는 3~4월이다. 바다에 가까운 原野나 산에 나며 平南에서 全南 사이에 分布한다. 【處方用名】① 花蕾는 芫花 ② 뿌리는 芫花根이다.

❶ 芫 花 (원화)〈神農本草經〉去水·敗花·赤芫·兒草·毒魚·杜芫·頭痛花 : 팥꽃나무의 花蕾이다. 봄에 꽃이 피기 전에 採取하여 挾雜物을 除去하고 햇볕에 말리거나 약한 불에 말린다. 【修治】《芫花》挾雜物을 가려내고 체로 쳐서 泥土를 除去한다. 《醋芫花》精選한 芫花에 醋(芫花 500 g : 醋 125 g)를 混合하여 약한 불로 醋가 없어지고 연한 黃色이 될 정도로 볶아 通風이 잘 되는 곳에서 乾燥한다.

芫花藥材

〔性味 歸經〕 味는 辛苦하고 性은 溫하며 有毒하다. 肺, 脾經에 들어간다.

〔成分〕 芫花는 genkwanin, hydroxy genkwanin, apigenin 및 sitosterol을 含有하고 이외에도 安息香酸 및 刺戟性의 油狀物을 含有하고 있다.

〔藥理〕 芫花의 瀉水逐飮作用은 甘遂・大戟과 유사하며 거기에 花의 性이 輕揚하므로 주로 上部의 胸胁에 있는 水氣를 瀉下한다. 痰飮積聚를 삭히는 것이 特徵이므로 痰飮喘咳, 痛引胸胁 및 腹水脹滿의 證에 適用한다. 그러나 毒이 많고 性이 猛烈하므로 炮製하지 않는 것을 服用하거나 過量을 使用하면 심한 水瀉와 腹痛을 일으키게 된다. 때문에 元氣壯實하지 않는 虛弱者와 姙婦는 忌한다. 抗菌試驗에서는 肺炎球菌, 溶血性連鎖球菌, 인플루엔자桿菌에 抑制하는 作用이 있다.

〔藥效 主治〕 逐水, 滌痰의 效能이 있다. 痰飮癖積, 喘咳, 水腫, 胁痛, 心腹癥結脹滿, 食中毒, 瘧母, 癰腫을 치료한다. 【用法 用量】 1.5~3g을 달여서 服用한다. 또는 丸劑, 散劑로 하여도 좋다. 〈外用〉 粉末로 하여 고루 塗布하거나 또는 달인 液으로 양치질한다.

〔配合 禁忌〕 體質虛弱者・姙婦는 忌한다. 決明을 相使로 하고 甘草와는 相反 작용이 있다.

❷ 芫花根 (원화근)〈吳普本草〉: 팥꽃나무의 뿌리이다. 가을에 캐서 泥土를 除去하고 햇볕에 말린다. 味는 辛苦하고 性은 溫하며 小毒이 있다.

〔成分〕 根皮에는 β-sitosterol, flavonoid genkwanin의 配糖體 yuankanin 및 一種의 黃色 結晶(乙素) $C_{15}H_{14}O_6$ 가 있고 融點은 192°C이다. 뿌리에는 陣痛誘發作用이 있는 yuanhuacine 이 있고 또 皮膚를 刺戟하는 魚毒作用이 있다. 또 抗生育(避姙)을 일으키는 有效成分인 yuanhuadine이 含有되어 있다.

〔藥理〕 뿌리의 炭酸溶解部分은 動物의 子宮에 대하여 뚜렷한 興奮作用이 있다. 痲醉한 고양이에 靜脈注射를 하면 잠시 동안 血壓이 내려간 이외에 子宮의 收縮이 일어난다. 中毒量에서는 凝血時間을 늘려주고 血尿가 나온다. 乙素는 고기에 대하여 强한 毒性을 가졌고 初步的 試驗에 의하면 10^{-5} 濃度를 Guinea pig의 摘出心臟에 注入하면 冠狀血管이 擴張하지만 效力은 khelin 보다는 弱하다.

〔藥效 主治〕 水腫, 瘰癧, 急性乳腺炎, 痔瘻, 疥瘡을 치료한다. 【用法 用量】 1.5~4.5g을 달여 服用한다. 또 丸劑나 散劑로 하여 服用한다. 〈外用〉 粉末을 調合하여 붙이거나 膏劑로 만들어서 붙인다. 藥線을 만들어서 痔瘻를 묶는다.

〔配合 禁忌〕 虛弱體質者, 姙婦에는 忌한다. 長期服用하면 下痢를 한다. 決明을 相使로 하고 甘草와 相反 작용을 한다.

서향나무 瑞香 *Daphne odora* THUNB.

　　　백서향나무 *D. kiusiana* MIQ. (=*D. odora* THUNB. var. *kiusiana* (MIQ.) KEISSLER)

常綠灌木으로 높이 1m에 達하고 가지는 많고 길며 光澤이 있고 반들반들하고 털이 없다. 잎은 互生하고 楕圓狀 長圓形이고 가장자리가 밋밋하며 끝은 鈍形 또는 微突形, 밑부분은 楔形이고 표면은 深綠色, 뒷면은 淡綠色이며 모두 매끄럽고 털이 없다. 꽃은 香氣가 많고 白色 또는

淡紅色이며 길이 약 1.2 cm 로 前年枝 끝에 頭狀花를 이루고 苞片은 6~10개로 披針形, 꽃받침통은 外部에는 柔毛가 있고 4개로 갈라지며 길이는 약 8 mm 로 花冠은 없다. 수술은 8개, 암술은 1개로 子房은 光澤이 있고 매끄럽다. 果實은 液根狀에 圓柱形이며 紅色이다. 開花期는 3~4月이다. 中國이 原產으로 南部地方의 庭園에 栽植한다.【處方用名】① 꽃은 瑞香花 ② 根 또는 根皮를 瑞香根 ③ 잎이 瑞香葉이다.

❶ 瑞香花 (서향화)〈藥性考〉: 서향나무·백서향나무의 꽃으로 味는 甘鹹하다.

〔成分〕 全草에는 daphnetin-7-glucoside(daphnin) 2~4%, daphnetin-8-glucoside 가 含有되어 있고 이와 같은 成分은 주로 地上部分에 含有되어 있다. 이외에 또 多量의 umbelliferone이 含有되어 있다.

〔藥理〕 Daphnin을 토끼에 30~50 mg/kg 을 內服시키면 血液의 凝固性을 低下시키지만 作用이 가장 강한 것은 第 2~3日째인데 1~3日間 持續한다. Thromboplastin 時間은 延長되고 血液의 heparin에 對한 耐性은 低下하고 第 Ⅱ·Ⅶ·Ⅹ因子의 活性은 下降한다.

〔藥效 主治〕 咽喉의 腫痛, 齒痛, 류머티즘痛을 치료한다. 또한 痘瘡과 初期乳癌을 치료한다.【用法 用量】 3~6 g 을 달여 服用한다.〈外用〉짓찧어서 붙이거나 煎液으로 양치질한다. 本品에는 痲醉性이 있으므로 內服에는 注意를 要한다.

❷ 瑞香根 (서향근)〈本草綱目〉: 서향나무·백서향나무의 뿌리 또는 根皮이다.

〔性味〕 味는 甘鹹하고 無毒하다.

〔成分〕 뿌리에는 daphneolone 이 含有되어 있다.

〔藥效 主治〕 急性喉風(咽喉炎)을 치료한다. 흰꽃이 핀 것을 쓰는데 짓찧어 낸 汁을 목안에 흘러 넣는다.【用法 用量】3~6 g 을 달여 마시거나 粉末로 하여 服用한다.

❸ 瑞香葉 (서향엽)〈嶺南採藥錄〉서향나무·백서향나무의 잎이다.

〔藥效 主治〕 瘡瘍, 痛風을 치료한다. 瘡瘍에는 짓찧어서 붙인다. 新鮮한 잎이나 또는 乾燥한 잎을 粉末하여 瘡瘍에 塗布하면 消腫, 止痛한다. 內服하면 瘡瘍, 慢性皮膚病, 痛風을 치료한다.【用法 用量】3~6 g 을 달여서 服用한다.〈外用〉짓찧어서 붙이거나 粉末을 調合하여 붙인다.

삼지닥나무 黃瑞香 *Edgeworthia chrysantha* LINDL. (=*E. papyrifera* S. et Z.)

落葉灌木으로 높이는 1~2 m 에 達하고 全株에는 명주실같은 길고 부드러운 털과 또는 긴 硬毛가 나 있고 어릴 때는 털이 더 많이 密生하였다. 가지는 黃褐色에 보통 3 가지로 갈라지고 皮目이 있다. 單葉이 互生하는데 가지끝에 모여 나며 膜質이고 楕圓狀의 長圓形이거나 楕圓狀의 披針形에 길이 8~16 cm, 나비 2~3.5 cm 로서 양끝이 좁으며 양면 특히 뒷면에 털이 있고 표면은 밝은 綠色이며 뒷면은 흰빛이 돌고 가장자리는 밋밋하다. 葉柄은 길이 5~8 mm 로서 複毛가 있다. 가을철 잎이 떨어질 무렵에 가지끝에서 1~2개의 꽃봉오리가 생기고 早落性의 葉狀苞로 싸여 있으며 봄철에 잎보다 먼저 黃色의 꽃이 둥글게 모여 피고 花莖은 밑으로 처진

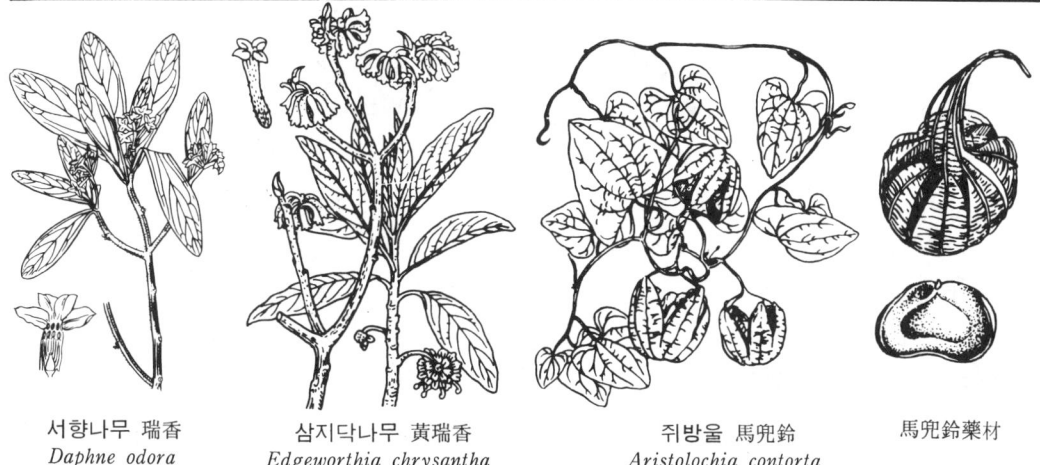

서향나무 瑞香　　　삼지닥나무 黃瑞香　　　쥐방울 馬兜鈴　　馬兜鈴藥材
Daphne odora　　*Edgeworthia chrysantha*　　*Aristolochia contorta*

다. 꽃받침은 筒形이며 4개로 갈라지고 裂片은 楕圓이고 길이 5mm 정도로서 안쪽이 黃色이며 두 줄로 배열된 8개의 수술과 1개의 암술이 있고 核果는 革質이고 여물지도 않고 무르지도 않다. 開花期는 3~4月, 結實期는 8月이다. 제주도 및 남부지방에서 栽植한다. 【處方用名】 ① 花蕾는 夢花 ② 뿌리는 夢花根이다.

❶ 夢　花 (몽화) 〈分類草藥性〉: 삼지닥나무의 꽃봉오리(花蕾)이다. 初春에 開花하지 아니한 花序를 따서 햇볕에 말린다.

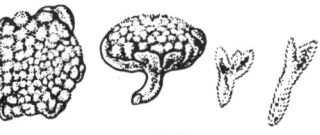

夢花藥材

〔性味〕 味는 淡하고 性은 平하며 無毒하다.

〔藥效 主治〕 靑盲(綠色色盲), 角膜白斑, 翳障(角膜薄翳), 多淚(淚液分泌過多症), 羞明(視神經이 衰弱하여 빛을 싫어하는 症狀), 夢精·虛淋, 失音 등을 치료한다. 【用法 用量】 2.4~3g을 달여서 服用한다.

❷ 夢花根 (몽화근) 〈分類草藥性〉: 삼지닥나무의 뿌리로 年中 수시로 採取하여 햇볕에 말린다.

〔性味〕 味는 辛하고 性은 溫하다.

〔藥效 主治〕 夢遺(夢精), 早泄(早漏), 白濁, 虛淋, 血崩, 白帶를 치료한다. 【用法 用量】 6~15g을 달여서 服用한다.

쥐 방 울 (馬兜鈴) 目　Aristolochiales

쥐 방 울 (馬兜鈴) 과　Aristolochiaceae

쥐 방 울 (마두령) 馬兜鈴　*Aristolochia contorta* BUNGE　(= *A. nipponica* MAKINO)

多年生 덩굴성植物로 뿌리는 가늘고 길며 圓柱形에 黃褐色이다. 줄기는 草質이며 綠色으로 길이 11m 以上이며 他物에 감겨 올라 간다. 잎은 互生하고 葉柄은 길고 三角狀 廣卵形, 끝은 鈍形이거나 또는 鈍하게 뾰족하고 밑부분은 心臟形이며 거치가 없다. 잎 뒤는 淡綠色이고 밑부분

에서 나온 脈은 5~7개이고 比較的 뚜렷하게 나타난다. 紫色의 꽃은 3~10개가 葉腋에서 모여 나고 花柄은 가늘고 길며 한쪽으로 향하여 피며 꽃받침 잎은 3 cm 내외이다. 囊體는 球形이고 管部는 좁은 圓筒形, 脣部는 三角狀 披針形이며 끝은 날카롭고 안쪽에 綠毛가 산포되어 있다. 수술은 6개이고 多肉質의 花柱上에 붙어 있고 子房은 下位로서 가늘고 길며 花柱는 6개가 癒合되어 있고 柱頭는 짧다. 蒴果는 둥글며 지름 2.5~3 cm 정도이고 初期는 綠色인데 成熟하면 黃綠色이 되며 室間에 따라서 6조각으로 開裂하고 6개로 갈라진 果柄上에 가는 실로 매달린다. 種子는 扁平한 三角形, 가장자리에는 白色의 膜質로 된 넓은 날개가 있다. 開花期는 7~8月, 結實期는 9月이다. 山野나 숲 가장자리에 나고 中, 北部에 分布한다. 【處方用名】① 乾燥한 成熟果實은 馬兜鈴 ② 뿌리는 靑木香 ③ 莖葉은 天仙藤이다.

❶ 馬兜鈴 (마두령) 〈藥性論〉 : 쥐방울의 乾燥한 成熟果實이다. 9~10月에 果實이 綠色에서 黃色으로 變할 때 果柄까지 함께 따서 햇볕에 말린다. 【修治】《馬兜鈴》비벼 부셔서 筋을 제거하고 체로 쳐서 泥土를 제거한다. 《蜜兜鈴》精選한 馬兜鈴에 蜂蜜을 混合 (馬兜鈴 500 g : 蜂蜜 187.5 g)하여 약한 불로 손에 끈적끈적 붙지 않을 정도로 볶아서 서늘한 곳에 둔다.

〔性味 歸經〕 味는 苦하고 性은 寒하다. 肺經에 들어간다.

〔成分〕 馬兜鈴의 種子에는 aristolochic acid 와 第4급 ammonium alkaloid, magnoflorine 이 含有되어 있고 뿌리에는 magnoflorine이 含有되어 있다.

〔藥理〕 1. 呼吸器系에 대한 作用 : 마취한 토끼의 呼吸器粘液의 分泌를 測定하는 방법에 의하여 馬兜鈴의 煎劑(1g/kg)를 經口投與하면 祛痰作用이 있다는 것이 證明되었는데 그 結果는 紫菀이나 天南星에는 미치지 못한다. 摘出된 Guinea pig 의 氣管支肺灌流試驗에서 1%의 浸劑는 擴張시키고 또 pirorarpine, acetylcholine, histamine 에 의하여 일어나는 氣管支의 痙攣에는 拮抗할 수 있지만 鹽化 barium 이 일으키는 痙攣에는 拮抗하지 않는다.

2. 抗菌作用 : in vitro 試驗에서는 馬兜鈴의 水浸劑(1 : 4)는 보통 흔히 볼 수 있는 皮膚眞菌에 대하여 상당한 抑制作用을 가졌다. 新鮮한 馬兜鈴의 果實과 잎은 in vitro 에서 黃色포도球菌에 대하여 抑制作用이 있고 果實의 作用은 잎보다 强하고 tannin 을 제거하여도 效果가 있으나 加熱하면 抗菌作用이 減少되거나 消失한다. 綠膿菌에 대해서는 效能이 없다.

〔藥效 主治〕 淸肺, 降氣, 平喘, 止咳의 效能이 있다. 肺熱咳喘, 喀血, 失音(音聲이 나오지 않는 症狀), 痔漏腫痛을 치료한다. 【用法 用量】3~9 g을 달여 服用한다.

〔禁忌〕 虛寒에 의한 咳喘이나 脾가 弱하여 下痢할 때에는 服用에 주의를 要한다.

❷ 靑木香 (청목향) 〈本草蒙筌〉 獨行根・兜鈴根・雲南根・獨行木香・土木香・靑藤香 : 쥐방울의 뿌리이다. 10~11月에 줄기와 잎이 마른 다음에 뿌리를 캐어 수염뿌리와 泥土 등을 떨어내고 햇볕에 말린다. 【修治】挾雜物을 제거하고 大小로 分類해서 물에 담가 적당히 부드러워지면 잘게 썰어서 다시 말린다.

青木香藥材

〔性味 歸經〕 味는 辛苦하고 性은 寒하다. 肺, 胃經에 들어간다.

〔成分〕 뿌리에는 精油가 含有되어 있고 精油에는 有效成分인 aristolochic acid A・C, 7-methoxy aristolochic acid A, 7-hydroxy aristolochic acid 및 aristolene, alantoin, debilic acid, magnoflorine 등이 含有되어 있다. 최근에 서울大學校 藥大 연구실에서는 뿌리에서 4,5-dioxodenydroasimitoblne, lgsicamine aristolactam AⅡ, aristolactam Ⅰ 및 n-glucoside 로서 aristolactam n-β-d-glucopyranoside 와 8-desmethoxy-aristolactam, n-β-d-glucopyranoside 와 6-hydroxy-8-desmethoxy-aristolactam, n-β-d-glucopyranoside 를 분리 동정하였다.

〔藥理〕 1. 降壓作用: 靑木香의 粗製劑는 各 動物에 대하여 靜脈注射 經口投與 어느 것에서도 상당한 降壓作用이 나타나지만 보통의 煎劑가 작용이 강하다. 마취한 動物에 靜脈注射하면 항상 急激한 降下型이 나타나는데 筋肉注射에서는 어느 정도 늦게 나타나고 經口投與하면 더욱 더 늦어진다.

2. 胃腸管에 대한 作用: 民間에서 靑木香을 腹痛의 治療에 쓰고 있는데 그 粗製劑를 臨床應用하여 보았더니 惡心, 嘔吐, 眩暈 등의 副作用이 나타났다. 靑木香의 催吐作用은 그 中에 含有되어 있는 ester에 可溶性의 酸性成分에 의한 것이며 精油에도 약하지만 催吐作用이 있다. 이 두 가지의 成分은 모두 降壓作用이 없으므로 精製를 잘 하면 催吐 등의 副作用은 없앨 수 있다.

〔藥效 主治〕 行氣, 解毒, 消腫의 效能이 있다. 胸·腹部의 脹痛, 痧證(腹脹 또는 發疹하는 症狀), 腸炎에 의한 下痢, 高血壓, 疝氣, 蛇咬傷, 癰腫, 疔瘡, 皮膚의 瘙痒, 濕爛을 치료한다. 【用法 用量】 3~9g을 달여 服用한다. 또는 散劑로 使用한다. 〈外用〉 粉末을 調合하여 붙이거나 짓찧어 汁을 만들어서 바른다. 虛寒의 病者는 服用에 주의해야 한다.

❸ 天仙藤 (천선등)〈圖經本草〉兜鈴苗·靑木香藤: 쥐방울의 줄기와 잎이다. 서리가 내리기 前後 잎이 떨어지기 前에 採取하여 햇볕에 말린다.

〔性味 歸經〕 味는 苦하고 性은 溫하다. 肝, 脾, 腎經에 들어간다.

〔藥效 主治〕 行氣, 化濕, 活血, 止痛의 效能이 있다. 胃痛, 疝氣痛(腸神經痛), 姙娠水腫, 産後血氣腹痛, 류머티性疼痛을 치료한다. 【用法 用量】 4.5~9g을 달여 마시거나 혹은 散劑로 하여 服用한다. 〈外用〉 달인 液으로 洗滌하거나 짓찧어서 붙인다. 虛弱體質者는 服用에 주의해야 한다.

등 칡 (큰쥐방울) 通脫木 *Aristolochia manshuriensis* KOM.

落葉蔓莖植物로 높이 10m에 달하고 줄기는 灰色의 cork質의 皮가 있고 縱紋이 있다. 잎은 互生하며 葉柄은 10~13cm이다. 잎은 둥근 心臟形이고 끝은 거의 둥글며 가장자리는 밋밋하고 뒷면에는 털이 있거나 없고 中央에서 나온 葉脈은 5개이다. 꽃은 腋生하고 밑부분에는 1~2개의 鱗片이 있고 絨毛가 密生하였다. 花被筒은 길이 5~6cm이며 馬蹄形으로 굽었고 上部는 부풀어졌다. 外面은 淡綠色, 內面은 花柱와 合着하여 있는 部位에는 털이 있고 管部는 褐色이거나 淡黃綠色이며 3개로 깊게 갈라지고 裂片은 넓은 三角形이다. 수술은 6개가 쌍을 이루고 柱頭의 外側에 붙어 있고 柱頭는 3갈래로 앝게 갈라졌고 子房은 圓筒形이다. 蒴果는 긴 楕圓形이며 6개의 稜線이 있고 길이 9~11cm, 지름 3~4cm 정도이며 털이 없고 種子는 心臟狀 三角形에 淡灰褐色이다. 開花期는 5月, 結實期는 8~9月이다. 깊은 산 계곡 濕地의 陰地에 나며 全國에 分布한다. 【處方用名】木質莖이 關木通이다.

關木通 (관목통)〈中國藥典〉: 등칡의 木質莖이다. 9月에서 翌年의 3月 사이에 줄기를 베어서 적당한 길이로 잘라 外皮를 제거하여 햇볕에 말리거나 불에 乾燥하여 곧게 손질하여 다발로 묶어서 保管한다.

〔性味 歸經〕 味는 苦하고 性은 寒하다. 心, 膀胱經에 들어간다.

〔成分〕 Aristolochic acid (Ⅰ, Ⅱ), oleanolic acid, hederagenin, aristolochia lactone 등이 含有되어 있다.

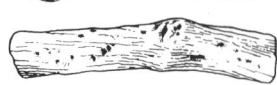
關木通藥材

〔藥理〕 1. 心臟血管系統에 대한 作用: 煎劑는 digitalis에 매우 유사한 작용이 있다는 報告가 있었다. 그러나 계속된 硏究에 의하면 心臟에 대한 작용은 calcium 및 tannin酸에 의하여 일어나는 것이고 木通自體에는 digitalis와 같은 强心配糖體의 작용은 없다는 것이 證明되었다.

2. 其他의 作用: 煎劑에는 Mouse의 摘出小腸에 대하여 興奮作用이 있고 Mouse의 摘出한 未姙娠 및 旣姙娠子宮에 대하여 抑制作用이 있다. 麻醉를 한 개 및 토끼에 煎劑를 靜脈注射하면 어느 것이나 短時間에 尿量이 감소하고 利尿作用이 나타나지 않았다. 그러나 정상적인 사람이 服用하면 尿量은 반대로 증가하지만 鹽化物의 排出은 對照 group과 비교하면 감소한다.

〔藥效 主治〕 降火, 强心, 利尿, 消腫의 效能이 있다. 心臟衰弱, 小便不利, 小便赤澁, 尿路感染, 尿毒症, 口內炎, 惡性腫瘍, 白帶, 乳汁不通을 치료한다. 【用法 用量】3~6g을 달여 服用한다.

족도리풀 細辛 *Asarum heterotropoides* Fr. Schm. var. *mandshuricum* (Maxim.) Kitag.
  민족도리풀 *A. sieboldii* Miq. 섬족도리풀(개족도리) *A. maculatum* Maekawa

多年生 草本으로 根莖에 마디가 많고 길며 수염뿌리가 많으며 매운맛이 강하다. 원줄기에서 2개의 잎이 나와서 마주 퍼지고 對生한 것처럼 보인다. 葉柄은 길고 葉身은 心臟形 또는 腎臟形이며 끝은 뾰족하고 밑부분은 깊은 心臟底로서 나비 5~10cm이며 표면은 綠色이고, 매끄러우며 光澤이 없고 뒷면은 葉脈에 따라서 잔털이 나 있는 것도 있고 가장자리는 밋밋하다. 꽃은 잎이 나올 무렵에 잎 사이에서 1개씩 나오며 지름이 10~15mm, 검은 紫紅色이고 꽃받침은 半球形인데 안쪽에 줄이 있고 뒷부분은 3개로 갈라져서 퍼지며 裂片은 三角形 비슷한 卵形에 끝부분이 뒤로 말린다. 子房은 上位이고 암술대는 6개이며 수술은 12개가 두 줄로 배열되었다. 열매는 漿果狀이고 끝에는 花被裂片이 달려 있으며 種子는 20개 정도 들어 있다. 開花期는 4~5月, 結實期는 6月이다. 溪谷의 물가, 나무 그늘 밑에 나며 제주도 및 全國各地에 分布한다. 【處方用名】뿌리가 달린 全草가 細辛이다.

細 辛 (세신)〈神農本草經〉小辛・細草・少辛: 족도리풀 및 同屬 近緣植物의 뿌리가 달린 全草이다. 5~7月에 뿌리째 캐서 泥土를 除去하고 곧 그늘에 말린다. (햇볕에 말리거나 水洗를 피한다. 그렇게 안 하면 잎이 黃色으로, 뿌리는 黑色으로 변하고 香氣가 떨어져 品質이 떨어진다.) 乾燥가 잘 되면 通風이 잘 되는 곳에 貯藏하되 곰팡이가 나지 않게 해야 한다.

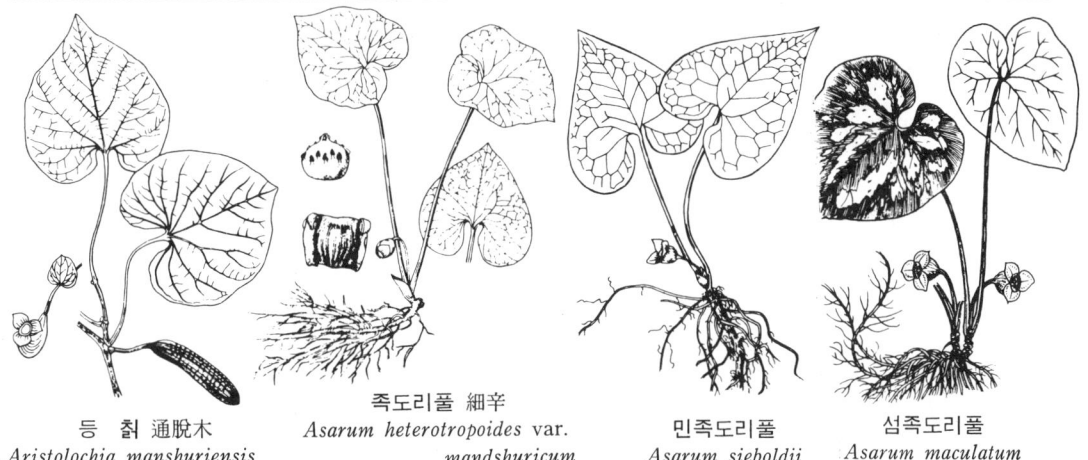

등칙 通脫木
Aristolochia manshuriensis

족도리풀 細辛
Asarum heterotropoides var. *mandshuricum*

민족도리풀
Asarum sieboldii

섬족도리풀
Asarum maculatum

〔**性味 歸經**〕 味는 辛하고 性은 溫하다. 肺, 腎經에 들어간다.

〔**成分**〕 족도리풀 根에는 精油가 약 3% 含有되어 있고 그 主成分은 methyleugenol이고 이 외에 safrole, β-pinene, eucarvone, phenol性 物質 등이 들어 있다. 민족도리풀에는 精油分이 1.9~2.75% 含有되어 있고 主成分은 methyleugenol 약 50%이고 그 외에 asaryl ketone, pinene, eucarvon, safrole, 1.8-cineole, l-asarinin 약 0.2% 등이 함유되어 있다.

〔**藥理**〕 解熱鎭靜, 鎭痛, 鎭咳作用이 있다. 正常體溫이나 刺戟으로 일으킨 體溫上昇도 低下시키는 作用이 있다. Tetrahydro-β-naphthylamine 또는 티푸스, 파라티푸스混合왁친으로 일으킨 發熱에 대해서도 抑制作用이 있으며 그 强度는 antipyrine과 거의 同等하다. 靜菌作用에서는 초보적이나 *in vitro*의 實驗에서 溶血性連鎖球菌, 赤痢菌, 티푸스菌, 또 結核菌에 어떠한 抑制作用이 있으므로 今後 硏究가 기대된다. 局部痲醉作用도 있으며 傳導痲醉, 浸潤痲醉 및 粘膜痲醉 등에 有效하다.

〔**藥效 主治**〕 祛風, 散寒, 溫肺, 化痰, 開竅의 效能이 있다. 外感風寒, 風冷頭痛, 鼻淵(蓄膿症), 齒痛, 痰飮咳逆, 류머티즘에 의한 痺痛을 치료한다. 【用法 用量】 0.9~3g을 달여 服用한다. 〈外用〉 粉末을 만들어서 뿌리거나 코 안에 불어 넣는다. 혹은 달인 물을 입안에 머금었다가 곧 뱉아낸다.

〔**配合 禁忌**〕 氣虛多汗, 血虛頭痛, 陰虛咳嗽 등이 있는 者는 忌한다. 曾靑·棗根을 相使로 하고 狼毒·山茱萸·黃芪는 相惡이고 滑石·消石은 相畏하고 藜蘆는 相反한다.

쥐손이풀(牻牛兒)目 Geraniales

감람(橄欖)과 Burseraceae

유향나무 乳香樹 *Boswellia carterii* BIRDW.

矮小低木으로 높이 3~4m이고 樹幹은 굵고 튼튼하며 樹皮는 淡黃褐色이고 굵은 가지의 樹

皮는 鱗片狀이다. 잎은 奇數羽狀 複葉이고 小葉은 11~21개로서 長卵形이고 둔한 거치가 있고 兩面에는 白色의 털로 덮였거나 또는 표면은 털이 없다. 꽃은 작고 淡黃色이며 總狀花序에 성기게 배열되었다. 苞片은 卵形이고 꽃받침은 杯形, 끝은 5개로 갈라졌으며 裂片은 三角狀 卵形이다. 꽃잎 5개로 끝은 뾰족하고 수술은 10개, 子房은 上位, 3~4室, 各 室에는 2개의 垂生胚珠가 있다. 柱頭는 頭形, 대개 3개로 갈라지고 核果는 倒卵形이고 길이 1 cm 이며 3稜이 있고, 果皮는 多肉質로 肥厚하며 各 室에는 種子가 1개씩 있다. 紅海沿岸에서 자라며 리비아, 수단, 터키에 分布한다. 【處方用名】膠質의 樹脂가 乳香이다.

乳 香 (유향)〈名醫別錄〉燻陸香·乳頭香·馬尾香·西香·天澤香·摩勒香·浴香: 유향나무의 膠質 樹脂이다. 봄에서 여름 最盛期에 樹幹에 상처를 내 흘러나오는 樹脂를 응고시켜 採取한다.

〔藥材〕乾燥된 膠性의 樹脂는 작은 乳頭形, 淚狀의 顆粒 또는 不均一한 塊狀이다. 때로는 서로 붙어서 團塊를 이루는 것도 있다. 淡黃色~赤褐色을 띠고 半透明하다. 質은 단단하나 부스러지기 쉽고 斷面은 유리와 같이 光澤이 있는 것도 있다. 味는 苦하고 약간 芳香이 있으며 熱을 받으면 녹아내리고 태우면 약간 香氣가 있고 검은 煙氣가 난다. 淡黃色의 顆粒狀으로 半透明하고 混雜物이 섞이지 않고 粉末이 손에 묻어나고 芳香이 있는 것이 良品이다. 【修治】불순물을 제거하고 粉碎하여 그대로 사용하거나 약한 불로 表面이 약간 녹을 정도로 볶(炒)거나 볶았을 때 米醋(乳香 500g : 米醋 30g)를 뿌리고 外層이 맑고 透明할 때까지 다시 볶는다.

〔性味 歸經〕味는 辛苦하고 性은 溫하다. 心, 肝, 脾經에 들어간다.

〔成分〕樹脂 60~70%, 植物고무質 27~35%, 精油 3~8% 가 함유되어 있고 樹脂의 主成分은 遊離 α, β-boswellic acid 33%, 植物고무質에는 arabinic acid 의 calcium 鹽과 마그네슘鹽 20%, bassorin 6g, 이외에 苦味質 0.5% 가 함유되었고 精油에는 淡黃色에 芳香이 있고 pinene, dipentene, 및 phellandrene이 함유되어 있고 芳香의 主成分은 分明치 않다.

〔藥效 主治〕內服하면 活血, 止痛, 伸筋의 效能이 있고 外用하면 消腫, 止痛, 生肌의 效能이 있다. 氣血凝滯, 心腹疼痛, 癰瘡中毒, 打撲傷, 痛經, 産後의 瘀血로 인한 腹痛을 治療한다. 【用法 用量】3~9g을 달여서 服用하거나 丸劑, 散劑로 服用한다.〈外用〉粉末로 고루 개어 붙인다.

〔禁忌〕姙娠婦, 胃虛弱, 諸瘡의 膿이 많을 때, 癰疽가 潰瘍인 경우에는 忌한다.

감람나무 橄欖 *Canarium album* (LOUR.) RAEUSCH.

常綠의 喬木으로 높이는 10 m 以上에 達하고 樹皮는 淡灰色이고 어린 잎, 햇가지, 葉柄, 葉軸은 모두 짧고 부드러운 털로 싸여 있고 皮目이 있다. 길이 15~30 cm 의 奇數羽狀 複葉이 互生한다. 小葉은 11~15쌍이 對生하고 矩圓狀 披針形에 끝이 점차적으로 뾰족하고 밑부분은 左右 非對稱이다. 가장자리는 밋밋하고 表面은 매끄럽고 網狀의 葉脈이 뚜렷하게 나와 있고 뒷면의 網狀脈上에는 작게 오목하게 들어갔고 약간 까끌까끌하다. 圓錐花序는 頂生하거나 혹은 腋生하

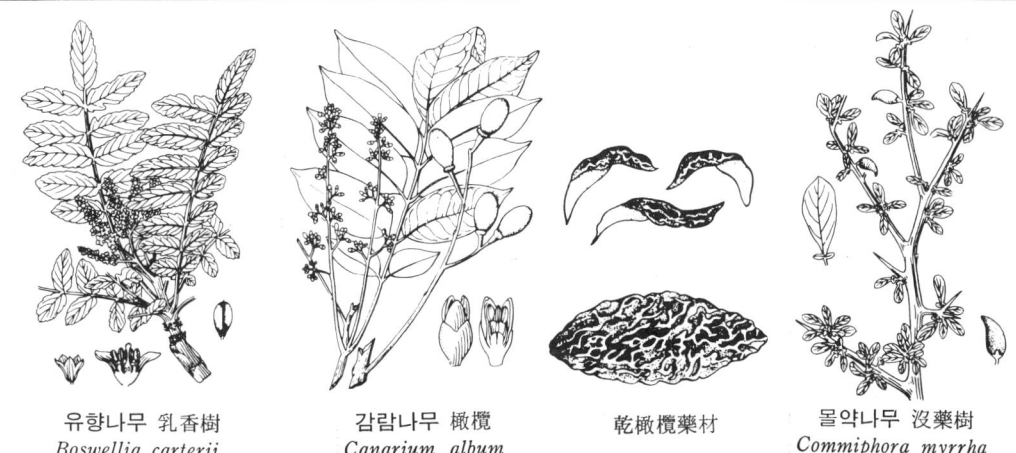

| 유향나무 乳香樹 | 감람나무 橄欖 | 乾橄欖藥材 | 몰약나무 沒藥樹 |
| Boswellia carterii | Canarium album | | Commiphora myrrha |

고 잎과 길이가 같거나 약간 짧다. 꽃받침은 杯狀에 보통 3개로 갈라졌고 5개로 갈라진 것도 간혹 있다. 꽃잎은 3~5개로 白色이며 芳香이 있고 길이는 꽃받침의 약 2倍, 수술은 6개, 암술 1개, 子房은 上位, 核果는 卵形에 길이 3cm로 처음에는 黃綠色이다가 黃白色으로 變한다. 딱딱한 核 안에는 種子가 1~3개 들어 있다. 開花期는 5~7月, 結實期는 8~10月이다. 中國의 南部臺灣에 分布한다.【處方用名】① 果實을 橄欖 ② 根은 白欖根 ③ 果核은 橄欖核 ④ 種子의 仁은 橄欖仁이다.

❶ 橄 欖 (감람) 〈日華子諸家本草〉: 감람나무의 果實이다. 果實이 익었을 때 採取하여 햇볕에 말리거나 그늘에서 乾燥한다. 또는 鹽水에 담갔다가 햇볕에 말린다.

〔性味 歸經〕 味는 甘酸澁하고 性은 平하다. 肺, 胃經에 들어간다.

〔藥材〕 新鮮한 감람은 梭形이며 양끝이 鈍圓形 또는 銳先形에 碧綠 혹은 黃綠色이고 時間이 가면 黑黃色이 된다. 果肉은 두껍고 黃白色의 汁이 많고 澁味와 酸味가 약간 있고 씹으면 甘味가 나온다. 果核은 質이 단단하고 核의 橫斷面에는 空洞이 3개 있고 그 안에 가늘고 긴 種子가 1개씩 들어 있다. 種皮는 赤褐色, 種仁은 白色이며 油性이 많고 香氣가 있으며 無臭이다. 形態가 크고 肉이 두껍고 靑綠色인 것이 좋다. 乾燥된 橄欖의 外形은 위와 같으나 表面은 茶褐色 또는 紫褐色이고 質이 단단하고 彈力性이 있다. 甘味가 있고 酸味나 澁味가 거의 없고 크고 果肉이 두껍고 灰綠色에 검은 斑點이 있는 것이 良品이다.

〔成分〕 果實에는 蛋白質이 1.2%, 脂肪 1.09%, 炭水化物 12%, ascorbic acid 0.02%, calcium 0.204%, 燐 0.046%, 鐵 0.0014%가 含有되어 있고, 種子에는 精油 7~8% 및 amyrin 등이 含有되어 있다.

〔藥效 主治〕 淸肺, 利咽, 生津液, 解毒의 效能이 있다. 咽喉腫痛, 격심한 口渴, 咳嗽吐血, 細菌性痢疾, 癲癎을 치료하고 복(河豚)의 毒과 酒毒을 푼다.【用法 用量】4.5~9g을 달여서 服用한다. 燒存性을 만들어서 粉末로 하거나 짓찧어서 汁을 마시거나 고아서 膏劑로 만들어 사용한다.

❷ 白欖根 (백람근) 〈嶺南採藥論〉: 감람나무의 뿌리이다.

〔藥效 主治〕 淸利咽喉, 利關節, 解毒의 效能이 있다. 咽喉腫痛, 脚氣, 白濁, 筋骨疼痛을 치료한다. 【用法 用量】 30~60g을 달여서 服用한다. 〈外用〉달인 液으로 양치질한다.

❸ **橄欖核** (감람핵) 〈本草綱目〉: 감람나무 果實의 果核이다.

〔性味〕 味는 甘澁하고 性은 溫하며 無毒하다.

〔藥效 主治〕 목안에 걸린 魚骨을 녹이는 效能이 있다. 胃痛, 疝氣, 腸風下血을 치료한다. 【用法 用量】 燒存性을 粉末로 하여 3~6g을 服用한다. 또는 짓찧어 汁을 만들어서 服用한다. 〈外用〉燒存性의 粉末을 調合하여 붙이거나 짓찧어 汁을 바른다.

❹ **橄欖仁** (감람인) 〈本草綱目〉: 감람나무 果實의 種仁이다. 果核의 殼을 分碎하여 種仁만을 햇볕에 말린다.

〔性味〕 味는 甘하고 性은 平하며 無毒하다.

〔藥效 主治〕 潤燥하고 魚毒・酒毒을 解毒하는 效能이 있다.

몰약나무 沒藥樹 *Commiphora myrrha* ENGL.

灌木 혹은 喬木으로 높이 3cm쯤 자라고 樹幹은 굵고 不規則한 가시 모양의 굵은 가지가 많이 갈라졌다. 樹皮는 얇고 반들반들하고 潤彩가 나며 얇은 조각이 되어 떨어진다. 잎은 散生 또는 모여 나고 單葉 혹은 3出複葉이고 葉柄은 짧다. 小葉은 倒長卵形이거나 倒披針形이고 중앙의 1개는 길이 7~18mm, 나비 4~8mm로 兩側의 1쌍보다 상당히 크다. 꽃은 작고 짧은 가지에 모여서 달린다. 꽃받침은 杯形에 宿存하고 위에는 4개의 둔한 톱니가 있다. 꽃잎은 白色에 4개이며 長楕圓形에서 線狀 長楕圓形으로 直立하였다. 수술은 8개, 子房은 3室로 室마다 胚珠가 2개씩 들어 있다. 花柱는 짧고 굵으며 柱頭는 頭形이다. 核果는 卵形으로 끝이 뾰족하고 광택이 난다. 外果皮는 革質 또는 肉質이며 種子는 1~3개이다. 開花期는 여름이다. 熱帶의 아프리카, 아시아 西部에 분포한다. 【處方用名】 膠樹脂가 沒藥이다.

沒 藥 (몰약) 〈藥性論〉: 몰약나무의 樹幹皮에서 얻은 膠樹脂이다. 11월에서 翌年 2월 또는 6~7월에 採取한다. 樹皮의 갈라진 틈에서 自然히 滲出되거나 또는 樹皮에 傷處를 내어서 膠樹脂가 滲出되게 한다. 처음에는 黃白色의 液體이지만 空氣 中에 露出되게 되면 점차적으로 凝固하여 赤茶褐色의 딱딱한 덩어리가 된다. 通風이 잘 되고 乾燥한 곳에 貯藏한다. 【修治】《沒藥》挾雜物를 除去하고 堅塊를 粉碎하여 쓴다. 《製沒藥》깨끗하게 精選한 沒藥을 약한 불로 表面이 약간 녹을 정도로 볶(炒)아서 쓴다. 혹은 炒하여 表面이 약간 녹았을 때 米醋를 뿌려 外層이 맑고 透明하게 되도록 다시 炒한다. 沒藥 500g : 米醋 30g의 비율로 한다.

〔藥材〕 乾燥한 膠樹脂는 불규칙한 顆粒狀 또는 단단한 團塊로 되어 있다. 크기는 일정하지 않고 赤褐色 또는 黃土色에 表面은 거칠고 粉이 붙어 있다. 質은 단단하나 부스러지기 쉽다. 薄片은 半透明하고 물과 같이 갈면 黃色의 乳狀液이 된다. 香氣는 약하나 芳香이 있고 덩어리가 크고 赤褐色에 香氣가 濃厚하고 挾雜物이 없는 것이 良品이다.

〔性味 歸經〕 味는 苦하고 性은 平하다. 肝經에 들어간다.

〔成分〕 沒藥樹에는 樹脂 25~35%, 精油 2.5~9%, 고무 약 57~65%가 含有되어 있고 이 외에 水分 및 各種 挾雜物 3~4%가 들어 있다. 不溶性部分에는 α 및 β-heerabomyrrholic acid, 可溶性部分은 α 및 β-heerabomyrrhol이 含有되어 있다.

〔藥理〕 沒藥의 水浸劑(1:2)는 in vitro에서 黃色白癬菌, 同心性毛癬菌, Schönlein 黃癬菌 등 多種의 病原眞菌에 대하여 정도의 差는 있으나 抑制作用이 있다. 沒藥의 抗菌作用은 아마 eugenol이 含有된 것과 관련이 있다고 본다.

〔藥效 主治〕 活血祛瘀, 消腫止痛의 效能이 있다. 打撲傷, 金瘡, 筋骨, 心腹의 諸痛, 癥癖(腹中의 硬結), 月經閉止, 癰疽에 의한 腫痛, 痔瘻, 目障(角膜混濁)을 치료한다. 【用法 用量】 3~9g을 달여서 마시거나 丸劑, 散劑로 服用한다. 〈外用〉粉末을 調合하여 붙인다.

〔禁忌〕 姙婦는 服用을 忌한다.

괭 이 밥 (酢漿草) 과 Oxalidaceae

괭 이 밥 酢漿草 Oxalis corniculata L.

多年生 草本으로 줄기는 옆으로 위로 비스듬히 뻗어가고 가지가 많이 갈라진다. 全體에는 잔털이 성기게 나 있고 마디마다 뿌리가 난다. 잎은 互生하고 掌狀複葉에 葉柄은 길이 2.5~5cm, 托葉과 葉柄이 이어져 있고 형체는 작다. 小葉은 3개 倒心臟形이다. 꽃은 한 송이 내지는 數個가 腋生하여 繖形花序를 이루고 花柄은 葉柄과 길이가 같고 苞葉은 線形, 꽃받침잎은 5개, 花瓣은 5개로 黃色 倒卵形이다. 수술은 10개로 花絲의 下部와 이어져서 筒으로 되었다. 子房의 心皮는 5개, 5室이며 花柱는 5개가 離生하였고 柱頭는 頭狀, 蒴果는 圓柱形에 가깝고 길이는 1~1.5cm이며, 5稜이 있고 柔毛가 있으며 成熟하면 開裂하여 種子가 튀어 나온다. 種子는 작고 扁卵形에 褐色이다. 開花期는 5~8月이다. 各處의 빈터에 흔히 나며 全國에 分布한다. 【處方用名】全草가 酢漿草이다.

酢漿草 (작장초)〈唐本草〉三葉酸草・醋母草・鳩酸草・赤孫施・酸餃草・雀兒酸: 괭이밥의 全草로 7~8月에 채취하여 햇볕에 말린다.

〔性味 歸經〕 味는 酸하고 性은 寒하다. 肺, 心, 肝, 大腸經에 들어간다.

〔成分〕 줄기와 잎에는 多量의 蓚酸鹽이 含有되어 있고 잎에는 또 枸櫞酸 및 大量의 酒石酸이 그리고 사과酸도 含有되어 있다.

〔藥理〕 黃色포도球菌에 대하여 抗菌作用이 있으나 大腸菌에는 無效하다. 羊에 대해서는 有毒하다고 한다.

〔藥效 主治〕 淸熱利濕, 凉血散瘀, 消腫解毒의 效能이 있다. 泄瀉, 痢疾, 黃疸, 淋病, 赤白帶下, 麻疹, 吐血, 鼻出血, 咽喉腫痛, 疔瘡, 癰腫, 疥癬, 痔疾, 脫肛, 打撲傷, 火傷 등을 치료한다. 【用法 用量】6~12g(생것은 30~60g)을 달여서 또는 生汁을 내어서 服用한다. 散劑로 服用할 수 있다. 〈外用〉달인 液으로 씻는다. 汁을 내어서 바른다. 또는 調合하여 붙인다. 달

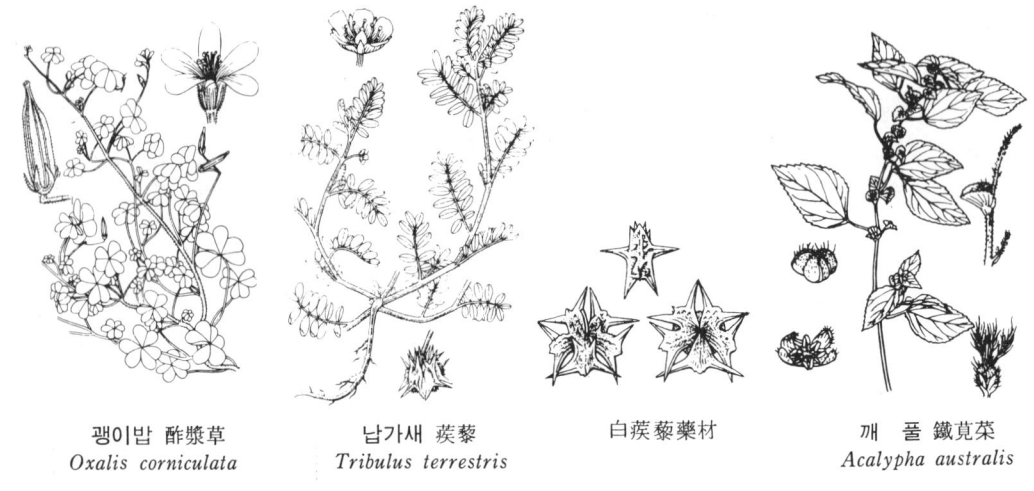

괭이밥 酢漿草
Oxalis corniculata

납가새 蒺藜
Tribulus terrestris

白蒺藜藥材

깨 풀 鐵莧菜
Acalypha australis

인 液으로 양치질한다.

납 가 새 (蒺藜) 과 Zygophyllaceae

납 가 새 (백질려) 蒺藜 *Tribulus terrestris* L.

一年生 草本으로 전체에 꼬부라진 짧은 털과 퍼진 긴 털이 있다. 줄기는 땅위에 깔리면서 뻗어가고 밑 부분에서 多數의 가지가 나와 길이 100 m 에 달한다. 잎은 짧은 葉柄과 더불어 길이 1～6 cm 로서 4～8쌍의 小葉으로 구성된 偶數羽狀 複葉이며 托葉은 서로 떨어지고 披針狀 三角形이며 小葉은 긴 楕圓形이고 양쪽이 같지 않으며 끝이 둔하고 뒷면에 白色伏毛가 있으며 가장자리는 밋밋하다. 황색의 꽃은 葉腋에서 1개씩 피며 지름은 8～20 mm, 花柄은 絲狀이고 꽃받침잎은 5개로서 卵狀 披針形이며 가장자리는 膜質로 되었고 透明하고 꽃잎은 5개로서 倒卵形이며 花盤은 環狀이다. 수술은 10개이고 花盤에 着生하였고 그 중에서 5개는 약간 길고 꽃잎과 對生하였다. 葯은 楕圓形, 花絲는 絲狀이고 子房은 上位 卵形에 보통 5실, 花柱는 짧고 柱頭는 5개이다. 果實은 果皮가 硬質이고 10개의 뾰족한 가시와 가시 모양의 털이 있다. 開花期는 7～8 月, 結實期는 8～9 月이다. 海邊의 砂地에 나며 제주도 및 南部海岸에 分布한다. 【處方用名】① 果實은 白蒺藜 ② 뿌리는 蒺藜根 ③ 莖葉은 蒺藜苗 ④ 꽃은 蒺藜花이다.

❶ 白蒺藜 (백질려) 〈本草衍義〉 蒺藜子・卽藜・休羽・刺蒺藜 : 납가새의 果實이다. 가을에 果實이 成熟하면 全株를 베어 햇볕에 말려 果實을 떨어서 딱딱한 가시를 除去한다. 【修治】《蒺藜》물에 담가서 泥砂를 除去하고 남아 있는 가시도 除去한다.《鹽蒺藜》소금물에 넣고 잘 저어서 鹽水가 스며들게 하여 약한 불로 黃色이 날 정도로 볶(炒)아 가지고 다시 햇볕에 말린다. 蒺藜 500 g : 鹽 12.5 g 의 비율로 하여 끓인 물로 소금을 녹인다.

〔性味 歸經〕 味는 苦辛하고 性은 溫하다. 肝, 肺經에 들어간다.

〔成分〕 果實에는 kaempferol, kaempferol-3-glycoside, kaempferol-3-rutinoside, tribuloside, peroxidase가 含有되어 있고 乾燥果實은 脂肪油 3.5% 및 少量의 精油, tannin, 樹脂, sterol, kalium 鹽, 微量의 alkaloid가 含有되어 있으며 또 saponin 1.47%가 含有되었고 種子에는 alkaloid의 harmane 과 harmine이 含有되었고 saponin은 含有되어 있지 않았다.

〔藥理〕 1. 降血作用 : 白蒺藜의 水浸液 alcohol과 물의 浸出液 및 30% alcohol 浸出液은 痲醉한 動物에 대하여 降壓作用이 있다.

2. 利尿作用 : 인도의 民間에서는 白蒺藜를 利尿劑로 쓴다. 利尿作用은 期待하였던 것과는 다르지만 無機質의 水抽出物 및 植物煎劑의 利尿作用은 주로 kalium 鹽에 의하여 이루어진다. 그러나 kalium 鹽 以外에 alkaloid에도 一定한 利尿作用이 있다. 臨床上 腹水 및 水腫(浮腫)에 有效하다고 하는 사람도 있다.

〔藥效 主治〕 散風, 明目, 下氣, 行血의 效能이 있다. 頭痛, 身體의 瘙痒感, 目赤腫翳, 胸滿, 咳逆, 癥瘕, 乳難, 瘰癧을 치료한다. 【用法 用量】 6~9g을 달여서 마시거나 丸劑, 散劑로 하여 服用한다. 〈外用〉 짓찧어서 붙이거나 粉末을 撒布한다.

〔配合 禁忌〕 血虛氣弱者, 姙娠婦에는 忌한다. 烏頭를 相使로 한다.

❷ 蒺藜根 (질려근) 〈本草綱目〉: 납가새의 뿌리이다.

〔成分〕 뿌리와 잎에는 saponin이 함유되어 있고 sapogenin에는 diosgenin, gitogenin, chlorogenin, ruscogenin이 있다. 또 잎에는 kaempferol과 多種類의 kaempferol 配糖體가 含有되어 있고 있다. 全草에는 harmane과 harmol이 함유되어 있고 結實期에 채취한 地上部에는 rutin이 함유되어 있다.

〔藥效 主治〕 齒痛의 치료에 蒺藜根末로 매일 문질러 준다.

❸ 蒺藜苗 (질려묘) 〈本草綱目〉: 납가새의 莖葉이다.

〔藥理〕 全草 또는 果實에는 利尿作用이 있어서 인도에서는 利尿劑로 쓰고 있다. 肝經에 들어간다.

〔藥效 主治〕 癰腫, 疥癬, 風痒, 鼻閉塞을 치료한다. 【用法 用量】 風痒에는 삶아서 목욕한다. 疥癬風瘡에 의한 瘙痒에는 煮汁으로 씻는다.

❹ 蒺藜花 (질려화) 〈本草綱目〉: 납가새의 꽃이다.

〔藥效 主治〕 白癜風에는 꽃을 그늘에서 말려 粉末을 만들어서 1回에 6~9g을 食後에 술로 調服한다.

대 극 (大戟) 과 Euphorbiaceae

깨 풀 鐵莧菜 *Acalypha australis* L. (= *A. australis* L. var. *genuina* NAKAI)

一年生 草本으로 전체에 짧은 털이 났고 줄기는 곧게 섰으며 가지가 많이 갈라지고 높이 30 cm 내외이다. 잎은 互生하고 卵形 또는 넓은 披針形이며 끝은 뾰족하고 밑부분은 楔形 가장자리에 뭉툭한 톱니가 있고 兩面에는 털이 있으나 거의 無毛이다. 갈색의 꽃은 자웅 同株이고 穗狀

花序이며 腋生하였다. 수꽃 이삭은 상부에, 암꽃 이삭은 하부에 있고 三角狀 卵形의 큰 苞는 암꽃이삭을 싼다. 수꽃의 꽃받침은 4 갈래로 째어졌고 膜質이며 수술이 8개이고 花絲는 基部가 合生하였다. 암꽃의 꽃받침은 3裂하였고 子房은 둥글며 털이 있고 花柱는 3개이다. 蒴果는 小形이고 三角狀의 半圓形이며 털에 싸여있다. 種子는 卵形에 길이 약 2 mm, 灰褐色이다. 開花期는 6~7月이다. 밭이나 들, 길가에 나며 全國에 分布한다. 【處方用名】全草가 鐵莧이다.

鐵 莧 (철현) 〈植物名實圖考〉 鐵莧菜: 들깨풀의 全草이다. 5~6月에 採取하여 흙을 잘 털어내고 햇볕에 말린다.

〔性味 歸經〕 味는 苦澁하고 性은 平하다. 心, 肺, 大・小腸經에 들어간다.

〔成分〕 全草에는 alkaloid 配糖體, 還元糖 혹은 기타의 還元性物質, tannin, 澱粉, 油脂, 혹은 蠟 등이 含有되어 있다. Phenol 性 成分에서는 沒食子酸이 分離되었다.

〔藥理〕 鐵莧의 水煎液은 in vitro에서 數種의 一般에서 흔히 볼 수 있는 赤痢菌 모두에 대하여 抗菌作用이 있다. 그 중에서도 志賀菌에 대한 效果가 가장 우수하였다(試驗管倍數稀釋法). 稀釋度 1:256일 때 抗菌作用뿐 아니라 殺菌作用도 있다. Schmidt's菌과 Flex'ner's菌에 대한 작용은 그 다음이고 Sonne's菌에 대한 작용이 가장 떨어진다. 鐵莧으로 만든 錠劑는 in vitro에서는 같은 抗赤痢效果가 있다. 50% 鐵莧劑는 in vitro에서 黃色포도球菌, Cholera菌, 炭疽菌 Schmidt's菌에 대하여 정도의 差는 있으나 抑菌作用이 있다(寒天平板法). 鐵莧菜의 뿌리, 줄기, 잎 등 모두에 抗菌成分이 들어 있지만 각종 細菌에 대한 抗菌力은 각 부분에 따라서 차이가 있는 것 같다. 鐵莧의 alcohol 抽出物에도 같은 抗菌作用이 있다.

〔藥效 主治〕 淸熱, 利水, 殺蟲, 止血의 效能이 있다. 細菌性下痢, 腹下, 咳嗽吐血, 便血, 子宮出血, 疳積, 腹脹, 皮膚炎, 濕疹, 創傷出血을 치료한다. 【用法 用量】9~15g(생것은 30~60g)을 달여서 服用한다. 〈外用〉 짓찧어서 붙인다.

〔禁忌〕 姙娠婦는 忌한다. 老弱者, 氣虛者의 使用에는 주의를 要한다.

유　　동　油桐・罌子桐　*Aleurites fordii* HEMSL.

落葉喬木으로 높이 3~10m이다. 원줄기에서 곧고 굵은 가지가 퍼지고 어린 가지에는 긴 털이 약간 나 있다. 잎은 互生하고 革質이며 葉柄이 길고 卵狀 心臟形이고 끝이 뾰족하고 가장자리는 밋밋하며 3裂된 것도 간혹 있다. 꽃은 잎보다 먼저 피며 二家花로서 붉은 빛이 도는 백색이고 가지끝의 圓錐花序에 달리며 수꽃은 10개의 수술이 두 줄로 배열되고 암꽃은 子房과 2개로 갈라진 3개의 암술대 및 退化된 수술이 있다. 蒴果는 지름 3~4cm로서 球形에 가깝고 매끄럽고 4~5개의 種子가 들어 있고 種子는 廣卵圓形이고 開花期는 5月이다. 中國 楊子江 沿岸이 原産이며 南部地方에서 栽植한다. 【處方用名】① 種子는 油桐子 ② 根은 油桐根 ③ 葉은 油桐葉 ④ 花는 桐子花 ⑤ 未成熟果는 氣桐子 ⑥ 種子油는 桐油이다.

❶ 油桐子 (유동자) 〈本草綱目〉 桐子・虎子桐: 유동의 種子이다. 가을에 成熟한 果實을 따서 外皮를 부식시켜 제거한 후 種子만을 햇볕에 乾燥시킨다.

〔性味 歸經〕 味는 甘하고 性은 寒하며 大毒이 있다. 肺, 腎, 膀胱經에 들어간다.

〔成分〕 一般的 組成은 산지에 따라 다르지만 대체적으로 種子의 含油率은 약 35%, 仁의 含油率은 50～61%이다. 果實의 粗脂肪 61.5%, 組蛋白質 16.6%, 水分 3.7%가 함유되었고 大部分의 糖은 非還元糖이며 이외에 pentosan 9.6%가 함유되어 있으며 油桐子를 加壓하여 油를 짠 후의 桐餠에는 3.1～6.6%의 油를 含有하고 窒素 12%, 燐 1.13%가 함유되어 있다. 動物의 胃腸炎을 일으키는 saponine을 함유하므로 飼料로는 使用될 수 없고 보통 肥料로 쓰인다. 이 有毒成分은 기름에는 잘 녹지 아니하므로 桐油보다 桐餠에 훨씬 많다. 이외에 다른 毒素도 含有되었을 可能性이 많다.

〔藥效 主治〕 涌吐風痰, 消腫毒, 利二便의 效能이 있다. 風痰喉痺(喉頭結核・喉頭梅毒 등), 瘰癧, 疥癬, 火傷, 膿疱瘡, 丹毒, 食積腹脹, 大小便不通을 치료한다. 【用法 用量】 1～2개를 돼지의 精肉과 같이 달여 服用하거나 1～2개를 물로 갈아 으깨서 물을 부어 마신다. 〈外用〉 粉末을 喉中에 불어 넣는다. 짓찧어서 患部에 붙이거나 갈아서 낸 汁을 바른다. 姙婦는 주의하여 服用한다.

❷ 油桐根 (유동근)〈四川中藥志〉 유동의 뿌리이다. 9～10月에 採取하여 生用하거나 햇볕에 말린다.

〔性味〕 味는 辛하고 性은 寒하며 有毒하다.

〔藥效 主治〕 消食, 利水, 化痰, 殺蟲의 效能이 있다. 食積痞滿, 水腫, 臌脹, 哮喘, 瘰癧, 蛔蟲症을 치료한다. 【用法 用量】 12～18 g(생것 30～60 g)을 달여 服用하거나 또는 粉末을 精肉과 같이 삶아서 먹거나 술에 담가 服用한다. 姙婦는 服用에 주의해야 한다. 量이 많으면 嘔吐症을 일으킨다.

❸ 油桐葉 (유동엽)〈福建草藥〉: 유동의 연한 잎이다.

〔藥效 主治〕 消腫, 解毒의 效能이 있다. 癰腫, 丹毒, 臁瘡, 凍瘡, 疥癬, 火傷, 痢疾을 치료한다. 【用法 用量】 15～30 g을 달여 服用한다. 〈外用〉 짓찧어서 붙이거나 燒存性을 粉末하여 뿌린다.

❹ 桐子花 (동자화)〈重慶草藥〉: 유동의 꽃이다.

〔藥效 主治〕 禿髮瘡, 熱毒瘡, 天泡瘡, 火傷 등을 치료한다. 【用法 用量】 기름(油)에 담갔다가 기름을 患部에 바른다. 또 진하게 달인 液으로 씻는다.

❺ 氣桐子 (기동자)〈分類草藥性〉: 유동의 果實이 익지 않고 早落한 것이다.

〔藥效 主治〕 疝氣, 積滯, 婦人의 月經病을 치료한다. 1～3개를 달여서 服用한다.

❻ 桐 油 (동유)〈日華子諸家本草〉: 유동의 種子에서 짜낸 기름이다.

〔性味〕 味는 甘辛하고 性은 寒하며 有毒하다.

〔成分〕 油桐子에 熱을 加하고 加壓하여 짜낸 桐油는 一種의 乾性油(요오드價 157～170)로 高溫(200～250°C)으로 加熱하면 자연히 凝集하여 Gel이 되고 甚한 경우에는 완전히 固化한다. 이 같은 特殊한 性質은 그 主要成分인 α-eleostearin(α-eleostearin 酸 3分子가 붙은 glyceride)의 凝集에 의한 것인데 그것은 이외의 다른 乾性油에는 없는 特性이다. 桐油는 α-eleostearic acid 83%와 triolein 15%를 含有한다. 桐油의 毒性成分의 하나는 eleostearic acid이다. 加

熱한 桐油에서 생기는 氣體가 皮膚에 접촉하면 急性皮膚炎을 일으킨다.

〔藥效 主治〕 風痰을 吐하게 하고 外用으로는 疥癬, 膿瘡(下腿潰瘍), 火傷, 凍瘡, 皸裂 등을 치료한다.【用法 用量】〈外用〉調合하여 붙이거나 바르거나 또는 吐하게 한다.

파두나무 巴豆 *Croton tiglium* L.

常綠喬木으로 높이 6~10 m, 새가지는 綠色에 星狀毛가 드문드문 나 있고 거의 털이 없다. 잎은 互生하고 葉柄은 길며 卵形 또는 楕圓狀 卵形이고 끝은 서서히 뾰족하고 밑부분은 圓形 또는 넓은 楔形으로 葉柄 가까이에 2개의 蜜腺이 있고 가장자리에는 얕은 톱니가 성기게 있고 兩面에는 星狀毛가 드문드문 있다. 꽃은 單性 雌雄同株로 總狀花序가 頂生하고 上部에는 수꽃, 下部에는 암꽃이 着生하고 全部가 雄花인 것도 있다. 花柄은 가늘고 짧으며 수꽃은 綠色이며 비교적 작고 꽃받침은 5 裂하였고 꽃잎은 5개가 뒤로 젖혀졌고 수술은 15~20개가 花盤의 가장자리에 붙어 있다. 암꽃의 꽃받침은 5 裂하고 꽃잎은 없다. 子房은 圓形이며 3室, 花柱는 3개로 갈라졌고 다시 2갈래로 깊게 갈라진다. 蒴果는 楕圓形 내지 倒卵形에 3個의 稜線이 있다. 種子는 長卵形에 3개이며 淡黃色이다. 開花期는 3~5月, 結實期는 6~7月이다. 대만, 中國南部에 分布한다.【處方用名】① 種子는 巴豆 ② 뿌리는 巴豆樹根 ③ 種仁의 脂肪油는 巴豆油 ④ 잎은 巴豆葉 ⑤ 種皮는 巴豆殼이다.

❶ 巴　豆 (파두)〈神農本草經〉 巴菽・剛子・老陽子: 파두나무의 種子이다. 8~9月 果實의 成熟期에 採取하여 햇볕에 말려 果實의 殼을 除去하고 種子만 모아서 다시 햇볕에 말린다.【修治】《巴豆仁》濃粘한 重湯 또는 국수를 삶은 물에 담갔다가 건져 햇볕에 말리거나 또는 加熱하여 乾燥하여 種皮가 裂開하였을 때 손으로 문질러서 種皮를 벗겨내고 種仁만 取한다.《巴豆霜》깨끗하게 精選한 巴豆를 짓찧어 多層의 吸油紙에 싸서 熱을 조금 加하여 乾燥해서 加壓하여 기름을 빼낸다. 2日에 1번씩 吸油紙를 바꿔가면서 6~7회 되풀이하여 기름이 나오지 않으면 잘게 分碎하여 쓴다.〈雷公炮灸論〉巴豆를 대강 分碎하여 가지고 麻油나 술로 전 다음 갈아서 軟膏狀으로 만들어서 使用한다. 巴豆 1兩에 麻油 또는 酒 各 7合의 비율로 하여 軟膏狀이 되도록 달인다.

〔性味 歸經〕 味는 辛하고 性은 熱하며 有毒하다. 胃, 大腸經에 들어간다.

〔成分〕 種子에는 巴豆油 34~57%가 含有되어 있고 그 中에는 crotonic acid, tiglic acid 및 palmitic acid, stearic acid, oleic acid, crotonic acid, tiglinic acid 등의 glyceride, phorbol-12, 13-diesters(그 量은 巴豆油의 4%를 차지한다), phorbol-12, 13, 20-triesters(酸性에서는 一部의 酸이 빠져 나가서 phorbol-12, 13-diesters가 되는데 그 量도 또한 巴豆油의 약 4%를 차지한다)가 함유되어 있고 巴豆油中의 phorbol-diester에는 10餘種이 있고 모두 정도의 차이는 있지만 모두 發癌作用이 있다. Phorbol ester는 巴豆 樹脂의 主要成分이다. 種子에는 또 crotin 이라고 하는 一種의 毒性 globulin 및 crotonoside, alkaloid, β-sitosterol 등이 함유되어 있다.

〔藥理〕 1. 皮膚粘膜에 대한 刺戟作用: 巴豆油는 가장 劇烈한 下劑로 반방울 내지 한방울만 內服하면 口腔이나 胃의 粘膜에 灼熱感이나 嘔吐를 일으키고 1/2~3時間 以內에 數回 大量의

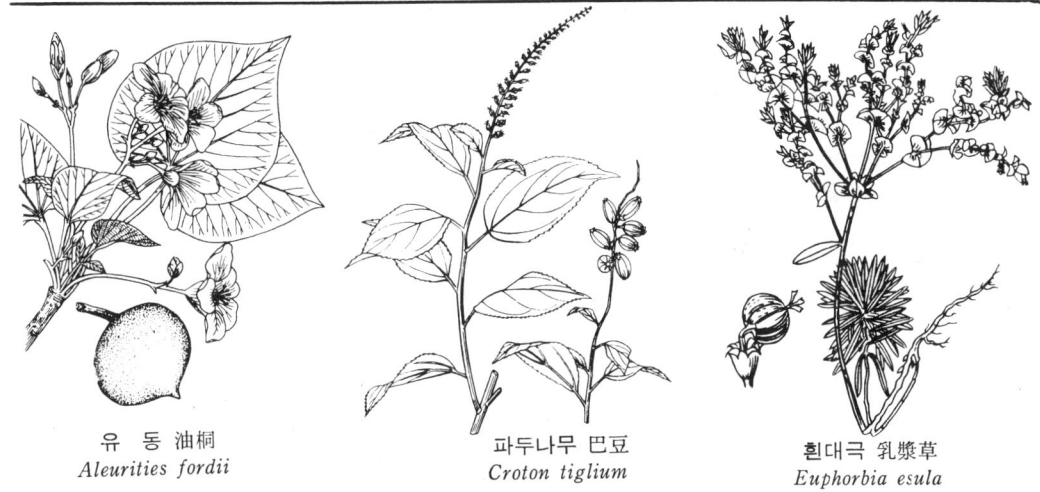

유 동 油桐	파두나무 巴豆	흰대극 乳漿草
Aleurities fordii	*Croton tiglium*	*Euphorbia esula*

水樣性下痢가 있고 그에 따라서 劇烈한 腹痛이나 裏急後重이 있고 甚한 口腔刺戟症狀이나 胃腸炎을 일으킨다. 巴豆油를 外用하면 皮膚에 대하여 刺戟作用이 있어서 發赤을 일으키고 그것이 심해지면 膿泡가 되고 심하면 壞死하게 된다. Olive 油로 稀釋하여 使用할 수도 있으나 약간 危險이 따른다.

2. 其他의 作用: 巴豆는 宮入貝를 絶滅시키는 作用이 있고 種仁의 效力이 가장 强하고 內殼(外胚乳)은 그 다음이고 外殼(種皮)은 無效하다. 巴豆의 aceton 抽出物은 金魚에 대하여 毒性이 매우 强하고 巴豆의 鹽水浸出液은 養魚池 中에 있는 野性魚를 제거하는데 使用되나(飼育한 魚種을 放流하기 前에 한다) 그 效果는 生石灰에는 미치지 못한다.

〔毒性〕 巴豆의 內服中毒의 主要症狀은 急性胃腸炎이고 巴豆油 20 방울을 服用하여 死亡한 者도 있다.

巴豆藥材

〔藥效 主治〕 瀉寒積(寒邪의 集積), 開竅逐痰, 行水, 殺蟲의 效能이 있다. 冷積凝滯, 胸腹脹滿에 의한 急激한 痛症, 血瘕, 多痰, 下痢, 水腫을 治療하고 外用하면 咽喉痛, 喉腫, 惡瘡, 疥癬을 治療한다. 【用法 用量】 0.15～0.3 g(巴豆霜을 쓴다)을 丸劑나 散劑로 하여 服用한다. 〈外用〉綿에 싸서 귀나 코를 막거나 짓찧어서 膏狀으로 만들어 붙이거나 또 絹布에 싸서 患部를 문지른다.

〔配合 禁忌〕 寒邪가 體內에 滯溜하지 않는 者, 姙娠婦, 虛弱者에는 忌한다. 芫花를 相使로 하고 蘘草는 相惡이다. 藜蘆, 蘆筍, 菰筍, 醬豉, 大黃, 黃連, 冷水는 相畏이고 牽牛子는 相反作用을 한다.

❷ 巴豆樹根 (파두수근) 〈本草綱目〉: 파두나무의 뿌리이다. 年中 수시로 採取하여 깨끗이 씻어서 말린다.

〔性味〕 味는 辛하고 性은 溫하며 有毒하다.

〔成分〕 Alkaloid, phenol 類, 糖類, tannin이 含有되어 있다.

〔藥效 主治〕 癰疽, 疱瘡, 打撲傷, 蛇咬傷, 류머티즘에 의한 痺痛, 胃痛을 治療한다. 【用法 用量】 3～6 g을 달여서 마신다. 〈外用〉 짓찧어서 붙인다. 煎液 또는 술에 담가 문지르거나 粉

末하여 調合하여 붙인다.

❸ 巴豆油 (파두유)〈本草綱目〉: 巴豆 種仁 中의 脂肪油이다.

〔性味〕 味는 辛하고 性은 熱하며 有毒하다.

〔藥效 主治〕 中風痰厥, 氣厥(氣絕), 中惡, 喉痺를 치료한다. 모든 急病이나, 咽喉不通, 牙關緊閉에는 粉末한 巴豆를 cotton 紙에 싸서 壓縮하여 불을 붙여서 재를 만든다. 그 재를 뿌리거나 뜨거운 연기를 불어 넣는다. 군침이 나오고 惡血이 蘇生한다. 또 強한 下劑로 使用한다.

❹ 巴豆葉 (파두엽)〈南寧市藥物志〉: 파두나무의 연한 잎이다.

〔藥理〕 巴豆葉의 鹽水浸出液은 in vitro 試驗에 있어서 大腸菌에 대하여 抑制作用을 한다.

〔藥效 主治〕 瘧疾, 瘡癬, 打撲傷, 蛇咬傷, 疥癩 등을 치료한다. 【用法 用量】 0.03～0.15 g을 粉末로 하여 술에 타서 服用하거나 capsul에 넣어서 服用한다.

❺ 巴豆殼 (파두각)〈本草綱目〉: 파두나무 種子의 種皮이다.

〔藥效 主治〕 消積滯, 止瀉痢, 殺蟲의 效能이 있다. 瘰癧에는 痰核을 破하고 毒을 敗한다.
【備考】〈藥對〉巴豆에 中毒되면 冷水, 黃連水, 大豆水로 解毒한다. 巴豆는 全株가 有毒하며 種子가 가장 강하다. 中毒症狀은 강렬한 口腔炎, 咽喉炎이 發生하고 激烈한 腹痛, 水瀉 또는 血便, 粘液便이 되고 脈拍은 빠르고 弱하며 血壓이 下降하고 顏色은 창백하고 甚하면 schock 症狀이 나온다.

흰 대 극 乳漿草 *Euphorbia esula* L. (=*Galarhoeus esula* (L.) HARA)

多年生 草本으로 높이 20～40 cm 이고 뿌리 줄기는 肥厚하며 줄기는 簇生하였고 곧게 섰으며 가지가 갈라지고 자르면 乳液이 나온다. 잎은 互生하지만 약간 밀집했고 葉柄이 없으며 倒披針形 또는 구두주걱 모양이고 잎 밑이 날카로우며 끝은 뭉툭하고 가장자리가 밋밋하다. 짧은 가지에서는 花序가 달리지 않는 포기의 윗부분처럼 밀생하고 花序 밑의 잎은 5개가 輪生하며 倒卵狀 披針形이다. 꽃은 黃色이며 單生하고 花被는 없다. 多數의 수꽃과 1個의 암꽃이 술잔 같은 花序에 들어 있고 總苞에는 腎臟形의 腺體가 있다. 수꽃에는 수술이 1개 있다. 암꽃은 花序의 中奇에 있고 암술도 1개이다. 蒴果는 卵形이고 겉이 밋밋하고 암술대는 짧으며 열매는 3개로 갈라져서 種子가 튀어 나오고 卵形이다. 開花期는 6～7月이다. 바닷가나 들에 나며 제주도 및 全國에 分布한다. 【處方用名】根이 鷄腸狼毒이다.

鷄腸狼毒 (계장랑독)〈滇南本草〉: 흰대극의 뿌리이다.

〔性味〕 味는 苦辣麻하고 性은 微寒하며 有毒하다.

〔成分〕地上部分에는 β-sitosterol, 24-methylene cycloartanol, ceryl alcohol-1, nonacosan, hentriacontane, kaempferol-3-β-d-gluconide, indol-3-醋酸酸化酵素, 耐熱性의 indol 醋酸酸化酵素抑制物이 含有되어 있고 또 pentacosane, octacosane, triacontane, dotriacontane, n-tritriacontane, alkaloid 가 含有되어 있는 것이 證明되었다. 種子에는 水分 7.81%, 脂肪 30.35%, 蛋白質 22.9%, 糖 2.82%, 灰分 5.25%, cellulose 30.37% 가 含有되어 있다.

〔藥效 主治〕 利水道, 消腫, 殺蟲의 效能이 있다. 腸胃의 積滯를 몰아낸다.

낭 독 狼毒 Euphorbia fischeriana var. pilosa KITAGAWA.

多年生 草本으로 높이 60 cm 내외이고 根莖은 극히 肥大하며 肉은 백색이다. 줄기는 肥厚하여 곧게 서고 가지가 많이 갈라지며 잎은 互生하여 葉柄은 없고 다소 밀착하였으며 下部 잎은 膜質이고 비늘 모양이며 紅色을 띠고 上部 잎은 長楕圓狀 披針形이며 끝이 날카롭고 잎 밑이 뭉툭하며 거치가 없고 主脈이 현저하며 줄기끝에 5개가 輪生하였다. 꽃은 黃色이고 원줄기끝에서 傘形으로 발달하는 花莖끝에 달리며 總苞葉은 卵形이고 3개씩 달리며 傘形으로 퍼진 5개의 가지가 다시 2~3개로 갈라지고 그 苞 위에 1개의 꽃 같은 小花序가 달린다. 小總苞는 단지처럼 피며 그 속에 1개의 암술로 된 1개의 암꽃과 1개의 수술로 된 여러 개의 수꽃이 있고 암술대는 3개로서 끝이 2개로 갈라진다. 蒴果는 둥글며 3개로 갈라진다. 開花期는 6~7月이다. 깊은 산에 나며 中部 以北에 分布한다. 팥꽃나무科의 서홍닥나무 Stellera chamaejasme L. (瑞香狼毒)도 같은 목적으로 쓴다. 【處方用名】根이 狼毒이다.

狼 毒(낭독)〈神農本草經〉 續毒・川狼毒: 낭독의 뿌리이다. 봄, 가을에 뿌리를 캐어 莖葉을 제거하고 깨끗이 씻어 햇볕에 말린다. 【修治】《醋狼毒》狼毒片에 醋(狼毒片 500 g : 米醋 100 g~150 g)를 混合해서 잠시 두었다가 醋가 흡수되면 약한 불로 乾燥될 정도로 볶(炒)는다.

〔性味 歸經〕 味는 苦辛하고 性은 平하며 有毒하다. 肺, 心經에 들어간다.

〔藥效 主治〕 逐水, 祛痰, 破積, 殺蟲의 效能이 있다. 水腫으로 인한 腹脹, 痰・蟲・食의 積滯, 心腹疼痛, 慢性氣管支炎, 咳嗽, 喘息, 淋巴節・皮・骨・副睾丸 등의 結核, 疥癬, 痔瘡 등을 치료한다. 【用法 用量】0.9~2.4 g을 달여서 마시거나 혹은 丸劑, 散劑로 하여 服用한다. 〈外用〉 갈아서 낸 汁을 바르거나 혹은 粉末을 調合하여 붙인다.

〔禁忌〕 本品은 有毒하므로 內服에는 주의를 要한다. 體弱者, 姙婦는 忌한다.

등 대 풀 澤漆 Euphorbia helioscopia L. (=Galarhoeus helioscopius (L.) HAWORTH)

二年生 草本으로서 높이 30 cm 내외이다. 가을철에 나와 다음해에 무성해지며 자르면 乳液이 나오고 밑에서부터 가지가 자라며 윗부분에 털이 성기게 나 있고 밑부분은 紫紅色에 分枝가 많다. 잎은 互生하고 葉柄은 없으며 倒卵形 또는 국자形에 길이 1~3 cm, 나비 5~15 mm로 밑은 뭉툭하거나 조금 오목하고 밑부분은 넓은 쐐기형에 잎 가장자리의 中央部 以上에는 가는 톱니가 있다. 杯狀의 聚繖花序는 頂生하고 複繖形으로 配列하였다. 꽃은 單性이고 花被는 없다. 雄花 多數와 雌花 1個가 萼狀總苞 속에 있고 總苞의 끝은 4裂하였고 上面에 腎形腺體가 있다. 수꽃에는 수술 1개가 있을 뿐이다. 암꽃은 花序의 中奇에 있고 子房에는 長柄이 있고 3室에 柱頭는 3裂하였다. 蒴果의 表面은 평활하고 3개로 갈라지며 種子는 卵圓形에 지름은 1.5 mm, 表面에 網狀의 무늬가 있고 成熟하면 褐色이 된다. 꽃은 黃綠色이고 開花期는 3~5月이다. 들에 나며 제주도 및 경기 以南 지역에 分布한다. 【處方用名】全草가 澤漆이다.

澤 漆(택칠)〈神農本草經〉 綠葉綠花草・涼傘草: 등대풀의 全草이다. 4~5月 開花時에 採

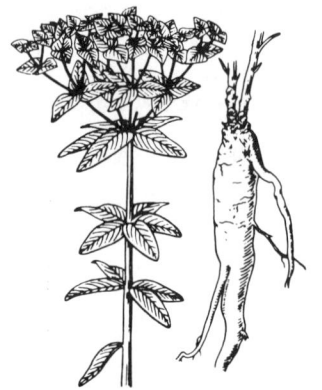
낭 독 狼毒
Euphorbia fischeriana var. *pilosa*

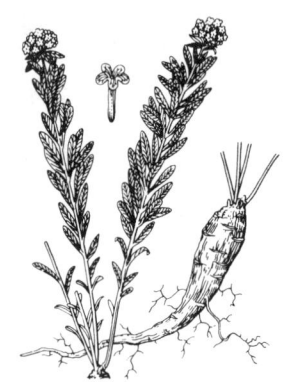
서흥닥나무 瑞香狼毒
Stellera chamaejasme

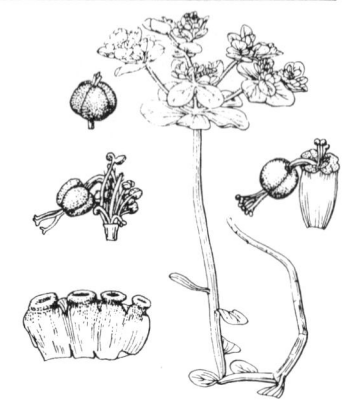
등대풀 澤漆
Euphorbia helioscopia

取하여 泥砂를 除去하고 햇볕에 말린다.

〔性味 歸經〕 味는 辛苦하고 性은 凉하며 有毒하다. 大腸, 小腸, 脾經에 들어간다.

〔成分〕 Quercetin, quercetin-3-galactoside, quercetin-3-galacto-galactoside, 沒食子酸이 含有되어 있다. 乳汁은 m-hydroxy-phenylglycin, 3,5-dihydroxy 安息香酸이 含有되어 있고 乾燥된 乳汁에는 caoutchouc(ployterpene) 13%, 樹脂 62%, 水溶性物 25%가 含有되어 있다. 種子에는 水分 7.74%, 脂肪油 32.61%, 蛋白質 17.43%, cellulose 33.82%, 糖分 및 glycoside 2.18%가 含有되어 있고 脂肪油는 乾性油로 峻下作用이 있다.

〔藥理〕 澤漆은 in vitro에서 結核菌에 대해 作用하지 않지만 매우 높은 濃度(1:50~100)에서는 結核菌의 生成을 抑制한다. 이외에도 澤漆은 streptomycin, isoniazid 등과의 協力效果를 試驗하여 보았으나 使用한 濃度가 너무 높았던 탓인지 實際의 價値는 아직 確定하지 못하였다.

〔藥效 主治〕 行水, 消痰, 殺蟲, 消毒의 效能이 있다. 水氣腫滿, 痰飮喘咳, 말라리아, 細菌性下痢, 瘰癧, 癬瘡, 結核性痔漏, 骨髓炎을 치료한다. 【用法 用量】 3~9g을 달여 마시거나 또는 膏劑, 丸劑, 散劑로 하여 服用한다. 〈外用〉 달인 液으로 씻거나 膏劑를 붙이거나 粉末을 만들어 調合하여 붙인다.

〔配合 禁忌〕 小豆를 相使로 하고 薯蕷를 相惡한다. 氣血虛者의 服用을 忌한다.

땅 빈 대 地錦草 *Euphorbia humifusa* WILLD. (=*Galarhoeus humifusa* var. *pilosus* THELL.)
　　　　　　　　애기땅빈대 *E. supina* RAFN. 　큰땅빈대 *E. maculata* L.

一年生 草本으로 白色의 乳液이 含有되어 있다. 줄기는 보통 뿌리의 上端에서 2가지로 갈라져서 여러 가지로 갈라지며 地面을 따라 옆으로 뻗으며 붉은 빛이 돈다. 잎은 2줄로 對生하며 小葉은 楕圓形에 끝이 둥글고 밑부분은 左右不同이며 가장자리에는 작은 톱니가 있고 윗면은 綠色 뒷면은 綠白色이다. 葉柄은 매우 짧고 托葉은 線狀이고 보통 3갈래로 깊게 갈라진다. 杯狀花序는 枝腋 혹은 葉腋에서 單生하고 總苞는 倒圓錐形 淡紅色에 가장자리가 4개로 갈라졌다. 腺體가 4개 있고 楕圓形이다. 수꽃 여러 개가 암꽃 1개와 總苞 內에서 同生한다. 수꽃에

땅빈대 *Euphorbia humifusa* 성성초 *E. heterophylla*

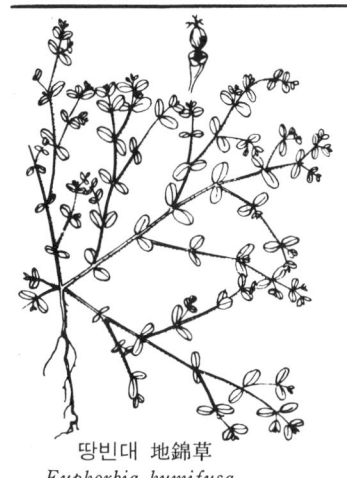
땅빈대 地錦草
Euphorbia humifusa

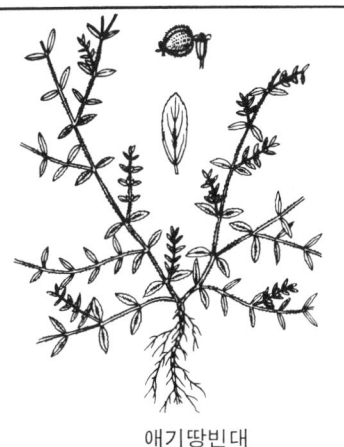
애기땅빈대
Euphorbia supina

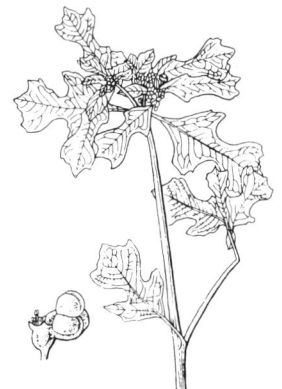
성성초 猩猩草
Euphorbia heterophylla

는 수술이 1개만 있고 암꽃은 花序의 中央에 位置하고 子房은 긴 小花柄을 가졌고 3室이다. 花柱는 3개이며 모두 2개로 갈라졌다. 蒴果는 扁平한 卵形이며 작은 稜線이 3개 있다. 꽃은 엷은 赤色이고 開花期는 8~9月이다. 田野, 路邊에 나며 全國에 分布한다. 【處方用名】全草가 地錦草이다.

地錦草(지금초)〈嘉祐本草〉: 땅빈대 및 同屬 近緣植物의 全草이다. 여름, 가을에 採取하여 뿌리를 除去하고 햇볕에 말린다.

〔性味 歸經〕 味는 辛하고 性은 平하다. 心, 肝, 脾, 大腸經에 들어간다.

〔成分〕 全草에는 flavonoid(quercetin 등), 沒食子酸, myoinositol 과 triterpenoids 로서 iso-motiol (韓國産)이 含有되어 있고 잎에는 tannin 12.89%가 含有되어 있다.

〔藥理〕 抗菌作用: 地錦草의 신선한 汁, 煎劑 및 水煎濃縮 ethylalcohol 抽出液에는 多種의 發病性球菌 및 桿菌에 대하여 확실한 抑菌作用을 가졌다. Ethylalcohol 과 물의 地錦煎劑의 乾燥粉을 反應處理하였던 바 煎劑보다 강력한 抗菌作用을 갖는 ethylalcohol 抽出物을 얻었고 또 抗菌力이 강한 地錦素(Flavon 反應은 陽性)를 分離하였다. 地錦素는 黃色포도球菌, Diphtheria 菌, Paratyphoid 菌, 大腸菌, 綠膿菌, Typhoid 菌, 赤痢菌, 變形菌, 百日咳菌 등에 대하여 0.002 ~0.63 mg/ml에서 抑制作用을 나타내고 0.005~1.25 mg/ml에서는 殺菌力이 있었다.

〔藥效 主治〕 淸熱解毒, 活血止血, 利濕, 通乳의 效能이 있다. 細菌性下痢, 腸炎, 咳嗽時出血, 便血, 崩漏, 外傷出血, 濕熱에 의한 黃疸, 乳汁不通, 癰腫疔瘡, 打撲傷에 의한 腫痛을 치료한다. 【用法 用量】3~6 g(生用時는 15~30 g)을 달여서 마시거나 散劑로 하여 服用한다.〈外用〉짓찧어서 붙이거나 粉末로 하여 撒布한다.

성 성 초 (포인세티아) 猩猩草 *Euphorbia heterophylla* L.

一年生 草本으로 높이는 약 1m, 줄기는 곧게 차라고 單生하는데 비스듬히 展開한 굵고 튼튼한 가지가 갈라지고, 꺾으면 白色의 汁液이 流出하며 새줄기는 中空에 綠色이다. 單葉이 互生하며 葉身은 卵形, 楕圓形이며 波狀으로 깊이 갈라지는 것과 갈라지지 않는 것 등 다양하다.

中部와 下部의 잎은 길이 4~10cm, 나비 2.5~5cm 琴狀으로 分裂한 것과 하지 않는 것이 있다. 中部 葉柄은 2~3cm, 花序 下部 잎의 一部 또는 全部는 紫紅色이다. 杯狀花序는 줄기와 가지의 끝에 密集하여 달려서 繖房狀으로 配列한다. 總苞는 鐘形에 綠色이고 끝은 5 裂하였다. 腺體는 1~2개 杯狀이고 花瓣狀의 附屬物은 없다. 子房은 卵形에 3室, 花柱는 3개가 離生하였고 끝은 2裂하였다. 蒴果는 卵圓狀에 3개의 稜線이 있고 지름은 약 5mm, 種子는 卵形으로 表面에는 사마귀 모양의 突出物이 있다. 美國原産으로 栽植하고 있다. 【處方用名】全草가 葉象花이다.

葉象花 (엽상화)〈中草藥〉: 성성초의 全草이다. 年中 수시로 採取한다.
〔性味〕 味는 苦澁하고 性은 寒하다.
〔成分〕 種子에는 蛋白質, 脂肪油가, 油 中에는 linoleic acid 과 linolenic acid 등이 들어 있다.
〔藥理〕 꽃과 잎의 熱水抽出物은 in vitro에서 結核菌에 대하여 抑制作用이 있고 줄기와 뿌리는 效果가 없었다. 잎 또는 植物의 汁은 毒이 있어서 복용하면 嘔吐, 下痢, 譫語 등의 中毒 症狀이 나타난다. 毒性成分은 樹脂部分에 있다고 생각된다.
〔藥效 主治〕 調經, 止血, 接骨, 消腫의 效能이 있다. 月經過多, 打撲傷, 骨折 등을 치료한다.

속 수 자 續隨子 *Euphorbia lathyris* L.

二年生 草本으로 높이는 1m쯤 자라며 전체에 白色의 粉이 조금 나 있고 乳汁이 含有되어 있다. 줄기는 곧게 자라며 가지가 많이 갈라져 나온다. 單葉이 對生하며 葉柄은 짧거나 無柄이고 줄기의 下部葉이 비교적 密生하였는데 아래에서 위로 갈수록 점점 커진다. 葉身은 線狀 披針形 내지는 넓은 披針形이고 끝은 뾰족하고 가장자리는 밋밋하다. 杯狀聚繖花序는 보통 4개이고 밑 부분에는 葉狀苞 4개가 輪生하여 가지가 갈라졌으며 가지에는 卵形 또는 卵狀 披針形의 苞片 2개가 對生한다. 꽃은 單性이고 花被는 없고 수꽃은 多數, 암꽃은 1개이고 萼狀總苞內에 同生하고 總苞는 4~5裂하였다. 수꽃에는 수술이 1개이고, 암꽃은 花序의 中央에 났으며 암술도 1개이다. 子房은 3室, 花柱는 3개이고 끝은 두 갈래로 갈라졌다. 蒴果는 球形에 가깝고 表面에는 褐色과 黑色의 2色 얼룩무늬가 있다. 開花期는 4~7月, 結實期는 7~8月이다. 中國, 대만에 分布한다. 【處方用名】① 種子는 續隨子 ② 잎은 續隨子葉 ③ 줄기 중의 白色乳汁은 續隨子莖中白汁이다.

❶ **續隨子** (속수자)〈開寶本草〉千金子・拒冬・半枝蓮: 속수자의 種子로 8~9月에 種子가 成熟하면 全草를 베어 가지고 햇볕에 말려서 種子만 떨어낸다. 【修治】《續隨子》灰屑을 체로 쳐서 내리고 挾雜物을 除去하고 外殼을 벗기고 種仁만을 쓴다. 《千金霜》속수자의 種仁을 分碎하여 시루에 넣고 충분히 쪄서 吸油紙에 싸서 加壓하여 기름을 빼고 그 찌꺼기를 粉末한다.
〔藥材〕 乾燥된 種子는 楕圓形 또는 卵圓形으로 길이 5~6mm, 지름 4mm, 表面은 灰褐色에 網狀의 주름이 져 있고 주름이 突起된 部分은 深褐色, 오목하게 들어간 部分은 灰黑色인데 가느다란 溝狀의 斑點 모양이고 一面은 오목한 홈과 같은 種背가 있다. 種皮는 얇고 딱딱하고 부

스러지기 쉽고 內表面에는 灰白色에 光澤이 난다. 胚乳는 黃白色이고 油質이 많고 냄새는 없고 味는 辛하고 낱알이 充實하고 油性이 많은 것이 良品이다.

〔性味 歸經〕 味는 辛하고 性은 溫하며 有毒하다. 肺, 胃, 膀胱經에 들어간다.

〔成分〕 種子에는 脂肪油 40~50 % 가 含有되어 있고 油中의 有毒成分은 euphorbiasteroide 즉 5, 10-diacetyl-6, 20-epoxy-3-phenyl-acetyllathyrol, ingenol-20-palmitic acid ester, ingenol -2, 4, 6, 8, 10-pentaen 酸 ester, diacetyl-nicotinyllathyrol 등이다. Ingenol-20-palmitic acid ester 에는 發癌作用(巴豆油와 비슷하다)이 있고, 油中에는 또 coumarins 成分의 daphnetin, euphorbetin esculin 등이 들어 있다.

〔藥理〕 1. 瀉下作用 : 種子에는 非揮發性油가 含有되어 있는데 新鮮할 때는 無色, 無味이나 매우 빨리 惡臭와 强한 辛辣味를 갖는 것으로 變化하여 胃腸을 刺戟하여 甚한 下痢를 일으킨다. 이 작용의 强度는 피마자기름의 3倍에 이른다. 설사를 일으키는 成分은 euphorbias steroid 이다.

2. 抗腫瘍作用 : 初步的인 screening test(methylen blue 法, warburg 檢壓計)에 의하면 新鮮한 풀은 急性淋巴球性·顆粒球型·慢性顆粒球型·急性單核細胞型白血病의 白血球에 대하여 抑制作用이 있다.

〔藥效 主治〕 瀉下, 逐水, 消腫, 破癥, 殺蟲의 效能이 있다. 水腫脹滿, 痰飮, 宿滯, 癥瘕積聚(腹中硬結), 婦人의 無月經, 疥癬瘡毒, 蛇咬傷, 龐贅(사마귀)를 치료한다. 【用法 用量】 1.5~3g을 丸劑나 散劑로 하여 服用한다. 〈外用〉 粉末하여 붙인다.

〔禁忌〕 峻烈하면서 有毒하므로 中氣虛弱, 大便溏泄 및 孕婦는 忌한다. 大量服用 및 久服하면 中毒된다.

❷ **續隨子葉** (속수자엽)〈日華子諸家本草〉: 속수자의 잎이다.

〔成分〕 Kaempferol 과 quercetin 의 3-glucoside, citronellol 등이 含有되어 있다.

〔藥效 主治〕 葉汁은 白斑, 面奸(癜瘍)에 바른다. 전갈(全蝎) 咬傷에는 잎을 짓찧어서 붙인다.

❸ **續隨子莖中白汁** (속수자경중백즙)〈開寶本草〉: 속수자의 줄기에서 나오는 白色의 乳汁이다.

〔成分〕 줄기에는 hentriacontane, sitosterol, triterpenoid 의 taraxerol 과 betulin 이 함유되어 있고 液汁 中에는 3, 4-dioxyphenyl-*l*-alanine(DOPA) 1.7 % 가 함유되어 있다.

〔藥效 主治〕 白癜(白斑), 面奸(汗斑·어루러기·癜風)에 바른다.

대   극 大戟 *Euphorbia pekinensis* RUPR. (=*Galarhoeus pekinensis* (RUPR.) HARA)

多年生 草本으로 높이 80 cm 에 달하고 전체에 白色의 乳汁이 含有되어 있고 뿌리는 굵으며 圓錐狀이다. 줄기는 곧게 자라며 위에서 가지가 갈라지고 表面에는 白色의 짧은 털이 나 있다. 잎은 互生하고 거의 無柄이고 長楕圓形 또는 披針形이며 길이 3~6 cm, 나비 6~12 mm 로서 잎 밑이 날카롭고 끝은 날카롭기도 하고 뭉툭하기도 하며 잔 거치가 있고 뒷면은 짧은 털

대 극(大戟)과 Euphorbiaceae

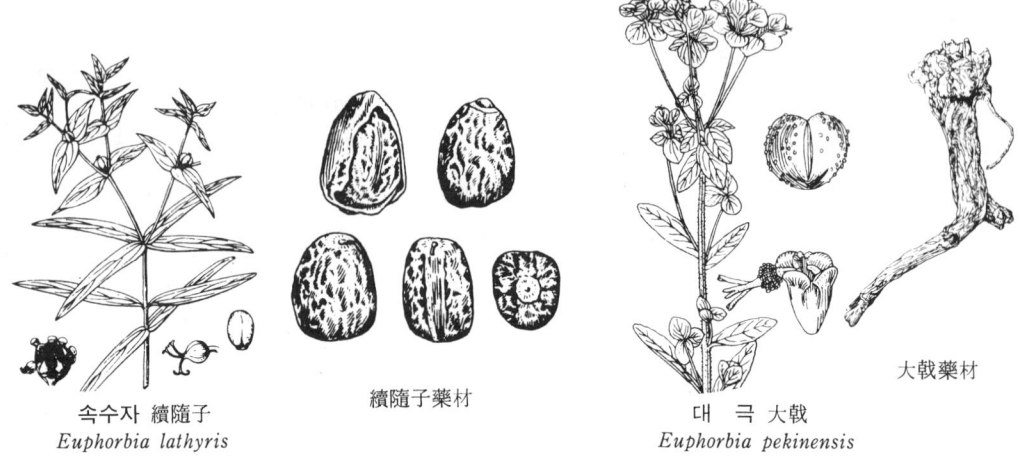

속수자 續隨子
Euphorbia lathyris

續隨子藥材

대 극 大戟
Euphorbia pekinensis

大戟藥材

이 있으며 白綠色이고 中脈은 白色이며, 줄기끝에 輪生한 5개의 잎은 長楕圓狀 披針形이다. 纖形의 花莖은 길고 4~8개이며 작은 花莖은 짧고 2~3개이며 다시 2개로 갈라진다. 苞葉은 卵狀 菱形이고 작은 總苞는 鐘形이고 裂片은 卵形이며 끝이 약간 오목 들어갔다. 腺體는 腎狀 長楕圓이고 그 속에 여러 개의 수꽃과 1개의 암꽃이 있으며 수꽃의 수술은 1개이고 암꽃은 1개의 암술이 있고 子房은 圓形이며 3개의 花柱는 끝이 갈라져서 總苞의 밖으로 나와서 아래로 늘어져 있다. 蒴果는 납작한 球形이고 表面에는 사마귀 모양의 突起가 있다. 種子는 卵圓形으로 表面은 매끄럽고 灰褐色이다. 꽃은 綠黃色이고 開花期는 5~6月, 結實期는 6~8月이다. 산이나 들에 나며 全國에 分布한다. 【處方用名】根이 大戟이다.

大 戟 (대극)〈神農本草經〉下馬仙: 대극의 뿌리이다. 봄 發芽 前 또는 가을에 莖·葉이 枯死하였을 때 뿌리를 캐어 남아 있는 줄기와 수염뿌리를 除去하고 깨끗이 씻어서 햇볕에 말린다. 【修治】《大戟》挾雜物을 제거하고 精選해서 輪切하거나 薄切하여 다시 햇볕에 말린다. 《醋大戟》大戟을 輪切해서 切片을 醋에 담가 잘 섞은 다음 약한 불로 醋가 없어지도록 삶아서 다시 乾燥될 정도로 볶(炒)아 햇볕에 말린다(大戟 500 g : 醋 150~250 g).

〔性味 歸經〕 味는 苦辛하고 性은 寒하며 有毒하다. 肺, 脾經에 들어간다.

〔成分〕 大戟에는 triterpenoid(euphorbon 등)와 alkaloid, 色素體, euphorbia A·B·C 등이 含有되어 있고 신선한 잎에는 비타민 C 110~112 mg%가 함유되어 있다.

〔藥理〕 大戟 뿌리의 ether 抽出物은 瀉下作用이 있고 熱水抽出物은 고양이에 대하여 强下作用이 있다. 根皮의 70% ethylalcohol 抽出液을 動物에 注射하였더니 血壓이 조금 올라가고 腎臟의 容積이 현저하게 縮小하지만 투여량의 多小에 관계없이 利尿作用은 확실하지 않았다. 건강한 成人에 煎劑를 經口投與하여도 利尿作用은 확실치 않았다. 抽出液은 末梢血管에 대하여 擴張作用이 있고 adrenaline의 昇壓作用을 抑制한다.

〔藥效 主治〕 瀉水逐飮, 消腫散結의 效能이 있다. 水腫, 水臌(無熱性膀胱痲痹), 痰飮, 瘰癧, 化膿性 腫瘍을 치료한다. 또 十二水·腹滿急痛(內臟腫瘤에 의한 急激한 痛症), 積聚(消化不良에 의한 胃痛, 胃痙攣), 中風으로 인한 皮膚疼痛, 嘔吐를 치료한다. 【用法 用量】1.5~3 g

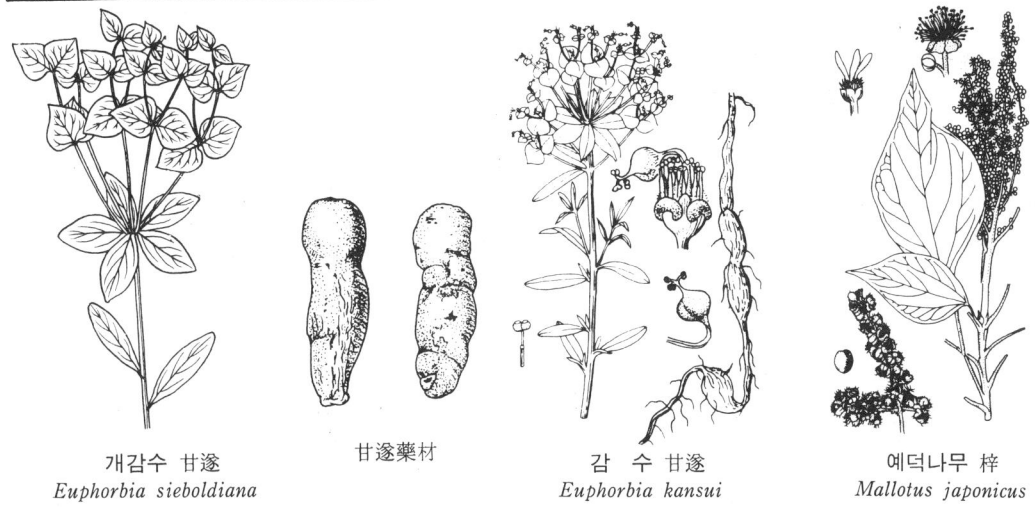

개감수 甘遂	甘遂藥材	감 수 甘遂	예덕나무 梓
Euphorbia sieboldiana		*Euphorbia kansui*	*Mallotus japonicus*

을 달여서 마시거나 丸劑, 散劑로 하여 服用한다〈外用〉달인 液으로 熏洗한다.

〔配合 禁忌〕 正氣가 不足하여 寒邪가 일어나므로써 發生하는 浮腫患者 및 姙娠婦는 服用을 忌한다. 體弱者는 服用에 주의해야 하며 甘草·芫花·海藻와는 相反作用을 하고 菖蒲·蘆草를 相畏하며 大戟의 中毒은 菖蒲로 解한다. 小豆는 相使, 薯蕷는 相惡의 作用을 한다.

개 감 수 甘遂 *Euphorbia sieboldiana* MORR. et DECNE. (=*E. guilielmii* A. GRAY)

감수 甘遂 *E. kansui* LIOU （中國産）

多年生 草本으로 높이 40cm 내외이고 전체에 털이 없고 뿌리는 옆으로 뻗으며 줄기는 곧게 서고 가지가 성기게 갈라졌고 紅紫色을 띠며 자르면 白汁이 나온다. 잎은 互生하며 葉柄은 없고 長楕圓形의 구두주걱 모양 또는 倒披針形이며 잎 밑이 좁고 끝이 뭉툭하며 거치가 없고 줄기끝에 輪生한 5개의 잎은 長楕圓形이고 纖形의 花柄은 5개이고 小花莖은 2개로 갈라졌으며 苞葉은 三角狀 卵形 또는 卵狀 廣楕圓形이며 거치가 없고 小花序는 얼른 보기에 한 송이의 꽃과 같다. 小總苞는 倒圓錐狀 鐘形이고 裂片은 卵形이며 腺體는 初旬달 모양으로 紅紫色이고 그 속에 수개의 수꽃과 1개의 암꽃이 있으며, 수꽃은 수술이 1개이고 암꽃은 암술이 1개이며 花柱는 길고 끝이 2개로 갈라졌다. 蒴果는 球形이고 3개로 갈라지고 種子는 넓은 卵形이며 밋밋하다. 꽃은 綠黃色이고 開花期는 7月이다. 산이나 들에 나며 全國에 分布한다.【處方用名】根이 甘遂이다.

甘 遂(감수)〈神農本草經〉: 개감수·감수의 뿌리이다. 봄의 開花期나 늦가을 地上部가 시들고 마른 후 뿌리를 캐어 外皮를 除去하고 硫黃으로 燻한 후 햇볕에 말린다.【修治】《醋甘遂》깨끗한 甘遂에 醋(甘遂 500g : 醋 150〜250g)를 고루 섞어서 남비에 넣고 약한 불로 볶아 通風이 잘 되는 곳에서 乾燥한다. 《煮甘遂》깨끗한 甘遂와 豆腐(甘遂 500g : 豆腐 250g)를 섞어서 남비에 넣고 물을 부어 물이 없어질 정도로 졸여 썰어서 햇볕에 完全히 말린다. 《煨甘遂》깨끗한 甘遂를 남비에 넣고 麥麩(甘遂 500g : 麥麩 150〜200g)를 加하여 黃色이 되도록 볶(炒)

아서 麥麩를 버리고 甘遂만 쓴다.

〔性味 歸經〕 味는 苦甘하고 性은 寒하며 有毒하다. 脾, 肺, 腎經에 들어간다.

〔藥材〕 甘遂 *Euphorbia kansui*(中國産)의 乾燥된 根은 連珠狀 紡錘形 또는 長楕圓이며 길이 3~9 cm, 지름 0.6~1.5 cm, 또는 不規則적인 棒狀인 것도 있다. 表面은 白色 또는 淡黃白色 鬚根을 떼어낸 赤褐色의 cork 層이 조금 남아 있다. 質은 가볍고 부러지기 쉽고 皮部는 白色이 半經의 약 1/2을 차지하며 木部는 淺黃色에 香氣가 조금 있고 맛은 조금 달면서 持續的인 刺戟이 있다. 肥大하고 豊滿하며 表面은 白色 또는 黃白色이며 결이 가늘고 斷面에 粉性이 많고 纖維가 없는 것이 良品이다.

〔成分〕 根(*E. Kansui* 中國産)에는 triterpenoid 가 함유되어 있으며 그 중에는 euphorbon, α-euphor, α-euphorbol, tirucallol이 있다. 또 palmitin酸, 枸櫞酸, 蓚酸, tannin, 樹脂, glucose, 蔗糖, 澱粉, 비타민 B_1 (70 μg/g)도 함유되어 있다.

〔藥效 主治〕 瀉水飮, 破積聚, 通二便의 效能이 있다. 水腫腹滿, 溜飮, 結胸, 癲癎, 噎膈, 癥瘕積聚(腹部病塊結集), 二便不通을 치료한다. 【用法 用量】1.5~3 g을 달여서 마시거나 또는 丸劑, 散劑로 服用한다. 〈外用〉粉末을 調合하여 붙인다.

〔配合 禁忌〕 氣虛, 陰虛, 脾胃虛弱者 및 姙婦의 服用은 忌한다. 甘草와는 相反作用을 한다.

예덕나무 梓 *Mallotus japonicus* (THUNB.) MUELL. ARG. (=*Croton japonicum* THUNB.)

落葉小喬木 또는 灌木으로서 높이 10 m에 達하는 것도 있다. 樹皮는 매끄럽고 잎은 互生인데 가지의 끝에 叢集한다. 새잎은 紅色에 葉身은 卵形 혹은 菱形이고 끝은 뾰족하고 밑부분은 뭉툭하거나 또는 넓은 쐐기形이고 대개는 가장자리가 밋밋하거나 세 갈래로 약간 째어졌다. 표면은 대개 赤色 腺毛가 있고 뒷면에는 黃褐色의 小腺點이 있고 葉柄은 매우 길다. 圓錐花序는 頂生하며 길이 8~20 cm이고 선모가 밀생하였다. 꽃은 二家花로서 수꽃은 모여 달리고 꽃받침은 3~4개로 갈라지며 50~80개의 수술이 있다. 암꽃은 적으며 各 苞에 1개씩 달리고 꽃받침은 3~5개로 갈라졌고 子房은 2~4室이며 各 室마다 1개의 胚珠가 있고 花柱는 2~4개로 갈라져 있다. 蒴果는 球形인데 가늘고 부드러운 가시가 있다. 開花期는 7~8月, 結實期는 10月이다. 제주도 및 南海岸, 해안 산지에 分布한다. 【處方用名】樹皮가 野梧桐이다.

野梧桐 (야오동)〈本草推陳〉: 예덕나무의 樹皮이다. 봄, 가을에 採取하여 햇볕에 말린다.

〔性味 歸經〕 味는 苦澁하고 性은 平하다, 胃, 膽經에 들어간다.

〔成分〕 樹皮에는 bergenin이 含有되어 있고 잎에는 rutin, malloprenol 과 그 linoleic acid ester 가 함유되어 있다.

〔藥效 主治〕 和胃의 效能이 있다. 胃·十二指腸潰瘍을 치료한다. 【用法 用量】9~12 g을 달여 服用하거나 粉末하여 散劑로 쓴다.

여우구슬 葉下珠 *Phyllanthus urinaria* L. (=*P. lepidocarpus* SIEB. et ZUCC.)

一年生 草本으로 높이 20 cm 내외이고 붉은 빛이 돌며, 줄기는 곧게 섰으며 가지가 많이 갈라

진다. 잎은 작은 가지의 양측에 複葉狀으로 配烈하며 互生하고 葉柄은 매우 짧으며 長楕圓形에 길이 5～15mm, 나비 2～5mm 로서 끝이 뽀족하거나 托葉은 작고 뽀족한 三角形이다. 꽃은 單性에 雌雄一家이며 葉腋에 났고 작고 赤褐色에 花柄은 없으며 꽃받침잎은 6개로 花冠은 없다. 수꽃은 2～3개가 모여서 달리며 수술은 3개, 花絲는 밑부분에서 合生하였고 葯室은 縱列하였다. 수꽃은 잎의 밑에 2列로 달리고 子房은 3室, 蒴果는 평편한 圓形으로 지름은 약 3mm, 赤褐色에 表面에는 鱗狀의 突起物이 있다. 種子는 卵狀 三角形에 淡褐色이고 橫紋이 있다. 開花期는 7～8月이다. 山의 비탈, 길가, 田畓의 周圍에 나고 제주도 및 남부지방에 分布한다. 【處方用名】全草가 珍珠草이다.

珍珠草 (진주초) 〈生草藥性備要〉 眞珠草・葉下珠 : 여우구슬의 全草 또는 뿌리가 붙은 全草로 여름, 가을에 採取하여 햇볕에 말린다.

〔**性味 歸經**〕味는 甘苦하고 性은 凉하다. 肝, 肺經에 들어간다.

〔**成分**〕全草에는 phenol性成分, triterpen 成分이 含有되어 있고 沒食子酸, ellagic acid 가 分離되었다.

〔**藥效 主治**〕疏肝, 清熱, 利水, 解毒의 效能이 있다. 腸炎, 痢疾, 傳染性肝炎, 腎炎으로 인한 水腫, 尿路感染, 小兒의 疳積(營養不良), 火眼目翳(急性結膜炎과 角膜混濁), 口瘡頭瘡(입과 머리의 瘡瘍), 無名腫毒을 치료한다. 【用法 用量】15～30g(新鮮한 것은 30～60g)을 달여서 服用하거나 짓찧어서 生汁을 내 마신다. 〈外用〉 짓찧어서 붙인다.

아주까리 (피마자) 蓖麻 *Ricinus communis* L.

一年生 草本으로 原產地에서는 多年生 低木으로 2m 內外이며 가지가 나무처럼 갈라진다. 잎은 互生하며 葉柄은 길고 膜質이며 圓形으로 잎 밑이 방패 모양이고 손바닥 모양으로 7～9개로 中裂하였으며 裂片은 卵狀 披針形이고 가장자리에 예리한 톱니가 있고 中央脈은 掌狀이다. 꽃은 單性이고 總狀 또는 圓錐狀花序가 頂生하였고 下部는 수꽃, 上部에는 암꽃이 달린다. 苞와 小苞는 卵形이거나 三角形이다. 수꽃의 花被는 3～5개, 裂片은 卵狀 三角形이고 花盤은 없다. 수술은 多數로 密集하여 다발을 이루고 암꽃의 苞는 수꽃과 같고 花被는 수꽃의 것보다 약간 좁고 花盤과 假雄蕊는 없다. 암술은 卵形이며 子房은 3室, 花柱는 3개이고 紅色, 끝이 두갈래로 갈라졌다. 蒴果는 球形에 가시가 있고 成熟時에는 開裂한다. 꽃은 엷은 黃色, 또는 엷은 紅色으로 開花期는 8～9月, 結實期는 9～10月이다. 印度原產이며 全國에서 栽植되고 있다. 【處方用名】① 種子는 蓖麻子 ② 뿌리는 蓖麻根 ③ 잎은 蓖麻葉 ④ 種子에서 짠 기름은 蓖麻油이다.

❶ 蓖麻子 (피마자) 〈唐本草〉 草麻子・蓖麻仁 : 아주까리의 種子이다. 가을에 果實이 褐色이 되고 果皮가 아직 開裂되지 않은 것을 차례로 따서 햇볕에 말려 果皮를 除去한다. 【修治】種子의 外殼을 두드려 殼을 除去하고 仁을 쓴다.

〔**性味 歸經**〕味는 甘辛하고 性은 平하며 有毒하다. 大腸, 肺經에 들어간다.

蓖麻子藥材

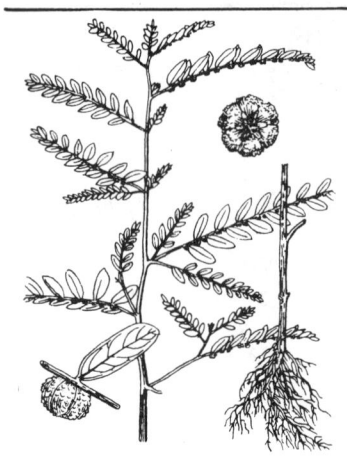
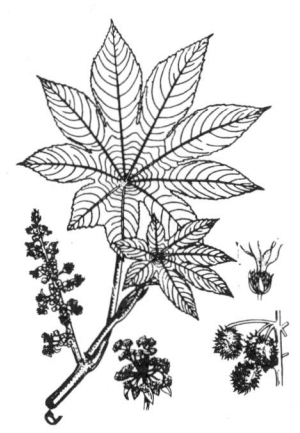
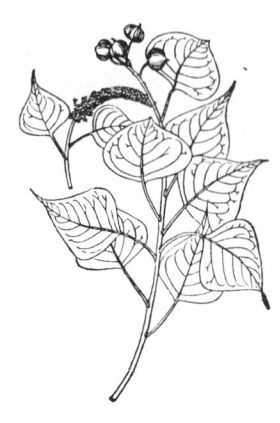

여우구슬 葉下珠	아주까리 蓖麻	조구나무 烏桕
phyllanthus urinaria	*Ricinus communis*	*Sapium sebiferum*

〔成分〕 種子에는 脂肪油 40~50%가 含有되어 있고 기름을 짜낸 油粕에는 alkaloid인 ricinine, 有毒蛋白 ricin 및 lipase가 含有되어 있고 種子에서 抽出되는 ricin은 ricin D, 酸性 ricin, 鹽基性 ricin의 3種이다.

〔藥理〕 1. 瀉下作用: 피마자油 自體에는 瀉下作用이 없고 十二指腸 內에서 脂肪分解酵素가 作用하여 ricinol酸 Na과 glycerol로 鹹化된 ricinol酸 Na이 小腸內에 대하여 刺戟性이 있기 때문에 腸蠕動이 증강되어 小腸內容物이 급속하게 結腸을 밀어내기 때문에 服用 後 2~6時間 內에 半流體의 大便이 排出되게 된다. 排便 後에는 일시적으로 便秘가 된다. 大量으로 投與하여도 效力은 강해지지 않고 加水分解되지 않고, 加水分解되지 않는 부분은 곧 大腸으로 排出되고 ricinolic acid은 吸收되어서 그 외의 脂肪酸과 함께 體內에서 代謝分解된다. 그러므로 피마자油는 下劑로서 비교적 안전한 편이다.

2. 其他의 作用: 피마자油 自體의 刺戟性은 작기 때문에 皮膚潤滑劑로서 皮膚炎과 그 외의 皮膚病에 使用된다. 軟膏로 만들어 火傷과 潰瘍에 使用되고 種子의 塗布劑는 피부의 kala-azar 의 潰瘍에 사용되는 외에도 眼瞼炎에도 사용된다. 溶劑로는 눈의 刺戟物을 제거하는데 使用된다. 또 膣과 子宮頸管疾病에도 부분적으로 應用된다.

〔毒性〕 피마자에 含有되어 있는 ricin 및 ricinine이 中毒을 일으키는데 특히 前者가 中毒을 일으킨다. 4~7歲의 어린이가 피마자 2~7粒을 먹고 死亡하고 어른도 20粒을 먹고 中毒을 일으켜서 死亡하였다는 例가 있다. 피마자의 中毒症狀은 頭痛, 胃腸炎, 體溫上昇, 白血球의 增加, 血液像左方移動, 無尿, 黃疸, 冷汗, 頻發痙攣, 心臟血管虛脫 등이다. 中毒症狀의 發生에는 항상 오랜 潛伏期가 있다.

〔藥效 主治〕 消腫, 拔毒, 瀉下, 通滯의 效能이 있다. 癰疽腫毒, 瘰癧, 喉痺(扁桃腺炎 Angina), 疹癬癲癎, 水腫腹滿, 大便燥結을 치료한다, 【用法 用量】 丸劑로 또는 날것을 갈아서 服用하거나 볶아서 服用한다. 〈外用〉 짓쩧어서 붙이거나 調合하여 붙인다.

〔禁忌〕 姙婦 및 下痢者는 服用을 忌한다. 脾胃虛弱者, 大腸不固者는 服用에 주의해야 한다.

❷ **萆麻根** (피마근)〈草藥彙編〉: 피마자의 뿌리이다.

〔性味〕 味는 淡하고 性은 微溫하다.

〔成分〕 뿌리에는 trans-2-decen-4, 6, 8-triyne 酸 methyl ester, 1-tridecen-3, 5, 7, 9, 11-pentyne, β-sitrosterol이 含有되어 있다.

〔藥效 主治〕 鎭靜解痙, 祛風散瘀의 效能이 있다. 破傷風, 癲癇, 류머티즘 疼痛, 瘰癧을 치료한다. 【用法 用量】 15~30 g을 달여서 服用하거나 精肉과 같이 고아서 服用한다. 〈外用〉 짓찧어서 붙인다.

❸ **萆麻葉** (피마엽)〈唐本草〉: 피마자의 잎이며 有毒하다.

〔成分〕 잎에는 kaempferol-3-rutinoside, isoquercitrin, rutin, kaempferol, quercetin, astragalin, reynoutrin이 含有되어 있고 또 ricinine, vitamin C 275 mg %를 함유한다. 잎의 油脂肪酸의 組成은 共役二重結合을 가진 脂肪酸 12.25 %이고 그 中 linoleic acid 7.25 %, β-eleostearic acid 8.0 %, linolenic acid 12.25 %, oleic acid 44.10 % 및 飽和脂肪酸 13 %이다.

〔藥理〕 잎의 水浸劑는 정상적인 狀態와 抑制狀態의 摘出心臟에 대하여 모두 心臟收縮力을 증가시킨다.

〔藥效 主治〕 脚氣, 陰囊腫痛, 咳嗽痰喘, 鵞掌風, 瘡癤을 치료한다. 【用法 用量】 丸劑, 散劑로 하여 服用한다. 〈外用〉 煎液으로 洗滌하거나 뜨겁게 하여 찜질하거나 붙인다.

❹ **萆麻油** (피마유)〈唐本草〉: 피마자의 種子에서 짠 기름이다.

〔成分〕 萆麻油의 脂肪酸의 組成은 ricinoleic acid가 약 89 %, 그 외에 palmitic acid, stearic acid, linoleic acid, linolenic acid, hydroxystearic acid가 含有되었다. glyceride의 組成은 triricinolein 68.2 %, diricinolein 약 28 %, monoricinolein 29 % 및 ricinoleic acid 以外의 脂肪酸 glyceride 0.9 %이다. 灰分에는 Ca, Fe, Si가 含有되었고 다음으로 Al, Cu, Mg 및 少量의 Mn, Ti, Ni, Zn도 含有되었다.

〔藥效 主治〕 大便燥結, 瘡疥, 火傷을 치료한다. 【用法 用量】 9~15 g을 服用한다. 〈外用〉 患部에 바른다. 또는 심지를 만들어 태워서 연기로 燻한다.

조구나무 烏桕 Sapium sebiferum (L.) ROXB.

落葉喬木으로 높이 10 m에 달한다. 單葉은 互生하고 약간 두꺼우며 四角狀의 卵形이고 길이 3~6 cm로서 밑부분 넓은 楔形 또는 鈍形이고 끝은 길게 뽀족해지고 가장자리가 밋밋하며 葉柄은 길고 上端에 2개의 腺點이 있다. 꽃은 一家花로서 가지끝에 總狀花序에 달리고 윗부분에 10~15개의 수꽃이 달리며 밑부분에 2~3개의 암꽃에 달린다. 수꽃 받침은 술잔 모양이고 수술은 2~3개, 암꽃은 한쪽에 腺體가 있는 小苞葉으로 싸여 있고 꽃받침의 일부가 退化되며 암술은 1개이고 암술대는 3개이다. 蒴果는 球狀 楕圓形이며 尖頭이고 길이 1 cm 정도로서 黑色으로 익으며 3개의 種子가 들어 있고 種子는 蠟質로 덮여 있으며 開花期는 6~7월이다. 中國原産으로 南部地域에서 栽植한다. 【處方用名】 ① 根皮 또는 莖皮는 烏桕木根皮 ② 잎은 烏桕葉 ③ 種子는 烏桕子이다.

❶ **烏桕木根皮** (오구목근피)〈本草綱目〉樻根白皮·樻子根: 조구나무의 코르크皮는 除去한 根皮 또는 莖皮이다. 年中 수시로 껍질을 벗겨 코르크皮를 除去하고 햇볕에 말린다.

〔性味 歸經〕 味는 苦하고 性은 微溫하며 有毒하다. 手足陽明經에 들어간다.

〔成分〕 樹皮에는 xanthoxylin, sebiferic acid, 3,4-Di-o-methylellagic acid 를 함유한다.

〔藥效 主治〕 利水, 消積, 殺蟲, 解毒의 效能이 있다. 水腫, 膨脹, 癥瘕, 積聚, 二便不通, 濕毒에 의한 瘡, 疥癬, 疔毒을 치료한다.【用法 用量】9~15 g(新鮮한 것 30~60 g)을 달여서 服用한다.〈外用〉달인 液으로 씻거나 粉末로 고루 塗布한다.

〔禁忌〕 體虛한 者는 忌한다.

❷ **烏桕葉** (오구엽)〈本草拾遺〉: 조구나무의 잎이다 年中 수시로 採取하여 햇볕에 말린다.

〔性味〕 味는 苦하고 性은 微溫하며 有毒하다.

〔成分〕 Fridelin, β-sitosterol, ellagic acid, 沒食子酸, isoquercitrin(qurcetin-3-glucoside, isoquercitroside)을 함유한다. 乾燥한 잎에는 pyrogallol tannin 5.49% 를 함유한다.

〔藥效 主治〕 癰腫, 疔瘡, 瘡疥, 脚癬, 濕疹, 蛇傷, 膣炎을 치료한다. 말·멧돼지·양·개고기를 먹고 疔腫이 생겨 위중해진 症狀에는 짓찧어 汁을 내서 1~2碗을 服用하면 毒이 삭고 치유된다. 겨울에는 根을 쓴다.【用法 用量】4.5~12 g 을 달여서 服用하거나 짓찧은 汁에 술을 넣어 服用한다.〈外用〉짓찧어 塗布하던가 달인 液으로 씻는다.

❸ **烏桕子** (오구자)〈本草拾遺〉: 조구나무의 種子이다.

〔性味〕 味는 甘하고 性은 凉하며 有毒하다.

〔成分〕 果實에는 水分 7.62%, 灰分 6.78%, 蛋白質 76.4%, 纖維素 4.90%, 二酸化硅素 0.065%, 칼륨 0.943%, 칼슘 0.27%, 마그네슘 0.875%, 鐵 0.032%, 燐 1.60%, 窒素 12.23% 를 함유하고 amino 酸에는 arginine, aspartic acid, glutamic acid 의 함유량이 비교적 높다. 種子의 蠟部分에는 固體質 74.75%, 種子殼에는 34.94% 를 함유하고 種仁에는 油成分 64.1% 를 함유하고 있다.

〔藥效 主治〕 殺蟲, 利水, 通便의 效能이 있다. 疥癬, 濕疹, 皸裂, 水腫, 便秘를 치료한다.【用法 用量】3~9 g 을 달여서 服用한다.〈外用〉쥐어 짠 기름이나 또는 짓찧어서 塗布하거나 달인 液으로 씻는다.

광대싸리 一葉萩 *Securinega suffruticosa* (PALL.) REHD. var. *japonica* (MUELL. ARG.) HURUSAWA

落葉灌木으로 높이 1~3 m 이다. 간혹 10 m 에 달하는 것도 있다. 뿌리는 옅은 赤褐色에 點狀突起와 皮孔이 있다. 가지가 많이 갈라졌고 햇가지는 淡黃綠에 稜線이 조금 있다. 잎은 互生하고 楕圓形이며 끝은 짧게 뾰족하였거나 鈍形이고 밑부분은 楔形, 가장자리는 밋밋하거나 고르지 않은 波狀의 톱니 또는 가늘고 둔한 톱니가 있고 葉柄은 짧다. 꽃은 雌雄二家로서 花瓣은 없고 수꽃은 3~12개씩 모여서 葉腋에 달린다. 꽃받침잎은 5 개이고 卵形, 수꽃 花盤의 腺體는 5 개인데 分離하여 2裂하였고 꽃받침잎은 互生한다. 退化된 子房은 작고 圓柱狀에 2裂하였다. 雌花는 單生하거나 2~3개씩 모여서 달린다. 蒴果는 三稜이 있는 편평한 球形에 지름 약 5mm이며 赤褐色에 3개로 갈라진다. 開花期는 7~8月, 結實期는 9~10月이다. 山의 斜面 低木林 등 양지쪽에 나며 全國의 山野에 分布한다. 【處方用名】 枝葉 및 根이 一葉萩이다.

一葉萩 (일엽추)〈天目山藥植志〉: 광대싸리의 어린 枝葉과 뿌리이다. 어린 枝葉은 늦봄에서 늦가을 사이에 採取하는 것이 좋다. 잎이 달린 綠色의 어린 가지를 끊어서 작은 다발을 만들어 그늘에서 말린다. 뿌리는 年中 수시로 採取하여 깨끗이 씻어서 잘라 말린다.

〔性味 歸經〕 味는 辛苦하고 性은 溫하며 小毒(根)이 있다. 心, 肝, 腎, 脾, 胃經에 들어간다.

〔成分〕 잎에는 securinine 이 含有되어 있고 開花期의 含有量이 가장 많고 結實期가 最低이다. 乾燥葉 中의 含有量은 보통 0.2~0.3%이다. 어린 줄기와 익은 果實에도 securinine 이 含有되어 있으나 잎의 含有量보다는 적다. 잎에는 rutin 13%, tannin, 少量의 allosecurinine, dihydrosecurinine 과 3種의 securinol 이 含有되어 있고 뿌리에는 多量의 allosecurinine 0.42%와 少量의 securinine, securinine 의 methoxy 體 securitinine 이 含有되어 있다. 種子에는 油 7.13%가 含有되어 있다.

〔藥理〕 中樞神經系에 대한 作用: Securinine 에는 strychnine 와 같은 作用이 있다. 中樞神經系 특히 脊髓에 현저한 興奮作用을 주는데 少量에서는 反射性 興奮性을 높이며 반사의 潛伏期를 短縮하지만 大量投與하면 strychnine 와 같은 痙攣을 일으킨다. Securinine 과 dihydrosecurinine 의 어느 쪽에도 이와 같은 痙攣을 일으킬 可能性은 있다. Securinine 은 筋肉의 張力을 현저히 높여 주지만 神經筋標本에는 직접적인 興奮作用은 없고 cholinesterase 및 monoaminoxydase 를 抑制하지 못한다. 이것은 中樞에 作用하기 때문이다. 大腦皮質에 대해서는 條件反射를 强化하고 潛伏期를 短縮하는 作用이 있어서 腦波에서는 速波의 증가와 徐波의 減少로 되어 나타난다. Securinine 은 大腦, 脊髓, 肝臟, 骨格筋의 酸素消費量을 증가시켜 준다. 脊髓에의 興奮作用은 小兒痲痺 後遺症의 治療에 사용할 수 있다. 또 顏面神經痲痺의 治療에 應用될 뿐 아니라 早期患者의 神經의 完全變性을 현저하게 低下시킬 수도 있다.

〔毒性〕 Securinine 의 中毒은 脊髓性痙攣을 일으키게 하는데 strychnine 에 比하면 약하며 고양이의 痙攣을 일으키게 하는 量은 strychnine 의 약 10.5倍, 致死量은 strychnine 의 100倍이다. 그러므로 應用範圍는 strychnine 에 比하여 넓다.

〔藥效 主治〕 活血, 舒筋, 健脾, 益腎의 效能이 있다. 류머티즘에 의한 腰痛, 四肢痲痺, 半身不隨, 陰痿, 顏面神經痲痺, 小兒痲痺 後遺症을 치료한다. 【用法 用量】 9~15g 을 달여서 服用한다.

멀구슬 (楝) 과 Meliaceae

참죽나무 香椿 *Cedrela sinensis* A. JUSS. (= *Toona sinensis* (A. JUSS.) ROEM.)

落葉喬木으로 높이 20m 에 達하는 것도 있다. 樹皮는 赤褐色 片狀이 되어 떨어진다. 작은

멀구슬(楝)과 Meliaceae

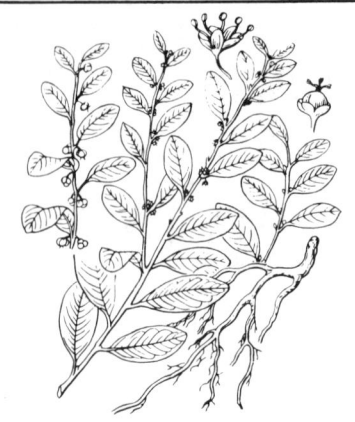

광대싸리 一葉萩
Securinega suffruticosa var. *japonica*

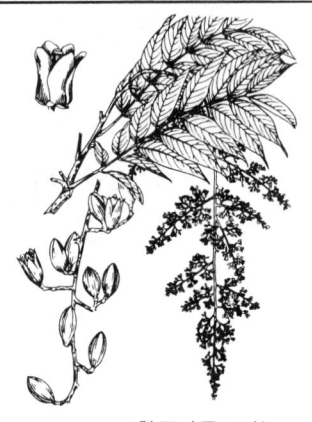

참죽나무 香椿
Cedrela sinensis

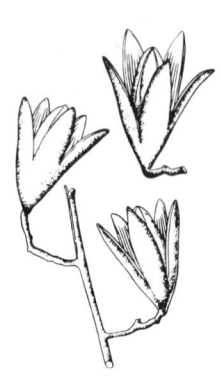

香椿子藥材

어린 가지에는 柔毛가 있다가 점차로 떨어져 없어진다. 偶數羽狀複葉이 互生하며 길이 25~50 cm 이며 特殊한 香臭가 난다. 小葉은 10~22 개이고 짧은 葉柄이 있으며 楕圓形 또는 披針狀 楕圓形이고 길이 8~15 cm 로서 밑부분은 圓形 또는 넓은 楔形, 끝은 뽀족하고 가장자리는 밋밋하거나 톱니가 있다. 圓錐花序는 頂生하며 꽃받침잎과 꽃잎은 각 5개이고 無葯雄蕊는 5개의 수술과 엇갈려 배열되며 子房은 上位 5室, 花盤은 子房보다 훨씬 짧다. 蒴果는 楕圓形 또는 卵圓形이며 길이 2.5 cm 로서 5개로 갈라지지만 밑부분이 合生한다. 種子는 楕圓形이고 날개가 달려 있다. 白色의 꽃은 잘며 開花期는 6月, 結實期는 10月이다. 마을 근처에 栽植하며 中部 以南에 分布한다. 【處方用名】① 樹皮 또는 根皮는 椿白皮 ② 잎은 椿葉 ③ 果實은 香椿子 ④ 樹液은 椿尖油이다.

❶ **椿白皮** (춘백피)〈食療本草〉: 참죽나무의 樹皮 또는 根이다. 年中 수시로 採取할 수 있으나 水分이 많은 봄철에 벗기기 쉽다. 樹皮는 直接樹幹에서 벗겨내고 根皮는 먼저 뿌리를 캐내어서 外側의 黑色皮를 벗겨내고 木棒으로 두들겨서 皮部와 木質部가 分離되게 하여 벗겨낸다. 벗겨낸 樹皮 또는 根皮는 內側이 위로 향하게 하여 햇볕에 말린다. 그렇게 하지 않으면 곰팡이가 생겨 까맣게 된다. 【修治】《椿白皮》cork 皮를 除去하고 淸水에 담가 水分이 충분히 스며들게 한 다음 물기가 마르지면 絲狀 또는 四角形으로 썰어서 말린다. 《炒椿白皮》남비에 밀기울을 넣고 加熱하여 연기가 나올 때 椿白皮를 넣고 섞어 가면서 黃褐色이 될 정도로 볶아 밀기울을 체로 쳐서 除去한다. 椿白皮 500 g : 밀기울 50 g 의 비율로 한다.

〔性味 歸經〕 味는 苦澁하고 性은 凉하다. 心, 腎, 大腸經에 들어간다.

〔成分〕 樹皮에는 toosendanin, sterol, tannin 이 含有되어 있다.

〔藥效 主治〕 除熱, 燥濕, 澁腸, 止血, 殺蟲의 效能이 있다. 久瀉久痢(慢性下痢), 腸風便血, 崩漏, 帶下, 遺精, 白濁, 疳積, 蛔蟲症, 瘡癬을 치료한다. 【用法 用量】6~12 g 을 달여 마시거나 또는 丸劑·散劑로 하여 服用한다. 〈外用〉煎液으로 洗滌하거나 煎液을 줄여서 膏劑로 하여 붙인다.

〔禁忌〕 脾胃의 虛寒者, 血崩, 帶下로 傷腎하여 眞陰虛에 屬한 者는 忌한다.

❷ 椿 葉 (춘엽)〈本草綱目〉: 참죽나무의 잎이다.

〔性味〕 味는 苦하고 性은 平하다.

〔成分〕 잎에는 carotene 및 vitamin B와 C가 含有되어 있다.

〔藥效 主治〕 消炎, 解毒, 殺蟲의 效能이 있다. 腸炎, 痢疾, 疔, 疽, 漆瘡, 疥癬, 白禿를 치료한다. 多食하면 意識不明이 되거나 血氣가 적어진다. 慢性病者는 忌한다.

❸ 香椿子 (향춘자)〈東北藥植志〉: 참죽나무의 果實이다.

〔性味 歸經〕 味는 辛苦하고 性은 溫하며 無毒하다. 肝, 肺經으로 들어간다.

〔藥效 主治〕 祛風, 散寒, 止痛의 效能이 있다. 風寒外感, 心胃氣痛, 류머티성 關節痛, 疝氣를 치료한다. 【用法 用量】3~9g을 달여서 마시거나 粉末하여 服用한다.

❹ 椿尖油 (춘첨유)〈重慶草藥〉: 참죽나무의 樹幹에서 流出되는 液汁이다. 10~11月에 採取한다.

〔藥效 主治〕 駒病喘鳴을 치료한다. 【用法 用量】6~9g을 人乳와 같이 蒸化하여 吸入한다.

멀구슬나무 苦楝 *Melia azedarach* L. var. *japonica* MAKINO

대만멀구슬나무 苦楝　*M. azedarach* L.

당멀구슬나무 川楝　*M. azedarach* var. *toosendan* MAKINO

落葉喬木으로서 높이 10m에 달하고 樹皮가 잘게 갈라지며 가지는 굵고 가지끝에 잎이 달린다. 잎은 互生하고 2~3回 奇數羽狀複葉이고 葉柄은 길고 基部는 굵다. 小葉은 卵形 또는 楕圓形이며 양끝이 뾰족하고 鋸齒狀 또는 缺刻狀이며 길이 2~5cm로서 表面에 털이 없고 뒷면에 털이 있으나 점차 없어진다. 圓錐花序는 가지끝에 달리며 연한 자주색의 많은 小花가 腋出하며 5개씩의 꽃받침잎과 꽃잎이 있다. 수술은 10개이며 합쳐서 筒狀으로 되고 자주빛이 돌며 그 어귀에 꽃밥이 달리고 子房은 瓶狀이며 6~8室이다. 간혹 5室로 된 것도 있고 胚珠가 2개 들어 있다. 核果는 楕圓形이거나 圓形에 가깝고 지름 1.5cm로서 黃色으로 익으며 잎이 떨어진 후에도 달려 있다. 種子는 편평한 長楕圓形이며 黑色이다. 開花期는 5月, 結實期는 9~10月이다. 마을부근에 栽植하며 제주도 및 全南, 慶南에 分布한다. 【處方用名】① 果實은 川楝子 ② 葉은 楝葉 ③ 花는 楝花 ④ 根皮 및 樹皮는 苦楝皮이다.

❶ 川楝子 (천련자)〈本草正〉楝實·苦楝子: 멀구슬나무 및 同屬 近緣植物의 果實이다. 가을에 成熟果를 따서 햇볕 또는 불에 쬐어서 말린다. 【修治】《炒川楝子》果核을 제거하고 果肉을 麩皮와 혼합하여 深黃色이 될 정도로 볶아서 사용한다.

川楝子藥材

〔性味 歸經〕 味는 苦하고 性은 寒하며 有毒하다. 肝, 胃, 小腸經에 들어간다.

〔成分〕 Toosendanin이 含有되어 있으며 이것은 蛔蟲驅除의 有效成分이다. 그 밖에 fraxinelone, kulinone, kulactone, meliantriol, sandolactone, ochinine acetate sandanol 등이 알려졌다.

〔藥理〕 同屬 近緣植物의 苦楝은 有毒하며 어린이가 먹고 中毒死한 例가 보고되었다. 中毒症

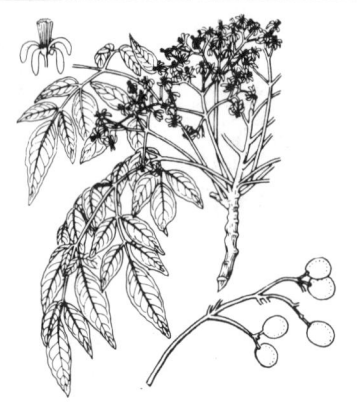
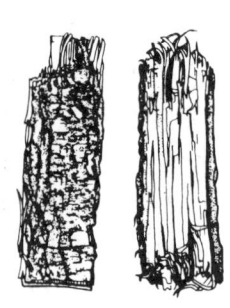
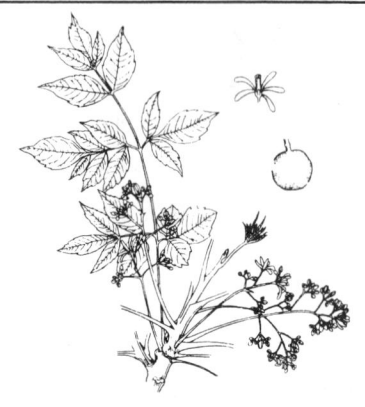

멀구슬나무 苦楝
Melia azedarach var. *japonica*

苦楝皮藥材

당멀구슬나무 川楝
Melia azedarach var. *toosendan*

狀은 惡心, 嘔吐, 下痢, 呼吸困難, 心臟의 動悸 등이다. 成熟한 核果의 毒性은 未成熟한 것보다 크다. 毒性成分은 毒性蛋白이라고 생각된다. 果實은 黃色포도球菌에 대하여 抑菌作用이 있으나 大腸菌이나 鷄胚中에서 培養한 virus에 대해서는 效果가 없다.

〔藥效 主治〕濕熱을 除去하여 肝火를 淸解하고 止痛, 殺蟲의 效能이 있다. 熱厥心痛, 脇痛, 疝痛, 慢性蛔蟲症에 의한 腹痛을 치료한다. 【用法 用量】 4.5～9g을 달여서 마시거나 劑丸, 散劑로 하여 服用한다. 〈外用〉 粉末로 調合하여 塗布한다.

〔禁忌〕脾胃의 虛寒에 服用을 忌한다.

❷ 楝 葉 (연엽)〈本草綱目〉: 멀구슬나무 및 同屬 近緣植物의 잎이다. 여름, 가을에 採取하여 햇볕에 말린다.

〔性味〕味는 苦하고 性은 寒하며 小毒이 있다.

〔成分〕잎에는 quercitrin, rutin이 含有되어 있다.

〔藥理〕苦楝의 乾燥葉의 水抽出物(2～5%)은 메뚜기 등 害蟲을 防除하지만 人畜에 對하여서 無害하다. 有效成分은 meliatin이다.

〔藥效 主治〕止痛, 殺蟲의 效能이 있다. 疝氣, 蛔蟲, 打撲腫痛, 疔瘡, 皮膚濕疹을 치료한다. 【用法 用量】 6～9g을 달여서 服用한다. 〈外用〉 煎液으로 깨끗이 씻고 汁液을 바른다. 粉末을 調合하여 붙인다.

❸ 楝 花 (연화)〈本草綱目〉: 멀구슬나무 및 同屬 近緣植物의 꽃이다.

〔成分〕꽃에는 flavonoid 配糖體인 myricitrin 즉 myricetin-3-*l*-arabinoside, quercetin-3-galactoside, astragalin이 含有되어 있다.

〔藥效 主治〕땀띠(汗疹)에 楝花를 粉末로 하여 撒布한다. 楝花에는 殺蟲의 效能이 있어서 자리 밑에 깔아 놓으면 蚤虱을 殺蟲하고 苦楝花를 태운 연기는 모기를 쫓는다.

❹ 苦楝皮 (고련피)〈證類本草〉: 멀구슬나무 및 同屬 近緣植物의 根皮 또는 幹皮이다. 年中 수시로 採取할 수 있으나 늦봄에서 초여름에 採取한 것이 良質이다. 줄기를 자르거나 뿌리를 캐어 껍질을 벗겨서 햇볕에 말린다.

〔性味 歸經〕   味는 苦하고 性은 寒하며 有毒하다. 胃, 大腸經에 들어간다.

〔成分〕   苦楝에는 多種의 苦味가 있는 triterpenoids 成分이 含有되었다. 根皮, 樹幹皮 中의 主要한 苦味成分은 mersosin 즉 toosendanin 과 未確定의 微量成分(假分子式은 $C_{31}H_{40}O_{12}$)이다. 靱皮部에서는 santonin 과 비슷한 殺蟲作用을 가진 化合物 $C_9H_8O_4$(m. 154°)가 檢出되었고 또 vanillic acid 및 dl-cathecol 이 分離되었다. Vanillic acid 는 蛔蟲과 nana 條蟲을 驅除하는 作用이 있다. 種子油에는 多種의 脂肪酸이 含有되었으며 그 中의 不飽和酸이 약 85%를 차지하고 있고 그 主要한 成分은 linolic acid(45~50%), oleic acid(32~40%)이다. 果實油에는 myristic acid, linolic acid, oleic acid, palmitic acid, palmitoleic acid 가 含有되었다.

〔藥理〕   川楝, 苦楝의 根皮 또는 樹幹皮(外層의 茶色의 cork 皮를 除去한 內側의 白皮)에 含有되어 있는 mersosin 은 驅蛔蟲作用을 가지고 있다. 苦楝皮의 alcohol 抽出物이 in vitro 에서 돼지의 蛔蟲 특히 그 頭部에 대하여 痲醉作用을 가졌다는 것은 일찍부터 알려진 바이지만 有效成分 mersosin 이 抽出된 뒤로부터 그 作用은 alcohol 抽出物보다 한층 더 優秀하고 santonin 과 비교하여도 그 作用은 보다 緩慢하고 持續性이 있다는 것을 알게 되었다.

〔藥效 主治〕   淸熱, 燥濕, 殺蟲의 效能이 있다. 蛔蟲, 蟯蟲, 風疹, 疥癬을 치료한다. 【用法 用量】 6~9g(生用時 30~60g)을 달여서 마시거나 丸劑, 散劑로 하여 服用한다. 〈外用〉 煎液으로 씻는다. 粉末을 調合하여 붙인다.

〔禁忌〕   虛弱體質 및 脾胃虛寒에는 忌한다.

소태나무(苦楝樹) 과   Simaroubaceae

가죽나무(가중나무) 臭椿   *Ailanthus altissima* (MILL.) SWINGLE

落葉喬木으로 높이 20m 에 達하는 것도 있다. 樹皮는 매끄럽고 直紋이 있으며 햇가지는 赤褐色인데 처음에는 털이 있으나 곧 없어지는 것도 있다. 奇數羽狀複葉이 互生하며 길이 45~60 cm, 小葉은 13~25 개이고 披針狀 卵形이며 밑은 모양이 같지 않고 끝은 날카로우며 거친 거치가 있다. 특히 잎의 밑 근처에 큰 톱니가 2개 있고 톱니의 背面에서는 油腺이 1개 있다. 표면은 深紫色, 뒷면은 灰綠色에 찢으면 奇臭가 난다. 圓錐花序는 頂生하며 길이 10~20cm, 꽃은 雜性인데 작고 綠色이다. 꽃받침은 짧으며 5개로 째어졌고 꽃잎은 5개, 수꽃에는 수술이 10개 있고 암술은 없다. 兩性花와 암꽃의 수술은 조금 짧다. 子房은 5개의 心皮로 이루어졌고 花柱는 이어졌고 柱頭는 5개로 갈라졌다. 翼果는 長楕圓形에 淡綠黃色, 開花期는 4~5月, 果熟期는 8~9月이다. 全國 各地에서 野生 또는 栽植하고 있다. 【處方用名】① 根 또는 樹幹의 內皮는 樗根白皮 ② 葉은 樗葉 ③ 翼果는 鳳眼草이다.

❶ **樗根白皮** (저근백피)〈藥性論〉樗白皮·臭椿皮·椿根皮 :   가죽나무의 뿌리 또는 幹의 內皮이다. 뿌리를 캐어 겉의 粗皮를 벗겨내고 木棒으로 가볍게 두들겨서 木部와 皮部를 分離하여 속껍질을 벗겨내 속쪽이 위로 가게 하여 햇볕에 말린다. 또 樹幹의 皮를 벗겨내는 方法도 있다.

【修治】《樗根白皮》cork 皮를 除去하고 淸水에 담갔다가 물이 스며들면 線形이나 立方體로 끊어서 다시 햇볕에 말린다. 《炒麩白皮》먼저 麩皮를 남비에 넣고 加熱하여 연기가 날 때 樗皮를 단번(樗皮 500 g : 麩皮 50 g)에 넣고 混合해 가면서 黃色이 될 정도로 볶(炒)는다.

〔性味 歸經〕 味는 苦澁하고 性은 寒하다. 胃, 大腸經에 들어간다.

〔成分〕 根皮에는 mersosin, tannin, phlobaphene 등이 含有되어 있고 樹皮에는 ailanthone, amarolide, acetylamarolide, quassin, nigakihemiacetal B(neoquassin)등이 含有되어 있다. 種子에는 油約 35 % 및 2,6-dimethoxy-p-benzoquinone, ailanthone, ailantholide, chaparrinone, quassin 등이 含有되어 있고 잎에는 quercitrin, 비타민 C 등이 含有되어 있다.

〔藥效 主治〕 淸熱, 燥濕, 澀腸, 止血, 殺蟲의 效能이 있다. 慢性下痢, 腸風便血, 崩漏, 帶下, 遺精, 白濁, 蛔蟲病을 치료한다. 【用法 用量】6~12 g을 달여서 마시거나 散劑, 丸劑로 服用한다. 〈外用〉煎液으로 洗滌하거나 졸여서 膏劑로 붙인다.

〔禁忌〕 脾胃虛弱, 崩帶의 원인이 腎에 있고 眞陰虛에 屬했을 때 燥하므로 服用을 忌한다. 또 氣滯가 남아 있는 者에도 不適하다.

❷ 樗 葉 (저엽)〈本草綱目〉樗木葉 : 가죽나무의 잎이다.

〔性味〕 味는 苦하고 性은 溫하며 小毒이 있다.

〔藥效 主治〕 瘡疥, 風疽(關節의 屈曲面에 생기는 水泡疹)을 치료하며 잎을 삶은 汁으로 씻는다.

❸ 鳳眼草 (봉안초)〈本草品彙精要〉樗莢·椿莢 : 가죽나무의 果實이다. 8~9 月 果實이 成熟하였을 때 果柄과 같이 따서 햇볕에 말린다.

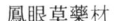
鳳眼草藥材

〔性味〕 味는 苦澁하고 性은 寒하다.

〔藥理〕 1. 抗菌作用 : 鳳眼草의 $in\ vitro$에서 赤痢菌에 對한 有效 殺菌濃度는 1 : 4 이며 Typhus 菌에 대한 作用은 더 강하여 有效 殺菌濃度는 1 : 64 이다. pH를 7.0~7.6으로 調整하였을 때 殺菌作用은 2~4.7 倍로 증강된다는 것으로 볼 때 그 殺菌作用은 藥物 自體의 비교적 强한 酸性에 의한 것이 아니라 할 수 있다.

2. 膣트리코모나스 殺菌作用 : 鳳眼草 煎劑의 $in\ vitro$ 試驗에서는 膣 trichomonas를 殺滅하는 作用이 있다.

〔藥效 主治〕 痢疾, 腸風에 의한 血便·血尿, 崩漏(子宮異常出血), 白帶下를 치료한다. 【用法 用量】3~9 g을 달여서 마시거나 粉末로 하여 服用한다.

소태나무 苦木 *Picrasma quassioides* (D. DON) BENN. (=*P. ailanthoides* (BUNGE) PLANCH.)

落葉小喬木으로 높이 7~10 m에 達하고 흔히 小灌木狀으로 樹皮는 灰黑色이며, 幼枝는 灰綠色에 털이 없으며 鮮明한 黃色의 皮目이 있다. 奇數羽狀複葉이 互生하고 보통 가지의 끝에 모여서 달리고 小葉은 11~12 개이고 卵狀 披針形 내지는 廣卵形이며 끝은 날카로우며 밑은 둥글고 가장자리에는 고르지 않은 톱니가 있으며 葉柄은 매우 짧다. 꽃은 黃綠色에 작고 雌雄二家花이며 6~8 개의 꽃이 腋生하여 聚繖花序를 形成하고 있다. 總花柄은 길이 12 cm에 達하고 짧

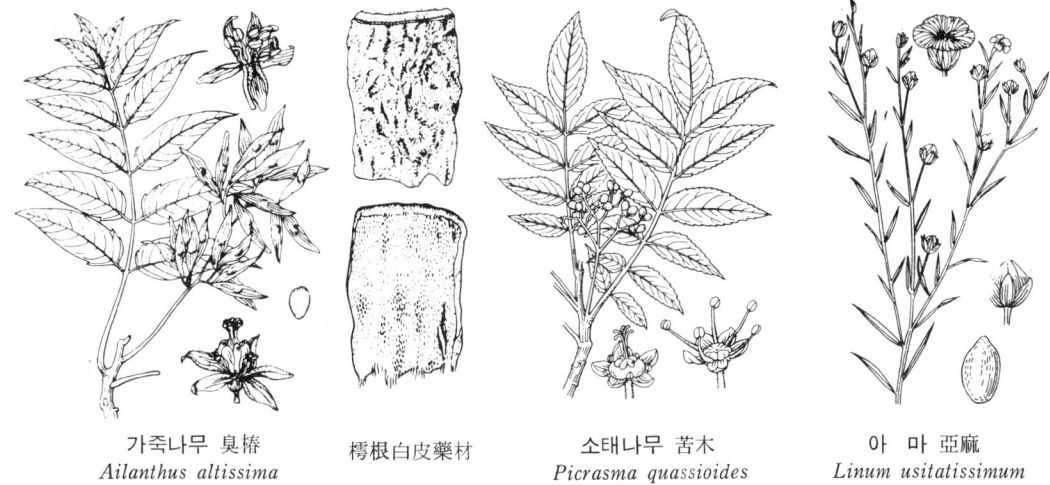

가죽나무 臭椿
Ailanthus altissima

樗根白皮藥材

소태나무 苦木
Picrasma quassioides

아 마 亞麻
Linum usitatissimum

은 柔毛가 密生하였고 4~5개 꽃잎과 수술이 있으며 合生하는 암술대가 갈라진다. 암꽃은 수꽃보다 작고 子房은 卵形에 4~5室, 花柱는 4~5개, 核果는 倒卵形에 多肉質이며 赤色으로 익고 밑부분에 꽃받침이 달려 있다. 開花期는 5~6月, 結實期는 8~9月이다. 濕潤하고 肥沃한 山의 비탈, 골짜기 및 중턱에 나며 全國에 分布한다. 【處方用名】樹皮, 根皮 혹은 木部를 苦樹皮라 한다.

苦樹皮 (고수피)〈中國藥植志〉苦皮: 소태나무의 樹皮, 根皮 혹은 木部이다.

〔性味 歸經〕 味는 苦하고 性은 寒하며 有毒하다. 胃, 膽, 肺, 大腸經에 들어간다.

〔成分〕 소태나무에 含有되어 있는 總 alkaloid에는 抗菌消炎作用이 있다. 莖葉에서는 kumujian이라는 7種의 alkaloid가 分離된다. 그 中 kumujian D는 別名 methyl nigakinone이다. 獨特한 苦味質로 quassin, picrasin-A, nigakilactone-A,-B,-C,-H,-I,-J,-K,-M,-N, nigakihemiacetal-E,-F, 또 alkaloid의 nigakinone, methylnigakinone, harmane 등이다. 果實과 核仁에는 脂肪油가 含有되었고 油 中에는 petroselic acid, palmitic acid, lauric acid, oleic acid, linoleic acid, linolenic acid 등이 함유되었다.

〔藥理〕 Quassin의 味는 매우 쓰며 健胃劑가 되어 食慾을 增進시키지만 量을 넘으면 嘔吐를 일으킨다. 吐根 alkaloid인 emetine의 代用이 되며 1/10000의 濃度는 in vitro에서 赤痢 amoeba의 運動을 抑制한다(같은 濃度의 emetine에는 그 作用이 없다). 그 浸劑로 灌腸을 하면 蟯蟲을 치료할 수 있다.

〔藥效 主治〕 淸熱燥濕, 健胃, 殺蟲, 解毒의 效能이 있다. 消化不良, 細菌性下痢, 胃腸炎, 膽道感染, 扁桃腺炎, 咽喉炎, 濕疹, 火傷을 치료한다.【用法 用量】3~9g을 달여서 服用한다. 〈外用〉달인 液으로 씻는다. 또는 粉末하여서 바르거나, 달인 汁으로 환부를 씻는다. 姙婦는 忌한다.

아 마 (亞麻) 과 Linaceae

아 마 亞麻 *Linum usitatissimum* L.

一年生 草本으로 높이는 30~100 cm 내외이고 줄기는 곧게 자라고 밑부분은 약간 木質化하였고 가지는 많이 갈라지지 않는다. 잎은 互生하고 葉柄은 거의 없으며 葉身은 線形 또는 線狀披針形에 가장자리는 밋밋하고 길이 2~3.5 cm이다. 葉脈은 보통 3出하고 粉綠色이다. 꽃은 多數가 갈라진 가지끝 또는 윗부분의 葉腋에 달리며 葉腋마다 1개의 꽃이 달린다. 花莖은 약 1.5 cm, 花柄은 1.8~3 cm, 꽃받침 잎은 5개로 綠色에 卵形이거나 卵狀 楕圓形이다. 꽃잎은 5개 藍白色 혹은 白色이며 倒卵形이나 廣倒卵形이며 수술은 5개로 線形의 葯이 있고 假수술이 5개 있다. 암술은 1개, 子房은 卵狀 楕圓形에 5室로 되었고 花柱는 5개 線形이고 分離되었으며 柱頭는 頭狀이다. 蒴果는 둥글고 길이 8 mm, 끝이 뽀족하고 成熟時에 頂端이 裂開한다. 種子는 卵形이거나 卵狀 楕圓形에 편평하고 길이는 약 6 mm이다. 開花期는 6~7月, 結實期는 7~9月이다. 中央아시아 原産으로 각지에서 栽植한다. 【處方用名】 ① 根·莖·葉은 亞麻 ② 種子는 亞麻子이다.

❶ 亞 麻 (아마)〈圖經本草〉 鴉麻·山西胡麻 : 아마의 根·莖·葉이다.

〔性味〕 味는 甘辛하고 性은 平하며 無毒하다.

〔成分〕 줄기와 잎에는 orientin, isoorientin, vitexin, isovitexin 등의 flavonoid C 配糖體가 含有되어 있고 本植物은 各 部分에 linamarin이 含有되어 있으며 受精 後의 꽃에 含有量이 가장 많고 다음이 줄기, 果實, 뿌리, 種皮의 順이며 잎의 含有量이 매우 적다. 또 未成熟한 것의 含有量은 成熟한 것보다 훨씬 많다. Linamarin은 加熱하면 破壞되고 加水分解하면 cyan 水素酸, glucose, aceton을 生成한다.

〔藥效 主治〕 根에는 平肝, 補虛, 活血의 效能이 있다. 慢性肝炎, 睾丸炎, 打撲과 捻挫를 치료하고, 잎과 줄기에는 肝風에 의한 頭痛, 切傷에 의한 出血을 치료한다. 【用法 用量】뿌리 15~30 g을 달여서 服用한다. 〈外用〉뿌리나 잎을 짓찧어서 붙이거나 粉末로 調合하여 붙인다.

❷ 亞麻子 (아마자)〈圖經本草〉 胡麻子·壁虱胡麻 : 아마의 種子이다. 8~9月에 種子가 익었을 때 全草를 베어서 말린 다음 種子를 떨어서 挾雜物을 除去하고 種子만 다시 햇볕에 말린다.

〔性味 歸經〕 味는 甘하고 性은 平하다. 肝, 胃經으로 들어간다.

〔成分〕 種子에는 脂肪 30~48%, 蛋白質 18~33%, 粘質 5~12%, 糖分 12~26%, 有機酸 및 비타민 A가 含有되어 있고 이외에 靑酸配糖體 즉 lina-marin이 조금 含有되어 있다. 未成熟한 種子에는 澱粉이 含有되었으나 成熟時에는 消失한다.

亞麻子藥材

〔藥理〕 種子에는 粘液質 및 油分이 들어 있어서 潤滑이나 刺戟緩和의 作用이 있어서 局部炎症의 治療에 쓰인다. 內服에 의한 消化器官·呼吸器官·泌尿器官 등의 炎症治療에 대해서 견해의 차이가 있다. 亞麻仁油에는 緩下作用이 있으며 多量의 不飽和脂肪酸이 含有되어 있어서 高

脂血症 혹은 動脈粥狀硬化의 豫防에 使用되어 왔다.

〔藥效 主治〕 癲風(癲病), 皮膚痒疹, 脫毛, 大便乾燥를 치료한다. 【用法 用量】 9~15g을 달여서 服用하거나 散劑로 하여 服用한다. 〈外用〉 짓찧어서 붙이거나 煎液으로 洗滌한다.

〔禁忌〕 胃弱, 下痢, 姙婦의 服用은 忌한다.

운 향 (芸香) 과 Rutaceae

광귤나무 橙 Citrus aurantium L.

常綠小喬木으로 莖枝에는 3稜이 있고 매끄럽고 윤기가 있으며 긴 가시가 있다. 잎은 退化하여 單葉狀으로 互生하며 革質이다. 葉柄에는 狹長形 혹은 倒心臟形의 날개가 있고 잎은 互生하고 長楕圓形에 길이 5~8cm, 나비 2.5~4cm이며, 끝은 짧고 둥그렇고 漸尖形이거나 약간 凹形으로 밑부분은 넓은 楔形 혹은 鈍圓形, 全緣이거나 不明瞭한 波形의 톱니狀이고 兩面은 모두 無毛에 腺點이 있고 背面의 葉脈이 뚜렷이 나타났다. 꽃은 總狀花序로 配列하였고 葉腋 內에 單生 또는 束生한다. 꽃받침은 皿狀인데 5裂하였고 外面에 短毛가 있고 꽃잎은 5개 白色에 長楕圓形이며 수술은 20개 以上, 子房은 上位에 둥글고 약 12室이 있고 각 室 內에 胚珠가 많이 들어 있다. 花柱는 圓柱形, 柱頭는 頭狀, 밀감狀의 果實은 漿果로서 圓形이고 익으면 橙黃色이 되고 種子는 쐐기형이며 편평하다. 開花期는 5月, 果熟期는 11月이다. 제주도에서 果樹로 栽培하고 있다. 【處方用名】 ① 幼果는 枳實 ② 成熟에 가까운 果實은 枳殼이다.

❶ 枳 實 (지실) 〈神農本草經〉: 광귤나무·탱자나무의 幼果이다. 5~6月에 幼果를 따서 큰 것은 두 쪽으로 쪼개서 햇볕에 말린다. 【修治】《枳實》 挾雜物을 除去하여 물에 담가 水分이 8割 정도 스며들었을 때 견겨 속에 딱딱한 心이 없어지면 輪切하여 햇볕에 말린다. 《炒枳實》 밀기울을 남비에 넣고 加熱하여 연기가 날 때 枳實片(枳實片 500g : 밀기울 62.5g)을 넣고 고루고루 섞어 가면서 黃色이 될 程度로 볶아 밀기울을 除去하고 枳實만 골라 쓴다.

〔性味 歸經〕 味는 苦하고 性은 寒하다. 脾, 胃經으로 들어간다.

〔成分〕 탱자나무屬이나 감귤屬 植物의 果皮에는 모두 精油가 含有되어 있고 또 flavonoid 配糖體 등이 많이 含有되어 있다. 광귤의 未熟果 中에 含有된 비타민 C는 23.2~60.3mg%, 그 未熟果의 果皮 中에는 neohesperidin 5.6~14.18%, naringin 1.5~4.0%, rhoifolin 과 lonicerin 등의 flavonoid 配糖體(果實이 成熟하였을 때 neohesperidin 은 消失된다), 또 n-methyl tyramine 이 含有되어 있다.

〔藥理〕 胃腸의 蠕動을 증가시켜 腸內의 가스 및 大便의 排除를 도와 行氣通便할 수 있고 血壓을 上昇시켜 腎의 容積을 적게 하며 동시에 短長期의 利尿를 억제하는 現象을 가지며 저농도에서는 心臟收縮을 강하게 하며 고농도일 때는 收縮을 감소시켜 血管에 대한 가벼운 정도의 수축작용이 있다. 子宮에는 현저한 흥분작용을 가지며 子宮의 收縮과 筋緊張을 증가시키므로 子宮脫垂에 쓰인다.

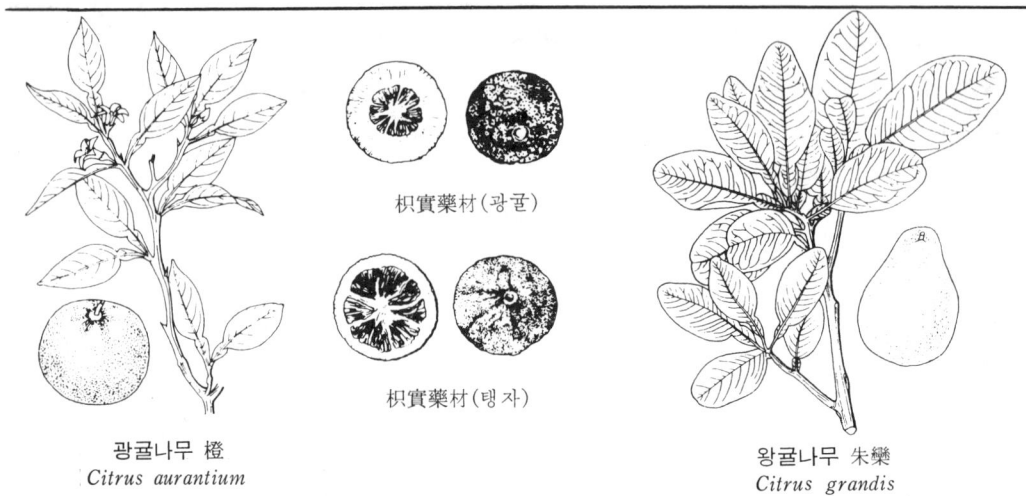

枳實藥材(광귤)
枳實藥材(탱자)
광귤나무 橙
Citrus aurantium
왕귤나무 朱欒
Citrus grandis

〔藥效 主治〕 破氣, 消痞, 瀉痰, 消積의 效能이 있다. 胸腹脹滿, 胸痺, 痞痛, 痰癖, 水腫, 食積, 便秘, 胃下垂, 子宮下垂, 脫肛을 치료한다. 【用法 用量】 3～6 g을 달여서 服用하거나 丸劑, 散劑로 하여 쓴다. 〈外用〉 粉末을 調合하여 붙이거나 볶아 加熱해서 患部에 찜질한다.

〔禁忌〕 脾胃虛弱者, 姙婦는 忌한다.

❷ 枳 殼 (지각) 〈탱자나무의 ❶ 枸橘項 參照〉.

왕귤나무 朱欒 *Citrus grandis* (L.) OSBECK

常綠喬木으로 높이 8 m쯤 크는 것도 있고 드물게는 가늘고 부드러운 가시가 있는 것도 있다. 잎은 楕圓形 또는 長楕圓形이며 길이 10～20 cm이고 끝은 둥글고 밑부분은 廣圓形이며 가장자리에는 둔한 톱니가 있고 葉柄에는 넓은 날개가 있으며 倒心臟形이다. 꽃은 보통 葉腋에 모여 나고 꽃받침은 4개로 얕게 갈라졌다. 꽃잎은 흰색에 4개이고 수술은 20～25개, 葯은 크고 線形이며 子房은 上位이고 花盤에 着生하였고 胚珠는 多數, 花柱는 圓柱形, 柱頭는 頭狀이다. 밀감狀의 漿果는 크고 길이 10～25 cm이며, 배(梨) 모양 또는 둥글고 果皮는 두텁고 黃色이며 油腺이 密生한다. 果肉은 12～18겹의 주머니에 싸였고 果肉은 淡黃色 혹은 淡紅色, 砂瓤은 粒子가 크고 달며 시다. 開花期는 봄, 印度原産으로 제주도에서 栽培되는데 品種이 매우 많다. 【處方用名】 ① 成熟한 果實은 柚 ② 根은 柚根 ③ 葉은 柚葉 ④ 花는 柚花 ⑤ 果皮를 柚皮 ⑥ 外果皮는 化橘紅 ⑦ 種子는 柚核이다.

❶ 柚 (유) 〈神農本草經集注〉 朱欒・香欒: 왕귤나무의 成熟한 果實이다. 10～11月에 成熟한 것을 딴다.

〔性味〕 味는 酸甘하고 性은 寒하다.

〔成分〕 왕귤에는 naringin, poncirin, neohesperidin, naringenin-4'-glucoside-7-neohesperidoside이 含有되어 있고 이외에 carotene, vitamin $B_1 \cdot B_2 \cdot C$, nicotinic acid, calcium, 燐, 鐵, 糖類, 精油 등이 있다. 果皮에는 精油가 0.3～0.9 % 含有되어 있으며 그 主要成分은 citral, geraniol, linalool, anthranilic acid methylester이다.

〔藥理〕 抗炎症作用: Naringin은 다른 flavonoid와 비슷한 抗炎症作用이 있다. Mouse에 100 mg/kg을 腹腔注射하면 formalin에 의한 足踝浮腫을 低下시킨다. 5-serotonin이 일으키는 炎症에 대해서는 無效하였다. Rat에 100 mg/kg을 皮下注射하여도 현저한 抗炎症作用이 있고 (肉芽腫法) naringin複合體는 純品에 비하여 作用이 더욱 强力하다. 橘皮나 柚皮의 안에는 抗炎症作用을 가진 未知의 成分이 따로 含有되어 있다고 한다. 新鮮한 果汁에는 insulin樣의 成分이 있어서 血糖値를 降下시켜 준다고 한다.

〔藥效 主治〕 姙婦의 食慾不振을 다스리고 胃中의 惡氣를 除去하고 腸胃의 氣를 除去하며 消食을 하고 酒毒을 풀어주고 飮酒人의 口臭를 없앤다.

❷ 柚 根 (유근) 〈草藥彙編〉: 왕귤나무의 뿌리로 9~10月에 採取한다.

〔性味〕 味는 辛하고 性은 溫하며 無毒하다.

〔藥效 主治〕 理氣, 止痛, 疎散風寒의 效能이 있다. 胃痛, 疝氣疼痛, 風寒咳嗽를 치료한다. 【用法 用量】 9~15g을 달여서 服用한다.

❸ 柚 葉 (유엽) 〈本草綱目〉: 왕귤나무의 잎이다. 精油가 含有되어 있다.

〔性味〕 味는 辛하고 性은 溫하다.

〔藥效 主治〕 頭風痛, 寒濕痺痛, 食滯腹痛을 치료한다. 15~30g을 달여서 服用한다. 〈外用〉 짓찧어서 붙인다.

❹ 柚 花 (유화) 〈本草綱目〉: 왕귤나무의 꽃이다. 橘花라고도 한다. 봄의 開花期에 採取하여 햇볕에 말린다.

〔成分〕 柚花에는 精油가 0.2~0.25% 含有되어 있다.

〔藥效 主治〕 順氣, 止痛, 除痰, 止痛의 效能이 있다. 胃脘胸膈間痛을 치료한다. 【用法 用量】 1.5~4.5g을 달여서 服用한다.

❺ 柚皮 (유피) 〈唐本草〉 柚子皮: 왕귤의 果皮이다. 늦가을에서 초겨울에 採取하여 5~7片으로 果皮를 벗겨서 햇볕이나 그늘에서 말린다.

柚皮藥材

〔性味 歸經〕 味는 辛甘苦하고 性은 溫하다. 脾, 腎, 膀胱經으로 들어간다.

〔藥效 主治〕 化痰, 消食, 下氣, 快膈의 效能이 있다. 氣鬱胸悶, 胃腹冷痛, 食滯, 咳喘, 疝氣를 치료한다. 【用法 用量】 6~9g을 달여서 服用하거나 散劑로 하여 쓴다.

〔禁忌〕 姙產婦 및 氣虛者에는 忌한다.

❻ 化橘紅 (화귤홍) 〈識藥辨微〉: 왕귤나무의 未成熟果實 果皮의 外層이다.

〔性味〕 味는 苦辛하고 性은 溫, 平하며 無毒하다.

橘核藥材

〔藥效 主治〕 化痰, 理氣, 健胃, 消食의 效能이 있다. 滯痰, 咳嗽氣喘, 嘔吐呃逆, 飮食積滯를 치료한다. 【用法 用量】 3~6g을 달여서 服用하거나 丸劑, 散劑로 쓰인다.

〔禁忌〕 氣虛, 陰虛로 燥痰이 있는 者는 忌한다.

❼ 柚 核 (유핵) 〈嶺南採藥錄〉 왕귤의 種子이다.

〔成分〕 Obacunone, obaculactone(=limonin), deacetylnomilin이 含有되어 있고 또 다른

記錄에 의하면 種子에는 脂肪油 40.74%, 灰分 2.85%, 蛋白質, 粗纖維 3.09%가 含有되어 있다고 하였다.

〔藥效 主治〕 小腸疝氣를 치료한다. 6~9g을 달여서 服用한다.

유자나무 柚·香橙 *Citrus junos* TANAKA

常綠小喬木으로 높이 4m에 달한다. 가지에 길고 뾰족한 가시가 있다. 잎은 互生하고 楕圓形 또는 卵狀 楕圓形으로서 끝이 뾰족하며 조금 오목하게 들어갔고 밑은 뭉툭하고 끝은 날카로우며 가장자리가 밋밋하거나 얕은 波狀의 톱니가 있고 葉柄에는 넓은 날개가 있다. 꽃은 단일 또는 雙生하며 腋生하고 크기는 中程度이다. 꽃받침은 綠色에 5裂하였고 꽃잎은 5개에 흰색이며 조금씩 이어져서 筒狀으로 되어 있다. 果實은 扁圓形에 지름은 4~7cm이며, 果柄은 가늘고 꽃받침은 宿存한다. 果皮는 까끌까끌하며 주름져 있고 다 익으면 黃色이 되고 벗겨지기 쉽고 두께 약 4cm로 좋은 香氣가 있다. 瓤囊은 10개, 腎臟形으로 中柱는 작고 充實하며 果肉 및 果汁은 淡黃色으로 맛은 매우 시다. 種子는 約 20개로 卵形에 크고 子葉은 白色이며 開花期는 5月, 結實期는 10月이다. 인가 부근에 흔히 栽培하며, 제주도 및 全南에 分布한다. 【處方用名】① 果實은 橙子 ② 果皮는 橙子皮 ③ 果核은 橙子核이다.

❶ 橙 子 (등자)〈食性本草〉 柚子·金球·鵠殼: 유자나무의 果實이다. 10月에 成熟한 果實을 採取한다.

〔性味 歸經〕 味는 酸하고 性은 凉하다. 肝, 胃, 肺經에 들어간다.

〔成分〕 유자에는 hesperidin, 枸櫞酸, 사과酸, 琥珀酸, 糖類, pectin 및 vitamin 등이 含有되어 있고 또 精油 0.1~0.3%가 含有되어 있으며 그 主要成分은 geranial, limonene 등이고 精油에는 terpenes, aldehyde, keton, phenol, alcohol, ester, 酸 및 coumarin 類 등 70餘 種이 含有되었다는 報告도 있다.

〔藥效 主治〕 止嘔惡, 寬胸膈, 消癭, 解酒毒, 解魚·蟹毒의 效能이 있다. 【用法 用量】 달여서 마신다. 〈外用〉 바람에 乾燥하여 태워서 연기로 燻한다.

❷ 橙子皮 (등자피)〈關寶本草〉: 유자의 果皮이다.

〔性味〕 味는 苦하고 性은 溫하다.

〔成分〕 果皮에는 hesperidin, 精油, pectin, carotene 등이 含有되어 있고 精油의 主要한 成分은 geranial, limonene 등이다. 또 germacrene B, germacrene D 및 bicyclogermacrene이 分離되었다.

〔藥效 主治〕 化痰, 利膈, 消食, 止嘔하며 魚·蟹毒을 解毒하는 效能이 있다. 【用法 用量】 소금이나 砂糖에 절이거나 또는 圓盤狀으로 하여 粉末한다.

❸ 橙子核 (등자핵)〈圖經本草〉: 유자의 果核이다.

〔成分〕 種子에는 脂肪油, 蛋白質 및 苦味成分인 obaculactone 과 nomilin이 含有되어 있다.

〔藥效 主治〕 疝氣, 淋病, 腰痛을 치료한다.

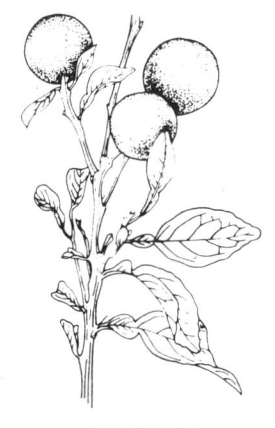
유자나무 柚
Citrus junos

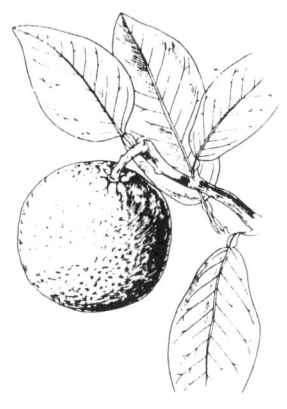
귤나무 溫州密柑
Citrus unshiu

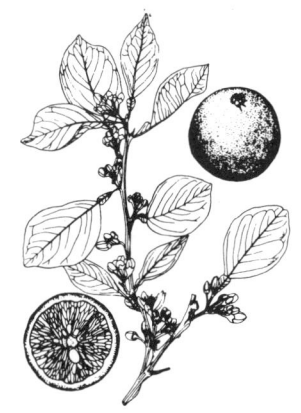
당귤나무 甜橙
Citrus sinensis

귤 나 무 溫州密柑 *Citrus unshiu* MARCOR.   왜귤나무 紀州密柑 *C. kinokuni* TANAKA
당귤나무 甜橙 *C. sinensis* (L.) OSBECK

높이 2~3m의 常綠小喬木으로 가지가 많이 갈라지고 높이 5m에 달한다. 가지에 가시가 없고 無毛이며 햇가지는 꽉 눌린 것처럼 편평하며 모가 나 있고 가시는 없거나 있어서 그 수가 매우 적다. 잎은 互生하며 披針形 또는 廣披針形이고 밑은 좁고 끝은 날카로우며 가장자리가 밋밋하거나 波狀의 잔톱니가 있고 葉柄의 날개는 좁거나 없다. 꽃은 白色이고 香氣가 있으며 꽃받침잎과 꽃잎은 각 5개이고 20개 정도의 수술과 1개의 암술이 있다. 子房은 上位 10~13실로 갈라졌고 各 室마다 4~8개의 胚珠가 있고 花柱는 굵고 보통 일찍 떨어진다. 果實은 크고 扁球形에 지름은 7~9cm이며 成熟하면 橙黃色이 되며 果汁이 많고 甘味가 있다. 開花期는 5月, 結實期는 11月이다. 제주도에서 栽植한다. 【處方用名】① 成熟한 果實은 甜橙 ② 未成熟果實 및 果皮는 靑皮 ③ 成熟한 果實의 果皮는 橘皮 ④ 果皮 內層의 筋絡은 橘絡 ⑤ 種子를 橘核 ⑥ 根은 橘根 ⑦ 葉은 橘葉 ⑧ 果實을 꿀에 漬浸한 것은 橘餠이다.

❶ 甜 橙 (첨등)〈滇南本草〉橙子 : 귤 및 同屬多種 귤나무의 果實이다. 果實이 成熟했을 때 따서 쓴다.

〔性味 歸經〕 味는 辛微苦하고 性은 微溫하다. 厥陰肝經에 들어간다.

〔成分〕 果皮 中에는 비교적 hesperidin이 다량 함유되고 果汁에는 사과酸, 枸櫞酸, glucose, frucrose, sacebarose, 비타민 C 40mg%, cryptoxanthin 2mg%, 비타민 B_1 93μg%가 함유되어 있으며 果皮 중의 비타민 C의 함유량은 果肉보다 많다.

〔藥效 主治〕 行氣, 解鬱, 止痛, 下乳汁의 效能이 있다. 乳結不出・赤腫・硬結痛・惡寒發熱의 치료에는 甜橙의 細末 6g, 新鮮한 것은 汁을 내어 술을 떨어뜨려 마신다.

❷ 靑 皮 (청피)〈珍珠囊〉靑橘皮・靑柑皮 : 귤 및 同屬多種 귤類의 未成熟果實의 果皮 및 幼果이다. 늦봄에서 초여름에 未成熟한 果實을 따서 큰 果實은 4조각을 내어 中身을 제거하여 햇볕에 말린다. 【修治】《醋靑皮》靑皮片에 醋를 混合(靑皮片 500g : 醋 62.5g)하여 黃色이 될

정도로 볶는다.

〔性味 歸經〕 味는 苦辛하고 性은 微溫하며 肝, 膽經에 들어간다.

〔成分〕 각종 靑皮에는 精油分이 함유되었고 또 flavonoid 配糖體가 많이 함유되어 있다.

〔藥理〕 抽出液을 痲醉한 動物에 注射하면 血壓이 上昇되며 連續 投與하면 급속하게 耐性이 생긴다. 成分은 一種의 α-受容興奮劑이고 neophyllin 類가 아닌가 생각된다.

〔藥效 主治〕 疎肝破氣, 消痰散結의 效能이 있다. 胸脇胃疼痛, 疝氣 食積, 乳腫, 乳核, 久瘧, 癖塊(胃癌의 一症)를 치료한다.【用法 用量】3～9g을 달여서 服用한다. 또는 散劑, 丸劑로 하여 服用한다.

〔禁忌〕 氣가 衰弱한 者는 注意하여 쓰고 老衰虛羸者, 肝脾氣虛者는 忌한다.

❸ 橘 皮 (귤피)〈神農本草經〉陳皮・紅皮 : 귤 및 同屬多種 귤類의 成熟한 果皮이다. 가을에 따서 果皮를 벗겨 乾燥한다. 新鮮한 橘皮 속의 白色層을 제거하고 外層의 紅色皮를 乾燥한 것을 橘紅〈本草綱目〉, 內側의 白色部分을 乾燥한 것을 橘白〈本草便讀〉, 橘皮의 오래 묵은 것을 陳皮라고 한다.

〔性味 歸經〕 味는 辛苦하고 性은 溫하다. 肺, 肝, 脾, 胃, 大腸經에 들어간다.

〔成分〕 각종 橘皮에는 精油와 多種의 flavonoid 配糖體가 含有되어 있고 또 비타민 C 약 150 mg%, 비타민 B_1 76 μg% 가 含有되어 있다.

〔藥理〕 1. 心臟의 血管에 대한 作用 : 少量의 陳皮 煎劑는 두꺼비의 生體位 및 摘出한 心臟에 대하여 收縮力을 增强시키고 血液의 輸量을 증가시키지만 心拍數에 대한 影響은 없다. 大量 投與에서는 心臟의 抑制作用이 나타났다.

2. 平滑筋에 대한 作用 : 陳皮의 煎劑는 Mouse의 摘出腸管, 痲醉한 토끼・개의 生體位의 胃 및 腸의 運動, Mouse의 摘出子宮에 대하여 抑制作用이 있다.

3. 抗炎症・抗潰瘍・利膽作用 : 蜜柑類의 植物에 含有되어 있는 cis-coumarin 에는 抗炎作用이 있고 methylhesperidin 에는 抗潰瘍作用이 있으며 비타민 C, K를 병용하면 그 作用이 한층 더 强化되고 利膽作用이 신속하게 나타났다.

4. 其他 : 廣陳皮(甜橙 果皮), 陳皮(芭柑)는 포도球菌, Katarrh 球菌, 溶血性 Hemophilus 菌 Influenza 菌의 生長을 抑制한다. 또 비타민 B가 많이 含有되어 있다는 것을 알아냈다. 前者에는 生藥 100g에 vitamin B_1 100 μg 後者에는 약 50 μg 이 含有되어 있다.

〔藥效 主治〕 理氣, 健脾, 燥濕, 化痰, 調中의 效能이 있다. 胸腹脹滿, 食慾不振, 嘔吐噦逆, 痰飮咳嗽, 魚蟹中毒을 치료한다. 【用法 用量】3～9g을 달여서 服用하거나 散劑, 丸劑로 하여 쓴다.

〔禁忌〕 氣虛, 陰虛, 燥咳에는 忌하고 吐血에는 주의하여 使用한다.

❹ 橘 絡 (귤락)〈本草求原〉橘絲 : 귤 및 同屬多種 橘類의 果皮 속에 있는 筋絡이다. 12～1月에 果皮 속 또는 囊胞의 外表에서 흰색의 筋絡을 取하여 햇볕 또는 불에 쬐어 말린다.

〔性味 歸經〕 味는 甘苦하고 性은 平하다. 肝, 脾經에 들어간다.

〔藥效 主治〕 通絡, 理氣, 化痰의 效能이 있다. 久嗽로 인한 胸痞症, 氣滯, 瘀血, 宿醉로 氣

分이 不快하고 口渴이 나는 것 등을 치료한다. 【用法 用量】 2.4～4.5g을 달여서 服用한다.

❺ 橘 核 (귤핵) 〈日華子諸家本草〉 橘子核: 귤 및 同屬多種 橘類의 種子이다. 일반적으로 食品加工場에서 收集하여 깨끗이 씻어 햇볕에 말리거나 불에 쬐어 말린다. 【修治】《鹽橘核》鹽水에 담갔다. (橘核 500g : 鹽 12.5g) 건져내 黃色이 될 程度로 볶아서 粉碎하여 사용한다.

〔性味 歸經〕 味는 苦하고 性은 平하며 無毒하다. 肝, 腎經에 들어간다.

〔成分〕 각종 橘核에는 脂肪油, 蛋白質이 含有되었고 그 苦味의 成分은 limonin 과 nomilin 이다.

〔藥效 主治〕 理氣, 止痛의 效能이 있다. 疝氣(헤르니아・下腹痛), 睾丸腫痛, 急性乳腺炎, 腰痛을 치료한다. 【用法 用量】 3～9g을 달여서 服用한다. 또는 丸劑나 散劑로 하여 쓴다.

〔禁忌〕 實證에 좋고 虛者에는 忌한다. 苦味가 많으므로 胃의 調和機能을 크게 傷하게 한다.

❻ 橘 根 (귤근) 〈草藥彙編〉: 귤 및 同屬多種 橘類 나무의 뿌리이다. 9～10月에 採取한다.

〔性味〕 味는 苦辛하고 性은 平하며 無毒하다.

〔藥效 主治〕 順氣, 止痛, 除寒濕의 效能이 있다. 氣痛, 氣脹, 膀胱疝氣를 치료한다. 【用法 用量】 9～15g을 달여서 服用한다.

❼ 橘 葉 (귤엽) 〈本草綱目〉: 귤 및 同屬多種 橘類나무의 잎이다. 年中 수시로 採取할 수 있으나 12月에서 다음해 2月 사이에 採取하여 그늘이나 햇볕에 말린 것이 良品이다.

〔性味 歸經〕 味는 苦辛하고 性은 平하며 無毒하다. 足厥陰肝經의 氣分으로 들어간다.

〔成分〕 귤의 잎에는 비타민 C 151 mg% 가 含有되어 있고 그 외에 d-glucose, 果糖, 蔗糖, 澱粉, cellulose 등 多種의 炭水化物이 含有되었으며 그 含有量은 開花時에 약간 높아졌다가 果實이 成熟함에 따라서 減少하며 果實을 따낸 뒤에는 다시 增加한다. 모든 種類의 橘葉에는 精油가 含有되어 있다.

〔藥效 主治〕 疎肝行氣, 化痰消腫의 效能이 있다. 肠痛, 化膿性乳腺炎, 肺膿癰, 咳嗽, 胸膈痞滿, 疝氣를 치료한다. 【用法 用量】 6～15g(生葉은 60～120g)을 달여서 服用하거나 또는 汁을 내어서 마신다.

❽ 橘 餠 (귤병) 〈本草綱目拾遺〉: 귤 및 同屬多種 橘類 나무의 成熟한 果實을 꿀 또는 砂糖에 浸漬한 것이다.

〔性味〕 味는 甘하고 性은 溫하다.

〔藥效 主治〕 寬中, 下氣, 化痰, 止嗽의 效能이 있다. 食滯, 氣膈, 咳嗽, 下痢, 黃疸에 의한 臟脹을 치료한다.

백 선 白鮮 *Dictamnus dasycarpus* TURCZ. (=*D. albus* LINNE)

多年生 草本으로 전체에서 特異한 刺戟味가 난다. 뿌리는 굵고 木質化하고 수 개가 모여 났다. 줄기는 튼튼하고 곧게 섰고 높이는 90cm에 달하며 위에 털이 났다. 奇數羽狀複葉이 互生하고 葉柄이 있다. 葉軸에는 좁은 날개가 있고 小葉은 9～11 개이며 葉柄은 없고 卵形 또는 長圓狀 楕圓形이며 끝은 날카롭고 가장자리에는 잔 톱니가 있고 투명한 腺點이 빽빽이 나 있다. 꽃은

總狀花序이고 줄기끝에 頂生하며 花柄에는 白色의 柔毛와 黑色의 腺毛가 混合하였고 花柄의 밑부분에는 線形의 苞片이 1개 있다. 꽃은 淡紅色에 紫紅色의 線條가 있고 꽃받침잎은 5개, 꽃잎도 5개이며 倒披針形 또는 楕圓形이고 밑부분은 점차로 가늘어져서 柄形으로 되었다. 수술은 10개, 子房은 5室, 蒴果는 腺毛가 密生하였고 成熟하면 5개로 갈라지며 花序에 油腺이 散布되어 있어 강한 냄새가 난다. 開花期는 5~6月, 結實期 6~7月이다. 산기슭에 나며 全國에 分布한다. 【處方用名】根皮가 白蘚皮이다.

白蘚皮 (백선피)〈藥性論〉: 백선의 根皮이다. 北部地域에서는 봄과 가을, 南部地域에서는 여름에 뿌리를 캐어 깨끗이 씻어 수염뿌리와 粗皮를 除去하고 新鮮할 때 세로로 쪼개서 中心部에 있는 木質部를 빼내고 햇볕에 말린다. 【修治】白蘚皮를 잘게 썰어서 술을 混合하여 볶는다.

〔性味 歸經〕 味는 苦鹹하고 性은 寒하다. 脾, 胃經에 들어간다.

〔成分〕 뿌리에는 dictamnine, dictamnolacton(obaculacton, limonin), trigonellin, sitosterol, obacunonic acid, choline, fraxinellone이 含有되어 있고 地上部分에는 psoralen과 xanthofoxin이 들어 있다.

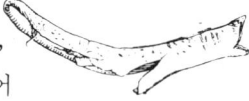

白蘚皮藥材

〔藥理〕 in vitro에서 白蘚皮의 1:4 水浸劑는 黃色白癬菌, 同心性毛癬菌(Trichophyton concentricum), Schönlein黃癬菌 등 多種의 病原菌에 대하여 程度의 差異는 있으나 모두 抑制作用이 있다. 1:2 煎劑는 膣內의 trichomonas에 대하여 殺蟲作用은 전혀 없다.

〔藥效 主治〕 祛風, 燥濕, 淸熱, 解毒의 效能이 있다. 風熱瘡毒, 疥癬, 皮膚痒疹, 류머티즘에 의한 痺痛, 黃疸을 치료한다. 【用法 用量】6~15g을 달여서 服用한다. 〈外用〉달인 液으로 洗滌한다.

〔配合 禁忌〕 虛寒證에는 忌한다. 螵蛸・桔梗・茯苓・萆薢는 相惡이다.

오수유 吳茱萸 *Evodia officinalis* DODE
　　　　　　(=*E. rutaecarpa* (JUSS.) BENTH. var. *officinalis* (DODE) HUANG)
　　　　　　쉬나무 *E. daniellii* HEMSL.

常綠灌木 또는 小喬木으로 높이 2.5~5m, 幼枝, 葉軸, 小葉柄은 모두 黃褐色의 긴 柔毛에 덮여 있다. 奇數羽狀複葉은 對生하고 小葉은 2~4쌍이며 楕圓形 또는 卵形이고 끝은 微尖形, 銳形이며 간혹 銳先形도 있다. 가장자리는 밋밋하고 不明瞭한 톱니가 있는 것도 간혹 있다. 잎의 兩面에는 모두 淡黃色의 柔毛가 있고, 꽃은 單性 雌雄二家花이다. 聚繖花序 혹은 圓錐花序가 頂生하며 花軸의 밑부분에는 苞片 2개가 있고 上方의 苞片은 鱗片狀이고 꽃은 작고 黃白色이다. 꽃받침잎은 5개, 꽃잎도 5개 안에 白色의 긴 柔毛가 密生하였다. 수꽃에는 수술이 5개 있고 退化된 子房은 三角形이며 털에 싸였고 그 끝은 4~5裂하였다. 암꽃은 수꽃보다 크고 退化하여 鱗片狀으로 된 수술이 5개 上位子房에 圓柱形이고 心皮가 5개 있다. 蒴果는 편평한 球形이고 길이 5~6mm이고 成熟하면 赤紫色이 돌며 表面에 腺點이 있고 黑色의 種子가 1개씩 들어 있다. 開花期는 6~8月, 結實期는 9~10月이다. 中國이 原産이며 慶州지역에서 栽植한다. 【處方用名】① 未成熟 果實은 吳茱萸 ② 根은 吳茱萸根 ③ 葉은 吳茱萸葉이다.

오수유 Evodia officinalis —787—

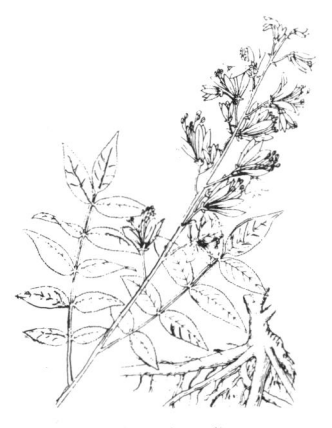

백 선 白蘚
Dictamnus dasycarpus

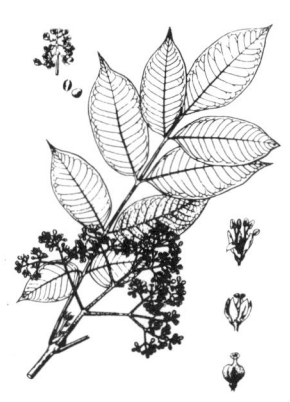

오수유 吳茱萸
Evodia officinalis

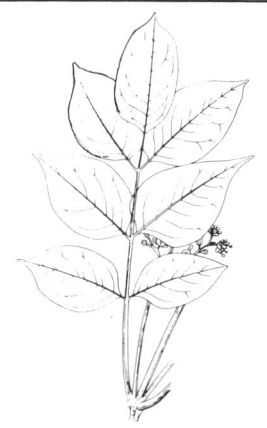

쉬나무
Evodia daniellii

❶ 吳茱萸 (오수유) 〈神農本草經〉: 오수유의 未成熟 果實이다. 9~10月에 果實이 綠褐色이 되고 心皮가 벌어지지 않았을 때 따서 햇볕에 말린다. 濕氣가 많거나 비에 맞았을 때는 불 옆에서 말린다. 【修治】 甘草를 달인 물에 담가 甘草湯水가 충분히 吸收되었을 때 건져내 약한 불로 乾燥한다. 吳茱萸 500g : 甘草 31.25g의 비율로 한다.

〔性味 歸經〕 味는 辛苦하고 性은 溫하며 小毒이 있다. 肝, 胃經에 들어간다.

〔成分〕 吳茱萸의 果實에는 精油가 함유되어 있고 그 중에는 evoden, ocimene, evodin, evodol 등이 있다. 또 吳茱萸酸이 함유되어 있으며 alkaloid—evodiamine, rutaecarpine, wuchuyine, hydroxyevodiamine, evocarpine도 함유되어 있다.

〔藥理〕 子宮을 收縮하는 作用, 利尿作用을 가지며 服藥 後 尿量이 30% 증가한다. 抗菌試驗에서는 大腸菌, 콜레라菌에는 강한 억제작용이 있고(달일 때 지나치게 濃縮하면 效果가 없다), 黃色포도球菌 및 人型結核菌에도 억제작용이 있다. 또 virus, 일반적인 病原性의 皮膚絲狀菌에도 억제작용을 가지며 蛔蟲, 水蛭을 殺滅시키는 作用은 현저하다.

〔藥效 主治〕 溫中, 散寒, 理氣, 止嘔의 效能이 있다. 嘔逆呑酸, 厥陰頭痛, 臟寒吐瀉, 脘腹脹痛, 脚氣, 疝氣, 口瘡潰瘍, 齒痛, 濕疹, 黃水瘡을 치료한다. 【用法 用量】 1.5~6g을 달여서 服用한다. 또는 丸劑, 散劑로 하여 쓴다. 〈外用〉 煎液으로 患部를 씻거나 粉末을 調合하여 붙이거나 蒸熟하여 뜨거울 때 患部에 찜질한다.

〔配合 禁忌〕 陰虛火旺(興奮하기 쉬운 症狀)에는 忌하고 腸의 虛泄者는 특히 忌한다. 蓼實은 相使, 丹參·消石·白堊은 相惡, 紫石英은 相畏이다.

吳茱萸藥材

❷ 吳茱萸根 (오수유근) 〈神農本草經〉: 오수유의 뿌리 또는 뿌리의 靭皮이다. 9~10月에 채취하여 햇볕에 말린다.

〔性味〕 味는 辛苦하고 性은 熱하며 無毒하다.

〔藥效 主治〕 行氣溫中하고 殺蟲의 效能이 있다. 脘腹冷痛, 泄瀉, 下痢, 風寒頭痛, 腰痛, 疝氣, 經閉腹痛, 蟯蟲症 등을 치료한다. 【用法 用量】 15~30g을 달여서 服用하며 또는 丸劑, 散劑로 하여 쓴다.

❸ **吳茱萸葉**(오수유엽)〈日華子諸家本草〉: 오수유나무의 잎이다.

〔性味〕 味는 辛苦하고 性은 熱하며 無毒하다.

〔成分〕 Hydroxyevodiamine 약 0.01g이 含有되어 있고 이것을 benzene에 넣어서 再結晶을 하면 dehydroevodiamine을 얻을 수 있다. 또 flavonoid도 含有되어 있다.

〔藥效 主治〕 下氣하며 霍亂, 心腹冷氣와 內外腎釣痛을 止痛시킨다.

금　감(금귤) 金橘　*Fortunella margarita* (LOUR.) SWINGLE　(=*Citrus margarita* LOUR.)
둥근금감　*F. japonica* (THUNB.) SWINGLE　(=*Citrus japonica* THUNB.)

常綠灌木 또는 小喬木으로 높이 3m에 達한다. 가지와 잎이 무성하며 가시는 없다. 잎은 互生하고 長楕圓形, 披針形 또는 矩圓形이며 길이 4~8cm, 나비 2~3cm로서 끝은 鈍形 또는 鈍尖形이며 가장자리는 약간 波狀에다 不明瞭한 작은 톱니가 있다. 밑부분은 楔形이고 腺點이 密生하였고 葉柄은 길이 0.5~1cm로 좁은 날개가 있다. 꽃은 單生 또는 2~3개가 햇가지의 葉腋에 달리고 花柄은 길이 3~5cm, 花徑은 약 1.5cm로 꽃받침잎은 5개 綠色이고 꽃잎은 5개이며 白色에 狹長矩形으로 아래를 향해 달려 있고 수술은 20~25개, 암술은 1개이다. 밀감狀 果는 長倒卵形 또는 長楕圓形이며 길이 2~3.5cm, 果皮는 반들반들하고 成熟時는 金黃色이고 果皮는 두껍고 油腺이 密生하였다. 內果皮는 4~5개로 液汁이 많고 酸味가 강하다. 開花期는 6月, 果熟期는 12月이다. 南部地域에서 栽植한다. 【處方用名】① 果實은 金橘 ② 根은 金橘根 ③ 葉은 金橘葉 ④ 種子는 金橘核 ⑤ 果實의 蒸溜液은 金橘露이다.

❶ **金　橘**(금귤)〈本草綱目〉盧橘・山橘: 금감・둥근금감의 果實이다.

〔性味〕 味는 辛甘하고 性은 溫하다.

〔成分〕 果實과 꽃잎에는 fortunellin이 含有되어 있고 果實에 含有된 비타민 C의 80%는 果皮 中에 있다.

〔藥效 主治〕 理氣, 解鬱, 化痰, 醒酒의 效能이 있다. 胸悶鬱結, 飮酒過多로 인한 體傷口渴, 胃의 機能低下에 의한 食滯를 치료한다. 【用法 用量】달여서 服用한다. 또는 茶와 같이 달여서 服用한다.

❷ **金橘根**(금귤근)〈閩東本草〉: 금감・둥근금감의 뿌리이다. 精油가 含有되어 있다.

〔性味〕 味는 酸苦하고 性은 溫하다.

〔藥效 主治〕 行氣, 散結의 效能이 있다. 胃痛에 의한 嘔吐, 瘰癧, 疝氣, 産後腹痛, 子宮下垂를 치료한다. 【用法 用量】3~9g(생것은 15~30g)을 달여서 服用한다.

❸ **金橘葉**(금귤엽)〈本草再新〉: 금감・둥근금감의 잎이다. 봄에 採取하여 가는 가지 등 雜物을 제거하고 햇볕에 말린다.

〔性味 歸經〕 味는 辛苦하고 性은 微寒하고 無毒하며 좋은 香氣가 난다. 肝, 脾, 肺經에 들어간다.

〔成分〕 金橘의 枝葉에는 nobiletin, tangeretin, 3′4′5,7,8-pentamethoxyflavone, sitosterol

이 含有되어 있고 잎에는 비타민 C가 含有되어 있는데 그 量은 果實보다 많다.

〔藥效 主治〕 肝氣鬱結 의한 胃·肝·膽·脾症을 柔和하고 胃氣를 열고 肺氣를 흩어지게 하는 效能이 있다. 噎膈, 瘰癧을 치료한다. 【用法 用量】 3～9g을 달여서 服用한다. 多用하면 氣를 褒한다.

❹ 金橘核 (금귤핵)〈本草再新〉: 금감·둥근금감의 種子이다.

〔性味 歸經〕 味는 酸辛하고 性은 平하며 無毒하다. 肺, 肝經에 들어간다.

〔藥效 主治〕 眼疾·喉痺, 淋巴節結核을 치료한다.

❺ 金橘露 (금귤로)〈本草綱目拾遺〉: 금감·둥근금감 果實의 水蒸氣 蒸榴液이다.

〔性味〕 味는 甘苦하다.

〔藥效 主治〕 舒肝, 理氣, 開鬱, 和胃, 進食, 止嘔, 除痰飮의 效能이 있다. 【用法 用量】 30～60g을 서서히 加熱하여 달여서 服用한다.

상　산 常山　 Orixa japonica THUNB.　(=Othera orixa (THUNB.) LAM.)

落葉灌木으로 높이는 1～2m에 達하고 가지는 黃褐色에 털이 없으며 햇가지는 綠色에 白色의 털이 성기게 나 있으나 곧 脫落하여 매끄럽게 된다. 單葉이 互生하며 半透明한 黃色의 腺點이 있고 惡臭가 난다. 葉柄은 溝狀에 白色의 털이 성기게 있거나 털이 없으며 잎은 菱狀 卵形 또는 卵狀 楕圓形 끝은 날카로우며 밑은 둥글고 짧은 葉柄으로 되고 가장자리는 밋밋하거나 작은 톱니가 있다. 꽃은 單性에 雌雄二家花로서 黃綠色이다. 수꽃 花序는 總狀이고 햇가지의 밑부분에 側生하고 花軸과 花柄에는 白色의 털이 있고 花軸의 밑부분에 苞片이 1개 있고 꽃받침잎은 4개 꽃잎도 4개, 수술 4개가 꽃잎과 對生하였다. 암꽃은 單生하고 假수술이 4개, 子房은 上位, 心皮는 4개, 花柱는 짧고 柱頭는 4개로 갈라졌다. 蒴果는 끝이 2개로 갈라지고 種子는 黑色이며 둥글고 開花期는 4月이다. 산기슭에 나며 海岸을 따라 경기도까지 分布한다.【處方用名】根이 臭常山이다.

臭常山 (취상산)〈中國植物圖考〉臭山羊·臭苗: 상산의 뿌리이다. 9～10月에 채취하여 햇볕에 말린다.

〔性味 歸經〕 味는 辛苦하고 性은 寒하며 小毒이 있다. 肺, 心, 大腸經에 들어간다.

〔成分〕 뿌리에는 orixine, kokusagine, kokusaginine, kokusaginoline, skinmianine, nororixine 등의 alkaloid 가 함유되어 있고 果實에는 kokusagine, skimmianine이 含有되었고 잎에는 skinmianine, kokusagine, japonine, bergapten, xanthotoxin, friedelin, isoarborinol, spathulenol, carbomenthol, α-terpineol, α-pinene, β-pinene, camphene, γ-terpinene, limonene, 1,8-cineol, coumarin, imperatorin, orixinone, o-methylbalfourodinium 鹽이 含有되어 있다.

〔藥效 主治〕 淸熱解表, 行氣止痛, 涌吐痰延, 祛風利濕의 效能이 있다. 風寒感冒, 咳嗽, 喉痛, 齒痛, 胸中痰飮, 胃痛, 류머티性 關節炎, 痢疾, 無名腫毒을 치료한다. 【用法 用量】 9～15g을 달여서 服用하거나 粉末로 하여 쓴다. 〈外用〉 粉末을 調合하여 붙인다.

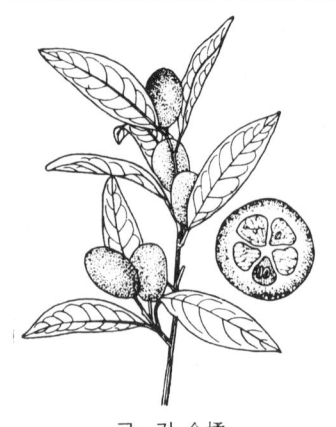
금 감 金橘
Fortunella margarita

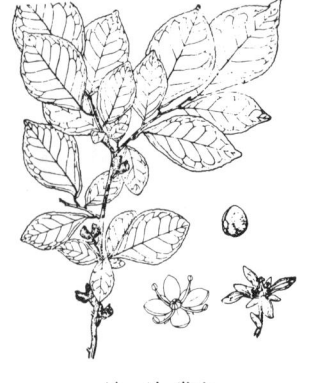
상 산 常山
Orixa japonica

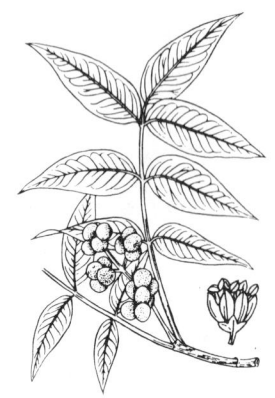
황벽나무 黃蘗
Phellodendron amurense

황벽나무 (황경피나무) 黃蘗　Phellodendron amurense RUPR.
　　털황벽나무　P. molle NAKAI　　넓은잎황벽나무　P. sachalinense SAKGENT.
　　섬황벽나무　P. insulare NAKAI (韓國特産)

　　落葉喬木으로 높이 10 m에 達하고 樹皮의 外層은 灰色이고 매우 두꺼운 cork 層이 발달하여 깊이 갈라지고 內皮는 鮮黃色이다. 잎은 對生하며 奇數羽狀複葉에 小葉은 5~13개, 小葉柄은 짧다. 小葉身은 長圓狀 披針形, 卵狀 披針形 혹은 卵形이고 끝은 뾰족하고 밑부분은 左右가 같지 않고 넓은 圓形 또는 圓形이고 가장자리는 가늘고 둥근 톱니가 있거나 밋밋하고 緣毛가 있다. 표면은 暗綠色이고 어린 잎에는 葉脈에 따라서 柔毛가 있으나 成熟하면 없어지고 반들거린다. 밑면은 靑白色이고 어린 잎에는 葉脈에 따라 柔毛가 있으나 成熟 後에는 中央脈의 밑부분에만 白色의 긴 柔毛가 남아 있다. 꽃은 圓錐花序에 달리는데 花軸과 花枝에는 幼時 털이 싸고 있다. 꽃은 單性이고 雌雄二家花에 비교적 작다. 꽃받침잎은 5개에 卵形이고, 꽃잎은 5枚, 長圓形에 黃綠色을 띠고 있다. 수꽃 수술은 5개이고 꽃잎 밖으로 뻗어 나왔고 암꽃의 假수술은 鱗片狀이고 암술은 1개, 子房은 上位 花柱는 매우 짧고 柱頭는 5裂하였다. 液果狀 核果는 둥글고 지름 8~10 mm로 익으면 紫黑色이 되고 5개의 種子가 들어 있다. 開花期는 5~6月, 結實期는 9~10月이다. 깊은 산의 비옥한 땅에 나며 全南, 忠北을 제외한 全國에 分布한다. 【處方用名】樹皮가 黃柏이다.

　　黃　柏 (황백) 〈本草綱目〉 檗木・檗皮・黃蘗: 황벽나무 및 同屬 近緣植物의 樹皮이다. 3~6月에 10年 以上 된 黃柏 樹皮의 一部를 交代해 가면서 벗긴다. 겉껍질을 제거하고 黃色 속껍질을 햇볕에 말린다. 【修治】《黃柏炭》 잘게 썬 黃柏片을 강한 불로 表面이 黑色이 될 정도로 볶아서 淸水를 뿌려 불에서 내려 식힌 다음 햇볕에 말린다. 《鹽黃柏》 黃柏片에 鹽水를 混合하여 가지고 약한 불로 볶는다. 黃柏 500 g : 鹽 12.5 g의 비율로 한다. 《酒黃柏》 黃柏片에 黃酒를 뿌려서 混合하여 鹽黃柏과 같은 方法으로 炒한다. 黃柏 500 g : 黃酒 50 g의 비율로 한다.

　　〔性味 歸經〕 味는 苦하고 性은 寒하다. 腎, 膀胱經에 들어간다.

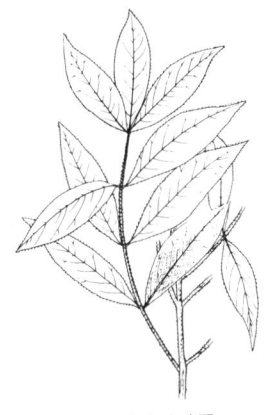 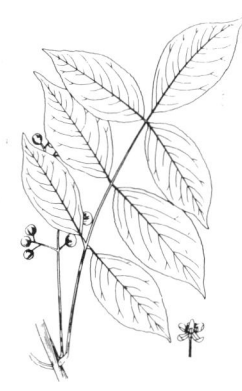 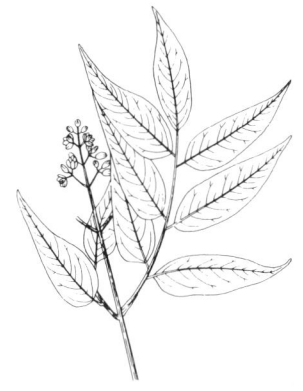

털황벽나무 *Phellodendron molle*   넓은잎황벽나무 *Phellodendron sachalinense*   섬황벽나무 *Phellodendron insulare*

〔成分〕 Berberine, jatrorrhizine, magnoflorine, phellodendrine, candicine, palmatine, menisperine(*n*-methylisocorydinum) 등의 alkaloid가 함유된 외에 obacunone, obaculactone, dictamnolide, obacunonic acid, lumicaeruleic acid, 7-dehydrostigmasterol, β-sitosterol, campesterol이 함유되었고 根皮에는 berberine, jatrorrhizine, phellodendrine, candicine이 함유되어 있다.

〔藥理〕 黃柏에는 黃連과 같은 berberine이 比較的 많이 함유되었고 藥理作用도 대개 비슷하다. 단 黃連에 비하여 함유량이 적고 다른 成分도 있으므로 作用은 조금 다르다. Berberine는 血小板에 대하여 破碎하지 않게 保護作用을 가지고, obaculactone은 血糖 降下作用이 있다. 利尿, 健胃작용도 있으며 外用에서는 皮下溢血의 吸收를 촉진시킬 수가 있다.

抗菌作用에서의 有效成分은 berberine이며 *in vitro*의 實驗에서 黃色포도球菌, 肺炎球菌, 디프테리아菌, 綠色連鎖球菌, 赤痢菌(존네菌은 除外) 등에 有效하나 大腸菌, 티푸스菌에는 거의 無效하다. 그러나 大腸菌, 綠膿菌에 有效하다는 說도 있다. 生藥으로서 黃連의 抗菌力은 黃柏의 2倍이다.

〔藥效 主治〕 淸熱, 燥濕, 退虛熱, 制相火, 瀉火, 解毒의 效能이 있다. 暑熱로 인한 下痢, 單純性下痢, 糖尿病, 黃疸, 下半身痲痺, 夢精, 遺精, 淋濁, 痔瘡, 便血, 赤白帶下, 骨蒸勞熱, 目赤腫痛, 口中生瘡, 瘡傷腫毒을 치료한다.【用法 用量】4.5~9g을 달여서 服用한다. 또는 丸劑, 散劑로 하여 쓴다. 〈外用〉 粉末로 하여 붙이거나 달인 液에 患部를 담근다.

〔配合 禁忌〕 脾虛下痢, 胃弱, 食慾不振에는 忌한다. 乾漆은 相惡 作用을 한다.

탱자나무 枸橘 *Poncirus trifoliata* (L.) RAFIN. (=*Citrus trifoliata* L.)

落葉灌木으로 높이는 3m에 달하고 줄기와 가지는 약간 편평하며 녹색이고 길이 3~5cm의 큰가시가 互生한다. 잎은 互生하고 3出複葉이며 總葉柄은 길이 1~3cm로 날개가 있다. 頂生한 小葉은 楕圓形 내지는 倒卵形에 길이 2.5~6cm, 나비 1.5~3cm이고 끝은 圓形 또는 小凹形이고 밑부분은 楔形이다. 側生한 小葉은 보다 작고 밑부분에서는 左右不相稱이며 가장자리

全體에는 波狀의 톱니가 있다. 꽃은 二年生 가지의 葉腋에서 나며 대개 잎보다 먼저 핀다. 꽃받침잎은 5개이며 卵狀 三角形이다. 꽃잎은 5개가 있고 白色이며 長楕圓狀 倒卵形에 수술은 8～10개, 20개가 되는 것도 있다. 子房은 上位, 짧은 柔毛가 있고 6～8室로 되었고 花柱는 굵고 짧다. 밀감狀의 果實은 球形이고 지름은 2～4cm, 成熟期에는 香氣가 좋으나 먹을 수 없으며 種子는 긴 楕圓形으로 길이 1cm쯤 된다. 開花期는 5月, 果實의 成熟期는 9月이다. 마을 부근에서 栽植하며 京畿道 이남 지역 및 제주도에 分布한다. 【處方用名】① 未成熟 果實은 枸橘 ② 根皮는 枳根皮 ③ 樹皮의 小片은 枳茹 ④ 가시는 枸橘刺 ⑤ 잎은 枸橘葉 ⑥ 成熟 直前의 果實은 枳殼 ⑦ 種子는 枸橘核이다.

❶ 枸 橘 (구귤) 〈本草綱目〉 臭橘・枸棘子・野橙子: 탱자나무・광귤나무의 未熟果이다. 6～7月경 未熟果를 따서 반으로 쪼갠 후 햇볕에 말린다 (광귤나무項 참조).

〔性味 歸經〕 味는 辛苦하고 性은 溫하며 無毒하다. 脾, 胃, 腎, 大腸經에 들어간다.

〔成分〕 果實에는 poncirin, hesperidin, rhofolin, naringin, neohesperidin 등의 flavonoid가 함유되어 있다. Naringin은 果皮 中에만 있고 果肉中에는 含有되어 있지 않았다. 以前에 果實에서 抽出하였다는 citrifoliol이라는 것은 上記의 poncirin과 같은 것이다. 또 alkaloid인 skimmianine도 함유되었다. 果皮에 함유되어 있는 精油는 약 0.47%인데 그 中에는 α-pinene, β-pinene, myrcene, limonene, camphene, γ-terpinene, p-cymen, caryophyllene 등이 들어 있다.

〔藥效 主治〕 疏肝, 和胃, 理氣, 止痛의 效能이 있다. 胸腹脹滿, 胃痛, 疝氣, 睾丸腫脹, 乳房結核, 子宮下垂, 打撲傷을 치료하고 酒毒을 解毒한다. 【用法 用量】4.5～9g을 달여서 服用한다. 大量投與時에는 30g까지 增量할 수 있다. 또 燒存性을 粉末로 하여 服用한다. 〈外用〉 煎液으로 洗滌 또는 濃縮液으로 바른다.

枸橘藥材

❷ 枳根皮 (지근피) 〈本草拾遺〉: 탱자나무・광귤나무의 根皮이다.

〔成分〕 뿌리에는 limonin, marmesin (nodakenetin의 光學異性體), seselin, β-sitosterol, poncitrin이 含有되어 있다.

〔藥效 主治〕 齒痛, 痔疾, 血便을 치료하고 뿌리를 술에 담갔다 달인 汁을 입안에 머금고 있으면 齒痛을 다스릴 수 있다. 【用法 用量】4.5～9g을 달여서 마시거나 또는 粉末하여 服用한다.

❸ 枳 茹 (지여) 〈圖經本草〉: 탱자나무・광귤나무의 樹皮屑이다.

〔藥效 主治〕 탱자나무의 枝莖 및 皮는 水脹, 異風, 骨筋疼痛을 치료한다.

❹ 枸橘刺 (구귤자) 〈本草綱目〉: 탱자나무・광귤나무의 가시이다.

〔藥效 主治〕 風蟲齒痛에 枸橘刺의 달인 액을 머금고 있다가 뱉아낸다.

❺ 枸橘葉 (구귤엽) 〈本草綱目〉 탱자나무・광귤나무의 잎이다.

〔性味〕 味는 辛하고 性은 溫하며 無毒하다.

〔成分〕 잎에는 poncirin, neoponcirin, naringin, 少量의 rhoifolin이 含有되어 있고 꽃에는 ponctirin이 含有되어 있다.

〔藥效 主治〕 理氣, 祛風, 消毒, 散結의 效能이 있다. 【用法 用量】6～15g을 달여서 服用하

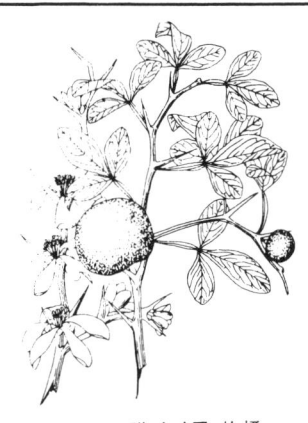
탱자나무 枸橘
Poncirus trifoliata

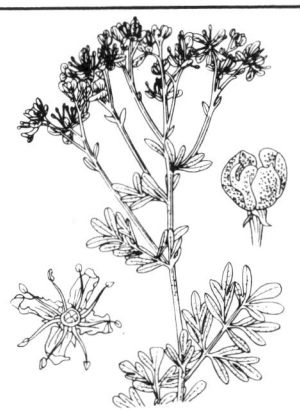
운향나무 芸香
Ruta graveolens

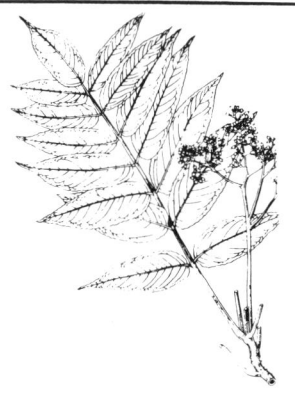
머귀나무 樗葉花椒
Zanthoxylum ailanthoides

거나 볶아서 散劑로 하여 服用한다.

❻ 枳 殼 (지각)〈雷公炮炙論〉: 탱자나무·광귤나무의 成熟하기 직전의 未熟果이다. 7~8月에 따서 중간에서 옆으로 잘라 그늘에서 바람에 말리거나 또는 약한 불에 말린다. 【修治】《枳殼》囊과 核을 除去하고 물에 불려서 細切하여 햇볕에 말린다. 《炒枳殼》밀기울을 남비에 넣고 加熱하여 黃色이 되었을 때 枳殼片을 넣고 淡黃色이 될 정도로 볶아 가지고 밀기울을 除去한다. 枳殼片 50kg : 麩皮 5kg의 비율로 한다.

〔性味 歸經〕 味는 辛苦하고 性은 寒하다. 肺, 脾, 大腸經에 들어간다.

〔藥效 主治〕 破氣, 行痰, 消積, 散結의 效能이 있다. 胸膈痰滯, 胸痺, 胁脹, 食積, 噫氣, 嘔吐, 下痢後重, 脫肛, 子宮脫垂를 치료한다. 【用法 用量】3~9g을 달여서 服用한다. (大量에는 15~60g), 또는 丸劑나 散劑로 하여 쓴다. 〈外用〉달인 液으로 씻거나 뜨겁게 볶아서 患部를 점질한다.

〔禁忌〕 脾胃虛弱 및 姙娠婦에는 忌한다.

❼ 枸橘核 (구귤핵)〈本草綱目〉: 탱자나무의 種子이다.

〔成分〕 Limonene 0.09%, imperatorin 0.02%, 少量의 bergapten 및 蔗糖, β-sitosterol이 含有되어 있고 또 脂肪油 1.9%가 含有되어 있으며 그 中의 脂肪酸은 palmitic acid 19.1%, stearic acid 2.3%, linoleic acid 7.6% 및 tetraen 型 脂肪酸 1.6% 등이다.

〔藥效 主治〕 腸風下血不止에 枸橘核, 樗根白皮 各 等量을 볶아서 가루 내어 1回 3g씩 皂莢子를 달인 液으로 調服한다.

운향나무 芸香 Ruta graveolens L.

多年生 草本으로 높이는 1m 정도 자라며 강렬한 香臭가 있다, 밑부분은 木質花하였고 全株에는 털이 없고 腺點이 있다. 잎은 互生하며 2~3回羽狀으로 완전 내지는 깊게 갈라졌고 裂片은 倒卵狀 楕圓形, 倒卵形 또는 국자形이며 가장자리는 밋밋하거나 둔한 톱니가 조금 나 있다. 聚繖花序는 頂生 또는 腋生하고 꽃은 黃金色에 지름 약 1~2cm, 꽃받침잎은 4~5개로 가늘고

작으며 宿存한다. 꽃잎은 4~5개로 가장자리가 가늘게 찢어놓은 것 같다. 수술은 8~10개로서 꽃이 피어나기 시작할 때 꽃잎과 對生하는 4개는 꽃잎에 合着하고, 꽃받침과 對生하는 4개는 비교적 길고 비스듬히 밖으로 露出하며 滿開時에는 수술이 全部 같이 配列되고 같은 길이가 된다. 心皮는 3~5개 위는 떨어져 있다. 花盤에는 腺點이 있다. 蒴果는 4~5室이며 成熟하면 裂開된다. 種子는 腎臟形이며 黑色이다. 開花期는 5~6月, 結實期는 7~8月이다. 栽植한다. 【處方用名】全草가 臭草이다.

臭 草 (취초) 〈生草藥性備要〉: 운향나무의 全草이다. 6~7月에 採取하여 그늘에서 말린다.

〔性味 歸經〕 味는 苦辛하고 性은 寒하다. 心, 肺, 腎, 胃經에 들어간다.

〔成分〕 全草는 强臭가 있는 精油를 함유하며 精油성분으로 methyl-n-nonyl-ketone, methyleptlketone, nonan-2-ol, cineole, α- 및 β-pinene, linalool 등이 알려져 있고 alkaloid의 graveoline, kokusagine, skimmianine, 6-methoxydictamnine, edulinine, arborinine, γ-fagarine, graveolinine 및 이외에 rutacridone, n-methylplatydesmin, ribalinidine, rutalinidine 또 fravonoid의 rutin, coumarone, xanthotoxin 등 많은 成分이 알려져 있다.

〔藥效 主治〕 祛風, 退熱, 利尿, 活血, 解毒, 消腫의 效能이 있다. 感冒發熱, 류머티즘에 의한 骨痛, 小兒驚悸, 小便不利, 下痢, 헤르니아(脫腸), 月經閉止, 打撲傷, 熱毒瘡瘍, 濕疹을 치료한다. 【用法 用量】3~9g을 달여서 服用한다. 〈外用〉 짓찧어서 붙이거나 汁을 바르거나 코를 막는다. 姙婦는 忌한다.

머귀나무 樗葉花椒 *Zanthoxylum ailanthoides* Sieb. et Zucc.
(=*Fagara ailanthoides* (Sieb. et Zucc.) Engler)

落葉小喬木으로 높이 15m에 達하는 것도 있다. 樹幹의 밑부분에는 突出한 가시가 있고 幼枝의 髓는 보통 中空이다. 奇數羽狀複葉은 길이 40cm이며 葉柄의 밑부분은 볼록하게 부풀어 있다. 小葉은 11~27개가 對生하고 두꺼우며 卵狀 長楕圓形 또는 長楕圓形에 끝은 뾰족하고 또는 꼬리 모양으로 뾰족하며 가장자리는 얕은 톱니 모양이고 투명한 腺點이 있다. 잎의 뒷면은 灰白色의 粉을 뿌려 놓은 것 같다. 꽃은 單性에 繖房圓錐花가 頂生하며 작은 꽃이 많이 달리고 淡靑色 또는 白色에 花柄은 짧고 꽃받침잎은 5개 꽃잎도 5개이다. 수꽃에는 수술이 5개이며 子房은 退化하였고, 암꽃에는 짧은 花柱에 柱頭는 頭狀, 子房은 球形에 5개의 心皮가 있다. 袋果는 2~3개의 心皮로 되었고 果瓣의 끝은 짧은 부리가 있고 種子는 楕圓形 黑褐色이며 光澤이 있다. 開花期는 5月, 結實期는 11月이다. 濟州道, 울릉도 南部島嶼 등 海邊地에 分布한다. 【處方用名】① 果實은 食茱萸 ② 樹皮는 樗葉花椒皮이다.

❶ 食茱萸 (식수유) 〈千金·食治〉: 머귀나무의 果實이다. 10~11月에 成熟한 果實을 따서 햇볕에 말린다.

〔性味〕 味는 辛苦하고 性은 溫하며 有毒하다.

〔成分〕 種子와 果皮에는 isopimpinellin이 含有되어 있다.

〔藥效 主治〕 溫中燥濕, 殺蟲, 止痛의 效能이 있다. 心腹冷痛, 寒飮(臟器 機能이 痲痺되어 分泌物이 停滯하는 症狀), 水樣性下痢, 冷飮食物의 下痢, 濕痺, 赤白帶下, 齒痛을 치료한다. 【用法 用量】 1.5～3 g을 달여서 服用한다. 또는 丸劑, 散劑로 하여 服用한다. 〈外用〉 짓찧어서 붙이거나 달인 液으로 씻는다.

〔配合 禁忌〕 陰虛火旺者는 服用을 忌한다. 紫石英은 相畏이다. 多食하면 눈(目)을 손상하며 脫毛現象을 가져온다.

❷ 樗葉花椒皮 (저엽화초피) 〈天目山藥植志〉: 머귀나무의 樹皮이다. 立夏 전후(5月 上旬) 樹皮를 벗겨 햇볕에 말린다.

〔性味〕 味는 苦하고 性은 平하다.

〔成分〕 樹皮에는 skimmianine, magnoflorine (thalictrine), laurifoline, 精油가 함유되어 있다. 根에는 dictamnine, xanthyletin, skimmianine, laurifoline, nitidine이 함유되어 있고 樹皮에는 xanthyletin, hesperidin이 木部에는 dictamnine, skimmianine, magnoflorine 등이, 葉에는 精油, 樹脂, phenol性 成分이 함유되어 있다. 精油에는 methyl-n-nonyl-ketone이 함유되어 있고 生葉에서는 β-sitosterol이 抽出되었다.

〔藥效 主治〕 祛風濕, 經絡疏通, 殺蟲의 效能이 있다. 婦人의 産後關節風痛을 다스리며 毒蛇의 咬傷, 打撲傷, 腰膝疼痛, 疥癬, 鞘膜에 물이 고이는 것을 치료한다. 【用法 用量】 9～15 g을 달여서 服用한다.

왕초피나무 花椒　Zanthoxylum coreanum NAKAI　(=Z. bungeanum MAXIM.)
　　　산초나무 香椒子　Z. schinifolium S. et Z.　　초피나무　Z. piperitum A.P.DC.

落葉灌木으로 높이가 7 m에 달하고 작은 가지에는 잔털이 있으며 굵고 굳세다. 잎은 互生하고 羽狀複葉으로 나며 潤澤이 있고 강한 향기가 난다. 小葉은 7～13 개이며 卵形 또는 卵狀披針形이며 밑은 좁고 끝은 날카롭고 약간 오목 들어갔으며 뭉툭한 거치가 있다. 꽃은 雌雄二家花로서 聚織花序이고 腋生하며 單性으로서 수꽃은 5～6 개의 꽃받침잎과 5 개의 수술이 있으며 암꽃은 5～8 개의 꽃받침잎과 2 개의 암술이 있다. 果實은 蒴果로서 둥글고 붉은 빛이 돌며 선점이 있다. 開花期는 5～6月, 結實期는 9月이다. 산에 나며 제주도에 分布한다. 【處方用名】 ① 果皮는 花椒 ② 根은 花椒根 ③ 葉은 花椒葉 ④ 種子는 椒目이다. 中國産 Z. bungeanum MAXIM.을 正條品으로 하여 수십 종을 基原으로 하고 있다.

❶ 花　椒 (화초) 〈太平聖惠方〉 川椒・大椒・秦椒・蜀椒・南椒・巴椒・汗椒・陸撥・漢椒: 왕초피나무 및 同屬 近緣植物의 果皮이다. 9～10月에 성숙한 果實을 따서 햇볕에 말려 필요없는 부분을 제거하고 種子를 선별하여 果皮만을 쓴다. 【修治】 남비에 넣고 油氣가 빠질 정도로 볶아 쓴다.

花椒藥材

〔性味 歸經〕 味는 辛하고 性은 溫하며 有毒하다. 脾, 肺, 腎經에 들어간다.

〔成分〕 Avicennol, avicennin, cis-avicennol, chelerythrine(toddaline), mitidine 등 그 밖에 coumarin, flavonol, alkaloid가 보고되고 있다. 산초나무 Z. schinifolium 果實에 精油는

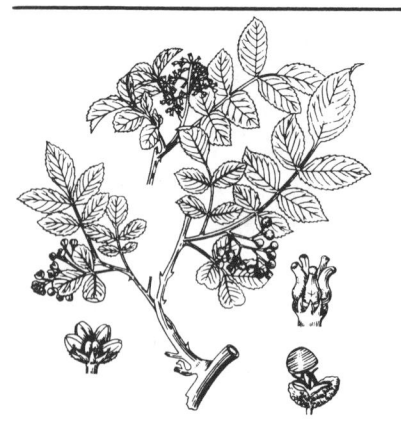
왕초피나무 花椒
Zanthoxylum coreanum

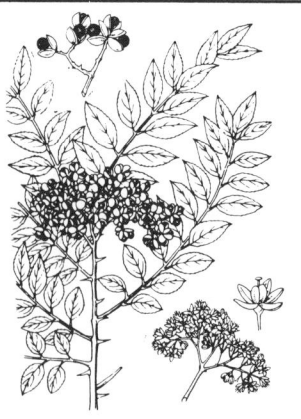
산초나무 香椒子
Zanthoxylum schinifolium

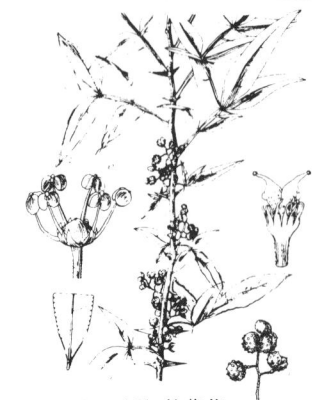
개산초나무 竹葉草
Zanthoxylum armatum var. subtrifoliatum

geraniol, limonene, cumic alcohol, 不飽和有機酸 등이 함유되어 있고 果皮에는 bergapten 과 安息香酸이 함유되어 있다.

〔藥理〕 精油는 局部의 麻醉 및 鎭痛作用을 가지며 한편 蛔蟲을 죽이는 作用이 있어 驅蟲劑로 할 수 있으며 少量에서는 腸의 蠕動을 증강시키며 大量에서는 抑制한다. 小量에서는 輕度의 利尿作用이 있고 大量에서는 抑制하며 血壓을 降下시켜 반사적으로 호흡의 흥분을 일으킨다.

抗菌試驗에서는 大腸菌, 赤痢菌, 脾脫疽菌, 溶血性連鎖狀球菌, 디프테리아菌, 肺炎雙球菌, 黃色포도球菌, 티푸스菌, 綠膿菌 및 皮膚絲狀菌에 억제작용이 있다.

〔藥效 主治〕 溫中, 散寒, 除濕, 止痛, 殺蟲, 解魚腥毒의 效能이 있다. 消化不良, 胃內停水, 心腹冷痛, 嘔吐, 噯氣, 咳嗽氣逆, 風寒濕痺(風·寒·濕의 三邪에 의한 痺症), 下痢, 疝痛, 齒痛, 蛔蟲症, 蟯蟲症, 陰部瘙痒症, 瘡疥를 치료한다. 【用法 用量】1.5~4.5g을 달여서 또는 丸劑, 散劑로 服用한다. 〈外用〉 가루 내어 調合하여 붙이거나 달인 液으로 씻는다.

〔禁忌〕 陰虛火盛에는 忌하며 孕婦는 注意해야 한다. 杏仁은 相使, 款冬·雌黃·附子·防風은 相畏, 栝樓·防風은 相惡作用을 한다.

❷ 花椒根 (화초근) 〈本草綱目〉: 왕초피나무 및 同屬 近緣植物의 뿌리이다.

〔性味〕 味는 辛하고 性은 熱하며 微毒이 있다.

〔成分〕 산초피나무의 根에는 skimmianine, berberine, aesculetin dimethylether 가 함유되어 있다.

〔藥效 主治〕 腎膀胱의 虛冷으로 인한 血淋의 色이 濁한 症狀에는 달여서 조금씩 服用하고 色이 鮮明하면 服用하지 말아야 한다.

❸ 花椒葉 (화초엽) 〈本草綱目〉: 왕초피나무 및 同屬 近緣植物의 잎이다.

〔性味〕 味는 辛하고 性은 熱하며 無毒하다.

〔藥效 主治〕 寒積, 霍亂에 의한 轉筋, 脚氣, 漆瘡, 疥癬을 다스린다. 【用法 用量】 달여서 服用한다. 〈外用〉 짓찧어서 붙이거나 달인 液으로 씻는다.

❹ 椒 目 (초목) 〈神農本草經集注〉: 왕초피나무 및 同屬 近緣植物의 種子이다. 挾雜物을 제

거하고 黑色의 種子만 選別하여 汗(油)이 나올 정도로 볶아서 사용한다.

〔性味 歸經〕 味는 苦辛하고 性은 寒하며 有毒하다. 脾, 膀胱經에 들어간다.

〔藥效 主治〕 水腫脹滿(浮腫), 痰飮喘逆(水液의 運行이 停滯하여 숨이 차고 기침이 나는 症狀)을 치료한다. 【用法 用量】 15~24g을 달여서 服用한다. 또는 丸劑나 散劑로 하여 쓴다. 陰虛火旺者(虛弱하고 興奮을 잘 하기 쉬운 體質)는 服用을 忌한다.

개산초나무 竹葉草 *Zanthoxylum armatum* DC. var. *subtrifoliatum* (FRANCH.) KITAM.
(=Z. *planispinum* SIEB. et ZUCC.)

常綠灌木으로서 높이가 4m에 달하고 가지는 暗紫色이며 托葉이 변한 편평한 가시가 對生한다. 잎은 互生하고 羽狀複葉으로 小葉은 3~7개이며 披針形 또는 長楕圓形이고 양끝이 뾰족하고 뭉툭한 거치가 있으며 葉柄에 날개가 있다. 頂小葉이 가장 크고 표면에 털이 없으며 밑에 絨毛가 있거나 털이 없고 가장자리는 투명한 腺點과 더불어 잔 톱니가 있다. 花序는 總狀 또는 複總狀花序이고 腋生하며 길이 3~4cm로서 연한 黃色의 小花가 달리고 꽃은 二家花로서 心皮는 붉은 빛이 돌며 腺點이 있고 열매는 9월에 익으며 種子는 흑색이다. 開花期는 5~6월이다. 산골짜기나 산중턱에 나며 제주도 및 南部地域에 分布한다. 【處方用名】 ① 果實이 竹葉椒 ② 根은 竹葉椒根 ③ 葉은 竹葉椒葉이다. ※ 前項 왕초피나무와 基源을 같이 한다.

❶ 竹葉椒 (죽엽초) 〈圖經本草〉 秦椒 : 개산초나무의 果實이다.

〔性味〕 味는 辛하고 性은 溫하다.

〔成分〕 果實에는 精油가 함유되어 있으며 莖에는 magnoflorine 0.02%, xanthoplanine 0.01%가 함유되어 있다.

〔藥效 主治〕 溫中, 散寒, 殺蟲의 效能이 있다. 蛔蟲으로 인한 腹痛, 齒痛, 濕瘡, 胸腹冷痛을 치료한다. 6~9g을 달여서 또는 粉末로 1.5~3g을 服用한다. 달인 液으로 씻는다.

❷ 竹葉椒根 (죽엽초근) 〈貴州藥物〉: 개산초나무의 根皮 또는 根이다. 年中 수시로 채취하여 햇볕에 말린다.

〔性味〕 味는 辛하고 性은 溫하다.

〔成分〕 根에는 alkaloid가 함유되어 있으며 주성분은 magnoflorine 0.17%, xanthoplanine 0.0075%, skimmianine 0.0015%, dictamnine 0.001%, γ-fagarine 등이다.

〔藥理〕 白蘚(백선)項 參照.

〔藥效 主治〕 祛風, 散寒, 活血, 止痛의 效能이 있다. 頭痛, 感冒, 咳嗽, 吐瀉, 류머티性 關節炎, 打撲傷, 齒痛을 치료한다. 【用法 用量】 15~30g을 달이거나 술에 담가서 服用한다. 〈外用〉 짓찧어서 塗布하거나 粉末로 撒布한다.

❸ 竹葉椒葉 (죽엽초엽) 〈湖南藥物志〉: 개산초나무의 잎이다. 여름, 가을에 채취하여 햇볕에 말린다.

〔藥效 主治〕 腹脹痛, 腫毒, 急性乳腺炎, 皮膚搔痒을 치료한다. 新鮮한 根 30g을 달여 술과 調合하여 服用한다. 〈外用〉 달인 液으로 씻거나 짓찧어서 술과 調合하여 塗布한다.

원 지(遠志)과 Polygalaceae

애 기 풀(영신초) 瓜子金 *Polygala japonica* HOUTT.

多年生 草本으로 높이 약 15 cm이고 뿌리는 가늘고 길며 줄기와 더불어 단단하고 뿌리에 여러 대가 나와 곧추 또는 비스듬히 자란다. 잎은 互生하고 卵形 내지는 卵狀 披針形이고 잎 밑이 둥글거나 뭉툭하며 끝은 날카롭고 밋밋하며 葉柄은 짧다. 葉柄, 葉脈, 葉緣에는 모두 가느다란 잔털이 있다. 總狀花序는 腋生하며 最上部의 花序는 줄기의 끝보다 낮다. 꽃받침잎은 5개인데 前面의 한 꽃받침잎은 卵狀 披針形에 囊狀이고 兩側의 2개는 大型이며 花瓣狀 廣卵形 혹은 楕圓形, 後側의 2개는 線狀 披針形이다. 꽃잎은 3개로 紫白色이며 下部는 癒着되어 있고 뒤쪽의 끝부분에 술(繸毛) 모양의 부속물이 붙어 있다. 수술이 8개, 암술은 1개로 子房은 倒卵形에 편평하다. 蒴果는 廣卵形에 편평하고 두 조각으로 갈라지며 9月에 익는다. 開花期는 4~5月이다. 山腹이나 荒野에 나며 全國山野에 分布한다.【處方用名】全草가 靈神草이다.

靈神草(영신초)〈植物名實圖考〉瓜子金・金鎖匙・神砂草・地藤草・遠志草: 애기풀의 全草이다. 夏~秋에 採取하여 씻어서 햇볕에 말린다.

〔性味 歸經〕 味는 辛苦하고 性은 平하다. 肺, 心, 脾經에 들어간다.

〔成分〕 뿌리에는 triterpenoid 系 saponin, 樹脂, 脂肪油, polygalytol이 含有되어 있다.

〔藥效 主治〕 止咳, 化痰, 活血, 止血, 安神, 解毒의 效能이 있다. 咳嗽多痰, 吐血, 血便, 怔忡, 不眠, 咽喉腫痛, 癰疽瘡毒, 蛇咬傷, 打撲傷을 치료한다.【用法 用量】9~15 g(新鮮한 생것은 30~60 g)을 달여서 또는 生汁을 내어 服用한다.〈外用〉짓찧어서 붙인다.

원 지 遠志 *Polygala tenuifolia* WILLD.   두메애기풀 *P. sibirica* L.

多年生 草本으로 높이 25~40 cm이고 뿌리는 圓柱形, 줄기는 簇生했고 가지가 갈라지며 단단하다. 잎은 互生이고 線形 또는 狹線形이며 끝은 점점 뾰족하고 밑부분은 점점 가늘어졌고 가장자리는 밋밋하고 中央脈이 뚜렷하다. 털이 없거나 잔털이 약간 나 있고 無柄 또는 無柄에 가깝다. 總狀花序는 가지끝에 頂生하며 꽃은 소수이고 자주색이며 꽃받침잎은 5개로서 3개는 비교적 작고 線狀 披針形이고 兩側의 2개는 꽃잎 같고 얇은 膜質이다. 꽃잎은 3개이고 밑 부분은 癒合되어 있다. 兩側의 꽃잎은 비틀어진 卵形, 中央의 꽃잎은 비교적 크고 龍骨狀이다. 수술은 8개, 암술은 1개이며 子房은 편평한 倒卵形에 2室, 花柱는 굽었고 柱頭는 2裂하였다. 蒴果는 편평하고 2개로 갈라지며 種子는 卵形으로 약간 편평하고 黑褐色에 털이 密生하였다. 開花期는 7~8月, 結實期는 8~9月이다. 山의 斜面, 陽地에 자라고 中部 以北에 分布한다.【處方用名】① 根은 遠志 ② 싹(苗)은 小草이다.

❶ **遠 志**(원지)〈神農本草經〉棘菀・苦遠志: 원지의 뿌리이다. 봄에는 싹이 나오기 전, 가을에는 地上部分이 마른 다음 뿌리를 캐내어 殘基를 깨끗하게 除去하고 그늘에서 또는 햇볕에

말린다. 新鮮할 때 비교적 굵은 뿌리를 골라서 木質心을 빼낸 것을 遠志筒, 가는 뿌리를 棍棒으로 두들겨 木質部를 除去한 것을 遠志肉이라 하고 잔뿌리의 木質部를 除去하지 않은 것을 遠志棍이라고 한다. 【修治】《遠志》挾雜物을 除去하고 마디마다 끊고 체로 쳐서 먼지를 除去한다. 《炙遠志》甘草湯液에 木質部를 除去한 遠志를 넣고 甘草湯液을 모두 빨아들일 때까지 약한 불로 삶아서 햇볕에 말린다. 遠志 500 g : 甘草 420 g 의 비율로 한다. 《蜜遠志》煉蜜에 適量의 湯水를 混合하여 꿀을 묽게 한 다음 炙遠志를 넣고 잘 混合하여 손에 묻지 않을 정도로 볶는다. 炙遠志 500 g : 蜂蜜 100 g 의 비율로 한다.

〔性味 歸經〕 味는 苦辛하고 性은 溫하다. 心, 腎經에 들어간다.

〔成分〕 뿌리에는 saponin 이 含有되어 있고 加水分解하면 遠志 saponin A 와 遠志 saponin B 등 2 種類의 saponin 結晶體로 나누어진다.

〔藥理〕 遠志에 함유된 植物 saponin 은 胃의 粘膜을 刺戟시켜 경도의 惡心을 일으키므로 胃炎・胃潰瘍의 患者에는 愼重하게 써야 하며 따라서 반사적으로 氣管支의 分泌를 증가시켜 氣管支粘膜上皮의 纖毛運動이 증강하기 때문에 祛痰作用이 있다. 子宮에 있어서는 收縮力과 緊張度를 증강시켜서 현저한 흥분작용을 한다. 溶血作用에서는 遠志와 桔梗은 매우 비슷하며 어느 것이나 saponin 이 함유되어 있으며 赤血球를 溶解하는 作用이 있다. 遠志肉의 皮部溶血作用은 遠志木보다 强하다. 抗菌試驗에서는 赤痢菌, 티푸스菌, 結核菌에 대하여 현저한 억제작용이 있다.

〔藥效 主治〕 安神, 益智, 祛痰, 解鬱의 效能이 있다. 驚悸, 健忘, 夢精, 不眠, 咳嗽痰多, 癰疽瘡腫 등을 치료한다. 【用法 用量】3~9 g 을 달이거나 술에 담가 服用하거나 丸劑・散劑로 하여 服用한다.

〔禁忌〕 心, 腎에 火가 있고 陰虛陽亢者는 忌한다.

❷ 小 草 (소초) 〈神農本草經〉細草 : 원지의 莖葉이다. 4~5月에 地上으로 나온 部分을 採取하여 햇볕에 말린다. 清水를 뿌려서 축축하게 하여 잘게 썰어서 햇볕에 말려 사용한다.

〔藥效 主治〕 益精, 補陰氣의 效能이 있다. 一切 虛損, 夢泄, 血中鬱熱, 痘熱不起를 치료한다.

쥐손이풀 (牻牛兒) 과   Geraniaceae

쥐손이풀 老鸛草	Geranium sibiricum L.	참이질풀	G. koraiense NAKAI
산쥐손이	G. davuricum DC.	선이질풀	G. krameri FR. et SAV.
세잎쥐손이	G. wilfordii MAXIM.	큰세잎쥐손이	G. knuthii NAKAI
이질풀 老鸛草	G. nepalense subsp. thunbergii S. et Z. HARA
섬쥐손이	G. shikokianum matsumura var. quelpaertense NAKAI
국화쥐손이 牻牛兒苗	Erodium stephanianum WILLD.

多年生 草本으로 길이는 30~80 cm 이다. 줄기는 모여 나고 누워 있거나 또는 비스듬히 올라가며 가지가 갈라졌고 葉柄과 더불어 밑을 향한 털이 있다. 잎은 對生하고 葉柄은 길며 腎狀 心臟形이며 손바닥 모양으로 갈라졌으며 裂片은 披針狀 卵形이고 끝이 날카로우며 羽狀 缺刻緣이

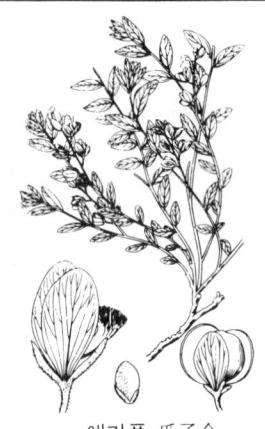
애기풀 瓜子金
Polygala japonica

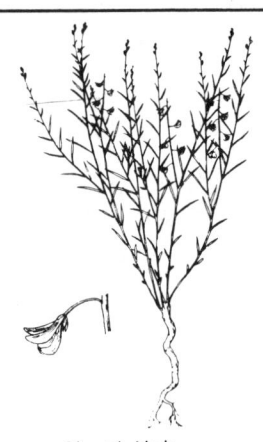
원 지 遠志
Polygala tenuifolia

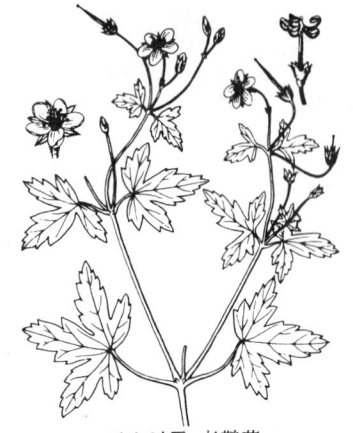
쥐손이풀 老鸛草
Geranium sibiricum

고 托葉은 長楕圓狀 披針形이고 끝이 날카롭다. 꽃은 연한 홍색 또는 紅紫色이고 葉腋에서 긴 花柄이 나와 윗부분에서는 끝에 꽃이 1개씩 달리고 밑 부분에서는 2개의 小花柄으로 갈라져서 각각 1개의 꽃이 달린다. 小花柄은 꽃이 핀 다음 花柄끝에서 굽으며 꽃받침잎은 小花柄과 더불어 털이 있고 암술머리는 길이 1mm 정도이며 열매가 곧추선다. 蒴果는 좁고 길며 5分果로서 裂開하며 開花期는 6〜8월이다. 산이나 들에 나며 南, 中, 北部에 分布한다. 【處方用名】 果實이 달린 全草가 老鸛草이다.

老鸛草(노관초)〈本草綱目拾遺〉五葉草・老官草・五瓣花・老貫草・天罡草：쥐손이풀 및 同屬近緣植物의 果實이 달린 全草이다. 여름에서 가을철 果實이 익기 전 地上部位 또는 뿌리째 뽑아서 깨끗이 씻어 햇볕에 말린다.

〔性味 歸經〕 味는 苦辛하고 性은 平하다. 肝, 心, 大腸經에 들어간다.

〔成分〕 국화쥐손이 *E. stephanianum*에는 精油가 含有되어 있고 精油 中의 主要成分은 geraniol이며 이외에 quercetin 其他의 色素가 含有되었다. 이질풀의 全草에는 tannin, 沒食子酸, 琥珀酸, quercetin 및 그 配糖體 등이 含有되었고 tannin은 잎 중에 가장 많이 含有되었는데 그 含有量은 季節에 따라 變化하며 보통 12월에서 다음해 2月까지가 가장 적고 그 후부터 서서히 많아져서 6〜8月에 最高가 된다. 이외에 잎에서 kaempferitrin을 抽出해 낼 수도 있다.

〔藥理〕 1. 抗菌作用：全草의 煎劑는 *in vitro* 試驗에서 Katarrh 性球菌, 黃色포도球菌, Flexiner's 赤痢菌, β-連鎖球菌, 肺炎球菌 등에 대하여 확실한 抑制作用이 있다. 이것은 含有된 tannin 酸이 이 抗菌作用과 상당한 影響이 있는 것으로 보인다.

2. 抗 virus 作用：全草의 煎劑는 Asia A型 Influenza virus京科 68-1 株와 Parainfluenza virus Ⅰ型仙台株에 대하여 상당히 강한 抑制作用을 나타낸다. 잎과 줄기의 Asia A型 Influenza virus에 대한 作用은 상당히 强하나 뿌리의 作用은 비교적 弱하다. Tannin 酸의 抗 virus 作用에 대한 영향은 그다지 크지 않다.

〔藥效 主治〕 祛風, 活血, 淸熱, 解毒의 效能이 있다. 류머티즘에 의한 疼痛, 拘攣痲木(痙攣

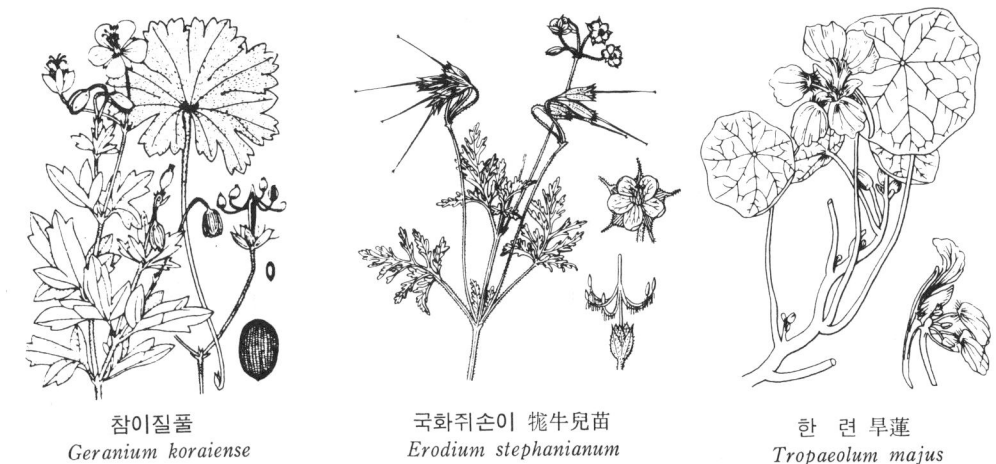

참이질풀
Geranium koraiense

국화쥐손이 牻牛兒苗
Erodium stephanianum

한 련 旱蓮
Tropaeolum majus

과 癧痺), 癰疽(化膿性腫瘍), 打撲傷, 腸炎, 痢疾을 치료한다. 【用法 用量】6～15g을 달여서 또는 술에 담그거나 煎液을 졸여서 膏劑로 하여 服用한다.

한 련(金蓮花)과 Tropaeolaceae

한 련 旱蓮·金蓮花 *Tropaeolum majus* L.

一年生 또는 多年生의 덩굴성 肉質草本으로 길이 1.5m에 달하고 전체에 털이 있거나 없으며 줄기는 곧게 섰거나 누워 있으며 根은 塊狀으로 된 것도 있다. 잎은 互生하고 둥글며 葉身은 葉柄에서 9개의 主脈이 四方으로 퍼져 나왔고 가장자리에는 波狀의 鈍角이 있고 뒷면은 털이 있고 乳狀突起가 있다. 葉柄은 길이 10～20cm이며 葉身의 中心部近에 着生하였다. 꽃은 葉腋에서 單生하고 花柄이 길다. 꽃은 黃色이거나 橙黃色이 많고 꽃받침잎은 5개가 밑부분에 着生하였고 그 中의 1개는 길게 뻗어서 距가 되었다. 꽃잎은 5개로 크기는 고르지 않으며 위의 2개는 약간 크고 아래의 3개는 조금 작다. 꽃잎은 밑부분은 좁고 爪狀을 이루고 그 附近의 가장자리에는 毛狀으로 갈라졌다. 수술은 8개, 花絲는 分離되었고 길이는 고르지 못하다. 子房은 3室에 花柱는 1개, 柱頭는 3裂하였고 線形, 果實이 成熟하면 3個의 작은 核果로 갈라진다. 開花期는 6～7月 여름이다. Peru 原産으로 흔히 심고 있다. 【處方用名】全草가 旱蓮花이다.

旱蓮花 (한련화)〈廣西中草藥〉: 한련의 全草이다. 가을에서 겨울에 채취하여 햇볕에 말리거나 신선한 것으로 사용한다.

〔性味〕 味는 辛하고 性은 凉하며 無毒하다.

〔成分〕 種子에는 glucotropaeolin, α-phenylcinnamonitrile, 抗菌成分인 benzyl-isothiocyanate 970mg%, 脂肪油 7.2%, 또는 15%가 含有되어 있고 油의 鹹化部分의 밑부분은 ester 酸이다. 果皮에는 chlorogenic acid 와 少量의 flavonoid 가 含有되었고 根·莖·葉柄, 특히 葉

中에는 isoquercetrin, moracetin, chlorogenic acid 가 含有되어 있다. 잎에는 benzyl-isothiocyanate 가 含有되었고 꽃에는 多種의 carotene, kaempferol, glucoside 가 含有되어 있다.

〔藥理〕 잎 또는 其他 部分에는 揮發性成分인 broad spector 抗生物質이 含有되어 Gram 陰性菌 또는 陽性菌에 대한 *in vitro* 의 有效濃度는 1 : 1000000〜3000000 이다. 黃色포도球菌, 連鎖球菌, 大腸菌, 腸 Typhus 菌, Paratyphus 菌, 赤痢菌, 炭疽菌, 枯草菌, 抗酸菌 및 或種의 眞菌에 대하여 抑制作用을 가졌다. 또 多數의 芽胞를 形成하는 細菌과 感染한 眼疾感染 中의 微生物에도 有效한 抑制作用이 있다. Chloromycetin 의 抗菌效力을 增强하는데 그 效力은 이 植物의 幼時에 가장 강하고 다음이 줄기이고 뿌리는 無效하다. 水蒸氣蒸溜에 의하여 얻은 것은 效力이 충분하지 못하였다.

〔藥效 主治〕 淸熱, 解毒의 效能이 있다. 瘡毒, 目赤腫痛, 惡毒大瘡을 치료한다. 【用法 用量】〈外用〉짓찧어서 患部에 붙인다.

참 나 무 (殼斗) 目 Fagales

자작나무 (樺木) 과 Betulaceae

오리나무 赤楊 *Alnus japonica* (THUNB.) STEUD. (= *Betula japonica* THUNB.)

落葉喬木으로 높이 20 m 에 達한다. 樹皮는 淡紫褐色, 나무결은 거칠고 不規則하게 갈라진다. 一年生의 가지는 淡赤褐色이며 매끄럽고 털이 없고 二年生의 가지는 약간 淡褐色이고 皮目은 鮮明한 灰白色이다. 잎은 互生하고 楕圓形 내지 倒卵狀 楕圓形에 끝은 날카롭고 뽀족하며 밑부분은 쐐기 모양이고 길이 6〜12 cm, 나비 3.5〜5 cm로 가장자리에는 뽀족한 톱니가 있고 葉柄에는 홈이 있다. 꽃은 單性에 雌雄一家로서 잎이 먼저 핀다. 수꽃이삭은 길게 늘어지며 암꽃이삭은 楕圓形이다. 果穗는 卵形에 深褐色이며 길이 약 2 cm 로 굵고 튼튼한 果序柄에 1〜4 개가 달린다. 小堅果는 廣楕圓形 또는 倒卵形에 좁은 날개가 있다. 開花期는 3 月, 結實期는 10 月이다. 하천 유역 습한 곳 및 마을 근처에 나며 忠南을 제외한 全國에 分布한다. 【處方用名】 枝葉 및 樹皮가 赤楊이다.

赤 楊 (적양)〈中草藥土方法戰備專輯〉: 오리나무가 어릴 때의 부드러운 枝葉 및 樹皮이다. 봄, 가을에 채취하여 햇볕에 말린다.

〔性味 歸經〕 味는 苦澀하고 性은 凉하다. 肺, 心經에 들어간다.

〔成分〕 Lupenone, β-amylin, glutenol, taraxerol, betulinic acid 등 多種의 triterpenoid 외에 β-sitosterol, heptacosane, 脂肪族 alcohol, pyrocatechol 系 tannin 이 含有되어 있다.

〔藥效 主治〕 淸熱, 降火의 效能이 있다. 衄血, 血便, 腸炎, 泄瀉, 外傷出血을 치료한다. 【用法 用量】 20〜30 g 을 달여서 복용한다. 〈外用〉 짓찧어서 塗布하거나 粉末로 하여 바르거나 개어서 붙인다.

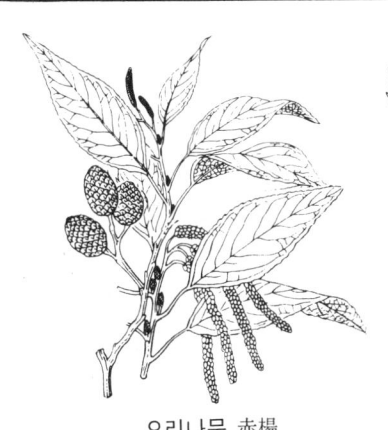
오리나무 赤楊
Alnus japonica

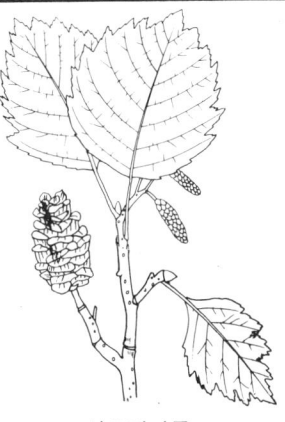
산오리나무
Alnus tinctoria var. *glabra*

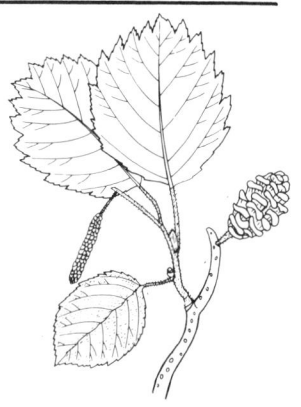
참오리나무
Alnus tinctoria var. *typica*

산오리나무(물오리나무) *Alnus tinctoria* SARG. var. *glabra* (=*A. hirsuta*(SPACH.) RUPR.)

참오리나무 *A. tinctoria* SARG. var. *typica* CALL.

落葉喬木 혹은 大灌木으로 높이 4～16m 이다. 樹皮는 光澤이 나고 매끄러우며 灰褐色이다. 어린 가지는 褐色에 털이 있으나 점차 없어지고 冬芽에 털이 있다. 單葉이 互生하며 비교적 크고 엷고 廣卵形이거나 倒卵形 혹은 圓形이고 밑부분은 圓形 또는 楔形, 표면은 털이 없으며 뒷면에는 잔털이 드문드문 나 있고 가장자리에는 얕은 톱니가 있다. 꽃은 單性 雌雄一家이고 수꽃이삭은 밑으로 늘어지며 암꽃이삭은 卵形이다. 果穗는 楕圓狀 卵形에 球果狀이며 길이 2.6cm 쯤 된다. 開花期는 4～5月이다. 골짜기 附近에 나며 中部(江原道·京畿道)에 分布한다. 【處方用名】 樹皮가 色赤楊이다.

色赤楊(색적양)〈吉林醫大通訊〉: 산오리나무·참오리나무의 樹皮이다. 봄에 採取하여 乾燥 또는 半乾燥한 다음 砕片狀으로 썰어서 쓴다. 味는 苦澁하다.

〔藥理〕 1. 鎭咳, 祛痰, 平喘作用: Mouse의 腹腔 內에 色赤楊樹皮의 水煎液 0.2g/마리을 注射하였더니 鎭咳作用이 나타났으나 그 10倍量을 經口投與하였더니 效能이 없었다. Mouse에 水煎液 0.2g/마리 腹腔注射 또는 經口投與하였더니 氣道內의 分泌物이 증가되고 祛痰作用이 확실히 나타났으나 平喘作用은 나타나지 않았다.

2. 抗菌作用: 色赤楊樹皮 水煎濃液의 ethanol 抽出液은 0.1g生藥 ml의 濃度에서 Influenza 菌, 肺炎雙球菌, 白色포도球菌 및 Neisseria菌에 대하여 상당한 抗菌作用이 있다.

〔藥效 主治〕 祛痰, 消炎, 止咳, 平喘의 效能이 있다. 老年性 慢性氣管支炎을 치료한다. 【用法 用量】 9～15g을 달여서 服用하거나 엑스, 粉末 capsul에 넣어서 服用한다.

자작나무 華北白樺 *Betula platyphylla* SUK. var. *japonica* (MIQ) HARA

만주자작나무 白樺 *B. platyphylla* SUK.

落葉喬木으로 높이 15～20m에 達한다. 樹皮는 白色에 반들반들하고 光澤이 있고 白粉이 나온다. 어린 가지는 赤褐色에 腺點이 있다. 單葉이 긴 가지에서는 互生하고, 짧은 가지에서는 2~3석 모여 나고 三角狀 卵形이며 끝은 급히 뾰족해졌으며 齒牙狀의 單鋸齒 또 複鋸齒가 있으며 뒷면에는 잔털이 있거나 없고 腺點이 있으며 脈腋에 갈색털이 있고 葉柄은 길다. 꽃은 單性에 黃色이고 雌雄一家로서 穗狀花序이며 配列되었다. 수꽃이삭은 3개가 가지의 끝에 달리고 아래로 늘어지며 꽃받침이 있고 수술이 2개이다. 암꽃이삭은 가지의 끝에 1개씩 달리며 花枝는 2개 苞마다 小苞가 2개씩 있고 果穗는 圓筒形이며 直立하는데 길이 2.5~3.5cm 쯤 되고 長柄이 있다. 小堅果는 편평한 楕圓形에 2개의 膜質로 된 날개가 있고 花柱가 宿存한다. 開花期는 5月, 結實期는 10月이다. 深山地域에 자라며 中·北部의 산중턱 이하 陽地에 分布한다.
【處方用名】① 樹皮는 樺皮 ② 樹液은 樺樹液이다.

❶ **樺皮** (화피)〈開寶本草〉樺木皮·白樺皮: 자작나무·만주자작나무의 樹皮이다. 樺木을 伐採하여 부드러운 外皮를 벗겨서 햇볕에 말린다.

〔性味 歸經〕 味는 苦하고 性은 寒하며 無毒하다. 胃經으로 들어간다.

〔成分〕 자작나무의 樹皮에는 betulin이 約 35%, 각종 高級脂肪酸이 약 35% 以上이며, tannin 약 7%가 함유되어 있다(內皮에는 tannin이 약 11% 含有되어 있다). 新鮮한 잎에는 betulafolientriol 0.25%, betulafolientetraol 등의 triterpenoid를 含有하였고 그 밖에 dammarantype triterpenoid가 밝혀지고 tannin이 5.19%가 含有되었다. 小堅果에는 油가 11.44% 含有되었다. 白樺의 樹皮에는 betulin이 약 23% 含有되었다.

〔藥理〕 1. 止咳·祛痰·平喘作用: Mouse에 樹皮(樺皮·白樺皮)의 水, methanol, ether로 抽出한 抽出物을 腹腔內에 注射하면 모두에 상당한 止咳作用이 있었다. 그 中에서 물과 methanol의 抽出物 및 ether 析出物이 비교적 좋은 效果가 있었다. 樺樹皮의 물에 의한 抽出物, ethanol로 處理한 다음 물로 處理한 抽出物, methanol 處理物 및 酸性의 ethanol에 의한 抽出物을 Mouse에 腹腔內 注射하였던 바 모두가 확실한 祛痰作用이 있고 역시 물과 methanol에 의한 抽出物이 비교적 좋은 效果가 있었으며 ether에 의한 抽出物에는 效果가 없었다. Guinea pig에 ethanol로 處理한 만주자작나무 樹皮의 물에 의한 抽出物을 腹腔內 注射하였더니 상당한 平喘作用이 있었다.

2. 抗菌作用: 만주자작나무 樹皮(白樺皮)의 煎劑는 *in vitro*에서 肺炎雙球菌, Katarrh 球菌 및 α型連鎖球菌의 몇 가지 球菌에 대하여 抑制作用이 있다.

〔藥效 主治〕 淸熱利濕, 祛痰止咳, 消腫解毒의 效能이 있다. 肺炎, 下痢, 黃疸, 腎炎, 尿路感染症, 慢性氣管支炎, 急性扁桃腺炎, 齒周炎, 急性乳腺炎, 癰腫, 痒疹, 火傷을 치료한다.【用法 用量】15~30g을 달여서 마시거나 sirup으로 만들어서 使用한다.〈外用〉燒存性을 만들어서 粉末을 撒布한다.

〔禁忌〕 脾胃가 弱하고 下痢하는 症狀에는 忌한다.

❷ **樺樹液** (화수액)〈吉林中草藥〉: 자작나무·만주자작나무의 樹幹에서 流出되는 液汁이다. 5月頃에 樹皮의 液汁을 採取하여 新鮮한 그대로 쓴다.

〔藥效 主治〕 淸熱, 解毒, 止咳의 效能이 있다. 痰喘咳嗽, 壞血病, 腎臟病, 痛風을 치료한다.

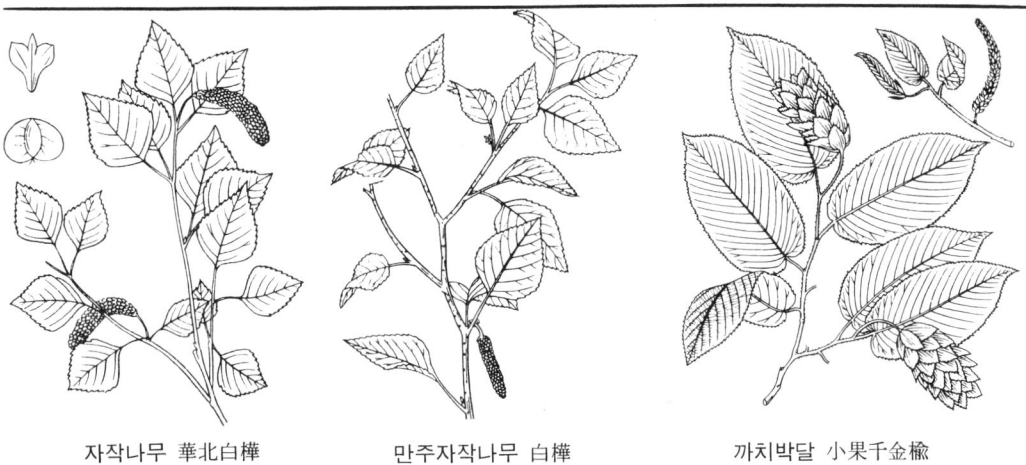

자작나무 華北白樺
Betula platyphylla var. japonica

만주자작나무 白樺
Betula platyphylla

까치박달 小果千金楡
Carpinus cordata

까치박달 小果千金楡　Carpinus cordata BL. (=C. erosa BL.)

　落葉喬木으로 높이는 15 m에 達하고 樹皮는 灰褐色에 鱗片狀으로 얕게 갈라졌고, 小枝는 赤褐色에 光澤이 있고 黃色 圓形의 皮目이 있다. 잎은 互生하고 楕圓形 혹은 卵狀 楕圓形이고 밑부분은 얕은 心臟形 끝은 날카로우며 가장자리에는 끝이 가는 톱니가 있다. 표면은 綠色에 짧은 軟毛가 성기게 나 있고 뒷면은 淡綠色에 側脈은 12~20 쌍이고 葉柄은 길이 1.2~2 cm이고 어린 가지, 葉柄, 葉背, 葉脈 및 果柄에는 모두 軟毛가 密生하였다. 꽃은 一家花로서 黃綠色이고 수꽃이삭은 잎과 더불어 小枝끝에 아래로 늘어져 있고 꽃은 密生하였다. 花被는 없고 苞片은 卵形이며 밑부분에는 수술 10개가 着生하였다. 子房은 下位, 苞片의 가장자리와 小苞의 外面에는 가는 털이 있다. 小堅果는 楕圓形 壓扁狀으로 빽빽하게 겹쳐진 果苞에 싸여 있다. 開花期는 5月, 結實期 10月이다. 산골짜기의 숲속에 나며 全國에 分布한다. 【處方用名】根皮가 小果千金楡이다.

　小果千金楡(소과천금유)〈天目山藥植志〉: 까치박달의 根皮로 가을에 採取한다.
　〔**性味**〕 味는 淡하고 性은 平하며 無毒하다.
　〔**藥效 主治**〕 疲勞倦怠, 打撲傷, 癰腫, 淋病을 치료한다. 【用法 用量】3~6 g을 달여서 服用한다.〈外用〉짓찧어서 붙인다.

　난티잎개암나무 榛　Corylus heterophylla FISCH. et BESS.
　　　　　　　　　　　개암나무　C. heterophylla var. thunbergii (BLUME) DC.
　　　　　　　　　　　물개암나무　C. rostrata var. mandshurica (MAX.) REGEL
　　　　　　　　　　　참개암나무　C. sieboldiana BLUME

　落葉灌木 또는 小喬木으로 높이 1~7 m이다. 잎은 互生하고 廣卵形 내지는 廣倒卵形으로 끝은 切形에 가깝고 銳尖頭가 있고 밑부분은 圓形 또는 心臟形이며 가장자리에는 不規則한 二重 톱니가 있고 표면은 털이 없으며 뒷면은 脈에만 짧은 柔毛가 있다. 葉柄은 길이 1~2 cm로 가

— 806 — 참나무(殼斗)과 Fagaceae

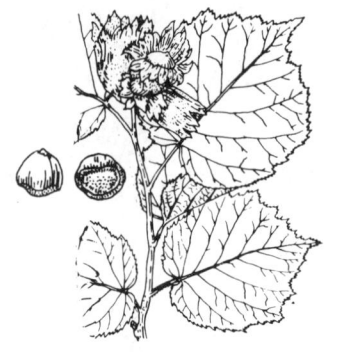
난티잎개암나무 榛
Corylus heterophylla

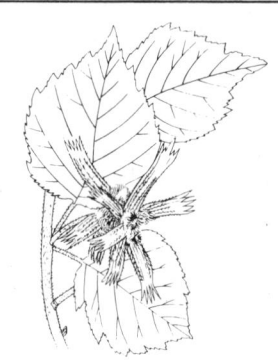
물개암나무
Corylus rostrata var. *mandshurica*

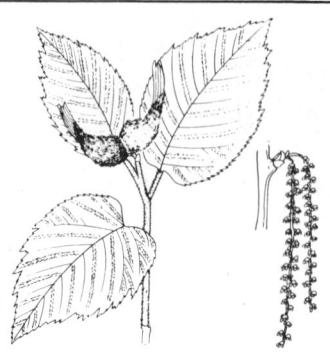
참개암나무
Corylus sieboldiana

는 털이 密生하였으며 托葉은 작고 일찍 떨어진다. 꽃은 單性에 雌雄一家이고 잎이 나오기 前에 꽃이 먼저 편다. 수꽃이삭은 圓柱形에 길이 5~10cm이며 1개의 苞와 2개의 副苞가 있고 수술은 8개, 葯은 黃色이다. 암꽃 2~6개가 가지의 끝에 모여 나고 開花時에 苞는 鱗芽의 속에 있으며 2개의 花柱는 밖에 나와 있고 赤色이다. 總苞는 葉狀 또는 鐘狀으로 1~2개의 苞片으로 이루어졌고 가장자리는 淺裂하며, 裂片은 거의 全緣이고 털이 있다. 小堅果는 球形에 가깝고 지름은 약 0.5~1.5cm로 淡褐色으로 익는다. 開花期는 3~4月, 結實期는 9~10月이다. 산기슭의 陽地에 나며 全國에 分布한다. 【處方用名】種仁이 榛子이다.

榛 子(진자)〈日華子諸家本草〉榧子: 난티잎개암나무 및 同屬 近緣植物의 種仁이다. 果實이 成熟하면 잘 떨어지기 때문에 수시로 따서 해볕에 말려서 果殼을 제거한다.

〔**性味 歸經**〕 味는 甘하고 性은 平하다. 脾, 肝經에 들어간다.

〔**成分**〕 果仁에는 炭水化物 16.5%, 蛋白質 16.2~18%, 脂肪 50.6~77%, 灰分 3.5% 가 含有되어 있고 果實에는 澱粉 15%, 잎에는 tannin 5.95~14.58% 가 含有되었다.

〔**藥效 主治**〕 調中, 開胃, 明目의 效能이 있다. 【用法 用量】30~60g 을 달여서 服用하거나 粉末하여 服用한다.

참 나 무(殼斗) 과 **Fagaceae**

약밤나무 栗 *Castanea mollissima* BL. (=*C. bungeana* BL.)

밤나무 *C. crenata* S. et Z. (=*C. stricta* SIEB. et ZUCC.)

落葉喬木으로 높이 15~20m 에 達한다. 樹皮는 暗褐色에 不規則하게 깊게 갈라졌고 작은 가지는 灰褐色이고 털이 드문드문 있거나 밀생하고 冬芽는 짧고 廣卵形이며 茸毛에 싸여 있다. 잎은 互生하며 엷은 革質이고 楕圓狀 披針形이거나 楕圓形이고 밑부분은 楔形이거나 左右不相稱이고 끝은 꼬리 모양으로 뾰족하고 가장자리에는 톱니가 성기게 나 있다. 표면은 深綠色에 光澤이 나고 羽狀 側脈은 10~17쌍, 中央脈上에 털이 있고 뒷면은 淡綠色에 白色의 絨毛가 있고 葉柄은 짧다. 꽃은 單性에 雌雄一家이고 수꽃이삭은 線狀이고 어린 가지의 下部에서 腋生하고 약밤나무 *Castanea mollissima* —807—

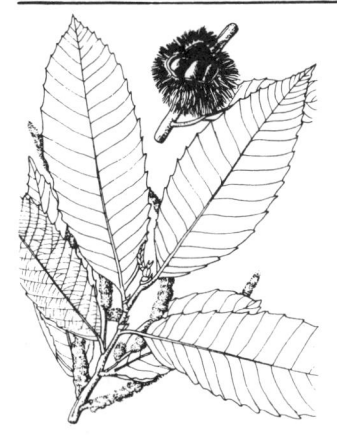
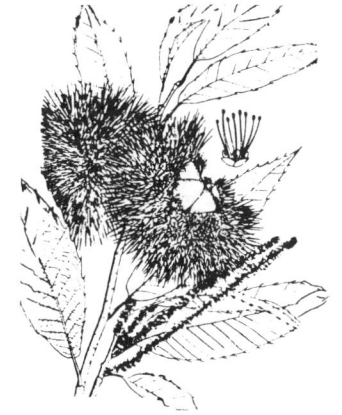
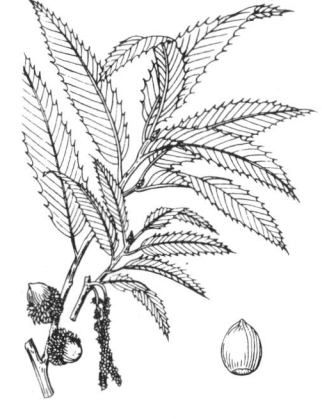

약밤나무 栗
Castanea mollissima

밤나무
Castanea crenata

상수리나무 橡
Quercus acutissima

수술은 8~10개이다. 암꽃이삭은 花柄이 없고 수꽃이삭의 아래에 달리고 外側에 殼斗狀의 總苞가 있고 子房은 下位, 花柱는 5~9개, 總苞는 둥글고 外面에는 끝이 날카로운 毛狀의 가시가 있고 그 안에 堅果가 2~3개 있고 成熟하면 4개로 갈라진다. 堅果는 深褐色에 지름 2~3 cm, 開花期는 5~6月, 結實期는 9~10月이다. 山地 人家附近에 自生 또는 栽植하며 全國에 分布한다. 【處方用名】① 種仁은 栗子 ② 뿌리는 栗樹根 ③ 잎을 栗葉 ④ 꽃은 栗花 ⑤ 外果皮는 栗殼 ⑥ 內果皮는 栗荴 ⑦ 總苞는 栗毛球 ⑧ 樹皮는 栗樹皮 이다.

❶ 栗 子 (율자)〈千金・食治〉板栗・樸子・㮋子・栗果: 약밤나무・밤나무 果實의 種仁이다. 가을철에 成熟한 果實을 따서 겉껍질을 벗겨내고 쓴다.

〔性味 歸經〕 味는 甘하고 性은 溫하다. 脾, 胃, 腎經에 들어간다.

〔成分〕 果實에는 蛋白質 5.7%, 澱粉 25%, 脂肪 2.0%, 炭水化物 62%, 無機成分 1.3% 및 vitamin, lipase 가 含有되어 있다.

〔藥效 主治〕 養胃, 健脾, 補腎, 强筋骨, 活血, 止血의 效能이 있다. 反胃(慢性嘔吐), 水樣性下痢, 腰脚衰弱, 吐氣, 鼻出血, 血便, 刀槍傷이나 骨折의 腫痛, 瘰癧을 치료한다.【用法 用量】新鮮한 것을 生用 또는 삶아서 먹거나 燒存性을 粉末하여 服用한다.〈外用〉짓찧어서 붙인다.

〔禁忌〕 風水氣病患者는 忌한다.

❷ 栗樹根 (율수근)〈食物本草〉: 약밤나무・밤나무의 樹根이다.

〔性味〕 味는 甘淡하고 性은 平하며 無毒하다.【用法 用量】6~9g 을 달여서 服用하거나 술에 담가 服用한다. 紅腫牙痛(齒痛으로 벌겋게 부은 것)에 栗樹根 달인 液으로 鷄卵을 삶아 먹는다.

❸ 栗 葉 (율엽)〈滇南本草〉: 약밤나무・밤나무의 잎이다.

〔藥效 主治〕 喉疔火毒을 치료하며 栗葉 6~9g 을 달여서 服用한다. 또 收斂劑로 使用하고 外用으로는 漆瘡에 바른다.

❹ 栗　花 (율화)〈日用本草〉: 약밤나무・밤나무의 꽃이다.

〔性味〕　味는 微苦澁하고 性은 微溫하다.

〔成分〕　Arginin이 含有되어 있다.

〔藥效 主治〕　극심한 下痢, 便血, 瘰癧을 치료한다. 【用法 用量】3～6g을 달여서 또는 粉末하여 服用한다.

❺ 栗　殼 (율각)〈食療本草〉: 밤의 外果皮이다.

〔性味〕　味는 甘澁하고 性은 平하며 無毒하다.

〔藥效 主治〕　反胃, 鼻出血, 血便을 치료한다. 【用法 用量】달이거나 丸劑・散劑로 하여 服用한다.

❻ 栗　荴 (율부)〈本草綱目〉: 밤의 內果皮이다.

〔性味〕　味는 甘하고 性은 平하며 無毒하다.

〔藥效 主治〕　瘰癧, 魚骨이 목에 걸린 것을 치료한다.

❼ 栗毛球 (율모구)〈本草綱目〉: 밤의 總苞이다.

〔藥效 主治〕　丹毒, 瘰癧痰核, 百日咳를 치료한다. 【用法 用量】9～30g을 달여서 服用한다, 〈外用〉煎液으로 씻거나 粉末을 調合하여 붙인다.

❽ 栗樹皮 (율수피)〈食療本草〉: 밤나무의 樹皮이다.

〔成分〕　껍질에는 quercetin, 尿素, 色素 및 tannin이 含有되어 있다.

〔藥效 主治〕　丹毒, 癩瘡, 口瘡, 漆瘡을 치료한다. 【用法 用量】달인 液으로 씻거나 또는 태워서 灰를 만들어서 바른다.

상수리나무 (참나무) 橡・櫟　*Quercus acutissima* CARR.

落葉喬木으로 높이 15～20m에 달한다. 樹皮는 灰褐色으로 不規則하며 깊이 갈라졌고 小枝는 暗灰褐色 絨毛가 있으며 冬芽는 圓錐形에 灰褐色 鱗片은 廣卵形에 털이 있다. 잎은 互生하고 革質 楕圓狀 披針形 또는 楕圓狀 卵形으로 밑은 둥글고 끝은 날카로우며, 가장자리에는 가시 모양의 톱니가 있다. 側脈은 12～17쌍이 톱니의 끝까지 뻗어 있다. 표면은 深綠에 光澤이 나고 뒷면은 淡綠色이고 어릴 때에는 黃色의 短細毛가 있으나 脫落하여 葉脈腋에만 남는다. 葉柄은 길이 2～3cm이다. 꽃은 雌雄一家花로서 수꽃이삭은 보통은 여러 개가 새가지 下部의 葉腋에 모여서 달리고 길이는 6～12cm이며 柔毛에 싸였다. 花被는 대개가 5개로 갈라지고 수술은 4개, 많은 것도 간혹 있다. 암꽃은 1～3개가 새가지의 葉腋에 모여서 달리며 子房은 3室, 花柱는 3개이다. 殼斗는 杯形에 堅果의 약 1/2을 싸고, 鱗片은 좁은 披針形에 瓦狀으로 配列하고 뒤로 젖혀졌고 灰白色의 柔毛에 싸여 있다. 堅果는 卵形 또는 卵狀 楕圓形에 淡褐色이다. 開花期는 5月, 結實期는 翌年의 9～10月이다. 丘陵 山地에 나고 全國에 分布한다. 【處方用名】① 果實은 橡實 ② 殼斗를 橡實殼 ③ 樹皮는 橡木皮라 한다.

❶ 橡　實 (상실)〈雷公炮炙論〉橡子・杼斗・橡斗子・柞子・櫟子・麻櫪果: 상수리나무의 果實 (도토리)이다. 겨울에 果實이 成熟하면 果殼에서 分離되어 떨어진다. 이것을 주워 모아 햇볕에

말려 通風이 잘되는 乾燥한 곳에 貯藏한다. 【修治】橡實을 쓸 때에는 粗皮를 벗겨내고 午前 10時부터 午後 2時까지 쪄서 5쪽으로 썰어 使用한다.

〔性味 歸經〕 味는 苦澁하고 性은 微溫하다. 心, 大腸經에 들어 간다.

〔成分〕 種子에는 澱粉 50.4%, 脂肪油 약 5%가 含有되어 있으며 殼斗에는 tannin이 19~29%, 樹葉에는 tannin이 5~10% 含有되어 있다.

〔藥效 主治〕 澁腸脫固의 效能이 있다. 瀉痢, 脫肛, 痔出血을 치료한다. 【用法 用量】煎劑나 散劑로 하여 服用한다. 〈外用〉醋를 넣고 갈아서 붙인다. 또는 燒存性을 갈아서 붙인다.

〔禁忌〕 痢疾의 初期 濕熱의 積滯者는 忌한다.

❷ 橡實殼 (상실각) 〈唐本草〉 橡斗殼: 果實 즉, 도토리의 깍정이(밑받침)이다. 짓찧어 볶는다.

〔性味〕 味는 澁하고 性은 溫하며 無毒하다.

〔藥效 主治〕 收斂, 止血의 效能이 있다. 瀉痢脫肛, 腸風下血, 崩中帶下를 치료한다. 【用法 用量】煎劑나 散劑로 하여 服用한다. 〈外用〉달인 液으로 씻거나 粉末을 調合하여 붙인다.

❸ 橡木皮 (상목피) 〈本草綱目〉 櫟木皮・櫟樹皮: 상수리나무의 樹皮 또는 根皮이다.

〔性味〕 味는 苦하고 性은 平하며 無毒하다.

〔藥效 主治〕 瀉痢, 瘰癧, 惡瘡을 치료한다.

떡갈나무 槲樹 *Quercus dentata* THUNB. (= *Q. obovata* BUNGE)

落葉喬木으로 높이 25m, 지름 1m에 達하는 것도 있다. 樹皮는 暗灰色에 깊은 홈이 있다. 小枝는 굵고 튼튼하며 淡黃色 또는 灰黃色, 灰黃色 星狀毛에 싸여 있다. 葉은 互生하고 革質 또는 革質에 가깝고 廣倒卵形이며 가장자리는 4~10쌍의 깊은 波狀의 톱니가 깊이 갈라졌고 밑부분은 耳形 또는 楔形이며 끝은 뭉툭하다. 표면은 深綠色이고 뒷면은 灰綿毛 및 星狀毛가 있고 4~10쌍의 側脈이 톱니 끝까지 뻗어 있으며 葉柄은 짧다. 꽃은 雌雄一家이고 수꽃 이삭은 길게 늘어지며 새가지의 葉腋에서 나오고 수술은 8~10개이다. 암꽃은 幼枝에 여러 개가 모여서 달리고 子房은 3室, 柱頭는 3개이다. 殼斗는 크고 堅果의 1/2을 싸고, 鱗片은 披針形이며 覆瓦狀으로 配列하였고 赤褐色에 얇고 밖으로 젖혀져 굽었다. 堅果는 卵形 또는 楕圓形이고 開花期는 5~6月, 結實期는 10月 以後이다. 산기슭의 陽地에 나며 全國에 分布한다. 【處方用名】① 樹皮는 槲皮 ② 잎은 槲葉 ③ 種子는 槲實仁이다.

❶ 槲 皮 (곡피) 〈唐本草〉 槲白皮: 떡갈나무의 樹皮로 味는 苦하다.

〔成分〕 樹皮에는 tannin이 3.70~14.44% 含有되어 있다. 殼斗는 tannin 3.41~5.13%가 含有되어 있다.

〔藥效 主治〕 惡瘡, 瘰癧, 痢疾, 腸風下血(腸炎에 의한 出血)을 치료한다. 【用法 用量】달이거나 졸여서 膏劑로 하거나 燒存性을 粉末로 하여 服用한다. 〈外用〉달인 液으로 患部를 씻거나 膏劑를 붙인다.

❷ 槲 葉 (곡엽) 〈圖經本草〉 槲若: 떡갈나무의 잎이다. 炒焦하여 쓴다.

〔性味〕 味는 甘苦하고 性은 平하며 無毒하다.

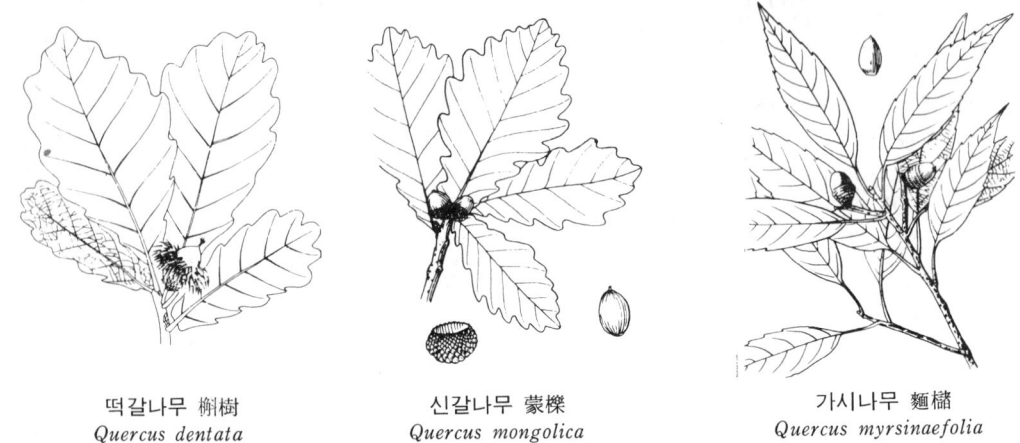

떡갈나무 槲樹 　　　신갈나무 蒙櫟 　　　가시나무 麵櫧
Quercus dentata　　*Quercus mongolica*　　*Quercus myrsinaefolia*

〔藥效 主治〕 吐血, 鼻出血, 血痢(血便), 血痔, 淋病을 치료한다. 【用法 用量】 달여서 服用하거나 生汁 또는 粉末로 服用한다. 〈外用〉 달인 液으로 患部를 씻는다.

❸ 槲實仁 (곡실인) 〈本草綱目〉: 떡갈나무의 種仁이다. 겨울에 採取하는데 成熟되어 떨어진 果實을 주워서 햇볕에 말려 通風이 잘 되는 곳에 貯藏한다.

〔性味〕 味는 苦澁하고 性은 平하며 無毒하다.

〔藥效 主治〕 쪄서 粉末로 한 것은 澁腸止痢한다. 橡實(도토리)과 같은 效能이 있다. 小兒의 곱사병을 치료한다. 小便澁者는 忌한다.

신갈나무 蒙櫟 *Quercus mongolica* FISCH.

落葉喬木으로 높이 30m에 達한다. 樹皮는 暗灰色이며 세로로 깊게 갈라졌다. 幼枝는 매끄럽고 稜線이 있고 紫褐色이다. 잎은 互生하고 小枝의 끝에 많이 모여 났다. 葉身은 倒卵形 혹은 長楕圓狀 倒卵形이고 끝은 뭉툭하거나 뾰족하며 밑부분은 耳形이고 가장자리에는 波狀의 톱니가 있고 보통은 8~9쌍이다. 뒷면 脈에 털이 있는 것이 있으나 오래되면 없어지고 側脈은 7~11쌍이며 葉柄은 짧다. 꽃은 單性 雌雄一家이고 수꽃의 이삭은 아래로 늘어지고 새 가지의 葉腋에서 나며 花被는 6~7개로 갈라졌고 수술은 8개이다. 암꽃의 花被는 얕게 6개로 갈라졌다. 殼斗는 環形 堅果의 1/3~1/2을 싸고 있으며 지름은 1.5~2cm, 높이는 0.8~1.5cm로 壁이 두껍고 苞片은 작고 三角形이다. 堅果는 卵形 또는 長卵形이고 無毛이다. 開花期는 5月, 結實期는 9~10月이다. 深山中腹 以上의 양지쪽에 자라고 全國에 分布한다. 【處方用名】 ① 樹皮는 柞樹皮 ② 잎은 柞樹葉이다.

❶ 柞樹皮 (작수피) 〈吉林中草藥〉: 신갈나무의 樹皮이다. 봄, 가을에 採取하여 cork皮를 除去하고 햇볕에 말리거나 강한 불로 炭化한다.

〔藥效 主治〕 利濕, 淸熱, 解毒의 效能이 있다. 腸炎으로 인한 腹瀉, 痢疾, 黃疸, 痔瘡을 치료한다. 【用法 用量】 6~9g을 달여서 服用한다. 〈外用〉 짓찧어서 붙이거나 달인 液으로 발을 씻는다.

❷ **柞樹葉**(작수엽)〈黑龍江草藥手册〉: 신갈나무의 잎이다.

〔藥效 主治〕 細菌性痢疾, 小兒의 消化不良, 癰瘡, 痔瘡을 치료한다.【用法 用量】3~9g을 달여서 服用하거나 粉末하여 服用한다.〈外用〉짓찧어서 붙인다.

가시나무 麵櫧 *Quercus myrsinaefolia* BL.
(=*Cyclobalanopsis myrsinaefolia* (BL.) OERST.)

常綠喬木으로 높이 6~16m이고, 樹皮는 灰褐色이다. 잎은 互生하고 딱딱한 紙質에 披針形 또는 楕圓狀 披針形이고 끝은 급히 뾰족하며 밑은 날카롭거나 둥글고 가장자리는 윗쪽 2/3 이상에 톱니가 있고 下部는 밋밋하며 표면은 綠色에 光澤이 나고 뒷면은 蒼白色이며, 側脈은 11~15쌍이다. 葉柄의 길이는 1.5~2.5cm이다. 꽃은 一家花로서 雄花序는 길이 10cm 정도로서 4~5개가 나란히 腋生하여 밑으로 처지며 수꽃이 많이 달리고, 雌花序는 3~4개가 짧은 穗狀花序를 이루었고 新枝의 葉腋에 달린다. 殼斗는 얇고 약하고 접시 모양으로 잔털에 덮여 있고 鱗片이 5~6層의 同心圓狀의 環帶를 이루고 있다. 堅果는 2/3가 殼의 外部로 露出하였고 卵狀 長圓形이다. 開花期는 4~5月, 結實期는 10月이다. 골짜기에 나며 제주도 및 南部 多島海에 分布한다.【處方用名】① 種仁은 麵子 ② 樹皮 및 葉은 麵子皮葉이다.

❶ **麵 子**(면자)〈本草拾遺〉 麵櫧·靑栲·櫧子·株子·血櫧: 가시나무의 種仁이다.

〔性味〕 味는 苦澁하고 性은 平하며 無毒하다.

〔藥效 主治〕 泄痢를 그치고 步行을 健하게 하며 惡血을 除去하고 止渴한다. 또 이를 服用하면 飢餓感이 없어지고 飮酒로 胸痞症이 일어날 때 이를 자주 씹어 먹으면 풀린다.

〔禁忌〕 氣實腸燥者는 忌한다.

❷ **麵子皮葉**(면자피엽)〈本草拾遺〉: 가시나무의 樹皮 또는 잎이다.

〔藥效 主治〕 煮汁을 產婦가 服用하면 止血한다. 幼葉을 下腿腫瘍에 붙이고 1日 3回 갈아 붙인다.

굴참나무 栓皮櫟 *Quercus variabilis* BL. (=*Q. bungeana* FORBES)

落葉喬木으로 높이는 15~25m이며 樹皮는 淡灰色에 깊게 갈라졌고 cork層은 두껍고 부드러우며 두께 10cm쯤 된다. 잎은 互生하고 楕圓狀 披針形 또는 楕圓狀 卵形에 길이 8~15cm로서 밑은 둥글고 끝은 날카로우며 까끄라기같이 뾰족하고 가장자리에는 톱니가 있고 표면은 深綠色이고 뒷면에는 灰白色의 털이 빽빽하고 葉柄은 길이 1.5~3cm이다. 雄花序는 새가지 밑에서 나와 아래로 처지고 꽃받침잎은 2~3개로 갈라지고 수술은 4~6개, 雌花序는 새가지의 葉腋에서 1개씩 달리며 花柄은 짧다. 堅果는 둥글고 卵形體로 길이 1.5~2cm 딱딱한 殼에는 針狀線形으로 젖혀진 多數의 鱗片이 있다. 開花期는 5月, 結實期는 다음해 9月이다. 산기슭이나 산중턱의 양지쪽에 나며 平北, 咸北을 제외한 全國에 分布한다.【處方用名】果殼 혹은 果實이 靑杠碗이다.

青杠碗 (청강완) 〈貴州草藥〉: 굴참나무의 果殼 혹은 果實이다. 가을에 採取한다.

〔性味〕 味는 苦澁辛하고 性은 平하다.

〔藥效 主治〕 果實은 健胃, 收斂, 止痢의 效能이 있어 痔瘡, 惡瘡, 癰疽, 血痢를 치료하고, 果殼은 止咳, 澀腸의 效能이 있어 咳嗽, 水瀉, 頭癬을 치료한다. 【用法 用量】 15~30 g 을 달여서 服用한다. 〈外用〉 粉末을 調合하여 붙인다.

후 추(胡椒) 目 Piperales

삼백초(三白草) 과 Saururaceae

약 모 밀(집약초) 蕺菜 *Houttuynia cordata* Thunb. (=*Polypara cordata* (Thunb.) Bueck)

多年生 草本으로 높이 15~50 cm 쯤 자라며 줄기의 下部는 땅위를 기어가듯이 옆으로 뻗고 마디에서 뿌리가 나오며 根莖은 白色이다. 잎은 互生하고 卵狀 楕圓形이나 廣卵形에 길이 3~8 cm, 나비 4~6 cm 로 끝이 뾰족하고 밑부분은 心臟形이고 가장자리는 밋밋하며 腺點이 있다. 下面은 보통 紫色이고 兩面의 葉脈에는 柔毛가 나 있다. 葉柄은 길이 1~4 cm 이며 털이 성기게 나 있다. 托葉은 線狀 楕圓이고 끝이 뭉툭하고 밑부분은 줄기를 감싸고 있다. 穗狀花序는 줄기의 위 끝에서 나와서 잎과 對生하였고 길이는 약 2 cm 이다. 總苞片 4조각은 긴 倒卵形이고 고르지 못하며 白色이다. 꽃은 작고 꽃잎은 없고 3개의 수술은 花絲가 길고 子房은 상위이며 3室, 3花柱이다. 蒴果는 다소 구형이고 花柱 사이에서 갈라져 연한 褐色 種子가 나온다. 꽃은 엷은 황색이고 開花期는 5~6月, 結實期는 10月이다. 길가나 나무 밑에 나며 제주도 및 울릉도에 分布한다. 【處方用名】 뿌리가 달린 全草가 魚腥草이다.

魚腥草 (어성초) 〈履巉岩本草〉 蕺·葅菜·蕺菜·葅子: 약모밀의 뿌리가 달린 全草이다. 여름, 가을에 全草를 뿌리째 뽑아서 깨끗이 씻어 햇볕에 말려서 잘라 쓴다.

〔性味 歸經〕 味는 辛하고 性은 寒하다. 肝, 肺經에 들어간다.

〔成分〕 全草에는 精油가 含有되었는데 그 中에는 抗菌成分으로 decanoyl acetaldehyde, methyl-*n*-nonyl-ketone, α-pinene, linalool 및 camphene, *d*-limonen, bornyl acetate, caryophyllene, myrcene, laurin aldehyde 등이 含有되어 있고 이외에 cordarine 도 含有되어 있다. 花穗 및 果穗에는 isoquercitrin, 잎에는 quercitrin(quercitroside)이 함유되어 있고, 꽃·잎·果實의 flavonoid 는 같으며 어느 것이나 quercitrin, quercetin, isoquercitrin, reynoutrin, hyperin 이 含有되었다는 報告도 있다. 根莖의 精油에도 decanoyl acetaldehyde 가 含有되어 있다.

〔藥理〕 **1. 抗菌作用**: 有效成分인 decanoyl acetaldehyde 는 *in vitro* 에서 Katarrh 性 球菌, Influenza 桿菌, 肺炎球菌, 黃色포도球菌 등에 대하여 확실한 抑制作用을 가졌고 赤痢菌, 大腸菌, 腸티푸스菌에 대하여 약간 떨어진다. 또 魚腥草와 桔梗과의 合劑는 肺炎球菌에 대하여 抗菌作用이 없다는 報告도 있다.

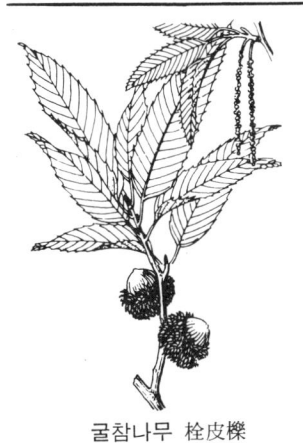
굴참나무 栓皮櫟
Quercus variabilis

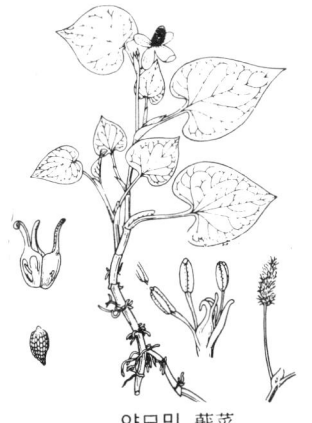
약모밀 蕺菜
Houttuynia cordata

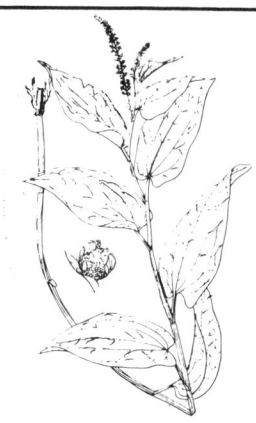
삼백초 三白草
Saururus chinensis

2. 抗 virus 作用: 單層上皮細胞의 組織培養의 作用으로 胎兒의 腎細胞를 使用하여 관찰한 바에 의하면 魚腥草(1:10)는 Influenza asia A 型 京科 68-1 株에 대하여 抑制作用이 있고 또 echo-virus(ECHO₁₁)의 成長을 늦출 수 있었다.

3. 利尿作用: 魚腥草를 두꺼비의 腎臟 또는 개구리의 발에 灌流하면 毛細血管이 擴張하여 血流量과 利尿分泌가 증가하여 利尿作用을 發揮한다. 그 利尿作用은 아마도 有機物에 의한 것이며 kalium 은 다만 相加作用을 하는 것 뿐이라고 생각된다.

〔藥效 主治〕 淸熱, 解毒, 利尿, 消腫의 效能이 있다. 肺炎, 肺膿瘍, 熱痢, 말라리아, 水腫, 淋病, 白帶, 癰疽, 痔瘡, 脫肛, 濕疹, 禿瘡, 疥癬을 치료한다. 【用法 用量】 9～15 g (생것은 30～60 g)을 달여서 服用한다. 또는 짓찧어서 汁을 내어 마신다. 〈外用〉 煎液으로 熏洗 또는 짓찧어서 붙인다.

〔禁忌〕 虛寒症 및 陰性外傷者는 服用을 忌한다.

삼백초 三白草 *Saururus chinensis* (LOUR.) BAILL. (=*Spathium chinense* LOUR.)

多年生 草本으로 높이 40～100 cm 이며, 地下莖은 옆으로 뻗어가고 수염뿌리가 달린다. 줄기는 곧게 섰고 혹은 下部는 옆으로 뻗어가고 세로의 稜線이 있고 털은 없다. 잎은 互生하며 葉柄은 길이 2～3 cm 로 밑부분에서는 줄기를 감싸고 있다. 葉身은 卵形 혹은 卵狀 披針形이고 끝은 뾰족하고 밑은 心臟形에 약간 耳狀이고 가장자리는 綠色이며 5개의 脈이 밑 부분에서 나와 있다. 花序 밑에 있는 2～3개의 잎은 보통 초여름에 白色으로 변한다. 總狀花序는 줄기의 끝에 달리며 곧 잎과 對生한다. 花柄에는 털이 없고 苞는 倒披針形에 길이는 약 2 mm 로 가장자리에 털이 있다. 꽃은 兩性이고 花被가 없고 苞의 밑부분에 달린다. 수술은 6개, 암술은 1개, 4개의 心皮가 癒合하여 있다. 子房은 球形, 柱頭는 4개로 갈라졌고 밖으로 反曲한다. 蒴果는 둥글고 種子는 각 室에 대개 1개씩 들어 있다. 開花期는 6～8月, 結實期는 7～9月이다. 低濕地, 水邊에 나며 잎, 뿌리, 꽃이 희기 때문에 三白草라고 한다. 濕地에서 자라며 제주도 협재 근처에 分布한다. 【處方用名】 ① 全草는 三白草 ② 뿌리는 三白草根이다.

❶ 三白草 (삼백초) 〈唐本草〉 水木通 : 삼백초의 全草이다. 7~9月에 地上部를 採取하여 햇볕에 말린다.

〔性味 歸經〕 味는 苦辛하고 性은 寒하다. 肝, 肺, 腎經에 들어간다.

〔成分〕 全草에는 精油가 含有되어 있고 그 主成分은 methyl-n-nonyl-ketone 이다. 줄기에는 加水分解性 tannin 1.722% 가 含有되었고 잎에는 quercetin, quercitrin, isoquercitrin, avicularin, hyperin, rutin 및 加水分解性 tannin 0.544% 가 含有되어 있다.

〔藥效 主治〕 濕熱, 淸利, 消毒, 解毒의 效能이 있다. 浮腫, 脚氣, 黃疸, 淋濁, 帶下, 癰腫, 疔毒을 치료한다. 【用法 用量】 9~15g을 달여서 服用하거나 짓찧어서 汁을 내어 마신다. 〈外用〉 짓찧어서 붙이거나 혹은 달인 液으로 씻는다.

❷ 三白草根 (삼백초근) 〈唐本草〉 : 삼백초의 根莖이다. 7~9月에 地下莖을 캐내어 泥土를 除去하고 熱湯에 數分 동안 담갔다가 꺼내 햇볕에 말린다.

〔性味〕 味는 甘辛하고 性은 寒하다.

〔成分〕 뿌리에는 amino酸, 有機酸, 糖類 및 被加水分解性 tannin 0.48% 가 含有되어 있다.

〔藥效 主治〕 利水, 除濕, 淸熱, 解毒의 效能이 있다. 脚氣脛腫, 淋濁, 帶下, 癰腫, 疥癬을 치료한다. 【用法 用量】 9~15g(생것은 30~90g)을 달여서 服用하거나 짓찧어서 汁을 내어 마신다. 〈外用〉 달인 液으로 씻거나 粉末을 調合하여 붙인다.

홀아비꽃대 (金粟蘭) 과　Chloranthaceae

죽 절 초　金粟蘭　*Chloranthus glaber* (THUNB.) MAKINO
(= *Bladhia glabra* THUNB. = *Sarcandra glabra* (THUNB.) NAKAI)

常綠亞灌木으로 줄기의 높이는 70~100cm 내외로서 綠色에 털이 없으며 마디가 볼록하게 부풀었고 마디 사이에는 稜과 溝가 있다. 잎은 對生하고 革質이며 卵狀 長楕圓形 내지는 披針狀 長楕圓形이며 끝은 뾰족하고 밑은 쐐기형이고 밑부분 以外의 가장자리에는 거친 톱니가 있고 葉柄은 길이 0.5~1.5cm 로 털이 없으며 托葉은 鞘狀이다. 꽃은 작고 黃綠色에 單性이고 雌雄一家花이다. 암꽃과 수꽃은 合生하며 매우 작은 苞葉片에 腋生하고 頂生의 짧은 穗狀花序를 이루고 있다. 수술은 1개 葯은 2室, 葯隔은 부풀어져서 卵狀을 이루었다. 子房은 1室에 卵形, 柱頭에는 柄이 없다. 核果는 球形에 지름은 약 3mm 이며 익으면 赤色이 된다. 開花期는 6月, 結實期는 8~9月이다. 산기슭의 陰地에 자라고 제주도 남부 溪谷에 分布한다. 【處方用名】 枝葉은 九節茶이다.

九節茶 (구절다) 〈生草藥性備要〉 接骨木・九節風・嫩頭子 : 죽절초의 枝葉이다. 여름에 採取하여 햇볕에 말린다.

〔性味〕 味는 辛하고 性은 平하다.

〔成分〕 잎에는 coumarone, lactone, flavonoid 配糖體, 靑酸配糖體, 精油 및 tannin酸이 含有되어 있고 果實에는 pelargonidin-3-rhamnosylglucoside 가 含有되어 있다.

죽절초 Chloranthus glaber 홀아비꽃대 C. japonicus

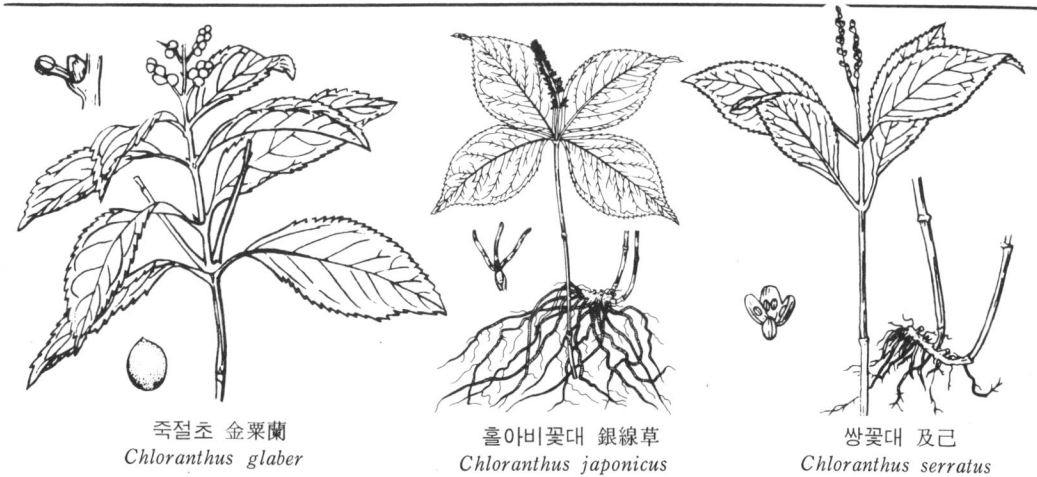

죽절초 金粟蘭
Chloranthus glaber

홀아비꽃대 銀線草
Chloranthus japonicus

쌍꽃대 及己
Chloranthus serratus

〔藥理〕   in vitro에서 黃色포도球菌(敏感株 및 耐藥株), 赤痢菌(志賀菌, Shigella paffii, Flexner's菌), 大腸菌, 綠膿菌, Typhus菌, Paratyhus菌 등에 대하여 어느 程度의 抑制作用이 있다. 잎의 抗菌作用이 가장 良好하고 또 根莖은 新鮮한 것이 乾燥한 것보다 良好하였다.

〔藥效 主治〕 淸熱, 解毒, 祛風, 除濕, 活血, 止痛의 效能이 있다. 肺炎, 急性蟲垂炎, 急性 胃腸炎, 菌痢, 류머티性 疼痛, 打撲傷, 骨折을 치료한다.【用法 用量】6~15g을 달여서 服用한다. 또는 술에 담가서 마신다.〈外用〉짓찧어서 붙인다. 달인 液으로 씻는다.

〔禁忌〕 陰火旺(陰精缺損・虛火高盛에 의한 異常興奮狀態)症狀 및 姙婦에는 忌한다.

홀아비꽃대 銀線草 Chloranthus japonicus SIEB. (＝Tricercandra japonica (SIEB.) NAKAI)

多年生 草本으로 줄기는 곧추 자라며 보통 分枝하지 않고 높이는 약 30~40cm이며 마디가 鮮明하며 紫色을 띠고 비늘 같은 작은 잎이 달려 있다. 줄기의 끝에서 4개의 잎이 對生하였고 廣卵形, 卵形 혹은 楕圓形이고 길이 4~12cm, 나비 2~6cm로 끝이 가늘고 길고 뾰족하며 가장자리에는 거친 톱니가 있고 톱니의 끝에 1개의 腺體가 있다. 잎의 표면은 暗綠色, 뒷면은 淡綠色이며 葉柄은 길이 약 10~15mm이다. 穗狀花序는 줄기의 끝에 單生하고 길이 2~3cm, 아래에 2~5cm의 柄이 있다. 많은 小花가 對生하였고 꽃은 兩性이고 白色이며 花柄과 花被는 없고 수술은 3개, 花絲는 線形에 白色, 밑부분은 짧게 합쳐져서 子房 뒷면에 붙어 있으며 子房은 下位이며 綠色이다. 열매는 넓은 倒卵形이며 밑부분이 좁다. 開花期는 4~5月이다. 산기슭의 陰濕한 수풀 속에 나며 全國에 分布한다.【處方用名】① 全草는 銀線草 ② 根莖은 銀線草根이다.

❶ 銀線草 (은선초)〈福建民間草藥〉鬼督郵・獨搖草・四大天王・鬼獨搖草 : 홀아비꽃대의 全草이다. 봄에서 여름에 採取하여 깨끗이 씻어서 그늘에서 말린다.

〔性味 歸經〕 味는 辛苦하고 性은 溫하며 有毒하다. 肺, 心, 肝經에 들어간다.

〔成分〕 Flavonoid 配糖體, isofraxidin, sesquilactone(shijuknolide), phenol類, amino acid 糖類가 함유되어 있다.

〔藥效 主治〕 散寒, 祛風, 行瘀, 解毒의 效能이 있다. 風寒咳嗽, 月經閉止, 風痒, 打撲傷, 癰腫瘡癤을 치료한다. 【用法 用量】 1.5~3g을 달여서 服用하거나 술에 담가 마신다. 〈外用〉 짓찧어서 붙인다.

〔禁忌〕 姙婦는 忌하며 服用 中에는 砂糖, 옥수수를 먹으면 안 된다.

❷ 銀線草根 (은선초근) 〈安徽藥材〉: 홀아비꽃대의 뿌리 및 根莖이다. 봄, 가을에 根莖을 캐서 깨끗이 씻어 말리거나 新鮮한 것을 生用한다. 【修治】 採取하여 말린 다음에 잘게 썰어서 生甘草汁으로 삶아서 말린다.

〔性味〕 味는 辛苦하고 性은 溫하며 有毒하다.

〔成分〕 精油 0.55%가 함유되어 있다.

〔藥效 主治〕 祛風勝濕, 活血, 理氣의 效能이 있다. 류머티즘痛, 勞傷, 感冒, 胃氣痛, 月經閉止, 白帶下, 打撲傷, 癰腫을 치료한다, 【用法 用量】 1.5~3g을 달여서 服用하거나, 술에 담가서 또는 粉末하여 服用한다. 〈外用〉 짓찧어서 붙인다.

쌍꽃대 (꽃대) 及己 *Chloranthus serratus* (THUNB.) ROEM. et SCHULT.
(=*Nigrina serrata* THUNB.)

多年生 草本으로 높이 30~50cm이고, 根莖은 옆으로 뻗고 側根이 빽빽이 나고 줄기에 마디가 뚜렷하다. 잎은 4~6개가 줄기의 上部에 對生하고 卵形 또는 披針狀 卵形이고 잎의 밑은 楔形, 끝은 뾰족하고 가장자리에는 톱니가 있고 톱니의 끝에는 腺體가 1개 있으며 托葉은 매우 작다. 穗狀花序는 줄기의 끝에서 나와 1개 또는 2개로 分枝하고 總花柄은 길이 1~2.5cm이고 苞葉은 매우 작고 鱗片狀 끝에는 가는 톱니가 있다. 꽃은 작고 花被와 柄이 없다. 수술은 3개로서 長楕圓形이고 下部는 癒合되어 子房의 外側에 달리며 中央의 1개는 길이 약 2mm 2室로 된 葯이 1개 있고 다른 2개는 약간 짧고 각각 1室의 葯이 1개씩 있다. 子房은 下位, 배(梨) 모양의 液果가 달린다. 開花期는 5月이다. 숲속의 陰濕한 곳에 나며 中部 以北의 山野에 分布한다. 【處方用名】 ① 根은 及己 ② 莖葉은 對葉四塊瓦이다.

❶ 及 己 (급기) 〈神農本草經集注〉 獐耳細辛・四葉細辛: 쌍꽃대의 뿌리이다. 봄 開花 前에 캐어서 莖苗, 泥土 등을 除去하고 그늘에서 말린다.

〔性味〕 味는 苦하고 性은 平하며 有毒하다.

〔藥效 主治〕 活血, 散瘀의 效能이 있다. 打撲傷, 瘡疥, 癰腫, 無月經을 치료한다. 【用法 用量】 0.3~0.9g을 달여서 服用한다. 〈外用〉 달인 液으로 씻거나 粉末을 調合하여 붙인다.

〔禁忌〕 本品은 有毒하므로 內服에는 주의를 要한다. 過量을 服用하면 中毒을 일으킨다. 大量吸收를 防止하기 위하여 長期服用이나 開放性 骨折에 붙이면 안 된다. 특히 姙婦의 服用을 忌한다.

❷ 對葉四塊瓦 (대엽사괴와) 〈貴陽民間藥草〉 四葉蓮: 쌍꽃대의 莖葉으로 봄, 여름에 採取한다.

〔性味〕 味는 辛하고 性은 平하며 有毒하다.

〔藥效 主治〕 祛風, 散寒, 活血, 消腫, 解毒의 效能이 있다. 感冒, 咳喘, 류머티즘에 의한 疼痛, 打撲傷, 癰疽瘡癤, 月經不順을 치료한다. 【用法 用量】 6~9 g을 달여서 服用한다. 또는 汁을 내거나 술에 담가 服用한다. 〈外用〉 짓찧어서 붙이거나 浸汁으로 문지른다.

〔禁忌〕 有毒하므로 長期服用을 忌하며 또 開放性 骨折에 붙이는 것은 忌한다.

후 추 (胡椒) 과 Piperaceae

후 추 등 (바람등칡) 葽藤 *Piper kadsura* (CHOISY) OHWI (=*P. futo-kadsura* SIEB.)

常綠의 蔓莖植物으로서 全株에 特殊한 香氣가 있다. 줄기는 灰色에 약간 편평하고 關節이 있고 表面에는 세로로 난 홈이 있다. 가지는 보통 두 가지로 갈라지고 關節이 있는 곳에서는 不定根이 나와 있다. 잎은 互生하며 긴 葉柄이 있고 葉身은 狹卵形 내지는 卵形이고 길이 5~8.5 cm, 나비 2.5~4.5 cm로 끝은 길게 뽀족해졌거나 혹은 급하게 뽀족해지고 밑부분은 圓形이며 가장자리는 밋밋하고 葉質은 약간 두텁고 표면은 暗綠色, 뒷면은 淡綠色에 보통 白色의 잔털이 성글게 나 있고 葉脈은 5~7개이다. 穗狀花序는 가지의 끝에 달리고 葉과 對生하며 길이 2~8 cm, 지름은 2.5~3 mm로 아래로 늘어져 있다. 꽃은 單性에 雌雄二家이고 花被는 없고 苞片은 盾形, 수술은 3개가 보통인데 2개인 것도 간혹 있고 葯은 2室이고, 암술은 1개, 上位 子房에 1室, 液果는 球形에 가깝고 지름은 약 3~4 mm로 익으면 赤色이 된다. 開花期는 6~7月, 結實期는 10~12月이다. 海岸 혹은 深山의 常綠樹林 中에 나며, 제주도 및 거문도에 分布한다. 【處方用名】 덩굴의 줄기는 海風藤이다.

海風藤 (해풍등) 〈本草再新〉 風藤: 후추등의 덩굴성 줄기이다. 8~10月에 덩굴을 베어서 뿌리와 잎을 除去하고 햇볕에 말린다. 【修治】 海風藤을 淸水에 30~60분 동안 담갔다가 건져서 바구니에 16~24時間 두었다가 잘게 썰어서 다시 햇볕에 말린다.

〔性味 歸經〕 味는 辛苦하고 性은 微溫하다. 心, 腎經에 들어간다.

〔成分〕 줄기와 잎에는 futoxide, futoenone, futoquinol, futoamide가 含有되어 있고 특히 futoxide의 含有量이 가장 많고 이는 腫瘍에 대한 抑制作用이 있다. 위의 成分 외에 β-sitosterol, stigmasterol 및 精油가 含有되어 있고 精油의 主要成分은 α-pinene, β-pinene, limonene, sabinene, camphene, isoasarone 등이다.

〔藥效 主治〕 祛風濕, 通經絡, 理氣의 效能이 있다. 風寒濕痺, 關節疼痛, 筋脈拘攣, 打撲傷, 哮喘 (喘息), 慢性咳嗽를 치료한다. 【用法 用量】 6~15 g을 달여서 服用하거나 술에 담가서 마신다.

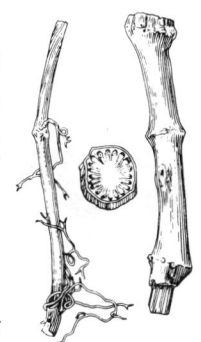

海風藤藥材

필 발 蓽茇 *Piper longum* L.

多年生 蔓性草本으로 줄기의 下部는 땅위로 옆으로 뻗고, 가지는 옆으로 뻗고 부드러우며 稜

후 추(胡椒)과 Piperaceae

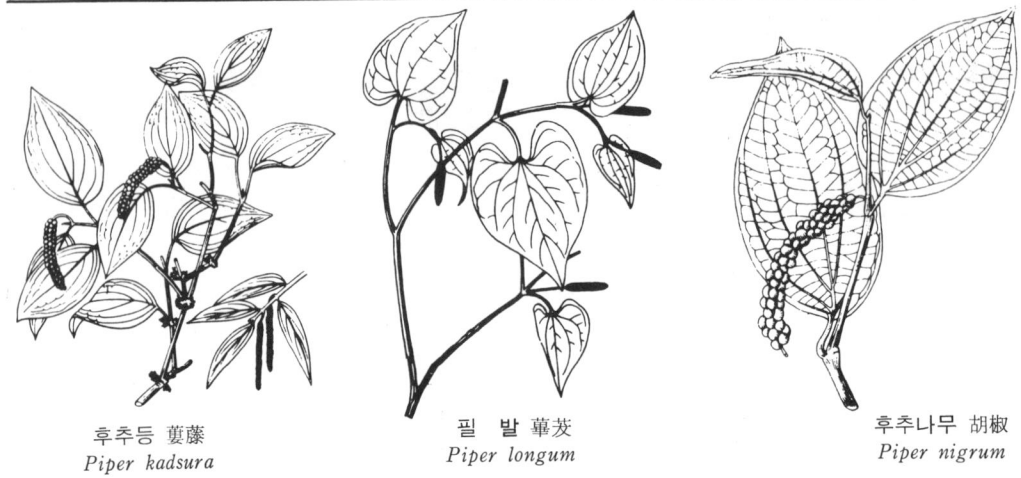

후추등 蔓藤
Piper kadsura

필 발 蓽茇
Piper longum

후추나무 胡椒
Piper nigrum

線과 縱溝가 있고 어린 줄기에는 짧은 털이 빽빽이 났고 잎은 互生하며 葉柄은 길이 2~3.5cm 에 잔털이 있다. 葉身은 楕圓形 또는 卵形에 가장자리는 밋밋하고 표면은 약간 光澤이 나고 매끄럽고 뒷면의 脈上에 짧은 털이 있다. 손바닥狀의 葉에 脈이 보통 5~7개 있다. 雌雄二家花로 穗狀花序에 달린다. 수꽃이삭은 길이 5.5cm, 지름이 약 3mm이며 花柄의 길이는 2~3.5cm로 짧은 털에 덮여 있고 꽃은 작고 지름 약 1.5mm, 苞葉은 1개이고 圓形이며 花被는 없다. 수술은 2개이고 葯은 楕圓形이며 2室, 花絲는 짧고 굵다. 암꽃이삭은 길이 1.5cm이며 花柄은 짧고 꽃의 지름은 1mm 以下이다. 苞葉은 圓形이고 花被는 없고 子房은 倒卵形이며 花柱는 없고 柱頭는 3개로 갈라졌다. 液果는 卵形에 끝이 뾰족하고 花軸은 一部가 오목한데 그곳에 子房이 붙어 있다. 인도네시아, 필리핀, 베트남 등에 分布한다.

【處方用名】① 未熟果穗는 蓽茇 ② 뿌리는 蓽茇根이다.

蓽茇藥材

❶ 蓽 茇 (필발) 〈開寶本草〉 蓽撥·鼠尾: 필발의 未熟果穗이다. 9~10月에 果實이 黃色에서 黑色으로 變하려 할 때 따서 햇볕에 말린다. 【修治】 挾雜物과 果柄을 除去하고 부스러기를 체로 쳐서 놔둔 다음에 짓찧어서 쓴다. 《雷公炮炙論》 蓽茇을 쓸 때에는 突出된 果柄을 除去하고 醋에 하룻밤 동안 담갔다가 불에 말려서 쓰면 肺를 상하지 않으며 上氣도 되지 않는다.

〔性味 歸經〕 味는 辛하고 性은 熱하다. 脾, 胃經에 들어간다.

〔藥材〕 果穗는 圓柱形에 약간 굽었고 길이 2~4.5cm, 지름 5~8mm 이다. 果柄은 거의가 다 떨어져서 없다. 表面은 黑褐色에 多數의 작은 瘦果가 密集하여 小突起狀을 이룬다. 瘦果는 약간 圓球形에 苞葉에 싸였고 지름은 약 1mm로 단단하고 斷面은 조금 붉은 색이고 胚乳는 白色이다. 특이한 냄새가 있고 味는 辛하고 肥大하며 딱딱하고 味가 濃한 것이 良品이다.

〔成分〕 果實에는 piperine, palmitic acid, dehydro piperinic acid, 1-undecylenyl-3,4-methylenedioxy-benzen, piperidine, 精油(窒素 phenol, aldehyde, keton은 含有되지 않음)가 含有되었다. 또 n-isobutyldeca-$trans$-2-$trans$-4-dienamide, sesamin이 含有되었다.

〔藥理〕 蓽茇에서 抽出한 精油는 白色 및 黃色포도球菌, 枯草菌, 蠟樣芽胞桿菌, 大腸菌, 赤痢菌에 대하여 모두 抑制作用이 있다. Piperine은 집파리의 神經 및 筋肉組織에 대하여 破壞作

用이 있으나 除蟲菊에는 미치지 못한다.

〔藥效 主治〕 溫中, 散寒, 下氣, 止痛의 效能이 있다. 心腹冷痛, 嘔吐吞酸, 腸鳴泄瀉, 冷痢, 陰疝(睾丸腫痛), 頭痛, 蓄膿症, 齒痛을 치료한다. 【用法 用量】1.5~3g을 달여서 服用하거나 丸劑·散劑로 하여 쓴다. 〈外用〉粉末하여 코를 막아주거나 蟲齒穴에 넣는다.

〔禁忌〕 實熱鬱火·陰虛火旺에는 忌한다.

❷ 蓽茇根(필발근)〈本草拾遺〉: 필발의 뿌리이다.

〔性味〕 味는 辛하고 性은 溫하며 無毒하다.

〔成分〕 뿌리에는 piperine, piplartine, piperlonguminine이 含有되었고 줄기에는 piplartine이 含有되었다.

〔藥理〕 Piplartine은 개에 대하여 현저한 血壓降下作用이 있고 atropine 및 抗 histamine 劑는 이 降壓作用에 대하여 영향을 미치지 않는다.

〔藥效 主治〕 五勞七傷, 陰汗, 冷氣嘔逆, 心腹脹滿, 消化不良, 寒疝核腫, 婦人의 冷症에 의한 不姙을 치료한다. 또 腰腎冷을 다스리고 血氣를 除한다. 【用法 用量】1.5~3g을 달여서 服用하거나 丸劑, 散劑로 하여 쓴다.

후추나무 胡椒 *Piper nigrum* L.

常綠의 蔓性植物로 줄기는 길이 5m에 達하고 마디가 많고 마디 부분이 약간 볼록하고 幼枝는 약간 多肉質이다. 잎은 互生하고 葉柄은 길이 1.5~3cm이며 표면에 얕은 홈이 있다. 잎은 革質이며 廣卵形 혹은 卵狀 長楕圓形이고 길이 8~16cm, 나비 4~7cm로 끝은 뾰족하고 밑부분은 圓形에 가깝고, 가장자리는 밋밋하고 표면은 深綠色, 뒷면은 蒼綠色이다. 꽃은 單性에 雌雄二家花이고 穗狀花序를 이루고 줄기의 마디 위에서 側生한다. 花軸과 花柄은 길이가 같고 花穗는 약 10cm이다. 꽃마다 1개의 盾狀 또는 杯狀의 苞片이 있고 花軸 中에 쑥 빠져 있으나 보통은 側生하는 小苞片이 있다. 花被는 없고 수술은 2개, 花絲는 짧고 葯은 2室이다. 암술의 子房은 둥글고 1室에 花柱는 없고, 柱頭에는 3~5개의 털이 있다. 液果는 둥글고 지름 4~5mm로 密集하여 配列하고 果穗는 圓柱形, 幼時는 綠色으로 익으면 紅黃色이 된다. 種子는 작다. 開花期는 4~10月, 結實期는 10月에서 翌年의 4月까지이다. 印度南部가 原産이며 널리 栽培한다. 【處方用名】果實이 胡椒이다.

胡 椒 (호초)〈唐本草〉浮椒·玉椒: 후추나무의 果實이다. 果穗의 밑부분이 빨갛게 變色하기 시작할 때 果穗를 切取하여 햇볕에 말리거나 또는 불에 乾燥하여 黑褐色이 된 것을 通稱 "黑胡椒"라 한다. 또 果實의 全部가 紅色이 되었을 때 切取하여 數日間 물에 담갔다가 外皮를 벗긴 후 햇볕에 말려 표면이 灰白色이 된 것을 通稱 "白胡椒"라 한다.

〔藥材〕 1. 黑胡椒: 圓球形에 가까운 果實로 지름이 3~6mm, 표면은 暗褐色 또는 灰褐色이고 網狀의 주름이 많다. 頂端에는 柱頭의 殘痕인 微小한 突起가 있고 外果皮와 中果皮는 부드럽고 벗겨지기 쉬우나 內果皮는 얇은 殼狀이고 약간 단단하다. 세로로 자른 斷面은 大部分이

淡黃褐色 또는 黃白色이다. 香臭가 좋고 刺戟性이 있으며 味는 辛하고 낟알이 크고 充實하며 色이 검고 表面에 주름이 많고 香臭가 强한 것이 良品이다.

黑胡椒藥材

2. 白胡椒: 圓形에 가까운 果核으로 지름이 3~6 mm, 表面은 灰白色에 매끄럽고 頂端은 약간 편평하거나 혹은 조금 오목하고 밑부분은 多少 隆起하고 黑褐色의 斑點이 있는 것도 있다. 주위에는 세로의 脈紋이 10~14개가 나있다. 大粒에 둥글고 단단하며 色이 희고 香氣가 强한 것이 良品이다.

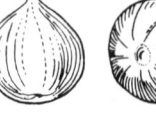
白胡椒藥材

〔性味 歸經〕 味는 辛하고 性은 熱하다. 胃, 大腸經에 들어간다.

〔成分〕 Piperine, chavicine, piperanine이 含有되어 있고 精油에는 piperonal, dihydrocarveol, caryophylleneoxide, cryptone, 分子式이 $C_{10}H_{18}O$인 一種의 monoterpene alcohol, cis-p-2-menthen-1-ol, cis-p-2,8-methadien-1-ol 및 trans-pinocarveol 등이 含有되어 있다.

〔藥理〕 正常人에 胡椒 0.1g을 입안에 머금고 있게 하여 그 前後의 血壓과 脈拍을 測定하였다. 24人의 試驗에서 全員의 血壓이 上昇하였고 收縮血壓은 13.1 mmHg 弛緩期血壓은 18.1 mmHg로 上昇하였으나 10~15分 後에 정상으로 회복하였다. 脈拍에 대해서는 현저한 영향은 나타나지 않았다. 被檢者 全員이 혀에 辛辣感을 느꼈다는 以外에 全身 혹은 頭部에 熱感을 느꼈다. 후추는 고추와 같은 作用을 하지만 刺戟은 비교적 작고 內服하면 驅風, 健胃劑가 되고 外用하면 刺戟劑, 發赤劑가 된다. Piperine을 含有하고 있는 것은 以前에는 驅風과 解熱劑로 使用되어 왔다. 약하기는 하지만 抗 malaria 作用도 있다. Piperine과 그 誘導體는 新型의 抗癲癇藥이다.

〔藥效 主治〕 溫中, 下氣, 消痰, 解毒의 效能이 있다. 寒痰食積風寒에 의한 痰熱, 脘腹冷痛, 反胃, 嘔吐, 下痢, 冷痢를 치료하고 아울러 飮食物의 毒을 解毒한다. 【用法 用量】 1.5~3g을 달여서 服用하거나 丸劑, 散劑로 하여 쓴다. 〈外用〉 가루 내어 調合하여 붙이거나 혹은 膏劑 中에 섞어서 붙인다.

合瓣花亞綱 Sympetalae

가지(茄子)目 Tubiflorae

가 지(茄子)과 Solanaceae

고　추 蕃椒 *Capsicum annuum* L.　　　　섬고추 *C. frutescens* L.

一年生 草本으로 높이가 60 cm에 달하며 全體에 약간의 털이 있다. 잎은 互生하며 葉柄이 길고 卵狀 披針形이며 양끝이 좁고 가장자리가 밋밋하다. 꽃은 여름철에 피며 白色이고 葉腋에 1개씩 밑을 향해 달리며 꽃받침은 綠色이고 끝이 얕게 5개로 갈라지며 花冠은 얕은 접시 모양이고 지름 12~18 mm로서 5개로 갈라진다. 수술은 5개가 중앙에 모여 달리며 꽃밥은 黃色이고 열매는 水分이 적은 漿果로서 길이 5 cm이지만 品種에 따라서 보다 큰 것도 있으며 赤色

고 추 Capsicum annuum

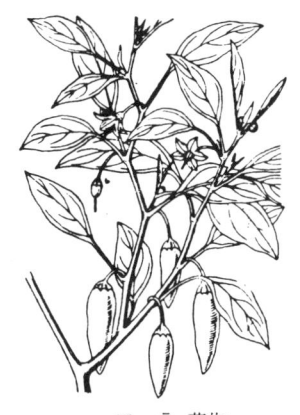
고 추 蕃椒
Capsicum annuum

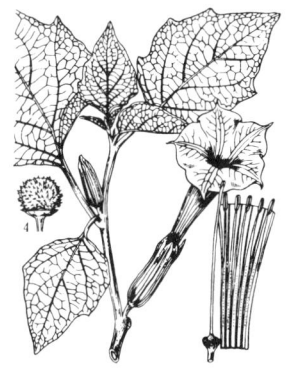
흰독말풀 白曼陀蘿
Datura metel

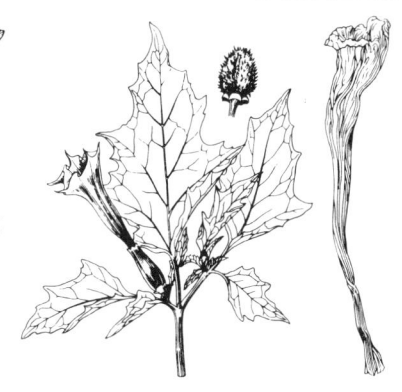
독말풀
Datura tatula

으로 익는다. 開花期는 6～7月, 結實期는 7～10月이다. 全國에 分布, 栽培한다. 【處方用名】 ① 果實은 辣椒 ② 莖은 辣椒莖 ③ 根은 辣椒頭이다.

❶ 辣 椒 (날초)〈植物名實圖考〉苦草·海椒·辣茄 : 고추·섬고추의 果實이다. 8～10月의 成熟時에 채취하여 햇볕에 말린다.

〔性味 歸經〕 味는 辛하고 性은 熱하며 無毒하다. 心, 脾經에 들어간다.

〔成分〕 果實에 含有된 辛味成分은 capsaicin, dihydrocapsaicin, nordihydrocapsaicin, homo-capsaicin, homodihydrocapsaicin, nonyl vanillylamide, octanoyl vanillylamide이며, 色素는 cryptoxanthin, capsanthin, 微量의 capsorubin, carotene이고, 그 밖에 비타민 C, 枸櫞酸, 酒石酸, 사과酸 등이 含有되어 있다. 種子에는 solanine, solanidine이 含有되어 있으며, 또한 solamargine, solasodine 등의 alkaloid가 함유되었을 可能性이 높다.

〔藥理〕 1. 消化系統에 對한 作用 : 辣椒팅크 혹은 capsaicin의 內服은 健胃劑가 되어 食慾增進, 消化改善의 作用이 있다.

2. 抗菌 및 殺蟲作用 : Capsaicin은 Cereus菌 및 枯草菌에 대하여 현저한 抑制作用을 하지만 黃色포도球菌 및 大腸菌에 대해서는 無效하다. 섬고추의 가지, 잎에는 抗菌作用은 없으나, 結核菌에 대해서는 약간의 抑制作用이 있다. 10～20% 辣椒煎劑에는 빈대를 죽이는 效果가 있다.

3. 發赤作用 : 外用에서는 塗擦劑로서 皮膚에 대한 發赤作用이 있고 皮膚局部의 血管을 反射的으로 擴張시켜서 局部의 血液循環을 촉진한다. 팅크는 凍瘡에 使用되지만 辣椒는 단순히 感覺神經末梢를 강렬히 刺戟해서 溫暖感을 일으킬 뿐이므로 血管에 對한 영향은 극히 적고, 高濃度에서도 水疱가 생기지 않으므로 發赤劑로 간주할 수는 없다고 하는 사람도 있다.

4. 循環系統에 對한 作用 : 生薑, 胡椒 특히 辣椒와 같은 辛味物質은 사람 혀의 味覺受容器를 刺戟하고, 反射的으로 血壓上昇(특히 擴張期血壓)을 일으키지만 脈拍에 대해서 뚜렷한 영향은 주지 않는다.

〔藥效 主治〕 溫中, 散寒, 開胃, 消食滯의 效能이 있다. 寒滯腹痛, 嘔吐, 下痢, 凍瘡, 疥癬을 치료한다. 【用法 用量】 0.9～2.4g을 丸劑, 散劑로 하여 服用한다. 〈外用〉 달인 液으로 熏

洗하거나 혹은 짓찧어서 塗布한다.

〔禁忌〕 陰虛火旺 및 咳嗽, 目疾患者는 服用을 忌한다.

❷ 辣椒莖 (날초경)〈重慶草藥〉: 고추・섬고추의 줄기이며 9~10月에 採取한다.

〔性味〕 味는 辛하고 性은 熱하며 無毒하다.

〔藥效 主治〕 祛寒濕, 逐冷痺, 祛瘀의 效能이 있다. 류머티性 冷痛, 凍瘡을 治療한다. 【用法 用量】〈外用〉 달인 液으로 씻는다.

❸ 辣椒頭 (날초두)〈嶺南採藥錄〉: 고추・섬고추의 뿌리이다. 手足의 無力에는 辣椒頭 2개, 鷄脚 15 對, 生花肉(땅콩) 60g, 紅棗 6粒을 물과 술 반반을 섞은 것에 넣고 약한 불로 달여서 服用한다. 腎囊腫脹에는 辣椒頭・猪精肉을 달여서 服用한다.

흰독말풀 白曼陀蘿 *Datura metel* L. (=*D. alba* NEES)

독말풀 *D. tatula* L. (=*D. stramonium* L.)

一年生 草本으로 全體에 거의 털이 없다. 원줄기는 높이가 60cm~1m에 달하고 곧추 자라며 基部는 木質化되어 있고 上部는 굵은 가지가 많이 갈라진다. 잎은 互生하지만 上部의 잎은 對生에 가깝고 葉柄은 길고 表面은 성기게 난 잔털로 뒤덮여 있다. 葉身은 卵形 또는 心臟形으로 끝은 뾰족하고 밑부분은 圓形이거나 넓은 楔形, 가장자리는 缺刻狀의 톱니가 있거나 밋밋하다. 꽃은 6~7월에 피며 葉腋이나 上部의 갈라진 가지 사이에 한 개씩 달리고, 花柄은 흰색의 짧은 柔毛로 뒤덮여 있다. 꽃받침은 筒形으로 길이 4~6cm, 淡黃綠色으로 끝은 5 갈래로 갈라진다. 花冠은 깔대기 모양이고 길이 10~15cm로 筒部가 길고 밑으로 향할수록 지름이 작아지며 5개의 모서리가 있다. 수술은 5개, 암술은 1개이다. 蒴果는 둥글며 表面에는 짧은 가시가 疎生하며 成熟하면 綠色에서 淡褐色으로 變한다. 種子는 數가 많으며 거의 三角形을 이룬다. 開花期는 6~7月이다. 山斜面의 草地나 住宅附近에 나며 全國에 分布한다. 【處方用名】① 乾燥花는 洋金花 ② 根은 曼陀蘿根 ③ 葉은 曼陀蘿葉 ④ 果實은 曼陀蘿子이다.

❶ 洋金花 (양금화)〈藥物圖考〉 曼陀蘿花・風茄花・胡茄花・馬蘭花: 흰독말풀 및 同屬 近緣植物의 乾燥花이다. 7~9月에 처음으로 開花한 꽃을 採取하여 陰地에서 말리거나 弱한 불에 쬐어서 乾燥시킨다. 또 다발로 만들어 햇볕에 말려도 된다.

〔性味 歸經〕 味는 辛하고 性은 溫하며 有毒하다. 肺經에 들어간다.

〔成分〕 흰독말풀 및 同屬 近緣植物의 各 部分은 모두 alkaloid를 含有하지만 꽃에 함유된 率이 最高로 0.43%에 達한다. Alkaloid에는 hyoscine(scopolamine)이 主로 함유되어 있으며 hyoscyamine이 이에 버금간다. 또 norhyoscyamine, atropine을 함유한다. 흰독말풀의 花頭는 總 alkaloid 約 0.3~0.4%를 含有하는데, 主로 hyoscyamine과 hyoscine이며, 그 외에 norhyoscyamine도 함유한다.

〔藥理〕 1. 中樞作用: 흰독말풀의 主된 有效成分은 scopolamine으로 현저한 鎭靜作用이 있다(atropine은 大腦를 興奮시킨다). 일반적인 投與藥量으로는 사람에게 疲勞나 倦怠感을 주어 깊은 잠에 빠지게 한다. 또 情緒不安을 解除하고 健忘을 일으키기도 한다. 少數의 患者 중

에는 不安, 興奮, 幻覺, 헛소리를 하는 등 atropine 모양의 興奮症狀을 일으키는 일도 있다. 이전에는 痲醉를 하기 前에 이 藥을 주어야 하는 것으로 되어 있었지만 現在는 冬眠藥과 倂用하면 (어떤 상황에서는 冬眠藥을 사용치 않거나 少量을 사용한다) 강한 相乘效果가 나타나서 中樞痲醉에 널리 사용되고 있다.

2. 末梢作用: Scopolamine 은 muscarine 모양의 acetyl cholin 受容體를 遮斷하지만, 이것은 이 作用이 性質上 atropine 과 같으므로 다만 作用의 강함이 조금 上回한다는 差가 있는 것에 의한다. 그 散瞳作用, 눈의 調節의 痲痺作用 및 腺分泌를 抑制하는 作用은 atropine의 倍나 강하지만 心臟의 迷走神經에 대한 作用은 비교적 약하다.

3. 體內過程과 毒性: 洋金花 總 alkaloid 를 內服하면 쉽게 吸收되어 全身에 분포되고 胎盤을 通해서 胎兒에게까지 循環한다.

〔藥效 主治〕 平喘, 祛風, 痲醉, 止痛의 效能이 있다. 喘息, 驚癎, 류머티즘에 의한 痺痛, 脚氣, 瘡瘍에 의한 疼痛을 治療한다. 또 外科手術의 痲醉劑로도 사용한다. 【用法 用量】 0.3~0.45 g 을 달여서 服用한다(또는 물에 담근다). 0.09~0.15 g 을 散劑로 해서 服用한다. 술로 달여서 服用하거나 담배처럼 만들어 피우기도 한다. 〈外用〉 달인 液으로 씻던가 粉末로 만들어 고루 塗布한다.

〔禁忌〕 內服에 注意해야 하며, 몸이 약한 사람은 복용을 忌한다.

❷ 曼陀蘿根 (만다라근) 〈陸川本草〉: 흰독말풀 및 同屬 近緣植物의 뿌리이다.

〔成分〕 흰독말풀의 뿌리는 總 alkaloid 0.35 %, 0.37 % 를 含有하며, 그 속에는 scopolamine, hyoscyamine, tropine, pseudotropine 등이 있다. Alkaloid 의 含有量은 뿌리 굵기와 關係가 있으며, 뿌리 속에 alkaloid 의 含有量이 가장 많은 때는 開花, 結實期이다(0.77 %).

〔藥效 主治〕 狂犬에 의한 咬傷, 惡瘡을 治療한다. 【用法 用量】 〈外用〉 粉末로 만들어 고루 塗布하거나 달인 液으로 씻거나 적신다.

❸ 曼陀蘿葉 (만다라엽) 〈現代實用中藥〉: 흰독말풀 및 同屬 近緣植物의 잎이다. 7~8月에 採取하여 햇볕에 말리거나 불에 쬐어서 乾燥시킨다. 味는 苦辛하다.

〔成分〕 흰독말풀의 잎은 總 alkaloid 0.22~0.55 % 를 含有한다. 그 속에는 scopolamine, hyoscyamine, atropine이 含有되어 있다. 毛曼陀蘿 D. innoxia MILL. 의 잎은 alkaloid 0.16~0.505 % 를 함유하며, 그 主成分은 scopolamine, hyoscyamine, cuscohygrine, meteloidine, 7-hydroxy-3,6-bis(tigloyloxy) tropane 등이 있다.

〔藥效 主治〕 喘息, 痺痛, 脚氣, 脫肛을 治療한다. 또 疝痛(腸神經痛), 胃酸過多, 肝臟痛, 鼓脹, 肺癆夜汗, 婦人의 月經痛를 治療한다. 【用法 用量】 1~2分을 달여서 服用한다. 또 술에 담가서 服用한다. 〈外用〉 달인 液으로 씻거나 짓찧어서 만든 汁을 塗布한다.

❹ 曼陀蘿子 (만다라자) 〈本草綱目〉: 흰독말풀 및 同屬 近緣植物의 果實 또는 種子이다. 봄과 가을 果實이 익었을 때 採取한다.

〔性味 歸經〕 味는 辛苦하며 性은 溫하며 有毒하다. 肝, 脾經에 들어간다.

曼陀蘿種子

〔成分〕 흰독말풀 果實의 各 部分(種子도 包含해서)은 모두 alkaloid 를 含有하고 있다. 種

子는 總 alkaloid 0.17~0.455%를 함유하며, 그 속에는 hyoscyamine, scopolamine, 痕迹量의 atropine 등이 있다. 毛曼陀蘿 *D. innoxia* MILL.의 種子는 總 alkaloid 0.19~0.46%를 함유하는데, 主成分은 hyoscyamine과 scopolamine이다. 익은 果實의 껍질은 사과酸 1155 mg%, 種子는 사과酸 30 mg%를 함유한다. 완전히 生長한 胎座는 枸櫞酸 222 mg%를 함유한다.

〔藥效 主治〕 平喘, 袪風, 止痛의 效能이 있다. 喘咳, 痙攣, 風寒濕痺, 下痢, 脫肛, 打撲傷을 治療한다. 【用法 用量】0.15~0.3 g을 달이거나 술에 담가서 服用한다. 〈外用〉달인 液으로 씻거나 술에 적셔 塗布한다.

〔禁忌〕 瘀積이 없는 者, 體虛가 아닌 者는 服用을 忌한다.

사리풀 (싸리풀) 莨菪 *Hyoscyamus niger* L.

一年生 또는 二年生 草本으로 特殊한 臭氣가 있다. 뿌리는 肉質로 굵으며 줄기는 높이 40~80 cm, 上部에 分枝가 있고 全體는 흰색의 腺毛로 뒤덮여 있다. 根生葉은 葉柄이 있으나 莖生葉은 葉柄이 없고 원줄기를 약간 감싸고 있다. 葉身은 卵形 또는 긴 楕圓形이고 銳頭이며 가장자리에 缺刻狀 또는 波狀의 톱니가 있다. 잎은 위로 갈수록 작아지고 最上部의 잎은 보통 交差해서 互生하고 2列狀으로 되어 있다. 꽃은 黃色이며 원줄기끝에 달리고, 꽃받침은 筒形으로 綠色이며 5개로 얕게 갈라져 있는데 꽃이 핀 후 약간 길게 자란다. 花冠은 깔대기 모양으로 5개로 갈라지며 筒部는 자주빛이 돌고 裂片은 연한 녹색에 紫朱色의 脈이 있고, 外側은 짧은 柔毛로 뒤덮여 있다. 수술은 5개로 花冠筒 중앙에 달리며, 葯은 深藍紫色이다. 열매는 蒴果 2室로 되어 있고 種子는 多數인데 不規則한 넓은 腎臟 모양을 이룬다. 開花期는 6~7月이다. 유럽 原産으로 家屋周邊의 황무지에 나며, 全國 各地에 分布 栽植한다. 【處方用名】① 種子는 天仙子 ② 根은 莨菪根 ③ 葉은 莨菪葉이다.

❶ 天仙子 (천선자)〈圖經本草〉莨菪子·莨蓎子·行唐·橫唐: 사리풀의 種子이다. 8~9月에 果實이 成熟하면 全그루나 果枝를 베어 햇볕에 말린 후 種子를 꺼내서 挾雜物을 除去한다. 【修治】300 g을 修治하려면 처음에는 醋 600 g으로 끓여서 醋가 없어지면 黃牛의 乳汁에 하룻밤 담근 다음날 아침 乳汁이 검게 되면 이것이 곧 莨菪子이므로 햇볕에 말려 빻아서 여러 번 체로 쳐서 使用한다.

天仙子藥材

〔性味 歸經〕 味는 苦辛하고 性은 溫하며 有毒하다. 心, 胃, 肝經에 들어간다.

〔成分〕 種子에는 alkaloid 0.06~0.2%를 含有하며, 그 主成分은 hyoscyamine, atropine (hyoscyamine의 racemic modification) 및 scopolamine(hyoscine)이다. 또 脂肪油 25%와 sterol도 함유한다. 잎에는 alkaloid 0.045~0.1%, 含量이 높은 것은 0.2%에 이르는데, 그 중 3/4이 hyoscyamine이고 다음이 scopolamine 및 atropine이다. 뿌리에는 apoatropine(atropamine), tetramethyl diaminobutane, cuscohygrine이 含有된다. Alkaloid의 含有量은 뿌리가 最高이며 다음으로 꽃·果實·잎·줄기의 순으로 된다.

〔藥理〕 1. 腺體, 平滑筋에 대한 영향: Atropine은 일반적인 治療量일 때, 分泌機能에 대해서 强大한 抑制作用을 나타내고 渴症이나 皮膚의 乾燥를 초래한다. 비교적 大量으로 投藥(1 mg)

을 하면 胃液의 分泌量을 減少시키지만 酸度는 低下되지 않는 경우가 많다. 治療量의 atropine 은 平滑筋臟器의 正常活動에 대한 영향은 적지만, 이들 臟器가 과도하게 收縮 혹은 活動했을 때에는 현저한 弛緩作用을 나타내기 때문에 胃腸痙攣(胃痛과 腹疝痛), 輸尿管痙攣(腎疝痛) 및 膀胱刺戟症狀(尿意急迫과 頻尿) 등의 치료에 사용된다. 또 噴門과 幽門의 痙攣을 緩和하고, 胃 나 十二指腸潰瘍의 治療時 制酸藥과 倂用된다. 그 腺體抑制作用은 痲醉 前에 사용할 수가 있어서 scopolamine의 抑制作用은 한층 더 강하다. 이 밖에 盜汗이나 침을 흘리는 데에도 使用된다.

2. 눈에 대한 作用 : Atropine에는 瞳孔散大와 眼壓을 높여 痲醉를 調節하는 作用이 있기 때문에 虹彩炎 및 毛樣體筋炎에 使用되며, 炎症組織의 활동을 정지시켜 刺戟을 적게 해서 治療를 앞당기게 한다. 그러나 眼壓을 높이는 作用이 있으므로, 綠內障患者의 사용은 忌한다.

3. 心臟血管에의 영향 : Atropine은 迷走神經의 心臟에 대한 抑制를 解除하는 作用이 있기 때문에 心拍을 빠르게 하는 외에 迷走神經機能過度에 의한 傳導障碍와 不整脈을 解消하는 作用이 있어 antimon劑 中毒에 의한 重症의 不整脈에 使用된다.

4. 中樞神經에의 作用 : 治療量은 迷走神經 및 呼吸中樞를 興奮시키지만 scopolamine은 뚜렷한 鎭靜作用을 나타낸다.

〔毒性〕 Atropine의 作用範圍는 넓어서 그 중 한 作用을 治療에 應用하면 其他의 作用이 不必要한 副作用으로서 나타난다. 5~10mg으로는 현저한 中毒症狀이 일어나며, MLD는 0.08~0.13g으로, 그 差는 10數倍이다.

〔藥效 主治〕 鎭癎, 止痛의 效能이 있다. 癲狂(癲癇發作), 風痺, 風痺厥痛(風痺强直疼痛), 喘息, 胃痛, 慢性細菌性 및 水樣性下痢, 脫肛, 齒痛, 癰腫, 惡性腫瘍을 치료한다.【用法 用量】0.6~1.2g을 丸劑, 散劑로 해서 服用한다. 〈外用〉달인 液으로 씻거나 粉末로 만들어 고루 塗布하거나 또는 구워서 연기로 燻한다.

〔禁忌〕 大毒이 있어 內服에는 주의가 必要하다. 많이 服用하면 極度의 興奮狀態가 된다. 잘못 服用하면 心臟에 쇼크를 주어 極度의 煩悶에 빠지게 되고 눈에 星火가 생긴다.

❷ 莨菪根 (낭탕근)〈本草綱目〉: 사리풀의 뿌리이다. 가을에 全그루를 採取하여 根部를 잘라 깨끗이 씻어 햇볕에 말린다.

〔性味〕 味는 苦하고 性은 寒하며 有毒하다.

〔成分〕 뿌리 속의 alkaloid는 잎보다도 많으며 hyoscyamine과 hyoscine 외에 atropamine, tropine, tetramethyl diaminobutane이 含有되어 있다.

〔藥效 主治〕 邪瘧(Malaria), 疥癬을 治療하며 殺蟲도 한다.【用法 用量】0.3~0.6g을 藥性이 남을 程度로 구워 粉末로 만들어 服用한다. 〈外用〉짓찧어서 塗布한다.

〔禁忌〕 많이 服用하면 狂奔하게 되므로 內服에는 주의를 要한다. 心臟病, 心力衰竭(心臟衰弱) 症狀에는 服用을 忌한다.

❸ 莨菪葉 (낭탕엽)〈民間草藥〉: 사리풀의 잎이다. 立夏 以後에 採取하여 햇볕에 말린다.

〔性味〕 味는 苦하고 性은 寒하며 有毒하다.

〔成分〕 사리풀의 잎에는 灰分이 20%, 總 alkaloid 0.045~0.14%가 含有되어 있다. 그 중

主된 것은 hyoscyamine, scopolamine, atropine이고, 그 밖에 hyospicrin을 함유한다.

〔藥效 主治〕 鎭痛하며 痙을 푸는 效能이 있다. 胃痛, 齒痛, 氣管支炎에 의한 咳喘을 치료한다. 【用法 用量】 0.09~0.15g을 粉末로 하여 팅크劑, 엑스劑, 流動엑스를 만들어 服用한다. 혹은 담배에 섞어 연기를 들이마신다.

구기자나무 枸杞 *Lycium chinense* MILL. (=*L. rhombifolium* (MOENCH) DIPPEL)

덩굴性灌木으로 높이는 1m 남짓하다. 원줄기는 비스듬하게 자라면서 끝이 밑으로 처지지만 다른 물체에 기대어 자란 것은 높이가 4m에 달하고 가지에 가시가 흔히 있으나 없는 것도 있으며 外皮는 灰色으로 털이 없다. 잎은 互生하지만 여러 개가 叢生하며, 葉身은 중앙이 넓은 卵形 또는 卵狀 披針形으로 끝은 尖頭 혹은 鈍頭이고 길이 3~8cm, 나비 0.6~2.5cm로 兩面에 털이 없고 가장자리가 밋밋하며 葉柄은 길이 1cm 정도로 털이 없다. 꽃은 腋生하고 보통 單生 혹은 數個가 모여 난다. 꽃받침은 鐘形이며 길이 3~4mm로 끝은 3~5개로 갈라져 있다. 花冠은 筒狀鐘形으로 花筒의 下部가 현저하게 좁아져서 위로 향할수록 점차 넓어지며, 끝은 5갈래로 갈라진다. 裂片은 長卵形으로 끝이 뾰족하고 자주빛이며 길이는 1cm 정도이고 纖毛가 있다. 5개의 수술과 1개의 암술이 있으며, 수술대는 길고 털이 있다. 열매는 卵形 또는 긴 楕圓形으로 길이 0.5~2cm, 지름 4~8mm로 深紅色 혹은 橙紅色을 띠며 種子는 多數인데 편평한 腎形으로 黃褐色이다. 開花期는 6~9月, 結實期는 7~10月이다. 山斜面, 논두렁, 丘陵地帶에 나며 全國 各地에 分布한다. 【處方用名】 ① 果實은 枸杞子 ② 根皮는 地骨皮 ③ 葉은 枸杞葉이다.

❶ 枸杞子 (구기자) 〈名醫別錄〉 苟起子・甜菜子 : 구기자나무의 成熟한 果實이다. 여름부터 가을에 걸쳐 成熟한 것을 採取해서 果柄을 따내고 果皮에 주름이 잡힐 때까지 陰地에서 말리고 또다시 外皮가 단단해지고 果肉이 부드러워질 때까지 햇볕에 말린다. 비가 계속 내릴 경우에는 뭉근한 불에 쬐어서 말린다. 【修治】 키(箕)로 挾雜物을 떨어내고 남아 있는 果柄이나 꼭지를 떼어 낸다. 枸杞子를 使用함에 있어서는 가지나 果柄을 除去하고 윤기가 있는 것을 골라 깨끗하게 씻은 후 술에 하룻밤 축였다가 으깨서 使用한다.

〔性味 歸經〕 味는 甘하고 性은 平하며 無毒하다. 肝, 腎經에 들어간다.

〔成分〕 枸杞子에는 carotene 3.39mg%, 비타민 B_1 0.23mg%, 비타민 B_2 0.33mg%, 니코틴酸 1.7mg%, 비타민 C 3mg%을 含有하고 β-sitosterol, linoleic acid도 抽出되었다.

〔藥理〕 1. 血糖 및 콜레스테롤의 降下作用을 가지며 가벼운 脂肪이 肝細胞內에 沈降하는 것을 抑制하는 作用과 肝細胞의 新生을 촉진하는 作用을 가진다.

2. 血淸과 肝中의 燐脂質을 增加시키는 作用이 있으며 中樞性 및 末梢性의 副交感神經을 흥분시키는 作用이 있고 心臟을 抑制시켜서 血壓을 떨어 뜨린다.

3. 活血機能에는 促進作用을 가지며 網狀內皮系統의 貪食機能을 增强한다.

〔藥效 主治〕 滋補肝腎, 益精明目의 效能이 있다. 肝腎陰虧, 腰膝酸軟, 頭暈, 目眩, 目昏多疾, 虛勞咳嗽, 消渴, 遺精을 치료한다. 【用法 用量】 6~12g을 달여서 服用하거나 또는 바짝

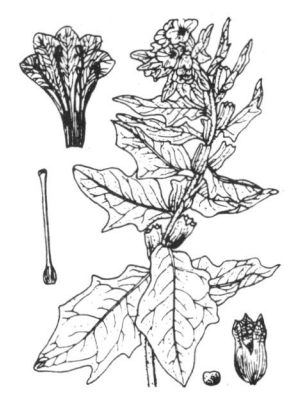
사리풀 莨菪
Hyoscyamus niger

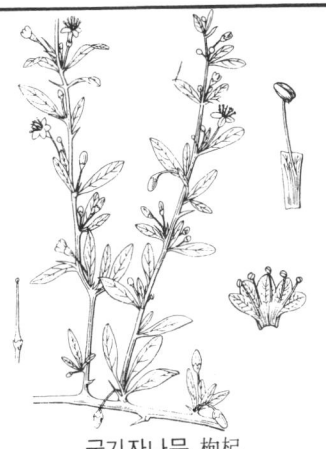
구기자나무 枸杞
Lycium chinense

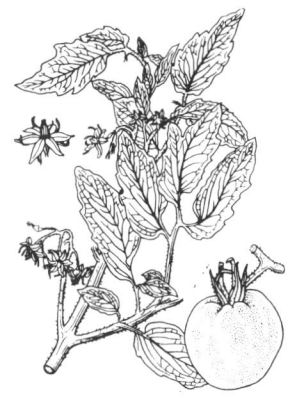
토마토 番茄
Lycopersicon esculentum

졸여서 膏로 만들거나 혹은 술에 담가서 服用한다. 丸劑, 散劑로도 사용한다. 〔禁忌〕 外邪를 받아 實熱이 있는 症狀, 脾虛해서 濕滯한 症狀, 泄瀉하는 症狀에는 服用을 忌한다.

❷ 地骨皮 (지골피) 〈神農本草經〉 枸杞根・苟起根・枸杞根皮 : 구기자나무의 根皮이다. 立春이나 立秋 後 採取하여 진흙을 털어내고 깨끗이 씻어 根皮를 벗겨 햇볕에 말린다. 【修治】 挾雜物이나 木心을 除去하고 씻어서 햇볕에 말려 썰어 쓴다.

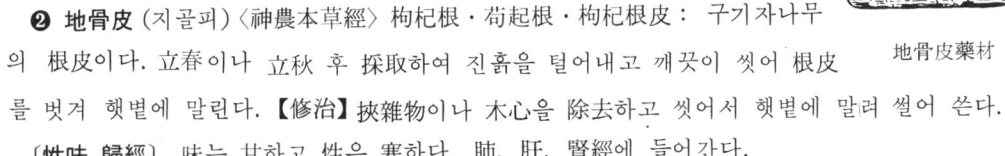
地骨皮藥材

〔性味 歸經〕 味는 甘하고 性은 寒하다. 肺, 肝, 腎經에 들어간다.

〔成分〕 根皮에는 桂皮酸 및 多量의 phenol 類 物質, betaine이 含有되어 있다. Betaine은 구기자나무의 잎과 果實에 함유되어 있지만 根皮 속에는 存在하지 않는다는 報告도 있다. 뿌리에는 그 밖에 비타민 B_1의 活性을 抑制하는 物質이 含有되어 있지만, 그 抑制作用은 cystein 및 비타민 C에 의해서 解除된다. 地骨皮에는 이외에 β-sitosterol, linoleic acid, linolenic acid, melissic acid 등도 함유되어 있다.

〔藥理〕 1. 心臟血管系에 대한 作用 : 地骨皮의 浸劑, 팅크劑 및 煎劑를 痲醉한 개・고양이・토끼에게 靜脈注射를 놓으면 뚜렷한 降壓作用이 나타나서 心拍數가 감소되어 呼吸이 빨라진다. 浸劑의 作用은 煎劑보다 뛰어난 것 같다. 繼續 投與를 하면 短時間內에 각각 程度가 다른 藥物耐性을 볼 수 있게 된다.

2. 血糖低下作用 : 地骨皮의 煎劑를 토끼에게 注入口服시키면 血糖은 잠시 동안 上昇한 후 持續的인 下降이 시작되어 4~8時間을 경과해도 正常으로 되돌아가지 않는다. Adrenalin의 注射에 의한 高血糖에 대해서는 뚜렷한 拮抗作用은 볼 수 없다. 엑스劑를 토끼에게 皮下注射하여도 血糖은 下降한다.

3. 解熱作用 : 地骨皮는 人工的으로 發熱시킨 토끼에게는 현저한 解熱作用을 한다. 地骨皮의 ether 抽出物 및 ethanol 抽出 後의 殘渣를 물에서 抽出한 부분에는 作用이 없고, ethanol 抽出物, 물에 의한 抽出物, 혹은 ether 抽出 後의 殘渣를 물에서 抽出한 부분에 作用이 보인다. 그 解熱作用은 aminopyrine 보다는 못하지만 그 밖의 解熱藥과는 거의 같다.

〔藥效 主治〕 淸熱, 凉血, 淸肺熱, 退蒸勞熱의 效能이 있다. 衰弱疲勞에 의한 潮熱과 盜汗, 肺熱에 의한 咳喘, 吐血, 鼻出血, 血淋, 消渴, 高血壓, 癰腫, 惡瘡을 치료한다. 五臟의 邪氣, 熱中消渴, 周痺, 風濕을 치료하고 胸脅氣, 客熱頭痛을 내리고, 內傷에 의한 衰弱疲勞에서 噓吸하는 것을 補하고 筋을 단단하게 하며, 陰을 强化하고 大小腸을 利하게 하며 寒暑를 견딜 수 있다. 【用法 用量】9~15g을 달여서 服用한다. 또 丸劑, 散劑로 해서 服用한다. 〈外用〉달인 液으로 含漱하거나 적셔서 씻는다. 또 粉末로 만들어 撒布하거나 고루 바른다.

〔配合 禁忌〕 脾胃가 虛寒한 者는 服用을 忌한다. 鐵을 忌하고, 虛勞火旺 또한 脾胃가 薄弱하여 食慾不振이나 水樣性下痢症狀에는 量을 줄여야 하며 假熱인 者는 使用을 忌한다.

❸ 枸杞葉 (구기엽) 〈名醫別錄〉甜菜・地仙苗・枸杞尖・天精草・枸杞苗 : 구기자나무의 부드러운 줄기와 잎으로 봄과 여름에 採取한다.

〔性味 歸經〕 味는 苦甘하고 性은 凉하다. 心, 肺, 脾, 腎經에 들어간다.

〔成分〕 日本産 枸杞葉은 betaine, rutin, vitamin C, β-sitosterol-β-d-glucoside, vitamin B_1 抑制物(이 抑制作用은 cystein 및 vitamin C에 의하여 消去된다)을 含有한다. 乾燥된 잎의 熱湯抽出液 중에는 inosine, hypoxanthine, cytidylic acid, uridylic acid, 극히 少量의 succinic acid, pyroglutamic acid, 修酸 및 多量의 glutamic acid, aspartic acid, proline, serine, tyrosine, arginine이 含有되어 있다.

〔藥效 主治〕 補虛, 益精, 消熱, 止渴, 祛風, 明目의 效能이 있다. 虛勞發熱, 煩渴, 目赤昏痛, 障翳(白內障 등), 夜盲, 崩漏帶下, 熱毒瘡腫을 치료한다. 【用法 用量】新鮮한 생것 60~240g을 달여서 服用한다. 또는 끓이거나 짓찧은 汁을 내어 服用한다. 〈外用〉달인 液으로 씻거나 짓찧은 汁을 點眼한다.

〔配合 禁忌〕 乳酪(butter, cheese 類)과는 相惡이다.

토 마 토 番茄 *Lycopersicon esculentum* MILL.

一年生 草本으로 높이 1m 이상에 달하며 全體는 부드러운 털에 뒤덮여 있다. 줄기는 곧추서지만 쓰러지기 쉽고, 땅에 닿으면 어디에서나 뿌리가 내린다. 잎은 羽狀複葉으로 互生하며 길이 10~40cm이나 小葉은 매우 不規則하여 크기가 一定치 않고 卵形 또는 긴 楕圓形이며, 끝이 뾰족하고 가장자리에는 缺刻狀의 톱니가 있고 전체적으로 독특한 냄새가 난다. 꽃은 마디 사이의 중앙에서 花梗이 나와 3~7개가 달리는데 약간 밑으로 늘어진다. 꽃받침은 5~6 갈래로 갈라지며 裂片은 線狀 披針形이고 花冠은 黃色으로 얕은 접시 모양이며 지름 2cm이고 裂片은 끝이 뾰쪽한 線狀 披針形으로 젖혀져 있다. 수술은 5~6개, 葯는 半集合狀 혹은 圓錐形으로 암술을 둘러싼다. 열매의 形狀은 대체로 球形 또는 편평한 圓形으로 肉質 多汁이며 赤色으로 익는다. 開花期는 5~9月이다. 熱帶美洲原産이나 全國 各地에서 栽植되고 있다. 【處方用名】果實이 番茄이다.

番 茄 (번가) 〈陸川本草〉金橘 : 토마토의 果實이다.

〔性味〕 味는 甘酸하고 性은 微寒하다.

〔成分〕 사과酸, 枸櫞酸, adenine, trigonelline, choline 및 少量의 tomatine이 分離되었다. 市販하는 토마토는 100g당 灰分 0.4g, 칼슘 8mg, 燐 37mg, 鐵 0.4mg, carotene 0.31mg, vitamin B_1 0.03mg, B_2 0.02mg, nicotinic acid 0.6mg, vitamin C 11mg을 含有한다.

〔藥理〕 토마토에는 豊富한 vitamin A 와 C가 含有되며 그 酸味는 구연산과 사과산에 의한 것이다. 토마토의 pectine을 經口投與하면 cholesterol을 줘서 飼育한 Rat의 血淸 및 肝臟 中의 cholesterol 量을 低下시킬 수 있다. 토마토의 汁은 고양이의 血壓을 내리며 平滑筋을 興奮시킨다. Tomatine에는 抗眞菌作用이 있고 植物이나 사람의 病因이 되는 어떤 種類의 眞菌을 抑制하지만 細菌에 대한 效力은 아주 낮다.

〔藥效 主治〕 生津, 止渴, 健胃, 消食의 效能이 있다. 口渴, 食慾不振을 치료한다. 【用法 用量】 달여서 服用하거나 新鮮한 것을 服用한다.

담 배 煙草 *Nicotiana tabacum* L.

一年生 草本으로 높이 1~2m, 줄기는 곧추서고 튼튼하며 밑부분은 木質化되어 있고 윗부분은 가지가 갈라져 있는데 잎과 더불어 腺毛가 밀생하여 끈적끈적하다. 잎은 互生하며 楕圓形이고 끝이 뾰족하며 길이 50cm 정도로 밑부분이 거의 둥글고 가장자리가 밋밋하며 葉柄은 짧고 날개가 있으며 밑으로 뻗는다. 꽃은 원줄기끝에서 큰 圓錐花序가 발달하며 小花梗은 길이 10~25mm이다. 꽃받침은 綠色으로 楕圓形이며 길이 약 2mm, 裂片은 披針形이고 끝은 뾰족하다. 花冠은 깔때기 모양으로 筒部의 길이가 10~15mm이며, 윗부분이 5개로 갈라져 있고 粉紅色인데 드물게 흰색인 것도 있다. 수술은 5개, 암술은 1개이고, 蒴果는 卵形으로 꽃받침에 싸여 있으며 黃褐色의 작은 種子가 많이 들어 있다. 開花期는 6~7月이다. 熱帶美洲原產이나 中部와 南部 各地에서 많이 栽植되고 있다. 【處方用名】葉이 煙草이다.

煙 草 (연초) 〈滇南本草〉 野煙・相思草・返魂煙・金絲醺: 담배의 잎이다. 보통 7月에 담배의 잎이 深綠色에서 淡黃色으로 變하고 잎의 끝이 밑으로 처질 무렵 잎을 따는데 잎의 成熟期가 각기 다르므로 여러 번에 걸쳐 採取한다. 摘葉한 후 우선 햇볕에 말리거나 불에 쬐어서 乾燥시키고 다시 적셔서 發酵・乾燥시킨다.

〔性味〕 味는 辛하고 性은 溫하며 有毒하다.

〔成分〕 Alkaloid 약 1~9% 및 rutin, 有機酸(사과酸, 枸櫞酸), 脂肪, 樹脂, 無機質을 含有한다. 또 γ-sitosterol-d-glucoside, cycloartenol을 함유한다. 담배잎의 alkaloid는 全部 14種이 分離되어 있으며 그중 12種의 構造는 이미 確定되어 있다. Nicotine, anabashine, anatabine 등이 主된 것이며 담배의 全株는 모두 nicotine을 含有한다. 잎에 含有量이 가장 많아 全株 含有量의 약 64%를 차지하며 뿌리는 13%, 줄기는 18%, 꽃은 5%를 차지한다.

〔藥理〕 담배의 主成分은 nicotine으로 全 alkaloid의 93%를 차지한다. 보통의 卷煙이 含有하는 nicotine의 量은 약 1~2%이다. 其他의 成分은 含有量이 적기 때문에 그다지 重要性은 없다. Nicotine은 醫療上 하등의 用途는 없으나 主로 毒物學的 意義를 갖는다. 急性 中毒

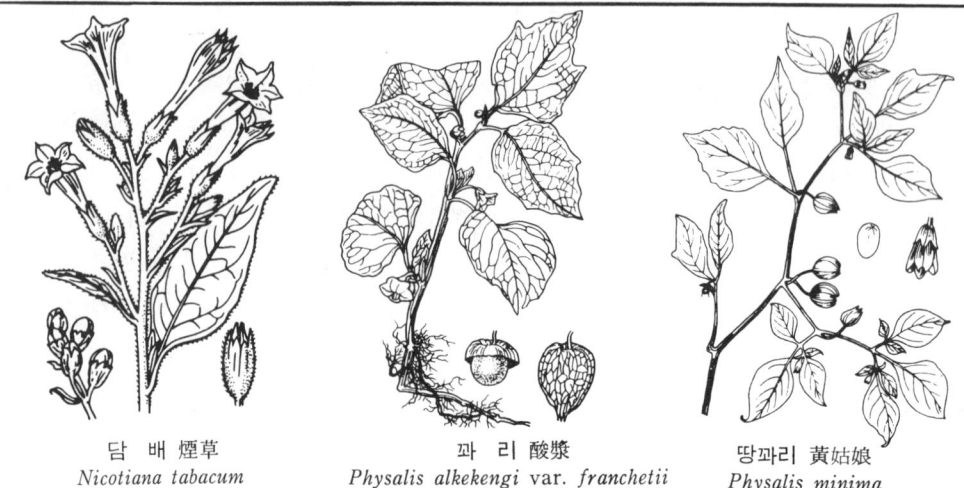

담 배 煙草
Nicotiana tabacum

꽈 리 酸漿
Physalis alkekengi var. *franchetii*

땅꽈리 黃姑娘
Physalis minima

에 의한 死亡의 速度는 cyan 化物과 비슷하다. 成人의 致死量은 약 50 mg 內外이지만 1개의 卷煙에는 20~30 mg 이 함유되어 있다.

〔藥效 主治〕 行氣, 止痛, 解毒, 殺蟲의 效能이 있다. 食滯에 의한 飽脹, 氣結疼痛, 癰疽疔瘡, 疥癬, 뱀이나 개에 의한 咬傷을 치료한다. 【用法 用量】 달이거나 짓찧어 낸 汁을 服用하거나 불을 붙여서 연기를 들이마신다. 〈外用〉 달인 물에 씻거나 가루를 만들어 골고루 바른다.

〔禁忌〕 肺病, 咳嗽, 吐血 및 모든 咽喉의 症狀에는 服用을 忌한다.

꽈 리 酸漿 *Physalis alkekengi* L. var. *franchetii* (Mast.) Hort.

多年生 草本으로 높이 35~100 cm 이며 털이 없고 地下莖이 길게 뻗어 번식한다. 잎은 互生하지만 一般的으로 2개의 잎이 한 군데에서 나온다. 葉柄의 길이는 8~30 mm, 葉身은 卵形 또는 廣卵形으로 끝이 뾰족하며 길이 5~12 cm, 나비 2~6.5 cm 로 가장자리에 缺刻狀의 톱니가 있다. 꽃은 흰색으로 1개씩 달리며 小花梗은 길이 3~4 cm 이고 꽃받침은 綠色으로 짧은 筒形이며 끝이 5개로 갈라져 있으며 가장자리는 짧은 털로 뒤덮여 있다. 花冠은 지름 1.5 cm 정도로 약간 누른빛이 도는데 5개로 갈라져 있고, 꽃이 핀 다음 꽃받침은 길이 4~5 cm 로 자라 卵形을 이루며 열매를 完全히 둘러싸고 익으면 적색을 띤다. 열매는 漿果로서 둥글고 적색으로 익는데 먹을 수도 있으며, 속에 많은 種子를 가지고 있다. 開花期는 6~7月, 結實期는 8~11月이다. 인가 근처에 흔히 나며 觀賞用으로 栽植되기도 하는데 全國 各地에 分布한다. 【處方用名】 ① 全草는 酸漿 ② 根은 酸漿根 ③ 宿存萼 및 果實은 掛金燈이다.

❶ 酸 漿 (산장) 〈神農本草經〉: 꽈리의 全草이며 여름에 採取한다.

〔性味 歸經〕 味는 酸苦하고 性은 寒하며 無毒하다. 肺, 脾經에 들어간다.

〔成分〕 Physalin A, physalin B, physalin C, luteolin 및 luteolin-7-β-d-glucoside 가 含有되어 있다.

〔藥理〕 1. 抗菌作用: 酸漿의 煎劑는 Sonne's菌에 대해 抑制作用을 갖는다. 酸漿의 抗菌有

效成分은 現段階에서는 油狀液에 있다고 생각되어 이 部分은 in vitro 에서 綠膿菌, 黃色포도球菌에 대해서 抑制作用을 갖는다. 酸漿에서 抽出한 針狀晶母液은 黃色포도球菌에 대하여 抑制作用을 갖는다. 酸漿의 in vitro 制菌效果와 臨床에서의 痢疾治療效果와는 일치하지 않는다.

2. 子宮興奮作用: 몇 해 전에 酸漿根에서 얻은 結晶性物質(histonin, 大部分은 窒酸칼륨)이 토끼의 摘出子宮에 대해서 興奮作用을 갖는다고 報告되었다. 果實에는 出産을 촉진하는 作用이 있다고 한다.

〔藥效 主治〕 淸熱, 解毒, 利尿의 效能이 있다. 熱咳, 咽痛, 黃疸, 痢疾, 浮腫, 疔瘡, 丹毒을 치료한다. 【用法 用量】 9~15 g 을 달여서 服用하거나 짓찧어서 汁을 내거나 가루를 만들어 服用한다. 〈外用〉 달인 液으로 씻거나 가루를 만들어 골고루 바르거나 짓찧어 바른다.

〔禁忌〕 墮胎, 脾虛泄瀉 및 痰濕에는 服用을 忌한다.

❷ **酸漿根** (산장근) 〈蜀本草〉: 꽈리의 뿌리이다.

〔性味 歸經〕 味는 苦하고 性은 寒하며 無毒하다. 肺, 脾經에 들어간다.

〔成分〕 Alkaloid, 3α-tigloyloxytropane 을 含有한다.

〔藥效 主治〕 淸熱, 利水의 效能이 있다. 말라리아, 黃疸, Hernia 를 치료한다. 【用法 用量】 3~6 g(新鮮한 것은 24~30 g)을 달여 服用한다.

〔禁忌〕 墮胎할 염려가 있다. 脾虛泄瀉 및 濕痰의 症狀에는 忌한다.

❸ **掛金燈** (괘금등) 〈救荒本草〉 酸漿實: 꽈리의 宿存萼 혹은 成熟한 果實이 붙은 宿存萼이다. 가을에 果實이 成熟하여 宿存萼이 赤色 또

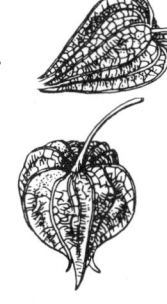

掛金燈藥材

는 橙紅色으로 변했을 때 採取해서 果實을 除去하거나 혹은 果實이 붙은 채 햇볕에 말린다.

〔性味 歸經〕 味는 酸하고 性은 寒하다. 肺, 脾經에 들어간다.

〔成分〕 Carotenoid 成分의 physalien 을 含有한다.

〔藥效 主治〕 淸熱, 解毒, 利尿의 效能이 있다. 骨蒸勞熱, 咳嗽, 咽喉腫痛, 黃疸, 浮腫, 天泡濕瘡(天疱瘡)을 치료한다. 【用法 用量】 4.5~9 g 을 달이거나 혹은 가루를 만들어 服用한다. 〈外用〉 물에 달여서 씻거나 짓찧어서 바른다. 또는 가루로 만들어 목에 불어서 붙인다.

〔禁忌〕 脾虛, 泄瀉를 하는 者와 墮胎作用이 있으므로 姙婦는 服用을 忌한다.

땅 꽈 리 黃姑娘 *Physalis minima* L. (=*P. angulata* L.=*P. ciliata* SIEB. et ZUCC.)

一年生 草本으로 높이 50 cm 내외이며 줄기는 간신히 平伏 혹은 傾斜하고, 分枝가 많으며 부드러운 짧은 털이 있다. 잎은 互生하며 葉身은 卵形 또는 楕圓形으로 길이 2~8 cm, 나비 1~5 cm 이고 끝은 뾰족하고 밑부분이 둥글며 가장자리에 큰 톱니가 약간 있거나 없다. 꽃은 黃白色으로 葉腋에 單生하며 花柄은 길이가 약 5 cm 나 된다. 꽃받침은 鐘形, 綠色, 膜質인데 5개로 갈라지며 剛毛가 있고 結實期에는 燈籠形으로 부풀어서 果實의 外面을 둘러싼다. 花冠은 淡黃綠色으로 鐘形이며 5개로 갈라져 있다. 5개의 수술은 花冠管 莖部에 着生하며, 葯은 楕圓形으로 보통 자주색이고 암술은 1개이다. 液果는 圓球形으로 黃色이며, 種子는 數가 많은데 편평한 圓形으로 綠白色이다. 開花期는 7~8月, 結實期는 7月이다. 산비탈이나 들, 인가주변에

나며 全國 각지에 分布한다. 【處方用名】全草 및 果實이 天泡子이다.

 天泡子(천포자)〈分類草藥性〉黃姑娘: 땅꽈리의 全草 혹은 果實이다. 6~7月에 果實이 달린 全草를 採取하여 깨끗이 씻어서 新鮮한 것 그대로 使用하던가 햇볕에 말린다.

〔性味〕 味는 苦하고 性은 寒하며 無毒하다.

〔成分〕 잎은 physalin B·D, 5β, 6β-epoxyphysalin B, withapysalin A·B·C를 含有한다.

〔藥效 主治〕 祛濕, 殺蟲의 效能이 있다. 黃疸, 小便不利, 慢性咳嗽 및 喘息, 疳疾, 瘰癧, 天泡瘡(水泡瘡), 濕瘡을 치료한다. 【用法 用量】15~30g을 달여서 服用한다. 〈外用〉가루를 만들어 골고루 바른다.

〔禁忌〕 濕熱瘀滯가 없는 者는 服用을 忌한다.

 미치광이풀 東莨菪 *Scopolia japonica* MAXIM. (=*S. parviflora* (DUNN) NAKAI)

 多年生 草本으로 根莖은 굵고 튼튼하며 結節狀이고, 줄기는 높이 30~60cm로 基部에 鱗片이 있다. 잎은 互生하며 긴 楕圓形으로 끝은 뾰족하고 基部는 楔形, 가장자리에는 不規則한 톱니가 있다. 꽃은 葉腋에 1개가 달리는데 가는 花柄이 있고 밑으로 처진다. 꽃받침은 鐘形이며 萼筒은 짧고 끝은 5개로 갈라져 있다. 花冠은 넓은 鐘形으로 역시 끝은 5개로 얕게 갈라져 있으며 紫褐色을 띤다. 5개의 수술은 花冠筒의 基部에 着生한다. 蒴果는 圓形인데 꽃이 핀 다음 자라는 꽃받침 속에 들어 있으며 中部 以上은 環狀으로 갈라진다. 種子는 腎臟形으로 지름 2.5mm 정도이며 도드라진 그물 모양의 무늬가 있다. 開花期는 4~5月이다. 깊은 산의 숲속에 나며 中·北部에 分布한다. 【處方用名】根莖이 東莨菪이다.

 東莨菪(동랑탕)〈中國藥物圖鑑〉莨菪: 미치광이풀의 根莖이다. 봄, 가을에 採取하여 깨끗이 씻어 햇볕에 말린다.

〔性味 歸經〕 味는 辛하고 性은 溫하며 大毒하다. 心, 肝, 肺經에 들어간다.

〔成分〕 뿌리는 alkaloid 0.3~0.4%, 잎은 alkaloid 0.2%를 含有한다. 主成分은 l-hyoscyamine으로, 抽出過程에서 racemi 體의 atropine에 쉽게 變化된다. 이 밖에 l-scopolamine, l-norhyoscyamine 또한 scopolin 및 scopoletin을 含有한다.

〔藥理〕 흰독말풀(洋金花)을 參照.

〔藥效 主治〕 解痙, 鎭痛, 收汗, 澀腸의 效能이 있다. 各種 疼痛, 精神狂躁, 酒毒에 의한 떨림(震), 癰瘡腫毒, 炭疽, 外傷出血을 치료한다. 體癬에는 약을 문질러 스며들게 바른다. 【用法 用量】0.3~1g을 가루로 만들어 술과 함께 服用한다. 〈外用〉달여서 씻거나, 가루를 만들어 골고루 바르거나 또는 바르고 스며들게 문지른다.

 배풍등 排風藤 *Solanum lyratum* THUNB. (=*S. dulcamara* L. var. *pubescens* BL.)
  좁은잎배풍등 *S. japonense* NAKAI 왕배풍등 *S. megacarpum* KOIDZ.

 줄기의 基部만 越冬하는 多年生 덩굴性半灌木으로 줄기의 길이는 5m에 달하며 腺狀의 털이 미치광이풀 Scopolia japonica   배풍등 Solanum lyratum   —833—

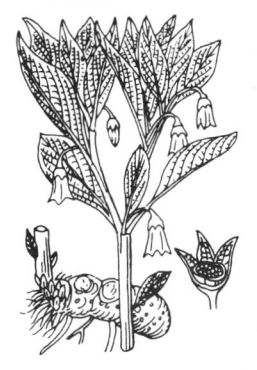
미치광이풀 東莨菪
Scopolia japonica

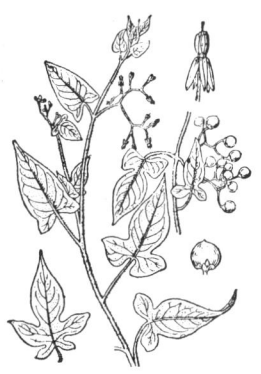
배풍등 排風藤
Solanum lyratum

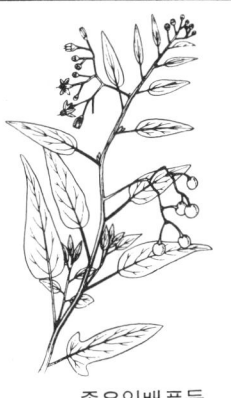
좁은잎배풍등
Solanum japonense

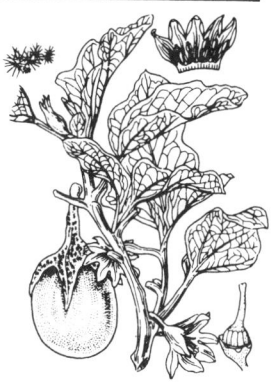
가 지 茄子
Solanum melongena

있다. 잎은 互生하며 卵形 또는 긴 楕圓形으로 밑부분은 心臟形, 끝은 뾰족하고 길이 4~9 cm, 나비 2~5 cm이며 上面은 鮮綠色, 下面은 비교적 엷은 綠色으로 兩面 모두 가는 털이 있다. 꽃은 聚繖花序로 가지끝에 달리거나 잎과 對生하는 側生이고 花柄은 가늘고 길다. 꽃받침은 깔때기 모양이며 萼片은 5개로 卵形을 이룬다. 花冠은 수레바퀴 모양인데 5개로 깊게 갈라져 있고 裂片은 披針形으로 뒤로 젖혀져 있다. 液果는 卵形 혹은 球形으로 처음에는 綠色이나 후에는 紅色 내지 黑色으로 變한다. 種子는 흰색으로 편평하다. 開花期는 9~10月, 結實期는 11月이다. 길가, 山野 혹은 灌木의 숲속에 野生하며 中部·南部地方에 分布하고 특히 濟州島, 鬱陵島의 山地岩石 사이에도 分布한다. 【處方用名】① 全草는 排風藤 ② 根은 白毛藤根 ③ 果實은 鬼目으로 모두 藥用한다.

❶ 排風藤 (배풍등)〈百草鏡〉蜀羊泉·白英·白幕·穀菜·白草: 배풍등의 全草이다. 일반적으로 5~6月 또는 9~11月 사이에 全草를 採取하여 깨끗이 씻어 햇볕에 말린다.

〔性味〕 味는 甘苦하고 性은 寒하다.

〔成分〕 全草에 alkaloid가 含有되어 있고 줄기에는 steroid, alkaloid가 함유되어 있으며 tomatidenol, solasodine(solancarpidine, solanidine S) 및 soladulcidine 등이 있다. 잎에는 더욱 함량이 많은 α-solamarine 과 β-solamarine, 비교적 적은 α-solasonine 또 少量의 solamargine 이 함유되어 있다. β-solamarine은 Mouse의 肉腫-180에 대하여 抵抗作用이 있다.

〔藥理〕 抗腫瘍作用: 排風藤과 大棗를 1:1로 混合調製한 煎液, sirup 劑를 Mouse의 Ehrlich's 腹水癌과 紡錘細胞肉腫의 立體形과 腹水型에 抑制作用이 있으며 臨床上 子宮頸癌에 效果가 있지만 反復率은 낮고 또 나아가서 煎藥을 그 生藥相當量 40·80·120 g/kg/日 및 藥劑量을 증가시키는 方法으로 實驗한 결과 Mouse의 紡錘細胞肉腫의 立體型, Ehrlich's 腹水癌立體型 및 肉腫 180에 현저한 作用은 없었다. 그러나 알콜抽出物은 Rat의 肉腫 180에 抑制作用이 있고 그 有效成分는 β-solamarine 이다.

〔藥效 主治〕 淸熱, 利濕, 祛風, 解毒의 效能이 있다. 말라리아, 黃疸, 水腫, 淋病, 류머티즘에 의한 關節痛, 丹毒, 疔瘡을 치료한다. 【用法 用量】 15~24 g (新鮮한 것은 30~60 g)을 달이거나 술에 담가서 服用한다. 〈外用〉 달인 液으로 씻거나 짓찧어서 바르거나 또는 짓찧은

汁을 바른다.

〔禁忌〕 虛하여 濕熱이 없는 者는 服用을 忌한다.

❷ **白毛藤根**(백모등근)〈福建草藥〉: 배풍등의 뿌리이다. 여름에서 가을에 걸쳐 採取한다.

〔性味〕 味는 苦辛하고 性은 平하며 無毒하다.

〔成分〕 根에는 15α-hydroxysoladulcidine, 15α-hydroxysolasodine, 15α-hydroxymatidine, 15α-hydroxytomatidenol 이 함유되어 있다.

〔藥效 主治〕 風火牙齒(急性齒痛), 頭痛, 瘰癧, 癰腫, 痔漏를 치료하며 그 밖에 崩帶(子宮出血), 流涕를 치료한다. 【用法 用量】 15~30g을 달여서 服用한다.

❸ **鬼 目**(귀목)〈名醫別錄〉: 배풍등의 果實로 成熟期인 겨울에 採取한다.

〔性味〕 味는 酸하고 性은 平하며 無毒하다.

〔成分〕 未成熟과실에는 多種의 steroid型 alkaloid가 함유되어 있고 그 중에는 α-·β-·γ$_1$-·γ$_2$-과 δ-somalin, solasonine, solamargine, soladulcidine 등이 있다. 그 중 중요한 것은 tomatidenol, 또는 soladulcidine 으로서 成熟初期는 주로 solasodin 이다. 이 alkaloid는 成熟하면 全部 消失된다. β-Solamarine 은 Mouse 肉腫-180 에 抵抗作用이 있다.

〔藥效 主治〕 目赤, 齒痛을 치료하고 눈을 밝게 한다. 또 眼霧, 流淚症, 白內障, 痘瘡 후에 일으키는 眼痛을 치료한다.

가   지 茄子 *Solanum melongena* L.

一年生 草本으로 높이는 60~100 cm, 줄기는 곧추서며 굵고 단단하다. 基部는 木化되었으나 上部는 가지가 갈라져 있고 綠色 또는 紫色을 띠며 전체는 星狀의 柔毛로 뒤덮여 있다. 잎은 單葉으로 互生하며 葉身은 卵狀 楕圓形으로 길이 6~18 cm, 나비 3.5~12 cm 로 끝은 뾰족하나 鈍하고 가장자리는 밋밋하지만 다소 波狀으로 되어 있으며 좌우가 같지 않다. 꽃은 자주색으로 마디 사이의 중앙에서 花梗이 나와 數個가 달리고 꽃받침은 鐘形이며 끝은 5 갈래로 갈라지고 裂片은 뾰족하다. 花冠은 紫靑色으로 얕은 술잔 모양이며 지름 3 cm 정도, 끝은 역시 5개로 갈라져 있다. 5개의 수술은 花冠의 喉部에 着生하고 꽃밥은 黃色으로 分離되어 있으며 암술은 1개이다. 液果는 긴 楕圓形, 球形 또는 長柱形으로 보통 黑紫色이며 光澤이 있고 매끄럽다. 開花期는 6~8月이다. 꽃이 핀 후 結實한다. 印度原産이며 全國 各地에서 栽植한다. 【處方用名】 ① 果實은 茄子 ② 根은 茄根 ③ 잎은 茄葉 ④ 꽃은 茄花 ⑤ 宿存萼는 茄蔕이다.

❶ **茄 子**(가자)〈本草拾遺〉東風草: 가지의 果實이다. 여름과 가을 열매가 成熟했을 때 採取한다.

〔性味 歸經〕 味는 甘하고 性은 凉하다. 脾, 胃, 大腸經에 들어간다.

〔藥理〕 열매와 잎(新鮮한 것 혹은 乾燥한 후 粉末로 한 것)을 服用, 혹은 그 抽出物을 注射하였던 바, 토끼와 사람의 血液中 cholesterol 의 水準을 내리게 하였으며 또 利尿作用을 볼 수 있었다. 그러나 健康한 男性에게 이 植物을 말린 가루를 하루에 12~24g씩 매일 服用시켰으나 이 결과는 實證할 수 없었다는 說도 있다.

〔藥效 主治〕 淸熱, 活血, 止痛, 消腫의 效能이 있다. 腸風下血, 熱毒에 의한 瘡癰, 皮膚의 潰瘍을 치료한다. 主로 寒熱, 五臟의 疲勞를 치료한다. 또 醋로 이것을 갈아서 腫毒에 바르기도 한다. 【用法 用量】丸劑, 散劑로서 服用하던가 또는 술에 담가서 服用한다. 〈外用〉짓찧어서 바르거나 가루를 만들어 골고루 바른다.

❷ 茄 根 (가근) 〈開寶本草〉: 가지의 뿌리와 줄기이다. 9~10月에 植物 全體가 마른 후 뿌리째 뽑아서 乾燥된 잎을 除去하고 흙을 털어내고 깨끗이 씻어서 햇볕에 말린다.

〔性味〕 맛는 甘辛하고 性은 寒하다.

〔藥理〕 뿌리의 抽出物에는 약간의 抗菌作用이 있다.

〔藥效 主治〕 久痢와 血便, 脚氣, 齒痛, 凍瘡을 치료한다.

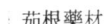

茄根藥材

【用法 用量】9~18g을 달여서 服用하며 散劑로도 使用한다. 〈外用〉달인 液으로 씻던가 짓찧어 낸 汁을 바른다. 혹은 藥性이 남을 程度로 구워 가루를 만들어 골고루 바른다.

❸ 茄 葉 (가엽) 〈開寶本草〉: 가지의 잎이다.

〔成分〕 잎은 solanine 0.002~0.03%를 含有하고 植物全體는 trigonelline, choline, adenine, imidazolylethylamine, solasonine, solanine, arginine-glucoside, caffeic acid 등을 含有한다.

〔藥效 主治〕 血淋, 血痢, 腸風下血, 癰腫, 凍傷을 치료한다. 마른 줄기와 잎은 주로 凍脚瘡을 치료하므로 이것을 끓인 물에 患部를 담그면 된다. 또한 散血, 消腫, 血淋, 下血, 血痢, 陰挺, 齒䘌, 口蕈을 치료한다. 【用法 用量】가루를 만들어 6~9g을 服用한다. 〈外用〉煎液에 흠뻑 적셔서 씻는다. 또는 짓찧어서 바르던가 혹은 藥性이 남을 程度로 구워 粉末을 만들어 고루 바른다.

❹ 茄 花 (가화) 〈本草綱目〉: 가지의 꽃이다.

〔藥效 主治〕 刀鎗傷, 齒痛을 치료한다. 【處方例】齒痛의 治療: 가을에 핀 가지꽃을 말려서 뱅글뱅글 돌리면서 구운 다음 粉末을 만들어 患部에 바른다.

❺ 茄 蔕 (가체) 〈履巉岩本草〉: 가지의 宿存萼이다.

〔藥效 主治〕 腸風下血, 癰疽腫毒, 口內炎, 齒痛을 치료한다. 【用法 用量】6~9g을 달여서 藥用하거나 또는 藥性을 損失하지 않을 程度로 구워 가루를 만들어 服用한다. 〈外用〉藥性을 損失하지 않을 정도로 구워 가루를 만들어 붙이거나 혹은 날것을 患部에 문지른다.

까 마 중 (까마종이) 龍葵 *Solanum nigrum* L.

一年生 草本으로 높이 약 60cm, 줄기는 곧추서거나 또는 下部가 비스듬히 위로 뻗는데 모서리가 있으며, 모서리에 따른 部分은 고운 털로 뒤덮여 있다. 잎은 互生하며 卵形으로 끝은 뾰족하다. 잎의 크기는 일정치 않으나 보통은 길이 4~7cm, 나비 3~5cm이지만 큰 것은 길이 13cm, 나비 7cm에 이르는 것도 있으며, 가장자리는 밋밋하거나 波狀의 톱니가 있다. 꽃은 繖形狀의 聚繖花序로 側生하며 花柄은 밑으로 처지는데 花序마다 흰색 꽃이 4~10개가 달린다. 꽃받침은 圓柱形으로 卵狀 三角形의 萼片이 5개로 갈라져 있다. 花冠은 無毛, 5개의 꽃잎은 길쭉한 卵形인데 輪繖形으로 뻗어 있다. 암술은 1개, 5개의 수술은 花冠의 筒口에 붙어

있다. 液果는 둥글고 光澤이 있으며 成熟하면 黑色이 되며, 種子는 편평한 圓形이다. 開花期는 5~7月이다. 길가나 耕地, 山野에 나며 全國 各地에 分布한다.【處方用名】① 全草는 龍葵 ② 根은 龍葵根 ③ 種子는 龍葵子이다.

❶ 龍 葵 (용규)〈藥性論〉苦菜・苦葵・天茄子・天茄苗兒・天天茄: 까마중의 全草이다. 여름과 가을에 採取한다.

〔性味〕 味는 苦하고 性은 寒하며 無毒하다.

〔成分〕 全草에는 配糖體 alkaloid 인 solanine, solasonine, solamargine 등 多種의 alkaloid 가 含有되어 있다. 後 2 者의 含量은 각각 0.2 내지 0.25 %로(乾燥重量計算), 그들의 genin 은 solasodine 이다. Alkaloid 의 含量은 果實이 가장 많으며, 未成熟된 果實도 4.2%에 達한다. 最近의 分析에 의하면 龍葵의 配糖體 alkaloid 에는 solasonine 과 solamargine 이 함유되어 있을 뿐으로, solanine 이나 그의 遊離 genin 인 solasodine 은 함유되어 있지 않다고 한다. 全草는 또 saponin 을 含有하며 sapogenin 은 diosgenin 과 tigogenin 이다. 이 밖에 많은 vitamin A(9666 IU%)와 vitamin C(120 mg%)를 함유한다.

〔藥理〕 1. 抗炎症作用 : 抽出物은 動物에 대해 抗炎症作用이 있다. Solasodine 에는 cortisone 과 같은 作用이 있어 血管의 透過性 및 hyaluronidase 의 活性을 低下시킨다. 動物의 allergy 性, 火傷性, histamin 性 쇼크에 대해서 어떤 種類의 保護作用이 있고, 또 Mouse 의 insulin shock 에 대한 生存率을 높이고 抗體의 形成을 촉진한다.

2. 血糖에의 영향 : Solasonine 을 Rat 의 腹腔에 注射하면 (50~100 mg/kg) 血糖을 높인다 (geninon 에는 이 作用은 없다). 그러나 Alloxan 性糖尿病의 Rat 에서는 血糖은 上昇하지 않는다. 副腎을 切除한 Rat 에게 注射를 놓으면 3~4 時間으로 死亡하고 이때 血糖의 降下 및 乳酸의 上昇을 볼 수 있다. 포도糖을 經口投與하면 死亡을 지연시킬 수 있다.

3. 其他의 作用 : 初步的인 試驗에 따르면 까마중의 果實에는 鎭咳・祛痰作用이 있다. 또 까마중에는 atropine 과 비슷한 作用이 있다는 報告가 있다. Solasonine 에는 心臟을 興奮시키는 作用이 있고, solanine 에는 抑制作用이 있지만 兩者 모두 平滑筋을 興奮시킨다.

〔毒性〕 Solanine 의 作用은 saponin 과 類似하며 血球를 溶解한다. 過量에 의한 中毒은 頭痛, 腹痛, 嘔吐, 下痢, 瞳孔散大, 心拍이 우선 빨라졌다가 나중에 느려지고, 精神錯亂을 일으키며, 激甚할 경우에는 昏睡狀態가 된다. 以前에 어린이가 덜 익은 까마중의 열매를 먹고 死亡했다는 報告가 있었다 (發芽감자(馬鈴薯)中毒과 같다).

〔藥效 主治〕 淸熱, 解毒, 活血, 消腫의 效能이 있다. 疔瘡, 癰腫, 丹毒, 打撲挫捻, 慢性氣管支炎, 急性腎炎을 치료한다.【用法 用量】15~30 g 을 달여서 服用한다.〈外用〉짓찧어서 바르거나 달인 液으로 씻는다.

❷ 龍葵根 (용규근)〈圖經本草〉: 까마중의 뿌리이다. 여름과 가을에 採取한다.

〔性味〕 味는 苦微甘하고 性은 寒하며 無毒하다.

〔藥效 主治〕 痢疾, 淋濁, 白帶, 打撲傷, 癰疽腫毒을 치료한다.【用法 用量】9~15 g (新鮮한 것은 24~30 g)을 달여서 服用한다.〈外用〉짓찧어 바르거나 가루를 만들어 고루 바른다.

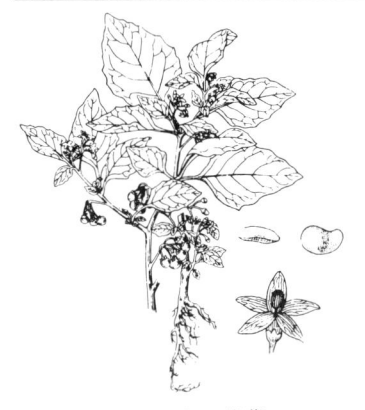
까마중 龍葵
Solanum nigrum

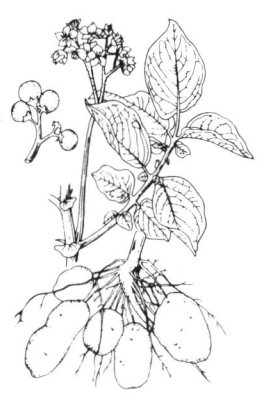
감 자 馬鈴薯
Solanum tuberosum

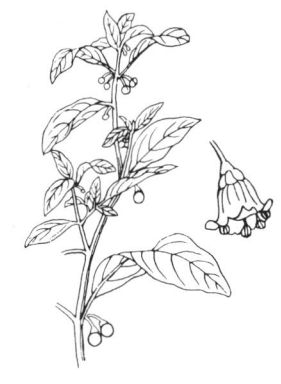
알꽈리 龍珠
Tubocapsicum anomalum

〔禁忌〕 虛寒症狀에는 服用을 忌한다.

❸ 龍葵子 (용규자)〈藥性論〉: 까마중의 種子이며 가을 果實이 익었을 무렵에 採取한다.

〔性味〕 味는 甘하고 性은 溫하며 無毒하다.

〔成分〕 種子는 기름 2%를 함유한다. 함유되어 있는 脂肪酸은 主로 palmitic acid, stearic acid, oleic acid, linoleic acid 이며 또한 少量의 sterol 도 함유한다.

〔藥效 主治〕 急性扁桃腺炎, 疔瘡을 치료하며 눈을 밝게 한다. 【用法 用量】4.5~9g 을 달여서 服用한다. 〈外用〉달인 液을 입속에 넣고 입안을 가셔 내거나 혹은 짓찧어서 바른다.

감 자 馬鈴薯 *Solanum tuberosum* L.

一年生 草本으로 높이 60~100 cm 이며 地下의 塊莖은 楕圓形으로 길이 4~8 cm, 지름은 3~6 cm 이고 外皮는 黃白色, 속은 흰색이다. 잎은 羽狀複葉으로 互生하며 小葉은 3~4 쌍이 있는데 卵圓形 또는 楕圓狀 卵形으로 길이는 2~7 cm, 나비는 1.5~4 cm, 큰 것과 작은 것이 서로 번갈아 있으며, 끝은 둥글고 가장자리는 밋밋하다. 꽃은 聚繖花序로 圓錐狀인데 가지끝에 핀다. 꽃받침은 鐘狀, 5개로 갈라지며 裂片은 線狀으로 披針形이다. 花冠은 放射狀으로 흰색 또는 엷은 자주색이고 끝은 얕게 5갈래로 갈라져 있다. 수술은 5개, 암술은 1개이고 꽃밥은 황색인데 암술대를 둘러싸고 있다. 열매는 토마토 같으며 지름 1~2 cm 로 짙은 綠色에서 黃綠色으로 익는다. 開花期는 6月이고 結實期는 7~8月이다. 페루·칠레 등의 안데스山地 原産이나 全國 各地에 栽植 分布되고 있다. 【處方用名】감자의 塊莖이 洋芋이다.

洋 芋 (양우)〈湖南藥物志〉陽芋·山藥蛋: 감자의 塊莖이다.

〔性味〕 味는 甘하고 性은 平하며 無毒하다.

〔成分〕 塊莖에는 水分 75%, 澱粉 18.5%, 糖分 0.8%, 纖維 1.0%, 含窒素物 2.0%, 脂肪 0.2%, 灰分 0.9% 등이 含有되어 있다. 더구나 solanine 도 함유하며, 1 kg 당의 含有量은 20 mg 에서 數 100 mg 까지로 여러 가지이다. Solanine은 싹 속에 비교적 많고, 塊莖 속에서는 주로 皮部에 含有되어 있다. 紅皮의 solanine 含有量은 黃皮의 함유량보다 많고, 未成熟한 것

의 solanine 含有量은 成熟한 것보다 많다. 빛을 받아 껍질의 綠度가 增加할 때는 그것에 수반하여 solanine 도 增加한다.

〔藥理〕 發芽한 감자의 靑色을 띤 塊莖의 果肉 속에는 微量의 solanine 이 含有되어 人體에 害를 끼치는데 이르지는 못하지만, 어떤 情況 下에서는(貯藏에서 含量은 增加하지 않는다) solanine 의 含量이 正常時보다 4~5倍 증가하여 0.4g/kg 을 초과하는 일도 있고, 또 0.2g 의 遊離 solanine 은 典型的인 sapotoxin 의 作用을 發生한다.

〔藥效 主治〕 補氣, 健脾, 消炎의 效能이 있다. 耳下腺炎, 火傷을 치료한다. 【用法 用量】 삶거나 달여서 服用한다. 〈外用〉 患部에 잘 문질러 스며들게 바른다.

알꽈리 龍珠 *Tubocapsicum anomalum* (FRANCH. et Sav.) MAKINO

多年生 草本으로 높이 90 cm 이며 줄기는 가지가 갈라져서 비스듬하게 퍼지는데 無毛 혹은 거의 털이 없다. 잎은 單葉으로 互生 또는 쌍을 이루고, 葉身은 긴 楕圓形 혹은 楕圓形으로 길이 8~18 cm, 나비 4~10 cm 이며 양끝은 뾰족하고 가장자리는 밋밋하거나 희미한 波狀의 톱니가 있다. 꽃은 연한 黃色으로 작으며 葉腋에 1~5개씩 달리고, 小花梗은 열매가 익을 때쯤 되면 윗부분이 굵어지며 밑으로 굽는데 길이는 1.5~2.5 cm 이다. 꽃받침은 윗 가장자리가 水平하며 털이 없다. 花冠은 淡黃色으로 鐘狀이며, 5개의 裂片은 披針狀 三角形인데 끝이 뾰족하고 뒤로 젖혀진다. 수술은 5개, 꽃밥은 黃色이며, 암술은 1개이다. 열매는 둥글며 지름 7~10 mm 이고 익으면 裸出되고 赤色을 띤다. 開花期는 7~8月이다. 산지의 골짜기, 나무 그늘에 나며 觀賞用으로 栽植되며 濟州島 및 全南(梅加島, 甫吉島) 등지에 많이 分布한다. 【處方用名】① 全草는 龍珠 ② 뿌리는 龍珠根 ③ 果實은 龍珠子이다.

❶ 龍 珠 (용주)〈藥性論〉赤珠: 알꽈리의 全草이며 7~8月에 採取한다.

〔性味〕 味는 苦하고 性은 寒하며 無毒하다.

〔藥效 主治〕 淋病, 疔瘡을 치료한다. 【用法 用量】30~60 g 을 달여서 服用한다. 〈外用〉 짓찧어서 바른다.

〔配合 禁忌〕 葱, 薤와 함께 服用하는 것을 忌한다.

❷ 龍珠根 (용주근)〈福建民間草藥〉: 알꽈리의 뿌리이다.

〔藥效 主治〕 痢疾을 치료하는데 龍珠根 30 g 을 달여 服用한다. 赤痢에는 白糖을, 白痢에는 紅糖을 타서 하루 2回씩 食前에 服用한다.

❸ 龍珠子 (용주자)〈本草拾遺〉: 알꽈리의 果實이다.

〔性味〕 味는 苦하고 性은 寒하며 無毒하다.

〔藥效 主治〕 疔腫을 치료한다. 【用法 用量】〈外用〉 짓이겨 으깨서 患部에 바른다.

꿀 풀(脣形)과 Labiatae

배 향 초(방아잎) 排香草·藿香 *Agastache rugosa* (Fisch. et Meyer) O. Ktze.
광곽향 廣藿香 *Pogostemon cablin* (Blanco) Benth.

一年生 혹은 多年生 草本으로 높이 40~110 cm 이며, 약간 붉은 빛을 띤 줄기는 곧추 자라고 부드러운 털과 腺體로 얇게 뒤덮여 있다. 잎은 楕圓狀 卵形 혹은 卵形으로 對生하며 길이 2~8 cm, 나비 1~5 cm 로서 끝은 뾰족하고 밑부분은 圓形 혹은 心臟形이며 가장자리는 둥근 톱니로 되어 있다. 꽃은 輪繖花序가 모여 頂生하는 總狀花序로 되어 있고, 꽃받침은 5개로 갈라져 있는데 裂片은 三角形으로 縱脈 및 腺點이 있다. 花冠은 脣形으로 紫色 혹은 白色으로 길이 약 8 mm, 가장자리에는 波狀의 가는 톱니가 있고 花冠의 表面은 가늘고 부드러운 털로 뒤덮여 있다. 열매는 倒卵狀 三角形으로 길이 1.5 mm 로 잘 보이지는 않으나 그물 같은 무늬가 있다. 開花期는 7~9月, 結實期는 10~11月이다. 산비탈이나 길가에 나며 濟州道를 비롯하여 全國 各地에 分布한다. 【處方用名】① 全草는 藿香 ② 뿌리는 藿香根 ③ 莖葉을 蒸溜해서 얻은 芳香水는 藿香露이다.

❶ 藿 香(곽향)〈名醫別錄〉廣藿香·排香草·野藿香: 배향초 및 광곽향의 全草이다. ① 광곽향은 6~7月 生長이 茂盛할 때 全草를 採取하여 뿌리와 泥土를 떼어내고 2~3日 햇볕에 말린 채로 버려 두고, 2日 後 또다시 햇볕에 말렸다가 버려두는 식으로 乾燥될 때까지 계속한다. ② 배향초는 6~7月의 開花期에 採取하여 햇볕에 말리던가 陰地에서 말린다. 단지 老莖을 使用하는 것의 藥材名은 藿梗이다. 【修治】《藿香》挾雜物을 떼어낸 후 남은 뿌리나 老莖을 除去하고, 우선 잎을 따로따로 놓고 줄기를 물에 적셔서 切斷하여 햇볕에 말려 잎과 균일하게 混合한다. 《藿梗》老莖을 뽑아서 물에 담갔다가 잘라서 햇볕에 말린다.

〔性味 歸經〕 味는 辛하고 性은 微溫하다. 肺, 脾, 胃經에 들어간다.

〔成分〕 배향초는 精油 0.28% 를 함유하며 主成分은 methylchavicol로 80% 以上을 차지한다. Anethole, anisaldehyde, α-limonene, p-methoxy cinnamaldehyde, α-pienene, β-pienene, 3-ocatanone, 3-octanol, p-cymene, 1-octen-3-ol, linalool, l-caryophyllene, β-elemen, β-humulene, α-ylangene, β-farnesene, γ-cadinene, calamenene 등을 含有한다. 中國産의 광곽향은 精油 약 1.5% 를 含有하며 主成分은 patchouli alcohol로 약 52~57% 를 차지한다. 其他의 成分은 benzyl alcohol, eugenol, cinnamaldehyde, pogostol, pogostone, patchoulipyridine, epiguaipyridine이다. 中國東北産의 藿香을 風乾한 材料는 全草에 精油 0.54% 가 함유되어 있으며 微量이지만 탄닌 및 苦味質도 含有하고 있다.

〔藥理〕 1. 抗眞菌作用: 藿香煎劑(8~15%)는 *in vitro*에서, Schönlein 白癬菌 등 多種의 病原性眞菌에 대해서 抑制作用이 있다. 藿香의 ether 浸出液(3%) 및 alcohol 浸出液(1%)도 多種의 病原性眞菌을 抑制하고, 水浸出液의 抗眞菌效力은 煎劑와 相似하다. 발가락 사이의 毛癬菌 및 발바닥의 毛癬菌에는 煎劑 15% 일 때 抑制가 나타나고, ether 浸出液은 3%, alcohol 抽

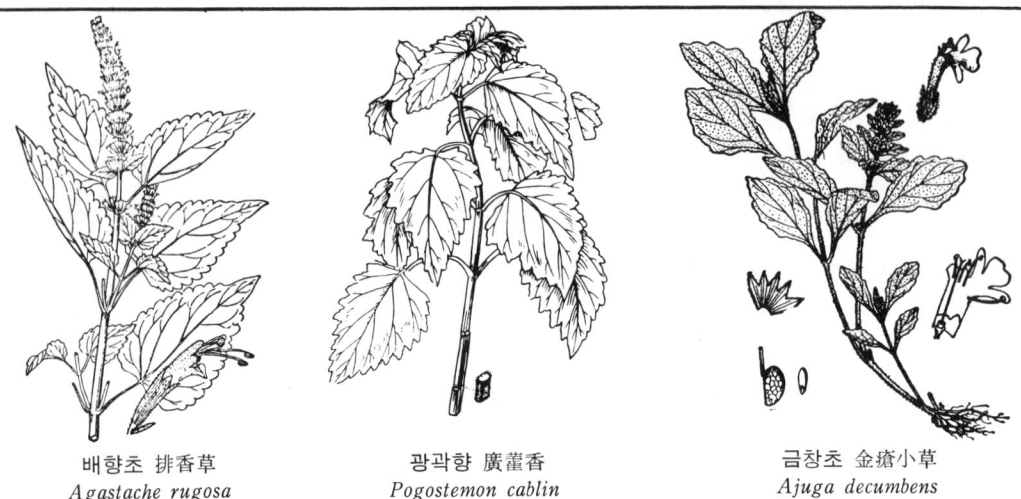

배향초 排香草	광곽향 廣藿香	금창초 金瘡小草
Agastache rugosa	*Pogostemon cablin*	*Ajuga decumbens*

出液은 5%, 水浸出液은 10% 등의 濃度일 때 抗菌作用이 나타난다. 따라서 藿香의 抽出液은 煎劑에 比하여 抗菌力이 强하다.

2. 抗 spirochaeta 作用 : 배향초水煎劑(15 mg/ml)는 leptospira에 대한 抑制作用은 있지만, leptospira를 죽이려면 濃度 31 mg/ml로 늘려야만 된다.

3. 膽囊에 대한 영향 : 藿香煎劑를 內服하고 X線으로 膽囊을 造影하면, 藿香이 膽囊에 대해서 收縮作用이 없다는 것이 證明된다.

〔藥效 主治〕 快氣, 和中, 止嘔, 化濕, 辟穢, 祛濕의 效能이 있다. 暑熱과 多濕에 의한 感氣, 추위로 인한 熱, 頭痛, 胸脘部가 결리고 괴로운 症狀, 嘔吐, 泄瀉, Malaria, 痢疾, 口臭를 치료한다. 【用法 用量】 4.5~9g을 달여서 服用하거나 또는 丸劑, 散劑로서 使用한다. 〈外用〉煎液을 입에 물고 양치질을 해서 씻거나 혹은 藥性이 남을 程度로 구워 가루를 만들어 골고루 바른다. 〔禁忌〕 陰虛火旺, 胃虛, 嘔吐, 血虛無濕者는 服用을 忌한다.

❷ **藿香根** (곽향근) 〈分類草藥性〉 : 배향초의 뿌리이다.

〔藥效 主治〕 霍亂, 嘔吐, 下痢, 血氣痛 등을 치료한다. 【用法 用量】 4.5~9g을 달여서 服用한다.

❸ **藿香露** (곽향로) 〈本草綱目拾遺〉 : 배향초의 줄기나 잎을 蒸溜해서 얻어 낸 芳香水이다.

〔性味〕 味는 辛하고 性은 微溫하며 無毒하다.

〔藥效 主治〕 解暑, 辟濁한다. 暑熱에 의한 氣滯, 胸煩, 惡心 등을 치료한다. 【用法 用量】 60~120g을 따뜻하게 데워서 마신다.

금 창 초 金瘡小草·筋骨草 *Ajuga decumbens* THUNB.

多年生 草本으로 높이는 10~30 cm이며, 줄기는 옆으로 뻗고 가지가 많으며 전체는 흰색의 부드러운 털로 뒤덮여 있다. 單葉이 對生하고 葉柄이 있으며, 卵形, 긴 楕圓形 혹은 倒卵形으로 길이 4~11 cm, 나비 1~3 cm로 끝은 뾰족하고, 밑부분은 楔形이며 가장자리에는 둔한 波狀의

톱니가 있고 짙은 綠色이지만 흔히 자주빛이 돈다. 花輪에 數個의 꽃이 腋生하는데 頂端에 있는 것은 모여서 多輪의 穗狀花序를 이룬다. 꽃받침은 5개로 갈라지며 털이 있고, 花冠은 흰색 또는 淡紫色으로 脣形인데 윗부분은 半圓形으로 극히 짧고, 밑부분의 것은 3개로 갈라지며 중앙부의 것이 가장 크고 얕게 갈라진다. 4개의 수술 중 2개는 길고 암술은 1개이다. 小堅果는 灰黃色으로 卵狀球形이며 網狀의 주름이 있다. 開花期는 5～6月이다. 길가, 제방, 산기슭 등의 陽地에서 자라며 濟州島・鬱陵島 및 南部 各地에 分布한다.【處方用名】全草가 白毛夏枯草이다.

白毛夏枯草 (백모하고초) 〈本草綱目拾遺〉 金瘡小草・土犀角・筋骨草: 금창초의 全草이다. 5～6月 또는 9～10月에 全草를 採取하여 햇볕에 말리거나 新鮮한 것을 使用한다.

〔性味 歸經〕 味는 苦甘하고 性은 寒하다. 肺經에 들어간다.

〔成分〕 全草에는 flavonoid 配糖體 및 saponin, alkaloid, 有機酸, tannin, phenol 性 物質, steroid 나 還元糖이 含有되어 있다. 主成分은 luteolin이다. Steroid 중에는 cyasterone, ecdysterone 및 微量의 ajugasterone C 등의 昆蟲變態호르몬이 含有된 외에 이 호르몬과 反對作用을 하는 一種의 成分 ajugalactone도 함유한다. 뿌리에는 kiransin이 함유되어 있다.

〔藥理〕 1. 止咳作用: 各種 抽出物, 예컨대 酸性알코올抽出物, flavonoid 配糖體, 總 phenol carbonic acid, 結晶 I (steroid) 및 saponin을 Mouse의 胃에 흘려넣으면 모두 상당한 止咳作用이 있으나, flavone을 除外한 總 phenol carbonic acid는 止咳作用이 없어진다(ammonia 水噴霧引咳法).

2. 祛痰作用: 酸性 alcohol 抽出物, flavonoid 配糖體, 總 phenol carbonic acid, 總 alkaloid 및 結晶 I을 Mouse의 胃에 흘려넣으면 어느 것이나 모두 상당한 祛痰作用이 있고(phenol-red 法), saponin의 祛痰作用은 뚜렷하지 않다.

3. 平喘作用: 酸性 alcohol 抽出物, flavonoid 配糖體 및 總 alkaloid를 Guinea pig에 腹腔內注射하면 어느 것이나 상당한 平喘作用이 있으나(histamine과 acetyl choline의 混合液噴霧法) flavonoid 配糖體의 作用이 가장 强하며, 250 mg/kg 일 때는 aminopyrine 125 mg/kg의 效果에 相當한다.

4. 抑菌作用: 煎劑나 ethanol-ether 抽出物은 *in vitro*에서 상당한 抑菌作用을 나타내며, 抽出物 중에서도 鉛鹽으로 挾雜物을 제거한 후의 酸性 ether 抽出液의 抑菌作用이 가장 强하다. 주로 黃色포도球菌, 카타르菌, 肺炎菌, α型連鎖球菌, 大腸菌 및 綠膿菌에 대해서 作用한다.

〔藥效 主治〕 止咳, 化痰, 清熱, 凉血, 消腫, 解毒의 效能이 있다. 氣管支炎, 吐血, 鼻出血, 赤痢, 淋病, 咽喉腫痛, 疔瘡, 癰腫, 打撲傷을 치료한다.【用法 用量】9～15 g(新鮮한 것은 6～9 g)을 달여서 服用한다. 또 짓찧어서 汁을 내던가 가루를 만든다. 〈外用〉 짓찧어서 바르거나 汁으로 양치질한다.

층층이꽃 風輪菜·熊膽草　*Clinopodium chinense* O. KUNTZE var. *parviflorum*
　　　　　　　(KUDO) HARA　(=*Satureia coreana* (LEVEILLE) NAKAI)
　　　　　　　　　　　산층층이꽃　*C. chinense* var. *shibetchense* KOIDZ.

多年生 草本으로 높이 20~60 cm이며, 줄기는 네모가 지고 가지가 많으며 全體는 부드러운 털로 뒤덮여 있다. 잎은 對生하며 卵形 또는 긴 卵形으로 길이 1~5 cm, 나비 2~25 mm 이며 끝은 뾰족하고 밑부분은 楔形, 가장자리는 톱니 모양이다. 꽃은 密集해서 輪繖花序를 이루며 腋生 또는 頂生한다. 苞는 線形 또는 針形으로 가장자리에 긴 털이 있고 길이는 3~6 mm 이다. 꽃받침은 5개로 갈라지고 붉은 빛이 돌며 털이 있고, 花冠은 淡赤色 또는 紫赤色으로 外側에 잔털이 있으며, 길이 약 5~7.5 mm 이다. 二强雄蕊와 1개의 암술이 있고, 分果는 黃褐色의 廣卵形인데 약간 편평하다. 開花期는 7~8月이다. 草地, 山野에서 흔히 자라며 全國 各地에 分布한다.【處方用名】全草가 風輪菜이다.

風輪菜 (풍륜채)〈救荒本草〉熊膽草 : 층층이꽃·산층층이꽃의 全草이다. 가을에 뿌리째 採取하여 햇볕에서 乾燥한다.

〔**性味**〕味는 苦辛하고 性은 凉하다.

〔**成分**〕Flavonoid, saponin, lactone, carbonic acid, phenol 性 物質, 糖類, 樹脂, 蛋白質, 無機鹽 등을 含有한다.

〔**藥效 主治**〕疏風, 淸熱, 解毒, 消腫의 效能이 있다. 感氣, 暑滯, 急性膽囊炎, 肝炎, 腸炎, 痢疾, 耳下腺炎, 乳腺炎, 疔瘡腫毒, allergie 性 皮膚炎, 急性結膜炎을 치료한다.【用法 用量】9~15 g 을 달여서 服用한다.〈外用〉짓찧어서 바르거나 달인 液으로 씻는다.

애기탑꽃 光風輪　*Clinopodium confine* (HANCE) O. KUNTZE
　　　　　(=*C. gracile* (BENTH.) O. KUNT.)
　　　　　　　　　탑 꽃　*C. gracile* var. *multicaule* (MAX.) OHWI

多年生 草本으로 높이 15~30 cm이며 원줄기는 뿌리에서 叢生하여 옆으로 자라다가 곧추선다. 잎은 對生하며, 葉身은 菱形 또는 卵形으로 길이 0.8~2 cm, 나비 6~15 mm 이고 끝은 銳先形 밑부분은 楔形, 가장자리에 톱니가 있고, 兩面은 매끈매끈하며 光澤이 있고 葉柄이 있다. 10개 남짓한 꽃은 나란히 輪繖花序를 이루며 葉腋에 對生 또는 가지끝에 頂生한다. 꽃받침은 管狀으로 5개로 갈라지며 裂片 가장자리에 羽狀의 緣毛가 있다. 花冠은 紫紅色으로 길이 5~6 mm이며 下脣이 다소 길다. 4개의 수술 중 2개는 길고 2개는 退化하고 있으며, 分果는 淡黃色으로 편평한 倒卵狀 圓形인데 매끈매끈하며 윤이 난다. 開花期는 7~8月이다. 숲속, 산기슭 등 산야지에 나며 南部 및 濟州島·鬱陵島 등지에 分布한다.【處方用名】全草가 剪刀草이다.

剪刀草 (전도초)〈飮片新參〉: 애기탑꽃·탑꽃의 全草이다. 6~8月에 採取하여 햇볕에 말린다.

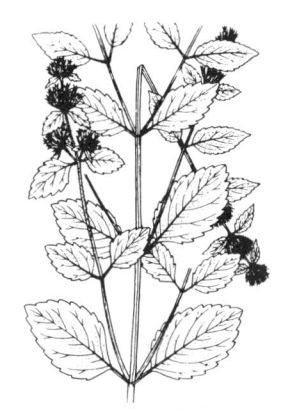
층층이꽃 風輪菜
Clinopodium chinense var. *parviflorum*

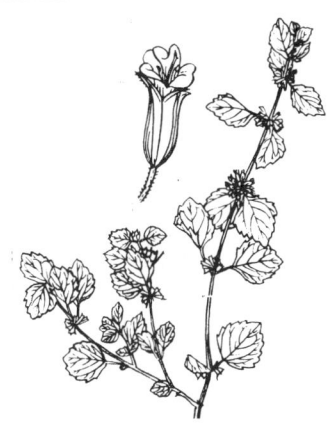
애기탑꽃 光風輪
Clinopodium confine

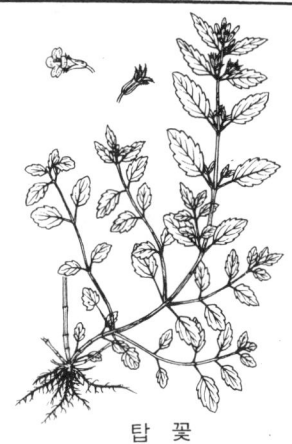
탑꽃
Clinopodium gracile var. *multicaule*

〔性味〕 味는 苦辛하고 性은 凉하다.

〔藥效 主治〕 祛風, 淸熱, 散瘀, 消腫의 效能이 있다. 感氣頭痛, 腸炎, 急性乳腺炎, 疔瘡, 打撲傷, 血崩, 蕁麻疹을 치료한다. 【用法 用量】 15～30 g (新鮮한 것이면 30～60 g)을 달이거나 짓찧어서 汁을 내어 服用한다. 〈外用〉 달인 液으로 씻는다.

꽃 향 유 香薷 *Elsholtzia splendens* NAKAI et F. MAEKAWA
애기향유 *E. saxatilis* NAKAI et KITAGAWA 가는잎향유 *E. angustifolia* KITAGAWA
향 유 *E. ciliata* (THUNB.) HYLANDER (= *E. patrini* GARCKE)

多年生 草本으로 높이 30～40 cm 이며 줄기는 곧추서고, 보통 紅褐色으로 두 갈래의 分枝 또는 單一가지이며 灰白色의 부드러운 털로 뒤덮여 있다. 잎은 廣披針形 또는 披針形으로 對生하며, 길이 2.3～3.5 cm, 나비 3～5 mm 로 끝이 뾰족하고 밑부분은 楔形이며, 짙은 綠色의 上面은 흰색의 긴 軟毛로 뒤덮여 있고, 淡綠色의 下面은 腺點이 있고 가장자리에 톱니가 있다. 輪繖花序는 密集하여 穗狀을 이루며 頂生 혹은 腋生한다. 苞는 腎臟形이고 끝이 갑자기 바늘처럼 뾰족해지며 가장자리에 긴 털이 있고 꽃받침은 5개로 갈라진다. 花冠은 淡紅紫色으로 脣形이며, 上脣은 중앙이 약간 들어가며 下脣은 세 갈래로 갈라져 있다. 수술은 4개, 암술은 1개이며 小堅果는 4개이고, 開花期는 9月, 山이나 들에 나며 中部·南部 및 濟州島 各地에 分布한다. 【處方用名】 全草가 香薷이다.

香 薷 (향유) 〈名醫別錄〉 香菜·香菜·香戎·香茸·蜜蜂草: 꽃향유 및 同屬 近緣植物의 全草이다. 여름부터 가을에 걸쳐 果實이 成熟하면 地上部分을 切取하여 햇볕에 말리거나 또는 그늘에서 말린다. 【修治】 挾雜物을 메어 내고, 물을 뿜어서 水分이 스며들게 한 다음 나머지의 뿌리를 잘라내고 햇볕에 말린다.

〔性味 歸經〕 味는 辛하고 性은 微溫하다. 肺, 胃經에 들어간다.

〔成分〕 꽃향유는 精油를 함유한다. 그 중 主成分은 elsholtzidiol 이고, 그 밖에 sterol, phenol

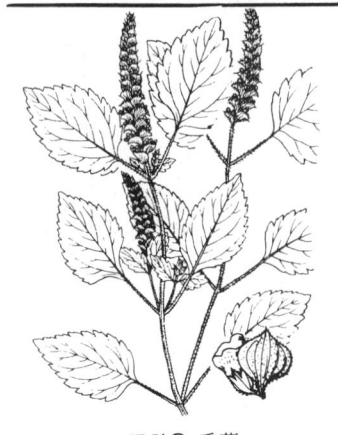
꽃향유 香薷
Elsholtzia splendens

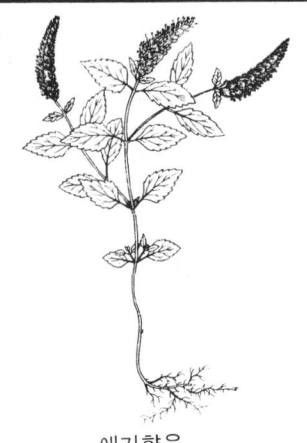
애기향유
Elsholtzia saxatilis

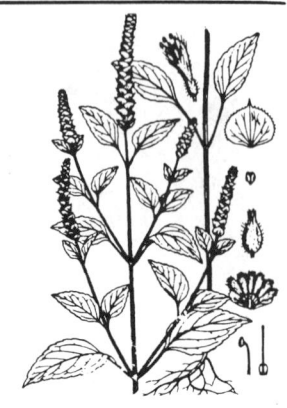
향유
Elsholtzia ciliata

性 物質과 flavonoid 配糖體 등을 含有한다. 향유의 全草에는 精油가 含有되어 있고 主成分은 elsholtzia ketone 으로 그 위에 naginataketone, α-pinene, cineole, p-cymene, isovaleric acid, isobutyl-isovalerate, 醋酸, α-β-naginatene, octanol-3, 1-octen-3-ol, linalool, camphor(樟腦), geraniol, n-caproic acid, isocaproic acid 등이 함유되어 있고 種子에는 脂肪油 38%가 함유되어 있으며 그 중에는 oleic acid, linoic acid, linoleic acid 이 있다.

〔藥效 主治〕 發汗, 解暑, 化濕, 溫胃, 調中의 效能이 있다. 頭痛發熱, 惡寒無汗, 腹痛, 嘔吐, 下痢, 水腫, 脚氣를 치료한다. ① 霍亂, 腹痛吐下를 치료하고 水腫을 뺀다. ② 熱風을 가시게 하고 갑작스런 轉筋에는 끓인 국물을 頓服하면 좋다. 또 乾燥粉末을 물로 服用하면 鼻出血을 멈추게 한다. ③ 氣를 내리고 煩熱을 除去하며 嘔逆冷氣를 치료한다. ④ 四時의 傷寒을 근절한다. ⑤ 傷暑를 치료하며 小便을 利하게 한다. ⑥ 表를 풀고 邪를 除하며 暑熱頭痛, 暑瀉肚腸疼痛(몹시 더울 때 消化機能低下에 따른 泄瀉, 腹痛), 暑熱咳嗽를 치료하고 發汗 시키고 胃를 따뜻하게 하며 中을 부드럽게 한다. ⑦ 여름에 끓여서 茶 대신으로 마시면 熱病을 없애고, 中을 조정하며 胃를 따뜻하게 한다. 汁으로 양치질을 하면 臭氣가 가신다. ⑧ 脚氣寒熱을 치료한다. 【用法 用量】3~10g을 달이거나 또는 가루를 만들어 服用한다.

〔禁忌〕 表邪가 없는 者는 服用을 삼가야 한다. 火盛氣虛, 陰虛有熱한 者의 服用을 忌한다.

긴병꽃풀 活血丹 *Glechoma hederacea* L. var. *longituba* NAKAI
　　　병꽃풀(덩굴광대수염) 馬蹄草 *G. hederacea* L. var. *grandis* (A. GRAY) KUDO

多年生 草本으로 높이 5~20 cm 이고 根莖은 짧다. 가느다란 줄기에는 4모서리가 있으며 처음에는 곧추 자라다가 옆으로 뻗는데 가는 털로 뒤덮여 있다. 잎은 對生하고 葉身은 腎臟狀 圓形이며 끝이 둥글고 길이 2~3 cm, 나비 2~3 cm 로 가장자리에 둔한 톱니가 있고 역시 가는 털로 뒤덮여 있다. 꽃은 연자주색으로 葉腋에 1~3개씩 달리고 꽃받침은 筒狀으로 가시털로 뒤덮여 있으며 5갈래로 갈라져 있고, 裂片은 바늘끝처럼 뾰족하다. 花冠은 筒狀의 깔때기 모양으로 길이 약 18~25 mm 로 윗부분은 거의 평탄하나 밑부분의 것은 3개로 갈라져 있으며

안쪽에 짙은 자주색의 斑點이 있다. 수술은 4개인데 그 중 2개는 길다. 分果는 긴 타원형으로 매끈매끈하며 꽃받침 안에 들어 있다. 開花期는 5月이다. 산이나 들의 濕한 陽地쪽에 나며 中部 및 北部에 分布한다. 【處方用名】全草가 金錢草이다.

金錢草 (금전초) 〈本草綱目拾遺〉連錢草·馬蹄草·活血丹: 긴병꽃풀 및 同屬 近緣植物의 全草 혹은 뿌리를 包含한 全草이다. 4~5月에 採取하여 햇볕에 말린다.

〔性味〕 味는 苦辛하고 性은 寒하다.

〔成分〕 金錢草에는 芳香型과 非芳香型의 두 種類가 있다. 芳香型은 多量의 monoterpenoid 類를 含有하며, 그 主要成分은 l-pinocamphone, l-menthone, l-pulegone이다. 또 α-pinene, β-pinene, limonene, p-cymene, isomenthone, isopinocamphone, linalool, menthol, α-terpineol 을 함유한다. 上記의 精油成分 以外에 ursolic acid, β-sitosterol, palmitic acid, succinic acid, 多種의 amino acid, tannin, 苦味質, choline, potassium nitrate 등을 含有하고, 地下部分에는 stachyase를 함유한다.

〔藥理〕 金錢草에는 利膽作用이 있어 肝細胞의 膽汁分泌을 촉진시켜 肝膽管內의 膽汁增加, 內壓의 增進, 膽道括約筋의 連動을 촉진하여 膽汁을 排出시킨다. 또 泌尿器系의 結石에 使用하는 것은 煎製를 마시면 小便이 酸性으로 되어 알칼리性 條件下에 있는 結石을 溶解하는 것으로 說明된다.

〔藥效 主治〕 淸熱, 利尿, 强壯, 鎭咳, 消腫의 效能이 있다. 黃疸, 水腫, 膀胱結石, 解毒, 말라리아, 肺癰(肺의 膿瘍, 肺壞疽 등), 咳嗽, 吐血, 淋濁, 帶下, 류머티즘痛, 小兒貧血症, 痙攣, 癰腫, 瘡癬, 濕疹을 치료한다. 【用法 用量】9~15g(新鮮한 것은 30~60g)을 달여서 服用한다. 또는 술에 담그거나 짓찧어 낸 汁을 服用한다. 〈外用〉 짓찧어서 바르거나 또는 짜낸 汁을 바른다.

〔禁忌〕 陰疽諸毒症(虛弱體質의 諸腫物), 脾虛泄瀉症은 服用하는 것을 忌한다.

방아풀 回茱花 *Isodon japonicus* (BURM. fil.) KOIDZ.
(=*Plectranthus japonicus* (BURM. fil.) KOIDZ.)

오리방풀 *I. excisus* (MAX.) KUDO

多年生 草本으로 높이 1m 이상이다. 全體에 다소 털이 났고 줄기는 모가 졌으며 곧게 섰고 가지가 갈라졌다. 잎은 對生하며 葉柄이 길고 廣卵形이며 잎 밑이 쐐기형의 一字 모양이며 끝이 날카롭고 치아 모양의 鋸齒가 있다. 꽃은 聚繖花序이고 頂生 또는 腋生하였으며 花柄이 달린 잔꽃이 다수 달렸으며 큰 圓錐花序를 이룬다. 꽃받침은 5裂되었으며 裂片은 三角形이고 끝이 날카로우며 綠色이다. 花冠은 筒狀脣形이며 上脣은 4갈래로 갈라졌고 下脣은 鋸齒가 없으며 연한 자주색으로 二强雄蕊가 있고 花柱는 2갈래로 갈라졌다. 瘦果는 명확치 않은 혹이 났다. 꽃은 白色이고 開花期는 8~9月로 산이나 들에 나며 제주도, 울릉도를 除外한 全國 各地에 分布한다. 【處方用名】地上部 全草가 延命草이다.

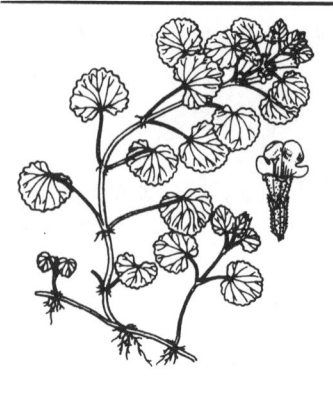
긴병꽃풀 活血丹
Glechoma hederacea var. *longituba*

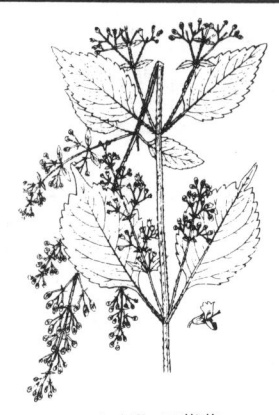
방아풀 回菜花
Isodon japonicus

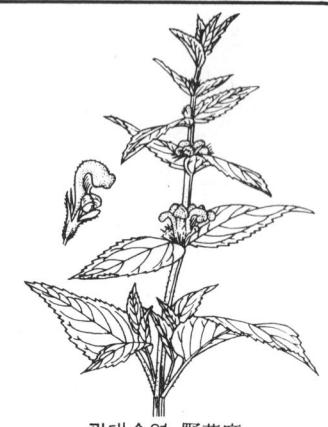
광대수염 野芝麻
Lamium barbatum

延命草(연명초): 방아풀 및 同屬 近緣植物 地上部의 全草이다. 開花期에 採取하여 햇볕이나 그늘에서 乾燥한다.

〔性味 歸經〕 味는 苦하고 性은 寒하다. 肝, 心, 脾經에 들어간다.

〔成分〕 延命草에는 diterpene의 苦味質로서 enmein, dihydroenmein, enmein-3-acetate, isodocarpin, nodosin, isodotricin, oridonin, ponicidin, epinodosinol, sodoponin, isodoacetal, nodosinin, odonicin이 함유되어 있다. Enmein, oridonin에는 抗腫瘍作用, 그램陽性菌에 대한 抗菌作用이 있다. 이 苦味質은 알칼리性으로 쉽게 分解되므로 製酸劑로서는 炭酸水素나트륨을 加한 胃腸藥 등에는 配合할 수 없다.

〔藥效 主治〕 健胃, 止痛, 凉血, 解毒, 消腫의 效能이 있다. 消化不良, 食慾不振, 腹痛, 跌打損傷, 癰腫, 癌腫, 蛇咬傷을 치료한다. 苦味健胃藥이다. 【用法 用量】 12~24g을 달여서 服用하거나 汁을 내어 服用한다. 짓찧어 患部에 붙인다.

광대수염 野芝麻 *Lamium barbatum* SIEB. et ZUCC.
(=*L. album* L. var. *barbatum* (S. et Z.) FR. et SAV.)

多年生 草本으로 높이 30~60cm이고 네모가 진 줄기는 곧추서며 거친 털로 뒤덮여 있다. 잎은 對生하며 心臟狀 卵形에 길이 3~9cm, 나비 1~5.5cm로서 끝은 뾰족하고 밑부분은 心腎形이며 표면과 뒷면 脈 위에 털이 드문드문 나 있고, 가장자리에 거친 톱니가 있다. 꽃은 연한 홍색 또는 흰색으로 葉腋에 5~6개씩 달리므로 輪生한 것처럼 보인다. 꽃받침은 5개로 갈라져 있으며, 裂片은 송곳 또는 바늘같이 끝이 뾰족하다. 花冠은 길이 20~30mm로 二脣型인데 上脣은 모자창처럼 앞으로 굽어 있고, 下脣은 3갈래로 갈라지며 밑으로 늘어져 있다. 4개의 수술과 1개의 암술이 있으며, 分果는 3개의 稜線이 있고 길이 3mm 정도의 倒卵形으로 暗褐色을 띠고 있다. 開花期는 5月, 結實期는 6~7月이다. 산이나 들의 약간 그늘진 곳에 나며 울릉도를 제외한 全國 各地에 分布한다. 【處方用名】 ① 全草는 野芝麻 ② 뿌리는 野芝麻根이다.

❶ 野芝麻 (야지마) 〈植物名實圖考〉 續斷: 광대수염의 꽃 혹은 全草이다. 5~6月에 꽃 또는

全草를 採取하여 그늘에서 말린다.

〔性味 歸經〕 味는 微甘하고 性은 平하다. 肺, 心經에 들어간다.

〔成分〕 잎에는 粘液質, tannin, 精油, vitamin C 0.56%, carotene 15 mg%, saponin 이 含有되어 있다. 꽃은 flavonoid 配糖體 등의 成分을 함유한다. Flavonoid 配糖體에는 isoquercitrin, kaempferol-3-glucoside, quercimeritrin 1.07%, kaempferol-3-diglycoside, lamioside, rutin 이 있고, 그 밖에 다시 choline, 粘液質, 精油 0.05%, saponin, vitamin C 0.72%, histamin, tyramin, catechol 系 tannin 5.2%, chlorogenic acid, caffeic acid 등을 함유한다.

〔藥理〕 광대수염의 抽出物은 動脈 및 子宮을 收縮시킬 수가 있어 子宮出血에 使用된다. 이 植物은 强한 溶血作用을 하는 saponin 을 함유하고 있지만 꽃에는 함유되어 있지 않다.

〔藥效 主治〕 肺熱咳血(結核에 의한 咳血), 血淋, 帶下, 月經不順, 小兒虛熱(氣力이 없는 假發熱狀態), 打撲傷, 腫毒을 치료한다. 【用法 用量】10~15g을 달이거나 또는 가루를 만들어 服用한다. 〈外用〉 新鮮한 것을 짓찧어서 바르거나 또는 가루를 만들어 고루 바른다.

❷ 野芝麻根 (야지마근) 〈浙江民間草藥〉: 광대수염의 뿌리이며 5~6月에 採取한다.

〔性味〕 味는 微甘하고 性은 平하다.

〔成分〕 地下部分에는 stachyose, glycoside 가 含有되어 있다.

〔藥效 主治〕 清肝, 利濕, 活血, 消腫의 效能이 있다. 眩氣症, 肝炎, 肺結核, 腎炎에 의한 浮腫, 白帶, 疳積, 痔瘡, 腫毒을 치료한다. 【用法 用量】9~15g을 달여서 服用한다. 또 3~10g(新鮮한 것은 30~60g)을 가루를 만들어 服用한다. 〈外用〉 짓찧어서 바른다.

광대나물 寶蓋草 Lamium amplexicaule L.

一年生 草本으로 높이 10~60 cm 이며 줄기는 가늘고 네모가 지며 자주빛이 돌고 側生의 드문 털로 뒤덮여 있다. 잎은 對生하고 밑부분의 것은 지름 1~2 cm 로 葉柄이 길며 圓形이고, 윗부분의 것은 葉柄이 없으며 半圓形이고 양쪽에서 원줄기를 완전히 둘러싸며 가장자리에는 둥근 톱니가 있다. 꽃은 紅紫色이며 葉腋에서 여러 개의 꽃이 나와 輪生한 것처럼 보인다. 꽃받침은 길이 5 mm 정도로 5개로 갈라지며 잔털이 있고, 花冠은 筒部가 길며 上層은 긴 圓形으로 곧추 서거나 약간 앞으로 굽어 있으며 下層은 3개로 갈라져 있다. 二强雄蕊로 閉鎖花도 흔히 생기며 分果는 3개의 모서리가 있는 倒卵形으로 전체에 흰색의 斑點이 있다. 開花期는 4~5月, 結實期는 6月이다. 밭이나 길가 荒蕪地에서 나며 울릉도 및 제주도를 제외한 全國 各地에 分布한다. 【處方用名】 全株가 寶蓋草이다.

寶蓋草 (보개초) 〈植物名實圖考〉 接骨草・蓮台夏枯・珍珠蓮: 광대나물의 全株이다. 여름에 採取한다.

〔性味〕 味는 辛苦하고 性은 溫하다.

〔成分〕 잎에는 iridocide 의 glucoside 가 함유되어 있다. Lamoside, lamiol, lamiide, ipolamiide 를 함유한다. 新鮮한 잎에 함유된 lamiide 의 量은 약 0.02% 이다.

〔藥效 主治〕 祛風, 通絡, 消腫, 止痛의 效能이 있다. 筋骨疼痛, 四肢痲木, 打撲傷, 瘰癧을

치료한다.【用法 用量】9～15g을 달여서 服用하던가 散劑로 만들어 服用한다.〈外用〉짓찧어서 바른다.

익모초 益母草 *Leonurus sibiricus* L. (=*L. japonicus* HOUTT.=*Stachys artemisiae* LOUR)

一年 또는 二年生 草本으로 높이 60 cm～1 m 남짓하며 줄기는 둔한 四角形으로 곧추서며 흰색털이 있어 전체는 白綠色이 돌며 가지가 갈라진다. 잎은 對生하며 葉形은 多種인데 根生葉은 葉柄이 길며 卵狀圓形이고 가장자리에는 둔한 톱니가 있거나 缺刻狀이며 꽃이 필 때는 없어진다. 莖生葉은 엽병이 길고 3개로 갈라지며 裂片은 다시 2～3개로 갈라지는데 각 小裂片은 톱니 모양이거나 羽狀으로 다시 갈라져서 거의 線狀 披針形을 이루며 끝은 뾰족하고 가장자리는 톱니가 나 있다. 꽃은 연한 紅紫色으로 윗부분의 葉腋에 몇 개씩 층층으로 달리고 꽃받침은 5개로 갈라져 있고 끝은 바늘처럼 뾰족하다. 花冠은 아래위 2개로 갈라지는데 밑부분의 것은 다시 3개로 갈라지고 중앙부의 것이 가장 크며 적색 줄이 있다. 수술은 4개로 그 중 2개가 길고, 分果는 褐色으로 3개의 稜角이 있고 털이 없으며 꽃받침 속에 들어 있다. 開花期는 6～8月, 結實期는 7～9月이다. 山野地, 들에 나며 全國 各地에 分布한다.【處方用名】① 全草는 益母草 ② 花는 益母草花 ③ 果實은 茺蔚子이다.

❶ 益母草 (익모초)〈圖經本草〉茺蔚: 익모초의 全草이다. 여름에 무성하게 성장하고 꽃이 다 피지 않았을 때 地上部分을 切取하여 햇볕에 말린다. 꽃이 滿開했을 때나 果實이 成熟했을 때 採取한 것은 品質이 떨어진다.【修治】挾雜物을 除去하고 깨끗이 씻어서 濕氣가 충분히 스며들게 한 후 잘라서 햇볕에 말린다.

〔性味 歸經〕 味는 辛苦하고 性은 凉하며 無毒하다. 心包, 肝經에 들어간다.

〔成分〕 細葉益母草는 leonurine, stachydrine, leonuridine, leonurinine 등 많은 alkaloid, 安息香酸, 多量의 鹽化칼륨, lauric acid, linolenic acid, oleic acid, sterol, vitamin A, rutin 등의 flavonoid를 함유한다. 또 arginine, 4-guanidino-1-butanol, 4-guanidinobutyric acid, stachyose 도 함유한다.

〔藥理〕 1. 子宮에 對한 作用: 益母草 製劑가 토끼·Guinea pig·개의 摘出子宮에 對하여 일으키는 직접적인 興奮作用은 下垂體後葉 호르몬과 비슷한데, 좀 弱한 것은 以前부터 證明되고 있었지만 그 후의 藥理硏究로 그것이 實證되었다. 益母草의 流動엑스 또는 alcohol extract는 摘出子宮 뿐만 아니라, 在體位의 子宮(靜脈注射)·子宮瘻(胃內注入)의 試驗으로 어느 것이나 모두 興奮作用이 있다는 것이 實證되고 子宮의 振幅·收縮率·緊張度는 姙娠·非姙娠에 관계없이 모두 增加를 보였고, 그 作用의 持續時間도 상당히 길었으나 益母草의 팅크劑의 效力은 煎劑에는 미치지 못하는 것 같다. 8時間 달인 것이나 또 2週間 室溫에서 保存한 것이라도 그 效力에 뚜렷한 減弱은 볼 수 없다. 그 有效成分은 葉部에 있고, 莖部에는 子宮收縮作用은 없고, 根部의 效力은 낮다. 5月 中에 잎이 무성했을 때 採取하면 좋다. 益母草 중에는 子宮에 대해서 抑制作用을 나타내는 몇 개의 成分(ether에 녹는다)이 있고 抽出된 leonurine은 摘出

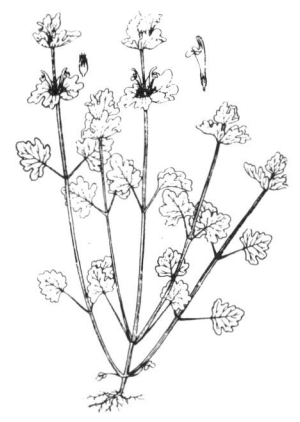
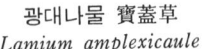
광대나물 寶蓋草
Lamium amplexicaule

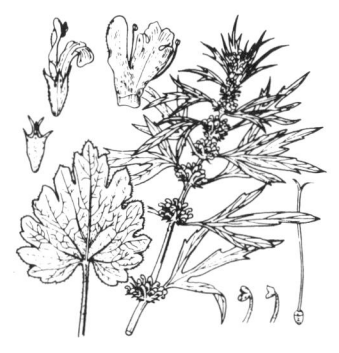
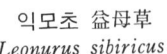
익모초 益母草
Leonurus sibiricus

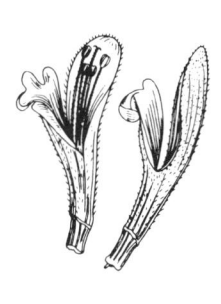
益母草藥材

한 子宮에 對해서는 興奮作用이 있지만, 在體位의 子宮에 대해서는 이 作用은 없다.

2. 循環系統에 對한 作用 : 益母草의 水浸劑, 茺蔚子의 水浸出液 또는 alcohol 水浸出液, leonurine, leonurine A, 益母草 總 alkaloid, 꽃의 煎液은 모두 靜脈注射로 痲醉한 動物에 대해서 降壓作用이 있으나 持續時間은 짧다.

〔藥效 主治〕 活血, 祛瘀, 調經, 消水의 效能이 있다. 月經不順, 産後出血, 惡阻, 胎漏難産, 胞衣不下, 産後血暈(血分이 病이 나서 일으키는 昏厥의 症狀), 産前 産後에 쓰이며 瘀血腹痛, 崩中漏下, 血尿, 瀉血, 癰腫瘡瘍을 치료한다. 【用法 用量】9~18g을 달여서 服用한다. 또 바짝 졸여서 膏로 하던가, 丸劑・散劑로 해서 服用한다. 〈外用〉 달인 液으로 씻거나 또는 짓찧어서 바른다.

〔禁忌〕 陰虛로 인한 貧血症에는 服用을 忌한다.

❷ 益母草花 (익모초화)〈本草綱目〉: 益母草의 꽃이다. 초여름 開花됐을 때 採取하여 挾雜物을 除去하고 햇볕에 말린다. 味는 微苦甘하다.

〔藥效 主治〕 腫毒瘡瘍을 치료하고, 水氣를 빠지게 하며, 血液을 循環케 하고, 婦人의 胎産 諸病(姙娠出産에 수반하는 모든 病)을 치료한다. 婦女의 補血劑로서 民間에서 使用되며, 보통 겨울에 紅糖 및 烏棗와 함께 솥에서 쪄서 連日 服用한다. 【用法 用量】6~10g을 달여서 服用한다.

❸ 茺蔚子 (충울자)〈神農本草經〉: 益母草의 果實이다. 8~10月 果實이 成熟됐을 때, 全株를 거둬 들여 햇볕에 말려서 果實을 두드려 떨어뜨리고 枝葉을 除去하여 체로 쳐서 挾雜物을 除去한다.

茺蔚子藥材

〔性味 歸經〕 味는 甘辛하고 性은 凉 또는 微寒하며 心包, 肝經에 들어간다.

〔成分〕 茺蔚子에는 leonurinine이 含有되어 있으며 기름 37.02%가 함유되어 있다. 茺蔚子 油中에는 oleic acid가 63.75%, linolenic acid가 21.13%를 차지한다. 또 茺蔚子는 vitamin A類의 物質을 함유하는데 그 含有量은 vitamin A로서 計算하면 0.0439%이다.

〔藥理〕 益母草 項 參照.

〔藥效 主治〕 活血, 調經, 祛風, 淸熱의 效能이 있다. 月經不順, 崩中帶下, 産後의 瘀血에 의한 痛症, 肝熱頭痛, 目赤腫痛, 生翳膜(눈의 內障)을 치료한다.【用法 用量】6～10g을 달여서 服用하던가 혹은 丸劑, 散劑로 만들어 服用한다.

〔禁忌〕 肝血이 不足한 者, 瞳孔이 散大한 者 및 姙婦는 服用을 忌한다.

쉽 사 리 地瓜兒苗 *Lycopus lucidus* TURCZ.

　　　　　　　애기쉽사리 狹葉地瓜苗 *L. maackianus* (MAXIM.) MAKINO
　　　　개쉽사리 朝鮮地瓜苗 *L. coreanus* LÉVL. (=*L. japonicus* MATSUM. et KUDO)

多年生 草本으로 높이 40～100cm이며, 원줄기는 네모가 지며 綠色 또는 紫綠色으로 光澤이 있고 매끈매끈하지만 마디는 검은 빛이 돌고 백색 털이 있으며 地下莖은 좀 굵으며 옆으로 뻗는 가지끝에서 새순이 나온다. 잎은 對生하고 옆으로 퍼지며 넓은 披針形으로 길이 4.5～11cm, 나비 8～35mm, 끝은 긴 銳先形, 밑부분은 楔形이고 가장자리는 거칠고 날카로운 톱니가 있다. 꽃은 백색이며 葉腋에 많이 모여 달리며 꽃받침은 鐘形으로 끝은 뾰족하며 5개로 갈라져 있다. 花冠도 꽃받침과 길이가 비슷하며, 수술은 2개이고 암술대는 꽃 밖으로 나와 2개로 갈라지지만 꽃에 따라 수술과 암술의 相對的 길이가 다르다. 小堅果는 편평하며 길이 약 1mm로 暗褐色이고, 開花期는 7～9月, 結實期는 9～10月이다. 山野의 窪地 또는 溪谷沿岸의 濕地에 나며 全國 各地에 分布한다.【處方用名】① 莖葉은 澤蘭 ② 根莖은 地筍이다.

❶ 澤 蘭 (택란) 〈神農本草經〉 地瓜兒苗・虎蘭・虎蒲・小澤蘭・風藥・奶孩兒 : 쉽사리 및 同屬 近緣植物의 莖葉이다. 여름부터 가을에 걸쳐 莖葉이 무성했을 때 全草를 거둬 들여 흙과 모래를 깨끗이 除去하여 햇볕에 말린다.【修治】挾雜物, 殘根을 除去하고 물을 뿜어서 水分이 좀 스며들게 한 후 잘라서 햇볕에 말린다. 또는 쉽사리를 잘게 썰어서 絹袋에 넣어 家屋 南端 모서리에 매달아서 말린다.

〔性味 歸經〕 味는 苦辛하고 性은 微溫하다. 肝, 脾經에 들어간다.

〔成分〕 쉽사리의 全草는 精油, glucoside, tannin, 樹脂를 함유하며 또 flavonoid 配糖體, phenol類, amino acids, 有機酸, saponin, glucose, galactose, lycopose, 蔗糖, raffinose, stachyose, fructose를 함유한다. 果實은 glucose, galactose, lycopose, 蔗糖, raffinose, stachyose를 함유한다. 毛葉地瓜兒苗도 精油와 탄닌을 함유한다.

〔藥理〕 쉽사리 全草의 製劑에는 强心作用이 있다.

〔藥效 主治〕 活血, 祛瘀, 利尿退腫의 效能이 있다. 月經閉止, 癥瘕(腹中의 硬結), 産後瘀滯腹痛, 身面浮腫, 打撲傷, 金瘡, 癰腫을 치료한다.【用法 用量】5～10g을 달이거나 丸劑, 散劑로 해서 服用한다. 〈外用〉 짓찧어서 바르거나 달인 液으로 熏洗한다.

〔禁忌〕 瘀血이 없는 者는 服用에 주의해야 하며 防己는 相使 作用을 한다.

❷ 地 筍 (지순) 〈嘉祐本草〉 地瓜・地筍子・地蠶子 : 쉽사리 및 同屬 近緣植物의 根莖이다. 가을부터 겨울에 걸쳐 採取한다.

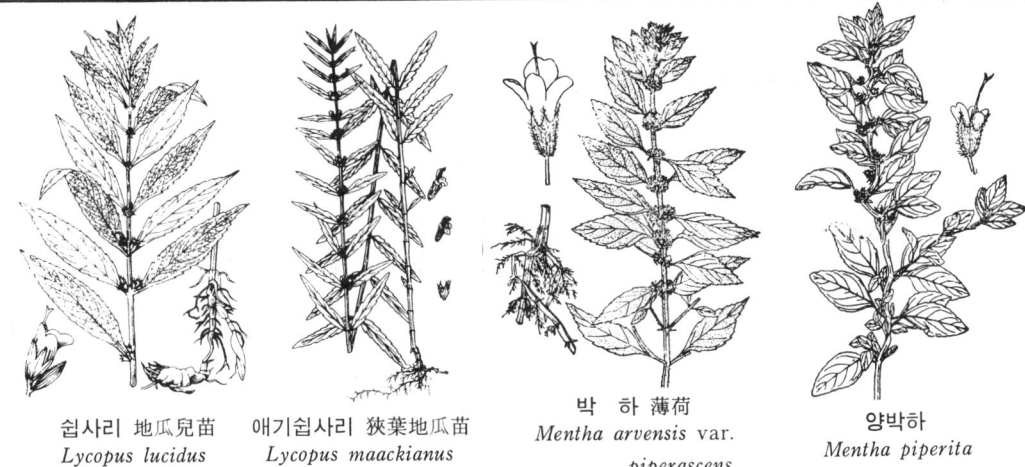

쉽사리 地瓜兒苗
Lycopus lucidus

애기쉽사리 狹葉地瓜苗
Lycopus maackianus

박 하 薄荷
Mentha arvensis var. *piperascens*

양박하
Mentha piperita

〔性味〕 味는 甘辛하고 性은 溫하다.

〔成分〕 Lycopose, 葡萄糖, galactose, 蔗糖, raffinose, stachyose 등을 함유한다.

〔藥效 主治〕 活血, 益氣, 消水의 效能이 있다. 吐血, 鼻出血, 産後腹痛, 帶下를 치료한다.
【用法 用量】 5~10 g 을 달여서 服用한다.

박 하 薄荷 *Mentha arvensis* L. var. *piperascens* MALINV.

양박하 *M. piperita* L. (=*M. haplocalyx* BRIQ.)

多年生 草本으로 높이 10~80 cm 이며, 줄기는 네모로 逆生의 긴 柔毛와 腺點으로 뒤덮여 있다. 잎은 單葉이 對生하며, 葉身은 長卵形 또는 긴 楕圓形으로 양끝이 좁고 길이 2~5 cm, 나비 1~2.5 cm 로 양면은 柔毛와 油點으로 뒤덮여 있으며 가장자리에는 날카로운 톱니가 있다. 꽃은 연한 자주색이고 윗부분과 가지의 葉腋에 모여 달려 層을 이루며 꽃받침보다 짧은 小花梗이 있다. 꽃받침은 녹색이고 길이 2.5~3 mm 이며 끝은 5개로 갈라지는데 裂片에는 鮮明한 5개의 縱脈이 있고, 外面에는 흰 柔毛와 油點이 密生하며, 끝은 뾰족하다. 花冠은 二脣形으로 길이 3~5 mm 이며 4개로 갈라지고 수술은 4개이다. 分果는 타원형이며 길이 1~2 mm 이며 宿存萼內에 있다. 開花期는 7~9 月이다. 계곡, 濕地에서 나며 全國 各地에 分布하나 栽植도 한다. 【處方用名】 全草 및 葉이 薄荷이다.

薄 荷 (박하) 〈雷公炮炙論〉: 박하·양박하의 全草 혹은 잎이다. 大部分의 産地에서는 每年 2 回씩 수확하는데 第 1 回(頭刀)는 7 月上旬부터 下旬에, 第 2 回(二刀)는 10 月上旬부터 下旬에 걸쳐 全草를 수확해서 햇볕에 말린다. 溫暖한 地方에서는 1 年에 3 回 수확할 수 있다. 【修治】 挾雜物을 除去하고 남은 뿌리를 따내고, 우선 잎을 떼어 따로 놓고 줄기에는 淸水를 뿌려 水分이 스며들면 잘라서 햇볕에 말리고 다시 잎과 混合한다.

〔性味 歸經〕 味는 辛하고 性은 凉하다. 肺, 肝經에 들어간다.

〔成分〕 新鮮한 잎은 精油 0.8~1% 를 함유하며, 乾燥한 莖葉은 1.3~2% 를 含有한다. 油中의 主成分은 menthol 로 약 77~78% 를 함유하며, 다음이 menthone 으로 8~12% 를 含有

하고 다시 醋酸 menthol, camphene, limonene, isomenthone, pinene, menthenone, 樹脂 및 少量의 tannin, rosmarinic acid 를 含有한다.

〔藥理〕 Menthol 을 局部的으로 使用하면 頭痛·神經痛, 搔痒症 등이 치료되고 皮膚에 使用하면 우선 淸凉感을 느끼고 나중에 가벼운 灼熱感을 느끼게 된다. 이 淸凉感은 皮膚溫度의 高低에 따른 것은 아니고, 末梢神經의 冷覺感受容器를 刺戟하는 것에 따라 일어나게 된다. Menthol 과 menthone 은 토끼의 摘出腸에 대하여 抑制作用이 있으며, menthone 의 作用은 비교적 强하다. Mouse의 摘出小腸에 의한 實驗에서는 박하精油에 解痙(抗 acetyl choline)作用이 있다. 그러나 Mouse의 生體內小腸 內容物의 推進速度에는 뚜렷한 영향은 없고, 격심한 것에서는 抑制傾向조차 있었던 점에서 그 健胃作用은 臭覺, 味覺에 의해서 續發的으로 일어나는 것으로 推測된다. Menthol 의 alcohol 溶液에는 防腐作用이 있다. 또 氣管支炎 등에도 어느 정도의 치료작용이 있는데 이것은 分泌를 촉진하고 粘膜에 附着된 粘液을 除去하는 것에 의한 것으로 생각된다. Menthone 의 刺戟性은 menthol 보다도 强하다. 양박하 中에 함유된 flavonoid 에는 利膽作用이 있다.

〔藥效 主治〕 祛風, 解熱, 辟穢, 解毒의 效能이 있다. 外感에 의한 風熱, 頭痛, 赤目, 咽喉腫痛, 食滯에 의한 氣脹(腹部鼓脹), 口瘡, 齒痛, 瘡疥, 癮疹(皮腐瘙痒症)을 치료한다.【用法用量】2.4~6 g 을 달여서(오래 달이면 안 된다) 服用하거나 또는 丸劑, 散劑로 한다. 〈外用〉 짓찧은 汁이나 달인 液을 바른다.

〔禁忌〕 陰虛血燥, 肝陽偏亢, 表虛汗多의 症狀에는 服用을 忌한다.

가는잎산들깨 石香薷 *Mosla chinensis* MAXIM.
          (=*Orthodon angustifolium* (MAKINO) MASAM.)

一年年 草本으로 높이 15~45 cm 이며 줄기는 綠褐色 또는 淡紅色을 띠며 밑을 향한 긴 柔毛로 뒤덮여 있으며 많은 가지로 갈라져 있다. 잎은 對生으로 넓은 線形 또는 披針形이고 양끝이 좁으며 길이 1.5~3 cm, 나비 2~6 mm 로 양면에 잔털이 있고 가장자리에는 톱니가 드문드문 나 있다. 꽃은 길이 4 mm 정도의 연한 紅色이며 頂生하는 總狀花序에 밀착하고, 苞는 卵形이며 끝이 뾰족하고 꽃받침에 붙어 있는데 꽃받침보다 다소 짧거나 같고 小花梗보다는 훨씬 길다. 花冠은 二脣形으로 上脣이 약간 길고 下脣은 3개로 갈라지며 花冠의 內外는 모두 光澤이 나며 반들반들하다. 수술은 2개, 假雄蕊도 2개이며 花絲는 매우 짧으며 花冠管內에 着生한다. 小堅果는 원형으로 宿存하는 꽃받침 속에 숨어 있다. 開花期는 9~10月, 結實期는 10~11月이다. 산이나 들에 나며 全南(木浦·珍島)·忠北(俗離山)·京畿·平南에 分布한다.【處方用名】全草가 石香薷이다.

石香薷 (석향유)〈四聲本草〉石蘇·石香薷: 가는잎산들깨의 全草이다. 여름에 땅위로 나와 있는 部分을 採取하여 뿌리를 제거한 다음 햇볕에 말린다.

〔性味〕 味는 辛苦하고 性은 溫하며 無毒하다.

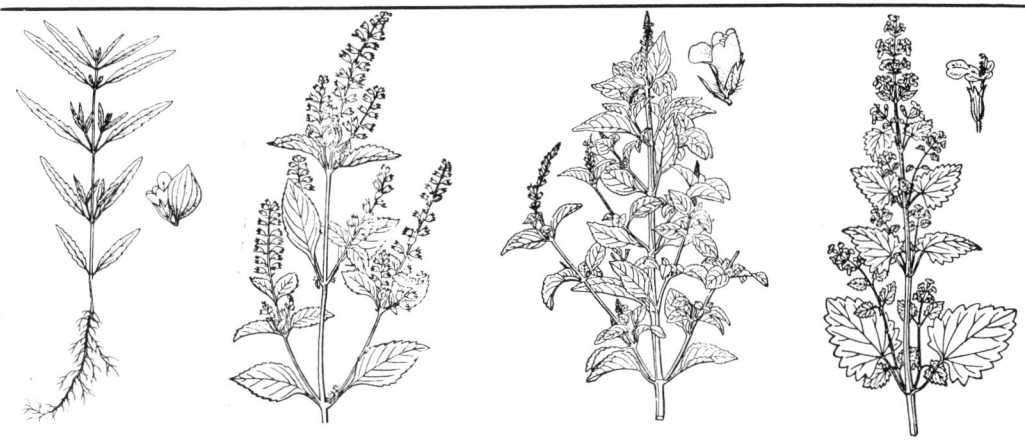

가는잎산들깨 石香薷	쥐깨풀 薺薴	들깨풀 粗糙薺薴	개박하 假荊芥
Mosla chinensis	*Mosla dianthera*	*Mosla punctulata*	*Nepeta cataria*

〔成分〕 精油 약 0.7%, 精油 속에는 carvacrol 65%, carvacrol 醋酸 acetate 6%가 함유되어 있고 다시 *p*-cymene, α-thujene, linalool, borneol, α-caryophyllene, thymol 등이 함유되어 있다.

〔藥理〕 精油는 安定된 性質로 좋은 냄새가 난다. *in vitro* 實驗에 의해서 黃色포도球菌, β-連鎖球菌, 髓膜炎菌, 카타르球菌, 枯草菌, 炭疽菌, 디프테리아菌, 프로테우스菌, 綠膿菌, 大腸菌, 티푸스菌, 플렉시너菌 등에 대하여 비교적 강한 抗菌作用이 있는 것이 證明되고 있다. 菌을 抑制할 뿐만 아니라 殺菌作用도 있다.

〔藥效 主治〕 祛暑, 活血, 理氣, 化濕의 效能이 있다. 여름감기, 暑氣에 의한 嘔吐 惡心, 腹痛, 水樣性泄瀉, 打撲에 의한 瘀痛, 濕疹, 癰腫을 치료하며, 霍亂에 의한 嘔吐泄瀉, 胸腹脹滿, 臍腹痛, 腸鳴을 멈추게 한다. 【用法 用量】 6~12g을 달이거나 가루를 만들어 服用한다. 〈外用〉 달인 液으로 씻던가 짓찧어 으깨거나 가루를 만들어 바른다.

쥐 깨 풀 (좀산들깨) 薺薴 *Mosla dianthera* (HAM.) MAXIM.
(=*Orthodon grosseserratum* (MAX.) KUDO)

一年生 草本으로 높이 20~50cm이고, 줄기는 네모가 지며 上部 및 花序의 中軸은 마디 외에는 털이 없거나 흰색의 긴 털이 드문드문 나 있다. 잎은 對生하고 葉身은 卵形 또는 菱狀 卵形으로 길이 1~3cm, 나비 1~2.5cm이며 끝은 뾰족하고 밑부분은 楔形이며 가장자리에는 굵은 톱니가 있다. 꽃은 가지끝과 원줄기끝에서 對生하고 花序는 길이 3~7cm로 마디 부근에 짧은 흰색 털이 있다. 꽃받침은 鐘形으로 5개로 갈라지며 드문드문 털이 있고 길이 약 3mm이지만 열매가 익을 때에는 5mm 정도로 擴大한다. 花冠은 脣形이고 길이 4mm 정도로 백색이지만 때로는 붉은 빛이 돌고, 4개의 수술 중 2개가 길고 앞에 있는 2개는 매우 짧다. 小堅果는 卵圓形이며 뚜렷하지는 않으나 그물 무늬가 있다. 開花期는 7~9月이다. 냇가의 풀숲이나 그늘진 곳에서 흔히 群生하며 全國 各地에 分布한다. 【處方用名】 莖, 葉이 薺薴이다.

薺薴(제녕)〈唐本草〉: 쥐깨풀의 줄기와 잎으로 여름, 가을에 줄기와 잎을 採取한다.

〔性味 歸經〕 味는 辛하고 性은 溫하며 無毒하다. 大腸, 胃經에 들어간다.

〔成分〕 全草는 精油 0.11~0.5%를 含有하며 精油의 主成分은 methyleugenol이 약 90%를 차지하고, 1-bisabolene 약 4%, α-caryophyllene 약 2%를 차지한다.

〔藥效 主治〕 蟻瘻를 除去하려면 비벼 부수어서 바른다. 또 冷氣泄痢를 치료하며 生榮로서 胃間酸水를 除去하며 驅蟲劑로도 쓰인다.

들 깨 풀 粗糙薺薴 *Mosla punctulata* (J.F. GMEL.) NAKAI
(=*Orthodon punctulatum* (J. F. GMEL.) OHWI)

一年生 草本으로 높이 20~60 cm이며 많은 가지가 갈라져 있다. 줄기는 네모가 지며 밑으로 向한 털로 뒤덮여 있고, 흔히 자주빛이 돈다. 잎은 對生하고 葉身은 긴 타원형으로 길이 1.1~4 cm, 나비 0.8~2 cm로 잔털이 있고 끝은 뾰족하며 가장자리에는 얕은 톱니가 있으며 양면 모두 黃金色의 油點이 있다. 연한 자주색의 꽃은 가지끝에 穗狀으로 달리며 苞片은 卵狀 披針形 또는 卵形으로 花梗보다 길고 끝은 뾰족하다. 꽃받침은 鐘形인데 10개의 脈이 있으며 外側에는 길고 부드러운 털과 油點이 있다. 花冠은 2개로 갈라지는데 上脣은 중앙부가 약간 파지고, 下脣은 3개로 양쪽의 裂片은 半圓形, 가장 큰 中央裂片은 外側으로 구부러져 倒心臟形을 이룬다. 4개의 수술 중 2개는 退化되어 있고, 分果는 圓形에 가까운 卵形으로, 黃褐色이며 그물 같은 무늬가 있다. 開花期는 7~8月이다. 山斜面의 숲이나 들에 흔히 나며 全國 各地에 分布한다. 【處方用名】全草가 石薺薴이다.

石薺薴(석제녕)〈本草拾遺〉鬼香油·小魚仙草·香茹草·野荊芥: 들깨풀의 全草이다. 7~8月에 採取하여 햇볕에 말린다.

〔性味〕 味는 辛苦하고 性은 凉하며 無毒하다.

〔成分〕 Alkaloid, saponin, tannin 各 5%, 精油 0.57~3.5%를 含有한다. 精油의 主要成分은 l-thujone 75%, d-sabinene 11%, d-limonene 8%, α-caryophyllene, phellandrene 등이다.

〔藥效 主治〕 淸暑熱, 祛風濕, 消腫, 解毒의 效能이 있다. 暑熱痧症, 鼻出血, 血痢, 感氣咳嗽, 慢性氣管支炎, 癰疽瘡腫, 風疹, 熱痱(땀띠)를 치료한다. 【用法 用量】5~15g을 달여서 服用한다. 〈外用〉달인 液으로 씻거나 짓찧어서 바른다.

〔禁忌〕 表虛(自汗으로 바람이 싫거나, 脈象은 浮緩하고 힘이 없는 症狀)한 者는 服用을 忌한다.

개 박 하 假荊芥 *Nepeta cataria* L. (=*N. minor* MILLER)

一年生 草本으로 높이 30~90 cm이며, 全體는 흰색의 짧고 부드러운 털로 뒤덮여 있다. 줄기는 곧추서고 네모가 지며 側枝는 葉腋에서 생기며 綠色을 띤다. 잎은 對生하고 葉身은 卵狀 披

針形으로 길이 1~4.5cm, 나비 0.8~2cm로 끝은 뾰족하며 밑부분은 心臟形이고 가장자리는 거칠면서 둥근 톱니가 있다. 頂生하는 圓錐花序가 聚繖花序를 이루고 꽃받침은 筒形이며 5개로 갈라지는데 裂片끝이 바늘처럼 뾰족하다. 꽃은 작고 흰색이지만 粉紅色을 띠며, 二脣形으로 上脣은 곤추서고 下脣은 펼쳐져 있다. 4개의 수술 중 2개가 길며 分果는 4개로서 黃褐色으로 타원형이며 꽃받침 속에 들어 있다. 開花期는 6~8月이다. 山野地나 풀숲에서 자라며 南·中·北部地域에 分布한다. 【處方用名】 全草가 假荊芥이다.

假荊芥 (가형개) 〈中草藥土方土法戰備專輯〉: 개박하의 全草이다.

〔性味〕 味는 辛하고 性은 溫하다.

〔成分〕 Nepetalactone, isonepetalactone, dihydronepetalactone, isodihydronepetalactone, 5,9-dihydronepetalactone, nepetalic acid, nepetalic anhydride, caryophyllene, eugenol 등으로 構成되어 있는 精油를 含有하며, 또 carotene도 含有되어 있다.

〔藥理〕 精油를 含有하므로 芳香劑 또는 驅風劑를 만들 수가 있다. 또 그 잎을 씹으면 齒痛을 치료할 수 있다.

〔藥效 主治〕 祛風, 發汗, 解熱, 透疹, 止血 등의 效能이 있다. 傷風에 의한 感氣, 頭痛, 發熱, 惡寒, 咽喉腫痛, 結膜炎, 痲疹의 經過不全을 치료한다. 또 새까맣게 될 때까지 볶아서 吐血, 鼻出血, 血便에 使用한다. 그 밖에 散瘀, 消腫, 止痛, 打撲傷, 外傷出血, 毒蛇에 의한 咬傷, 疔瘡癤腫을 치료한다. 【用法 用量】 3~6g을 달여서 服用한다. 〈外用〉 짓찧어서 바른다.

소　　엽 (차조기) 皺紫蘇　*Perilla frutescens* (L.) BRITT. var. *acuta* KUDO
　　　　　주름소엽　尖紫蘇　*P. frutescens* (L.) BRITT. var. *crispa* DECNE.

一年生 草本으로 獨特한 芳香이 있다. 줄기는 곤추서며 높이 30cm~1m로 紫色 내지 紫綠色으로 上部는 가지가 많으며 紫色의 마디가 있는 부드러운 털이 있다. 잎은 對生하고 葉身은 卵形 또는 둥근 卵形으로 주름져 있고 길이 4~12cm, 나비 2.5~10cm로 끝은 갑자기 뾰족해지고 가장자리에는 톱니가 있다. 總狀花序는 약간 한쪽으로 기울어져 있으며 頂生 또는 腋生한다. 꽃받침은 鐘形이며 外面의 下部에 柔毛가 조밀하고 끝은 脣形으로 5개로 갈라져 있다. 花冠은 筒形으로 끝은 二脣形인데 上脣은 3개, 下脣은 2개로 갈라지며 紫色을 띤다. 수술은 4개 중 2개가 길며 花冠筒의 中央部에 있다. 分果는 褐色으로 卵形이며 속에 1개의 種子가 있다. 開花期는 6~7月, 結實期는 7~8月이다. 中國原産으로 栽植되고 있다. 【處方用名】① 葉은 紫蘇葉 ② 根 및 老莖은 蘇頭 ③ 莖은 紫蘇梗 ④ 宿存萼은 紫蘇苞 ⑤ 種子는 紫蘇子이다.

❶ **紫蘇葉** (자소엽) 〈藥性論〉 蘇葉: 소엽·주름소엽의 잎이다. 9月上旬 (白露前後), 枝葉이 무성하고 花序가 나오기 시작했을 때 採取하여 바람이 잘 通하는 그늘에서 말린 후 잎을 딴다.

〔性味 歸經〕 味는 辛하고 性은 溫하다. 肺, 脾經에 들어간다.

〔成分〕 주름소엽의 全草는 精油 약 0.5%를 含有하며 精油 중에는 perillaldehyde 약 55%, *l*-limonene 20~30% 및 α-pinene 少量 外에 arginine, cumic acid, cyanidin-3-(6-*p*-

coumaroyl-β-d-glucoside)-5-β-d-glucoside를 함유하고 있다. 또 잎의 精油에는 isoegoma-ketone 등이 含有되어 있다. 野紫蘇의 全草는 精油를 含有하며 속에는 isoamyl-3-furyl ketone, perilla aldehyde, α- 및 β-pinene, d-limonene, l-linalool, camphene, menthol, menthone, perilla alcohol, dihydroperilla alcohol, engenol이 함유되어 있다.

〔藥效 主治〕 發汗解表, 行氣寬中, 解魚蟹毒의 效能이 있다. 感氣風寒, 惡感發熱, 咳嗽, 喘息, 胸腹脹滿, 流·早產을 치료한다. 【用法 用量】 6~10g을 달여서 服用한다. 〈外用〉짓찧어서 바르거나 달인 液으로 씻는다.

〔禁忌〕 溫病 및 虛弱過勞한 症狀에는 服用을 忌한다. 病이 精血, 津液의 缺損으로 寒熱 혹은 惡寒 및 頭痛 症狀에는 投藥할 때 注意를 要한다.

❷ 蘇 頭 (소두) 〈四川中藥志〉: 소엽·주름소엽이 뿌리 및 뿌리에 가까운 部分의 老莖이다. 가을에 전그루를 뽑아서 뿌리를 잘라내고 진흙이나 모래를 깨끗이 털어 햇볕에 말린다. 【修治】 水分을 充分히 스며들게 해서 부드러워지면 잘라서 햇볕에 말린다.

〔性味 歸經〕 味는 辛하고 性은 溫하며 無毒하다. 肺, 脾經에 들어간다.

〔藥效 主治〕 祛風, 散寒, 祛痰, 下氣의 效能이 있다. 咳逆, 上氣, 胸膈의 痰飮, 眩氣症과 身體의 痛症 및 코막힘, 콧물을 치료한다. 【用法 用量】 6~12g을 달여서 服用한다. 〈外用〉달인 液으로 瘡을 씻는다.

〔禁忌〕 몸이 虛弱하여 外感이 없는 症狀에는 服用을 忌한다.

❸ 紫蘇梗 (자소경) 〈本草蒙筌〉紫蘇莖·蘇梗: 소엽·주름소엽의 줄기이다. 늦가을에 地上部分을 採取하여 작은 가지, 葉身, 果實을 除去하고 햇볕에 말린다. 혹은 늦여름에 紫蘇葉을 採取했을 때는 굵은 줄기를 잘라내서 햇볕에 말린다. 前者를 老蘇梗, 後者를 嫩蘇梗이라고 한다. 【修治】挾雜物을 除去하고 물에 담가 축축해진 다음 잘라서 햇볕에 말린다.

〔性味 歸經〕 味는 辛甘하고 性은 微溫하다. 脾, 胃, 肺經에 들어간다.

〔藥效 主治〕 理氣, 開鬱, 止痛, 安胎의 效能이 있다. 氣鬱, 食滯, 胸膈痞悶, 胃나 腸의 疼痛, 胎氣不和를 치료한다. 【用法 用量】 5~10g을 달여서 服用한다.

❹ 紫蘇苞 (자소포) 〈本經逢原〉: 소엽·주름소엽의 宿存萼이다.

〔藥效 主治〕 血虛(貧血), 感氣를 치료한다. 【用法 用量】 3~6g을 달여서 服用한다. 亡血로 大虛한 경우나 姙娠일 경우, 發散시키려면 소엽을 使用하는 것이 가장 적당하다.

❺ 紫蘇子 (자소자) 〈藥性論〉蘇子: 소엽·주름소엽의 果實이다. 가을에 種子가 成熟했을 때 그루 전체 혹은 果穗를 거둬 들여 果實을 따고 挾雜物을 除去하여 햇볕에 말린다. 【修治】《紫蘇子》먼지나 티끌을 除去하고 깨끗이 씻어서 햇볕에 말린다. 《炒紫蘇子》깨끗한 蘇子를 따서 남비 속에 넣고, 약한 불로 香이 나거나 爆音이 일어날 程度까지 볶아서 꺼낸 다음 放冷한다.

〔性味 歸經〕 味는 辛하고 性은 溫하다. 肺, 大腸經에 들어간다.

紫蘇子藥材

〔成分〕 種子에는 脂肪油(45.30%) 및 vitamin B_1이 含有되어 있다.

〔藥效 主治〕 降氣, 祛痰, 潤肺, 滑腸의 效能이 있다. 咳逆, 痰喘氣의 停滯, 便秘를 치료한다. 【用法 用量】 5~15g을 달여서 服用한다. 또는 짓찧어 낸 汁을 마시거나 丸劑, 散劑로 만

들어 服用한다.

〔禁忌〕 疎泄, 氣虛久咳, 陰虛喘逆, 脾虛便溏의 症狀에는 모두 服用을 忌해야 한다.

들 깨 荏 Perilla frutescens (L.) var. japonica (HASSK.) HARA

一年生 直立草本으로 높이 0.5~1.5m이며 香氣가 있다. 줄기는 綠色으로 네모가 지고 分枝가 많으며 대체로 가늘고 긴 白毛가 密生한다. 잎은 對生하고 葉身은 卵形 또는 圓形으로 길이 3~9.5cm, 나비 2~8cm이며 끝은 뾰족하고 가장자리에는 엉성한 톱니가 있다. 總狀花序는 腋生 또는 頂生하며 꽃받침은 鐘狀으로 5개의 톱니와 10개의 脈紋이 있다. 花冠은 筒形이며 길이 4~5mm, 二脣形으로 外面에 털이 있고, 內面中部에는 털이 한 바퀴 둘러 있으며 下脣의 中央裂片은 밑으로 향해 접혀 있다. 4개의 수술 중 2개가 길며 分果는 꽃받침 안에 들어 있고 褐色 또는 灰白色으로 둥글며 種子는 좁쌀알 같다. 開花期는 8~9月, 結實期는 9~10月이다. 中國 原產이나 栽培하며 길가에 野生하기도 한다. 【處方用名】① 果實은 白蘇子 ② 莖은 白蘇梗 ③ 葉은 白蘇葉이다.

❶ **白蘇子** (백소자) 〈飮片新參〉 荏子・白蘇 : 들깨의 果實로 가을에 果實이 成熟하면 全草를 採取하여 果實을 떨어내고 **挾雜物**을 除去한 다음 햇볕에 말린다.

白蘇子藥材

〔性味〕 味는 辛하고 性은 溫하며 無毒하다.

〔成分〕 種子는 脂肪油를 含有하며 主要한 것은 linolenic acid, palmitic acid이다. 全草는 精油를 含有하고 油中에는 l-perilla aldehyde, egomaketone, matsutake alcohol, l-linalool이 함유되어 있다.

〔藥效 主治〕 降氣, 消痰, 潤肺, 滑腸의 效能이 있다. 咳逆(咳嗽), 痰喘, 氣滯便秘를 治療한다. 【用法 用量】 5~10g을 달여서 服用한다.

❷ **白蘇梗** (백소경) 〈圖經本草〉 : 들깨의 줄기이다. 열매가 成熟한 가을에 老莖을 採取하여 열매와 枝葉을 除去하고 햇볕에 말린다.

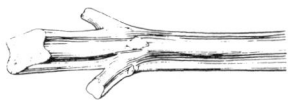

白蘇梗藥材

〔性味 歸經〕 味는 辛하고 性은 溫하며 無毒하다. 肺, 脾經에 들어간다.

〔藥效 主治〕 順氣, 消食, 止痛, 安胎의 效能이 있다. 氣鬱, 食滯, 胸膈痞悶, 胃・腹部의 疼痛, 姙娠腹痛, 下墜感, 惡阻 등을 治療한다. 【用法 用量】 5~15g을 달여서 服用한다.

❸ **白蘇葉** (백소엽) 〈圖經本草〉 荏葉 : 들깨의 잎이다. 여름부터 가을에 걸쳐 採取하여 잎을 바람이 잘 통하는 그늘진 장소에서 말린다. 어린 줄기도 함께 잘라서 햇볕에 말리는 경우도 있다.

〔性味 歸經〕 味는 辛하고 性은 溫하다. 小腸, 膀胱經에 들어간다.

〔成分〕 잎은 主成分이 perillaketone인 精油를 含有한다.

〔藥效 主治〕 解表, 散寒, 理氣, 消食의 效能이 있다. 또 感氣風寒, 惡寒, 發熱, 咳嗽, 氣喘(喘息), 食積, 吐瀉(嘔吐, 泄瀉), 冷痢(冷에 의한 泄瀉)를 治療한다. 【用法 用量】 5~15g을 달여서 服用한다. 또 가루를 만들어 使用하는 경우도 있다. 〈外用〉 짓찧어서 바른다.

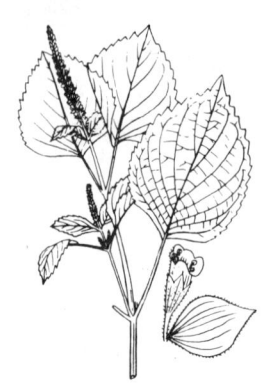 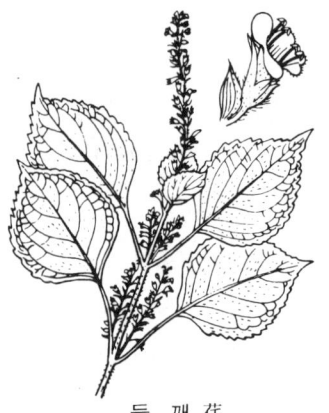 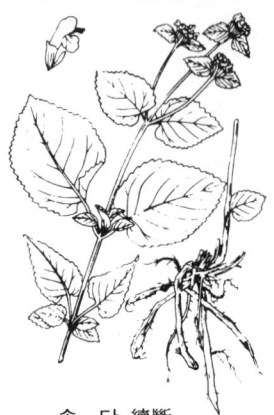

　　　　소　엽 皺紫蘇　　　　　　　들　깨 荏　　　　　　속　단 續斷
　　　Perilla frutescens var. *acuta*　　*Perilla frutescens* var. *japonica*　　*Phlomis umbrosa*

속　　단 續斷　*Phlomis umbrosa* Turcz.　　　산속단　*P. koraiensis* Nakai

多年生 草本으로 높이 80 cm〜1 m 이며, 전체에 잔털이 있고 뿌리에 肥大한 塊根이 5개 정도 달려 있고 네모진 줄기는 곧추선다. 잎은 單葉으로 對生하며 넓은 卵圓形으로 길이 5〜10 cm, 나비 4〜8 cm 이고 끝은 뾰족하고 밑부분은 心臟形이며 가장자리에는 둔하고 규칙적인 톱니가 있다. 꽃은 원줄기 윗부분에서 대생하여 전체가 큰 圓錐花序를 이루며, 각 小花序는 葉腋에서 대생하고 다시 分枝 위에서 小花梗이 대생하여 각각 4〜5개의 꽃이 달린다. 꽃받침은 길이 약 1 cm, 끝은 5개로 갈라진다. 花冠은 白色 또는 粉紅色으로 脣形이며 上脣은 모자형으로 겉에 우단같은 털이 있고 下脣은 3개로 역시 겉에 털이 있다. 열매는 卵圓形으로 꽃받침에 싸여 익는다. 開花期는 7月, 結實期는 8〜9月이다. 山野地의 풀숲, 냇가, 溪谷에 나며 全國 各地에 分布한다. 【處方用名】根 또는 全草가 土續斷이다. 中國에서는 糙蘇라고 한다.

土續斷(토속단)〈中草藥〉糙蘇·韓續斷: 속단·산속단의 뿌리 또는 全草이다. 봄 가을에 採取하여 깨끗이 씻어서 진흙을 털어내고 햇볕에 말린다.

〔性味 歸經〕味는 澁하고 性은 平하다. 肝, 脾經에 들어간다.

〔成分〕Flavonoid 配糖體, amino acids, steroid, 精油, 糖類 및 tannin 등을 포함하며 種子는 油分 20.34 %를 함유한다. Iridoid umbroside 가 함유되어 있다(韓國).

〔藥效 主治〕淸熱, 消腫의 效能이 있다. 瘡癰腫毒을 치료한다. 【處方例】無名腫毒을 치료할 때는 속단 10 g 을 달여서 服用한다.

꿀　　풀 夏枯草　*Prunella vulgaris* L. var. *lilacina* Nakai
　　　　　　(=*P. vulgaris* L. subsp. *asiatica* (Nakai) Hara)
두메꿀풀　*P. vulgaris* var. *aleutica* Fern. (=*P. vulgaris* var. *japonica* (Maki.) Kudo)
　　　　　　흰꿀풀　*P. vulgaris* L. for. *albiflora* Nakai

多年生 草本으로 높이 20〜30 cm 이고 전체에 흰색 털이 있으며 원줄기는 네모지고 꽃이 진

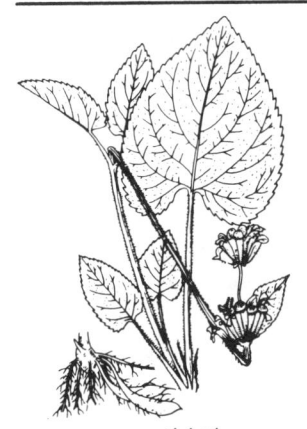 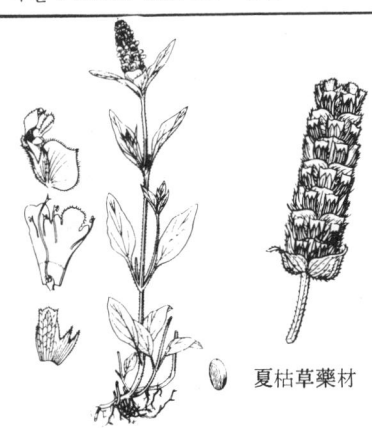 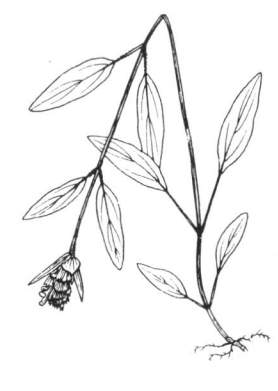

夏枯草藥材

산속단	꿀 풀 夏枯草	두메꿀풀
Phlomis koraiensis	*Prunella vulgaris* var. *lilacina*	*Prunella vulgaris* var. *aleutica*

다음 밑에서 側枝가 뻗는다. 잎은 對生하며, 葉身은 타원상의 披針形으로 길이 2~5 cm이며 가장자리는 밋밋하거나 톱니가 약간 있다. 꽃은 兩脣形으로 적자색이며 花序는 길이 3~8 cm 로 꽃이 밀착한다. 苞는 扁心形이고 가장자리에 緣毛가 있으며 각각 3개의 꽃이 달리고, 꽃받침은 뾰족하게 5개로 갈라지며 겉에 잔털이 있고 下脣은 다시 3개로 갈라지며 中央裂片에 톱니가 있다. 4개의 수술 중 2개가 길며, 分果는 褐色으로 긴 타원형이며 3개의 모서리가 있다. 開花期는 5~7月이다. 荒蕪地, 길가, 丘陵地의 풀숲 등의 陽地에서 흔히 자라며 全國 各地에 分布한다. 【處方用名】①果穗는 夏枯草 ② 全草를 蒸溜해서 만든 芳香水는 夏枯草露이다.

❶ 夏枯草 (하고초)〈神農本草經〉 乃東・燕面・麥穗夏枯草・鐵線夏枯・鐵色草: 꿀풀 및 同屬 近緣植物의 果穗이다. 여름에 果穗가 반쯤 시들면 採取하여 햇볕에 말린다.

〔性味 歸經〕 味는 苦辛하고 性은 寒하다. 肝, 膽經에 들어간다.

〔成分〕 全草는 triterpenoid saponins을 含有하며, 그 sapogenin은 oleanolic acid이다. 또 遊離의 oleanolic acid, ursolic acid, rutin, hyperoside, *cis*-caffeic acid, *trans*-caffeic acid, vitamin B_1, vitamin C, vitamin K, carotene, 樹脂, 苦味質, tannin, 精油, alkaloid, 水溶性 鹽類(약 3.5% 중 약 68%는 鹽化칼륨) 등을 함유한다. 花穗는 anthocyanin의 delphinidin 과 cyanidin, *d*-camphor, *d*-fenchone, ursolic acid를 함유한다.

〔藥理〕 1. 降壓作用: 夏枯草의 水浸液, 에칠알콜과 水의 浸出液, 30%의 에칠알콜浸出液 은 痲醉한 動物에 降壓作用이 있다. 夏枯草의 莖, 葉, 穗 및 全草 어느 것이나 降壓作用이 있다. 穗의 作用이 비교적 약하다.

2. 抗菌作用: 抗菌試驗에서 夏枯草의 煎劑는 綠膿菌에 강한 抑制作用이 있으며 結核菌, 티 푸스菌, 大腸菌, 赤痢菌, 포도球菌, 連鎖球菌에 대해서도 抑制作用이 있다.

3. 其他作用: 夏枯草는 大量의 칼륨鹽을 함유하므로 利尿作用을 가진 것으로 알려졌다. 또 動物試驗에서 心臟을 흥분시켜 血管을 확장하며 子宮을 收縮시켜 腸管의 蠕動을 증강시키는 作用을 가진다. 臨床報告에 의하면 肺結核, 急性傳染性 黃疸型肝炎, 細菌性赤痢에 效力이 있는 것이 알려졌고, 또 腺癌, 임파腫瘍, 縱隔腫瘤에 대해서도 일정한 치료효과를 보게 되었다.

〔藥效 主治〕 淸肝, 散結, 消腫, 利尿, 血壓降下의 效能이 있다. 瘰癧, 癭瘤, 急性乳腺炎, 乳癌, 目珠夜痛, 羞明流淚, 頭目眩暈, 口眼歪斜, 筋骨疼痛, 肺結核, 急性 黃疸型傳染性 肝炎, 血崩, 帶下를 치료한다. 【用法 用量】 6∼15 g 을 달여서 服用한다. 또 바짝 졸여서 膏劑 또는 丸劑, 散劑로 만들어 服用한다. 〈外用〉 달인 液으로 씻거나 짓찧어서 바른다.

〔禁忌〕 脾胃가 虛弱한 症狀에는 服用할 때 주의를 要한다.

❷ 夏枯草露(하고초로)〈本草綱目拾遺〉: 꿀풀 및 同屬 近緣植物의 全草를 蒸溜해서 만든 芳香水이다.

〔藥效 主治〕 瘰癧, 鼠瘻目痛, 羞明 등을 치료한다. 【用法 用量】 30∼60 g 을 뭉근한 불에 달여서 따끈할 때 服用한다.

둥근배암차즈기 紫蔘 *Salvia japonica* THUNB. (= *S. chinensis* BENTH.)

一年生 草本으로 높이 20∼70 cm 이며 줄기는 네모지며 單一 또는 가지가 갈라지며 全株는 밑으로 向한 잔털로 뒤덮여 있다. 잎은 完全한 單葉이거나 혹은 上部가 單葉이고 下部는 複葉이며, 葉身은 卵形 또는 披針形이며 끝은 뾰족하고 밑부분은 心臟形 혹은 楔形이고 가장자리에는 둥근 톱니가 있으며 兩面에 짧은 털이 있다. 꽃은 연한 자주색이며 總狀花序는 윗부분의 葉腋과 끝에 달리고 짧은 털이 다소 밀생하고, 꽃받침은 鐘形으로 11개의 葉脈이 있으며 兩脣形이고 腺點과 잔털이 있다. 花冠은 길이 10 mm 정도로 역시 兩脣形이며 上脣은 倒心臟形이고 下脣은 3개로 갈라진다. 수술은 2개로 下脣의 基部에 着生하고, 分果는 楕圓狀 卵形으로 褐色을 띠며 光澤이 나며 매끈매끈하다. 開花期는 7∼8月, 結實期는 9∼10月이다. 길가, 산비탈 등 다소 습한 곳에 나며 南部地方에 分布한다. 【處方用名】 全草가 石見穿이다.

石見穿(석현천)〈本草綱目〉 紫蔘・小丹蔘: 둥근배암차즈기의 全草로 夏至부터 秋分까지 採取한다.

〔性味〕 味는 苦辛하며 性은 平하다.

〔成分〕 全草에는 sterol, triterpene 成分, amino acids 가 함유되어 있고 뿌리는 stachyose 를 함유한다.

〔藥效 主治〕 噎膈, 痰喘, 肝炎, 赤白帶, 癰腫, 瘰癧을 치료한다. 【用法 用量】 15∼30 g 을 달여서 服用하거나 짓찧어 짜낸 汁을 섞어서 服用한다.

단 삼 丹蔘 *Salvia miltiorrhiza* BUNGE

多年生 草本으로 높이 30∼80 cm 이며, 全그루는 黃白色의 柔毛 및 腺毛로 뒤덮여 있다. 뿌리는 좁고 긴 圓柱形으로 外皮는 朱紅色이고, 줄기는 곧추서며 表面에 얕은 홈이 있으며 네모져 있다. 잎은 對生하여 單葉 또는 奇數羽狀複葉으로 葉柄이 길고, 小葉은 3∼5 개이며, 卵形 혹은 넓은 披針形인 葉身은 길이 2∼7.5 cm, 나비 0.8∼5 cm 로 끝은 뾰족하고 가장자리에 둔한 톱니가 있으며, 양면 모두 부드러운 털로 뒤덮여 있다. 꽃은 總狀花序로 頂生 또는 腋生하며 苞

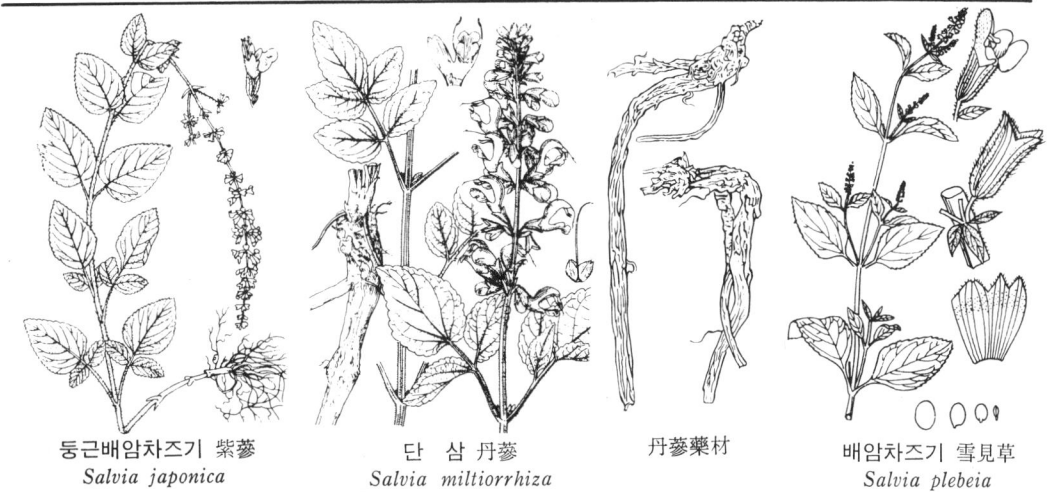

둥근배암차즈기 紫蔘
Salvia japonica

단 삼 丹蔘
Salvia miltiorrhiza

丹蔘藥材

배암차즈기 雪見草
Salvia plebeia

는 線形 또는 披針形으로 小花梗보다 짧다. 꽃받침은 긴 鐘形으로 자주빛이 돌며 腺毛가 있고 花冠은 兩脣形이며 길이 2.5cm, 上脣은 곧게 위로 향하고 下脣은 3개로 갈라지며 가장자리에 잔톱니가 있다. 4개의 수술 중 2개는 花冠 밖으로 길게 뻗어 있고, 分果는 타원형으로 길이 3mm이며 검은색을 띤다. 開花期는 5~8月, 結實期는 8~9月이다. 우리나라에서는 아직 발견되지 않고 있다. 【處方用名】根이 丹蔘이다.

丹 蔘 (단삼)〈神農本草經〉赤參・木羊乳・逐馬・山蔘: 단삼의 뿌리이다. 11月上旬부터 다음해 3月上旬까지 採取하는데 11月上旬에 캐낸 것이 가장 좋다. 뿌리를 파내어 진흙이나 수염뿌리를 除去하고 햇볕에 말린다. 【修治】挾雜物을 털어내고, 根莖을 除去해서 깨끗이 씻은 후 떠내서 充分히 습기가 찬 다음 잘라서 바람이 잘 통하는 곳에서 말린다. 《炒丹蔘》丹蔘 조각을 남비에 넣어 뭉근한 불에서 약간 눋은 자국이 생길 때까지 볶은 다음 꺼내서 식힌다. 또 蘆頭를 除去하고 잘라서 使用한다.

〔性味 歸經〕 味는 苦하고 性은 微溫하다. 心, 肝經에 들어간다.

〔成分〕 丹蔘과 滇丹蔘의 뿌리는 다 함께 tanshinone I・II$_A$・II$_B$, dihydrotanshinone, cryptotanshinone, methyl tanshinonate, methylene tanshiquinone, 및 β-sitosterol을 含有한다. 丹蔘의 뿌리에는 또 hydroxytanshinone II$_A$, neotanshiquinone A・B・C, salviol, isotanshinone I・II, isocryptotanshinone, miltirone이 함유되어 있다고 한다. 이 밖에 tanshinol I・II가 分離되며, vitamin E도 함유되어서 效果는 麥芽에 匹敵한다.

〔藥理〕 丹蔘은 末梢血管을 擴張해서 血壓을 降下시키고 鎭靜・安靜・鎭痛作用을 하며 血糖을 내리는 作用을 한다. 抗菌試驗에 의하면 葡萄球菌・大腸菌・變形菌에 대해서 강한 抑制作用을 한다. 또 黃色葡萄球菌에 대한 抗菌作用은 가장 강하며, 結核菌에도 抑制作用이 있다. 臨床報告에 의하면 단삼은 鎭靜作用을 하며 神經衰弱・失眠에도 效力이 있고 每回 12g을 자기 전에 服用한다. 또 단삼은 茜草根・鷄血藤・紫草・大棗와 配合해서 알레르기性 紫斑病을 치료하는데 一定한 치료효과를 나타냈다. 근래 단삼을 再生不良性貧血, 顆粒球缺乏症에 試圖했다. 血壓을 降下시키는 作用이 있으므로 高血壓症에 使用해도 된다. 丹蔘으로 晚期의 住血吸蟲病의

肝脾腫大 43例를 치료하였으며 또한, 丹蔘에 肝脾의 腫大를 현저하게 縮小시키고 부드럽게 하는 效果가 있는 것을 發見하였다.

〔藥效 主治〕 活血, 祛瘀, 淸心除煩, 凉血消癰, 排膿止痛의 效能이 있다. 心絞痛, 月經不順, 月經痛, 月經閉止, 血崩, 帶下, 癥瘕(腹中의 硬結), 積聚, 瘀血腹痛(鬱血腹痛), 骨節疼痛(關節痛), 驚悸不眠, 惡瘡腫毒을 치료한다.【用法 用量】5~15g을 달여서 服用하던가 丸劑, 散劑로 만들어 服用한다.〈外用〉바짝 졸여서 膏劑로 만들어 바르거나 달인 液으로 熏洗한다.

〔配合 禁忌〕 瘀血(鬱血)이 없는 症狀에는 服用에 주의를 要한다. 鹽水는 相畏, 藜蘆와는 相反작용이 일어난다.

배암차즈기 雪見草 *Salvia plebeia* R. Br. (=*Ocymum virgatum* Thum.)

二年生 草本으로 곧추서고 높이 15~90 cm이며, 가지가 잘 퍼진다. 줄기는 네모지며 짧은 柔毛로 뒤덮여 있다. 잎은 타원형 또는 披針形으로 길이 2~6 cm, 나비 8~25 mm 로서 끝은 뾰족하며 가장자리에 둔한 톱니가 있고 양면에 잔털이 있다. 輪繖花序로 2~6개의 꽃이 腋生 혹은 頂生하며 모여서 多輪의 穗形總狀花序를 이룬다. 꽃받침은 鐘形으로 兩脣形이며 腺點과 잔털이 있다. 花冠은 紫色으로 兩脣形인데 上脣은 타원형 外面은 짧은 柔毛로 덮여 있고, 下脣은 3개로 갈라진다. 2개의 수술은 下脣基部에 着生하여 冠筒 밖으로 뻗는다. 瘦果는 3~5分果로서 倒卵圓形이며 褐色에 腺點이 있다. 開花期는 5月, 結實期는 6~7月이다. 개울가의 荒蕪地 혹은 길가나 다소 습한 도랑 근처에서 자라며 全國 各地에 分布한다.【處方用名】① 全草는 荔枝草 ② 根은 荔枝草根이다.

❶ **荔枝草** (여지초)〈本草綱目〉水羊耳・天明精・皺皮葱・癩子草・野芝麻・野薄荷: 배암차즈기의 全草이다. 3~5月에 採取하여 햇볕에 乾燥한다.

〔性味 歸經〕 味는 辛하고 性은 凉하다. 心, 肺, 膀胱經에 들어간다.

〔成分〕 全草는 flavonoid 즉 homoplantaginin, hispidulin, eupafolin, eupafolin-7-glucoside 를 포함한다. 그 밖에 phenol 性物質, 精油, saponin, 强心配糖體, 不飽和 sterol, polyterpene 類를 함유한다. 種子는 脂肪油를 含有하고 다시 4-hydroxyphenyllactic acid, protocatechuic acid 도 포함한다.

〔藥理〕 荔枝草 煎劑는 二酸化硫黃에 의한 Mouse의 咳嗽 潛伏期를 연장시키지만, 鎭咳作用은 없고, histamin에 의한 Guinea pig의 轉倒時間을 연장시키므로 平喘作用은 있다. 배암차즈기에서 抽出한 精油로 製造한 乳劑는 鎭咳作用도 平喘能力도 없으나, 白楊의 抽出液과 倂用하면 鎭咳作用이 있다. 배암차즈기의 alcohol 抽出液은 *in vitro*에서 黃色葡萄球菌, 八連球菌, 枯草菌을 抑制한다. 煎劑는 *in vitro*(直接檢鏡法 1.9 mg/m*l*, 培養法 3.9 mg/m*l*)에서 Leptospira 를 抑制 혹은 죽인다.

〔藥效 主治〕 凉血, 利水, 解毒, 殺蟲의 效能이 있다. 咳血(咳嗽時 出血), 吐血, 血尿, 崩漏, 腹水, 白濁, 咽喉腫痛, 癰腫, 痔瘡을 치료한다.【用法 用量】10~30g(新鮮한 것은 15~60

g)을 달여서 服用한다. 또 丸劑, 散劑로 만들어서 使用한다. 〈外用〉짓찧어서 바른다. 또 짓찧어 낸 汁으로 양치질하던가 귀에 흘려 넣는다. 달인 液으로 씻는다.

❷ 荔枝草根 (여지초근) 〈江西民間草藥驗方〉: 배암차즈기의 뿌리이다. 4〜6月에 採取한다.

〔性味〕 味는 苦辛하고 性은 凉하며 無毒하다.

〔藥效 主治〕 凉血, 活血, 消腫의 效能이 있다. 吐血, 鼻出血, 崩漏, 打撲傷, 腰痛, 腫毒, 流火(脛部에 생기는 丹毒)를 치료한다. 【用法 用量】 10〜20 g 을 달여서 服用한다. 〈外用〉짓찧어서 바른다.

형 개 荊芥 Schizonepeta tenuifolia var. japonica KITAGAWA
말들깨 裂葉荊芥 S. multifida (L.) BRIQ.

一年生 草本으로 높이 60〜90 cm 이며 줄기는 곧추서고 네모지며 밑부분은 약간 紫色을 띠며 윗부분은 많은 가지로 갈라지고 全體는 짧은 柔毛로 뒤덮여 있다. 잎은 對生하고 羽狀으로 깊이 갈라지는데 줄기 下部의 裂片은 5개, 中·上部의 裂片은 3〜5개로 線形 또는 披針形이다. 길이 3〜8 cm의 穗狀輪繖花序가 가지끝에 조밀하게 달려 있으며 苞片은 葉狀, 線形으로 길이 0.4〜1.7 cm, 綠色을 띤다. 꽃받침은 鐘形으로 털에 뒤덮여 있고 끝은 5개로 갈라져 있다. 花冠은 淡紫色으로 兩脣形이며 上脣은 2개, 下脣은 3개로 갈라진다. 4개의 수술 중 2개가 길고, 分果는 4개로 卵形 또는 타원형이며 茶色을 띤다. 開花期는 6〜10月, 結實期는 8〜10月이다. 재식한다. 【處方用名】 ① 全草는 荊芥 ② 根은 荊芥根이다.

❶ 荊 芥 (형개) 〈吳普本草〉假蘇·鼠蓂, 鼠實, 姜芥, 穩齒菜: 형개 및 同屬 近緣植物의 全草이다. 가을에 꽃이 피고, 이삭이 파랄 때 地上部分을 거둬 들여 햇볕에 말린다. 또는 우선 花穗를 따내고 줄기를 거둬 들여서 따로따로 햇볕에 말리는 방법도 있다. 이 경우 前者를 荊芥穗, 後者를 荊芥라고 한다. 【修治】 《荊芥》挾雜物을 除去하고 잠시 물에 적셨다가 잘라 썰어서 햇볕에 말린다. 《炒荊芥》잘게 썬 荊芥를 남비에 넣고 약한 불로 살짝 볶아서 식힌다(炒荊芥穗도 똑같다). 《荊芥炭》잘게 썬 荊芥를 남비에 담고 藥性이 남을 程度로 强한 불에서 검게 될 때까지 태워 볶은 다음 물을 조금 뿜어 햇볕에 말린다(荊芥穗炭도 똑같다).

〔性味 歸經〕 味는 辛하고 性은 溫하다. 肺, 肝經에 들어간다.

〔成分〕 精油 1.8%를 함유하며, 精油 中의 主成分은 d-menthone, dl-menthone 과 少量의 d-limonene이다.

〔藥理〕 人工的으로 發熱시킨 토끼에게 荊芥의 煎劑와 浸劑 2 g(生藥)/kg 을 經口投與해도 거의 解熱作用은 없다. in vitro 에서는 高濃度(1 : 100)의 것은 結核菌에 대한 抗菌作用이 있다.

〔藥效 主治〕 解表, 祛風, 理血의 效能이 있다. 炒炭은 止血한다. 感氣, 發熱, 頭痛, 癰腫, 咽喉腫痛, 中風에 의한 開口不能, 吐血, 鼻出血, 血便, 崩漏(子宮出血), 産後血暈, 癰腫, 瘡疥, 瘰癧을 치료한다. 荊芥穗의 效能도 같지만 發散의 效力이 강하다. 【用法 用量】 5〜15 g을 달이거나 丸劑, 散劑로 만들어서 服用한다. 〈外用〉짓찧어서 바르거나 가루를 만들어 고루 바른다. 또는 달인 液으로 씻는다.

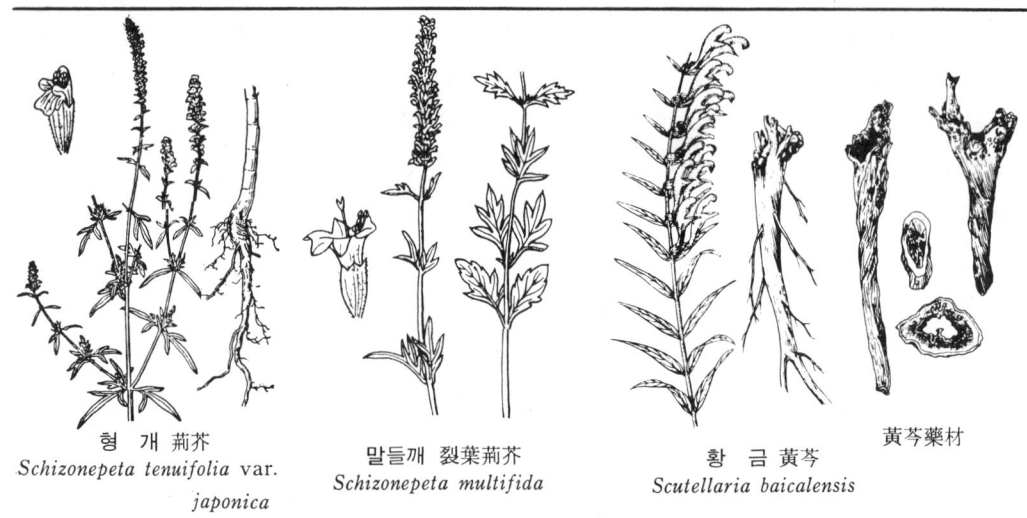

형 개 荊芥
Schizonepeta tenuifolia var. japonica

말들깨 裂葉荊芥
Schizonepeta multifida

황 금 黃芩
Scutellaria baicalensis

黃芩藥材

〔禁忌〕 表虛, 自汗, 陰虛로 頭痛이 있는 者는 服用을 忌한다.

❷ 荊芥根 (형개근)〈本草綱目〉: 형개 및 同屬 近緣植物의 根이다.

〔藥效 主治〕 吐血, 齒痛, 瘰癧을 치료한다.

황　금 (속썩은풀) 黃芩　*Scutellaria baicalensis* GEORGI

多年生 草本으로 높이 25～60 cm 이며 줄기는 네모지고 밑부분에 많은 가지가 갈라져 있으며 매끈매끈하고 光澤이 나며 짧은 털로 뒤덮여 있다. 잎은 對生하며 卵狀 披針形, 披針形 혹은 線狀 披針形으로 길이 1.5～4.5 cm, 나비 3～12 mm 이고 끝은 뾰족하며 가장자리는 밋밋하다. 總狀花序는 腋生하고 꽃은 偏側生이며 꽃받침은 鐘形으로 흰색의 긴 柔毛로 뒤덮여 있고 끝은 5개로 갈라져 있다. 花冠은 兩脣形으로 上脣이 下脣보다 긴 筒形으로 上部는 부풀어서 크지만 밑부분은 매우 가늘고 빛은 紫色이나 表面은 흰색의 짧은 柔毛로 뒤덮여 있다. 4개의 수술 중 2개는 길고 암술은 1개이며, 分果는 4개가 있는데 좀 둥글며 흑색을 띤다. 開花期는 7～8月, 結實期는 8～9月이다. 草原, 乾燥한 礫岩質의 高地에 나며 中部 및 北部地方에 分布한다.
【處方用名】① 根은 黃芩 ② 種子는 黃芩子이다.

❶ 黃　芩 (황금)〈神農本草經〉腐腸・空腸: 황금의 뿌리이다. 봄부터 초여름(가을도 可함)에 걸쳐 3～4年 자란 그루를 골라서 뿌리를 캐낸 다음 줄기와 수염뿌리, 흙을 털어내고 햇볕에 말려서 반쯤 乾燥했을 때 코르크皮를 두드려서 除去하고 다시 완전히 말린다.【修治】《黃芩》挾雜物을 除去하고 남은 줄기를 떼어낸 다음 冷水에 담그던가 끓는 물 속에 좀 담갔다가 꺼내서 완전히 축축해지면 잘라서 햇볕에 말린다. 지나치게 햇볕에 쬐어 붉어지지 않도록 注意를 要한다. 《酒黃芩》黃芩片에 黃酒를 뿜어서 적시고 구석구석 골고루 뒤섞어서 뭉근한 불에서 조금 볶다가 꺼내어 햇볕에 말린다. 黃芩 500 g : 黃酒 55 g～75 g 을 使用한다.《炒黃芩》黃芩片을 뭉근한 불에서 表面이 약간 탈 정도로 볶은 다음 꺼내서 서늘한 곳에 놓아둔다.《黃芩炭》黃芩片을 강한 불에서 表面이 타서 褐色이 되고 주위가 검은색이 될 때까지 볶는다. 그러나 藥性

이 남을 程度로 해야 한다. 또는 淸水를 뿜어 적셔서 햇볕에 말린다.

〔性味 歸經〕 味는 苦하고 性은 寒하며 心, 肺, 膽, 大腸經에 들어간다.

〔成分〕 黃芩의 뿌리는 baicalein, baicalin, wogonin, wogonoside 및 neobaicalein을 含有하며 다시 安息香酸, β-sitosterol 등을 包含한다. 莖葉 속에는 scutellarein이 含有되어 있다. 滇黃芩의 뿌리는 wogonin, baicalein, baicalin, wogonoside, hispidulin을 含有한다.

〔藥理〕 黃芩은 解熱·消炎·抗알레르기作用을 나타내며, 血管을 擴張시키고 더욱이 血壓을 降下시키는 作用을 한다. 黃芩에 含有된 baicalin은 鎭靜作用을 하며 毛細血管의 透過性을 低下시키므로 止血하게 된다. Baicalin은 加水分解해서 baicalein 및 glucuronic acid가 되고 baicalein은 利尿作用을, 또 glucuronic acid는 解毒作用을 한다. 또, 腸管에 대한 抑制作用을 나타내며 뿐만 아니라 利膽과 血糖을 높이는 작용을 한다. 抗菌試驗에 의하면 黃芩은 抗菌 spectre가 넓어 디프테리아菌·葡萄球菌·溶血性連鎖球菌·肺炎雙球菌·髓膜炎雙球菌 및 티푸스菌·赤痢菌·百日咳菌 등에 대해서는 강한 抑制作用이 있음을 확인했다. 大部分의 皮膚絲狀菌 및 Influenza virus에 대해서도 抑制作用이 있다. 抗菌成分은 baicalein인 것으로 생각된다. 臨床報告에 의하면 baicalin은 傳染性 肝炎 71例를 治療한 結果, 治癒率은 97.2%였다. 急性 黃疸性 肝炎·急性 無黃疸性 肝炎·慢性 肝炎의 活動期에 대해서는 有效하고 동시에 GPT의 降下에 대해서도 비교적 敏感하다. 黃訶素(同量의 黃芩·訶子를 삶아 끓여서 담그고, 明礬을 넣고 沈澱시켜 加熱해서 얻어진 粉末이다)로 急性菌痢 100例를 治療했으며 臨床의 平均治癒期는 5.3日이고 이 경우는 1回 2g을 하루에 2回 服用하였다.

〔藥效 主治〕 實火를 瀉하고 濕熱을 除去하며 止血, 安胎의 效能이 있다. 壯熱에 의한 煩渴, 肺熱咳嗽, 濕熱에 의한 瀉痢, 黃疸, 熱淋, 吐氣, 鼻出血, 子宮出血, 滑精, 目赤腫病, 胎動不安, 癰腫疔瘡을 치료한다. 【用法 用量】3~10g을 달여서 服用한다. 또 丸劑, 散劑로 만들어서 使用한다. 〈外用〉달인 液으로 씻던가 또는 가루를 만들어 撒布한다.

〔配合 禁忌〕 山茱萸·龍骨은 相使, 蔥實은 相惡, 丹砂·牧丹·藜蘆는 相畏作用을 한다. 脾나 肺에 虛熱症狀에는 服用을 忌한다. 대체로 寒中에 있어 泄瀉·腹痛이 나고 肝·腎이 虛하여 下腹이 아프고, 血分不足으로 因한 腹痛, 脾虛에 따른 泄瀉, 腎虛에 의한 溏瀉, 脾虛에 의한 水腫, 血의 不足으로 因한 閉經, 氣虛로 因한 排尿不調, 肺가 寒邪를 받아서 喘咳하고, 血虛로 胎가 편안치 못하고, 陰虛로 땀이 구슬같이 흐르는 症狀에는 原則的으로 모두 服用을 忌한다.

❷ 黃芩子 (황금자)〈名醫別錄〉: 黃芩의 種子이다.

〔藥效 主治〕 腸澼膿血을 치료한다. 【用法 用量】5~10g을 달여서 服用한다.

골무꽃 韓信草 Scutellaria indica L.　　들깨잎골무꽃 S. indica L. var. humilis MAK.
　　　　　　　　　　　　　　　　　　　산골무꽃 S. pekinensis var. transitra HARA

多年生 草本으로 높이 10~37cm이며 全體가 털로 뒤덮여 있고, 줄기는 곧추서며 밑부분은 비스듬히 뻗으면서 많은 가지를 친다. 잎은 對生하고 圓形이거나 卵圓形 혹은 腎臟形으로 끝은

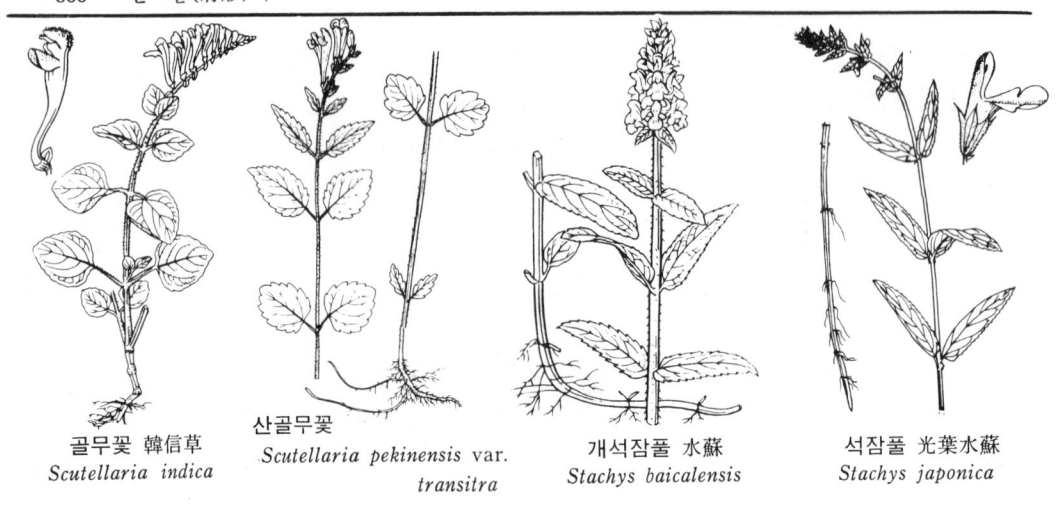

골무꽃 韓信草
Scutellaria indica

산골무꽃
Scutellaria pekinensis var. *transitra*

개석잠풀 水蘇
Stachys baicalensis

석잠풀 光葉水蘇
Stachys japonica

鈍圓, 밑부분은 心臟形이고 가장자리에는 둥그스럼한 톱니가 있으며, 兩面에는 잔털이 있다 꽃은 한곳에 2개 달려 있으며 한쪽만 頂生 總狀花序로 되어 있고, 苞片은 卵圓形이며 兩面에는 짧고 부드러운 털이 있다. 꽃받침은 鐘狀으로 길이 2 mm, 外側은 粘性이 있는 부드러운 털로 뒤덮여 있다. 花冠은 紫色으로 兩脣形이며 길이 약 19 mm, 表面은 腺毛와 짧고 부드러운 털로 뒤덮여 있으며, 上脣은 끝이 약간 패어 있고, 下脣에는 3개의 裂片이 있다. 수술은 2쌍이고, 分果는 꽃받침으로 싸여 있고 卵圓形으로 작은 혹 모양의 突起가 있다. 開花期는 5∼6月, 結實期는 6∼9月이다. 길가나 산허리의 陰地에서 자라며 濟州道 및 南部·中部地方에 分布한다.
【處方用名】全草가 韓信草이다.

韓信草(한신초)〈生草藥性備要〉: 골무꽃 및 同屬 近緣植物의 뿌리가 달린 全草이다.

〔性味 歸經〕 味는 辛苦하고 性은 平하다. 心, 肝, 肺經에 들어간다.

〔成分〕 全草는 scutellarein 등의 flavonoid, phenol性 成分, amino acids, 有機酸을 함유한다.

〔藥效 主治〕 祛風, 活血, 解毒, 止痛의 效能이 있다. 打撲傷, 吐血, 咳血, 癰腫疔毒, (疔瘡으로 重症인 것), 喉風(急性 咽喉疾患), 齒痛을 치료한다. 【用法 用量】6∼10 g(짓찧어 낸 汁인 경우는 30∼60 g)을 달여서 服用한다. 〈外用〉짓찧어서 바른다.

〔禁忌〕 姙婦는 服用에 주의를 要한다.

개석잠풀 水蘇 *Stachys baicalensis* FISCH. (=*S. japonica* forma *villosa* KUDO)

多年生 草本으로 높이 약 30 cm이며 白色 地下莖은 옆으로 길게 뻗으나 줄기는 곧추서며 네모지고 보통 가지는 치지 않는다. 잎은 對生하며 짧은 葉柄이 있고 葉身은 긴 타원 모양의 披針形으로 길이 4∼8 cm, 나비 1∼2.5 cm이며, 끝이 뾰족하고 밑부분은 둥글며 가장자리에는 톱니가 있다. 꽃은 여러 층이 輪生하며 多數가 모여서 輪繖花序를 이루고 頂端은 密集하여 頭狀을 이루고 있다. 꽃받침은 鐘形으로 5개로 갈라지며 裂片의 끝은 가시처럼 뾰족하다. 花冠은 연한 紅紫色으로 筒狀 脣形이며 上脣은 圓形이고 밑으로 向해서 편평하게 뻗은 下脣은 3개

로 갈라지며 붉은 點이 있다. 4개의 수술 중 2개가 길다. 分果는 倒卵圓形으로 매끈매끈하며 光澤이 있고 검은색을 띤다. 開花期는 6~8月이다. 논두렁, 도랑가 등 습지에서 자라며 中部·北部地域에 分布한다. 【處方用名】① 全草는 水蘇 ② 根莖은 水蘇根이다.

❶ 水 蘇 (수소) 〈神農本草經〉 芥蒩·芥苴·勞蒩: 개석잠풀의 全草로 7~8月에 採取하여 햇볕에 말린다.

〔性味 歸經〕 味는 辛하고 性은 微溫하며 無毒하다. 肺, 腸, 胃經에 들어간다.

〔藥效 主治〕 疏風, 理氣, 止血, 消腫의 效能이 있다. 感氣, 痧症, 肺痿, 肺癰, 頭風眩氣, 口臭, 咽痛, 痢疾, 産後中風, 吐血, 鼻出血, 血崩, 血淋, 打撲傷을 치료한다. 【用法 用量】10~15g(新鮮한 것은 15~30g)을 달여서 服用하며, 또 짓찧어 낸 汁 혹은 丸劑, 散劑로 만들어 服用한다. 〈外用〉 煎液으로 씻거나 가루를 만들어 撒布하거나, 짓찧어서 바른다.

〔禁忌〕 眞氣가 走散하므로 虛한 者는 주의를 要한다.

❷ 水蘇根 (수소근): 개석잠풀의 根莖으로 7~8月 結實한 後에 採取한다.

〔藥效 主治〕 瀉火, 平肝, 補陰한다. 失音, 咳嗽를 치료한다. 【用法 用量】15~30g를 달여서 또는 짓찧어서 汁를 내어 服用한다. 〈外用〉 짓찧어서 塗布한다.

석 잠 풀 光葉水蘇 Stachys japonica MIQ.

多年生 草本으로 높이 20~80 cm이며 下部는 포복하며 뿌리를 뻗고, 줄기는 네모지며 마디 위에 털이 있다. 잎은 對生하며 葉身은 披針形으로 길이 4~10.5cm, 나비 0.7~3cm이고 끝은 뾰족하며 밑부분은 圓形 또는 心臟形으로 가장자리에 톱니가 있다. 花輪은 6개 이상의 많은 꽃이 腋生해서 도중에서 끊어진 이삭 모양의 總狀花序를 이루거나 가지끝에 頂生하며 苞片은 작은 披針形을 이룬다. 꽃받침은 밑부분에 털이 약간 있고 裂片은 가시처럼 뾰족하다. 花冠은 연한 홍색으로 兩脣形이며 上脣은 倒卵圓形이고 下脣은 3개로 갈라진다. 4개의 수술 중 2개가 길며, 分果는 검은색으로 윤기가 나며 매끈매끈하다. 開花期는 5~6月, 結實期는 6~9月이다. 습기가 많은 풀숲이나 도랑가에 나며 全國에 分布한다. 【處方用名】根 및 全草가 光葉水蘇이다.

光葉水蘇 (광엽수소) 〈民間常用草藥〉: 석잠풀의 뿌리 혹은 全草이다. 봄부터 초겨울에 걸쳐 採取하여 햇볕에 乾燥한다.

〔性味〕 味는 微甘하고 性은 平하다.

〔成分〕 全草에는 caffeic acid, 4-o-caffeoyl-quinic acid, chlorogenic acid, 또 3種의 flavonoid인 7-methoxy baicalein, palustrine, palustrinoside가 含有되어 있다. 그 밖에 saponin도 함유되어 있다.

〔藥效 主治〕 淸熱, 化痰, 抗菌, 消腫의 效能이 있다. 風熱咳嗽, 咽喉腫痛, 百日咳, 痢疾, 帶狀疱疹을 치료한다. 【用法 用量】15~30g을 달여서 服用한다. 〈外用〉 짓찧어 낸 汁을 바른다.

꿀 풀(脣形)과 Labiatae

좀덩굴개곽향 山藿香 *Teucrium viscidum* BL.

一年生 草本으로 높이 30～70 cm이며 줄기는 네모지고 下部는 땅에 붙어서 뿌리가 뻗고 上部는 곧추서고 가지가 갈라지며 털이 없다. 잎은 單葉으로 對生하며 葉身은 卵形 또는 긴 圓形으로 끝이 약간 뾰족하고 가장자리는 불규칙하며 굵고 둔한 톱니가 있다. 腋生 또는 頂生하는 總狀花序로 길이 2.5～5 cm이며 花梗에는 짧은 털이 있다. 苞片은 披針形이고 꽃받침은 鐘形으로 宿存하며 5개로 갈라진다. 花冠은 연한 紅色이며 4개의 수술과 1개의 암술이 있다. 分果는 4개로 둥글고 黃褐色을 띠며 表面에는 약간의 잔주름이 있다. 開花期는 7～9月이다. 山, 野地, 荒蕪地, 밭 주변, 길가 및 풀숲 등지에서 자라며 南部地方에 分布한다. 【處方用名】全草가 山藿香이다.

山藿香(산곽향)〈峨眉藥植〉: 좀덩굴개곽향의 全草이며 7～8月에 採取한다.

〔性味〕 味는 辛하고 性은 凉하다.

〔成分〕 Phenol 類, amino acids, 有機酸, 糖을 含有한다.

〔藥效 主治〕 凉血, 散瘀, 消腫, 解毒의 效能이 있다. 吐血, 腸風下血, 打撲傷, 癰腫, 痔瘡, 流火를 치료한다. 【用法 用量】15～30 g(新鮮한 것은 30～60 g)을 달여서 服用한다. 또는 짓찧어 낸 汁 혹은 粉末을 만들어 服用한다. 〈外用〉 달인 液으로 熏洗하던가 또는 짓찧어서 바른다.

백 리 향 百里香 *Thymus quinquecostatus* CELAK. (= *T. serpyllum* var. *ibukiensis* KUDO)
섬백리향 *T. quinquecostatus* var. *japonica* HARA

多年生의 灌木狀草本으로 높이 3～15 cm이며 줄기는 포복상으로 到處에 뿌리를 내리며 가지가 많고 下部는 木質化되어 紅褐色을 띠고 꽃가지는 곧게 뻗으며 강렬한 香氣가 있다. 잎은 對生하는데 가늘고 작으며, 葉身은 긴 타원형 또는 卵形으로 길이 15 mm, 나비 7 mm로서 가장자리는 밋밋하며 끝은 鈍形, 밑부분에는 剛毛와 짧은 葉柄이 있다. 꽃은 紫紅色으로 작으며 가지끝에 密集하여 輪繖花穗를 形成한다. 꽃받침은 綠色, 萼筒은 鐘形이며 끝은 5개로 갈라져 있고 喉部에 털이 있다. 花冠은 脣形으로 下脣은 3개로 갈라져 있으며 4개의 수술과 1개의 암술이 있다. 分果는 타원형이며 暗褐色으로 익으며 宿存萼의 밑부분에 있다. 開花期는 6～7月이다. 乾燥한 山斜面의 砂質地나 바위 곁에 나며 全國 各地의 高山地에 分布한다. 【處方用名】全草가 地椒이다.

地 椒(지초)〈嘉祐本草〉百里香: 백리향·섬백리향의 全草이다. 6～7月에 採取하여 그늘진 곳에서 말리던가 또는 新鮮한 것을 使用한다.

〔性味 歸經〕 味는 辛하고 性은 溫하며 小毒이 있다. 肝, 肺經에 들어간다.

〔成分〕 Scutellarein-heteroside, luteoline-7-glucoside, apigenin 등의 flavone 類, 精油 0.8～1.33 %를 함유한다. 精油에는 carvacrol 53 %, p-cymene 17 %, γ-terpinene 8 %, α-terpineol 5 %, zingiberene 4 %, borneol 등이 함유되어 있다. 또 ursolic acid, tannin, 植物

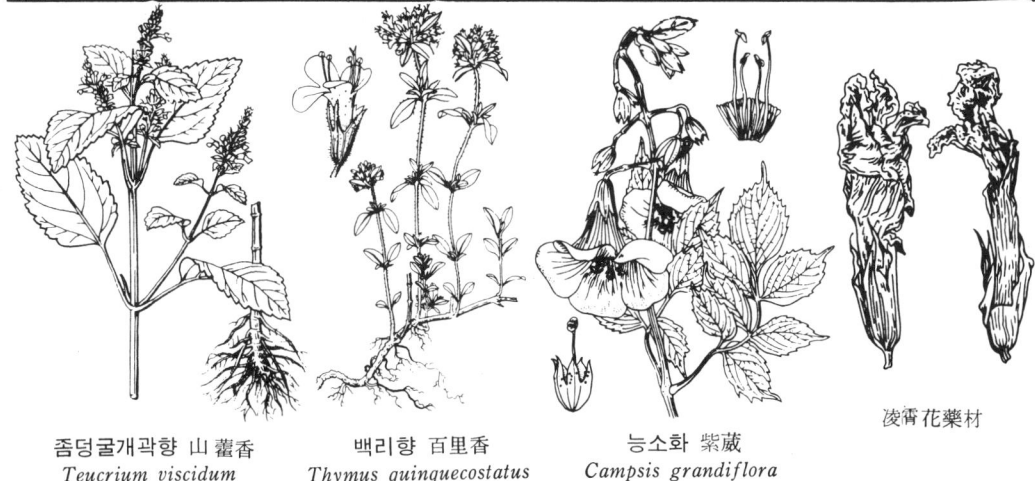

좀덩굴개곽향 山藿香
Teucrium viscidum

백리향 百里香
Thymus quinquecostatus

능소화 紫葳
Campsis grandiflora

凌霄花藥材

고무質, 樹脂, 脂肪油, thymol 등도 함유되어 있다.

〔藥理〕 꽃의 煎劑 또는 流動엑스는 氣管支炎 또는 그 밖에 上呼吸道疾患의 保護劑로서 使用된다. 또 神經炎 혹은 神經根炎의 鎭痛劑로서 使用되는 것은 生藥에 thymol이 함유되어 있기 때문이다.

〔藥效 主治〕 溫中, 散寒, 驅風, 止痛의 效能이 있다. 吐逆, 腹痛, 水樣性泄瀉, 食少痞脹, 風寒喘嗽, 咽腫, 齒痛, 身痛, 皮膚瘙痒을 치료한다. 【用法 用量】 9～12g을 달여서 또는 粉末로 하던가 술에 담가서 服用한다. 〈外用〉 粉末을 만들어 撒布하거나 煎液으로 씻는다.

능 소 화 (紫葳) 과 Bignoniaceae

능 소 화 紫葳 Campsis grandiflora (THUNB.) LOISEL

落葉蔓莖으로 길이 10m에 달하며 줄기는 黃褐色이고 가지에 氣根이 생겨서 벽에 붙어 올라간다. 잎은 對生하는 奇數羽狀複葉이고, 小葉은 7～9개이며 卵形 또는 卵狀 披針形으로 끝은 뾰족하고 가장자리에 톱니가 있고 小葉柄이 着生하는 部分에 淡黃褐色의 束毛가 있다. 꽃은 頂生하는 圓錐花序에 5～15개가 달리며, 지름 4～5cm로 비교적 크고, 꽃받침은 길이 3cm로 5개로 갈라지며 裂片은 披針形이다. 花冠은 赤黃色으로 깔때기 모양의 鐘形이며 5개로 갈라지는데 裂片은 圓形으로 展開된다. 4개의 수술 중 2개가 길고 암술은 1개이다. 蒴果는 좁고 긴 豆果狀으로 길이 10cm이고 種子는 數가 많으며 편평하고 양끝에 날개가 있다. 開花期는 8～9月, 結實期는 9～10月이다. 中國 原產으로 栽植하며 중부 이남의 절에서 많이 심고 있다. 【處方用名】 ① 花는 凌霄花 ② 根은 紫葳根 ③ 莖葉은 紫葳莖葉이다.

❶ 凌霄花 (능소화) 〈唐本草〉 茇華・墮胎花・藤羅花・紫威： 능소화의 꽃이다. 7～9月 맑은 날을 골라서 막 피기 시작한 꽃을 採取해서 햇볕에 말린다.

〔性味 歸經〕 味는 酸하고 性은 寒하다. 肝經에 들어간다.

능소화(紫葳)과 Bignoniaceae

〔藥效 主治〕 凉血, 祛瘀의 效能이 있다. 血滯, 月經閉止, 月經不順, 癥瘕, 血熱風痒, 酒齄鼻를 치료한다. 또 婦人의 産後疾病 및 吐血, 崩中, 寒熱에 의하여 마르고 衰弱해지는 것을 치료한다. 【用法 用量】 3~6g을 달여서 服用하거나 散劑로 만들어 服用한다. 〈外用〉 가루를 만들어 바른다.

〔禁忌〕 氣血이 虛弱한 者 및 姙婦는 服用을 忌한다.

❷ 紫葳根 (자위근) 〈日華子諸家本草〉 凌霄花根 : 능소화의 뿌리이며 年中 採取한다.

〔性味〕 味는 甘酸하고 性은 寒하다.

〔藥效 主治〕 凉血, 祛風, 散瘀의 效能이 있다. 血熱生風(血分에 熱이 있어 모든 病의 原因인 風이 생긴다), 皮膚搔痒, 風疹, 腰脚不隨, 痛風을 치료한다. 【用法 用量】 6~10g을 달여서 服用한다. 丸劑, 散劑 또는 술에 담가서 服用한다.

〔禁忌〕 姙婦는 服用을 忌한다.

❸ 紫葳莖葉 (자위경엽) 〈名醫別錄〉 凌霄藤 : 능소화의 잎과 줄기이다.

紫葳根藥材

〔性味〕 味는 苦하고 性은 平하다.

〔藥效 主治〕 凉血, 散瘀의 效能이 있다. 血熱生風, 皮膚搔痒, 風疹, 手脚酸軟痲木(손발이 저리며 나른하고 아픈 症狀), 咽喉腫痛을 치료한다. 【用法 用量】 10~15g을 달여서 服用한다.

〔禁忌〕 姙婦는 服用을 忌한다.

당개오동 楸　Catalpa bungei C.A. MEY.

落葉喬木으로 높이 15m에 이르며 樹幹은 곧추서고 가지도 곧게 위로 뻗는다. 單葉으로 對生하며 葉身은 三角狀의 廣卵形 내지 廣卵狀 楕圓形으로 길이 6~16cm, 나비 6~12cm이며, 끝은 뽀족하고 밑부분은 넓은 楔形으로 가장자리는 밋밋하다. 總狀花序는 散房狀이며 꽃은 3~15개이고 꽃받침의 裂片끝은 뽀족하게 갈라져 있다. 花冠은 흰색으로 鐘形이며 兩脣形, 길이 약 4cm나 되며 上脣은 약간 작은 2개의 裂片으로 되어 있고, 下脣은 3개의 조금 큰 裂片으로 되어 있는데 內部에는 紫色의 斑點이 있다. 4개의 수술 중 2개가 발달되어 있다. 蒴果는 좁고 길며 길이 약 25~50cm, 나비 약 5mm이고, 種子는 좁고 긴 타원형으로 길이 약 1cm, 나비 약 2mm이며 양끝에 한줄의 길고 흰 柔毛가 束生한다. 開花期는 6月, 結實期는 10月이다. 中國 原産으로 栽植한다. 【處方用名】① 樹皮는 楸木皮 ② 葉은 楸葉이다.

❶ 楸木皮 (추목피) 〈本草拾遺〉 楸白皮 : 당개오동의 樹皮 또는 根皮의 靭皮部分이다.

〔性味〕 味는 苦하고 性은 微寒하며 無毒하다.

〔成分〕 꽃은 精油를 함유한다.

〔藥效 主治〕 癰腫瘡毒, 痔瘻, 吐逆, 咳嗽를 치료한다. 【用法 用量】 1.5~9g을 달여서 服用한다. 〈外用〉 으깨서 바르던가 바짝 졸여서 膏를 만들어 바른다.

❷ 楸　葉 (추엽) 〈本草拾遺〉 : 당개오동의 잎이다.

〔性味〕 味는 苦하고 性은 微寒하며 無毒하다.

〔藥效 主治〕 消腫, 拔毒, 排膿生肌의 效能이 있다. 腫瘍, 發背(등에 생기는 腫氣), 瘰癧, 白禿(頭部白癬)을 治療한다. 또 짓찧어서 瘡腫에 바르거나 푹 삶은 汁으로 血膿을 씻는다. 겨울에 乾燥된 잎을 따서 삶아 부드럽게 해서 사용한다. 【用法 用量】〈外用〉짓찧어 낸 汁을 바르거나 바짝 졸여서 膏劑로 만들어 바르거나 혹은 가루를 만들어 撒布한다.

개 오 동 梓 Catalpa ovata G. DON

落葉喬木으로 높이가 10m 넘게 자라며 樹皮는 灰褐色이고 어린 가지는 항상 매끈매끈하고 光澤이 나며 紫色을 띤다. 잎은 對生 또는 3輪生하며 넓은 卵形에 길이 14~24cm, 나비 12~22cm로서 대개 3~5개로 갈라지고, 裂片은 끝이 뾰족하고 밑부분은 心臟形이며 가장자리는 밋밋하고 上面은 暗綠色, 下面은 淡綠色을 띤다. 圓錐花序는 가지끝에 달리며 길이 10~25cm로 털이 없고, 꽃받침은 2개로 갈라진다. 花冠은 黃白色으로 數列의 紫色 斑點이 있고 兩脣形으로 前脣은 2개, 後脣은 3개로 갈라지며 裂片의 가장자리는 매우 불규칙한 波狀으로 주름져 있다. 5개의 수술과 1개의 암술이 있고, 蒴果는 긴 圓柱形으로 익으면 深褐色이 된다. 種子는 편평하며 양끝에 흰색의 긴 軟毛가 모여 있다. 開花期는 5~6月, 結實期는 10月이다. 中國原產으로 栽植한다. 【處方用名】① 根皮 또는 樹皮는 梓白皮 ② 木材는 梓木 ③ 葉은 梓葉 ④ 果實은 梓實이다.

❶ 梓白皮 (재백피)〈神農本草經〉: 개오동의 根皮 또는 樹皮의 靱皮部이다. 根皮는 봄과 여름에 採取하여 흙과 모래를 털어 깨끗이 씻어 껍질을 벗겨서 햇볕에 말린다.

〔性味 歸經〕 味는 苦하고 性은 寒하다. 膽, 胃經에 들어간다.

〔成分〕 根皮는 isoferulic acid, sitosterol, p-hydroxybenzoic acid를 含有한다. 樹皮는 p-coumaric acid, ferulic acid를 함유한다.

〔藥效 主治〕 淸熱, 解毒, 殺蟲의 效能이 있다. 時病發熱, 黃疸, 反胃(胃의 매스꺼움 등), 皮膚搔痒, 瘡疥를 治療한다. 【用法 用量】5~10g

梓根白皮藥材

을 달여서 服用한다. 〈外用〉가루를 만들어 고루 바른다. 혹은 달인 液으로 씻거나 목욕한다.

❷ 梓 木 (재목)〈握靈本草〉: 개오동의 木材이다.

〔成分〕 Catalpalactone을 함유한다. 또 多種의 naphthoquinone derivatives를 함유하지만, 그 속에서 이미 확인된 것으로는 α-lapachone이 있다.

〔藥效 主治〕 手足의 痛風을 治療하려면 梓木을 달여서 나무통으로 찌는데, 이때 김이 눈에 들어가지 않도록 해야 한다. 또 霍亂으로 吐하지 않고 내려가지 않는 것을 治療하려면 梓木을 잘게 썰어 달여서 濃汁을 만들어 吐劑로 使用한다.

❸ 梓 葉 (재엽)〈神農本草經〉: 개오동의 잎이다.

〔成分〕 p-Coumaric acid, p-hydroxybenzoic acid 2%를 함유한다.

〔藥理〕 冷浸液, 溫浸液은 黃色포도球菌, 大腸菌, aerogenes에 對한 抑制作用이 있다. 採取해서 6개월이 지난 것의 水抽出液은 新鮮한 잎에서 얻은 것보다 作用이 强하고 또 acetone 抽

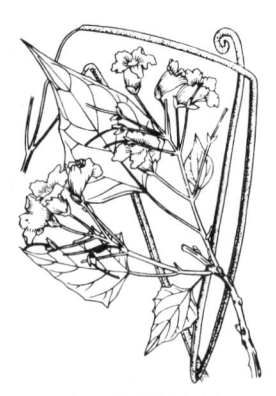 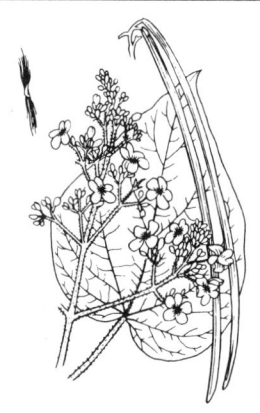 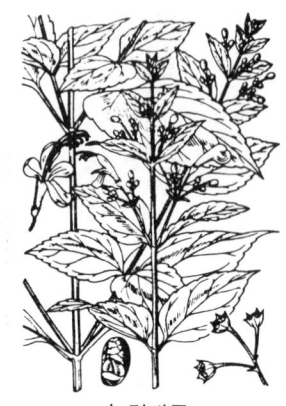

당개오동 楸	개오동 梓	누린내풀
Catalpa bungei	*Catalpa ovata*	*Caryopteris divaricata*

出液은 다른 溶媒를 使用한 것보다도 작용이 강하다. 그러나 抗眞菌作用은 없다.

〔藥效 主治〕 手脚의 火爛瘡을 치료한다. 小兒壯熱, 일체의 瘡疥, 皮膚搔痒症에 달여서 씻는다.

❹ 梓 實 (재실) 〈現代實用中藥〉: 개오동의 果實이다. 가을부터 겨울에 걸쳐 成熟한 果實을 採取하여 햇볕에 말린다.

〔性味〕 味는 甘하고 性은 平하며 無毒하다.

〔成分〕 果實은 catalposide, *des-p*-hydroxybenzoyl-catalposide, *p*-hydroxybenzoic acid, citric acid, 蠟을 포함한다. 種子는 *p*-hydroxybenzoic acid, β-sitosterol 및 脂肪酸을 함유한다.

〔藥理〕 梓實의 水溶性 抽出物 및 果皮, 種子의 抽出物은 Rat·토끼에 대해서 利尿作用을 갖는 동시에 電解質의 排出을 增加시킨다. 梓實에서는 利尿作用을 갖는 配糖體가 抽出되고 있다. Rat의 利尿實驗에서는 *des-p*-hydroxybenzoyl-catalposide의 作用은 catalposide 보다도 强하며, 前者는 主로 나트륨利尿를 나타내고 後者는 鹽素이온 利尿를 나타낸다.

〔藥效 主治〕 利尿, 消腫하며 外用으로는 殺蟲의 效能이 있다. 慢性腎炎, 浮腫, 蛋白尿의 치료에는 梓實 15g을 달여서 服用한다.

마 편 초 (馬鞭草) 과 Verbenaceae

누린내풀(구렁내풀) *Caryopteris divaricata* (S. et Z.) MAX.

多年生 草本으로 全體에 짧은 털이 있다. 높이는 1m 내외이고 불쾌한 냄새가 강하게 난다. 원줄기는 四角形이며 가지가 많이 갈라진다. 잎은 對生하고 葉柄이 있고 廣卵形이며 끝이 날카롭고 거칠며 뭉툭한 거치가 있다. 聚繖花序는 腋出, 하늘색이 도는 자주색 꽃이 성기게 났고 花冠은 筒狀 脣形이며 筒部가 長形이고 길게 나왔으며 上脣은 倒卵이고 4개의 裂片이 있으며 下脣은 대단히 크고 가운데 조각은 길다. 萼은 5개의 거치가 있으며 작은 鐘形이고 二强雄蕊가 花喉 하부에 달렸으며 花柱와 더불어 길고 花冠 밖으로 길게 나왔다. 種子는 倒卵形이며 길

이 4~4.5mm로서 그물 같은 무늬와 腺點이 있다. 開花期는 7~8月이다. 산이나 들에 나며 제주도 및 南·中部에 分布한다.【處方用名】全草가 化骨丹이다.

化骨丹 (화골단) : 누린내풀의 全草이다. 開花期인 7~8月에 採取해서 그늘에서 乾燥한다.
〔性味 歸經〕 味는 辛微苦하고 性은 平하다. 肺經에 들어간다.
〔藥效 主治〕 解熱, 止咳의 效能이 있다. 感冒頭痛, 咳嗽, 百日咳, 淋巴腺炎, 目翳를 치료한다.【用法 用量】3~12g을 달여서 服用한다.

층꽃나무 蘭香草 Caryopteris incana (THUNB.) MIQ. (=Nepeta incana THUNB.)

直立灌木으로 높이 25~60cm이며 微毛가 조밀하게 뒤덮고 있다. 잎은 對生하고 卵形 또는 긴 楕圓狀 卵形이며 길이 2.5~8cm, 나비 1.5~3cm로 끝은 鈍形, 밑부분은 圓形이고 가장자리는 엉성하게 톱니가 나 있으며, 兩面은 灰色의 짧은 柔毛가 조밀하게 뒤덮고 있다. 聚繖花序가 윗부분의 葉腋에 많이 모여 달려 계단상으로 보이며 꽃받침은 鐘形이고 5개로 깊게 갈라지고 裂片은 披針形이다. 花冠은 藍色이며 길이 5~6mm로 겉에 털이 있고 열편은 5개로 갈라지는데 밑부분의 열편이 가장 크며, 다시 실처럼 가늘게 갈라진다. 4개의 수술 중 2개가 길며 암술과 더불어 꽃 밖으로 나온다. 열매는 倒卵形으로 편평하고 宿存性의 꽃받침 속에 5개의 열매가 들어 있는데 흑색으로 익으며 種子는 가장자리에 날개가 있다. 開花期는 7~8月이다. 山野地에 나며 南部 및 南部 島嶼地方에 分布한다.【處方用名】全草 혹은 根이 蘭香草이다.

蘭香草 (난향초)〈植物名實圖考〉婆絨花 : 층꽃나무의 全草 혹은 뿌리이다. 여름부터 가을에 걸쳐 切斷하여 햇볕에 말린다.
〔性味 歸經〕 味는 辛하고 性은 溫하며 無毒하다. 肺, 心, 肝經에 들어간다.
〔成分〕 全草는 flavonoid 配糖體, alkaloid, phenol 類, steroid, amino acids, 有機酸, tannin을 含有한다. 그 속에는 一種의 抗菌有效成分이 있고 蘭香草素나트륨으로 假稱되며, 根·莖·葉·花·全草 中의 含有量은 각각 1.5·1.5·10.4·5.5·4.7g%로 淡黃色 혹은 黃綠色의 粉末을 이루며 無臭, 味는 微苦하고, 물에 쉽게 녹으며 水溶液은 알칼리性을 나타낸다. Ethanol에는 약간 녹지만 ether, chloroform, acetone 등의 有機溶劑에는 녹지 않는다.
〔藥理〕 1. 抗菌作用 : 蘭香草素나트륨은 in vitro(試驗管稀釋法)에서 黃色포도球菌 및 디프테리아菌에 대해서 뚜렷한 抑制作用이 있으며, Typhus, A型 및 B型 Paratyphus, 綠膿, 大腸, 赤痢(Flexner) 등의 桿菌 또는 溶血性 連鎖球菌에 대해서 상당한 作用이 있다. 高濃度에서는 殺菌하고 低濃度에서는 抑菌한다. in vitro 實驗에서 Mouse의 黃色포도球菌 感染에 대해서 良好한 治療效果가 있으며 대다수는 死亡을 免할 수 있는 것이 證明되었다.
2. 其他 作用 : Ammonia水 刺戟으로 일으킨 慢性氣管支炎의 Mouse에 대해서 층꽃나무의 煎劑 20g/kg을 經口投與하면 止咳作用이 있다.
〔藥效 主治〕 祛風, 除濕, 止咳, 散瘀의 效能이 있다. 感氣에 의한 發熱, 류머티즘에 의한 骨痛, 百日咳, 慢性氣管支炎, 月經不順, 崩漏(子宮癌 등에 의한 子宮出血), 白帶, 産後의 瘀血

에 의한 痛症, 打撲傷, 皮膚搔痒, 濕疹, 瘡腫을 치료한다. 【用法 用量】 10~15g을 달여서 服用하거나 또는 술에 담가서 使用한다. 〈外用〉 달인 液으로 씻는다.

누리장나무 臭梧桐 *Clerodendron trichotomum* THUNB.

털누리장나무 *C. trichotomum* var. *ferrugineum* NAKAI

落葉灌木으로 높이 약 3m 이상이며 줄기는 곧추서고 表面은 灰白色을 띤다. 잎은 對生하며 넓은 卵形 또는 타원형으로 끝은 뾰족하고 밑부분은 넓은 楔形이며 가장자리는 밋밋하거나 波狀의 톱니가 있다. 表面은 綠色, 뒷면은 淡綠色이며 어린 잎일 때는 兩面 모두 흰색의 짧은 柔毛로 뒤덮여 있지만, 자라면 表面은 光澤이 나며 매끈매끈하게 된다. 聚繖花序로 頂生 또는 腋生하며 꽃은 수가 많으며 냄새가 난다. 꽃받침은 紅色이 돌고 5개로 깊게 갈라지며 裂片은 卵形 또는 긴 타원형이고, 花冠은 지름 3cm로 5개로 갈라지며 열편은 긴 타원형이고 白色 또는 淡紅色이다. 열매는 둥글며 익으면 적색의 꽃받침으로 싸여 있다가 裸出된다. 開花期는 8~9月, 結實期는 9~10月이다. 길가, 산골짜기, 산기슭에서 자라며 중부·남부의 各地 및 濟州島·鬱陵島 등지에 分布한다. 【處方用名】 ① 어린 枝葉은 臭梧桐 ② 花는 臭梧桐花 ③ 果實은 臭梧桐子 ④ 根은 臭梧桐根 ⑤ 根皮를 짓찧어서 만든 끈적끈적한 汁은 土阿魏이다.

❶ 臭梧桐 (취오동)〈採藥書〉海州常山: 누리장나무 및 同屬 近緣植物의 어린 가지와 잎이다. 8~10月의 開花 後, 또는 6~7月의 開花 前에 꽃가지와 잎을 따서 다발로 만들어 햇볕에 말린다. 【修治】雜草를 除去하고, 淸水에 조금 적셔서 水分이 스며들게 한 다음 1cm 길이로 통째 썰어서 햇볕에 말리던가 新鮮한 채로 使用한다.

〔性味 歸經〕 味는 苦하고 性은 寒하다. 肝, 脾經에 들어 간다.

〔成分〕 잎은 clerodendrin, *meso*-inositol, alkaloid, acacetin-7-glucurono(1→2)-glucuronide를 含有한다. 또 分離抽出한 2種의 苦味成分의 分子式은 각각 $C_{24}H_{34}O_9$ 또는 $C_{26}H_{36}O_{10}$, $C_{23}H_{32}O_9$ 또는 $C_{25}H_{34}O_{10}$ 이다. 本品은 clerodendronin A, clerodendronin B, clerodendrin A, clerodendrin B까지도 함유한다.

〔藥理〕 1. 降壓作用: 누리장나무는 痲醉 또는 非痲醉의 Rat·토끼·고양이·개 및 腎型高血壓의 Rat·개에 대해서 어느 것이나 모두 降壓作用이 있다. 水浸劑와 煎劑의 作用이 가장 强하고 流動엑스가 그 다음이고 ethanol, ether, chloroform의 浸出液은 모두 效果가 없다. 筋肉注射, 靜脈注射, 經口投與 등 어느 것으로도 降壓할 수가 있다. 開花하기 전에 採取한 것은 開花한 후에 採取한 것에 비하여 降壓效力은 良好하고 結實期에 採取한 것이나 해를 넘긴 묵은 잎의 降壓效力은 극히 적다. 또 加熱이 높아지거나 길어져도 效力은 低下된다. 地龍과 함께 使用해도 降壓에 對해서 協力效果가 있다.

2. 其他 作用: 누리장나무의 煎液을 Mouse에게 經口投與 또는 腹腔注射를 놓으면 動物을 가볍게 鎭靜시킬 수가 있지만 大量으로 投與해도 睡眠을 일으키지 않고, 또 상당한 鎭痛作用이 있다. Clerodendronin A는 뚜렷한 鎭靜作用이 있고 clerodendronin B는 뚜렷한 鎭痛作用

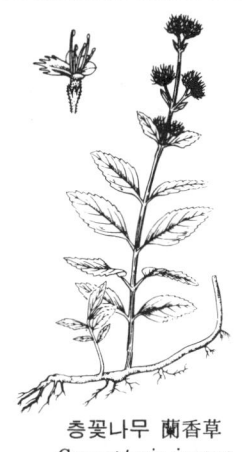
층꽃나무 蘭香草
Caryopteris incana

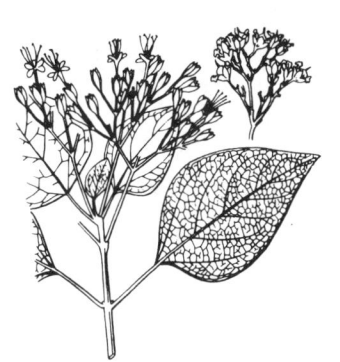
누리장나무 臭梧桐
Clerodendron trichotomum

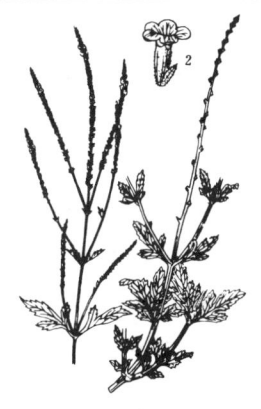
마편초 馬鞭草
Verbena officinalis

이 있으나 兩者 모두 原植物 中의 主要한 降壓成分은 아니다.

〔藥效 主治〕 祛風濕, 降血壓의 效能이 있다. 류머티즘에 의한 痺痛, 半身不隨, 高血壓, 偏頭痛, 말라리아, 痢疾, 痔瘡, 癰疽瘡疥(化膿性 瘡疥)를 치료한다. 【用法 用量】 10～15 g(新鮮한 것은 30～60 g)을 달여서 服用한다. 또는 술에 담그거나 丸·散劑로 해서 服用한다. 〈外用〉달인 液으로 씻던가 가루를 만들어 고루 바르거나 짓찧어서 바른다.

❷ 臭梧桐花 (취오동화)〈本草綱目拾遺〉: 누리장나무 및 同屬 近緣植物의 꽃이다.

〔藥效 主治〕 頭痛, 痢疾, 疝氣(Hernia)를 치료한다. 【用法 用量】 6～10 g을 달여서 服用한다.

❸ 臭梧桐子 (취오동자)〈嶺南採藥錄〉: 누리장나무 및 同屬 近緣植物의 果實 혹은 宿存萼이 붙은 果實이다.

〔藥效 主治〕 祛風濕, 平喘의 效能이 있다. 【用法 用量】 10～15 g을 달여서 服用한다. 〈外用〉바른다.

❹ 臭梧桐根 (취오동근)〈本草綱目拾遺〉芙蓉根: 누리장나무 및 同屬 近緣植物의 뿌리이다. 가을 이후에 採取하여 진흙이나 挾雜物, 莖葉을 除去한다.

〔性味〕 味는 苦하고 性은 寒하다.

〔成分〕 Clerodolone, clerodone, clerosterol을 함유한다.

〔藥效 主治〕 瘧疾(Malaria), 風濕痺痛(류머티즘에 의한 四肢의 痲痺, 痛症), 高血壓, 食滯에 의하여 腹部가 땅기는 것, 小兒疳疾(精神不安靜을 수반하는 小兒虛弱), 打撲傷을 치료한다. 【用法 用量】 10～15 g을 달여서 服用하거나 혹은 30～60 g을 짓찧어 낸 汁을 술로 沖服한다.

❺ 土阿魏 (토아위)〈採藥書〉: 누리장나무 및 同屬 近緣植物의 根皮를 짓찧어 낸 液汁을 凝結시킨 것이다.

〔藥效 主治〕 舒筋, 活血, 消痞, 破癥의 效能이 있다.

마 편 초 馬鞭草 *Verbena officinalis* L. (= *V. spuria* L.)

多年生 草本으로 높이는 1 m 이상으로 자라며, 줄기는 곧추서고 네모지며 基部는 木化되었고

모서리와 마디에는 뻣뻣한 털이 있다. 잎은 對生하며 卵形이고 보통 3개로 갈라지며 裂片은 다시 羽狀으로 갈라지는데 길이 3~10 cm, 나비 2~5 cm로 표면은 葉脈을 따라 주름살이 지고 뒷면은 脈이 튀어나오며, 가장자리에는 드문드문 톱니가 나 있다. 꽃은 자주색이며 穗狀花序는 줄기끝과 가지끝에서 생기고 花梗이 없는 꽃이 밑에서 위로 피어 올라가며 길이 30 cm에 달한다. 꽃받침은 筒形으로 길이 약 2 mm, 끝은 5개로 갈라지며, 花冠은 지름 4 mm 정도 5개로 갈라지고, 筒部가 위에서 한쪽으로 굽는다. 4개의 수술과 1개의 암술이 있고 蒴果는 成熟時에 分裂해서 4分果가 된다. 開花期는 7~8月이다. 山野地, 냇가의 草地 등에 나며 濟州島·鬱陵島 및 南部 各地에 分布한다.【處方用名】全草가 馬鞭草이다.

馬鞭草(마편초)〈名醫別錄〉鳳頸草·紫頂龍芽·鐵馬鞭: 地上部 全草 혹은 뿌리가 붙은 全草이다. 7~10月에 걸쳐 開花時에 採取하여 햇볕에 말린다.【修治】挾雜物을 選別하여 깨끗이 씻은 후, 적셔서 부드럽게 한 다음 잘라서 햇볕에 말린다.

〔性味 歸經〕 味는 苦하고 性은 凉하다. 肝, 脾經에 들어간다.

〔成分〕 全草에는 verbenalin(cornin), tannin, 精油가 含有되어 있고 뿌리와 줄기에는 stacyose가 함유되어 있다. 잎에는 adenosine과 β-carotene이 함유되고 있으며 그 밖에 强心配糖體도 含有되어 있는 것으로 알려지고 있다.

〔藥理〕 1. 消炎止痛作用: 물과 alcohol 抽出物은 토끼의 結膜囊 內에 芥子油를 떨어뜨려서 일으킨 炎症에 대해서 消炎作用이 있다. Alcohol 抽出物 쪽이 물抽出物보다도 효과가 良好하다. 더욱이 alcohol 抽出物 중에서도 물에 녹는 部分쪽이 녹지 않는 部分보다도 良好하다.

2. 止血作用: 乾燥한 全草에서 抽出한 verbenine(一種의 配糖體)에는 토끼의 血液凝固를 촉진하는 作用이 있다.

3. 抗菌作用: 水煎液은 31 mg/ml의 濃度로 in vitro에서 leptospira(스피로헤타에 속하는 미생물)를 殺滅한다.

4. 其他 作用: Verbenalin과 verbenine은 化學的·藥理的 性質이 매우 비슷하며 交感神經末梢를 少量으로는 興奮시키고 大量으로는 抑制한다. 哺乳動物의 乳汁分泌를 촉진한다. 毒性은 극히 적고 溶血性은 없으며 副交感神經 興奮作用이 있다.

〔藥效 主治〕 淸熱解毒, 活血, 祛瘀, 利水, 消腫의 效能이 있다. 外感發熱, 濕熱黃疸, 水腫, 痢疾, Malaria, 白喉(디프테리아), 喉痺, 淋病, 無月經, 癥瘕(腹中의 硬結), 癰腫瘡毒, 牙疳(齒根膜炎, 齒周炎)을 치료한다.【用法 用量】15~30 g을 달여서 服用한다(짓찧어 낸 汁으로 新鮮한 것은 30~60 g). 丸劑, 散劑로도 使用된다.〈外用〉짓찧어 바르거나 液으로 씻는다.

〔禁忌〕 姙婦는 服用에 주의를 要한다. 脾陰虛(脾의 機能減退)로 胃氣弱(胃弱)한 症狀에는 服用을 忌한다.

모　　형　牡荊　*Vitex negundo* L. var. *cannabifolia* (SIEB. et ZUCC.) HAND.-MAZZ.
　　　　좀모형　*V. negundo* var. *incisa* (LAM.) C.B. CLARKE

落葉灌木 또는 작은 喬木으로 높이 5m에 이르며 가지가 많고 香이 좋다. 잎은 對生하며 5개, 때로는 3개의 小葉으로 구성된 掌狀複葉이고 小葉은 披針形으로 길이 6~10cm, 나비 2~3cm이며 밑부분은 楔形, 끝은 길고 뽀족하며 가장자리에는 큰 톱니가 있고 뒷면에 잔털과 腺點이 있다. 꽃은 圓錐狀花序로 가지끝이나 끝부분의 葉腋에 달리며 길이 30cm에 이르고, 가루 모양의 잔 털이 뒤덮고 있으며, 꽃받침은 끝이 5개로 갈라져 있다. 花冠은 연자주색으로 표면에 잔 털이 많고 裂片은 5개로 갈라져 있다. 4개의 수술 중 2개가 길어 花筒에서 뻗어 나와 있다. 液果는 黑色이며 宿存萼으로 半 以上이 뒤덮여 있다. 開花期는 7~8月, 結實期는 9~10月이다. 中國 原産으로 南部地方에서 栽植하고 있다.【處方用名】① 果實은 牡荊子 ② 根은 牡荊根 ③ 莖은 牡荊莖 ④ 葉은 牡荊葉 ⑤ 莖汁은 牡荊瀝이다.

❶ 牡荊子 (모형자)〈陶弘景〉小荊實·牡荊實: 모형 및 同屬 近緣植物의 果實이다. 8~9月의 成熟時에 採取하여 햇볕에서 말린 다음 먼지나 挾雜物을 털어내고 乾燥한 곳에 보관한다.

〔性味 歸經〕 味는 辛微苦하고 性은 溫하다. 足의 陽明, 厥陰經에 들어간다.

〔成分〕 β-Caryophyllene을 含有한다.

〔藥理〕 25% 煎液은 *in vitro*에서 抗黃色포도球菌作用이 있고 大腸菌, 綠膿菌에 對한 抑制作用은 비교적 弱하다.

〔藥效 主治〕 祛風, 化痰, 降氣, 止痛의 效能이 있다. 咳嗽喘息, 暑熱發痧, 胃痛, 疝氣, 白帶下를 치료한다.【用法 用量】6~10g을 달여서 服用한다. 또는 가루를 만들거나 술에 담가서 服用한다.

〔配合 禁忌〕 防己는 相使, 石膏는 相畏 作用을 한다.

❷ 牡荊根 (모형근)〈名醫別錄〉: 모형 및 同屬 近緣植物의 뿌리이다.

〔性味〕 味는 苦辛하고 性은 溫하다.

〔藥效 主治〕 感氣, 頭痛, 말라리아, 류머티性關節痛을 치료한다. 물에 삶아서 服用하고, 主로 心風, 頭風, 肢體의 일체의 風을 치료한다. 또 皮膚가 풀려서 發汗한다.【用法 用量】10~15g을 달여서 服用한다.

❸ 牡荊莖 (모형경)〈名醫別錄〉: 모형 및 同屬 近緣植物의 줄기이다. 8~10月에 採取하여 그늘에서 말린다.

〔藥效 主治〕 感氣, 류머티즘, 喉痺, 瘡腫, 齒痛을 치료한다.【用法 用量】6~10g을 달여서 服用한다. 또는 달인 液으로 씻던가 양치질한다.

❹ 牡荊葉 (모형엽)〈名醫別錄〉: 모형 및 同屬 近緣植物의 잎이다.

〔性味〕 味는 辛苦하고 性은 平하며 無毒하다.

〔藥效 主治〕 祛風, 解表, 除濕, 殺蟲, 止痛의 效能이 있다. 風寒感氣, 痧氣腹痛吐瀉, 痢疾,

마편초(馬鞭草)과 Verbenaceae

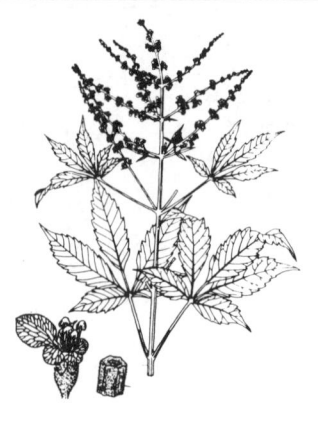
모 형 牡荊
Vitex negundo var. *cannabifolia*

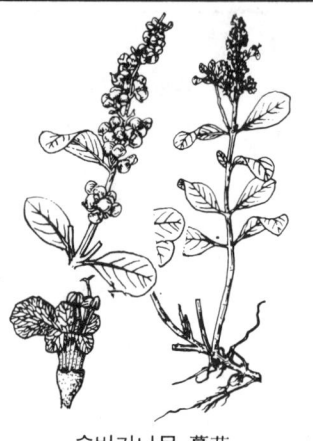
순비기나무 蔓荊
Vitex rotundifolia

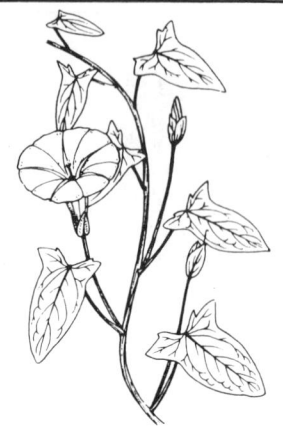
애기메꽃 打碗花
Calystegia hederacea

류머티즘痛, 脚氣, 癰腫, 足의 眞菌感染을 치료한다. 【用法 用量】 10～15 g(新鮮한 것은 30～60 g)을 달이거나 짓찧어 汁을 내어 服用한다. 〈外用〉 짓찧어서 바르거나 달인 液으로 熏洗한다.

❺ 牡荊瀝 (모형력) 〈本草拾遺〉 牡荊汁 : 모형 및 同屬 近緣植物의 莖汁이다. 新鮮한 모형을 30 cm 정도의 길이로 잘라서 양끝을 벽돌 위에 놓고 밑에서 구우면 莖汁이 양끝부터 흘러나오므로 그릇에 汁을 받는다.

〔性味 歸經〕 味는 甘하고 性은 平하다. 心, 肺, 胃, 肝經에 들어간다.

〔藥效 主治〕 祛風濕, 消痰涎, 通經絡, 理氣血의 效能이 있다. 中風口噤, 痰熱驚癎, 頭暈眩氣, 喉痺, 熱痢, 急性結膜炎을 치료한다. 【用法 用量】 30～60 g을 끓인 물로 沖服한다. 〈外用〉 바르거나 點眼한다.

순비기나무 蔓荊 *Vitex rotundifolia* L. fil. (=*V. ovata* THUNB.)

落葉灌木 또는 작은 喬木으로 높이 약 3 m이며 香氣가 있다. 어린 가지는 네모지며 잔털이 密生하지만 묵은 가지는 점차 둥글게 되면서 털이 없어진다. 잎은 對生하는 單葉으로 葉身은 卵形 또는 倒卵形이며 끝은 짧고 뾰족하며 가장자리는 밋밋하다. 표면은 綠色으로 잔털과 腺點이 있고 뒷면은 白色이며 잔털과 腺點이 密生하고 약 8쌍의 側脈이 있다. 꽃은 穗狀 圓錐花序로 가지끝에 달리며 花梗이 짧은 꽃이 많이 달린다. 술잔 모양의 꽃받침은 백색 털이 밀생하고 花冠은 연보라색으로 5개의 裂片으로 갈라지며, 4개의 수술은 花冠筒部의 밖으로 뻗어 있다. 液果는 球形이며 대부분이 宿存하는 꽃받침에 싸여 있다. 開花期는 7月, 結實期는 9月이다. 바닷가, 湖畔 등의 모래땅에 나며 중부·남부 및 제주도·울릉도 등지에 分布한다. 【處方用名】 ① 果實은 蔓荊子 ② 葉 또는 枝葉은 蔓荊子葉이다.

❶ 蔓荊子 (만형자) 〈神農本草經集注〉 蔓荊實·荊子·蔓荊 : 순비기나무의 果實이다. 가을에 果實이 成熟했을 때 採取하여 햇볕에 말려서 挾雜物을 除去한 다음 乾燥한 場所에 貯藏하고 濕

氣나 곰팡이를 防止한다. 【修治】《炒蔓荊子》 먼지나 티끌을 체로 쳐서 떨어내고 남는 萼片을 除去해서 남비에 넣어 強한 불로 노랗게 탈 때까지 볶은 다음 재빨리 물을 뿌려서 放冷한다.

〔性味 歸經〕 味는 苦辛하고 性은 凉하다. 肝, 胃, 膀胱經에 들어간다.

〔成分〕 순비기나무의 果實과 잎은 精油를 含有한다. 主要成分은 camphene 과 pinene 이며, 微量의 alkaloid 와 vitamin A 도 함유한다. 果實은 vitexicarpin 즉 casticin, artemetin 을 含有한다.

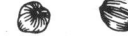

蔓荊子藥材

〔藥效 主治〕 風熱 疏散하고 머리를 맑게 하며 눈을 利하는 效能이 있다. 風熱感氣, 正·偏頭痛, 齒痛, 赤眼(눈의 充血), 目睛內痛, 昏暗多淚(눈이 침침하고 눈물이 많이 나는 症狀), 濕痺拘攣(關節炎에 依하여 手足이 저린 症狀)을 치료한다. 【用法 用量】 6～10g 을 달여서 服用한다. 또 술에 담그거나 丸劑, 散劑로 만든다. 〈外用〉 짓찧어서 바른다.

〔禁忌〕 血虛로 火가 있고 頭痛, 眩氣症 및 胃가 虛한 症狀은 服用에 주의를 要한다. 烏頭·石膏는 相惡 作用을 한다.

❷ 蔓荊子葉(만형자엽)〈嶺南採藥錄〉: 순비기나무의 잎 또는 枝葉이다.

〔性味〕 味는 辛苦하고 性은 微寒하다.

〔成分〕 가는 가지(乾燥한 것)는 精油 0.11～0.12% 를 함유한다. 잎(乾燥한 것)은 精油를 0.28% 함유하고 기름은 α-pinene 과 camphene 55%, terpinyl acetate 10%, diterpene alcohol 20% 를 함유한다. 잎 속에는 또한 casticin, luteolin-7-glycoside 및 tetrahydroxy monomethoxy flavone-α-d-glucoside 가 함유되어 있다.

〔藥效 主治〕 잎은 打撲傷을 치료한다. 짓찧어서 술로 沖服하고 짜낸 찌꺼기는 바른다. 달여서 服用하면 神經性 頭痛을 치료한다. 또 枝葉은 消腫, 止痛하며 刀傷의 出血, 打撲傷, 류머티즘 疼痛을 치료한다. 【用法 用量】 3～10g 을 달여서 服用하거나 혹은 짓찧어 낸 汁을 술에 따라서 마신다. 〈外用〉 으깨서 바른다.

메 꽃(旋花)과 Convolvulaceae

애기메꽃 打碗花 *Calystegia hederacea* WALL. (=*Convolvulus japonicus* THUNB.)

多年生 덩굴性草本으로 根莖은 좀 굵어 지름 4～8mm 정도이며 줄기는 纖細하고 다른 식물에 감기거나 포복한다. 잎은 單葉으로 互生하며 葉身은 槍 모양, 혹은 披針狀 三角形으로 길이 3.5～8cm, 나비 1～3cm 인데 中裂片이 가장 크고, 側裂片은 좀 짧으며, 또다시 2개로 갈라진다. 끝은 뾰족하고 밑부분은 心臟形이며 가장자리는 밋밋하거나 물결 모양을 이룬다. 꽃은 각 葉腋에 1개씩 달리며, 2개의 苞片은 卵圓形으로 비교적 크며 꽃받침을 둘러싸며 宿存한다. 花冠은 깔때기 모양으로 길이 2～4cm 이며 연한 홍색을 띤다. 5개의 수술과 1개의 암술이 있으나 보통 열매를 맺지 않으며 4개의 흑색 種子가 있다. 開花期는 6～8月이다. 농경지, 황무지, 길가나 湖畔 등의 濕한 陽地 쪽에 나며 全國 各地에 分布한다. 【處方用名】 全草 또는 根莖이 面根藤이다.

메 꽃(旋花)과 Convolvulaceae

面根藤(면근등)〈分類草藥性〉匍子根・兎兒苗・狗兒秧・秧子根・奶漿藤: 애기메꽃의 全草 또는 根莖이며 8~9月에 採取한다.

〔性味〕 味는 淡微甘하고 性은 平하며 無毒하다.

〔成分〕 根莖은 lactone 成分의 columbin, palmatine을 含有한다. 잎과 꽃은 trifolin을 함유한다.

〔藥效 主治〕 淋病, 白帶, 月經不順, 小兒疳積을 치료한다. 【用法 用量】 30~60 g을 달여서 服用한다.

메 꽃 旋花 *Calystegia japonica* CHOISY (=*C. sepium* var. *japonica* MAKINO)
큰메꽃 鼓子花 *C. sepium* (L.) R. BR. (=*Convolvulus sepium* var. *americana* SIMS.)

多年生 草本으로 白色 地下莖이 사방으로 길게 뻗으며 군데군데에서 순이 나와 엉킨다. 잎은 互生하며 긴 타원형 혹은 披針狀 長卵形으로 길이 4~8 cm, 나비 1~3 cm이고, 끝은 鈍圓形으로 가는 尖頭가 있고 밑부분은 心臟狀 槍形으로 가장자리는 밋밋하며 葉柄은 葉身보다 짧다. 꽃은 葉腋에 1개씩 달리며 花梗이 길어 3~10 cm에 달한다. 꽃받침은 5개로 갈라지는데 꽃받침 외에 2개의 큰 苞片이 있다. 花冠은 깔때기 모양으로 淡紅色이며 길이 5~6 cm, 지름 5 cm 5개로 얕게 갈라져 있다. 5개의 수술과 1개의 암술이 있으며 蒴果는 球形으로 光澤이 나며 매끈매끈하고 種子는 卵圓形이다. 開花期는 6~8月이다. 山野地, 路邊 등지에 흔히 나며 全國 各地에 分布한다. 【處方用名】 ① 根 및 全草는 狗狗秧 ② 花는 旋花 ③ 根은 旋花根 ④ 莖葉은 旋花苗이다.

❶ **狗狗秧** (구구앙) 〈河南中草藥手册〉: 메꽃・큰메꽃의 뿌리와 全草이다. 여름에서 가을에 걸쳐 뿌리째 뽑아 몇 개로 잘라 햇볕에 말린다.

〔性味〕 味는 甘하고 性은 寒하다.

〔成分〕 줄기와 잎은 kaempferol-3-rhamnoglucoside, saponin 등을 함유하며 瀉下, 利尿作用이 있다.

〔藥理〕 메꽃으로부터 抽出된 一種의 flavonol 配糖體에서는 加水分解 後 kaempferol을 얻을 수 있으며 利尿作用이 있다.

〔藥效 主治〕 淸熱, 滋陰, 降壓, 利尿의 效能이 있다. 根莖은 健胃, 消食, 强壯, 利大小便한다. 또 消化不良, 糖尿病을 치료하고, 또한 骨折이나 創傷의 癒着을 촉진할 수 있다. 【用法 用量】 15~30 g을 달여서 服用한다.

❷ **旋 花** (선화) 〈神農本草經〉 筋根花・鼓子花: 메꽃・큰메꽃의 꽃이다. 6~8月 꽃을 採取하여 그늘에서 乾燥한다.

〔性味〕 味는 甘微苦하고 性은 溫하다.

〔藥效 主治〕 氣를 補하고 面皯黑色을 치료한다.

❸ **旋花根** (선화근) 〈神農本草經〉 筋根・續筋根・旋葍草根: 메꽃・큰메꽃의 뿌리이다. 3月

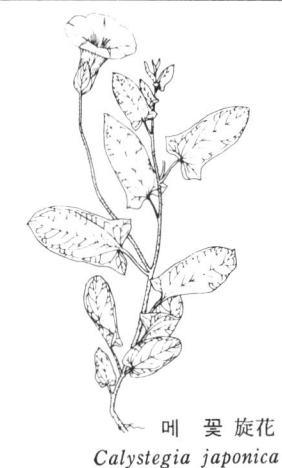
메 꽃 旋花
Calystegia japonica

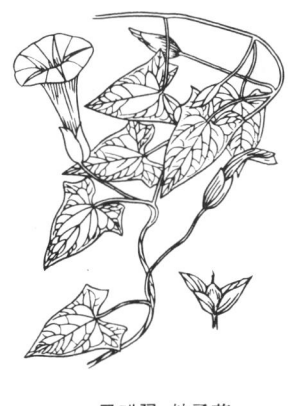
큰메꽃 鼓子花
Calystegia sepium

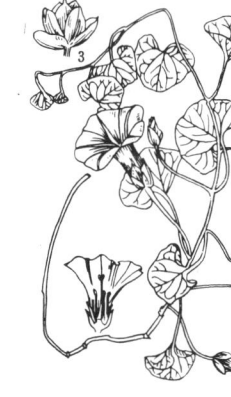
갯메꽃 腎葉天劍
Calystegia soldanella

이나 9月에 採取하여 햇볕에 말린다.

〔**性味**〕 味는 甘微苦하고 性은 溫하다.

〔**藥效 主治**〕 益精氣, 補勞損의 效能이 있다. 腹中의 寒熱邪氣를 다스리며 小便을 잘 보게 하고 丹毒, 金瘡, 小兒熱毒을 치료한다. 달여서 服用하며 짓찧어서 汁을 내어 마신다.

❹ **旋花苗** (선화묘) 〈本草拾遺〉: 메꽃・큰메꽃의 莖葉이다. 高血糖症에 대한 血糖降下作用이 있다.

〔**性味**〕 味는 甘滑하며 微苦하다.

〔**藥效 主治**〕 丹毒, 小兒熱毒, 腹痛, 胃痛, 糖尿病을 치료한다. 달여서 服用하며 또는 짓찧어서 汁을 마신다.

갯메꽃 腎葉天劍 *Calystegia soldanella* (L.) ROEM. et SCHULT.

多年生 草本으로 굵은 地下莖이 옆으로 길게 뻗으며 줄기는 갈라져서 地上으로 뻗거나 다른 식물에 감겨 올라간다. 잎은 互生하며 腎臟狀 圓形으로 길이 2~3 cm, 나비 3~5 cm이고 끝은 오목하거나 둥글며 밑부분은 깊은 心臟形이고 가장자리는 波狀으로 彎曲되어 있으며, 두텁고 윤이 난다. 꽃은 葉腋에 1개씩 달리며 花梗은 잎보다 약간 길고 2개의 苞片은 넓은 卵狀 三角形으로 總苞처럼 꽃받침을 둘러싼다. 花冠은 깔때기 모양이나 희미하게 5 각이 지며 길이 4~5 cm로 淡白色을 띤다. 5개의 수술과 1개의 암술이 있으며 蒴果는 卵圓形으로 苞와 꽃받침으로 싸여 있고 黑色 種子가 들어 있다. 開花期는 5~6月이다. 바닷가의 모래땅에서 자라며 全國 各地의 海岸에 分布한다. 【處方用名】根이 孝扇草根이다.

孝扇草根 (효선초근) 〈中國藥植圖鑑〉: 갯메꽃의 뿌리로 5~6月 開花期에 採取하여 햇볕에 乾燥한다.

〔**性味 歸經**〕 味는 辛甘하고 性은 溫하다. 肺, 腎, 肝經에 들어간다.

〔**藥效 主治**〕 鎭痛, 利尿, 消腫의 效能이 있다. 류머티性 關節炎, 小便不利, 咽喉炎, 氣管支炎을 치료한다. 【用法 用量】 15~30 g를 달여서 服用한다.

새 삼 菟絲 *Cuscuta japonica* CHOISY (= *Grammica aphylla* LOUR.)
실새삼 *C. australis* R. BR.   갯실새삼 *C. chinensis* LAM. (= *C. systyla* MAXIM.)

바닷가의 순비기 등에 잘 기생하는 一年生 寄生草本으로 줄기는 실같이 가늘고 부드러우며 왼쪽으로 감아 올라가고 도처에 吸器가 있어 寄生主의 組織內에 浸入한다. 뚜렷한 잎은 없으며 바늘 같은 三角狀 卵形의 鱗片葉이 드문드문 互生한다. 꽃은 白色이며 짧은 小花梗의 꽃이 總狀花序에 달리지만 밀접하여 1개의 덩어리 같으며 꽃 밑에 작은 苞葉이 있다. 꽃받침은 술잔 모양으로 길이 약 5 mm, 5개로 갈라진 裂片은 卵形 혹은 타원형이고, 花冠은 鐘形으로 길이 2~3 mm, 5개로 갈라진 三角形의 裂片은 수평으로 퍼진다. 5개의 수술은 花冠筒에 붙어 있으며, 蒴果는 扁球形으로 褐色이고 꽃받침으로 싸여 있고 種子가 4개씩 들어 있다. 開花期는 7~8月, 結實期는 8~10月이다. 田野地에 자라며 全國 各地에 分布하나 특히 甫吉島를 中心한 남부지방에 많다. 【處方用名】① 全草는 菟絲 ② 種子는 菟絲子이다.

❶ 菟 絲 (토사)〈神農本草經〉菟蘆·鴉蘿·複實·赤網·菟縷·菟累: 새삼 및 同屬 近緣植物의 全草이다. 가을에 採取하여 햇볕에 말린다.

〔性味 歸經〕味는 甘하고 性은 平하며 無毒하다. 心, 肝, 腎經에 들어간다.

〔成分〕갯실새삼의 全草는 amylase, vitamin 을 含有한다.

〔藥效 主治〕清熱, 涼血, 利水, 解毒의 效能이 있다. 吐血, 鼻出血, 便血, 血崩, 淋濁, 帶下, 痢疾, 黃疸, 癰疽, 疔瘡, 熱毒瘡疹을 치료한다. 【用法 用量】10~15 g 을 달여서 服用한다. 〈外用〉煎液으로 씻거나 짓찧어서 바른다. 또는 짓찧어 낸 汁을 바른다.

❷ 菟絲子 (토사자)〈神農本草經〉菟絲實·吐絲子: 새삼 및 同屬 近緣植物의 種子이다. 7~9月에 걸쳐 種子가 成熟했을 때 寄主와 함께 잘라서 햇볕에 말리고 두드려서 씨를 떨어내고 키질해서 挾雜物을 除去한다. 【修治】《菟絲子》체로 쳐서 挾雜物을 除去하고 깨끗이 씻어 햇볕에 말린다. 《菟絲餠》깨끗이 씻은 菟絲子를 남비에 넣고 물을 加해서 터져 갈라질 때까지 삶아 灰褐色의 걸죽한 죽 모양으로 되면 充分히 으깨서 떡 모양으로 하던가, 黃酒를 加해서 밀가루와 함께 반죽해서 떡 모양으로 만들어 덩어리를 잘라서 햇볕에 말린다.

〔性味 歸經〕味는 辛甘하고 性은 平하다. 肝, 腎經에 들어간다.   菟絲子藥材

〔成分〕갯실새삼은 樹脂配糖體, 糖類를 함유한다. 실새삼은 配糖體, vitamin A 類를 함유하며, 含有率은 vitamin A 로 해서 계산하면 0.0378 % 가 된다. 大豆菟絲子는 β-carotene, γ-carotene, 5,6-epoxy-α-carotene, teraxanthin, lutein 을 함유한다.

〔藥理〕心拍을 감소시켜 收縮幅을 증가시키며 血壓降下의 作用을 가지며 또 腸管의 運動을 抑制한다. 臨床報告에 25 % 菟絲子팅크劑의 外用 塗布에서 白癜風에 效能이 있었다.

〔藥效 主治〕強精, 強壯藥으로서 補肝腎, 益精髓, 明目의 效能이 있다. 腰膝酸痛, 遺精, 陰痿, 糖尿, 冷症, 習慣性 流産, 消渴, 尿에 餘瀝이 있는 것, 目暗(視力減退)을 치료한다. 【用法 用量】10~15 g 을 달여서 服用하거나 丸劑, 散劑로 만들어 服用한다. 〈外用〉볶아서 粉末로 만들어 調合하여 塗布한다.

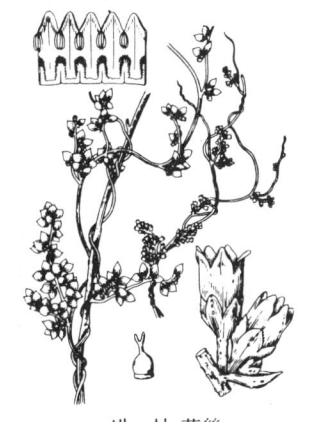
새 삼 菟絲
Cuscuta japonica

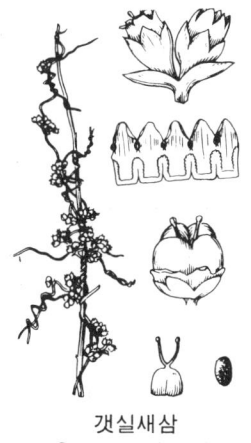
갯실새삼
Cuscuta chinensis

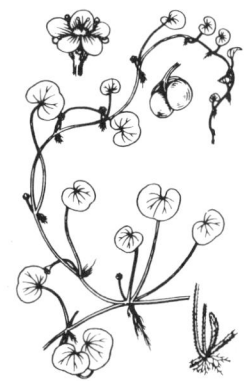
아욱메풀 馬蹄金
Dichondra repens

〔配合 禁忌〕 술을 넣으면 더 좋은 效力이 있다. 薯蕷·松脂는 相使 作用을 한다. 姙婦, 血崩, 陽强, 便結, 腎臟有火, 陰虛火動의 6가지 症狀에는 服用을 忌한다.

아욱메풀 馬蹄金 Dichondra repens FORST. (=Sibthorpia evolvulacea L. fil.)

多年生 草本으로 群生하며 地上으로 기어가면서 마디에서 뿌리가 내리고, 보통 全體는 T字 모양으로 着生한 털로 뒤덮여 있다. 잎은 單葉으로 互生하며 원형 또는 腎臟形으로 길이 5~15 mm, 나비 8~20 mm 인데 길이 1~4 cm 의 葉柄으로 받쳐져 있으며, 끝은 둥글고 가장자리는 밋밋하고, 표면은 綠色으로 윤이 나며 매끈매끈하다. 꽃은 작으며 葉腋에 1개씩 달려 있고 花梗은 葉柄보다 짧다. 꽃받침의 裂片은 卵形이고, 花冠은 鐘狀으로 白色이며 5개의 裂片은 깊게 갈라져 있다. 수술은 5개이고, 蒴果는 거의 球形으로 지름 약 2 mm 에 꽃받침 보다 짧고, 種子는 2개로 다소 둥글며 편평하고 매끄럽다. 開花期는 5~6月이다. 산이나 들 길가, 풀숲 등 陰濕地에 나며 濟州島와 楸子島를 中心한 南部地方에 分布한다. 【處方用名】全草가 小金錢草 이다.

小金錢草 (소금전초) 〈四川中藥志〉馬蹄金·金鎖匙 : 아욱메풀의 全草이다. 6~7月에 採取하여 햇볕에 말려서 진흙 등의 挾雜物을 除去한다.
〔性味 歸經〕 味는 苦辛하고 性은 凉하다. 肺, 肝經에 들어간다.
〔藥效 主治〕 淸熱, 解毒, 利水, 活血의 效能이 있다. 黃疸, 痢疾, 砂石淋痛, 白濁(淋病), 水腫, 疔瘡의 腫毒, 打撲傷을 치료한다. 【用法 用量】6~15 g (新鮮한 것은 30~60 g)을 달여서 服用한다. 〈外用〉 짓찧어서 바르거나 짓찧어 낸 汁을 點眼한다. 〔配合 禁忌〕 鹽을 忌한다.

단고구마(고구마) 番薯 Ipomoea batatas LAM.

多年生 덩굴性草質藤本으로 無毛 또는 약간의 털로 뒤덮여 있으며 乳汁이 있고 塊根은 白色, 黃色, 赤色 또는 紫斑이 있다. 잎은 卵形 또는 圓狀 卵形으로 길이 6~14 cm 이며, 끝은 뾰족

하고 밑부분은 心臟形, 가장자리는 밋밋하지만 이따금 손가락 모양으로 깊이 갈라져 있다. 聚繖花序는 腋生하며 여러 개의 꽃이 1개의 튼튼한 花梗 위에 달려 있다. 꽃받침은 淡綠色으로 깊이 갈라지며 裂片은 길이 약 1 cm, 끝은 둔하지만 작고 뾰족한 尖頭가 있다. 花冠은 깔때기 모양이며 길이 4~5 cm, 5개로 짧게 갈라지고 紫紅色 또는 白色을 띤다. 수술은 5개이며 보통 蒴果는 별로 볼 수 없다. 開花期는 7~8月이다. 熱帶美洲 原産으로 澱粉資源으로 栽植하고 있다. 【處方用名】 ① 塊根은 番薯 ② 莖葉은 番薯藤 ③ 種子는 紅苕母子이다.

❶ 番 薯 (번서) 〈本草綱目拾遺〉 甘薯・土瓜 : 단고구마의 塊根으로 겨울에 塊根을 파내서 진흙과 흙을 털어낸다.

〔性味 歸經〕 味는 甘하고 性은 平하다. 脾, 腎經에 들어간다.

〔藥效 主治〕 補中, 養血, 補氣, 生津液, 腸胃弛緩, 通便秘의 效能이 있다. 【用法 用量】 新鮮한 채로 또는 삶아서 服用한다. 〈外用〉 짓찧어서 바른다.

〔禁忌〕 肥滿者는 많이 먹으면 우울해지므로 먹는 것을 忌해야 한다. 또, 流行性瘡痢, 腫脹 등의 症狀이 있는 者는 服用을 忌한다.

❷ 番薯藤 (번서등) 〈嶺南採藥錄〉 : 단고구마의 莖葉이다.

〔性味〕 味는 甘澁하며 性은 微凉하고 無毒하다.

〔藥理〕 잎은 인슐린樣의 成分을 함유하며, 內服 1 g은 440 單位의 인슐린에 해당하며 皮下注射를 놓으면 效果는 倍가 된다. Philippine 사람은 이 植物을 사용해서 糖尿病을 치료하는데, 多少 效果가 있다. 人工感染 시켜서 黑腐病(Black rot)이 된 番薯에서 一種의 精油를 分取하고 이것을 5개 部分으로 分離하면 이 중 쓴맛이 나는 것이 ipomaron이고 keto 및 다른 1部分은 動物에 대하여 비교적 강한 毒性이 있고 지렁이의 試驗에서는 이 2개 部分의 驅蟲作用은 santonin 보다 强하고 그 밖의 3개 部分의 효과는 비교적 弱하다. 植物의 몇 개 部分은 hydrocyanic acid 를 함유하며, 大量으로 根芽 또는 부드러운 줄기끝을 服用해서 中毒을 일으켜 死亡했다는 報告가 있다.

〔藥效 主治〕 吐瀉, 便血, 血崩, 乳汁不下, 癰瘡을 치료한다. 또 癰腫毒痛, 毒矢의 傷處 등에는 발라서 치료하고, 짓찧어 낸 汁에 소금을 섞어서 벌에 쏘인 刺傷을 치료한다. 【用法 用量】 15~24 g을 달여서 服用한다. 〈外用〉 짓찧어서 바른다.

❸ 紅苕母子 (홍초모자) 〈四川中藥志〉 : 단고구마의 種子이다.

〔藥效 主治〕 新鮮한 것을 짓찧어서 바른다. 화상을 치료한다.

나 팔 꽃 牽牛花 *Pharbitis nil* (L.) Choisy　　둥근잎나팔꽃 *P. purpurea* (L.) Voigt.

一年生 덩굴性草本으로 줄기는 다른 植物에 감아 올라가면서 길이 3 m 정도로 자란다 잎은 互生하며 心臟形으로 보통 3개로 갈라지는데 中央의 裂片은 卵圓形으로 끝이 뾰족하고, 양쪽의 裂片은 비뚤어진 卵形으로 양면 모두 털로 뒤덮여 있으며 가장자리는 밋밋하다. 꽃은 2~3개가 腋生하고 總花梗이 있으며 紅紫色, 白色, 赤色 등 여러 가지가 있다. 꽃받침은 5개로 갈

나팔꽃 Pharbitis nil　—885—

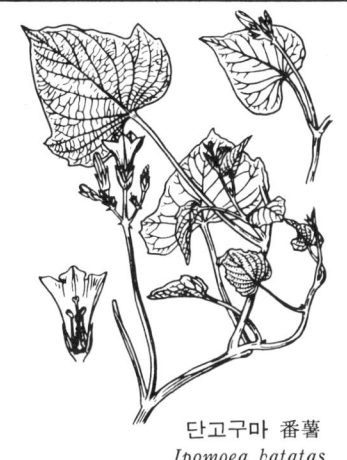
단고구마 番薯
Ipomoea batatas

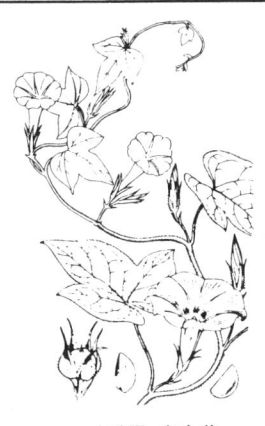
나팔꽃 牽牛花
Pharbitis nil

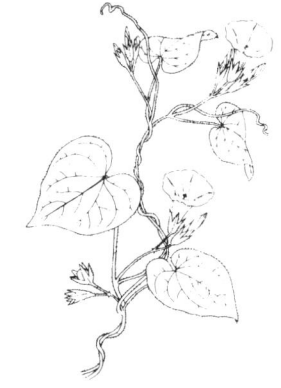
둥근잎나팔꽃
Pharbitis purpurea

라지며 裂片은 좁은 披針形으로 길이 2~3 cm, 끝은 길게 뾰족하고 基部는 硬毛로 뒤덮여 있다. 花冠은 깔때기 모양이며 끝은 5개로 얕게 갈라졌고 5개의 수술은 花冠의 基部 가까운 곳에 있다. 蒴果는 球形, 種子는 5~6개로 黑褐色이거나 흰색 또는 淡黃色이다. 開花期는 6~9月, 結實期는 7~9月이다. 中國 原産으로 山野地나 길가, 담 밑에 나며 栽植되고 있다.【處方用名】種子가 牽牛子이다.

牽牛子藥材

牽牛子 (견우자)〈雷公炮炙論〉草金鈴·金鈴·黑醜·白醜·牽牛·黑牽牛·白牽牛： 나팔꽃 및 同屬 近緣植物의 種子이다. 7~10月 果實이 익었을 때 덩굴에서 잘라내어 쪼개서 種子를 꺼내고 껍질과 挾雜物을 除去해서 햇볕에 말린다.【修治】《炒牽牛子》挾雜物을 除去한 牽牛子를 냄비에 넣어 볶고, 조금 부풀어 오르면 꺼내서 식힌다.

〔性味 歸經〕 味는 苦辛하고 性은 寒하며 有毒하다. 肺, 腎, 大腸, 小腸經에 들어간다.

〔成分〕 나팔꽃의 種子는 pharbitin(樹脂配糖體類), nilic acid, gallic acid를 含有한다. Pharbitin은 混合物이며 oxyfatty acid의 各種 carbonic acid ester의 配糖體이다. 鹼化에 의해서 얻을 수 있는 pharbitic acid는 적어도 4種類의 化合物을 함유하는 混合物로 그 중 2種은 이미 純製되었으며, 酸에 의한 加水分解로 ipurolic acid, 포도당, rhamnose를 얻을 수 있다. 이 밖에 alkaloid로서 lysergol, chanoclavine, penniclavine, isopenniclavine, elymoclavine을 함유한다. 익지 않은 種子는 gibberellin A_{20}(GA_{20}), gibberellin A_3(GA_3), gibberellin A_5(GA_5)을 含有한다.

〔藥理〕 Pharbitin의 化學的 性質은 jalapin과 비슷하며 强한 瀉下作用을 한다. Pharbitin은 腸內에서 膽汁이나 腸液에 의하여 分解되어 aglycon을 發生하여 腸管을 刺戟하고, 蠕動을 强化해서 瀉下를 일으킨다. 動物實驗에서는 黑醜와 白醜의 瀉下作用에 差異는 볼 수 없다. 牽牛子의 瀉下作用의 原理에 대해서는 아직 硏究가 進展되고 있지는 않으나 黃酸마그네슘이나 大黃과는 달라서, 下痢를 할 때 血糖에 激變化를 일으키지 않으며 腎臟 속에 있는 insulin의 排出을 빠르게 하므로 利尿作用도 있다고 생각된다. 牽牛子의 물 및 alcohol의 浸劑는 Mouse에 대하여 瀉下作用을 하지만 달이거나 삶은 뒤에는 그 作用을 상실한다. 사람에게 대해서는 毒性이

있지만 그다지 强한 것은 아니다. 大量으로 投藥하면 胃腸을 직접 刺戟하고 嘔吐, 腹痛, 泄瀉 및 粘液性의 血便을 發生시키는 외에 腎臟을 刺戟해서 血尿를 일으킨다. 重症인 경우에는 神經系統을 상하게 해서 言語障碍나 意識不明 등에 빠지는 일이 있다.

〔藥效 主治〕 瀉水, 降氣, 殺蟲의 效能이 있다. 浮腫, 喘滿, 痰飮, 脚氣, 蟲積食滯(奇生蟲에 의한 消化不良), 大便秘結을 치료한다. 【用法 用量】 0.3~1g을 丸劑 혹은 散劑로 만들거나 또는 5~10g을 달여서 服用한다.

〔禁忌〕 姙婦나 胃弱 혹은 氣虛(身體가虛弱)한 症狀에는 服用을 忌한다.

쇄 양 (鎖陽) 과 Cynomoriaceae

쇄 양 鎖陽 *Cynomorium songaricum* RUPR.

白刺 뿌리에 寄生하는 多年生 草本으로 肉質이며 地下莖은 굵고 짧으며 혹 모양으로 突起한 多數의 吸收根이 있다. 줄기는 圓柱狀으로 暗紫赤色이며 높이 20cm~1m, 지름 3~6cm이고 대부분은 모래에 파묻혀 있고 基部는 굵다. 鱗片狀의 잎은 卵形 또는 三角狀 卵形이며 길이 0.5~1cm, 나비 1cm 가량으로 끝은 뾰족하다. 穗狀花序는 頂生하는데 둥근 角棒狀으로 길이 5~15cm, 지름 2.5~6cm이며 密集한 꽃과 비늘 모양의 苞片이 있다. 꽃은 雜性으로 暗紫色이고 芳香이 있으며, 2種의 수꽃과 암꽃 외에 수꽃보다 먼저 피는 많은 兩性花가 있다. 小堅果는 球形으로 색이 짙은 硬殼狀의 果皮가 있다. 開花期는 6~7月이다. 乾燥한 砂地 地帶에 나며 中國 原產으로 新疆, 甘肅, 靑海, 寧夏, 內蒙古에 分布한다. 【處方用名】 쇄양의 全草가 鎖陽이다.

鎖 陽 (쇄양) 〈本草衍義補遺〉 瑣陽: 쇄양의 全草로 봄, 가을에 採取하는데 봄에 채취한 것이 좋다. 採取해서 花序를 除去하고 砂地에 半 정도 파묻어서 햇볕에 말리는데 一部 地區에서는 新鮮할 때 얇게 썰어서 햇볕에 말린다. 【修治】 진흙, 흙, 挾雜物을 除去해서 씻고 물이 속까지 스며들게 한 다음 잘라서 햇볕에 말린다.

〔藥材〕 乾燥한 全草는 편평한 圓柱形 또는 약간 가는 원주형으로 길이 8~21cm, 지름 2~5cm이다. 表面은 赤褐色 또는 짙은 褐色으로 주름이 잡혀서 오그라들어 길이로 크게 홈이 되어 있거나 不規則하게 쭈그러져 있다. 때로는 三角形의 鱗片이나 花序의 一部를 볼 수도 있다. 質은 단단하고 잘 부러지지 않으며 斷面은 거의 顆粒狀으로 褐色이며 부드럽고 윤이 나며 약간의 芳香이 있고 맛은 약간 쓰며 떫다. 鎖陽片은 통째 썰기 또는 비껴 썰기를 한 두께 1cm 내외의 조각으로 새끼에 꿰어 있는 것이 많다. 굵고 크며 색이 붉고 단단하며 斷面이 가루 모양으로 되어 있어 筋이 보이지 않는 것이 良品이다. 主產地는 中國의 甘肅, 新疆, 內蒙古 등지이나 寧夏, 靑海 등지에서도 生産된다.

〔性味 歸經〕 味는 甘하고 性은 溫하다. 肝, 腎經에 들어간다.

〔成分〕 Anthocyanidin, triterpenoid系 saponins, tannin을 함유한다.

鎖陽藥材

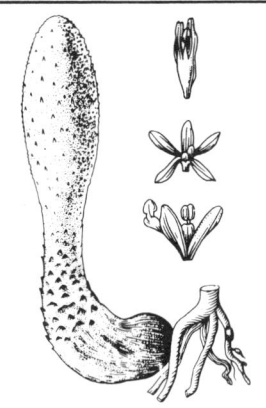
쇄 양 鎖陽
Cynomorium songaricum

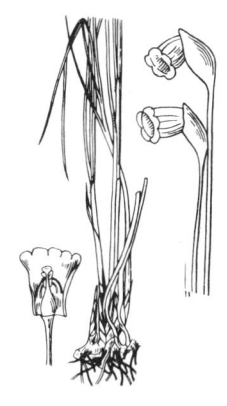
야 고 野菰
Aeginetia indica

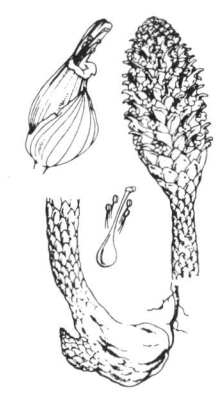
오리나무더부살이 草蓯蓉
Boschniakia rossica

〔藥效 主治〕 補腎, 潤腸의 效能이 있다. 陽痿(陰痿), 血尿, 血枯, 便秘, 腰膝痿弱을 치료한다. 【用法 用量】 5~15g을 달여서 服用한다. 또 丸劑, 散劑로 해도 좋으며, 혹은 바짝 졸여서 膏로 만들어도 좋다.

〔禁忌〕 大便失禁者, 精이 不固한 者, 火氣가 旺盛하여 便秘가 있는 者, 勃起하기 쉬운 者, 心虛氣脹(心力이 弱하고 腹部膨滿)한 者는 服用을 忌한다.

열 당 (列當) 과 Orobanchaceae

야 고 野菰 *Aeginetia indica* L. (=*A. japonica* SIEB. et ZUCC.)

一年生의 寄生草本으로 높이 약 15cm 되는 것도 있으나 줄기가 짧기 때문에 거의 地上으로 나타나지 않고 體內에는 葉綠素가 없다. 잎은 退化해서 鱗片狀을 이루는데 赤褐色으로 互生한다. 꽃은 길이 10~20cm의 긴 花梗에 한 개가 옆을 향해 달린다. 꽃받침은 舟形이며 길이 1.5~2cm로 한쪽이 날카롭게 갈라지고 끝은 뾰족하다. 花冠은 약간 彎曲된 筒形으로 淡紫色이며 길이 3~5cm로 끝은 5개로 갈라지고 밖을 향해서 펼쳐진다. 4개의 수술 중 2개가 길고, 1개의 암술이 있으며, 蒴果는 卵狀 球形으로 길이 1~1.5cm이며, 작은 種子가 많이 들어 있다. 開花期는 9~10月이다. 林野地의 풀숲이나 어둡고 濕한 곳에서 자라는데 우리나라에서는 한라산 남쪽 도로변의 억새 틈에서 발견되었다. 【處方用名】 全株가 野菰이다.

野 菰 (야고) 〈南京民間藥草〉 蔗寄生 : 야고의 全株이다.

〔性味〕 味는 苦하고 性은 冷하며 有毒하다.

〔成分〕 全草는 aeginatic acid, aeginetolide, β-sitosterol 및 3種의 polyenes를 함유한다.

〔藥效 主治〕 목의 腫痛, 尿路感染, 骨髓炎, 疔瘡을 치료한다. 【用法 用量】 15~25g을 달여서 服用한다. 〈外用〉 짓이겨서 바른다.

열 당(列當)과 Orobanchaceae

오리나무더부살이 草蓯蓉 *Boschniakia rossica* (CHAM. et SCHLTDL.) FEDTSCH. et FLEROV

寄生草本으로 털이 없고 單一의 줄기는 곧추서며 肥厚하고 높이 15~25 cm, 지름 1.5~2 cm 의 黃褐色 肉質植物이다. 잎은 鱗片葉으로 수가 많으며 三角形 또는 卵狀 三角形이고 끝은 뾰족하다. 穗狀花序는 길이 8~14 cm, 지름 2~2.5 cm 이고 꽃받침은 술잔 모양으로 매끈매끈하며 불균형하게 5개로 갈라져 있다. 花冠은 暗紅紫色으로 筒部는 주머니 모양으로 부풀어 있고 上脣은 약간 패어 있으며 下脣은 3개로 갈라진다. 4개의 수술 중 2개가 길며 柱頭는 모두 花冠筒 밖까지 뻗어 있다. 蒴果는 卵形이며 開花期는 7~8月이다. 大部分이 자작나무과의 오리나무屬의 뿌리에 寄生하며 中國의 黑龍江, 吉林에 分布한다. 【處方用名】全草가 草蓯蓉이다.

草蓯蓉(초종용)〈吉林中草藥〉: 오리나무더부살이의 全草이다.

〔成分〕地上部分에는 boschniakine 과 boschnialactone 을 함유한다. 또 C_9, C_{10}, C_{11} 의 terpene lactone 을 함유하며 根莖은 mannitol, alkaloid 를 함유한다.

〔藥效 主治〕腎을 補하고 陽을 旺盛하게 하며 潤腸, 止血의 效能이 있다. 陽痿, 腰膝冷痛, 老人便秘, 膀胱炎, 膀胱出血을 치료한다. 【用法 用量】15~30 g 을 달이거나 술에 담가서 服用한다.

육 종 용 肉蓯蓉 *Cistanche salsa* (C.A. MEY.) G. BECK
종용 蓯蓉 *C. deserticola* Y. C. MA   迷肉蓯蓉 *C. ambigua* (BGE.) G. BECK

多年生 寄生草本으로 높이 15~40 cm 이며 줄기는 多肉質로 肥厚하며 圓柱形으로 가지는 별로 없고 黃色 또는 黃褐色의 鱗片狀 잎으로 뒤덮여 있다. 잎은 卵形 또는 타원상 披針形으로 길이 1~2.5 cm, 나비 4~8 mm 이며 覆瓦狀으로 늘어서 있는데 줄기의 下部에 있는 잎은 비교적 짧고 매우 조밀하게 늘어서 있으나 上部의 잎은 비교적 길며 드물게 늘어서 있다. 穗狀花序는 圓柱形으로 길이 8~25 cm, 나비 6~8 cm 이고, 꽃은 多數가 密集한다. 꽃받침은 鐘形으로 淡黃色 또는 白色 5개로 갈라지고 花冠은 筒狀 鐘形으로 역시 5개로 갈라지는데 裂片은 거의 圓形으로 紫色을 띤다. 4개의 수술이 있고, 蒴果는 타원형으로 2개로 갈라지며 種子가 많다. 開花期는 5~6月, 結實期는 6~7月이다. alkali 性의 土地, 乾川이나 砂地에서 자라며 특히 고비 砂漠 一帶에 많이 分布한다. 【處方用名】肉質莖이 肉蓯蓉이다.

肉蓯蓉(육종용)〈神農本草經〉縱蓉: 육종용 및 同屬 近緣植物의 肉質莖이다. 봄, 가을에 採取하는데 3月에 採取한 것이 좋으며, 時期가 늦어지면 속이 빈다. 봄에 採取한 것은 보통 半을 모래흙에 묻어서 햇볕에 말리고 甜大蕓, 淡大蕓 또는 淡蓯蓉이란 商品名으로 불리게 된다. 가을에 採取한 것은 水分이 많기 때문에 햇볕에 말리기가 困難하므로 鹽湖에 投入해서 1~3年 후에 꺼내서 햇볕에 말리며 鹽大蕓·鹹大蕓, 또는 鹹蓯蓉이라 부른다. 【修治】《肉蓯蓉》挾雜物을 깨끗이 골라서 除去하고 淸水에 담가서 하루 1~2回 물을 갈고(鹹蓯蓉系統이면 鹽分이 없어질 때까지 담근다), 水分이 充分히 스며들게 한 후 잘라서(길이로 자른다) 햇볕에 말린다. 《酒

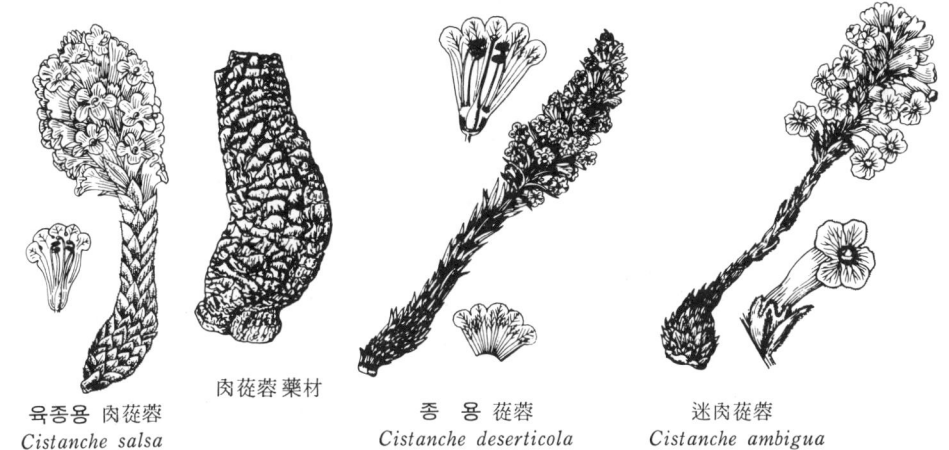

육종용 肉蓯蓉
Cistanche salsa

肉蓯蓉藥材

종용 蓯蓉
Cistanche deserticola

迷肉蓯蓉
Cistanche ambigua

蓯蓉》 蓯蓉의 조각을 黃酒로 뒤섞어서 깡통에 넣어 密閉하고 물남비 속에 놓고 重湯煎으로 加熱해서 술이 없어질 때까지 쪄서 꺼내 햇볕에 말린다(肉蓯蓉 500g : 黃酒 150g을 使用한다).

〔藥材〕 甜蓯蓉은 圓柱形으로 편평하며 한쪽 끝이 좀 가늘고 약간 彎曲되어 있고 길이 10~30cm, 지름 3~6cm로 표면은 灰褐色 또는 褐色이며 肥厚한 多肉質의 鱗片으로 조밀하게 뒤덮여 있으며 覆瓦狀으로 늘어서 있다. 質은 단단하고 약간의 彈力性이 있으며 多肉質, 油性을 지녀 잘 부러지지 않으며 斷面은 褐色이며 얼룩點 또는 갈라진 금이 있다. 香은 微弱하고 味는 微甘하다. 鹽蓯蓉은 黑褐色이며 外面에는 鹽分이 내뿜었으며 味는 鹽辛하다. 多肉質, 筋이 굵고 길며 褐色으로 부드러우면도 촉촉한 것이 良品으로 알려져 있다. 産地는 內蒙古, 甘肅, 新彊, 靑海 등지이며 內蒙古의 生産量이 가장 많다.

〔性味 歸經〕 味는 甘酸鹹하고 性은 溫하다. 腎, 大腸經에 들어간다.

〔成分〕 肉蓯蓉은 微量의 alkaloid 및 結晶性의 中性物質을 함유하고 迷肉蓯蓉은 alkaloid를 함유한다.

〔藥理〕 水浸劑, ethyl alcohol 水浸出液과 ethyl alcohol 浸出液으로 개·고양이 및 토끼 등의 痲醉한 動物을 試驗했던 바, 降血壓作用이 있는 것이 證明되었다. 肉蓯蓉은 Mouse에 대해서 唾液의 分泌를 촉진하고, 또 呼吸을 痲痺시키는 作用을 하며, 唾液의 分泌를 촉진하는 成分은 어떤 種類의 有機酸과 같은 物質이며 呼吸을 痲痺시키는 成分은 配糖體類일 可能性이 있다.

〔藥效 主治〕 補腎, 益精, 潤燥, 滑腸의 效能이 있다. 陽痿, 不姙, 帶下, 血崩, 腰膝冷痛, 血枯便秘, 五勞七傷을 치료한다. 【用法 用量】 6~10g을 달여서 服用한다. 또는 丸劑로 만든다. 〔禁忌〕 胃弱軟便, 相火가 旺盛한 者는 服用을 忌한다.

노란쑥더부살이 黃花列當 *Orobanche pycnostachya* HANCE
　　　　　　　초종용(사철쑥더부살이) 紫花列當 *O. coerulescens* STEPH.

一年生의 寄生草本으로 높이 15~30cm이며 그루 全體에는 白色의 絨毛가 있고 花序部分은 좀더 조밀하다. 根莖은 肥厚한 多肉質이고 地上莖은 가지가 없고 굵으며 暗黃褐色을 띤다. 잎

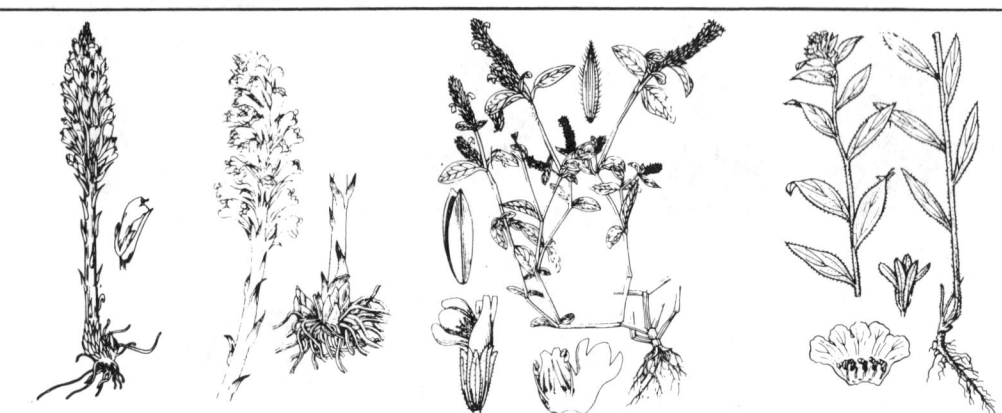

| 노란쑥더부살이 黃花列當 | 초종용 紫花列當 | 쥐꼬리망초 爵床 | 지치 紫草 |
| Orobanche pycnostachya | Orobanche coerulescens | Rostellularia procumbens | Lithospermum erythrorhizon |

은 互生하며 鱗片狀 披針形으로 길이 8~20 cm이며 끝은 뾰족하다. 꽃은 密集해서 頂生하는 穗狀花序로 줄기의 약 1/3~1/2을 차지하고, 꽃받침은 膜質로서 꽃 길이의 1/2정도이며 5개로 깊이 갈라진다. 花冠은 藍紫色으로 길이 1.5~2 cm이며 下部는 筒形, 上部는 약간 彎曲한 兩脣形으로 上脣은 나비가 넓고 끝이 이지러져 있으며, 下脣은 3개로 갈라져 있고, 가장자리는 波狀이다. 4개의 수술 중 2개가 길고, 蒴果는 卵狀 타원형으로 많은 種子가 들어 있다. 開花期 및 結實期는 5~7月이다. 바닷가 모래땅에서 자라는 사철쑥에 寄生하며 제주도·울릉도 및 중부·북부지방에 分布한다. 【處方用名】全草 및 根이 列當이다.

列　當(열당)〈開寶本草〉紫花列當·黃花列當·草蓯蓉 : 노란쑥더부살이·초종용의 全草 및 뿌리이다. 4~6月에 採取하여 햇볕에 말린다.

〔**性味**〕 味는 甘하고 性은 溫하며 無毒하다.

〔**藥效 主治**〕 補腎, 强筋의 效能이 있다. 腎虛腰膝冷痛, 陽痿, 遺精을 치료하며 男子의 五勞七傷을 치료한다. 또 風血을 가시게 하고 말라리아, 神經錯亂, 膀胱炎, 小兒의 長期 泄瀉를 치료한다. 【用法 用量】5~15 g을 달이거나 술에 담가서 服用한다. 〈外用〉달인 液으로 발을 씻는다.

쥐꼬리망초 (爵床) 과　Acanthaceae

쥐꼬리망초 爵床　*Rostellularia procumbens* (L.) NEES　(=*Justicia procumbens* L.)

地面을 포복하는 一年生 草本으로 높이 15~30 cm이며 줄기는 네모 또는 4~6개의 모서리가 있고 綠色이나 表面은 灰白色의 잔 털로 뒤덮여 있으며 마디는 약간 부풀어 있다. 잎은 對生하며 긴 타원형 또는 넓은 披針形으로 끝은 뾰족하고 가장자리는 밋밋하다. 穗狀花序는 길이 약 2.5 cm로 원줄기끝과 가지끝에 달려 있다. 꽃은 작으며 꽃받침은 披針形, 가장자리는 투명한 膜質이며 外側을 꽃받침과 같은 모양의 苞片 2개가 둘러싸고 있다. 花冠은 淡紅色 혹은 紫紅色으로 꽃받침보다 약간 길며 上脣은 2개, 下脣은 3개로 각각 끝이 갈라져 있다. 2개의 수술과 1개의 암술이 있으며, 蒴果는 線形으로 끝이 뾰족하고 種子는 黑褐色으로 表面에 그물 모양의 突起가 있다. 開花期는 8～9月이다. 山野地나 路邊의 陰濕한 場所에서 자라며 全國 各地에 分布한다. 【處方用名】全草가 爵床이다.

爵 床 (작상) 〈神農本草經〉 香蘇・赤眼老母草・蒼蠅翅 : 쥐꼬리망초의 全草이다. 立秋 後 採取하여 햇볕에 말린다.

〔性味 歸經〕 味는 鹹辛하고 性은 寒하다. 肝, 膽經에 들어간다.

〔成分〕 全草는 alkaloid를 함유한다. 또 justicidin C 및 D 등의 lignan을 함유하고 있다.

〔藥效 主治〕 淸熱, 解毒, 利濕, 活血, 止痛의 效能이 있다. 感氣發熱, 咳嗽, 咽喉痛, 말라리아, 細菌性泄瀉, 黃疸, 腎炎浮腫, 筋骨疼痛, 小兒疳積(營養不良貧血症), 癰疽疔瘡, 打撲傷을 치료한다. 【用法 用量】10～15 g(新鮮한 것은 30～45 g)을 달여서 服用한다. 〈外用〉 짓찧어서 바르던가 달인 液으로 씻는다.

〔禁忌〕 過多하게 服用하면 脾氣(脾의 機能)를 克(弱하게)한다. 또 脾胃가 虛寒하여 氣, 血이 모두 虛한 者의 服用은 적당하지 않다.

지 치 (紫草) 과 Boraginaceae

지   치 紫草 *Lithospermum erythrorhizon* SIEB. et ZUCC.

多年生 草本으로 높이 90 cm에 이르며 뿌리는 곧게 땅속 깊이 뻗으며 外皮는 暗赤紫色이다. 줄기는 곧추서며 單一 또는 上部에서 가지가 갈라지며 全體가 굵은 硬毛로 뒤덮여 있다. 잎은 互生하며 葉身은 披針形으로 길이 약 6 cm, 나비 약 1.3 cm이며 끝은 뾰족하고 가장자리는 밋밋하며 兩面은 거친 伏毛로 뒤덮여 있다. 꽃은 兩性으로 穗狀花序에 달리며 苞片은 잎 모양으로 되어 있으며 兩面에 굵은 털이 있다. 꽃받침은 짧은 筒狀으로 깊게 5개로 갈라져 있고 裂片은 넓은 線形이다. 花冠은 白色으로 5개로 갈라져 있고 喉部에 5개의 鱗片이 있으며 5개의 수술은 花冠筒의 가운데쯤에 着生한다. 分果는 卵圓形으로 淡褐色이며 4개의 種子가 있다. 開花期는 5～6月, 結實期는 7～8月이다. 山野의 풀숲, 山地의 햇볕이 잘 드는 비탈이나 골짜기 사이에 나며 全國 各地에 分布한다. 【處方用名】根이 紫草이다.

紫 草 (자초) 〈神農本草經〉 紫丹・紫芙・地血・鴉銜草 : 지치의 뿌리이다. 4～5月 또는 9～10月에 뿌리를 캐어 줄기와 진흙을 除去하고(退色하므로 물로 씻지 않는다) 햇볕에 말리던가 뭉근한 불에 구워서 말린다. 【修治】《硬紫草》 씻어서 물을 스며들게 한 다음 잘라서 햇볕에 말린다. 《軟紫草》 挾雜物과 줄기 부분을 除去하고 잘라 둔다.

〔性味 歸經〕 味는 苦하고 性은 寒하다. 心, 肝經에 들어간다.

〔成分〕 지치의 뿌리는 acetylshikonin, shikonin, alkannan, isobutyryl shikonin, β, β-dimethylacrylshikonin, β-hydroxyisovalerylshikonin, teracrylshikonin을 함유한다.

〔藥理〕 1. 循環器系에의 영향: 紫草의 煎劑는 心臟에 대하여 뚜렷한 興奮作用이 있으며 이 作用은 함유한 칼슘에 관계되어 있다. 이 作用으로 末梢의 血液循環을 촉진하여 毒素를 신속하게 排出시킨다. 이것은 紫草가 痘疹을 透發시킬 수 있는 效果가 理論의 근거일 것이다.

2. 腦下垂體호르몬, 絨毛膜의 性腺刺戟호르몬과 拮抗하는 作用이 있으며 婦人의 更年期症候群에 試圖해 보아도 좋다. 그러나 그 有效成分은 高熱로 오래 달이는 것은 效果가 없다.

3. 抗菌, 抗炎作用: Influenza virus에 대하여 in vitro에서 抑制作用이 있으며 黃色포도球菌, 皮膚絲狀菌, 化膿菌, 大腸菌에 대해서도 抑制作用이 있다. 上皮의 成長을 신속하게 하며 熱傷을 치료할 수 있다.

4. 抗腫瘍作用: 報告에 의하면 紫草根은 絨毛上皮腫 및 胞狀奇胎에 대하여 상당히 치료효과가 있다고 하였다.

〔藥效 主治〕 凉血, 活血, 清熱, 解毒, 透疹, 滑腸의 效能이 있다. 濕熱에 의한 斑疹, 濕熱에 의한 黃疸, 紫癜, 吐血, 鼻出血, 血尿, 淋濁, 血痢, 熱結便秘, 火傷, 濕疹, 丹毒, 癰瘍을 치료한다.【用法 用量】3~10g을 달여서 服用한다. 또는 散劑로 한다.〈外用〉바짝 졸여서 膏를 만들어 바른다.

〔禁忌〕 胃腸虛弱, 大便滑泄인 者는 服用에 주의를 要한다. 天然痘로 氣가 虛하며 脾胃가 弱한 者, 泄瀉로 食慾이 없는 者, 小便清利한 者는 服用을 忌한다.

반디지치 梓木草 *Lithospermum zollingeri* DC. (=*Buglossoides zollingeri* (DC.) JOHNSTON)
개지치 大紫草 *L. arvense* L. (=*B. arvensis* (L.) JOHNSTON)

多年生 草本으로 높이 15~25m이며 줄기의 밑부분은 옆으로 길게 뻗으며 거친 털로 뒤덮여 있고 새가지는 묵은 가지의 葉腋에서 생겨서 곧추선다. 잎은 單葉으로 互生하며, 긴 타원 혹은 倒卵狀 披針形으로 길이 1.5~6cm, 나비 5~20mm이고 끝은 뾰족하고 밑부분은 좁은 楔形으로 無柄이거나 혹은 短柄이며 表面에는 거친 털이 있다. 꽃은 上部의 葉腋에 하나가 달리며, 青紫色으로 白色은 적다. 꽃받침은 5개로 갈라지고 裂片은 線狀 披針形이며 끝은 뾰족하다. 花冠의 喉部는 5개의 白線이 放射狀으로 뻗으며 5개로 갈라지고 5개의 수술은 筒部에 달려 있다. 分果는 白色이며 길이 2.5~3mm이고 편평하며 매끈매끈하다. 開花期는 5~6월이다. 햇볕이 잘 쬐고 건조한 풀밭 또는 모래땅에서 자라며 제주도·울릉도 및 중부·남부지방에 分布한다.【處方用名】果實이 地仙桃이다.

地仙桃 (지선도)〈陝西中草藥〉: 반디지치·개지치의 果實이며 7~9月의 果熟期에 採取하여 햇볕에 말린다.

〔性味〕 味는 甘辛하고 性은 溫하다.

〔成分〕 개지치의 全草에는 rutin 0.25~0.44% 혹은 0.59%를 함유한다. 또 n-triacontane, ceryl alcohol, palmitic acid, lauric acid, oleic acid, linoleic acid, linolenic acid 등의 脂肪酸 및 sitosterol, fumaric acid, caffeic acid, 포도糖, rhamnose 등을 함유한다. 뿌리 속에서는

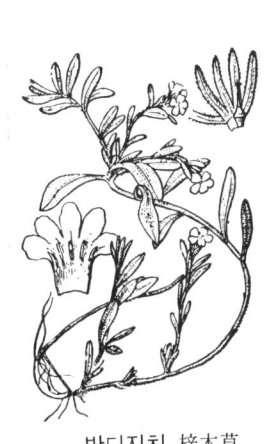
반디지치 梓木草
Lithospermum zollingeri

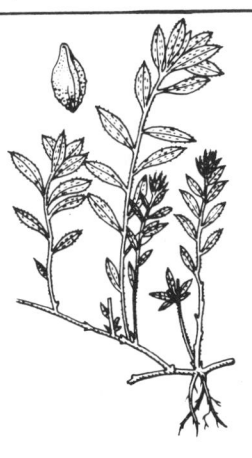
개지치 大紫草
Lithospermum arvense

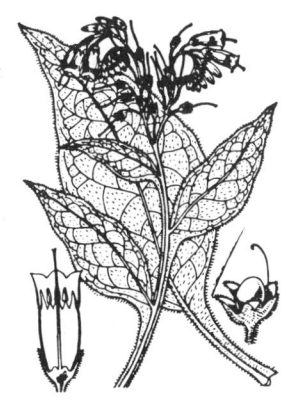
컴프리 甘富利
Symphytum officinale

fumaric acid, 포도糖 등이 抽出된다.

〔藥效 主治〕 溫中, 健胃, 消腫, 止痛의 效能이 있다. 胃脹反酸, 胃寒疼痛, 吐血, 打撲傷, 骨折을 치료한다.【用法 用量】3~6g을 달여서 服用한다.〈外用〉짓찧어서 바른다.

컴 프 리 甘富利 *Symphytum officinale* L.

多年生 草本으로 높이 60~90cm이고 짧은 털이 있으며 가지가 갈라지고 날개가 다소 있다. 잎은 互生하며 卵狀 披針形이고 끝이 길게 뽀족해지고 줄기下部의 잎은 葉柄이 있으나 上部의 잎은 없다. 꽃은 紫朱色, 연한 紅色 및 白色이며 花軸은 1~2回 2개씩 갈라지고 끝이 꼬리처럼 말려서 밑을 향한다. 꽃받침은 5개로 갈라지고 花冠은 넓은 筒形으로서 윗부분이 鐘처럼 다소 벌어지고 얕게 5개로 갈라진다. 수술은 5개로서 筒部에 붙어 있고, 열매는 4개의 分果로 되며 卵形이다. 開花期는 6~7月이다. 유럽 原産으로 栽植한다.【處方用名】根 및 莖葉이 甘富利이다.

甘富利(감부리) : 컴프리의 根 및 莖葉으로 봄에서 가을 사이에 수시로 採取하여 햇볕에 말리거나 생것으로 쓴다.

〔性味 歸經〕 味는 甘하고 性은 平하다. 肝, 肺, 腎, 脾, 胃經에 들어간다.

〔成分〕 根은 粘液이 많으며 allantoin, consolidine, symphytocynoglossine 등을 함유한다.

〔藥效 主治〕 補血, 强壯, 淸肝, 止喘, 止血, 補脾胃의 效能이 있다. 身體虛弱, 貧血, 肝炎, 黃疸, 消化不良, 胃炎, 腸炎, 泄瀉, 喘息, 嘔吐, 衄血, 外傷出血, 骨折, 腫毒을 치료한다.【用法 用量】9~18g를 달여서 服用하거나 汁을 내어 服用한다.〈外用〉짓찧어 塗布하거나 가루 내어 患部에 개어 붙인다.

꽃말이 附地菜　*Trigonotis peduncularis* (Trev.) Benth. (=*Myosotis peduncularis* Trev.)

一年生 草本으로 높이 5～30 cm 이며 줄기는 보통 밑부분에서 갈라져 여러 대가 한군데에서 나온 것 같으며 전체에 짧은 伏毛가 있다. 잎은 互生하고 긴 타원형 또는 卵形이며 길이 1～3 cm, 나비 5～20 mm 로 끝은 뾰족하고 가장자리는 밋밋하며 葉柄은 밑부분의 것은 길지만 위로 올라갈수록 짧아져서 없어진다. 總狀花序는 頂生하여 가늘고 길며 苞片은 없고, 꽃은 보통 花序의 한쪽에 달리며 길이 3～6 mm 의 小花梗이 있다. 꽃받침은 5개로 갈라지고 끝이 뾰족하며 털이 있고 花冠은 藍色으로 길이 약 1.5 mm 로 5개의 裂片은 卵圓形이며 끝은 둥글다. 5개의 수술은 筒部 중앙부에 달려 있고 열매는 짧은 대가 있으며 꽃받침으로 싸여 있고 分果는 윗부분이 뾰족하며 약간의 光澤이 난다. 開花期는 4～7月이다. 들이나 길가에서 나며 全國 各地에 分布한다.【處方用名】全草가 附地菜이다.

附地菜(부지채)〈植物名實圖考〉鷄腸·鷄腸草: 꽃말이의 全草이며 초여름 開花時에 採取하여 햇볕에 말린다.

〔**性味 歸經**〕味는 辛苦하고 性은 凉하다. 肝, 大腸經에 들어간다.

〔**藥效 主治**〕遺尿, 赤白痢, 發背, 熱腫, 手足痲痺를 치료한다.【用法 用量】15～30 g 을 달여서 服用한다. 짓찧어 낸 汁 또는 술에 담근 것을 사용한다.〈外用〉짓찧어서 바르던가 또는 가루를 만들어 患部에 문질러 바른다.

참　깨(胡麻)과　Pedaliaceae

참　깨 胡麻　*Sesamun indicum* DC.

一年生 草本으로 높이 1 m, 줄기는 곧추서며 네모지고 그루 전체는 털로 뒤덮여 있다. 잎은 對生하거나 윗부분에서 互生하며 긴 타원형 또는 披針形으로 길이 3～10 cm 이고, 윗부분의 잎은 披針形으로 가장자리가 밋밋하나 밑부분의 잎은 3개로 갈라진다. 꽃은 1개 혹은 2～3개가 葉腋에 달리고, 꽃받침은 5개로 깊게 갈라지며 花冠은 筒形으로 길이 2.5～3 cm, 柔毛로 덮여 있으며 흰색이지만 연한 자주색 또는 활색을 띠고 있으며 4개의 수술 중 2개가 길다. 蒴果는 긴 圓筒狀으로 黑褐色이며 흰색의 柔毛로 뒤덮여 있고 種子는 多數로 黑色, 白色 또는 淡黃色이다. 開花期는 6～8月, 結實期는 8～9月이다. 阿洲 原産으로 보고 있으며 全國에서 栽植된다.【處方用名】① 種子는 黑脂麻 ② 莖은 麻秸 ③ 葉은 胡麻葉 ④ 花는 胡麻花 ⑤ 白色 種子는 白脂麻 ⑥ 果殼은 芝麻殼 ⑦ 기름을 짜낸 지게미는 麻滓이다.

❶ **黑脂麻**(흑지마)〈本草綱目〉胡麻·巨勝·狗虱·鴻藏·烏麻·油麻·脂麻: 참깨의 黑色 種子이다. 9～10月 果實이 黃黑色으로 되면 全草를 採取하여 작은 다발로 만들어 끝쪽을 위로 향하게 하여 햇볕에 말리고, 種子를 두드려 떨어내고 挾雜物을 除去하고 또다시 햇볕에 말린다.

〔**性味 歸經**〕味는 甘하고 性은 平하다. 肝, 腎經에 들어간다.

〔成分〕 種子가 함유하는 脂肪油는 60%에 達한다. 油分 중에는 oleic acid, linoleic acid, palmitic acid, arachinic acid(arachidic acid), tetracosanoic acid, behenic acid 등의 glyceride, sterol, sesamin, sesamolin, sesamol, vitamin E 등이 함유되어 있다. 種子 중에는 葉酸 18.45 mg%, nicotinic acid 0.48 mg%, sucrose 0.64%, phosphatidylcholine 0.65%, pentosan, 蛋白質과 多量의 칼슘 등이 含有되어 있다.

〔藥理〕 全草의 水抽出物은 Guinea pig의 摘出子宮에 대하여 興奮作用이 있다. 種子의 抽出物을 Rat에게 먹이면 血糖을 降下시켜 肝臟 및 筋肉 中의 글리코겐의 含有量을 증가시키지만 大量으로 먹이면 글리코겐의 含有量은 低下한다. 黑脂麻油를 Rat에게 體重 100 g : 0.2 mg을 10 日間 投與하면 副腎 中의 ascorbic acid 및 cholesterol의 含量이 증가한다. 組織化合의 檢査에서도 副腎皮質의 機能이 어느 정도의 抑制를 받는 것이 證明되고 있다. 특히 姙娠 後期에 있어서의 ascorbic acid 含有量의 증가는 더욱 뚜렷하다. 種子에는 下痢를 일으키는 作用이 있고 기름을 짜낸 지게미는 家畜에게 有毒하여 疝痛, 振戰, 呼吸困難, 脹氣, 咳嗽 및 行動抑制를 일으킨다.

〔藥效 主治〕 補肝腎, 潤五臟의 效能이 있다. 肝腎不足, 虛風眩暈, 風痺, 癱瘓, 大便燥結, 病後虛羸, 髮鬚早白, 婦人의 乳少를 치료한다.【用法 用量】10~15 g을 달여서 服用하던가 丸劑, 散劑로 해서 服用한다. 〈外用〉달인 液으로 씻던가 짓찧어서 바른다.

〔禁忌〕 脾弱便溏인 者는 服用을 忌한다.

❷ 麻 秸 (마갈)〈本草綱目〉脂麻秸 : 참깨의 줄기이다.

〔藥效 主治〕 哮喘(喘息), 浮腫, 聤耳(귀고름)를 치료한다. 또 구워서 재를 만들어 疣(점이나 사마귀)에 발라서 惡肉을 除去하는데 使用한다.【用法 用量】달이던가 또는 藥性이 남을 程度로 구워 가루를 만든다. 〈外用〉藥性이 남을 정도로 구워 가루를 만들어 撒布한다.

❸ 胡麻葉 (호마엽)〈神農本草經集注〉靑蘘·巨勝苗 : 참깨의 잎이다.

〔性味〕 味는 甘하고 性은 寒하다.

〔成分〕 乾燥한 잎은 0.3%의 pedaliin을 함유한다.

〔藥理〕 잎은 植物고무質을 함유하며 물에 넣으면 粘滑劑를 형성하고 泄瀉나 痢疾 患者가 마셔서 사용하면 刺戟을 緩和하는 作用이 있다.

〔藥效 主治〕 風寒濕痺, 崩中, 吐血, 外陰瘙痒症을 치료한다. 또 五臟의 邪氣, 風寒濕痺를 치료하고, 氣를 돋우며 腦髓를 補하고 筋骨을 튼튼하게 하며 오랫동안 服用하면 귀나 눈이 銳敏해진다.【用法 用量】달여서 服用하거나 짓찧어 낸 汁을 服用한다. 〈外用〉가루를 만들어 乾燥시켜서 바른다.

❹ 胡麻花 (호마화)〈千金·食治〉烏麻花 : 참깨의 꽃이다. 7月에 最頂部分을 採取해서 그늘에서 말린다.

〔藥效 主治〕 禿髮(禿頭), 凍瘡을 치료한다.【用法 用量】달여서 服用하거나 가루를 만들어 服用한다. 〈外用〉가루를 만들어 바르거나 또는 술에 담근 것을 문질러 바른다.

❺ 白脂麻 (백지마)〈本草衍義〉白油麻·白胡麻 : 참깨의 白色 種子이다.

파리풀(透骨草)과 Phrymaceae   파리풀 *Phryma leptostachya* var. *asiatica*

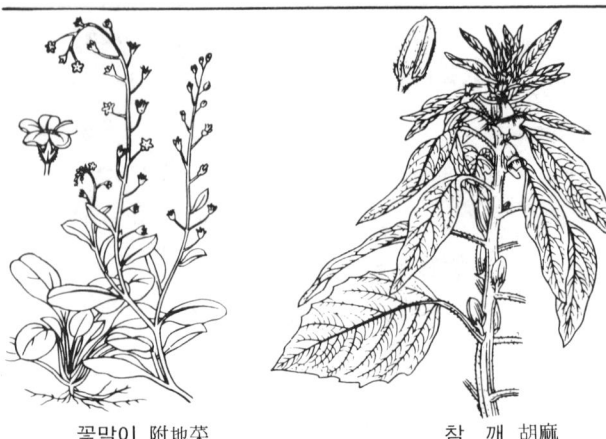

꽃말이 附地菜
Trigonotis peduncularis

참 깨 胡麻
Sesamun indicum

파리풀 透骨草
Phryma leptostachya var. *asiatica*

〔性味〕 味는 甘하고 性은 平하다.

〔成分〕 種子는 水分 5.42%, 油量, 52.75%, 蛋白質 22.69%, 粗纖維 7.57%, 糖類 6.30%, 灰分 5.25%를 함유한다. 참기름의 主要成分은 oleic acid(48%)와 linoleic acid(37%)이며 其他의 成分으로서는 stearic acid와 palmitic acid이고, 그 중에 다시 抗酸化物質——vitamin E와 sesamol을 함유한다. 또 칼슘質을 풍부하게 함유하고 있다.

〔藥效 主治〕 潤燥, 滑腸의 效能이 있다. 津液의 不足으로 오는 便秘, 小兒頭瘡을 치료한다. 【用法 用量】 30～60g을 달여서 服用한다. 혹은 粉末로 만들어 사용한다. 〈外用〉 짓찧어서 바른다.

❻ 芝麻殻 (지마각) 〈本草綱目拾遺〉: 참깨의 果殼이다.

〔藥效 主治〕 半身不隨, 火傷, 濕疹을 치료한다. 【處方例】 半身不隨의 치료에는 芝麻殻 15g을 술에 달여서 服用하고 땀을 낸다. 火傷치료에는 芝麻殻을 藥性이 남을 程度로 구워서 고운 粉末을 만들어 患部에 麻油를 골고루 바른 다음 바른다. 濕해서 진물러 있을 때는 말려서 가루를 묻힌다.

❼ 麻滓 (마재) 〈本草綱目〉 麻油滓·芝麻莘: 참깨의 種子를 짜서 脂肪油를 얻어낸 후 남은 지게미이다.

〔藥效 主治〕 潰爛한 癰疽를 치료하며 또 齒牙를 단단하게 하는 效能이 있다.

파 리 풀 (透骨草) 과 Phrymaceae

파 리 풀 透骨草 *Phryma leptostachya* L. var. *asiatica* HARA

多年生 草本으로 높이 30～80cm이며, 줄기는 연한 자주색으로 네모지며 마디 바로 밑부분이 두드러지게 굵다. 잎은 單葉으로 對生하며 葉柄이 길고 卵狀 楕圓形으로 길이 5～10cm, 나비 4～7cm이며 끝이 뾰족하고 가장자리에는 톱니가 있으며 兩面의 葉脈에는 短毛가 있다. 穗狀花序는 원줄기끝과 가지끝에 달리며 길이 10～20cm로 꽃은 밑에서부터 위를 향해 피지만 점

차 옆을 향하고 열매가 달리면 완전히 밑을 향한다. 꽃받침은 筒形으로 5개의 모서리가 있고 上脣의 3개 裂片은 까끄라기 모양이 되어 있어 다른 물체에 잘 붙는다. 花冠은 길이 5mm로 脣形이며 下脣이 크고 4개의 수술 중 2개가 길다. 蒴果는 꽃받침으로 싸여 있으며 1개의 종자가 들어 있다. 開花期는 7~9月, 結實期는 9~10月이다. 山野의 그늘진 곳에서 나며 全國 各地에 分布한다. 【處方用名】 全草 또는 根이 老婆子針線이다.

老婆子針線 (노파자침선) 〈峨眉藥植〉 透骨草 : 파리풀의 全草 또는 뿌리이다.

〔性味〕 根의 味는 苦하고 性은 凉하다.

〔成分〕 뿌리는 木脂體 成分 phrymarolin II 및 殺蟲作用이 있는 leptostachyol acetate 등을 함유한다.

〔藥效 主治〕 解毒, 殺蟲의 效能이 있다. 疥瘡, 黃水瘡(黃色 汁이 나오는 瘡), 瘡毒의 感染에 의한 發熱을 치료한다. 【用法 用量】 뿌리는 15~30g을 달여서 服用한다. 〈外用〉 짓찧어서 바르거나 혹은 가루를 만들어서 바른다.

현 삼 (玄蔘) 과 Scrophulariaceae

성 주 풀 (나도깨풀) 胡麻草 *Centranthera cochinchinensis* (LOUR.) MERR.

一年生 草本으로 높이 20~40cm이며 그루 전체는 絨毛로 뒤덮여 있고 줄기는 곧추서며 수염뿌리는 적갈색이다. 줄기 下部의 잎은 對生하고 上部의 잎은 互生하며 葉柄이 없고, 葉身은 끝이 뾰족한 披針形으로 길이 0.5~2.5cm, 나비 0.3~0.5cm이며 가장자리는 밋밋하다. 꽃은 작으며 원줄기 윗부분의 穗狀花序에 腋生하고 披針形의 小苞는 꽃받침에 붙어 있다. 꽃받침은 佛焰苞로 앞쪽이 얕게 열려 있으며 길이 약 1.2cm이고 끝은 뾰족하다. 花冠은 筒形으로 꽃받침이 열려 있는 곳에서 길게 뻗어 彎曲하며 紫藍色을 띤다. 4개의 수술 중 2개가 길며 꽃밥에는 꿀주머니가 있다. 蒴果는 타원형으로 끝이 뾰족하며 胞背로 터지고 種子에는 줄이 있다. 開花期는 8~9月이다. 햇볕이 잘 드는 논두렁, 물가, 山野의 습한 풀숲에서 자라며 南部地方에 分布한다. 【處方用名】 全草가 胡麻草이다.

胡麻草 (호마초) 〈雲南思茅中草藥選〉 : 성주풀의 全草로 봄, 가을에 採取하여 햇볕에 말린다.

〔性味〕 味는 酸微辛하고 性은 溫하다.

〔藥效 主治〕 消腫, 散瘀, 止血, 止痛의 效能이 있다. 喀血, 咳血(血痰), 吐血, 打撲傷에 의한 內出血, 류머티성 關節炎을 치료한다. 【用法 用量】 15~30g을 달여서 服用한다. 〈外用〉 짓찧어서 바른다.

디기탈리스 毛地黃 *Digitalis purpurea* L.   **털디기탈리스** *D. lanata* EHRH.

多年生 草本으로 높이가 1m에 달하고 곧게 자라며 全體에 짧은 털이 있다. 잎은 互生하고 卵狀 楕圓形이며 밑부분의 잎은 葉柄이 있고 양면에 주름이 있으며 가장자리에 波狀의 톱니가

현 삼(玄蔘)과 Scrophulariaceae

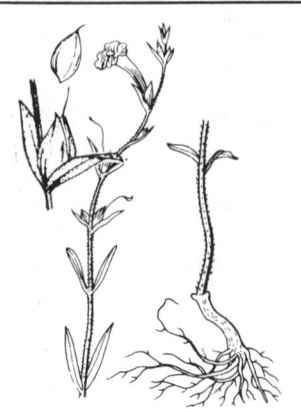
성주풀 胡麻草
Centranthera cochinchinensis

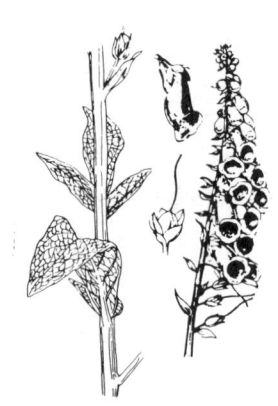
디기탈리스 毛地黃
Digitalis purpurea

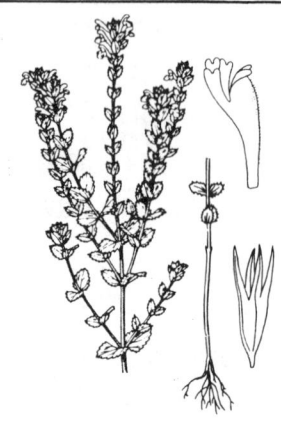
선좁쌀풀 芒小米草
Euphrasia maximowiczii

있다. 꽃은 원줄기끝에서 穗狀으로 발달하고 밑부분에서부터 피어 올라가고 꽃받침은 5개로 갈라지며 裂片은 卵狀 披針形으로서 끝이 뾰족하다. 花冠은 紅紫色이고 짙은 斑點이 있으며 鐘形이지만 가장자리가 다소 脣形으로 된다. 4개의 수술 중 2개가 길고 蒴果는 圓錐形이며 꽃받침이 남아 있다. 開花期는 7～8月이며 유럽 原產으로 栽植한다. 【處方用名】葉이 毛地黃이다. 린다.

毛地黃(모지황) : 디기탈리스・털디기탈리스의 잎이다. 여름에서 가을에 採取하여 햇볕에 말린다.

〔性味 歸經〕 味는 苦하고 性은 寒하다. 心, 膀胱經에 들어간다.

〔成分〕 强心配糖體로 불리우는 독특한 steroid 配糖體가 中心이 되는 것으로 植物 中에는 주로 purpurea glucoside-A,-B, 또는 glucogitaloxin 으로서 포함되어 있으며 이것들은 酵素로 分解되어서 각기 digitoxin, gitoxin, gitaloxigenin 이 된다. 이외에도 强心配糖體가 다량 함유되어 있으며 非糖體의 steroid 에 의해서 分類하면 digitoxigenin 系의 6種, gitoxigenin 系 9種, gitaloxigenin 系 5種이 알려져 있다. 또 saponin 의 F-gitonin, desgalactotigonin 등 flavonoid 의 luteoline, luteorin-7-glucoside, digicitrin, hesperidin, monoterpene 의 digipurolactone 등이 알려졌다.

〔藥理〕 英國 및 北部 유럽에서 民間藥으로서 强心利尿藥으로 사용되어 왔지만 현재에도 高血壓, 動脈硬化, 慢性瓣膜障碍 등에 의한 鬱血性 心機能不全, 特發性心房性 心搏急速症 등에 대한 有力한 强心藥이며 또 心機能不全에 의한 浮腫 등에도 强心利尿藥으로서 顯效하다. 이 作用은 心筋에 직접 作用하는 것이 特質로, 心臟의 收縮力 搏出, 還流가 증가하며 搏動數를 감소시키며 또 2차적인 作用으로서 血壓을 높이며 腎機能을 호전시켜서 利尿作用을 가지게 한다. 작용은 遲效性으로 장시간 지속하지만 축적작용이 있어 적용에 있어서는 他의 配合藥이나 症狀에 의한 禁忌도 십분 고려해야 하며 用法 用量에도 醫師의 관리가 필요하다.

內服에는 잎을 粉末로 하여 力價를 조절한 디기탈리스末, 주사제로서는 單離精製한 有效成分인 digitoxin 이 使用되며 디기탈리스末의 利用이 많다.

〔藥效 主治〕 强心, 利尿의 效能이 있다. 心機能不全, 心臟無力, 慢性瓣膜症, 浮腫을 치료한다. 散劑로 하여 0.03~0.1g을 服用한다.

선좁쌀풀 芒小米草 *Euphrasia maximowiczii* WETTST.　　산좁쌀풀 *E. mucronulata* NAKAI

一年生 혹은 二年生 草本으로 높이 20~40m로 곧추서며 일반적으로 단순하거나 중간 이상의 윗부분에서 가지가 갈라지고, 줄기는 네모지며 微毛가 있으나 根生葉은 없다. 잎은 對生하거나 간혹 3~4개씩 輪生하고 廣卵形 또는 圓形이며, 苞葉도 廣卵形 또는 圓形으로 가장자리의 끝은 까끄라기 모양으로 되어 있다. 꽃받침의 길이는 3.5~5mm로 4개로 갈라지며 裂片은 披針狀 三角形이고 끝은 뾰족하다. 花冠은 脣形이며 裂片 頂端의 凹頭는 얕게 2갈래로 갈라져 있으며 길이로 줄기가 져 있고 淡黃色을 띤다. 4개의 수술이 있고, 果實은 꽃받침 속에 들어 있는 蒴果로 많은 種子가 있다. 開花期는 6~8月이다. 林野나 灌木林 혹은 山地의 草原에 나며 南部·中部·北部의 깊은 산에 分布한다. 【處方用名】全草가 芒小米草이다.

芒小米草(망소미초)〈高原中草藥治療手册〉: 좁쌀풀 및 同屬 近緣植物의 全草이다. 7~8月에 採取하여 적당한 길이로 잘라서 햇볕에 말린다.
〔性味 歸經〕 味는 苦하고 性은 寒하다. 肺, 脾, 大腸經에 들어간다.
〔藥效 主治〕 淸熱, 解毒의 效能이 있다. 咽喉腫痛, 肺炎咳嗽, 口瘡癰疾을 치료한다.【用法 用量】6~10g을 달여서 服用한다.

소엽풀(소향풀) 紫蘇草 *Limnophila aromatica* (LAM.) MERR.

一年生 또는 多年生 草生으로 높이 20~30cm이며 곧추서거나 비스듬히 위로 뻗으며 基部는 포복상이다. 줄기는 圓柱形으로 속이 비어 있으며, 연한 綠色으로 마디가 있고 多肉質이며 그루 全體에서 향기가 난다. 잎은 對生하거나 3葉이 輪生하며 길이 1.5~4cm, 나비 3~10mm의 긴 타원형으로 끝은 뾰족하나 밑부분은 절반이 줄기를 싸고 있으며 가장자리에는 작은 톱니가 있다. 꽃은 보통 葉腋에 1개씩 달리지만 때로는 여러 개의 꽃이 나란히 줄지어 總狀花序를 이룬다. 꽃받침은 披針形으로 花梗보다 짧으며 5개로 갈라진다. 花冠은 淡紅色 또는 黃白色이 돌며, 길이 약 1cm이고 4개의 수술이 있다. 蒴果는 卵形이고 種子는 腎臟形으로 뒷면에 2개의 稜線이 있으며 흑색을 띤다. 開花期는 10月이다. 논밭이나 沼澤地 등의 濕地에서 자라며 濟州島에만 分布한다. 【處方用名】全草가 水芙蓉이다.

水芙蓉(수부용)〈常用中草藥手册〉: 소엽풀의 全草이다. 全體에서 蘇葉 같은 향기가 나기 때문에 소엽풀이라고 한다. 年中 수시로 採取할 수 있다.
〔性味〕 味는 辛하고 性은 凉하다.
〔藥效 主治〕 淸熱, 解毒, 消腫, 止痒의 效能이 있다. 毒蛇咬傷, 瘡癰腫毒, 疥癬, 皮膚瘙痒을 치료한다.【用法 用量】3~15g(新鮮한 것은 15~30g)을 달여서 服用한다. 혹은 술에 담가

현 삼(玄蔘)과 Scrophulariaceae

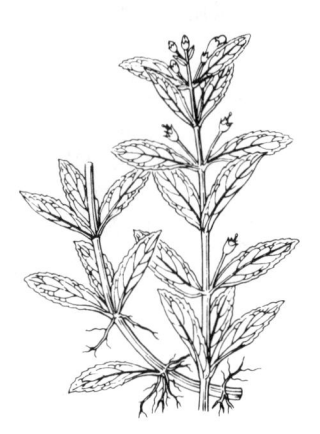
소엽풀 紫蘇草
Limnophila aromatica

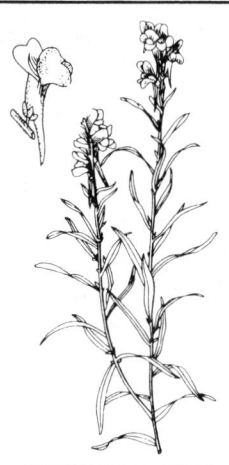
좁은잎해란초 柳穿魚
Linaria vulgaris

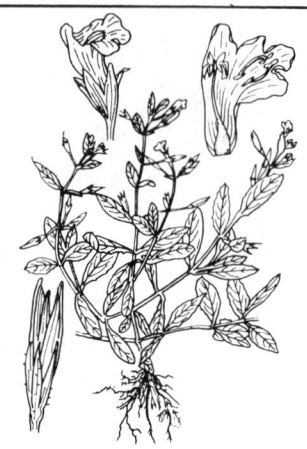
논뚝외풀 窄葉母草
Lindernia angustifolia

서 服用한다. 〈外用〉 짓찧어서 바르거나 짜낸 汁을 바르던가 또는 달여서 씻는다.

〔禁忌〕 姙婦는 服用을 忌한다.

좁은잎해란초 柳穿魚 *Linaria vulgaris* MILL.   해란초 *L. japonica* MIQ.

多年生 草本으로 높이 20~70cm이며 主根은 가늘고 길며 줄기는 곧추서며 윗부분에서 가지가 갈라진다. 잎은 互生하며 葉柄이 없고 葉身은 線狀 披針形 또는 線形으로 끝이 뾰족하고 가장자리는 밋밋하며 털이 없다. 꽃은 원줄기와 가지끝에 總狀으로 달리며 비교적 조밀하고 苞片은 披針形이다. 꽃받침은 길이 3cm로 披針形이고 5개로 갈라지며 서로 포개져 있고 끝이 다소 둔하다. 花冠은 兩脣形으로 花筒이 길고 밑부분에 距가 있으며 길이 20~30mm로 喉部는 閉合되어 있고 下脣의 突起部分에는 橙黃色의 斑點이 있다. 4개의 수술 중 2개는 비교적 길고, 蒴果는 球形이다. 開花期는 6~9月이고 結實期는 8~10月이다. 砂丘나 砂質地, 草原, 乾燥한 山의 傾斜地, 길가에 나며 中部·北部의 海岸砂地에 많이 布分한다. 【處方用名】 全草가 柳穿魚이다.

柳穿魚(유천어)〈內蒙古中草藥〉: 좁은잎해란초·해란초의 全草이다. 여름에 開花한 것을 採取하여 그늘에서 말린다.

〔性味〕 味는 甘微苦하고 性은 寒하다.

〔成分〕 地上部分에는 alkaloid의 peganine이 含有되어 있고 꽃은 flavonoid의 linarin, pectolinarin과 neolinarin을 함유한다.

〔藥效 主治〕 淸熱, 解毒, 散瘀, 消腫의 效能이 있다. 頭痛, 頭暈, 黃疸, 痔瘡便秘, 皮膚病, 火傷을 치료한다. 【用法 用量】 3~10g을 달여서 服用한다. 또는 粉末로 만들어 散劑로 한다. 〈外用〉 粉末로 만들어 고루 塗布한다.

논뚝외풀 窄葉母草 Lindernia angustifolia (BENTH.) WETTST.
(= Vandellia angustifolia BENTH.)

一年生 草本으로 높이 7~25 cm 이며 털이 없고 줄기는 많은 가지로 갈라지며 밑부분은 포복하여 땅에 닿으면 마디에 뿌리가 생기기 쉽고 가지는 곧추서거나 또는 비스듬히 뻗는다. 잎은 對生하고 葉柄이 없으며 披針形 또는 긴 타원상 피침형으로 길이 1~3 cm, 나비 3~5 mm 이고 가장자리에 不明瞭한 톱니가 있다. 꽃은 葉腋에 1개씩 달리며 짧은 總狀花序를 이루고 花梗은 잎과 거의 같은 길이이다. 꽃받침은 5개로 갈라지고 裂片은 線形이며 結實期에는 反曲한다. 花冠은 연한 紅紫色이고 끝은 兩脣形으로 上脣은 2개, 下脣은 3개로 갈라지며 수술은 4개이다. 蒴果는 總狀 楕圓形으로 꽃받침 2~3배의 길이이며, 작은 種子가 많이 들어 있다. 開花期는 8~9月이다. 논밭둑의 濕地에 자라며 중부, 남부지방 및 제주도에 분포한다. 【處方用名】全草가 羊角草이다.

羊角草 (양각초)〈中草藥手册〉: 논뚝외풀의 全草이며 여름에서 가을에 採取한다.
〔**性味**〕 味는 辛苦하고 性은 平하다.
〔**藥效 主治**〕 淸熱, 利濕, 安胃, 祛瘀의 效能이 있다. 黃疸, 痢疾, 急性胃腸炎, 急性喉頭炎, 扁桃腺炎, 打撲傷을 치료한다. 【用法 用量】 15~30 g을 달이거나 또는 가루를 만들어 服用한다. 〈外用〉 짓찧어서 바른다.

외 풀 母草 Lindernia crustacea (L.) F. MUELL.
(= Torenia crustacea CHAM. et SCHL. = Vandellia crustacea (L.) BENTH.)

一年生 草本으로 높이는 8~20 cm 이며 밑에서 가지가 갈라져서 사방으로 퍼지며 無毛 혹은 드문드문 난 털로 뒤덮여 있다. 잎은 對生하며 葉柄이 짧고, 葉身은 卵形으로 길이 8~15 mm 이고 끝은 鈍形 또는 뾰족하며 가장자리에 둔한 톱니가 있다. 꽃은 葉腋에 1개씩 달려서 繖房狀으로 되고 小花梗은 길이 1~2.5 cm 로 비스듬히 벌어진다. 꽃받침은 綠色 또는 연한 紫色으로 5개의 뾰족한 裂片으로 갈라지며 花冠은 길이 약 1 cm 의 圓筒形으로 兩脣形이며, 上脣은 2개, 下脣은 3개로 각각 갈라져 있다. 4개의 수술 중 2개가 길고, 蒴果는 긴 타원형 혹은 卵形이며 거의 전체가 꽃받침으로 싸여 있고 種子는 타원형으로 희미한 凹點이 있다. 開花期는 7~8月이다. 도랑 주변이나 논밭에서 자라며 濟州島에 分布한다. 【處方用名】 全草가 母草이다.

母 草 (모초)〈廣州部隊〉〈常用中草藥手册〉: 외풀의 全草로 여름부터 가을에 걸쳐 採取한다.
〔**性味**〕 味는 微苦淡하고 性은 凉하다.
〔**藥效 主治**〕 淸熱, 利濕, 解毒의 效能이 있다. 感氣, 急·慢性菌痢, 腸炎, 癰癤疔腫, 乳癰, 胃痛을 치료한다. 【用法 用量】 3~10 g(新鮮한 것은 30~60 g)을 달여서 服用한다. 또 粉末로 하거나 또는 술에 담가서 服用한다. 〈外用〉 짓찧어서 바른다.

— 902 — 현 삼(玄蔘)과 Scrophulariaceae

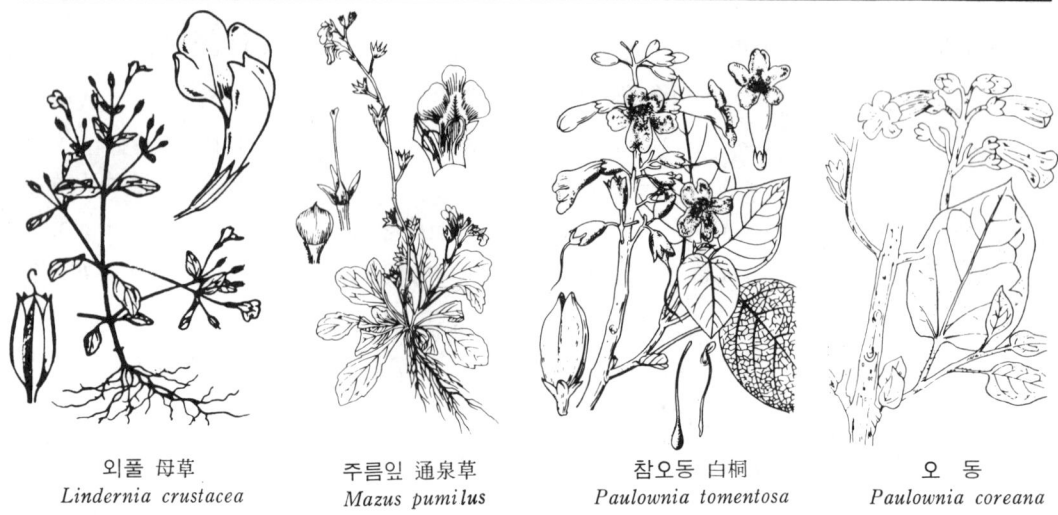

외풀 母草	주름잎 通泉草	참오동 白桐	오 동
Lindernia crustacea	*Mazus pumilus*	*Paulownia tomentosa*	*Paulownia coreana*

주 름 잎 通泉草 *Mazus pumilus*(BURM. fil.)v. STEENIS(=*M. japonicus*(THUNB.) O. KTZE.)
  누운주름잎 *M. miquelii* MAKINO   선주름잎 *M. stachydifolius* (TURCZ.) MAX.

一年生 草本으로 높이 6~20 cm이며 털이 없거나 약간 있으며 밑에서 몇 개의 원줄기가 자란다. 잎은 對生하며 크고 모두 밑부분에서 뻗은 倒卵形 또는 긴 楕圓狀 주걱形이고 끝이 둥글며 밑부분이 葉柄으로 흘러 엽병과 더불어 길이 2~6 cm, 나비 8~15 mm 로 가장자리에 둔한 톱니가 있다. 꽃은 원줄기끝에 몇 개씩 總狀으로 달리고 小花梗은 꽃받침보다 길며 짧은 털이 있다. 꽃받침은 綠色으로 길이 약 7 mm 정도이며 5개의 裂片으로 갈라진다. 花冠은 연한 자주색이며 가장자리가 백색이고 길이 1 cm 가량의 兩脣形으로 上脣은 2개, 下脣은 3개로 갈라지는데 中央의 裂片보다 側面의 裂片이 크다. 4개의 수술 중 2개가 길며 蒴果는 꽃받침으로 싸여 있다. 開花期는 5~8月이며 밭이나 습기가 있는 곳에서 흔히 자라며 전국에 분포한다.
【處方用名】全草가 綠蘭花이다.

  綠蘭花 (녹란화)〈重慶草藥〉: 주름잎 및 同屬 近緣植物의 全草이다.
  〔性味〕 味는 微甘하고 性은 凉하며 無毒하다.
  〔藥效 主治〕 淸熱, 消腫, 解毒의 效能이 있다. 癰疽疔腫, 火傷, 紅腫潰瘍(빨갛게 부어 오른 潰瘍), 無名腫毒을 치료한다.

참 오 동 白桐 *Paulownia tomentosa* (THUNB.) STEUD.   오 동 *P. coreana* UYEKI

落葉喬木으로 높이가 15 m 에 달하고 가지는 굵고 단단하며 어린 가지에는 털이 밀생한다. 잎은 對生하고 葉身은 넓은 卵形 또는 卵形이지만 3~5개로 얕게 갈라지며 길이 15~30 cm 로 표면에 털이 밀생하고 뒷면에는 대가 있는 연한 갈색털이 밀생하며 끝은 뾰족하고 가장자리는 밋밋하며, 길이 8~20 cm 의 葉柄은 잔털이 있다. 꽃은 圓錐花序로 길이 20~30 cm 이며 꽃받침은 넓은 鐘形이며 끝 5개로 갈라지며 裂片은 卵形 鈍頭이고 小花梗과 더불어 갈색털이 밀생한다. 花冠은 깔때기 모양의 鐘形에 길이 5~6 cm로서 연한 자주색이고 세로로 달리는 많은 平行紫點線이 있으며 겉에 腺毛가 있고 子房은 卵形으로 털이 있다. 蒴果는 둥글고 銳頭이며 털이 없고 길이 3~4 cm 이다. 開花期는 5~6月이고 結實期는 9~10月이다. 촌락 부근의 습기가 알맞은 비옥한 땅에 심으며 全國 각지에서 栽植하며 鬱陵島에서만 自生하고 있다. 【處方 用名】① 樹皮는 桐皮 ② 木部는 桐木 ③ 葉은 桐葉 ④ 實果은 泡桐果 ⑤ 花는 泡桐花이다.

❶ 桐 皮 (동피)〈神農本草經〉 桐木皮·白桐皮: 참오동·오동의 樹皮이다. 年中 수시로 採取하여 햇볕에 말린다.

〔性味 歸經〕 味는 苦하고 性은 寒하다. 肝, 心經에 들어간다.

〔成分〕 오동의 樹皮는 syringin 을 0.3% 함유한다.

〔藥效 主治〕 痔瘡, 淋病, 丹毒, 打撲傷을 치료한다. 【用法 用量】 15~30g 을 달여서 服用한다.〈外用〉 짓찧어서 바르거나 또는 달인 液을 바른다.

❷ 桐 木 (동목)〈本草綱目〉: 참오동·오동의 木材이다.

〔成分〕 泡桐 *P. fortunei* (SEEM.) HEMSL. 의 木材는 paulownin, isopaulownin, *d*-sesamin, *d*-asarinin 을 함유한다. 어린 가지는 syringin 과 관계가 있으며 構造가 아직 不明한 paulown-ioside 라는 glucoside 를 함유한다. 오동은 또한 catalpinoside (catalpol)를 함유한다.

〔藥效 主治〕 浮氣가 발에서부터 시작해서 위로 진행되는 症狀을 치료하려면 桐木을 깎아서 삶은 汁을 바르고 함께 少量을 服用한다.

❸ 桐 葉 (동엽)〈神農本草經〉: 참오동·오동의 잎이다.

〔性味〕 味는 苦하고 性은 寒하며 無毒하다.

〔成分〕 참오동의 잎은 ursolic acid 를 함유하며, 또 glucoside 및 polyphenols 를 함유한다.

〔藥理〕 Ursolic acid 는 化學的으로 oleanolic acid 에 가까울 뿐만 아니라 作用도 비슷하며 sapogenin 으로 되어서 製藥 또는 식품공업에서 乳化劑로서 使用되며 사람이나 動物에 대하여 毒性은 없다. 또 물, 소금의 代謝에 대해서도 뚜렷한 作用은 없다. Ursolic acid 는 動物에 대해서 뭔가 모르게 中樞抑制作用이 있는 것으로 報告되고 있다. 일찍이 crategolic acid 와의 合劑는 冠狀血管을 擴張시켜서 冠脈循環 및 心臟機能의 不足을 치료할 수 있다는 報告가 있었지만, 冠狀血管에 대해서 特異한 作用은 없고 오히려 그것이 물에 녹지 않기 때문에 靜脈注射를 놓은 뒤에 體內에 작은 顆粒이 생겨서 肺에 障碍를 끼치고 生體에 각종 反應을 일으킨다고 생각하는 사람도 있다.

〔藥效 主治〕 癰疽, 疔瘡, 創傷出血을 치료한다. 【用法 用量】 15~30 g 을 달여서 服用한다. 〈外用〉 醋를 쳐서 붙이던가 짓찧어서 바르던가 또는 짓찧어 낸 汁을 바른다.

❹ 泡桐果 (포동과)〈河南醫學院 醫藥科研資料〉: 참오동·오동의 果實이다.

〔成分〕 果實은 eleostearic acid, 脂肪油, flavonoid, alkaloid 를 함유한다.

〔藥理〕 1. 止咳作用: Mouse 에게 毛泡桐果의 煎劑 또는 泡桐果의 ethanol 抽出物을 服用시키면 어느 것이든 明白한 止咳作用이 있다 (亞黃酸가스 또는 암모니아水引咳法).

2. 祛痰作用 : 痲醉를 한 개에게 毛泡桐果의 煎劑를 服用시켜도 氣管分泌量은 전혀 增加하지 않는다. Mouse에게 泡桐果의 ethanol 抽出物을 腹腔內에 注射하면 뚜렷한 祛痰作用이 있다 (phenol red 法). 泡桐葉 泡沫의 抽出物에도 祛痰作用이 있다.

3. 平喘作用 : Guinea pig에게 毛泡桐果의 煎劑 또는 泡桐果의 ethanol 抽出物의 腹腔注射를 놓으면 어느 것에도 뚜렷한 平喘作用이 있다(histamin 噴霧法).

4. 抗菌作用 : 泡桐果의 煎劑는 in vitro에서 數種의 常見呼吸道細菌에 대해서 전혀 抑制作用이 없다. 泡桐의 꽃 및 果實의 注射液(alcohol로 抽出해서 醋酸鉛으로 沈澱시켜서 挾雜物을 除去하고 製造한다)으로 in vitro 試驗을 行하면 黃色포도球菌 및 티푸스菌, 赤痢菌, 大腸菌, 綠膿菌, Brucella菌 등에 대하여 상당한 抑制作用이 있다.

〔藥效 主治〕 祛痰, 止咳, 平喘의 效能이 있다.

❺ 泡桐花 (포동화) 〈河南中草手册〉 : 참오동·오동의 꽃이다.

〔藥效 主治〕 上呼吸道感染, 氣管支肺炎, 急性偏桃腺炎, 細菌性泄瀉, 急性腸炎, 急性結膜炎, 耳下腺炎, 癰腫을 치료한다.

송 이 풀 馬先蒿 Pedicularis resupinata L. (=p. levelleana BONATI)

多年生 草本으로 높이 30~60cm이며 곧추서고 뿌리는 가늘고 긴 纖維狀이며 多數가 束生한다. 줄기는 굵고 속이 비어 있으며 네모지고 모서리가 있다. 잎은 互生하지만 때로 對生하며 卵形 또는 타원상 피침형으로 길이 2.5~5.5cm, 나비 1~2cm이고 끝은 점차 좁아지며 가장자리에는 규칙적인 2중의 톱니가 있고 葉柄은 짧다. 꽃은 원줄기와 가지 윗부분의 葉腋에 1개씩 달리며 꽃받침은 앞쪽이 깊게 갈라지며 2개의 톱니가 있다. 花冠은 紅紫色으로 길이 2~2.5cm이고 끝이 새부리처럼 꼬부라지며 上脣은 3개로 갈라지는데 中央 裂片은 비교적 작다. 蒴果는 모양이 비뚤어진 타원상 披針形으로 길이 1~1.5cm이다. 開花期는 8~9月이다. 草地 및 山野地의 숲속에서 자라며 全國에 分布한다. 【處方用名】 莖葉이나 根이 馬先蒿이다.

馬先蒿 (마선호) 〈神農本草經〉 馬尿蒿·練石草·虎麻 : 송이풀의 莖葉 및 뿌리이다. 가을에 파내서 줄기와 잎을 除去하고 진흙을 깨끗이 털어내서 햇볕에 말린다.

〔性味 歸經〕 味는 苦하고 性은 平하다. 腎經에 들어간다.

〔藥效 主治〕 祛風, 勝濕, 利水의 效能이 있다. 류머티性 關節疼痛, 小便不利, 尿道結石, 婦女白帶, 疥瘡을 치료한다. 【用法 用量】 6~10g을 달여서 服用하던가 가루를 만들어 散劑로 한다. 〈外用〉 달인 液으로 씻는다.

나도송이풀 松蒿 Phtheirospermum japonicum (THUNB.) KANITZ
(=P. chinense BUNGE=Gerardia japonica THUNB.)

半寄生一年生 草本으로 全體에 粘毛가 산생했고 줄기는 곧게 섰으며 가지가 많이 갈라졌고 높이 30~60cm 가량이다. 엽면은 紫色을 띠며 잎은 대생하고 葉柄이 있으며 卵形이고 羽狀으로

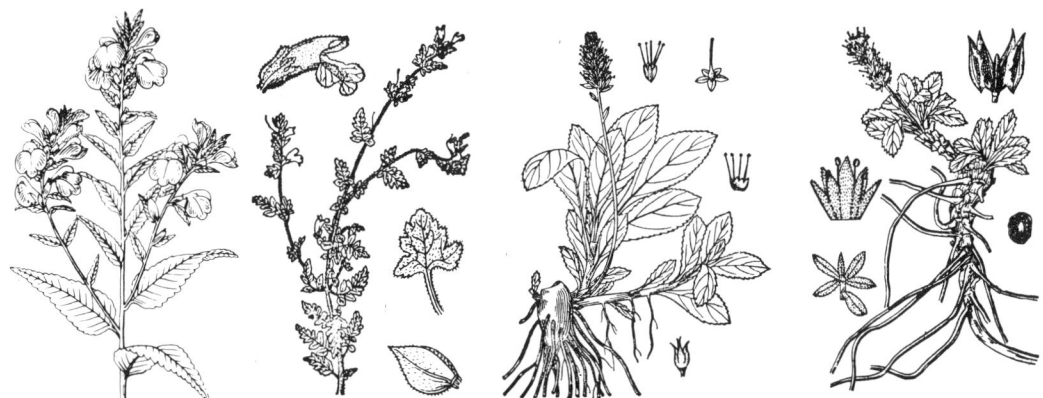

송이풀 馬先蒿	나도송이풀 松蒿	호황련 胡黃連	서장호황련 西藏胡黃連
Pedicularis resupinata	*Phtheirospermum japonicum*	*Picrorrhiza kurrooa*	*Picrorrhiza scrophulariaeflora*

깊게 째졌으며 열편은 缺刻狀의 거치가 있다. 꽃은 엷은 紫色으로 가지끝에 腋生하였으며 萼은 鐘形이고 5裂되었으며 綠色이다. 花冠은 筒狀 脣形이고 上脣은 젖혀져서 끝이 파지며 下脣은 3갈래로 째졌고 2强雄蕊가 있다. 蒴果는 이지러진 좁은 卵形이며 부리 같은 것이 있고 선모가 있으며 種子는 楕圓形이다. 開花期는 8~9月이다. 산이나 들의 陽地쪽에 나며 全國 各地에 分布한다. 【處方用名】全草가 松蒿이다.

松　蒿 (송호)〈貴州草藥〉糯蒿・土茵陳: 나도송이풀의 全草이다. 8~9月 개화시에 採取하여 햇볕에 말린다.

〔性味 歸經〕 味는 微辛하고 性은 平하다. 肺, 腎經에 들어간다.

〔藥效 主治〕 淸熱, 利濕의 效能이 있다. 黃疸, 水腫, 風熱感冒, 鼻炎, 牙齦을 치료한다.
【用法 用量】15~30g을 달여서 服用한다.〈外用〉달인 液으로 씻거나 粉末로 塗布한다.

호황련 胡黃連　*Picrorrhiza kurrooa* ROYLE et BENTH.

　　　　　　　　　　서장호황련 西藏胡黃連　*P. scrophulariaeflora* PENNELL

多年生 草本으로 털이 있으며 根莖은 圓柱形으로 多少 木質을 띠며 길이 15~25cm이다. 잎은 뿌리 가까운 곳에서 생기며 약간 革質을 띠고, 葉身은 주걱 모양으로 길이 5~10cm이며 끝은 뽀족하고 밑부분은 좁아져서 葉柄을 이루고 가장자리에는 톱니가 있다. 花梗은 잎보다 길며 穗狀花序는 길이 5~10cm로 밑에 少數의 苞片이 있거나 또는 없다. 苞片은 타원형 또는 披針形으로 꽃받침과 길이가 같으며, 5개의 萼片은 披針形이며 緣毛가 있다. 花冠은 꽃받침보다 짧으며 끝에는 몇 개의 같은 裂片이 있고, 裂片은 卵形으로 緣毛가 많고 內側에는 柔毛가 疎生하지만 外側에는 거의 털이 없다. 4개의 수술은 花冠보다 길게 뻗어 있으며 蒴果는 긴 卵形으로 길이 6mm, 側面에는 약간의 홈이 파져 있고 種子는 타원형이다. 高山 草地에 나며 西部 히말라야山地에 分布한다.【處方用名】根莖이 胡黃連이다.

胡黃連 (호황련)〈唐本草〉割孤露澤・胡連: 호황련・서장호황련의 根莖이다. 地上部分이 말

라 시들었을 때 採取하여 흙이나 挾雜物 및 地上部分을 除去하고 깨끗이 씻어 햇볕에 말린다.
【修治】挾雜物을 除去하고 淸水로 씻고 水分을 스며들게 한 후 잘라서 햇볕에 말린다.

〔藥材〕 1. 胡黃連의 乾燥한 根莖은 圓柱形으로 편평하고 곧거나 彎曲되어 있으며 대부분은 가지가 갈라져 있지 않다. 市販品의 대부분은 길이 약 2~4~9 cm 의 작은 마디로 지름 3~8 mm 이다. 表面은 灰黃色 내지 黃褐色으로 光澤이 있으며 길이로 주름이 져 있고 가로로 環狀의 무늬가 있다. 코르크는 때로는 떨어져서 褐色의 皮部가 露出되는 일도 있다. 根痕은 둥근 點狀으로 마디 가까운 곳에 상당히 많다. 質은 단단하면서도 무르며 부러지기 쉽고 부러질 때는 가루가 날리며 흩어진다. 味는 매우 쓰며 오래 지속된다. 굵고 부러뜨릴 때 가루가 날리며 흩어지고 斷面이 灰黑色으로 味가 苦한 것을 良品으로 친다. 모두 輸入하며 産地는 印度이다.

2. 西藏胡黃連의 乾燥된 根莖은 圓柱形으로 多少 彎曲되며 이따금 分枝되어 있는 것도 있다. 길이는 3~7~12 cm, 지름 2~9~14 mm 이다. 表面은 灰褐色 내지 暗褐色으로 옆으로 주름 무늬가 있거나 길이로 주름 무늬가 있으며 突起된 싹이나 芽痕과 작은 圓形의 根痕, 가는 뿌리의 殘莖 등이 있다. 頂端은 鱗片狀의 葉柄殘基로 조밀하게 뒤덮여 있고 灰褐色, 黃褐色 내지 暗褐色으로 革質이다. 質은 단단하면서도 무르며 부스러지기 쉽다. 斷面은 대체로 평탄하고 코르크 層은 灰褐色, 皮部는 淡褐色 내지 暗褐色으로 반지름의 약 1/3~1/2 을 차지한다. 表面은 灰褐色으로 길이로 주름이 져 있고 香氣는 弱하지만 持久性이 있는 苦味가 있다. 根莖은 굵고 크며 가는 뿌리가 없는 것을 良品으로 치며, 産地는 티벳이다.

〔性味 歸經〕 味는 苦하고 性은 寒하다. 肝, 胃, 大腸經에 들어간다.

〔成分〕 胡黃連의 뿌리는 kutkin 3.4 %, d-mannitol 0.5 %, vanillic acid 0.1 %, kutkiol, kutkisterol 0.18 %, acetovanillone 을 含有한다. Kutkin 은 簡單한 化合物은 아니며 picroside I 과 kutkoside 의 安定한 混晶이다. 또 picroside II 를 함유한다.

〔藥理〕 胡黃連의 水浸劑(1:4)는 in vitro 에서 紫色 白癬菌 등의 皮膚眞菌에 대해서 程度는 다르지만 抑制作用이 있다. 뿌리의 抽出物에는 利膽, 抗菌作用이 있어서 肝炎이나 泌尿器感染에 使用할 수가 있다.

〔藥效 主治〕 淸熱, 凉血, 燥濕의 效能이 있다. 疳疾, 驚癇(痙攣), 下痢, 勞熱骨蒸, 自汗, 盜汗, 吐血, 鼻出血, 急性 結膜炎, 痔瘻, 瘡瘍을 치료한다. 【用法 用量】 1.5~3 g 을 달이던가 丸劑, 散劑로 한다. 〈外用〉 가루를 만들어 고루 바르던가 담가서 놓아 둔 汁을 點眼한다.

〔禁忌〕 脾胃가 虛弱한 者는 服用에 주의를 要한다.

지 황 地黃 *Rehmannia glutinosa* (GAERTN.) LIBOSCH.

多年生 草本으로 높이는 10~40 cm 로 그루 전체가 灰白色의 긴 柔毛와 腺毛로 뒤덮여 있다. 根莖은 肥厚한 多肉質로 塊狀이며 圓柱形 혹은 紡錘形이다. 줄기는 곧추서며 單一 혹은 基部에서 여러 개로 가지가 갈라진다. 根生葉은 모여 나고 긴 타원형이며 끝은 둥글고 밑부분은 점점 좁아지면서 그대로 뻗어 葉柄을 이루며, 가장자리에는 둔한 톱니가 있고 葉面에는 많은 주름이

있다. 꽃은 줄기 윗부분에 總狀花序를 이루며 配列하고 꽃받침은 鐘形으로 끝은 5개로 갈라진다. 花冠은 넓은 筒狀으로 약간 彎曲하며 길이 3~4cm로 紫紅色을 띠고 끝은 얕게 5갈래로 갈라진다. 4개의 수술 중 2개가 길며 원줄기, 화경, 꽃받침 및 화관에 腺毛가 많다. 蒴果는 卵形이며 끝이 뾰족하고 種子가 많다. 開花期는 6~7月이다. 中國 原產으로 主로 栽植한다.
【處方用名】① 根莖은 乾地黃 ② 新鮮한 根莖은 鮮地黃 ③ 잘 쪄낸 根莖은 熟地黃 ④ 花는 地黃花 ⑤ 種子는 地黃實 ⑥ 葉은 地黃葉이다.

❶ 乾地黃 (건지황)〈神農本草經〉地髓・原生地: 지황의 根莖이다. 10~11月에 根莖을 파내어 줄기와 잎, 수염뿌리를 除去하고 진흙을 털어내고 씻는다. 이것이 鮮地黃이다. 乾地黃은 씻을 必要없이 넓은 쟁반 위에 놓고 끊임없이 뒤적이면서 직접 불에 쬐어 천천히 말린다. 속이 점점 乾燥해서 색이 검게 變化하고 全體가 부드러워지면서 外皮가 단단하게 되면 꺼낸다. 또 햇볕에 말리는 法을 利用해도 된다. 【修治】《乾地黃》 잠시 동안 물에 담가서 진흙이나 挾雜物을 씻어 떨어내고 건져서 축축할 정도로 잠깐 물에 삶아서 자른 다음 햇볕에 말리거나 혹은 불에 쬐어서 말린다. 《生地黃炭》 깨끗이 씻은 乾地黃을 鐵남비에 8割쯤 넣고 위를 다른 남비로 덮고, 두 남비의 이음매는 진흙으로 封한다. 위에는 누름돌을 놓고, 약한 불과 강한 불로 굽고, 뚜껑으로 한 남비 밑바닥에 붙인 종이가 타서 누른색이 되면 불을 끄고 식으면 꺼낸다. 혹은 乾地黃을 남비에 넣고 직접 숯으로 볶아도 된다. 乾地黃은 生地黃을 乾燥한 것이다.〈本草綱目〉

乾地黃藥材

〔性味 歸經〕 味는 甘苦하고 性은 凉하다. 心, 肝, 腎經에 들어간다.

〔成分〕 지황 根莖의 主要成分은 β-sitosterol 과 mannitol이며 또 少量의 stigmasterol 과 微量의 campesterol을 함유하며 rehmanin, alkaloid, 脂肪酸, catalpol(catalpinoside, des-p-hydroxybenzoylcatalpside), glucose와 0.0053%의 vitamin A 樣 物質을 함유한다. 뿌리는 또 stachyose, 4.2%의 arginine 과 3.0%의 γ-butyl amino acids 를 함유한다.

〔藥理〕 1. 血糖에 對한 영향: 일찍이 地黃의 煎劑, 浸劑 혹은 alcoholic extract 를 토끼의 胃에 注入하거나 注射를 놓으면 血糖을 내리게 하는 作用이 있다고 報告되어 왔으나, 현재 이것은 否定되고 있다.

2. 循環系統에 대한 作用: 地黃엑스를 토끼와 개에게 靜脈注射할 경우, 血壓을 올리며 또한 利尿作用이 있다. 中濃度의 알콜엑스는 摘出한 개구리의 心臟에 대해서 強心作用이 있고, 高濃度이면 抑制作用이 있다. 두꺼비의 뒷다리에 灌流하면 中濃度에서는 血管을 收縮하고, 高濃度에서는 이것을 擴張한다. 懷慶地黃 R. glutinosa hucichingensis HSIAO 에서 얻어 낸 알콜抽出液을 痲醉한 개와 토끼에 靜脈注射 하면 血壓은 低下되고 摘出한 개구리 心臟에서는 抑制作用이 있다.

3. 地黃의 煎劑는 Mouse의 實驗的 四鹽化炭素 中毒性 肝炎에 대하여 肝臟을 보호하고 glykogen의 減少를 저지하는 작용이 있다. 알콜抽出에 의하여 얻은 無色 針狀의 結晶에는 토끼에 대해서 血液凝固를 촉진시키는 작용이 있다.

4. 抗菌作用: 地黃은 in vitro 에서의 試驗에서 어떤 種類의 病原性 眞菌에 대하여 상당한 抑制作用이 있다.

〔藥效 主治〕 滋陰, 補血, 凉血의 效能이 있다. 陰虛發熱, 消渴, 吐血, 鼻出血, 血崩, 月經不順, 胎動不安, 陰虛便秘를 치료한다. 【用法 用量】 10～15g을 달여서 服用한다. 大劑에서는 30～60g을 使用한다. 바짝 졸여서 膏劑로 하던가 혹은 丸劑, 散劑로 사용한다. 〈外用〉 짓찧어서 바른다.

〔配合 禁忌〕 脾胃가 虛弱해서 泄瀉를 하는 症狀, 胃虛少食 症狀, 胸腹에 痰이 메여 답답한 症狀에는 服用에 注意를 要한다. 銅이나 鐵器를 사용하는 것을 禁한다. 또 수염이나 머리털을 희게 하며 營衛를 損傷시킨다. 麥門冬·淸酒는 相須, 貝母는 相惡, 蕪荑는 相畏 作用을 하며, 蘿蔔·葱白·韭白·薤白을 忌한다.

❷ **鮮地黃** (선지황) 〈植物名實圖考〉 生地黃 : 지황의 新鮮한 根莖이다. 9～11月 또는 봄에 파내며 採取할 때 外皮에 상처를 입히면 썩으므로 十分 注意를 要한다. 캐내면 地面에 놓고 마른 진흙을 덮어 두고 使用할 때 必要한 數만큼 꺼내지만, 그 상태로 3개월을 經過하면 使用할 수 없게 되는 경우가 많다. 【修治】 물로 진흙을 깨끗이 떨어내고 挾雜物을 除去한 다음 자른다.

〔性味 歸經〕 味는 甘苦하고 性은 寒하다. 心, 肝, 腎經에 들어간다.

〔藥效 主治〕 淸熱, 凉血, 生津, 止渴의 效能이 있다. 溫病에 의한 傷陰, 大熱에 의한 煩渴, 舌絳(濃赤色), 神昏(意識이 昏迷해서 뚜렷하지 않음), 斑疹, 吐血, 鼻出血, 虛勞骨蒸, 咳嗽時 出血, 消渴, 便秘, 血崩을 치료한다. 【用法 用量】 12～30g을 달여서 服用한다. 또는 짓찧어 낸 汁 혹은 바짝 졸여서 만든 膏를 服用한다. 〈外用〉 짓찧어서 바른다.

〔禁忌〕 脾虛 濕邪 및 腹滿便溏의 症狀에는 服用을 忌한다. 銅이나 鐵器具를 忌한다. 三白·蘿蔔·葱白·韭白(莖)·薤白을 忌한다.

❸ **熟地黃** (숙지황) 〈圖經本草〉 熟地 : 지황의 根莖을 加工한 후 쪄서 햇볕에 말린 것이다. 【調製】 乾燥한 地黃에 黃酒 30%를 加해서 攪拌하고, 점통에 넣어 안팎이 검게 축축할 때까지 쪄낸 다음 꺼내서 햇볕에 말린다. 혹은 乾燥한 地黃을 점통에서 8時間 쪄 낸 후 하룻밤 뜸을 들이고 다음날 아래 위를 뒤집어서 再次 4～8時間 찌고 다시 하룻밤 뜸을 들인다. 이것을 8分 정도 햇볕에 말린 후 잘라서 片을 만들어 또다시 햇볕에 말린다. 【修治】 《熟地黃炭》 熟地黃을 남비(煅鍋)에 8할 정도 넣고 위를 남비로 뚜껑을 해서 2개의 남비가 接하는 部分을 黃泥로 封해서 굳힌다. 그 위에 누름돌을 놓고 약한 불과 강한 불을 적절하게 사용해서 뚜껑으로 한 남비 바닥에 붙인 종이가 누렇게 될 때까지 강한 불로 굽고 아궁이를 닫고 식으면 꺼낸다. 또는 熟地黃을 남비에 넣어 직접 볶아서 炭化시켜도 된다.

〔性味 歸經〕 味는 甘하고 性은 微溫하다. 肝, 腎經에 들어간다.

〔藥效 主治〕 滋陰, 補血의 效能이 있다. 陰虛血少, 腰膝痿弱, 勞嗽骨蒸, 遺精, 崩漏, 月經不順, 消渴, 溲數, 耳聾, 目昏을 치료한다. 【用法 用量】 12～30g을 달여서 服用한다. 또 丸·散劑로 하거나 바짝 졸여서 膏劑로 한다. 또는 술에 담가서도 사용한다.

〔禁忌〕 脾胃가 虛弱해서 滯氣가 있고 痰이 많으며 腹滿便溏者는 服用을 忌해야 한다.

❹ **地黃花** (지황화) 〈圖經本草〉 蜜罐 : 지황의 꽃이다.

현　삼 Scrophularia buergeriana

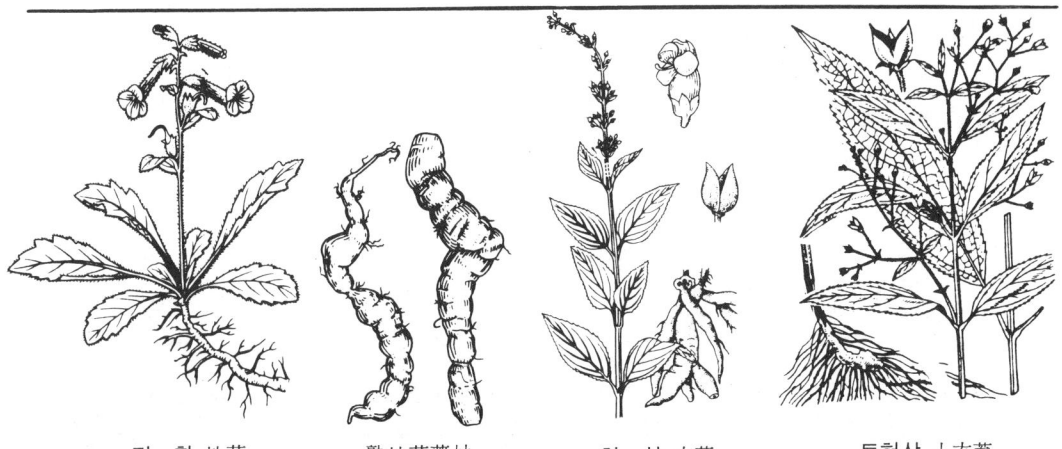

지　황　地黃　　　　熟地黃藥材　　　　　현　삼　玄蔘　　　　토현삼　土玄蔘
Rehmannia glutinosa　　　　　　　　　Scrophularia buergeriana　　Scrophularia koraiensis

〔藥效 主治〕 消渴(糖尿病), 腎虛腰痛을 치료한다. 粉末로 만들어 服用하면 地黃과 같은 效果가 있다. 腎虛, 腰脊痛의 치료에 粉末로 하여 1方寸匕를 1日 3回, 술과 함께 服用한다.

❺ **地黃實**(지황실)〈陶弘景〉: 지황의 種子이다.

〔藥效 主治〕 그늘에서 말린 다음 짓찧어 으깨서 1方寸匕를 1日3回 물로 服用하면 地黃 등과 같은 效果가 있다.

❻ **地黃葉**(지황엽)〈食療本草〉: 지황의 잎이다.

〔藥效 主治〕 惡瘡, 疥癬을 치료한다. 【用法 用量】〈外用〉짓찧어 으깨서 낸 汁을 바르거나 비벼서 문질러 바른다. 惡瘡이 癩瘡처럼 되었을 때 地黃葉을 짓찧어 으깨서 소금을 넣어 끓인 물로 우선 씻은 다음 1日1回씩 바른다.

현　삼　玄蔘　Scrophularia buergeriana MIQ.　　　큰개현삼　S. kakudensis FRANCH.
　　　　　　토현삼　土玄蔘　S. koraiensis NAKAI　　　섬현삼　S. takesimensis NAKAI

多年生 草本으로 높이 80~150cm 이며 줄기는 곧추서며 네모지고 털이 없으며 매끈매끈하고 光澤이 난다. 잎은 對生하며 葉身은 긴 卵形이고 끝이 뾰족하며 밑부분은 원형으로 길이 5~10cm, 나비 2.5~5cm 이며 가장자리에 뾰족한 톱니가 있고 葉柄은 날개가 약간 있거나 없다. 꽃은 黃綠色이며 聚繖花序는 짧은 花梗과 더불어 길이 1~2cm 로 腺毛가 많고 花序는 원줄기끝에서 모여 전체는 穗狀 圓錐花序를 이루며 苞가 작다. 꽃받침은 5개로 갈라지고 花冠은 길이 6~7mm 로 筒部는 항아리 모양으로 되어 있으며 끝은 脣形인데 下脣은 밑으로 젖혀져 있다. 4개의 수술 중 2개가 길며 蒴果는 짙은 綠色으로 卵形이며 끝이 짧고 뾰족하다. 開花期는 7~8月, 結實期는 8~9月이다. 山野地에서 자라며 全國 各地에 分布한다. 【處方用名】玄蔘의 뿌리가 玄蔘이다.

玄　蔘(현삼)〈神農本草經〉重台·鬼藏·正馬·鹿腸·玄台·鹹鹹·逐馬: 현삼 및 同屬 近緣 植物의 뿌리이다. 立冬前後해서 採取하며 줄기, 잎, 수염뿌리를 除去하고 솔로 진흙과 모래를

털어낸다. 5～6日 햇볕에 말리는 동안은 늘 뒤집어 놓고, 밤에는 짚으로 서리를 막는다(얼면 心이 空洞으로 된다). 덜 마르면 2～3日 산더미처럼 쌓아 올려서 內部를 검게 變色시켜서 再次 햇볕에 말린다. 쌓아 올리는 것과 햇볕에 말린 것의 되풀이를 완전히 乾燥될 때까지 行한다. 흐린 날이나 비가 내리는 날은 불에 쬐어 말려도 된다. 本品은 濕氣가 차기 쉬우므로 바람이 잘 通하는 乾燥한 곳에 保存하고 곰팡이와 벌레를 방지해야 한다. 【修治】 挾雜物을 除去하고 蘆頭를 잘라내고 깨끗이 씻어 잘 축여 자른 다음 바람이 잘 통하는 햇볕에서 말린다. 혹은 깨끗이 씻어 잠시 물에 적셔서 점통에 넣어 잘 쪄 낸 다음 바람이 잘 통하는 곳에서 6～7割 정도 말리고 燜潤(氣가 흘러 나가지 못하도록 약한 불로 삶아서 축축하게 한다)해서 안팎을 均等하게 검게 하여 잘라서 또다시 바람이 잘 통하는 햇볕에서 말린다.

〔性味 歸經〕 味는 苦鹹하고 性은 凉하다. 肺, 腎經에 들어간다.

〔成分〕 Alkaloid, 糖類, sterol, amino acids (*l*-asparagin 등), 脂肪酸(oleic acid, linoleic acid, stearic acid 등), 微量의 精油, carotene 등이 含有되어 있다. 그 밖에 iridoid 化合物이 알려졌다.

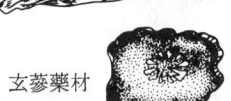

玄蔘藥材

〔藥理〕 1. 血壓을 降下시키는 作用이 있으며 腎性의 高血壓에 대해서는 效果가 현저하다.

2. 血糖을 降下시키는 作用을 보이므로 糖尿病治療에 쓰인다.

3. 少量에서는 경한 强心作用을 가지며 大量에서는 血壓降下의 中毒現象을 惹起한다. 또 血管擴張의 作用이 있어서 局所血液循環을 촉진하여 炎症을 없앨 수 있다. 때문에 血栓性 靜脈炎(脫疽)에 쓰일 수가 있다.

4. Saponin을 함유하므로 일정의 溶血作用이 있다. 抗菌試驗에 의하면 다수의 皮膚絲狀菌에 대하여 抑制作用이 있다. 試驗管 內에서는 디프테리아 毒素를 中和하는 作用을 가진다.

〔藥效 主治〕 滋陰, 降火, 祛煩, 解毒의 效能이 있다. 熱病에 의한 煩渴發斑(皮膚發赤), 骨蒸勞熱, 夜寢不寧(不眠症), 自汗盜汗, 津傷便秘(體液障碍에 의한 便秘), 血吐, 鼻出血, 咽喉腫痛, 癰腫, 瘰癧을 치료한다. 【用法 用量】 10～15g을 달여서 服用한다. 혹은 丸劑, 散劑로 해서 使用한다. 〈外用〉 짓찧어서 바르던가 가루를 만들어 조절해서 바른다.

〔禁忌〕 脾胃에 濕이 있는 者 및 脾가 衰弱해서 水樣便이 있는 者는 服用을 忌한다.

절 국 대 陰行草 *Siphonostegia chinensis* BENTH.

一年生 草本으로 높이 25～70cm이며 줄기는 곧추서고 윗부분에서 가지가 갈라지고 보통 흰색의 柔毛로 뒤덮여 있다. 잎은 對生하며 羽狀으로 갈라지고 윗부분의 것은 3개로 갈라지며 裂片은 線狀 披針形으로 가장자리는 거의 밋밋하거나 3개로 얕게 갈라진다. 꽃은 1개가 腋生 또는 頂生하며 나란히 늘어서서 總狀花序를 이룬다. 꽃받침은 筒狀으로 길이 약 2cm이며 짧은 粗毛가 있고 끝은 5개로 갈라지며 바깥 표면에는 綠色의 줄 무늬가 있다. 花冠은 黃色으로 脣形이며 上脣은 투구 모양이고 下脣은 3개로 갈라지는데 中央의 裂片이 비교적 크고 外面은 柔毛로 덮여 있다. 4개의 수술과 1개의 암술이 있으며 蒴果는 타원형이며 種子는 數가 많다. 開花期는 7～8月이다. 산이나 들의 햇볕이 잘 쬐는 양지에서 나며 全國에 分布한다. 【處方用

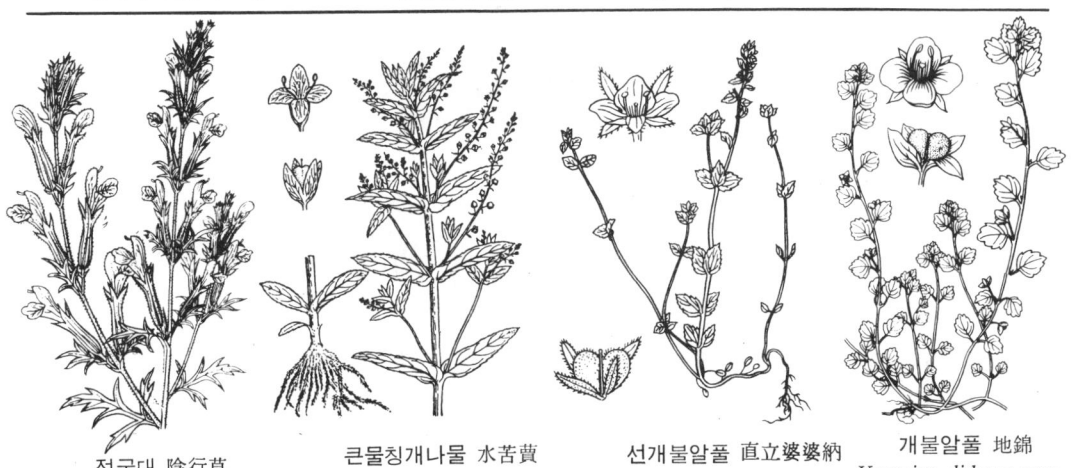

절국대 陰行草
Siphonostegia chinensis

큰물칭개나물 水苦蕒
Veronica anagallis-aquatica var. *savatieri*

선개불알풀 直立婆婆納
Veronica arvensis

개불알풀 地錦
Veronica didyma var. *lilacina*

名】 全草가 鈴茵陳이다.

鈴茵陳 (영인진) 〈中藥志〉 金鐘茵陳・黃花茵陳: 절국대의 全草이다. 7~8月 開花時에 採取하여 全草를 햇볕에 말린다. 【修治】 挾雜物을 깨끗이 除去하고 뿌리를 따서 진흙을 깨끗이 씻고 조금 적셨다가 통째 썰어서 햇볕에 말린다.

〔**性味 歸經**〕 味는 苦하고 性은 凉하다. 心, 膀胱經에 들어간다.

〔**成分**〕 强心配糖體와 精油를 함유한다.

〔**藥效 主治**〕 淸熱, 利濕, 活血, 祛瘀의 效能이 있다. 黃疸, 小便困難, 水腫腹脹, 打撲傷에 의한 痛症, 血痢, 血淋, 帶下過多, 月經不順, 癥瘕, 積聚(腹中의 硬結), 産後의 瘀血停止에 의한 腹痛을 치료한다. 【用法 用量】 10~15g(新鮮한 것은 30~60g)을 달여서 服用하거나 가루를 만들어 服用한다.

큰물칭개나물 水苦蕒 *Veronica anagallis-aquatica* var. *savatieri* MAKINO

一年 혹은 二年生 草本으로 높이 40~80cm이며 전체에 털이 없다. 줄기는 곧추서며 肉質이 豊富하나 속이 비어 있고 때로는 基部가 약간 傾斜하고 있다. 잎은 對生하며 긴 타원상 피침형 혹은 긴 타원형에 길이 4~10cm, 나비 1~3cm로서 끝은 뾰족하고 가장자리에 물결 모양의 톱니가 있으며 밑부분은 원줄기를 둘러싸고 있다. 꽃은 윗부분의 葉腋에서 나오는 總狀花序에 달리며 苞片은 타원형으로 작고 互生하며 花梗이 있다. 꽃받침은 4개로 깊게 갈라지며 裂片은 긴 타원형이고 끝이 뾰족하다. 花冠은 연한 자주색 또는 흰색으로 4개로 깊게 갈라지며 연한 자주색의 脈이 있다. 2개의 수술과 1개의 암술이 있으며, 蒴果는 둥글고 果實 속에는 타원형으로 편평한 多數의 잔 種子가 있다. 開花期는 8月이다. 냇가에서 흔히 자라며 全國에 分布한다. 【處方用名】 ① 全草는 水苦蕒 ② 果實은 水苦蕒果實 ③ 根은 水苦蕒根이다.

❶ **水苦蕒** (수고매) 〈圖經本草〉 半邊山・謝波菜・水菖苣・水菠菜: 큰물칭개나물의 全草이다. 봄, 여름에 採取하여 햇볕에 말린다.

〔性味〕 味는 苦하고 性은 寒하다.

〔藥效 主治〕 淸熱, 利濕, 止血, 化瘀의 效能이 있다. 感氣, 喉痛, 勞傷(疲勞倦怠)咳血, 痢疾, 血淋, 月經不順, 疝氣, 疔瘡, 打撲傷을 치료한다.【用法 用量】10~15g을 달여서 服用하거나 혹은 粉末로 만들어 冲服한다.〈外用〉짓찧어서 바르거나 가루를 만들어 목에 불어 넣는다.

❷ 水苦藚果實 (수고매과실)〈四川中藥志〉: 큰물칭개나물의 果實이다. 立夏 前後해서 採取한다.

〔藥效 主治〕 打撲傷, 勞傷吐血, 腰痛, 腎虛, 膀胱氣를 치료한다.【用法 用量】散劑로 해서 使用하던가 또는 술에 담가서 服用한다.

❸ 水苦藚根 (수고매근)〈圖經本草〉: 큰물칭개나물의 뿌리이다.

〔性味〕 味는 微苦辛하고 性은 寒하다.

〔藥效 主治〕 風熱上壅, 咽喉腫痛, 項上風癭을 치료한다.

선개불알풀(선지금) 直立婆婆納　*Veronica arvensis* L.

一年 또는 二年生 草本으로 높이 10~30cm 이고 줄기는 곧추서며 짧은 털이 있다. 잎은 對生하고 葉柄이 없으며 넓은 卵形 또는 三角狀 卵形으로 길이 1~2cm, 나비 7~15mm 이며 끝이 둔하고 밑부분이 둥글며 가장자리에 둔한 톱니가 있다. 꽃은 穗形 總狀花序로 드문드문 달리며 花梗은 짧고 苞片은 互生한다. 꽃받침은 4개로 갈라지며 裂片은 披針形이고 蒴果보다 길거나 비슷하다. 花冠은 4개로 갈라져서 꽃받침의 裂片과 互生하며 藍色 또는 紫色을 띠고 있으며 2개의 수술과 1개의 암술이 있다. 蒴果는 倒心臟形이고 끝이 오목하며 잔털이 있는데 가장자리의 털은 특히 길고, 속에 잔 種子가 많이 들어 있다. 開花期는 5~6月이다. 길가 풀밭에서 흔히 자라며 중부, 남부 각지와 울릉도에 分布한다.【處方用名】全草가 脾寒草이다.

脾寒草 (비한초)〈中國藥植圖鑑〉: 선개불알풀의 全草이다. 봄, 여름에 採取한다.

〔成分〕 全草는 aucubin 0.43%, mannitol 0.15%를 含有한다.

〔藥理〕 抗말라리아作用: 선개불알풀의 乾燥한 全草를 流動엑스로 調製해서 6g/kg 과 12g/kg을 말라리아原蟲에 感染된 닭의 胃에 灌流하면 일단은 확실히 抗말라리아作用이 있지만 治療效果는 鹽酸키니네의 强하고 신속한 것에는 미치지 못한다. 投藥過程에서 不良反應(副作用 또는 毒性)은 볼 수 없었다.

〔藥效 主治〕 瘧疾(Malaria)을 치료한다.【用法 用量】30~60g(新鮮한 것은 90~150g)을 달여서 服用한다.

개불알풀 地錦　*Veronica didyma* Tenore var. *lilacina* (Hara) Yamazaki

一年生 또는 二年生 草本으로 높이 5~15cm 이고 부드러운 짧은 털이 있으며 밑에서부터 가지가 갈라져 옆으로 자라거나 비스듬히 선다. 잎은 밑부분에서는 對生하고 윗부분에서는 互生

하며 짧은 葉柄이 있고 葉身은 卵形 또는 圓形에 가까우며 길이와 나비는 약 6~10 mm로 가장자리에는 둥근 톱니가 있다. 꽃은 연한 紅紫色으로 윗부분의 葉腋에 1개씩 달리며 花梗은 苞片과 길이가 같거나 약간 짧다. 꽃받침은 길이 3~6 mm, 4개로 갈라지며 裂片은 卵形으로 끝이 둔하고 花冠은 筒部가 짧다. 열매는 腎臟形이고 끝이 약간 패여 있으며 전면에 부드러운 털이 있고 種子는 긴 圓形 또는 卵形이며 희미한 주름이 있다. 開花期는 5~6月이다. 길가, 담 밑, 풀밭에서 자라며 全國 各地에 分布한다.【處方用名】全草가 婆婆納이다.

婆婆納 (파파납)〈救荒本草〉雙珠草·卵子草: 개불알풀의 全草이다. 3~4月에 採取하여 햇볕에 말리던가 또는 新鮮한 생채로 使用한다.

〔性味〕 味는 淡甘하고 性은 凉하며 無毒하다.

〔成分〕 Mannitol 0.4%를 함유한다.

〔藥效 主治〕 疝氣(Hernia), 腰痛, 白帶를 치료한다.【用法 用量】15~30 g(新鮮한 것은 60~90 g)을 달이거나 짓찧어 汁을 만들어 服用한다.

큰꼬리풀 水蔓靑 *Veronica linariaefolia* PALL. ex LINK subsp. *dilatata* (NAKAI et KITAGAWA) HONG

긴산꼬리풀 *V. pseudolongifolia* PRINTZ (=*V. longifolia* L.)

산꼬리풀 *V. rotunda* var. *subintegra* (NAKAI) YAMAZAKI

多年生 草本으로 높이 50~90 cm이며 줄기는 곧추서고 줄기, 잎, 苞片은 짧은 柔毛로 뒤덮여 있다. 잎은 對生하며 倒卵形 披針形 또는 線狀 披針形으로 길이 2.5~6 cm, 나비 8~20 mm이며 끝은 약간 뾰족하고 밑부분은 좁아져서 葉柄을 이루고 가장자리에는 톱니가 있다. 꽃은 가지끝에 密集해서 穗狀의 總狀花序를 이루고 靑紫色을 띠며, 苞片은 좁은 線狀 披針形이고 花梗에는 짧은 柔毛가 있다. 꽃받침은 4개로 갈라지고 裂片은 卵形 또는 楔形으로 약간의 털이 있다. 花冠은 放射狀이며 花筒이 짧고 4개의 裂片으로 갈라지며, 2개의 수술은 밖으로 뻗어 있다. 蒴果는 편평한 球形이다. 開花期는 7~8月이다. 山地의 풀숲에서 자라며 全國 各地에 分布한다.【處方用名】全草가 一枝香이다.

一枝香 (일지향)〈江蘇〉水蔓靑: 큰꼬리풀 및 同屬 近緣植物의 全草이다.

〔成分〕 全草는 mannitol 과 flavonoid 配糖體를 함유하며 flavonoid 配糖體의 aglycon은 6-hydroxyluteolin이다.

〔藥理〕 Mouse에게 全草에서 抽出한 mannitol 200 mg/Mouse 을 口服시키면 현저한 鎭咳作用이 있다(암모니아 水蒸氣引咳法). 그러나 뚜렷한 祛痰作用은 없다(Mouse의 phenol red 法에 의한다). 이 藥劑를 使用하면 많은 Mouse에게 下痢症狀이 나타난다. 藥劑를 적게 하면 鎭咳作用도 없어지기 때문에 그 鎭咳作用에 特異性이 있는가의 여부를 다시 확인할 必要가 있다. 抽出한 總 flavonoid 配糖體에는 鎭咳作用은 없으나 aglycon에는 있다. 煎劑는 試驗管 內에서 黃色포도球菌, 카타르球菌, α連鎖球菌, 肺炎雙球菌에 대하여 뚜렷한 抗菌作用은 없었다.

현 삼(玄蔘)과 Scrophulariaceae

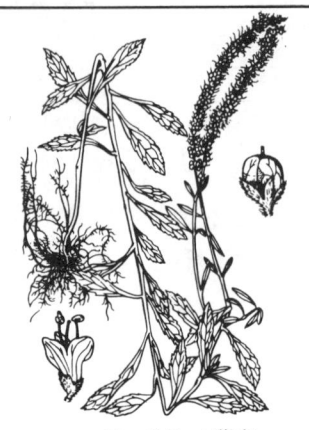
큰꼬리풀 水蔓青
Veronica linariaefolia subsp. *dilatata*

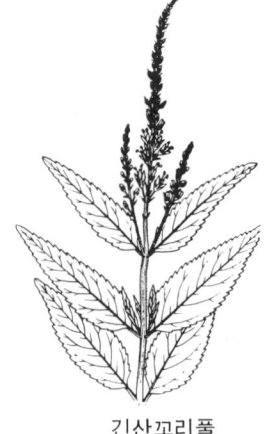
긴산꼬리풀
Veronica pseudolongifolia

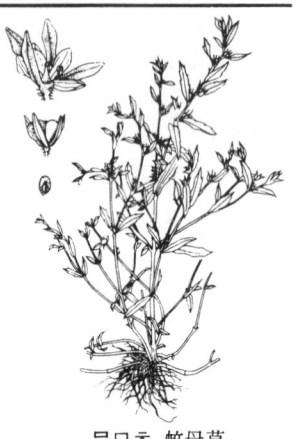
문모초 蚊母草
Veronica peregrina

〔藥效 主治〕 止咳, 化痰, 平喘의 效能이 있다. 慢性氣管支炎을 치료한다. 【用法 用量】 6~10g을 달여서 服用한다.

문 모 초 蚊母草 *Veronica peregrina* L.

一年 또는 二年生 草本으로 높이 5~20cm이고 無毛이거나 腺毛가 있다. 줄기는 곧추서며 다소 肉質이고 밑에서 가지가 갈라져서 叢生한다. 잎은 對生하며 葉柄이 없고 倒披針形 또는 넓은 線形으로 끝이 둔하거나 뾰족하고 길이 1.5~2cm, 나비 3~5mm이며 가장자리에 톱니가 약간 있거나 밋밋하다. 꽃은 葉腋에서 한개씩 달리며 苞는 線狀 倒披針形이며 苞나 꽃받침보다 훨씬 짧다. 꽃받침은 길이 4~5mm에 4개로 갈라지고 裂片은 좁은 披針形으로 끝은 다소 둔하고, 花冠은 흰색 바탕에 다소 붉은 빛이 돌며 4개로 깊이 갈라져서 放射狀으로 配列한다. 蒴果는 편평한 卵形으로 끝이 오목하며 흔히 벌레집으로 되어 있다. 種子는 긴 타원형으로 편평하며 털이 없다. 開花期 및 結實期는 4~5月이다. 논밭가나 냇가에서 자라며 중·남부 각지에 分布한다. 【處方用名】 根을 包含한 全草가 接骨仙桃이다.

接骨仙桃 (접골선도) 〈本草綱目拾遺〉 蟠桃草·奪命丹·活血丹·英桃草·仙桃草 : 문모초의 뿌리를 包含한 全草 (벌레집 덩어리도 사용한다)이다. 봄과 여름에 果實 속의 寄生蟲이 기어 나오기 前에 採取해서 全體를 햇볕에 말리거나, 쪄서 햇볕에 말려서 果實 속의 寄生蟲을 殺蟲하고 乾燥시켜서 보존한다.

〔性味 歸經〕 味는 苦하고 性은 凉하며 無毒하다. 肺經에 들어간다.

〔藥效 主治〕 活血, 止血, 淸肺熱, 和肝胃의 效能이 있다. 打撲傷, 咳嗽痰中帶血, 鼻出血, 咽喉腫痛, 肝胃氣痛, 疝痛, 生理痛을 치료한다. 【用法 用量】 15~30g을 달여서 服用하거나 또는 가루를 만들거나 짓찧어서 汁을 낸다. 〈外用〉 짓찧어서 바르던가 달인 液으로 씻는다.

냉　　초　輪葉婆婆納　*Veronicastrum sibiricum* (L.) Pennell　(=*Veronica sibirica* L.)

털냉초　*V. sibiricum* var. *zuccarini* Hara

多年生 草本으로 높이 0.8~1.5m이며 根莖은 옆으로 뻗고, 줄기는 곧추서며 圓柱形이다. 잎은 4~6개가 輪生하며, 葉身은 넓은 披針形 또는 긴 타원형으로 길이 10~15cm, 나비 2~3cm이고 끝은 뾰족하며 가장자리에 톱니가 있다. 꽃은 벼이삭 같은 總狀花序로 원줄기끝에 달리며 밑에서부터 작은 꽃이 피어 올라간다. 꽃받침은 5개로 깊게 갈라지며 裂片 끝이 뾰족한 披針形이고, 花冠은 筒形이며 길이 7~8mm로 끝은 4개로 얕게 갈라지며 淡紫色 또는 紫藍色을 띠고 花筒 안쪽에 털이 密生한다. 2개의 수술과 1개의 암술은 길게 밖으로 뻗으며 수술은 자주색으로 밑부분에 털이 있지만 암술은 백색이고 털이 없다. 蒴果는 卵形이며 兩面에 홈이 패여 있다. 開花期는 7~8月이다. 山地의 약간 습기가 있는 곳에서 자라며 中·北部에 分布한다. 【處方用名】全草가 斬龍劍이다.

斬龍劍(참룡검)〈瀋陽藥學院報〉山鞭草: 냉초·털냉초의 全草로 여름과 가을에 採取하여 진흙을 털고 잘게 썰어서 햇볕에 말린다.

〔**性味**〕 味는 微苦하고 性은 寒하다.

〔**成分**〕 냉초는 mannitol, luteolin-7-β-neohesperidoside, luteolin-7-β-d-glucopyranoside 를 함유한다. 그 밖에 iridoidol 로서 minecoside, veratryl catalpol ester 6-desoxy-8-isoferuloyl harpagide 가 알려졌다(韓國).

〔**藥效 主治**〕 祛風, 除濕, 解毒, 止痛의 效能이 있다. 風濕腰膝痛, 筋肉痛, 感氣, 流行性感氣, 膀胱炎, 肺結核咳嗽, 切傷出血, 毒蛇咬傷, 毒蟲에 의한 刺傷을 치료한다. 【用法 用量】 달여서 6~12g을 服用한다.〈外用〉짓찧어서 바른다.

감 나 무 目 Ebenales

감 나 무 (柿樹) 과 Ebenaceae

감 나 무 柿　*Diospyros kaki* Thunb. (=*D. kari* var. *domestica* Makino)

落葉喬木으로 높이 14m에 達한다. 가지는 暗褐色의 皮目과 희미하게 털이 있다. 잎은 互生하며 葉柄에는 柔毛가 있다. 葉身은 楕圓形 내지는 倒卵形에 길이 7~18cm, 나비 4~10cm, 잎 밑이 둥글고 끝이 급히 뾰족하며 거치가 없고 革質이다. 上面은 深綠色, 主脈에는 柔毛가 성기게 나있고 下面은 淡綠色에 짧은 柔毛가 있다. 꽃은 兩性 또는 單性으로서 黃色이고 聚繖花序이며 葉腋에서 달리며, 꽃받침의 下部는 筒狀이고 4개로 갈라지고 안쪽에 털이 있다. 花冠은 鐘狀인데 네 개로 갈라졌고 수술이 수꽃에는 16개, 兩性花에는 8~16개, 암꽃에는 退化된 수술이 8개 있다. 子房은 上位, 液果는 卵球形에 橙黃色이고 開花期는 6月, 結實期는 9~10月이다. 경기도 以南에서 果樹로 栽植한다. 【處方用名】① 成熟한 果實의 果蔕는 柿蔕 ② 뿌리는

감나무(柿樹)과 Ebenaceae

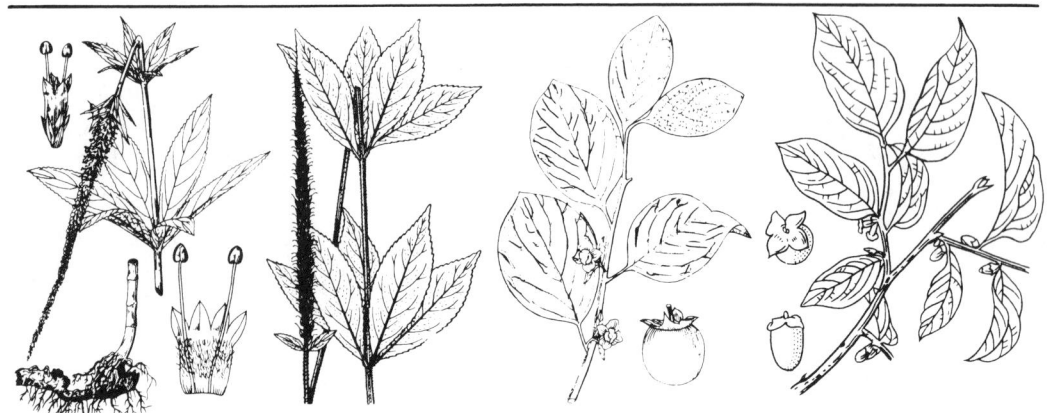

| 냉 초 輪葉婆婆納 | 털냉초 Veronicastrum | 감나무 柿 | 고욤나무 君遷子 |
| Veronicastrum sibiricum | sibiricum var. zuccarini | Diospyros kaki | Diospyros lotus |

柿根 ③ 樹皮는 柿木皮 ④ 葉은 柿葉 ⑤ 花는 柿花 ⑥ 果實은 柿子 ⑦ 果實製品은 柿餅 ⑧ 製品果實의 白粉은 柿霜 ⑨ 外果皮는 柿皮 ⑩ 未熟果實의 液汁製品은 柿漆이다.

❶ **柿 蔕** (시체) 〈本草拾遺〉: 감나무의 成熟한 果實의 果蔕이다. 겨울에 成熟한 감의 꼭지를 모아서 果柄을 除去하고 깨끗이 씻어서 말린다.

〔性味 歸經〕 味는 苦澁하고 性은 平하다. 肺, 胃經으로 들어간다.   柿蔕藥材

〔成分〕 Hydroxytriterpenic acid 0.37%를 含有하며 그 中에는 oleanolic acid, betulic acid, ursolic acid 등이 있다. 또 포도糖, 果糖, 酸性 物質, 中性 脂肪油 및 tannin을 含有한다.

〔藥效 主治〕 逆氣를 가라앉히고 극심한 噯氣와 嘔吐를 멈추게 하는 效能이 있다. 【用法 用量】 6∼12g을 달여서 마시며 또는 散劑로 하여 服用한다.

❷ **柿 根** (시근) 〈本草綱目〉: 감나무의 뿌리 또는 根皮이다. 9∼10月에 採取한다.

〔性味〕 味는 澁하고 性은 平하며 無毒하다.

〔成分〕 뿌리에는 强心配糖體, anthraquinone 配糖體, saponin 反應이 있고 tannin, 澱粉이 含有되어 있다. 또 plumbagin, diospyrol, 7-methyljuglone, 3-methoxy-7-methyljuglone, diospyrin, neodiospyrin 등이 含有되어 있다.

〔藥效 主治〕 凉血, 止血의 效能이 있다. 血崩, 血痢, 痔瘡을 치료한다. 【用法 用量】 30∼60g을 달여서 服用한다. 〈外用〉 짓찧어 볶(炒)아서 붙인다.

❸ **柿木皮** (시목피) 〈圖經本草〉: 감나무의 樹皮로 下血 및 火傷을 치료한다.

❹ **柿 葉** (시엽) 〈滇南本草〉: 감나무의 잎이다.

〔性味 歸經〕 味는 苦하고 性은 寒하며 無毒하다. 肺經으로 들어간다.

〔成分〕 Flavonoid 配糖體, tannin, phenol 類, 樹脂, coumarin 類 化合物, 還元糖, 多糖, 精油, 有機酸(betulic acid, oleanolic acid, ursolic acid), 葉綠素를 함유하고 flavonoid 配糖體에는 astragalin, myricitrin이 있고 또 豊富한 vitamin C, carotene 約 76 μg/g, pantothenic acid가 함유되어 있다.

〔藥理〕 잎에서 抽出한 flavonoid 配糖體를 개의 靜脈에 注射하면 (5 mg/kg) 血壓이 내려가고

冠狀動脈의 血流量을 增加시킨다(33~36%). 토끼의 in vitro 心臟에서도 冠狀動脈의 血流量을 증가시킨다. 잎에서 만든 注射劑는 in vitro에서 黃色포도球菌, Katarrh菌에 대하여 상당한 抑菌作用이 있다. 또 토끼의 腹腔에 注射하면 降溫作用이 있다. 動物에 대한 毒性은 그다지 크지 않고 溶血도 일으키지 않으며 末梢血液像에도 영향을 주지 않는다.

〔藥效 主治〕 咳喘, 肺氣腫, 各種 內出血을 치료한다. 【用法 用量】 3~9g을 달여서 服用한다. 〈外用〉 粉末로 하여 붙인다.

❺ 柿　花 (시화) 〈滇南本草〉: 감나무의 꽃이다.

〔藥效 主治〕 痘瘡의 潰瘍을 치료한다. 감꽃을 말려서 粉末을 만들어 患部에 붙인다.

❻ 柿　子 (시자) 〈滇南本草圖說〉: 감나무의 成熟한 果實이다. 霜降에서 立冬 사이(10月下旬에서 11月上旬) 감의 떫은맛이 없어지고 빨갛게 되면 食用할 수 있다.

〔性味 歸經〕 味는 甘澁하고 性은 寒하다. 心, 肺, 大腸經으로 들어간다.

〔成分〕 果實에는 蔗糖, 포도당, 果糖이 含有되어 있고 未熟한 果實에는 tannin이 含有되었고 그 主成分은 leucoanthocyanin이다. 또 l-citrulline도 含有하고 新鮮한 감에는 沃度 49.7 mg이 含有되어 있다.

〔藥理〕 柿子를 服用하면 血液 中의 ethyl alcohol의 酸化를 촉진한다. 新鮮한 감에는 요오드의 含有量이 높고 어떤 種類의 製劑를 만들 수 있으며(蛋白質 및 膠質을 除去해야 한다) 甲狀腺疾患에 쓰인다.

〔藥效 主治〕 淸熱, 潤肺, 止渴의 效能이 있다. 熱渴, 咳嗽, 吐血, 口瘡을 치료한다.

〔禁忌〕 脾胃가 虛寒한 症狀, 濕痰이 많고 咳嗽가 있는 症狀, 脾虛下痢症狀, Malaria症狀에는 忌한다.

❼ 柿　餠 (시병) 〈日用本草〉 柿干: 감을 加工하여 餠狀으로 만든 食品으로 白柿와 烏柿의 2種類가 있다. 成熟한 柿子의 外皮를 깎아서 약 1개월간 햇볕에 쬐고 밤이슬을 맞히면서 乾燥시킨다.

〔性味〕 味는 甘澁하고 性은 寒하다.

〔藥效 主治〕 潤肺, 澁腸, 止血의 效能이 있다. 吐血, 喀血, 血尿, 腸出血, 痢疾을 치료한다. 【用法 用量】 그대로 服用하거나 달여서 服用한다. 또 燒存性을 粉末하여 散劑로 하여 쓴다.

〔禁忌〕 脾胃虛寒, 痰濕內盛(水濕의 運行澁滯)한 症狀에는 忌한다.

❽ 柿　霜 (시상) 〈滇南本草〉: 柿餠上에 나오는 白色의 微粉末을 털어서 모으면 이것이 柿霜이다. 이것을 남비에 넣고 加熱하여 엿같이 되면 특별한 형틀에 부어서 7分쯤 乾燥시켜서 틀에서 빼내 다시 햇볕에다 완전히 말려 乾燥한 暗冷所에 保存하여 漸解를 防止한다.

〔性味 歸經〕 味는 甘하고 性은 凉하며 肺, 小腸經으로 들어간다.

〔成分〕 柿霜에는 mannitol, 포도당, 果糖, 蔗糖이 含有되어 있다.

〔藥效 主治〕 淸熱, 潤燥, 化痰의 效能이 있다. 肺熱燥咳, 咽乾喉痛, 口舌生瘡, 吐血, 喀血, 消渴을 치료한다. 【用法 用量】 3~9g을 沖服하거나 他 藥品과 配合하여 troche劑로 만들어 服用한다. 〈外用〉 撒布하거나 바른다. 〔禁忌〕 風寒, 咳嗽에는 忌한다.

❾ 柿　皮 (시피) 〈滇南本草〉: 감의 外果皮이다. 疔瘡, 無名腫毒에 이를 붙인다.
❿ 柿　漆 (시칠) 〈本草綱目〉 柿澀: 감의 未熟한 果實을 加工하여 얻은 膠狀液이다. 파랗고 떫은 未熟한 果實을 따 가지고 짓찧어서 독 안에 넣고 適量의 물을 붓고 여러 번 저어 잘 混合한다. 그대로 약 20日間 靜置하였다가 찌꺼기를 짜내고 남은 無色의 膠狀液이 柿澀이다.

〔性味〕 味는 苦澀하다.
〔成分〕 Tannin 樣의 物質 shibuol ($C_{14}H_{20}O_9$)과 choline, acetyl choline이 함유되어 있다.
〔藥效 主治〕 高血壓을 치료한다. 柿漆 1~2 순가락을 牛乳 또는 重湯과 함께 1日 2~3回 服用한다.

고욤나무　君遷子　*Diospyros lotus* L.

落葉喬木으로 높이 14 m 에 達한다. 老樹皮는 暗黑色에 方形狀으로 깊게 갈라진다. 어린 가지는 灰綠色에 짧은 털이 있으나 없어진다. 單葉이 互生하고 楕圓形에 길이 6~12 cm, 나비 3.5~5.5 cm 이며, 끝은 뽀족하고 밑부분은 圓形 내지는 넓은 楔形, 표면은 深綠色, 처음에는 柔毛가 密生하였다가 뒤에는 없어지고 뒷면에는 대부분이 白色의 털이 있거나 아니면 葉脈上에 털이 있다. 葉柄은 길이 5~25 mm, 꽃은 單性 雌雄二家로서 葉腋에서 모여서 달린다. 淡黃色 내지 淡赤色에 꽃받침에는 灰色의 柔毛가 密生하였고 裂片은 三角形이다. 수꽃은 2~3개씩 모여 있고 길이는 약 5 mm 수술이 16개이다. 암꽃은 길이 1 cm 대개 無柄이다. 液果는 球形 또는 楕圓形에 길이 1.8 cm, 지름 1~1.5 cm 로 익기 시작할 때는 淡黃色이다가 뒤에는 藍黑色으로 變하고 白色의 蠟層으로 덮인다. 開花期는 5~6月, 結實期는 10~11月이다. 山地에 自生 또는 栽培하며 제주도 및 南·中·北部에 分布한다. 【處方用名】果實이 君遷子이다.

君遷子 (군천자) 〈本草拾遺〉 紅藍棗: 고욤나무의 果實이다. 未熟果나 10~11月에 成熟한 果實을 採取한다.

〔性味〕 味는 甘澀하고 性은 凉하다.
〔成分〕 果實에는 tannin 이 含有되어 있다. 뿌리에는 naphthoquinone 類의 成分 즉 7-methyljuglone, mamegakinone, isodiospyrin, bisisodiosprin 이 함유되어 있다. 또 triterpenoid 類의 成分 즉 betulin, betulinic acid, taroxerol, lupeol, ursolic acid, β-sitosterol 등이 함유되어 있다.
〔藥效 主治〕 止渴하고 煩熱을 除去하고 몸을 潤澤하게 한다. 過食하면 持病이 생기기 쉽고 冷氣를 도와서 咳嗽를 일으킨다.

노린재나무 (灰木) 과　Symplocaceae

노린재나무　華灰木　*Symplocos chinensis* for. *pilosa* (NAKAI) OHWI
(=*Palura chinensis* var. *pilosa* (NAKAI) NAKAI)

落葉灌木으로 높이 1~3 m 이고 어린 가지에는 털이 密生하였다. 잎은 互生하며 楕圓形 또는

倒卵狀 楕圓形이고 길이 3.5～7m 로서 끝은 뾰족하고 밑부분은 鈍形 혹은 넓은 楔形이고 가장자리에는 가는 톱니가 있다. 葉柄은 길이 3～5mm 이며, 柔毛가 있고 托葉은 없다. 圓錐花序는 腋生 또는 頂生하고 花莖·花柄·어린 가지는 같은 색깔이며 모두 털이 나 있다. 꽃받침은 5 갈래로 째졌고 三角形에 길이 약 2mm 로 宿存하고 柔毛가 密生하였다. 花冠은 白色이며 꽃잎은 5개로 卵形이다. 수술은 多數가 모여서 5개의 다발을 이루고 다발마다 10개씩 있고 암술은 1개이다. 花柱는 白色, 柱頭는 分裂되지 않고 子房은 下位 2室이다. 核果는 藍黑色 圓形에 길이 약 6mm, 지름 3.5mm 이며, 種子는 圓形에 多數이다. 開花期는 5월, 結實期는 9～10月이다. 山野의 도처에 나며 全國에 分布한다. 【處方用名】① 枝葉은 華山礬 ② 뿌리는 華山礬根 ③ 果實은 華山礬果이다.

❶ 華山礬 (화산반)〈廣西中藥志〉: 노린재나무의 枝葉이다. 年中 수시로 採取한다.
〔性味〕 味는 苦하고 性은 冷하다.
〔藥效 主治〕 淸熱, 利濕, 止血, 生肌의 效能이 있다. 痢疾, 水樣性下痢, 傷口出血, 火傷, 潰瘍을 치료한다. 【用法 用量】15～30g 을 짓찧어서 汁을 내어 마신다. 〈外用〉짓찧어서 붙이거나 또는 粉末을 調合하여 붙인다.

❷ 華山礬根 (화산반근)〈南寧藥物志〉: 노린재나무의 뿌리이다. 年中 수시로 뿌리를 캐내어 깨끗이 씻어 햇볕에 말린다.
〔性味〕 味는 苦하고 性은 寒하며 有毒하다.
〔藥效 主治〕 淸熱, 利濕, 化痰, 截瘧의 效能이 있다. 感冒發熱, 瘧疾, 筋骨疼痛, 瘡癤을 치료한다. 【用法 用量】6～9g (大量 服用時는 15～30g)을 달여서 服用한다. 〈外用〉달인 液으로 씻는다.

❸ 華山礬果 (화산반과)〈廣西中藥志〉: 노린재나무의 果實이다.
〔藥效 主治〕 乾燥한 다음 粉末로 하여 진무른 瘡을 치료한다.

때죽나무 (蘇木 : 安息香樹) 과 Styracaceae

안식향나무 安息香樹 Styrax benzoin DRYAND.

월남안식향나무 越南安息香 S. tonkinensis (PIER.) CRAIB

常綠喬木으로 높이 10～20m 에 達하고 樹皮는 綠褐色이고 어린 가지에는 褐色의 星狀毛가 있다. 잎은 互生하고 長卵形이며 가장자리에는 불규칙한 톱니가 있고 잎의 표면은 光澤이 조금 나고 뒷면에 星狀의 흰 短毛가 密生하였고 葉柄의 길이는 약 1cm 이다. 總狀 혹은 圓錐花序가 腋生 및 頂生하고 絨毛에 싸여 있다. 苞片은 작고 일찍 떨어진다. 꽃받침은 짧은 鐘形에 끝은 5개의 얕은 톱니 모양으로 되었다. 花冠은 5개로 깊이 갈라졌고 裂片은 披針形에 길이는 대략 꽃받침통의 3倍쯤 된다. 꽃받침과 꽃잎의 바깥은 銀白色의 絲狀毛에 덮여 있고 안쪽은 赤褐色이다. 수술은 8～10개, 葯은 線形이고 2室이다. 子房은 上位로 卵形, 上部는 單室, 下部는 2～3室이

매죽나무(蘇木：安息香樹)과 Styracaceae

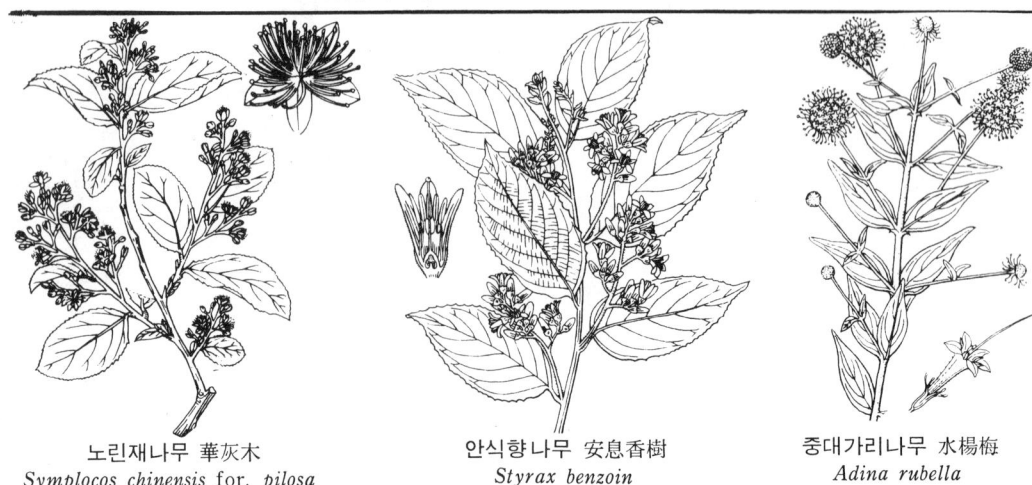

노린재나무 華灰木
Symplocos chinensis for. *pilosa*

안식향나무 安息香樹
Styrax benzoin

중대가리나무 水楊梅
Adina rubella

고 花柱는 가늘고 길며 赤褐色이다. 扁球形의 果實은 길이 약 2 cm에 灰褐色, 堅果狀의 種子는 赤褐色에 6條의 淡色 縱紋이 있다. 인도네시아·수마트라·로마 등에서 野生 또는 栽植한다. 越南·라오스, 타이, 中國의 雲南 廣西 등지에 分布한다. 【處方用名】樹脂가 安息香이다.

安息香(안식향)〈唐本草〉: 안식향·월남안식향의 樹脂이다. 여름에서 가을에 樹齡 5~10年生을 地上에서 약 40 m쯤 되는 곳에 三角形의 傷處를 많이 만든다. 1週日 後에 傷口에서 黃色의 樹液이 나오는 것을 除去하면 白色의 樹脂가 서서히 나온다. 이것을 乾燥된 후 採取하고 그 後 一定期間을 두고 傷口의 4 cm쯤 위에 새로 傷處를 내어서 다시 採取한다. 처음 採取한 것이 品質이 좋고 뒤로 갈수록 品質이 떨어진다.

〔藥材〕 수마트라安息香은 球形의 顆粒을 눌러 굳힌 덩어리로 크기는 일정하지 않고 赤褐色이나 灰褐色을 띠고 黃白色 또는 灰白色의 不透明한 杏과 비슷한 顆粒으로 보이며 表面은 까칠하고 편평하지 않다. 常溫에서는 딱딱하고 부서지기 쉽고 加熱하면 軟化된다. 芳香이 있고 약간 辛하다. 産地는 인도네시아이다.

越南安息香은 약간 扁平한 눈물방울같은 形이거나 또는 덩어리이다. 直徑이 1 cm 또는 수 cm이고 두께는 약 1 cm이다. 表面은 黃褐色에서 汚褐色이고 內面은 乳白色이며 수마트라 安息香과 類似하다. 越南·泰國에서 生産된다.

〔性味 歸經〕 味는 辛苦하고 性은 溫하다. 心, 肝, 脾經으로 들어간다.

〔成分〕 수마트라安息香에는 樹脂가 약 90 % 함유되어 있고 그 主成分은 sumaresinolic acid, 桂皮酸 coniferyl ester 또는 桂皮酸 phenylpropyl ester 2~3 %, vanillin 1 %와 少量의 桂皮酸桂皮 alcohol ester 즉 styracin, styrene, benzaldehyde, 安息香酸, 桂皮酸을 함유한다. 樹脂의 安息香酸 總含有率은 10~20 %, 桂皮酸(cinnamic acid) 總含有率은 10~30 %이다. 泰國安息香에는 樹脂가 70~80 % 含有되어 있고 主成分은 siaresinolic acid 과 安息香酸 coniferyl ester이다. 이외에 安息香酸 11.7 %, 安息香酸 cinnamyl ester 2.3 %, vanillin 0.3 %가 含有되어 있고 桂皮酸은 含有되어 있지 않다. 中國에서 발견된 粉背安息香樹, 靑山安息香樹, 白葉安息香樹의 樹脂 中의 有機酸 總含有量은 順序대로 31 %, 28 %, 27~28 %로 有機酸은 모두 安息香

酸이다. 다른 報告에서는 31.09%, 25.67%, 21.17~31.46%로 되었다.

〔藥理〕 安息香 tincture는 刺戟性 祛痰藥으로 使用하며 熱湯 中에 넣어서 그 蒸氣를 吸入하면 呼吸器의 粘膜을 직접 刺戟하여 分泌物을 증가시킨다. 따라서 痰液의 排出促進作用이 있으므로 氣管支炎에 使用된다. 吸入時에 蒸氣의 濃度가 너무 높으면 눈·코·인후 등을 刺戟하게 되므로 注意해야 한다. 이외에 안식향 tincture는 부분적 防腐劑로 使用된다. 일반적으로 안식향의 複方 tinctur劑가 使用된다.

〔藥效 主治〕 開竅, 辟穢, 行氣血의 效能이 있다. 卒中에 의한 人事不省, 心腹疼痛, 産後血暈, 小兒驚癎, 風痺腰痛을 치료한다. 【用法 用量】 粉末한 것을 0.3~1.5g을 服用한다. 또는 散, 丸劑로 사용한다. 〈外用〉 태운 煙氣로 患處를 쐰다.

〔禁忌〕 陰虛火旺者는 服用에 주의한다.

꼭두서니(茜草)目 Rubiales

꼭두서니(茜草)과 Rubiaceae

중대가리나무 水楊梅   Adina rubella (SIEB. et ZUCC.) HANCE

落葉灌木으로 높이 3~4m이고, 가지는 가늘고 길며 赤褐色의 微毛가 있고 오래된 가지에는 털이 없다. 잎은 對生하고 披針形 또는 卵狀 楕圓形이며 끝은 뾰족하고 밑부분은 楔形, 가장자리는 밋밋하고 표면은 털이 없고 뒷면의 側脈에는 白色의 柔毛가 조금 있다. 葉柄은 짧고 托葉은 가늘고 작고 일찍 떨어진다. 꽃은 분홍색 또는 白色으로 頂生 또는 腋生하는 頭狀花序에 달리고 花梗과 花托에 털이 있으며 꽃받침통은 짧고 裂片은 5개이다. 花冠은 管狀에 길이 약 5mm이며, 裂片은 5개, 外面에는 微毛가 있다. 수술은 5개로 子房은 下位, 花柱는 가늘고 길며 花冠의 약 2倍이다. 蒴果는 倒卵狀 楕圓形으로서 길이 5~6mm이고 5개의 꽃받침잎이 남아 있으며 2개의 작은 乾果로 갈라진다. 種子는 多數, 가늘고 작고 長楕圓形이며 양끝에 날개가 있다. 開花期는 7月, 結實期는 10月이다. 南向의 골짜기에 나며 제주도에 分布한다. 【處方用名】 ① 莖葉 또는 花果序를 水楊梅 ② 뿌리는 水楊梅根이다.

❶ 水楊梅 (수양매) 〈植物名實圖考〉 水楊柳·僧頭木 : 중대가리나무의 莖葉 또는 花果序이다. 봄과 가을에 莖葉을, 10月 前後에 果序를 採取하여 햇볕에 말린다.

〔性味〕 味는 淡하고 性은 平하며 無毒하다.

〔成分〕 Pectin 8.5%를 含有하고 樹皮는 tannin을 含有하며 球狀花序에서는 ursolic acid, β-sitosterol, oleanolic acid 등이 分離된다.

〔藥效 主治〕 淸熱, 解毒의 效能이 있다. 高熱瀉痢, 齒痛, 濕疹, 外傷出血을 치료한다. 【用法 用量】 15~30g을 달여서 服用하거나 달인 물로 양치질한다. 〈外用〉 짓찧어서 붙인다.

❷ 水楊梅根 (수양매근) 〈浙江常用草藥〉 : 중대가리나무의 뿌리이다. 年中 수시로 採取한다.

tannin質이 함유되어 있다.

〔**性味**〕 味는 淡하고 性은 平하다.

〔**藥效 主治**〕 淸熱, 消腫, 散瘀, 活血의 效能이 있다. 肺熱咳嗽(熱邪가 肺를 侵犯하여 일어나는 咳嗽)를 치료한다.【用法 用量】30～60 g 을 달여서 服用한다.〈外用〉짓찧어서 붙인다.

호자나무 虎刺 *Damnacanthus indicus* GAERTN. fil.   수정목 *D. major* SIEB. et ZUCC.

常綠小灌木으로 높이 1 m에 달한다. 뿌리는 굵고 分枝하거나 비틀려서 念珠狀으로 되었고 根皮는 淡黃色이고, 어린 가지에 털이 있다. 灰白色에 分枝가 많고 길이 1～2 cm 되는 곧은 가시가 있으며 보통 잎은 對生하고 黃綠色이다. 小枝에는 灰黑色의 細毛가 있다. 잎은 對生하고 卵形이거나 廣楕圓形에 길이 1～2.5 cm, 끝은 조금 뾰족하고 잎 밑은 둥글고 表面에는 光澤이 있고 革質이며 가장자리는 밋밋하고 葉柄은 없거나 짧다. 꽃은 작고 白色이며 1～2개가 葉腋에 달린다. 萼筒은 倒卵形이며 宿存하고 花冠은 漏斗狀에 4개로 갈라졌다. 수술은 4개, 암술은 1개, 核果는 둥글고 익으면 赤色이 된다. 開花期는 5～6月, 結實期는 9～10月이다. 제주도 및 홍도의 숲속에 난다.【處方用名】① 全草 또는 뿌리는 虎刺 ② 花는 伏牛花이다.

❶ 虎 刺 (호자)〈圖經本草〉刺虎・雀不踏・繡花針: 호자나무・수정목의 全草 또는 뿌리이다. 年中 수시로 採取하여 깨끗이 씻어서 햇볕에 말린다.

〔**性味 歸經**〕 味는 苦甘하고 性은 平하다. 心, 腎, 肺, 肝經에 들어간다.

〔**成分**〕 수정목의 뿌리에는 多種類의 anthraquinone成分, damnacanthal, damnacanthol, damnidin, juzunal, nordamnacanthal, norjuzunal, 2-benzylxanthopurpurin, alizarin-1-methylester, 5-hydroxyalizarin-1-methyl ether 가 含有되어 있다.

〔**藥效 主治**〕 祛風, 利濕, 活血, 消腫의 效能이 있다. 痛風, 風濕痺痛, 痰飮咳嗽, 肺癰, 水腫, 痞塊, 黃疸, 婦人閉經, 小兒疳積, 蕁痲疹, 打撲傷을 치료한다.【用法 用量】9～15 g(생것은 30～60 g)을 달여서 服用한다. 또는 散劑로 하여 服用한다.〈外用〉짓찧어서 붙이거나 또는 汁을 내어 바른다. 혹은 粉末로 하여 撒布한다.

❷ 伏牛花 (복우화)〈開寶本草〉: 호자나무・수정목의 꽃이다.

〔**性味**〕 味는 苦甘하고 性은 平하며 無毒하다.

〔**藥效 主治**〕 祛風, 除濕, 舒筋, 止痛의 效能이 있다. 風濕痺痛, 頭痛, 四肢拘攣을 치료한다.

좀네잎갈퀴 細四葉葎 *Galium gracilens* (A. GRAY) MAK.

多年生 草本으로 높이는 30～40 cm에 達한다. 잎은 4개씩 輪生하며 線狀의 긴 楕圓形 또는 線狀 披針形에 양끝은 무디고 길이 6～12 mm, 나비는 1.5～2.5 mm 로 中肋과 가장자리에 비스듬히 퍼진 白色의 털이 있다. 꽃은 연한 綠色이며 花序는 腋生 또는 頂生하고 少數의 꽃이 달리며 小花莖은 약간 길고, 花冠은 4개로 갈라지고 수술은 4개이다. 열매는 2개씩 합쳐지고 分果에는 鱗片과 같은 小突起가 密生하였다. 開花期는 5～6月이다. 溝邊의 濕地에 나고 南部

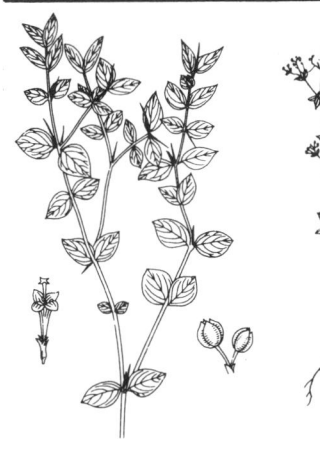
호자나무 虎刺
Damnacanthus indicus

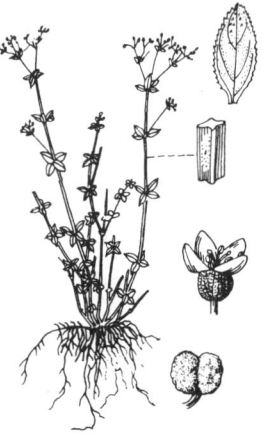
좀네잎갈퀴 細四葉葎
Galium gracilens

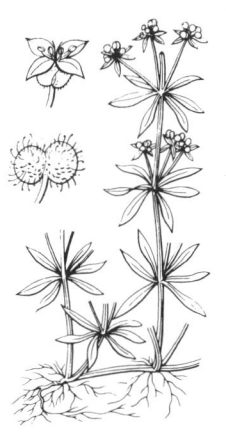
갈퀴덩굴 拉拉藤
Galium spurium var. echinospermon

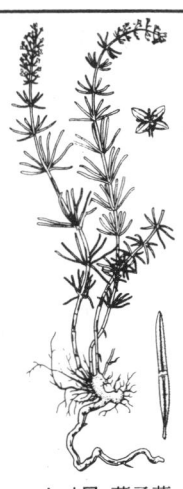
솔나물 蓬子菜
Galium verum var. asiaticum

地方에 分布한다. 【處方用名】全草가 四葉草이다.

四葉草 (사엽초) 〈江西草藥〉: 좀네잎갈퀴의 全草로 여름의 開花期에 採取하여 햇볕에 말리거나 新鮮한 것을 그대로 쓴다.

〔**性味**〕 味는 甘하고 性은 平하다.

〔**藥效 主治**〕 淸熱, 利尿, 解毒, 消腫의 效能이 있다. 尿路感染, 赤白帶下, 痢疾, 癰腫, 打撲傷을 치료한다. 【用法 用量】15~30 g(생것은 60~90 g)을 달이거나 生汁을 내어서 服用한다. 〈外用〉 짓찧어서 붙인다.

갈퀴덩굴 拉拉藤 *Galium spurium* L. var. *echinospermon* (WALLR.) HAYEK
(=*G. aparine* L. var. *echinospermon* (WALLR.) FARWELL)

一年生 草本의 蔓性植物로 길이 20~40 cm, 줄기는 綠色으로 부드럽고 四角形이며 가지가 갈라지고 稜線 위에 아래를 향한 작은 가시가 있다. 잎은 6~8개가 輪生하고 無柄에 膜質이고 線狀 披針形 내지는 楕圓狀 披針形이며 길이 2~4 cm, 나비 2~6 mm로 끝이 바늘과 같이 날카롭다. 표면은 綠色, 아래로 향한 흰 가시 모양의 털이 있고 밑면은 淡綠色, 中央脈과 가장자리에 털이 있는 외에는 매끄럽고 光澤이 있고 無毛이다. 어지럽게 흩어진 聚繖花序는 腋生한다. 꽃은 작고 지름이 약 1 mm, 꽃받침은 切頭狀에 길이 1 mm 미만에 갈구리 모양의 털이 있다. 꽃잎은 4개로 淡綠白色이나 때로는 紫色을 띤 것도 있으며 卵形이며 매우 짧다. 수술은 4개, 꽃잎과 對生한다. 子房은 下位 2室, 花柱는 둘로 갈라졌다. 果實은 약간 多肉質에 雙生하고 表面에는 갈구리 모양의 흰 털이 密生하였다. 開花期는 5~6月이다. 荒蕪地, 들에 나며 全國에 分布한다. 【處方用名】全草가 八仙草이다.

八仙草 (팔선초) 〈滇南本草〉 猪殃殃: 갈퀴덩굴의 全草로 가을에 採取하여 햇볕이나 通風이 잘되는 곳에서 乾燥한다.

〔性味 歸經〕 味는 苦辛하고 性은 寒하다. 少陰太陽經으로 들어간다.

〔成分〕 갈퀴덩굴에는 quercetin-galactoside 등의 flavonoid 配糖體, asperuloside, tannin 등이 含有되었고 Galium 屬 植物의 地上部分에는 모두 asperuloside 와 anthraquinone 系色素(뿌리에도 이것이 들어 있다)를 함유되어 있다. 一部 品種에는 또 flavonoid 類 diosmethin-rutin-oside 와 hesperidin 이 含有되어 있다.

〔藥理〕 갈퀴덩쿨의 alcohol 抽出物에는 血壓降下作用이 있으나 心拍數는 減少치 않는다. 개에 1~1.5 g(生藥)을 靜脈注射하였더니 곧 效果가 나타났으나 毒性은 없었다. Asperuloside에는 토끼의 血壓을 내리는 作用이 있다. 民間療法으로 生汁은 緩下劑, 利尿劑 혹은 或種의 皮膚病(疥瘡)의 治療劑로 쓰고 있다.

〔藥效 主治〕 淸濕熱, 散瘀血, 消腫의 效能이 있다. 淋濁, 尿血, 打撲傷, 腸癰, 癤腫, 中耳炎을 치료한다. 【用法 用量】6~15 g 을 달여서 服用하거나 또는 生汁을 내어서 服用한다. 〈外用〉 짓찧어서 붙이거나 汁을 내어 귀에 點滴한다.

솔 나 물 蓬子菜 *Galium verum* L. var. *asiaticum* NAKAI

多年生 草本으로 높이 30~40 m, 根莖은 굵고 짧으며 뿌리는 굵고 길며 구부러지고 약간 木質이다. 줄기는 多數가 한곳에 모여서 나며 곧게 자라고 밑부분은 약간 木質이고 四稜形이며 어리고 부드러울 때에는 柔毛가 있다. 잎은 6~10 개가 輪生하였고 좁은 線形에 길이 6~10 cm, 나비 1~1.5 mm 이며 잎의 上面은 어릴 때에는 털이 성기게 나 있고 잎의 가장자리는 밖으로 젖혀졌고 下面에는 柔毛가 있고 中央脈이 隆起하였다. 聚纖花序는 모여서 圓錐狀의 무리를 이루고 頂生하여 花序柄에는 灰白色의 細毛가 있다. 萼筒의 全體와 子房은 癒着되어 있고 花筒은 매우 짧으며 裂片은 4개이다. 수술은 4개, 子房은 2室, 花柱는 2개, 柱頭는 頭狀이다. 雙懸果가 2개로 편평한 球形으로 되었다. 開花期는 6~7月, 結實期는 9月이다. 산비탈, 풀숲, 荒蕪地에 나며 全國에 分布한다. 【處方用名】全草가 蓬子菜이다.

蓬子菜 (봉자채) 〈救荒本草〉: 솔나물의 全草이다. 여름, 가을에 採取한다.

〔性味 歸經〕 味는 微辛苦하고 性은 寒하다.

〔成分〕 全草에는 palustroside, rutin, asperuloside, chlorogenic acid 가 含有되어 있고 精油 中에는 methylvanillin, piperonal 이 含有되어 있다. 뿌리에는 rubiadin primeveroside, pseudo-purpurin glucoside 가 含有되어 있다.

〔藥理〕 全草에는 利膽作用이 있다. 新鮮한 液汁 또는 煎劑는 外用藥으로써 皮疹을 다스린다.

〔藥效 主治〕 淸熱, 解毒, 行血, 止痒의 效能이 있다. 肝炎, 喉蛾(扁桃腺炎)의 腫痛, 疔瘡癤腫, 稻田皮炎(水田皮膚炎), 蕁麻疹, 打撲傷, 婦人의 血氣痛, 骨折, 蛇咬傷을 치료한다. 【用法 用量】15~30 g 을 달여서 服用한다. 또는 술에 담가 服用한다. 〈外用〉 짓찧어서 붙이거나 혹은 煎液을 졸여서 膏劑로 하여 붙인다.

치자나무 山梔 *Gardenia jasminoides* for. *grandiflora* MAKINO
꽃치자 *G. jasminoides* var. *radicans* MAKINO

常綠低木으로 높이 0.5~2m에 달하고 어린 가지에는 먼지같은 털이 나 있다. 잎은 對生 혹은 3葉이 輪生하고 革質이며 葉柄은 짧고 긴 楕圓狀 披針形 또는 卵狀 倒披針形에 길이 7~14cm로서 끝은 급하게 뾰족하며 가장자리는 밋밋하고 光澤이 있다. 꽃은 가지의 끝이나 葉腋에 한송이씩 달리며 白色이고 강한 香氣가 난다. 花柄은 매우 짧고 보통 모가 나 있다. 꽃받침통은 卵形 또는 倒卵形이고 윗부분이 볼록하게 부풀어 있고 끝은 5~6개로 갈라졌고 裂片은 가늘고 길다. 꽃잎은 5개 또는 그 以上이고 수술은 6개인데 꽃잎의 喉部에 着生하였고 花絲는 매우 짧거나 또는 없다. 子房은 下位 1室, 花柱는 두텁고 柱頭는 棒狀이다. 果實은 倒卵形 또는 長楕圓形이고 날개 모양의 稜角이 6~7개 있고 黃色이며, 끝에는 꽃받침이 남아 있다. 開花期는 6~7月, 結實期는 9~10月이다. 京畿道 以南에서 栽植하고 있다.【處方用名】① 果實은 梔子 ② 뿌리는 梔子花根 ③ 잎은 梔子葉 ④ 꽃은 梔子花이다.

❶ **梔 子** (치자)〈神農本草經〉木丹·支子·越桃·山梔子·枝子: 치자나무 및 同屬 近緣植物의 果實이다. 10月頃 익은 果實을 따서 果柄과 挾雜物을 除去하고 햇볕에 말리거나 불에 쬐어서 말린다. 또는 끓는 물에 明礬을 조금 넣고 데쳐 내거나 혹은 시루에 넣고 30분쯤 쪄서 햇볕에 말린다.【修治】《生梔子》체로 쳐서 挾雜物을 除去하고 잘게 빻거나 양끝을 끊어 낸다. 《山梔仁》生梔子의 中間部分을 갈라서 外果皮를 벗겨내어 仁을 취한다. 《山梔皮》生梔子에서 벗겨낸 外果皮. 《炒梔子》잘게 빻은 梔子를 남비에 넣고 약한 불로 黃金色이 되도록 볶아 낸다. 《焦梔子》잘게 빻은 梔子를 남비에 넣고 검게 눋을 정도로 볶아 낸다. 《梔子炭》잘게 빻은 梔子를 남비에 넣고 黑褐色이 되어 藥性만 남을 정도로 볶아낸다.

〔**性味 歸經**〕 味는 苦하고 性은 寒하다. 心, 肝, 肺, 胃經으로 들어간다.

〔**成分**〕 Flavonoid의 gardenin, pectin, tannin, crocin, crocetin, *d*-mannitol, nonacosane, β-sitosterol 이외에 여러 종류의 iridoide 骨格의 配糖體 즉 gardenoside, geniposide (genipin-1-glucoside), genipin-1-β-*d*-gentiobioside 및 少量의 shanzhiside를 含有하고 또 gardoside, scandoside methyl ester, choline 및 ursolic acid가 들어 있다.

〔**藥理**〕 鎭靜, 血壓降下作用이 있고 膽囊을 收縮시켜 膽汁分泌을 증가시키며 利膽作用이 있다. 止血作用도 가지며 生梔子의 止血作用은 焦梔子보다 강하다.

〔**藥效 主治**〕 清熱, 瀉火, 凉血의 效能이 있다. 熱病, 虛煩(器質的인 變化는 없이 괴로움을 느끼는 症狀), 不眠, 黃疸, 淋病, 消渴(多飮多尿하는 症狀), 結膜炎, 吐血, 鼻出血, 血痢, 血尿, 熱毒, 瘡瘍, 挫傷痛을 치료한다.【用法 用量】6~12g을 달여서 마시거나 또는 丸劑나 散劑로 하여 服用한다.〈外用〉粉末하여 調合하여 붙인다.

〔**禁忌**〕 脾虛로 軟便한 者는 服用을 忌한다. 吐血, 鼻出血이 陽火가 原因이 아닌 者도 服用해서는 안 된다. 邪氣가 表에 있는 者, 虛火가 上昇하는 者는 使用을 忌한다.

❷ **梔子花根** (치자화근)〈分類草藥性〉: 치자나무 및 同屬 近緣植物의 뿌리이다.

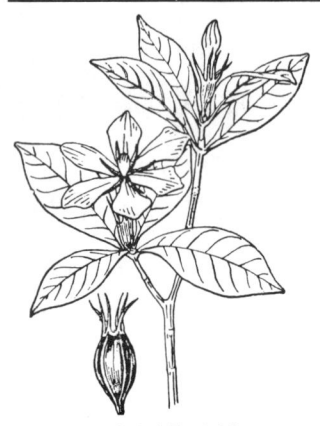 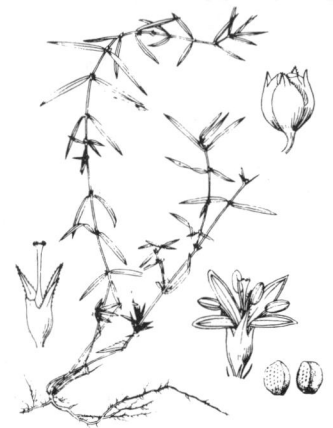 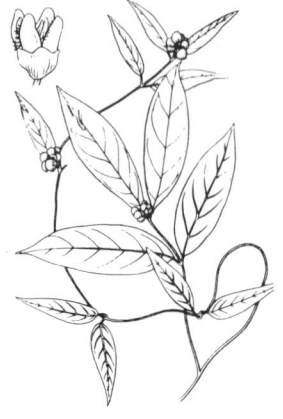

치자나무 山梔　　　　실낚시돌풀 白花蛇舌草　　　파극천 巴戟天
Gardenia jasminoides　　　*Hedyotis diffusa*　　　*Morinda officinalis*
for. *grandiflora*

〔性味〕 味는 苦하고 性은 寒하다.

〔藥效 主治〕 淸熱, 凉血, 解毒의 效能이 있다. 感冒高熱, 黃疸型肝炎, 吐血, 鼻出血, 菌痢, 淋病, 腎炎水腫, 瘡癰腫毒을 치료한다. 【用法 用量】 15~30g을 달여서 服用한다. 〈外用〉 짓찧어서 붙인다.

❸ 梔子葉(치자엽)〈本草求原〉: 치자나무 및 同屬 近緣植物의 잎이다.

〔性味〕 味는 苦澁하고 性은 寒하다.

〔成分〕 葉, 葉柄에는 gardenoside, geniposide(genipin-1-glucoside)를 함유한다.

〔藥效 主治〕 腫을 삭히고 打撲傷을 치료한다. 疳痔疔을 씻으며, 雞肉과 삶아 먹으면 瘡毒을 흩어지게 하며 風도 除去한다.

❹ 梔子花(치자화)〈滇南本草〉: 치자나무 및 同屬 近緣植物의 꽃으로 精油가 함유되어 있다.

〔性味〕 味는 苦하고 性은 寒하다.

〔藥效 主治〕 淸肺, 凉血의 效能이 있다. 肺熱咳嗽, 鼻出血을 치료한다.

실낚시돌풀(백운풀) 白花蛇舌草　*Hedyotis diffusa* WILLD.
　　　　　　　　　　　　　(=*Oldenlandia diffusa* (WILLD.) ROXB.)

一年生 草本으로 높이 10~30cm 內外이고 줄기는 밑에서부터 가지가 갈라져서 옆으로 자라거나 곤추선다. 잎은 對生하고 양끝이 좁고 가장자리가 밋밋하고 깔깔하며 葉身은 線形 내지는 線狀 披針形에 길이 1~3.5cm, 나비 1~3mm 이며 革質이다. 托葉은 膜質이고 밑부분은 鞘狀으로 되어서 合着하였고 길이는 1~2mm, 頂端에는 가는 톱니가 있다. 꽃은 白色이거나 붉은 빛이 돌며 葉腋에 달리고 小花梗은 없거나 3mm이다. 꽃받침은 筒形이며 4개로 갈라졌고 裂片의 가장자리에는 짧은 가시가 있다. 花冠은 깔때기 모양이고 길이는 약 3mm, 純白色에 끝은 4개로 깊게 갈라졌고 털은 없다. 수술은 4개, 子房은 2室이며 柱頭는 두 갈래로 얕게 갈라지고 半球形이다. 蒴果는 둥글고, 지름 5mm 정도로서 꽃받침통에 들어 있으며 끝에 꽃받

침이 남아있다. 種子는 黃褐色에 매우 작다. 開花期는 8~9月, 結實期는 8~10月이다. 山의 斜面, 산기슭의 습지에 나며 白雲山 및 제주도에 分布한다. 【處方用名】 全草가 白花蛇舌草이다.

白花蛇舌草 (백화사설초) 〈廣西中藥志〉: 실낚시돌풀의 뿌리가 달린 全草이다. 여름이나 가을에 採取하여 햇볕에 말리거나 또는 新鮮한 것을 그대로 쓴다.

〔性味 歸經〕 味는 苦甘하고 性은 寒하다. 心, 肝, 脾經으로 들어간다.

〔成分〕 全草에 hentriacontane, stigmasterol, ursolic acid, oleanolic acid, β-sitosterol, β-sitosterol-d-glucoside, p-coumaric acid 등이 分出된다.

〔藥理〕 1. 抗腫瘍作用: *in vitro*에서 (生藥 6 g/ml에 相當) 急性 Lympha 球型, 顆粒球型, 單核細胞 및 慢性顆粒球型의 腫瘍細胞에 대하여 상당히 강한 抑制作用이 있다. Warburg 檢壓計를 使用하여 呼吸測定하면 前者에 對한 抑制作用이 비교적 강하다.

2. 抗菌, 消炎作用: *in vitro*에서 抗菌作用은 현저하지 않지만 黃色포도球菌과 赤痢菌에 대해서는 微弱한 作用이 있었다.

〔藥效 主治〕 淸熱, 利濕, 解毒의 效能이 있다. 肺熱, 喘咳, 扁桃腺炎, 咽喉腺炎, 蟲垂炎, 黃疸, 癰腫疔瘡, 毒蛇咬傷을 치료한다. 【用法 用量】 30~60 g 을 달여서 服用하거나 또는 生汁을 내어서 마신다. 〈外用〉 짓찧어서 붙인다.

〔禁忌〕 姙娠婦의 服用에는 주의를 要한다.

파극천 巴戟天 *Morinda officinalis* How.

기어오르거나 감아 오르는 덩굴성植物로 根莖은 多肉質의 圓柱形이고 支根은 염주 모양을 하였고 新鮮할 때의 外皮는 白色이고 乾燥하면 暗褐色이 되고 구불구불 구부러진 줄이 있고 斷面은 紫紅色이다. 줄기는 圓柱狀이고 세로의 稜線이 있으며 小枝는 어릴 때는 褐色의 굵은 털이 있으나 老木이 되면 털이 떨어지고 表面은 반들반들해진다. 잎은 對生하고 楕圓形이며 끝은 짧은 漸先形, 밑부분은 楔形이거나 넓은 楔形에 가장자리는 밋밋하다. 가장자리에는 항상 眉毛狀의 털이 나있다. 葉柄에는 褐色의 거친 털이 있고 托葉은 鞘狀이다. 花序는 頭狀이고 꽃은 2~10개가 小枝의 끝에 달리며 腋生하는 것도 간혹 있다. 꽃받침은 倒圓錐狀 끝에 불규칙한 齒裂이 있거나 또는 넓은 切形이다. 花冠은 多肉質에 白色이고 花筒은 보통 4 갈래로 깊게 갈라졌다. 수술은 4개로 花絲는 매우 짧고 子房은 下位 4室, 花柱는 2개로 깊게 갈라졌다. 液果는 球形에 가깝고 成熟하면 紅色이 된다. 開花期는 4~5月, 結實期는 9~10月이다. 中國 南部地方에 分布한다. 輸入하여 使用한다. 【處方用名】 根이 巴戟天이다.

巴戟天 (파극천) 〈神農本草經〉 巴戟: 파극천의 뿌리이다. 겨울에서 이듬해 봄 사이에 뿌리를 캐어 씻어 수염뿌리를 除去하고 6~7割쯤 말랐을 때 나무망치로 가볍게 두드려서 납작하게 하여 햇볕에 말린다. 또는 먼저 쪄서 반쯤 乾燥하여 납작하게 펴서 햇볕에 말린다.

〔藥材〕 乾燥된 뿌리는 구부러진 扁平한 圓柱形 또는 圓柱形이고 길이는 고르지 않고 지름은

약 1~2cm, 表面은 灰黃色이다. 굵고 얕은 縱紋과 깊고 오목하게 들어간 橫紋이 있고 皮部는 갈라져서 木部가 드러나 있는 것도 있다. 길이 1~3cm의 마디를 形成하는데 그 모양이 닭의 창자와 같아서 鷄腸風이라고 하는 地方名도 있다. 皮部는 鮮明한 淡紫色이고 木部는 黃褐色, 皮部의 나비는 木部의 3倍가 된다. 향기는 없고 맛은 달고 조금 떫으며 크고 굵고 數珠狀에 肉質이 두텁고 紫色인 것이 良品이고 肉質이 얇고 灰色인 것은 質이 떨어진다. 【修治】《巴戟天》挾雜物을 除去하고 뜨거운 물에 담가서 부드럽게 해 가지고 뜨거울 때 건져 木心을 빼내고 잘게 썰어서 햇볕에 말린다.《炙巴戟》甘草를 달인 물에 巴戟天을 넣고 부드럽게 될 정도로 삶아서 (이때 물이 많지 않은 것이 좋다) 뜨거울 때 木心을 빼내 버리고 햇볕에 말린다. 巴戟天 500g : 甘草 31.25g의 비율로 한다.《鹽巴戟》巴戟天에 鹽水를 混合하여 충분히 쪄서 木心을 빼내고 햇볕에 말린다. 巴戟天 500g : 鹽 6.25g의 비율로 하되 소금은 適量의 湯水에 녹인다.

〔性味 歸經〕 味는 辛하고 性은 溫하다. 肝, 腎經에 들어간다.

〔成分〕 뿌리에는 vitamin C와 糖類가 함유되어 있다. 同屬의 *Morinda citrifolia*와 *M. tinctoria*의 根皮에는 morindin이 함유되어 있다.

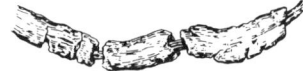

巴戟天藥材

〔藥理〕 皮質호르몬과 유사한 作用, 血壓을 降下시키는 作用이 있으며 抗菌試驗에서는 枯草桿菌에 抑制作用이 있다.

〔藥效 主治〕 筋骨을 튼튼하게 하며 補腎陽, 祛風濕의 效能이 있다. 陽痿, 小腹冷痛, 小便失禁, 子宮虛冷, 腰膝痛을 치료한다. 【用法 用量】 4.5~9g을 달여서 服用한다. 또는 丸・散劑, 술에 담그거나 膏劑로 하여 服用한다.

〔配合 禁忌〕 陰虛火旺者는 복용을 忌한다. 覆盆子는 相使, 雷丸・丹蔘은 相惡 作用을 한다.

계 시 등 (계뇨등) 鷄屎藤 *Paederia scandens* (LOUR.) MERR. var. *mairei* HARA

덩굴性灌木으로 작은 가지는 白色의 柔毛에 덮여 있다. 잎은 對生하며 葉柄이 있고 葉身은 卵形 또는 卵狀 披針形이며 길이 5~12cm, 나비 3~7cm로 끝은 날카롭고 밑부분은 心臟形, 兩面에는 모두 白色의 柔毛가 나 있다. 托葉은 卵狀 披針形이고 오래되면 떨어진다. 圓錐花序는 腋生 및 頂生하며 分枝에는 전갈 꼬리 모양의 聚繖花序이다. 꽃은 白紫色에 無柄이고 꽃받침은 좁은 鐘形인데 길이는 약 3mm 쯤 된다. 花冠管은 길이가 7~10mm, 粉狀의 柔毛가 덮고 있고 果實은 球形으로 黃色이고 털은 없다. 開花期는 7~8月, 結實期는 9~10月이다. 野地 산기슭의 양지쪽에 나며 제주도・울릉도 및 南・中部에 分布한다. 【處方用名】 根 또는 全草가 鷄屎藤이다.

鷄屎藤 (계시등) 〈貴州藥物〉 : 계시등의 뿌리 및 全草이다. 年中 수시로 採取하여 햇볕이나 그늘에서 말린다.

〔性味 歸經〕 味는 甘하고 性은 平하다. 心, 肝, 脾, 大腸經에 들어간다.

〔藥效 主治〕 黃疸, 痢疾, 食積, 痞塊, 無月經을 치료한다. 【用法 用量】 9~15g을 달여서 服用한다.

계시등 *Paederia scandens* var. *mairei* 꼭두서니 *Rubia akane*

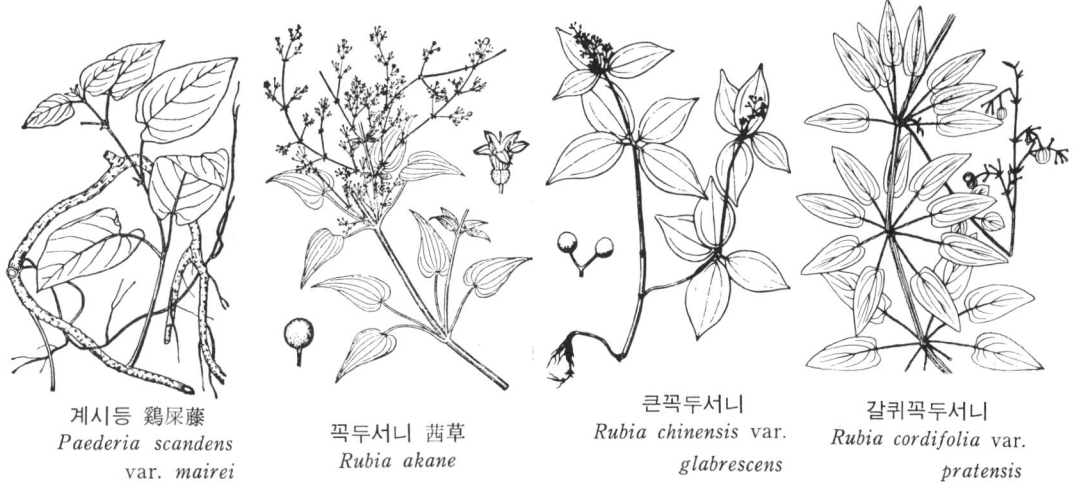

계시등 鷄屎藤
Paederia scandens var. *mairei*

꼭두서니 茜草
Rubia akane

큰꼭두서니
Rubia chinensis var. *glabrescens*

갈퀴꼭두서니
Rubia cordifolia var. *pratensis*

꼭두서니 茜草 *Rubia akane* NAKAI (=*R. cordata* THUNB. var. *mungista* MIQ.)
큰꼭두서니 *R. chinensis* REGEL et MAACK var. *glabrescens* KITAGAWA
갈퀴꼭두서니 *R. cordifolia* L. var. *pratensis* MAX.

多年生 덩굴성草本으로 길이 1~3m 정도이며 支根은 수십 개가 가늘고 길며 外皮는 黃赤色이다. 줄기는 모가 나 있고 稜線에는 밑으로 향한 가시가 있다. 잎은 4개씩 輪生하고 긴 葉柄이 있고 葉身은 卵狀 心臟形 또는 좁은 卵形에 길이 1.5~6cm, 나비 1~4cm로 끝은 날카롭고 밑부분은 心臟形 또는 圓形에 가장자리는 밋밋하고 葉脈은 3~5개인데 밑부분에서 放射線狀으로 나왔고 葉柄과 잎 下面의 中筋에는 逆向한 가시가 있다. 聚繖花序는 圓錐狀이고 腋生 또는 頂生한다. 꽃은 작고 꽃받침은 分明치 않다. 花冠은 5개로 갈라졌고 花冠筒은 喉內에 있고 花絲는 윗부분이 2개로 갈라졌고 柱頭는 頭狀이다. 液果는 작은 球形에 多肉質이고 赤色으로부터 黑色으로 變한다. 開花期는 7~8月, 結實期 8~9月이다. 全國의 山野地에 分布한다.

【處方用名】 ① 根 및 根莖은 茜草根 ② 莖葉은 茜草莖이다.

❶ 茜草根 (천초근)〈神農本草經〉血見愁·地蘇木·活血丹·八仙草·金錢草·紅絲線·鋸子草: 꼭두서니 및 同屬 近緣植物의 뿌리이다. 봄 또는 가을에 採取하여 莖苗, 泥土를 제거하고 햇볕에 말린다. 보통 가을에 採取한 것이 良質이다. 【修治】《茜草》挾雜物과 蘆頭를 제거하고 깨끗이 씻어 충분한 濕氣가 있어서 부드러울 때 잘게 썰어서 햇볕에 말린다. 《茜草炭》茜草片을 남비에 넣고 外表가 타서 흑색이 되고 內部가 老黃色이 될 때까지 볶아서 淸水를 뿌려서 식힌다.

〔性味 歸經〕 味는 苦하고 性은 寒하다. 心, 肝經에 들어간다.
〔成分〕 茜草의 뿌리에는 purpurin, alizarin, pseudopurpurin, munjistin 이 含有되어 있다.
〔藥理〕 1. 止咳·祛痰作用: Mouse 에 茜草根의 煎劑를 經口投與하면 止咳 및 祛痰作用이 분명히 나타난다. 그러나 alcohol 을 加하여 沈澱시켜서 걸러낸 液에는 效果가 없다.
2. 平滑筋에 대한 作用: 토끼의 摘出回腸에 대하여 茜草根의 煎劑는 acetyl choline 이 일

으키는 收縮作用에 대하여 拮抗한다. 뿌리의 水抽出物은 Guinea pig의 摘出子宮에 대하여 興奮作用이 있고 姙婦에 經口投與하여도 子宮收縮을 強하게 하는 作用이 있다.

3. 기타 作用: 茜草根의 溫浸液은 개구리 물갈퀴의 血管을 擴張하고 또 토끼의 血液凝固 時間을 약간 短縮시키며 가벼운 止血作用이 있다는 것을 추측할 수 있다. 茜草根은 in vitro 에서는 黃色 및 白色포도球菌, Katarrh 球菌, 肺炎球菌, Influenza 菌에 대하여 상당한 抑制作用이 있으나 大腸菌, α型 및 β型連鎖球菌에 대해서는 效果가 없다. 또 茜草의 製劑는 膀胱結石을 치료할 수 있다. Magnesium 또는 ammonium 으로 이루어진 結石에 대하여 상당한 溶解性을 가지고 있다지만 膀胱結石에 대하여 실제로 이렇다 할 作用은 없고 오히려 膀胱筋을 興奮시켜서 結石의 排除를 돕는 것으로 생각된다.

〔藥效 主治〕 行血, 止血, 通經活絡, 止咳, 祛痰의 效能이 있다. 吐血, 鼻出血, 尿血, 便血, 血崩, 月經閉止, 風濕痺痛, 打撲傷, 瘀滯腫痛, 黃疸, 慢性氣管支炎을 치료한다. 【用法 用量】 6～9 g을 달이거나 丸劑, 散劑로 하여 服用한다.

〔禁忌〕 脾胃虛寒者 및 瘀滯가 없는 症狀에는 服用을 忌한다.

❷ 茜草莖 (천초경) 〈四川中藥志〉: 꼭두서니 및 同屬 近緣植物의 莖葉으로 여름～가을에 채취하여 햇볕에 말린다.

茜草根藥材

〔性味〕 味는 苦하고 性은 凉하다.

〔藥效 主治〕 止血, 祛瘀의 效能이 있다. 吐血, 子宮出血, 打撲傷, 風痺, 腰痛, 癰毒, 疔腫을 치료한다. 【用法 用量】 9～15 g(新鮮한 것은 30～60 g)을 달여서 服用하거나 술에 담가 마신다. 〈外用〉달인 液으로 씻는다. 짓찧어서 塗布한다.

백 정 화 白馬骨 *Serissa japonica* THUNB. (=*S. foetida* COMM.)

常綠灌木으로 높이가 1 m에 달하고 가지가 많이 갈라져서 퍼진다. 잎은 對生하며 좁은 楕圓形으로 끝이 뾰족하며 길이는 2 cm, 가장자리는 밋밋하고 밑부분은 좁아져서 직접 원줄기에 붙어 있고 托葉은 刺毛같이 되었다. 白色 또는 연한 紅紫色의 꽃이 葉腋에 달리며 花冠은 깔때기 모양이고 끝이 5개로 갈라지며 안쪽에는 白色의 털이 있고 裂片은 3개로 얕게 갈라진다. 수술은 5개이고 花冠筒部에 붙어 있는데 암술보다 긴 것과 짧은 것의 2가지 종류가 있다. 子房은 下位 2室이다. 開花期는 5～6月, 結實期는 9～11月이다. 남부지방에서는 울타리용으로 심고 있고 또 園藝用으로 栽培된다. 【處方用名】 ① 全草는 白馬骨 ② 뿌리는 白馬骨根이다.

❶ 白馬骨 (백마골) 〈本草拾遺〉 滿天星: 백정화의 全草이다.

〔性味〕 味는 苦辛하고 性은 凉하다.

〔成分〕 백정화에는 glycoside 와 tannin 이 含有되어 있다.

〔藥效 主治〕 祛風, 淸熱, 解毒의 效能이 있다. 風濕, 腰腿疼痛, 痢疾, 水腫, 目赤腫痛, 喉痛, 齒痛, 婦人의 白帶, 癰疽, 瘰癧을 치료한다. 【用法 用量】 9～15 g(新鮮한 것은 30～60 g)을 달여서 服用한다. 〈外用〉 燒灰를 걸러낸 汁液을 바르거나 달인 液으로 씻는다. 또는 짓찧어서

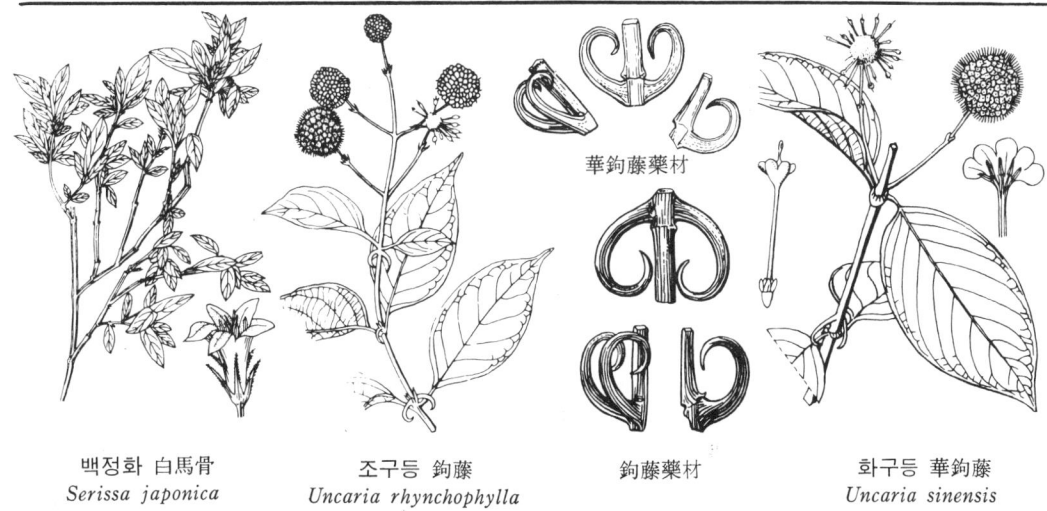

| 백정화 白馬骨 | 조구등 鈎藤 | 鈎藤藥材 | 화구등 華鈎藤 |
| *Serissa japonica* | *Uncaria rhynchophylla* | | *Uncaria sinensis* |

붙인다.

❷ **白馬骨根**(백마골근)〈植物名實圖考〉: 백정화의 뿌리이다. 여름과 가을에 뿌리를 캐서 깨끗이 씻어 그대로 쓰거나 또는 햇볕에 말려서 쓴다. 性은 凉하다.

〔藥效 主治〕 祛風, 淸熱, 利濕의 效能이 있다. 頭痛, 偏頭痛, 齒痛, 喉痛, 目赤腫痛, 濕熱黃疸, 帶下, 小便白濁을 치료한다.【用法 用量】新鮮한 것 30∼60 g 을 달여서 服用한다.

조 구 등 鈎藤   *Uncaria rhynchophylla* (MIQ.) JACKS.

화구등 華鈎藤 *U. sinensis* (OLIV.) HAVIL.

常綠의 蔓性木本으로 높이 1∼3 m 에 達하고 작은 가지는 四角形에 光澤이 있고 매끄럽고 가지에서 變化한 鈎가 葉腋에 對生하거나 또는 單生하며 鈎의 길이는 1∼2 m 아래를 향하여 구부러졌다. 잎은 對生하고 卵狀 披針形 또는 楕圓形이고 끝은 뾰족하고 밑부분은 漸先形 내지는 圓形에 밋밋하다. 上面에는 털이 없고 下面에는 脈腋에 짧은 털이 있고 葉柄은 짧으며 托葉은 2개로 깊이 갈라졌고 裂片은 線狀의 錐尖形이다. 頭花는 筒狀이고, 끝은 5개로 갈라졌고 수술은 5개이며 花絲는 매우 짧다. 子房은 下位 紡錘形이고 花柱는 線形 花冠筒의 밖으로 뻗어 있고 柱頭는 頭狀이다. 蒴果는 倒卵狀 楕圓形에 길이가 5∼6 mm, 柔毛가 드문드문 나 있다. 種子는 數個가 있고 가늘고 작으며 양끝에는 날개가 있다. 開花期는 6∼7月, 結實期는 10∼11月이다. 中國의 廣東, 廣西, 湖南, 四川, 貴州 등에 分布한다.【處方用名】鈎가 달린 枝條는 釣鈎藤이다.

釣鈎藤(조구등)〈滇南本草〉鈎藤・釣藤・鶯爪風: 조구등 및 同屬 近緣植物의 갈고리(鈎)가 달린 가지이다. 봄과 가을에 갈고리가 달린 어린 가지를 採取하여 갈고리(鈎)가 달리지 않은 가지는 끊어버리고 햇볕에 말리거나 또는 쪄서 말린다.

〔藥材〕 1. 鈎藤: 乾燥된 갈고리가 달린 莖枝로 方柱形에 가깝고 길이는 약 2 cm, 表面은 赤褐色 또는 茶褐色으로 한쪽 끝에 環狀의 莖節이 있고 약간 突出하였고 節上에 對生한 두 개

의 구부러진 갈고리가 있다. 갈고리의 形態는 배의 닻과 같고 끝이 안으로 말려 있다. 鉤가 한 개만 있는 것과 한쪽에 2개가 달린 것도 있다. 質은 가볍고 단단하여 잘 부러지지 않는다. 味는 淡하고 줄기는 가늘고 갈고리는 튼튼하며 光澤이 있으며 매끄럽고 赤褐色 내지는 紫褐色인 것이 良品이다.

2. 華鉤藤 : 性狀은 鉤藤과 거의 비슷하고 다만 表面은 灰褐色으로 갈고리의 밑부분이 약간 넓다. 또 여러 종류의 同屬 近緣植物의 갈고리가 달린 莖枝도 鉤藤이라 한다.

〔性味 歸經〕 味는 甘하고 性은 凉하다. 肝, 心經에 들어간다.

〔成分〕 갈고리가 달린 莖枝葉에는 rhynchophylline, isorhynchophylline, corynoxeine, isocorynoxeine, corynantheine, dihydrocorynantheine, hirsutine, hirsuteine이 함유되어 있다.

〔藥理〕 1. Rhynchophylline은 呼吸中樞를 흥분시켜 血管의 運動神經을 抑制하여 周圍의 血管을 확장시켜서 降壓作用을 가진다. 混鉤(갈고리 1개의 節과 2개의 節에 양끝에 붙어 있는 줄기의 부분)의 降壓作用은 특히 강하고 維持時間도 길지만 熱에 약하고 20分 以上 끓이면 그 강압의 有效成分 一部分이 파괴된다.

2. 鎭靜作用은 분명하나 催眠作用은 분명치 않다. 현재의 催眠劑·精神安定劑와 유사하지만 같지 않다.

〔藥效 主治〕 淸熱, 平肝, 祛風, 鎭驚의 效能이 있다. 小兒驚癎, 瘈瘲, 高血壓, 頭暈, 目眩, 子癎을 치료한다. 【用法 用量】 4.5~9g을 달여서 服用한다. 長時間 달이지 말아야 하며 散劑로 하여 服用한다. 〔禁忌〕 風熱이나 實熱이 없는 경우에는 忌한다.

마 타 리 (敗醬) 과 Valerianaceae

감 송 향 甘松香 *Nardostachys chinensis* BATAL.   관엽감송 寬葉甘松 *N. jatamanse* DC.

多年生의 矮小草本으로 강렬한 terebene 油의 芳香이 있고 높이 20~35cm에 達하고 줄기의 上端은 대부분이 짧은 털에 싸여 있고 뿌리가 나오는 곳에는 少數의 가는 線狀의 褐色 葉基纖維가 있다. 根生葉은 적고 보통 한무리에 6~9葉이 나오며 葉身은 線狀 披針形 또는 倒披針形이며 끝은 뭉툭하고 中部 以下부터 차차 좁아져서 葉柄狀으로 되었고 밑부분은 조금 넓어져서 鞘狀으로 되었다. 가장자리는 밋밋하고 葉脈은 不鮮明하고 兩面에는 光澤이 있고 莖葉은 3~4쌍이며 밑부분에서는 좁아지지 않고 柄狀을 이루고 위로 가면서 작다. 꽃은 頭狀의 聚繖花序이고 花序 아래에 葉狀 長卵形의 總苞片 2개가 있다. 꽃은 연한 粉紅色이고 苞片은 3개, 꽃받침은 가늘고 적으며 花冠은 넓은 管狀이고 끝은 5개로 갈라지고 크기가 일정하지 않다. 수술은 4개, 子房은 下位, 柱頭는 깔때기 모양이다. 瘦果는 倒卵形이고, 種子는 1개이고 開花期는 8月이다. 中國南部에 分布한다. 【處方用名】 根莖 및 根이 甘松이다.

甘 松 (감송) 〈本草綱目〉 甘松香 : 감송향 및 同屬 近緣植物의 根莖 및 뿌리이다. 春·秋에 採取가 가능하나 가을이 가장 좋은 時期이다. 뿌리째 캐서 土砂를 떨어내고 殘莖 및 수염뿌리

를 除去하고 물로 씻을 必要는 없다. 햇볕에 말리거나 또는 그늘에서 말린다.

〔性味 歸經〕 味는 甘하고 性은 溫하다. 脾, 胃經으로 들어간다.

〔藥材〕 감송향의 乾燥된 根莖 및 뿌리는 새우처럼 구부러졌고 위가 굵고 아래가 가늘다. 根莖의 윗부분에는 地上莖의 殘留基部와 多層의 枯葉殘留基部가 있다. 길이 1～2cm, 外層은 黑褐色, 內層은 褐色 또는 黃色, 가늘고 긴 膜質片狀이며 혹은 纖維狀을 하고 있다. 地上莖의 殘留基部는 中空이고 褐色이다. 主根은 棒狀이고 單一 또는 數個가 이어졌고 並列 혹은 分枝한다. 묵은 뿌리의 下部에는 單一의 中心柱가 있고 上部에는 2～4개로 갈라진 中心柱가 있다. 어린 수염뿌리는 구부러졌고 表面에는 주름이 있고 겉은 黃褐色이다. 芳香性이 있고 味는 苦하다. 主根은 肥厚하고 줄이 길고 芳香이 있으며 味는 濃厚하고 破片이나 泥土가 없는 것이 좋다. 主産地는 中國의 四川이고 그 외에 甘肅, 靑海 등에서도 生産된다.

〔成分〕 甘松의 精油에서는 nardostachnol (9-aristolen-1β-ol) 8%, 9-aristolen 2.1%, 1(10)-aristolen 32.8%, 1,2,9,10-tetradehydroaristolane 13.1% 가 分離되었다. 뿌리와 根莖에는 1(10)-aristolen-2-one, nardostachone(1,3,4,8,9,10-hexadehydroaristolane-2-one), debilone, 9-aristolen, 1(10)-aristolen, 1,2,9,10-tetradehydroaristolane, 9-aristolen-1-α-ol, valeranone, nardosinone, patchouli alcohol 이 含有되어 있다. 寬葉甘松의 뿌리에는 furocumarins 類化合物 jatamansin, jatamansinol, oroselol, angelicin, sesquiterpenes 化合物 elemol, β-eudesmol, nardostachone, valeranone 즉 jatamansone, calarene, β-maaliene, aristolene, calarenol 이 含有되어 있다.

〔藥理〕 **1. 中樞鎭靜作用**: 甘松香은 개구리, 토끼에 대하여 吉草根과 비슷한 鎭靜作用이 있으나 毒性은 吉草根이 강하다. 寬葉甘松은 揮發性 物質과 비슷한 鎭靜作用이 있고 상당한 精神安靜作用을 한다. 그러나 pentetrazol 性 痙攣에 대해서 保護作用은 없다.

2. 抗不整脈: Valeranone 에는 抗不整脈의 作用이 있으며 비교적 安全한 藥物이다. 異所性 心室律動의 抑制에 대해서는 qunidin 이나 甘松의 精油보다 效果가 높다. 外傷性 心房粗動 및 aconitine 性 心房振動의 抑制에 대해서는 qunidin 과 같은 作用을 한다.

3. 平滑筋에 대한 作用: Guinea pig 에 histamine 을 噴射하기 前後에 寬葉甘松을 使用하면 氣管支가 擴張된다. Alcohol 抽出物을 摘出한 平滑筋器官(小腸, 大腸, 子宮, 氣管支)에 붙이면 histamine, serotonine 및 acetylcholine에 拮抗하는 作用이 나타난다. 또 鹽化 barium 에 의하여 일어난 痙攣에 拮抗하므로 平滑筋에 대하여 직접 作用하는 것이 된다. 臨床에서 喘息, 咳, 下痢, 腹痛을 치료하는 것은 이 作用과 관계가 있다고 생각된다.

4. 기타 作用: 寬葉甘松의 精油는 微弱한 抗菌, 驅風 및 鎭痙作用이 있으며 皮膚 粘膜에 대해서는 局部的 刺戟性은 없다.

〔藥效 主治〕 理氣, 止痛, 醒脾, 健胃의 效能이 있다. 胃痛, 胸腹部의 膨脹, 頭痛, 癔病(Hystery), 脚氣를 치료한다. 【用法 用量】 2.4～4.5g 을 달여서 또는 丸劑, 散劑로하여 服用한다. 〈外用〉 물에 담가 그 물로 양치질하거나 달인 液으로 씻는다.

〔配合 禁忌〕 氣血, 多血者의 服用을 忌한다. 白芷·附子와 配合하면 效果가 相乘한다.

마타리(敗醬)과 Valerianaceae

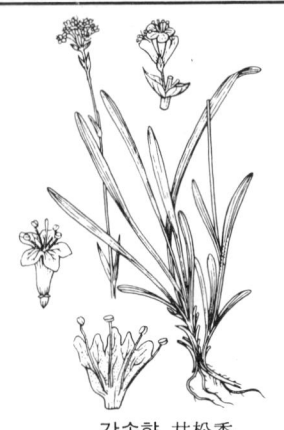

감송향 甘松香
Nardostachys chinensis

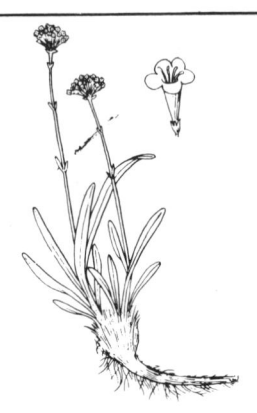

관엽감송 寬葉甘松
Nardostachys jatamanse

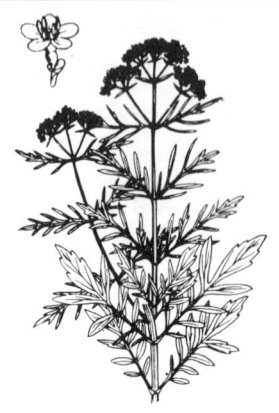

돌마타리 岩敗醬
Patrinia rupestris

돌마타리 岩敗醬 *Patrinia rupestris* JUSS. (=*P. sibirica* JUSS.)

가는잎마타리 *P. intermedia* ROEM. et SCHULT.

多年生 草本으로 높이는 30~60 cm 內外이며, 根莖은 굵고 튼튼하며 강렬한 惡臭가 난다. 줄기는 곧게 자라고 윗부분에서 가지가 갈라진다. 잎은 對生하고 葉柄은 거의 없으며 裂片은 밑부분의 것은 작고 위로 올라가면서 점점 커지며 披針形 또는 楕圓形으로서 가장자리가 밋밋하거나 톱니가 약간 있고 표면은 털이 없으며 乳頭狀의 낮은 突起가 있고 가장자리에 위로 향한 짧은 털이 있으며 뒷면 脈 위에 털이 약간 있거나 없다. 꽃은 黃色이며 花序는 가지끝에 繖房狀으로 달리고 가지 한쪽에 돌기가 밀생한 줄이 있다. 열매는 작고 긴 楕圓形이며 다소 편평하고 腹面에 1개의 稜線이 있으며 능선 양쪽과 뒷면에 突起가 밀생하거나 疎生한다. 開花期는 7~9月이다. 건조한 산의 비탈 丘陵에 나며 忠北 以北에 分布한다. 【處方用名】 全草가 岩敗醬이다.

岩敗醬 (암패장) 〈內蒙古中草藥〉: 돌마타리·가는잎마타리의 全草이다. 여름과 가을에 採取하여 햇볕에 말린다.

〔性味〕 味는 苦하고 性은 寒하다.

〔成分〕 全草와 뿌리에는 精油가 含有되어 있고 同屬 近緣植物인 가는잎마타리의 뿌리에는 saponin 약 13%가 含有되었으며 加水分解하면 oleanol酸, 포도糖, xylose가 抽出되고 별도로 alkaloid 約 0.4%가 含有되었다. 種子에도 alkaloid가 含有되어 있다.

〔藥效 主治〕 淸熱, 解毒, 活血, 排膿의 效能이 있다. 腸炎, 痢疾, 蟲垂炎, 肝炎을 치료한다. 【用法 用量】 6~15 g을 달여서 服用한다.

뚜 깔 白花敗醬 *Patrinia villosa* (THUNB.) JUSS.

마타리 黃花敗醬 *P. scabiosaefolia* FISCH.

多年生 草本으로 높이 50~100 cm 內外이고 根莖은 옆으로 또는 비스듬히 뻗으면서 자라며 腐

敗된 된장냄새가 난다. 줄기는 곧게 자라며 거꾸로 뻗은 白色의 거친 털이 있고 위에서 가지가 조금 갈라진다. 잎은 對生하고 卵形 또는 楕圓形이며 羽狀으로 갈라졌거나 혹은 갈라지지 않았으며 거친 톱니가 있다. 兩面에는 털이 있고 끝은 뾰족하며 밑부분은 가늘다. 아래에 있는 잎에는 翼柄이 있고 위에는 葉柄이 없다. 聚繖花序는 分枝가 많고 繖房狀의 圓錐花叢을 이루고 있다. 花冠은 5개로 갈라지고 白色이며 筒部가 짧고 4개의 수술과 암술이 1개 있으며 子房은 下位 3室이고 柱頭는 頭狀이다. 果實은 倒卵形에 길이 약 2 mm 背部에는 小苞에서 形成된 둥근 날개가 있다. 꽃은 白色이고 開花期는 7～8 月이다. 山野의 양지쪽에 나며 全國에 分布한다.【處方用名】① 뿌리가 달린 全草는 敗醬 ② 花枝는 黃屈花이다.

❶ 敗　醬 (패장)〈神農本草經〉鹿腸・鹿首・馬草・澤敗・鹿醬・酸益・苦蘵・野苦菜: 뚜깔・마타리의 뿌리가 달린 全草이다. 여름에 採取하는데 全그루를 뽑아서 泥砂를 除去하고 햇볕에 말린다.

〔性味 歸經〕 味는 苦하고 性은 平하다. 肝, 胃, 大腸經으로 들어간다.

〔成分〕 뚜깔의 全草(뿌리가 달린 것)에는 精油가 含有되어 있고 乾燥된 果枝에는 sinigrin이 含有되어 있다. 뿌리와 根莖에는 morroniside, loganin (meliatin), villoside 등을 함유하고 마타리의 뿌리와 根莖에는 oleanolic acid, hederagenin (mukurosigenin), β-sitosterol-β-d-glucoside 와 多種의 saponin 을 함유하고 그 中에서 이미 構造가 알려진 것은 patrinoside C・D・C_1・D_1, scabioside A・B・C・D・E・F・G이다. 뿌리에는 精油 8%, alkaloid, tannin, 澱粉 등이 含有되어 있고 精油에는 15種 以上의 成分이 含有되었고 主要한 것은 鎭靜과 催眠作用의 有效成分인 patrinene 과 isopatrinene이다.

〔藥效 主治〕 淸熱, 解毒, 排膿破瘀의 效能이 있다. 腸癰(蟲垂炎), 下痢, 赤白帶下, 産後瘀滯腹痛, 目赤腫痛, 癰腫疥癬을 치료한다.【用法 用量】9～15 g(新鮮한 것은 60～120 g 을 달여서 服用한다.〈外用〉짓찧어서 붙인다.

〔禁忌〕 脾胃虛弱, 泄瀉, 不食症 등 모든 虛寒下脫病者에는 忌한다.

❷ 黃屈花 (황굴화)〈南京藥草〉: 뚜깔・마타리의 花枝로 月經不順을 치료한다.【用法 用量】3～6 g 을 술에 담가 服用한다.

쥐오줌풀 纈草　*Valeriana fauriei* BRIQ. (=*V. officinalis* L.)

　　　　　　　　　　　　넓은잎쥐오줌풀　*V. officinalis* var. *latifolia* MIQ.
　　　좀쥐오줌풀　*V. coreana* BRIQ.　설령쥐오줌풀　*V. amurensis* P. SMIRN. ex KOM.

多年生 草本으로 줄기는 곧게 섰으며 높이 40～80 cm 이다. 根莖은 약간 肥厚하며 기는 가지가 났고 특이한 냄새가 있다. 根生葉은 꽃이 필 때가 되면 없어지고 莖生葉은 對生하며 5～7개로 갈라지고 裂片은 卵形 또는 線狀 披針形이며 잎 밑은 좁고 끝이 날카롭거나 뭉툭하며 뭉툭한 겨치가 있고 軟質이다. 繖房花序는 가지의 끝과 원줄기의 끝에 달리며 꽃은 작고 白色이나 혹은 赤紫色이다. 꽃받침은 退化하였고 花冠은 管狀으로 되었고 끝이 5개로 갈라졌으며 수술은 3개, 花冠管보다 조금 길다. 子房은 下位, 長楕圓形이며 瘦果는 扁圓形, 種子는 1개

마타리(敗醬)과 Valerianaceae

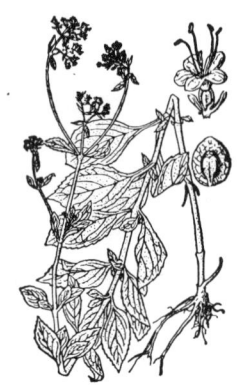
뚝 갈 白花敗醬
Patrinia villosa

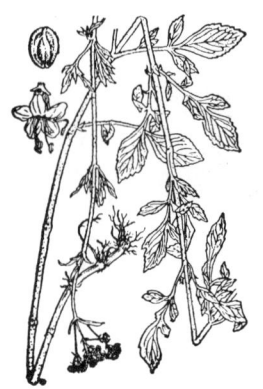
마타리 黃花敗醬
Patrinia scabiosaefolia

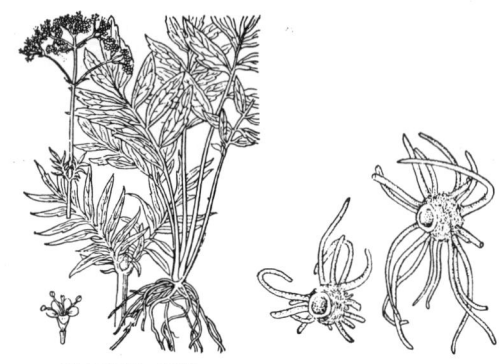
쥐오줌풀 纈草
Valeriana fauriei

纈草藥材

이다. 開花期는 5~7月, 結實期 7~8月이다. 山地의 약간 습한 곳이나 그늘진 곳에 나며 제주도 및 全國에 分布한다.【處方用名】根 및 根莖이 纈草이다.

纈 草 (힐초)〈科學民間藥草〉: 쥐오줌풀 및 同屬 近緣植物의 뿌리 또는 根莖이다. 9~10月에 採取하여 根莖과 泥土를 除去하고 햇볕에 말린다.

〔性味 歸經〕 味는 辛苦하고 性은 溫하며 微毒이 있다. 心, 肝經으로 들어간다.

〔成分〕 뿌리에는 精油 0.5~2%가 含有되어 있고 主成分은 bornyl isovalerianate이며 기타 成分 borneol, camphene, α-pinene, d-terpineol, l-limonen, pyrrolyl-α-methy ketone, α-fenchene, phellandrene, myrcene, l-caryophyllene, γ-terpinene, terpinolene, eremophilene, alloaromadendrene, cadinene, γ-selinene, valerianol, valerenic acid, valeranone, hesperitinic acid, behenic acid, isovaleric acid, maali alcohol, bornyl acetate, l-myrtenol isovalerate, l-myrtenol, acetyl myrtenol, β-bisabolene, α-curcumene, ledol 등이다.

〔藥理〕 1. 神經系統에 대한 作用: 纈草는 鎭靜作用이 있고 大腦皮質의 抑制過程을 강화하여 反射興奮性을 弱하게 해 平滑筋의 痙攣을 解除한다. 臭化劑와 倂用하여 각종 神經興奮狀態 心臟血管神經症, 甲狀腺機能亢進症 등에 使用된다.

2. 循環 및 呼吸에 대한 作用: 纈草 中의 몇 가지 成分은 動物(개, 고양이, 토끼, Mouse)에 대하여 降壓作用이 있다. 이 降壓作用은 副交感神經興奮作用, 頸動脈反射遮斷, 中樞神經系 抑制와 관계가 있다.

3. 抗菌作用: 纈草에서 抽出한 總 alkaloid는 抗菌作用이 있는데 특히 Gram 陽性菌에 대한 效能이 비교적 좋다. 分離된 2種의 alkaloid-valerine, chatinine에도 같은 作用이 있다. 그러나 效力은 좀 떨어진다.

4. 其他 作用: 어느 程度의 抗利尿作用이 있다. 浸劑를 개의 靜脈에 注射하면 體內의 血液凝固過程을 가속하지만 體外에는 영향이 나타나지 않았다.

〔藥效 主治〕 精神不安, 胃弱, 腰痛, 月經不順, 神經衰弱, 無月經, 月經困難, 腦神經, 心臟, 胃 등의 衰弱 및 慢性神經症, 尿崩症, 動悸, 腰痛, 히스테리, 克山病, 心臟病(心臟衰弱의

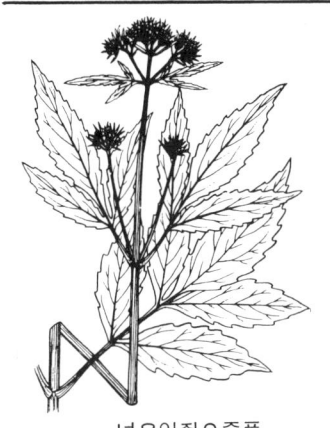
넓은잎쥐오줌풀
Valeriana officinalis var. *latifolia*

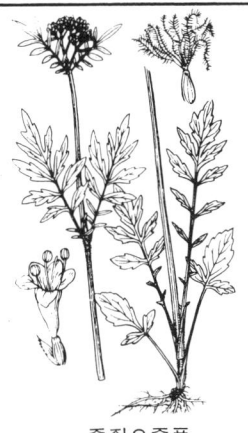
좀쥐오줌풀
Valeriana coreana

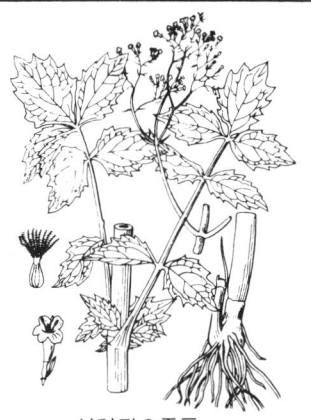
설령쥐오줌풀
Valeriana amurensis

合倂症에 따르는 心筋炎, 産後 心臟病, 류머티性 心臟病), 胃腸痙攣, 關節炎, 打撲傷, 外傷出血 등을 治療한다. 【用法 用量】 3~4.5g을 달여서 服用한다. 散劑, 술에 담가서 服用한다.

〔禁忌〕 體弱하고 陰虛한 者는 服用에 주의하여야 한다.

산토끼꽃(川續斷)과 Dipsacaceae

산토끼꽃 續斷 *Dipsacus japonicus* MIQ.

二年生 草本으로 높이 1m 內外이다. 줄기는 곧게 자라고 稜線과 얕은 홈이 있고 白色의 솜털이 密生하였고 稜線 위에는 꺼끌꺼끌하고 센 털이 있다. 잎은 對生하며 밑부분에서 나오는 잎은 긴 葉柄이 있고 羽狀으로 全裂 또는 3갈래로 갈라졌고 줄기에서 나온 잎은 대개 羽狀으로 3~5개로 갈라졌고 中央의 裂片이 가장 크고 楕圓形 내지는 楕圓狀 廣卵形이다. 가장자리는 거친 톱니가 있고 兩面에는 白色의 柔毛가 덮고 있다. 頭花는 球形이거나 廣卵形에 總苞片이 수 개 있다. 꽃받침은 얕은 圓盤狀에 4개의 톱니가 있고 花冠은 紅紫色에 4개로 얕게 갈라졌고 裂片은 卵形이다. 수술은 4개로 花冠管 上部에 붙어서 花冠 밖으로 조금 나와 있고 암술은 1개, 子房은 下位, 花柱는 가늘고 길다. 瘦果는 楔狀 楕圓形으로 길이 5~6mm이며 4개의 모서리가 나 있고 색은 淡褐色, 꽃받침이 宿存한다. 開花期는 8~9月, 結實期는 9~10月이다. 경북(鳥嶺) 및 강원도(五臺山, 旌善) 山地에 分布한다.

【處方用名】 뿌리가 續斷이다. 천속단 川續斷 *D. asper* (中國産).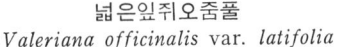

續斷藥材

續 斷 (속단)〈神農本草經〉龍豆・屬折・接骨・南草: 산토끼꽃의 뿌리이다. 9~10月頃에 採取하여 泥砂를 깨끗이 씻고 뿌리의 끝과 옆뿌리・잔뿌리 등을 除去하고 그늘에서 말리거나 불에 쬐어서 말린다. 【修治】《炒續斷》 續斷片을 남비에 넣고 약한 불로 微炒한다. 《鹽續斷》 續斷片에 鹽水를 混合(續斷 500g : 鹽 10g)하여 乾燥되어 투명하게 될 정도로 炒한다. 《酒續斷》 續斷片에 술을 混合 (속단 500g : 黃酒 10g)하여 약한 불로 乾燥될 정도로 볶는다.

〔性味 歸經〕 味는 苦辛하고 性은 微溫하다. 肝, 腎經에 들어 간다.
〔成分〕 續斷의 뿌리에는 alkaloid, 精油가 含有되어 있다.
〔藥效 主治〕 補肝腎, 續筋骨, 通血脈의 效能이 있다. 腰·背中의 酸痛, 足膝의 脫力感, 胎漏, 崩漏, 帶下, 遺精, 打撲傷, 金瘡, 痔漏, 癰疽, 瘡腫을 치료한다. 【用法 用量】6～12 g 을 달여서 服用한다. 또는 丸劑, 散劑로 하여 쓴다. 〈外用〉 짓찧어 塗布한다.
〔配合 禁忌〕 地黃은 相使, 雷丸은 相惡의 作用을 한다. 初期의 下痢者, 怒氣鬱結者는 忌한다.

솔 체 꽃 山蘿葍 *Scabiosa mansenensis* NAKAI (= *S. comosa* FISCH.)

多年生 草本으로 높이 20～60 cm 에 달하고 줄기는 곧게 자라고 반드럽고 또는 짧은 털이 있는 것도 있다. 뿌리에서 나오는 잎은 卵狀 楕圓形, 長圓形, 楕圓狀 披針形 혹은 卵狀 披針形에 긴 葉柄이 있고 가장자리는 밋밋하거나 缺刻狀의 날카로운 톱니가 있다. 때로는 大頭羽狀으로 分裂하고 下面에는 짧은 털이 密生하였다. 줄기에서 나온 잎은 羽狀深裂하였고 裂片은 線型이다. 頭狀花는 花莖끝마다 달렸으며 지름은 약 3cm 로 藍色이다. 總苞片은 線形이고 外緣花는 입술 모양으로 2개로 갈라졌고 下部의 裂片이 비교적 길다. 中心花는 筒狀으로 5개로 갈라졌다. 瘦果는 長楕圓形이고 宿存萼은 잔 모양이며 상단에 5개의 가시털이 射出한다. 깊은 산에 나며 中, 北部에 分布한다. 【處方用名】花가 山蘿葍이다.

山蘿葍(산라복)〈內蒙古中草藥〉: 솔체꽃(山蘿葍)의 꽃으로 여름에 採取하여 그늘에서 乾燥한다.
〔性味〕 味는 甘微苦하고 性은 凉하다.
〔成分〕 꽃은 alkaloid, sponin, flavonoid, tannin, 精油, 强心配糖體와 糖類를 함유한다. 그 중에는 chlorogenic acid, neochlorogenic acid, caffeic acid, luteolinic acid, diosmetin 이 들어 있다.
〔藥效 主治〕 淸熱, 瀉火의 效能이 있다. 肝火로 인한 頭痛, 發熱, 肺熱에 의한 咳嗽, 黃疸을 치료한다. 【用法 用量】1.5～3 g 을 粉末로 하거나 散劑로 하여 服用한다.

인 동 (忍冬) 과 **Caprifoliaceae**

인동덩굴 忍冬 *Lonicera japonica* THUNB. (=*L. acuminata* var. *japonica* MIQ.)

多年生 半常綠 덩굴性植物로 줄기가 오른쪽으로 감아 올라가며 높이 9 m 에 達한다. 줄기는 속이 비어 있고 어린 가지에는 짧은 털이 密生하여 있다. 잎은 對生하며 葉柄은 5 mm 이다. 잎은 卵圓形 또는 長卵形에 끝은 뾰족하고 밑부분은 둥글거나 心臟形에 가깝고 가장자리는 밋밋하며 兩面과 가장자리에는 모두 柔毛가 나 있다. 꽃은 쌍쌍하였으며 腋生하고 花柄은 짧고 柔毛가 密生하였다. 苞片은 2개, 꽃받침은 짧고 작으며 5개로 갈라졌고 裂片은 三角形이고 끝

솔체꽃 Scabiosa mansenensis　인동덩굴 Lonicera japonica

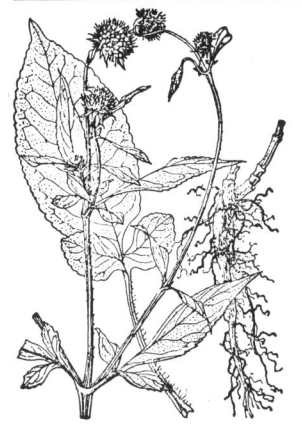
산토끼꽃 續斷
Dipsacus japonicus

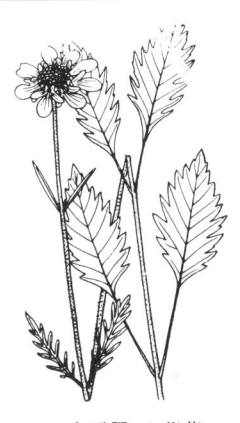
솔체꽃 山蘿蔔
Scabiosa mansenensis

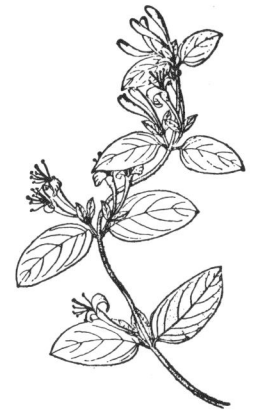
인동덩굴
Lonicera japonica

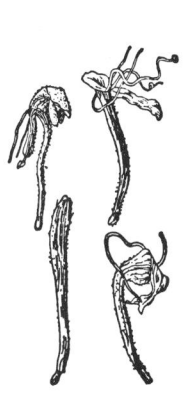
金銀花藥材

이 急하게 뾰족해졌다. 合瓣花冠은 左右對稱에 길이 5 cm 쯤 되며 입술 모양이고 上脣은 얕고 4개로 갈라졌고 外面은 짧은 柔毛에 덮여 있다. 꽃은 피어날 때는 白色이고 2～3日이 지나면 黃金色으로 변한다. 수술은 5개, 子房은 下位, 花柱는 가늘고 길다. 液果는 둥글고 지름 6 mm이고 익으면 흑색이 된다. 開花期는 5月, 結實期는 가을이다. 산기슭에 나며 咸北을 제외한 全國에 分布한다. 【處方用名】① 莖葉은 忍冬藤 ② 꽃봉오리(蕾)는 金銀花 ③ 果實은 銀花子 ④ 花蕾의 水蒸氣蒸溜液은 金銀花露이다.

❶ 忍冬藤 (인동등) 〈神農本草經集注〉 金銀花藤・金銀花杆・甜藤: 인동덩굴의 莖葉이다. 가을과 겨울에 葉이 달린 덩굴을 採取하여 작은 다발로 묶어서 또는 잘게 썰어서 햇볕에 말린다.

〔性味 歸經〕 味는 甘하고 性은 寒하다. 心, 肺經으로 들어간다.

〔成分〕 잎에는 lonicerin, 즉 luteolin-7-rhamno-glucoside 와 luteolin 등의 flavonoid 類가 含有되었고 줄기에는 tannin, alkaloid 가 함유되어 있다.

〔藥理〕 Luteolin 은 平滑筋(토끼의 摘出小腸)에 대하여 鎭靜作用이 있으나 papaverine 정도는 못된다. 또 가벼운 利尿(鹽化 natrium 의 排出을 증가시킨다)作用이 있다. 이런 종류의 鎭痙作用은 C_7 位에 糖이 있는 것은 C_3 位에 糖이 있는 配糖體보다는 效果가 강하다.

〔藥效 主治〕 淸熱, 解熱, 通經絡의 效能이 있다. 溫病發熱, 熱毒血痢, 傳染性肝炎, 癰腫瘡毒, 筋骨疼痛을 치료한다. 【用法 用量】 9～30 g 을 달여서 服用하거나 丸劑, 散劑, 또는 술에 담가서 服用한다. 〈外用〉 달인 液으로 씻거나 달인 液을 졸여서 膏劑를 만들어서 붙이거나 粉末로 만들어 調合하여 붙인다.

❷ 金銀花 (금은화) 〈履巉岩本草〉 忍冬花・銀花・鷺鷥花: 인동덩굴의 꽃봉오리다. 5～6月 맑게 갠날 이른 아침에 이슬이 마를 때를 기다려서 꽃봉오리를 採取하여 햇볕에 말리거나 그늘에 말린다. 이때 검게 變色이 되지 않도록 注意 깊게 뒤집어주고 또 강한 햇볕이 닿지 않도록 유의한다. 乾燥하고 通風이 잘 되는 곳에 보관하여 蟲害와 變色을 防止한다. 【修治】《銀花炭》挾雜物을 제거하고 强火로 흑갈색이 될 정도로 볶(炒)는다.

〔性味 歸經〕 味는 甘하고 性은 寒하다. 肺, 胃經에 들어간다.

〔成分〕 꽃에는 luteolin, inositol 약 1%가 함유되어 있으며 이외에 saponin, tannin을 함유한다. 最近의 報告에 의하면 有效成分은 isochlorogenic acid와 chlorogenic acid의 混合物이라고 한다.

〔藥理〕 抗菌作用: in vitro에서 Typhus菌, Paratyphus菌, 大腸菌, Proteus菌, 綠膿菌, 百日咳菌, 포도球菌, 連鎖球菌, 肺炎雙球菌, 콜레라菌, 髓膜炎雙球菌 등 많은 細菌에 대해 抑制作用이 있다. 각 細菌에 대한 感受性은 各 報告에 따라서 차이는 있지만 일반적으로 salmonella菌屬에 대한 作用이 비교적 강하고 특히 티푸스菌과 파라티푸스菌에 대해서 상당히 强한 抑制作用을 나타낸다. 高濃度일 때에는 모든 赤痢菌屬에 대하여 抑制作用을 하고 低濃度일때에는 赤痢菌에 대한 作用이 조금 强하고 Schmidt's菌이 그 다음이고 Flexner's菌에 대해서는 거의 作用하지 않는다.

〔藥效 主治〕 淸熱, 解毒의 效能이 있다. 溫病으로 인한 發熱, 熱毒血痢, 癰瘍, 腫毒, 瘰癧, 痔漏를 치료하며 또 外感發熱咳嗽, 腸炎, 細菌性赤痢, 痲疹, 耳下腺炎, 敗血症, 瘡筋腫毒, 盲腸炎, 外傷感染, 小兒痱毒(汗疹)의 치료에 쓰인다. 凉茶(上記 症狀을 抑制하기 위하여 服用하는 茶)로써 服用하면 暑氣滯, 感冒, 腸의 傳染病 등을 豫防할 수 있다. 【用法 用量】 9~15g을 달여서 服用하거나 丸劑, 散劑로 하여 服用한다. 〈外用〉 粉末을 만들어 調合하여 붙인다.

〔禁忌〕 脾胃가 虛寒한 者, 體力減退로 인하여 腫瘍의 膿汁이 稀薄한 者는 服用을 忌한다.

❸ 銀花子 (은화자) 〈飮片新參〉: 인동덩굴의 果實이다. 10月下旬부터 11月上旬에 採取하여 햇볕에 말린 다음 손으로 만져보아 뜨겁고 粘性이 약간 있을 程度로 볶는다.

〔性味〕 味는 苦澁하고 性은 凉하다.

〔藥效 主治〕 淸血, 祛濕熱, 淸凉, 解毒의 效能이 있다. 腸風, 赤痢를 치료한다. 【用法 用量】 3~9g을 달여서 服用한다.

〔禁忌〕 몸이 虛寒하고 下痢, 腹痛이 있는 者는 忌한다.

❹ 金銀花露 (금은화로) 〈中國醫藥大辭典〉: 인동덩굴 花蕾(金銀花)의 水蒸氣蒸溜液이다. 香氣가 매우 좋고 味는 甘하다.

〔藥效 主治〕 淸熱, 養血, 消暑, 止渴의 效能이 있다. 暑溫口渴, 熱毒瘡癤, 溫熱痧痘, 癰疽, 梅毒, 血痢를 치료한다. 【用法 用量】 6~12g을 더운물에 타서 따뜻할 때에 服用한다.

지렁쿠나무 毛接骨木 *Sambucus buergeriana* BL.
(=*S. sieboldiana* var. *miquelii*(NAK.) HARA)

落葉灌木으로 높이 5~6m이고 cork層이 發達하고 작은 가지에는 赤褐色의 稜線이 있고 어린가지에는 부드러운 털이 있다. 奇數羽狀複葉이 對生하며 잎은 披針形, 廣披針形 또는 倒卵狀 楕圓形에 밑부분은 楔形 끝은 서서히 뾰족해졌고 兩面에는 털이 있으며 안쪽으로 굽은 가장자리의 거치가 뾰족하다. 纖房花序는 圓錐形을 이루고 頂生한다. 花柄과 小花柄에는 털이 있고 꽃은 淡綠白色 또는 黃白色이다. 꽃받침통에는 털이 있거나 또는 없고 葯은 黃色, 柱頭는 紫色

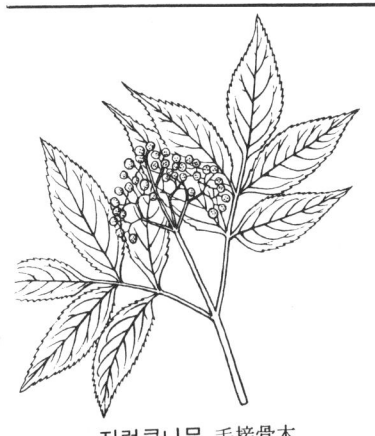
지렁쿠나무 毛接骨木
Sambucus buergeriana

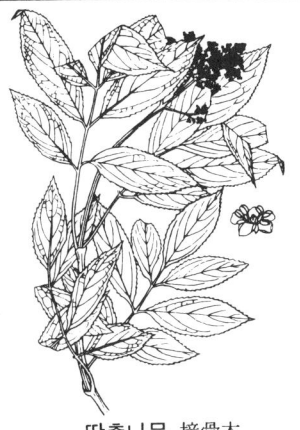
딱총나무 接骨木
Sambucus williamsii var. *coreana*

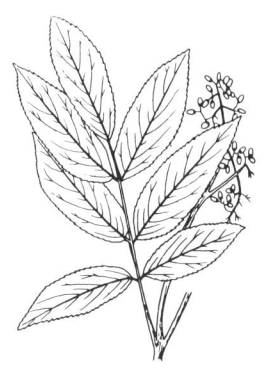
덧나무 無梗接骨木
Sambucus sieboldiana

核果는 球形이며 익으면 赤色이 된다. 種子는 주름이 많다. 開花期는 5月, 結實期 9月이다. 산기슭이나 골짜기에 나며 中·北部에 分布한다.【處方用名】根 및 莖葉이 馬尿燒이다.

馬尿燒 (마뇨소)〈黑龍江中藥〉: 지렁쿠나무의 莖葉과 뿌리이다.

〔性味〕 味는 甘苦하고 性은 平하다.

〔藥效 主治〕 活血, 止痛, 舒筋, 消腫, 接骨, 祛風濕의 效能이 있다. 打撲傷, 骨折, 風濕痺痛, 腰腿疼痛, 關節炎, 産婦의 惡血, 骨痛, 風痺 등을 치료한다.【用法 用量】15～30g (新鮮한 것은 60～90g)을 달여서 服用한다.〈外用〉짓찧어 붙이거나 달인 液으로 목욕한다.

딱총나무 接骨木 *Sambucus williamsii* HANCE var. *coreana* NAKAI

덧나무 無梗接骨木 *S. sieboldiana* BL.

말오줌나무 *S. sieboldiana* var. *pendula* (NAKAI) T. LEE

落葉低木 또는 喬木으로 높이 3～4cm에 달하고 줄기는 角이 없고 가지가 많이 갈라져 나오며 灰褐色에 털이 없다. 奇數羽狀複葉이 對生하며 小葉은 보통 7개이고 9～11개가 되는 것도 있다. 葉身은 長卵形, 楕圓形 내지는 卵狀 披針形에 끝은 날카롭고 밑부분은 左右不同의 넓은 楔形이며 가장자리에는 톱니가 있고 兩面에는 모두 털이 없다. 卵形 내지는 長楕圓狀 卵形의 圓錐花序가 頂生하며 지름이 6～9cm쯤 된다. 꽃은 白色 또는 淡黃色이고 꽃받침은 鐘形이고 舌形의 裂片이 5개 있다. 花冠은 合瓣이고 倒卵의 裂片이 5개이고 수술은 5개가 花冠의 위에 붙어 있고 花瓣과 互生하며 花冠보다는 짧다. 液果狀의 核果는 둥글고 黑紫色 혹은 紅色이며 3～5개의 核이 있다. 開花期는 5月, 結實期는 9月이다. 산골짜기, 산기슭에 나며 中·北部에 分布한다.【處方用名】① 줄기 및 가지는 接骨木 ② 뿌리 및 根皮는 接骨木根 ③ 잎은 接骨木葉 ④ 꽃은 接骨木花이다.

❶ 接骨木 (접골목)〈唐本草〉接骨草·續骨木·鐵骨散·接骨丹: 딱총나무 및 同屬 近緣植物의 줄기와 가지이다. 年中 수시로 採取한다.

接骨木藥材

〔性味 歸經〕 味는 甘苦하고 性은 平하다. 肝, 心, 膀胱經에 들어간다.

〔藥理〕 接骨木의 煎劑를 Mouse(熱板法)의 胃 안에 20 g(生藥)/kg을 流込하면 鎭靜作用이 있는데 强度는 morphine에는 미치지 못하나 sulpyrin보다는 우수하다. 投與 後 Mouse는 安靜狀態가 된다.

〔藥效 主治〕 祛風, 利濕, 活血, 止痛의 效能이 있다. 류머티즘에 의한 筋骨疼痛, 腰痛, 水腫, 風痒, 癮疹(蕁痲疹), 產後貧血, 打撲傷에 의한 腫痛, 骨折, 創傷出血을 치료한다. 【用法 用量】 9~15 g을 달여서 服用한다. 또는 丸劑, 散劑로 하여 쓴다. 〈外用〉 짓찧어서 붙이거나 달인 液으로 熏洗한다.

〔禁忌〕 姙婦는 忌한다. 多服하면 吐한다.

❷ 接骨木根 (접골목근)〈本草拾遺〉: 딱총나무 및 同屬 近緣植物의 뿌리 또는 根皮이다. 9~10月에 採取하여 씻어서 햇볕에 말린다.

〔性味〕 味는 甘하고 性은 平하며 無毒하다.

〔藥效 主治〕 류머티性 疼痛, 痰飮, 水腫, 熱痢, 黃疸, 打撲傷, 火傷을 치료한다. 【用法 用量】 新鮮한 것 30~60 g을 달여서 服用한다. 또는 丸劑나 술에 담가 服用한다. 〈外用〉 짓찧어서 붙이거나 粉末을 調合하여 붙인다.

❸ 接骨木葉 (접골목엽)〈本草拾遺〉: 딱총나무 및 同屬 近緣植物의 잎이다. 4~10月에 採取한다.

〔性味〕 味는 苦하고 性은 寒하다.

〔藥效 主治〕 活血, 行瘀, 止痛의 효능이 있다. 打撲, 骨折, 류머티즘에 의한 痺痛, 筋骨疼痛을 치료한다. 【用法 用量】 15~30 g을 달여서 服用한다. 〈外用〉 짓찧어서 붙이거나 또는 달인 液으로 熏洗한다.

❹ 接骨木花 (접골목화)〈國藥提要〉: 딱총나무 및 同屬 近緣植物의 꽃이다. 4~5月에 花序 全體를 採取하여 加熱할 때 떨어진 꽃을 모아서 挾雜物을 가려낸 다음 햇볕에 말린다.

〔藥效 主治〕 利尿, 發汗의 效能이 있다. 發汗藥, 茶劑로 하여 發汗하는데 쓴다. 【用法 用量】 4.5~9 g을 달여서 服用한다. 또는 茶로 하여 服用한다.

가막살나무 莢蒾 *Viburnum dilatatum* THUNB.
(= *V. lantana* var. *japonicum* FRAN. et SEVAT.)

落葉灌木으로 높이는 3 m 내외이고 줄기는 곧게 서고 褐色이며 가지가 많이 갈라진다. 冬芽에는 2개의 비늘이 있고 어린 가지에는 星狀毛가 있다. 單葉이 對生하며 膜質에 葉身은 圓形 廣卵形 내지는 倒卵形이며 끝은 突出하여 짧고 차차로 뾰족하고 밑부분은 圓形 내지는 心臟形에 가깝고 가장자리에는 三角狀의 톱니가 있다. 표면에는 털이 성기게 나 있고 뒷면에는 星狀毛와 黃色의 鱗片狀의 腺點이 있다. 葉脈은 羽狀이고 5~8쌍이 가장자리까지 뻗어 있다. 聚繖花序에 꽃이 많이 달리며 星狀毛가 있다. 꽃받침통은 짧고 5개의 톱니로 되어 宿存한다. 花冠은 裂片이 5개로 털이 있고 수술은 5개이며, 花冠보다 길고 葯은 分離되었고 2室로 되었다.

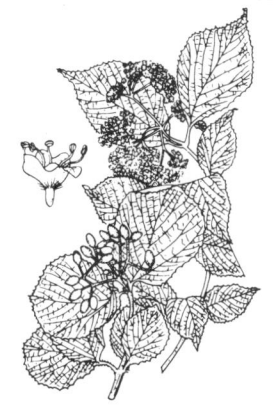
가막살나무 莢蒾
Viburnum dilatatum

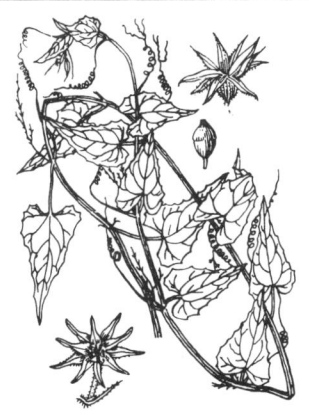
뚜껑덩굴 合子草
Actinostemma lobatum

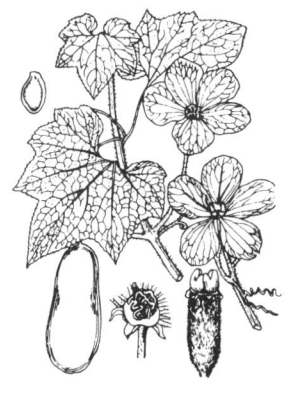
동 과 冬瓜
Benincasa hispida

花柱는 짧고 柱頭는 뾰족하고 3개로 갈라졌고 子房은 下位이다. 液果狀의 核果는 廣卵圓形에 深紅色이고 털은 없다. 開花期는 5月, 結實期는 9月이다. 산기슭에 나며 제주도 및 南·中部 지방에 分布한다. 【處方用名】① 莖 및 葉은 莢蒾 ② 果實은 莢蒾子이다.

❶ 莢 蒾 (협미) 〈唐本草〉 孩兒拳頭 : 가막살나무의 줄기 또는 잎이다. 봄, 여름에 採取한다.

〔性味〕 味는 甘苦하고 性은 平하며 無毒하다.

〔藥效 主治〕 祛三蟲, 下氣, 消穀의 效能이 있다. 小兒瘡癩을 치료한다. 樹皮를 삶은 汁과 粥을 小兒에게 먹이면 蛔蟲을 구제한다. 【用法 用量】 15~30g 을 달여서 服用한다.

❷ 莢蒾子 (협미자) 〈唐本草〉 : 가막살나무의 果實이다. 味는 甘하다.

〔藥效 主治〕 破瘀血, 止痢, 消腫의 效能이 있어 蠱疰와 蛇毒을 除한다.

박 (葫蘆) 目 Cucurbitales

박 (葫蘆) 과 Cucurbitaceae

뚜껑덩굴 合子草 *Actinostemma lobatum* (MAXIM.) MAXIM.

一年生 덩굴성植物로 줄기는 가늘고 길이는 2m에 달하고 짧은 柔毛가 있으며 덩굴손으로 다른 물체를 감고 기어올라간다. 單葉이 互生하며 狹狀 披針形이고 끝이 뾰족하고 가장자리에는 낮은 톱니가 있고 때로는 3~5개로 갈라진다. 덩굴수염이 單一 또는 2가지로 갈라졌고 잎과 對生한다. 圓錐花序는 腋生하고 꽃은 小型에 單性이고, 雌雄一家이다. 꽃받침은 5개로 갈라졌고 裂片은 線狀 披針形이다. 花冠은 黃綠色이고 5개로 깊게 갈라졌고 裂片은 三角狀 披針形이다. 수꽃의 수술은 5개, 암꽃의 子房은 球形에 가깝고 1室이며, 瘤狀 突起가 있고 胚珠는 2개, 花柱는 짧고 柱頭는 2개로 갈라진다. 蒴果는 卵圓形에 綠色이고 아래로 늘어졌고 가

는 가시 모양의 突起가 있고 과실이 익으면 上半部가 뚜껑이 되어 갈라진다. 種子는 2개씩 들어 있고 灰色이다. 開花期는 8~9月이다. 도랑이나 물가에 나며 제주도 및 경기도 이북에 分布한다. 【處方用名】葉 및 種子가 合子草이다.

合子草 (함자초)〈本草拾遺〉: 뚜껑덩굴의 잎 또는 種子이다. 10月경에 채취하여 햇볕에 말린다. 小毒이 있다.

〔成分〕 種子에는 脂肪油 25~29%, 炭水化物 13.28%, 無機物 2.95%, 粗纖維 0.89%가 함유되어 있으며, 固體脂肪酸 2.78%도 함유되어 있다.

〔藥效 主治〕 利尿, 消腫의 效能이 있다. 水腫, 痱積, 蛇咬傷을 치료한다. 【用法 用量】 15~30g을 달여서 服用한다.〈外用〉짓찧어서 붙이거나 달인 液으로 熏洗한다.

동　　과 冬瓜 *Benincasa hispida* (THUNB.) COGN. (=*B. cerifera* SAV.)

一年生 덩굴性草本으로 줄기는 길고 크고 튼튼하며 약간 方形이고 黃褐色의 刺毛가 密生하였고 덩굴수염이 分枝하였다. 잎은 互生하였고 긴 葉柄이 있고 廣卵形 또는 腎臟形에 가깝고 길이와 나비가 거의 같고 5~7 稜角이 있거나 얕게 갈라졌고 가장자리는 톱니 모양이고 兩面에는 거친 털이 있고 葉脈은 그물 모양으로 되었다. 꽃은 雌雄同株이고 葉腋에 單生한다. 수꽃은 길이 5~15 cm이며 꽃받침은 管狀에 5개로 갈라졌고 裂片은 三角形이고 花冠은 黃色에 5개로 갈라졌다. 수술은 5개가 이어져서 3개로 되었고 그 中의 2개가 비교적 넓고 葯은 2室이며 다른 1개는 비교적 좁고 葯은 1室이다. 암꽃의 花柄은 짧고 子房은 下位에 楕圓形의 柔毛가 密生하였고 柱頭는 3개로 갈라졌고 조금 비틀리고 구부러졌다. 瓜狀果는 肉質에 楕圓이고 果皮는 淡綠色이고 果肉은 白色이다. 種子는 多數이고 白色 또는 黃白色에 卵形 또는 長卵形이고 가장자리에 보통 1 稜邊이 있다. 開花期는 6~9月, 結實期는 7~10月이다. 熱帶地方이 原產으로 各地에서 栽培되고 있다. 【處方用名】① 果實은 冬瓜 ② 줄기는 冬瓜藤 ③ 잎은 冬瓜葉 ④ 果皮는 冬瓜皮 ⑤ 박속은 冬瓜瓤 ⑥ 種子는 冬瓜子이다.

❶ **冬　瓜** (동과)〈神農本草經集注〉白瓜・水芝・蔬・白冬瓜・地芝: 동과의 果實이다. 늦여름에서 초가을에 成熟한 果實을 채취하여 햇볕에 말린다.

〔性味 歸經〕 味는 甘淡하고 性은 凉하다. 肺, 大腸, 小腸, 膀胱經으로 들어간다.

〔成分〕 冬瓜 500g에 蛋白質이 1.5g, 糖 8g, 粗纖維 15g, 灰分 1.1g, 칼슘 72 mg, 燐 45 mg, 鐵 1.1 mg, carotene 0.04 mg, 비타민 B_2 0.08 mg, 니코틴酸 1.1 mg, 비타민 C 61 mg이 함유되어 있고 수꽃에 비하여 암꽃은 arginine, asparaginic acid, glutaminic acid를 비교적 많이 含有하고 있다. 또 암꽃에는 asparagine이 함유되어 있고 수꽃에는 함유되어 있지 않다.

〔藥效 主治〕 利水, 消痰, 淸熱, 解毒의 效能이 있다. 水腫, 脹滿, 脚氣, 淋病, 痰吼, 咳喘, 暑熱煩悶, 消渴(糖尿病을 包含), 水樣性下痢, 癰腫, 痔瘻를 치료하고 魚毒, 酒毒을 解毒한다. 【用法 用量】 60~120g을 달이거나 또는 약한 불로 長時間 삶아서 짓찧어서 汁을 내어 服用한다.〈外用〉짓찧어서 붙이거나 달인 汁으로 씻는다.

〔禁忌〕 冷症이 있는 者는 服用을 忌한다.

❷ 冬瓜藤(동과등)〈日華子諸家本草〉: 동과의 줄기이다. 여름, 가을에 採取한다.

〔性味〕 味는 苦하고 性은 寒하고 無毒하다.

〔藥效 主治〕 肺熱痰火, 脫肛, 內癰 諸症을 치료한다. 【用法 用量】달여서 服用하거나 汁을 내어 服用한다. 〈外用〉黑黯, 脫肛, 瘡疥에는 달인 液으로 씻는다.

❸ 冬瓜葉(동과엽)〈日華子諸家本草〉: 동과의 잎으로 여름에 採取한다.

〔藥效 主治〕 消渴(糖尿病), 말라리아, 水樣性下痢, 벌에 쏘인 刺傷, 腫毒 등을 치료한다. 【用法 用量】달여서 服用한다. 〈外用〉粉末을 바른다.

❹ 冬瓜皮(동과피)〈開寶本草〉: 동과를 먹을 때 벗겨낸 果皮를 모아서 햇볕에 말린다.

〔性味 歸經〕 味는 甘하고 性은 凉하다. 脾, 肺經으로 들어간다.

〔藥理〕 非腎性 水腫의 恢復期患者에 冬瓜皮의 煎劑 60g을 服用시키고 또다시 물 1000ml를 服用시켰더니 2時間 以內에서는 尿의 排出量이 對照群에 比하여 현저하게 증가되었으나 2~4時間 사이에서는 對照群에 比하여 減少하였다.

〔藥效 主治〕 利水, 消腫의 效能이 있다. 水腫, 腹瀉, 癰腫을 치료한다. 【用法 用量】9~30g을 달이거나 散劑로 하여 服用한다. 〈外用〉달인 液으로 씻거나 粉末을 바른다. 〔禁忌〕營養不良으로 虛腫이 된 者는 服用에 주의해야 한다.

冬瓜皮藥材

❺ 冬瓜瓤(동과양)〈圖經本草〉冬瓜練: 동과의 씨가 박혀 있는 박 속이다.

〔性味〕 味는 甘하고 性은 平하다.

〔藥效 主治〕 淸熱, 止渴, 利水, 消腫의 效能이 있다. 煩渴, 水腫, 淋病, 癰腫을 치료한다. 【用法 用量】30~60g을 달여서 服用하거나 汁을 내어 마신다. 〈外用〉달인 液으로 씻는다.

❻ 冬瓜子(동과자)〈唐本草〉白瓜子・瓜子・冬瓜仁: 동과의 種子이다. 동과를 먹을 때 나오는 種子를 모아서 깨끗이 씻어서 햇볕에 말린다. 【修治】挾雜物을 除去하고 짓찧어서 黃色이 될 정도로 볶는다.

〔性味 歸經〕 味는 甘하고 性은 凉하다. 肝經으로 들어간다.

冬瓜子藥材

〔成分〕 種子에는 saponin 0.68%, 脂肪, 尿素, citrulline이 含有되어 있고 種子의 脂肪油는 linoleic acid 62.3%, oleic acid 21.9%, 飽和脂肪酸 15.6%를 함유하며 種子에서는 少量의 adenine, trigonelline (n-methylnicotinic acid betaine)이 分離되었다.

〔藥效 主治〕 潤肺, 化痰, 消癰, 利水의 效能이 있다. 肺熱咳嗽, 肺癰, 腸癰, 淋病, 水腫, 脚氣, 痔瘡, 酒齇鼻를 치료한다. 【用法 用量】3~12g을 달이거나 散劑로 하여 服用한다. 〈外用〉달인 液으로 씻거나 膏劑를 만들어서 붙인다. 長服하면 中寒이 된다.

수 박 西瓜 Citrullus vulgaris SCHRAD.

一年生 덩굴植物로 줄기는 가늘고 약하며 땅 위로 뻗으면서 가지가 많이 갈라지며 어린 가지에는 털이 많이 나 있다. 잎은 互生하며 葉柄은 8~20cm쯤 되고 잎은 三角狀 卵形 또는 廣卵形이며 羽狀으로 깊게 갈라지고 裂片은 3~4쌍이며 綠白色이고 불규칙한 톱니가 있다. 꽃은 單

性에 雌雄一家花이며 葉腋에서 單生하며 연한 黃色이다. 수꽃은 花柄이 짧고 긴 柔毛에 싸였고 꽃받침은 넓은 鐘形이고 끝이 5개로 갈라졌다. 花冠은 漏斗形으로 癒合되었고 外面은 綠色에 긴 柔毛가 있고 위에서 5개로 깊게 갈라졌고 裂片은 卵狀 長楕圓形이거나 廣卵形에 끝은 뭉툭하다. 수술은 5개이고, 암꽃은 수꽃보다 크고 子房은 下位에 卵形, 外面에는 짧은 柔毛가 많이 나 있고 花柱는 짧고 柱頭는 5개로 깊게 갈라졌다. 漿果는 원형 혹은 楕圓形에 表面은 淡綠色이고 濃淡色의 條紋이 있다. 種子는 多數이고 편평한 卵形이다. 開花期는 5~7月, 結實期는 7~8月이다. 아프리카 原產이고 各地에서 栽植한다. 【處方用名】① 果實은 西瓜 ② 뿌리와 잎은 西瓜根葉 ③ 果皮는 西瓜皮 ④ 種仁은 西瓜子仁 ⑤ 種皮는 西瓜子殼이다.

❶ 西 瓜 (서과) 〈日用本草〉 寒瓜 : 수박의 果實이다. 여름에 잘 익은 것을 가려서 따낸다.

〔性味 歸經〕 味는 甘하고 性은 寒하다. 心, 胃, 膀胱經에 들어간다.

〔成分〕 수박의 果汁에는 citrulline, α-amino-β-(pyrazolyl-n) propionic acid, alanine, α-amino acid, γ-amino 酪酸, glutamic acid, arginine, 燐酸, 사과酸, glycol, adenine, 果糖, 포도糖, 蔗糖, 鹽類(主로 natrium 鹽), 비타민 C, β-carotene, γ-carotene, phytofluene을 함유되어 있고 또 揮發性 成分의 acetaldehyde, butyl aldehyde, isovaleraldehyde, hexanal을 함유한다. 꽃은 glutamic acid, asparaginic acid, arginine, asparaginin, alanin, ricin을 함유하고 암꽃은 前述한 4種의 amino acid를 수꽃보다 훨씬 많이 함유하였다 ricin 및 alanin의 含有量은 적다.

〔藥理〕 果肉 中의 citrulline 및 arginine에는 Rat 肝臟 中의 尿素形成을 증진하여 利尿作用을 引導하는 效能이 있다고 한다.

〔藥效 主治〕 淸熱, 解暑, 除煩止渴, 利尿의 效能이 있다. 暑熱煩渴, 熱盛津傷, 小便不利, 喉痺, 口瘡을 치료한다. 【用法 用量】汁을 만들어서 服用한다.

〔禁忌〕 中寒濕盛者는 忌한다.

❷ 西瓜根葉 (서과근엽) 〈滇南本草〉 : 수박의 뿌리와 잎이다. 여름, 가을에 採取한다.

〔藥效 主治〕 泄瀉, 痢疾을 치료한다. 【用法 用量】60~90g을 달여서 마신다.

❸ 西瓜皮 (서과피) 〈本草綱目〉 : 수박의 果皮이다. 여름에 수박의 果皮를 모아서 內側의 부드러운 部分을 깎아내고 깨끗하게 씻어서 햇볕에 말린다. 또는 外側의 푸른 表皮와 內側을 깎아내고 중간 部分만 골라 쓴다.

〔性味 歸經〕 味는 甘하고 性은 凉하며 無毒하다. 脾, 胃經에 들어간다.

〔成分〕 蠟質, 糖分 및 無機質(약 10%)을 함유한다.

西瓜皮藥材

〔藥效 主治〕 淸暑解熱, 止渴, 利尿의 效能이 있다. 暑熱煩渴, 小便短少(乏尿), 水腫, 口舌生瘡을 치료한다. 【用法 用量】9~30g을 달여서 服用한다. 〈外用〉 燒存性을 粉末로 하여 撒布한다.

〔禁忌〕 中寒, 濕邪盛者는 服用을 忌한다.

❹ 西瓜子仁 (서과자인) 〈本草綱目〉 : 수박의 種仁이다. 여름에 수박을 食用으로 하고 남은 種子를 모아서 깨끗이 씻어서 햇볕에 말린 다음 外殼을 除去하고 種仁만 쓴다.

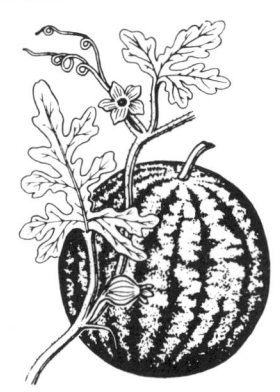
수 박 西瓜
Citrullus vulgaris

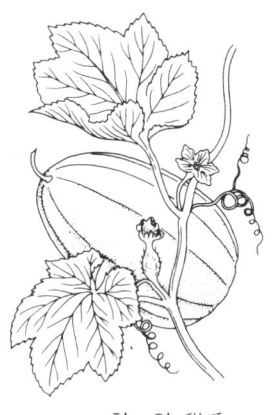
참 외 甜瓜
Cucumis melo var. *makuwa*

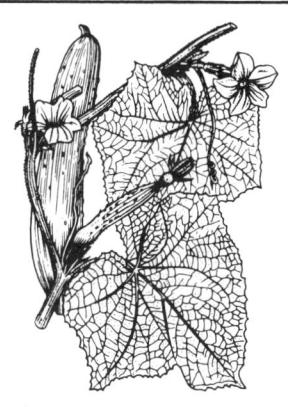
오 이 胡瓜
Cucumis sativus

〔性味〕 味는 甘하고 性은 平하다.

〔成分 藥理〕 수박의 種仁에는 脂肪油, 蛋白質, 비타민 B_2, pentosan, 澱粉, 粗纖維, α-amino-β-(pyrazoly-n)propionic acid 가 含有되어 있고 또 urease, α-galactosidase, β-galactosidase, saccharase(sucrase)를 含有한다. 또 一種의 saponin 樣 成分 cucurbocitrin이 含有되어 있어 降壓作用을 하는 동시에 急性 膀胱炎의 症狀을 緩和할 수 있다.

〔藥效 主治〕 淸肺, 潤腸, 和中止渴의 效能이 있다. 生食하면 化痰滌垢하고 下氣淸營한다. 種仁만 진하게 달인 것은 吐血, 久咳를 치료한다. 【用法 用量】 9〜15g을 달여서 마시거나 生食 또는 볶아서 服用한다.

❺ **西瓜子殼** (서과자각) 〈本草攝要〉: 수박의 種皮이다.

〔藥效 主治〕 吐血, 腸風下血을 치료한다. 【用法 用量】 15〜30g을 달여서 服用한다.

참 외 甜瓜 *Cucumis melo* L. var. *makuwa* MAKINO

一年生 덩굴性植物로 원줄기는 옆으로 뻗으며 덩굴손으로 다른 물체를 감으면서 올라간다. 잎은 互生하고 긴 葉柄이 있고 葉身은 圓形 또는 心臟形에 길이와 나비의 크기가 비슷하고 掌狀으로 3〜5개로 얕게 갈라지고 가장자리에는 불규칙한 톱니가 있고 잎면에는 無數한 刺毛가 나 있다. 꽃은 單性에 雌雄一家로서 葉腋에서 單生하며 꽃받침은 管狀이며 5개로 갈라지고 裂片은 끝이 날카롭게 뾰족하고 小突起가 있다. 수꽃은 花柄이 길고 수술은 5개가 붙어서 3개로 되었고, 암꽃은 狀柄이 수꽃보다 짧고 子房은 下位이다. 漿果는 多肉質이고 圓柱狀 楕圓形이며 外皮는 黃金色 및 白色 또는 綠色에 얼룩 무늬가 있는 것 등이 있다. 種子는 多數이고 黃色 또는 灰白色에 편평한 長卵形이다. 開花期는 6〜7月, 結實期는 7〜8月이다. 印度 原産인데 改良되어 各地에서 栽培되고 있다. 【處方用名】 ① 果實은 甜瓜 ② 뿌리는 甜瓜根 ③ 줄기는 甜瓜莖 ④ 잎은 甜瓜葉 ⑤ 꽃은 甜瓜花 ⑥ 果蒂는 瓜蒂 ⑦ 果皮는 甜瓜皮 ⑧ 種子는 甜瓜子이다.

❶ **甜 瓜** (첨과) 〈開寶本草〉 甘瓜・香瓜・果瓜・熟瓜: 참외의 果實이다. 7〜8月 成熟한 것을 採取한다.

〔性味 歸經〕 味는 甘하고 性은 寒하다. 心, 胃經으로 들어간다.
〔成分〕 Globulin 2.68%, 枸橼酸 등의 有機酸, β-carotene, 비타민 B,C 등을 함유한다.
〔藥理〕 本品에는 抑菌作用은 없지만 一部의 眞菌(Monilia fructicola, Rhodotorula glutinis)에는 效果가 있다.
〔藥效 主治〕 淸暑熱, 解煩渴, 利尿의 效能이 있다. 風濕에 의한 瘸痺와 四肢疼痛을 치료한다.【用法 用量】生食한다.
〔禁忌〕 脾胃가 虛弱하여 腹脹이 있는 症狀에는 忌하며 多食하면 下痢를 한다.

❷ **甜瓜根** (첨과근) 〈滇南本草〉: 참외의 뿌리이다. 여름, 가을에 採取하여 깨끗이 씻어서 햇볕에 말린다.
〔藥效 主治〕 달인 液으로 씻으면 風癩를 치료할 수 있다.

❸ **甜瓜莖** (첨과경) 〈圖經本草〉: 참외의 줄기이다. 여름, 가을에 採取한다.
〔藥效 主治〕 鼻茸, 鼻閉塞을 치료한다. 月經不通에 甜瓜莖·使君子를 각각 15g, 甘草 18g을 粉末로 만들어서 6g을 술로 服用한다.

❹ **甜瓜葉** (첨과엽) 〈嘉祐本草〉: 참외의 잎으로 여름, 가을에 採取한다.
〔藥效 主治〕 新鮮한 잎을 짓찧어서 생즙을 내어 바르면 머리카락이 나온다. 粉末을 술로 服用하면 瘀血이 없어지고 小兒의 疳氣가 치료된다. 달인 液으로 患部를 씻으면 風癩가 치료된다.

❺ **甜瓜花** (첨과화) 〈圖經本草〉: 참외의 꽃이다. 6~7月에 꽃이 피었을 때 採取한다.
〔藥效 主治〕 心痛, 咳逆을 치료하고 瘡에 붙이면 解毒한다.【用法 用量】3~9g을 달여서 服用한다. 〈外用〉 짓찧어서 붙인다.

❻ **瓜 蒂** (과체) 〈神農本草經〉: 참외의 꼭지(果蒂)이다. 6~7月에 未熟한 참외를 따서 꼭지를 잘라서 그늘에서 乾燥한다.
〔性味 歸經〕 味는 苦하고 性은 寒하며 有毒하다. 脾, 胃經으로 들어간다.
〔成分〕 果蒂에는 elaterin, cucurbitacin B·D, a-spinasterol, cucurbitacin B-2-o-β-d-pyranoglucoside, isocucurbitacin B가 함유되어 있다.
〔藥理〕 胃腸에 대한 영향: 實驗動物에서 melotoxin을 內服시킨 다음에 嘔吐와 下痢를 일으켰다. 그러나 皮下 또는 靜脈注射에서는 아무런 反應이 없었다. 따라서 melotoxin은 胃의 感覺神經을 刺戟한 후에 反射的으로 嘔吐中樞에 作用하여 上記와 같은 症狀을 일으킨 것이다. Elaterin의 別名은 cacurbitacin E 라고 한다. 이것과 cucurbitacin B 또는 兩者의 混合物(BE)은 臨床上 慢性活動性 肝炎에 效果가 있다.
〔藥效 主治〕 風痰, 宿食을 吐하게 하며 水濕停飮을 瀉하게 하는 效能이 있다. 痰·涎·宿食, 上腹部閉塞, 胸中痞鞕, 風痰, 癲癇, 濕熱黃疸, 四肢浮腫, 鼻塞, 喉痺(扁桃腺炎, 咽喉痛 등)를 치료한다.【用法 用量】2~4g을 달여서 服用하거나 散劑, 丸劑로 하여 服用한다. 〈外用〉 粉末을 코로 吸入한다.
〔禁忌〕 體虛, 失血者 및 上部에 實邪가 없는 症狀에는 忌한다.

❼ **甜瓜皮** (첨과피) 〈滇南本草〉: 참외의 果皮이다.

〔藥效 主治〕 껍질를 달인 液을 졸여서 만든 羹劑는 熱을 다스리고 煩渴을 除去하고 껍질의 浸出液은 齒痛을 멈추게 한다.

❽ 甜瓜子(첨과자)〈開寶本草〉: 참외의 種子이다. 여름, 가을에 참외를 먹고 남은 種子를 모아 깨끗이 씻어서 말린다.

甜瓜子藥材

〔性味〕 味는 甘하고 性은 寒하다.

〔成分〕 脂肪油 약 27%를 含有하고 그 中에는 linoleic acid, oleic acid, palmitic acid, stearic acid 및 myristic acid의 glyceride, lecithin, cholesterol이 들어 있고 또 globulin과 glutelin이 약 5.78% 含有되어 있으며 그 외에 galactan, 포도糖, 植物고무質, 樹脂 등이 含有되어 있다.

〔藥效 主治〕 散結, 消瘀, 淸肺, 潤腸의 效能이 있다. 腹內의 結聚(病塊), 腸癰, 咳嗽口渴을 치료한다. 【用法 用量】9～15g을 달여서 服用하거나 丸劑, 散劑로 하여 服用한다.

오 이 黃瓜·胡瓜 *Cucumis sativus* L.

一年生의 덩굴性植物로 덩굴손으로 감으면서 길게 뻗어 올라가며 전체에 거친 털이 있다. 줄기는 가늘고 稜線이 있다. 單葉이 互生하며 葉身은 三角狀 卵形이며 掌狀으로 3～5개로 갈라지고 裂片은 三角形에 끝이 뾰족하고 가장자리에는 톱니가 있고 葉柄에는 굵고 거친 털이 나 있다. 꽃은 單性에 雌雄一家花이며 花柄은 짧다. 수꽃은 1～7개가 腋生하고 암꽃은 1개가 單生하거나 몇 개씩 左右로 나란히 달린다. 꽃받침은 5개, 花冠은 黃色이며 5개로 깊게 갈라졌다. 수술은 分離하여 꽃받침통에 붙어 있고 花絲는 짧고 葯는 長楕圓形이다. 子房은 下位이고 花柱는 짧으며 柱頭는 3개, 胚珠는 多數이다. 瓜狀果는 圓柱形이고 어릴 때는 靑綠色이나 오래되면 黃色으로 變한다. 表面에 뾰족뾰족한 작은 突起가 많이 나 있고 種子는 黃白色이며 편평한 楕圓形이다. 開花期는 6～7月, 結實期는 7～8月이다. 印度 原産인데 各地에서 많이 栽培되고 있다. 【處方用名】① 果實은 黃瓜 ② 뿌리는 黃瓜根 ③ 줄기는 黃瓜藤 ④ 잎은 黃瓜葉이다.

❶ 黃 瓜 (황과)〈本草拾遺〉: 胡瓜·王瓜·刺瓜: 오이의 果實이다. 7～8月에 果實을 採取하여 新鮮한 그대로 使用한다.

〔性味 歸經〕 味는 甘하고 性은 凉하다. 脾, 胃, 大腸經으로 들어간다.

〔成分〕 오이에는 glucose, rhamnose, galactose, mannose, xylose, fructose, lutin, isoquercitrin, arginine의 glucoside의 配糖體類를 含有하고 또 caffeic acid, chlorogenic acid, 多種의 遊離된 amino acid, 비타민 G(비타민 B_2)와 vitamin C 10.3 mg%를 함유하며 이외에 精油 1 mg%도 含有되었고 그 中의 60%는 2,6-nonadienol이고 10%가 2,6-nonadienal이다. 黃瓜(오이)의 頭部에는 苦味가 많다. 그 苦味成分은 cucurbitacin A·B·C·D이다. 種子에는 脂肪油가 含有되어 있고 그 中에 oleic acid 58.49%, linoleic acid 22.29%, palmitic acid 6.79%, stearic acid 3.72%이다.

〔藥理〕 Cucurbitacin C는 動物實驗에 抗惡性 腫瘍作用이 있다는 것이 확인되었고 毒性은

비교적 낮다. Cucurbitacin B는 肝炎에 대하여 效果가 있다.

〔藥效 主治〕 除熱, 利水, 解毒의 效能이 있다. 煩渴, 咽喉腫痛, 目赤疼痛, 火傷을 치료한다. 【用法 用量】 삶아서 먹거나 生으로 먹는다. 〈外用〉生汁을 내어서 바르거나 乾燥하여 粉末을 만들어서 調合하여 붙인다.

〔禁忌〕 寒痰을 吐하고 胃가 冷한 症狀에 먹으면 腹痛, 嘔吐, 下痢 등을 일으킨다.

❷ 黃瓜根 (황과근) 〈本草綱目〉: 오이의 뿌리이다. 여름과 가을에 採取하여 깨끗이 씻어서 햇볕에 말린다. 또는 新鮮한 그대로 使用한다.

〔性味〕 味는 甘苦하고 性은 凉하며 無毒하다.

〔藥效 主治〕 利水, 通淋, 消腫의 效能이 있다. 下痢, 痢疾, 瘡腫을 치료한다. 【用法 用量】 30~60 g을 달여서 服用한다. 〈外用〉 짓찧어서 붙인다.

❸ 黃瓜藤 (황과등) 〈滇南本草〉: 오이의 줄기이다. 6月에 採取하여 그늘에서 乾燥하거나 新鮮한 그대로 使用한다.

〔性味〕 味는 淡하고 性은 平하며 無毒하다.

〔藥效 主治〕 利水, 解毒의 效能이 있다. 痢疾, 淋病, 黃水瘡, 瘡癰, 流注(몸의 深部에 생기는 化膿性 腫瘡)를 치료한다. 【用法 用量】 30~60 g을 달여서 服用한다. 〈外用〉 달인 液으로 씻거나 粉末을 撒布한다.

❹ 黃瓜葉 (황과엽) 〈本草拾遺〉: 오이의 잎으로 여름에서 가을 사이에 採取하여 햇볕에 말리거나 生用한다.

〔性味〕 味는 苦하고 性은 平하며 小毒이 있다.

〔藥效 主治〕 下痢, 痢疾, 食積을 치료한다. 小兒閃癖을 치료하는데 1歲마다 1개씩 服用하고 生藥으로 汁을 짜서 마시면 嘔吐가 治癒된다. 【用法 用量】 달여서 服用하거나 짓찧어서 汁을 내어서 服用한다.

호 박 南瓜 *Cucurbita moschata* DUCH.

一年生 덩굴성植物로서 줄기가 10 m에 달하는 것도 있다. 줄기는 5개의 稜線이 있고 속이 비었으며 마디가 굵고 덩굴손으로 감으면서 길게 뻗어간다. 잎은 互生하며 廣卵形 또는 圓形, 心臟形이며 葉柄이 길고 가장자리는 5개로 얕게 갈라졌으며 불규칙한 톱니가 나 있다. 잎의 표면은 綠色, 뒷면은 淡綠色이며 兩面에는 모두 딱딱한 茸毛가 있다. 꽃은 서리가 내릴 때까지 계속 피며 腋生하고 雌雄一家花로서 黃色이고 암꽃花柄은 수꽃花柄보다 짧고 굵다. 수꽃의 꽃받침통은 짧거나 없고 털이 많이 나 있고 花冠은 鐘狀 漏斗形이다. 암꽃의 꽃받침통은 子房의 위에서 편평하게 나왔고 花冠은 漏斗狀 圓形에 蜜腺盤이 肥厚하다. 子房은 下位, 瓜狀果는 大型, 扁圓形, 長圓形, 卵形 등 品種에 따라 다르고 種子는 많이 들어 있고 편평하거나 楕圓狀 卵形이다. 各地에서 널리 栽培한다. 【處方用名】① 果實은 南瓜 ② 뿌리는 南瓜根 ③ 줄기는 南瓜藤 ④ 덩굴손은 南瓜鬚 ⑤ 잎은 南瓜葉 ⑥ 꽃은 南瓜花 ⑦ 瓜蒂는 南瓜蒂 ⑧ 호박속은 南瓜瓤 ⑨ 種子를 南瓜子 ⑩ 果實內에서 發芽된 幼芽는 盤腸草이다.

❶ 南　瓜 (남과)〈滇南本草〉番瓜·倭瓜: 호박의 果實이다. 여름·가을 果實이 익었을 때 採取한다.

〔性味 歸經〕味는 甘하고 性은 溫하다. 脾, 胃經으로 들어간다.

〔成分〕果肉에는 citrulline 20.9 mg%, arginine, asparagine, adenine, carotene, 비타민 B·C, 脂肪 2%, glucose, 蔗糖, pentosan, mannitol 등이 含有되어 있다.

〔藥效 主治〕補中, 益氣, 消腫, 止痛, 解毒, 殺蟲의 效能이 있다. 心臟을 좋게 하고 斂肺한다. 잘 쪄 가지고 乾性肋膜炎, 肋間神經痛의 患部에 붙이면 消炎鎭痛이 된다. 【用法 用量】쪄서 먹거나 生汁을 내어서 服用한다. 〈外用〉짓찧어서 붙인다. 氣滯者에는 忌한다.

❷ 南瓜根 (남과근)〈分類草藥性〉: 호박의 뿌리이다.

〔性味〕味는 淡하고 性은 平하며 無毒하다.

〔藥效 主治〕利濕熱, 通乳汁의 效能이 있다. 淋病, 黃疸, 痢疾, 乳汁不通을 치료한다. 【用法 用量】9～18 g (新鮮한 것은 30～60 g)을 달여서 服用한다.

❸ 南瓜藤 (남과등)〈本草再新〉: 호박의 덩굴이다. 여름·가을에 採取한다.

〔性味 歸經〕味는 甘苦하고 性은 微寒하며 無毒하다. 肝, 脾經으로 들어간다.

〔藥效 主治〕淸肺, 和胃, 通絡의 效能이 있다. 肺結核에 의한 微熱, 胃痛, 月經不順, 火傷을 치료한다. 【用法 用量】15～30 g을 달여서 服用하거나 生汁을 내어서 마신다. 〈外用〉짓찧어서 汁을 내어 바른다.

❹ 南瓜鬚 (남과수)〈江西中醫藥〉: 호박의 덩굴손이다.

〔藥效 主治〕婦人의 乳縮(婦人의 乳頭가 乳房內로 들어가는 症狀), 극심한 疼痛에 南瓜鬚 한줌에 소금을 조금 넣고 짓찧어서 더운물에 넣었다가 服用한다.

❺ 南瓜葉 (남과엽)〈嶺南草藥志〉: 호박의 잎이다. 여름에서 가을 사이에 採取하여 그늘에서 말린다.

〔成分〕葉綠素가 많이 含有된 天然의 食用色素이다.

〔藥效 主治〕痢疾, 疳積, 創傷을 치료한다. 【用法 用量】60～90 g을 달여서 服用하거나 또는 散劑로 하여 服用한다. 〈外用〉粉末을 患部에 붙인다.

❻ 南瓜花 (남과화)〈分類草藥性〉: 호박꽃이다. 6～7月의 開花時에 採取하여 불에 쬐어 말린다. 性은 凉하다.

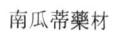

南瓜蒂藥材

〔藥效 主治〕淸濕熱, 消腫毒의 效能이 있다. 黃疸, 痢疾, 咳嗽, 癰疽腫毒을 치료한다. 【用法 用量】9～15 g을 달여서 服用한다. 〈外用〉짓찧어서 붙이거나 粉末로 調合하여 붙인다.

❼ 南瓜蒂 (남과체)〈本草綱目拾遺〉: 호박의 꼭지이다. 가을에 잘 익은 호박을 따서 꼭지를 끊어 가지고 햇볕에 말린다.

〔藥效 主治〕排膿하고 安胎의 效能이 있다. 癰瘍, 疔瘡, 火傷을 치료한다. 【用法 用量】30～60 g을 달여서 服用하거나 藥性이 남을 정도로 강한 불에 태워 粉末을 만들어 服用한다. 〈外用〉불에 쬐어 乾燥시켜 粉末을 만들어 麻油로 調合하여 疔瘡, 背癰 등 患部에 붙인다.

❽ 南瓜瓤 (남과양)〈本草綱目拾遺〉: 호박의 속이다. 火傷, 創傷을 치료한다. 짓찧어서 患部

❾ **南瓜子**(남과자)〈現代實用中藥〉: 호박의 種子이다. 여름·가을 사이에 익은 호박을 따서 種子를 모아서 附着된 薄膜을 除去하고 햇볕에 말린다.

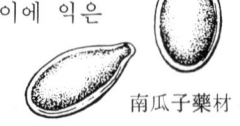
南瓜子藥材

〔**性味**〕 味는 甘하고 性은 平하다.

〔**成分**〕 Cucurbitine, 脂肪油, 蛋白質 및 비타민 A·B_1·B_2·C를 含有하고 또 carotene도 含有한다. 脂肪油의 主된 成分은 linoleic acid, oleic acid, stearic acid 등의 glycerin ester 이다.

〔**藥理**〕 1. 驅蟲作用: 지렁이의 實驗에 南瓜子의 ethylalcohol 抽出物에 驅蟲作用이 있음이 證明되었다. 고양이의 胃에 南瓜子 濃縮劑 100~300 mg/kg을 한번에 注入하면 條蟲, 蛔蟲 등의 驅蟲作用이 확실히 나타났다.

2. 日本住血吸蟲에 對한 作用: 南瓜子는 日本住血吸蟲이 動物의 體內에 있어서 肝臟으로 移行하는 것을 沮止하는 作用이 있다. Mouse가 住血吸蟲의 幼蟲에 感染되는 즉시 南瓜子를 28日間 經口投與하면 豫防作用이 있다. 그러나 成蟲에 대한 殺滅作用은 없다.

〔**藥效 主治**〕 條蟲症, 蛔蟲症, 産後手足浮腫, 百日咳, 痔瘡 등을 치료한다. 볶아서 달여 服用하면 産後手足浮腫, 糖尿病에 有效하다. 【用法 用量】30~60 g을 달여서 服用한다. 또는 粉末로 하거나 乳劑로 하여 마신다. 〈外用〉달인 液으로 熏洗한다.

❿ **盤腸草**(반장초)〈四川中藥志〉南瓜陰芽: 호박 속에서 發芽된 幼芽이다. 가을 以後에 採取하고 新鮮한 것으로 使用하거나 햇볕에 말려서 쓴다.

〔**性味**〕 味는 甘淡하고 性은 溫하며 無毒하다.

〔**藥效 主治**〕 小兒의 盤腸氣痛(蟲垂炎에 의한 氣痛), 驚風, 感冒, 風濕熱을 치료한다. 【用法 用量】3~9 g을 달여서 服用한다. 〈外用〉짓찧어서 볶아 뜨거울 때 患部에 댄다.

돌 외(덩굴차) 絞股藍 *Gynostemma pentaphyllum* (THUNB.) MAKINO

多年生 덩굴性植物로 이리저리 엉켜서 자라는데 덩굴손을 내어 감으면서 기어올라가기도 한다. 줄기는 가늘고 길게 뻗어가며 끝에서 2 갈래로 갈라지는 것도 있다. 鳥脚狀複葉이 互生하며 葉柄은 2~4 cm 쯤 되고 柔毛가 나 있다. 小葉은 5~7 개, 膜質에 披針形이거나 卵狀 楕圓形이고 끝은 날카로우며 밑부분은 楔形, 가장자리에는 잔물결 모양의 톱니가 있고 中間小葉이 비교적 크고 兩側이 점점 작아졌다. 꽃은 單性이며 雌雄二家花이고, 수꽃은 腋生하여 圓錐花序를 이루고 꽃받침은 극히 작고 5 개로 갈라졌다. 花冠은 黃綠色에 5 개로 갈라지고 裂片은 線狀 披針形이다. 수술은 5 개가 花絲의 下部에서 合生하였다. 암꽃의 花序는 비교적 작고 花柱도 3 개, 子房은 둥글다. 液果는 둥글고 익으면 紫黑色으로 완두 크기만하다. 開花期는 8~9 月, 結實期는 9~10 月이다. 산이나 숲속의 陰濕한 곳에 나며 제주도 및 울릉도 남쪽섬에 分布한다. 【處方用名】根莖 또는 全草가 七葉膽이다.

七葉膽(칠엽담)〈中草藥通訊〉: 돌외의 全草 또는 根莖이다. 9~10 月에 採取하여 햇볕에 말

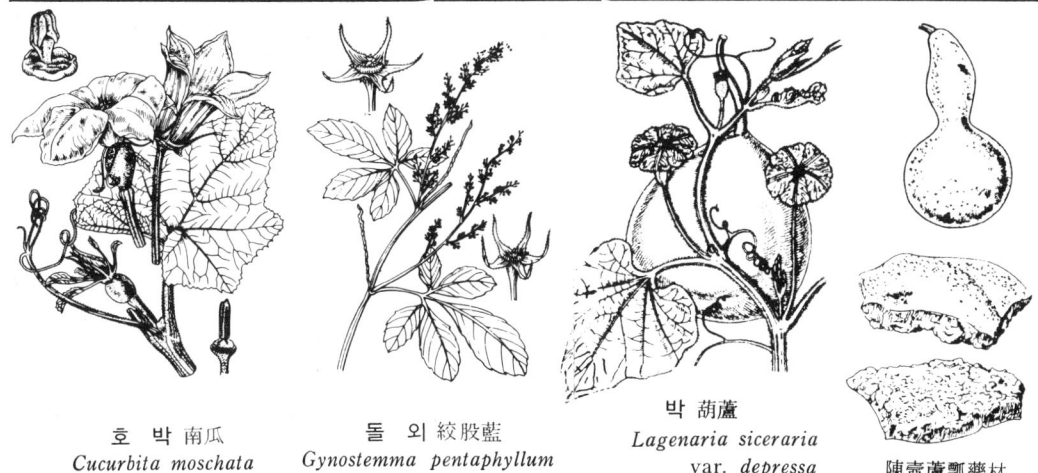

호 박 南瓜
Cucurbita moschata

돌 외 絞股藍
Gynostemma pentaphyllum

박 葫蘆
Lagenaria siceraria
var. *depressa*

陳壺蘆瓢藥材

린다.

〔性味 歸經〕 味는 苦하고 性은 寒하며 無毒하다. 心, 肺經에 들어간다.

〔成分〕 Sterol, 糖類, 色素, 配糖體 등을 함유한다.

〔藥效 主治〕 消腫, 解毒, 止咳, 祛痰의 效能이 있다. 慢性氣管支炎을 치료한다. 粉末를 만들어 1回 2~3g씩 1日 3回 服用하되 10日을 1쿠르(Kur)로 한다.

박 葫蘆(瓢瓜) *Lagenaria siceraria* (MOLINA) STANDL. var. *depressa* (SER.) HARA
표주박 苦壺蘆 *L. leucantha* RUSBY. var. *gourda* MAK.

一年生의 덩굴性植物로 전체는 深綠色의 軟毛에 싸여 있고 덩굴손을 내어 감으면서 뻗어간다. 잎은 互生하고 葉身은 心臟狀 卵形 혹은 腎臟狀의 卵形에 끝이 둔하게 뾰족하고 밑부분은 心臟形에 掌狀으로 얕게 갈라졌고 가장자리에는 짧은 톱니가 있고 葉柄이 길다. 꽃은 雌雄一家花로서 葉腋에 1개씩 달리며 저녁에 수평으로 퍼졌다가 아침에 시든다. 꽃받침은 깔때기 形이며 5개로 째어졌고 꽃잎은 5개이고 白色이며 圓形에 가깝다. 수꽃의 수술은 3개이고 수꽃의 子房은 楕圓形에 絨毛가 있다. 花柱는 짧고 柱頭는 3개이며 각각 2개로 갈라졌다. 果實은 大型에 편평한 球形이며 어릴 때는 조금 부드럽고 淡綠色이고 익으면 外皮가 딱딱하게 굳어지고 白色에 가깝게 된다. 열매가 작고 길며 중앙부가 잘룩한 술병같이 된 것은 표주박이다. 開花期는 7~8月, 結實期는 9~10月이다. 各地에서 栽植한다. 【處方用名】 ① 果實은 壺蘆 ② 種子는 壺蘆子 ③ 오래 묵은 成熟한 果實의 皮는 陳壺蘆瓢이다.

❶ 壺 蘆 (호로) 〈日華子諸子本草〉 匏·匏瓜·葫蘆·瓠瓜·甜瓠瓤 : 박·표주박의 果實이다. 가을에 成熟하여 오래되지 않은 果實을 따서 껍질을 제거하고 적당히 썰어 햇볕에 말린다.

〔性味 歸經〕 味는 甘淡하고 性은 平하다. 肺, 脾, 腎經으로 들어간다.

〔成分〕 原種의 葫蘆 *Lagenaria siceraria* (MOLINA) STANDL.의 果肉의 乾燥品(干瓢)은 포도糖 20%, pentosane 등을 含有하고 果實의 成熟時에는 lignin의 含有量이 많아지나 反面 shikimic acid 등의 含有量은 減少한다. 이외에 박(葫蘆)은 有毒하다고 하는데 이것은 cucurbitacin B가 含有되어 있기 때문이다.

〔藥理〕 痲醉를 한 개에게 葫蘆의 煎劑 0.4g/kg을 靜脈注射하면 利尿作用이 현저하게 증가되다. 이 作用은 蟲筍과 倂用하면 단독으로 使用하였을 때보다 더욱 顯著해진다. 또 去皮한 뿌리는 浮腫을 治療해주고 瀉下作用도 한다.

〔藥效 主治〕 利水, 通淋의 效能이 있다. 水腫, 腹脹, 黃疸, 淋病을 치료한다. 【用法 用量】 15~30g을 달이거나 藥性이 남을 정도로 강한 불에 태워 粉末하여 服用한다.

〔禁忌〕 胸胃에 寒邪가 侵犯된 症狀에는 忌한다. 服用하면 寒疾이 더욱 惡化되어 腹痛을 일으키고 腹中風濕痰積하고 風濕積이 있는 者는 腹痛이 일어나고, 風疹症狀에는 多食을 忌한다.

❷ 壺蘆子 (호로자) 〈本草綱目〉: 박·표주박의 種子이다. 가을에 成熟한 박을 따서 種子를 採取하여 햇볕에 말린다.

〔藥效 主治〕 齒齦化膿, 齒牙疼痛을 치료한다. 【用法 用量】 壺蘆子 240g, 牛膝 300g을 混合하여 1日 3~4回, 1回 15g씩 달여서 服用한다.

❸ 陳壺蘆瓢 (진호로표) 〈本草綱目〉: 표주박의 늙고 잘 익은 果實의 果皮이다. 晚秋에서 初冬에 잘 익은 표주박을 따서 짓찧어 햇볕에 말린다. 표주박(苦葫蘆)은 가을에 果實이 잘 익어서 外殼이 黃色이 된 것을 따서 外層의 薄皮를 깎아 모아서 햇볕에 말린다.

〔性味〕 味는 苦하고 性은 平하다.

〔藥效 主治〕 水腫, 臟脹, 痔漏, 血崩, 帶下를 치료한다. 【用法 用量】 15~30g을 달여서 服用하거나 또는 藥性이 남을 정도로 태워서 粉末을 만들어 服用한다.

수세미오이 絲瓜 *Luffa cylindrica* (L.) ROEM.

一年生 덩굴性植物로 덩굴손으로 감으면서 올라가는데 어릴 때는 전체에 柔毛가 密生하였고 늙으면 無毛에 가깝게 된다. 잎은 互生하고 葉柄은 多角形에 葉毛가 있고 葉身은 圓心臟形에 掌狀으로 3~7개로 째어졌으며 裂片은 三角形에 끝은 뾰족하고 가장자리에는 가는 톱니가 있고 표면은 深綠色, 뒷면은 淡綠色이고 中央脈이 3~7개 있다. 꽃은 單性에 雌雄一家花로서 수꽃은 總狀花序를 이루고 꽃받침은 5개로 깊게 갈라지고 裂片은 綠色이다. 花冠은 黃色, 淡黃色 또는 白色에 가깝고 5개로 깊게 갈라졌고 裂片은 廣倒卵形에 가장자리는 波形이다. 수술은 3~5개, 葯은 2室, S字形으로 구부러졌다. 子房은 下位에 圓柱形이며 3室에 多數의 胚芽가 들어 있다. 柱頭는 3개 肥厚하며 각각 2개로 갈라져서 밖으로 퍼져 있다. 열매는 보통 아래로 늘어져 있고 圓柱形·長圓形에 길이 18~60cm 쯤 되고 익으면 黃綠色 또는 綠褐色으로 變한다. 果肉 內에는 질긴 網狀纖維가 있고 種子는 黑色에 편평한 卵形으로 가장자리에 날개가 있다. 開花期는 8~9月, 結實期는 9~10月이다. 各地에서 栽植한다. 【處方用名】 ① 果實은 絲瓜 ② 뿌리는 絲瓜根 ③ 줄기는 絲瓜藤 ④ 莖中의 汁液은 天羅水 ⑤ 잎은 絲瓜葉 ⑥ 꽃은 絲瓜花 ⑦ 果蒂는 絲瓜蒂 ⑧ 果皮는 絲瓜皮 ⑨ 成熟한 果實內의 纖維는 絲瓜絡 ⑩ 種子는 絲瓜子이다.

❶ 絲 瓜 (사과) 〈滇南本草〉: 수세미오이의 新鮮하고 어린 果實 또는 成熟한 늙은 果實을

말린 것(天骷髏)이다. 여름, 가을에 어린 果實을 採取하고 老絲瓜(天骷髏)는 반드시 늦은 가을에 採取한다.

〔性味 歸經〕 味는 甘하고 性은 凉하다. 脾, 胃經에 들어간다.

〔成分〕 絲瓜의 果實에는 saponin, 苦味質, luffein, 多量의 粘液質 및 citrulline을 含有하고 햇싹에는 cucurbitacin을 含有한다. 수세미오이의 液汁에는 蛋白質, 비타민 B·C, saponin, 粘液, xylan, 脂肪을 함유하고 있다.

〔藥效 主治〕 淸熱, 化痰, 凉血, 解毒의 效能이 있다. 熱病에 의한 身熱煩渴, 痰喘咳嗽, 腸風痔漏, 崩帶, 血淋, 疔瘡, 乳汁分泌不足, 癰腫을 치료한다. 【用法 用量】 9~15 g(新鮮한 것은 60~120 g)을 달여서 마신다. 또 태워서 재(灰)를 粉末로 하여 服用한다. 〈外用〉 짓찧어서 汁을 내어 바르거나 粉末을 調合하여 붙인다.

〔禁忌〕 多食하면 命門과 相火를 損傷하며 倒陽不擧(陰痿)가 되므로 좋지 않다.

❷ 絲瓜根 (사과근)〈滇南本草〉: 수세미오이의 뿌리이다. 여름, 가을에 採取하여 씻어서 그대로 쓰거나 또는 말려서 쓴다.

〔性味〕 味는 甘하고 性은 平하다.

〔藥效 主治〕 活血, 行血, 消腫의 效能이 있다. 偏頭痛, 腰痛, 乳腺炎, 咽頭炎, 喉頭炎의 腫痛, 腸風下血, 痔瘻를 치료한다. 또 蓄膿症, 痔, 蛇咬傷의 치료에도 쓰인다. 【用法 用量】 3~9 g(生用時는 30~60 g)을 달여서 服用하거나 또는 燒存性을 粉末로 하여 服用한다. 〈外用〉 달인 液으로 씻거나 짓찧어서 汁을 내어서 바른다.

❸ 絲瓜藤 (사과등)〈本草綱目〉: 수세미오이의 줄기로 여름, 가을에 採取한다.

〔性味 歸經〕 味는 苦하고 性은 微寒하며 小毒이 있다. 心, 脾, 腎經에 들어간다.

〔成分〕 絲瓜藤에는 saponin을 含有하고 oleanolic acid-3-glucoside-28-diglucoside가 分離되었다.

〔藥理〕 抗菌作用: 絲瓜藤의 粉末煎劑와 alcohol 浸劑는 呼吸氣道에서 흔히 볼 수 있는 細菌에 대하여 비교적 약한 抑制作用이 있어서 肺炎球菌에 대한 作用이 강한 편이다. 絲瓜藤의 新鮮한 液汁에는 抑菌作用이 없다.

〔藥效 主治〕 舒筋, 活血, 健脾, 殺蟲의 效能이 있다. 腰膝四肢의 痲木, 月經不順, 水腫, 蟲齒, 鼻淵, 牙宣(齒莖出血)을 치료한다. 【用法 用量】 30~60 g을 달여 마시거나 燒存性을 분말로 하여 服用한다. 〈外用〉 燒存性을 粉末하여 調合하여 붙인다.

❹ 天羅水 (천라수)〈本草綱目拾遺〉: 수세미오이의 줄기 속에서 나온 汁이다. 수세미오이의 地上莖을 뿌리에서 1 m 쯤 되는 곳을 잘라서 그 끝을 병 안에 넣고 一晝夜 放置한다.

〔藥效 主治〕 雙單蛾(偏桃腺炎)를 치료하고 化痰, 解毒하며 內熱을 淸解한다. 또 肺癰, 肺痿를 치료하며, 白糖을 加하여 졸여서 內服하면 鎭咳하며 頭痛, 腹痛, 感冒, 脚氣, 水腫, 酒毒을 치료한다.

❺ 絲瓜葉 (사과엽)〈滇南本草〉: 수세미오이의 잎이다.

〔成分〕 수세미오이의 잎에는 saponin이 含有되었고 oleanolic acid-3-glucoside-28-diglucoside가 分離되었다.

〔藥效 主治〕 淸熱, 解毒의 效能이 있다. 癰疽, 疔腫, 白癬, 蛇咬傷, 火傷을 치료한다. 【用法 用量】 30～90g을 달여서 服用하거나 짓찧어서 汁을 내거나 분말로 하여 服用한다. 〈外用〉 煎液으로 씻거나 짓찧어서 塗布한다. 또는 분말로 하여 바른다.

❻ 絲瓜花 (사과화) 〈滇南本草〉: 수세미오이의 꽃이다. 여름에 꽃이 한창 피었을 때 採取한다.

〔性味〕 性은 寒하고 味는 甘하며 微苦하다.

〔成分〕 꽃에는 glutamine, asparagic acid, arginine을 含有하고 asparagine은 수꽃보다 암꽃에 많이 含有되었고 alanine, ricin은 수꽃에 많이 들어 있다.

〔藥效 主治〕 淸熱, 解毒의 效能이 있다. 肺熱咳嗽, 咽痛, 鼻竇炎, 疔瘡, 痔瘡을 치료한다. 【用法 用量】 6～9g을 달여서 服用한다. 〈外用〉 짓찧어서 붙인다.

❼ 絲瓜蒂 (사과체) 〈本草求原〉: 수세미오이의 꼭지(瓜蒂)이다. 여름, 가을에 採取한다. 〔藥效 主治〕 小兒痘瘡, 一切의 咽喉腫痛을 치료한다.

❽ 絲瓜皮 (사과피) 〈滇南本草〉: 수세미오이의 果皮이다. 여름, 가을에 絲瓜를 먹을 때 果皮를 깎아 모아서 햇볕에 말린다.

〔藥效 主治〕 金瘡, 疔, 坐板瘡을 치료한다. 햇볕에 말려서 金瘡에 붙이면 止痛되고 疔에 바르면 火毒을 除去하고 消腫이 된다. 【用法 用量】 〈外用〉 불에 焙乾하여 분말을 만들어서 調合하여 붙인다.

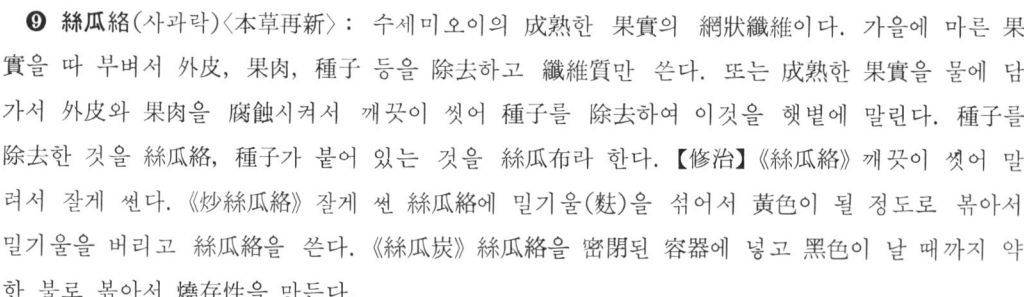
絲瓜布藥材　絲瓜絡藥材

❾ 絲瓜絡 (사과락) 〈本草再新〉: 수세미오이의 成熟한 果實의 網狀纖維이다. 가을에 마른 果實을 따 부벼서 外皮, 果肉, 種子 등을 除去하고 纖維質만 쓴다. 또는 成熟한 果實을 물에 담가서 外皮와 果肉을 腐蝕시켜서 깨끗이 씻어 種子를 除去하여 이것을 햇볕에 말린다. 種子를 除去한 것을 絲瓜絡, 種子가 붙어 있는 것을 絲瓜布라 한다. 【修治】《絲瓜絡》깨끗이 씻어 말려서 잘게 썬다. 《炒絲瓜絡》잘게 썬 絲瓜絡에 밀기울(麩)을 섞어서 黃色이 될 정도로 볶아서 밀기울을 버리고 絲瓜絡을 쓴다. 《絲瓜炭》絲瓜絡을 密閉된 容器에 넣고 黑色이 날 때까지 약한 불로 볶아서 燒存性을 만든다.

〔性味〕 味는 甘하고 性은 平하다.

〔成分〕 絲瓜絡에는 xylan 및 cellulose가 함유되어 있으며 manan, galactan, lignin 등을 含有한다.

〔藥效 主治〕 通經, 活絡, 淸熱化痰의 效能이 있다. 胸脇疼痛, 腹痛, 腰痛, 睾丸腫痛, 肺熱痰咳, 婦女無月經, 乳汁不通, 癰腫, 痔漏를 치료하며 絲瓜絡炭에는 止血의 效能이 있다. 血便, 血崩을 치료한다. 【用法 用量】 4.5～9g을 달여서 服用하며 또는 絲瓜絡炭을 粉末하여 服用한다. 〈外用〉 絲瓜絡을 粉末로 하여 調合하여 붙인다.

❿ 絲瓜子 (사과자) 〈食物本草〉: 수세미오이의 種子이다. 가을에 잘 익은 果實을 따서 絲瓜絡을 만들 때 種子를 모아서 햇볕에 말린다. 味가 苦한 것은 氣가 寒하고 有毒하며 甘한 것은 無毒하다.

絲瓜子藥材

〔成分〕 수세미오이의 種子에는 脂肪油 23.5～38.9%가 含有되어 있고 그 主된 成分은 linoleic acid, palmitic acid, stearic acid, oleic acid 등의 glyceride 및 燐脂質 0.47%, squalene, α-spinasterol 등이 있고 또 triterpenoid saponins(aglycone 은 oleanolic acid), melanin(alkali 融解 및 酸化하면 catechol 이 생한다), cucurbitacin B를 함유하며 蛋白質, 糖類 등이 있다.

〔藥效 主治〕利水, 除熱의 效能이 있다. 四肢·顔面浮腫, 石淋, 腸風, 痔瘻를 치료한다. 【用法 用量】3～6g을 달여서 服用한다. 또는 볶아서 粉末을 만들어서 服用한다. 〈外用〉粉末을 調合하여 붙인다.

〔禁忌〕 脾虛의 症狀, 姙婦의 服用을 忌한다.

여 주 苦瓜 *Momordica charantia* L.

一年生의 덩굴性草本으로 가지가 많이 갈라지고 가는 柔毛가 있고 덩굴손으로 감으면서 올라간다. 잎은 덩굴손과 對生하고 葉柄은 길며 5～7개로 갈라지고 裂片은 끝이 뾰족하며 가장자리가 다시 갈라지기도 하고 톱니가 있다. 꽃은 單生이고 雌雄一家花이다. 수꽃은 葉腋에 한 개씩 달리고 苞는 卵形에 綠色이며 꽃받침은 鐘形에 5개로 갈라졌고, 花冠은 黃色이며 5개로 갈라지고 수술 3개가 꽃받침통의 喉部에 달려 있다. 암꽃은 花柄이 길고 밑부분에 苞片이 있고 子房은 紡錘形, 가시 모양의 突起가 있고 끝에 부리가 있다. 花柱는 가늘고 길며 柱頭는 3개, 胚珠는 多數이다. 果實은 長楕圓形 또는 卵形이고 전체에 혹같은 突起가 있고 익으면 橙黃色이 되고 끝이 3개로 갈라진다. 種子는 楕圓形인데 紅色의 肉質로 싸여 있다. 開花期는 6～8月, 結實期는 8～9月이다. 아시아 熱帶産이며 전국적으로 재식하고 있다. 【處方用名】① 果實은 苦瓜 ② 뿌리는 苦瓜根 ③ 줄기는 苦瓜藤 ④ 잎은 苦瓜葉 ⑤ 꽃은 苦瓜花 ⑥ 種子는 苦瓜子 이다.

❶ 苦 瓜 (고과)〈滇南本草〉 錦荔枝·癩葡萄: 여주의 果實이다. 가을 以後에 採取하여 썰어서 말리거나 新鮮한 것을 그대로 쓴다.

〔性味 歸經〕 味는 苦하고 性은 寒하다. 心, 脾, 胃經에 들어간다.

〔成分〕 果實에는 β-sitosterol-β-d-glucoside 와 5,25-stigmastadien-3β-ol-β-d-glucoside 의 等分子混合物인 karantin 을 함유하고 또 5-hydroxy tryptamine 및 多種의 amino acid, 가령 glutamic acid, alanine, β-alanine, phenyl alanine, proline, α-amino 酪酸, galacturonic acid, citrulline, pectin 등이 들어 있다.

〔藥理〕 血糖降下作用: 正常的인 토끼와 alloxan 性 糖尿病의 토끼에 苦瓜의 果汁을 먹였더니 血糖値가 눈에 띄게 내려갔다. 下垂體前葉 extract 를 注射하여 高血糖이 된 Mouse 에 苦瓜汁의 水抽出을 服用시켰더니 역시 血糖降下作用이 있었다. 토끼에 karantin 을 內服시켜도 血糖이 내려가지만 그 作用은 tryptamide 와 비슷하나 약간 强하다.

〔藥效 主治〕 淸暑滌熱, 明目, 解毒의 效能이 있다. 熱病으로 煩渴하여 물을 켜는 症狀, 中暑(熱射病), 痢疾, 赤眼疼痛, 癰腫, 丹毒, 惡瘡을 치료한다. 【用法 用量】6～15g을 달여서 服

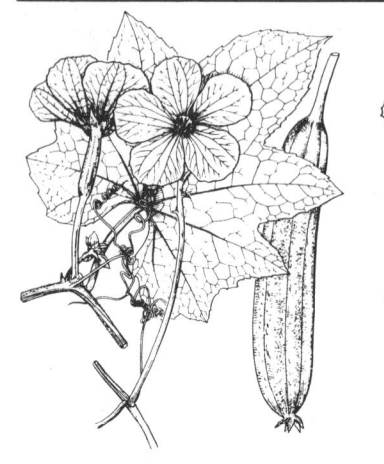 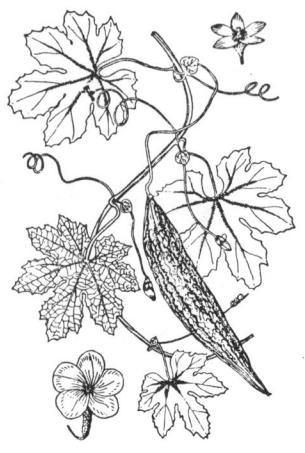 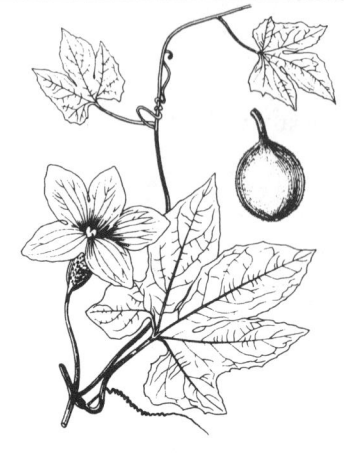

수세미오이·絲瓜	여 주 苦瓜	목 별 木鱉
Luffa cylindrica	*Momordica charantia*	*Momordica cochinchinensis*

用하거나 강한 불에 태워서 燒存性을 만들어서 粉末로 服用한다. 〈外用〉 짓찧어서 붙인다.

〔禁忌〕 脾胃虛寒者가 苦瓜를 먹으면 嘔吐, 下痢, 腹痛을 일으킨다.

❷ 苦瓜根 (고과근) 〈草藥彙編〉: 여주의 뿌리이다. 여름, 가을에 採取한다.

〔性味〕 味는 苦하고 性은 寒하다.

〔藥效 主治〕 淸熱, 解毒의 效能이 있다. 痢疾, 便血, 疔瘡腫毒, 風火痛을 치료한다. 또 심한 齒痛의 치료에 쓰인다. 【用法 用量】 新鮮한 것은 30~60g을 달여서 服用한다. 〈外用〉 달인 물로 씻는다.

❸ 苦瓜藤 (고과등) 〈草藥彙編〉: 여주의 줄기이다. 여름, 가을에 採取한다.

〔性味〕 味는 苦하고 性은 凉하며 無毒하다.

〔藥效 主治〕 淸熱, 解毒의 效能이 있다. 痢疾, 瘡毒, 齒痛, 小兒胎毒을 치료한다. 【用法 用量】 3~12g을 달여서 服用한다. 〈外用〉 달인 液으로 씻거나 짓찧어서 붙인다.

❹ 苦瓜葉 (고과엽) 〈滇南本草〉: 여주의 잎이다. 여름, 가을에 採取한다.

〔成分〕 新鮮한 잎에는 momordicine 이 含有되어 있다.

〔藥理〕 Momordicine 은 elaterin 일 可能性도 있다. 後者에는 2개의 異性體가 있고 그 중 β-elaterin 은 강렬한 水樣便을 일으키는 下劑(α 異性體에는 그 作用이 없다)이다. 이것은 물에는 녹지 않고 alcohol에는 녹으며 맛은 매우 쓰다. 이전에 腎炎患者에 使用하여 水腫을 除去한 일이 있다. 그러나 作用이 강렬하므로 過量으로 服用하는 것은 不可하며 服用回數도 많이 할 수 없다.

〔藥效 主治〕 胃病, 痢疾, 疔瘡腫毒을 치료한다. 【用法 用量】 新鮮한 것은 30~60g을 달여서 服用한다. 또는 분말로 하여 服用한다. 〈外用〉 달인 液으로 씻거나 짓찧어서 붙이거나 汁을 내어서 바른다.

❺ 苦瓜花 (고과화) 〈閩南民間草藥〉: 여주의 꽃이다.

〔性味〕 味는 苦하고 性은 寒하며 無毒하다.

〔藥效 主治〕 痢疾을 멈추게 하고 胃氣痛을 치료한다. 【處方例】 急性痢疾에 新鮮한 苦瓜花 2개를 짓찧어서 얻은 汁液에 꿀 適量을 混合하여 服用한다. 赤痢에는 紅麴 3g, 白痢에는 六一散 9g을 加하여 湯으로 冲服한다.

❻ 苦瓜子 (고과자) 〈本草綱目〉: 여주의 種子이다. 味는 甘苦하고 無毒하다.

〔成分〕 水分 8.6%, 無機成分 21.8%, 纖維質 19.5%, 炭水化物 16.4%, 脂肪油 31.0%를 含有하고 또 momordicine 도 含有한다. 脂肪油의 構成은 酪酸 1.8%, palmitic acid 2.8%, stearic acid, 21.7%, oleic acid, 30.0%, α-eleostearic acid 43.7%이다.

〔藥效 主治〕 益氣, 補陽의 效能이 있다. 병든 쇠고기를 먹고 中毒을 일으킨 데는 갈아 가지고 물에 타서 服用한다.

목 별 木鼈 *Momordica cochinchinensis* (LOUR.) SPR.

多年生의 덩굴성草本으로 膨大한 塊狀根이 있다. 줄기에는 세로의 稜線이 있다. 덩굴손은 굵고 强하며 잎과 對生하고 가지가 갈라지지 않는다. 잎은 互生하고 圓形 내지는 廣卵形이며 보통 3개로 얕게 갈라졌거나 깊게 갈라지고 裂片은 卵形 혹은 長卵形이고 가장자리는 밋밋하거나 작은 톱니가 있다. 밑부분은 心臟形에 가깝고 끝은 급하게 뾰족하고 표면은 매끄럽고 光澤이 있고 뒷면에는 작은 頭狀 突起가 있다. 꽃은 單性에 雌雄一家이며 葉腋에 한개씩 달리고 花柄은 가늘고 길며 꽃에는 각각 大型 苞片이 있고 黃綠色이다. 수꽃은 꽃받침이 5개 꽃잎도 5개, 淡黃色에 수술은 5개 癒合하여 3體를 이루고 있다. 암꽃의 꽃받침은 線狀 披針形이며, 花冠은 수꽃과 비슷하고 子房은 下位, 瓜狀果는 楕圓形이고 익으면 紅色이 되며 肉質에 외면은 突起에 싸여 있다. 種子는 약간 편평한 圓形 혹은 楕圓形에 가깝고 가장자리에는 불규칙한 突起가 있고 龜甲狀이며 灰褐色이다. 開花期는 6~8月, 結實期는 9~11月이다. 中國南部地方에 分布한다. 【處方用名】 ① 成熟한 種子는 木鼈子 ② 뿌리는 木鼈根이다.

❶ 木鼈子 (목별자) 〈開寶本草〉 木蟹: 목별의 成熟한 種子이다. 9~11月頃에 成熟한 果實을 採取하여 果實을 두 쪽으로 잘라서 반쯤 말랐을 때 種子를 빼낸다. 또는 항아리에 넣어서 果皮가 腐敗되었을 때 果皮를 淸水로 씻어서 瓤肉과 外膜을 除去하고 種子만 꺼내어 햇볕에 말리거나 加熱乾燥한다. 쓸 때에는 外殼을 打碎하여 種仁만 쓴다.

〔性味 歸經〕 味는 微甘하고 性은 溫하며 有毒하다. 肝, 脾, 胃經에 들어간다.

〔成分〕 種子에는 sterol, oleanolic acid, momordic acid, gypsogenin 으로 構成된 saponin, α-eleostearic acid, trichosanic acid 가 함유되어 있고 그 외에 油 35.72%, 蛋白質 30.59%를 함유하며 또 trehalose를 함유한다.

〔藥理〕 水浸液, ethanol=水浸出液과 ethanol 浸出液을 개·고양이·토끼 등의 痲醉動物로 試驗하면 降壓作用이 있다. 그러나 毒性이 비교적 커서 靜脈 또는 筋肉에 注射하면 動物은 數日內에 모두 死亡한다.

木鼈子藥材

〔藥效 主治〕 消腫散結, 祛毒의 效能이 있다. 癰腫, 疔瘡, 瘰癧, 痔瘡, 無名腫毒, 風濕痺痛

(류머티性 腫痛), 筋脈의 痙攣을 치료한다.【用法 用量】丸劑나 散劑로 하여 服用한다. 0.6~1.2g을 달여서 服用한다.〈外用〉粉末을 調合하여 붙인다. 또는 갈아서 낸 汁을 바르거나 달인 液으로 熏洗한다. 姙婦와 體虛者에는 忌한다.

❷ 木鼈根 (목별근)〈廣西中草藥〉: 목별의 塊狀根이다.

〔性味〕 味는 苦微甘하고 性은 寒하다.

〔成分〕 뿌리에는 momordin, bessisterol, costol이 함유되어 있고 줄기에는 alkaloid가 함유되어 있다.

〔藥效 主治〕 解毒, 消腫의 效能이 있다. 癰瘡疔毒, 無名腫毒, 淋巴節炎에 목별의 新鮮한 뿌리 또는 잎에 鹽을 조금 加하여 짓찧어 붙인다.

큰 새 박 (쥐참외) 赤瓟 Thladiantha dubia BGE.

덩굴성多年生 草本으로 줄기에는 긴 털이 나고 分枝는 적고 덩굴손은 單一이다. 잎은 互生하고 넓은 卵狀 心臟形에 길이 5~10cm, 나비 4~9cm로 끝은 뾰족하고 가장자리에는 아주 가는 톱니가 있고 兩面에는 모두 털이 나 있고 葉柄이 길다. 꽃은 單性으로 腋生하며 雌雄一家花이다. 수꽃의 花柄은 짧고 가늘고 암꽃의 花柄은 길고 굵다. 꽃받침은 짧고 鐘形에 裂片이 5개, 꽃잎은 黃色이며 鐘形이고 5개로 깊게 갈라졌고 좁은 卵形에 짧은 털이 있고 수꽃의 수술은 5개이며, 암꽃에는 가수술이 있고 子房은 下位로 楕圓形에 긴 털에 덮여 있고 腎狀形의 柱頭가 3갈래로 갈라졌다. 瓜狀果는 長卵形 또는 넓은 楕圓形에 赤色 또는 綠色이다. 開花期는 8~9月이다. 中·北部의 山地에 分布한다.【處方用名】果實이 赤瓟이다.

赤 瓟 (적박)〈黑龍江中藥〉王瓜: 큰새박의 果實이다. 果實이 成熟하면 果柄과 함께 따서 果實이 破裂되지 않도록 실로 꿰서 햇볕이나 通風이 잘 되는 곳에 달아매 말린다. 완전히 乾燥되면 通風이 잘 되는 場所에 保管하여 곰팡이, 蟲食 등을 피한다.

〔性味 歸經〕 味는 酸苦하고 性은 平하다. 心, 大腸, 膀胱經에 들어간다.

〔藥效 主治〕 降逆, 利濕, 化瘀의 效能이 있다. 黃疸, 細菌性下痢, 反胃吐酸, 咳血胸痛, 腰部捻挫를 치료한다.【用法 用量】달여서 服用하거나 散劑로 하여 服用한다.

하눌타리 栝樓 Trichosanthes kirilowii MAX.

노랑하눌타리 T. kirilowii var. japonica KITAMURA

多年生의 덩굴性草本으로 길이 10m에 達한다. 塊根은 肥厚하고 줄기에는 덩굴손이 있어서 높이 감아 올라가고 分枝가 많고 表面에는 세로로 된 홈이 있고 매끄럽고 光澤이 있고 털이 없다. 잎은 互生하고 단풍잎처럼 5~7개로 갈라지고 裂片은 倒卵形이고 끝은 뾰족하고 가장자리에는 톱니가 있다. 꽃은 單性에 雌雄二家이고 수꽃은 3~8개가 總房花序를 이루나 때로는 單生한다. 꽃받침은 筒狀에 5개로 갈라지고 花冠은 白色에 裂片은 5개, 수술은 3개이다. 암꽃은 單生인데 꽃받침, 꽃잎은 수꽃과 비슷하며, 子房은 下位에 長卵形, 花柱는 길고 柱頭는 3개

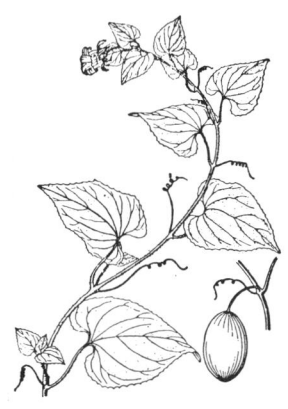
큰새박 赤䰞
Thladiantha dubia

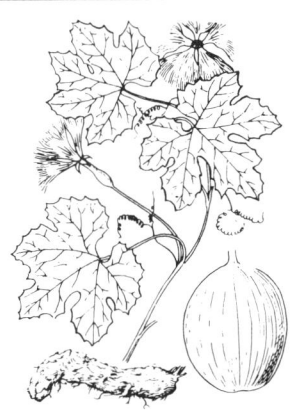
하눌타리 栝樓
Trichosanthes kirilowii

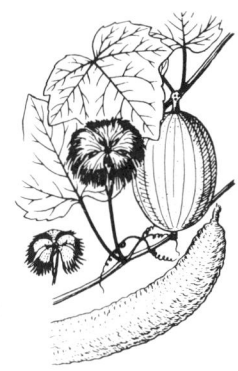
노랑하눌타리
Trichosanthes kirilowii var. japonica

로 깊게 갈라졌다. 果實은 卵形 또는 廣卵形이고 익으면 橙黃色이 되고 光澤이 있고 매끄럽다. 種子는 多數이고 편평한 長方卵形으로 익으면 黃褐色이 된다. 開花期는 7~8月, 結實期는 10月이다. 山이나 들, 밭둑에 나며 南·中部에 分布한다. 【處方用名】① 果實은 栝樓 ② 뿌리는 天花粉 ③ 莖葉은 栝樓莖葉 ④ 果皮는 栝樓皮 ⑤ 種子는 栝樓子이다.

❶ 栝 樓 (괄루) 〈神農本草經〉地樓·澤巨·澤治 : 하눌타리·노랑하눌타리의 果實이다. 霜降에서 立冬(10月下旬 1~11月上旬) 사이 果實이 익어서 果皮의 表面에 白粉이 나오고 淡黃色이 되었을 때에 果柄이 달리도록 가위로 잘라서 딴 후 果柄을 엮어서 屋內에 2~3日間 쌓아 두었다가 通風이 잘 되고 그늘진 곳에 달아매어 말린다(약 2개월 정도). 그 다음에 果實을 1개씩 부드러운 종이에 싸서 색깔과 光澤이 變化되지 않도록 保管한다. 保管 中에는 벌레나 곰팡이가 發生하지 않고 傷處가 생기거나 破壞되지 않도록 注意해야 한다. 【修治】果柄을 끊어내고 깨끗이 씻어서 시루에 넣고 부드럽게 되도록 쪄 가지고 꼭 눌러서 편평하게 한 후 썰어서 쓴다.

〔性味 歸經〕 味는 甘苦하고 性은 寒하다. 肺, 胃, 大腸經에 들어간다.

〔成分〕 果實에는 triterpenoid 系 saponin, 有機酸, 樹脂, 糖類, 色素 등이 含有되어 있고 種子에는 脂肪油가 含有되어 있다. 또 arginine, lysine, alanine, valine, leucine, isoleucine, glycine, alkaloid 樣物質을 含有한다. 果實에 들어 있는 蛋白質과 塊根(天花粉)에 들어 있는 蛋白質은 다르다.

〔藥理〕 抗菌·抗癌作用 : 栝樓는 in vitro 에서 大腸菌, Sonne's菌, Proteus菌 등에 대하여 或種의 抑制作用이 있다. 水浸液(1 : 2)은 in vitro 에서 或種의 皮膚眞菌에 대하여 정도의 차이는 있었으나 抑制作用이 있다. 栝樓 全體의 煎劑(20% 煎劑)는 in vitro 試驗에서 腹水癌細胞에 대하여 致死作用이 있다. 또 栝樓皮, 栝樓仁에도 效果가 있으나 前者의 作用이 약간 優勢하다고 하는 사람도 있다. 種子와 殼과 脂肪油에는 效力이 없다.

〔藥效 主治〕 潤肺, 潤腸, 化痰, 散結의 效能이 있다. 痰熱咳嗽, 胸痺, 結胸, 肺痿咳血, 消渴, 黃疸, 便秘, 初期의 癰腫을 치료한다. 【用法 用量】9~12g을 달여서 服用하거나 搗汁, 丸

劑, 散劑로 하여 服用한다. 〈外用〉 짓찧어서 붙인다.

[禁忌] 脾胃虛寒, 大便不實, 寒痰, 濕痰에는 服用을 忌한다.

❷ **天花粉** (천화분)〈雷公炮炙論〉 栝樓根·蔞根·白藥·瑞雪 : 하눌타리·노랑하눌타리의 뿌리이다. 봄이나 가을에 採取하는데 가을에 採取한 것이 良品이다. 뿌리를 캐내 깨끗이 씻어 外皮를 깎아내고 적당한 길이로 자른다. 굵은 것은 세로로 두 쪽으로 쪼개 가지고 햇볕에 말린다. 外側의 黃白層이 있으면 두들겨서 除去하거나 硫黃으로 熏하여 漂白한다. 【修治】 挾雜物을 除去하고 大小로 選別하여 물에 담근다. 6割쯤 불었을 때 건져서 內外의 濕度가 균일하게 되었을 때 얇게 썰어서 햇볕에 말린다. 또는 물로 깨끗이 씻어서 햇볕에 말려 짓찧어서 작은 덩어리가 되도록 해서 쓴다.

[成分] 天花粉 中의 有效成分은 trichosanthin이고 이것은 多種의 蛋白質의 混合物이다. 또 뿌리에는 saponin이 約 1% 含有되어 있다.

天花粉藥材

[藥理] 1. 姙娠中期의 分娩誘發作用 : 天花粉蛋白(trichosanthin)은 姙娠한 Mouse 및 개에 대하여 모두 胎兒를 죽이는 作用이 있다. 天花粉의 注射劑의 筋肉注射가 姙娠中期의 胎盤에 일으키는 特殊한 病理變化는 광범위한 營養葉細胞의 變性과 凝固性 壞死이다. 이것은 아마도 天花粉이 직접 營養葉細胞에 傷害를 준 결과라고 생각된다. 大量으로 投藥하면 肝臟, 腎臟의 機能에 영향을 주어 實質細胞에 가벼운 정도의 變性, 出血, 壞死가 일어난다.

2. 血糖에의 영향 : 天花粉의 40% ethanol 抽出物을 體重 1kg에 대하여 5g을 토끼에 먹여도 血糖降下作用은 없었다. 같은 量을 飼料에 섞어서 Alloxan 糖尿病의 토끼에 60日間 주었어도 治療效果는 없었다. 中國 以外의 報告에서는 水浸出液은 토끼(특히 飢餓狀態에 있는 토끼)에 대하여 血糖上昇作用이 있다고 한다.

[藥效 主治] 生津, 止渴, 降火, 潤燥, 排膿, 消腫의 效能이 있다. 熱病으로 인한 口渴, 消渴(糖尿病), 黃疸, 肺燥咳血, 癰腫, 痔漏를 치료한다. 【用法 用量】 9~12g을 달여서 服用하거나 丸劑, 散劑로 하여 服用한다. 〈外用〉 粉末을 撒布하거나 調合하여 붙인다.

[配合 禁忌] 脾胃虛寒, 下痢頻數症狀에는 服用을 忌한다. 枸杞子는 相使, 乾薑는 相惡, 牛膝·乾漆을 相畏, 烏頭는 相反 작용을 한다.

❸ **栝樓莖葉** (괄루경엽)〈名醫別錄〉 : 하눌타리·노랑하눌타리의 莖葉이다.

[性味] 味는 酸하고 性은 寒하며 無毒하다.

栝樓皮藥材

[藥效主治] 熱中傷暑를 치료한다. 【用法 用量】 9~15g을 달여서 服用한다.

❹ **栝樓皮** (괄루피)〈雷公炮炙論〉 : 하눌타리·노랑하눌타리의 果皮이다. 9~10月, 果實을 半으로 잘라 果肉과 種子를 除去하고 果皮를 깨끗이 씻는다. 먼저 果皮를 뒤집어서 햇볕에 말리고 그 뒤에 表部를 말린다. 雨天일 때에는 불에 쬐어서 말려도 좋다. 이와 같이 하면 곰팡이가 피거나 腐敗하는 것을 防止할 수 있다. 불에 쬐어서 말릴 때에는 火力이 너무 강하지 않게 하고 앞뒤를 뒤집어가면서 타지 않게 한다. 쓸 때에는 물에 조금 불려 가지고 잘게 썰어서 쓴다.

[性味 歸經] 味는 甘하고 性은 寒하다. 肺, 胃經으로 들어간다.

〔藥效 主治〕 潤肺, 化痰, 利氣, 寬胸의 效能이 있다. 痰熱咳嗽, 咽痛, 胸痛, 吐血, 鼻出血, 糖尿病, 便秘, 癰瘡腫毒을 치료한다. 【用法 用量】 9~12g을 달여서 服用한다. 散劑로 하여 服用한다. 〈外用〉 藥性이 남을 程度로 태워서 粉末을 만들어 調合하여 붙인다.

❺ 栝樓子 (괄루자) 〈神農本草經集注〉 瓜蔞仁・栝樓仁: 하눌타리・노랑하눌타리의 種子이다. 9~11月에 果實을 採取하여 반으로 잘라서 種子를 꺼내어 씻어서 말린다. 【修治】《栝樓子》 挾雜物을 가려내고 未熟하여 납작해진 種子를 체로 쳐서 버리고 짓찧어서 쓴다. 《炒栝樓子》 栝樓子를 씻어 가지고 약한 불로 조금 부풀어오를 정도로 볶는다. 《樓仁霜》 種皮를 除去한 栝樓仁을 가늘게 되도록 짓찧어 가지고 油紙에 싸서 加熱해 가지고 加壓하여 기름을 짜내고 다시 잘게 부셔서 체로 친다.

栝樓子藥材

〔性味 歸經〕 味는 甘하고 性은 寒하다. 肺, 胃, 大腸經으로 들어간다.

〔成分〕 栝樓仁은 glycoside, saponin, 有機酸 및 그 鹽類(蓚酸, calcium 등), 植物고무質, 樹脂, 脂肪油, 色素 등을 함유하고 있는데 脂肪油의 含有率은 26%인데 그 中에는 飽和脂肪酸 30%, 不飽和脂肪酸이 66.5%를 차지하고 있다. 不飽和脂肪酸은 trichosanic acid($C_{18}H_{32}O_2$)가 主가 된다. 栝樓仁에 함유된 蛋白質은 栝樓 塊根의 蛋白質과는 다르다.

〔藥效 主治〕 潤肺, 潤腸, 化痰의 效能이 있다. 痰熱咳嗽, 燥結便秘, 癰腫, 乳少를 치료한다. 【用法 用量】 9~12g을 달여서 服用하거나 丸劑, 散劑로 하여 服用한다. 〈外用〉 粉末로 하여 調合하여 붙인다.

〔配合 禁忌〕 枸杞子는 相使, 乾薑은 相惡, 牛膝은 相畏, 烏頭는 相反 작용을 한다. 脾胃虛冷하여 下痢하는 者는 服用을 忌한다.

앵　　초 (櫻草) 目　Primulales

앵　　초 (櫻草) 과　Primulaceae

봄맞이꽃 報春花　*Androsace umbellata* (LOUR.) MERR. (=*Drosera umbellata* LOUR.)

一年生 또는 二年生 草本으로 높이 8~15cm쯤 되고 전체가 白色의 가는 柔毛에 싸여 있다. 모든 잎이 뿌리에서 나와 地面으로 퍼지고 가느다란 葉柄이 있다. 잎은 類圓形에 밑부분은 心臟形이고 가장자리에는 톱니가 있고 표면은 綠色인데 부분적으로 赤紫色을 띄고 있는 것도 있다. 花莖은 葉叢에 3~7 가지가 나오는데 그 끝에 小纖柄 5~7개가 있으며 傘形花序를 이룬다. 꽃받침은 綠色 5개로 깊게 갈라졌고 裂片은 卵形이다. 花冠은 白色, 下部는 癒合되었고 윗부분은 5개로 갈라져서 밖으로 편평하게 퍼졌다. 수술은 5개, 子房은 球形, 柱頭는 불분명하다. 蒴果는 球形에 지름이 약 4mm로서 익으면 5개로 갈라진다. 種子는 多數이고 細小하며 褐色이다. 開花期는 4~5月, 結實期는 5~6月이다. 들에 흔히 나고 全國에 分布한다. 【處方用名】 全草 또는 果實이 喉嚨草이다.

喉嚨草 (후롱초)〈中國藥植志〉點地梅・佛頂珠・地胡椒・小虎耳草： 봄맞이꽃의 全草 또는 果實이다. 4月初旬頃에 採取하여 햇볕에 말린다.

〔性味〕 味는 辛甘하고 性은 微寒하며 無毒하다.

〔藥效主治〕 祛風, 淸熱, 消腫, 解毒의 效能이 있다. 咽喉腫痛, 口瘡, 赤眼, 目翳, 正・偏頭痛, 齒痛, 류머티즘, 喘息, 淋濁, 崩・帶下, 疔瘡腫毒, 火傷을 治療한다. 【用法 用量】 3～9g을 달여서 服用한다. 粉末로 하거나 술에 담가 服用한다. 〈外用〉 짓찧어서 붙이거나 粉末을 撒布한다.

까치수염 重穗珍珠菜 *Lysimachia barystachys* BGE. L.
　　　　　　　큰까치수염 *L. clethroides* DUBY (=*L. sororia* MIQUEL)

多年生 草本으로 높이 30～70 cm이다. 전체가 柔毛로 덮여 있고 뿌리 모양으로 된 地下莖이 있으며 地上莖은 곧게 자라고 綠色에 紅色을 띠고 있는 것도 있다. 잎은 互生하고 對生에 가까우며 線狀 楕圓形 또는 披針形이며 끝이 날카롭고 잎 밑도 날카로우며 거치가 없다. 꽃은 總狀花序이고 頂生하였으며 苞는 線狀錐形이고 꽃받침은 5개로 갈라졌고 花冠은 白色이며 5개로 갈라졌다. 수술은 5개로 밑부분에서 合體하여 筒狀을 이루고 암술은 1개이다. 蒴果는 둥글고 宿存한 꽃받침에 싸여 있다. 開花期는 6～8月이다. 山野, 草地, 논두렁, 路邊 등 약간 濕한 곳에 나며 全國에 分布한다. 【處方用名】 全草가 狼尾巴花이다.

狼尾巴花 (낭미파화)〈陝西草藥〉狼尾珍珠菜・重穗珍珠菜： 까치수염・큰까치수염의 뿌리가 달린 全草이다. 開花期인 여름철에 뿌리째 캐어서 그늘에서 말리거나 新鮮한 그대로 쓴다.

〔性味 歸經〕 味는 酸苦하고 性은 平하다. 心, 肝, 肺經에 들어간다.

〔藥效 主治〕 調經, 散瘀血, 淸熱, 消腫의 效能이 있다. 月經不順, 月經痛, 血崩, 感冒風熱, 咽喉腫痛, 化膿性 乳腺炎, 打撲傷, 捻挫를 治療한다. 【用法 用量】 9～15g을 달여서 服用하거나 술에 담가 服用한다. 〈外用〉 짓찧어서 붙이거나 粉末을 만들어서 撒布한다.

〔禁忌〕 姙娠婦는 服用을 忌한다.

진퍼리까치수염 星宿菜・珍珠菜 *Lysimachia fortunei* MAXIM.

多年生의 柔弱한 草本으로 높이 40～70 cm이고 根莖에서 길게 뻗어가는 가지가 나와서 땅위로 뻗어나간다. 줄기는 갈라지고 黑色의 가느다란 점이 있고 밑부분에는 붉은 색을 띠고 있다. 잎은 互生하고 廣披針形 또는 倒披針形에 끝이 뾰족하거나 둔하고 葉柄은 거의 無柄이다. 花序는 긴 總房花序에 腺毛가 조금 있고 苞片은 三角狀 披針形이다. 꽃받침은 5개로 갈라졌고 裂片은 楕圓狀 卵形 끝이 둔하게 뾰족해졌고 가장자리에는 緣毛가 있다. 花冠은 白色에 길이 약 3mm, 裂片은 5개, 背面에 黑色의 點이 있다. 수술은 5개로 花冠의 中央에 붙어 있고 花絲는 짧고 腺狀毛가 있다. 花柱는 수술보다 짧고 蒴果는 둥글고 지름이 약 2～2.5mm쯤 된다. 開花期는 7～8月, 結實期는 9月이다. 물가의 野濕地에 나고 제주도 및 南部에 分布한다. 【處

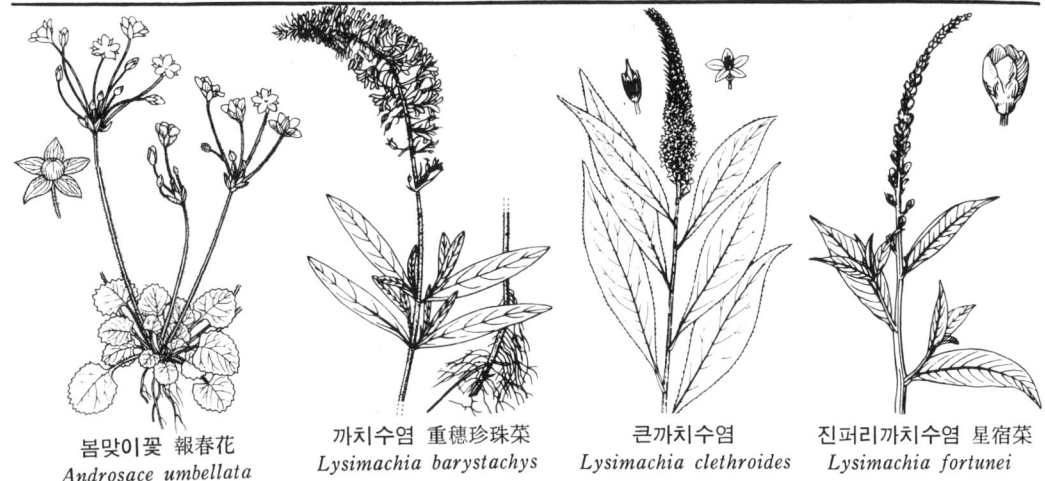

봄맞이꽃 報春花
Androsace umbellata

까치수염 重穗珍珠菜
Lysimachia barystachys

큰까치수염
Lysimachia clethroides

진퍼리까치수염 星宿菜
Lysimachia fortunei

方用名】全草가 星宿菜이다.

星宿菜(성수채)〈福建草藥〉: 진퍼리까치수염의 뿌리가 달린 全草로 4~8月에 採取하여 햇볕에 말리거나 新鮮한 채로 쓴다.

〔**性味**〕 味는 苦澁하고 性은 平하다.

〔**藥效 主治**〕 活血, 散瘀, 利水, 化濕의 效能이 있다. 打撲傷, 關節류머티즘痛, 婦人의 月經閉止, 急性乳腺炎, 瘰癧, 目赤腫痛, 水腫, 黃疸, 말라리아, 痢疾을 치료한다. 【用法 用量】9~15g(新鮮한 것은 30~150g)을 달여서 服用한다. 〈外用〉짓찧어서 붙이거나 달인 液으로 熏洗한다.

좀가지풀(금좀쌀풀) 爪哇珍珠菜 Lysimachia japonica THUNB. 참좀쌀풀 L. coreana NAKAI

一年生 草本으로 높이 30~60cm이고 줄기는 곧게 자라거나 또는 비스듬히 뻗어가며 가지가 갈라지고 모서리가 난다. 잎은 單葉이 對生하고 葉柄이 있고 卵圓形으로 잎 밑이 뭉툭하고 날카로우며 가장자리는 밋밋하고 밑부분은 줄기를 따라 내려가서 좁은 날개 모양이 되었고 밑면은 淡綠色, 紫色의 斑點과 털이 드문드문 있고 가장자리에는 腺體가 있다. 總狀花序는 頂生하고 꽃은 성기게 달린다. 苞片은 線形 내지는 針形이고, 꽃받침은 5개로 갈라지고 裂片은 披針形 내지는 楕圓狀 披針形이며 가장자리는 白色이다. 花冠은 白色이고 5개로 갈라지고 裂片은 倒卵形이며 수술은 5개, 子房은 上位로 둥글고 花柱는 花冠의 밖으로 뻗어 나왔다. 蒴果는 둥글고 褐色이며, 種子는 작고 卵形에 褐色이다. 開花期는 5~6月이다. 山地의 풀밭에 나며 제주도 및 全南(智異山), 京畿道(江華島)에 分布한다. 【處方用名】全草가 蠻刀背이다.

蠻刀背(만도배)〈四川中草藥〉: 좀가지풀 및 同屬 近緣植物의 全草이다. 봄, 여름에 採取하여 햇볕에 말린다.

〔**性味**〕 味는 苦澁하고 性은 溫하다.

〔**藥效 主治**〕 祛瘀, 消腫의 효능이 있다. 打撲傷, 捻挫, 血熱을 치료한다. 【用法 用量】9~15g을 달여서 服用하거나 술을 담가 마신다.

앵 초(櫻草)과 Primulaceae

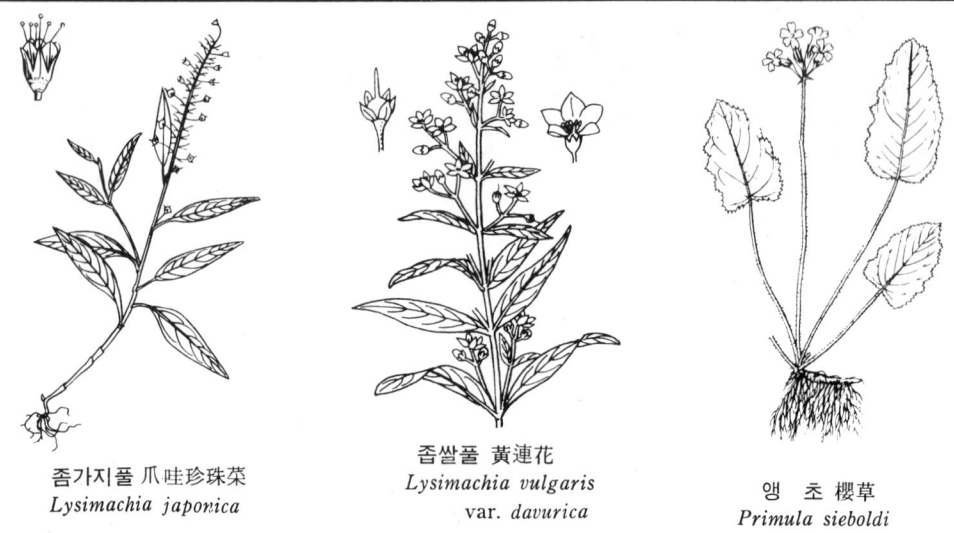

좀가지풀 爪哇珍珠菜
Lysimachia japonica

좁쌀풀 黃連花
Lysimachia vulgaris
var. davurica

앵 초 櫻草
Primula sieboldi

좁 쌀 풀 黃連花 Lysimachia vulgaris L. var. davurica (LEDEB.) R. KNUTH
(=L. davurica LEDEB.)

多年生 草本으로 根莖은 땅 위로 뻗어가고 줄기는 곧게 자라며 길이는 40~80cm 쯤 되고 윗부분에는 가는 腺毛가 있다. 잎은 對生하거나 3~4개씩 輪生하는 것도 있다. 葉身은 披針形 내지는 狹卵形에 길이 4~12cm, 나비 1~4cm로 끝은 날카로우며 밑부분도 날카롭거나 약간 뭉툭하며 뒷면은 대개 白色을 띠었고 黑點이 散在하고 葉柄은 없다. 圓錐狀 또는 複合聚繖花序가 頂生하고 가는 腺毛가 있다. 꽃은 黃色이고 매우 많이 달리고 花柄은 길이 7~12mm 이며, 밑부분에 좁은 線狀의 짧은 苞가 있다. 꽃의 지름은 12~15mm, 꽃받침은 裂片이 5개, 花冠의 裂片도 5개이고 狹卵形이다. 수술은 5개, 花絲는 밑부분에서 結合하여 짧은 筒狀을 이루고 있다. 蒴果는 둥글며 지름이 약 4mm로 꽃받침이 宿存한다. 開花期는 6~8월이다. 山野의 햇볕이 잘 쬐는 濕地에 나며 全國에 分布한다. 【處方用名】全草가 黃連花이다.

黃蓮花(황련화)〈黑龍江中藥〉: 좁쌀풀의 뿌리가 달린 全草이다.

〔**性味 歸經**〕 味는 酸微辛하고 性은 凉하다. 肝經에 들어간다.

〔**藥效 主治**〕 高血壓을 치료하고 頭痛, 不眠에 좋은 效果가 있다. 【用法 用量】3~9g을 달여서 服用한다.

앵 초 櫻草 Primula sieboldi E. MORREN (=P. patens TURCZ.)

多年生 草本으로 높이 약 20cm 내외이고, 전체가 부드러운 털로 덮여 있다. 뿌리에서 나온 잎은 5~7개가 모여 나고 長橢圓狀 卵形에 길이 5~10cm 로서 밑부분은 心臟形이고 끝이 둥글며 가장자리가 얕게 찢어졌으며 裂片은 고르지 않은 치아 모양의 거치가 있고 葉柄은 길이 5~10cm에 달한다. 繖形花序는 花莖의 끝에 달리고 紅紫色의 꽃이 5~9개 달리며 花柄이 길다. 總苞片은 披針形이며 小花柄은 길이 2~3cm 로서 突起 같은 털이 散存한다. 꽃받침은 筒形에 5

개로 갈라지고 裂片은 披針形이고 끝이 뽀족하며 꽃받침 길이의 반 내지 2/3이다. 花冠은 높고 盆形이며 筒部는 지름 2~3 cm이고 길이 10~13 mm로 꽃받침보다 길게 나왔고 끝이 5개로 갈라져서 水平으로 퍼진다. 蒴果는 圓錐狀 扁球形이고 成熟하면 蓋裂한다. 開花期는 7月이다. 냇가의 濕地에 나며 中部 以北에 分布한다. 【處方用名】根 및 根莖이 櫻草根이다.

櫻草根 (앵초근) 〈吉林中藥志〉 翠蘭花根: 앵초의 뿌리와 根莖이다. 8~9月에 採取하여 깨끗이 씻어서 햇볕에 말린다.

〔性味 歸經〕 味는 甘하고 性은 平하다. 肺經에 들어간다.

〔藥效 主治〕 止咳, 化痰의 效能이 있다. 痰壅咳嗽를 치료한다. 【用法 用量】6~9 g을 달여서 服用한다.

자 금 우 (紫金牛) 과 Myrsinaceae

백 량 금 朱砂根 *Ardisia crenata* SIMS. (=*A. lentiginosa* KER-GAWL.)

常綠小灌木으로 높이 1 m에 달하고 원줄기가 하나이지만 갈라지는 것도 있으며 윗부분에서 가지가 퍼진다. 잎은 互生하고 紙質 내지 革質이고 楕圓形 또는 披針形이다. 끝은 짧고 서서히 뾰족해졌고 兩面은 모두 無毛이고 부풀어오른 腺點이 있고 가장자리에는 둥그레한 波狀의 톱니가 있고, 葉柄은 길이 5~10 mm이다. 繖形花序는 頂生하거나 腋生하며 花序柄은 길이 5~10 mm, 꽃은 白色이거나 淡紅色이고 꽃받침잎은 5개로 갈라졌고 花冠도 5개로 갈라지며 裂片은 長楕圓狀의 披針形이다. 수술은 5개, 花絲는 짧고, 子房은 上位, 花柱는 線形이다. 核果는 둥글고 지름이 약 10 mm로서 9月에 적색으로 익으며 다음해 꽃이 필 때까지 떨어지지 않고 달린 채 싹이 튼다. 開花期는 6月이다. 골짜기나 숲속의 음지에 나며 제주도 및 紅島에 分布한다. 【處方用名】① 뿌리는 朱砂根 ② 잎은 朱砂根葉이다.

❶ 朱砂根 (주사근) 〈本草綱目〉: 백량금의 뿌리이다. 늦은 가을에 뿌리를 採取하여 깨끗이 씻어서 햇볕에 말린다.

〔性味 歸經〕 味는 苦辛하고 性은 凉하다. 肺, 心, 脾經에 들어간다.

〔藥理〕 25% 煎劑는 *in vitro*에서 黃色포도球菌, 大腸菌, 綠膿菌에 대하여 약간의 抑制作用이 있다. 60%의 alcohol 抽出物은 避姙作用이 있다.

〔藥效 主治〕 清熱, 解毒, 散瘀, 止痛의 效能이 있다. 上感, 扁桃腺炎, 急性咽喉炎, 白喉, 丹毒, 淋巴節炎, 勞傷吐血, 心胃氣痛, 류머티즘에 의한 骨痛, 打撲傷을 치료한다. 【用法 用量】 9~15 g을 달여서 服用하거나 丸劑, 散劑, 술에 담가 服用한다. 〈外用〉 짓찧어서 붙인다.

❷ 朱砂根葉 (주사근엽) 〈福建中草藥〉: 백량금의 잎이다.

〔成分〕 Phenol, amino acid, 糖類, saponin이 含有되었다.

〔藥效 主治〕 活血, 行瘀의 效能이 있다. 咳血, 無名腫毒, 打撲傷을 치료한다. 【用法 用量】

新鮮한 것 15g을 달여서 服用한다. 〈外用〉 짓찧어서 술과 꿀을 調合해서 塗布하거나 술에 짓찧어 加熱해서 傷口에 塗布한다.

송이꽃자금우(꽃대자금우) 百兩金 *Ardisia crispa* (THUNB.) A. DC.

常綠灌木으로 높이 1m에 達하고 줄기는 보통 單一이거나 莖梢近處에서 가지가 갈라진다. 잎은 互生하고 披針形 또는 廣披針形에 길이 9~20cm, 나비 1.5~5cm이며 끝은 점차 뾰족해지고 가장자리는 밋밋하거나 波狀 톱니가 있다. 葉脈은 뒷면이 突起하였고 가장자리 가까이에 黑褐色의 腺點이 있고 葉柄의 길이는 8~15mm이다. 꽃은 莖梢의 사이에서 뻗어 多數가 配列하여 繖房花序를 이룬다. 꽃받침은 5개로 갈라지고 裂片은 披針形 내지는 矩圓形, 花冠은 紫紅色을 띠고 鐘形이며 5개로 깊게 갈라졌고 裂片은 卵形 내지는 卵狀 披針形이다. 수술은 5개이고 花冠의 基部에 着生하였고 암술은 1개, 子房은 둥글고 花柱는 가늘고 끝은 뾰족하고 核果는 둥글고, 지름은 5~7mm이고 紅色으로 익으며 種子는 1粒이고 開花期는 7~9月이다. 산이나 들의 樹林밑에 나며 제주도에 分布한다. 【處方用名】 根 및 根莖이 百兩金이다.

百兩金 (백량금) 〈圖經本草〉 八爪龍·開喉劍·葉下藏珠·狀元紅 : 송이꽃자금우의 뿌리와 根莖이다. 年中 수시로 採取하여 깨끗이 씻어서 말리거나 또는 生用한다. 가을에서 겨울 사이에 採取한 것이 비교적 品質이 良好하다.

〔**性味**〕 味는 苦辛하고 性은 凉하다.

〔**成分**〕 뿌리에는 alkaloid, bergenin, ardisic acid가 含有되어 있다.

〔**藥效 主治**〕 淸熱, 祛痰, 利濕의 效能이 있다. 咽喉腫痛, 肺病咳嗽, 喀痰不暢, 濕熱黃疸, 腎炎의 水腫, 痢疾, 白濁, 風濕骨痛, 齒痛, 睾丸腫痛을 치료한다. 【用法 用量】 15~30g(新鮮한 것은 30~60g)을 달여서 服用한다. 〈外用〉 달인 液으로 양치질하거나 粉末을 調合하여 붙인다.

자 금 우 紫金牛·矮地茶 *Ardisia japonica* (HORNS.) BL. (= *Bladhia japonica* THUNB.)

常綠小灌木으로 높이 15~20cm에 달하고 地下莖은 옆으로 뻗으며 가느다란 不定根이 나온다. 줄기는 單一로 圓柱形에 지름이 약 2mm, 表面은 紫褐色에 가는 줄이 있고 짧은 腺毛가 있다. 잎은 互生하며 보통 3~4개씩 줄기의 끝에 모여 나며 葉柄은 길이 5~10mm, 짧은 腺毛가 密生하였다. 잎은 輪生하거나 對生하며 楕圓形 또는 卵形이고 양 끝은 뾰족하고 가장자리에 톱니가 있다. 꽃은 兩性花로서 줄기의 끝이나 또는 頂端의 葉腋에 2~6개가 모여서 달리며 傘形을 이룬다. 꽃받침은 5개로 갈라지고 裂片은 三角形이고 花冠은 白色 또는 淡紅色에 5개로 갈라진다. 裂片은 卵形이고 끝은 뾰족하며 수술은 5개, 암술은 1개, 子房은 둥글고 花柱는 가늘고 끝이 조금 뾰족하고 약간 구부러졌다. 核果는 둥글며 지름이 5~10mm, 익으면 紅色이 되고 오랫동안 달려 있다. 開花期는 6月, 結實期는 9~10月이다. 제주도 및 南部地方의 低山地常綠樹下에 分布한다. 【處方用名】 ① 莖葉은 紫金牛 ② 뿌리는 紫金牛根이다.

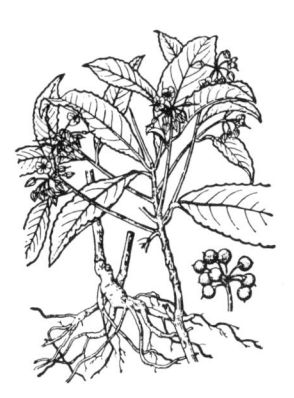 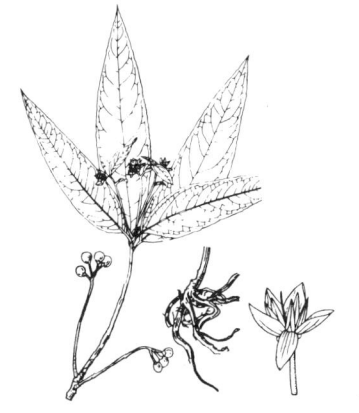 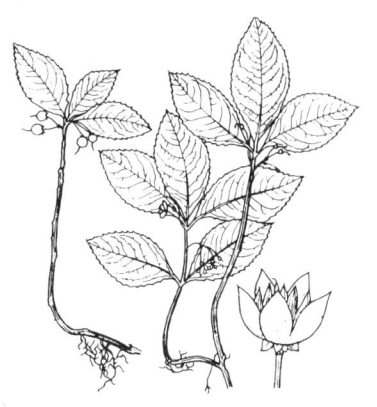

백량금 朱砂根 　　송이꽃자금우 百兩金 　　자금우 紫金牛
Ardisia crenata　　　*Andisia crispa*　　　*Ardisia japonica*

❶ 紫金牛 (자금우)〈圖經本草〉: 자금우의 莖葉이다. 年中 수시로 採取하여 씻어서 햇볕에 말린다.

〔性味 歸經〕 味는 苦하고 性은 平하다. 肺, 心, 膀胱經에 들어 간다.

〔成分〕 전그루에는 精油 0.1~0.2%가 含有되어 있고 油分을 除去한 糟柏에서 分離하여 抽出된 鎭咳에 有效 成分인 矮茶素 1號는 bergenin 이다. 또 2-hydroxy-5-methoxy-3-pentadecenyl-benzoquinone 등의 化合物 및 triterpenoids를 含有하고, 잎에는 quercitrin, myricitrin, bergenin, ilexol(bauerenol)이 含有되었다. 또 全草에서는 抗結核 有效成分인 ardisin A 및 B, ardisiol I (ardisin A) 및 II, quercetin, embelin 이 分離되었다.

〔藥理〕 1. 止咳作用: 煎劑 및 그 抽出物인 bergenin 은 고양이의 上喉頭神經의 電氣刺戟으로 일으킨 咳嗽 및 Mouse의 ammonia 水噴霧로 일으킨 咳嗽에 대하여 현저한 止咳作用이 있었다. Bergenin 의 作用은 특히 현저하였는데 矮地茶의 主要한 止咳成分이라고 생각된다. 그 止咳作用의 强度는 codeine 의 1/4~1/7에 相當한다.

2. 祛痰・平喘作用: 矮地茶의 煎劑를 Mouse의 胃에 注入하면 현저한 祛痰作用이 나타난다. 作用의 强度는 同量의 桔梗에 相當하고 腹腔內에 注射하는 것이 效果가 강하며 토끼 눈의 結膜에 대해서는 특히 刺戟性이 없고 그 祛痰作用은 아마 吸收되고 난 다음에 일어난다는 것을 나타내고 있다. 祛痰에 有效한 成分은 flavonoid 이다. Bergenin 을 胃에 注入하여도 祛痰作用은 없고 현저한 平喘作用도 없었다.

3. 氣管・肺組織에 대한 영향: 矮地茶에는 Mouse의 氣管-肺組織의 酸素消費量을 低下시키는 作用이 있고 bergenin 에는 -SH基를 必要한 基로 하여 含有된 酵素系에 作用할 뿐 組織呼吸은 低下시키지만 作用은 강하지 않다.

4. 抗菌 및 抗 virus 作用: Ardisin 은 *in vitro*에서 結核菌을 抑制한다. 矮地茶의 煎劑는 黃色 葡萄球菌과 Influenza virus에 대하여 상당한 抑制作用이 있다(鷄胚試驗). Tannin 을 除去하면 抗菌作用이 없어진다. 精油 및 flavonoid 配糖體는 *in vitro*에서 抑菌作用이 있으나 *in situ*에서는 有效濃度에 達하기 어렵다.

〔藥效 主治〕 鎭咳, 祛痰, 利尿, 活血, 解毒의 效能이 있다. 慢性氣管支炎, 肺結核咳嗽咯血, 吐血, 脫力勞傷, 筋骨酸痛, 肝炎, 痢疾, 急・慢性腎炎, 高血壓, 疝氣, 腫毒을 치료한다.【用法 用量】9~12g(大量投與時에는 30~60g)을 달여서 服用하거나 짓찧어서 汁液을 내어 服用한다.〈外用〉짓찧어서 붙인다.

❷ 紫金牛根 (자금우근)〈圖經本草〉: 자금우의 뿌리이다. 年中 수시로 採取하여 깨끗이 씻어서 햇볕에 말린다.

〔性味〕 味는 辛하고 性은 平하다.

〔藥效 主治〕 破瘀血, 解毒, 祛風痰의 效能이 있다. 時疾, 膈氣, 凉氣에 의한 腹痛을 치료한다.【用法 用量】9~12g을 달여서 服用한다.

산 호 수 毛莖紫金牛 *Ardisia pusilla* DC. (= *Bladhia villosa* THUNB.)

常綠小灌木으로 가지는 길고 땅위로 뻗어 나가고 줄기는 드문드문 가지가 갈라져서 비스듬히 위로 뻗어가고 紅褐色의 긴 털이 密生한다. 잎은 3~5개가 輪生狀으로 나오고 卵形이거나 卵狀 長楕圓形이며 길이 2~6cm, 나비 1.5~3cm로서 끝은 약간 뾰족하고 밑부분은 楔形이고 가장자리에는 거친 톱니가 드문드문 나 있다. 兩面에는 긴 털이 있고 葉柄은 5~10mm 이고 털이 密生하였다. 聚繖花序는 鱗葉의 腋에 달리고 길이는 2~3cm, 긴 털과 짧은 柔毛가 있다. 꽃은 2~4개씩 달리고 花柄은 7~12mm 이다. 꽃받침의 裂片은 披針形에 뾰족하고 花冠은 淡紅色이거나 白色에 지름은 6~7mm 이다. 수술은 5개, 花絲는 짧고 암술은 1개, 子房은 둥글고, 液果는 紅色에 지름이 5~6mm 이다. 開花期는 6월, 제주도에 分布한다.【處方用名】全草가 毛靑杠이다.

毛靑杠 (모청강)〈貴州方藥集〉: 산호수의 전그루로 年中 수시로 採取한다.

〔性味〕 味는 苦辛하고 性은 溫하다.

〔藥效 主治〕 活血, 通絡의 效能이 있다. 打撲傷, 류머티즘에 의한 筋骨疼痛, 腰痛을 치료한다.【用法 用量】3~9g을 달여서 服用한다. 혹은 술에 담가 服用하거나 粉末로 服用한다.

용 담 (龍膽) 目 Gentianales

마 전 (馬錢) 과 Loganiaceae

밀 몽 화 密蒙花 *Buddleia officinalis* MAXIM.

落葉灌木으로 높이 1~3m에 달하고 小枝는 灰褐色에 약간 四稜形으로 灰白色의 柔毛가 密生하였다. 잎은 對生하고 狹楕圓形 내지는 線狀 披針形이며 끝은 뾰족하고, 밑은 쐐기 모양이고 가장자리는 밋밋하거나 작은 톱니가 있고 葉柄은 6~10cm 이다. 圓錐花序는 頂生하고 길이 5~12cm, 灰白色의 柔毛가 密生하였고 苞片은 披針形의 柔毛에 싸여 있다. 꽃받침은 鐘形이며 끝

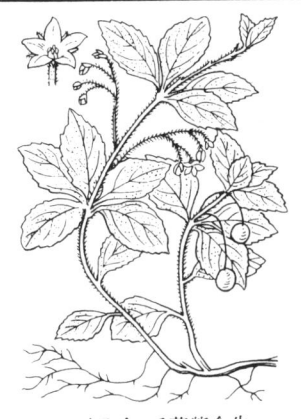
산호수 毛莖紫金牛
Ardisia pusilla

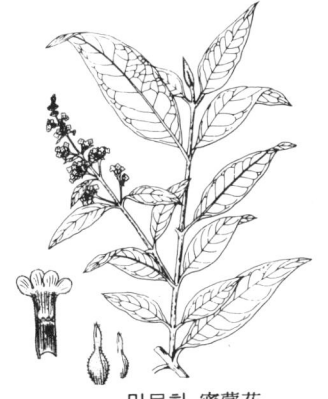
밀몽화 密蒙花
Buddleia officinalis

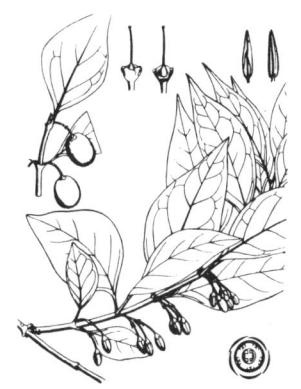
영주치자
Gardneria insularis

이 4개로 갈라졌고 花冠은 筒狀에 끝이 4개로 갈라졌고 筒部는 紫菫色에 口部는 橙黃色이고 수술은 4개, 子房은 上位에 2室, 花柱는 짧다. 蒴果는 길이 2～6 mm 이며 2個로 갈라졌고 種子는 多數이며 작고 扁平하다. 開花期는 2～3月, 結實期는 7～8月이다. 中國四川省에서 産出된다. 【處方用名】① 乾燥花와 蕾는 密蒙花 ② 葉은 羊耳朶葉이다. 삼지닥나무 *Edgeworthia papyrifera* S. et Z.(팥꽃나무과)의 蕾를 代用한다.

❶ **密蒙花** (밀몽화)〈開寶本草〉: 밀몽화의 乾燥한 꽃 또는 꽃봉오리이다. 開花 前에 꽃봉오리를 따서 햇볕에 말린다. 【修治】깨끗한 密蒙花를 술(酒)에 하룻밤 담가서 乾燥시켜 꿀(蜜)과 뒤섞어 午前 6時에서 午後 6時까지 蒸한 후 햇볕에 말려서 사용한다.

〔性味 歸經〕 味는 甘하고 性은 凉하다. 肝經에 들어간다.
〔成分〕 花穗에는 acaciin, acacetin 등 多種의 flavonoid 가 含有되어 있다.
〔藥理〕 Acacetin 과 quercetin 은 化學的으로 비슷하고 비타민 P와 같은 作用이 있다.
〔藥效 主治〕 祛風, 凉血, 潤肝, 明目의 效能이 있다. 目赤腫痛多淚羞明, 青盲翳障(視神經萎縮과 角膜斑), 風弦爛眼을 치료한다. 【用法 用量】3～9 g 을 달여서 服用한다. 혹은 丸劑나 散劑로 하여 쓴다.

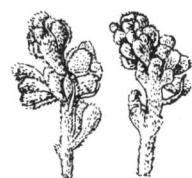
密蒙花藥材

❷ **羊耳朶葉** (양이타엽)〈滇南本草〉: 밀몽화의 잎이다.
〔性味〕 味는 酸苦하고 性은 微溫하다.
〔藥效 主治〕 臁瘡(下腿潰瘍), 頑瘡의 傷口가 오래도록 收斂되지 않는 症狀을 치료한다. 잎의 끝을 除去하고 蜜炙하여 服用하면 長期 咳嗽를 치료할 수 있다. 짓찧어서 打撲傷이나 切傷의 傷口에 붙여서 치료한다.

영주치자 *Gardneria insularis* NAKAI

常綠蔓莖으로 길이가 10 m 에 달하고 小枝는 가늘고 綠色이다. 잎은 對生하고 卵狀 披針形 또는 楕圓形이며 양끝이 뾰족하고 길이 4～9 cm 로서 양면에 털은 없고 中肋이 양쪽에서 突出하며 表面은 짙은 綠色이고 뒷면은 黃綠色이며 가장자리가 밋밋하고 葉柄은 길이 1 cm 정도로서 털이 없다. 꽃은 葉腋에 1~3개씩 달리며 花柄과 더불어 밑으로 처지고 꽃받침은 5개로 갈라지며 裂片은 卵狀 圓形으로 털은 없고 花冠도 5개로 갈라지며 白色이다. 수술은 5개이고 꽃밥은 서로 떨어지고 漿果는 楕圓形이며 적색으로 익는다. 숲 밑에 나며 제주도 및 全南(완도·보길도)에 分布한다. 民間藥으로 胃腸病에 效能이 있다.

보 두 呂宋豆 *Strychnos ignatii* BERG.

大型 蔓性木本으로 잎은 對生하고 革質에 매끄럽고 光澤이 있으며 短圓形 혹은 楕圓形에 길이 8~20 cm, 끝이 뾰족하고 밑부분은 楔形 또는 圓形이고 明確한 3개의 밑부분에서 나온 葉脈이 있다. 꽃은 白色, 대부분이 上部의 葉腋에 달린다. 꽃받침은 짧고 작고 톱니가 있고 花冠은 管形에 길이 1 cm 미만이다. 果實은 圓形에 黃色을 띤 灰白色에서 점차로 褐色으로 變하며, 연한 果肉 안에 多數의 種子가 들어 있다. 新鮮한 種子는 靑綠色을 조금 띠었고 稻藁色이며 卵形 혹은 鈍形의 三角形에 扁平하고 나비 2.5 cm, 銀白色에 茸毛狀의 伏毛가 있다. 필리핀, 베트남, 타이 등에 分布한다. 【處方用名】種子가 寶豆이다.

寶 豆 (보두) 〈本草補〉 呂宋果: 보두의 익은 種子이다.

〔性味〕 味는 苦하고 性은 寒하며 大毒이 있다.

〔藥材〕 乾燥한 成熟果의 種子는 불규칙한 卵圓形에 一面에 稜線이 있다. 길이는 2~3 cm, 나비 1.5~2 cm, 두께 약 1.5 cm, 外表는 灰褐色이고 가는 사마귀와 같은 點이 있다. 光澤이 있는 銀灰色의 茸毛狀의 털이 남아있는 것도 있다. 種子의 基部에는 圓形의 꼭지가 있다. 質은 堅固하고 세로로 切斷하면 角質狀의 半透明에 灰褐色의 大胚乳가 보이고 中央에 子葉이 2개 있다. 無臭에 맛은 매우 쓰고(猛毒이 있으므로 맛을 볼 때 주의해야 한다) 모두 필리핀에서 輸入한다.

寶豆藥材

〔成分〕 種子에는 alkaloid 2.5~5 %가 含有되었는데 그 中의 46~62 %는 strychnine이 占有하였고 brucine 0.5, 少量의 berberine, 3種의 16-alcoxystrychnine 즉 16-methoxystrychnine, 16-ethoxystrychnine, 16-propoxystrychnine이 含有되어 있다. 이외에 loganin이 함유되었다.

〔藥理〕 馬錢子 項 參照

〔藥效 主治〕 腹痛, 下痢, 瘧疾, 蟲積, 刀傷出血, 蜈蚣咬傷을 치료한다. 【用法 用量】 갈아서 낸 汁을 0.06~0.09 g씩 1日 2~3回 服用한다. 〈外用〉 粉末을 撒布하거나 調合하여 붙인다.

〔禁忌〕 身體虛弱者, 長期病者에는 忌한다.

마 전 자 馬錢子 *Strychnos nux-vomica* L.

常綠喬木으로 높이 10~13 m에 達하고 樹皮는 灰色이고 皮目이 있고 가지는 미끄럽다. 잎은 對生하며 葉柄은 길이 4~6 mm쯤 되고 葉身은 草質에 廣卵形 혹은 圓形에 가깝고 끝이 급하게 뾰족하거나 약간 오목하게 들어갔고 밑부분은 넓은 쐐기 모양이거나 둥글고 가장자리는 밋밋하고 털이 없으며 光澤이 있다. 聚繖花序는 가지의 끝에 달리며 꽃은 白色이고 花梗은 거의 없다. 꽃받침은 綠色에 끝이 5개로 갈라졌고, 花冠은 管狀에 끝이 5개로 갈라지고 裂片은 卵形 內側에 짧은 털이 있다. 수술은 5개, 葯은 黃色, 子房은 卵形, 花柱는 가늘고 길다. 液果는 둥글고 익으면 橙色이 되고 3~5粒의 種子가 들어 있다. 熱帶性 植物로 인도, 베트남, 타이, 씨론 等地에 分布한다. 【處方用名】成熟한 種子가 馬錢子이다.

馬錢子 (마전자)〈本草綱目〉: 마전자의 成熟한 種子로 果實이 成熟하였을 때 따서 果肉을 버리고 種子만을 쓰며 햇볕에 말린다. 【修治】《馬錢子粉》 남비에 모래를 넣고 뜨겁게 볶아지면 精選한 馬錢子를 넣고 深黃色이 되고 부풀어오르도록 볶아서 털을 除去하고 粉末로 한다. 《油馬錢子》 精選한 馬錢子를 물을 붓고 삶아서 다시 물에 담근다. 적당한 時期에 건져내어 皮毛를 除去하고 햇볕에 잠시 말려서 얇게 썬다. 남비에 麻油를 넣고 馬錢子片을 加해 가지고 微黃色이 될 정도로 볶아낸다. 〈本草綱目〉에 豆腐로 過用을 制御하면 좋다고 하였다.

〔藥材〕 乾燥된 成熟 種子는 扁平한 圓形에 단추 모양이고 약간 구부러졌고 가장자리가 조금 隆起하여 한 面은 항상 오목하고 다른 한 面은 볼록하다. 지름은 1~3 cm, 두께 3~6 mm, 灰褐色 또는 灰綠色에 銀灰色의 伏細毛가 密生하여 放射狀으로 나 있다. 밑면의 中央에 조금 突起한 둥근 點이 하나 있고 가장자리에 작은 突起가 있고 둥근 小突起 사이에 稜線이 한줄 있다. 質이 단단하여 잘 粉碎되지 않지만 粉碎하면 淡黃白色의 약간 투명한 角質狀의 種仁이 있다. 無臭에 맛은 매우 쓰며 毒性이 극심하므로 혀를 대지 말아야 한다. 크고 肉이 厚하고 質이 단단한 것이 良品이다.

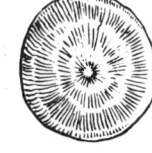

馬錢子藥材

〔性味 歸經〕 味는 苦하고 性은 寒하며 有毒하다. 肝, 心經에 들어간다.

〔成分〕 成熟한 種子에는 alkaloid 1.5~5%가 含有되어 있고 그 中의 主要한 成分은 strychnine이며 總 alkaloid의 약 35~50%를 차지하고 그 다음이 brucine이고 그 含有量은 strychnine과 거의 同量이다. 또 少量의 colubrine, 16-oxycolubrine, pseudo-strychnine, vomicine 등이 含有되었고 또 loganin(meliatin)도 含有되어 있다. 馬錢子 중에 含有된 strychnine의 量은 1.03~1.07%이다.

〔藥理〕 1. 中樞神經系에 대한 作用: 種子 中의 alkaloid의 strychnine을 경구투여하면 신속히 흡수되어 作用한다. 우선 背髓의 反射機能을 흥분시켜 계속 延髓中의 呼吸中樞와 血管運動中樞를 흥분시켜 동시에 大腦皮質의 感覺中樞(皮質分析器)의 기능을 높인다. 大量投與는 痙攣을 일으킨다.

2. 消化器에 대한 作用: 病人의 腸瘻管을 써서 實驗한 결과 strychnine은 인체의 胃腸平滑筋에 대하여 흥분작용은 없고 消化管에 대하여 유일한 作用은 그 苦味에 의해 반사적으로 胃液의 分泌를 증가시키는 것이 증명되었다. 苦味胃腸藥으로 하며 腸蠕動을 증가시켜 식욕을 증진시킨다.

3. 其他 作用: 抗菌試驗에서는 嗜血性 인플루엔자 桿菌과 통상의 病原性 피부사상균에 대하여 抑制하는 作用을 가진다.

〔藥效 主治〕 血熱을 풀어주고 消腫, 止痛의 效能이 있다. 咽喉痺痛, 癰疽腫毒, 風痺疼痛,

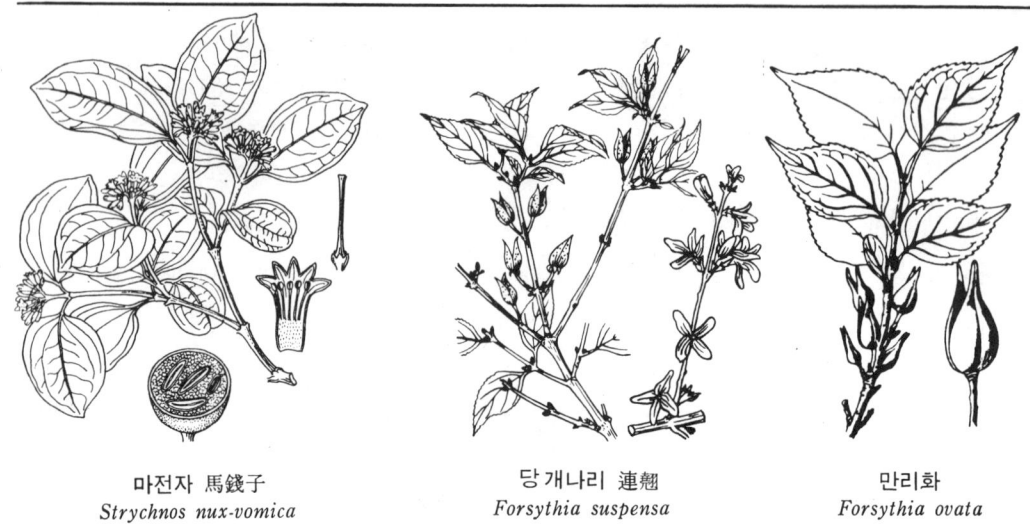

마전자 馬錢子	당개나리 連翹	만리화
Strychnos nux-vomica	*Forsythia suspensa*	*Forsythia ovata*

骨折을 치료하고 또 顔面神經痲痺, 重症의 筋無力症도 다스린다.【用法 用量】0.3〜0.6 g(1日分量)을 丸劑나 散劑로 하여 服用한다. 〈外用〉醋로 갈아서 汁을 만들어 바르거나 粉末을 調合하여 붙인다.

〔禁忌〕姙婦 및 身體虛弱, 氣血虛, 脾胃虛弱에는 忌한다.

물푸레나무(木犀)과　Oleaceae

개 나 리 連翹・黄壽丹　*Forsythia koreana* NAKAI　의성개나리　*F. viridissima* LINDL.
만리화　*F. ovata* NAKAI　당개나리 連翹　*F. suspensa* (THUNB.) VAHL

落葉灌木으로 높이 3 m 내외에 달하고 가지가 옆으로 뻗어 가거나 길게 뻗어서 덩굴처럼 밑으로 처진다. 보통 着地된 곳에서 뿌리가 나오고 小枝는 綠色이나 점차 灰褐色으로 變한다. 잎은 對生하며 卵狀 披針形 또는 卵狀 楕圓形에 끝이 뾰족하고 밑부분은 넓은 쐐기형 또는 원형이고 가장자리에는 불규칙한 톱니가 있고 半革質이고 葉柄은 8〜20 mm 쯤 된다. 노란꽃이 잎보다 먼저 피며 길이 약 2.5 cm, 꽃받침잎은 4개로 갈라지고 楕圓形이며, 花冠은 밑부분이 管狀으로 되었고 위에서는 4개로 갈라졌고 黄金色에 보통 橙紅色의 줄이 있다. 수술은 2개가 花冠의 基部에 붙어 있고 암술은 1개, 子房은 卵圓形, 花柱는 가늘고 길며 柱頭는 2개로 갈라졌다. 蒴果는 狹卵形에 약간 편평하고 成熟하면 2개로 갈라지고 안에 褐色의 種子가 많이 들어 있다. 開花期는 3〜4月, 結實期는 7〜8月이다. 全國 各地에 野生 또는 栽植한다.【處方用名】① 果實은 連翹 ② 뿌리는 連翹根 ③ 莖葉은 連翹莖葉이다.

❶ 連　翹 (연교)〈神農本草經〉旱連子・大翹子: 개나리 및 同屬 近緣植物의 果實이다. 果實이 익기 시작할 때 또는 完全히 익었을 때 採取한다. 익기 시작하였을 때 採取한 것을 잘 쪄서 햇볕에 말린다. 이것은 綠色을 띠고 있으므로 商品名을 青翹라 한다. 完熟된 果實은 採取하여

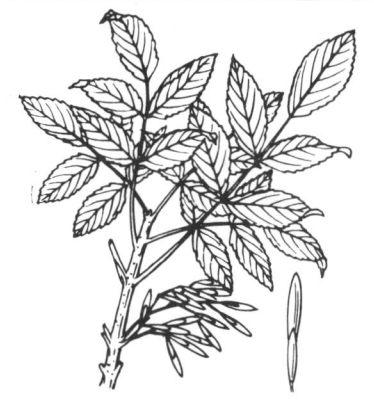
물푸레나무 苦櫪白蠟樹
Fraxinus rhynchophylla

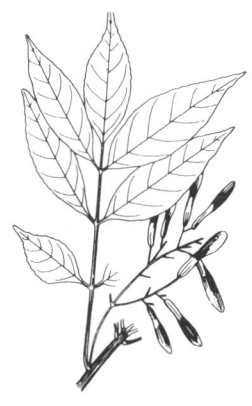
쇠물푸레나무
Fraxinus sieboldiana

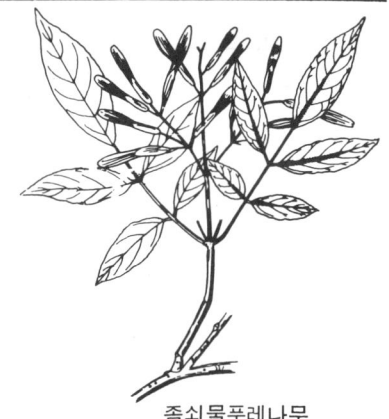
좀쇠물푸레나무
Fraxinus sieboldiana
var. *angustata*

햇볕에 말려 種子와 挾雜物을 除去한다. 이것을 老翹, 種子는 連翹心이라 한다.

〔**性味 歸經**〕 味는 苦하고 性은 凉하다. 心, 肝, 膽經에 들어간다.

〔**成分**〕 果實에는 forsythol, sterol 化合物 $C_{49}H_{74-80}O_6$, saponin(無溶血性), flavonol 配糖體類, matairesinoside 등이 含有되어 있고 果皮에는 oleanolic acid 가 含有되어 있다. 靑連翹에는 saponin 4.89%, alkaloid 0.2%가 含有되어 있고 phylligenin, pinoresinol, bisepoxylignan 등이 함유되어 있다.

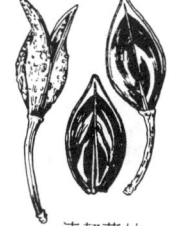
連翹藥材

〔**藥理**〕 抗菌作用 : 連翹의 濃縮煎劑는 *in vitro*에서 抗菌作用이 있어서 Typhus菌, Paratyphus菌, 大腸菌, 赤痢菌, Diphtheria菌, Cholera菌, 포도球菌, 連鎖球菌 등을 抑制한다. 連翹의 *in vitro*에서의 抑菌作用은 金銀花와 대체로 비슷하여 銀翹散에 있어서 抗菌作用의 主要 成分을 이룬다.

〔**藥效 主治**〕 淸熱, 解毒, 散結, 消腫의 效能이 있다. 溫熱, 丹毒, 斑疹(猩紅熱 등의 皮膚發疹), 癰瘍腫毒, 瘰癧, 小便淋閉를 치료한다.【用法 用量】9~15g을 달여서 服用한다. 또는 丸劑, 散劑로 하여 쓴다. 〈外用〉 달인 液으로 씻는다.

〔**禁忌**〕 脾胃虛弱, 氣虛發熱, 癰瘍이 터져서 膿의 色이 淡한 症狀에는 忌한다.

❷ **連翹根** (연교근)〈本經逢原〉連軺 : 개나리나무 및 同屬 近緣植物의 뿌리이다.

〔**性味**〕 味는 苦하고 性은 寒하다.

〔**藥效 主治**〕 Typhus에 의한 熱로 身體가 黃色으로 되기 시작하는 症狀을 치료한다.

❸ **連翹莖葉** (연교경엽)〈本草綱目〉: 개나리나무 및 同屬 近緣植物의 莖葉이다.

〔**成分**〕 新鮮한 葉枝에는 forsythin이 함유되어 있고 가지에는 4種의 非 glycoside 化合物 $C_{23}H_{46}O_2$ 融點 79°C, $C_{28}H_{44}O_3$ 融點 303°C, $C_{28}H_{46}O_3$ 融點 264°C, $C_{27}H_{44}O_3$ 融點 248°C를 含有하고 있다. 乾燥된 꽃에는 rutin이 2.08% 含有되어 있다.

〔**藥效 主治**〕 心肺의 積熱을 치료한다.【用法 用量】6~9g을 달여서 服用한다.

※ 우리나라에 흔히 재식하는 개나리 *F. koreana* NAKAI에는 arctin과 phillyrin이 들어 있다. 과실이 잘 안 달린다.

물푸레나무 苦櫪白蠟樹 *Fraxinus rhynchophylla* HANCE
쇠물푸레나무 *F. sieboldiana* BLUME
좀쇠물푸레나무 *F. sieboldiana* BL. var. *angustata* BL.

落葉喬木으로 높이 10 m에 달하지만 보통은 灌木狀이고 樹皮는 灰褐色이고 老木이 되면 얕은 裂目이 나온다. 잎은 奇數羽狀複葉이 對生하고 小葉은 보통 5개인데 3개 또는 7개가 되는 것도 있다. 小葉柄은 짧고 葉身은 卵形, 끝에 달린 1개가 가장 크고 밑부분에 있는 1쌍은 작고 끝은 날카로우며 밑부분은 넓은 楔形 또는 圓形에 가깝고 가장자리에는 얕은 톱니가 있다. 꽃은 잎과 同時에 피거나 혹은 잎보다 조금 늦게 피며 圓錐花序가 그해에 나온 작은 가지의 끝이나 葉腋에 달린다. 꽃은 작고 꽃받침은 杯形이며 4개로 갈라진다. 花冠은 없고 수술은 2개가 露出하였고 암술도 2개, 柱頭는 2개로 갈라졌다. 翼果는 긴 倒披針形이고 가는 것과 조금 나비가 넓은 것이 있다. 開花期는 5月, 結實期는 9月이다. 산기슭이나 골짜기, 개울가에 나며 全國에 分布한다. 【處方用名】樹皮가 秦皮이다.

秦　皮 (진피) 〈神農本草經〉: 물푸레나무 및 同屬 近緣植物의 樹皮이다. 봄, 가을에 枝皮 또는 幹皮를 벗겨서 햇볕에 말린다.

〔性味 歸經〕 味는 苦하고 性은 寒하다. 肝, 膽經으로 들어간다. 秦皮藥材

〔成分〕 물푸레나무의 樹皮에는 aesculin(esculin), aesculetin(esculetin) 및 그 외 6-β-d-glucoside인 aesculin이 함유되어 있다.

〔藥理〕 류머티즘 환자의 尿酸排出作用을 촉진하며 aesculin은 鎭咳, 袪痰作用이 현저하고 aesculetin은 鎭咳・袪痰・止喘의 作用을 가지며 抗菌試驗에서는 赤痢菌, 아메바營養體 및 皮膚絲狀菌에 대하여 억제작용을 나타낸다. 臨床報告에 의하면 慢性氣管支炎에 총유효율은 96%, 顯效한 율은 64% 였다 〈中草藥通〉.

〔藥效 主治〕 淸熱, 燥濕, 平喘, 止咳, 明目의 效能이 있다. 細菌性痢疾, 腸炎, 白帶下, 慢性氣管支炎, 目赤腫痛, 淚液分泌過多症, 魚鱗癬을 치료한다. 【用法 用量】 4.5～9 g을 달여서 服用하거나 또는 丸劑로 하여 服用한다. 〈外用〉 달인 液으로 씻는다.

〔配合 禁忌〕 脾胃虛寒에는 忌한다. 大戟은 相使, 茱萸・苦瓠・防葵는 相惡 작용을 한다.

영춘화 迎春花 *Jasminum nudiflorum* LINDL.

落葉灌木으로 높이 1～2 m에 達하고 가지는 가늘고 길며 곧게 서거나 혹은 아치形이며 小枝는 매끄럽고 無毛이며 4개의 稜線이 나 있다. 複葉이 對生하며 小葉은 3개, 卵形 혹은 長楕圓狀 卵形에 길이 1～3 cm로 끝은 뾰족하고 가장자리에는 가는 털이 있고 뒷면은 털이 없으며 葉柄은 길이 5～10 mm쯤 된다. 꽃은 淡黃色이고 잎보다 먼저 피고 지난해에 자란 가지에 單生 또는 腋生한다. 花梗은 길이 약 6 mm, 花被에는 가늘고 긴 綠色의 小苞가 있다. 꽃받침은 鐘形이고 裂片은 6개이며 線形에 綠色이고 花冠은 高脚小杯形에 지름이 약 2 cm이다. 수술은 2개 花筒의 안에 붙어 있고 子房은 2室이다. 開花期는 4～5月, 結實期는 7月, 中國 原

물푸레나무 *Fraxinus rhynchophylla*　영춘화 *Jasminum nudiflorum*　당광나무 *Ligustrum lucidum*

産이며 南部地方에서 栽植한다.【處方用名】① 꽃은 迎春花 ② 잎은 迎春花葉이다.

❶ **迎春花** (영춘화)〈本草綱目〉: 영춘화의 꽃이다. 4～5月에 채취하여 불에 쬐어 말린다.
〔性味〕 味는 苦甘澁하고 性은 平하다.
〔藥效 主治〕 解熱, 利尿의 效能이 있다. 發熱頭痛, 小便熱痛을 치료한다.

❷ **迎春花葉** (영춘화엽)〈本草綱目〉: 영춘화의 잎으로 5～7月에 採取한다.
〔性味〕 味는 苦澁하고 性은 平하며 無毒하다.
〔成分〕 잎과 가지에는 syringin, jasmiflorin 및 jasmipicrin이 含有되어 있다.
〔藥效 主治〕 腫毒惡瘡, 打撲傷, 創傷出血을 치료한다.【用法 用量】6～9g을 달여서 服用한다.〈外用〉粉末을 調合하여 붙인다.

당광나무(제주광나무) 女貞 *Ligustrum lucidum* AIT.　　광나무 *L. japonicum* THUNB.

常綠灌木 또는 小喬木으로 높이 5～10 m이고 樹皮는 灰色 내지는 淡灰褐色에 가지는 퍼지며 윤기가 있고 皮目이 있다. 잎은 對生하고 葉柄은 길이 1～2 cm, 표면에는 홈이 있고 葉身은 革質에 卵形 내지는 卵狀 披針形에 끝이 漸尖形이고 밑부분은 넓은 楔形이며 가장자리가 밋밋하다. 圓錐花序는 頂生하여 길이 10～15 cm, 지름 8～17 cm, 總花柄의 길이는 약 4 cm이며 또는 없는 것도 있다. 苞片은 葉狀에 線狀 披針形으로 無柄이며 일찍 떨어져 없어진다. 小苞는 卵狀 三角形이고 小花柄은 매우 짧거나 없다. 꽃받침은 鐘形에 4개로 갈라졌고 花冠은 裂片이 4개, 長方形에 白色이다. 수술은 2개, 암술은 1개, 子房은 上位 球形에 2室이고, 花柱는 圓柱狀에 柱頭가 淺裂하였다. 液果狀의 核果는 長楕圓形에 綠色이며 成熟하면 藍黑色이고 種子는 1～2개이다. 開花期는 7～8月, 結實期는 11～12月이다. 제주도 및 南部地方의 海邊 山地에 分布한다.【處方用名】① 果實은 女貞實 ② 뿌리는 女貞根 ③ 樹皮는 女貞皮 ④ 잎은 女貞葉이다.

❶ **女貞實** (여정실)〈神農本草經〉女貞子・冬靑子・女貞: 당광나무・광나무의 果實이다. 겨울에 果實이 성숙하였을 때 따서 枝葉을 除去하고 햇볕에 말리거나 果實을 가볍게 蒸熟하여 햇볕에 말린다.【修治】《酒貞子》깨끗이 씻은 女貞實에 黃酒를 加(女貞實 500g : 黃酒 62.5g)하여 混合하여 적당한 容器에 넣고 密閉한 후에 重湯하여 술이 충분히 吸收되면 乾燥한다.
〔性味 歸經〕 味는 苦甘하고 性은 平하다. 肝, 腎經으로 들어간다.
〔成分〕 果實에는 oleanolic acid, mannitol, glucose, palmitic acid, stearic acid, oleic acid, linoleic acid이 含有되어 있고 果皮에는 oleanolic acid, acetyl oleanolic acid, ursolic acid가 含有되었고 種子에는 脂肪油 14.9%가 含有되었다. 脂肪油 中에는 palmitic acid과 stearic acid가 19.5%, oleic acid, linoleic acid 등이 80.5% 含有되어 있다.
〔藥理〕 Oleanolic acid는 强心, 利尿作用이 약간 있고 mannitol 緩下作用이 있고 또 多量의 glucose가 含有되어 있다. 이는 强壯作用과 관계가 있는 것으로 생각된다.
〔藥效 主治〕 肝・腎을 補하고 腰膝을 强化하는 效能이 있다. 陰虛內熱, 頭暈, 目花, 耳鳴,

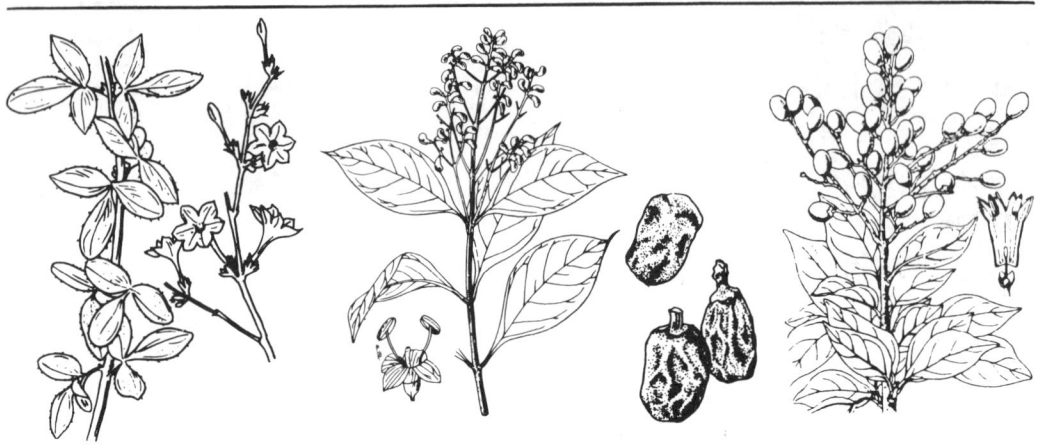

영춘화 迎春花　　　　당광나무 女貞　　　女貞子藥材　　쥐똥나무 水蠟樹
Jasminum nudiflorum　　*Ligustrum lucidum*　　　　　　　*Ligustrum obtusifolium*

腰膝酸軟, 鬚髮이 희게 되는 症狀을 치료한다. 【用法 用量】 4.5～9g을 달여서 服用한다. 또는 졸여서 膏劑로 하거나 丸劑로 하여 쓴다. 〈外用〉 膏劑로 하여 붙이거나 點眼한다.

〔禁忌〕　脾胃虛寒하여 下痢, 陽虛症狀에는 忌한다. 脾胃를 保護하는 藥이나 椒紅溫暖類와 同時에 服用한다. 그렇게 하지 않으면 腹痛이나 下痢를 일으킬 염려가 있다.

❷ **女貞根** (여정근) 〈重慶草藥〉: 당광나무・광나무의 뿌리로 9～10月에 探取한다.

〔性味〕　味는 苦하고 性은 平하며 無毒하다.

〔藥效 主治〕　氣血을 흩어지게 하고 氣通을 멈추게 하는 效能이 있다. 齁病, 咳嗽, 白帶를 치료한다.

❸ **女貞皮** (여정피) 〈圖經本草〉: 당광나무・광나무의 樹皮이다. 年中 수시로 探取한다.

〔成分〕　Syringin 을 含有하고 抗 Malaria, 退熱作用이 있다고 한다.

〔藥效 主治〕　酒浸劑는 足腰를 補하고 風虛의 치료에는 술에 담가 마신다. 火傷에는 女貞皮를 細末하여 茶油로 調合하여 患部에 붙인다.

❹ **女貞葉** (여정엽) 〈本草綱目〉: 당광나무・광나무의 잎으로 年中 수시로 探取한다.

〔性味〕　味는 微苦하고 性은 平하며 無毒하다.

〔成分〕　잎에는 syringin, amygdalin 分解酵素, imvertase, mannitol, ursolic acid, oleanolic acid, *p*-hydroxyphenylethanol, cosmosiin, luteolin-7-glucoside 등이 含有되어 있다.

〔藥理〕　新鮮한 잎과 乾燥한 靑蒿에서 만든 注射劑는 黃色포도球菌, 綠膿菌, 大腸菌에 대하여 抑制作用을 가졌다는 것이 *in vitro* 實驗에 의하여 밝혀졌다. 그 有效成分은 아마 syringin, tannin 酸, 靑蒿의 結合物에 의한 것이라고 생각된다. 또 筋肉注射 後에는 速히 吸收되고 특히 毒性은 나타나지 않았다.

〔藥效 主治〕　祛風, 消腫, 止痛, 明目의 效能이 있다. 頭目昏痛, 風熱로 인한 目充血, 瘡腫潰瘍, 火傷, 口內炎을 치료한다. 【用法 用量】 9～15g을 달여서 服用한다. 〈外用〉 汁液을 만들어서 양치질하며 또는 膏劑를 만들어서 患部에 붙인다. 點眼한다.

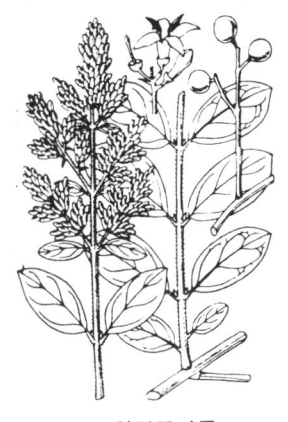
왕쥐똥나무
Ligustrum ovalifolium

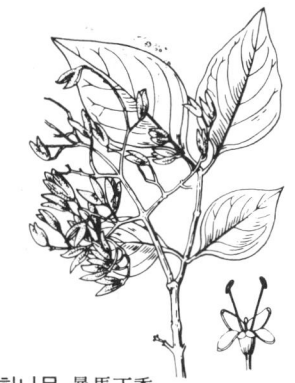
개회나무 暴馬丁香
Syringa reticulata var. *mandshurica*

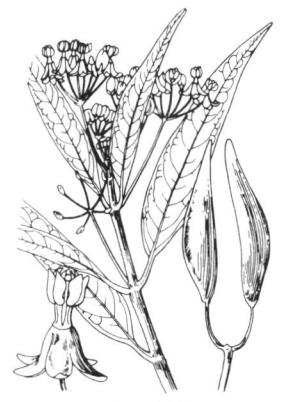
금봉화 馬利筋
Asclepias curassavica

쥐똥나무 水蠟樹 *Ligustrum obtusifolium* S. et Z.   왕쥐똥나무 *L. ovalifolium* HASS.

落葉灌木으로 가지가 가늘고 잔털이 있으나 二年枝에서는 없어지며 灰白色이고 많이 갈라진다. 잎은 對生하고 長楕圓形이며 양끝이 뭉툭하며 거치가 없고 뒷면에 짧은 털이 밀생했다. 葉柄은 길이 1~2mm이다. 꽃은 가지끝에 달리는 總狀 또는 複總狀花序이며 길이 2~3cm이고 많은 꽃이 달리며 잔털이 많다. 꽃받침은 녹색으로서 4개의 톱니와 잔털이 있고 花冠은 筒形이며 백색이고 4개로 갈라지며 裂片은 三角形 尖頭이다. 수술은 2개로서 花筒에 달고 암술대는 길이 3~4.5mm이며 열매는 卵狀 圓形이고 흑색으로 익는다. 開花期는 5~6月, 結實期는 10月이다. 산골짜기에 나며 全國에 分布한다. 【處方用名】果實이 水蠟果이다.

水蠟果(수랍과): 쥐똥나무 및 同屬 近緣植物의 果實이다. 果實이 成熟한 10月에 따서 햇볕에 말린다.

〔性味 歸經〕 味는 甘하고 性은 平하다. 脾, 心, 腎經에 들어간다.

〔藥效 主治〕 强壯, 止血, 止行의 效能이 있다. 身體虛弱, 腎虛, 遺精, 自汗, 吐血, 衄血, 血便을 치료한다. 【用法 用量】9~15g을 달여서 服用한다.

개회나무 暴馬丁香 *Syringa reticulata* var. *mandshurica* (MAX.) HARA
(=*S. amurensis* RUPR.)
정향나무 *S. velutina* var. *kamibayashii* T. LEE

落葉小喬木으로 높이 6~8m에 達하고 樹皮는 灰褐色에 橫紋이 있고 小枝에는 灰褐色의 皮目이 확실하게 나타나 있다. 싹은 작고 卵圓形에 紫褐色이고 끝에는 白色의 纖毛가 드문드문 나 있다. 잎은 對生인데 卵圓形에 끝이 뾰족하거나 銳先形 또는 鈍形이고 밑부분은 보통 넓은 楔形이며 가장자리는 밋밋하고 葉柄은 길이 1~2cm이다. 圓錐花序가 頂生하며 꽃은 작고 白色이며, 꽃받침은 鐘形에 4개로 갈라졌고 宿存한다. 花冠은 깔때기 모양이고 꽃받침보다는 조금 짧고 裂片은 4개이고, 수술은 2개로서 花冠 밖으로 길게 뻗었고 子房은 2室이다. 蒴

果는 長楕圓形, 裂開하여 오리의 부리처럼 나와 있다. 種子는 長楕圓形이고 둘레에는 紙質의 날개가 있다. 開花期는 6月, 結實期는 9月이다. 山間谷地에 자라며 南·中·北部에 分布한다. 【處方用名】樹皮·樹幹 및 莖枝가 暴馬子이다.

暴馬子 (폭마자)〈吉林中草藥〉: 개회나무·정향나무의 樹皮·樹幹 및 莖枝이다. 年中 수시로 채취하여 生用하거나 햇볕에 말려서 쓴다.

〔**性味**〕 味는 苦하고 性은 微寒하다.

〔**成分**〕 樹皮에는 精油, sterol, triterpenoids 및 phenol 成分이 含有되어 있고 有效成分은 β-hydroxyethyl-3, 4-dihydroxybenzene이 分離되었다.

〔**藥理**〕 1. 祛痰作用: Mouse 혹은 토끼에 全皮의 煎液을 經口投與 혹은 腹腔內注射하였더니 모두 현저한 祛痰作用이 있었고 作用의 强度는 같은 投與量의 桔梗에 상당한다.

2. 平喘作用: Guinea pig 에 全皮의 煎液을 經口投與하면 매우 확실한 平喘作用이 있다. 平喘의 有效成分은 terpene 類이다.

〔**藥效 主治**〕 消腫, 止咳, 利水의 效能이 있다. 痰鳴喘咳, 心臟性浮腫을 치료한다. 【用法 用量】15~30g을 달여서 服用한다.

박주가리 (蘿藦) 과 Asclepiadaceae

금 봉 화 馬利筋 *Asclepias curassavica* L.

多年生 草本으로 전그루에 乳汁이 있고 높이는 0.5~1m 이며 줄이 뚜렷이 나타나고 햇가지에는 白色의 柔毛가 있다. 잎은 對生하고 披針形 내지는 長楕圓狀 披針形에 길이 7~12cm, 넓이 1~2cm, 끝은 銳先形, 밑부분은 좁고 柄이 되었고 가장자리는 밋밋하고 中央脈에 따라서 가느다란 柔毛에 싸여 있고 葉柄은 길이 약 1cm로 柔毛에 덮여 있다. 繖形花序는 腋生 또는 頂生하며 花柄이 있고 苞片은 작고 線形이다. 꽃받침은 5개로 갈라졌고 裂片은 線狀 披針形이며, 花冠은 5개로 깊이 째어졌으며 紫紅色이고 副花冠은 5개 있다. 수술은 5개, 葯은 2室, 암술은 2개이며 分離된 心皮로 되고 黃綠色이다. 袋果는 학의 부리 모양으로 되었고 길이는 5~8cm, 腹縫線에 따라서 갈라진다. 種子는 多數이고 黑褐色에 편평하고 頂端에 한 묶음의 絨毛가 있다. 開花期는 3月이다. 庭園에 栽植된다. 【處方用名】① 全草는 蓮生桂子花 ② 根은 蓮生桂子草根이다.

❶ **蓮生桂子花** (연생계자화)〈植物名實圖考〉馬利筋·金鳳花: 금봉화의 全草이다. 年中 隨時로 採取하여 新鮮한 것을 生用하거나 햇볕에 말려서 쓴다.

〔**性味**〕 味는 苦하고 性은 寒하다.

〔**成分**〕 잎에는 細胞毒 calotropin 이 含有되어 있고 또 calotropagenin, uzarigenin, corotoxigenin, coroglaucigenin, asclepogenin, clepogenin, curassavogenin, ascurogenin 등 多種의 cardenolide 가 分離되었다. 全植物(根·莖·葉)에서는 curassavicin 이라고 假稱되는 强心配糖

體가 分離되었다.

〔藥理〕 1. 强心作用: 中國産 馬利筋의 根·莖·葉·花·種子·果殼의 煎劑는 各 體位의 개구리의 心臟을 收縮期에 정지시킨다. 種子의 tincture劑는 在體位의 心臟, 心肺裝置 및 心電圖實驗의 어느 것에서도 强心作用을 나타냈다.

2. 細胞毒作用: Calotropin 은 in vitro 에서 鼻咽頭癌細胞를 억제하고 抗腫瘍作用이 있는 것 같다.

〔藥效 主治〕 消腫, 淸熱, 活血, 止血의 效能이 있다. 扁桃腺炎, 肺炎, 氣管支炎, 尿路炎症, 崩漏白帶, 月經不順, 感冒, 創傷出血을 치료한다. 【用法 用量】6～9g씩 달여서 服用한다. 〈外用〉 粉末을 撒布하거나 짓찧어서 붙인다.

❷ 蓮生桂子草根 (연생계자초근)〈福建草藥〉: 금봉화(馬利筋)의 뿌리이다.

〔性味〕 味는 辛하고 性은 平하며 無毒하다.

〔藥效 主治〕 止血, 殺蟲, 解毒, 消痔의 效能이 있다.

〔禁忌〕 體質虛弱者에는 忌한다.

솜아마존 合掌消 Cynanchum amplexicaule (S. et Z.) HEMSL.

多年生 草本으로 줄기는 곧게 섰으며 높이는 50 cm 내외이다. 잎·줄기는 털이 없고 매끄러우며 윤기가 있고 흰빛이 돌고 花冠 안쪽에만 털이 있다. 잎은 對生하고 葉柄이 없고 葉身은 倒卵狀 楕圓形에 길이는 3～6 cm, 넓이는 1～3 cm 이며, 잎의 끝은 짧고 뾰족하며 밑부분은 약간 가는 편이고 兩側이 조금 아래로 뻗어서 耳形을 하였고 줄기를 감싸고 있다. 聚繖花序는 腋出하였으며 꽃은 작고 黃綠色이다. 꽃받침잎은 5개로 갈라졌고 裂片은 卵狀 披針形이고 끝이 날카로우며 내면에 가는 털이 있다. 葯은 짧고, 수술은 5개로 花冠 밑부분에 붙어 있고 花絲는 이어져서 筒狀을 하고 있다. 수술은 2개의 心皮로 이루어졌고 袋果는 圓柱狀 狹披針形에 길이 약 6 cm, 밑부분은 가늘고 上部는 銳先形이다. 開花期는 6～7月이다. 山의 斜面 또는 황무지 등에 나며 충청도·전라도·제주도 등에 分布한다. 【處方用名】全草가 合掌消이다.

合掌消 (합장소)〈植物名實圖考〉合掌草: 솜아마존의 뿌리와 全草이다.

〔性味 歸經〕 味는 微苦하고 性은 平하며 無毒하다. 心, 肝經에 들어간다.

〔藥效 主治〕 淸熱, 祛風濕, 消腫, 解毒의 效能이 있다. 急性胃腸炎, 急性肝炎, 류머티즘痛, 偏頭痛, 血便, 癰腫, 濕疹을 치료한다. 【用法 用量】15～30g을 달여서 服用한다. 또 계란과 돼지고기의 붉은 살코기를 넣고 쪄서 먹는다. 〈外用〉 짓찧어서 붙이거나 粉末을 調合하여 붙인다.

민백미꽃 柳葉白前 Cynanchum ascyrifolium (FR. et SAV.) MATSUM.

多年生 草本으로 전체에 가는 털이 났고 줄기는 綠色이며 곧게 섰고 가지가 갈라지지 않았으며 높이 약 30～60 cm 이다. 잎은 對生하고 葉柄이 있고 楕圓形 또는 倒卵狀 楕圓形이며 거치

박주가리(蘿藦)과 Asclepiadaceae

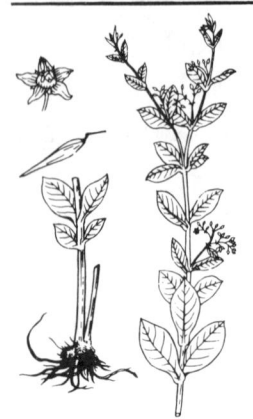
솜아마존 合掌消
Cynanchum amplexicaule

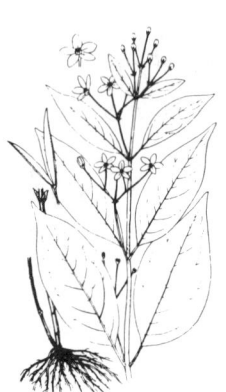
민백미꽃 柳葉白前
Cynanchum ascyrifolium

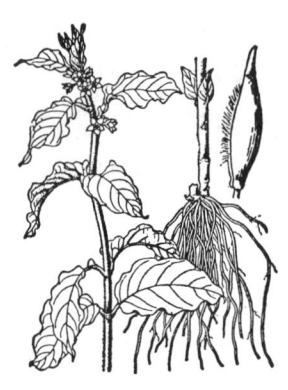
백미꽃 白薇
Cynanchum atratum

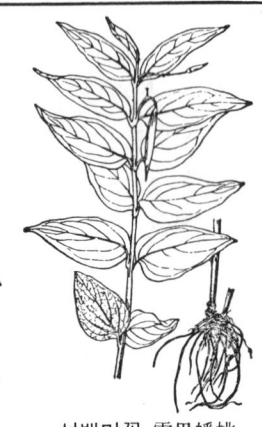
선백미꽃 雪里蟠桃
Cynanchum inamoenum

가 없고 끝이 날카로우며 잎 밑도 날카롭다. 원줄기의 꼭대기에서 聚繖花序가 腋生하며 성기게 났고, 꽃받침은 5 갈래로 깊게 째어졌으며 裂片에 가는 털이 났다. 花冠은 흰색이며 안팎에 털이 없고 5 갈래로 깊게 째어졌으며 裂片은 長楕圓形에 녹색이고, 副花冠도 5裂되었고 裂片은 방패 모양이고 꽃 중심에 蕊冠이 있다. 꽃 핀 후에 길이 6 cm 가량의 짐승 뿔 모양의 骨突을 결실하며 벌어져서 흰 솜이 달린 종자가 나온다. 꽃은 흰색이고 開花期는 5～7月, 結實期는 8～9月이다. 산이나 들에 나며 全國에 分布한다. 【處方用名】根 및 根莖이 白前이다.

白　前 (백전)〈名醫別錄〉石藍・嗽藥: 민백미꽃의 根 및 根莖이다. 中國에서는 柳葉白前 C. stauntoni 또는 芫花葉白前 C. glaucescens 을 사용한다. 8月에 채취하여 줄기를 제거하고 깨끗이 씻어 햇볕에 말린다. 【修治】《蜜白前》白前片을 煉蜜에 적당량의 물을 타서 混合해 蜜汁이 全部 흡수될 때까지 약한 불로 볶아 黃色이 되면 손에 끈기가 붙지 않을 정도로 식힌다. 白前片 500 g : 煉蜜 125 g 을 쓴다.

〔性味 歸經〕味는 辛甘하고 微溫하다. 肺經에 들어간다.

〔藥效 主治〕瀉肺, 降氣, 止咳, 祛痰, 健胃, 和胃의 效能이 있다. 咳嗽, 痰多不利, 喘息, 脾臟腫大, 胃脘疼痛을 치료한다. 【用法 用量】6～12 g 을 달여서 服用한다.

백 미 꽃 (아마존) 白薇　Cynanchum atratum Bunge

多年生 草本으로 높이는 50 cm 내외이고 植物體에서 白色의 乳液이 나온다. 根莖은 짧고 多數이며 가는 線狀의 뿌리가 많이 모여서 나온다. 줄기는 곧게 섰으며 보통은 가지가 갈라지지 않는다. 잎은 對生하고 葉柄은 짧고 葉身은 卵形 楕圓形 내지는 廣卵形이고 끝은 짧은 漸尖形, 밑부분은 圓形이고 가장자리는 밋밋하고, 표면은 綠色, 뒷면은 淡黃色이다. 繖形花序가 腋生하며 小花柄은 짧고 아래로 늘어졌고 꽃은 黑紫色이며 꽃받침잎은 5개, 花冠도 5개로 깊게 갈라졌고 裂片은 卵狀 楕圓形이고 副花冠이 5개 있다. 수술은 5개, 上部에서 암술의 蕊柱를 이루고 있다. 암술은 2개의 心皮이고 兩心皮가 거의 連合하였고 子房은 上位 花柱의 둘레에는 짧은 柔毛가 있다. 袋果는 角狀의 紡錘形에 길이 5～8 cm, 나비 1.5 cm 로 種子는 多數이고 끝

에 白色의 綿毛가 있다. 開花期는 5～7月이다. 산이나 들에 나며 全國에 分布한다. 【處方用名】根이 白薇이다.

白　薇 (백미)〈神農本草經〉春草・芒草・白微・白幕・薇草: 白薇藥材
백미꽃의 뿌리이다. 이른봄에서 늦가을 사이에 採取하는데 가을에 採取한 것이 品質이 좋다. 뿌리를 캐서 地上部分을 除去하고 깨끗이 씻어 햇볕에 말려서 잘게 썰어서 쓴다.

〔性味 歸經〕 味는 苦鹹하고 性은 寒하다. 肺, 胃, 腎經에 들어간다.

〔成分〕 白薇의 뿌리에는 cynanchol, 精油, 强心配糖體가 함유되어 있다.

〔藥效 主治〕 淸熱, 凉血의 效能이 있다. 陰虛內熱(機能衰退 時에 發하는 身體內熱), 風濕灼熱多眠, 肺熱咳血, 溫瘧, 癉瘧, 産後虛煩血厥, 熱淋, 血淋(膿血이 있는 淋症), 류머티즘痛, 瘰癧을 치료한다. 【用法 用量】4.5～9g을 달여서 服用하거나 또는 丸劑, 散劑로 服用한다.

〔配合 禁忌〕 黃芪・大黃・乾薑・乾漆・大棗・山茱萸는 相惡 作用을 한다. 傷寒 및 流行性 熱病, 多汗亡陽症狀, 內虛에 의한 食慾不振, 消化不良, 下痢內虛, 腹中冷感, 下痢不止 症狀에는 모두 忌한다. 血熱에는 좋으나 血虛에는 不適하다.

선백미꽃 雪里蟠桃　Cynanchum inamoenum (Maxim.) Loes.

多年生 草本으로 높이 40～70cm에 達하고 全體에 白色의 乳汁을 가지고 있다. 根莖은 짧고 수염뿌리는 많고 가늘고 길며 土黃色이다. 줄기는 곧추서며 가지는 보통 갈라지지 않고 灰白色의 짧은 털이 있다. 잎은 對生하고 葉柄은 짧으며 아랫잎은 廣卵形이고 끝은 뭉툭하거나 날카로우며 잎 밑이 다소 心臟形이고 가운데 잎은 끝이 날카로우며 위의 잎은 卵狀 披針形이고 끝이 길게 날카로우며 밑은 쐐기 모양이다. 꽃은 연한 黃色이고 花序는 葉腋에서 나오며 짧은 小花梗에 달린 꽃은 傘形으로 되고 小花梗은 꽃보다 짧거나 길다. 花冠은 5개로 깊게 갈라졌고 無毛이고 副花冠의 裂片과 花柱의 높이가 거의 같고 넓은 三角形이다. 수술은 5개, 암술은 1개, 子房은 上位 2개로 分離된 心皮로 이루어졌다. 蓇葖은 披針形이고 끝이 날카로우며 직각 이상으로 벌어진다. 開花期는 7～8月이며, 9月에 結實한다. 山地에 나며 제주도 및 全北・慶南・金剛山 이북에 分布한다. 【處方用名】根 및 根莖이 老君鬚이다.

老君鬚 (노군수)〈草木便方〉婆婆針線包: 선백미꽃의 全草 및 뿌리와 根莖이다. 가을과 여름에 採取하여 地上部分을 除去하여 햇볕에 말린다.

〔性味〕 味는 辛하고 性은 平하다.

〔成分〕 具體的으로는 밝혀지지 않고 있다.

〔藥效 主治〕 補腎, 健脾, 化毒의 效能이 있다. 虛勞久嗽(肺結核에 의한 咳嗽), 浮腫, 白帶, 月經不順, 瘰癧, 瘡疥를 치료한다. 【用法 用量】9～15g을 달여서 服用한다. 〈外用〉짓찧어서 붙인다.

박주가리(蘿藦)과 Asclepiadaceae

산 해 박 徐長卿 *Cynanchum paniculatum* (BUNGE) KITAG.
(=*Asclepias paniculata* BUNGE)

多年生 草本으로 높이는 약 65cm 내외이다. 根莖은 짧고 수염뿌리가 많다. 줄기는 가늘고 硬直하며 마디 사이가 길다. 잎은 對生하고 披針形 내지는 線形에 길이 약 5~14cm, 나비는 약 2~8mm, 끝은 뾰족하고 가장자리는 밋밋하고 가장자리가 약간 뒤로 말리고 털이 약간 있으며 葉柄은 짧고, 뒷면의 中央脈이 隆起하여 있다. 圓錐花序가 葉腋에 頂生하고 花柄이 많이 分枝하였으며 가늘고 부드러우며 꽃은 多數이다. 꽃받침은 5개로 깊이 갈라졌고 卵狀 披針形이며 花冠은 5개로 깊이 갈라지고 黃綠色에 廣卵形이거나 편평하고 넓고 아래로 젖혀졌다. 副花冠도 5개 있고 黃色이며, 수술은 5개가 이어져 筒狀으로 되었고 葯은 2室, 암술은 1개, 子房은 上位이고 2개의 離生心皮로 이루어졌고, 花柱는 2개, 柱頭는 癒合되어 있다. 蓇葖은 뿔같으며 種子는 좁은 卵形이며 좁은 날개가 있고 가장자리가 밋밋하다. 開花期는 6~7月, 結實期는 8~9月이다. 山野의 풀밭에서 나며 全國에 分布한다. 【處方用名】根, 根莖 및 全草가 徐長卿이다.

徐長卿(서장경)〈神農本草經〉: 산해박의 뿌리, 根莖 및 全草이다. 여름에 뿌리째 뽑아서 挾雜物을 除去하고 깨끗이 씻어서 길이 1.5cm 정도로 썰어서 햇볕에 말린다.

〔性味〕 味는 辛하고 性은 溫하며 無毒하다. 肺, 大腸, 心, 膀胱經에 들어간다.

〔成分〕 全草에는 paeonol 약 1%가 含有되었다. 또 sarcostin, deacylcynanchogenin, tomentogenin 및 deacylmetaplexigenin 과 매우 비슷한 物質과 醋酸, 桂皮酸 등이 발견되어 있다. 뿌리에는 flavonoid 配糖體, 糖類, amino acid, paeonol 등을 含有한다.

〔藥理〕 徐長卿의 抽出液은 개, 토끼에 注射하였더니 血壓이 下降되었다. 徐長卿에는 paeonol 以外에도 降壓成分이 함유되어 있다고 보여진다. 徐長卿은 정상적인 動物의 心拍數를 減少시켜 완만히 한다. 토끼에 7日間 投與하였더니 下垂體 hormone의 點滴에서 일어나는 心筋의 急性 酸素缺乏性의 心電圖變化를 防止하지 못하였다. Mouse에 徐長卿을 投與하였더니 心筋의 [86]Rb 攝取量이 增加한다. *in vitro* 에서는 赤痢菌, 黃色포도球菌 등에 대한 抑制作用이 있다.

〔藥效 主治〕 止痛, 止咳, 利水, 消腫, 活血, 解毒의 效能이 있다. 胃痛, 齒痛, 류머티즘 疼痛, 月經痛, 慢性氣管支炎, 腹水, 水腫, 痢疾, 腸炎, 打撲傷, 濕疹, 蕁痲疹, 毒蛇咬傷을 치료한다. 【用法 用量】3~9g을 달여서 服用한다. 또는 丸劑나 술에 담가 服用한다. 〈外用〉 짓찧어서 붙이거나 달인 液으로 씻는다.

큰 조 롱 (새박) 牛皮消 *Cynanchum wifordii* (MAX.) HEMSL.

덩굴성多年草로서 뿌리는 땅속으로 깊이 들어가며 굵고 원줄기는 윗쪽으로 감아 올라가며 길이 1~3m 쯤 되고 자라면 白色의 乳液이 나온다. 잎은 對生하며 葉身은 三角狀 卵心形 또는 心臟形이고 끝이 뾰족하며 밑부분은 心臟底에 둥글고 양쪽의 가장자리는 접근하며 길이는 5~

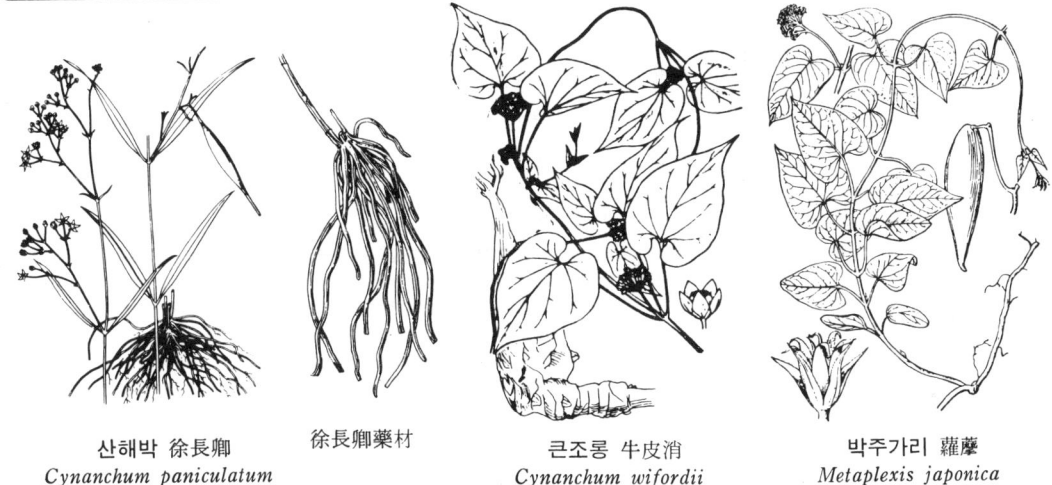

산해박 徐長卿　　徐長卿藥材　　큰조롱 牛皮消　　박주가리 蘿藦
Cynanchum paniculatum　　　　　*Cynanchum wifordii*　　*Metaplexis japonica*

10 cm, 나비 4～8 cm, 가장자리는 밋밋하다. 葉柄은 원줄기 밑부분의 것은 길고 위로 갈수록 짧다. 꽃은 연한 초록색이고 花序는 葉腋에서 자라며 길이는 1～4 cm, 꽃은 傘形으로 달리고, 小花梗은 5～8 mm로 안쪽에 털이 있다. 꽃받침잎은 5개로 넓은 披針形에 銳頭이고, 花冠은 5개로 갈라지며 裂片은 가장자리가 안쪽으로 오그라들었고 길이 3 mm 안쪽에는 잔털이 있다. 열매는 길이 8 cm, 지름 1 cm로 披針形에 種子가 있다. 開花期는 7～8月, 結實期는 9～10月이다. 양지의 건조된 곳에 자라며 全國의 山地에 分布한다.【處方用名】塊根이 白首烏이다.

白首烏(백수오)〈山東中藥〉白何首烏 : 큰조롱의 塊根이다. 이른봄에 幼苗가 아직 싹이 나기 전에 採取하거나 11月에 採取하는데 이른봄에 採取한 것이 品質이 좋다. 採取할 때에는 塊根에 傷處가 나지 않도록 해야 한다.

〔**性味 歸經**〕 味는 甘苦하고 性은 微溫하며 無毒하다. 脾, 心, 腎經에 들어간다.

〔**成分**〕 큰조롱의 塊根에는 cynanchol이 함유되어 있으며 强心配糖體反應이 있다.

〔**藥效 主治**〕 滋養, 强壯, 補血藥으로 精氣를 收斂하고 鬚髮을 검게 한다. 長期病으로 인한 衰弱, 貧血, 早白鬚髮, 慢性風痺(慢性의 遊走性 關節, 류머티즘痛), 腰膝酸軟, 神經性衰弱, 痔瘡, 腸出血, 陽虛久瘧, 오래된 潰瘍의 傷口가 아물지 않는 것을 치료한다. 新鮮한 것은 潤腸, 通便하는 作用이 있어서 老人의 便秘에 적합하다.【用法 用量】6～12 g을 달이거나 丸劑, 散劑로 하여 服用한다.

박주가리 蘿藦　*Metaplexis japonica* (Thunb.) Mak. (=*Pergularia japonica* Thunb.)

多年生의 덩굴성草本으로 길이 3 m 以上로 자라며 자르면 乳白色의 汁이 나오며 全體에는 柔毛로 덮여 있다. 地下莖은 길게 뻗어 번식하고 地上莖은 다른 物體에 붙어서 말리면서 올라간다. 葉은 對生하고 卵狀 心臟形이고 끝은 뾰족하고 털이 없으며 약간 두껍고 가장자리가 밋밋하고 葉柄은 길다. 總狀花序는 腋生하며 總花柄은 3～9 cm이다. 꽃은 多數이고 頂端에 密生하며 꽃마다 小柄이 있고 밑부분에는 披針形의 小苞片이 1개 있다. 꽃받침은 綠色 5개로 깊게 갈라지고 裂片은 狹披針形이고 끝이 뾰족하다. 花冠은 綠白色, 안쪽은 淡紫色을 띠었고 5개로 갈라졌다. 裂片은 披針形에 뒤로 젖혀졌고 안쪽에는 細毛가 密生하였다. 수술은 5개, 암술은 1개, 子房은 上位 2개의 分離된 心皮로 이루어졌고, 花柱는 2개, 柱頭는 2개로 갈라졌다. 蓇葖은 대단히 큰 짐승 뿔 모양이고 成熟期는 淡褐色이고 種子는 多數, 白色의 絹絲 모양의 털이 있다. 開花期는 7~8月, 結實期는 9~10月이다. 들의 양지쪽 건조한 곳에 나며 全國에 分布한다.【處方用名】① 全草 또는 根을 蘿藦 ② 果實은 蘿藦子 ③ 果殼은 天漿殼이다.

❶ 蘿 藦 (나마)〈神農本草經集注〉苦丸·白環藤·熏桑·鷄腸·羊角菜·羊奶科·細絲藤·婆婆針線包 : 박주가리의 全草 또는 뿌리이다. 7~8月에 채취하여 햇볕에 말리거나 新鮮한 것을 쓴다.

〔性味 歸經〕 味는 甘辛하고 性은 平하다. 脾, 腎經에 들어간다.

〔成分〕 뿌리는 ester 型 配糖體를 함유하였고 pregnane 型 genin 의 成分인 benzoylramanone, metaplexigenin, isoramanone, sarcostin, gagaminin, dibenzoylgagaimol, deacylmetaplexigenin, deacylcynanchogenin, pergularin, utendin 등을 얻을 수 있다. 줄기와 잎에는 pregnane 配糖體가 함유되어 있고 그 加水分解 中에는 d-cymarose, digitoxose 및 sarcostin, metaplexigenin, benzoylramanone, pergularin, utendin 등이 있다. 그 乳汁에는 蛋白質 分解酵素가 함유되어 있다.

〔藥效 主治〕 精氣를 補益하고 젖(乳)을 나게 하고 解毒의 效能이 있다. 虛損勞傷(肺結核 등), 陽痿, 帶下, 乳汁不通, 丹毒, 瘡腫을 치료한다.【用法 用量】15~60g을 달여서 服用한다.〈外用〉짓찧어서 붙인다.

❷ 蘿藦子 (나마자)〈唐本草〉斫合子 : 박주가리의 果實이다. 가을에 成熟한 果實을 採取하여 햇볕에 말린다.

〔性味〕 味는 甘辛하고 性은 溫하며 無毒하다.

〔成分〕 混合 glucoside 를 0.3% 含有하고 그 中의 糖分은 d-cymarose, d-sarmentose, l-oleandrose, d-digitoxose 등 多種類의 desoxy 糖이다. 또 genin은 ester 型 pregnane 化合物이며 加水分解에 의하여 lamanone, deacylcynanchogenin, metaplexigenin, sarcostin, 醋酸, 桂皮酸 등이 나온다.

〔藥效 主治〕 精氣를 補益하고 生肌, 止血의 效能이 있다. 虛勞 (虛弱疲勞), 陽痿, 金創出血을 치료한다.【用法 用量】9~18g을 달여서 服用한다. 또는 粉末로 하여 服用한다.〈外用〉짓찧어서 붙인다.

❸ 天漿殼 (천장각)〈現代實用中藥〉: 박주가리의 果殼이다. 가을에 成熟한 果實을 採取하여 껍질을 벗겨서 햇볕에 말린다. 果柄, 種子, 絨毛를 除去하고 쓴다.

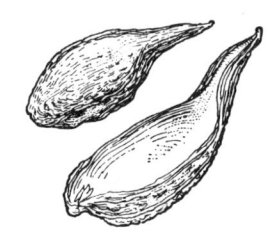

天漿殼藥材

〔性味〕 味는 鹹하고 性은 平하다.

〔藥效 主治〕 淸肺, 化痰의 效能이 있다. 咳嗽多痰, 肺風痰喘, 百日咳, 驚氣, 麻疹의 發疹不出 등을 치료한다.【用法 用量】6~9g을 달여서 服用한다.

덩굴고무나무 杠柳 *Periploca sepium* BGE.

落葉덩굴성灌木으로 높이는 1m 以上에 達한다. 主根은 圓柱狀이고 小枝는 對生하며 黃褐色이고 가느다란 줄이 있고 가지의 위에는 둥근 斑點이 突起한 皮目이 있다. 잎은 對生이고 葉柄이 짧으며 葉身은 披針形이거나 楕圓狀 披針形에 가장자리는 밋밋하고 표면은 深綠色에 光澤이 있고 뒷면은 淡綠色에 羽狀의 網脈이 많이 나 있다. 聚繖花序는 腋生하거나 頂生하며 꽃은 1개에서 數개씩 달린다. 苞片은 對生하고 작다. 花柄은 가늘고 약하며 꽃의 지름은 약 2cm, 꽃받침은 5개로 깊게 갈라지고 裂片은 卵狀이다. 花冠의 外側은 綠黃色, 內側은 紫紅色이며 5개로 깊게 갈라졌고 裂片은 둥그레한 矩形에 外側으로 젖혀져서 말려 있고 가장자리에는 白色의 솜털이 密生하였으며 副花冠은 5개이다. 수술은 5개가 이어져서 암술을 둘러싸고 있고 子房은 上部에 2개가 分離된 心皮로 이루어져 있고 柱頭는 合生하여 있다. 袋果는 圓柱狀이고 2개의 果實이 相對하여 달려 있다. 成熟하면 內側에서 裂開한다. 種子는 가는 紡錘性에 편평하고 黑褐色에 頂端에는 白色의 긴 털이 많이 달린다. 開花期는 5月, 結實期는 9月이다. 中部 驪州地方에서 栽植되고 있다. 【處方用名】根皮가 香加皮이다.

香加皮 (향가피) 〈中藥志〉: 덩굴고무나무의 根皮이다. 봄, 가을에 採取하여 新鮮한 것을 木棒으로 두들겨서 根皮와 木部를 分離하여 木心을 除去하고 根皮만을 햇볕에 말린다. 挾雜物을 除去하고 물로 깨끗이 씻어 잘게 썰어서 햇볕에 말려서 쓴다.

〔性味〕 味는 辛苦하고 性은 微溫하고 有毒하다.

〔成分〕 莖皮와 根皮에는 10餘 種의 glycoside 가 含有되어 있고 이미 그 構造가 알려져 있는 强心配糖體로서는 periplocin(glyco- side G)와 saponin의 glycoside K, glycoside H₁, glycoside E 가 있다. 또 4-methoxysalicylaldehyde, α-amyrin, β-amyrin, α-amyrinacetate, β-amyrinacetate, β-citosterol 및 그 glycoside 등이 있다.

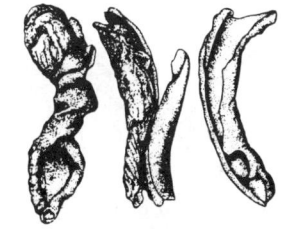
香加皮藥材

〔藥理〕 香加皮의 劑製에는 개구리의 *in situ* 에서 心臟의 心壓을 上昇시키고 心臟의 收縮力을 强化하고 衰弱하게 된 고양이 心臟의 1分當 拍出量을 증가시키고 *in situ* 心臟 및 心電圖實驗에서 일반적인 强心配糖體作用을 가졌다는 것이 證明되었다.

〔藥效 主治〕 風濕을 除去하고 筋骨을 튼튼하게 하는 效能이 있다. 류머티性 關節炎, 小兒筋骨軟弱, 脚痿行遲, 水腫, 小便不利를 치료한다. 【用法 用量】4.5∼9g을 달여서 服用한다. 또는 술에 담그거나 丸劑, 散劑로 하여 服用한다.

〔禁忌〕 血熱, 肝陽亢進者는 忌한다.

용 담 (龍膽) 과 Gentianaceae

산 용 담(당약용담) 白花龍膽 *Gentiana algida* PALL.

多年生 草本으로 높이 10∼25cm 이고 根莖이 짧으며 마디 사이도 짧고 곤추서며 가지가 갈라

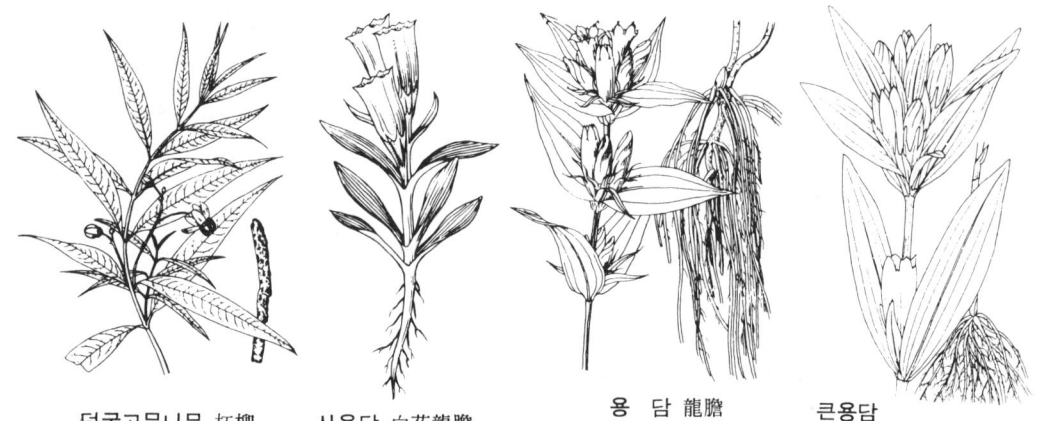

덩굴고무나무 杠柳
Periploca sepium

산용담 白花龍膽
Gentiana algida

용 담 龍膽
Gentiana scabra var. *buergeri*

큰용담
Gentiana axillariflora var. *coreana*

지지 않는다. 잎은 對生하며 披針形 또는 線狀 披針形으로 길이 8~15 cm, 나비 5~10 mm 로 鈍頭이며 밑부분은 합쳐져서 줄기를 둘러싸며 칼집 모양으로 되고 가장자리는 밋밋하다. 꽃은 2~5개가 頂生 또는 腋生하며 大型으로 길이 3.5~4 cm 이고 흰색 또는 연한 황백색 바탕에 靑綠色 점이 있다. 꽃받침은 花冠 길이의 1/2 정도로 筒形이며 끝은 5개로 갈라진다. 花冠은 鐘形으로 5개의 裂片은 卵狀 三角形이며, 열편 사이에 톱니가 약간 있는 副片이 있고, 5개의 수술이 있다. 蒴果는 楕圓錐形으로 밖에 露出되어 있고 種子는 褐色으로 數가 많으며 表面에는 그물 같은 무늬와 多數의 海綿狀의 날개가 있다. 開花期는 8~9月이다. 高山의 草地에 나며 北部地方에 分布한다.【處方用名】뿌리 달린 全草가 白花龍膽이다.

白花龍膽 (백화용담)〈西藏中草藥〉: 산용담의 뿌리가 달린 全草이다. 7~9月에 採取한다.

〔性味〕 味는 苦하고 性은 寒하다.

〔成分〕 산용담은 gentianine 을 含有한다.

〔藥效 主治〕 淸肝, 瀉膽熱, 除下焦濕熱, 止咳, 健胃의 效能이 있다. 感氣에 의한 發熱, 目赤, 咽痛, 腦膜炎, 肺炎에 의한 咳嗽, 胃炎, 排尿 時의 痛症, 陰部搔痒, 陰囊濕疹 등을 치료한다.【用法 用量】3~10 g 을 달여서 服用한다.

용 담(초용담) 龍膽 *Gentiana scabra* BUNGE var. *buergeri* (MIQ.) MAX.
　　　　큰용담 *G. axillariflora* LEVEILLE et VAN. var. *coreana* KUDO
　　　　과남풀 *G. triflora* PALLAS　칼잎용담 *G. uchiyamai* NAKAI

多年生 草本으로 높이 35~60 cm 이며 根莖은 짧고 가늘고 긴 뿌리가 多數 모여 난다. 줄기는 곧추서며 굵고 强하며 거의 가지가 없고 表面은 거칠며 마디 사이는 모두 잎보다 짧다. 잎은 對生하며 葉柄이 없고 披針形이며 銳頭 圓底이고 길이 4~8 cm, 나비 1~3 cm로 3脈이 있으며 밑부분은 합쳐져서 줄기를 에워싸며 가장자리는 밋밋하지만 波狀으로 된다. 꽃은 數個가 줄기 끝과 葉腋에 束生하며 苞片은 좁은 披針形이다. 꽃받침은 길이 약 2.5 cm 로 裂片이 고르지 않으며 披針形으로 筒部보다 길거나 짧다. 花冠은 靑色으로 鐘形이며 길이 약 5 cm 이고 끝은 5

용 담 *Gentiana scabra* var. *buergeri* —989—

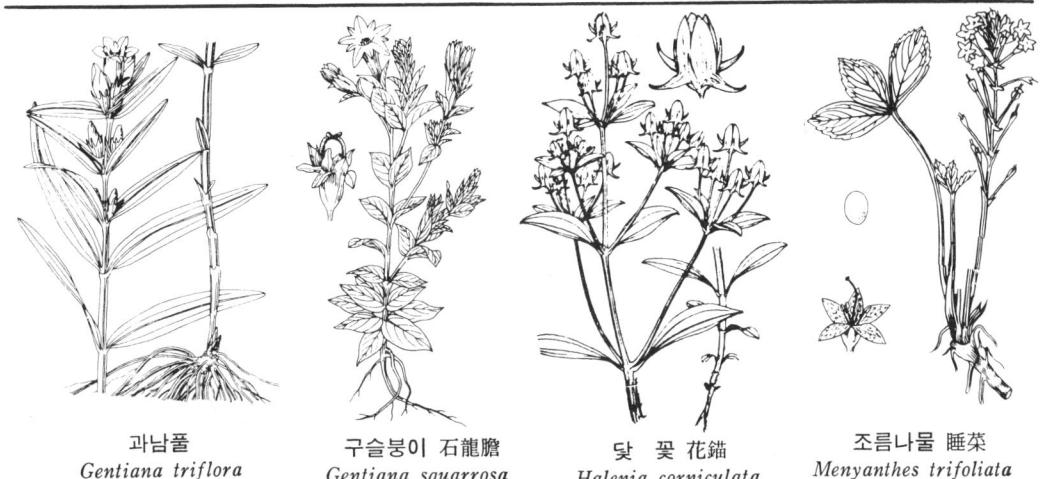

| 과남풀 | 구슬붕이 石龍膽 | 닻 꽃 花錨 | 조름나물 睡菜 |
| *Gentiana triflora* | *Gentiana squarrosa* | *Halenia corniculata* | *Menyanthes trifoliata* |

개로 갈라지는데 裂片 사이에는 5개의 주름과 같은 副片이 있으며, 5개의 수술과 1개의 암술이 있다. 蒴果는 타원형으로 익으면 2개로 갈라지고 種子는 양끝에 날개가 있다. 開花期는 8～10月, 結實期는 10月이다. 산비탈의 群草地나 林野地에 나며 全國 各地에 分布한다.【處方用名】根 및 根莖이 龍膽이다.

龍 膽 (용담)〈神農本草經〉陵游·草龍膽·苦龍膽草·地膽草: 용담 및 同屬 近緣植物의 뿌리 및 根莖이다. 봄, 가을에 採取하며 가을에 採取한 것이 良質이다. 採取한 후 줄기와 잎을 除去하고 깨끗이 씻어서 햇볕에 말린다.【修治】挾雜物을 除去하고 남아 있는 줄기를 따내고 깨끗이 씻어서 水分이 充分히 스며들게 한 다음 썰어서 햇볕에 말린다.

〔性味 歸經〕 味는 苦하고 性은 寒하다. 肝, 膽經에 들어간다.

〔成分〕 용담의 뿌리, 根莖은 gentiopicrin, gentianine을 함유하고 있다. 과남풀의 뿌리도 gentiopicrin을 含有한다.

〔藥理〕 1. 消化道에 대한 영향: 용담은 苦하여 健胃作用이 있다. 食前 30分에 少量을 服用하면 胃液의 分泌를 촉진하지만 食後에 服用하면 반대로 胃機能을 減退시키고 分泌를 減少시킨다. 動物實驗에 의해서 용담은 胃液의 分泌와 胃의 運動機能에 영향을 미친다는 것이 證明되었다.

2. 抗菌作用: 일찍이 14種의 용담屬 近緣植物을 試驗하였던 바, 그 중 7種의 根瘤菌, 大腸菌, 枯草菌, 根癌病土壤菌 등에 作用이 있었다. 龍膽草의 水浸劑(1：4)는 *in vitro*에서 石膏狀白癬菌, 星形 Nocardia 菌 등의 皮膚眞菌에 대하여 각각 程度의 差는 있으나 抑制作用이 있다.

〔藥效 主治〕 肝膽의 實火를 瀉하고 下焦의 濕熱을 除去하는 效能이 있다. 肝經熱盛, 驚癎狂躁, 乙型腦炎, 頭痛, 眼赤, 咽喉痛, 黃疸, 熱痢, 癰腫瘡痒, 陰囊腫痛, 陰部濕痒을 치료한다.【用法 用量】3～10g을 달여서 服用하거나 혹은 丸劑, 散劑로 해서 服用한다.〈外用〉가루를 만들어 반죽해서 바른다.

〔禁忌〕 脾胃虛弱(消化機能減退)에 의하여 泄瀉를 하는 者, 濕熱實火가 없는 者는 服用을 忌한다. 貫衆, 小豆는 相使, 地黃·防葵는 相惡 작용을 한다.

용 담(龍膽)과 Gentianaceae

구슬붕이 石龍膽 *Gentiana squarrosa* LEDEB.

二年生 草本으로 높이는 10 cm 정도이고 밑에서 갈라져 叢生하며 줄기와 가지는 모두 紫紅色을 띤다. 單葉은 對生하며 葉柄이 없고, 葉身은 圓形 내지 卵圓形으로 길이 약 1 cm, 나비 약 5 mm이며 끝은 뾰족하고 兩面에 흰색의 잔 柔毛가 있으며 가장자리는 밋밋하다. 꽃은 연한 자주색이며 짧은 花梗이 있고 가지끝에 單生하며 꽃받침은 筒形이며 5개로 갈라지고 흰색의 柔毛가 있다. 鐘狀의 花冠은 길이 12~15 mm로 꽃받침보다 2배 정도 길고 裂片 사이에 있는 副片은 열편보다 다소 작으며 때로는 2개로 갈라진다. 5개의 수술은 花冠筒에 着生하고 蒴果는 꽃받침 밖으로 뻗어나와 唇形狀으로 開裂하고 內部에 많은 種子를 갖는다. 開花期는 5~6月이다. 양지바른 산비탈이나 들에 자라며 全國에 分布한다. 【處方用名】全草가 石龍膽이다.

石龍膽 (석용담) 〈四川中藥志〉: 구슬붕이의 全草이다. 晚春에서 初夏에 걸쳐 이미 開花하고 있는 것을 採取하여 햇볕에 말리던가 또는 新鮮한 것을 使用한다.

〔性味〕 味는 苦辛하고 性은 寒하며 無毒하다.

〔藥效 主治〕 清熱, 解毒의 效能이 있다. 腸癰(腸內의 化膿性 病變), 疔瘡, 癰腫, 瘰癧, 目赤腫痛을 치료한다. 또 일체의 惡瘡, 無名腫毒 및 急性結膜炎을 치료한다. 【用法 用量】3~12 g(新鮮한 것이면 15~30 g)을 달여서 服用한다. 〈外用〉가루를 만들어 조절해서 바른다.

닻 꽃 花錨 *Halenia corniculata* (L.) CORNAZ. (=*Swertia corniculata* L.)

一年生 草本으로 높이 20~50 cm이며 줄기는 곧추서고 밑부분에서 가지가 갈라지고 마디 사이는 잎보다 길다. 잎은 對生하고 3~5脈이 있으며, 긴 타원형 또는 좁은 卵形으로 길이 2~6 cm, 나비 1~2.5 cm로 끝이 뾰족하며 밑부분은 葉柄처럼 되어 있고 뒷면의 脈 위와 가장자리에 잔돌기가 있다. 꽃은 연한 黃綠色으로 聚繖花序를 이루며 腋生 또는 頂生하고 小花梗이 있다. 꽃받침은 4개로 갈라지고 裂片은 披針形이며, 花冠은 연한 黃色으로 鐘形이며 4개로 깊이 갈라지고 열편 밑부분에 상당한 길이로 뻗은 距가 있다. 4개의 수술은 花冠의 基部 가까이에 붙어 있으며 蒴果는 卵形이거나 타원형으로 心皮는 밑부분까지 갈라져 있고 種子는 겉이 반들반들하다. 開花期는 6~8月이다. 山地의 양지쪽 풀밭에서 자라며 全國에 分布한다. 【處方用名】全草가 花錨이다.

花 錨 (화묘) 〈內蒙古中草藥〉: 닻꽃의 全草이다. 여름과 가을에 採取하여 그늘에서 말린다.

〔性味〕 味는 甘苦하고 性은 寒하다.

〔成分〕 本屬의 植物은 1-hydroxy-2,3,4,7- tetramethoxy-xanthone, 1-hydroxy-2,3,4,5-trimethoxy-xanthone, 1-hydroxy-2,3,5-trimethoxyxanthone을 含有한다.

〔藥效 主治〕 清熱, 解毒, 涼血, 止血의 效能이 있다. 肝炎, 脈管炎, 外傷感染에 의한 發熱, 外傷에 의한 出血 등을 치료한다.

조름나물 睡菜 *Menyanthes trifoliata* L. (=*M. palustris* S. F. GRAY)

多年生 草本으로 높이 20~30 cm이고 地下에는 마디가 있는 긴 根莖이 자란다. 3出複葉이 根莖 上部에서 5~6개씩 나오며 길게 葉柄이 뻗으나 小葉에는 엽병이 없고, 葉身은 비교적 두터운 多肉質이며 긴 타원형으로 길이 4~8 cm, 나비 2~4.5 cm로 끝이 뾰족하고 가장자리는 밋밋하며 물결 모양으로 되어 있다. 1개의 花莖은 圓柱形으로 높이 25~25 cm이며 總狀花序로 꽃은 흰색, 긴 花梗이 있으며 莖部에는 卵形의 花苞가 있다. 꽃받침은 깊게 5개로 갈라지고, 花冠은 깔때기 모양으로 筒部가 꽃받침보다 길며 5개의 裂片은 긴 타원상 披針形으로 내부에 긴 털이 밀생한다. 5개의 수술과 수술보다 긴 1개의 암술이 있으며 蒴果는 球形으로 익으면 2개로 갈라지고 속에 球形의 種子가 들어 있다. 開花期는 7~8月이다. 沼澤地나 얕은 물가에 나며 慶南(울진) 및 江原道(대관령) 이북의 연못가에 分布한다. 【處方用名】① 잎 또는 全草가 睡菜 ② 根莖은 睡菜根이다.

❶ 睡　菜 (수채)〈本草綱目〉醉草: 조름나물의 잎 또는 全草이다. 여름부터 가을에 걸쳐 葉柄이 붙은 잎을 採取하여 햇볕에 말린다.

〔性味〕 味는 甘微苦하고 性은 寒하며 無毒하다.

〔成分〕 잎은 loganin(meliatin) 약 1%, 또 tannin, 脂肪油 등을 함유한다. 또 alkaloid 0.035%를 含有하며 그 속에서 gentianine, gentianidine, gentialutine, gentiatibetine이 分離되었다. 全草는 rutin, hyperin, trifolioside, loganin, foliamenthin, dihydrofoliamenthin, menthiafolin, secologanin을 含有한다. 地上部分은 α-spinasterol, stigmasta-7-enol 등의 sterol을 함유한다. 꽃과 과실은 精油를 含有하며 主成分은 α-pinene, 1,8-cineole, cadinene, gurjunene, aromadendrene, isovaleric ester 등이다.

〔藥理〕 잎과 뿌리의 煎劑는 苦味健胃劑가 되지만, 下劑의 作用도 있으므로 大量을 服用하면 嘔吐가 난다. 쓴맛과 그 속에 含有된 loganin과는 關係가 있다.

〔藥效 主治〕 健脾, 消食, 養心, 安神의 效能이 있다. 心膈邪熱, 胃炎, 胃痛, 消化不良, 心悸와 不眠症, 精神不安定을 치료한다.

❷ 睡菜根 (수채근)〈吉林中草藥〉: 조름나물의 根莖이며 年中 採取할 수 있다.

〔性味〕 味는 甘微苦하고 性은 平하며 無毒하다.

〔成分〕 根莖은 betulinic acid를 含有하고 또 menthiafolin, foliamenthin, dihydrofoliamenthin을 함유한다.

〔藥效 主治〕 潤肺, 止咳, 消腫, 降血壓의 效能이 있다. 【用法 用量】 10~15 g(新鮮한 것이면 30 g)을 달여서 服用한다.

노랑어리연꽃 荇菜 *Nymphoides peltata* (GMEL.) O. KTZE.

多年生 浮水草本으로 줄기는 가늘고 길며 뿌리는 마디가 있는 곳에서 나오며 물속에서 비스듬

히 자란다. 잎은 긴 葉柄으로 물위에 떠 있으며 葉身은 卵形 또는 圓形으로 지름 2.5~7cm 이고 밑부분은 2개로 갈라지지만 붙어 있는 것도 있고 표면은 밝은 綠色, 뒷면은 紫色을 띤다. 꽃은 黃色으로 腋生하며 繖形花序를 이루고 小花梗은 길이 2.5~8cm 나 된다. 꽃받침의 열편은 披針形이며 끝이 둔하고 花冠은 지름 3~4cm 로 가장자리에 털이 있으며 둥근 톱니가 있다. 5개의 수술은 筒部에 붙어 있고, 蒴果는 타원형으로 끝이 뾰족하고 種子는 편평한 倒卵形으로 수가 많으며 가장자리에 작은 톱니가 있다. 開花期는 7~9 月이다. 연못, 도랑에 나며 中部 이남의 따뜻한 지역에 분포한다. 【處方用名】全草가 荇菜이다.

荇 菜 (행채)〈唐本草〉荇菜・鳧葵: 노랑어리연꽃의 全草이다.
〔性味〕 味는 甘하고 性은 寒하다.
〔成分〕 잎은 rutin, β-vicianosyl-3-quercetin, 즉 quercetin-3-α-arabino-(1→6)-β-d-glucoside 를 含有한다.
〔藥效 主治〕 淸熱, 利尿, 消腫, 解毒의 效能이 있다. 寒熱, 熱淋, 癰腫, 火丹(丹毒)을 치료한다. 【用法 用量】10~15 g 을 달이거나 짓찧어 낸 汁을 服用한다.〈外用〉짓찧어 바른다.

자주쓴풀 獐牙菜 *Swertia pseudo-chinensis* HARA.
쓴풀 當藥 *S. japonica* (SCHULT.) MAKINO
개쓴풀 淡味當藥 *S. diluta* var. *tosaensis* (MAK.) HARA

一年生 草本으로 높이 10~40 cm 이며, 뿌리가 갈라지며 쓴맛이 강하고 줄기는 單一 혹은 가지가 갈라지고 紫色이 돌며 흔히 네모가 진다. 잎은 對生하며 葉柄이 없고 線狀 披針形에 길이 2~4 cm, 나비 3~8 mm 로서 양끝이 좁고 밋밋하다. 꽃은 자주색으로 圓錐狀 聚繖花序를 이루며 頂生 또는 腋生하고 위에서부터 피어 내려온다. 5개의 꽃받침은 線狀 披針形이고 花冠은 藍紫色으로 지름 2 cm 에 이르며 5개의 裂片은 퍼져 있다. 蒴果는 넓은 披針形으로 花冠과 길이가 비슷하고 種子는 둥글며 밋밋하다. 開花期는 9~10 月이다. 山野의 陽地에 나며 全國에 分布한다. 【處方用名】全草가 當藥이다.

當 藥 (당약)〈浙江當用草藥〉獐牙菜: 자주쓴풀 및 同屬 近緣植物의 全草이다. 여름과 가을에 採取하여 마디를 자르고 그늘에서 말린다.
〔性味 歸經〕 味는 苦하고 性은 寒하다. 胃經에 들어간다.
〔成分〕 자주쓴풀은 swertiamarin 약 2~4 % 를 含有하며 또 swertisin, gentisin, gentisin glucoside 도 含有한다.
〔藥理〕 자주쓴풀 속에서 分離抽出된 swertiamarin 은 皮膚表面에서 쉽게 吸收되고, 吸收 후에는 分解해서 erythrocen taurin 을 生成한다. 이것은 毛細血管을 擴張하고 皮膚細胞의 酵素系統을 活發하게 하고 또 促進하며 皮膚組織의 生化學的 機能을 높인다. 자주쓴풀의 水溶液을 靜脈注射하면 皮膚의 溫度를 올릴 수가 있는데, 이것은 副交感神經 興奮藥의 作用과 비슷하다. 따라서 脫毛症을 치료할 수 있는 것으로 되어 있다. 이 밖에 쓴풀 *Swertia japonica*

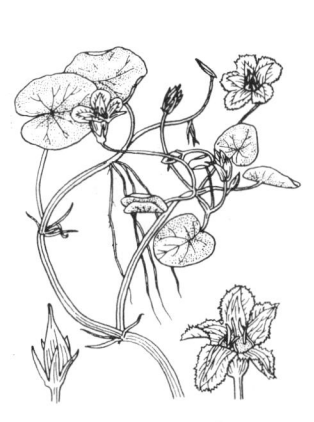
노랑어리연꽃 莕菜
Nymphoides peltata

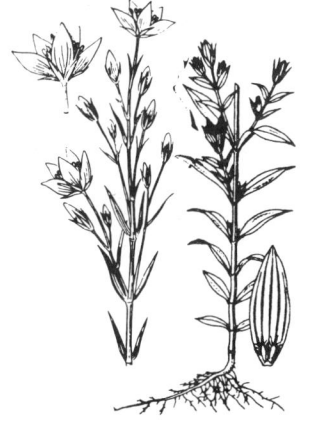
자주쓴풀 獐牙菜
Swertia pseudo-chinensis

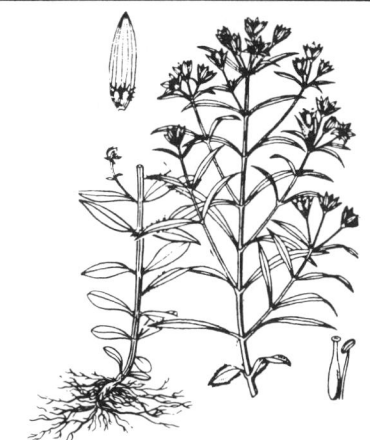
쓴 풀 當藥
Swertia japonica

MAKINO 에서 抽出한 swertinogen 은 四鹽化炭素 Mouse 의 肝臟에 대한 해로움을 保護하고 皮膚의 酸化還元機能을 促進하며 그 methanol 抽出物에는 放射線作用과 비슷한 것이 있다.

〔藥效 主治〕 淸熱, 解毒의 效能이 있다. 骨髓炎, 喉炎, 扁桃腺炎, 結膜炎, 疥癬을 治療하며 苦味健胃藥으로서 食慾不振, 消化不良에 쓰인다. 1~3g을 달여서 服用하거나 散劑로 쓴다.

덩굴용담 蔓龍膽 *Tripterospermum japonicum* (SIEB. et ZUCC.) MAXIM.

多年生 덩굴性草本으로 줄기는 가늘고 길며 땅에 기어가거나 혹은 다른 물체에 감겨 올라가며 길이 30~60cm 가량이다. 잎은 對生하며 葉柄이 있고 紙質이며 長卵形 혹은 卵狀 披針形이며 끝이 날카롭고 잎 밑이 心臟形이며 톱니가 없고 3脈이 있으며 표면은 짙은 綠色, 뒷면은 보통 자색이다. 꽃은 黃色이고 花柄이 짧고 腋出했으며 單立하고 萼은 筒이 짧으며 鐘形이고 5개로 째어졌으며 花冠은 鐘 모양이고 5裂되었으며 裂片은 卵狀이고 끝이 날카로우며 裂片 사이에 副裂片이 있다. 5개의 수술과 1개의 암술이 있다. 漿果는 圓形이고 果實꼭지가 길며 뒷부분에 宿存花柱가 있고 紅紫色이며 果實 속에 납작한 圓形 種子가 많다. 開花期는 9~10月이다. 산기슭의 陰地에 나며 濟州道, 울릉도에 分布한다. 【處方用名】全草가 靑魚膽草이다.

靑魚膽草 (청어담초) 〈貴州民間藥〉: 덩굴용담의 全草이다. 가을 以後에 採取하여 햇볕에 말린다.

〔性味〕 味는 苦하고 性은 凉하다.

〔藥效 主治〕 淸熱, 淸肺, 止咳, 健脾의 效能이 있다. 黃疸, 風邪에 의한 熱感을 수반하는 咳嗽, 류머티즘, 蛔蟲病을 치료한다. 【處方例】① 黃疸에는 덩굴용담 根 30g를 달여서 服用한다. ② 風邪에 의한 熱感을 수반한 咳嗽에는 생덩굴용담의 根 10~20g, 猪肉을 뭉근한 불로 삶아 먹는다. ③ 류머티즘에는 根 50g을 술에 담가 服用한다. 또 덩굴煎液을 熏洗한다. ④ 蛔蟲驅除에는 덩굴용담 15g, 玉竹 9g, 糠米 한줌으로 죽을 쑤어 2회 分服한다.

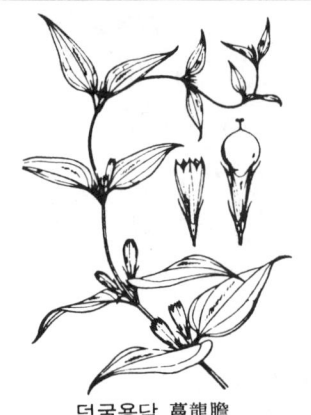
덩굴용담 蔓龍膽
Tripterospermum japonicum

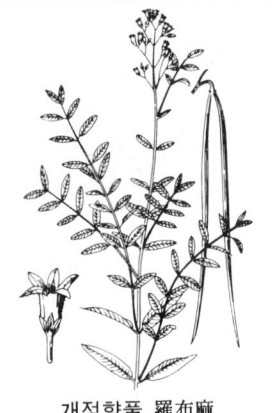
개정향풀 羅布麻
Apocynum venetum

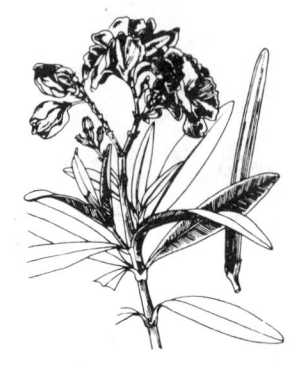
협죽도 夾竹桃
Nerium indicum

협 죽 도 (夾竹桃) 과 Apocynaceae

개정향풀 羅布麻 *Apocynum venetum* L. (= *A. lancifolium* RUSS.)

多年生 草本으로 높이 1m 내외이며 그루 全體는 乳汁을 含有한다. 줄기는 곧추서고 털이 없으며 粉白色이 돌고 根莖은 木質이다. 잎은 對生하며 타원형 또는 타원상 피침형으로 길이 2~5cm, 나비 0.5~1.5cm로 밑부분은 둔하거나 둥글고 가장자리는 밋밋하며 약간 뒤로 젖혀져 있고 葉柄은 짧다. 꽃은 자주색이고 頂生하는 圓錐花序에 달리며 小花梗은 꽃받침과 더불어 잔털이 있다. 꽃받침은 5개로 깊게 갈라지고 裂片은 披針形이며 短毛로 뒤덮여 있다. 花冠은 분홍색 또는 연한 보라색으로 鐘形이며 下部는 筒狀, 뒷부분은 5개로 갈라지며 花冠 안쪽의 莖部에는 5개의 副冠이 있다. 5개의 수술과 1개의 암술이 있으며 袋果는 성숙하면 粗脈을 따라 벌어져서 種子를 사방에 흩어지게 한다. 開花期는 7月, 結實期는 8~9月이다. 山野地에 나며 중부, 북부지방에 分布한다. 【處方用名】全草가 羅布麻이다.

羅布麻(나포마)〈陝西中草藥〉: 개정향풀의 全草이다. 味는 甘苦하고 性은 凉하다.

〔成分〕 뿌리는 cymarin 및 strophanthidin, K-strophanthidin-β를 함유한다. 잎은 rutin, *d*-catechin, anthraquinones, glutamic acid, alanine, valine, 鹽化칼륨 등을 함유하며, 또한 quercetin 및 isoquercitrin을 含有하고 또 全草는 neoisorutin을 함유한다.

〔藥理〕 **1.** 降壓作用: 개정향풀 잎의 煎劑를 腎性高血壓인 개의 胃에 注入하면 두 時間 후 血壓은 194/142 mmHg 에서 152/100 mmHg 까지 降下되고 그대로 安定해서 비교적 낮은 水準을 보유하다가 3日 後에 또 上昇하였다.

2. 動物實驗에서의 心臟疾患에 대한 영향: Cymarin 은 개의 實驗的 心血管機能不全에 대하여 치료作用을 갖는다. 또 토끼의 心筋炎에 의한 急性 循環障碍의 症狀을 輕減하고 또한 心筋과 冠血管의 硬化를 防止하며 作用은 strophanthidin 보다도 優秀하다.

3. 其他 作用: Cymarin 은 일반적으로 昇壓作用을 나타내고 Rat 에 대한 利尿作用은 strophanthidin, erysimin, neriolin(oleandrin)의 作用보다도 强하다. 또 心臟衰弱에 의한 水腫 및

肝硬化腹水에도 使用된다. 粘膜에 대한 刺戟性은 digitalis, stropheuth 등의 植物보다도 强하다.

〔藥效 主治〕 瀉火, 降壓, 强心, 利尿의 效能이 있다. 心臟病, 高血壓, 神經衰弱, 肝炎腹張, 腎炎浮腫을 치료한다. 어린 잎은 쪄서 볶아 비벼 차 대신 服用하면 淸凉하여 火를 가시게 하고 頭暈(현기증)을 防止, 强心의 效能이 있다. 【用法 用量】 6~10 g 을 달여서 服用한다. 혹은 끓는 물에 담가서 마신다.

협 죽 도 夾竹桃 Nerium indicum MILL. (=N. odorum SOLLND. ex AIT.)

常綠灌木으로 높이 2~5 m 에 이르며, 잎은 3葉 輪生하고 線形이며 두껍고 길이 7~15 cm, 나비 8~20 mm 로 양면에 털이 없으며 가장자리는 밋밋하고 표면은 深綠色, 뒷면은 淡綠色이고 葉脈은 平行羽狀脈이다. 꽃은 흔히 적색이지만 백색도 있으며 가지끝의 聚繖花序에 달리고 芳香이 있다. 꽃받침은 5개로 깊게 갈라지며, 花冠은 깔때기 모양의 5裂片 또는 여러 겹이 서로 덮어 씌워지고 있다. 5개의 수술은 花筒에 달려 있으며 꽃밥끝에는 실 같은 附屬物이 있고 2개의 袋果는 길이 약 15~18 cm 이다. 開花期는 7~8月이지만 栽植種은 一年내 開花한다. 印度 原産으로 栽植된다. 【處方用名】 잎 혹은 樹皮가 夾竹桃이다.

夾竹桃 (협죽도)〈植物名實圖考〉: 협죽도의 잎 또는 樹皮이다. 年中 採取하며 햇볕에 말리거나 新鮮한 것을 使用한다.

〔性味〕 味는 苦하고 性은 寒하며 有毒하다.

〔成分〕 잎은 强心成分을 含有한다. 그 주된 성분은 oleandrin 으로 이것은 oleandrigenin (16-acetyl-gitoxigenin)과 oleandrose 로 구성된 配糖體이다. 또 neriantin, adynerin, diacetyl-oleandrin 등도 含有된다. 잎의 强心配糖體의 量은 開花期에 最高로 된다. 또한 triterpenoid saponins(sapogenin 은 ursolic acid 와 oleanolic acid 이다), rutin, dambonitol 등도 함유되어 있다. 樹皮에는 odoroside A·B·D·F·G·H·K 등이 含有되어 있지만, 이들은 digitoxigenin 과 uzarigenin 의 各種 配糖體이다.

〔藥理〕 1. 强心作用: 일찍부터 中國産의 협죽도에는 현저한 强心作用이 있는 것이 證明되어 왔다. 잎, 줄기, 樹皮, 木部 및 꽃 등 어느 것에도 效力이 있지만 잎이 가장 强하고, 꽃이 가장 弱하다. 협죽도에는 digitalis 와 비슷한 强心作用이 있고 生物力價도 digitalis 보다 높다 臨床上 여러 가지 原因에 의해서 일어난 心不全에 使用되어 良好한 治療效果를 거두고 있다.

2. 其他 作用: 잎은 Mouse 의 Ehrlich 腹水癌에 대하여 가벼운 抑制作用이 있고 잎과 樹皮는 Guinea pig 의 摘出子宮에 대해서 興奮作用이 있다.

〔藥效 主治〕 强心, 利尿, 祛痰, 平喘, 止痛, 祛瘀의 效能이 있다. 心不全, 喘息咳嗽, 癲癇, 打撲傷, 無月經을 치료한다. 【用法 用量】 新鮮한 잎 3~4개를 달여서 服用한다. 혹은 0.09~0.15 g 을 粉末로 하여 服用한다. 〈外用〉 짓찧어서 바른다.

〔禁忌〕 姙産婦는 服用을 忌한다. 長期에 걸쳐 多量으로 服用하는 것을 忌해야 하며 適量을 넘으면 中毒되므로 유의해야 한다.

협죽도(夾竹桃)과 Apocynaceae

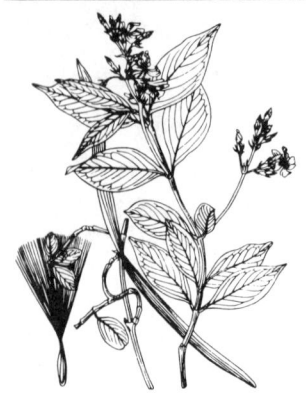
당마삭줄 絡石藤
Trachelospermum jasminoides

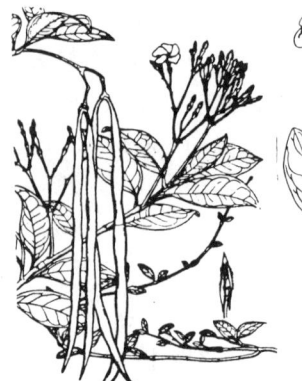
마삭줄
Trachelospermum asiaticum
var. *intermedium*

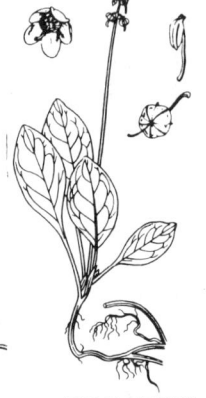
노루발풀 鹿蹄草
Pyrola japonica

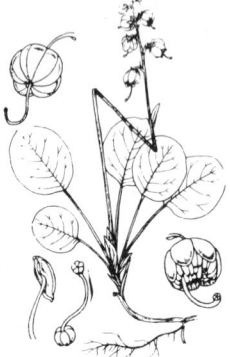
분홍노루발
Pyrola incarnata

당마삭줄 絡石藤　*Trachelospermum jasminoides* (LINDL.) LEM.
　　　　　　마삭줄　*T. asiaticum* var. *intermedium* NAKAI
　　　　　　털마삭줄　*T. jasminoides* var. *pubescens* MAKINO

　常綠의 덩굴性灌木으로 줄기는 赤褐色이며 가지가 잘 갈라지고 表面에는 點狀의 皮目이 있으며 털이 없다. 잎은 對生하고 어린 잎은 灰褐色의 柔毛로 뒤덮여 있지만 자라면 없어진다. 葉身은 타원형 또는 卵狀 披針形에 길이 2~8cm, 나비 1.5~4cm로서 끝은 약간 뾰족하거나 둔한 圓形이고 밑부분은 넓은 楔形으로 가장자리는 밋밋하다. 聚繖花序는 腋生하며 길이 5cm에 이르고 꽃은 흰색으로 芳香을 發한다. 꽃받침은 작으며 5개로 깊게 갈라지고 花冠은 圓柱形으로 5개로 갈라진 裂片은 긴 타원상 披針形이며 오른쪽으로 감긴 나사 모양으로 配列되어 있고 花冠 바깥쪽과 喉部에도 柔毛가 있다. 5개의 수술은 花冠 안쪽에 붙어 있고 袋果는 길이 약 15cm로 거의 水平으로 展開하며 種子는 褐色으로 편평하며 頂端에는 銀白色의 가는 束毛가 있다. 開花期는 4~5月, 結實期는 10月이다. 山地의 岩石 혹은 다른 植物에 감겨 올라가며 제주도 및 영남지방에 分布한다. 【處方用名】① 莖, 葉은 絡石藤 ② 果實은 絡石果이다.

　❶ 絡石藤 (낙석등) 〈本草拾遺〉 絡石・石鮫 : 당마삭줄 및 同屬 近緣植物의 줄기 또는 잎이다. 가을에 잎이 떨어지기 前에 採取하여 햇볕에 말린다. 【修治】물에 씻어서 진흙을 除去하고 挾雜物을 골라내고 잠시 물에 담가서 水分을 충분히 스며들게 한 후 잘라서 햇볕에 말린다.

　〔性味 歸經〕 味는 苦하고 性은 凉하다. 肝, 腎經에 들어간다.

　〔成分〕 줄기는 arctiin, tracheloside, matairesinoside, nortracheloside, dambonitol, β-sitosterol-glucoside, cymarose 등을 함유한다.

　〔藥理〕 Arctiin은 血管擴張, 血壓降下를 일으키며 冷血 및 溫血動物에게 경련을 發生시키고 大量投與하면 呼吸衰弱을 일으키고, 또 Mouse의 皮膚를 發赤시키거나 下痢를 일으키며 토끼의 摘出腸과 子宮을 抑制한다.

　〔藥效 主治〕 祛風, 通絡, 止血, 祛瘀의 效能이 있다. 류머티즘에 의한 痺痛, 筋脈拘攣, 癰

腫, 喉痺, 吐血, 打撲傷, 産後惡露不行을 치료한다. 【用法 用量】 6~10g을 달여서 服用한다. 또 술에 담그거나, 散劑로 해서 使用한다. 〈外用〉 가루를 만들어 고루 바르던가 혹은 짓찧어 낸 汁으로 씻는다.

〔配合 禁忌〕 杜冲·牧丹을 相使, 鐵落·鐵精은 相惡, 菖蒲·貝母는 相畏 작용을 한다. 殷孽(鍾乳石)의 毒을 除去한다.

❷ 絡石果 (낙석과) 〈南京民間藥草〉: 당마삭줄의 果實이다. 7月에 採取하는데 덜 익은 果實 좋다.

〔藥效 主治〕 筋骨痛을 치료한다. 【用法 用量】 5~15g을 달여서 服用한다.

빈 가 斌加 Vinca major L.

多年生 常綠草本으로 줄기는 가늘고 길게 1~3m쯤 뻗어 나가며 많은 가지를 치고 땅 위에 닿는 마디에서는 不定根이 나온다. 잎은 對生하며 卵形이고 끝은 뾰족하고 潤澤이 있고 가장자리는 밋밋하다. 줄기 윗부분의 葉腋에서 淡紫色의 꽃이 1개씩 달리며 萼은 綠色이고 깊이 5 裂하였고 裂片은 線形, 花冠의 밑부분은 가는 筒으로 되고 윗부분은 5裂하고 편평하다. 開花期는 5~8月이다. 熱帶地方이 原産이며 淸州地方에서 시험재배 중이며 越冬이 잘 되고 있다. 【處方用名】 帶根全草가 斌加이다.

斌 加 (빈가): 빈가의 뿌리가 붙은 全草이다. 가을철에 採取하여 햇볕에 말리거나 생것으로 쓴다.

〔性味 歸經〕 味는 苦微辛하고 性은 寒하다. 心, 肝經에 들어간다.

〔成分〕 根에는 reserpine, reserpinine, vincamine, vincine, vincamajine vincamajoreine, akuammine, vinine, perivincine, 10-methoxy vellosine 등이 알려져 있고 이것들의 몇 개가 動物試驗에서 制癌作用을 나타낸다.

〔藥效 主治〕 驅瘀血, 消腫의 效能이 있다. 瘀血性 疾患, 癰腫, 癌腫을 치료한다. 【用法 用量】 6~12g을 달여서 服用하거나 汁을 내어 服用한다. 〈外用〉 짓찧어서 塗布한다.

진 달 래 (石南) 目 Ericales

노루발 (鹿蹄草) 과 Pyrolaceae

노루발풀 鹿蹄草 Pyrola japonica KLENZE ex ALEF.
　　　　　　　분홍노루발 P. incarnata FISCH.　　콩팥노루발 P. renifolia MAX.

多年生 常綠草本으로 莖은 길게 옆으로 뻗으며, 줄기는 곤추서고 圓形 또는 약간 모가 나 있다. 잎은 1~8개가 밑부분에서 叢生하고, 葉身은 타원형에 길이 4~7cm, 나비 2.5~4.5cm로서 흔히 葉柄과 더불어 자주빛이 돌고 가장자리는 밋밋하거나 혹은 드문드문 잔 톱니가 있다.

꽃은 흰색으로 길이 15~30 cm 의 花莖 上端에 달리며, 總狀花序로 配列하고 苞는 線狀 披針形으로 끝이 뾰족하며 小花梗보다 길거나 짧다. 꽃받침은 5개로 깊게 갈라지며 꽃잎은 5개이다. 蒴果는 편평한 球形으로 익으면 여러 쪽으로 갈라져서 種子를 튕겨낸다. 開花期는 6~7月이다. 山野의 숲속 혹은 바위 그늘의 濕地에 野生하며 全國에 分布한다. 【處方用名】全草가 鹿壽草이다.

鹿壽草 (녹수초) 〈陝西中藥志〉鹿銜草・破血丹・鹿壽茶 : 노루발풀 및 同屬 近緣植物의 全草이다. 여름이 끝날 무렵 全草를 採取해서 햇볕에 말린다.

〔性味 歸經〕 味는 苦하고 性은 平하며 無毒하다. 肝, 脾, 腎經에 들어 간다.

〔成分〕 잎은 pirolatin, arbutin, chimaphilin, monotropein, quercetin, β-sitosterol, α-sitosterol, ursolic acid, oleanolic acid, hentriacontane 을 함유한다.

〔藥理〕 Pirolatin 에는 利尿作用이 있다. *in vitro* 에서 사람型結核菌에 가벼운 抑制作用이 있으며 黃色포도球菌, 大腸菌에는 效果가 없었다.

〔藥效 主治〕 補虛, 益腎, 祛風, 除濕, 調經의 效能이 있다. 虛弱咳嗽, 勞傷吐血, 류머티性關節痛, 崩漏, 外傷出血을 治療한다. 特히 調經藥으로 쓰이며 茶 대신으로 마시며 婦人의 陰虛, 白帶에 쓰인다. 또 腎을 補하고 陽을 왕성케 하고 收斂하며 止血한다. 虛勞에 의한 咳嗽, 半身不隨, 다리, 무릎의 無力 및 各種 出血症을 治療한다. 【用法 用量】10~15 g 을 달이거나 혹은 술에 담가서 服用한다.

진 달 래 (石南) 과 **Ericaceae**

산진달래나무 杜鵑 *Rhododendron dauricum* L.

多年生 常綠灌木으로 높이 1~2 m 이며 가지가 많고 부러지기 쉬우며 작은 가지에는 鱗片이 있다. 잎은 互生하며 가지끝에 많이 모여 있고 革質이며 타원형 또는 卵狀 타원형으로 길이 1~5 cm, 넓이 1.5 cm 이고 冬期에는 긴 筒 모양으로 말려 있고 비비면 香氣가 난다. 끝은 鈍頭 또는 尖頭이며 銳底 혹은 圓底이고 가장자리에 톱니가 없으며 표면은 짙은 綠色이고 鱗片이 약간 있으며 뒷면은 연한 갈색으로 인편이 밀생하고 脈 위에 잔털이 있다. 꽃은 紫紅色으로 1~4개가 가지끝에서 생기며 잎보다 먼저 핀다. 꽃받침은 작고 털이 있으며, 花冠은 벌어진 깔때기 모양이며 裂片은 筒部보다 길고 가장자리는 波狀이다. 수술은 10개이며 蒴果는 타원형으로 頂端부터 갈라져 있다. 開花期는 4~5月, 結實期는 7~8月이다. 深山高原에 나며 제주도, 중부, 북부지방에 分布한다. 【處方用名】① 잎은 滿山紅 ② 根은 滿山紅根이다.

❶ **滿山紅** (만산홍) 〈東北常用中草藥手册〉 映山紅・杜鵑 : 산진달래나무의 잎이다. 가을과 겨울에 採取하여 햇볕에 말린다.

〔性味〕 味는 苦하고 性은 寒하다.

〔成分〕 잎은 精油, flavonoid, lactone 類, phenol 酸類, triterpenoids 類, tannin 등을 함유

한다. 精油 속에는 止咳・祛痰作用의 有效成分인 germacrone 외에 menthol, juniper camphor, α-・β-및 γ-eudesmol 등을 含有한다. 이 밖에 cineole, guaiazulene, caryophyllene, selinene, humulane 등을 含有한다고 한다. Flavonoid에는 farrerol, 8-demethylfarrerol, myricetin, kaempferol, quercetin, hyperin, isohyperoside가 있고 또 avicraline, azaleatin, gossypetin, dihydroquercetin을 함유한다. Lactone 類에는 scopoletin, unbelliferone 이 있고 phenol 酸類로 서는 vanillin 酸, p-hydroxy 安息香酸, 沒食子酸 3-methyl ether, anisic acid, hydroquinone 이 있고 이외 protocatechuic acid, syringic acid, rhododendrol을 함유한다.

〔藥理〕 1. 鎭咳作用: Guinea pig 또는 고양이의 上喉頭神經의 電氣刺戟 및 Mouse의 濃암모니아 水噴霧에 의한 引咳法이 證明하는 것처럼 滿山紅의 ethanol 혹은 물에서 抽出한 各種 製劑와 精油의 服用 혹은 腹腔注射는 어느 것이나 모두 止咳作用이 있다.

2. 祛痰作用: 滿山紅을 술에 담근 것의 水溶液을 토끼의 胃 속에 흘려 넣으면 分明한 祛痰作用(呼吸道의 分泌가 增加한다)이 있고, 토끼 및 Mouse를 使用한 Phenol red 法에서도 精油와 水溶性 部分에 뚜렷한 祛痰作用이 있는 것이 證明되고 있다. Germacrone 內服은 效果가 없고 rhododendrol에는 內服 또는 腹腔內注射의 어느 것이라도 현저한 效果가 있었다. 또 demethylfarrerol 도 祛痰作用에 有效한 成分이다.

3. 心臟血管系에 대한 作用: 진달래屬의 많은 植物에는 digitalis 와 같은 强心作用이 있다. 實驗的으로 心臟血管機能이 不足한 개에 대하여 滿山紅의 浸劑 및 팅크劑는 모두 靜脈壓과 動脈壓을 低下시켜서 心拍을 느리게 하고 血流速度를 빠르게 해서 心電圖를 正常으로 回復시켰다.

〔藥效 主治〕 止咳, 祛痰의 效能이 있다. 慢性氣管支炎, 氣管支喘息, 咳嗽를 치료한다. 【用法 用量】 新鮮한 것 15~30 g 을 달여서 服用한다.

❷ 滿山紅根 (만산홍근) 〈醫藥衛生科技資料彙編〉: 산진달래나무의 뿌리이다.

〔藥效 主治〕 急性 細菌性痢疾을 치료할 때는 깨끗이 씻어서 자른 新鮮한 滿山紅根 250 g 에 물 1500~2000 ml 를 부어서 1~2 時間 달인 汁을 服用한다. 成人은 150~200 ml, 小兒(3~5세) 는 50 ml 를 1 日 3 回 服用한다. 觀察한 결과 치료율은 90% 에 達했다. 臨床實驗으로 보아 粘液膿性便(粘液性의 膿質의 便)을 치료 하는 편이 膿血便을 치료하는 것보다 치료 效果가 좋다.

만 병 초(들쭉나무) 萬病草　*Rhododendron fauriae* FRANCH. var. *rufescens* NAKAI
(= *R. brachycarpum* D. DON)

홍만병초　*R. fauriae* var. *roseum* (KOIDZUMI) NAKAI

노랑만병초　*R. aureum* GEORGI (= *R. chrysanthum* PAUAS)

常綠灌木으로 높이가 4 m 에 달하고 어린가지에 灰色털이 밀생하지만 곧 없어지며 褐色으로 변한다. 잎은 互生하고 끝에서 5~7 개가 모여 나고 楕圓形 또는 楕圓狀 披針形이며 잎 밑은 거의 心臟形이고 끝이 둥글고 톱니가 없고 거의 밖으로 젖혀졌으며 革質이고 表面은 潤澤이 있고 뒷면은 星狀毛가 밀생했다. 葉柄은 길이 1~3 cm 로서 灰色털이 밀생하지만 없어진다. 꽃은

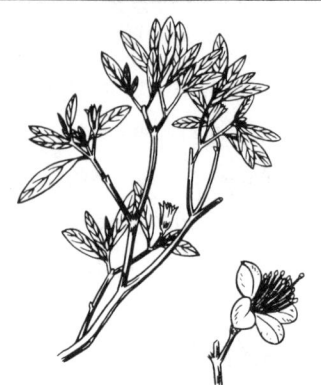 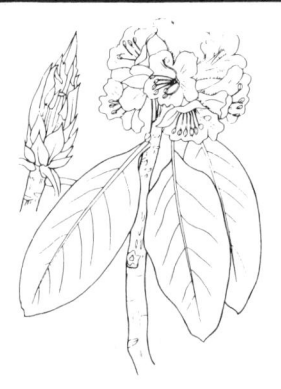 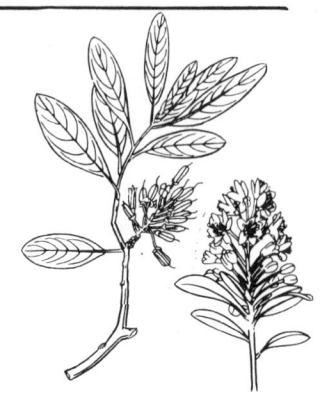

산진달래나무 杜鵑 　　　　만병초 萬病草　　　　　꼬리진달래 小花杜鵑
Rhododendron dauricum　*Rhododendron fauriae* var. *rufescens*　*Rhododendron micranthum*

繖房花序로서 頂生하고 10~20개가 달리며 花莖에 털이 있으며, 꽃받침잎은 짧고 5개로 갈라졌으며 花冠은 깔때기 모양이고 白色 또는 연한 黃色이며 안쪽 뒷면에 綠色 반점이 있다. 수술은 10개 길이가 서로 다르고 수술대 밑에는 털이 있으며 子房은 갈색털이 밀생했고 암술대는 털이 없다. 蒴果는 楕圓形이고 꼭지가 길며 9月에 성숙한다. 開花期는 7月, 高山 중턱에 나며 지리산, 울릉도, 강원도 및 北部地方에 分布한다. 【處方用名】葉이 石南葉이다.

石南葉(석남엽): 만병초 및 同屬 近緣植物의 잎으로 年中 採取하여 햇볕에 말린다.

〔性味 歸經〕 味는 辛苦하고 性은 平하다. 肝, 腎經에 들어간다.

〔藥效 主治〕 祛風, 止痛, 强壯, 利尿의 效能이 있다. 腰背酸痛, 頭痛, 關節痛, 腎虛腰痛, 陽痿, 月經不順, 不姙症을 치료한다. 【用法 用量】6~9g을 달여서 服用하거나 丸劑 또는 散劑로 하여 쓴다.

꼬리진달래(참꽃나무겨우살이) 小花杜鵑　*Rhododendron micranthum* TURCZ.

常綠灌木으로 높이는 2m에 달하고 작은 가지는 褐色으로 褐色의 鱗片과 柔毛가 있다. 잎은 互生하며 革質이고 타원형, 倒卵狀 타원형 또는 타원상 披針形으로 길이 2~3cm이며 끝은 뾰족하고 가장자리에는 드문드문 얕은 톱니가 있으나 확실하지 않은 것도 있다. 밑부분은 楔形으로 표면은 綠色이고 뒷면에는 褐色鱗片이 密生한다. 꽃은 20개 정도가 密生하여 總狀花序를 이루고 苞는 넓은 卵形이며 紅褐色이 돌고 小花梗은 길이 6~8mm로 白色 腺點이 있다. 5개의 꽃받침은 卵形 또는 披針形으로 바깥면은 褐色의 鱗片과 柔毛로 뒤덮여 있다. 花冠은 깔때기 모양이고 지름 1cm 정도로 백색이며 10개의 수술과 1개의 암술이 있다. 蒴果는 타원형으로 익으면 褐色이 되고 5개로 갈라진다. 開花期는 6~7月, 結實期는 10月이다. 산비탈이나 골짜기 사이의 갈라진 돌 틈에서 자라며 中部(慶北, 忠北, 江原道)와 北部(平北)地方에 分布한다. 【處方用名】枝葉 또는 花가 照山白이다.

照山白(조산백)〈山東中草藥手冊〉: 꼬리진달래의 枝葉 또는 꽃이다. 여름과 가을에 採取하여 햇볕에 말린다.

〔性味 歸經〕 味는 苦하고 性은 寒하며 有毒하다. 心, 肺, 大腸經에 들어간다.

〔成分〕 Saponin, tannin, 還元性物質, 多糖類, flavone, 油脂, 精油 등을 含有한다. 잎의 flavonoid에는 quercetin, gossypetin, kaempferol이 있다. 精油의 含有量은 0.27%(新鮮한 잎)이다. 잎에는 또 4種의 phenol 酸, 즉 p-hydroxybenzoic acid, protocatechuic acid, vanillic acid 및 syringic acid가 含有되어 있다. 最近의 報告에 의하면 잎은 平喘, 祛痰作用이 있는 scopoletin, 止咳作用이 있는 hyperin과 quercetin, 祛痰作用이 있는 astragalin 등을 함유하는 외에 劇毒成分인 andromedotoxin을 含有하며 高血壓 및 各種 類型의 上室性 頻脈에 대하여 상당한 치료효과가 있다.

〔藥理〕 Mouse에 照山白에서 分離한 精油 0.2 ml/마리 또는 煎劑 1.6 g 生藥/마리을 經口 투여하면 뚜렷한 祛痰작용이 있고 精油를 注入服하면 뚜렷한 鎭咳작용이 있지만 煎劑의 작용은 확실하지 않다. Mouse에 煎劑를 注入 服用한 경우의 LD_{50}은 85.5 g이다.

〔藥效 主治〕 祛風, 活血, 消腫의 效能이 있다. 氣管支炎, 痢疾, 産後身體의 疼痛, 骨折을 치료한다.【用法 用量】3~6 g을 달여서 服用한다.〈外用〉짓찧어서 바른다.

진 달 래(참꽃나무) 白花杜鵑 *Rhododendron mucronulatum* TURCZ.

常綠 또는 落葉灌木으로 높이 2~3 m이고 어린가지에는 灰色의 굵은 털이 있다. 單葉은 輪生에 가까우며 革質이고 타원형 또는 타원상 披針形에 길이 3~5 cm, 넓이 1~2 cm로서 끝이 뾰족하고 가장자리는 밋밋하며 표면은 綠色, 뒷면은 靑綠色으로 각각 회갈색과 茶褐色 伏毛가 뒤덮여 있다. 꽃은 잎보다 먼저 피고 가지끝의 側芽에서 1개씩 나오지만 2~5개가 모여 달리기도 하며 芳香이 있다. 5개의 꽃받침은 披針形이고 花冠은 흰색 또는 연한 홍색으로 벌어진 깔때기 모양이고 裂片은 卵狀 楕圓形으로 겉에 잔털이 있다. 수술은 5~10개로 수술대 基部에 腺毛가 있고 암술대가 수술보다 길다. 열매는 圓筒形이고 길이 2 cm이다. 開花期는 4~5月, 結實期는 10月이다. 陽地 바른 山地에 野生하며 全國에 分布한다.【處方用名】花, 根 또는 莖葉이 白花映山紅이다.

白花映山紅 (백화영산홍)〈四川中葉志〉滿山紅・映山紅・迎山紅 : 진달래의 꽃이나 뿌리 또는 줄기와 잎이다. 꽃은 4月에, 뿌리는 9~10月에 각각 採取하여 新鮮한 채로 혹은 햇볕에 말려서 使用한다.

〔性味 歸經〕 味는 辛甘하고 性은 溫하며 無毒하다. 心, 肺, 大腸經에 들어간다.

〔成分〕 꽃은 azalein과 少量의 azaleatin을 含有한다. 잎은 多種의 flavonoid 즉 quercetin, gossypetin, kaempferol, myricetin, azaleatin과 dihydroquercetin을 含有한다. 또 rhododendrol, p-hydroxybenzoic acid, protocatechuic acid, vanillic acid와 syringic acid를 含有하며, 이 밖에 植物 속에서 o-pyrocatechuic acid가 發見되고 있다.

〔藥效 主治〕 和血, 散瘀의 效能이 있다. 吐血, 腸風下血, 痢疾, 血崩, 打撲傷을 치료한다.【用法 用量】15~30 g을 달여서 服用한다.〈外用〉달인 液으로 씻는다.

모새나무 南燭·烏飯樹　*Vaccinium bracteatum* Thunb.

常綠灌木으로 높이 3m에 달하고 많은 가지로 갈라진다. 가지는 가늘고 붉은 빛을 띤 灰褐色으로 어릴 때에는 點狀의 微毛가 있지만 나무가 오래되면 없어진다. 잎은 互生하며 革質로 光澤이 나며 葉身은 타원형 또는 긴 타원형으로 길이 3~6cm, 나비 1~3cm이고 가장자리에는 드문드문 톱니가 나 있고 끝은 뾰족하다. 總狀花序는 腋生으로 길이 2~5cm며 10여 개의 꽃이 달리고 밑으로 처지며 잔털이 있고 각 꽃에 永存性의 披針狀 苞가 있다. 花冠은 紅白色으로 筒狀 卵形이며 끝은 5개로 갈라져서 뒤로 젖혀져 있고 10개의 수술이 있다. 열매는 둥글고 익으면 黑紫色이 되며 속에 흰색의 種子가 몇 개 들어 있다. 開花期는 6~7月, 結實期는 10月이다. 산기슭의 양지쪽이나 灌木숲속에서 자라며 濟州道와 南部地方에 分布한다. 【處方用名】① 果實이 南燭子 ② 根은 南燭根 ③ 葉은 南燭葉이다.

❶ **南燭子**(남촉자)〈本草綱目〉: 모새나무의 果實이다.
8~9月에 果實이 익으면 따서 햇볕에 말려서 乾燥한 곳에 둔다.

〔性味 歸經〕 味는 酸甘하고 性은 平하며 無毒하다. 腎, 肝經에 들어간다.

南燭子藥材

〔成分〕 乾燥果實은 糖分 약 20%, 遊離酸 7.02%(주로 사과酸, 枸櫞酸과 酒石酸 少量)를 含有한다.

〔藥理〕 抽出物은 in vitro에서 에를리히腹水癌의 細胞를 變性시킨다.

〔藥效 主治〕 益腎, 固精, 强筋, 明目의 效能이 있다. 長期에 걸친 泄瀉, 夢精, 久痢久瀉, 赤白의 帶下를 치료한다. 【用法 用量】6~12g을 달여서 服用하거나 혹은 丸劑로 해서 服用한다.

❷ **南燭根**(남촉근)〈本草綱目〉: 모새나무의 根이다.

〔藥效 主治〕 散瘀, 消腫, 止痛의 效能이 있다.

❸ **南燭葉**(남촉엽)〈本草新編〉: 모새나무의 잎이다. 8~9月에 小枝를 채취하여 挾雜物을 제거하고 햇볕에 말려 건조한 장소에 저장한다.

〔性味 歸經〕 味는 酸澁하고 性은 平하다. 心, 脾, 腎經에 들어간다.

〔成分〕 Hentriacontane, friedelin, epifriedelanol (epifriedelinol, friedelan-3β-ol), quercetin (quercetol), isoorientin (homoorientin), *p*-hydroxycinnamic acid, myoinositol (*meso*-lnositol)을 含有한다.

〔藥效 主治〕 益精氣, 强筋骨, 明目, 止下痢의 效能이 있다. 【用法 用量】6~9g을 달여서 服用한다. 또는 膏, 丸, 散劑로 하여 服用한다.

월귤나무 越橘　*Vaccinium vitis-idaea* L.

常綠小灌木으로 높이 20~30cm이며 地下莖과 잔털이 있으며 줄기는 곧추서고 작은 가지는 가늘며 灰褐色을 띤다. 잎은 互生하고 革質이며 타원형 또는 倒卵形에 길이 1~3cm, 나비

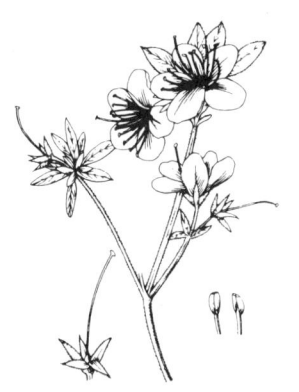
진달래 白花杜鵑
Rhododendron mucronulatum

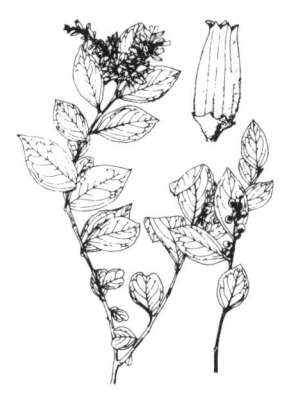
모새나무 南燭
Vaccinium bracteatum

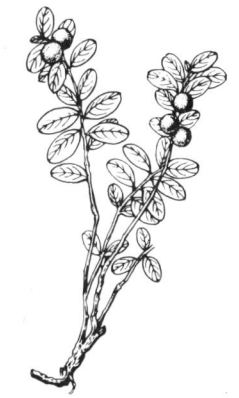
월귤나무 越橘
Vaccinium vitis-idaea

6~13mm로 끝은 둥글고 밑부분은 楔形이며 가장자리는 밋밋하고 표면은 짙은 녹색으로 潤彩가 있으며 뒷면은 연한 녹색으로 검은 點이 散在한다. 꽃은 가지 윗부분의 葉腋에서 나오는 總狀花序에 2~3개씩 달리고 苞와 小苞가 있다. 花冠은 鐘形으로 밑으로 처지고 길이 6~7mm이며 4개의 裂片으로 갈라지고 흰색 또는 연한 홍색을 띤다. 수술은 8~10개이며 실 모양의 花柱는 花冠 밖으로 뻗어 있다. 液果는 둥글고 익으면 橘紅色이 된다. 開花期는 6~7月, 結實期는 9月이다. 高山의 針葉樹林 밑 또는 灌木의 숲속에 자라며 濟州道 및 中部, 北部의 高山地에 分布한다. 【處方用名】① 葉은 越橘葉 ② 果實은 越橘果이다.

❶ **越橘葉** (월귤엽) 〈國藥的藥理學〉 熊果葉 : 월귤나무의 잎이다. 6月에 꽃이 필 때 잎을 採取하여 햇볕에 말려 乾燥한 곳에 저장한다.

〔性味〕 味는 苦澁하고 性은 溫하며 小毒이 있다.

〔成分〕 Arbutin, ursolic acid, pyroside, salidroside, 4-hydoxyphenyl β-gentiobioside, hyperin, avicularin, quercetin-3-d-glucosyl-l-rhamnoside, 2-o-caffeoyl arbutin, isoquercitrin을 함유하고 있다. 또 pyrocatechol 系 tannin이 7.9~8.2% 含有되어 있고 그 속에 α-catechin, l-epicatechin, d-gallocatechin 도 함유되어 있다.

〔藥理〕 乾燥한 全草의 5% 抽出液은 수개구리에 대하여 抗性호르몬作用이 있지만 이 作用은 탄닌으로 因해서 일어나는 것은 아니다. 잎의 浸出液 혹은 煎劑는 利尿劑(腎臟結石을 치료한다)로서 使用되며 또한 류머티즘, 痛風에도 使用할 수 있다. 果實은 비타민 缺乏症에 使用한다.

〔藥效 主治〕 利尿, 解毒의 效能이 있다. 淋毒性의 尿道炎, 膀胱炎 및 急性 류머티즘에 使用한다. 【用法 用量】 1.5~6g을 달여서 服用한다.

❷ **越橘果** (월귤과) 〈吉林中草藥〉 : 월귤나무의 成熟한 果實이다.

〔藥理〕 詳細한 것은 越橘葉의 項 參照.

〔藥效 主治〕 止痛의 效能이 있다. 傳染性泄瀉를 치료한다. 【用法 用量】 3~10g을 달여서 服用한다.

질경이(車前)目 Plantaginales

질경이(車前)과 **Plantaginaceae**

질경이 車前 *Plantago asiatica* DECAISNE

개질경이 *P. camtschatica* CHAM. et LINK

털질경이 平車前 *P. depressa* WILLD. 왕질경이 *P. japonica* FR. et SAV.

多年生 草本으로 花莖까지의 높이는 50 cm 내외이고 수염뿌리가 있으며, 원줄기가 없고 많은 잎이 뿌리에서 나와 비스듬히 퍼진다. 긴 葉柄은 거의 葉身과 같은 길이이거나 또는 葉身보다 길며 밑부분이 넓어져서 서로 얼싸안는다. 잎은 卵形 또는 타원형이며 길이 4∼15 cm, 나비 2∼7 cm로 끝은 둔하며 가장자리는 波狀이고 보통 弧形의 葉脈이 5∼7개 있다. 높이 12∼50 cm에 이르는 數個의 花莖이 있으며 穗狀花序는 花莖의 2/5∼1/2이고, 꽃은 연한 綠色으로 1개의 苞片이 있다. 꽃받침은 4개로 갈라지며 타원형 또는 卵圓形으로 끝이 둥글고 중앙부에 굵은 脈이 있다. 花冠은 작고 4개의 裂片은 뒤로 젖혀져 있으며 4개의 수술과 1개의 암술이 있다. 蒴果는 익으면 옆으로 갈라지면서 6∼8개의 黑褐色 種子가 나온다. 開花期는 6∼9月, 結實期는 7∼10月이다. 山野濕地에 나며 全國에 分布한다. 【處方用名】① 全草는 車前 ② 種子는 車前子이다.

❶ 車　前 (차전)〈四聲草本〉當道・車前草・蝦蟆・牛遺・勝舃・車輪菜・勝舃榮・蛤蟆草：질경이 및 同屬 近緣植物의 全그루이다. 여름에 채취하여 진흙을 털어내고 햇볕에 말린다.

〔性味 歸經〕 味는 甘하고 性은 寒하다. 잎은 肝, 脾經에 들어간다.

〔成分〕 질경이의 全草는 aucubin, plantaginin, ursolic acid, hentriacontane, β-sitosterol, β-sitosteryl palmitate, stigmasteryl palmitate, vitamin B_1, vitamin C 등을 含有한다. 同屬 近緣植物인 大車前 *P. major* L.의 잎은 aucubin, vitamin A・C・K, 有機酸, 有機鹽基 등을 含有하고 더욱이 多糖類의 有效成分인 plantaglucide를 함유하며, 그 構成은 d-galacturonic acid, d-galactose, l-arabinose, l-rhamnose 이다.

〔藥理〕 1. 祛痰作用：痲醉를 한 고양이에게 질경이의 煎劑를 1 g/kg 經口投與하면 呼吸道의 粘液分泌를 현저하게 增加시킨다.

2. 抗菌作用：질경이의 水浸劑는 *in vitro*에서 어떤 몇 개인가의 病原性眞菌에 대해서 程度가 다른 抑制作用을 갖는다. Alcohol 抽出物의 *in vitro*에서의 leptospira를 殺菌하는 效果는 水煎劑보다도 뛰어났다.

3. 抗炎症作用：Rat에게 질경이의 pectin 0.5 g/kg 및 1 g/kg을 經口投與하면 formalin 및 dextrin에 의해서 일어난 浮腫에 대해서 뚜렷한 抑制作用이 있다.

4. 抗腫瘍作用：질경이의 抽出物은 에를리히癌 및 사르코마 180에 대해서 弱한 抑制作用이 있다.

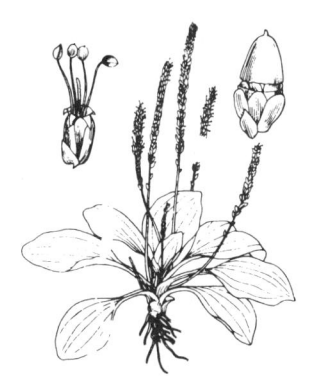
질경이 車前
Plantago asiatica

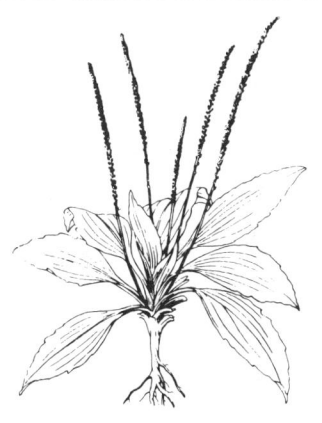
털질경이 平車前
Plantago depressa

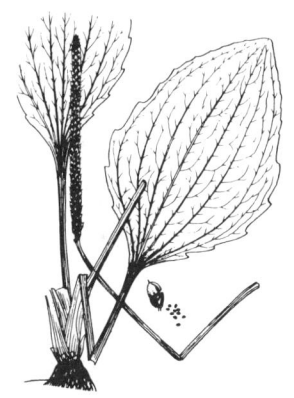
왕질경이
Plantago japonica

5. 其他 作用 : 以前의 報告에 의하면 질경이에 含有되어 있는 配糖體 plantagin은 少量으로 心臟의 鼓動을 느리게 하여 振幅을 넓히고 血壓을 上昇시키고 多量으로 心臟痲痺, 血壓低下를 일으키며 또 鎭咳作用이 있고, 氣管支 및 消化道의 分泌를 促進한다. 腸管, 子宮의 運動을 促進하며 毒性은 매우 적다.

〔藥效 主治〕 利水, 淸熱, 明目, 祛痰의 效能이 있다. 小便不通, 淋濁, 帶下, 血尿, 黃疸, 水腫, 熱痢, 水樣性下痢, 鼻出血, 目赤(急性 結膜炎)의 腫痛, 喉痺를 수반하는 急性 扁桃腺炎, 咳嗽, 皮膚潰瘍을 치료한다. 또 金瘡(刀槍傷)을 치료하며 止血하고 瘀血血瘕에 의한 下血을 치료한다. 【用法 用量】 10∼15g을 달여서 服用한다. 또는 짓찧어 낸 汁을 服用한다. 〈外用〉 짓찧어서 바른다.

〔禁忌〕 질경이 잎을 짓찧어 낸 汁을 溫服하면 火盛泄精의 치료에 매우 效果가 좋지만 虛滑 精氣不固인 者는 服用을 忌해야 한다.

❷ 車前子 (차전자) 〈神農本草經〉 車前實・蝦蟆衣子 : 질경이 또는 同屬 近緣植物의 種子이다. 가을에 果實이 익으면 果穗를 거둬들여 햇볕에 말린 後 種子를 비벼서 果殼이나 挾雜物을 除去한다. 【修治】 《車前子》 挾雜物을 除去하고 泥屑, 粃(찌그러진 과일)을 체로 쳐서 가려낸다. 《鹽車前子》 깨끗한 車前子를 남비에 넣고 뭉근한 불에서 볶아 속이 터져 갈라지게 되면 鹽水를 뿌려 또다시 볶아 바람이 잘 통하는 곳에서 말린다. 車前子 500g : 소금 6.25g을 使用하고 適量의 끓는 물에 녹여서 가라앉힌다.

〔性味 歸經〕 味는 甘하고 性은 寒하다. 腎, 膀胱經에 들어간다.

〔成分〕 種子에는 多量의 粘液, 琥珀酸, adenine, choline 등을 含有한다. 油脂의 脂肪酸에는 palmitic acid, stearic acid, arachidic acid, oleic acid, linoleic acid, linolenic acid 등이 있고 粘液에는 酸性 muco 多糖으로서 plantasan이 있다.

〔藥理〕 1. 利尿作用 : 正常人이 車前子煎劑 10g을 內服하면 利尿作用이 있다고 하지만 煎劑의 總容量 및 每日의 물 攝取量에 대해서는 전혀 記載한 것이 없어 엄밀한 對照를 할 수 없다. 正常人 및 토끼에게 질경이의 種子 煎劑를 服用시켜도 뚜렷한 利尿作用은 나타나지 않는다. 털

질경이의 種子에도 利尿作用은 없다.

2. 關節囊에 對한 作用: 車前子 煎劑 少量을 토끼의 무릎關節腔에 여러 번 注入하면 처음에는 滑膜에 炎症이 생긴 後 結合組織이 增殖하기 시작한다. 따라서 弛緩된 關節囊에 본래의 緊張을 回復시킬 可能性이 있어 臨床上으로는 顎關節의 半脫臼에 使用된다.

〔藥效 主治〕 利水, 淸熱, 明目, 祛痰의 效能이 있다. 小便不通(尿閉), 淋濁, 帶下, 血尿, 暑濕瀉痢, 咳嗽多痰, 濕痺, 目赤障翳를 치료한다. 【用法 用量】 5~10g을 달여서 服用한다. 또 丸劑, 散劑로도 使用한다. 〈外用〉 달인 液으로 씻던가 粉末로 만들어 撒布한다.

〔禁忌〕 대체로 內傷勞倦, 陽氣下陷, 腎虛精滑 및 속에 濕熱이 없는 者는 服用에 注意를 要한다.

초 롱 꽃(桔梗) 目　Campanulatae

국　화(菊花) 과　Compositae

서양톱풀 千葉蓍　*Achillea millefolium* L.

多年生 草本으로 높이 35~50cm이고 地下莖이 옆으로 뻗으면서 새싹이 나오며 흰색의 거미줄 같은 털로 뒤덮여 있다. 莖生葉은 互生하고 葉柄이 없으며 타원형 또는 타원상 線形으로 길이 15cm, 나비 3cm에 달하며, 2~3 회의 羽狀分裂로 裂片은 가늘고 작으며 끝이 뾰족하고 가장자리에 잔 톱니가 있다. 꽃은 백색 또는 연한 홍색이며, 頭花는 繖房狀으로 달려 있고 各 頭花의 周圍에는 5개의 舌狀花冠이 달린 암꽃이 옆으로 퍼지며 끝이 3개로 얕게 잘라지고 管狀花는 兩性으로 끝은 5개로 갈라진다. 瘦果는 편평하며 가장자리에 날개가 있다. 開花期는 6~9월이다. 냇가의 砂質이나 石質地帶에 나며 유럽原産이나 觀賞用, 藥用으로 심었던 것이 퍼져서 野生化되었으며 全國에 分布한다. 【處方用名】 全草가 洋蓍草이다.

洋蓍草 (양시초)〈中國藥植圖鑑〉: 서양톱풀의 全草로 6~8月에 花序가 달린 全草를 잘라서 그늘에서 말린다.

〔性味〕 味는 甘苦辛하고 性은 寒하다.

〔成分〕 精油가 서양톱풀의 重要成分이다. 꽃봉오리가 한창 핀 꽃에 精油가 가장 많고 다음은 잎이며 줄기에는 극소량이 포함되어 있다. 精油에서 특히 重要한 成分은 azulene이다. 일반적으로 精油와 azulene의 含量을 本葉의 品質을 判定하는 尺度로 하고 있지만, 그러나 이 植物의 精油에는 azulene이 전혀 含有되지 않은 것도 있으며, 특히 그것은 山地에서 野生하는 植物에서 볼 수 있다. 精油에는 azulene 以外에 l-α-, d-α-pinene, β-nopinene, l-limonene, l-borneol, bornyl acetate 나 그 밖의 ester, l-camphor, 1,8-cineol, eugenol, thujone, caryophyllene, salicylic acid, valeric acid, isovaleric acid, 蟻酸, 醋酸, methanol, ethanol, formaldehyde, furfural, acetone 등이 含有된다. 꽃과 잎에는 flavonoid 配糖體 즉 apigenin-7-d-glucoside 나 luteoline-7-d-glucoside 가 含有된다. 잎에는 achillin, viburnitol, alkaloid인

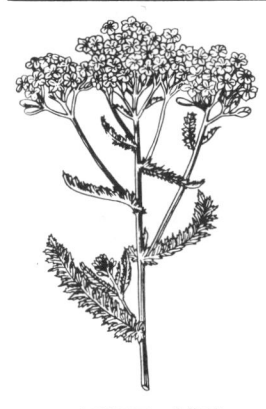 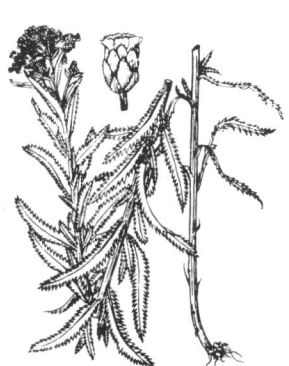 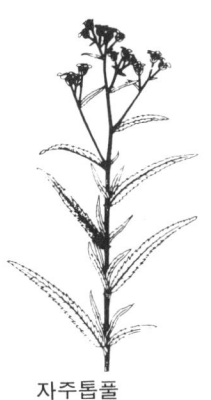 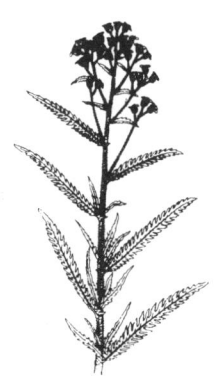

서양톱풀 千葉蓍
Achillea millefolium

톱 풀 蓍
Achillea sibirica

자주톱풀
Achillea ptarmicoides for. *rosea*

산톱풀
Achillea ptarmicoides

betonicine이 함유되어 있다. 꽃에는 myristic acid, palmitic acid, cerotic acid, linoleic acid, oleic acid, ceryl alcohol, triacontane, sitosterol, stigmasterol이 함유되어 있다. 본 식물에서는 또 polyin 化合物 즉 trideca-1,3,5-trien-7,9,11-triin, 3-(2-ethynyl) propalgyl aldehyde, methyl-*trans*-5-(2-thienyl)-2-penten-4-yn-1-methylester, *cis*-1-(2-furyl)-4-(2-thienyl)-1-butene-1-yn-3이 함유되어 있다. 또 lacton 즉 millefin, deacetylmatricarin도 들어 있다.

〔藥理〕 **1. 止血作用**: 浸劑의 內服에 의해서 腸痔의 出血을 고치는 외에 外用으로 코나치아 또는 外傷의 出血을 치료할 수 있다. 止血作用은 血小板數의 增加 및 出血時間의 短縮에 의한 것으로도 생각된다.

2. 抗炎症作用: 乾燥한 頭狀花의 水抽出物에는 抗炎症作用이 있고 그 有效成分은 蛋白質—炭水化物의 複合體라고 생각되며, 이것은 물에 녹고 毒性은 극히 적다. Azulene은 紫外線照射에 의해서 일어나는 皮膚炎症(사람, Rat, Guinea pig)에 대해서는 抗炎作用이 없다.

3. 苦味健胃作用: 胃腸疾患에 사용된다. 服用하면 健康人의 胃液分泌를 증진시킨다.

4. 其他 作用: 乾燥된 全草는 alkaloid를 함유하며 血壓降下作用과 退熱作用이 약간 있다.

〔藥效 主治〕 淸熱, 解毒, 調經의 效能이 있다. 癰癤腫毒, 打撲傷, 痔瘡出血, 月經不順을 치료한다. 【用法 用量】 3～10g을 달이던가 또는 술에 담가서 服用한다. 〈外用〉 新鮮한 것을 짓찧어서 바른다.

톱 풀 蓍 *Achillea sibirica* LEDEB (=*A. alpina* L.) 산톱풀 *A. ptarmicoides* MAXIM.
자주톱풀 *A. ptarmicoides* MAXIM. for. *rosea* NAKAI

多年生 草本으로 높이 50～110cm에 달하며 줄기는 곧추서고 모서리가 있으며 윗부분에서 가지가 갈라진다. 잎은 互生하며 葉柄이 없고 끝이 둔하며 길이 6～10cm, 나비 7～15mm로 밑부분은 원줄기를 둘러싸며 빗살처럼 갈라지고 裂片은 線形으로 가장자리에는 뾰족한 톱니가 있다. 보통 꽃이 필 때 줄기 밑부분의 잎은 시들어 버린다. 꽃은 가지끝과 원줄기끝의 繖房花序에 달리며, 總苞는 球狀, 鐘形으로 길이와 나비가 각각 5～6mm이며, 卵形 또는 披針形의 苞

片은 기와를 덮은 모양으로 늘어선다. 花冠은 흰색으로 끝이 3개로 얕게 갈라지며 5~11 개가 달려 있고 中心은 筒狀花로 兩性이다. 瘦果는 편평한 타원형으로 날개가 있으며 冠毛는 없다. 開花期는 7~9月, 結實期는 9~10月이다. 산비탈이나 林野 주변의 양지에 나며 全國에 分布한다. 【處方用名】① 全草는 一枝蒿 ② 果實은 蓍實이다.

❶ 一枝蒿 (일지호) 〈本草綱目拾遺〉 蜈蚣草: 톱풀 및 同屬 近緣植物의 全草이다. 여름과 가을에 꽃이 필 때 採取하여 햇볕에 말린다.

〔性味 歸經〕 味는 辛苦하고 性은 微溫하며 有毒하다. 心, 肝, 肺經에 들어간다.

〔成分〕 Achillin, chamazulene, d-camphor, deacetylmatricarin 을 含有한다. 또 aconitic acid, inulin, cineole 을 함유한다. 이 밖에 初步的인 測定에서는 amino acid, alkaloid, coumarin 類, flavonoid, phenolic substances, sterol 등을 含有한다고 한다.

〔藥理〕 in vitro 에서 黃色포도球菌, 大腸菌, 綠膿菌, Sonne's bacillus, Flexner's bacillus 에 대하여 높은 靜菌作用이 있었다. 그 有效成分은 아마 lactone, 쿠마린類化合物일 것으로 생각된다. 人間 服用量의 625倍를 Mouse 에게 投與(複腔內注射)했지만 죽지 않았다.

〔藥效 主治〕 活血, 祛風, 止痛, 解毒의 效能이 있다. 打撲傷, 류머티즘에 의한 痛症, 痞塊 (複腔內의 積塊), 癰腫을 치료한다. 특히 잎은 主로 痞疾을 치료한다. 또 健胃, 强壯劑이며 그 밖에 痔疾藥으로도 쓰인다. 【用法 用量】 1.5~3g 을 달여서 服用한다. 또는 술에 담그거나 散劑로서도 使用한다. 〈外用〉 짓찧어서 바르던가 술에 담가 문질러 바른다. 또는 가루를 만들어 調合하여 塗布한다.

〔禁忌〕 姙婦는 服用을 忌한다.

❷ 蓍 實 (시실) 〈神農本草經〉: 톱풀 및 同屬 近緣植物의 果實이다. 9~10月 果實이 익었을 때 採取해서 햇볕에 말린다.

〔性味〕 味는 苦하고 性은 平하다.

〔藥效 主治〕 益氣, 充肌膚, 明目의 效能이 있다. 【用法 用量】 3~10g 을 달여서 服用한다.

물머위 下田菊 *Adenostemma lavenia* (L.) O. KTZE.

多年生 草本으로 높이 30~100 cm 이며 원줄기는 밑부분이 굽어서 地上에 닿는 마디에서 뿌리가 내리며, 줄기는 곧추서고 윗부분의 가지는 紫赤色으로 잔털이 있지만 밑부분은 매끈매끈하며 光澤이 난다. 잎은 對生하며 밑부분의 것은 비교적 작고 꽃이 피면 떨어진다. 중앙부의 것은 卵形 또는 卵狀 楕圓形으로 길이 4~20 cm, 나비 3~12 cm 로 양면에 잔털이 있고 끝이 뾰족하며 가장자리에 둔한 톱니가 있다. 꽃은 흰색이며 頭花는 원줄기와 가지끝에 聚繖狀으로 달려 있으며 花梗이 있고 總苞는 半圓形, 좁은 楕圓形의 苞片은 2줄로 배열되며 끝은 둥글고 밑부분은 합쳐져 있다. 筒狀花는 5개로 갈라지며 瘦果는 倒楕圓形 끝이 둥글고 腺點이 있다. 開花期는 9~10月이다. 물가 및 低濕地에 나며 제주도 및 남부지방에 分布한다. 【處方用名】 全草가 風氣草이다.

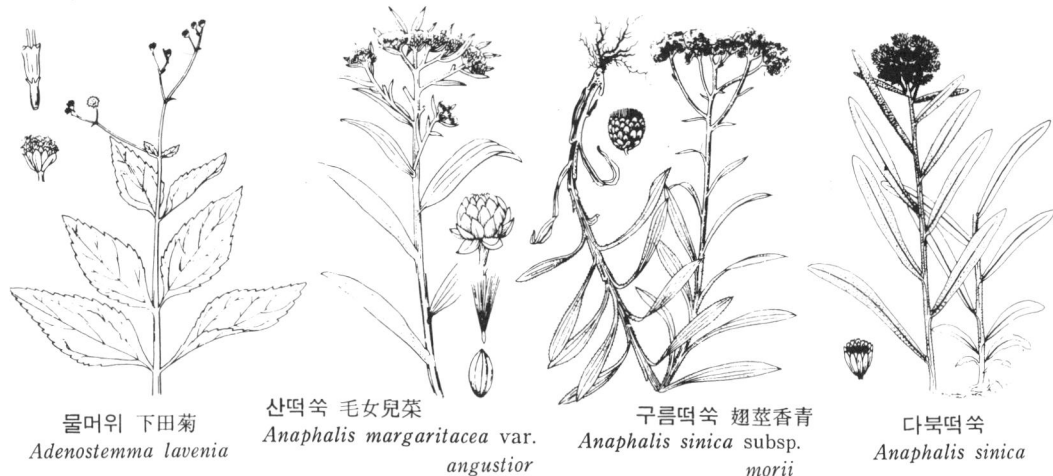

물머위 下田菊
Adenostemma lavenia

산떡쑥 毛女兒菜
Anaphalis margaritacea var. *angustior*

구름떡쑥 翅莖香靑
Anaphalis sinica subsp. *morii*

다북떡쑥
Anaphalis sinica

風氣草 (풍기초) 〈貴州民間藥物〉: 물머위의 全草로 가을에 採取한다.

〔性味〕 味는 辛甘하고 性은 微寒하다.

〔藥效 主治〕 祛風濕, 解表의 效能이 있다. 류머티즘에 의한 關節疼痛, 外感(外邪에 의한 病), 齒痛, 急性乳腺炎을 치료한다. 【用法 用量】술에 담그던가 또는 달여서 服用한다. 〈外用〉짓찧어서 바르거나 또는 달인 液으로 씻는다.

산 떡 쑥 毛女兒菜 *Anaphalis margaritacea* (L.) BENTH. et HOOK. f. var. *angustior* MIQ. et NAKAI

多年生 草本으로 높이 30~70 cm이며 흰색의 綿毛로 뒤덮여 있다. 單葉은 互生하며 葉柄은 없고 葉身은 線狀 披針形에 길이 약 8 cm, 나비 약 1.5 cm로서 윗부분으로 갈수록 작고 뾰족하며 가장자리는 밋밋하고 밑부분은 줄기를 에워싸고 있다. 頭花는 頂生하며 聚繖花序로 配列하고 總苞는 多層으로 흰색이며 끝은 둔하고 곧추서거나 안쪽으로 굽어 있다. 꽃은 연한 黃白色이고 가장자리는 암꽃으로 多數가 열매를 맺고, 中央은 兩性花로 대부분이 열매를 맺지 않는다. 瘦果는 긴 타원형이고 種子는 1개이다. 開花期는 7~8월이다. 햇볕이 잘 드는 山野地에서 자라고 중부·북부지방에 分布한다. 【處方用名】全草 혹은 뿌리가 달린 全草가 大葉白頭翁이다.

大葉白頭翁 (대엽백두옹) 〈四川中藥志〉山萩·香靑: 산떡쑥의 全草 또는 뿌리가 달린 全草이다. 봄, 여름에 花苞가 처음 피기 시작했을 때 뿌리째 뽑아서 진흙을 털어내고 햇볕에 말린다.

〔性味〕 味는 甘微苦하고 性은 凉하며 無毒하다.

〔成分〕 뿌리는 *trans*-dehydromatricaria ester, 5-chloro-2-(octa-2, 4, 6-triynylidene)-5, 6-dihydro-2H-pyran 및 微量의 tridecapentaynene 등을 함유한다.

〔藥效 主治〕 淸熱, 瀉火, 燥濕의 效能이 있다. 吐血, 痢疾, 齒痛, 急性乳腺炎, 瘰癧을 치료한다. 【用法 用量】30~60g을 달여서 服用한다. 〈外用〉짓찧어서 塗布한다.

구름떡쑥 翅莖香靑 *Anaphalis sinica* subsp. *morii* (NAK.) KITAMURA
다북떡쑥 香靑 *A. sinica* HANCE

多年生 草本으로 높이 15~50 cm 로 그루 全體가 흰색의 綿毛로 뒤덮여 있으며 독특한 香氣가 나고 줄기는 叢生하며 가지는 갈라지지 않는다. 잎은 互生으로 葉柄이 없으며 倒披針形 혹은 線狀 披針形이며 길이 4~9 cm, 나비 0.6~1 cm 로 끝이 둔하고 質이 두꺼우며 밑부분은 줄기로 흘러내려 羽狀을 이루어 줄기는 모가 지고 있다. 頭花는 頂生하며 多數의 꽃이 配列해서 繖房狀으로 된다. 雌性頭花는 雜性이며 總苞는 鐘形이고 길이 6 mm, 지름 5 mm 이며 雄性頭花는 수꽃뿐이고 球狀 鐘形으로 길이 5 mm, 지름 7 mm 로 연한 황색을 띤다. 瘦果는 긴 타원형이며 小腺點이 있다. 開花期는 8~9 月이다. 高山이나 구릉지대에 나며 한라산(표고 1200~1800 m 근처)에 분포한다. 【處方用名】全草가 翅莖香靑이다.

翅莖香靑(시경향청)〈科技簡報·醫藥衛生部分〉: 구름떡쑥 및 同屬 近緣植物의 全草로 가을에 採取한다.

〔成分〕 풀 全體에 精油, glycoside 類, cumarin 誘導體, 還元糖, 탄닌, phenols 등이 함유되어 있다.

〔藥理〕 1. 鎭咳, 祛痰, 平喘作用: 구름떡쑥만에 의한 慢性氣管支炎의 500 例가 넘는 치료에서는 有效率이 79% 내외였다. 1457 例의 老年慢性氣管支炎에 구름떡쑥의 各種 方劑와 製劑를 使用하면 모든 것에 상당한 치료효과가 있으며 구름떡쑥이 '白四輪風複方' 중의 主要藥物인 것을 臨床試驗이 證明하고 있다. 二酸化黃을 引咳劑로 使用하면 구름떡쑥의 水煎液과 複方製劑의 Mouse 에 대한 鎭咳作用은 뚜렷하지는 않으나 그 ethanol 抽出物에는 비교적 强한 鎭咳作用이 있다.

2. 消炎作用: 구름떡쑥의 水煎液에는 *in vitro* 에 있어서 黃色포도球菌, 白色포도球菌, Sonne 赤痢菌, 腸티푸스菌, 파라티푸스菌, 大腸菌 등에 대하여 각각 정도는 다르지만 抑制作用이 있다(試驗管法, 平板法). 그 揮發部分의 抗菌作用은 비교적 뒤떨어지며 特히 精油에는 거의 抗菌力이 없다.

〔藥效 主治〕 止咳, 祛痰, 平喘, 消腫의 效能이 있다. 暑氣寒氣에 의한 感氣, 急·慢性氣管支炎, 痢疾, 腸炎을 치료한다.

우 엉 牛蒡 *Arctium lappa* L.

二年生 草本으로 높이 1~1.5 m 에 달하며 윗부분에서 가지가 많이 갈라지고 根生葉은 叢生하며 莖葉은 互生한다. 잎은 心臟形으로 밑부분의 잎은 길이 40~50 cm, 나비 30~40 cm 이고 줄기 윗부분의 잎은 위로 갈수록 작으며 표면은 짙은 녹색으로 윤기가 있으며 매끈매끈하고 뒷면은 灰白色의 짧은 털이 밀생하여 흰빛이 돌고 가장자리는 齒牙狀의 톱니가 있다. 頭花는 원줄기와 가지끝에 繖房狀으로 配列하며 總苞는 球形이며 苞片은 披針形으로 끝은 갈고리 모양으

로 구부러져 있으며 筒狀의 兩性花가 多數 着生한다. 花冠은 검은 자주빛이 돌고 끝은 5개로 얕게 갈라지지만 裂片은 밑에서 합쳐져서 筒狀을 이룬다. 5개의 수술이 있고 瘦果는 거의 구부러진 긴 倒卵形으로 灰褐色이다. 開花期는 7月, 結實期는 7~8月이다. 인도 原産으로 大部分 栽植되고 있다. 【處方用名】① 果實은 牛蒡子 ② 根은 牛蒡根 ③ 莖葉은 牛蒡莖葉이다.

❶ 牛蒡子 (우방자) 〈圖經本草〉 惡實·蝙蝠刺·鼠粘子 : 우엉의 果實이다. 8~9月에 果實이 익은 후 거둬들여서 햇볕에 말린 다음 果實을 두드려서 挾雜物을 除去해서 또다시 完全히 마를 때까지 햇볕에 말린다. 【修治】《牛蒡子》 挾雜物을 除去하고 체로 쳐서 진흙 등을 떨어 낸다. 《炒牛蒡子》 挾雜物을 除去한 牛蒡子를 남비에 넣고 부풀어서 黃色이 되고 좋은 냄새가 날 때까지 약한 불로 살짝 볶아내고 식힌다.

牛蒡子藥材

〔性味 歸經〕 味는 辛苦하고 性은 凉하다. 肺, 胃經에 들어간다.

〔成分〕 果實은 arctiin을 함유하며 收率은 15.0~21.5%이고, 그 aglycon은 l-arctigenin이다. 또 하나의 成分으로서 isoarctigenin이 있으며 2%의 KOH로 處理하면 arctigenin으로 變化한다. 그 밖에 脂肪油가 25~30% 含有되어 있으며 그 요오드價는 138.38로 空氣 中에서는 약 1개월에 凝固된다. 脂肪酸 중의 主要成分은 arachidic acid이다. 그 밖에 少量의 stearic acid, palmitic acid와 不飽和脂肪酸 속의 linoleic acid 등이 含有되어 있고, 더욱이 440 μg%의 비타민 B_1도 含有되어 있다. 植物 全體의 어느 部分에도 抗菌成分이 含有되어 있다.

〔藥理〕 1. 抗菌作用 : 牛蒡子의 水浸劑(1 : 2)는 *in vitro*에서 多種의 病原性 眞菌類에 대하여 어느 정도의 抑制作用을 나타낸다.

2. 降血糖作用 : 抽出物은 Rat에 대해서 현저하고 持續性이 있는 降血糖作用을 나타내며, 炭水化物 許容量 增大에 대해서는 毒性이 낮다.

〔藥效 主治〕 祛風熱, 消腫, 解毒의 效能이 있다. 風熱咳嗽, 咽喉腫痛, 斑疹不透(發疹이 쉽게 나오지 않을 경우), 瘙痒을 수반하는 風疹, 癰腫瘡毒을 치료한다. 【用法 用量】 5~10g을 달여서 服用한다. 또 散劑로 해서도 使用한다. 〈外用〉 달인 液으로 양치질한다.

〔禁忌〕 慢性 痘瘡에는 血熱, 便秘症을 수반할 경우에만 사용할 수가 있으며 氣虛로 血色이 없고, 便通이 좋거나 泄瀉가 있을 경우에는 服用을 忌한다.

❷ 牛蒡根 (우방근) 〈藥性論〉 惡實根·鼠粘根 : 우엉의 뿌리이다. 10月에 2年 以上된 뿌리를 깨끗이 씻어서 햇볕에 말린다.

〔性味 歸經〕 味는 苦하고 性은 寒하며 無毒하다. 肺經에 들어간다.

〔成分〕 우엉뿌리는 水分 約 70%, 蛋白質 約 2%, 糖分 약 25%(多量의 inulin을 함유한다), 灰分 약 0.6%를 함유한다. 灰分 中의 K_2O, CaO, Fe_2O_3, P_2O_5의 含有率은 각각 41.61%, 10.16%, 2.42%, 8.41%이다. 또 本品은 inulin(약 56 mg%)과 arctose를 함유하고 있다고 한다. 新鮮한 우엉뿌리는 caffeic acid, chlorogenic acid, isochlorogenic acid, monocaffeic acid 誘導體, dicaffeic acid 誘導體 등 多種의 polyphenols 化合物 3.65%를 含有한다. 또 0.001~0.002%의 polyenes를 함유하며, 그 중 1,11-tridecadiene-3,5,7,9-tetrayne이 50%, 1,3,11-tridecatriene-5,7,9-tryne이 30%를 차지하며 抗菌 및 抗眞菌作用이 있다. 우엉뿌리

는 抗腫瘍物質을 含有하며 dichloromethane 과 ethyl alcohol 을 使用해서 抽出할 수 있다.

〔藥效 主治〕 祛風熱, 消腫毒의 效能이 있다. 風毒面腫(顏面浮腫), 眩暈, 咽喉熱腫, 齒痛, 咳嗽, 消渴(糖尿病), 癰疽瘡疥를 치료한다. 【用法 用量】 달여서 服用하던가 짓찧어 낸 汁을 使用한다. 〈外用〉 짓찧어서 바르거나 바짝 졸여서 膏를 만들어 붙인다. 또는 달인 液으로 씻는다.

❸ 牛蒡莖葉 (우방경엽)〈藥性論〉: 우엉의 莖葉이다. 味는 甘하고 無毒하다.

〔成分 藥理〕 잎이 抗菌物質을 가장 많이 含有하고 있는데 그 主된 것은 抗黃色포도球菌物質이며 最小抑制濃度는 1 ml 당 400 μg 이다. 잎의 液汁도 一定한 作用을 한다. 抗菌成分의 含有率은 開花期가 가장 높다. 그러나 우엉은 抗菌成分을 파괴하는 酸化酵素도 함유하므로 採取 후 바로 ethyl alcohol 의 蒸氣로 酸化酵素를 파괴한다. 이때 抗菌成分이 녹아 없어지지 않도록 하려면 우엉 위에 ethyl alcohol 이 고이지 않도록 注意해야 한다.

〔藥效 主治〕 頭風痛, 煩悶, 創傷, 急性乳腺炎, 皮膚의 風痒을 치료한다. 【用法 用量】 삶아서 먹는다. 〈外用〉 달인 液으로 씻거나 바짝 졸여 膏를 만들어 바른다. 또 잎을 상처에 붙인다.

개 똥 쑥 黃花蒿 *Artemisia annua* L.

一年生 草本으로 높이 1 m 에 달하고 털이 없으며 강한 냄새가 난다. 줄기는 圓柱形으로 곧추서며 表面에는 길이로 얕은 홈이 패여 있고 下部는 木化되었으며 윗부분은 많은 가지로 갈라진다. 잎은 互生하고 3回羽狀으로 가늘게 갈라지며 裂片끝은 뾰족하고 표면은 녹색으로 가루같은 잔털과 腺點이 있고 줄기 윗부분의 잎은 위로 갈수록 작아지며 잘게 갈라진다. 頭花는 球形으로 밑으로 늘어져서 파라미드型으로 配列하며 잎이 난 圓錐花序가 上部 全體에 密生한다. 각각의 頭花에는 짧은 花梗이 있으며 總苞片은 털이 없고 2~3 줄로 배열되며 外面의 中央部는 綠色이고 가장자리는 연한 黃色이다. 瘦果는 卵形으로 매우 작지만 표면에는 길이로 隆起된 줄무늬가 있다. 開花期는 6~8 月이다. 황무지, 산비탈, 길가에 나며 全國 各地에 分布한다. 【處方用名】① 全草는 黃花蒿 ② 果實은 黃花蒿子이다.

❶ 黃花蒿 (황화호)〈本草綱目〉臭蒿・草蒿: 개똥쑥의 全草이다. 가을에 採取하여 잘라서 그대로 햇볕에 말리거나 혹은 통째 잘라서 햇볕에 말린다.

〔性味〕 味는 苦하고 性은 寒하며 無毒하다.

〔成分〕 全草에서 抗말라리아原蟲의 有效成分인 arteannuin 및 arteannuin B 등이 抽出되고 있다. 잎은 scopoletin, coumarin, artemetin, eupatin, 3,5-dihydroxy-6,7,3′,4′-tetramethoxy flavon 등을 함유하고 있다. 바람에 말린 植物을 水蒸氣로 蒸溜하면 연한 녹색의 향이 좋은 精油 0.18 % 를 얻을 수 있다. 精油含有率은 開花期가 最高이며 新鮮한 植物은 오래된 植物보다 含有率이 높다. 精油成分 중의 ketone 類物質의 含有率은 44.97 % 로 artemisia ketone 21 %, *l*-樟腦 13 %, 1,8-cineole 13 %, *l*-β-artemisia alcohol 의 醋酸 ester 4 %, pinene 1 % 가 주된 것이다. 地上 部分에는 scopoletin 및 scopolin 을 含有한다.

〔藥效 主治〕 淸熱, 解瘧, 祛風, 止痒의 效能이 있다. 暑滯, 말라리아, 潮熱(定時刻發熱), 小兒痙攣, 熱로 因한 泄瀉, 惡瘡, 疥癬을 치료한다. 【用法 用量】 3~10 g 을 달여서 服用한다.

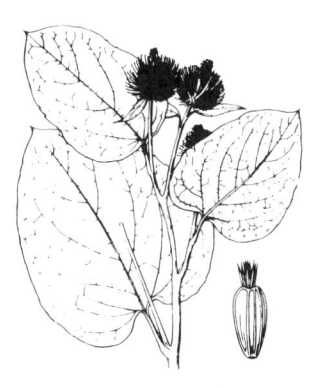
우 엉 牛蒡
Arctium lappa

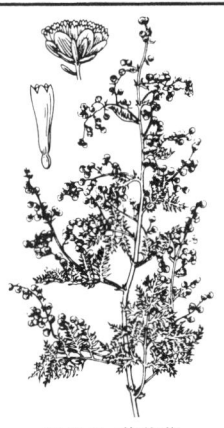
개똥쑥 黃花蒿
Artemisia annua

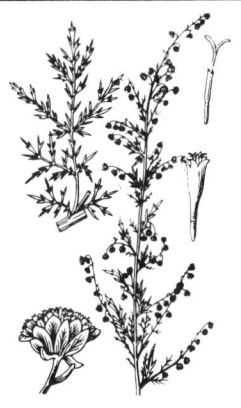
개사철쑥 靑蒿
Artemisia apiacea

〈外用〉 짓찧어서 바른다.

❷ 黃花蒿子 (황화호자) 〈本草綱目〉: 개똥쑥의 果實이다.

〔性味〕 味는 辛하고 性은 凉하며 無毒하다.

〔藥效 主治〕 疲勞를 治癒하며 下氣, 開胃, 止盜汗의 效能이 있다. 【用法 用量】 3~10g을 달여서 服用한다.

개사철쑥 靑蒿 *Artemisia apiacea* HANCE

一年生 또는 二年生 草本으로 높이 30~150cm이고 털이 없으며 가지가 많다. 줄기는 圓筒形이며, 밑부분은 木質化되어 있고 표면은 세로로 가는 홈이 패여 있다. 잎은 互生하며 2回羽狀複葉으로 갈라지고 第1回의 裂片은 타원형, 第2回의 裂片은 線形이며 가장자리 또는 각 언저리는 1~3의 羽狀複葉으로 얕게 갈라지며, 끝은 뾰족하고 質은 부드럽고 털이 없으며 靑綠色을 띤다. 꽃은 지름 약 6mm로 半球形이고 가지끝과 원줄기끝에 한쪽으로 치우쳐 있는 總狀花序에 달리며 花梗은 길이 2~6mm이다. 總苞는 둥글고 苞片은 3~4줄로 배열되며 外片은 좁고 길며 內片은 卵形이고 가장자리는 膜質이다. 花托을 둘러싸고 管狀으로 암꽃이 달리며 內側의 대부분은 兩性花로 花冠은 管狀이며 綠黃色을 띤다. 5개의 수술과 1개의 암술이 있으며 瘦果는 타원형으로 褐色을 띤다. 開花期는 7~9月, 結實期는 9~10月이다. 개울가 모래땅에 나며 중부·남부 및 제주도에 分布한다. 【處方用名】 ① 全草는 靑蒿 ② 根은 靑蒿根 ③ 果實은 靑蒿子이다.

❶ 靑　蒿 (청호) 〈神農本草經〉 蒿·草蒿·方潰: 개사철쑥의 全草이다. 여름에 꽃이 피기 전에 줄기나 잎이 푸른 것을 골라서 地上部分을 採取하여 그늘에서 말린다. 【修治】 《靑蒿》挾雜物을 除去하고 남은 뿌리를 따내서 물에 적셔 축인 다음 잘라서 햇볕에 말린다. 《鱉血靑蒿》자른 개사철쑥을 큰 그릇에 넣고, 溫水로 약간 稀釋한 鱉血을 붓고 뒤섞어서 좀 놓아 두었다가 鱉血이 吸收되면 남비에 넣어 뭉근한 불에서 약간 볶아 바람이 잘 통하는 곳에서 말린다 (靑蒿片 500g : 산자라 2마리 분의 피를 사용한다).

〔性味 歸經〕 味는 苦微辛하고 性은 寒하다. 肝, 膽經에 들어간다.

〔成分〕 개사철쑥은 苦味質로 精油 및 abrotanine, vitamin A를 含有한다. 精油成分에는 β-bourbonen, farnesyl acetate, caryophyllene, β-humulene, ε-cadinene, δ-cadinene, α-pinene, β-pinene, camphene, limonene, 1,8-cineole, artemisiaketone, α-thujone, copaene, γ-cadinene이 있다.

〔藥理〕 개사철쑥의 水浸劑(1:3)는 in vitro에서 어떤 種類의 皮膚眞菌에 대해서 어느 정도의 抑制作用이 있다. Ethyl alcohol 抽出物의 in vitro에서의 Leptospira에 대한 抗菌濃度는 7.8 mg/ml로 效力은 連翹, 黃柏, 蚤休와 비슷하지만 黃連, 茘枝草, 黃芩, 金銀花보다도 弱하다.

〔藥效 主治〕 淸熱, 解暑, 除蒸의 效能이 있다. 溫病暑熱, 骨蒸勞熱, 말라리아, 黃疸, 疥瘡, 瘙痒을 치료한다. 【用法 用量】 5~10 g을 달여서 服用한다. 또 丸劑, 散劑로 만든다. 〈外用〉 짓찧어서 바르던가 가루를 만들어 고루 塗布한다.

〔配合 禁忌〕 産後의 血虛, 內寒으로 因한 泄瀉, 食慾이 없으며 泄瀉를 하는 症狀에는 使用을 忌한다. 대체로 産後 脾胃薄弱한 症狀에는 當歸나 地黃과 함께 使用하는 것을 忌해야 한다.

❷ 靑蒿根 (청호근) 〈滇南本草〉: 개사철쑥의 뿌리이다.

〔藥效 主治〕 勞熱骨蒸(結核性의 熱), 關節酸疼, 大便下血을 치료한다.

❸ 靑蒿子 (청호자) 〈食療本草〉: 개사철쑥의 果實이다. 가을에 과실이 익을 때, 果枝를 잘라내고 果實을 두들겨 떨어뜨려서 햇볕에 말린다.

〔性味〕 味는 甘하고 性은 凉하며 無毒하다.

〔藥效 主治〕 淸熱, 明目, 殺蟲의 效能이 있다. 勞熱骨蒸, 痢疾, 惡瘡, 疥癬, 風疹을 치료한다. 【用法 用量】 3~6 g을 달이던가 가루로 만들어서 服用한다. 〈外用〉 달인 液으로 씻는다.

황해쑥艾 *Artemisia argyi* LÉVL. et VANT.   참 쑥 *A. lavandulaefolia* DC.
약 쑥(쑥) *A. princeps* var. *orientalis* (PAMPAN.) HARA

多年生 草本으로 높이 45~120 cm이고 根莖은 길게 뻗으며 줄기는 곧추서고 質은 단단하며 회백색의 부드러운 털로 뒤덮여 있다. 잎은 單葉으로 互生하며 줄기 밑부분의 잎은 開花와 더불어 시들어 버린다. 卵狀 楕圓形의 葉身은 羽狀으로 깊게 갈라지고 裂片은 다시 羽狀으로 갈라지며 가장자리에는 거친 톱니가 있고 표면에 흰색 점이 많으며 뒷면은 흰색 絨毛로 덮여 있다. 윗부분의 잎은 밋밋하고 갈라지지 않은 것도 있으며 披針形 또는 線狀 披針形으로 葉柄이 없다. 花序는 總狀으로 頂生하며 많은 頭花가 모여서 이루어지며 總苞片은 4~5줄로 배열되는데 外片은 약간 작으며 卵形이고, 中片과 內片은 비교적 크며 넓은 타원형이고 가장자리는 膜質이며 綿毛로 뒤덮여 있다. 花床은 半球形이고 윗부분에 암꽃과 兩性花가 10개 남짓하게 달리고 5개의 수술이 있고 瘦果는 긴 타원형으로 양끝이 좁고 털이 없다. 開花期는 7월이다. 길가, 草地, 荒野에 나며 중부지방에 分布한다. 【處方用名】 ① 葉은 艾葉 ② 果實은 艾實이다.

❶ 艾 葉 (애엽) 〈神農本草經集注〉 醫草・灸草・黃草・甜艾・艾: 황해쑥 및 同屬 近緣植物의 잎을 말린 것이다. 봄과 여름에 잎은 무성하나 꽃이 아직 피지 않았을 때, 採取하여 햇볕에

말리던가 그늘에서 말린다. 【修治】《艾葉》挾雜物이나 葉柄을 자른 다음 먼지나 부스러기를 털어 낸다. 《艾絨》햇볕에 말려서 깨끗하게 먼지를 털어 낸 艾葉을 맷돌로 갈아 부드럽게 하고 그 속에서 단단한 줄기와 葉柄을 除去하고 먼지를 털어 낸다. 《艾炭》淸潔한 艾葉을 남비 속에 넣고 强한 불에서 7割 정도가 黑色으로 變할 때까지 볶아 醋를 뿌려 뒤섞은 다음 철사로 만든 체로 치고, 아직 充分하지 않은 것은 다시 볶아 내어 햇볕에 바래서 식히고 再燃을 防止해서 3日 후에 保存한다(艾葉 500 g : 醋 78.2 g).

〔性味 歸經〕 味는 苦辛하고 性은 溫하다. 脾, 肝, 腎經에 들어간다.

〔成分〕 황해쑥은 精油를 含有하며 精油 중 가장 含有量이 많은 成分은 cineole 로 25~30%를 차지한다. 平喘效果도 비교적 좋은 成分은 terpinen-4-ol 이다. 이 밖에 β-caryophyllene, linalool, artemisia alcohol, camphor, borneol 등이 함유되어 있다. 잎은 tetracosanol, β-sitosterol, l-chebulachitol, l-inositol 을 함유한다. 뿌리 및 줄기는 inulin 과 비슷한 多糖 artemose 를 함유한다. 뿌리는 多種의 polyin 化合物을 함유하며 이것에는 heptadec-1, 7, 9, -trien-11, 13, 15-triyne, tetradeca-8, 10, 12-triyne-6-ene-3-one 및 methyl 2-decen-4, 6, 8-triynate 가 있다. 또 작은 가지는 oxytocin과 같은 作用을 하는 物質을 포함하고 있다. 또한 艾屬의 수많은 植物 속에서는 sesquiterpene lactone 의 ridentin 이 抽出되고 있다.

〔藥理〕 1. 抗菌作用 : 艾條(莖) 혹은 艾絨을 燻해서 室內消毒에 사용한다. 蒼朮 혹은 菖蒲 및 雄黃과 또는 蒼朮, 雄黃, 白芷 등과 혼합해서 燻하면 黃色포도球菌, β型溶血性連鎖球菌, 大腸菌, Proteus菌, Diphtheria菌, Typhus 및 Paratyphus菌, 綠膿菌, 枯草菌, Clostridium alcaligenes, 結核菌(사람型 $H_{37}Rv$)의 모든 것에 대해서 殺菌 혹은 抑制作用이 있다.

2. 出血과 凝血時間을 短縮하고 炒炭하면 그 作用은 더욱 현저해진다.

3. 少量(3~5 g)은 胃液分泌 및 食慾을 增進하고 大量에서는 胃腸의 急性炎症을 불러일으켜 惡心嘔吐을 가져오게 한다.

4. 平喘·鎭咳·祛痰 및 消炎作用도 있으며 또 血管收縮中樞와 運動中樞를 흥분시켜 大量에서는 痙攣을 일으키며 또 포함되어 있는 精油는 피부에 대하여 가벼운 刺戟性이 있으며 發熱, 潮紅 등을 가져오게 한다.

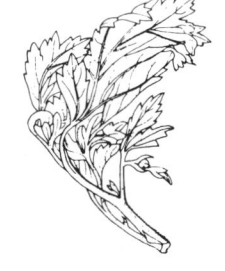

艾葉藥材

臨床보고에 用量이 過多하면 大腦皮質 및 皮質下中樞를 흥분시켜 痙攣을 일으키게 된다. 또 肝細胞의 代謝障碍를 야기시켜 中毒性 黃疸 및 肝炎이 발생할 수 있으므로 臨床의 使用에는 9 g을 넘지 않도록 한다.

〔藥效 主治〕 氣血을 다스리고, 寒濕을 몰아내며 溫經, 止血, 安胎의 效能이 있다. 腹部의 冷症에 의한 痛症, 泄瀉轉筋, 慢性下痢, 吐血, 鼻出血, 下血, 月經不順, 崩漏, 帶下, 胎動不安, 癰瘍(큰 부스럼), 疥癬을 치료한다. 【用法 用量】3~10 g을 달여서 服用한다. 丸劑, 散劑 혹은 짓찧어 낸 汁을 服用한다. 〈外用〉짓찧은 絨으로 뜸쑥을 만들거나 艾條의 燻灸를 만들어 짓찧어서 바른다. 또 달인 液으로 熏洗하던가 혹은 볶아서 熱이 있는 것을 댄다.

〔禁忌〕 陰虛 및 血液에 熱이 있는 症狀에는 服用에 注意해야 한다. 苦酒·香附는 相使 作用

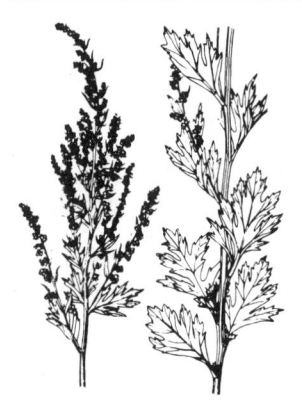
황해쑥 艾
Artemisia argyi

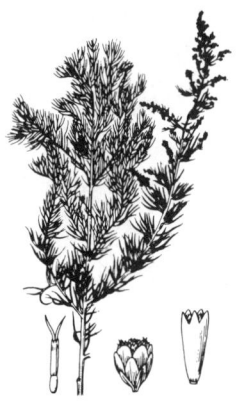
사철쑥 茵陳蒿
Artemisia capillaris

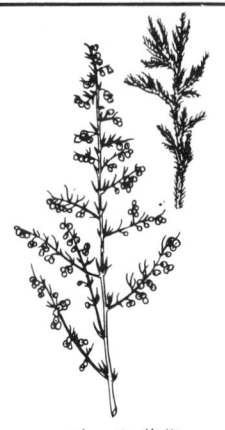
비 쑥 黃蒿
Artemisia scoparia

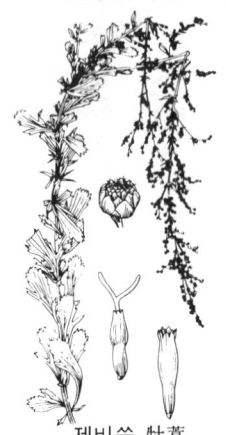
제비쑥 牡蒿
Artemisia japonica

을 한다.

❷ **艾 實**(애실)〈藥性論〉艾子: 황해쑥 및 同屬 近緣植物의 果實로 9~10月에 果實이 익은 후에 採取한다.

〔性味〕 味는 苦辛하고 性은 暖, 熱하며 無毒하다.

〔藥效 主治〕 주로 눈을 밝게 하고 陽을 성하게 한다. 水臟을 도우고 腰部·膝部를 좋게 하며 子宮을 따뜻하게 한다.【用法 用量】1.5~5g을 가루를 만들어 丸劑로 해서 服用한다.【處方例】冷症의 治療: 艾實과 乾薑을 粉末로 하여 梧桐子 크기의 蜜丸을 만들어 1回 30丸을 服用한다.

사 철 쑥(애탕쑥) 茵陳蒿 *Artemisia capillaris* THUNB.
(=*A. capillaris* var. *arbuscula* MIQ.)
비 쑥 黃蒿 *A. scoparia* WALDST. et KITAIB.

多年生 草本으로 높이 40~100cm이며 直立莖으로, 木質化되고 가지가 많으며 묵은 가지에는 털이 없지만 어린 가지는 灰白色의 가는 柔毛로 뒤덮여 있다. 營養枝의 葉身은 2~3回 羽狀分裂 혹은 掌狀分裂하며 裂片은 線形으로 흰색의 絹毛로 뒤덮여 있다. 꽃이 피는 가지의 잎은 葉柄이 없고 羽狀分裂하며 裂片은 毛管狀으로 밑부분은 줄기를 에워싸며 綠色을 띤다. 頭花는 數가 많으며 密集해서 圓錐狀을 이룬다. 總苞는 둥글고 털이 없으며, 苞片은 3~4줄로 배열되고 外片은 卵形, 內片은 타원형으로 능선이 있다. 암꽃은 6~12개, 兩性花는 2~7개이며 5개의 수술과 1개의 암술이 있고 瘦果는 긴 타원형으로 털이 없다. 開花期는 8~9月이다. 산비탈, 냇가, 砂礫地에 많이 나며 全國에 分布한다.【處方用名】어린 莖葉이 茵陳蒿이다.

茵陳蒿(인진호)〈神農本草經〉茵陳蒿·茵陳·因陳蒿: 사철쑥 및 同屬 近緣植物의 어린 줄기와 잎이다. 봄에 幼苗의 높이가 약 8cm쯤 되었을 때 採取해서 挾雜物을 除去하고 햇볕에 말린다.【修治】체로 쳐서 挾雜物을 除去하고 남은 뿌리를 잘라내고 맷돌로 갈아서 산산조각으로 만들고 다시 체로 쳐서 흙이나 먼지를 除去한다.

〔性味 歸經〕 味는 苦辛하고 性은 凉하다. 肝, 脾, 膀胱經에 들어간다.

〔成分〕 사철쑥은 利膽作用의 有效成分인 scoparone 즉 6,7-dimethoxycoumarin 을 함유한다. 含有率은 季節에 따라서 다르며 開花期가 가장 높아 1.98% 이다. 또 chlorogenic acid caffeic acid 도 含有한다. 全草는 精油를 약 0.27% 함유하지만 果穗의 含有量이 비교적 많아서 含有率은 1%에 達한다. 그 成分은 β-pinene, capillin, capillone, capillene, capillarin 이다. 또한 脂肪油를 含有하며 그 脂肪酸은 stearic acid, palmitic acid, oleic acid, linoleic acid, arachidic acid, montanic acid 이다. 無機成分으로서 鹽化칼륨을 함유한다. 또 同屬 近緣植物인 비쑥(黃蒿)은 scoparone 을 함유하며 含有率은 部位와 季節에 따라 다르고 봉오리에는 0.5%, 꽃이나 種子에는 2%, 開花期의 全草에는 0.46%, 開花 前의 꽃에는 1.52%가 함유되어 있다. 단 幼苗는 scoparone 을 함유하지 않고 chlorogenic acid 를 含有한다. 全草는 精油를 약 0.6% 含有하며 開花期의 含有率이 가장 높아서 약 0.95%에 달한다.

〔藥理〕 1. 利膽作用 : 膽汁의 分泌를 增加시킴과 동시에 膽汁 中의 固體物 cholic acid 와 bilirubin 의 排泄도 增加시키며 그 利膽成分은 p-hydroxylacetophenone 과 chlorogenic acid 이다.

2. 茵陳蒿의 浸出劑는 強한 解熱作用이 있지만 煎劑로 하면 解熱作用이 弱하다.

3. 茵陳蒿에 含有된 6,7-dimethoxylcoumarin 은 血壓을 降下시켜 冠狀動脈의 血流量을 增加시키는 作用이 있을 뿐만 아니라 止喘作用이 있다.

4. 本品은 腸管의 蠕動을 抑制하여 腸中의 蛔蟲에 대해 痲醉하는 作用이 있으므로 蛔蟲驅除에 試用해도 좋다.

5. 血淸콜레스테롤과 β-ribo 蛋白을 降下시키므로 血管壁의 脂肪體의 蓄積을 防止한다.

6. 茵陳蒿에 含有된 精油와 chlorogenic acid 는 利尿作用을 가진다. 抗菌試驗에서 肝炎비루스, 人型結核菌, 枯草菌, 티푸스菌, Influenza virus, 皮膚病의 病原性絲狀菌에 대해 강한 抑制作用이 있다.

〔藥效 主治〕 淸熱, 利濕의 效能이 있다. 濕熱黃疸, 小便不利, 風痒瘡疥를 치료하고 主로 風濕寒熱邪氣, 熱結黃疸을 치료한다. 【用法 用量】10~15g 을 달여서 服用한다. 〈外用〉달인 液으로 씻는다.

〔禁忌〕 濕熱이 원인이 아닌 黃疸에는 服用을 忌해야 한다.

제 비 쑥 牡蒿 *Artemisia japonica* THUNB. (=*Chrysanthemum japonicum* THUNB.)

多年生 草本으로 높이 60~90 cm 이며 줄기는 곧추선다. 잎은 互生하고 줄기 중간 이하의 잎은 밑부분이 楔形이며 끝이 羽狀으로 3개로 갈라지며, 中央의 裂片이 비교적 넓어 다시 羽狀으로 3裂한다. 윗부분의 잎은 線形으로 가장자리는 밋밋하며 잎의 양면은 綠色으로 털이 없다. 頭花는 圓錐花序狀으로 늘어서며 頭花 自體는 각각 球形으로 潤彩가 있으며 황록색을 띤다. 總苞는 球形이고 苞片은 3~4 줄로 配列되며 外片은 비교적 작은 卵形, 內片은 타원 모양이며 모두 뒷면에 稜線이 있다. 花床은 球形이며 위에 兩性花와 암꽃이 달려 있고 花冠은 모두 管狀으로 되어 있으며 끝은 5개로 갈라져 있다. 5개의 수술과 1개의 암술이 있고 瘦果는 타원형으로 털이 없다. 開花期는 7~9 월이다. 산이나 들에서 흔히 자라며 全國에 分布한다. 【處方用

名】① 全草는 牡蒿 ② 根은 牡蒿根이다.

❶ 牡 蒿 (모호)〈名醫別錄〉齊頭蒿·水辣菜·蔚: 제비쑥의 全草이다. 여름과 가을에 採取하여 햇볕에 말린다.

〔性味 歸經〕 味는 苦微甘하고 性은 溫하며 無毒하다. 肺, 肝經에 들어간다.

〔成分〕 全草는 精油를 함유하며 그 속에는 copaene, farnesyl acetate, caryophyllene, tricyclovetivene, β-humulene, ε-, δ-, γ-cadinene 이 있다. 이 밖에 α-, β-pinene, camphene, limonene, 1,8-cineole, α-thujone, artemisia ketone, artemisia alcohol 및 β-bourbonene 을 함유한다.

〔藥理〕 全草의 alcohol 또는 acetone 抽出物은 猩紅白色癬菌에 拮抗하는 作用이 있다 (in vitro).

〔藥效 主治〕 解表, 淸熱, 殺蟲의 效能이 있다. 感氣로 因한 身熱, 瘍傷으로 因한 咳嗽, 潮熱(每日 一定時의 發熱), 小兒의 疳으로 因한 熱, 말라리아, 口瘡(口內炎), 疥癬, 濕疹을 치료한다.【用法 用量】5~15g을 달여서 服用한다. 또는 짓찧어 낸 汁을 服用한다.〈外用〉달인 液으로 씻는다.

❷ 牡蒿根 (모호근)〈浙江民間常用草藥〉: 제비쑥의 뿌리이다.

〔性味〕 味는 苦微甘하고 性은 濕하다.

〔藥效 主治〕 류머티즘으로 因한 痺痛, 寒濕浮腫을 치료한다.

맑은대쑥(개제비쑥) 菴䕡·茵蒿 *Artemisia keiskeana* MIQ.

多年生 草本으로 줄기의 높이는 30~90cm 이다. 잎은 互生하고 밑부분의 잎에는 葉柄이 있고 葉身은 廣卵形이며 가장자리에는 불규칙한 缺刻狀의 거친 톱니가 있다. 莖葉은 葉柄이 없으며 倒卵形으로 윗부분에는 缺刻狀의 톱니가 있고 톱니의 끝에는 가시가 있으며 잎은 위로 갈수록 작아진다. 잎은 약간 두껍고 윗면은 녹색으로 잔털이 있고 뒷면은 색이 엷으며 綿毛가 密生한다. 꽃은 작은 花軸이 줄기 윗부분에서 腋生하며 모여서 總狀圓錐 花叢을 이루며 낱낱의 頭花는 지름 3~4mm 의 球形으로 보통 밑으로 늘어져 있다. 總苞는 3~4 줄로 배열되며 外片은 卵形으로 작고 內片은 약간 큰 타원형으로 모두 털이 없다. 花床 둘레의 작은 꽃은 암꽃이고 중심의 꽃은 兩性이며 모두 연한 黃色의 管狀花이다. 瘦果는 길이 약 2mm 정도이고, 開花期는 7~9 月이다. 산비탈이나 林野地의 陰濕한 곳에 나며 全國에 分布한다.【處方用名】① 全草는 菴䕡 ② 果實은 菴䕡子이다.

❶ 菴 䕡 (암려)〈神農本草經〉菴蘆·覆閭: 맑은대쑥의 全草이다. 8~9월에 採取해서 햇볕에 말린다.

〔性味 歸經〕 味는 辛苦하며 性은 溫하다. 心, 肝經에 들어간다.

〔藥效 主治〕 散瘀, 祛濕의 效能이 있다. 血滯에 의한 無月經, 打撲傷, 류머티즘에 의한 저림이나 痛症 등을 치료한다.【用法 用量】15~30g을 달여서 服用하던가 가루를 만들거나 혹은

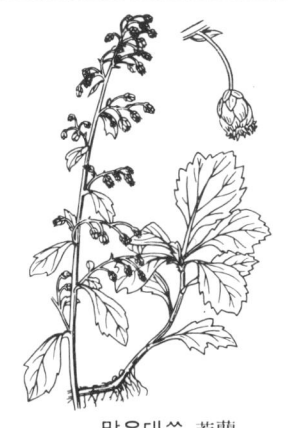
맑은대쑥 菴䕡
Artemisia keiskeana

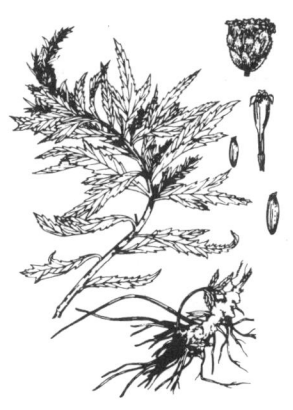
물 쑥 狹葉艾
Artemisia selengensis

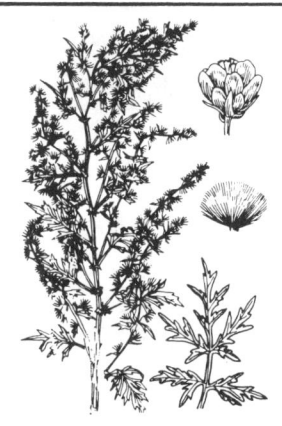
흰 쑥 白蒿
Artemisia sieversiana

짓찧어 낸 汁을 마셔도 좋다.

❷ 菴䕡子 (암려자) 〈神農本草經〉: 맑은대쑥의 果實이다. 겨울에 採取한다.

〔性味 歸經〕 味는 苦辛하고 性은 溫하다. 足厥陰經에 들어 간다.

〔藥效 主治〕 散瘀, 祛濕의 效能이 있다. 婦人의 瘀血, 月經閉塞, 産後의 瘀滯로 因한 腹痛, 打撲傷, 류머티즘으로 因한 痺痛을 치료한다. 【用法 用量】5~10g을 달여서 服用한다. 또 가루를 만들어 丸劑나 散劑로 하거나 혹은 짓찧어 낸 汁을 마신다.

〔配合 禁忌〕 瘀血阻滯로 因하여 濕熱이 없는 者는 服用에 注意를 要하며 姙婦는 服用을 忌해야 한다. 荊子・薏苡는 相使 作用을 한다.

물   쑥 狹葉艾 Artemisia selengensis TURCZ.

多年生 草本으로 높이가 120cm에 달하고 地下莖은 옆으로 뻗으면서 번식한다. 줄기는 赤紫色이며 잔털로 뒤덮여 있고 잎은 互生하며 대부분이 3~4개로 깊이 갈라지는데 밑부분의 잎은 꽃이 필 때쯤 되면 없어지고 길이 2.5~5cm, 나비 6~10mm로 裂片은 披針形 또는 線狀 披針形으로 끝이 뾰족하고 가장자리에 톱니가 있으며 표면에는 털이 없지만 밑부분은 흰빛이 돌고 백색 털이 밀생한다. 꽃은 鐘形으로 원줄기끝 葉腋의 總狀花序에 달리며 전체는 穗狀圓錐花序를 이룬다. 總苞는 부분적으로 거미줄 같은 털로 덮여 있고 苞片이 4줄로 배열되며 흰색의 잔 柔毛로 덮여 있다. 開花期는 8~9月이다. 냇가, 들의 약간 습한 곳에서 자라며 全國에 分布한다. 【處方用名】全草가 劉寄奴이다. 中國의 起源은 A. anomala 이다.

劉寄奴 (유기노) 〈唐本草〉狹葉艾・奇蒿・蘆蒿・紅陳艾: 물쑥의 全草이다. 8月에 開花했을 때 뿌리째 뽑아서 햇볕에 말린 다음 뿌리와 흙을 除去하고 다발로 묶는다 【修治】挾雜物과 뿌리를 除去하고 물에 씻어서 잠시 담갔다가 통째 썰어서 햇볕에 말린다.

〔性味 歸經〕 味는 苦하고 性은 溫하다. 心, 脾經에 들어 간다.

〔成分〕精油를 0.025% 함유하며 기름은 黃色이다.

〔藥效 主治〕 破血, 通經, 消瘡腫의 效能이 있다. 月經閉止에 의한 癥瘕(腹中의 硬結), 胸腹

脹痛, 産後血瘀, 打撲傷, 金瘡出血, 癰毒焮腫을 치료한다. 【用法 用量】5~10g을 달여서 服用한다. 혹은 散劑로 해서 使用한다. 〈外用〉짓찧어서 바르던가 가루를 만들어 撒布한다.

〔禁忌〕 氣血이 虛弱한 症狀, 脾虛(消化機能減退)로 因한 下痢症은 服用을 忌한다.

흰 쑥 白蒿 *Artemisia sieversiana* EHRH. ex WILLD.
더위지기(韓國 茵陳蒿) *A. iwayomogi* KITAMURA
털산쑥 *A. sacrorum* subsp. *manshurica* KITAMURA

多年生 草本으로 높이 50~150 cm 이며 地下莖이 옆으로 자라고 줄기는 흰털로 뒤덮여 있으며 많은 가지로 갈라져 있다. 單葉은 互生하며 葉柄이 있고 2~3回 羽狀으로 깊이 갈라지고 最終 裂片은 線形 또는 披針形으로 끝은 보통 둔하며 표면은 녹색으로 털이 비교적 적고, 뒷면은 灰綠色으로 흰털이 밀생한다. 頭花는 半球形에 지름 5~7 mm 로서 花梗이 있으며 밑으로 늘어져서 圓錐狀花序로 配列된다. 總苞片은 흰털로 두껍게 덮여 있으며 苞片은 4 줄로 배열되고 길이가 거의 비슷하며 끝이 둔하거나 둥글다. 작은 꽃은 모두 管狀으로 黃色을 띠며 표면에 油點이 있으며 모두 結實한다. 瘦果는 작고 좁으며 긴 倒卵形으로 털이 없으며 양끝이 편평하고 다소 굽는다. 開花期는 8~9月, 結實期는 9~10月이다. 냇가, 荒野地, 草地에서 자라며 全國에 分布한다. 【處方用名】全草는 白蒿이다.

白 蒿 (백호)〈神農本草經〉大籽蒿: 흰쑥 및 同屬 近緣植物의 全草이다. 늦가을에 採取한다.
〔性味〕 味는 甘하고 性은 平하다.
〔成分〕 本植物의 綠色部分은 一種의 sesquiterpene (methylene基를 갖는다) sieversinin을 함유한다. 地上部分은 sieversin, artabsin, absinthin을 함유한다. 乾燥植物은 alkaloid 0.12~0.2%, pyrocatechol tannin 0.499%, flavonoid 0.831%, lactone 類 및 微量의 furocoumarins을 함유한다. 이 밖에 rutin, isoquercetin을 함유한다. 더위지기 *A. iwayomogi* 에서는 coumarin 계열 성분(aesculetin)이 알려져 있다. 利膽效果가 있다.
〔藥理〕 흰쑥에서 單離된 sesquiterpene γ-lactone은 黃色포도球菌, 大腸菌 등에 대하여 *in vitro* 에서 抑制作用이 있다.
〔藥效 主治〕 五臟邪氣, 風寒濕痺를 치료하고 補中益氣의 效能이 있다. 精神不安定으로 少食하기 때문에 항상 空腹感을 갖는 症狀, 風寒濕痺, 黃疸, 熱痢, 疥癩惡瘡을 치료한다. 【用法 用量】달이거나, 또는 짓찧어 낸 汁을 服用한다.

까실쑥부쟁이 山白菊 *Aster ageratoides* TURCZ. 쑥부쟁이 *A. yomema* MAKINO

多年生 草本으로 높이 30~90 cm 이고 줄기는 곧추서며 밑부분은 無毛 혹은 털로 뒤덮여 있다. 잎은 互生하며 卵形 또는 卵狀 楕圓形으로 길이 2.5~10 cm, 나비 1~2.5 cm 이고 끝은 둔하고 밑부분은 좁으며 가장자리에는 드문드문 톱니가 나 있다. 兩面 모두 꺼칠꺼칠하며 털이 있고 3개의 鮮明한 葉脈이 있다. 꽃은 자주색이며 원줄기끝의 繖房花序에 달리고 花梗은 길이

12~30 mm로 거칠다. 總苞는 卵形이고 苞片은 2~3줄로 배열되며 紅紫色이 돌고 가장자리에 털이 약간 있다. 舌狀花는 1줄로 배열되며 花冠은 白色, 管狀花는 黃色이고 瘦果는 편평하며 풍부한 冠毛가 있으며 暗白色을 띤다. 開花期는 8~10月이다. 산이나 들의 草地에 나며 全國에 分布한다.【處方用名】뿌리가 달린 全草가 山白菊이다.

山白菊(산백국)〈貴州民間藥物〉野白菊: 까실쑥부쟁이・쑥부쟁이의 뿌리가 달린 全草이다. 여름과 가을에 採取하여 新鮮한 것으로 사용하던가 햇볕에 말린다.

〔**性味 歸經**〕 味는 苦辛하고 性은 凉하다. 肺, 肝經에 들어간다.

〔**成分**〕 全草는 kaempferol, quercetin, quercetin rhamnoside, quercetin glucoside, quercetin glucorhamnoside, kaempferol-3-glucorhamnoside 등의 flavonol 化合物을 含有하고 있다. Kaempferol과 quercetin의 止咳・祛痰效果는 상당히 좋으며 quercetin은 毒性이 낮고 安全度가 높다. 臨床的으로도 有效性이 初步的으로 檢證되고 있다. 또 saponin類 및 炭水化物, ester類, 탄닌, 蛋白質, amino acids, 葉綠素 등도 함유하고 있다. 뿌리는 주로 saponin類 (주로 steroid型 saponin)를 함유하고 있으나 flavonoid 配糖體類는 함유되어 있지 않다. 地上部分(줄기와 잎)은 주로 flavonoid 配糖體를 함유하지만 saponin은 없다. Saponin類는 祛痰作用이 뛰어나며, flavonoid 配糖體는 鎭咳作用이 있기 때문에 일반적으로 뿌리가 달린 全草를 藥用한다.

〔**藥理**〕 1. 鎭咳作用: 煎劑를 Mouse의 胃에 注入하면 어느 정도 鎭咳作用이 있지만 코데인처럼 강력하지는 못하다. 鎭咳有效成分은 flavonoid 配糖體이다.

2. 祛痰作用: 煎劑는 Mouse에 어느 정도의 祛痰作用이 있지만 遠志의 煎劑에는 미치지 못한다. 祛痰有效成分은 saponin이다.

3. 抗菌, 抗비루스作用: 煎劑는 黃色포도球菌・카타르球菌 및 나이세리아菌에 대하여 상당한 抑制作用(in vitro)이 있고 Influenza virus (아시아 A型 江西地方 株昌醫 58-3株)에 대하여 in vitro에서 抑制作用이 있지만 in vivo(鷄胚)에서는 無效하다.

〔**藥效 主治**〕 祛風, 淸熱, 解毒, 祛痰, 止咳의 效能이 있다. 風熱感氣, 扁桃腺炎, 氣管支炎, 疔・瘡・腫, 毒蛇咬傷, 벌에 쏘인 刺傷을 치료한다.【用法 用量】15~60g을 달이던가 짓찧어 낸 汁을 服用한다.〈外用〉짓찧어서 塗布한다.

옹굿나물 女菀 *Aster fastigiatus* FISCH. (= *Turczaninowia fastigiatus* (FISCH.) DC.)

多年生 草本으로 높이 30~100cm이고 根莖이 짧으며 줄기는 곧추서고 下半部는 매끄럽고 윤채가 있으며 上半部에는 잔털이 있다. 잎은 互生으로 밑부분의 잎은 披針形으로 길이 5~12 cm, 나비 5~12mm로 양끝이 좁고 가장자리에는 톱니가 드문드문 나 있고 흔히 뒤로 말려 있으며 開花 後에는 시들어서 떨어진다. 莖生葉은 위로 올라가면서 점차 작아지고 선상 피침형 또는 線形이며, 표면은 綠色으로 매끄럽고 윤기가 있으나 뒷면은 복모가 밀생한다. 頭花는 繖房狀으로 密集하며 總苞는 筒形으로 길이 약 4mm이고, 苞片은 披針形으로 잔 털이 있고 몇 줄로 배열되어 있다. 周圍의 舌狀花는 白色, 中心의 管狀花는 黃色으로 길이 약 3.5mm이다.

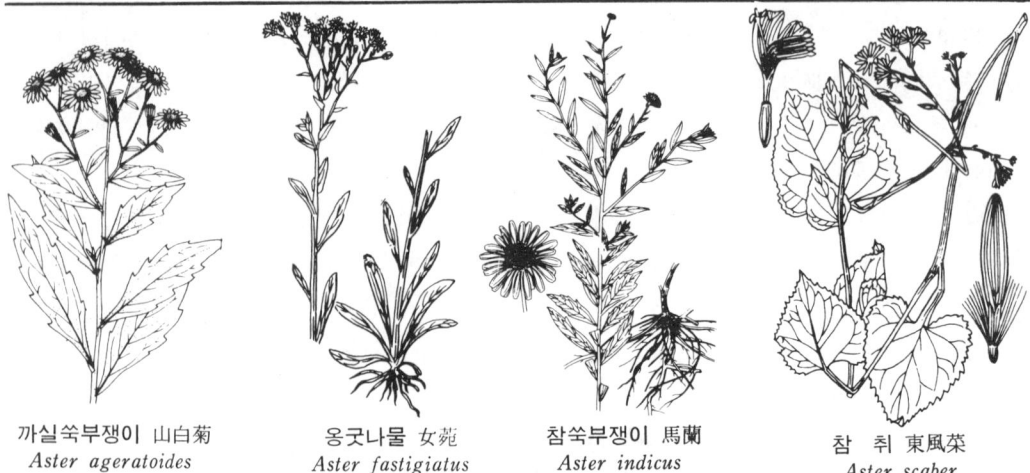

까실쑥부쟁이 山白菊
Aster ageratoides

옹굿나물 女菀
Aster fastigiatus

참쑥부쟁이 馬蘭
Aster indicus

참 취 東風菜
Aster scaber

瘦果는 타원형이며 길이 약 1mm로 약간 편평하며 全體에 털이 있다. 開花期는 8~10月이다. 빈터 또는 냇가 등 濕潤한 곳에서 자라며 全國에 分布한다. 【處方用名】全草 혹은 根이 女菀이다.

女 菀 (여원) 〈神農本草經〉織女菀·女宛·茆·羊鬚草: 옹굿나물의 全草 또는 뿌리이다. 여름에 採取하여 햇볕에 말린다.

〔性味〕 味는 辛하고 性은 溫하며 無毒하다.

〔成分〕 全草는 quercetin을 含有하며 뿌리는 精油를 함유한다.

〔藥效 主治〕 溫肺, 化痰, 和中, 利尿의 效能이 있다. 咳嗽氣喘, 腸鳴이 있는 泄瀉, 痢疾, 小便短澁을 치료한다. 【用法 用量】 10~15g을 달여서 服用한다.

참쑥부쟁이 馬蘭 *Aster indicus* L. (=*Kalimeris indica* (L.) SCHULZ-BIP.)

多年生 草本으로 높이 30~50cm이며 포복莖이 있으며 밑부분의 잎은 꽃이 핀 후 떨어진다. 줄기의 중부에 있는 잎은 互生으로 倒卵狀 楕圓形 또는 倒披針狀 타원형으로 길이 7~10cm, 나비 15~25mm이며 끝은 뾰족하고 가장자리에는 굵고 큰 톱니가 있다. 줄기 윗부분의 잎은 타원상 피침형으로 가장자리는 밋밋하다. 頭花는 지름 약 2.5cm이며 總苞는 半球形이고 苞片은 2~3줄로 배열되며 타원상 선형 또는 倒披針狀 線形으로 紫色을 띤다. 花床은 圓錐狀으로 돌출하며 가장자리에는 한줄의 舌狀花가 있고 中央에 管狀花가 있다. 瘦果는 편평한 倒卵狀 楕圓形으로 털이 있다. 開花期는 가을이다. 길가, 山野地에서 자라며 南部地方에 分布한다. 【處方用名】 全草 및 根이 馬蘭이다.

馬 蘭 (마란) 〈本草拾遺〉紫菊·鷄兒腸·馬蘭頭: 참쑥부쟁이의 全草 또는 뿌리이다. 여름과 가을에 採取하여 新鮮한 것을 사용하던가 또는 햇볕에 말린다.

〔性味 歸經〕 味는 辛하고 性은 凉하다. 陽明血分에 들어가고 肺, 肝經에 들어간다.

〔藥效 主治〕 凉血, 淸熱, 利濕, 解毒의 效能이 있다. 吐血, 鼻出血, 血痢, 創傷出血, 말라

리아, 黃疸, 水腫, 淋濁, 咽喉痛, 咽喉麻痺, 痔瘡, 癰腫, 丹毒, 毒蛇咬傷을 치료한다. 【用法 用量】9~18 g(新鮮한 것은 30~60 g)을 달이거나 또는 짓찧어 낸 汁을 服用한다. 〈外用〉 짓찧어서 바르던가 가루를 만들어 섞거나 또는 달인 液으로 씻는다.

참취(취나물·암취) 東風菜 Aster scaber THUNB. (=Doellingera scaber (THUNB.) NEES)

多年生 草本으로 높이 1~1.5 m이고 根莖이 굵고 짧으며 끝에서 가지가 繖房狀으로 갈라진다. 줄기는 곧추서고 밑부분은 光澤이 나며 매끄러우나 윗부분으로 갈수록 털이 많아진다. 잎은 互生하고 根生葉은 心臟形에 길이 9~24 cm, 나비 6~18 cm로서 끝이 뾰족하고 가장자리에 齒牙狀의 톱니 또는 複鋸齒가 있으며 날개가 있는 긴 葉柄이 있지만 필 때쯤 되면 시들어 떨어진다. 莖生葉은 卵狀 三角形으로 葉柄이 짧고 끝이 뾰족하며 밑부분은 心臟形이다. 頭花는 모여 繖房花序를 이루며 總苞는 半圓形이고 苞는 3줄로 배열되어 긴 타원형을 이룬다. 花冠은 길이 5.5 mm로 둘레의 암꽃은 舌狀花로 흰색이고 中心의 兩性花는 管狀으로 黃色을 띤다. 瘦果는 긴 타원형으로 길이가 같지 않은 黃褐色의 冠毛가 있다. 開花期는 8~10月이다. 乾燥하고 햇볕이 잘 드는 山野에서 나며 全國에 分布한다. 【處方用名】 ① 全草는 東風菜 ② 根은 東風菜根이다.

❶ 東風菜 (동풍채) 〈中國藥植志〉: 참취의 全草이다.
〔性味〕 味는 甘하고 性은 寒하며 無毒하다.
〔成分〕 뿌리는 squalene, friedelin, friedelan-3 β-ol 및 α-spinasterol을 함유하며 地上部分은 多量의 coumarins을 함유한다.
〔藥效 主治〕 打撲傷, 毒蛇咬傷을 치료한다.
❷ 東風菜根 (동풍채근) 〈中國藥植志〉: 참취의 뿌리이다.
〔性味〕 味는 辛하고 性은 溫하다.
〔藥效 主治〕 疏風, 行氣, 活血, 止痛의 效能이 있다. 腸炎에 의한 腹痛, 骨節疼痛, 打撲傷을 치료한다. 【用法 用量】 15~30 g을 달여서 服用한다. 또는 가루를 만들거나 술에 담가서 使用한다. 〈外用〉 가루를 만들어 撒布하거나 짓찧어서 바른다.

개 미 취 紫菀 Aster tataricus L. fil.   죰개미취 A. maackii REGEL

多年生 草本으로 높이 1~1.5 m이고 根莖은 짧으며 多數의 가는 뿌리가 簇生하며 外皮는 灰褐色이다. 줄기는 곧추서며 윗부분에서 가지가 갈라진다. 根生葉은 꽃이 필 때쯤 되면 떨어지고 葉身은 긴 타원형에 길이 20~40 cm, 나비 6~12 cm로서 끝은 둔하고 밑부분은 점차 좁아져서 날개 모양의 葉柄을 이루며 가장자리에는 날카로운 톱니가 있다. 莖生葉은 互生하며 거의 葉柄이 없고, 葉身은 긴 타원형으로 길이 18~35 cm, 나비 5~10 cm이며 끝은 뾰족하며 날카롭고 보통 작은 突起가 있다. 多數의 頭花는 繖房狀으로 配列하며 긴 花梗이 있고 거친 털이 密生한다. 總苞는 半球形, 苞片은 3줄이며 끝이 뾰족한 披針形으로 짧은 털이 있고 보라색이 감도는 綠色을 띤다. 舌狀花는 하늘색이며 花冠은 길이 15~18 mm이고 끝은 3개로 얕게 갈라진다.

瘦果는 편평하며 짧은 털로 덮여 있다. 開花期는 7~10月이다. 深山地域의 습한 풀밭에 나며 南·中·北部에 分布한다. 【處方用名】根 및 根莖이 紫苑이다.

紫苑 (자원) 〈神農本草經〉青苑·紫蒨 : 개미취·좀개미취의 뿌리 및 根莖이다. 봄, 가을에 採取하여 莖葉이나 진흙을 떨어내고 햇볕에 말리던가 수염뿌리를 엮어 올려서 햇볕에 말린다. 후자의 경우 商品名을 '瓣紫苑'이라고 한다. 【修治】《紫苑》挾雜物, 남은 줄기를 除去하고 잘 씻어서 水分이 스며들어 불어나게 해서 짧게 잘라서 햇볕에 말린다. 《蜜紫苑》자른 紫苑에 適量의 물을 섞은 煉蜜을 加해서 뒤섞고 약간 水分이 스며들면 弱한 불에서 끈적거리지 않을 程度로 볶아서 식힌다. (紫苑 500g : 煉蜜을 93.75g 사용한다).

〔性味 歸經〕味는 苦하고 性은 溫하다. 肺經에 들어간다.

〔成分〕뿌리는 epifriedelanol, friedelin, shionone, astersaponin, quercetin 을 함유하며, 精油 中에는 lachnophyllol, lachnophyllol acetate, anethole, 炭化水素, 脂肪酸, 芳香族酸 등을 함유한다.

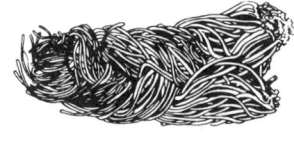

紫苑藥材

〔藥理〕1. 祛痰·鎭咳作用 : 痲醉한 토끼에게 煎劑 1g/kg을 投與하면 현저한 祛痰作用이 있으며(氣道分泌量測定法), 作用은 4時間 이상 지속된다. 未精製의 抽出物을 Rat에게 經口投與해도 氣管分泌는 뚜렷하게 증가한다. Ammonia를 噴霧해서 咳嗽를 일으키게 한 Mouse에게는 뚜렷한 效果가 있었다.

2. 抗菌作用 : in vitro 試驗에서 大腸菌, Sonne's菌, Proteus菌, Salmonella菌, Paratyphus菌, 綠膿菌 및 Cholera菌에 대하여 상당한 抑制作用이 있다.

3. 抗癌作用 : 紫苑에서 分離된 epifriedelanol은 에를리히腹水癌에 대하여 상당한 抗癌作用이 있다.

〔藥效 主治〕溫肺, 下氣, 消痰, 止咳의 效能이 있다. 風寒에 의한 咳嗽, 喘息, 虛勞에 의한 咳嗽로 膿血을 吐하는 症狀, 喉痺, 小便不通을 치료한다. 【用法 用量】5~10g을 달여서 服用한다. 또 丸劑, 散劑로도 使用한다.

〔配合 禁忌〕實熱이 있는 症狀에는 服用을 忌한다. 款冬은 相使, 天雄·瞿麥·雷丸·遠志는 相惡, 茵陳蒿는 相畏 작용을 한다. 또 肺, 腎이 勞傷되어 腎이 부족하며 全氣가 燥해서 咳喘出血하는 症狀에는 適當치 않다.

삽 주 東蒼朮 *Atractylodes japonica* KOIDZ. 가는잎삽주 南蒼朮 *A. lancea* (THUNB.) DC.
당삽주 北蒼朮 *A. chinensis* KOIDZ. 참삽주 朝鮮蒼朮 *A. koreana* NAKAI

多年生 草本으로 높이 70cm에 달하며 根莖은 肥大하고 마디가 있다. 葉柄은 길이 3~8cm이며 莖生葉은 긴 楕圓形, 倒卵狀 長楕圓形 또는 楕圓形이며 길이 8~11cm로서 표면에 윤채가 있고 뒷면에 흰빛이 돌며 가장자리에 짧은 가시가 있고 3~5개로 갈라지며 윗부분은 갈라지지 않고 葉柄이 거의 없다. 꽃은 二家花로서 원줄기의 끝에 달리고 苞葉은 꽃과 길이가 같으며 두 줄로 달리고 2回羽狀으로 갈라지며 總苞는 鐘形이다. 苞片은 7~8줄로 배열되며 끝이

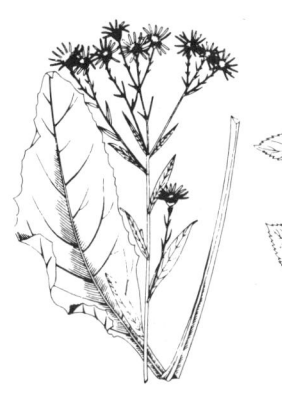
개미취 紫菀
Aster tataricus

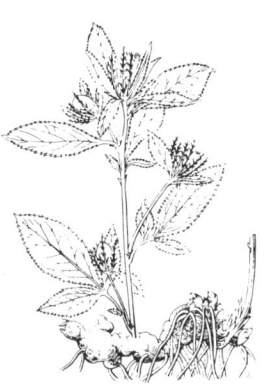
삽 주 東蒼朮
Atractylodes japonica

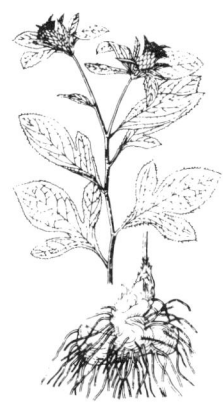
당삽주 北蒼朮
Atractylodes chinensis

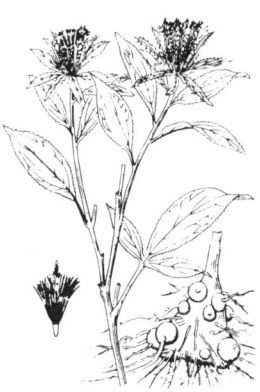
참삽주 朝鮮蒼朮
Atractylodes koreana

鈍頭 또는 圓頭이고 外片은 楕圓形, 中片은 長楕圓形, 內片은 線形으로 끝이 자주색이다. 兩性小花의 花冠은 길이 10~12 mm 이고 암꽃의 花冠은 길이 9~11 mm 로서 모두 白色이다. 瘦果는 길며 털이 있고 길이 8~9 mm 로서 갈색이 돈다. 開花期는 7~10 月이며 꽃은 白色이고 結實期는 9~10 月이다. 全國 山地에 分布한다. 【處方用名】根莖이 蒼朮이다.

〔起源植物의 小考〕 蒼朮·白朮에 대한 내력은 그 起源이나 植物分類, 地理學的 考證에서 약간의 견해차가 있다. 即 起源植物에 대한 기재 및 藥效面에 있어서도 本草綱目에 의하면 蒼朮은 發汗, 白朮은 止汗作用이 있다고 區別하고 있다. 中國에 있어서 白朮의 起源植物로는 그 分布가 특히 一部(浙江, 安徽, 江西, 湖南, 福建省 등)에 局限되어 있는 큰꽃삽주 *Atractylodes ovata* DC. (= *A. macrocephala* KOIDZ.)를 지적하고 있다. 한편 蒼朮은 楊子江 下流지역으로부터 그 以北地方에 自生되는 *A. lancea* DC.를 지적하였다. 그리고 이의 變種인 당삽주 *A. lancea* var. *chinensis* 는 北村, 高橋 등의 조사보고로 보면 中國北部에 廣範圍하게 分布함을 알 수 있다. 한편 우리나라에는 2種이 기록되어 있는데 참삽주라고 稱한 學名 *A. koreana* 는 만주삽주 *A. lancea* var. *simpliciflora* 라 생각되며 우리나라에서 흔히 보편적인 것은 日本産과 共通種인 삽주 *A. japonica* 이고 現在 쓰이고 있는 蒼朮, 白朮도 同一植物의 加工品이 市販되고 있음을 엿볼 수 있다. 그리고 이들 相互間의 交雜에 의한 雜種이 考慮된다.

蒼 朮 (창출)〈證類本草〉赤朮·馬薊·仙朮: 삽주 및 同屬 近緣植物의 根莖이다. 봄, 가을에 採取할 수 있지만 가을에 採取한 것이 좋다. 採取한 根莖은 남아 있는 줄기, 수염뿌리, 흙을 除去하고 햇볕에 말린다. 【修治】《蒼朮》挾雜物을 除去하고 물에 담가서 7~8分쯤 습기가 차면 꺼내 充分히 水分이 스며들게 한 후 잘라서 햇볕에 말린다. 《炒蒼朮》얇게 썬 蒼朮에 쌀뜨물을 뿌려서 축축하게 적신후 남비에 넣어 약한 불로 약간 노르스름하게 될 때까지 볶던가, 깨끗이 씻은 蒼朮을 쌀뜨물에 담가서 불린 다음 찜통에서 쪄 낸 후 잘라서 말린다.

〔性味 歸經〕 味는 辛苦하고 性은 溫하다. 脾, 胃經에 들어간다.

〔成分〕 가는잎삽주의 根莖은 精油 5~9 % 를 含有하며 그 主要成分은 sesquiterpene 의 hinesol 로 β-eudesmol, α-bisabolol, α-isovetivene, β-selinene, elemol, atractylone, 3 β-hydroxyatractylone, 3β-acetoxyatractylone 등 외에 ar-curcumene, p-cymene, furaldehyde, 아세틸린 化合物의 atractylodin, atractylodinol, acetylatractylodinol 등이 발견되었다.

〔藥理〕 Hinesol 및 β-eudesmol에는 中樞抑制作用, 抗히스타민作用 등이 알려졌다. 함유하는 精油는 少量에서는 鎭靜作用을 주며 대량에서는 中樞를 억제하는 작용이 있으며 또한 血糖을 降下시키므로 糖尿病을 다스릴 수 있고 소량에서는 은밀하게 血壓을 높이며 大量에서는 이것을 降下시킨다. 呼吸에 있어서는 劑量의 대소를 묻지 않고 잠시 促迫의 현상을 일으키며 칼륨, 나트륨을 배출하는 작용은 있으나 현저한 利尿作用은 볼 수 없다.

〔藥效 主治〕 健脾, 燥濕, 祛風, 發汗, 解鬱, 辟穢의 效能이 있다. 濕盛困脾(濕이 强하여 脾가 衰弱해지는 症狀), 倦怠嗜卧(倦怠感이 있고 바로 눕고 싶은 症狀), 脘痞腹脹, 食慾不振, 嘔吐, 水樣性下痢, 痢疾, 瘧疾(말라리아), 痰飮, 水腫, 季節性感氣, 風寒으로 因한 濕痺, 足痿, 夜盲症을 치료한다. 【用法 用量】5∼10g을 달여서 服用한다. 바짝 졸여서 膏로 만들거나 또는 丸劑, 散劑로 해서 服用한다.

〔配合 禁忌〕 陰虛內熱, 氣虛로 땀이 많이 흐르는 症狀에는 服用을 忌해야 한다. 防風・地楡는 相使 작용을 하며 桃・李・雀肉・菘葉・靑魚는 忌하는 것이 좋다.

白朮 (백출) 〈陶弘景〉: 큰꽃삽주 Atractylodes macrocephala KOIDZ.(A. ovata DC.) 및 同屬 近緣植物의 根莖으로 11月경에 採取하여 細根 또는 莖葉을 제거하고 가볍게 겉껍질을 벗겨서 햇볕에 말리거나 불에 쬐어 말린다. 불에 구워 乾燥한 것은 烘朮, 햇볕에 乾燥한 것은 生晒朮이라 한다. 【炮製】《生白朮》挾雜物을 제거하고 물에 담가 물이 충분히 스며 들면 썰어서 햇볕에 말린다. 《炒白朮》우선 밀기울을 불에 달군 솥에 흩어 뿌리고 연기가 날 때 白朮片을 넣어 淡黃色이 될 때까지 볶아 식힌다. 《焦白朮》白朮片을 솥에 넣고 강한 불로 黃色이 되도록 볶아서 淸水를 뿌려 꺼내어 通風이 잘 되는 곳에서 乾燥한다.

〔性味 歸經〕 味는 苦甘하고 性은 溫하다. 脾, 胃經에 들어간다.

〔成分〕 精油 1.4%를 含有하며 主成分은 atractylone, atractylol 등이며 또 비타민 A를 함유한다.

〔藥效 主治〕 補脾, 益胃, 燥濕, 固表止汗, 安胎의 效能이 있다. 脾胃氣弱, 食慾不振, 倦怠少氣, 虛脹(腹脹滿), 下痢, 痰飮, 水腫, 黃疸, 關節炎, 脚氣, 小便困難, 眩暈, 盜汗, 自汗, 胎氣不安(姙婦의 面目浮腫, 四肢水腫)을 治療한다. 【用法 用量】4.5g∼9g을 달여서 服用한다. 삶아 졸여서 膏狀 또는 丸, 散劑로 한다.

〔禁忌〕 陰虛大盛者는 服用을 忌한다. 防風・地楡는 相使 作用을 한다.

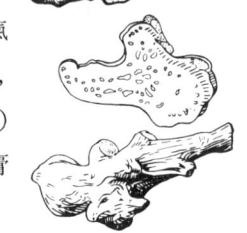

白朮藥材

도깨비바늘 鬼針草 Bidens bipinnata L. (=B. pilosa var. bipinnata (L.) HOOK. fil.)

一年生 草本으로 높이 40∼85 cm 이며 줄기는 곧추서며 밑부분은 약간 연한 紫色을 띠고 네모지며 털이 없다. 잎은 對生하며 중앙부의 것은 길이 11∼19 cm 로 2회 羽狀으로 깊이 갈라

지고 裂片은 披針形으로 끝은 뾰족하고 가장자리에는 齒牙狀의 톱니가 있으며 긴 葉柄이 있다. 윗부분의 잎은 互生하며 비교적 작고 羽狀으로 갈라져 있다. 꽃은 원줄기끝과 가지끝에 달리며 길이 1.8～8.5 cm 의 花梗이 있고 總苞는 筒形이며 苞片은 線狀 타원형으로 끝이 뾰족하며 짧은 털로 뒤덮여 있다. 花床의 鱗片은 타원형이고 가장자리의 舌狀花는 黃色이고 中央의 筒狀花는 兩性이며 5개의 수술과 1개의 암술이 있다. 瘦果는 線形이고 3～4개의 모서리가 있으며 가시 같은 털이 있다. 開花期는 8～9月, 結實期는 9～11月이다. 길가, 山野의 濕地에 나며 全國에 分布한다.【處方用名】全草가 鬼針草이다.

鬼針草 (귀침초) 〈本草拾遺〉 鬼釵草 : 도깨비바늘의 全草이다. 여름과 가을에 地上部分을 採取하여 햇볕에 말린다.

〔性味 歸經〕 味는 苦하고 性은 平하며 無毒하다. 肝, 心, 膀胱經에 들어간다.

〔成分〕 全草는 alkaloid, tannin, saponin, flavonoid 를 함유한다. 줄기와 잎은 精油, tannin, 苦味質, choline 등을 함유하고 果實은 기름을 27.3 % 함유한다.

〔藥理〕 等量의 도깨비바늘과 상산(常山)을 섞어서 만든 水煎劑, 혹은 알코올浸出液 1日分 10 g(生葉)/kg 을 Rat 에게 5 日間 服用시키면 formalin 및 卵白에 의해서 일어난 關節炎에 대하여 뚜렷한 消炎作用이 있었다. 털진득찰(豨薟草)과 상산을 混合한 水煎劑를 同量 服用시켜도 같은 效果가 있었다. 도깨비바늘은 털진득찰 대신 消炎藥으로 사용할 수 있다는 것을 알게 되었다. 각기 맛이 단순한 도깨비바늘, 常山, 털진득찰로는 뚜렷한 作用이 없었으며 이것으로 인하여 이들 藥에는 協力作用이 있다는 것을 알게 되었다. 도깨비바늘의 ethyl alcohol 浸出液은 in vitro 에서 그램陽性菌에 대해서 抑制作用이 있고, 꽃이나 줄기에도 黃色포도球菌에 대해서 抑制作用이 있다.

〔藥效 主治〕 淸熱, 解毒, 散瘀, 消腫의 效能이 있다. 말라리아, 腹瀉, 痢疾, 肝炎, 急性腎炎, 胃病, 噎膈, 腸癰, 咽喉腫痛, 打撲傷, 毒蛇毒蟲咬傷 등을 치료한다.【用法 用量】15～30 g (新鮮한 것은 30～60 g)을 달여서 服用하던가 짓찧어 낸 汁을 服用한다.〈外用〉짓찧어서 바르던가 달인 液으로 쩌서 씻는다. 〔禁忌〕 姙婦는 服用을 忌한다.

털도깨비바늘 金盞銀盤 *Bidens biternata* (LOUR.) MERR. et SHERFF

흰도깨비바늘 *B. pilosa* var. *minor* SHERFF

一年生 草本으로 높이 30～150 cm 이고 원줄기는 곧추서며 네모지고 드문드문 잔털이 있다. 잎은 對生하고 2 回 3 出複葉으로 길이 5 cm 가량의 葉柄과 더불어 길이 9～15 cm 이며, 小葉과 함께 양면에 털이 드문드문 나 있으며 羽狀으로 깊게 갈라지고 끝이 뾰족하며 가장자리에는 齒牙狀의 톱니가 있다. 頭花에는 긴 花梗이 있고 總苞片은 8～10 개이며 길이 3～6.5 mm 로 線形이며 끝이 뾰족하고 바깥쪽 花床의 鱗片은 길이 5～6 mm 이고, 舌狀花는 4～7 개로 黃色이며 열매를 맺지 못한다. 管狀花는 兩性으로 黃褐色이며 5개로 갈라져 있으며 5개의 수술과 1개의 수술이 있다. 瘦果는 線形으로 약간 편평하며 흑색으로 4개의 모서리가 있고 가시 같은 털

국 화(菊花)과 Compositae

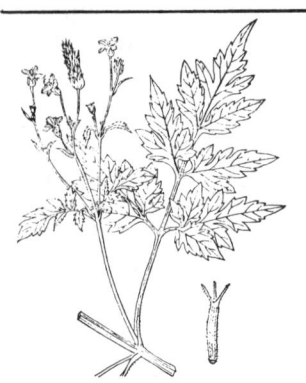

도깨비바늘 鬼針草
Bidens bipinnata

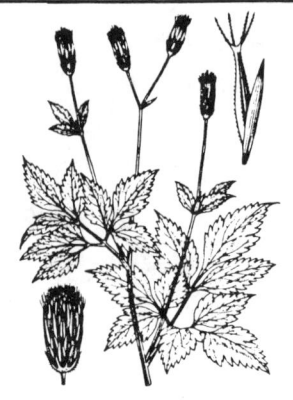

털도깨비바늘 金盞銀盤
Bidens biternata

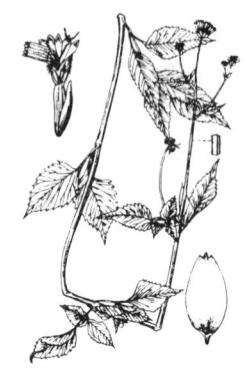

흰도깨비바늘
Bidens pilosa var. *minor*

이 있다. 開花期는 가을이다. 길가 또는 濕地에서 나며 全國에 分布한다. 【處方用名】全草가 金盞銀盤이다.

金盞銀盤 (금잔은반)〈廣東中藥〉: 털도깨비바늘・흰도깨비바늘의 全草이다. 여름과 가을에 採取하여 햇볕에 말린다.

〔性味〕 味는 甘淡하고 性은 平하다.

〔成分〕 全草는 anthraquinone 配糖體를 含有한다. 變種의 *Bidens pilosa* var. *minor* 는 phytosterin-B 를 含有하며, 融點은 141~147°C 이며 血糖降下作用이 있다.

〔藥理〕 흰도깨비바늘의 抽出物質은 腸內의 病菌에 대해서 抗菌作用이 있다. 부드러운 어린 가지나 줄기를 家畜의 飼料로 하면 良好한 營養價가 있지만 精油를 비교적 많이 함유하므로 牛乳에 냄새가 밴다. 全草를 加壓한 그대로의 汁은 *in vitro*(Cup 法)에서 黃色포도球菌을 抑制한다. 大腸菌에 대해서는 作用을 하지 않는다.

〔藥效 主治〕 解表, 淸熱, 解毒, 散瘀의 效能이 있다. 流行性感氣, 日本腦炎, 咽喉腫痛, 腸炎, 細菌性下痢, 黃疸, 腸癰, 小兒의 痙攣, 疳積, 瘡瘍疥痔를 치료한다. 【用法 用量】10~30 g (新鮮한 것은 60~90 g)을 달여서 服用한다. 〈外用〉짓찧어서 바르던가 달인 液으로 씻는다.

〔禁忌〕 婦人의 月經期間에는 服用을 忌한다.

까 치 발(가는도깨비바늘) 小花鬼針草 *Bidens parviflora* WILLD.

一年生 草本으로 높이 30~70 cm 이고 줄기는 곧추서고 네모지며 짧은 털이 있으며 暗褐色을 띤다. 잎은 對生 또는 互生하며 중앙부의 것은 길이 8~12 cm 로 표면에 털이 있고 뒷면은 葉脈을 따라 털이 있으며 2~3回 羽狀으로 깊이 갈라지고 裂片은 線形이며 끝은 뾰족하고 가장자리는 밋밋하며 葉柄은 비교적 짧다. 頭花는 가지끝과 원줄기끝에 달리며 總苞는 2~3 줄로 배열되고, 苞片은 線狀 披針形으로 끝이 뾰족하다. 花冠은 筒形으로 黃色을 띠며 끝은 5개로 갈라진다. 瘦果는 線形에 길이 1~1.5 cm 로서 黑褐色을 띠며 4개의 모서리가 있고 끝에는 바늘 같은 가시가 2개 있다. 開花期는 8~9月이다. 산비탈, 길가 또는 그늘지며 濕氣가 있는

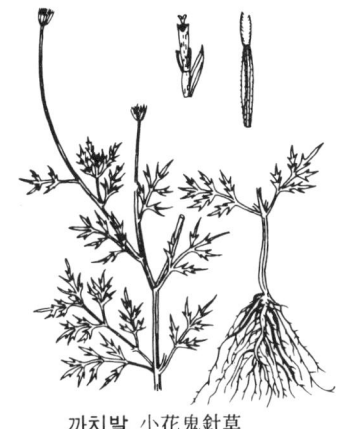
까치발 小花鬼針草
Bidens parviflora

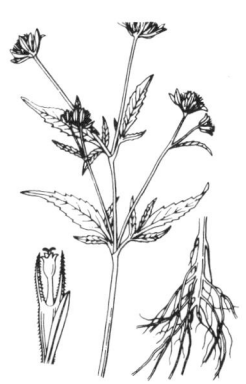
가막사리 狼把草
Bidens tripartita

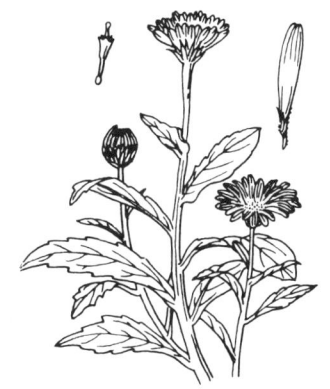
금잔화 金盞花
Calendula arvensis

곳에서 자라며 全國에 分布한다. 【處方用名】 全草가 鹿角草이다.

鹿角草 (녹각초) 〈泉州本草〉 桐花菜 : 까치발의 全草이다. 여름과 가을 開花期에 採取하여 햇볕에 말린다.

〔性味 歸經〕 味는 苦하고 性은 凉하다. 心, 肺, 大腸經에 들어간다.

〔藥效 主治〕 淸熱, 解毒, 活血, 祛瘀의 效能이 있다. 感氣로 因한 發熱, 咽喉痛, 腸炎으로 因한 泄瀉, 盲腸炎, 打撲傷, 癰疽熱癤腫을 치료한다. 또 利尿하며 毒蛇咬傷을 치료한다. 【用法 用量】 15～30 g 을 달여서 服用한다. 〈外用〉 짓찧어서 바른다.

가막사리 狼把草 Bidens tripartita L.

一年生 草本으로 높이 30～80 cm 이지만 좀더 자라는 경우도 있으며 밑부분에서 가지가 갈라지며 털이 없다. 잎은 對生하며 줄기끝의 잎은 작고 갈라지지 않을 경우도 있지만 중앙부와 밑부분의 잎은 羽狀으로 갈라지거나 깊이 갈라지며 날개가 달린 葉柄이 있다. 葉身은 卵狀 披針形 또는 卵形에 가까운 것도 있으며 끝이 뾰족하고 가장자리에는 큰 톱니가 있다. 꽃은 兩性으로 가지끝과 원줄기끝에 1개씩 달리며 花梗은 길이 4～15 cm 이다. 總苞는 2줄로 배열되는데 內苞片은 披針形으로 頭花와 같은 길이이거나 약간 짧고 外苞片은 긴 타원형으로 끝이 둔하고 頭花보다 길며 잎 모양으로 되어 있다. 꽃은 모두 筒狀으로 黃色을 띠며 瘦果는 타원상 倒卵形으로 편평하며 가장자리와 稜線 위에 逆刺가 있고 2개의 冠毛에도 逆刺가 있다. 開花期는 8～9月, 結實期는 10月이다. 밭둑이나 물가의 濕地, 도랑가에 자라며 全國에 分布한다. 【處方用名】 ① 全草가 狼把草 ② 根이 狼把草根이다.

❶ 狼把草 (낭파초) 〈本草拾遺〉 烏階・烏杷・郞耶草 : 가막사리의 全草이다. 여름과 가을에 地上部分을 잘라서 햇볕에 말린다.

〔性味 歸經〕 味는 苦甘하고 性은 平하다. 肺, 大腸經에 들어간다.

〔成分〕 乾燥한 植物은 精油 0.11%, tannin 2.01%, luteolin, luteolin-7-glucoside 등의

flavonoid를 함유한다. 잎은 vitamin C 약 160 mg을 함유하고 果實은 기름 23.78%를 함유한다.

〔藥理〕 全草의 浸劑를 動物에게 注射하면 鎭靜, 降壓 및 拍動振幅을 가볍게 증대시키는 作用이 있다. 內服하면 利尿, 發汗의 效能이 있다.

〔藥效 主治〕 氣管支炎, 肺結核, 咽喉炎, 扁桃腺炎, 痢疾, 丹毒, 癬瘡을 치료하며 慢性赤白痢, 小兒의 大腹痞滿(腹腔內의 積塊), 丹毒에 의한 惡寒發熱을 치료한다. 【用法 用量】6~15 g (新鮮한 것은 30~60 g)을 달여 服用한다. 또는 가루를 만들거나 짓찧어 낸 生汁을 服用한다. 〈外用〉粉末로 만들어 撒布하거나 짓찧어 낸 生汁을 바른다.

❷ 狼把草根 (낭파초근)〈圖經本草〉: 가막사리의 뿌리이다. 여름과 가을에 採取하여 햇볕에 말린다.

〔藥理〕 消化를 增進하는 效能이 있다.

〔藥效 主治〕 痢疾, 盜汗(寢汗), 丹毒을 치료한다. 【用法 用量】6~15 g을 달여서 服用한다.

금 잔 화 金盞花 *Calendula arvensis* L.

一年生 혹은 二年生 草本으로 높이 40 cm 내외이며 그루 全體에 柔毛가 散在하고 줄기는 곧추 서며 윗부분에서 가지가 갈라진다. 잎은 單葉으로 互生하고 葉身은 긴 타원상 披針形으로 끝이 뾰족하고 가장자리에는 거친 톱니가 있다. 꽃은 붉은 빛이 도는 황색으로 원줄기와 가지 끝에 頭花가 1개씩 달리며 지름 2 cm 내외로 花梗이 있다. 가장자리의 舌狀花는 암꽃이고 中央의 筒狀花는 兩性으로 끝은 5개로 갈라진다. 瘦果는 굽으며 겉에 가시 같은 突起가 있다. 開花期는 7~8月이다. 地中海沿岸 및 유럽 남부產으로 觀賞用 또는 藥用으로 栽植한다. 【處方用名】① 금잔화의 全草 및 花는 金盞草 ② 根은 金盞草根이다.

❶ 金盞草 (금잔초)〈本草綱目〉長春菊: 금잔화의 全草 또는 꽃이다. 여름에 採取한다.

〔成分〕 꽃에는 精油, 苦味質, 樹脂, 植物고무質이 含有되어 있다.

〔藥效 主治〕 利尿, 發汗, 興奮, 緩下, 通經의 效能이 있다. 腸·痔出血이 멈추지 않는 것을 치료하며 血壓을 降下시킨다. 【用法 用量】2~5 g을 달여서 服用한다. 〈外用〉生汁을 바른다.

❷ 金盞草根 (금잔초근)〈福建民間草藥〉: 금잔화의 뿌리이다.

〔藥效 主治〕 疝氣를 치료한다. 新鮮한 金盞草根 6~12 g(乾燥한 것은 3~6 g), 雄鷄(內臟을 除去한 것) 1首를 紅酒 12 g과 물 適量을 붓고 뭉근한 불로 3時間 동안 삶아서 2~3回에 分服한다. 鷄肉을 먹어도 좋다.

지느러미엉겅퀴 飛廉 *Carduus crispus* L.

二年生 草本으로 높이 70~100 cm 이며 줄기는 곧추서고 길이로 모서리가 있으며 또한 綠色의 날개가 달리며 날개의 가장자리에는 가시로 끝나는 齒牙狀의 톱니가 있다. 根生葉은 긴 타원상 披針形으로 길이 30~40 cm 이지만 꽃이 필 때쯤 되면 시들어 떨어진다. 중앙부의 잎은

금잔화 Calendula arvensis 지느러미엉겅퀴 Carduus crispus 담배풀 Carpesium abrotanoides

互生하며 역시 긴 타원상 피침형으로 길이 5～20 cm 이고 羽狀으로 깊게 갈라지며 裂片의 가장자리에는 가시가 있으며 표면은 綠色으로 거의 매끈매끈하다. 뒷면은 어릴 때는 거미줄 같은 털이 있지만 자라면서 매끄러워진다. 꽃은 가지끝에 달리며 總苞는 鐘形이고 苞片은 7～8줄로 배열되며 外片은 점차 짧아지고 中片과 더불어 線狀 披針形으로 뾰족한 끝이 가지로 되어 퍼지거나 뒤로 젖혀진다. 花冠은 자주색 또는 흰색이며 끝은 5개로 갈라진다. 5개의 수술과 1개의 암술이 있으며 蒴果는 긴 타원형이다. 開花期는 6～8月이다. 산이나 길가, 들에 흔히 나며 全國에 分布한다. 【處方用名】全草 혹은 根이 飛廉이다.

飛　廉 (비렴) 〈神農本草經〉 飛輕·天薺·伏猪·伏兔·飛雉·木禾 : 지느러미엉겅퀴의 全草 또는 뿌리이다. 겨울에서 봄에 걸쳐 뿌리를, 여름에는 줄기·잎·꽃을 採取하며, 新鮮한 채로 사용하던가 혹은 햇볕에 말린다.

〔性味 歸經〕 味는 苦하고 性은 平하다. 心, 肝經에 들어간다.

〔成分〕 지느러미엉겅퀴의 줄기에는 降壓 alkaloid, acanthoidine(ruscopine)과 acanthoine (ruscopeine)을 함유되어 있다.

〔藥效 主治〕 祛風, 淸熱, 利濕, 凉血, 散瘀의 效能이 있다. 風熱에 의한 感氣, 頭風으로 인한 현기증, 風熱에 의한 痺痛, 皮膚刺痒, 尿路感染, 乳糜尿, 尿血, 帶下, 打撲으로 인한 瘀腫, 疔瘡腫毒, 火傷을 치료한다. 【用法 用量】新鮮한 것을 30～60 g 달여서 服用한다. 또 散劑로 해서 혹은 술에 담가서 사용한다. 〈外用〉 짓찧어서 바르던가 藥性이 남을 程度로 태워서 가루를 만들어 塗布한다.

〔配合 禁忌〕 烏頭를 함께 쓰면 좋으나 麻黃은 忌한다.

담 배 풀(여우오줌풀) 天名精 Carpesium abrotanoides L.

多年生 草本으로 높이 30～100 cm 이고 뿌리는 紡錘形이며 木質이고 냄새가 난다. 줄기는 곧추서며 윗부분에서 많은 가지가 갈라지며 잔 털이 있다. 잎은 互生하며 葉身은 넓은 타원형 또는 긴 타원형으로 길이 10～15 cm, 넓이 5～8 cm 로 끝이 뾰족하며 가장자리는 밋밋하거나 불규칙한 톱니가 있다. 표면은 짙은 녹색으로 윤기가 있으며 매끄럽고, 뒷면은 잔털과 腺點이 있다. 줄기 윗부분의 잎은 葉柄이 없으며 긴 타원형으로 위로 갈수록 작아진다. 꽃은 葉腋에 穗狀으로 달리며 보통 苞가 없고 總苞는 둥근 鐘形이며, 苞鱗은 3줄로 배열되는데 겉의 것이 짧고 중앙의 것과 안쪽의 것이 길다. 花序는 모두 筒狀花로 黃色이며 花序의 바깥둘레는 암꽃으로 花冠끝은 4～5개로 갈라진다. 瘦果는 길이 3.5 mm 로 선점과 길이 0.7 mm 정도의 부리가 있다. 開花期는 8～9月이다. 산기슭, 들에 나며 全國에 分布한다. 【處方用名】① 根 및 莖葉은 天名精 ② 果實은 鶴蝨이다.

❶ 天名精 (천명정) 〈神農本草經〉 豕首·麥句姜·蝦蟆藍·天門精·玉門精·天蔓菁 : 담배풀의 뿌리 및 줄기와 잎이다. 가을에 採取하여 햇볕에 말린다.

〔性味 歸經〕 味는 辛하고 性은 寒하다. 肝, 肺經에 들어간다.

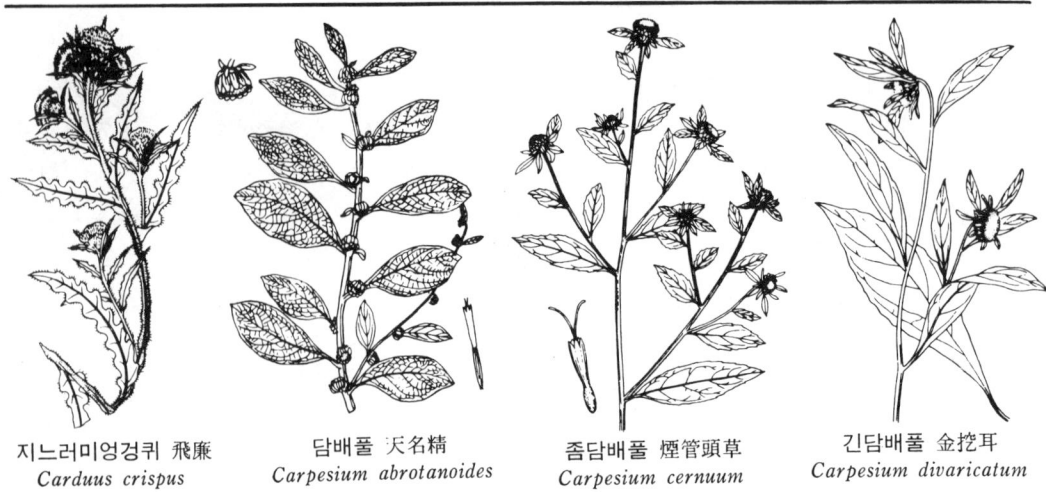

지느러미엉겅퀴 飛廉
Carduus crispus

담배풀 天名精
Carpesium abrotanoides

좀담배풀 煙管頭草
Carpesium cernuum

긴담배풀 金挖耳
Carpesium divaricatum

〔成分〕 果實에는 carpesia lactone, carabrone 등의 lactone이 含有되어 있으며 이들 成分에는 中樞神經을 抑制하는 作用이 있다. 果實에는 capric acid, oleic acid, 右旋性 linoleic acid, hentriacontane, stigmasterol 등이 含有되어 있다.

〔藥效 主治〕 祛痰, 淸熱, 破血, 止血, 解毒, 殺蟲의 效能이 있다. 急性扁桃腺炎, 喉痺, 말라리아, 急性肝炎, 急·慢性痙攣, 寄生蟲으로 因한 腹內의 硬結, 血瘕, 鼻出血, 血淋, 疔腫瘡毒, 皮蛙搔痒을 치료한다. 【用法 用量】 10~15 g을 달여서 服用한다. 짓찧어 生汁으로 하던가 또는 丸劑, 散劑로 한다. 〈外用〉 짓찧어 바르던가 달인 液으로 熏洗한다.

〔禁忌〕 脾胃가 寒薄하고 선천적으로 차가운 것이 싫으며 泄瀉를 하기 쉬우며 渴症이 없는 症에는 服用을 忌한다. 垣衣·地黃은 相使 作用을 한다.

❷ 鶴 虱 (학슬)〈唐本草〉鬼虱·鵠虱: 담배풀의 果實이다. 가을에 果實이 익었을 때 採取하여 햇볕에 말려서 껍질부스러기나 挾雜物을 除去한다.

鶴虱藥材

〔性味 歸經〕 味는 苦辛하고 性은 平하며 有毒하다. 肝經에 들어간다.

〔成分〕 담배풀의 果實 속에는 吉草酸, *n*-caprone, oleic acid, 右旋性리놀酸, hentriacontane, stigmasterol, carpesia lactone, carabrone 등의 lactone 類가 含有되어 있다.

〔藥理〕 담배풀의 果實은 驅蟲作用이 있다. 담배풀果實의 1% 팅크 5방울을 生理食鹽水 25 m*l* 에 加하여 37°C로 加熱하고 거기에 개의 條蟲을 넣었더니 1~2분에 死亡했다.

〔藥效 主治〕 殺蟲作用이 있으며 腹中에 寄生蟲이 滯積한 것으로 因한 腹痛을 치료한다. 또 주로 蛔蟲, 蟯蟲에 사용하며, 사용법은 粉末로 만들어 一方寸匕를 鳥獸의 良質肉의 국물로 服用한다. 또 丸劑나 散劑로 하여 使用한다. 【用法 用量】 10~15 g을 달여서 服用한다. 또 丸劑, 散劑로 하여 服用한다.

좀담배풀 煙管頭草 *Carpesium cernuum* L. (=*C. glossophylloides* NAKAI)

一年生 草本으로 곧추서며 높이 60~90 cm이고 가지가 많으며 전체가 흰색 柔毛로 뒤덮여 있다. 잎은 單葉으로 互生하며 根生葉은 넓고 크며 꽃이 필 때 떨어진다. 줄기 밑부분의 잎은

주걱 모양의 긴 타원형으로 길이 9~25 cm, 넓이 4~6 cm이고 끝은 뽀족하거나 둔하고, 밑부분은 좁아져서 葉柄이 줄기로 흐르며 가장자리에는 작은 톱니가 있거나 얕은 波狀의 톱니가 있다. 윗부분의 잎은 작고 끝이 뽀족하며 가장자리에는 톱니가 있고 葉柄은 짧다. 꽃은 頭花로 가지끝에 달리며 처음에는 위로 향하지만 꽃이 피면 밑으로 향한다. 總苞片은 연한 녹색으로 여러 줄로 되어 있으며 外片은 葉狀이고 內片은 좁고 긴 타원형으로 둔두이다. 꽃은 筒狀花로 黃色을 띠며 花冠은 끝이 3~5개로 갈라지며 結實한다. 瘦果는 線形이고 표면에 줄 무늬가 있지만 冠毛는 없다. 開花期는 8~9월이다. 길가나 산비탈, 숲속에 나며 중부와 남부지방에 分布한다.【處方用名】① 全草는 挖耳草 ② 根은 挖耳草根이다.

❶ 挖耳草 (알이초)〈滇南本草〉 芸香草・毛葉草・野煙葉・野思草・野煙・煙管頭 : 좀담배풀의 全草이다. 여름에 最初의 꽃이 피면 全草를 뽑아 老莖과 根을 除去해서 잘게 썰어 햇볕에 말린다.

〔性味〕 味는 苦辛하며 性은 寒하다.

〔藥效 主治〕 淸熱, 解毒, 消腫의 效能이 있다. 咽喉腫痛, 扁桃腺炎, 流行性耳下腺炎, 急性齒痛, 癰腫瘡毒을 치료한다.【用法 用量】3~10g을 달여서 服用하거나 또는 짓찧어 낸 生汁을 服用한다.〈外用〉달인 液으로 患部를 씻던가 짓찧어 낸 汁을 바른다.

〔禁忌〕 慢驚(慢性 痙攣)에는 服用을 忌한다.

❷ 挖耳草根 (알이초근)〈分類草藥性〉 : 좀담배풀의 뿌리이다.

〔性味〕 味는 苦하고 性은 凉하다.

〔藥效 主治〕 赤痢, 齒痛, 扁桃腺炎, 子宮下脫, 脫肛 등을 치료한다.【用法 用量】6~12g을 달여서 服用한다.〈外用〉짓찧어서 바른다.

긴담배풀 金挖耳 Carpesium divaricatum SIED. et ZUCC.

多年生 草本으로 높이 50~150 cm이며 根莖이 짧고 전체는 흰색 털로 뒤덮여 있다. 줄기는 곧추서며 단단하고 홈이 패여 있다. 잎은 互生하고 밑부분의 것은 葉柄이 길며 卵狀 長圓形으로 길이 7~23 cm, 넓이 6 cm이고, 양면에 털이 있으며, 가장자리에 불규칙한 톱니가 있다. 중앙부의 잎은 긴 타원형이고 윗부분의 잎은 작으며 위로 갈수록 작아지고 披針形으로 양끝이 좁고 葉柄이 없으며 가장자리는 거의 밋밋하다. 頭花는 줄기끝과 가지끝에 밑을 향해 1개씩 달린다. 總苞는 편평한 球形으로 外片은 긴 피침형, 內片은 膜質이며 타원상 피침형이고, 꽃은 모두 筒狀花로 黃色이며 바깥쪽의 여러 줄은 암꽃이고 중앙은 兩性花이다. 瘦果는 좁고 길며 冠毛는 없다. 開花期는 8~10월이다. 산비탈, 荒野地에 나며 全國에 分布한다.【處方用名】① 全草는 金挖耳 ② 根 및 莖基部는 金挖耳根이다.

❶ 金挖耳 (금알이)〈分類草藥性〉 : 긴담배풀의 全草이다. 8~9월의 開花期에 採取한다.

〔性味 歸經〕 味는 苦辛하고 性은 凉하며 無毒하다. 肺, 肝, 大腸經에 들어간다.

〔藥效 主治〕 淸熱, 解毒의 效能이 있다. 感氣, 頭風(慢性의 神經性頭痛), 下痢, 咽喉腫痛,

赤眼, 癰腫瘡毒, 痔核出血을 치료한다. 【用法 用量】6~10g을 달여서 服用한다. 또는 짓찧어 낸 生汁을 服用한다. 〈外用〉달인 液으로 씻던가 生汁을 바른다.

❷ 金挖耳根 (금알이근)〈分類草藥性〉: 긴담배풀의 뿌리 및 줄기의 밑부분이다. 가을에 採取한다.

〔性味〕 味는 微苦辛하고 性은 平하며 無毒하다.

〔藥效 主治〕 産後의 血氣痛, 水瀉로 因한 腹痛, 齒痛, 扁桃腺炎을 치료한다. 모든 小腹痛을 치료하고, 一般的인 高熱性 病, 化膿性 疾患에 使用하며, 술로 바짝 졸여서 服用한다. 【用法 用量】6~12g을 달여서 服用하거나 짓으깨서 술을 부어 服用한다. 〈外用〉짓찧어서 바른다.

잇 꽃 紅花 *Carthamus tinctorius* L.

一年生 草本으로 높이 30~90 cm 이고 全體는 光澤이 나며 매끄럽고 털이 없다. 줄기는 곧추서며, 밑부분은 木化되었으며 윗부분은 가지가 많다. 잎은 互生하며 質은 단단하지만 葉柄이 없어 줄기를 에워싸고 있으며, 卵狀 披針形으로 길이 3.5~9 cm, 나비 1~3.5 cm 로 끝이 뾰족하고 가장자리에는 날카로운 톱니가 있다. 꽃은 모양이 엉겅퀴와 같지만 붉은 빛이 도는 黃色이고, 頭花는 원줄기끝과 가지끝에 1개씩 달려 있다. 總苞片은 여러 줄이 배열되며 바깥쪽의 2~3 줄은 잎 모양으로 披針形이며 가장자리에는 가시가 있지만 안쪽의 줄은 卵形으로 가장자리에 가시가 없다. 花床은 편평하고 筒狀花는 수가 많으며 보통 兩性으로 끝은 5개로 갈라지고 5개의 수술과 1개의 암술이 있다. 瘦果는 흰색이고 潤彩가 있으며 짧은 冠毛가 있다. 開花期는 7~8 月, 結實期는 9~10 月이다. 이집트 原産으로 各地에서 栽植되고 있다. 【處方用名】① 꽃은 紅花 ② 싹은 紅花苗 ③ 果實은 紅花子이다.

❶ 紅 花 (홍화)〈圖經本草〉紅藍花: 잇꽃의 꽃이다. 7~8 月에 꽃잎이 黃色에서 紅色으로 變할 때 筒狀花를 따서 햇볕에 말리거나 그늘에서 말린다. 또는 불에 쬐어서 말린다.

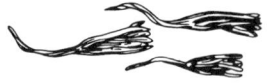

紅花藥材

〔性味 歸經〕 味는 辛하고 性은 溫하다. 心, 肝經에 들어 간다.

〔成分〕잇꽃에는 safflower yellow, carthamin 을 含有한다. Carthamin 을 鹽酸으로 加水分解하면 포도당과 carthamidin 을 얻는다. 또 $15\alpha, 20\beta$-dihydroxy-Δ^4-pregnen-3-one 도 함유한다. 또한 紅花油라고 稱하는 脂肪油를 함유하는데 이것은 palmitic acid, stearic acid, arachidic acid, oleic acid, linoleic acid, linolenic acid 등의 glyceride 이다. 잎은 luteolin-7-glucoside 를 함유한다.

〔藥理〕 1. 動物實驗에서 子宮, 腸管, 血管, 氣管支 등의 平滑筋을 興奮시켜 그 收縮作用을 강하게 한다. 또 腎血管을 收縮시켜 腎血流를 減少시킨다.

2. 少量에서는 心筋에 대해 가벼운 홍분작용이 있고 大量에서는 抑制作用을 보이며 血壓을 降下시키고 게다가 長時間 지속시킨다. 紅花의 浸出液은 心의 冠動脈을 확장하는 作用이 있다.

3. 紅花의 水抽出液(20%)은 血液凝固에 대해 강한 拮抗作用이 있고 全血의 凝固時間과 血

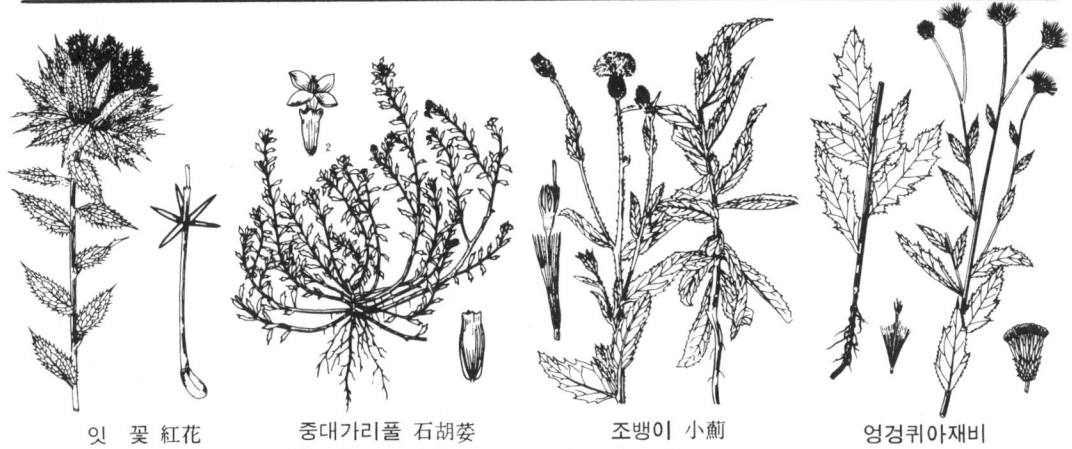

| 잇 꽃 紅花 | 중대가리풀 石胡荽 | 조뱅이 小薊 | 엉겅퀴아재비 |
| Carthamus tinctorius | Centipeda minima | Cephalonoplos segetum | Cephalonoplos setosum |

淸의 再石灰化시간을 뚜렷하게 연장시킨다. 臨床報告에 紅花 tincture(알콜 20%)는 打撲傷, 捻挫傷, 腱鞘炎에 有效하며, 浸出液을 局所에 바르면 褥瘡발생을 예방하고 주사액으로는 局所를 遮斷하여 神經性 皮膚炎의 치료에 有效하였다.

〔藥效 主治〕 活血, 通經, 化瘀, 止痛의 效能이 있다. 無月經, 癥瘕(腹中의 硬結), 難産, 死産, 産後惡露不全, 瘀血에 의한 痛症, 癰腫, 打撲傷을 치료한다. 【用法 用量】 3~6g을 달인다. 혹은 散劑로 하던가 술에 담그고, 新鮮한 것은 生汁을 내서 服用한다. 〈外用〉 가루를 만들어 撒布한다.

〔禁忌〕 姙婦는 服用을 忌해야 한다.

❷ 紅花苗 (홍화묘) 〈開寶本草〉: 잇꽃의 모종이다.

〔藥效 主治〕 新鮮한 것을 짓이겨서 遊腫에 바른다.

❸ 紅花子 (홍화자) 〈圖經本草〉 紅藍子: 잇꽃의 果實이다.

〔成分〕 油分을 種子는 30.2%, 種仁은 45~49%를 함유한다. 種子油는 linoleic acid 73.6%~78.0%, oleic acid 12.0~15.2%, 또 myristic acid, palmitic acid, stearic acid, palmitoleic acid 를 含有한다. 油分을 除外한 種仁은 蛋白質을 61.5~63.4% 함유한다.

〔藥效 主治〕 活血, 解毒의 效能이 있다. 天然痘로 身體의 상태가 나쁠 때, 婦人의 血氣停滯 腹痛을 치료한다. 【用法 用量】 달이던가 丸劑, 散劑로 하여 服用한다.

중대가리풀 石胡荽 Centipeda minima (L.) A. Br. et Aschers.

一年生 草本으로 柔軟한 포복상이고 높이는 8~20cm로 가지가 많이 퍼져 있으며 털이 없거나 또는 약간의 綿毛로 덮여 있다. 잎은 호생하고 葉身은 작으며 주걱 모양이고 끝이 둔하며 가장자리에는 드문드문 톱니가 나 있다. 頭花는 無柄으로 腋生하며 總苞片은 거의 2줄이며 가장자리는 膜質이다. 꽃은 雜性으로 淡黃色 또는 黃綠色으로 筒狀이며, 암꽃은 頭花 둘레에 여러 줄이 있으며 花冠은 짧다. 5~6개의 兩性花는 頭花 中央에 位置하며 花冠은 鐘形이고 끝은

4개로 갈라져 있다. 4개의 수술이 있으며 瘦果는 가는 털과 4개의 모서리가 있고 冠毛는 없다. 開花期는 7~8月이다. 논·밭이나 陰濕한 곳 또는 길가에서 흔히 자라며 全國에 分布한다.【處方用名】꽃이 달린 全草가 鵝不食草이다.

鵝不食草 (아불식초)〈食性本草〉食胡荽·鷄腸草·鵝不食·地芫荽·石胡荽: 중대가리풀의 꽃이 달린 全草이다. 開花時에 採取하여 흙이나 挾雜物을 除去하고 햇볕에 말린다.

〔性味 歸經〕 味는 辛하고 性은 溫하다. 小腸經에 들어간다.

〔成分〕 全草에는 多種類의 triterpen 成分, taraxerol, taraxasterol, arnidiol 과 未知의 triterpendiol($C_{30}H_{50}O_2$, 融點 204~206°C)이 함유되어 있다. 또 stigmasterol, sitosterol, flavonoid, 精油, 有機酸 등도 함유되어 있다.

〔藥理〕 精油와 ethyl alcohol 에서 抽出된 液狀部에는 多少의 止咳, 袪痰, 平喘作用이 있지만 沈澱部의 止咳效果는 뚜렷하지 않고 袪痰作用도 없다. 25~50% 煎劑는 감자와 달걀의 固體培地 속에서 結核菌에 대하여 약간의 抑制作用이 있었다.

〔藥效 主治〕 袪風, 散寒, 勝濕, 袪翳, 通鼻塞의 效能이 있다. 感氣, 寒哮(喘息), 喉痺, 百日咳, 瘀氣로 因한 腹痛, 아메바赤痢, 瘧疾, 疳瀉, 鼻淵(蓄膿症), 鼻瘜肉(콧구멍에 생기는 一種의 腫瘍), 目翳澀痒(눈이 침침하고 가려운 眼疾), 臁瘡, 疥癬, 打撲傷을 치료한다.【用法 用量】5~10 g 을 달이던가 또는 짓찧어 낸 汁을 服用한다.〈外用〉짓이겨 으깨서 코를 틀어막는다. 또는 가루를 만들어 코로 들이마시던가 짓찧어서 바른다.

조 뱅 이 小薊 *Cephalonoplos segetum* (BGE.) KITAM. (=*Breea segetum* BUNGE)
엉겅퀴아재비 *C. setosum* BIEB. (=*Breea setosa* (BIEB.) KITAM.)

多年生 草本으로 높이 약 50 cm 이며 포복상의 긴 뿌리가 있으며 줄기는 곧추서고 거미줄 같은 綿毛로 얇게 뒤덮여 있다. 根生葉은 꽃이 필 때 시들며 莖生葉은 긴 楕圓狀 披針形으로 길이 5~10 cm, 나비 1~2.5 cm 이며 兩面 모두 거미줄과 같은 綿毛로 덮여 있고, 가장자리는 밋밋하거나 缺刻狀의 톱니가 있으며 톱니끝에는 둥근 가시가 있고, 위로 올라갈수록 점차 작아진다. 꽃은 가지끝과 원줄기끝에 1개씩 달리고 總苞는 鐘形이며 5개로 갈라진 苞片은 綿毛로 덮여 있다. 8줄로 배열된 苞片 중 外片이 가장 짧고 中片은 披針形으로 가시처럼 뾰족하지만 內片은 비교적 길고 끝이 약간 넓다. 花冠은 자주색으로 수꽃보다 암꽃이 길다. 瘦果는 긴 타원형으로 털은 없으며, 冠毛는 깃털 모양으로 褐色이며 果熟期에는 花冠의 길이보다 약간 길어진다. 開花期는 5~7月, 結實期는 8~9月이다. 밭가장자리나 길가, 냇가, 또는 빈터에서 자라며 全國에 分布한다.【處方用名】全草 또는 根이 小薊이다.

小 薊 (소계)〈神農本草經集注〉猫薊·靑刺薊·千針草·刺薊菜·刺兒菜: 조뱅이 및 同屬 近緣植物의 全草 또는 뿌리이다. 여름과 가을에 採取하여 햇볕에 말린다.【修治】《小薊》挾雜物을 除去하고 뿌리를 딴 다음 물로 씻어서 水分을 잘 스며들게 하고 잘라서 햇볕에 말린다.《小薊炭》씻은 小薊를 남비 속에 넣어 강한 불에서 7할 정도 黑色으로 변할 때까지 볶는다. 藥性

조뱅이 Cephalonoplos segetum 쑥갓 Chrysanthemum coronarium var. spatiosum

은 남을 정도로 볶아야 하며 鐵체로 쳐서 맑은 물을 뿌려 햇볕에 말린다.

〔性味 歸經〕 味는 甘하고 性은 凉하며 無毒하다. 肝, 脾經에 들어간다.

〔成分〕 조뱅이는 alkaloid, saponin 등을 함유한다.

〔藥理〕 1. 止血作用 : 出血시간을 대폭 단축시키므로 止血이 되며 거기에다 白血球의 細菌貪食能力을 높인다.

2. 抗菌作用 : 煎劑는 in vitro 에서 溶血性 連鎖球菌, 肺炎球菌, 디프테리아菌에 어느 정도의 抑制作用을 가지고 1:30000 의 알콜浸劑는 사람型結核菌에 抑制作用을 가지나 水煎劑의 結核菌에 대한 항균농도는 이것의 300배 이상이다.

3. 心臟血管系의 作用 : 動物에서 煎劑, 팅크劑의 注射는 뚜렷한 血壓上昇作用이 있고 코카인은 이 作用을 강하게 하나 yohimbine은 이 作用을 삭히고 심한 경우에는 역으로 降壓作用으로 전환한다. 또 血壓이 높아짐과 함께 脾臟의 容積은 축소하여 腸의 蠕動運動을 抑制하게 된다.

〔藥效 主治〕 凉血, 祛瘀, 止血의 效能이 있다. 吐血, 鼻出血, 血尿, 血淋, 血便, 血崩, 急性傳染性 肝炎, 創傷出血, 疔瘡, 癰毒을 치료한다. 【用法 用量】 5~10 g (新鮮한 것은 30~60 g)을 달여서 服用하던가 짓찧어낸 生汁 또는 가루를 만들어 服用한다. 〈外用〉 짓찧어서 바르던가 달인 液으로 씻는다.

쑥 갓 茼蒿 Chrysanthemum coronarium L. var. spatiosum BAILEY

一年生 草本으로 높이 30~60 cm 이고 1 m 에 달하는 것도 있으며 전체적으로 털이 없으며 줄기는 곧추서고 매끈매끈하며 연하고 多肉質이며 독특한 향기가 있다. 잎은 互生하고 2回 羽狀으로 깊게 갈라지며 裂片은 葉柄이 없고 다시 羽狀 또는 缺刻狀으로 갈라지며 인접한 羽片이 서로 겹쳐지고 밑부분은 원줄기를 둘러싼다. 頭花는 황색 또는 백색이며 가지와 원줄기끝에 1개씩 달리고 지름 약 4~6 cm 이다. 總苞는 乾膜質이고 苞片은 기와를 엎어 놓은 모양으로 배열되며 卵形 또는 타원형이다. 꽃은 雜性으로 가장자리에 黃色 또는 黃白色을 띤 雌性의 舌狀花가 한 줄 늘어서 있고 중앙부에 兩性의 筒狀花가 여러 줄 配列되며 5개의 수술이 花冠에 붙어있다. 瘦果는 큰 三角柱形으로 모서리가 있다. 開花期는 8月이다. 地中海沿岸產이지만 全國에서 栽植되고 있다. 【處方用名】 莖葉이 茼蒿이다.

茼 蒿 (동호) 〈千金・食治〉 同蒿菜・蓬蒿菜・菊花菜 : 쑥갓의 줄기와 잎이다. 겨울, 봄, 여름에 採取한다.

〔性味 歸經〕 味는 辛甘이고 性은 平하다. 脾, 胃經에 들어간다.

〔成分〕 Serine, asparagine, threonine, alanine, glutamine, valine, leucine, proline, tyrosine, asparagic acid, glutamic acid, β-aminobutyric acid, phenylalanine 등을 함유한다.

〔藥效 主治〕 心氣를 편케 하며 脾胃를 보양하고 痰飮을 삭히는 效能이 있다. 【用法 用量】 일반적으로 野菜로 삶아 먹는다.

〔禁忌〕 泄瀉症狀에는 服用을 忌한다.

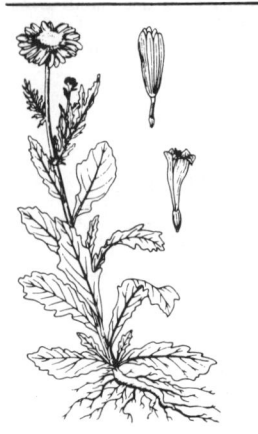
쑥 갓 茼蒿
Chrysanthemum coronarium
var. spatiosum

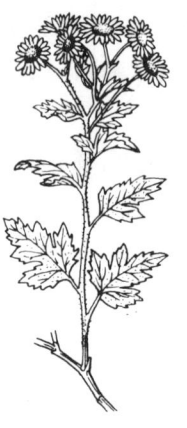
감 국 野菊
Chrysanthemum indicum

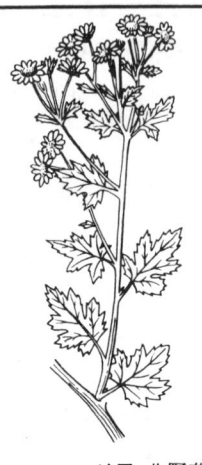
산국 北野菊
Chrysanthemum boreale

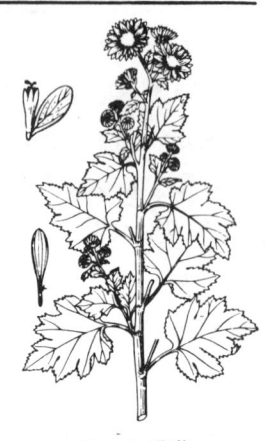
국 화 菊花
Chrysanthemum morifolium

감　　국野菊　Chrysanthemum indicum L.　　　　산국　北野菊　C. boreale MAKINO

多年生 草本으로 높이 30～60 cm, 120 cm에 달하는 것도 있으며 가지가 많이 갈라지고 흰색 털로 뒤덮여 있으며 냄새가 난다. 잎은 互生하고 타원상 卵形으로 길이 4～6 cm, 넓이 1.5～5 cm 이며 羽狀으로 깊이 갈라지는데 중앙 裂片이 비교적 크고 양쪽 2～3 쌍의 裂片은 크기가 거의 비슷하며 끝이 뽀족하고 가장자리에 예리한 缺刻狀의 톱니가 있고 길이 1～2 cm 의 葉柄이 있으며, 兩面에는 털이 있다. 頭花는 가지끝과 원줄기끝에 우산 모양 비슷하게 달려 있다. 總苞는 半球形이며 苞片은 3～4 줄로 배열되고 外片은 線形 또는 타원형으로 겉에 털이 있고 內片은 긴 타원형으로 가장자리가 膜質이다. 바깥줄은 舌狀花로 연한 黃色이고 中央의 筒狀花는 짙은 黃色으로 끝은 5개로 갈라져 있다. 5개의 수술과 1개의 암술이 있고 瘦果는 길이 1.5 mm 정도로 5개의 줄 무늬가 있다. 開花期는 10～11 月이다. 山野地에 흔히 나며 全國에 分布한다. 【處方用名】① 根은 野菊 ② 頭花는 野菊花이다.

❶ 野　菊 (야국)〈日華子諸家本草〉苦薏·野山菊： 감국·산국의 全草 및 뿌리이다. 여름부터 가을에 걸쳐 採取하여 햇볕에 말린다.

〔性味 歸經〕 味는 苦辛하고 性은 寒하다. 肺, 肝, 胃經에 들어간다.

〔成分〕 감국의 全草는 精油, linarin, luteolin 의 配糖體, chrysanthemin, chrysanthemaxanthin, 多糖類, coumarins, yejuhua lactone 을 함유한다. 精油 中의 主要成分은 camphene, camphor, carvone 등이다.

〔藥理〕 ❷ 野菊花를 參照.

〔藥效 主治〕 淸熱, 解毒의 效能이 있다. 癰腫, 疔瘡, 目赤, 瘰癧, 天疱瘡(濃痂疹), 濕疹을 치료한다. 【用法 用量】6～12 g (新鮮한 것은 30～60 g)을 달여서 服用한다. 혹은 짓찧어 낸 生汁을 服用한다.〈外用〉짓찧어서 바르던가 달인 液으로 씻는다. 또는 감국을 직접 코에 넣는다.

❷ 野菊花 (야국화) 〈本草正〉 : 감국·산국의 頭花이다. 가을 滿開時 採取하여 햇볕에 말리거나 불에 쬐어서 말린다.

〔性味〕 味는 苦辛하고 性은 凉하다. 肺, 肝經에 들어간다.

〔成分〕 꽃은 acacetin-7-rhamnoglucoside, 野菊花 lactone, chrysanthemin, 苦味質, α-thujone 을 含有한다. 또 精油도 含有하며 그 속에는 dl-camphor, tetracosane, hexacosane 등이 있다. 그 밖에 비타민 A類 및 비타민 B_1을 含有한다.

〔藥理〕 1. 降壓作用 : 動物에 대한 急性 試驗에서 野菊花는 痲醉를 하지 않은 Rat에게 腹腔內注射 6~10 g/kg, 經口投與 15 g/kg 을 하면 뚜렷한 降壓作用을 나타낸다. 全草製劑의 作用은 꽃의 抽出物보다 毒性이 强하고 降壓作用은 뒤떨어진다.

2. 抗비루스 및 抗菌作用 : in vitro 에서 野菊花 1 : 80 은 에코비루스($ECHO_{11}$) 感染 後의 細胞(사람의 胎兒腎初代單層上皮細胞)의 病變을 延長해서 緩和할 수가 있다. 野菊花의 煎劑 1 : 320 은 in vitro 에서 黃色포도球菌, 디프테리아菌 및 赤痢菌에 대해서 抑制作用을 나타낸다.

〔毒性〕 野菊花의 毒性은 弱하며 長期의 投與에도 蓄積現象은 없다.

〔藥效 主治〕 疏風, 淸熱, 消腫, 解毒의 效能이 있다. 風熱感氣, 肺炎, 디프테리아, 胃腸炎, 高血壓, 疔, 癰, 口瘡(口內炎), 丹毒, 濕疹, 天疱瘡(膿痂疹)을 치료한다. 【用法 用量】 6~12 g (新鮮한 것은 30~60 g)을 달여서 服用한다. 〈外用〉 짓찧어서 바르던가 달인 液으로 양치질하거나 또는 씻는다.

국 화 菊花 Chrysanthemum morifolium RAMAT.

多年生 草本으로 높이 50~140 cm 이며 全體가 흰색의 絨毛로 덮여 있다. 줄기의 밑부분은 약간 木化되어 거의 紫紅色을 띠며 어린 가지에는 약간의 모서리가 있다. 잎은 互生하고 葉柄이 있으며 卵形으로 길이 3.5~5 cm, 넓이 3~4 cm 이고 보통 羽狀으로 중앙부까지 갈라지며 裂片은 불규칙한 缺刻과 톱니가 있고 밑부분이 心臟形이며 兩面 모두 흰색의 絨毛로 뒤덮여 있다. 頭花는 頂生 또는 腋生하고 總苞는 半球形이며 苞片은 綠色으로 3~4 줄로 배열되며 가장자리는 연한 褐色으로 투명한 膜質이다. 外片은 卵形으로 비교적 작고 제 2 줄의 苞片은 넓은 卵形, 內片은 긴 타원형이다. 頭花의 주변에는 雌性의 舌狀花가 달리며 중앙부에 兩性의 管狀花가 있어 열매를 맺는다. 瘦果는 긴 타원형으로 4개의 모서리가 있고 매끄럽고 光澤이 있으며 털이 없다. 開花期는 9~11 月, 結實期는 10~11 月이다. 觀賞植物로 全國 各地에서 栽植된다. 【處方用名】 ① 頭花는 菊花 ② 뿌리는 白菊花根 ③ 어린 莖葉은 菊花苗 ④ 葉은 菊花葉이다.

❶ 菊 花 (국화) 〈神農本草經〉 節華·甘菊·金蕊 : 국화 頭狀의 花序이다. 10月下旬 꽃이 滿發할 때 採取하며 그 加工法은 各 産地의 藥材種類에 따라 다르다. 《白菊》 꽃 가지의 부분에서 잘라서 다발을 만들어 거꾸로 매달아 그늘에서 말린 다음 花序를 딴다. 《滁菊》 花序를 따서 硫黃으로 燻해서 햇볕에 말린다. 6分 정도 말려서 체로 쳐서 球狀으로 만들어 다시 햇볕에 말린다. 《貢菊》 花序를 따서 불에 쬐어 말린다. 《杭菊》 杭白菊은 花序를 따서 찐 다음 햇볕에 말리고, 杭黃菊은 숯불에 쬐어서 말린다. 【修治】 《菊花》 잎, 줄기, 花梗 및 흙이나 먼지를 除去한

다.《菊花炭》더러워진 것을 씻어낸 菊花를 남비에 넣고 菊花의 性質이 없어지지 않을 程度로 黃褐色으로 눌 때까지 볶아 맑은 물을 뿌려 햇볕에 말린다.

〔性味 歸經〕 味는 甘苦하고 性은 凉하다. 肺, 肝經에 들어간다.

〔成分〕 꽃과 줄기는 精油를 含有하며 또 adenine, choline, stachydrine 등도 함유되어 있다. 꽃은 chrysanthemin, amino acids, flavonoid 와 微量의 vitamin B_1 을 含有한다. 精油는 주로 borneol, camphor, chrysanthenone 등을 함유한다. Flavonoid 로서 luteolin-7-glucoside, cosmosiin, acaciin 을 함유하며 또 succinic acid dimethylhydrazide(aminozide)를 포함한다.

〔藥理〕 抗病原體作用: 菊花는 in vitro 에서 그램陽性菌(黃色포도球菌 및 β-溶血性 連鎖球菌), 사람型結核菌에 대하여 어느 정도의 抑制作用이 있다. 그 水浸劑(1:4)는 몇 개의 常見의 病原性 皮膚眞菌에 대해서 多少의 抑制作用이 있다. 高濃度의 것은 in vitro 에서 抗비루스(PR$_8$ 株) 및 抗스피로헤타 作用이 있다.

〔藥效 主治〕 疏風, 淸熱, 明目, 解毒의 效能이 있다. 頭痛, 眩暈, 目赤(눈의 充血), 心胸煩熱, 疔瘡, 腫毒을 치료한다. 【用法 用量】5~10 g을 달여서 服用한다. 茶처럼 달여서 服用하던가 丸劑 또는 散劑로 해서 服用한다.

〔配合 禁忌〕 朮・枸杞根・桑根白皮를 使藥으로서 加한다.

❷ 白菊花根 (백국화근)〈本草正〉: 국화의 뿌리이다.

〔藥效 主治〕 利水하며 짓찧어 낸 汁을 술과 함께 服用하면 크게 癃閉를 치료한다. 또 疔腫喉疔, 喉癬을 치료한다. 【用法 用量】30~60 g을 달여서 服用한다. 혹은 짓찧어 낸 汁을 마신다. 〈外用〉 짓찧어서 바른다.

❸ 菊花苗 (국화묘)〈得配本草〉: 국화의 어린 줄기와 잎이다. 초여름에 채취하여 그늘에서 말린다.

〔藥效 主治〕 淸肝, 明目의 效能이 있다. 頭風으로 인한 眩暈, 角膜混濁을 치료한다. 【用法 用量】달이거나 가루를 만들어 服用한다. 〈外用〉 달인 液으로 熏洗한다.

❹ 菊花葉 (국화엽)〈名醫別錄〉: 국화의 잎이다.

〔性味〕 味는 甘辛하고 性은 平하다.

〔藥效 主治〕 疔瘡, 癰疽, 頭風, 目眩을 치료한다. 【用法 用量】달이거나 짓찧어 낸 汁을 服用한다. 〈外用〉 짓찧어서 바른다.

구 절 초 九折草 Chrysanthemum zawadskii var. latilobum KITAMURA
　　　　　　　　　　　　　산구절초 仙母草　C. zawadskii HERBICH.
　　　　　　　　　　　　　바위구절초　C. zawadskii var. alpinum KITAMURA

多年生 草本으로 높이가 50 cm 내외이다. 地下莖은 옆으로 길게 뻗으며 全體에 털이 있거나 혹은 없으며 줄기는 곧게 섰고 단일하거나 혹은 가지가 갈라졌으며 根生葉과 莖葉은 2回 羽狀으로 길게 째어졌고 가운데 잎은 單羽狀으로 깊게 째어졌으며 上葉은 다소 3갈래로 갈라졌거

나 혹은 갈라지지 않았다. 頭花는 가지끝에 1개 났고 지름 5 cm 내외이고 總苞片은 長楕圓形이고 갈색이며 가장자리가 건피질이다. 꽃은 보통 흰색이지만 붉은 빛이 도는 것도 있다. 瘦果는 長楕圓形이며 길이 2 mm 정도로서 5개의 줄이 있으며 밑부분은 약간 굽는다. 開花期는 7～9月이다. 산이나 들에 나며 全國 各地에 分布한다. 【處方用名】全草가 九折草이다.

九折草(구절초): 구절초 및 同屬 近緣植物의 全草이다. 開花 직전에 採取하여 햇볕에 乾燥하여 그대로 쓰거나 술에 볶아서 쓴다.

〔性味 歸經〕 味는 苦하고 性은 溫하다. 心, 脾, 胃經에 들어간다.
〔藥效 主治〕 溫中, 調經, 消化의 效能이 있다. 月經不順, 子宮冷症, 不姙症, 胃冷, 消化不良을 치료한다. 【用法 用量】 30～60 g을 달여서 服用한다.

버들잎엉겅퀴 中國薊 *Cirsium chinense* GARDN. et CHAMP. (=*C. lineare* (THUNB.) SCH-BIP.)

多年生 草本으로 높이는 50 cm에 달하고 줄기는 곧추서며 가지가 갈라져 있으며 거미줄 같은 흰색의 잔털이 있다. 잎은 互生하고 밑부분의 잎은 꽃이 필 때면 시들어서 볼 수 없다. 중앙부의 잎은 타원상 披針形으로 길이 10～20 cm, 넓이 1～3 cm이고 끝이 길게 뾰족해지며 밑부분이 좁아져서 짧은 葉柄이 되고 가장자리는 불규칙하게 羽裂되거나 혹은 羽裂되지 않으며 길이가 들쭉날쭉한 가시가 있다. 표면은 綠色으로 꺼칠꺼칠하며 뒷면은 거미줄 같은 흰털로 뒤덮여 있다. 윗부분의 잎은 점점 작아지며 線狀 피침형이다. 頭花는 가지끝과 원줄기끝에 달리며 꽃이 된 후 밑으로 늘어진다. 總苞는 鐘形이고 苞片은 여러 줄이며 外片은 끝이 가늘고 짧은 가시가 있고, 內片은 끝이 膜質이며 뒷면에 粘液腺이 1개 있으며 紫紅色을 띤다. 꽃은 모두 管狀이며 花冠은 깊게 5개로 갈라지고 裂片은 花冠筒部의 부푼 부분의 約 3배가 된다. 瘦果는 긴 타원형이고 冠毛는 灰褐色이다. 開花期는 9～10月이다. 湖南의 一部, 北部의 山野, 수원 근처의 山麓에 分布한다. 【處方用名】 全그루가 苦芙이다.

苦 芙(고요)〈神農本草經集注〉苦板·鉤芙: 버들잎엉겅퀴의 全그루이다. 가을에 採取한다.
〔性味〕 味는 甘苦하고 性은 凉하며 無毒하다.
〔成分〕 全草에는 cirsilineol-4-monoglucoside, cirsiliol-4'-monoglucoside가 함유되어 있다.
〔藥效 主治〕 淸熱, 凉血, 活血, 解毒의 效能이 있다. 暑熱에 의한 煩悶, 婦人의 崩漏, 打撲으로 因한 吐血, 痔瘡, 疔瘡을 치료한다. 【用法 用量】 15～30 g을 달여서 服用한다. 〈外用〉 짓찧어서 바른다.

엉 겅 퀴 大薊 *Cirsium japonicum* var. *ussuriense* (REGEL) KITAMURA
　　　　　　　바늘엉겅퀴 *C. rhinoceros* NAKAI　　큰엉겅퀴 *C. pendulum* FISCHER ex DC.

多年生 宿根草本으로 높이 100～150 cm이고 곧추서고 줄기에 세로줄이 있으며 全體에 거미줄같은 흰 털이 있다. 잎은 互生하고 根生葉은 倒卵狀의 긴 타원형으로 길이 15～30 cm로 羽狀分裂하고, 裂片은 5～6쌍이며 끝이 뾰족하고 가장자리에는 불규칙하게 갈라진 톱니와 가시

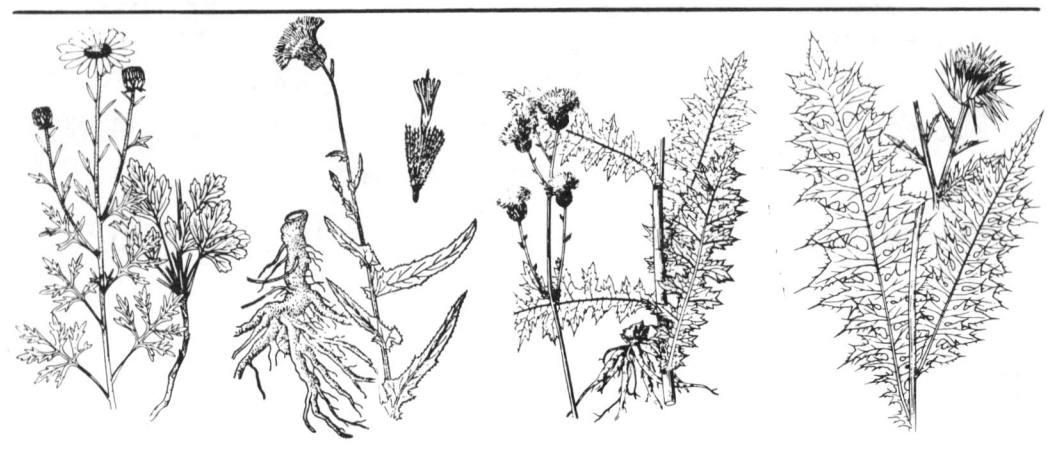

구절초 九折草	버들잎엉겅퀴 中國薊	엉겅퀴 大薊	바늘엉겅퀴
Chrysanthemum zawadskii var. *latilobum*	*Cirsium chinense*	*Cirsium japonicum* var. *ussuriense*	*Cirsium rhinoceros*

가 있고 양쪽에 날개가 있는 편평한 葉柄을 形成하며 털에 뒤덮여 있다. 莖生葉은 위로 올라감에 따라 작아지지만 모양은 根生葉과 비슷하고 밑부분이 줄기를 에워싸고 있다. 頭花는 가지 끝과 원줄기끝에 1개씩 달리며 披針形의 잎이 1~2개 着生한다. 總苞는 球形이고 苞片은 7~8줄로 배열되며 겉에서 안으로 약간씩 길어지고 끝이 뾰족한 線形이다. 花冠은 자주색 또는 적색이며 瘦果는 길이 3.5~4mm로 타원형이다. 開花期는 6~8月이다. 山野地, 길가에 자라며 全國 각 지역에 分布한다.【處方用名】全草 또는 根이 大薊이다.

大 薊(대계)〈神農本草經集注〉虎薊·刺薊·山牛蒡·鷄項草·野紅花: 엉겅퀴와 同屬 近緣 植物의 全草 또는 뿌리이다. 여름과 가을에 全草를 盛花時에 採取하여 묵은 줄기는 除去하고 햇볕에 말린다. 가을에 採取한 것이 좋으며 뿌리는 8~10月에 캐어서 흙이나 殘莖을 除去하고 깨끗이 씻어서 햇볕에 말린다.【修治】《大薊》挾雜物을 除去하고 淸水로 깨끗이 씻어서 水分이 잘 스며들게 한 다음 잘라서 햇볕에 말린다.《大薊炭》깨끗한 大薊를 남비에 넣고 藥性이 남을 程度로 강한 불에서 7分 정도가 검은색으로 될 때까지 볶는다. 철사로 만든 체로 걸러서 淸水를 뿌리고 햇볕에 말린다.〈本草通玄〉술로 씻던가 男兒의 小便과 섞어서 약간 볶는다.

〔**性味 歸經**〕 味는 甘하고 性은 凉하다. 肝, 脾經에 들어간다.

〔**成分**〕 全草는 alkaloid, 精油를 함유한다. 뿌리는 taraxasteryl acetate, stigmasterol, α-amyrin, β-sitosterol을 含有한다.

〔**藥理**〕 1. 對血壓作用: 水浸劑, ethyl alcohol 水浸出液과 ethyl alcohol 浸出液은 개·고양이·토끼 등의 血壓을 降下시키는 作用이 있다.

2. 抗菌作用: *in vitro*에서 大薊(品種未同定) 뿌리의 煎劑 또는 全草의 蒸留液은 1:4000의 濃度일 때, 사람型 有毒結核菌의 成長을 抑制한다. Ethyl alcohol 浸劑는 1:30000 濃度일 때 사람型 結核菌을 抑制하지만 水煎劑의 抑菌濃度는 이것보다 높은 것 같다.

〔**藥效 主治**〕 凉血, 止血, 祛瘀, 消癰腫의 效能이 있다. 吐血, 鼻出血, 血尿, 血淋, 血崩, 帶下, 腸風, 腸癰, 癰瘍腫毒, 疔瘡을 치료한다.【用法 用量】5~10g(新鮮한 것이면 30~60g)

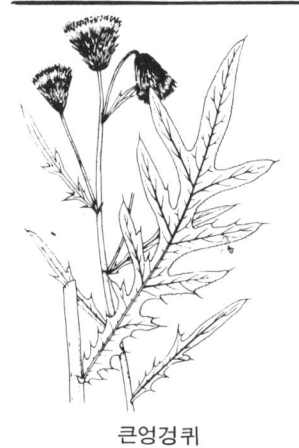 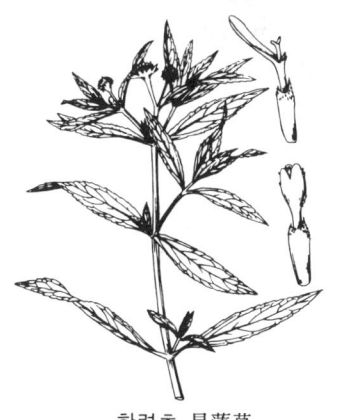 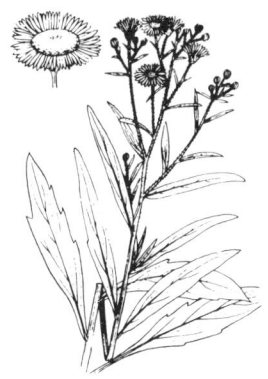

큰엉겅퀴 *Cirsium pendulum*   　　한련초 旱蓮草 *Eclipta prostrata*   　　개망초 一年蓬 *Erigeron annuus*

을 달여서 服用한다. 혹은 짓찧어 낸 汁 또는 가루를 服用한다. 〈外用〉 짓찧어서 바르거나 또는 짓찧어 낸 汁을 바른다.

〔禁忌〕 脾胃虛寒하고 瘀血이 막혀 있지 않은 症狀에는 服用을 忌한다.

한련초 旱蓮草・鱧腸   *Eclipta prostrata* L.

一年生 草本으로 높이 30~60 cm 이며 줄기는 곧추 자라고 전체는 털로 뒤덮여 있다. 잎은 對生하며 거의 葉柄이 없고 線狀 披針形에 길이 4~10 cm, 나비 0.8~2 cm 로서 끝이 둔하고 가장자리에는 약간의 톱니가 있으며 兩面은 모두 흰색의 거친 털로 뒤덮여 있다. 頭花는 가지 끝과 줄기끝에 1개씩 달리며 길이 2~4.5 cm 의 花梗이 있다. 總苞는 綠色으로 卵形 또는 넓은 鐘形이고, 苞片은 少數로 2개로 갈라지며 작고 거친 털로 덮여 있다. 花床에는 少數의 舌狀花와 多數의 管狀花가 있으며 舌狀花는 雌性으로 흰색이며 가장자리는 밋밋하거나 2개로 갈라지고 管狀花는 兩性이고 花冠은 4개로 얕게 갈라진다. 瘦果는 흑색으로 익으며 舌狀花의 것은 세모지지만 다른 것은 4개의 稜角이 있다. 開花期는 8~9月이고 結實期는 9~10月이다. 논두렁, 냇가, 골짜기 근처의 陰濕한 곳에 나며 中・南部 및 濟州島 등지에 分布한다. 【處方用名】 全草가 墨旱蓮이다.

墨旱蓮(묵한련)〈飮片新參〉 金陵草・蓮子草・旱蓮草・蓮草・猪牙草 : 한련초의 全草이다. 여름, 가을에 採取하여 흙이나 모래를 除去해서 햇볕에 말리던가 그늘에서 말린다. 【修治】 挾雜物을 깨끗이 따내고 남은 뿌리를 제거하고 깨끗이 씻어서 水分이 充分히 스며들면 통째 썰어서 햇볕에 말린다.

〔性味 歸經〕 味는 甘酸하고 性은 凉하다. 肝, 腎經에 들어 간다.

〔成分〕 全草에는 saponin 1.32%, nicotine 약 0.08%, tannin, vitamin A, ecliptine, 多種의 thiophene 化合物, 예를 들면 α-terthienyl methanol 및 그 醋酸에스테르, 〔2-(buta-1,3-diynyl)-5-(but-3-en-1-ynyl)thiophene〕, 〔2-(buta-1,3-diynyl)-5-(-4-chloro-3-hydroxy-but-1-ynyl)thiophene〕, 2-(4-chloro-3-hydroxybut-1-ynyl)-5-(penta-1,3-diynyl)thiophene, 〔5-

(3-buten-1-ynyl)-2,2′-bithienyl-5′-methyl acetate〕 등을 함유하고 있다. 잎에는 wedelolactone, demethylwedelolactone-7-glucoside 가 함유되어 있다.

〔藥效 主治〕 凉血, 止血, 補腎, 益陰의 效能이 있다. 吐血, 咳嗽時 出血, 鼻出血, 尿血, 便血, 血痢, 刀傷出血, 鬚髮早白(若白髮), 디프테리아, 淋濁, 帶下, 陰部濕痒을 치료한다. 【用法 用量】 10~30g 을 달인다. 또는 바짝 졸여서 膏로 만들거나, 짓찧어 汁을 내거나 丸劑·散劑로 해서 服用한다. 〈外用〉 짓찧어서 바른다. 가루를 撒布하거나 또는 짓찧어 부드럽게 해서 코에 넣는다.

〔禁忌〕 脾腎이 虛寒한 症狀, 또는 胃弱으로 인한 水樣性大便의 症狀, 腎氣虛寒한 症狀에는 使用을 忌한다.

개 망 초(왜풀) 一年蓬 *Erigeron annuus* (L.) PERS. (=*Aster annuus* L.)

二年生 草本으로 높이 30~100cm 이고 줄기는 곧추서며 전체에 짧은 털이 있으며 가지가 많이 갈라진다. 根生葉은 卵形 또는 卵狀 披針形으로 끝이 뾰족하고 가장자리에 규칙적인 톱니가 있으며 꽃이 필 때 시들어 떨어진다. 莖生葉은 互生하고, 披針形 또는 線狀 披針形으로 길이 4~15cm, 나비 1.5~3cm 이며 양면에 털이 있고 가장자리에 드문드문 톱니가 나 있으며 葉柄은 날개가 있다. 윗부분의 잎은 거의 線形으로 가장자리가 밋밋하며 緣毛가 있다. 頭花는 가지 끝과 원줄기끝에 繖房狀으로 달리며 지름 2cm 정도로 백색이지만 때로는 자주빛이 도는 舌狀花가 둘러싸고 있다. 總苞는 긴 털이 있고 舌狀花冠은 총포보다 약간 길거나 같으며 瘦果는 편평하고 가장자리에 모서리가 있다. 開花期는 6~7月이다. 美國 原産인데 歸化된 것으로 山野地, 길가에 나며 全國에 分布한다. 【處方用名】 全草 및 根이 一年蓬이다.

一年蓬 (일년봉) 〈浙江民間常用草藥〉: 개망초의 全草 및 뿌리이다. 開花 前에 採取하여 햇볕에 말린다.

〔性味 歸經〕 味는 淡하고 性은 平하다. 肝, 胃, 大腸經에 들어간다.

〔成分〕 全草는 pyromecon酸을 함유하지만 꽃의 含有量이 最高(0.7%)이고 잎은 그에 버금 가며(0.14%), 줄기에는 微量이 함유되어 있다. 또 꽃에서는 quercetin, apigenin-7-glucuronide 를 分出한다. 또 고무를 含有하며 乾燥重量에서 줄기는 0.09%, 잎은 0.69% 이다. 뿐만 아니라 줄기와 잎에는 水溶性의 降血糖成分이 含有되어 있다.

〔藥理〕 줄기, 잎을 石油에테르, ethyl ether, chloroform 으로 깨끗이 씻은 후의 水抽出物에는 降血糖作用이 있다.

〔藥效 主治〕 淸熱, 解毒하며 消化를 도와주는 效能이 있다. 消化不良, 腸炎의 泄瀉, 傳染性肝炎, 淋巴節炎, 血尿를 치료한다. 【用法 用量】 15~30g 을 달여서 服用한다. 혹은 汁을 내어서 服用한다.

망　초　亡草・飛蓬　Erigeron canadensis L.

一年, 二年生 雜草로 높이 30～120cm이며 全體에 綠色의 脫落性 털이 있고 윗부분에 많은 가지가 있다. 根生葉은 주걱 모양으로 길이 7～10cm, 나비 1～1.5cm이고 가장자리에 톱니가 있거나 밋밋하며 꽃이 필 때 시들어 떨어진다. 莖生葉은 線狀 披針形으로 다닥다닥 달리며 互生하고 위로 올라갈수록 작아진다. 頭花는 원줄기끝에서 가지가 많이 돋아 전체적으로 큰 圓錐花序를 이루며 總苞는 半球形으로 털이 있고 苞片은 線形이다. 舌狀花는 암꽃으로 흰색이며 中央의 管狀花는 兩性으로 黃色이며 끝이 5개로 갈라진다. 瘦果는 편평하며 길이 약 4mm의 冠毛가 있다. 開花期는 7～9月이다. 美國 原產인데 歸化된 것으로 田野地나 길가에서 흔히 자라며 全國에 分布한다.【處方用名】全草가 飛蓬이다.

飛　蓬 (비봉)〈祁州藥志〉小飛蓬・亡草・祁州一枝蒿 : 망초의 全草이다.
〔性味〕味는 苦하고 性은 凉하다.
〔成分〕全草는 精油를 鮮品으로 0.29%, 乾燥品으로 1.14% 含有한다. 精油 속에는 limonene, linalool, linoleyl acetate 및 6%의 aldehyde 類가 함유되어 있다. 그 밖에도 matricaria ester, dehydromatricaria ester, centaur X를 함유한다. 地上部分은 cumulene 및 o-benzylbenzoic acid를 포함한다.
〔藥理〕開花季節의 잎에 含有된 精油는 小兒의 牛乳에 대한 過敏性의 泄瀉를 防治한다. 또 泄瀉나 內出血에도 使用된다.
〔藥效 主治〕清熱, 解毒, 祛風, 止痒의 效能이 있다. 口內炎, 中耳炎, 結膜炎, 風火齒痛, 류머티즘에 의한 骨痛을 치료한다.【用法 用量】10～30g을 달여서 服用한다.〈外用〉짓찧어서 바른다. 짓찧어 낸 汁으로 양치질하거나 가루를 만들어 고루 塗布한다.

등골나물　山蘭　Eupatorium chinense L. var. simplicifolium (MAK.) KITAM.
(=E. japonicum THUNB.)

多年生 草本으로 1～2m에 달하고 地下의 根莖은 포복하며 木化되어 있고 뿌리는 가늘고 길며 대부분 구부러져 있다. 줄기는 곧추서며 보통은 叢生하고 밑부분이 木化되어 있지만 윗부분은 綠色으로 紫色의 斑點이 있으며 柔毛로 뒤덮여 있다. 잎은 單葉으로 對生하고 葉身은 길이 5～12cm, 나비 2～5cm의 卵形 혹은 타원형으로 가장자리에는 톱니가 있다. 꽃은 원줄기끝의 繖房花序에 달리며, 花序의 밑부분에는 1개의 작은 苞葉이 있다. 總苞는 圓筒形이고 苞片은 기와 모양으로 配列된다. 筒狀花는 5개씩이며 흰색을 띠고, 花冠의 下部는 筒狀을 이루지만 윗부분은 약간 넓고 끝은 5개로 갈라진다. 瘦果는 5개의 모서리와 腺點이 있고 冠毛는 羽毛狀에 흰색이다. 開花期는 8～9月, 結實期는 9～11月이다. 陽地 바른 산비탈이나 풀숲, 강변에서 흔히 자라며 全國에 分布한다.【處方用名】全草 또는 根이 秤杆草이다.

秤杆草 (칭간초)〈四川草藥〉山澤蘭・山蘭・澤蘭 : 등골나물의 全草 또는 뿌리이다. 夏, 秋에

—1046— 국 화(菊花)과 Compositae   벌등골나물 Eupatorium fortunei

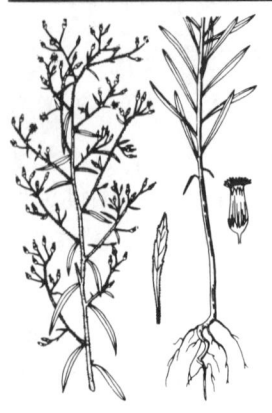

망 초 亡草
Erigeron canadensis

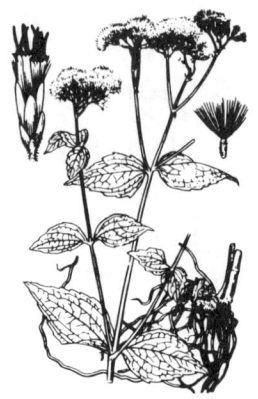

등골나물 山蘭
Eupatorium chinense var.
simplicifolium

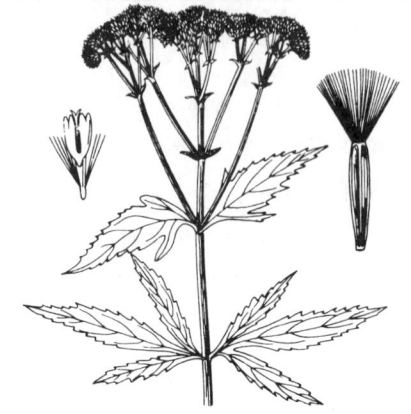

벌등골나물 蘭草
Eupatorium fortunei

採取한다.

〔性味 歸經〕 味는 苦辛하고 性은 平하다. 肝, 心, 肺經에 들어간다.

〔成分〕 잎은 taraxasteryl palmitate, taraxasteryl acetate, taraxasterol 을 含有한다.

〔藥效 主治〕 發表, 散寒, 透疹의 效能이 있다. 脫肛, 發疹하지 않는 홍역, 류머티性의 腰痛, 感氣로 因한 咳嗽를 치료한다. 【用法 用量】 10～15g 을 달이던가 또는 가루를 만들어 散劑로 해서 服用한다. 〈外用〉 짓찧어서 바른다.

벌등골나물 蘭草 *Eupatorium fortunei* TURCZ. (＝*E. stoechadosmum* HANCE)

多年生 草本으로 높이 70～120 cm 이며 根莖이 옆으로 길게 자라고 줄기는 곧추서며 굽은 잔털이 있으나 밑부분은 털이 없고 光澤이 나며 매끄럽다. 잎은 對生하고 보통 3개로 깊게 갈라지지만 윗부분의 것은 비교적 작고 갈라지지 않으며 裂片은 중앙부의 것이 가장 크고 긴 타원형 또는 타원상 披針形으로 길이 5～9 cm, 나비 1～2 cm 이고 양쪽 열편과 더불어 끝이 뽀족하고 가장자리에는 톱니가 있고 표면은 綠色, 뒷면은 연한 녹색을 띠며 비비면 냄새가 난다. 꽃은 연한 紅紫色으로 원줄기끝의 繖房花序에 달리고 總苞는 圓筒形으로 길이 6～8 mm, 總苞片은 10개로 2～3 줄로 배열되며 끝이 뽀족하다. 花冠은 백색이며 끝은 5개로 갈라져 있고 瘦果는 圓柱形으로 길이 약 3 mm 이며 5개의 모서리가 있고 성숙하면 黑褐色이 된다. 開花期는 8～9月이다. 골짜기 주변이나 山野의 草原地에 나며 全國에 分布한다. 【處方用名】 ① 莖葉이 佩蘭 ② 花가 千金花이다.

❶ 佩 蘭 (패란)〈本草再新〉蘭草·水香·大澤蘭·燕尾香·香水蘭: 벌등골나물의 줄기와 잎이다. 여름에 줄기와 잎이 무성하고 꽃이 아직 피지 않았을 때 地上部分을 잘라서 흙과 모래를 除去하고 햇볕에 말리거나 그늘에서 말린다. 【修治】 挾雜物을 除去하고 물로 깨끗이 씻어 건져내고 약간 축축하게 축여서 남은 뿌리를 除去하고 잘라서 햇볕에 말린다.

〔性味 歸經〕 味는 辛하고 性은 平하며 無毒하다. 脾, 胃經에 들어간다.

〔成分〕 벌등골나물의 全草는 精油 1.5～2％를 含有하며 精油 속에는 p-cymene, neryl acetate 및 5-methyl thymol ether을 含有하고 前 2者는 Influenza virus에 대하여 직접으로 抑制作用이 있다. 잎은 coumarin, o-coumaric acid 및 thymohydroquinone을 함유한다.

〔藥效 主治〕 解暑, 辟穢, 祛濕, 調經의 效能이 있다. 感受暑溫, 寒熱頭痛, 溫邪內蘊, 脘痞不飢, 口甘苔膩, 月經不順을 치료한다. 【用法 用量】 5~10g(新鮮한 것이면 10~15g)을 달여서 服用한다.

〔禁忌〕 陰虛, 氣虛症狀, 胃가 氣虛한 症狀에는 服用을 忌한다.

❷ 千金花 (천금화) 〈本草乘雅半偈〉: 벌등골나물의 꽃이다. 味는 苦하다.

〔藥效 主治〕 꽃을 술에다 삶은 것은 滯下(赤痢의 一種)를 치료한다.

골등골나물 白鼓釘 *Eupatorium lindleyanum* DC.

多年生 草本으로 높이 35~80cm 이고 地下에는 짧은 根莖이 있고 가늘고 길며 柔軟한 수염狀의 뿌리가 四方으로 뻗고, 줄기는 곧추서며 가지가 별로 없고 全體에 짧은 柔毛가 덮여 있다. 잎은 對生하며 葉身은 線狀 披針形으로 길이 6~12cm, 나비 1~2cm 로 끝이 뾰족하고 가장자리에는 드문드문 톱니가 있으며 때로는 3개로 깊이 갈라진 것도 있으며 양면에 모두 흰색의 털이 있다. 頭花는 원줄기끝에 聚繖花序狀으로 달리며, 總苞는 鐘形으로 기와 모양으로 配列되어 있다. 苞片은 약 10개로 大小 각양각색이며 끝이 뾰족하고 가장자리는 膜質이며 乾燥하다. 管狀花는 兩性으로 자주빛을 띠며 끝은 5개로 갈라진다. 瘦果는 5角이 진 圓錐形이고 冠毛는 백색이다. 開花期는 7~10月이다. 濕한 山野地, 골짜기 주변에서 자라며 全國에 分布한다. 【處方用名】 根이 秤杆升麻이다.

秤杆升麻 (칭간승마) 〈貴州民間藥物〉 秤杆草・白鼓釘: 골등골나물의 뿌리이다. 全草는 일찍이 佩蘭으로 栽植되어 使用되었으며 商品名은 尖佩蘭이다. 가을에 採取하여 햇볕에 말린다.

〔性味〕 味는 苦하고 性은 溫하며 無毒하다.

〔成分〕 Coumarin, euparin 을 含有한다.

〔藥效 主治〕 感氣, 말라리아, 腸의 寄生蟲病을 치료한다. 또 寒을 表出하고 熱을 退治한다. 【用法 用量】 10~12g을 달여서 服用한다.

세골등골나물 輪葉澤蘭 *Eupatorium lindleyanum* DC. var. *trifoliolatum* MAK.

多年生 草本으로 높이 1~2m 에 달하며 根莖은 짧고 수염뿌리가 있으며 줄기는 곧추서고 윗부분에서 가지가 갈라지고 淡褐色 혹은 紫色을 띠며 紫色 斑點이 點在한다. 잎은 對生하고 3개로 갈라져서 輪生葉으로 보이며 裂片은 線狀 披針形이고 가장자리에는 드문드문 톱니가 나 있으며 兩面 모두 털로 뒤덮여 있고 뒷면에는 腺點이 있고 3개의 葉脈이 있다. 頭花는 많으며 짧은 花梗이 있으며 원줄기끝에 繖房狀으로 퍼져 있다. 總苞는 鐘形이고 苞片은 披針形이며 1개의 頭花에는 管狀花가 5개씩이며 끝은 5개로 갈라져 있다. 瘦果는 타원형으로 다소 편평하며 黑色을 띤다. 開花期는 9月이다. 濕氣가 많은 산길, 풀숲, 골짜기 사이에서 자라며 全國

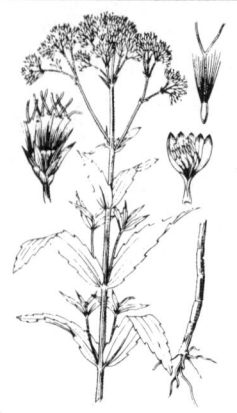 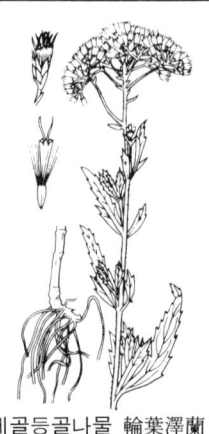 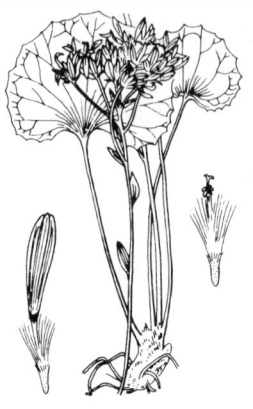 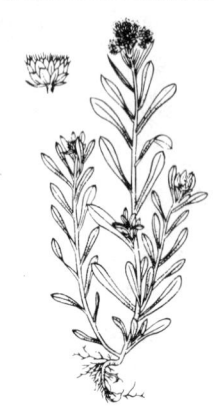

| 골등골나물 白鼓釘 | 세골등골나물 輪葉澤蘭 | 털머위 槖吾 | 떡　쑥 鼠麴草 |
| *Eupatorium lindleyanum* | *Eupatorium lindleyanum* var. *trifoliolatum* | *Farfugium japonicum* | *Gnaphalium affine* |

各地에 分布한다.【處方用名】全草가 野馬追이다.

野馬追(야마추)〈藥學資料〉輪葉澤蘭: 세골등골나물의 全草이다. 가을에 꽃이 피기 시작할 무렵 採取하여 햇볕에 말린다.

〔**性味**〕 味는 苦하고 性은 平하다.

〔**成分**〕 全草는 flavonoid(hyperin 配糖體를 含有함), alkaloid 類, 精油, coumarin 등을 함유한다.

〔**藥理**〕 세골등골나물의 flavonoid 成分을 carboxymethylcellulose 로 懸濁液이 되게 해서 Mouse 에게 먹이면 암모니아水에 의해서 일어난 咳嗽에 대하여 鎭咳作用이 있다. 濃度 10% 의 것은 黃色포도球菌, 赤痢菌, α型 連鎖球菌에 대해서 抑制作用이 있고 臨床上 白血球를 增加하고 血壓을 降下시키고 腺體分泌를 抑制한다는 報告가 있다.

〔**藥效 主治**〕 淸熱, 解毒, 祛痰, 平喘, 降血壓의 效能이 있다. 慢性氣管支炎, 氣管支炎, 高血壓을 치료한다.【用法 用量】30~60 g 을 달여서 服用한다.

털 머 위(말곰취) 槖吾　*Farfugium japonicum* (L.) KITAM.

多年生 草本으로 根莖이 있으며 긴 葉柄이 있는 잎이 뿌리에서 모여 난다. 잎은 腎臟形이며 길이 4~15 cm, 나비 6~30 cm 로 두껍고 潤彩가 있으며 가장자리에 齒牙狀의 톱니가 있거나 밋밋하다. 花梗은 길이 30~70 cm 로 곧추 자라며 苞葉은 긴 타원형 또는 타원상 披針形으로 葉柄은 없다. 頭花는 가지끝에 1개씩 달려서 전체가 繖房花序를 이루며 지름 4~6 cm 이며 黃色을 띤다. 總苞는 筒形, 苞片은 긴 타원형으로 끝이 뾰족하며 약간의 잔털이 있다. 舌狀花는 한 겹으로 암꽃이며 花冠은 길이 3~4 cm, 나비 5~6 mm 이고 管狀花는 兩性으로 끝은 5개로 갈라져 있다. 瘦果는 圓筒形으로 縱紋과 短毛가 있고 茶褐色의 冠毛가 있다. 開花期는 9~10月 이다. 바닷가 숲속에서 자라며 제주도·울릉도 및 남부의 다도해 도서지역에 분포한다.【處方用名】全그루가 蓮蓬草이다.

蓮蓬草 (연봉초) 〈福建民間草藥〉 橐吾·獨脚蓮·大吳風草: 털머위의 全그루이다. 여름과 가을에 採取하여 햇볕에 말려서 사용하거나 新鮮한 채로 使用한다.

〔性味 歸經〕 味는 辛하고 性은 溫하며 無毒하다. 肺, 心經에 들어간다.

〔成分〕 뿌리와 잎에는 pyrrolididine 型(azocine 型) alkaloid의 senkirkine이 新鮮한 뿌리이면 0.0003 %, 乾燥한 잎이면 0.004 %가 含有되어 있다. 뿌리는 또 furanoeremophilane-6β, 10β-diol, 10β-hydroxy-6β-methoxyfuranoeremophilane 및 10β-hydroxy-furanoeremophilan-6β-yl-2'ξ-methylbutanoate 등의 furano sesquiterpenes를 함유한다. 根莖은 furano sesquiterpene인 farfgin A 와 farfgin B를 含有한다.

〔藥理〕 Senkirkine의 作用은 其他의 pyrrolididine 誘導體와 類似하며 肝·肺에 대하여 현저한 毒性이 있고, 肝臟癌을 일으킨다. 實驗硏究에 의하면 갓 태어난 Rat가 授乳를 한 Rat보다 敏感하고 成年의 Rat보다 더욱 敏感하다. 그러므로 pyrrolididine類는 肺臟 內에서 微粒子가 毒性代謝物로 變化하는 것이 아니고(갓 태어난 Rat의 肝臟에는 代謝酵素가 없다), 體內에서 어울리는 에폭시드型으로 變하여 毒性作用을 일으키는 것이다.

〔藥效 主治〕 淸熱, 解毒, 活血의 效能이 있다. 風熱感氣, 咽頭腫痛, 癰腫, 疔瘡, 瘰癧, 打撲傷을 치료한다. 【用法 用量】 10~15 g(新鮮한 것은 30~60 g)을 달여서 服用한다. 〈外用〉 짓찧어서 바른다.

떡　쑥 鼠麴草 *Gnaphalium affine* D. DON　(=*G. multiceps* WALLICH ex DC.)

一年生 혹은 二年生 草本으로 높이 10~50 cm 이고 전체가 흰색 털로 덮여 있으며 줄기는 곧추서고 보통 밑부분에서 가지가 갈라진다. 잎은 互生하고 주걱형 또는 倒披針形이며 길이 2~6 cm, 나비 3~10 mm 로 끝은 둥글거나 뾰족하고 밑부분은 좁아져서 원줄기를 에워싸며 가장자리는 밋밋하다. 質은 부드럽고 兩面 모두 흰털이 있으며 根生葉은 꽃이 필 때 시들어 떨어진다. 꽃은 원줄기끝의 繖房花序에 달리며 總苞는 球狀 鐘形이고 苞片은 수가 많으며 黃金色으로 乾性 膜質을 띤다. 꽃은 黃色으로 모두 管狀이며 바깥의 여러 줄은 암꽃이고 中央이 兩性花이다. 果實은 瘦果를 맺으며 길이 약 0.5 mm 정도의 타원형으로 乳頭狀의 털과 黃白色의 冠毛가 있다. 開花期는 5~7月이다. 田圃, 山野地, 길가에 나며 全國에 分布한다. 【處方用名】 全草가 鼠麴草이다.

鼠麴草 (서국초) 〈本草拾遺〉 無心草·鼠耳草: 떡쑥의 全草이다. 開花期에 採取하여 햇볕에 말린 다음 挾雜物을 除去해서 乾燥한 곳에 貯藏한다.

〔性味 歸經〕 味는 甘하고 性은 平하다. 肺經에 들어간다.

〔成分〕 全草는 flavonoid 配糖體 5 %, 精油 0.05%, alkaloid 및 sterol을 微量, 不鹼化物을 0.58% 함유하는 외에 vitamin B, carotene, 葉綠素, 樹脂, 脂肪 등을 함유한다. 꽃은 luteolin-4'-β-d-glucoside를 함유한다.

〔藥理〕 Mouse에게 진한 암모니아水를 되풀이해서 吸入시켜서 慢性 咳嗽를 일으키게 하고

떡쑥의 煎劑를 흘려넣어 內服시켰더니 一定한 止咳作用이 있었다.

〔藥效 主治〕 化痰, 止咳, 祛風寒의 效能이 있다. 咳嗽時의 多痰, 喘息, 感氣風寒, 蠶豆病, 筋骨疼痛, 白帶, 癰瘡을 치료한다.【用法 用量】6~15g을 달여서 服用한다. 혹은 가루를 만들거나 또는 술에 담가서 服用한다. 〈外用〉달인 液으로 씻던가 짓찧어서 바른다.

〔禁忌〕 少量을 使用한다. 款冬花와 相使 作用을 한다. 過度로 먹으면 눈을 損傷시킨다.

금 떡 쑥 金鼠曲 *Gnaphalium hypoleucum* DC. (=*G. confertum* BENTH.)

一年生 草本으로 높이 30~80cm이고 약간 硬質이며 흰색 털로 뒤덮여 있다. 잎은 互生하고 線形에 길이 4~5cm, 넓이 2.5~7mm로서 끝이 뾰족하고 가장자리는 밋밋하며 밑부분은 거의 반이 줄기를 에워싸며 표면은 녹색, 뒷면은 백색으로 모두 털이 있다. 根生葉은 꽃이 필 때 시들어 떨어진다. 頭花는 원줄기끝과 가지끝에 달리며 複合聚繖花序를 이룬다. 總苞는 球狀 鐘形이고 苞片은 5줄로 배열되며 乾膜質로 白色 또는 淡黃色으로 外片은 짧고 흰 털이 있지만 內片은 긴 타원형으로 光澤이 있으며 매끄럽다. 꽃은 모두 管狀花로 黃色이며 둘레에 암꽃이 中央에 兩性花가 배열되어 있다. 5개의 수술과 1개의 암술이 있으며 瘦果는 타원형, 冠毛는 黃白色이다. 開花期는 8~10月이다. 산이나 들 荒無地에 나며 全國 各地에 分布한다.【處方用名】全草가 天水蟻草이다.

天水蟻草(천수의초)〈植物名實圖考〉秋鼠麴草・金鼠曲: 금떡쑥의 全草로 여름에 採取한다.

〔性味 歸經〕 味는 甘苦하고 性은 平하다. 肺, 肝經에 들어 간다.

〔藥效 主治〕 祛風, 宣肺, 化痰, 解濕毒의 效能이 있다. 流行性感氣, 咳嗽時 痰多, 喘息, 濕疹, 下肢潰瘍을 치료한다.【用法 用量】10~15g을 달여서 服用한다. 〈外用〉짓찧어서 바른다.

풀솜나물 天靑地白 *Gnaphalium japonicum* THUNB.

多年生 草本으로 높이 8~25cm이고 줄기는 섬세하고 수가 많으며 1~10개가 한군데에서 나오며 전체가 백색 털로 뒤덮여 있다. 根生葉은 蓮座狀으로 線狀 倒披針形이고 길이 2.5~10cm, 넓이 4~7mm로 끝은 둔하고 가장자리는 밋밋하며 표면은 녹색 또는 백색의 털이 있고 뒷면에는 흰색의 絨毛가 있으며 꽃이 핀 후에도 떨어지지 않는다. 莖生葉은 위로 갈수록 짧고 작으며 互生한다. 頭花는 원줄기끝에 밀집하여 달리고 總苞는 鐘形이며 苞片은 3줄로 배열되고 짙은 褐色을 띠며 外片은 타원형, 內片은 좁은 타원형이다. 꽃은 모두 管狀花로 赤褐色이며 바깥쪽의 數列은 암꽃이고 中央의 數列은 兩性花로 花冠은 좁고 길며 끝은 5개로 갈라진다. 瘦果는 타원형으로 잔 점이 있고 길이 3mm 정도의 흰색 冠毛가 있다. 開花期는 5~7月이다. 山野地의 양지쪽에 나며 남부 및 제주도에 분포한다.【處方用名】全草가 天靑地白이다.

天靑地白(천청지백)〈質問本草〉日本鼠麴草・淸明草・毛女兒榮: 풀솜나물의 全草이다. 꽃이 핀 後 採取하여 햇볕에 말린다.

금떡쑥 Gnaphalium hypoleucum   풀솜나물 G. japonicum   왜떡쑥 G. uliginosum

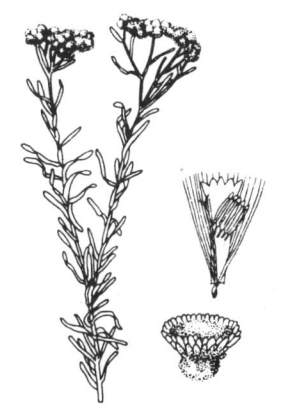
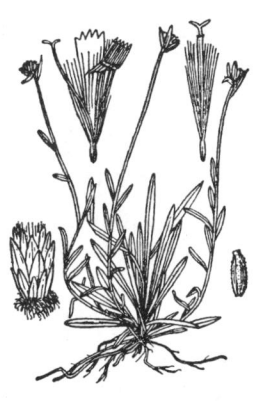
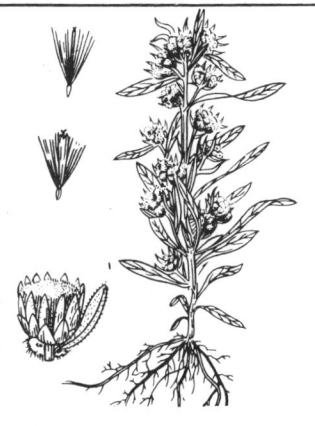

금떡쑥 金鼠曲
Gnaphalium hypoleucum

풀솜나물 天靑地白
Gnaphalium japonicum

왜떡쑥 濕鼠麴草
Gnaphalium uliginosum

〔性味 歸經〕 味는 甘하고 性은 凉하다. 肝, 小腸經에 들어간다.

〔藥效 主治〕 瀉火, 淸熱, 明目, 利尿의 效能이 있다. 感氣, 咳嗽, 頭痛, 咽頭痛, 目赤翳障 (結膜炎), 小便熱閉, 淋濁, 白帶下, 癰腫, 疔瘡을 치료한다. 【用法 用量】新鮮한 것 30~90g을 달여서 服用하던가 짓찧어 낸 汁을 服用한다. 〈外用〉짓찧어서 바른다.

왜 떡 쑥 濕鼠麴草 Gnaphalium uliginosum L. (=G. mandshuricum KIRPICZN.)

一年生 草本으로 높이 15~40cm이고 줄기는 單生 혹은 束生하고 곧추서거나 비스듬히 뻗으며 전체가 백색 털로 덮여 있다. 밑부분의 잎은 倒披針形 또는 線形으로 길이 약 4cm, 넓이 약 3mm이고 끝은 鈍하며 가장자리는 밋밋하며 葉柄이 없다. 莖生葉은 타원상 線形 또는 披針形이고 양면에 털이 밀생한다. 頭花는 원줄기끝과 가지끝에 다닥다닥 붙어 總狀으로 配列하지만 球形을 이룬다. 總苞는 半球形이고 苞片은 3줄로 配列되며 披針形 또는 긴 타원형으로 淡黃色을 띤다. 小花는 黃白色이고 緣花는 암꽃으로 실 모양을 이루고 盤花는 兩性으로 비교적 크며 結實한다. 瘦果는 긴 타원형으로 짙은 褐色이며 잔 點과 冠毛가 있다. 開花期는 5~7月이다. 高山의 草地 및 냇가 등의 습지에서 자라며 南·中·北部에 分布한다. 【處方用名】全草가 濕鼠麴草이다.

濕鼠麴草 (습서국초)〈吉林中草藥〉鼠麴草·無心草 : 왜떡쑥의 全草이다. 늦은 여름 꽃이 필 때 採取하여 잘게 썰어서 햇볕에 말린다.

〔性味 歸經〕 味는 甘하고 性은 平하다. 肺, 胃, 大小腸經에 들어간다.

〔藥效 主治〕 止咳, 化痰, 祛濕, 調中, 血壓降下, 消瘡腫의 效能이 있다. 咳嗽氣喘, 筋骨疼痛, 濕熱에 의한 痢疾, 胃潰瘍, 高血壓, 癰瘡腫毒을 치료한다. 【用法 用量】 3~10g을 달이던가 또는 술에 담가서 服用한다. 〈外用〉짓찧어서 바른다.

해바라기 向日葵　*Helianthus annuus* L.

一年生 草本으로 높이 3m에 達하며 줄기는 곧추서고 中心의 髓部가 發達하여 튼튼하며 전체적으로 거친 털과 斑點이 있다. 잎은 互生하며 긴 葉柄이 있고 葉身은 넓은 卵形으로 길이 10～30cm, 나비 8～25cm이고 끝이 뽀족하며 가장자리에는 큰 톱니가 있고, 兩面은 모두 꺼칠꺼칠하다. 頭花는 원줄기끝에 1개씩 달리며 지름은 35cm에 달한다. 總苞는 여러 층의 苞片으로 이루어지며 苞片은 卵形 혹은 卵狀 披針形이고 끝은 길고 뾰족하다. 花床은 편평하고 膜質의 托葉이 있으며 가장자리를 둘러싼 舌狀花는 中性으로 黃色이며 中央의 筒狀花는 兩性으로 紫褐色이며 끝은 5개로 갈라진다. 瘦果는 연회색 또는 黑色으로 타원형이며 種子는 淡黃色으로 脂肪油가 豊富하다. 開花期는 8～9月이다. 美國 原産으로 全國 各地에서 栽植되고 있다.

【處方用名】① 種子는 向日葵子 ② 根은 向日葵根 ③ 莖髓는 向日葵莖髓 ④ 葉은 向日葵葉 ⑤ 花는 向日葵花 ⑥ 花托은 向日葵花托 ⑦ 果殼은 向日葵殼이다.

❶ 向日葵子 (향일규자)〈採藥書〉天葵子： 해바라기의 種子이다.

〔成分〕 種子는 50% 내외에 달하는 脂肪油를 含有하지만, 이 속에는 70%의 linoleic acid, 燐脂質, β-sitosterol 등의 sterol이 含有되고, 燐脂質은 Rat의 脂血症과 高콜레스테롤 血症에 對해서 豫防作用이 있다. 仁 속에 含有된 糖의 大部分(58%)은 可溶性인 單糖類, 二糖類, 三糖類로 澱粉은 含有되지 않고 枸橼酸, 酒石酸, chlorogenic acid, quiniric acid, caffeic acid 등의 有機酸과 β-carotene을 含有한다. 種子殼은 主로 cellulose, lignin, pentosan을 포함하고, 또 5.17%의 油分(그 중 2.96%가 paraffin), 4%의 蛋白質을 포함한다. 種子는 또한 phytin (7.7%)과 3,4-benzopyrene(種子殼 속에서 가장 많이 함유된다)도 포함한다.

〔藥理〕 種子의 燐脂質은 動物의 急性 高脂血症 및 慢性의 高콜레스테롤血症에 對해서 豫防作用이 있지만 顯著한 치료작용은 없다. 젊은 女性에게 해바라기油로 만든 食用油를 7日間 服用시켰더니 血中콜레스테롤은 약간 低下하였지만 米糠油에는 미치지 못했다.

〔藥效 主治〕 癰膿을 속까지 없애는 效能이 있다. 血痢를 치료한다. 해바라기油는 被覆藥이 되고 또 氣를 疏通해서 膿을 除去한다.【用法 用量】15～30g을 달여서 服用한다.〈外用〉짓찧어서 바르던가 기름을 짜서 바른다.

❷ 向日葵根 (향일규근)〈嶺南採藥錄〉： 해바라기의 뿌리이다.

〔性味〕 味는 甘하고 性은 溫하며 無毒하다.

〔成分〕 뿌리 속에서 植物의 細胞分裂을 재촉하는 kinetin을 合成해서 各部分으로 보내고 있다. 잎이나 莖汁 속에는 kinetin이 含有되어 있으며, kinetin의 性質은 zeatine과 같다.

〔藥效 主治〕 二便不通, 打撲傷, 胃腸胸痛, 脇肋滯痛, 消渴引飮, 疔瘡流黃水를 치료한다. 潤腸通便한다.【用法 用量】新鮮한 것 15～30g을 달이던가 가루 내어 服用한다.〈外用〉짓찧어서 바른다.

❸ 向日葵莖髓 (향일규경수)〈江蘇藥材志〉： 해바라기의 莖髓이다.

〔成分〕 줄기는 多糖類 약 53%, chlorogenic acid, neochlorogenic acid, 4-*o*-caffeoylquinic acid, scopolin 을 함유한다.

〔藥效 主治〕 血淋, 尿路結石, 乳濁尿, 小便不利(排尿困難)를 치료한다.【用法 用量】10～15 g을 달여서 服用한다. 혹은 藥性이 남을 정도로 강한 불에 태워서 服用하거나 짓이겨 으깨서 뜨거운 물로 冲服한다. 〈外用〉 짓찧어서 바른다.

❹ 向日葵葉(향일규엽)〈中國藥植圖鑑〉: 해바라기의 잎이다.

〔成分〕 잎은 neochlorogenic acid, isochlorogenic acid, chlorogenic acid, 3-o-feruloylquinic acid, 4-o-caffeoylquinic acid, caffeic acid, scopolin, heliangine을 含有한다. 또 多量의 有機酸(9～12％ 乾重)을 함유하며, 그 중 dicarboxylic acid 와 tricarboxylic acid 가 약 1/3을 차지하고 그 속에는 枸橼酸(45.2％), 사과酸(26.6％), fumaric acid(21.2％) 등이 있다. 가을 잎에는 lutein의 palmitic acid 와 linolenic acid ester 를 함유한다.

〔藥理〕 黃色포도球菌에 대해서 靜菌作用이 있지만, 大腸菌에 대해서는 效果가 없다. 뿐만 아니라 抗말라리아劑로서 作用한다. 0.2％ 濃度의 alcohol 浸劑는 뚜렷한 效果는 아니지만 in vitro에서 짚신벌레를 抑制할 수 있다. 단, 少量을 키니네에 加하면 效果가 있다.

〔藥效 主治〕 잎과 꽃은 苦味健胃劑가 된다.

❺ 向日葵花(향일규화)〈民間常用草藥彙編〉: 해바라기의 꽃이다. 가을에 探取한다.

〔成分〕 꽃은 quercimeritrin, triterpen 配糖體, helianthoside A·B·C와 echinocystic acid 를 含有한다. 花粉은 sterol, 주로 β-sitosterol 을 含有한다.

〔藥效 主治〕 祛風, 明目, 頭昏, 面腫을 치료하고 分娩을 促進한다.【用法 用量】6～24 g(新鮮한 것은 30～60 g)을 달여서 服用한다.

〔禁忌〕 姙婦는 服用을 忌한다.

❻ 向日葵花托(향일규화탁)〈中藥資源名錄〉: 해바라기의 花托이다.

〔性味〕 味는 甘하고 性은 溫하며 無毒하다.

〔藥理〕 해바라기 花盤의 ethyl alcohol 浸出液을 痲醉한 고양이에게 靜脈注射를 놓았더니 顯著한 降壓作用이 있었으며, 이 降壓原理는 血管의 擴張과 關聯이 있었던 것으로 생각된다.

〔藥效 主治〕 頭痛, 目昏(눈이 침침해지는 것), 齒痛, 胃·腹痛, 月經痛, 瘡腫을 치료한다. 【用法 用量】24～30 g을 달여서 服用한다.

❼ 向日葵殼(향일규각)〈民間草藥彙編〉: 해바라기의 果殼이다.

〔藥效 主治〕 耳鳴을 치료한다. 10～15 g을 달여서 服用한다.

지칭개 泥胡菜 *Hemistepta carthamoides* (BUCH.-HAM.) O. KTZE. (=*H. lyrata* BUNGE)

二年生 草本으로 높이 30～80 cm 이고 多肉質로 圓錐形의 뿌리가 있으며 줄기는 곧추서고 줄무늬가 있으며 매끄럽고 光澤이 나거나 혹은 실 같은 흰 털이 있다. 根生葉은 倒披針狀 타원형으로 길이 7～21 cm 이고 羽狀으로 分裂하며 끝의 裂片은 三角形으로 약간 크고 양쪽의 裂片은 7～8 쌍으로 밑으로 갈수록 점점 작아지며 톱니가 있다. 중앙부의 잎은 葉柄이 없고 타원형으

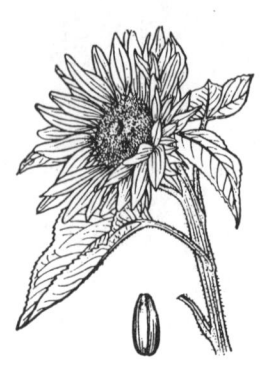
해바라기 向日葵
Helianthus annuus

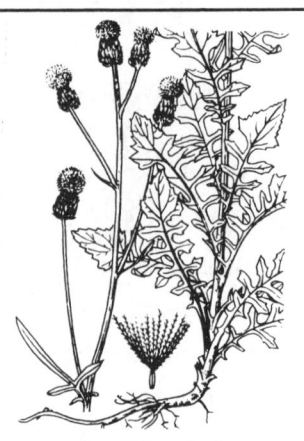
지칭개 泥胡菜
Hemistepta carthamoides

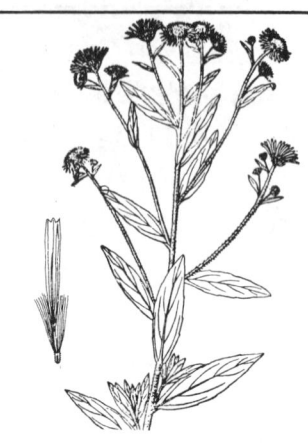
금불초 旋覆花
Inula britannica var. *chinensis*

로 끝이 뾰족하고 羽狀으로 갈라지며 윗부분의 잎은 위로 올라갈수록 線形 또는 線狀 披針形으로 된다. 頭花는 가지끝과 원줄기끝에 달리며 總苞는 둥글며 苞片은 8줄로 배열되어 있으며 뒷면 윗부분에 맨드라미 같은 附屬體가 있다. 花冠은 자주색이고 瘦果는 타원형으로 여러 개의 稜線이 있고 흰색의 冠毛가 2줄 있다. 開花期는 5~8月이다. 밭이나 들에서 흔히 자라며 全國 各地에 分布한다. 【處方用名】全草가 泥胡菜이다.

泥胡菜(니호채)〈救荒本草〉苦馬菜·野苦蔴 : 지칭개의 全草이다. 여름과 가을에 採取하여 씻어서 햇볕에 말린다.

〔性味 歸經〕 味는 苦하고 性은 凉, 寒하다. 肝, 大腸經에 들어간다.

〔藥效 主治〕 淸熱, 解毒, 消腫, 袪瘀의 效能이 있다. 痔漏, 癰腫疔瘡, 外傷出血, 骨折을 치료한다. 【用法 用量】 10~15g을 달여서 服用한다.〈外用〉짓찧어서 바르거나 달인 液으로 씻는다.

금불초 旋覆花 *Inula britannica* L. var. *chinensis* (RUPR.) REG. (=*I. japonica* THUNB.)
　　가는잎금불초 *I. linariaefolia* TURCZ.　　버들금불초 *I. salicina* var. *asiatica* KITAM.

多年生 草本으로 높이 30~80cm이고 根莖이 뻗으면서 번식하고 줄기는 길이로 모서리가 있으며 綠色 혹은 연한 紫紅色을 띤다. 잎은 互生하고 타원형 혹은 좁고 긴 타원형으로 길이 6~10cm, 나비 1~2.5cm이고 끝은 뾰족하며 밑부분은 좁아져서 원줄기를 감싸고 가장자리는 밋밋하며 드문드문 도드라진 點이 있고 표면은 綠色, 뒷면은 淡綠色으로 거친 伏毛로 뒤덮여 있다. 頭花는 가지끝과 원줄기끝에 달려 繖房狀으로 配列하며 花序梗은 흰색 털로 덮여 있다. 總苞는 半球形이고 苞片은 5줄로 배열되는데 外片은 披針形, 內片은 線狀 披針形으로 乾膜質이며 모두 가장자리에 털이 있다. 舌狀花가 1줄로 둘려 있고 花冠은 끝이 3개로 얕게 갈라져 있으며 黃色을 띤다. 瘦果는 긴 타원형으로 흰색의 뻣뻣한 털로 덮여 있다. 開花期는 7~9月, 結實期는 8~9月이다. 산비탈, 길가, 논밭 주변, 냇가나 연못 주변의 습지에서 자라며 全國에

금불초 *Inula britannica* var. *chinensis*

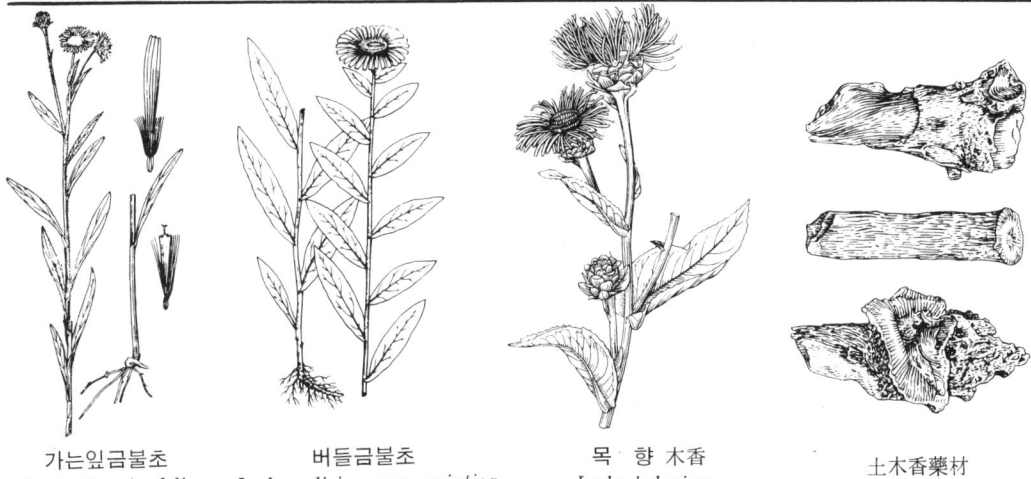

| 가는잎금불초 | 버들금불초 | 목 향 木香 | 土木香藥材 |
| *Inula linariaefolia* | *Inula salicina* var. *asiatica* | *Inula helenium* | |

分布한다. 【處方用名】① 頭花는 旋覆花 ② 根은 旋覆花根 ③ 全草는 金沸草이다.

❶ 旋覆花 (선복화)〈神農本草經〉盜庚·戴椹·金錢花·滴滴金·夏菊: 금불초 및 同屬 近緣 植物의 頭花로 여름과 가을에 막 피기 시작한 花序를 採取해서 햇볕에 말린다. 【修治】《旋覆花》挾雜物, 대나 잎을 除去하고 체로 쳐서 흙을 털어낸다. 《蜜炙旋覆花》旋覆花를 깨끗이 하여 充分히 갠 蜂蜜과 뜨거운 물을 少量 加해서 잘 섞어서 스며들게 한 다음 약한 불에서 볶고 黃色이 되고 끈적거리지 않을 때 꺼내서 充分히 식힌다(旋覆花 500g : 充分히 갠 蜂蜜 125g을 使用한다).

〔性味 歸經〕 味는 鹹하고 性은 溫하다. 肺, 肝, 胃經에 들어간다.

〔成分〕 *Inula britannica* 開花期間의 地上部分에는 sesquiterpenoid lactone 化合物 britanin 및 inulicin이 含有되어 있다. 꽃에는 quercetin, isoquercetin, caffeic acid, cholorogenic acid, inulin 및 taraxasterol 등 多種의 sterol이 含有되어 있다.

〔藥理〕 금불초의 뿌리 및 地上部分의 脂溶性 部分과 ether 可溶部分에는 抗菌作用이 있고 뚜렷한 利尿作用은 볼 수 없다. Chlorogenic acid 는 caffeic acid 와 quinic acid 와의 縮合體로 鐵에 接觸하면 藍色으로 變化하고 탄닌과 비슷하므로 일찍이 caffeotannic acid 라고 命名된 일이 있었지만 탄닌과는 다르고 蛋白質을 沈澱시키지 않으므로 收斂作用은 없다. Caffeic acid 와 chlorogenic acid 에는 상당히 廣範圍한 抑菌作用이 있으나, *in vitro* 에서는 蛋白質에 의하여 活性을 상실한다. Chlorogenic acid 는 caffeine 과 비슷해서 Rat 에게 經口投與 혹은 腹腔內注射를 놓으면 中樞神經의 興奮性을 높인다. Chlorogenic acid 과 caffeic acid 는 사람이 內服했을 경우 胃 속의 鹽酸分泌量을 增加시키고 또한 脈拍을 느리게 할 수 있지만 quinic acid 에는 이 작용은 없다.

〔藥效 主治〕 消痰, 下氣, 軟堅, 行水의 效能이 있다. 胸中의 痰結, 脇下의 脹滿, 咳喘, 呃逆, 심하게 끈적끈적한 唾液이 나오는 狀態, 心下部의 痞硬, 長期間에 걸친 噫氣, 大腹의 水腫을 치료한다. 【用法 用量】5～10g을 달여서 (싸서 달이거나 또는 걸러서 털을 除去한다) 服用

한다. 또는 丸劑, 散劑로 해서 服用한다. 〈外用〉달인 液으로 씻던가 가루를 만들어 撒布하거나 고루 塗布한다.

〔禁忌〕 虛한 傾向이 있는 症狀는 많이 服用해서는 안 되며 虛弱者나 大便泄瀉의 경우에는 不適하다. 또 陰虛로 因한 勞嗽, 風熱에 의한 燥咳 등에는 忌한다.

❷ 旋覆花根(선복화근)〈名醫別錄〉: 금불초 및 同屬 近緣植物의 뿌리이다.

〔藥效 主治〕 風濕, 刀傷, 疔瘡을 치료한다. 달여서 服用하면 平喘, 鎭咳한다.
【用法 用量】10~15g을 달여서 服用한다. 〈外用〉짓찧어서 바른다.

❸ 金沸草(금불초)〈神農本草經〉: 금불초 및 同屬 近緣植物의 莖葉이다. 9~10月에 全草를 採取하여 햇볕에 말린다. 【修治】挾雜物을 除去한 후 깨끗이 씻어 뚜껑이 잘 맞는 그릇에 넣어 뭉근한 불에 삶아서 充分히 무르면 꺼내 잘라서 햇볕에 말린다.

〔性味 歸經〕 味는 鹹하고 性은 溫하다. 肺, 大腸經에 들어간다.

〔成分〕 旋覆花의 地上部分은 inulicin을 含有하고, 大花旋覆花 Inula britannica L.의 地上部分은 britanin을 含有한다.

〔藥效 主治〕 散風寒, 化痰飮, 消腫毒의 效能이 있다. 風寒咳嗽, 伏飮痰喘, 脇下脹痛, 疔瘡, 腫毒을 치료한다. 【用法 用量】5~10g을 달여서 服用한다. 또는 新鮮한 것을 짓찧어 낸 汁을 服用한다. 〈外用〉짓찧어서 바르던가 달인 液으로 씻는다.

〔禁忌〕 陰虛勞咳(陰虛肺結核) 및 濕熱燥嗽에는 服用을 忌한다.

목 향 木香 *Inula helenium* L.

多年生 草本으로 높이 1.8m에 이르며 全體는 짧은 柔毛로 뒤덮여 있다. 잎은 互生하며 밑부분의 잎은 葉柄이 있지만 위로 올라가면서 없어지고 좁아진 밑부분으로 원줄기를 감싼다. 葉身은 大型으로 길이 25~50cm에 달하고 廣卵形 또는 넓은 타원형이며 끝이 뾰족하고 가장자리에는 불규칙한 齒牙狀의 톱니가 있다. 꽃은 腋生하여 繖房狀으로 달리며 지름 5~10cm로 비교적 크고 黃色이다. 總苞는 半球形이고 苞片은 기와 모양으로 약 9~10줄이 配列되며 外片은 卵形으로 葉質이고 표면은 짧은 털로 덮여 있으며, 內片은 乾膜質로 끝이 약간 뾰족하고 가장자리는 紫色을 띤다. 가장자리의 舌狀花는 雌性, 中心의 管狀花는 兩性이며 각각 3개, 5개로 끝이 갈라져 있고 瘦果는 연한 赤褐色 冠毛가 있다. 開花期는 7~8月이다. 유럽 原產이지만 각지에서 栽植된다. 【處方用名】根이 土木香이다.

土木香(토목향)〈圖經本草〉靑木香·木香: 목향의 뿌리이다. 霜降 後 잎이 말랐을 때 뿌리를 採取하고 莖葉, 수염뿌리 및 泥土를 除去해서 가지런히 자르고 굵은 것은 길이로 째서 햇볕에 말린다. 【修治】挾雜物을 골라내고 물을 축여서 자르고 햇볕에 말린다. 혹은 麩와 섞어서 黃色이 될 때까지 뭉근한 불에 長時間 삶아서 使用한다.

〔性味 歸經〕 味는 辛苦하고 性은 溫하며 無毒하다. 肺, 肝, 脾經에 들어간다.

〔成分〕 목향뿌리의 inulin 含有率은 44% 내외에 달하고 精油 1~2%를 含有한다. 油分

의 主成分은 alantolactone(helenin), isoalantolactone, dihydroisoalantolactone, alantic acid, alantol(新鮮한 뿌리에 存在함) 및 triterpenoid 成分의 dammaradienyl acetate 등이다. 잎에는 alantopicrin($C_{17}H_{23}O_3OH$, 그 醋酸에스테르 $C_{19}H_{26}O_5$ 의 融點은 161～163°C)이 있다.

〔藥理〕 1. 驅蟲作用: 목향의 精油 속에 포함된 alantolactone 및 그 誘導體는 alcohol 에는 쉽게 녹지만, 물에는 녹지 않으며, 不純品은 맛이 써서 많은 副作用(嘔吐)이 있지만, 化學構造가 santonin 과 類似하여 驅蟲作用은 오히려 santonin 效果보다 良好하고 毒性도 비교적 낮다. Isoalantolactone, dihydroisoalantolactone 의 藥理作用 및 毒性도 santoin 과 비슷하다.

2. 抗菌作用: *in vitro* 試驗에서는 alantolactone 은 0.1 μg/ml 의 濃度로 結核菌의 生長을 抑制한다. 또 목향은 黃色포도球菌, 赤痢菌 및 綠膿菌에 대해서도 抑制作用을 하고 皮膚眞菌에 대해서도 抑制作用을 한다.

〔藥效 主治〕 健脾, 和胃, 行氣, 止痛의 效能이 있다. 胸腹脹滿疼痛, 嘔吐, 水樣性下痢, 痢疾, 말라리아를 치료한다. 【用法 用量】 3～10g 을 달이던가 丸劑, 散劑를 해서 服用한다.

〔禁忌〕 內熱口乾, 喉乾舌絳에는 忌한다.

선씀바귀 山苦蕒 *Ixeris chinensis* (THUNB.) NAKAI
씀바귀 黃瓜菜 *I. dentata* (THUNB.) NAKAI

多年生 草本으로 높이 20～40cm 이고 가냘픈 포복경 또는 根莖이 있으며, 잎의 대부분은 밑부분에 달려 있다. 葉身은 線狀 披針形 또는 주걱 모양의 피침형으로 길이 7～20cm, 나비 1.5～8cm 이며 끝은 둔하거나 뾰족하고 가장자리에는 드문드문 羽狀으로 갈라지거나 齒牙狀의 톱니가 있고 基部는 좁아져서 葉柄을 이룬다. 줄기에는 불과 1～2개의 잎이 있을 뿐이고 葉柄이 없으며 줄기를 약간 감싼다. 꽃은 원줄기끝의 繖房花序에 20개 정도 달리며 總苞는 길이 약 9～10mm 이고 苞片은 2줄로 배열되며 外片은 卵形, 內片은 線狀 披針形으로 끝이 둔하거나 뾰족하다. 舌狀花는 黃色 또는 白色이고 끝은 5개로 갈라진다. 瘦果는 좁은 피침형으로 앞뒤에 10개의 稜線이 있고 익은 뒤에는 赤紫色이 된다. 開花期는 5～6월이다. 길가나 들의 양지바른 곳에 나며 全國에 分布한다. 【處方用名】 全草가 山苦蕒이다.

山苦蕒(산고매)〈廣西藥植名錄〉: 선씀바귀·씀바귀의 全草이다. 이른봄에 採取하여 햇볕에 말린다.

〔性味 歸經〕 味는 苦하고 性은 寒하다. 心, 肺, 肝經에 들어간다.

〔藥理〕 100% 의 煎劑는 *in situ* 의 토끼 心臟에 대하여 抑制作用이 있으며, 心臟의 收縮力을 減弱시키고 心拍數를 減少시킨다. 두꺼비의 *in situ* 와 摘出한 心臟에 대해서는 약간의 增强現象이 있지만 擴張은 不完全하다. 두꺼비의 腸間膜 위에 방울을 떨어뜨리면 小動脈을 擴張시킨다. 또 먼저 adrenalin 을 使用해서 收縮시켰을 때도 그 현상은 똑같다. 痲醉한 토끼와 개의 血壓을 下降시키며, 그 下降原理는 迷走神經과 關係가 있는 듯하다.

〔藥效 主治〕 止痢, 消腫, 淸熱, 解毒, 瀉肺, 凉血, 祛腐, 生肌의 效能이 있다. 毒蛇咬傷,

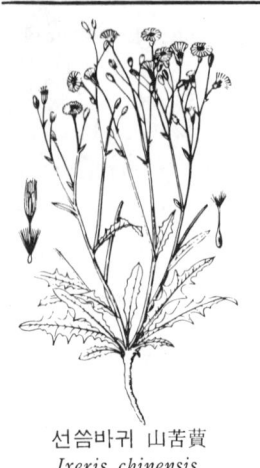 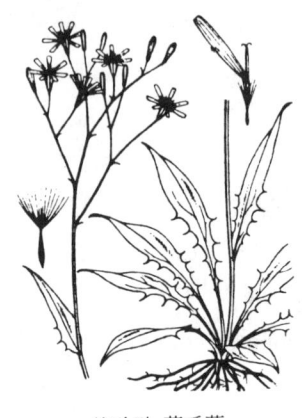 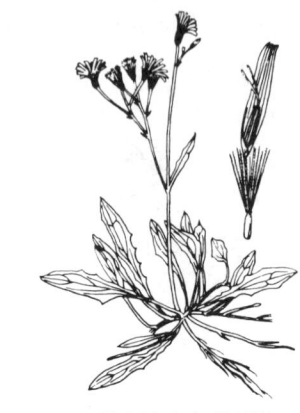

선씀바귀 山苦蕒　　　씀바귀 黃瓜菜　　　벋은씀바귀 剪刀股
Ixeris chinensis　　　*Ixeris dentata*　　　*Ixeris debilis*

尿結石, 無名腫毒, 陰囊濕疹, 肺炎, 打撲傷, 骨折을 치료한다. 【用法 用量】 6~10g을 달여서 服用한다. 〈外用〉 짓찧어서 바르던가 또는 달인 液으로 씻는다.

벋은씀바귀 剪刀股　*Ixeris debilis* A. GRAY　(=*I. japonica* NAKAI)

多年生 草本으로 根莖이 옆으로 뻗고 마디에서 잎이 나와 번식한다. 花梗은 곧추서며 높이 10~30 cm 정도로 약간 乳白色을 띠며 根生葉은 蓮座狀으로 配列되며 葉質은 얇다. 葉身은 長圓狀 피침형 또는 주걱 모양의 타원형으로 葉柄이 길고, 길이 5~15 cm, 넓이 1.5~3 cm 로 가장자리는 밋밋하거나 드문드문 톱니가 있으며 끝은 뾰족하다. 花梗에는 불과 1~2개의 잎이 있을 뿐이며 잎은 밋밋하고 葉柄은 없다. 頭花는 花梗에 1~5개가 繖房狀으로 配列하며 總苞는 圓筒形인데 外片은 짧고 작으며 內片은 線狀 피침형으로 끝이 둔하고 가장자리는 乾膜質이다. 꽃은 黃色이고 花冠은 舌狀이며 끝은 5개로 갈라진다. 瘦果는 赤褐色이며, 冠毛는 白色이다. 開花期는 5~7月이다. 냇가, 논둑 등 약간 습기가 있는 곳에서 자라며 全國에 分布한다. 【處方用名】 全草가 剪刀股이다.

剪刀股 (전도고) 〈救荒本草〉: 벋은씀바귀의 全草이다.

〔**性味**〕 잎의 味는 苦하고 性은 寒하다.

〔**藥效 主治**〕 解熱毒, 消癰腫, 凉血, 利尿의 效能이 있다. 乳腺炎을 치료한다. 【處方例】 ① 淋病, 水腫, 急性結膜炎의 치료 : 벋은씀바귀 10~15g을 달여서 服用한다. ② 乳癰, 疔毒의 치료 : 新鮮한 벋은씀바귀를 짓으깨서 바른다.

고들빼기 抱莖苦蕒菜　*Ixeris sonchifolia* (BGE.) HANCE　(=*Youngia sonchifolia* MAX.)

多年生 草本으로 높이 1 m 정도에 달하며 뿌리는 굵고 튼튼하며 곧게 뻗어 내린다. 줄기는 곧추서고 가지가 많이 갈라지며 자주빛이 돌고 털이 없다. 根生葉은 긴 타원상 倒披針形으로 길이 2.5~5 cm, 넓이 14~17 mm 이고 羽狀分裂 혹은 羽狀缺刻이 있고 끝은 뾰족하거나 둥글

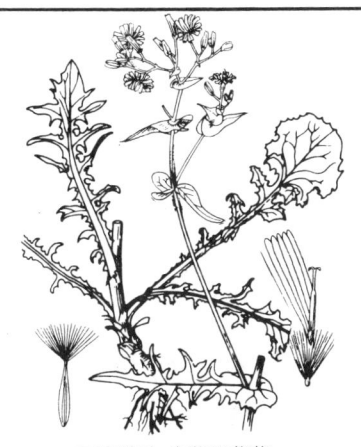
고들빼기 抱莖苦蕒菜
Ixeris sonchifolia

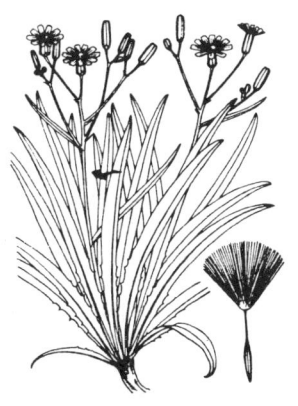
냇씀바귀 兎仔菜
Ixeris tamagawaensis

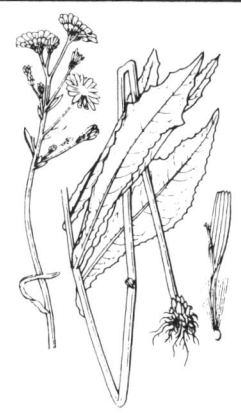
왕고들빼기 山萵苣
Lactuca indica

며 밑부분은 점차 좁아져서 葉柄을 이루고 보통 開花期가 되어도 남아 있다. 莖生葉은 卵形 또는 긴 타원형이며 끝이 뾰족하고 밑부분은 넓어져서 원줄기를 감싼다. 頭花는 가지끝에 繖房狀으로 달리며 總苞는 圓筒形으로 外片은 짧고 작으며, 內片은 線狀 披針形이다. 花冠은 黃色으로 모두가 舌狀花이며 끝은 5개로 갈라진다. 瘦果는 약간 편평한 紡錘形이며 黑色을 띠고 冠毛는 백색이다. 開花期는 봄이다. 산기슭, 길가, 냇가 등지에서 자라며 全國에 分布한다.【處方用名】幼苗가 苦碟子이다.

苦碟子 (고접자) 〈遼寧〉 抱莖苦蕒菜: 고들빼기의 어린 어린싹이다. 여름에 採取하여 햇볕에 말린다.

〔性味〕 味는 苦하고 性은 寒하다.
〔成分〕 Flavonoid, amino acids, 植物 sterol, 植物色素, 糖類 등을 含有한다.
〔藥理〕 鎭痛, 鎭痙作用이 있으며 그 鎭痛效果는 總 flavonoid 含有量에는 比例하지 않는다. 또 一定한 抗炎症作用도 있다.
〔藥效 主治〕 淸熱, 解毒, 排膿, 止痛의 效能이 있다. 蟲垂炎, 腸炎, 痢疾, 各種 化膿性炎症, 吐血, 鼻出血, 頭痛, 齒痛, 胸痛, 腹痛, 黃水瘡(膿疱瘡), 痔瘡을 치료한다.【用法 用量】10〜15g을 달여서 服用한다. 또는 錠劑를 만들어 1〜2錠을 服用한다.〈外用〉달인 液으로 熏洗하거나 혹은 粉末을 만들어 고루 塗布한다.

냇씀바귀 兎仔菜 Ixeris tamagawaensis KITAMURA (= Lactuca versicolor (FISCH.) SCH-BIP.)

多年生 草本으로 높이 15〜30cm이며 叢生하고 여리며 옆으로 뻗은 根莖이 있다. 잎의 大部分은 根生葉으로 葉柄이 있고 線形 혹은 線狀 披針形에 길이 7〜10cm, 넓이 1.5〜9mm로서 가장자리가 밋밋하며 밑부분에 톱니가 드문드문 나 있고, 莖生葉은 1〜3개 정도로 밑부분이 원줄기를 반 정도 감싼다. 頭花는 繖房狀으로 달리고 總苞는 길이 약 6mm로 거의 같은 길이의 苞片이 8개가 있으며 그 중에서 바깥쪽의 몇 개는 매우 작다. 舌狀花는 黃色을 띠며 5개의 수

술은 花冠筒部에 붙어 있고, 瘦果는 黑褐色으로 10개의 날개 같은 稜線이 있고 冠毛는 白色이다. 開花期는 늦봄부터 초가을이고 냇가의 모래땅에서 나며 中部・南部地方에 分布한다. 【處方用名】全草가 苦苣이다.

苦 苣 (고거) 〈嘉祐本草〉 野苣・褊苣 : 냇씀바귀의 全草이다. 봄과 여름에 採取한다.
〔性味〕 味는 苦하고 性은 平하며 無毒하다.
〔藥效 主治〕 黃疸, 疔瘡, 癰腫을 치료한다. 【用法 用量】잘 삶거나 혹은 짓찧어 낸 汁을 服用한다. 〈外用〉짓찧어 낸 汁을 바르던가 粉末을 만들어 塗布한다.

왕고들빼기 山萵苣 *Lactuca indica* L. (=*L. indica* var. *laciniata* (O. KUNTZE) HARA)

一年生 혹은 二年生 草本으로 높이 80~150 cm 이고 줄기는 곧추서며 윗부분에서 가지가 갈라지고 전체는 柔毛로 뒤덮여 있다. 잎은 互生하며 긴 타원상 피침형으로 길이 10~30 cm, 넓이 1.5~5 cm 이고 끝이 뾰족하며 가장자리는 톱니 모양으로 分裂거나 또는 羽狀으로 分裂한다. 표면은 綠色, 뒷면은 白綠色이고 가장자리는 약간 暗紫色을 띠며 葉柄은 없고 줄기를 감싸고 있다. 윗부분의 잎은 긴 피침형으로 갈라지지 않으며 작고 밋밋하다. 圓錐花序에 많은 頭花가 달리고 總苞는 밑부분이 크게 부풀어져 있으며 苞片은 몇 줄씩 기와 모양으로 덮여 있다. 舌狀花는 淡黃色으로 낮에 피었다가 밤이 되면 오그라진다. 瘦果는 卵形으로 黑色이며 짧은 부리가 있고 부리끝에는 흰색의 冠毛가 있다. 開花期는 7~9月, 結實期는 9~10月이다. 山野地와 길가에 나며 全國에 分布한다. 【處方用名】全草가 山萵苣이다.

山萵苣 (산와거) 〈救荒本草〉 白龍頭・土萵苣 : 왕고들빼기의 全草이다. 봄에서 여름에 採取하여 깨끗이 씻어 햇볕에 말린다. 생것으로도 쓴다.
〔性味 歸經〕 味는 微苦하고 性은 寒하다. 心, 肺經에 들어간다.
〔成分〕 β-Amyrin, taraxasterol, germanicol 등의 triterpenoids 및 stigmasterol, β-sitosterol 을 含有한다. 또한 一種의 高級脂肪族 alcohol 도 얻어낸다.
〔藥效 主治〕 解熱, 凉血, 消腫의 效能이 있다. 淡症性 熱, 扁桃腺炎, 子宮炎, 血崩, 乳腺炎, 癰腫, 癤腫을 치료한다. 줄기나 잎을 달여서 服用하면 熱을 풀 수가 있다. 粉末을 바르면 疣瘤(사마귀)를 除去할 수가 있다.

상 추 萵苣 *Lactuca sativa* L.

一年生 혹은 二年生 草本으로 높이 1 m 에 이르고 줄기는 곧추서고 光澤이 있으며 매끄럽고 털이 없으며 가지가 많이 갈라진다. 根生葉은 叢生하고 긴 타원형 또는 倒卵形으로 밋밋하거나 주름이 있고 가장자리에는 불규칙한 톱니가 있다. 莖生葉은 互生하며 밑부분은 화살 밑처럼 되어 원줄기를 감싼다. 꽃은 黃色이며 頭花는 가지끝에 總狀으로 달리고 밑부분에 많은 苞葉이 달려서 全體가 큰 繖房狀으로 된다. 總苞는 圓筒形이고 苞片은 여러 층이 기와 모양으로 포개져 있다. 꽃은 모두 舌狀花로 兩性이며 花冠의 끝은 5개로 갈라져 있다. 瘦果는 끝에 긴 부리가

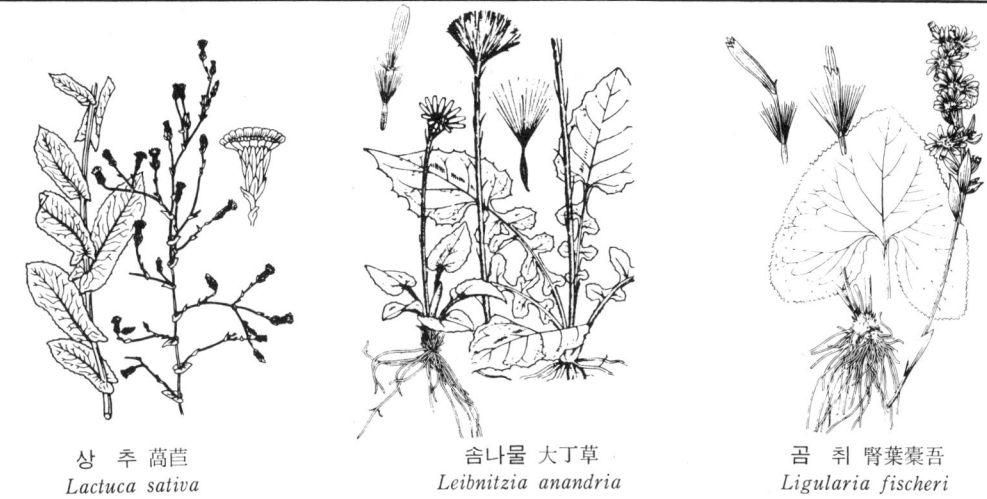

상 추 萵苣
Lactuca sativa

솜나물 大丁草
Leibnitzia anandria

곰 취 腎葉橐吾
Ligularia fischeri

있고 稜線이 있으며 그 끝에 白色 冠毛가 낙하산처럼 퍼져 있다. 種子는 黑褐色 또는 灰白色이고 開花期는 6~7月이다. 유럽 原産이나 全國 各地에서 채소로 栽培되고 있다.【處方用名】① 莖葉은 萵苣 ② 種子는 萵苣子이다.

❶ 萵 苣 (와거)〈食療本草〉: 상추의 莖葉이다. 봄에 새 줄기가 肥大해질 무렵에 採取한다.

〔性味 歸經〕 味는 苦甘하고 性은 凉하다. 心, 腸, 胃經에 들어간다.

〔成分〕 상추는 quercetin-3-β-d-glucuronide, quercetin-3-β-d-glucoside, luteolin-7-β-d-glucuronide, quercetin-3-o-malonyl-β-d-glucoside 를 含有한다.

〔藥效 主治〕 小便不利, 尿血, 乳汁不通 등을 치료하고 利五臟, 經脈疏通의 效能이 있다. 筋骨을 補한다.【用法 用量】달여서 服用한다.〈外用〉짓찧어 으깨서 바른다.

〔禁忌〕 많이 먹으면 눈이 어두워진다. 또 常食하면 눈에 痛症이 생기므로 눈에 疾病이 있는 者는 服用을 忌한다.

❷ 萵苣子 (와거자)〈本草綱目〉苣藤子・白苣子: 상추의 種子이다. 가을에 果實이 익었을 무렵 地上部分을 햇볕에 말리고 種子를 두드려 떨어내고 체를 쳐서 挾雜物을 除去하고 乾燥시켜서 바람이 잘 통하는 곳에 貯藏한다.

〔性味〕 味는 苦하고 性은 寒하다.

〔藥效 主治〕 乳汁을 내리게 하고 小便을 疏通게 하며 陰腫, 痔漏, 下血, 損傷으로 因한 痛症을 치료한다.【用法 用量】죽으로 끓이던가 달이던가 혹은 곱게 갈아서 술로 調服한다.〈外用〉粉末을 만들어 塗布한다.

솜나물 大丁草 *Leibnitzia anandria* (L.) NAKAI

多年生 草本으로 봄과 가을의 2型이 있다. 봄型은 비교적 작아 높이 8~19cm이고 花莖은 곧추서머 처음에는 흰색의 거미줄 같은 털이 많지만 점차 脫落한다. 根生葉은 束生해서 佛座狀을 이루고 葉身은 타원상 廣卵形으로 길이 2~5.5cm, 나비 1.5~4.5cm이고 끝은 둥글고 밑부분

은 心臟形이다. 가을型은 크고 높이 30~60 cm, 根生葉은 倒披針狀 楕圓形 또는 楕圓狀 廣卵形으로 길이 5~16 cm, 나비 3~5.5 cm로 끝은 둥글고 밑부분은 점차 좁아져서 葉柄을 이루고 가장자리는 무우잎처럼 갈라지고 각 裂片은 서로 떨어져 있으며, 頂端의 裂片은 卵形이고 가장자리에는 불규칙한 톱니가 있고 뒷면에는 거미줄 같은 백색 털이 밀생한다. 頭花는 1개씩 달리며 總苞는 筒狀鐘形, 苞片은 3줄로 배열되며 넓은 線形이고 鈍頭이다. 舌狀花는 1줄로 달리며 花冠은 2개로 갈라지고 겉은 붉은 빛이 도는 백색이다. 瘦果는 양끝이 좁고 褐色 또는 黑紫色이며 冠毛는 길이 4.5~5 mm이다. 양지 바른 山野地나 길가, 灌木 숲속에 나며 全國에 分布한다. 【處方用名】全草 또는 根이 달린 全草가 大丁草이다.

大丁草 (대정초) 〈本草綱目〉燒金草 : 솜나물의 全草 또는 뿌리가 달린 全草이다. 여름과 가을에 採取하여 깨끗이 씻어서 햇볕에 말린다.
〔性味〕 味는 苦하고 性은 溫하며 無毒하다.
〔藥效 主治〕 祛風濕, 解毒의 效能이 있다. 류머티즘에 의한 麻痺, 咳喘, 疔瘡을 치료한다. 【用法 用量】 달이던가 술에 담가서 服用한다. 〈外用〉 짓찧어서 바른다.

곰   취 腎葉槖吾 *Ligularia fischeri* (LEDEB.) TURCZ. (=*Cineraria fischeri* LEDEB.)

多年生 草本으로 높이 1 m 내외이며 根莖은 짧고 굵으며 가늘고 긴 수염뿌리가 많고 곧추선 줄기에는 줄 무늬가 있다. 根生葉은 腎臟形으로 길이 10~20 cm, 나비 11~25 cm이고 가장자리에는 규칙적인 톱니가 있으며 긴 葉柄이 있다. 莖生葉은 작으며 葉柄 밑부분이 불룩해져서 원줄기를 감싼다. 頭花는 길이 약 2 cm로 總狀으로 配列되며 花梗 밑에는 卵形으로 齒牙狀의 톱니가 있는 1개의 苞葉이 있다. 舌狀花는 黃色이고, 瘦果는 좁고 길며 긴 冠毛가 있으며 褐色 또는 紫褐色을 띤다. 開花期는 8月이다. 산비탈의 草地나 深山地域의 濕地에서 자라며 全國에 分布한다. 【處方用名】 根 및 根莖이 胡蘆七이다.

胡蘆七 (호로칠) 〈陝西中草藥〉山紫菀 : 곰취의 뿌리 및 根莖이다. 여름부터 가을에 걸쳐 採取하여 햇볕에 말린다.
〔性味〕 味는 甘辛하고 性은 溫하다.
〔成分〕 곰취의 뿌리는 isopentenic acid, 10α-H-furanoligularenone을 함유한다. 地上部는 ligularone, liguloxide, liguloxidol, liguloxidol acetate를 함유한다. 齒葉槖吾 *Ligularia dentata*는 fumaric acid, clivorine, ligularine, ligudentine을 함유한다.
〔藥效 主治〕 理氣, 活血, 止痛, 止咳, 祛痰의 效能이 있다. 打撲傷, 勞傷, 腰腿痛, 咳嗽氣喘, 百日咳, 肺癰喀血을 치료한다. 【用法 用量】 3~10 g을 달여서 服用하던가 粉末을 만들어 冲服한다.
〔禁忌〕 陰虛, 肺熱乾咳症狀에는 服用에 주의를 要한다.

카 밀 레(중대가리국화) 母菊 *Matricaria chamomilla* L.

一年 또는 二年生 草本으로 높이 30~60 cm이고 줄기는 곧추서며 밑에서 가지가 많이 갈라지고 光澤이 나며 매끄럽고 능금같은 향기가 있다. 잎은 互生하고 2~3回 羽狀으로 갈라지고 葉柄이 없으며 밑부분이 원줄기를 감싼다. 裂片은 짧고 좁은 線形으로 긴 털이 다소 있거나 없으며 가장자리는 밋밋하다. 頭花는 繖房狀으로 엉성하게 配列되며 지름 1.2~2.5 cm로 가지 끝과 葉腋에 着生하며 花梗이 있다. 總苞는 半球形, 苞片은 4줄로 배열되고 자장자리는 膜質이다. 舌狀花는 암꽃으로 백색이며 1줄로 花序의 바깥 둘레에 달려 있고 꽃이 편 다음에는 밑으로 젖혀진다. 管狀花는 兩性으로 黃色을 띠며, 花冠의 끝은 4~5개로 갈라진다. 瘦果는 타원형으로 3~5개의 가는 모서리가 있고 冠毛는 없다. 開花期는 6~9月이다. 유럽 原産으로 觀賞用 또는 藥用으로 栽植된다. 【處方用名】카밀레의 꽃 혹은 全草가 母菊이다.

母　菊 (모국)〈湖南藥物志〉 歐藥菊・洋甘菊: 카밀레의 꽃 또는 全草이다. 6~9月의 開花期에 採取하여 햇볕에 말린다.

〔性味〕 味는 甘하고 性은 平하며 無毒하다.

〔成分〕 全草와 꽃은 精油를 함유하고, 全草는 0.46~0.67%를 함유한다. 油分에는 azulene類의 成分인 chamazulene 및 chamazulene의 前驅物 proazulene이 含有되고 또 farnesene, α-bisabolol, 2-(hexa-2,4-diyn-1-ylidene)-1,6-dioxaspiro[4,4]non-3-ene, bisabolol oxide A 등이 含有되어 있다. 新鮮한 油分 중에는 또한 活性이 대단히 높은 成分 2-(butyn-2-ylidene)-Δ^3-dihydrofuran[5-spiro-2']-tetrahydrofuran을 含有하며, 그 鎭痙作用은 papaverine 보다 50배나 强하고 抗炎症作用도 guaiazulene 보다 강하다. 꽃에는 또 choline 약 0.32%, apigenin-7-glucoside, patulitrin, luteoline-7-glucoside, quercimeritrin(quercetin-β-glucoside) 등 多種의 flavone類를 함유한다. 꽃 속의 粘液質은 galacturonic acid, galactose, xylose, arabinose, 포도당, rhamnose 등으로 구성된다.

〔藥理〕 消炎作用: Chamazulene 및 그 合成誘導體 guaiazulene에는 똑같은 消炎作用이 있다. guaiazulene은 Rat의 dextran性浮腫에 대하여 현저한 抑制作用이 있지만 hyaluronidase, formalin, histamin性浮腫에 대해서는 中程度의 抑制作用이 있을 뿐이다. 이들의 藥物은 histamin, 5-serotonine의 遊離를 抑制하는 것과 함께 抗 histamin 作用, 抗 hyaluronic acid 作用이 있으므로 毛細血管의 透過性을 低下시키는 것으로 推測된다. 카밀레는 再生過程을 增强시켜서 allergie 反應을 輕減시키는 동시에 더 한층 多少의 局部痲醉作用이 있는 氣管支喘息, 류머티즘熱, allergie性 胃腸炎, 濕疹 등에 사용할 수가 있다.

〔藥效 主治〕 驅風, 解表의 效能이 있다. 感氣, 류머티즘에 의한 疼痛을 치료한다. 【用法 用量】 6~10g을 달여서 服用한다.

머　위　蜂斗菜　*Petasites japonicus* (SIEB. et ZUCC.) F. SCHMIDT

多年生 草本으로 根莖은 굵고 짧으며, 그 주위에서 사방으로 뻗으면서 번식하며 약간의 흰색

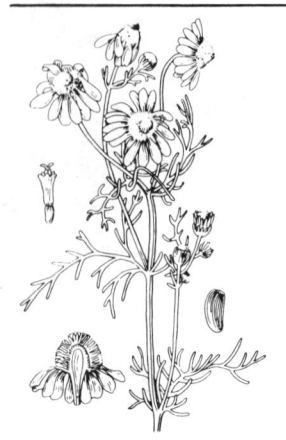 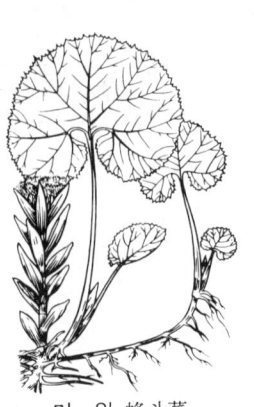 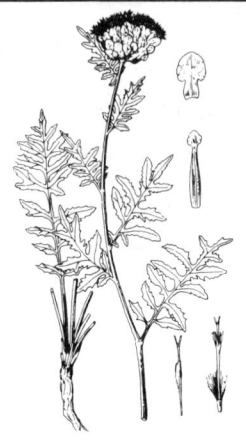 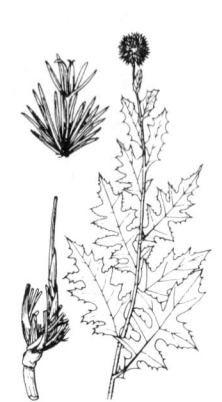

카밀레 母菊	머 위 蜂斗菜	뻐꾹채 漏蘆	큰절굿대 藍刺頭
Matricaria chamomilla	Petasites japonicus	Rhaponticum uniflorum	Echinops latifolius

茸毛 또는 綿毛로 덮여 있다. 根生葉은 心臟形 또는 腎臟形으로 꽃이 핀 뒤에 나오며 길이 2.8~8.6 cm, 나비 12~15 cm 이고 뒷면은 灰綠色으로 거미줄같은 털이 있고 가장자리는 齒牙狀의 톱니가 2중으로 되어 있다. 葉柄은 길이 23 cm 에 달하며 막 뻗어 나왔을 때는 표면에 털이 있고 윗부분은 녹색이지만 밑부분은 자주빛이 돈다. 꽃은 繖房花序에 다닥다닥 달리고 苞가 밑부분을 둘러싸며 根莖에서 뻗은 花梗은 줄기에 비늘 모양의 大苞片이 互生하며 平行脈이 있다. 암꽃은 흰색, 수꽃은 黃白色이며 모두 冠毛가 있다. 瘦果는 線形이고 5~10 개의 모서리가 있다. 開花期는 5~6 月이다. 햇볕이 잘 드는 산비탈의 숲이나 溪谷 주변의 濕地에서 자라며 남부 및 울릉도·제주도 등지에 분포한다. 【處方用名】根莖이 蜂斗菜이다.

蜂斗菜(봉두채)〈江西草藥〉: 머위의 根莖이다. 여름과 가을에 뿌리째 뽑아서 新鮮한 채로 또는 햇볕에 말려서 使用한다.

〔性味 歸經〕 味는 苦辛하고 性은 凉하다. 肺, 心經에 들어간다.

〔成分〕 뿌리는 petasin 을 50~55%, 其他 carene, eremophilene, α-santalene, thymol methyl ether, furanoeremophilane, ligularone, petasalbin 과 albopetasin, 6-hydroxyeremophilenolide, patasalbin-methyl ether, furanofukinol, 6-acetylfuranofukinol, 6-angelylfuranofukinol, S-furanopetasitin, furanojaponin 및 choline, protocatechuic acid, angelic acid, caproic acid, capric acid, β-sitosterol, flavonoid 化合物 등을 함유한다. 花莖은 精油를 함유하고 그 속에는 1-nonene, angelic acid, 1-undecene, 1-tridecene, 3-acetoxy-1-nonene, β-elemene, β-bisabolene 및 isopentyl alcohol, 3-hexen-1-ol, 1-nonene-3-ol, l-linalool, veratrole, fukinone, β-caryophyllene, thymol methyl ether, petasitolone, 1,4,7-tridecatriene, p-cymene 등이 含有된다.

〔藥效 主治〕 解毒, 祛瘀血의 效能이 있다. 扁桃腺炎, 癰腫疔毒, 毒蛇咬傷을 치료한다. 또 消腫, 止痛, 解毒하고 打撲傷을 치료한다. 【用法 用量】10~15 g 을 달이던가 또는 짓찧어 낸 汁을 服用한다. 〈外用〉짓찧어서 바른다. 또는 짓찧어 낸 汁으로 양치질한다. 【處方例】① 扁

桃腺炎의 治療 : 머위 15g을 달여서 자주 양치질한다. ② 打撲傷의 치료 : 新鮮한 머위의 根莖 10～15g을 짓찧어 으깬 汁을 服用 또는 달여서 服用하고 찌꺼기를 患部에 바른다.

뻐 꾹 채 漏蘆 *Rhaponticum uniflorum* (L.) DC.
큰절굿대 藍刺頭 *Echinops latifolius* TAUSCH   절굿대 *Echinops setifer* ILJIN.

多年生 草本으로 높이 25～65cm이고 뿌리는 굵고 크며 원줄기는 花莖狀으로 곧추서고 거미줄과 같은 백색털로 덮여 있다. 根生葉은 葉柄이 길고 葉身은 긴 타원형으로 길이 12～25cm, 넓이 5～10cm이며 羽狀으로 完全히 갈라지고 各 裂片은 또다시 羽狀으로 길게 또는 얕게 갈라지며 양면은 백색 털이 밀생하고 가장자리에는 불규칙한 톱니가 있다. 莖生葉은 互生하고 위로 올라갈수록 작아진다. 頭花는 원줄기 끝에 1개씩 곧추 달리고 總苞는 넓은 鐘形이며 苞片은 乾膜質로 많은 줄로 배열되며 外片과 中片은 주걱형으로 윗부분이 넓고 가장자리는 잘게 갈라진다. 內片은 좁은 披針形 또는 線形이고 外片에 비하여 길다. 꽃은 모두 管狀으로 紅紫色이며 花冠은 끝이 5개로 갈라진다. 瘦果는 긴 타원형으로 黑褐色을 띠며 羽狀 冠毛가 있다. 開花期는 5～7月, 結實期는 6～8月이다. 陽地 바른 산비탈, 풀숲, 길가에 나며 全國에 分布한다.
【處方用名】① 根은 漏蘆 ② 花序는 追骨風이다.

❶ 漏 蘆 (누로)〈神農本草經〉: 뻐꾹채 및 同屬 近緣植物의 뿌리이다. 가을에 줄기와 수염뿌리를 除去하고 깨끗이 씻어 햇볕에 말린다.【修治】挾雜物과 털을 除去하고 깨끗이 씻어 잘 축여서 잘라 햇볕에 말린다. 또는 뻐꾹채를 모두 줄로 잘게 썰어서 新鮮한 甘草와 함께 午前 9時부터 午後 5時 무렵까지 쪄 낸 다음 甘草를 除去해서 使用한다.
 〔性味 歸經〕 味는 苦鹹하고 性은 寒하다. 胃, 大腸經에 들어간다.
 〔成分〕 뻐꾹채의 뿌리는 精油를 함유하고 큰절굿대의 果實은 echinorine을 함유하고 種子는 echinopsine과 echinine을 함유한다.   漏蘆藥材
 〔藥效 主治〕 淸熱, 解毒, 消腫, 排膿, 下乳, 筋脈疏通의 效能이 있다. 癰疽發背(등에 생긴 腫瘍), 乳房의 腫痛, 乳汁不通, 瘰癧惡瘡, 濕痺筋脈拘攣, 骨節疼痛, 熱毒血痢, 痔瘡出血을 치료한다.【用法 用量】5～10g(新鮮한 것은 30～60g)을 달여서 服用한다. 혹은 丸劑나 散劑로 한다. 〈外用〉달인 液으로 씻던가 또는 가루를 만들어 고루 바른다.
 〔禁忌〕 氣虛, 瘡瘍平搨不起 및 姙婦의 服用을 忌한다.
❷ 追骨風 (추골풍)〈南京民間藥草〉八理花・八理麻: 뻐꾹채 및 同屬 近緣植物의 花序이다.
 〔藥效 主治〕 活血, 發散의 效能이 있다. 술에 담가서 服用하면 打撲傷을 치료한다.

큰각시취 風毛菊 *Saussurea japonica* (THUNB.) DC.

二年生 草本으로 높이 50～150cm이고 줄기는 곧추서고 굵으며 드문드문 腺點과 가는 털이 있고 길이로 稜線이 달리며 윗부분은 가지가 많이 갈라진다. 根生葉은 葉柄이 길고 葉身은 길이 20～30cm로 흔히 羽狀으로 깊게 갈라지며 裂片은 7～8쌍이고, 頂端의 裂片은 긴 타원상

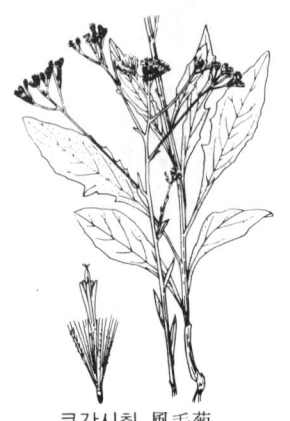
큰각시취 風毛菊
Saussurea japonica

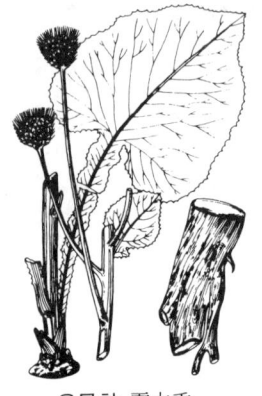
운목향 雲木香
Saussurea lappa

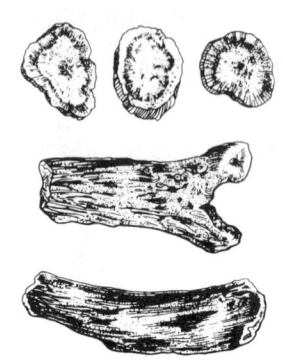
雲木香藥材

피침형, 양쪽의 裂片은 좁고 긴 타원형으로 끝은 둥글고 양면에는 腺點과 가는 털이 있다. 莖生葉은 위로 갈수록 좁고 작아지며 線狀 披針形으로 가장자리는 밋밋하다. 頭花는 많아서 密集한 繖房花序狀을 이루며 總苞는 管狀으로 苞葉은 여러 줄 配列되며 乾膜質의 附屬片이 있고 끝이 둥글다. 花冠은 紫紅色이고 瘦果는 끝이 편평하며 털이 없다. 開花期는 8~9月이다. 산허리, 산기슭의 풀숲에서 자라며 南·中·北部 지역에 分布한다. 【處方用名】全草가 八楞木이다.

八楞木(팔릉목)〈飮片新參〉: 큰각시취의 全草이다. 7月 前後에 採取하여 햇볕에 말린다.
【修治】깨끗이 씻어 雜草를 가려내고 잘게 썰어서 햇볕에 말리던가 新鮮한 채로 使用한다.
〔性味〕 味는 辛苦하고 性은 平하다.
〔藥效 主治〕 祛風, 活血의 效能이 있다. 류머티性의 痺痛, 打撲傷, 瘋風(癩病)을 치료한다.
【用法 用量】10~15g을 달여서 服用한다. 〈外用〉 달인 液으로 씻는다.
〔禁忌〕 血虛氣弱의 症狀에는 服用을 忌한다.

운 목 향 雲木香 *Saussurea lappa* CLARKE

월서목향 越西木香 *Vladimiria denticulata* LING
천목향 川木香 *Vladimiria souliei* (FRANCH.) LING

多年生의 高大草本으로 主根은 굵고 튼튼하며 圓柱形이고 褐色을 띤다. 根生葉은 三角狀 卵形, 또는 긴 三角形으로 길이 30~100 cm, 나비 15~30 cm 이고 밑부분은 줄기로 흘러서 불규칙하게 분열한 날개 모양을 이루고 가장자리는 얕게 갈라지거나 물결 모양을 이루며 양면이 모두 짧은 털로 덮여 있다. 葉柄은 葉身의 1.5~2배의 길이이고, 花莖은 높이 30~100~200 cm로 가는 모서리가 있으며 짧고 부드러운 털로 뒤덮여 있다. 莖生葉은 길이 10~30 cm로 밑부분이 줄기를 감싼다. 頭花는 1개로 頂生 혹은 腋生하며 때로는 수개가 원줄기끝에 群生한다. 總苞片은 10줄로 배열되며 外片이 가장 짧고 끝은 길고 뾰족하며 털로 덮여 있다. 꽃은 모두 管狀花로 짙은 紫色이며 끝이 5개로 갈라져 있다. 瘦果는 線形으로 모서리가 있으며 上端에는

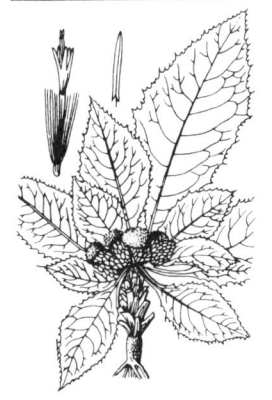
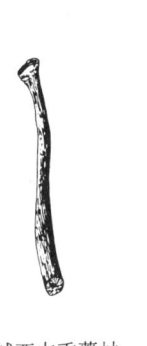
越西木香藥材
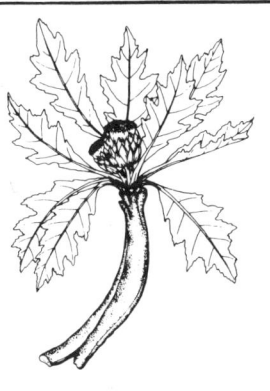
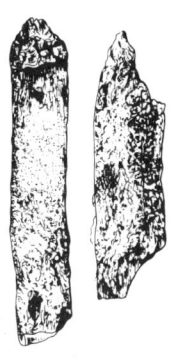

월서목향 越西木香　　　　　　천목향 川木香　　　　　川木香藥材
Vladimiria denticulata　　　　*Vladimiria souliei*

黃色의 羽狀冠毛가 있다. 開花期는 7~9月, 結實期는 8~10月이다. 인도 原產으로 비교적 높은 山地에 나며 栽植되고 있다. 【處方用名】根이 木香이다.

木　香 (목향) 〈神農本草經〉 蜜香·靑木香·五香·五木香·南木香： 운목향 및 同屬 近緣植物의 뿌리이다. 10月부터 다음해 1月까지 採取하여 殘莖을 除去하고 깨끗이 씻어 햇볕에 말린다. (오랫동안 말리면 좋지 않다.) 密封해서 햇볕이 들지 않고 서늘하며 乾燥한 場所에 貯藏한다.【修治】《木香片》原生藥을 淸水 속에서 깨끗이 씻어 물에서 꺼낸 다음 12~24시간 불려서 부드럽게 되면 잘라서 햇볕에 말린다. 《煨木香》木香片을 鐵金網 속에 둘 때 두꺼운 갱지와 木香片을 번갈아 편평하게 대여섯 번 겹쳐 놓는다. 난로가나 乾燥室에 놓고 木香片 속에 含有된 精油가 종이에 배어 날 때까지 불에 쬐어 말린 후 꺼내서 식힌다. 地方에 따라서는 木香片 500g 당 밀기울 187.6g을 남비에서 타지 않도록 누렇게 될 때까지 볶아서 체를 치고 밀기울을 제거해서 식힌다.

〔性味 歸經〕 味는 辛苦하고 性은 溫하며 無毒하다. 肺, 肝, 脾經에 들어간다.

〔成分〕 雲木香은 精油 0.3~3%를 含有하며 그 成分은 aplotaxene, α-ionone, β-selinene, saussurea lactone, costunolide, costic acid, costol, α-costene, β-costene, costuslactone, camphene, phellandrene, dehydrocostuslactone, dihydro-dehydrocostuslactone 등이다. 이 밖에 stigmasterol, betulin, 樹脂, inulin 및 saussurine 등을 含有한다.

〔藥理〕 1. 木香은 胃腸에 가벼운 刺戟을 나타내며 蠕動 및 分泌를 促進하므로 胃脹氣에 의한 腹痛을 緩解할 수 있다.

2. 혈압을 降下시키는 作用을 가지는데 필시 末梢血管을 擴張하여 心臟을 抑制하는 作用과 關聯이 있다.

3. 氣管支와 小腸의 平滑筋에 대하여 良好한 解痙作用을 가진다. 抗菌試驗에서 포도球菌, 枯草菌, 大腸菌 및 赤痢菌에 대하여 각기 다른 抑制를 가지며 Microsporum lanosum의 皮膚癬菌에 대해서도 억제작용이 강하다. 臨床報告에 의하면 廣木香은 膽管疝痛의 치료에는 상당한 효과가 있으며 그 작용의 原理는 膽管括約筋의 痙攣을 解除할 수 있게 된다.

〔藥效 主治〕 行氣, 止痛, 溫中, 和胃의 效能이 있다. 中寒氣滯, 胸腹脹痛, 嘔吐, 下痢, 裏急後重, 寒疝을 치료한다. 【用法 用量】 2~5g을 달인다. 또는 갈아서 汁을 내던가 丸劑, 散劑로 하여 使用한다. 〈外用〉 가루를 만들어 고루 塗布한다. 또는 갈아서 汁을 바른다.

〔禁忌〕 陰虛와 津液이 不足한 者는 服用에 注意해야 한다. 또 肺虛熱이 있는 者는 주의하고 이것을 犯하는 것을 忌해야 한다. 元氣虛脫 및 陰虛內熱, 諸病有熱, 心痛屬火인 者는 服用을 忌해야 한다.

쇠　채 白莖鴉葱 *Scorzonera albicaulis* BGE.

多年生 草本으로 높이 30~60cm이며 전체가 백색 털로 덮여 있고 가지가 많이 갈라진다. 뿌리는 긴 圓錐形으로 땅속 깊이 20cm 나 들어가 있고 줄기는 곧추선다. 根生葉은 線狀 披針形으로 길이 15~30cm, 나비 5~10mm로 끝이 뾰족하고 가장자리는 밋밋하다. 莖生葉은 互生하며 葉柄이 없고 끝이 뾰족하다. 꽃은 가지끝과 원줄기끝에 5~7개가 달리고 花梗은 頭花 밑에서 약간 굵어지며 거미줄 같은 백색 털로 덮여 있다. 總苞는 圓筒形이고 苞片은 5~7 줄로 배열되며 外片은 타원상 피침형이고 內片은 披針形으로 약간의 잔털이 있고 가장자리는 膜質이다. 꽃은 모두 舌狀으로 黃色 또는 淡紅色이며 끝은 5개로 갈라진다. 瘦果는 圓形으로 길이 약 2cm이며 冠毛는 黃褐色이다. 開花期는 7~8월이다. 山野地, 산기슭에서 자라며 全國에 分布한다. 【處方用名】 根이 仙茅蔘이다.

仙茅蔘(선모삼)〈陝西植藥調査〉 白莖鴉葱·鴉葱 : 쇠채의 뿌리이다. 여름과 가을에 뽑아서 깨끗하게 씻어 햇볕에 말리거나 쪄서 햇볕에 말린다. 또는 新鮮한 것도 使用한다.

〔性味 歸經〕 味는 甘하고 性은 溫하다. 肺, 肝經에 들어간다.

〔藥效 主治〕 祛風, 除濕, 理氣, 活血의 效能이 있다. 外感風寒, 發熱頭痛, 慢性喘息, 류머티즘痺痛, 倒經, 打撲傷, 疔瘡을 치료한다. 【用法 用量】 10~15g을 달여서 服用한다. 또 술에 담그던가 가루를 만들어 服用한다. 〈外用〉 짓찧어서 바른다.

미역쇠채(멱쇠채) 鴉葱 *Scorzonera glabra* RUPR.

多年生 草本으로 높이 15~30cm이고 굵은 뿌리가 있으며 根頸部는 잎이 시들어서 남은 纖維狀의 維管束으로 뒤덮여 있다. 根生葉은 로제트형으로 퍼지며 披針形 또는 線狀 披針形으로 끝이 뾰족하고 밑부분은 점차 좁아져서 葉柄이 되고 가장자리는 밋밋하거나 물결 모양이다. 花莖은 1개로 數個의 鱗片狀의 잎 또는 작고 葉柄이 없는 莖生葉이 달린다. 頭花는 花莖끝에 1개가 달리며, 總苞片은 여러 줄로 배열되는데 外片은 卵形, 內片은 披針形으로 털이 없고 가장자리는 얇은 膜質로 되어 있다. 꽃은 모두 黃色의 舌狀花로 兩性이며, 舌片은 披針形이고 끝은 5개로 갈라진다. 瘦果는 圓筒形으로 無毛 또는 약간의 털이 있고, 冠毛는 白色으로 羽狀의 톱니가 있다. 開花期는 5~6월이다. 山비탈의 풀숲에서 자라며 中·北部에 分布한다. 【處方用名】 根이 鴉葱이다.

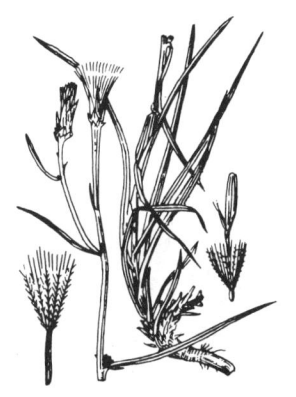 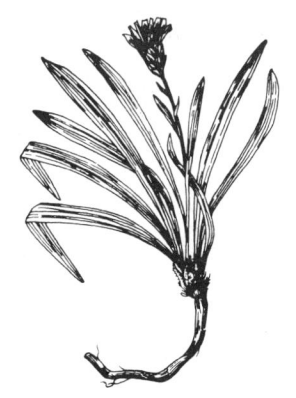 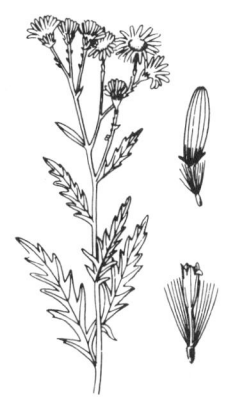

쇠　채　白莖鴉葱	미역쇠채　鴉葱	쑥방망이　千里光
Scorzonera albicaulis	*Scorzonera glabra*	*Senecio argunensis*

鴉　葱 (아총)〈救荒本草〉: 미역쇠채의 뿌리이다. 여름과 가을에 採取한다.

〔性味〕 味는 微苦澀하며 性은 寒하다.

〔成分〕 고무, inulin, choline 을 含有한다.

〔藥效 主治〕 消腫, 解毒의 效能이 있다. 五癆七傷, 疔瘡癰腫을 치료한다.【用法 用量】10～15 g을 달여서 服用한다.〈外用〉짓찧어 으깨서 바른다.

쑥방망이 千里光 *Senecio argunensis* TURCZ.

多年生 草本으로 높이 65～160 cm 이고 줄기는 곧추서고 單生 혹은 束生하며 희미한 稜線과 더불어 거미줄 같은 털이 있으며 윗부분에서 가지가 많이 갈라진다. 根生葉은 卵狀 楕圓形으로 가장자리에는 날카롭고 뽀족한 톱니가 있으며 꽃이 핀 후 떨어진다. 중앙부의 잎은 葉柄이 없고 타원형으로 길이 8～10 cm, 나비 4～6 cm 이며 羽狀으로 깊이 갈라지며 裂片의 가장자리는 缺刻 또는 톱니가 있고 끝이 뽀족하다. 윗부분의 잎은 타원상 피침형 또는 線形으로 작으며 가장자리는 불규칙하게 羽裂하거나 혹은 갈라지지 않는다. 頭花는 많으며 繖房狀으로 配列하고 總苞는 半球形이며 밑부분에는 많은 線形 苞葉이 있다. 苞片은 1줄로 배열되며 긴 타원형이고 끝이 뽀족하며 가장자리는 膜質이고 뒷면에 거미줄 같은 털이 있다. 舌狀花는 黃色이고 瘦果는 타원형으로 털이 없으며 매끄럽다. 산허리, 林野 주변 등 그늘진 습지에서 흔히 자라며 全國에 分布한다.【處方用名】根을 包含한 全草가 斬龍草이다.

斬龍草 (참룡초)〈東北中草藥手冊〉千里光·羽葉千里光: 쑥방망이의 뿌리가 달린 全草이다. 여름에 採取하여 햇볕에 말린다.

〔性味 歸經〕 味는 苦하고 性은 寒하며 有毒하다. 心經에 들어간다.

〔藥效 主治〕 清熱, 解毒의 效能이 있다. 痢疾, 瘰癧, 急性結膜炎, 咽喉炎, 癰腫瘡癤, 濕疹, 皮膚炎을 치료한다. 또 벌, 뱀, 전갈 등에 의한 咬刺傷을 치료한다.【用法 用量】10～15 g을 달여서 服用한다.〈外用〉짓찧어서 바르던가 달인 液으로 씻는다.

솜방망이(들솜쟁이) 狗舌草　*Senecio integrifolius* (L.) CLAIRVILL var. *fauriei*
(LÉVL. et VANT.) KITAM.

물솜방망이　*S. pseudo-sonchus* VANT.

多年生 草本으로 높이 20~65 cm 이고 뿌리가 많으며 원줄기는 花莖狀으로 곧추서며 거미줄 같은 백색 털로 뒤덮여 있다. 根生葉은 로제트 모양으로 퍼지고 타원형 혹은 주걱 모양이며 길이 5~10 cm, 나비 1.5~2.5 cm 이고 가장자리는 밋밋하거나 잔톱니가 있으며 양면은 많은 솜털에 덮여 있고 꽃이 핀 후에도 그대로 남아 있다. 莖生葉은 위로 올라가면서 점차 작아지고 밑부분의 잎은 線狀 披針形으로 끝은 길고 뾰족하며 基部는 원줄기를 감싸며 밑으로 흐른다. 꽃은 3~9개가 繖房狀 또는 우산 모양 비슷하게 달리며 花梗은 길이 1.5~5 cm 로 백색 털로 덮여 있다. 總苞는 筒形이고 苞片은 線狀 披針形이고 끝은 뾰족한 披針形이다. 舌狀花는 한줄로 배열되고 꽃은 黃色이며 각각 3개, 5개로 끝이 갈라지며, 瘦果는 타원형이고 冠毛는 백색이다. 開花期는 4~6월이다. 山野地나 냇가의 습지 등에서 자라며 全國 各地에 分布한다. 【處方用名】① 全草는 狗舌草 ② 根은 狗舌草根이다.

❶ **狗舌草**(구설초)〈唐本草〉: 솜방망이 및 同屬 近緣植物의 全草이다.

〔性味 歸經〕 味는 苦하고 性은 寒하며 小毒이 있다. 肺, 腎經에 들어간다.

〔藥理〕 狗舌草(生藥) 3 g/m*l* in vitro 에서 白血病細胞에 대하여 抑制作用을 한다(메틸렌블루法). 本屬 近緣植物의 대부분이 含有하고 있는 pyrrolitidine 類 alkaloid 는 肝臟에 대해서 有毒하며 抗腫瘍作用이 있다고 하며 또, 肝臟癌을 일으키는 作用을 報告 또는 硏究하는 者도 있다.

〔藥效 主治〕 淸熱, 利水, 殺蟲의 效能이 있다. 肺膿瘍, 腎炎浮腫, 癤腫, 疥瘡을 치료한다.
【用法 用量】10~15 g 을 달여서 服用한다.〈外用〉분말을 만들어 撒布하거나 짓찧어 塗布한다.

❷ **狗舌草根**(구설초근)〈浙江民間常用草藥〉: 솜방망이 및 同屬 近緣植物의 뿌리이다.

〔性味〕 味는 苦하고 性은 寒하다.

〔藥效 主治〕 解毒, 利尿, 活血, 消腫의 效能이 있다.

털진득찰 腺梗豨薟　*Siegesbeckia orientalis* L. var. *pubescens* MAK.

제주진득찰 豨薟　*S. orientalis* L.

진득찰 毛梗豨薟　*S. orientalis* L. var. *glabrescens* MAK.

一年生 草本으로 높이 50~100 cm 이며 줄기는 곧추서고 늘 紫色을 띠며 가지의 윗부분은 灰白色의 긴 털과 紫褐色의 腺毛가 密生한다. 잎은 對生하고 葉柄이 있으며 卵形 혹은 卵狀 三角形으로 길이 9~14 cm, 나비 4~9 cm 로 밑부분은 줄기로 흘러 날개처럼 되고 끝은 뾰족하며 가장자리는 불규칙한 톱니가 있으며 양면 모두 긴 털로 덮여 있다. 보통 윗부분의 잎은 위로 감에 따라 작아지며 긴 타원상의 피침형이 된다. 꽃은 가지끝과 원줄기끝에 달려서 전체가 繖房狀으로 配列되며 總花梗에는 긴 털과 腺毛가 密生하며 粘液을 分泌한다. 總苞片은 2줄이며

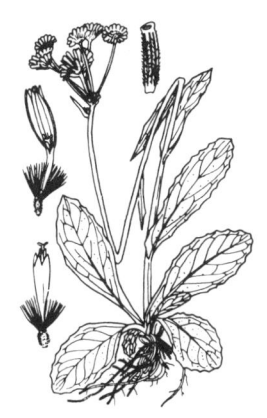
솜방망이 狗舌草
Senecio integrifolius var. fauriei

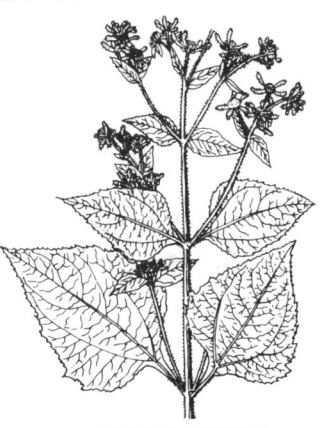
털진득찰 腺梗豨薟
Siegesbeckia orientalis var. pubescens

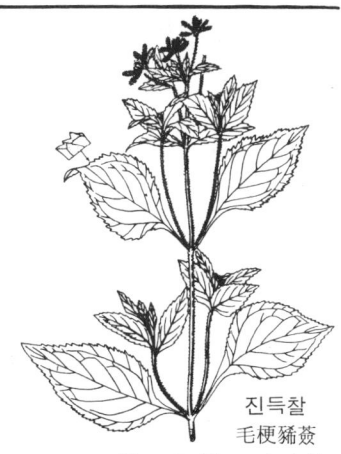
진득찰 毛梗豨薟
Siegesbeckia orientalis var. glabrescens

外片은 5개로 주걱형, 內片은 10~12개로 倒卵形으로 모두 腺毛가 있다. 가장자리의 암꽃은 舌狀花로 끝이 3개로 얕게 갈라지고, 筒狀花는 兩性으로 모두 열매를 맺는다. 瘦果는 倒卵形으로 약간 굽으며 4개의 모서리가 있고 冠毛는 없다. 開花期는 8~9月, 結實期는 9~10月이다. 山野地, 草原밭, 근처에서 흔히 자라며 南, 中, 北部 지역에 分布한다. 【處方用名】① 全草는 豨薟 ② 根은 豨薟根 ③ 果實은 豨薟果이다.

❶ 豨 薟 (희첨)〈唐本草〉火薟・猪膏莓・虎膏・狗膏・火杴草・猪膏草・粘糊菜・希仙・虎薟: 털진득찰 및 同屬 近緣植物의 全草이다. 여름에 꽃이 피기 前에 全草를 採取하여 挾雜物을 가려내고 通風이 잘 되는 곳에서 말린다. 【修治】《豨薟草》挾雜物을 가려내고 남은 뿌리와 묵은 葉柄을 除去하고, 우선 잎을 털어 따로 두고, 葉柄을 물로 씻어서 물에 담갔다가 꺼내서 充分히 스며들게 한 후 잘라서 햇볕에 말리고 다시 잎과 잘 섞는다. 《製豨薟草》깨끗한 털진득찰의 段片을 黃酒로 잘 뒤섞어서 술이 全部 吸收된 후 찜통에 넣어 잘 쪄서 덜 마를 때까지 햇볕에 말리고 다시 검은색이 될 때까지 찐다(털진득찰 500g : 黃酒 100g). 또 다른 방법으로는 蜂蜜과 同量의 黃酒를 加해서 녹여서 잘 뒤섞는다.

〔性味 歸經〕 味는 苦하고 性은 寒하다. 肝, 脾, 腎經에 들어간다.

〔成分〕 털진득찰에는 苦味質 darutin 및 alkaloid가 含有되어 있다. 또 kirenol, 17-hydroxy-16α(−)-kauran-19-carboxylic acid 및 各種 ester 등을 含有한다.

〔藥理〕 1. 抗炎症作用 : 진득찰과 常山을 1:2로 섞은 水煎劑 10g/kg을 Rat에게 投與하면 卵白性 關節腫脹에 대해서 抑制作用이 있고, 진득찰만을 使用했을 경우에는 뚜렷한 抑制作用은 없다.

2. 降壓作用 : 제주진득찰의 水浸液, alcohol 水의 浸出液 및 30% alcohol 浸出液에는 痲醉 動物의 血壓을 降下시키는 作用이 있다.

〔藥效 主治〕 除風濕, 利筋骨, 降血壓의 效能이 있다. 四肢痲痺, 筋骨疼痛, 腰膝無力, 瘧疾, 急性肝炎, 高血壓, 疔瘡腫毒, 外傷出血을 치료한다. 【用法 用量】10~12g(大量일 때는 30~

60g)을 달여서 服用한다. 짓찧어 낸 汁을 마시던가 丸劑, 散劑로 해서 服用한다. 〈外用〉 짓찧어서 바르던가 가루를 내어 撒布하던가 혹은 달인 液으로 熏洗한다.

〔禁忌〕 陰血不足 症狀에는 服用을 忌한다.

❷ 豨薟根 (희첨근)〈滇南本草〉: 털진득찰 및 同屬 近緣植物의 뿌리이다.

〔藥效 主治〕 류머티즘으로 因한 運動痲痺, 頭風(頭痛, 현기증 등), 帶下 火傷을 치료한다.
【用法 用量】新鮮한 것 60~120g을 달여서 服用한다. 〈外用〉 짓찧어서 바른다.

❸ 豨薟果 (희첨과)〈浙江民間常用草藥〉: 털진득찰 및 同屬 近緣植物의 果實이다. 蛔蟲을 驅除한다.

산미역취 一枝黃花 *Solidago virga-aurea* L. var. *leiocarpa* (BENTH.) A. GRAY
미역취 *S. virga-aurea* var. *asiatica* KITAM. 미국미역취 *S. serotina* AIT.

多年生 草本으로 높이 30~60cm이고 줄기는 곧추서며 밑부분은 매끈매끈하고 光澤이 나며 털이 없고, 윗부분에는 약간의 잔털이 있다. 잎은 互生하고 卵形 혹은 긴 타원형으로 길이 1~5cm, 나비 0.2~2.5cm이고 밑부분의 잎에는 葉柄이 있고 작은 톱니가 있지만, 윗부분의 잎은 작은 披針形으로 거의 밋밋하고 표면은 짙은 綠色, 뒷면은 灰綠色으로 양면 모두 매끄럽고 光澤이 난다. 꽃은 흔히 3~5개의 繖房狀 穗狀花序를 이루고 總苞는 筒狀 鐘形이고 苞片의 크기는 一定하지 않으며 기와 모양으로 4~5 줄이 배열된다. 舌狀花는 黃色으로 雌性이며 中央의 筒狀花는 兩性이며 花冠은 5개로 갈라진다. 瘦果는 거의 圓柱形으로 털이 약간 있거나 없다. 開花期는 7~10月, 結實期는 11月이다. 山野, 林野 주변에 나며 全國에 分布한다. 【處方用名】 全草 혹은 根이 달린 全草가 一枝黃花이다.

一枝黃花 (일지황화)〈植物名實圖考〉: 미역취 및 同屬 近緣植物의 全草 또는 뿌리가 달린 全草이다. 여름과 가을 開花時에 採取한다.

〔性味 歸經〕 味는 辛苦하고 性은 凉하다. 肝, 膽經에 들어간다.

〔成分〕 全草는 phenol 成分, tannin, 精油, saponin, flavonoid를 含有한다. 또한 alkaloid 反應이 있는 것도 證明되었으나 아직 alkaloid 結晶은 分離되어 있지 않다. 全草는 rutin 0.09~0.21%를 含有한다. Tannin의 含有量은 꽃에 16%, 잎에 10.3~15.3%, 줄기에 3.6~9.6% 이다. 全草의 熱水에 의한 抽出液에는 抗菌作用이 있고, 그 抗菌成分은 酸化沈澱에서 ethyl-alcohol에 녹는다.

〔藥理〕 1. 抗菌作用: 煎劑는 試驗管內에서 黃色포도球菌, 肺炎球菌, 綠膿菌 및 Schmidt's bacillus, Sonne's bacillus에 대해서 程度는 다르지만 抑菌作用이 있다.

2. 토끼에 대한 實驗性氣管支炎에 대한 作用: 煎劑를 內服시키면 치료작용이 있고 喘息狀態는 解除되어 喘鳴이 소실되고 乾性러셀音은 輕減된다. 또 saponin을 함유하므로 어느 정도의 祛痰作用도 있다.

3. 其他 作用: 急性(出血性) 腎炎에 대해서 止血作用이 있으며 그것은 含有된 flavonoid, 혹

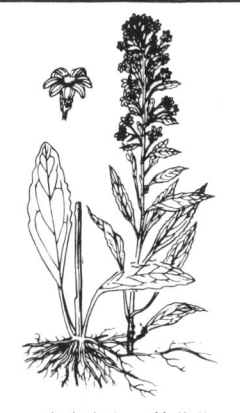
산미역취 一枝黄花
Solidago virga-aurea var. *leiocarpa*

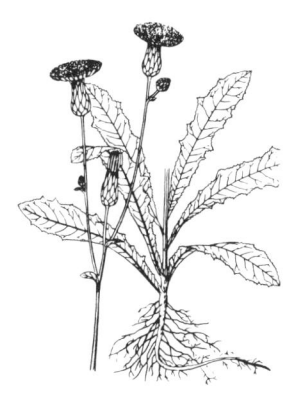
사데풀 苣蕒菜
Sonchus brachyotus

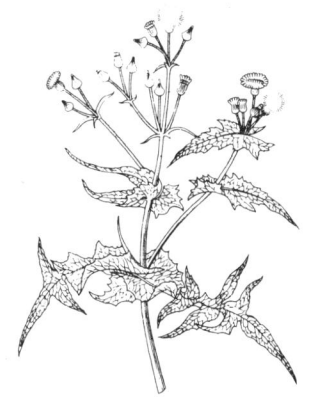
방가지똥 苦苣菜
Sonchus oleraceus

은 chlorogenic acid, caffeic acid 와 關係가 있는 듯하다. 外用으로는 創傷을 치료할 수 있지만 그것은 精油 혹은 tannin 과 關係가 있는 듯하다. 毒性은 매우 적으며 副作用은 없다.

〔藥效 主治〕 疏風, 淸熱, 消腫, 解毒의 效能이 있다. 感氣頭痛, 咽喉腫痛, 黃疸, 百日咳, 小兒의 痙攣, 打撲傷, 癰腫發背(등에 생기는 종기), 鵝掌風(손바닥의 眞菌症)을 치료한다. 【用法 用量】 10~15 g (신선한 것이면 20~30 g)을 달여서 服用한다. 〈外用〉 짓찧어서 바르던가 또는 달인 液으로 씻는다.

사 데 풀 苣蕒菜 *Sonchus brachyotus* DC.

多年生 草本으로 높이 30~80 cm 이며 줄기는 곧추서고 그루 전체에 乳汁이 있다. 잎은 互生하고 披針形 혹은 긴 타원형이며 길이 8~20 cm, 넓이 2~5 cm 로 끝은 둔하고 밑부분은 좁아져서 원줄기를 감싸며 가장자리는 드문드문 缺刻 또는 얕게 갈라지며 날카로운 톱니가 있고 표면은 녹색, 뒷면은 灰靑色이다. 根生葉에는 짧은 葉柄이 있지만 莖生葉에는 없다. 꽃은 원줄기 끝에 1개 또는 繖房狀으로 달리며 花梗은 길이 1.2~8 cm 로 굵고 털이 있으며 1~2개의 苞葉이 있다. 總苞는 鐘形이고 꽃은 모두 舌狀花로 黃色이며 5개의 수술과 1개의 암술이 있다. 瘦果는 긴 타원형으로 5개의 稜線이 있고 冠毛는 가늘고 부드럽다. 開花期는 8~10월이다. 바닷가 또는 길가나 들에서 흔히 자라며 全國에 分布한다. 【處方用名】 ① 全草는 苣蕒菜 ② 花는 苣蕒菜花이다.

❶ 苣蕒菜 (거매채) 〈中藥志〉 蕒菜·野苦菜: 사데풀의 全草이다. 봄에 꽃이 피기 전에 뿌리째 뽑아서 깨끗이 씻어 햇볕에 말린다.

〔性味〕 味는 苦하고 性은 寒하다.

〔藥理〕 抗惡性 腫瘍作用이 있다. Methylene blue 脫色法을 應用, *in vitro* 에서 白血病患者 血球脫水素酵素의 活性을 측정하면 苣蕒菜의 水煎 濃縮 알코올 抽出液은 急性 淋巴性 白血病, 急性 및 慢性의 單球性 白血病 患者의 血球脫水素酵素에 對해서 어느 것에나 현저한 抑制作用

을 나타낸다.

〔藥效 主治〕 淸熱, 解毒, 補虛, 止咳의 效能이 있다. 細菌性下痢症, 喉頭炎, 虛弱咳嗽, 內痔脫出, 白帶를 치료한다. 【用法 用量】 15~30 g을 달여 服用한다. 〈外用〉 달인 液으로 燻洗한다.

❷ 苣蕒菜花 (거매채화) 〈中藥手册〉: 사데풀의 꽃이다. 여름과 가을에 꽃이 피기 直前에 採取하여 햇볕에 말린다.

〔性味〕 味는 甘하고 性은 平하다.

〔藥效 主治〕 急性黃疸型 傳染性肝炎을 치료한다. 【用法 用量】 6~12 g을 달여서 服用한다.

방가지똥 苦苣菜 *Sonchus oleraceus* L.

一年 또는 二年生 草本으로 높이 50~100 cm 이며 줄기는 곧추서고 속이 비어 있으며 乳液이 있다. 잎은 互生하고 긴 타원형 또는 넓은 披針形으로 길이 15~28 cm, 나비 5~8 cm로 羽狀으로 거의 완전히 갈라지며 가장자리에는 불규칙하고 가시처럼 뾰족한 톱니가 있고 중앙부의 잎은 耳狀으로 원줄기를 감싼다. 頭花는 여러 개가 원줄기끝과 가지끝에 달리며 總苞는 圓筒形으로 밑부분에 脫落性의 絹毛가 있고 苞片은 3~4 줄로 配列되고 稜線을 따라 腺毛가 있다. 꽃은 모두 舌狀으로 黃色이다. 瘦果는 倒卵狀 타원형으로 편평하며 3개의 홈이 있고 익으면 赤褐色이 된다. 冠毛는 白色으로 가늘고 부드럽다. 開花期는 5~9月이다. 길가나 들에서 흔히 자라며 全國에 分布한다. 【處方用名】 ① 全草는 苦菜 ② 根은 苦菜根 ③ 花와 種子는 苦菜花子이다.

❶ 苦 菜 (고채) 〈神農本草經〉 滇苦菜・苦苣菜・游冬・茶草・野苦蕒・苦馬菜: 방가지똥의 全草이다. 여름과 가을에 採取하여 햇볕 또는 그늘에서 말린다.

〔性味 歸經〕 味는 苦하고 性은 寒하다. 心, 脾, 胃經에 들어간다.

〔成分 藥理〕 全草(Australia 産의 것)는 抗腫瘍性 成分을 含有한다. Mouse 의 大腿筋肉에 sarcoma-37 을 接種하고 6日 後에 방가지똥의 酸性 抽出物을 皮下注射하고 6~48 시간 後에 Mouse 를 죽여서 肉眼 및 顯微鏡으로 관찰하면 肉種에 傷處(出血, 壞死 등)가 난 것을 확실하게 알 수 있다.

〔藥效 主治〕 淸熱, 凉血, 解毒의 效能이 있다. 痢疾, 黃疸, 血淋, 痔瘻, 疔腫, 毒蛇咬傷을 치료한다. 【用法 用量】 달이던가 汁을 내던가 가루를 만들어 服用한다. 〈外用〉 짓찧어 낸 汁을 바르던가 달인 液으로 燻洗한다. 〔禁忌〕 脾胃가 虛弱한 者는 服用을 忌한다.

❷ 苦菜根 (고채근) 〈本草綱目〉: 방가지똥의 뿌리이다.

〔藥效 主治〕 血淋을 치료하고 利小便의 效能이 있다. 【用法 用量】 新鮮한 것을 30~45 g 달여서 服用한다.

❸ 苦菜花子 (고채화자) 〈食物本草〉: 방가지똥의 꽃과 種子이다.

〔性味〕 味는 甘하고 性은 平하며 無毒하다.

〔藥效 主治〕 꽃은 中熱을 없애며 心神을 편하게 한다. 黃疸症을 치료할 때는 蓮花子를 고운 가루로 만들어 6 g을 달여서 1日 2回 服用한다.

애기우산나물 兎兒草　Syneilesis aconitifolia (Bunge) Maxim.

우산나물(삿갓나물)　S. palmata (Thunb.) Max.

多年生 草本으로 높이 70～120 cm 이고 짧은 根莖이 옆으로 뻗으며 원줄기는 茶褐色이며 가지가 없다. 잎은 互生하고 圓形으로 지름 20～30 cm 이며 掌狀으로 깊이 갈라지며 裂片은 다시 羽狀으로 갈라지고 가장자리에는 불규칙하고 뾰족한 톱니가 있으며 처음에는 뒤로 젖혀지고 거미줄 같은 백색 털로 덮여 있지만 점차 없어진다. 잎의 표면은 綠色, 뒷면은 灰白色이고 下部의 잎은 지름 20～30 cm, 길이 약 10～16 cm 의 긴 葉柄이 있고 7～9개의 裂片이 있지만 上部의 잎은 비교적 작아 4～5개의 裂片이 있고 葉柄의 길이도 짧아 2～6 cm 이다. 꽃은 수가 많으며 密集된 複合聚繖花序를 이룬다. 總苞는 筒形이고 苞片은 5개이고 가장자리는 膜質이다. 꽃은 兩性으로 8～11개가 달리며 花冠은 끝이 5개로 갈라지며 붉은 빛이 돈다. 瘦果는 긴 타원형이고 冠毛는 灰白色 또는 赤色을 띤다. 開花期는 7～8月, 結實期는 9～10月이다. 深山地域에서 자라며 중부와 북부지방에 分布한다. 【處方用名】根 또는 全草가 兎兒傘이다.

兎兒傘 (토아산)〈救荒本草〉兎兒草: 애기우산나물 및 同屬 近緣植物의 뿌리 혹은 全草이다. 가을에 採取하여 泥土를 完全히 털어내고 햇볕에 말린다.

〔性味 歸經〕 味는 苦辛하고 性은 溫하며 有毒하다. 心, 肝經에 들어간다.

〔藥效 主治〕 祛風, 除濕, 解毒, 活血, 消腫, 止痛의 效能이 있다. 風濕痲痺, 關節疼痛, 癰疽瘡腫, 打撲傷을 치료한다. 【用法 用量】6～15 g 을 달여서 또는 술에 담가서 服用한다. 〈外用〉짓찧어서 바른다.

〔配合 禁忌〕 姙婦는 服用을 忌한다. 生薑은 相反 作用을 한다.

만 수 국 萬壽菊　Tagetes erecta L.

一年生 草本으로 높이 약 60 cm 이고 굵고 튼튼하며 곧추서고 全體는 비비면 腐敗된 냄새가 난다. 잎은 對生하고 羽狀으로 깊게 갈라지며 裂片은 線狀 披針形 또는 披針形에 길이 1.2～2.5 cm 로 양끝이 좁고 가장자리에 뾰족한 톱니가 있고 側脈 끝에 油點이 있다. 몇 개의 裂片 끝 또는 톱니끝에는 1개의 긴 까끄라기가 있다. 꽃은 가지끝에 1개씩 달리고 지름 5～10 cm 로 황색 또는 주황색이고 總苞는 苞片 밑부분이 合成하여 밋밋하며 컵 모양이고 끝부분이 굵어진 花梗 끝에 달려 있다. 舌狀花는 암꽃으로 열매를 맺으며 花冠은 윗부분이 입술처럼 퍼지고 뒤로 젖혀져 있으며 끝은 5개로 갈라진다. 瘦果는 線形이고 끝에 가시 같은 冠毛가 있다. 開花期는 5月이다. 멕시코 原產의 觀賞草로 全國 各地에서 栽植된다. 【處方用名】① 만수국의 花序는 萬壽菊 ② 葉은 萬壽菊葉이다.

❶ **萬壽菊** (만수국)〈植物名實圖考〉: 만수국의 花序로 여름과 가을에 採取한다.

〔性味〕 味는 苦 微辛하며 性은 凉하다.

〔成分〕 꽃은 tagetiin(0.1%), 藍色螢光物質 α-trithienyl(新鮮한 꽃 1 kg 당 15～21 mg), terpen 類 色素 helenien(0.74%), β-carotene, flavoxanthin 등을 含有한다. Helenien은 網膜

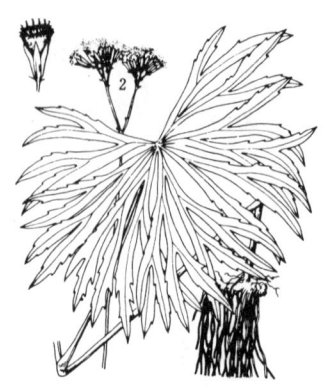 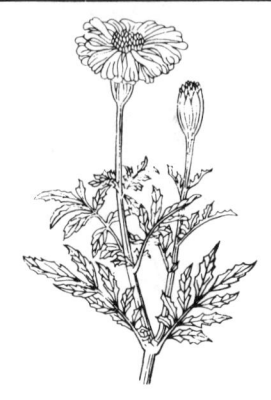 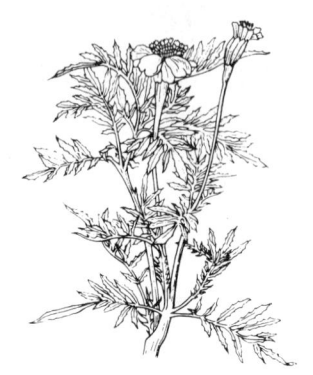

애기우산나물 兔兒草	만수국 萬壽菊	천수국 藤菊
Syneilesis aconitifolia	*Tagetes erecta*	*Tagetes patula*

의 機能을 촉진하는 作用이 있다고 한다.

〔藥理〕 꽃은 香氣가 있어 芳香劑가 된다. 以前에는 靜菌, 鎭靜, 鎭痙劑로서 使用되었다.

〔藥效 主治〕 平肝, 淸熱, 祛風, 化痰의 效能이 있다. 頭暈目眩, 風火眼痛(急性結膜炎), 小兒驚風, 感氣咳嗽, 百日咳, 乳癰(急性乳腺炎), 痄腮(流行性耳下腺炎)을 치료한다. 【用法 用量】 3~10 g을 달여서 服用한다. 〈外用〉 달인 液으로 熏洗한다.

❷ **萬壽菊葉**(만수국엽)〈南寧市藥物志〉: 만수국의 잎이다. 여름과 가을에 採取하여 新鮮한 것을 使用하던가 햇볕에 말려서 使用한다.

〔性味〕 味는 甘하고 性은 寒하며 臭氣가 있다.

〔成分〕 Kaempferitrin을 含有한다.

〔藥理〕 Kaempferitrin에는 消炎作用이 있고, Guinea pig에게 50 mg/kg을 經口投與하면 皮膚와 內臟 器官의 毛細血管의 抵抗力을 높일 수가 있다. 그 作用은 rutin에 比해서 强하고 더욱이 vitamin P의 活性보다 强하다.

〔藥效 主治〕 癰, 瘡, 疔疗, 無名腫毒을 치료한다. 【用法 用量】 5~10 g을 달여서 服用한다. 〈外用〉 짓찧어서 바르던가 달인 液으로 씻는다.

천 수 국 藤菊 *Tagetes patula* L.

一年生 草本으로 높이 약 30~50 cm이고 줄기는 곧추서며 보통 밑부분에서 가지가 갈라져 퍼지고 짙은 녹색이다. 잎은 互生 또는 對生하며 羽狀으로 완전히 갈라지고 裂片은 線狀 披針形으로 길이 1~2.5 cm이고 가장자리에는 드문드문 톱니가 있는데 톱니끝은 부드러운 까끄라기 모양이고 톱니 밑부분에는 油腺이 1개씩 있다. 頭花는 가지끝과 원줄기끝에 1개씩 달리며 지름 약 3.5 cm로 긴 花梗이 있다. 總苞는 긴 타원형으로 가장자리에는 뾰족하고 날카로운 톱니가 있고 腺點이 있다. 舌狀花는 黃色이며 紫色을 띤 붉은 점이 있고 中心部의 管狀花는 끝부분이 5개로 갈라진다. 瘦果는 線形이고 편평하며 冠毛는 鱗片狀이다. 開花期는 5月이다. 멕시코 原産의 觀賞草로 전국 各地의 庭園에서 재식된다. 【處方用名】 全草가 孔雀草이다.

孔雀草 (공작초) 〈貴川草藥〉 黃菊花 : 천수국의 全草이다. 여름과 가을에 採取한다.

〔性味〕 味는 苦하고 性은 平하다.

〔成分〕 Flavonoid 化合物인 patuletin, quercetagetin, patulitrin, quercetagitrin 을 含有한다. 또 2種의 thiophen 誘導體가 檢出되고 있다. 꽃은 patuletin 및 그 glycoside 와 quercetagetin 을 含有하는 외에 helenine 과 helenien, rubichrome, violaxanthin 등의 色素를 含有한다.

〔藥效 主治〕 淸熱, 利濕, 止咳의 效能이 있다. 咳嗽, 痢疾을 치료한다. 【用法 用量】 10~15g 을 달여서 服用하던가 가루를 만들어 服用한다.

민들레 蒲公英 *Taraxacum platycarpum* H. DAHLST.
           흰민들레 *T. coreanum* NAKAI   좀민들레 *T. haliaisanensis* NAKAI
           서양민들레 *T. officinale* WEBER   산민들레 *T. ohwianum* KITAM.

多年生 草本으로 높이 10~25 cm 이고 흰색의 乳汁을 포함하며 뿌리는 깊고 길게 뻗지만 원줄기가 없고 잎은 뿌리에서 나와 蓮座狀으로 퍼진다. 葉身은 倒披針狀 線形이며 길이 20~30 cm, 나비 2.5~5 cm 로 무우잎처럼 깊게 갈라지고 끝은 뾰족하며 밑부분은 좁아져서 葉柄 모양으로 되어 있고 가장자리는 얕게 갈라지거나 또는 불규칙하게 羽狀으로 갈라져 있다. 裂片은 6~8 쌍이며 齒牙形 또는 三角形으로 밋밋하거나 큰 톱니가 있으며 綠色 또는 淡紫色의 斑點이 있고 흰색 털로 덮여 있다. 꽃은 花梗끝에 1개씩 달리며 모두 舌狀花로 兩性이고 花冠은 黃色이며 끝은 5개로 갈라진다. 總苞는 鐘形이고 苞片은 여러 줄이 있으며 外片은 卵狀 披針形으로 곧추서며 뿔같은 小突起가 있다. 瘦果는 긴 타원형으로 갈색이 돌며, 표면에 6줄의 모서리가 있고 윗부분에 부리가 있으며 흰색의 冠毛가 있다. 開花期는 4~5月, 結實期는 6~7月이다. 田野地, 길가 등지에서 흔히 자라며 全國 各地에 分布한다. 【處方用名】 뿌리 달린 全草가 蒲公英이다.

蒲公英 (포공영) 〈圖經本草〉 鳧公英·蒲公草·耩耨草·外公英·外公罌·地丁·孛孛丁菜·黃花苗·黃花郎·婆婆丁·黃狗頭 : 민들레 및 同屬 近緣植物의 뿌리가 달린 全草이다. 봄과 여름에 꽃이 피기 前이나 後에 뿌리째 뽑아 흙을 털고 깨끗이 씻어서 햇볕에 말린다. 【修治】 挾雜物을 除去하고 흙을 털어 깨끗이 씻어내고 통째 썰어서 햇볕에 말린다.

〔性味 歸經〕 味는 苦甘하고 性은 寒하다. 肝, 胃經에 들어간다.

〔成分〕 민들레의 全草에는 taraxasterol, cholin, inulin 및 pectin 등이 含有된다. 同屬 近緣植物의 藥用민들레(taraxacum officinale)의 뿌리는 taraxol, taraxerol, ψ-taraxasterol, taraxasterol, β-amyrin, stigmasterol, β-sitosterol, choline, 有機酸, 果糖, 蔗糖, 포도당, glucoside 및 樹脂, 고무 등을 함유한다. 잎은 lutein, violaxanthin, plastoquinone, vitamin C 50~70 mg/100 g 및 vitamin D 5~9 mg/100 g 을 함유한다. 꽃은 arnidiol, lutein 및 flavoxanthin 을 함유한다. 花粉은 β-sitosterol, 5α-stigmasta-7-en-3β-ol, 葉酸 및 vitamin C를 함유한다.

〔藥理〕 민들레의 注射液은 *in vitro* 에서 黃色포도球菌의 耐性菌株, 溶血性連鎖球菌에 대하

여 비교적 강한 殺菌作用이 있으며 肺炎雙球菌, 腦膜炎球菌, 디프테리아菌, 綠膿菌, 프로테우스菌, 赤痢菌, 티푸스菌 및 카타르菌에도 상당한 殺菌作用이 있다. 中國國外의 硏究에 의하면 민들레는 動物의 몸에 利膽作用을 하며 臨床上으로는 慢性 膽囊痙攣 및 結石症에 有效하다. 또 利尿作用, 特히 門脈性水腫에 有效하다고 생각되고 있는데 아마도 식물 중에 大量의 칼륨이 含有되어 있는 때문인 것 같다. 또 뿌리 및 全草를 苦味健胃劑나 가벼운 泄瀉에 使用할 경우도 있다. 잎의 浸劑를 內服하면 蛇咬傷을 치료할 수 있으며 婦人의 乳汁分泌促進에도 有效하다.

〔藥效 主治〕 淸熱, 解毒, 利尿, 散結의 效能이 있다. 急性乳腺炎, 淋巴腺炎, 瘰癧, 疔毒瘡腫, 急性結膜炎, 感氣發熱, 急性扁桃腺炎, 急性氣管支炎, 胃炎, 肝炎, 膽囊炎, 尿路感染을 치료한다. 【用法 用量】10~30 g(大量投與藥일 경우는 60 g)을 달여서 服用한다. 또 짓찧어 낸 汁을 服用하던가 散劑로 해서 服用한다. 〈外用〉 짓찧어서 바른다.

관　동　款冬　*Tussilago farfara* L.

多年生 草本으로 높이 10~25 cm이다. 根生葉은 넓은 心臟形 또는 卵形으로 길이 7~15 cm, 넓이 8~16 cm이며 끝은 둔하고 가장자리는 물결 모양으로 드문드문 톱니가 있으며 표면은 暗綠色으로 매끈매끈하고 뒷면은 흰색 털이 밀생한다. 葉柄은 길이 8~20 cm로 半圓形이고 밑부분에 가까운 葉柄과 葉脈은 紅色을 띠며 털이 많다. 花莖은 길이 5~10 cm로 털이 많고 10개 남짓한 小葉이 互生하며 끝에 頭花가 달린다. 總苞片은 1~2 줄이고 20~30개의 苞片은 타원형으로 털이 많으며 質은 얇다. 舌狀花는 鮮黃色이고 花冠은 끝이 패여 있으며 筒狀花는 兩性으로 끝은 5개로 갈라진다. 瘦果는 긴 타원형으로 모서리가 있고 冠毛는 淡黃色이다. 開花期는 2~3月, 結實期는 4月이다. 中國 原產이다. 【處方用名】蕾가 款冬花이다.

款冬花 (관동화) 〈神農本草經〉: 관동의 꽃봉오리이다. 10月下旬부터 12月下旬 꽃이 아직 地面에서 나오기 前에 採取하여 꽃봉오리를 따고 花梗이나 泥土를 除去하고 그늘에서 말린다. 【修治】《款冬花》줄기, 모래, 흙을 除去한다. 《蜜冬花》 깨끗하게 한 款冬花에 煉蜜과 適量의 끓인 물을 加해서 섞고 약간 水分이 스며들게 한 다음 남비에 넣고 약한 불로 손에 달라붙지 않을 정도로 누렇게 될 때까지 볶아서 식힌다 (款冬花 500 g : 煉蜜 125 g).

〔藥材〕 乾燥한 꽃봉오리는 불규칙한 棍棒(곤봉) 모양으로 보통 2~3개의 花序가 連生하며 길이 1~2.5 cm, 지름 6~10 mm이다. 上端은 상당히 굵고 중간부분은 부풀어 있고 下端은 점차 가늘어지거나 짧은 줄기가 있는 것도 있다. 花頭의 外側은 많은 魚鱗狀 苞片으로 뒤덮여 있고 표면은 紫紅色 또는 연한 紅色을 띠고 있다. 냄새는 맑고 향기로우며 味는 微苦辛하며 이것을 씹으면 솜 같다. 꽃은 紫紅色으로 크며 花梗이 없는 것을 良品으로 친다.

〔性味 歸經〕 味는 辛하고 性은 溫하다. 肺經에 들어간다.

〔成分〕 꽃은 faradiol 등의 sterol 類, rutin, hyperin, triterpenoidsaponins, tannin, 蠟, 精油, taraxanthin을 含有한다.

款冬花藥材

〔藥理〕 呼吸系統에 對한 作用: 止咳, 祛痰과 약한 平喘作用이 있다. 東部 유럽의 一部 地

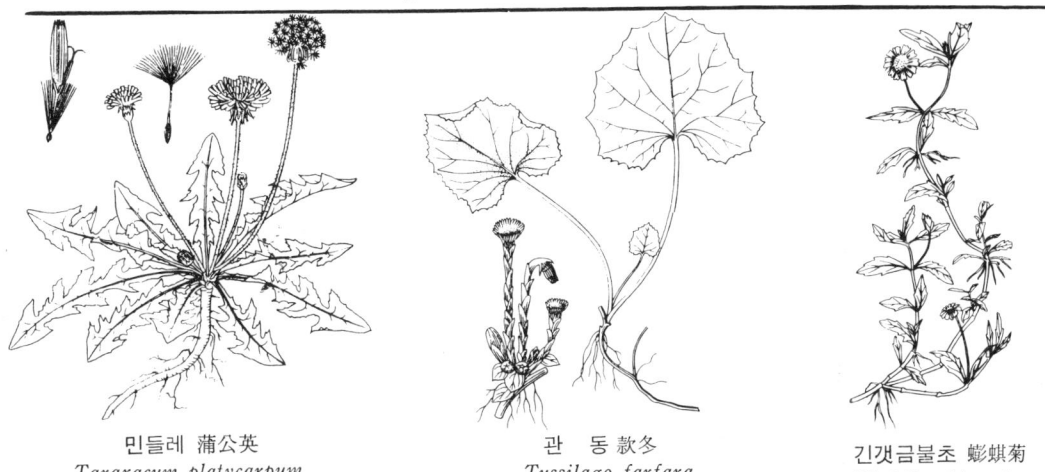

민들레 蒲公英
Taraxacum platycarpum

관 동 款冬
Tussilago farfara

긴갯금불초 蟛蜞菊
Wedelia chinensis

域에서도 款冬花나 잎의 製劑로 氣管支炎, 咽喉炎, 氣管支喘息을 치료하고 있다.

〔藥效 主治〕 潤肺, 下氣, 祛痰, 止咳의 效能이 있다. 咳逆喘息, 喉痺를 치료한다. 【用法 用量】 2∼10g을 달여 服用한다. 바짝 졸여서 膏를 만들거나 丸劑, 散劑로 해서 服用한다.

〔配合 禁忌〕 咳血 및 肺癰의 咳嗽膿血者는 忌한다. 杏仁은 相使, 紫菀은 相得, 皀莢·消石·玄蔘은 相惡, 貝母·辛夷·麻黃·黃芩·黃連·黃芪·靑葙은 相畏 作用을 한다.

긴갯금불초 蟛蜞菊 *Wedelia chinensis* (OSB.) MERR.

多年生 草本으로 키가 작으며 포복상으로 옆으로 자라며 마디에서 뿌리가 내리고 짧은 털로 뒤덮여 있다. 잎은 對生하고 披針形 또는 긴 타원형에 길이 2.5∼7cm, 나비 6∼12mm로서 끝은 짧고 뾰족하며 밑부분은 좁으며 거의 葉柄이 없고 가장자리는 밋밋하거나 톱니가 있으며 3개의 主脈이 있다. 꽃은 긴 花梗끝에 1개씩 달리고, 花序는 지름 약 1.8cm이다. 總苞는 半球形이고 苞片은 披針形으로 2줄로 배열되며 복모가 있다. 花床은 편평하고 가장자리에 1 줄로 배열된 舌狀花는 암꽃으로 黃色이며 中央의 管狀花는 兩性으로 끝은 5개로 갈라진다. 瘦果는 倒卵形이고 冠毛는 없다. 開花期는 5∼9月이다. 바닷가 습지에서 자라며 제주도에 分布한다. 【處方用名】 全草 또는 根이 蟛蜞菊이다.

蟛蜞菊 (팽기국) 〈本草求原〉: 긴갯금불초의 全草 또는 뿌리이다.

〔性味〕 味는 甘淡하고 性은 微寒하다.

〔藥理〕 全草의 水抽出物의 腹腔內注射는 Mouse의 에를리히腹水癌에 대해서 일정한 抑制作用이 있다.

〔藥效 主治〕 淸熱, 解毒, 祛瘀, 消腫의 效能이 있다. 디프테리아, 百日咳, 痢疾, 痔瘡, 打撲傷을 치료한다. 【用法 用量】 15∼30g을 달여서 服用한다. 〈外用〉 짓찧어서 바르던가 짓찧어 낸 汁으로 양치질한다.

갯금불초 鹵地菊　*Wedelia prostrata* (Hook. et Arn.) Hemsl.

多年生 덩굴性草本으로 높이 30~60 cm 이고 옆으로 포복하면서 마디에서 뿌리가 내리며 가지가 갈라진다. 줄기는 圓形으로 단단하며 짧고 뻣뻣한 털로 뒤덮여 있다. 잎은 對生하고 質이 두꺼우며 타원형 또는 卵形으로 끝은 보통 둔하지만 뾰족한 것도 있으며 가장자리에는 톱니가 있고 표면은 녹색으로 潤彩가 있다. 頭花는 1개씩 달리고 總苞는 半球形이고 苞片은 1줄로 配列되며 卵形 또는 타원형으로 굵고 거친 털이 着生한다. 가장자리에 1줄로 배열된 舌狀花는 암꽃으로 黃色이며 中央의 管狀花는 兩性이며 끝은 5개로 갈라진다. 瘦果는 뻣뻣한 털이 密生하고 3~4개의 稜線이 있으며 冠毛는 짧다. 開花期는 7~9月이다. 바닷가 모래땅에 群生하며 제주도에 分布한다. 【處方用名】全草가 鹵地菊이다.

鹵地菊(노지국)〈福建民間草藥〉: 갯금불초의 全草이다. 6~7月에 採取하여 햇볕에 말린다.
〔性味 歸經〕 味는 酸甘하고 性은 平하며 無毒하다. 肝, 脾經에 들어간다.
〔藥效 主治〕 淸熱, 解毒의 效能이 있다. 喉蛾(扁桃腺炎), 喉痺(목의 痲痺), 디프테리아, 百日咳, 肺熱喘咳, 鼻出血, 癰腫, 疔瘡을 치료한다. 【用法 用量】10~18 g(新鮮한 것은 30~60 g)을 달이던가 짓찧어 낸 汁을 服用한다. 〈外用〉 짓찧어서 바른다.

도꼬마리 蒼耳　*Xanthium strumarium* L. (= *X. sibiricum* Patr ex Widd.)

一年生 草本으로 높이 30~60 cm 이고 꺼칠꺼칠하거나 털에 뒤덮여 있다. 잎은 互生하고 긴 葉柄이 있으며 葉身은 넓은 三角形이며 길이 4~10 cm, 넓이 3~10 cm 로 끝이 뾰족하고 가장자리에 缺刻狀의 톱니가 있고 표면은 짙은 녹색, 뒷면은 蒼綠色으로 꺼칠꺼칠하거나 짧은 털에 덮여 있고 밑부분에는 3개의 큰 脈이 뚜렷하게 나 있다. 꽃은 黃色으로 가지끝과 원줄기끝에 圓錐狀으로 달리며 암꽃과 수꽃이 있고 수꽃의 頭狀花는 둥글며 끝에 달리고 암꽃의 두상화는 밑부분에 달리며 2개의 突起가 있다. 總苞는 갈고리 같은 돌기가 있고 타원형이며 그 속에 2개의 瘦果가 들어 있고 冠毛는 없다. 開花期는 7~8月, 結實期는 8~10月이다. 荒野 풀숲 길가에서 흔히 자라며 全國에 分布한다. 【處方用名】① 莖葉은 蒼耳 ② 根은 蒼耳根 ③ 花는 蒼耳花 ④ 總苞가 달린 果實은 蒼耳子이다.

❶ **蒼 耳**(창이)〈千金·食治〉胡荽·地葵·常思·羊負來·道人頭·野茄·猪耳: 도꼬마리의 莖葉이다. 여름에 全草를 採取하여 흙을 털어내고 햇볕에 말린다.
〔性味 歸經〕 味는 苦辛하고 性은 寒하며 有毒하다. 肺, 肝, 脾經에 들어간다.
〔成分〕 全草는 strumaroside (β-sitosterol-β-d-glucoside), xanthinin, xanthumin, 8—(Δ^3-isopentenyl)-5, 7, 3′, 4′-tetrahydroxyflavone 및 caffeic acid 와 1, 4-dicaffeoylquinic acid 를 함유한다. 이 밖에 카르콘誘導體, 水溶性 glycoside, 포도당, 果糖, amino acids, 酒石酸, succinic acid, fumaric acid, 사과酸, 窒酸칼륨, 黃酸칼슘 등을 含有한다.
〔藥理〕 잎의 浸劑는 摘出한 토끼의 腸運動을 높이고 개구리 心臟의 興奮傳導를 抑制해서 心

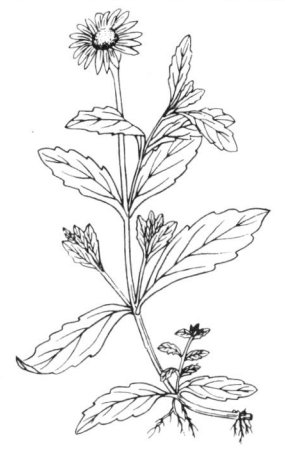
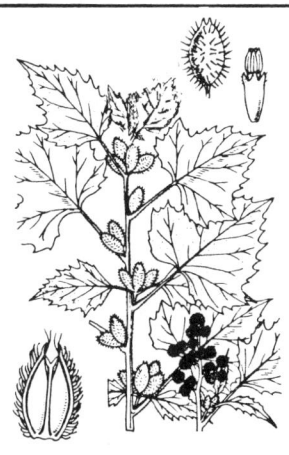
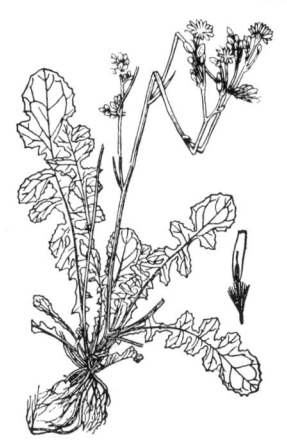

갯금불초 鹵地菊	도꼬마리 蒼耳	뽀리뱅이 黃鵪菜
Wedelia prostrata	*Xanthium strumarium*	*Youngia joponica*

臟 블록을 일으킨다. 또 摘出한 토끼 귀의 血管을 擴張하고 개구리의 뒷다리에 灌流하면 血管을 우선 擴張하고 나중에 收縮시킨다. 잎의 팅크劑를 고양이에 靜脈注射를 놓으면 暫時의 血壓降下(20~40 mmHg)를 일으키며 또한 脊髓反射의 興奮性을 抑制한다. 도꼬마리의 各 部分에는 相當量의 요오드가 함유되어 있다. 이 植物에는 止血作用이 있다고 하며 또 사람이 도꼬마리에 닿으면 皮膚炎을 일으킨다. 家畜(特히 돼지)이 眞葉이 나오기 前의 幼苗를 먹으면 中毒을 일으킨다.

〔藥效 主治〕 祛風, 淸熱, 解毒, 殺蟲의 效能이 있다. 頭風, 頭昏, 濕痺拘攣, 目赤, 角膜混濁, 風癩(癩病), 疔腫, 熱毒瘡瘍, 皮膚搔痒을 치료한다. 【用法 用量】6~12g을 달여서 服用한다. 또는 짓찧어 낸 汁, 바짝 졸여서 膏로 하던가 丸劑, 散劑로 해서 服用한다. 〈外用〉짓찧어 바르던가 藥性이 남을 정도로 구워서 가루를 만들어 고루 바르거나 달인 液으로 씻는다.

〔禁忌〕 猪肉과 함께 먹는 것을 忌한다. 散氣로 血이 消耗되기 때문에 虛證에는 服用을 忌한다.

❷ **蒼耳根** (창이근)〈食療本草〉: 도꼬마리의 뿌리이다.

〔性味〕 性은 溫하다.

〔成分〕 糖 glycoside를 含有하며 抗癌作用이 있다.

〔藥理〕 뿌리의 물 혹은 methyl alcohol 抽出物(配糖體를 含有한다. 融點 242°C)은 에를리히 腹水癌을 接種한 Mouse의 壽命을 延長할 수가 있다.

〔藥效 主治〕 疔瘡, 癰疽, 咽頭 및 下頜淋巴腺炎腫, 丹毒, 高血壓, 痢疾을 치료한다. 【用法 用量】新鮮한 것 15~30g을 달여서 服用하던가 짓찧어 낸 生汁 또는 바짝 졸여서 膏로 해서 服用한다. 〈外用〉달인 液으로 熏洗하던가 또는 졸여서 만든 膏를 바른다.

〔配合 禁忌〕 猪肉, 糯米를 忌한다.

❸ **蒼耳花** (창이화)〈本草綱目〉: 도꼬마리의 꽃이다.

〔藥效 主治〕 白癩頭痒을 치료하며 白痢를 치료한다. 【用法 用量】10~20g을 달여서 服用한다. 〈外用〉짓찧어서 바른다.

❹ **蒼耳子** (창이자)〈千金・食治〉菜耳實: 도꼬마리의 總苞가 달린 果實이다. 8~9月 果實이 익으면 따서 햇볕에 말리던가 뿌리째 뽑아서 열매를 두드려 떨어내고 挾雜物을 除去해서 햇볕에 말린다. 【修治】挾雜物을 주워 내고 가시를 딴 후 체로 쳐서 부스러기를 除去하고 黃色이 될 때까지 살짝 볶아서 식힌다.

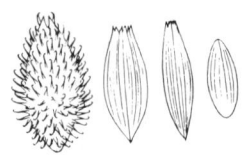

蒼耳子藥材

〔性味 歸經〕 味는 甘하고 性은 溫하며 有毒하다. 肺, 肝經에 들어간다.

〔成分〕 果實에는 xanthostrumarin 1.2%, 樹脂 3.3% 및 脂肪油, alkaloid, vitamin C, 色素 등이 含有되어 있다. 乾燥한 果實은 脂肪油 9.2%를 含有하며, 그 脂肪酸은 linoleic acid 64.20%, oleic acid 26.8%, palmitic acid 5.32%, stearic acid 3.36%가 차지하고 있다. 不鹼化物 中에는 ceryl alcohol, β-, γ-및 ε-sitosterol이 있고 acetone 不溶의 脂中에는 lecithin 33.2%, cephalin 66.8%가 차지하고 있다. 種仁은 水 6~7%, 脂肪油 40%를 含有하며 脂肪酸의 組成은 linoleic acid 64.8%, oleic acid 26.7%, stearic acid 7.0~7.5%, palmitic acid 1.5~2.0%로 되어 있으며 種皮에는 pentosan이 15.86% 含有되어 furfural의 原料가 된다.

〔藥理〕 蒼耳子는 有毒하다. 分析에 따르면 蒼耳子油(120°C까지 加熱한 것) 및 含有蛋白質(水溶性이 아니고, 抽出過程에서 變質한 것)에는 뚜렷한 毒性은 없다. 그러나 脫脂한 部分에서 만들어진 水浸出劑의 毒性은 크다. 물에 담근 후 남은 찌꺼기는 毒性이 減少하거나 혹은 없다. 高熱處理, 例컨대 볶아서 炭化되면 毒性은 파괴된다. Mouse에게 놓는 1回의 腹腔注射에서의 LD_{50}는 0.93g/kg이고 Rat・Mouse・Guinea pig・토끼에게 각종의 方法으로 投與해도 中毒症狀은 기본적으로 同一하다. 蒼耳子의 煎劑는 in vitro에서 黃色포도球菌에 대하여 약간의 靜菌作用이 있고 acetone 및 ethyl alcohol에 의한 抽出物은 in vitro에서 紅色 白癬菌에 대해서도 靜菌作用이 있다.

〔藥效 主治〕 散風, 止痛, 除濕, 殺蟲의 效能이 있다. 風寒(風邪), 頭痛, 鼻淵(蓄膿症), 齒痛, 風寒濕痺(風寒으로 因하여 저린 것), 四肢痙攣과 痛症, 疥癩, 瘙痒을 치료한다. 【用法 用量】5~10g을 달여서 服用하거나 또는 丸劑, 散劑로 服用한다.

〔配合 禁忌〕 血虛頭痛, 痲痺痛에는 服用을 忌한다. 猪肉, 馬肉, 쌀뜨물을 忌한다.

뽀리뱅이 黃鶴菜 *Youngia japonica* (L.) DC. (=*Prenanthes japonica* L.)

一年生 또는 二年生 草本으로 높이 20~80cm이고 수염뿌리는 굵고 부드러우며 줄기는 밑동에서 1개 또는 수개가 뻗어 곧추선다. 根生葉은 束生하여 비스듬히 자라며 倒披針形으로 무우잎처럼 깊이 갈라지며 頂裂片은 三角狀 卵形으로 크고 側裂片은 밑으로 갈수록 작아지며 끝은 둔하고 가장자리는 불규칙한 물결 모양의 톱니가 있다. 莖生葉은 互生하지만 적어 보통 1~2개인데 드물게 3~5개가 있으며 좁고 길며 羽狀으로 깊이 갈라진다. 꽃은 원줄기끝과 가지끝에 많이 달려서 繖房狀 圓錐花序를 이룬다. 總苞는 圓柱形으로 2줄, 內片은 8개로 披針形, 外片은 5개로 三角形 또는 卵形이고 花冠은 黃色이며 가장자리는 舌狀花, 中心은 管狀花이다.

瘦果는 赤褐色으로 11~13개의 稜線이 있고 冠毛는 白色이다. 開花期는 5~6月이다. 들이나 길가에서 흔히 자라며 중부·남부 및 제주도 등지에 分布한다. 【處方用名】全草 또는 根이 黃鵪菜이다.

黃鵪菜(황암채)〈救荒本草〉黃花菜: 뽀리뱅이의 全草 또는 뿌리이다. 봄, 가을에 採取한다.
〔性味〕 味는 甘微苦하고 性은 凉하며 無毒하다.
〔藥效 主治〕 淸熱, 解毒, 消腫, 止痛의 效能이 있다. 感氣, 咽痛, 乳腺炎, 結膜炎, 瘡癤, 尿路感染, 白帶下, 류머티性 關節炎을 치료한다. 【用法 用量】10~15g(新鮮한 것이면 30~60g)을 달여서 服用한다. 〈外用〉짓찧어서 바르던가 生汁으로 양치질한다.

숫 잔 대 (山梗) 과 Lobeliaceae

수염가래꽃 半邊蓮 *Lobelia chinensis* LOUR. (=*L. radicans* THUNB.)

多年生 덩굴性草本으로 높이 20 cm 이고 옆으로 뻗으며 마디에서 뿌리가 내리며 줄기는 가늘고 길며 꺾으면 粘着性의 乳汁이 배어서 겉으로 나온다. 잎은 互生하여 2줄로 배열되며 葉柄이 없고 披針形 또는 좁은 타원형으로 길이 약 1~2 cm 이고 매끈매끈하며 가장자리에 드문드문 톱니가 있다. 꽃은 葉腋에 1개씩 달리며 가늘고 긴 花梗이 있고 꽃받침은 끝이 5개로 갈라지고 花冠은 연한 자주색으로 길이 1 cm 정도로 중앙까지 5개로 갈라지고 裂片은 한쪽으로 치우쳐서 左右 對稱으로 된다. 5개의 수술과 1개의 암술이 있으며 蒴果는 길이 4~6 mm 이고, 種子는 적갈색으로 매우 작다. 開花期는 5~7月이다. 논둑이나 도랑가 또는 습기가 많은 곳에서 자라며 중부·남부 및 제주도 등지에 분포한다. 【處方用名】根이 달린 全草가 半邊蓮이다.

半邊蓮(반변련)〈本草綱目〉急解索: 수염가래꽃의 뿌리가 달린 全草이다. 대부분은 여름에 뿌리째 採取하여 깨끗이 씻어 햇볕에 말리거나 또는 그늘에서 말린다.
〔性味 歸經〕 味는 甘하고 性은 平하다. 心, 肝, 膀胱經에 들어간다.
〔成分〕 全草는 alkaloid, flavonoid 配糖體, saponin, amino acids 를 含有한다. Alkaloid 의 주된 것으로는 lobelanine, lobeline, lobelanidine, isolobelanine(즉 norlobelanine) 등이다. 根莖은 lobelinin 을 含有한다. 또 毒蛇咬傷 治療의 有效成分은 sodium fumarate, sodium succinate, sodium p-hydroxybenzoate 이다.
〔藥理〕 利尿作用: 痲醉한 개에게 浸劑 0.1 g/kg 을 靜脈注射한 바 長時間에 걸쳐 현저한 利尿作用을 나타냈으며 동시에 血壓降下를 수반하였다. 꽃이 핀 후의 수염가래꽃은 피기 전의 것보다 利尿作用이 강하고 끓여도 利尿作用에 영향은 없지만 만약 150°C로 24시간 加熱하면 利尿作用은 거의 완전히 消失된다. 浸劑는 20°C에서 48시간 내외에서 바로 누렇게 되고 酸性이 되므로 利尿作用은 消失된다.
〔藥效 主治〕 利水, 消腫, 解毒의 效能이 있다. 黃疸, 水腫, 膨脹, 下痢, 痢疾, 毒蛇咬傷,

숫잔대(山梗)과 Lobeliaceae

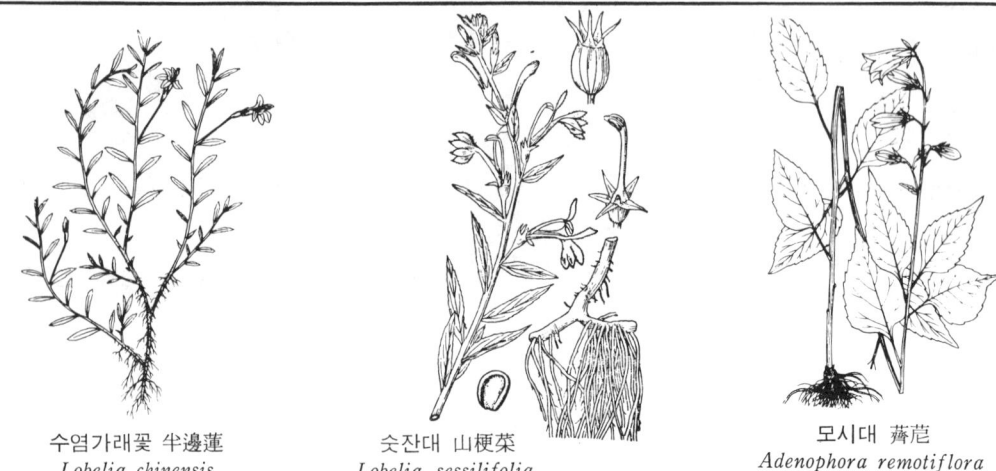

수염가래꽃 半邊蓮
Lobelia chinensis

숫잔대 山梗菜
Lobelia sessilifolia

모시대 薺苨
Adenophora remotiflora

疔瘡, 腫毒, 濕疹, 疥癬, 打撲과 捻挫로 因한 腫痛을 치료한다. 【用法 用量】 15~30g을 달여서 服用한다. 또는 生汁을 服用한다. 〈外用〉 짓찧어서 바르거나 또는 生汁을 고루 바른다.
〔禁忌〕 氣虛症狀에는 服用을 忌한다.

숫 잔 대 山梗菜 *Lobelia sessilifolia* LAMB. (=*L. camtschatica* PALL. ex SPRENG.)

多年生 草本으로 높이 30~60cm이고 根莖은 비스듬히 나며 흰색의 가는 수염뿌리가 많고 줄기는 곧추서며 보통 가지가 없다. 줄기의 中部 및 上部에 密生한 잎은 單葉으로 互生하고 줄기 下部의 잎은 긴 圓形으로 끝이 둔하지만 그 밖의 잎은 披針形으로 길이 4~7cm, 나비 0.5 ~1cm이고 끝이 뾰족하며 가장자리에 잔 톱니가 있다. 꽃은 짙은 藍色으로 원줄기끝에 달리고 꽃받침은 鐘形으로 5개로 갈라진다. 花冠은 兩脣形이며 上脣은 2개로 완전히 갈라지고 下脣은 3개로 갈라지는데 가장자리는 上下脣 모두 흰색 털이 密生한다. 蒴果는 거의 球形이고 種子는 卵形으로 수가 많고 짙은 褐色으로 光澤이 난다. 開花期는 7~8月, 結實期는 9月이다. 냇가, 沼澤주변, 大草原 등의 濕地에서 자라며 全國 各地에 分布한다. 【處方用名】根 또는 根이 달린 全草가 山梗菜이다.

山梗菜 (산경채) 〈救荒本草〉: 숫잔대의 뿌리 또는 뿌리가 달린 全草이다. 여름과 가을에 뿌리째 뽑아서 흙을 털어내고 햇볕에 말린다.
〔性味 歸經〕 味는 甘하고 性은 平하다. 肝, 肺經에 들어간다.
〔成分〕 全草에는 lobeline 등 多種의 alkaloid가 含有되어 있다. 또 sessilifolan (2分子의 glucose와 5분자의 fructose로 구성된 多糖), triacontanoic acid(melissic acid), nonacosane, ursolic acid, 鹽化칼륨 등도 함유되어 있다.
〔藥理〕 Lobeline은 中樞興奮劑이며, 臨床上으로는 呼吸衰弱의 치료, 예컨대 新生兒의 窒息, 麻醉劑의 中毒 등에 쓰인다. 그 作用은 短時間으로 蓄積性이 없기 때문에 反復注射가 可能하다. 그 藥理作用은 nicotine과 매우 흡사하며 頸動脈小體의 化學受容器를 興奮시키고 反射的으로

呼吸을 깊고 빠르게 하며, 用量이 많으면 呼吸中樞를 직접 刺戟해서 延髓의 迷走中樞(心拍을 느리게 한다)와 嘔吐中樞를 興奮시키고 神經節을 처음에는 興奮시켰다가 후에 麻痺시킨다. 骨格筋에 대해서는 curare 樣의 作用이 있고 副腎에 作用해서 adrenalin 을 分泌시킨다. 經口投藥은 嘔吐를 일으키는 일이 있으며, 中毒되어 死亡하는 例도 적지 않다. 少量을 使用하면 祛痰作用이 있으며, 以前에는 呼吸器疾患의 치료(곧 痰, 呼吸興奮 등)에 使用되었다.

〔藥效 主治〕 祛痰, 止咳, 淸熱, 解毒의 效能이 있다. 氣管支炎, 癰腫疔毒, 毒蛇毒蟲 咬傷을 치료한다. 【用法 用量】 6~10 g 을 달여서 服用하거나 生汁을 내어 服用한다. 〈外用〉 짓찧어서 바른다.

초 롱 꽃 (桔梗) 과 Campanulaceae

모 시 대 薺苨 *Adenophora remotiflora* (SIEB. et ZUCC.) MIQ.

多年生 草本으로 높이 1 m 에 이르고 흰색의 乳汁을 含有하며 털이 없거나 또는 긴 털이 성기게 나 있다. 잎은 互生하며 葉身은 卵圓形 또는 긴 타원상 卵形으로 길이 5~20 cm, 나비 3~8 cm 이고 끝이 뾰족하며 가장자리에는 날카로운 톱니가 있으며 葉柄이 있다. 꽃은 자주색이며 원줄기끝에서 밑을 향해 달리며 엉성한 圓錐花序를 이루고 꽃가지는 길지만 花梗은 짧다. 꽃받침은 5 개로 갈라지며 裂片은 피침형으로 녹색이며 가장자리는 밋밋하고 花冠은 길이 2~3 cm 로 끝이 5 개로 갈라져서 벌어져 鐘形을 이룬다. 5 개의 수술과 1 개의 암술이 있으며 子房은 下位이고 암술머리는 3 개로 얕게 갈라진다. 蒴果는 圓形이고 많은 種子가 있다. 開花期는 8~9 월, 結實期는 10 월이다. 숲속이나 山野地에서 흔히 자라며 全國 各地에 分布한다. 【處方用名】 ① 根은 薺苨 ② 花莖과 葉은 薺苨苗이다.

❶ 薺 苨 (제니) 〈名醫別錄〉 苨 · 杏蔘 · 杏葉沙蔘 · 甛桔梗 · 白面根 : 모시대의 뿌리이다.

〔性味 歸經〕 味는 甘하고 性은 寒하다. 肺, 脾經에 들어간다.

〔成分〕 β-Sitosterol 과 daucosterol 등을 함유한다.

〔藥效 主治〕 淸熱, 解毒, 消痰의 效能이 있다. 燥咳, 喉痛, 消渴, 疔瘡腫毒을 치료한다. 【用法 用量】 3~10 g 을 달여서 服用한다. 또는 가루를 만들거나 丸劑로 해서 使用한다. 〈外用〉 粉末을 만들어 고루 바르던가 짓찧어서 바른다.

❷ 薺苨苗 (제니묘) 〈本草綱目〉 隱忍 : 모시대의 花莖과 잎이다.

〔性味〕 味는 甘苦하고 性은 寒하며 無毒하다.

〔藥效 主治〕 腹臟의 風壅, 咳嗽로 因한 上氣를 다스리며 蠱毒(蟲毒)으로 因한 腹痛, 顔面의 靑黃, 淋露骨立에는 끓인 국물을 1~2 되 飮用한다. 【用法 用量】 3~10 g 을 달여서 服用한다.

초롱꽃(桔梗)과 Campanulaceae

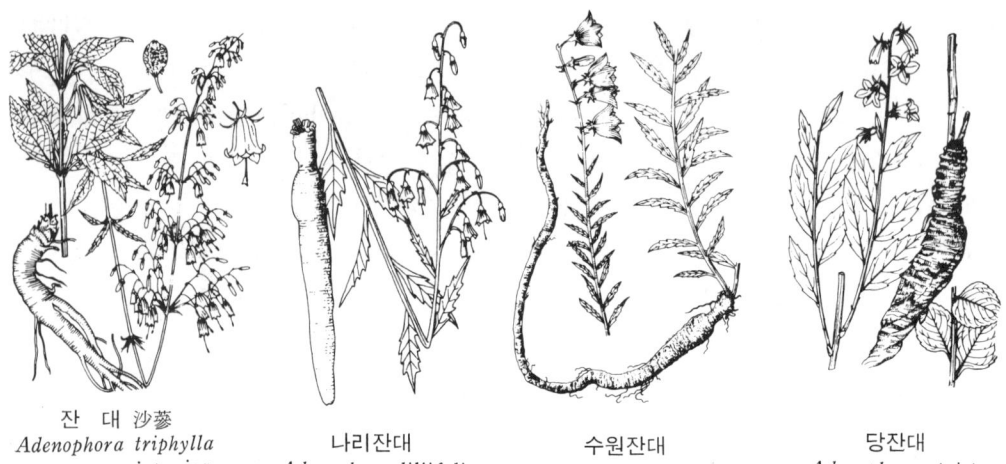

잔 대 沙蔘
Adenophora triphylla var. *japonica*

나리잔대
Adenophora liliifolia

수원잔대
Adenophora polyantha

당잔대
Adenophora stricta

잔 대 沙蔘 *Adenophora triphylla* var. *japonica* (REGEL) HARA
둥근잔대 *A. coronopifolia* FISCH 톱잔대 *A. curvidens* NAKAI
넓은잔대 *A. divaricata* var. *manshurica* KITAGAWA
두메잔대 *A. lamarckii* FISCH. 나리잔대 *A. liliifolia* LEDEB.
수원잔대 *A. polyantha* NAKAI 당잔대 *A. stricta* MIQ.
섬잔대 *A. taquetii* VEL. 털잔대 *A. triphylla* var. *hirsuta* NAKAI

多年生 草本으로 높이 60～120 cm이고 뿌리가 굵으며 모양은 人蔘과 비슷하고 전체에 잔털이 있으며 줄기는 1개로 곧추선다. 잎은 보통 4개가 輪生하고 葉身은 타원형 또는 披針形으로 길이 4～8 cm, 나비 1.5～3 cm이고 가장자리에 톱니가 있고 표면은 綠色, 뒷면은 연한 녹색으로 털이 密生한다. 꽃은 원줄기끝에 엉성한 圓錐花序를 형성하며 꽃받침은 5개로 갈라지며 약간 검은색을 띤 綠色이다. 花冠은 鐘形으로 藍紫色이며 끝이 좁아지지 않아 항아리 같고, 裂片과 수술은 각각 5개이다. 蒴果는 끝에 꽃받침이 달린 채로 익으며 卵圓形이다. 開花期는 7～8月이다. 양지 바른 산비탈의 풀숲에서 흔히 자라며 全國에 分布한다.【處方用名】根이 沙蔘이다.

沙 蔘 (사삼)〈本經逢原〉南沙蔘·知母·文希·羊婆奶: 잔대 및 同屬 近緣植物의 뿌리이다. 가을에 뿌리를 採取해서 줄기나 잎, 수염뿌리를 除去하고 흙을 깨끗이 털어 씻어서 코르크를 긁어내고 햇볕에 말리던가 불에 쬐어서 말린다.

〔性味 歸經〕 味는 甘微苦하고 性은 凉하다. 肺, 肝經에 들어간다.

〔成分〕 잔대의 뿌리에는 triterpenoid saponins 과 澱粉이 含有되어 있다.

〔藥理〕 1. 祛痰作用: 잔대 煎液의 토끼에 대한 祛痰作用은 紫菀 등에 비해서 떨어지지만 作用은 4시간 이상 持續할 수 있다. 1:40의 잔대浸液은 *in vitro*에서는 溶血現象을 아직 볼 수 없었다.

2. 强心作用: 1% 잔대浸液은 두꺼비의 摘出心臟에 대해서 뚜렷한 强心作用이 있으며, 7/9

摘出한 心臟의 振幅은 增大해서(元來보다 50% 이상 높다), 그 作用은 5分間 繼續되었다.

3. 抗眞菌作用: 잔대의 水浸劑(1:2)는 in vitro에서 오즈만 小胞子菌, 羊毛狀 小胞子菌 등의 皮膚眞菌에 對해서 程度는 다르지만 抑制作用을 한다.

〔藥效 主治〕補陰, 淸肺, 祛痰, 止咳의 效能이 있다. 肺熱燥咳, 虛癆久咳, 陰傷咽乾喉痛을 치료한다. 또 血壓을 내린다.【用法 用量】10～15g(新鮮한 것은 30～90g)을 달이던가 丸劑, 散劑로 해서 服用한다.

〔配合 禁忌〕風寒으로 기침하는 症狀에는 服用을 忌한다. 防己·藜蘆는 相反 작용을 한다.

더 덕 羊乳 *Codonopsis lanceolata* (SIEB. et ZUCC.) TRAUTV.

多年生 덩굴性草本으로 뿌리가 도라지처럼 굵고 줄기는 가늘고 긴 덩굴로 길이 2m에 달하며 보통 털이 없고 자르면 乳汁이 나온다. 잎은 줄기에 달린 것은 互生하고, 가지에 달린 것은 4개의 잎이 서로 접근하여 束生 또는 輪生하고 葉身은 披針形 또는 긴 타원형으로 길이 3～10cm, 나비 1.5～4cm로 끝이 뾰족하고 가장자리는 밋밋하거나 드문드문 잔 톱니가 있으며 양면 모두 털이 없고 葉柄이 짧다. 꽃은 가지끝에 밑을 향해 달리며 꽃받침은 5개로 갈라지고 花冠은 鐘形으로 5개로 얕게 갈라지는데 바깥쪽은 乳白色, 안쪽은 짙은 紫色이며 끝은 뒤로 약간 말린다. 蒴果는 圓錐形, 開花期는 8～9月이다. 산허리, 숲 변두리, 溪谷 주변 등 그늘진 濕地에서 자라며 全國 各地에 分布한다.【處方用名】根이 山海螺이다.

山海螺(산해라)〈本草綱目拾遺〉地黃·牛奶子·羊乳: 더덕의 뿌리이다. 8～9月에 뿌리를 캐서 깨끗이 씻어 햇볕에 말린다.

〔性味 歸經〕味는 甘辛하고 性은 平하다. 脾, 肺經에 들어간다.

〔成分〕Saponin을 含有한다.

〔藥理〕1. 造血系에 대한 영향: 作用은 蔓蔘과 비슷하다. 토끼에게 煎劑를 皮下注射 혹은 經口投與하면 뚜렷하게 赤血球 및 hemoglobin을 增加시키고 白血球를 減少시키는 作用이 있다. 그러나 投與量을 늘리면 오히려 作用은 없어진다.

2. 抗疲勞作用: Mouse를 疲勞해질 때까지 헤엄을 치게 하다가 1마리당 煎劑 0.25g을 經口投與해서 또다시 헤엄을 치게 하였더니 그 遊泳時間은 對照群보다 47.72% 延長됐다. 이 作用은 蔓蔘보다 强하다.

3. 血壓, 呼吸에 대한 영향: 이것도 또한 蔓蔘과 비슷하다. 麻醉한 토끼에게 煎劑를 靜脈注射 혹은 經口投與하면 血壓을 降下시키고 呼吸을 興奮시키며 더 한층 aderenalin에 의한 血壓上昇 作用을 消去할 수가 있다.

4. 血糖에 대한 영향: 토끼에게 煎劑를 經口投與하면 蔓蔘과 비슷한 血糖上昇作用이 있다.

5. 其他 作用: Mouse에게 煎劑를 腹腔注射로 놓으면 止咳作用은 있지만 祛痰 및 平喘(Guinea pig의 Hiatamin 噴霧方法)作用은 없고 in vitro에서 肺炎球菌, α型 連鎖球菌 및 인플루엔자菌에 대해서 상당한 抑制作用이 있다.

초롱꽃(桔梗)과 Campanulaceae

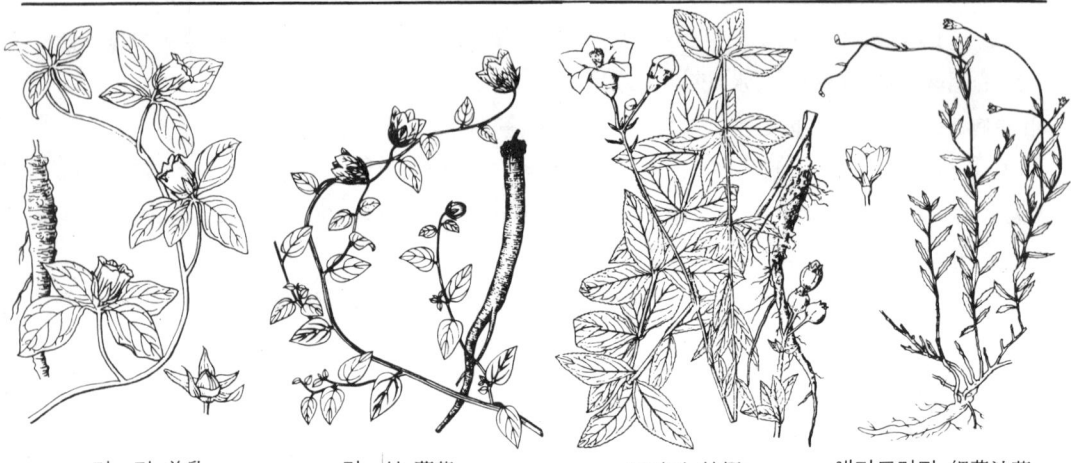

더 덕 羊乳　　　　만 삼 蔓蔘　　　　도라지 桔梗　　　애기도라지 細葉沙蔘
Codonopsis lanceolata　*Codonopsis pilosula*　*Platycodon grandiflorum*　*Wahlendergia marginata*

〔藥效 主治〕 消腫, 解毒, 排膿, 祛痰, 下乳汁의 效能이 있다. 肺癰(肺膿瘍, 肺壞疽 등), 乳腺炎, 瘍癰, 腫毒, 瘰癧, 喉蛾(扁桃腺炎), 乳汁不足, 白帶를 치료한다.【用法 用量】15~30g (新鮮한 것은 50~120g)을 달여서 服用한다.〈外用〉 짓찧어서 바른다.

만 삼 蔓蔘 *Codonopsis pilosula* (FRANCH.) NANNF.

多年生 草本으로 전체에 털이 있고 자르면 乳液이 나오며 도라지 같은 뿌리가 길이 30cm 이상 자라고 外皮는 乳黃色 또는 연한 灰褐色을 띤다. 줄기는 다른 植物에 휘감겨서 자라며 길고 많은 가지가 있고 下部에는 꺼칠꺼칠하고 뻣뻣한 털이 있지만 上部는 매끄럽다. 잎은 互生하지만 짧은 가지에서는 對生하고 葉身은 卵形 또는 廣卵形으로 길이 1~7cm, 나비 0.8~5.5cm 이고 끝은 둔하거나 뾰족하며 가장자리는 보통 밋밋하고 길이 2~3cm의 葉柄이 있다. 꽃은 側枝끝에 1개씩 달려 있으며 가느다란 花梗이 있다. 꽃받침은 5개로 갈라지고 花冠은 넓은 鐘形으로 淡黃綠色을 띠며 끝은 5개로 갈라져서 곤추선다. 蒴果는 圓錐形이고 種子는 작고 潤彩가 난다. 開花期는 3~4月이다. 山地의 灌木숲이나 深山地域에서 자라며 中部와 北部에 分布한다.【處方用名】根이 蔓蔘이다.

蔓 蔘 (만삼)〈本草從新〉黨蔘: 만삼의 뿌리이다. 가을에 地上部分을 除去하고 흙을 깨끗이 씻어서 햇볕에 쬐어 반 정도 말리고 손 또는 나무판으로 비벼서 껍질과 木部가 密着해서 떨어지지 않도록 하는 同時에 充分히 부드럽게 한 다음 또다시 햇볕에 쬔다. 이것을 3~4회 되풀이하고 最後에 다시 햇볕에 말린다.【修治】《蔓蔘》진흙, 모래 등을 깨끗이 씻어 내고 充分히 축여서 蘆頭를 除去하고 얇게 썰거나 통째 썰어서 햇볕에 말린다.《炒蔓蔘》麩皮를 加熱한 남비에 넣고 연기가 나기 시작하면 蔓蔘片을 加해서 짙은 黃色이 될 때까지 볶아서 체로 쳐서 麩皮를 除去하고 서늘한 場所에 둔다 (蔓蔘 500g : 麩皮 100g을 使用한다).

〔性味 歸經〕 味는 甘하고 性은 平하다. 肺, 脾經의 氣分으로 들어간다.

〔藥效 主治〕 補中, 益氣, 生津液의 效能이 있다. 脾胃虛弱, 氣血兩虧(氣分, 血分을 모두 해

치는 것), 體倦無力(疲勞倦怠), 食慾不振, 口渴, 精神不安, 肺虛咳嗽, 煩渴, 久瀉(오랜 설사), 脫肛을 치료한다. 【用法 用量】 10~15 g, 大量으로는 30~60 g을 달여서 服用한다. 혹은 바짝 졸여서 膏劑로 하던가 丸劑, 散劑로 해서 服用한다.

〔禁忌〕 實邪가 있는 者 또는 氣滯, 怒火가 盛한 者는 服用을 忌해야 한다.

도 라 지 桔梗 *Platycodon grandiflorum* (JACQ.) A. DC.

多年生 草本으로 높이 30~90 cm이며 그루 전체에 光澤이 있고 매끄러우며 털이 없고, 뿌리는 多肉質로 圓柱形 또는 가지가 갈라진다. 줄기는 곧추서고 하나로 뻗던가 가지가 갈라진다. 잎은 거의 葉柄이 없고 對生 또는 3~4개가 輪生하지만 윗부분의 잎은 互生하는 것도 있다. 葉身은 卵狀 披針形에 길이 3~6 cm, 나비 1~2.5 cm 로서 끝이 뾰족하고 밑부분은 圓形에 가까우며 가장자리에는 톱니가 있다. 꽃은 하늘색 또는 흰색이며 원줄기 끝에 1개 또는 여러 개가 위를 향해 달린다. 꽃받침은 5개로 갈라지고 花冠은 끝이 퍼진 鐘形으로 지름 3~5 cm 이고 5개로 갈라진다. 5개의 수술과 1개의 암술이 있으며 암술대는 끝이 5개로 갈라진다. 蒴果는 倒卵形이고 꽃받침의 裂片이 달려 있으며 익으면 頂部가 5개로 갈라진다. 種子는 卵形으로 3개의 모서리가 있다. 開花期는 7~8月, 結實期는 9~10月이다. 산비탈의 풀숲에서 흔히 자라며 全國에 分布한다. 【處方用名】 ① 根은 桔梗 ② 根莖은 桔梗蘆頭이다.

❶ 桔 梗 (길경)〈神農本草經〉薺苨・苦梗・苦桔梗: 도라지의 뿌리이다. 봄, 가을에 採取하며 가을에 採取한 것은 重質로 비교적 品質이 좋다. 캐어낸 후 莖葉을 除去하고 泥土를 털고 깨끗이 씻어서 물에 담근다. 外皮를 긁어내고 햇볕에 말린다. 장마로 햇볕에 말릴 수 없을 때는 불에 쬐어서 말린다. 【修治】 挾雜物, 蘆頭를 除去하고 물에 씻어서 全體가 축축해지면 잘라서 햇볕에 말린다.

桔梗藥材

〔性味 歸經〕 味는 苦辛하고 性은 平하다. 肺, 胃經에 들어간다.

〔成分〕 뿌리는 saponin을 含有하며 그 旣知成分은 polygalacic acid, platicodigenin 과 glucose이다. 또 α-spinasterol, α-spinasteryl-β-d-glucoside, 5α-stigmasta-7-en-3β-ol(Δ^7-stigmasterol), betulin, inulin, platycodonin을 含有한다. 또 도라지에서 3種의 triterpen類 즉 platycogenic acid A・B・C를 얻어낼 수 있다.

〔藥理〕 길경은 氣管의 分泌를 促進하는 作用이 강하고 痰液을 적게 할 수 있으므로 비교적 좋은 祛痰作用을 한다. 이것은 鹽化암모늄과 같은 惡心性 祛痰藥과 유사하고 또한 鎭咳作用을 한다. 길경은 saponin을 含有하므로 用量이 지나치게 많아지면 惡心, 嘔吐를 일으키기가 쉽다. 臨床報告에 의하면 桔梗은 魚腥草와 併用하면 急性期 肺의 膿腫에 대해서 效能이 있다.

〔藥效 主治〕 肺氣宣開, 祛痰, 排膿의 效能이 있다. 外感咳嗽, 咽喉腫痛, 胸滿脇痛, 痢疾腹痛을 치료한다. 【用法 用量】 3~6 g을 달여서 服用한다. 혹은 丸劑나 散劑로 해서 服用한다.

〔禁忌〕 陰虛로 因한 慢性 기침 또는 氣逆과 咳血症狀에는 服用을 忌한다. 白芨・龍眼・龍膽은 相畏 作用을 한다.

❷ **桔梗蘆頭**(길경노두)〈本草綱目〉: 도라지의 根莖이다.
〔藥效 主治〕 上膈風熱痰實에는 날것을 가루를 만들어 3g을 끓는 물로 調服하고 痰을 吐하게 한다.

애기도라지 細葉沙蔘 *Wahlendergia marginata* (THUNB.) A. DC.

多年生 草本으로 높이 약 30 cm이고 直根은 비교적 굵고 길며 側根은 수가 많고 淡黃色을 띤다. 줄기는 가늘고 곧추서거나 포복한다. 잎은 互生하며 밑부분의 것은 根生葉과 더불어 倒披針形 또는 披針形이고 길이 약 2cm로 끝이 뾰족하고 가장자리는 흰빛이 돌며 두껍고 얕은 톱니가 있으며 윗부분의 잎은 작으며 적다. 꽃은 가지 끝에 1개씩 달리며 연한 하늘색을 띠고 花梗은 가늘고 길다. 꽃받침은 5개로 갈라지며 裂片은 披針形으로 곧추서고 花冠은 鐘形으로 5개로 깊게 갈라지며 5개의 수술과 1개의 암술이 있다. 蒴果는 倒圓錐形으로 밑부분은 좁아져서 果柄이 되고 성숙기에는 黃綠色이 되며 胞背에서 갈라진다. 種子는 수가 많으며 黑褐色으로 潤彩가 난다. 開花期는 6~8月이다. 길가, 砂地 또는 갈라진 돌 틈 사이에서 자라며 남부지방 및 제주도 등 도서지방에 分布한다.【處方用名】根 또는 根이 달린 全草가 蘭花蔘이다.

蘭花蔘(난화삼)〈滇南本草〉土蔘·細葉沙蔘·娃兒草·乳漿草: 애기도라지의 뿌리가 달린 全草이다. 여름에 採取하여 햇볕에 말린다.
〔性味 歸經〕味는 甘微苦하고 性은 平하다. 脾, 心經에 들어간다.
〔藥效 主治〕補虛, 解表의 效能이 있다. 虛損勞傷, 咳血, 鼻出血, 自汗(多汗症의 種類), 盜汗, 婦人의 白帶, 傷風咳嗽, 胃痛, 下痢(泄瀉), 刀傷을 치료한다.【用法 用量】6~15g(新鮮한 것이면 30~60g)을 달여서 服用한다,〈外用〉짓찧어 으깨서 바른다.

索 引

學名索引 / 1091
國文索引 / 1117
(鄉名·漢名·別名·生藥名·異名을 總括)

學 名 索 引

A

Abelmoschus manihot 닥풀(황촉규) 558
Abutilon avicennae 어저귀(모싯대) 559
Abutilon theophrasti 어저귀(모싯대) 559
Acalypha australis 깨풀 753
Acalypha australis var. genuina 개풀 753
Acanthaceae 쥐꼬리망초(爵床)과 890
Acanthopanax koreanum 섬오갈피 432
Acanthopanax rufinerve 털오갈피 432
Acanthopanax senticosus 가시오갈피 432
Acanthopanax senticosus var. koreanus 왕가시오갈피 432
Acanthopanax seoulense 서울오갈피 432
Acanthopanax sessiliflorus 오갈피나무(참오갈피나무) 432
Acanthopanax sieboldianum 당오갈피 432
Achillea alpina 톱풀 1007
Achillea millefolium 서양톱풀 1006
Achillea ptarmicoides 산톱풀 1007
Achillea ptarmicoides for. rosea 자주톱풀 1007
Achillea sibirica 톱풀 1007
Achyranthes bidentata 당우슬 340
Achyranthes japonica 쇠무릎 340
Achyranthes longifolia 긴잎쇠무릎 342
Aconitum carmichaeli 바곳(바꽃) 473
Aconitum chiisanense 지리바꽃 478
Aconitum ciliare 놋젓가락나물 478
Aconitum coreanum 백부자(노랑돌쩌귀) 477
Aconitum fischeri var. leiogynum 왕바꽃 478
Aconitum jaluense 투구꽃 478
Aconitum karakolicum 479
Aconitum koreanum 백부자(노랑돌쩌귀) 477
Aconitum loczyanum 진범(오독도기) 477
Aconitum longecassidatum 흰진범 477
Aconitum napiforme 한라돌쩌귀 478
Aconitum neotortuosum 참줄바꽃 478
Aconitum pseudolaeve var. erectum 진범(오독도기) 477
Aconitum pulcherrimum 이삭바꽃 478
Aconitum sibiricum 노랑투구꽃 478
Aconitum tryphyllum 세잎돌쩌귀 478
Aconitum uchiyamai 그늘돌쩌귀 478
Aconitum volubile 놋젓가락나물 478

Acorus asiaticus 창포 278
Acorus calamus var. angustatus 창포 278
Acorus gramineus 석창포(석향포) 279
Acorus gramineus var. pusillus 애기석창포(바위석창포) 279
Actaea asiatica 노루삼 480
Actaea spicata var. nigra 노루삼 480
Actinidia arguta 다래나무 386
Actinidia arguta var. platyphylla 털다래나무 386
Actinidia arguta var. rufinervis 녹다래나무 386
Actinidiaceae 다래나무(獼猴桃)과 386
Actinidia polygama 개다래나무 387
Actinodaphne lancifolia 육박나무 449
Actinostemma lobatum 뚜껑덩굴 943
Adenophora coronopifolia 둥근잔대 1086
Adenophora curvidens 톱잔대 1086
Adenophora divaricata var. manshurica 넓은잔대 1086
Adenophora lamarckii 두메잔대 1086
Adenophora liliifolia 나리잔대 1086
Adenophora polyantha 수원잔대 1086
Adenophora remotiflora 모시대 1085
Adenophora stricta 당잔대 1086
Adenophora taquetii 섬잔대 1086
Adenophora triphylla var. hirsuta 털잔대 1086
Adenophora triphylla var. japonica 잔대 1086
Adenostemma lavenia 물머위 1008
Adiantum capillus-junosis 암공작고사리 62
Adiantum capillus-veneris 봉작고사리 62
Adiantum chusanum 바위고사리 70
Adiantum pedatum 공작고사리 63
Adina rubella 중대가리나무 921
Adonis amurensis 복수초 480
Adonis amurensis var. ramosa 가지복수초 480
Aeginetia indica 야고 887
Aeginetia japonica 야고 887
Aeschynomene indica 자귀풀 659
Aesculus dissimilis 칠엽수 384
Aesculus turbinata 칠엽수 384
Agastache rugosa 배향초(방아잎) 839
Agavaceae 용설란(龍舌蘭)과 201
Agave americana 푸른용설란 201
Agave americana var. marginata 용설란 201
Agrimonia coreana 산짚신나물 636

Agrimonia eupatoria 큰골짚신나물 636
Agrimonia pilosa var. *japonica* 짚신나물 636
Ailanthus altissima 가죽나무(가중나무) 775
Aizoaceae 석류풀(粟米草)과 348
Ajuga decumbens 금창초 840
Akebia quinata 으름덩굴 520
Akebia quinata var. *polyphylla* 여덟잎으름 (팔손으름) 520
Alangiaceae 박쥐나무(八角楓)과 725
Alangium platanifolium 단풍박쥐나무 725
Alangium platanifolium var. *macrophylum* 박쥐나무 725
Albizzia julibrissin 자귀나무 660
Aletris spicata 쥐꼬리풀 154
Aleurites fordii 유동 754
Aleuritopteris argentea 부싯깃고사리 64
Aleuritopteris kuhnii 산부싯깃고사리 65
Alisma canaliculatum 택사(쇠태나물) 268
Alisma orientale 질경이택사 268
Alisma plantago-aquatica var. *orientale* 질경이택사 268
Alismataceae 택사(澤瀉)과 268
Allium bakeri 산부추(염·염교) 158
Allium cepa 양파(주먹파) 155
Allium chinense 산부추(염·염교) 158
Allium fistulosum 파(굵은파) 156
Allium grayi 산달래 158
Allium macrostemon 돌달래 158
Allium monanthum 달래(들달래) 158
Allium nipponicum 산달래 158
Allium sativum for. *pekinense* 마늘 159
Allium tuberosum 부추 161
Allium victorialis var. *platyphyllum* 산마늘 162
Allium yezoense 부추 161
Alnus hirsuta 산오리나무(물오리나무) 803
Alnus japonica 오리나무 802
Alnus tinctoria var. *glabra* 산오리나무(물오리나무) 803
Alnus tinctoria var. *typica* 참오리나무 803
Aloe vera 알로에 163
Alpinia galanga 홍두구 250
Alpinia japonica 꽃양하 250
Alpinia katsumadai 초두구 249
Alpinia officinarum 고량강 250
Alpinia oxyphylla 익지 251
Alsine media 별꽃 360
Althaea rosea 접시꽃 560
Amana edulis 까치무릇 188
Amaranthaceae 비름(莧)과 340
Amaranthus ascendens 개비름 344

Amaranthus inomoenus 비름(참비름) 343
Amaranthus mangostanus 비름(참비름) 343
Amaranthus melancholicus 색비름 344
Amaranthus tricolor 색비름 344
Amaranthus viridis 청비름 344
Amaryllidaceae 수선화(水仙)과 197
Amitostigma gracile 병아리난초 131
Amomum cardamomum 백두구 252
Amomum longiligulare 해남사 255
Amomum mioga 양하 259
Amomum officinale 생강 260
Amomum tsao-ko 초과 254
Amomum villosum 양춘사 255
Amomum xanthioides 축사 255
Amorphophallus konjac 곤약 281
Amorphophallus rivieri 곤약 281
Ampelopsis brevipedunculata 개머루 298
Ampelopsis brevipedunculata var. *heterophylla* 개머루 298
Ampelopsis japonica 가회톱(가위톱) 299
Amygdalaceae 벚나무(櫻桃)과 625
Amygdalus persica 복숭아나무(복사나무) 631
Anacardiaceae 옻나무(漆樹)과 380
Anaphalis margaritacea var. *angustior* 산떡쑥 1009
Anaphalis sinica 다북떡쑥 1010
Anaphalis sinica subsp. *morii* 구름떡쑥 1010
Andropogon goeringii 개솔새 214
Androsace umbellata 봄맞이꽃 963
Aneilema japonicum 사마귀풀(애기달개비) 126
Aneilema keisak 사마귀풀(애기달개비) 126
Anemarrhena asphodeloides 지모 203
Anemone altaica 국화바람꽃 482
Anemone pseudo-altaica 국화바람꽃 482
Anemone raddeana 꿩의바람꽃 482
Anethum graveolens 시라 406
Angelica acutiloba 왜당귀 407
Angelica anomala 개구릿대 409
Angelica cartilagino-marginata 처녀바디 428
Angelica dahurica 구릿대 409
Angelica decursiva 바디나물 408
Angelica decursiva for. *albiflora* 흰꽃바디나물 408
Angelica genuflexa 일천궁 418
Angelica gigas 참당귀 411
Angelica koreana 강활 431
Angelica sinensis 당귀 407
Angelica tenuissima 고본 428
Anglospermae 被子植物門 125
Antenoron filiforme 이삭여뀌 308

Antenoron neofiliforme 새이삭여뀌 308
Anthriscus sylvestris 전호 411
Anthriscus sylvestris var. *hirtifructus* 털전호 411
Apocynaceae 협죽도(夾竹桃)과 994
Apocynum lancifolium 개정향풀 994
Apocynum venetum 개정향풀 994
Aquifoliaceae 감탕나무(多靑)과 361
Aquilaria agallocha 침향나무 739
Aquilaria sinensis 백목향 739
Aquilegia adoxoides 개구리발톱 483
Aquilegia oxysepala 매발톱꽃 484
Arabis pendula 느러진장대 571
Arabis subpendula 느러진장대 571
Araceae 천남성(天南星)과 278
Arachis hypogaea 땅콩 661
Arales 천남성(天南星)目 277
Araliaceae 오갈피(五加)과 432
Aralia continentalis 독활(맛두릅) 435
Aralia cordata 독활(맛두릅) 435
Aralia elata 두릅나무(참두릅) 435
Aralia elata var. *rotundate* 둥근잎두릅나무 435
Archichlamydeae 離瓣花亞綱 287
Arctium lappa 우엉 1010
Ardisia crenata 백량금 967
Ardisia crispa 송이꽃자금우(꽃대자금우) 968
Ardisia japonica 자금우 968
Ardisia lentiginosa 백량금 967
Ardisia pusilla 산호수 970
Areca catechu 빈랑 272
Arenaria juncea 벼룩이울타리 355
Arenaria serpyllifolia 벼룩이자리(좁쌀뱅이) 353
Arisaema amurense var. *serratum* 천남성 281
Arisaema heterophyllum 두루미천남성 281
Arisaema japonicum 천남성 281
Arisaema negishii 섬천남성 281
Arisaema peninsulae 점박이천남성 281
Arisaema ringens 큰천남성 281
Arisaema robustum 넓은잎천남성 281
Arisaema takesimense 섬천남성 281
Aristolochiaceae 쥐방울(馬兜鈴)과 743
Aristolochia contorta 쥐방울(마두령) 743
Aristolochia fangchi 광방기 507
Aristolochia heterophylla 異葉馬兜鈴 508
Aristolochiales 쥐방울(馬兜鈴)目 743
Aristolochia manshuriensis 등칡(큰쥐방울) 745
Aristolochia nipponica 쥐방울(마두령) 743
Artemisia annua 개똥쑥 1012
Artemisia anomala 1019
Artemisia apiacea 개사철쑥 1013
Artemisia argyi 황해쑥 1014

Artemisia capillaris 사철쑥(애탕쑥) 1016
Artemisia capillaris var. *arbuscula* 사철쑥(애탕쑥) 1016
Artemisia iwayomogi 더위지기 1020
Artemisia japonica 제비쑥 1017
Artemisia keiskeana 맑은대쑥(개제비쑥) 1018
Artemisia lavandulaefolia 참쑥 1014
Artemisia princeps var. *orientalis* 약쑥(쑥) 1014
Artemisia sacrorum subsp. *manshurica* 털산쑥 1020
Artemisia scoparia 비쑥 1016
Artemisia selengensis 물쑥 1019
Artemisia sieversiana 흰쑥 1020
Arthraxon ciliaris 조개풀 208
Arthraxon hispidus 조개풀 208
Arum ternatum 반하 285
Arundo benghalensis 물대(시내대) 209
Arundo donax 물대(시내대) 209
Asarum heterotropoides var. *mandshuricum* 족도리풀 746
Asarum maculatum 섬족도리풀(개족도리) 746
Asarum sieboldii 민족도리풀 746
Asclepiadaceae 박주가리(蘿藦)과 980
Asclepias curassavica 금봉화 980
Asclepias paniculata 산해박 984
Asparagus cochinchinensis 천문동(부지깽나물) 164
Asparagus lucidus 천문동(부지깽나물) 164
Asparagus officinalis 아스파라거스 165
Aspidiaceae 면마(綿麻)과 75
Aspidistra elatior 엽란 166
Aspidium caryotideum 섬쇠고비 75
Aspidium championii 제주지네고사리 76
Aspleniaceae 꼬리고사리(地柏葉)과 58
Asplenium incisum 꼬리고사리 58
Asplenium japonicum 진고사리 79
Asplenium pekinense 사철고사리 59
Asplenium prolongatum 숫돌담고사리 60
Asplenium sarelii 돌담고사리 60
Asplenium trichomanes 차꼬리고사리 61
Aster ageratoides 까실쑥부쟁이 1020
Aster annuus 개망초(왜풀) 1044
Aster fastigiatus 옹굿나물 1021
Aster indicus 참쑥부쟁이 1022
Aster maackii 좀개미취 1023
Aster scaber 참취(취나물・암취) 1023
Aster tataricus 개미취 1023
Aster yomena 쑥부쟁이 1020
Astilbe chinensis var. *typica* 노루오줌 619
Astragalus bhotanensis 지팔각 662

Astragalus lotoides 자운영 664
Astragalus membranaceus 황기(단너삼) 662
Astragalus membranaceus var. *alpinus* 제주황기 662
Astragalus sinicus 자운영 664
Athyrium brevifrons 참새발고사리(개관중) 77
Athyrium japonicum 진고사리 79
Athyrium pycnosorum 털고사리 77
Athyrium rubnipes 참새발고사리(개관중) 77
Atractylodes chinensis 당삽주 1024
Atractylodes japonica 삽주 1024
Atractylodes koreana 참삽주 1024
Atractylodes lancea 가는잎삽주 1024
Atractylodes lancea var. *chinensis* 당삽주 1025
Atractylodes lancea var. *simpliciflora* 만주삽주 1025
Atractylodes macrocephala 큰꽃삽주 1025
Atractylodes ovata 큰꽃삽주 1025
Aubletia ramosissima 갯대추나무 292
Aucuba chinensis 桃葉珊瑚 446
Aucuba japonica 식나무 446
Avena fatua 메귀리(귀보리) 210
Azolla imbricata 물개구리밥 81

B

Balsaminaceae 봉선화(鳳仙花)과 377
Bambusaceae 대나무(竹)과 204
Bambusa textilis 청피대나무 207
Belamcanda chinensis 범부채 192
Benincasa cerifera 동과 944
Benincasa hispida 동과 944
Benzoin glaucum 감태나무(백동백나무) 456
Benzoin obtusiloboum 생강나무 458
Berberidaceae 매자나무(小蘗)과 459
Berberis amurensis 매발톱나무 459
Berberis koreana 매자나무 459
Berberis poiretii 당매자나무 459
Beta vulgaris 사탕무우 333
Beta vulgaris var. *cicla* 근대 334
Beta vulgaris var. *saccharifera* 사탕무우 333
Betulaceae 자작나무(樺木)과 802
Betula japonica 오리나무 802
Betula platyphylla 만주자작나무 803
Betula platyphylla var. *japonica* 자작나무 803
Bidens bipinnata 도깨비바늘 1026
Bidens biternata 털도깨비바늘 1027
Bidens parviflora 까치발(가는도깨비바늘) 1028
Bidens pilosa var. *bipinnata* 도깨비바늘 1026
Bidens pilosa var. *minor* 흰도깨비바늘 1027
Bidens tripartita 가막사리 1029
Bignoniaceae 능소화(紫葳)과 869
Biota orientalis 측백나무 107
Bistorta alopecuroides 가는범꼬리 312
Bistorta manshuriensis 만주범꼬리 312
Bistorta pacifica 참범꼬리 312
Bistorta suffulta 눈범꼬리 324
Bistorta vulgaris 범꼬리 312
Bladhia glabra 죽절초 814
Bladhia japonica 자금우 968
Bladhia villosa 산호수 970
Bletilla hiacinthina 자란(대암풀) 131
Bletilla striata 자란(대암풀) 131
Boehmeria nivea 모시풀 553
Bombusa nigra 오죽 205
Boraginaceae 지치(紫草)과 891
Boschniakia rossica 오리나무더부살이 888
Boswellia carterii 유향나무 747
Botrychium ternatum 고사리삼 85
Botrychium virginianum 늦고사리삼 86
Brasenia peltata 순채 511
Brasenia schreberi 순채 511
Brassica campestris subsp. *napus* var. *nippo-oleifera* 유채(왜배추) 571
Brassica campestris subsp. *rapa* 순무 574
Brassica campestris var. *oleifera* 유채(왜배추) 571
Brassica juncea 갓(겨자) 572
Brassica oleracea 575
Brassica oleracea var. *capitata* 양배추 575
Brassica rapa 순무 574
Breea segetum 조뱅이 1036
Breea setosa 엉겅퀴아재비 1036
Bromus japonicus 참새귀리 211
Broussonetia kazinoki 닥나무 539
Broussonetia papyrifera 꾸지나무 539
Broussonetia sieboldii 닥나무 539
Bryophllyum calycinum 세이론돌나물 599
Bryophllyum pinnatum 세이론돌나물 599
Buddleia officinalis 밀몽화 970
Buglossoides arvensis 개지치 892
Buglossoides zollingeri 반디지치 892
Bulbophyllum inconspicum 혹난초(보리난초) 132
Bumalda trifolia 고추나무 364
Bupleurum aureumb 414
Bupleurum chinense 북시호(왕시호) 412
Bupleurum falcatum 시호 412
Bupleurum latissimum 섬시호 412
Bupleurum longiradiatum 개시호 412

Bupleurum sachalinense 북시호(왕시호) 412
Bupleurum scorzoneraefolium 참시호 412
Bupleurum scorzoneraefolium var. *stenophyllum* 시호 412
Burseraceae 감람(橄欖)과 747
Buxaceae 회양목(黃楊木)과 385
Buxus microphylla 좀회양목 385
Buxus microphylla var. *koreana* 회양목 385

C

Cactaceae 선인장(仙人掌)과 530
Caesalpinia japonica 실거리나무 665
Caesalpinia sappan 소목 666
Calanthe discolor 새우난초 133
Calendula arvensis 금잔화 1030
Calystegia hederacea 애기메꽃 879
Calystegia japonica 메꽃 880
Calystegia sepium 큰메꽃 880
Calystegia sepium var. *japonica* 메꽃 880
Calystegia soldanella 갯메꽃 881
Camellia japonica 동백나무 402
Camellia sinensis 차나무 403
Campanulaceae 초롱꽃(桔梗)과 1085
Campanulatae 초롱꽃(桔梗)目 1006
Campsis grandiflora 능소화 869
Camptosorus sibiricus 거미고사리(거미일엽초) 61
Campylotropis macrocarpa 꽃싸리 667
Canarium album 감람나무 748
Canavalia gladiata 작두콩 668
Cannabinaceae 삼(大麻)과 548
Cannabis sativa 삼 548
Caprifoliaceae 인동(忍冬)과 938
Capsella bursa-pastoris 냉이(난생이) 575
Capsicum annuum 고추 820
Capsicum frutescens 섬고추 820
Caragana chamlagu 골담초 669
Caragana koreana 참골담초 669
Caragana sinica 골담초 669
Cardamine lyrata 논냉이 577
Cardiospermum halicacabum 풍선덩굴(풍경덩굴) 371
Carduus crispus 지느러미엉겅퀴 1030
Carex cincta 비늘사초 237
Carex floribunda 그늘사초 236
Carex kobomugi 보리사초(통보리사초) 237
Carex lanceolata 그늘사초 236
Carex phacota 비늘사초 237
Carex siderosticta 대사초 237

Carpesium abrotanoides 담배풀(여우오줌풀) 1031
Carpesium cernuum 좀담배풀 1032
Carpesium divaricatum 긴담배풀 1033
Carpesium glossophylloides 좀담배풀 1032
Carpinus cordata 까치박달 805
Carpinus erosa 까치박달 805
Carthamus tinctorius 잇꽃 1034
Caryophyllaceae 패랭이꽃(石竹)과 353
Caryopteris divaricata 누린내풀(구렁내풀) 872
Caryopteris incana 층꽃나무 873
Caryotaxus grandis 참비자나무 114
Cassia mimosoides var. *nomame* 차풀(며느리감나물) 670
Cassia nomame 차풀(며느리감나물) 670
Cassia occidentalis 석결명 670
Cassia tora 결명차(긴강남차) 672
Castanea bungeana 약밤나무 806
Castanea crenata 밤나무 806
Castanea mollissima 약밤나무 806
Castanea stricta 밤나무 806
Catalpa bungei 당개오동 870
Catalpa ovata 개오동 871
Caulophyllum robustum 꿩의다리아재비 460
Cayratia japonica 거지덩굴 300
Cedrela sinensis 참죽나무 771
Celastraceae 노박덩굴(衛矛)과 365
Celastrus articulatus 노박덩굴 366
Celastrus ciliidens 푼지나무(청다래넌출) 365
Celastrus flagellaris 푼지나무(청다래넌출) 365
Celastrus orbiculatus 노박덩굴 366
Celosia argentea 개맨드라미(들맨드라미) 345
Celosia cristata 맨드라미(맨드래미) 346
Celtis bungeana 좀풍게나무 534
Celtis sinensis 팽나무 534
Celtis sinensis var. *japonica* 팽나무 534
Centella asiatica 병풀(조개풀) 414
Centipeda minima 중대가리풀 1035
Centranthera cochinchinensis 성주풀(나도깨풀) 897
Centrospermae 명아주(藜)目 333
Cephalonoplos segetum 조뱅이 1036
Cephalonoplos setosum 엉겅퀴아재비 1036
Cephalotaxus koreana 개비자나무 113
Ceratophyllaceae 붕어마름(金魚藻)과 510
Ceratophyllum demersum 붕어마름(솔잎말) 510
Cercis chinensis 박태기나무 673
Chaenomeles japonica 풀명자나무 607
Chaenomeles lagenaria 명자나무 607
Chaenomeles lagenaria var. *cathayensis* 참명자나무 607

Chaenomeles maulei 풀명자나무　607
Chaenomeles sinensis 모과나무　608
Chaenomeles speciosa 명자나무　607
Chaerophyllum sylvestre 전호　411
Chamaenerion angustifolium 분홍바늘꽃　720
Cheilanthes argentea 부싯깃고사리　64
Cheilanthes chusana 개부싯깃고사리　65
Cheilanthes kuhnii 산부싯깃고사리(부싯깃꼬리고사리)　65
Chelidonium japonicum 피나물　588
Chelidonium majus 애기똥풀　586
Chelidonium majus var. *asiatium* 애기똥풀　586
Chenopodiaceae 명아주(藜)과　333
Chenopodium album 흰명아주　335
Chenopodium album var. *centrorubrum* 명아주　353
Chenopodium album var. *spicatum* 흰명아주　335
Chenopodium glaucum 쥐명아주　335
Chenopodium hybridum 큰잎명아주(얇은명아주)　335
Chenopodium scoparia 댑싸리(비싸리)　336
Chloranthaceae 홀아비꽃대(金粟蘭)과　814
Chloranthus glaber 죽절초　814
Chloranthus japonicus 홀아비꽃대　815
Chloranthus serratus 쌍꽃대(꽃대)　816
Chlorocyperus glomeratus 물방동사니　239
CHLOROPHYTA 綠藻植物門　52
Chlorophytum comosum 줄모초(거미줄란)　204
Chrysanthemum boreale 산국　1038
Chrysanthemum coronarium var. *spatiosum* 쑥갓　1037
Chrysanthemum indicum 감국　1038
Chrysanthemum japonicum 제비쑥　1017
Chrysanthemum morifolium 국화　1039
Chrysanthemum zawadskii 산구절초　1040
Chrysanthemum zawadskii var. *alpinum* 바위구절초　1040
Chrysanthemum zawadskii var. *latilobum* 구절초　1040
Chrysosplenium grayanum 괭이눈　620
Cibotium barometz 구척　71
Cicuta nipponica 독미나리　415
Cicuta virosa 독미나리　415
Cimicifuga acerina 왜승마　484
Cimicifuga dahurica 눈빛승마　485
Cimicifuga foetida 황새승마　485
Cimicifuga foetida var. *simplex* 나물승마　485
Cimicifuga heracleifolia 승마(끼멸가리)　485
Cimicifuga japonica 왜승마　484
Cimicifuga simplex 촛대승마　487
Cineraria fischeri 곰취　1062

Cinnamomum camphora 녹나무　449
Cinnamomum cassia 계피나무　453
Cinnamomum japonicum 생달나무　452
Cinnamomum loureirii 육계나무　453
Cinnamomum pedunculatum 생달나무　452
Circaea cordata 쇠털이슬　721
Circaea mollis 털이슬　721
Cirsium chinense 버들잎엉겅퀴　1041
Cirsium japonicum var. *ussuriense* 엉겅퀴　1041
Cirsium lineare 버들잎엉겅퀴　1041
Cirsium pendulum 큰엉겅퀴　1041
Cirsium rhinoceros 바늘엉겅퀴　1041
Cissus japonica 거지덩굴　300
Cistanche ambigua 迷肉蓯蓉　888
Cistanche deserticola 종용　888
Cistanche salsa 육종용　888
Citrullus vulgaris 수박　945
Citrus aurantium 광귤나무　779
Citrus grandis 왕귤나무　780
Citrus japonica 둥근금감　788
Citrus junos 유자나무　782
Citrus kinokuni 왜귤나무　783
Citrus margarita 금감(금귤)　788
Citrus sinensis 당귤나무　783
Citrus trifoliata 탱자나무　791
Citrus unshiu 귤나무　783
Claviceps microcephala 麥角菌　44
Claviceps purpurea 맥각균　44
Clavicipiteceae 맥각균(麥角菌)과　44
Clematis apiifolia 사위질빵　488
Clematis brachyura 외대으아리(고칫대꽃)　489
Clematis brevicaudata 좀사위질빵　488
Clematis florida 위령선　489
Clematis hexapetala 좁은잎사위질빵　489
Clematis mandshurica 으아리　489
Clematis paniculata 참으아리　489
Clematis patens 큰꽃으아리　489
Clerodendron trichotomum 누리장나무　874
Clerodendron trichotomum var. *ferrugineum* 털누리장나무　874
Clinopodium chinense var. *parviflorum* 층층이꽃　842
Clinopodium chinense var. *shibetchense* 산층층이꽃　842
Clinopodium confine 애기탑꽃　842
Clinopodium gracile 애기탑꽃　842
Clinopodium gracile var. *multicaule* 탑꽃　842
Clintonia alpina var. *udensis* 나도옥잠화(제비옥잠)　167
Clintonia udensis 나도옥잠화(제비옥잠)　167

Cnidium japonicum 갯사상자　416
Cnidium monnieri 벌사상자(뱀도랏)　416
Cnidium officinale 천궁　418
Cocculus orbiculatus 댕댕이덩굴　504
Cocculus trilobus 댕댕이덩굴　504
Codiaceae 청각(刺松藻)과　52
Codium fragile 청각채　52
Codonopsis lanceolata 더덕　1087
Codonopsis pilosula 만삼　1088
Coeloglossum bracteatum 개제비난　140
Coeloglossum viride var. *bracteatum* 개제비난　140
Coix lachryma-jobi 염주　212
Coix lachryma-jobi var. *mayuen* 율무(율미·율미)　212
Coix lachryma-jobi var. *susutama* 염주　212
Colocasia antiquorum 토란　283
Colocasia antiquorum var. *esculenta* 토란　284
Combretaceae 사군자(使君子)과　731
Commelinaceae 닭의장풀(鴨跖草)과　125
Commelina communis 닭의장풀(닭개비)　125
Commelina ludens 닭의장풀(닭개비)　125
Commiphora myrrha 몰약나무　750
Compositae 국화(菊花)과　1006
Coniferopsida 毬果植物綱　100
Coniogramme intermedia 고비고사리　66
Coniogramme japonica 가지고비고사리　66
Convallaria japonica 은방울꽃　167
Convallaria keiskei 은방울꽃　167
Convolvulaceae 메꽃(旋花)과　879
Convolvulus japonicus 애기메꽃　879
Convolvulus sepium var. *americana* 큰메꽃　880
Coprosmanthus japonicus 청미래덩굴(명감나무)　185
Coptis chinensis 황련　490
Coptis deltoidea 삼각엽황련　490
Coptis japonica 왜황련　490
Coptis omeiensis 아미야련　490
Corchorus capsularis 황마　568
Cordyceps sinensis 동충하초　45
Coriandrum sativum 고수(고수나물)　419
Cornaceae 층층나무(山茱萸)과　446
Cornus brachypoda 곰의말채나무　447
Cornus macrophylla 곰의말채나무　447
Cornus officinalis 산수유　448
Corydalis ambigua 왜현호색　596
Corydalis decumbens 좀현호색　593
Corydalis filistipes 섬현호색　596
Corydalis fumariaefolia 애기현호색　596
Corydalis incisa 자주괴불주머니　594

Corydalis ochotensis 눈괴불주머니　595
Corydalis pallida 괴불주머니　595
Corydalis ternata 들현호색　596
Corydalis turtschaninovii 현호색　596
Corydalis turtschaninovii var. *linearis* 댓잎현호색　596
Corylus heterophylla 난티잎개암나무　805
Corylus heterophylla var. *thunbergii* 개암나무　805
Corylus rostrata var. *mandshurica* 물개암나무　805
Corylus sieboldiana 참개암나무　805
Crassulaceae 돌나물(景天)과　599
Crataegus komarovii 이노리나무　609
Crataegus maximowiczii 야광나무(아광나무)　609
Crataegus oxyacantha 西洋山楂　609
Crataegus pinnatifida 산사나무　609
Crataegus scabrida 미국산사나무　609
Cremastra appendiculata 약난초(정화난초)　133
Cremastra unguiculata 두잎약난초　133
Cremastra variabilis 약난초(정화난초)　133
Crinum asiaticum var. *japonicum* 문주란　197
Crinum maritimum 문주란　197
Crocus sativus 사프란　193
Crotalaria eriantha 활나물　674
Crotalaria sessiliflora 활나물　674
Croton japonicum 예덕나무　766
Croton tiglium 파두나무　756
Cruciferae 십자화(十字花)과　571
Crypsinus hastatus 고란초　55
CRYPTOGAMIA 隱花植物　33
Cryptomeria japonica 삼나무　100
Cryptomeria japonica var. *fortunei* 柳杉　100
Cryptotaenia japonica 파드득나물(반디나물)　420
Cucubalus baccifer var. *japonicus* 덩굴별꽃　353
Cucumis melo var. *makuwa* 참외　947
Cucumis sativus 오이　949
Cucurbitaceae 박(葫蘆)과　943
Cucurbitales 박(葫蘆)目　943
Cucurbita moschata 호박　950
Cudrania tricuspidata 꾸지뽕나무(굿가시나무·활뽕나무)　544
Cunninghamia lanceolata 넓은잎삼나무　100
Cunninghamia sinensis 넓은잎삼나무　100
Cupressaceae 측백나무(側柏)과　107
Curculigo orchioides 선모　198
Curcuma aromatica 울금　256
Curcuma longa 강황　257
Curcuma zedoaria 아출　258
Cuscuta australis 실새삼　882

Cuscuta chinensis 갯실새삼 882
Cuscuta japonica 새삼 882
Cuscuta systyla 갯실새삼 882
Cyatheaceae 구척(狗脊)과 71
Cycadaceae 소철(蘇鐵)과 120
Cycadales 소철(蘇鐵)目 120
Cycadopsida 소철(蘇鐵)綱 120
Cycas revoluta 소철 120
Cyclobalanopsis myrsinaefolia 가시나무 811
Cymbidium pumilium 금양변 134
Cymbidium virescens 보춘화 134
Cymbopogon goeringii 개솔새 214
Cymbopogon tortilis var. *goeringii* 개솔새 214
Cynanchum amplexicaule 솜아마존 981
Cynanchum ascyrifolium 민백미꽃 981
Cynanchum atratum 백미꽃(아마존) 982
Cynanchum glaucescens 芫花葉白前 982
Cynanchum inamoenum 선백미꽃 983
Cynanchum paniculatum 산해박 984
Cynanchum stauntoni 유엽백전 982
Cynanchum wifordii 큰조롱 984
Cynodon dactylon 우산대잔디 214
Cynomoriaceae 쇄양(鎖陽)과 886
Cynomorium songaricum 쇄양 886
Cynosurus indicus 왕바랭이 216
Cyperaceae 사초(莎草)과 236
Cyperus difformis 알방동사니 238
Cyperus glomeratus 물방동사니 239
Cyperus iria 참방동사니 240
Cyperus laevissimus 향부자 240
Cyperus paniciformis 참방동사니 240
Cyperus rotundus 향부자 240
Cypripedium japonicum 광릉요강꽃(광릉개불알꽃) 136
Cypripedium macranthum 개불알꽃(요강꽃) 136
Cyrtomium caryotideum 섬쇠고비 75
Cyrtomium caryotideum var. *koreanum* 참쇠고비 75
Cyrtomium fortunei 쇠고비 75

D

Daemonorops draco 기린갈 274
Dalbergia odorifera 강향단 675
Damnacanthus indicus 호자나무 922
Damnacanthus major 수정목 922
Daphne genkwa 팥꽃나무 740
Daphne kiusiana 백서향나무 741
Daphne odora 서향나무 741

Daphne odora var. *kiusiana* 백서향나무 741
Daphnidium lancifolium 육박나무 449
Dasiphora fruticosa 물싸리 643
Datura alba 흰독말풀 822
Datura innoxia 毛曼陀蘿 823
Datura metel 흰독말풀 822
Datura stramonium 독말풀 822
Datura tatula 독말풀 822
Daucus carota var. *sativa* 당근 421
Davalliaceae 넉줄고사리(骨碎補)과 73
Davallia divarica 73
Davallia mariesii 넉줄고사리 73
Delphinium ajacis 참제비고깔 494
Delphinium grandiflorum 제비고깔 494
Delphinium ornatum 참제비고깔 494
Dendrobium moniliforme 석곡 137
Dendrobium nobile 금차석곡 137
Descurainia sophia 재쑥 580
Desmodium caudatum 된장풀 676
Desmodium laburnifolium 된장풀 676
Desmodium racemosum 도둑놈의갈고리 677
Deutzia crenata 빈도리 621
Deutzia scabra 빈도리 621
Dianthus chinensis 패랭이꽃 354
Dianthus superbus var. *longicalycinus* 술패랭이꽃 354
Dicentra spectabilis 금낭화 598
Dichondra repens 아욱메풀 883
Dicotyledoneae 雙子葉植物綱 287
Dicranopteris dichotoma 발풀고사리 84
Dictamnus albus 백선 785
Dictamnus dasycarpus 백선 785
Digenea simplex 해인초 51
Digitalis lanata 털디기탈리스 897
Digitalis purpurea 디기탈리스 897
Digitaria sanguinalis 바랭이 215
Dimocarpus litchi 여지 374
Dimocarpus longan 용안 371
Dioscorea batatas 마 147
Dioscorea bulbifera 둥근마 149
Dioscorea caucasica 152
Dioscoreaceae 마(薯蕷)과 147
Dioscorea japonica 참마 147
Dioscorea nipponica 부채마 150
Dioscorea opposita 마 147
Dioscorea quinqueloba 단풍마 150
Dioscorea sativa 둥근마 149
Dioscorea tokoro 도꼬로마(왕마) 151
Dioscorea yokusaii 도꼬로마(왕마) 151
Diospyros kaki 감나무 915

Diospyros kari var. *domestica* 감나무 915
Diospyros lotus 고욤나무 918
Diplazium japonicum 진고사리 79
Dipsacaceae 산토끼꽃(川續斷)과 937
Dipsacus asper 천속단 937
Dipsacus japonicus 산토끼꽃 937
Dipterocarpaceae 용뇌향나무(龍腦香)과 394
Disporum sessile 윤판나물 169
Disporum viridescens 큰애기나리 169
Doellingera scaber 참취(취나물·암취) 1023
Dolichos lablab 까치콩(제비콩) 677
Draba nemorosa 꽃다지 580
Droseraceae 끈끈이귀개(茅膏菜)과 303
Drosera peltata var. *lunata* 끈끈이귀개 303
Drosera peltata var. *nipponica* 끈끈이귀개 303
Drosera umbellata 봄맞이꽃 963
Drynaria fortunei 槲蕨 73
Dryobalanops aromatica 용뇌향나무 394
Dryobalanops camphora 용뇌향나무 394
Dryopteris championii 제주지네고사리 76
Dryopteris crassirhizoma 관중(희초미) 77
Dryopteris filixmas 歐州綿馬 78
Dryopteris lacera 비늘고사리(곰고사리) 80
Dryopteris lacera var. *chinensis* 비늘고사리(곰고사리) 80
Duchesnea chrysantha 뱀딸기 637
Duchesnea indica 홍실뱀딸기 637
Dunbaria villosa 여우팥 679

E

Ebenaceae 감나무(柿樹)과 915
Ebenales 감나무목 915
Echinopanax horridum 땃두릅나무 439
Echinopsis multiplex 투구선인장(주먹선인장) 530
Echinops latifolius 큰절굿대 1065
Echinops setifer 절굿대 1065
Ecklonia kurome 감태 49
Eclipta prostrata 한련초 1043
Edgeworthia chrysantha 삼지닥나무 742
Edgeworthia papyrifera 삼지닥나무 742, 971
Eichhornia crassipes 부레옥잠(혹옥잠) 129
Elaeagnaceae 보리수나무(胡頹子)과 726
Elaeagnus crispa 보리수나무 728
Elaeagnus glabra 보리장나무 726
Elaeagnus multiflora 뜰보리수 727
Elaeagnus umbellata 보리수나무 728
Eleocharis kuroguwai 올방개 242
Eleusine indica 왕바랭이 216

Elsholtzia angustifolia 가는잎향유 843
Elsholtzia ciliata 향유 843
Elsholtzia patrini 향유 843
Elsholtzia saxatilis 애기향유 843
Elsholtzia splendens 꽃향유 843
Empetraceae 시로미(岩高蘭)과 379
Empetrum nigrum var. *japonicum* 시로미 379
Ephedraceae 마황(麻黃)과 116
Ephedra distachya 쌍수마황 116
Ephedra equisetina 목적마황 116
Ephedra gerardiana 矮麻黃 118
Ephedra intermedia 중마황 116
Ephedra sinica 초마황 116
Epidendrum moniliforme 석곡 137
Epilobiaceae 바늘꽃(柳葉菜)과 720
Epilobium angustifolium 분홍바늘꽃 720
Epilobium cephalostigma 돌바늘꽃 722
Epilobium coreanum 돌바늘꽃 722
Epilobium hirsutum var. *villosum* 큰바늘꽃 722
Epilobium pyrricholophum 바늘꽃 723
Epimedium grandiflorum 삼지구엽초 461
Epimedium koreanum 삼지구엽초 461
Equisetaceae 속새(木賊)과 95
Equisetales 속새(木賊)目 95
Equisetineae 속새(木賊)綱 95
Equisetum arvense 쇠뜨기(뱀밥·즌솔) 95
Equisetum hiemale 속새 96
Equisetum palustre 개쇠뜨기 97
Equisetum ramosissimum 개속새 97
Eragrostis cilianensis 참새그령 216
Eragrostis megastachys 참새그령 216
Eragrostis pilosa 큰비노리 216
Eragrostis poaeoides 좀새그령 216
Ericaceae 진달래(石南)과 998
Ericales 진달래(石南)目 997
Erigeron annuus 개망초(왜풀) 1044
Erigeron canadensis 망초 1045
Eriobotrya japonica 비파나무 610
Eriocaulaceae 곡정초(穀精草)과 125
Eriocaulon heteranthum 곡정초 125
Eriocaulon sieboldianum 곡정초 125
Eriocaulon sikokianum 흰개수염 125
Erodium stephanianum 국화쥐손이 799
Ervum hirsutum 새완두 715
Erysimum aurantiacum 부지깽이나물 578
Erysimum cheiranthoides 쑥부지깽이 578
Erysimum cheiranthoides var. *japonicum* 쑥부지깽이 578
Erythronium japonicum 얼레지(가제무릇) 170
Eucommiaceae 두충(杜冲)과 605

Eucommia ulmoides 두충나무 605
Eugenia caryophyllata 정향나무 737
Euonymus alatus 화살나무(참빗나무) 367
Euonymus bungeanus 좀참빗살나무 367
Euonymus japonicus 사철나무(겨우살이나무) 368
Euonymus oxyphylla 참회나무 369
Euonymus sieboldianus 참빗살나무 367
Euonymus tobira 돈나무(섬음나무) 598
Eupatorium chinense var. *simplicifolium* 등골나물 1045
Eupatorium fortunei 벌등골나물 1046
Eupatorium japonicum 등골나물 1045
Eupatorium lindleyanum 골등골나물 1047
Eupatorium lindleyanum var. *trifoliolatum* 세골등골나물 1047
Eupatorium stoechadosmum 벌등골나물 1046
Euphorbiaceae 대극(大戟)과 753
Euphorbia esula 흰대극 758
Euphorbia fischeriana var. *pilosa* 낭독 759
Euphorbia guilielmii 개감수 765
Euphorbia helioscopia 등대풀 759
Euphorbia heterophylla 성성초(포인세티아) 761
Euphorbia humifusa 땅빈대 760
Euphorbia kansui 감수 765
Euphorbia lathyris 속수자 762
Euphorbia maculata 큰땅빈대 760
Euphorbia pekinensis 대극 763
Euphorbia sieboldiana 개감수 765
Euphorbia supina 애기땅빈대 760
Euphoria longan 용안 371
Euphrasia maximowiczii 선좁쌀풀 899
Euphrasia mucronulata 산좁쌀풀 899
Eurya japonica 사스레피나무 405
Eurya japonica var. *montana* 사스레피나무 405
Euryale ferox 가시연꽃 512
Euscaphis japonica 말오줌대 363
Evodia daniellii 쉬나무 786
Evodia officinalis 오수유 786
Evodia rutaecarpa var. *officinalis* 오수유 786
Euxolus ascendens 개비름 344
Euxolus caudatus 청비름 344

F

Fagaceae 참나무(殼斗)과 806
Fagales 참나무(殼斗)目 802
Fagara ailanthoides 머귀나무 794
Fagopyrum esculentum 메밀(모밀) 308
Farfugium japonicum 털머위(말곰취) 1048

Farinales 곡정초(穀精草)目 125
Ferula assafoetida 아위 422
Ferula conocaula 넓은잎아위 422
Ferula fukanensis 부강아위 422
Ferula sinkiangensis 신강아위 422
Ficus carica 무화과나무 541
Ficus erecta 천선과나무 542
Ficus pumila 왕모라 543
Ficus stipulata 왕모람 543
Filicales 고사리(蕨)目 54
Filices 고사리類綱 54
Fimbristylis miliacea 바람하늘지기 242
Firmiana platanifolia 벽오동 556
Firmiana simplex 벽오동 556
Flacourtiaceae 대풍자(大風子)과 389
Foeniculum vulgare 회향 424
Forsythia koreana 개나리 974
Forsythia ovata 만리화 974
Forsythia suspensa 당개나리 974
Forsythia viridissima 의성개나리 974
Fortunella japonica 둥근금감 788
Fortunella margarita 금감(금귤) 788
Frangula crenata 삼황나무 293
Fraxinus rhynchophylla 물푸레나무 976
Fraxinus sieboldiana 쇠물푸레나무 976
Fraxinus sieboldiana var. *angustata* 좀쇠물푸레나무 976
Fritillaria thunbergii 중국패모 170
Fritillaria ussuriensis 패모(검나리) 170
Fritillaria verticillata var. *thunbergii* 중국패모 170
Fumariaceae 현호색(玄胡索)과 593
Fumaria decumbens 좀현호색 593
Fumaria incisa 자주괴불주머니 594
Fumaria pallida 괴불주머니 595
FUNGI 菌植物門 33
Funkia longipes 비비추 173

G

Galarhoeus esula 흰대극 758
Galarhoeus helioscopius 등대풀 759
Galarhoeus humifusa var. *pilosus* 땅빈대 760
Galarhoeus pekinensis 대극 763
Galium aparine var. *echinospermon* 갈퀴덩굴 923
Galium gracilens 좀네잎갈퀴 922
Galium spurium var. *echinospermon* 갈퀴덩굴 923
Galium verum var. *asiaticum* 솔나물 924
Ganoderma japonicum 영지 33

Ganoderma lucidum 적지 33
Gardenia jasminoides for. *grandiflora* 치자나무 925
Gardenia jasminoides var. *radicans* 꽃치자 925
Gardneria iusularis 영주치자 971
Gastrodia elata 천마(수자해좃) 138
Gentiana algida 산용담(당약용담) 987
Gentiana axillariflora var. *coreana* 큰용담 988
Gentianaceae 용담(龍膽)과 987
Gentianales 용담(龍膽)目 970
Gentiana macrophylla 대엽용담 478
Gentiana scabra var. *buergeri* 용담 988
Gentiana squarrosa 구슬붕이 990
Gentiana triflora 과남풀 988
Gentiana uchiyamai 칼잎용담 988
Geraniaceae 쥐손이풀(牻牛兒)과 799
Geraniales 쥐손이풀(牻牛兒)目 747
Geranium davuricum 산쥐손이 799
Geranium knuthii 큰세잎쥐손이 799
Geranium koraiense 참이질풀 799
Geranium krameri 선이질풀 799
Geranium nepalense subsp. *thunbergii* 이질풀 799
Geranium sibiricum 쥐손이풀 799
Geranium shikokianum var. *quelpaertense* 섬쥐손이 799
Geranium wilfordii 세잎쥐손이 799
Gerardia japonica 나도송이풀 904
Geum aleppicum 큰뱀무 638
Geum iyoanum 뱀무 639
Geum japonicum 뱀무 639
Geum vidalii 큰뱀무 638
Ginkgoaceae 은행나무(銀杏)과 122
Ginkgoales 은행나무(銀杏)目 122
Ginkgo biloba 은행나무 122
Ginkgopsida 은행나무(銀杏)綱 122
Gladiolus gandavensis 글라디올러스 194
Glechoma hederacea var. *grandis* 병꽃풀(덩굴광대수염) 844
Glechoma hederacea var. *longituba* 긴병꽃풀 844
Gleditsia japonica var. *koraiensis* 쥐엄나무(주엽나무) 680
Gleditsia officinalis 조각자나무 680
Gleditsia sinensis 조각자나무 680
Glehnia littoralis 갯방풍 425
Gleicheniaceae 풀고사리(裏白)과 84
Gleichenia dichotoma 발풀고사리 84
Glumiflorae 벼(禾本)目 204
Glycine max 검정콩 682
Glycine soja 돌콩 684
Glycine ussuriensis 돌콩 684

Glycine villosa 여우팥 679
Glycyrrhiza glabra 미감초 684
Glycyrrhiza uralensis 감초(우랄감초) 684
Gnaphalium affine 떡쑥 1049
Gnaphalium confertum 금떡쑥 1050
Gnaphalium hypoleucum 금떡쑥 1050
Gnaphalium japonicum 풀솜나물 1050
Gnaphalium mandshuricum 왜떡쑥 1051
Gnaphalium multiceps 떡쑥 1049
Gnaphalium uliginosum 왜떡쑥 1051
Gnetales 마황(麻黃)目 116
Gnetopsida 마황(麻黃)綱 116
Gomphrena globosa 천일홍 347
Gonocarpus micranthus 개미탑 718
Goodyera japonica 사철란 139
Goodyera repens 애기줄사철란(애기사철란) 139
Goodyera schlechtendaliana 사철란 139
Gossypium herbaceum 목화 562
Gossypium indicum 목화 562
Gossypium nanking 목화 562
Gracilaria confervoides 강리 53
Gracilaria verrucosa 강리 53
Grammica aphylla 새삼 882
Guttiferae 물레나물(金絲桃)과 391
Guttiferles 물레나물(金絲桃)目 386
Gymnadenia conopsea 손바닥난초(새발난초) 140
Gymnadenia cucullata 구름병아리난초 141
GYMNOSPERMAE 裸子植物門 100
Gynostemma pentaphyllum 돌외(덩굴차) 952
Gypsophila oldhamiana 대나물 355

H

Haemodoraceae 지모(知母)과 203
Halenia corniculata 닻꽃 990
Haloragaceae 개미탑(蟻塔)과 718
Haloragis micrantha 개미탑 718
Hamamelidaceae 조롱나무(金縷梅)과 658
Hedera nepalensis var. *sinensis* 437
Hedera rhombea 송악(담장나무) 436
Hedera tobleri 송악(담장나무) 436
Hedyotis diffusa 실낚시돌풀(백운풀) 926
Hedysarum pilosum 꽹이싸리 692
Heleocharis dulcis 올방개 242
Helianthus annuus 해바라기 1052
Helobiae 택사(澤瀉)目 263
Hemerocallis fulva 원추리(왕원추리) 171
Hemerocallis fulva var. *kwanso* 왕원추리 171
Hemerocallis middendorffii 큰원추리 171

Hemerocallis minor 애기원추리 171
Hemionitis japonica 가지고비고사리(가지고비) 66
Hemiptelea davidii 시무나무 535
Hemistepta carthamoides 지칭개 1053
Hemistepta lyrata 지칭개 1053
Hepatica asiatica 노루귀 494
Hepatica insularis 새끼노루귀 494
Hepatica maxima 섬노루귀 494
Hepialus armoricanus 초편복아 45
Heracleum lanatum 어수리 409
Herminium monorchis 나도씨눈란 142
Hibiscus chinensis 무궁화 565
Hibiscus manihot 닥풀(황촉규) 558
Hibiscus mutabilis 부용 564
Hibiscus sinensis 부용 564
Hibiscus syriacus 무궁화 565
Hibiscus ternatus 수박풀 567
Hibiscus trionum 수박풀 567
Hippocastanaceae 칠엽수(七葉樹)과 384
Hordeum dislichon 술보리 218
Hordeum vulgare var. *hexastichon* 보리(겉보리) 217
Hordeum vulgare var. *nudum* 쌀보리 217
Hosta japonica var. *lancifolia* 주걱비비추 173
Hosta lancifolia 산옥잠화 173
Hosta longipes 비비추 173
Hosta plantaginea 비녀옥잠화(옥잠화) 174
Hosta plantaginea var. *japonica* 긴옥잠화 174
Hosta ventricosa 산옥잠화 173
Houttuynia cordata 약모밀(집약초) 812
Hovenia dulcis 헛개나무(범호리깨나무) 291
Humulus japonicus 한삼덩굴(범삼덩굴) 551
Humulus lupulus 호프 552
Humulus scandens 한삼덩굴(범삼덩굴) 551
Hydnocarpus anthelmintica 대풍자나무 389
Hydrangea macrophylla 수국 621
Hydrangea paniculata 나무수국 622
Hydrangea paniculata var. *grandiflora* 큰나무수국 622
Hydrocaryaceae(*Trapaceae*) 마름(菱)과 719
Hydrocharis asiatica 자라풀 266
Hydrocharis dubia 자라풀 266
Hydrocharitaceae 자라풀(水鱉)과 266
Hydrocotyle asiatica 병풀(조개풀) 414
Hydrocotyle maritima 선피막이 427
Hydrocotyle nepalensis 큰잎피막이 427
Hydrocotyle ramiflora 큰피막이 427
Hydrocotyle rotundifolia 피막이풀 427
Hydrocotyle sibthorpioides 피막이풀 427

Hylomecon hylomeconoides 매미꽃 588
Hylomecon japonicum 피나물 588
Hyoscyamus niger 사리풀(싸리풀) 824
Hypericum ascyron 물레나물 391
Hypericum ascyron var. *longistylum* 큰물레나물 391
Hypericum attenuatum 채고추나물 392
Hypericum erectum 고추나물 392
Hypericum japonicum 애기고추나물 392
Hypericum pyramidatum 물레나물 391
Hypodematium crenatum 금털고사리 80
Hypodematium fauriei for. *glandulospilosum* 금털고사리 80
Hypoxis orchioides 선모 198
Hypoxis spicata 쥐꼬리풀 154

I

Ilex cornuta 호랑가시나무(묘아자) 361
Ilex microcarpa 먼나무(좀감탕나무) 362
Ilex rotunda 먼나무(좀감탕나무) 362
Illicium stellatum 큰회향 466
Illicium verum 큰회향 466
Impatiens balsamina 봉선화(봉승아) 377
Impatiens textori 물봉선 379
Impatiens textori for. *pallescens* 흰물봉선 379
Imperata cylindrica 220
Imperata cylindrica var. *major* 띠 219
Indigofera kirilowii 땅비싸리 687
Indigofera koreana 땅비싸리 687
Indigofera pseudotinctoria 낭아초 688
Indigofera tinctoria 木藍 326
Inula britannica var. *chinensis* 금불초 1054
Inula helenium 목향 1056
Inula japonica 금불초 1054
Inula linariaefolia 가는잎금불초 1054
Inula salicina var. *asiatica* 버들금불초 1054
Ipomoea batatas 단고구마(고구마) 883
Iridaceae 붓꽃(鳶尾)과 192
Iris lactea subsp. *chinensis* 타래붓꽃 195
Iris nertschinskia 붓꽃 194
Iris pallasii var. *chinensis* 타래붓꽃 195
Iris sanguinea 붓꽃 194
Iris setosa 부채붓꽃 194
Isatis tinctoria 대청(갯갓) 578
Isatis tinctoria var. *yezoensis* 대청(갯갓) 578
Isodon excisus 오리방풀 845
Isodon japonicus 방아풀 845
Ixeris chinensis 선씀바귀 1057

Ixeris debilis 벋은씀바귀 1058
Ixeris dentata 씀바귀 1057
Ixeris japonica 벋은씀바귀 1058
Ixeris sonchifolia 고들빼기 1058
Ixeris tamagawaensis 냇씀바귀 1059
Ixia chinensis 범부채 192

J

Jasminum nudiflorum 영춘화 976
Jeffersonia dubia 깽깽이풀(황련) 465
Juglandaceae 가래나무(胡桃)과 287
Juglandales 가래나무(胡桃)目 287
Juglans mandshurica 가래나무 287
Juglans mandshurica var. *sieboldiana* 왕가래나무 287
Juglans regia 호두나무 287
Juglans sinensis 호두나무 287
Juncaceae 골풀(燈心草)과 144
Juncaginaceae 지채(醬池菜)과 268
Juncus decipiens 골풀 144
Juncus effusus var. *decipiens* 골풀 144
Juncus effusus var. *decipiens utilis* 자리골풀 145
Juncus leschenaultii 참비녀골풀 144
Juncus setchuensis var. *effusoides* 푸른갯골풀 146
Juniperus chinensis 향나무 111
Juniperus rigida 노간주나무 109
Juniperus utilis 노간주나무 109
Justicia procumbens 쥐꼬리망초 890

K

Kadsura japonica 남오미자 471
Kalimeris indica 참쑥부쟁이 1022
Kalopanax pictus 음나무(엄나무) 437
Kalopanax pictus var. *chinense* 당음나무 437
Kalopanax pictus var. *magnificus* 털음나무 437
Kalopanax pictus var. *maximowiczii* 가는잎음나무 437
Kalopanax septemlobus 음나무(엄나무) 437
Kerria japonica 황매화 640
Kochia scoparia 댑싸리(비싸리) 336
Koelreuteria paniculata 모감주나무(염주나무) 373
Kummerowia stipulacea 둥근매듭풀 689
Kummerowia striata 매듭풀 689
Kyllinga brevifolia var. *leiolepis* 파대가리 243

L

Labiatae 꿀풀(脣形)과 839
Lactuca indica 왕고들빼기 1060
Lactuca indica var. *laciniata* 왕고들빼기 1060
Lactuca sative 상추 1060
Lactuca versicolor 냇씀바귀 1059
Lagenaria leucantha var. *gourda* 표주박 953
Lagenaria siceraria var. *depressa* 박 953
Lagerstroemia indica 배롱나무(백일홍) 729
Laminariaceae 미역(昆布)과 49
Laminaria japonica 다시마 49
Lamium album var. *barbatum* 광대수염 846
Lamium amplexicaule 광대나물 847
Lamium barbatum 광대수염 846
Languas officinarum 고량강 250
Laportea bulbifera 혹쐐기풀 555
Lardizabalaceae 으름덩굴(木通)과 520
Lathyrus palustris var. *linearifolius* 연리초 689
Lathyrus quinquenervius 연리초 689
Lathyrus sativus 草香豌豆 690
Lauraceae 녹나무(樟)과 449
Laurus camphora 녹나무 449
Laurus nobilis 월계수(계수나무) 456
Ledebouriella seseloides 방풍 428
Leguminosae 콩(荳)과 659
Leibnitzia anandria 솜나물 1061
Lemmaphyllum microphyllum 콩짜개덩굴 54
Lemnaceae 개구리밥(浮萍草)과 277
Lemna paucicostata 좀개구리밥(푸른개구리밥) 277
Lemna polyrrhiza 개구리밥(머구리밥) 277
Lentinus edodes 표고버섯 35
Leontice robustum 꿩의다리아재비 460
Leonurus japonicus 익모초 848
Leonurus sibiricus 익모초 848
Lepidium apetalum 다닥냉이 580
Lepidium micranthum 다닥냉이 580
Lepidium virginicum 콩다닥냉이 580
Lepisorus thunbergianus 일엽초 54
Lepisorus ussuriensis 산일엽초 55
Lespedeza bicolor 싸리나무 690
Lespedeza cuneata 비수리 691
Lespedeza davurica 왕비수리 691
Lespedeza formosa 올싸리 693
Lespedeza macrocarpa 꽃싸리 667
Lespedeza pilosa 괭이싸리 692
Lespedeza thunbergii 올싸리 693

Lespedeza tomentosa 개싸리 694
Ligularia fischeri 곰취 1062
Ligusticum acutilobum 왜당귀 407
Ligusticum chuanxiong 川芎 418
Ligusticum tenuissimum 고본 428
Ligustrum japonicum 광나무 977
Ligustrum lucidum 당광나무(제주광나무) 977
Ligustrum obtusifolium 쥐똥나무 979
Ligustrum ovalifolium 왕쥐똥나무 979
Liliaceae 백합(百合)과 154
Liliiflorae 백합(百合)目 144
Lilium amabile 털중나리 175
Lilium cernuum 솔나리 175
Lilium concolor var. *partheneion* 하늘나리 175
Lilium davuricum 날개하늘나리 175
Lilium distichum 말나리 175
Lilium lancifolium 참나리 175
Lilium pumilum 큰솔나리 175
Lilium tenuifolium 큰솔나리 175
Lilium tigninum 참나리 175
Limnophila aromatica 소엽풀(소향풀) 899
Linaceae 아마(亞麻)과 778
Linaria japonica 해란초 900
Linaria vulgaris 좁은잎해란초 900
Lindera glauca 감태나무(백동백나무) 456
Lindera obtusiloba 생강나무 458
Lindernia angustifolia 논뚝외풀 901
Lindernia crustacea 외풀 901
Linum usitatissimum 아마 778
Liparis japonica 키다리난초 142
Liquidambar orientalis 소합향나무 658
Liriope platyphylla 맥문동 177
Liriope spicata 개맥문동 177
Litchi chinensis 여지 374
Lithospermum arvense 개지치 892
Lithospermum erythrorhizon 지치 891
Lithospermum zollingeri 반디지치 892
Lobelia camtschatica 숫잔대 1084
Lobeliaceae 숫잔대(山梗)과 1083
Lobelia chinensis 수염가래꽃 1083
Lobelia radicans 수염가래꽃 1083
Lobelia sessilifolia 숫잔대 1084
Loganiaceae 마전(馬錢)과 970
Lonicera acuminata var. *japonica* 인동덩굴 938
Lonicera japonica 인동덩굴 938
Lophatherum eratum 조릿대풀 221
Lophatherum gracile 조릿대풀 221
Loranthaceae 겨우살이(桑寄生)과 304
Loranthus tanake 꼬리겨우살이 304
Loranthus yadoriki 참나무겨우살이 304

Lotus corniculatus var. *japonicus* 벌노랑이 694
Ludwigia epilobioides 여뀌바늘 724
Ludwigia prostrata 여뀌바늘 724
Luffa cylindrica 수세미오이 954
Lunathyrium acrostichoides 털고사리 77
Luzula capitata 꿩의밥 147
Luzula multiflora 산꿩의밥 147
Lychnis senno 홍매동자꽃 356
Lycium chinense 구기자나무 826
Lycium rhombifolium 구기자나무 826
Lycoctonum gmelini 노랑투구꽃 478
Lycoodium nudum 솔잎란 98
Lycopersicon esculentum 토마토 828
Lycopodiaceae 석송(石松)과 89
Lycopodiales 석송(石松)綱 87
Lycopodium cernnum 물석송 89
Lycopodium clavatum 물석송 89
Lycopodium clavatum var. *nipponicum* 석송 90
Lycopodium complanatum 비늘석송 91
Lycopodium involvens 바위손 87
Lycopodium obscurum 만년석송 92
Lycopodium selago 좀다람쥐꼬리 92
Lycopodium serratum 뱀톱(배암톱) 93
Lycopodium sieboldii 줄석송(줄비늘석송) 94
Lycopus coreanus 개쉽사리 850
Lycopus japonicus 개쉽사리 850
Lycopus lucidus 쉽사리 850
Lycopus maackianus 애기쉽사리 850
Lycoris albiflora 흰상사화(흰꽃무릇) 198
Lycoris aurea 개상사화(노랑꽃무릇) 198
Lycoris radiata 석산(꽃무릇·가을가재무릇) 199
Lycoris sanguinea 개꽃무릇(개가재무릇) 199
Lycoris squamigera 상사화 199
Lycoris traubii 개상사화(노랑꽃무릇) 198
Lygodium japonicum 실고사리 82
Lysimachia barystachys 까치수염 964
Lysimachia clethroides 큰까치수염 964
Lysimachia coreana 참좁쌀풀 965
Lysimachia davurica 좁쌀풀 966
Lysimachia fortunei 진퍼리까치수염 964
Lysimachia japonica 좀가지풀(금좁쌀풀) 965
Lysimachia sororia 큰까치수염 964
Lysimachia vulgaris var. *davurica* 좁쌀풀 966
Lythraceae 부처꽃(千屈菜)과 729
Lythrum anceps 부처꽃 730
Lythrum salicaria 털부처꽃 730

M

Machilus thunbergii 후박나무 458

Machilus thunbergii var. *obovata* 왕후박나무 458
Macleaya cordata 죽자초 588
Maclura tricuspidata 꾸지뽕나무(굿가시나무·활뽕나무) 544
Macrocarpium officinale 산수유 448
Magnoliaceae 목련(木蓮)과 466
Magnolia denudata 백목련 467
Magnolia kobus 목련 467
Magnolia liliflora 자목련 467
Magnolia obovata 일본후박나무(일본목련) 469
Magnolia officinalis 중국후박나무 469
Mahonia japonica 뿔남천 462
Mahonia fortunei 중국남천(가시남천) 462
Maianthemum bifolium 두루미꽃 176
Malaceae 배나무(梨)과 607
Malachium aquaticum 쇠별꽃(콤버무리) 359
Mallotus japonicus 예덕나무 766
Malus asiatica 능금나무(사과나무) 612
Malus domestica 사과나무 614
Malus halliana 꽃아그배나무 613
Malus micromalus 개아그배나무 614
Malus pumila 사과나무 614
Malvaceae 아욱(錦葵)과 558
Malvales 아욱(錦葵)目 556
Malva verticillata 아욱 567
Marsilea brownii 네가래 74
Marsileaceae 네가래(蘋)과 74
Marsilea natans 생이가래 82
Marsilea quadrifolia 네가래 74
Masakia japonica 사철나무(겨우살이나무) 368
Matricaria chamomilla 카밀레 1063
Matteuccia struthiopteris 청나래고사리(포기고사리) 77
Maximowiczia chinensis 오미자 471
Maximowiczia chinensis var. *glabrata* 개오미자 471
Maximowiczia nigra 흑오미자 471
Mazus japonicus 주름잎 902
Mazus miquelii 누운주름잎 902
Mazus pumilus 주름잎 902
Mazus stachydifolius 선주름잎 902
Medicago hispida 개자리 695
Medicago polymorpha 개자리 695
Medicago sativa 자주개자리 695
Melandrium apricum 애기장구채 357
Melandrium firmum 장구채 357
Melia azedarach 대만멀구슬나무 773
Melia azedarach var. *japonica* 멀구슬나무 773
Melia azedarach var. *toosendan* 당멀구슬나무 773
Meliaceae 멀구슬(楝)과 771

Melilotus alba 흰전동싸리 696
Melilotus suaveolens 전동싸리 696
Menispermaceae 방기(防己)과 504
Menispermum acutum 방기(청등) 506
Menispermum dauricum 새모래덩굴 505
Mentha arvensis var. *piperascens* 박하 851
Mentha haplocalyx 양박하 851
Mentha piperita 양박하 851
Menyanthes palustris 조름나물 991
Menyanthes trifoliata 조름나물 991
Mespilus japonica 비파나무 610
Metaplexis japonica 박주가리 985
Microstylis japonica 키다리난초 142
Mimosa pudica 미모사(잠풀) 697
Mirabilis jalapa 분꽃 339
Miscanthus sinensis 참억새 222
Miscanthus sinensis for. *gracillimus* 가는잎억새 222
Miscanthus sinensis for. *variegatus* 억류억새 222
Miscanthus sinensis var. *purpurascens* 억새 222
Mollugo pentaphylla 석류풀 348
Mollugo stricta 석류풀 348
Momordica charantia 여주 957
Momordica cochinchinensis 목별 959
Mondo japonicum 소엽맥문동 177
Monochoria korsakowii 물옥잠 129
Monochoria vaginalis 물달개비 130
Monochoria vaginalis var. *plantaginea* 물달개비 130
Monocotyledoneae 單子葉植物綱 125
Moraceae 뽕나무(桑)과 539
Morinda citrifolia 928
Morinda officinalis 파극천 927
Morinda tinctoria 928
Morus alba 뽕나무 545
Morus bombycis 산뽕나무 545
Morus latifolia 노상나무 545
Morus mongolica 몽고뽕나무 545
Morus papyrifera 꾸지나무 539
Mosla chinensis 가는잎산들깨 852
Mosla dianthera 쥐깨풀(좀산들깨) 853
Mosla punctulata 들깨풀 854
Murdannia simplex 사마귀풀(애기달개비) 126
Musa basjoo 파초 262
Musaceae 파초(芭蕉)과 262
Myosotis peduncularis 꽃말이 894
Myricaceae 소귀나무(楊梅)과 532
Myricales 소귀나무(楊梅)目 532
Myrica nagi 소귀나무(속나무) 532
Myrica rubra 소귀나무(속나무) 532

Myristicaceae 육두구(肉豆蔲)과 519
Myristica fragrans 육두구나무 519
Myrsinaceae 자금우(紫金牛)과 967
Myrtaceae 정향(丁香)과 737
Myrtiflorae 정향(丁香)目 718

N

Nandina domestica 남천 464
Narcissus tazetta var. *chinensis* 수선화 200
Nardostachys chinensis 감송향 932
Nardostachys jatamanse 관엽감송 932
Nasturtium indicum 갯갓냉이 584
Nasturtium officinale 물냉이 581
Nasturtium palustre 속속이풀 584
Nelumbo nucifera 연꽃 514
Neottianthe cucullata 구름병아리난초 141
Nepeta cataria 개박하 854
Nepeta incana 층꽃나무 873
Nepeta minor 개박하 854
Nerium indicum 협죽도 995
Nerium odorum 협죽도 995
Nicotiana tabacum 담배 829
Nigrina serrata 쌍꽃대(꽃대) 816
Notopterygium incisum 431
Nuphar japonicum 개연꽃 517
Nuphar pumilum 왜개연꽃 517
Nyctaginaceae 분꽃(紫茉莉)과 339
Nymphaeaceae 수련(睡蓮)과 511
Nymphaea japonokoreana 수련 518
Nymphaea nelumbo 연꽃 514
Nymphaea tetragona 수련 518
Nymphogantus subpumilum 왜개연꽃 517
Nymphoides peltata 노랑어리연꽃 991

O

Ocymum virgatum 배암차즈기 862
Oenanthe javanica 미나리 429
Oenanthe stolonifera 미나리 429
Oenothera erythrosepala 큰달맞이꽃 724
Oenothera lamarckiana 큰달맞이꽃 724
Oenothera odorata 달맞이꽃 724
Oenothera striate 달맞이꽃 724
Oldenlandia diffusa 실낚시돌풀(백운풀) 926
Oleaceae 물푸레나무(木犀)과 974
Onychium japonicum 선바위고사리 66
Ophioglossaceae 고사리삼(瓶爾小草)과 85

Ophioglossales 고사리삼目 85
Ophioglossum japonicum 실고사리 82
Ophioglossum vulgatum 나도고사리삼 86
Ophiopogon japonicus 소엽맥문동 177
Ophiopogon stolonifer 소엽맥문동 177
Ophrys monochis 나도씨눈란 142
Oplopanax elatus 땃두릅나무 439
Opuntia dillenii 선인장 531
Opuntia ficus-indica var. *saboten* 선인장 531
Opuntiales 선인장(仙人掌)目 530
Orchidaceae 난초(蘭草)과 131
Orchidales 난초(蘭草)目 131
Orchis bracteata 개제비난 140
Orchis japonica 갈매기난초 143
Oreorchis patens 감자란 133
Orixa japonica 상산 789
Orobanchaceae 열당(列當)과 887
Orobanche coerulescens 초종용(사철쑥더부살이) 889
Orobanche pycnostachya 노랑쑥더부살이 889
Orobus lathyroides 나비나물 717
Orontium japonicum 만년청 182
Orostachys japonicus 바위솔 600
Orostachys malacophllyus 둥근바위솔 600
Orostachys spinosus 黃花瓦松 600
Orthodon angustifolium 가는잎산들깨 852
Orthodon grosseserratum 쥐깨풀(좀산들깨) 853
Orthodon punctulatum 들깨풀 854
Oryza sativa 벼(나락) 223
Oryza sativa var. *glutinosa* 찰벼 223
Osmorhiza aristata 긴사상자 430
Osmunda japonica 고비 77
Osmunda ternatum 고사리삼 85
Osmunda virginiana 늦고사리삼 86
Ostericum koreanum 강활 431
Othera orixa 상산 789
Ottelia alismoides 물질경이 266
Oxalidaceae 괭이밥(酢漿草)과 751
Oxalis corniculata 괭이밥 751
Oxyria digyna 나도수영 310

P

Paederia scandens var. *mairei* 계시등(계뇨등) 928
Paeonia albiflora 적작약 523
Paeonia albiflora var. *hirta* 호작약 523
Paeonia albiflora var. *trichocarpa* 참작약 523
Paeoniaceae 작약(芍藥)과 523

Paeonia japonica 백작약 524
Paeonia lactiflora 적작약 523
Paeonia moutan 모란 526
Paeonia obovata 산작약 524
Paeonia suffruticosa 모란 526
Paeonia veitchii 천작약 524
Paliurus ramosissimus 갯대추나무 292
Palmae 종려(棕櫚)과 272
Palmales 종려(棕櫚)目 272
Palura chinensis var. *pilosa* 노린재나무 918
Panax ginseng 인삼 439
Panax pseudo-ginseng var. *notoginseng* 삼칠인삼 443
Panax schinseng 인삼 439
Pandanales 부들(蒲黃)目 246
Panicum dactylon 우산대잔디 214
Panicum miliaceum 기장 225
Panicum viride 강아지풀(개꼬리풀) 230
Papaveraceae 양귀비(罌粟)과 586
Papaverales 양귀비(罌粟)目 571
Papaver rhoeas 개양귀비 589
Papaver somniferum 양귀비 590
Paris dahurica 삿갓풀(삿갓나물) 178
Paris polyphylla var. *chinensis* 178
Paris verticillata 삿갓풀(삿갓나물) 178
Parnassia mucronata 물매화 623
Parnassia palustris 물매화 623
Patrinia intermedia 가는잎마타리 934
Patrinia rupestris 돌마타리 934
Patrinia scabiosaefolia 마타리 934
Patrinia sibirica 돌마타리 934
Patrinia villosa 뚜깔 934
Paulownia coreana 오동 902
Paulownia tomentosa 참오동 902
Pedaliaceae 참깨(胡麻)과 894
Pedicularis levelleana 송이풀 904
Pedicularis resupinata 송이풀 904
Penicillium islandicum 푸른곰팡이 225
Pennisetum alopecuroides 수크령 227
Pennisetum japonicum 수크령 227
Penthorum chinense 낙지다리 601
Pergularia japonica 박주가리 985
Perilla frutescens var. *acuta* 소엽(차조기) 855
Perilla frutescens var. *crispa* 주름소엽 855
Perilla frutescens var. *japonica* 들깨 857
Periploca sepium 덩굴고무나무 987
Persea thunbergii 후박나무 458
Persicaria amphibia 물여뀌 310
Persicaria cochinchinensis 털여뀌 320
Persicaria hydropiper 여뀌(버들여뀌) 316

Persicaria lapathifolia 흰여뀌 320
Persicaria nodosa 큰개여뀌(명아주여뀌) 320
Persicaria perfoliata 며느리배꼽 322
Persicaria pubescens 바보여뀌 320
Persicaria senticosa 며느리밑씻개 323
Persicaria sieboldii 미꾸리낚시 324
Persicaria tinctoria 쪽 325
Perularia ussuriensis 나도잠자리난 144
Petasites japonicus 머위 1063
Peucedanum decursivum 바디나물 408
Peucedanum japonicum 갯기름나물 428
Peucedanum praeruptorum 흰꽃바디나물 408
Peucedanum terebinthaceum 기름나물 432
PHAEOPHYTA 褐藻植物門 47
PHANEROGAMAE 顯花植物 100
Pharbitis nil 나팔꽃 884
Pharbitis purpurea 둥근잎나팔꽃 884
Phaseolus angularis 팥 698
Phaseolus aureus 녹두 700
Phaseolus calcaratus 덩굴팥 698
Phaseolus radiatus 녹두 700
Phaseolus vulgaris 덩굴강낭콩 701
Phaseolus vulgaris var. *humilis* 강낭콩 701
Phellinus igniarius 호손안 36
Phellodendron amurense 황벽나무 790
Phellodendron insulare 섬황벽나무 790
Phellodendron molle 털황벽나무 790
Phellodendron sachalinense 넓은잎황벽나무 790
Phellopterus littoralis 갯방풍 425
Phlomis koraiensis 산속단 858
Phlomis umbrosa 속단 858
Photinia villosa 윤노리나무 615
Phragmites communis 갈대 227
Phragmites japonica 달뿌리풀 227
Phragmites karka 큰달뿌리풀 227
Phragmites longivalvis 갈대 227
Phragmites prosturatus 달뿌리풀 227
Phrymaceae 파리풀(透骨草)과 896
Phryma leptostachya var. *asiatica* 파리풀 896
Phtheirospermum chinense 나도송이풀 904
Phtheirospermum japonicum 나도송이풀 904
Phyllanthus lepidocarpus 여우구슬 766
Phyllanthus urinaria 여우구슬 766
Phyllospadix iwatensis 새우말 265
Phyllostachys bambusoides 왕대 204
Phyllostachys nigra 오죽 205
Phyllostachys nigra var. *henonis* 솜대(분죽) 206
Phyllostachys pubescens 죽순대 208
Phymatopsis hastata 고란초 55
Physalis alkekengi var. *franchetii* 꽈리 830

Physalis angulata 땅꽈리 831
Physalis ciliata 땅꽈리 831
Physalis minima 땅꽈리 831
Phytolacca acinosa 자리공(장녹) 351
Phytolacca americana 미국자리공 351
Phytolaccaceae 자리공(商陸)과 351
Phytolacca esculenta 자리공(장녹) 351
Phytolacca insularis 섬자리공 351
Picrasma ailanthoides 소태나무 776
Picrasma quassioides 소태나무 776
Picrorhiza kurrooa 호황련 905
Picrorhiza scrophulariaeflora 서장호황련 905
Pinaceae 소나무(松)과 102
Pinales 소나무(松)目 100
Pinellia ternata 반하(끼무릇) 285
Pinus bungeana 백송 102
Pinus densiflora 소나무(육송·솔) 104
Pinus koraiensis 잣나무 104
Pinus lanceolata 넓은잎삼나무 100
Pinus leucosperma 만주곰솔 104
Pinus mandshurica 잣나무 104
Pinus massoniana 馬尾松葉 106
Pinus tabulaeformis 만주곰솔 104
Pinus yunnanensis 雲南松葉 106
Piperaceae 후추(胡椒)과 812
Piperales 후추(胡椒)目 817
Piper futo-kadsura 후추등(바람등칡) 817
Piper kadsura 후추등(바람등칡) 817
Piper longum 필발 817
Piper nigrum 후추나무 819
Pisum sativum 완두 702
Pittosporaceae 돈나무(海桐花)과 598
Pittosporum tobira 돈나무(섬음나무) 598
Plagiorhegma dubia 깽깽이풀(황련) 465
Plantaginaceae 질경이(車前)과 1004
Plantaginales 질경이(車前)目 1004
Plantago asiatica 질경이 1004
Plantago camtschatica 개질경이 1004
Plantago depressa 털질경이 1004
Plantago japonica 왕질경이 1004
Plantago major 大車前 1004
Platanthera japonica 갈매기난초 143
Platycarya stenoptera 중국굴피나무 290
Platycarya strobilacea 굴피나무 290
Platycladus orientalis 측백나무 107
Platycodon grandiflorum 도라지 1089
Plectogyne variegata 엽란 166
Plectranthus japonicus 방아풀 845
Pleuropterus ciliinervis 나도하수오 313
Pleuropterus dumetorum 하수오 318

Poaceae 벼(禾本)과 208
Podocarpeceae 나한송(羅漢松)과 112
Podocarpus macrophyllus 젖꼭지나무 112
Podocarpus macrophyllus var. *maki* 나한송 112
Pogostemon cablin 광곽향 839
Polipodium crenatum 금털고사리 80
Pollia japonica 나도생강(개양하) 127
Polygalaceae 원지(遠志)과 798
Polygala japonica 애기풀(영신초) 798
Polygala sibirica 두메애기풀 798
Polygala tenuifolia 원지 798
Polygonaceae 마디풀(蓼)과 308
Polygonales 마디풀(蓼)目 308
Polygonatum cyrtonema 181
Polygonatum falcatum 진황정(대잎둥굴레) 180
Polygonatum inflatum 통둥굴레 179
Polygonatum involucratum 용둥굴레 179
Polygonatum lasianthum var. *coreanum* 죽대 180
Polygonatum maximowiczii 왕둥굴레 179
Polygonatum odoratum var. *pluriflorum* 둥굴레 179
Polygonatum petiolatum 진황정(대잎둥굴레) 180
Polygonatum robustum 왕둥굴레 179
Polygonatum sibiricum 원황정(층층갈고리둥굴레) 180
Polygonum alopecuroides 가는범꼬리 312
Polygonum amphibium 물여뀌 310
Polygonum aviculare 마디풀(옥매듭·돼지풀) 311
Polygonum bistorta 범꼬리 312
Polygonum ciliinerve 나도하수오 313
Polygonum cuspidatum 호장근(까치수영) 314
Polygonum divaricatum 왜개싱아 316
Polygonum filiforme 이삭여뀌 308
Polygonum hydropiper 여뀌(버들여뀌) 316
Polygonum lapathifolium var. *salicifolium* 솜흰여뀌 320
Polygonum manshuriense 만주범꼬리 312
Polygonum multiflorum 하수오 318
Polygonum nodosum 큰개여뀌(명아주여뀌) 320
Polygonum orientale 털여뀌 320
Polygonum orientale var. *pilosa* 321
Polygonum pacificum 참범꼬리 312
Polygonum perfoliatum 며느리배꼽 322
Polygonum pubescens 바보여뀌 320
Polygonum sachalinensis 왕호장(왕까치수영) 314
Polygonum scabrum 흰여뀌 320
Polygonum senticosum 며느리밑씻개 323
Polygonum sieboldii 미꾸리낚시 324
Polygonum suffultum 눈범꼬리 324
polygonum tinctorium 쪽 325

Polypara cordata 약모밀(집약초) 812
Polypodiaceae 고란초(皐蘭草)과 54
Polypodium dichotomum 발풀고사리 84
Polypodium lacerum 비늘고사리(곰고사리) 80
Polypodium vulgare 미역고사리 56
Polypodium vulgare var. *latifrons* 미역고사리 56
Polyporaceae 구멍쟁이버섯(多孔菌)과 33
Polyporus mylittae 뇌환균 37
Polyporus umbellatus 저령 38
Poncirus trifoliata 탱자나무 791
Pontederiaceae 물옥잠(雨久花)과 129
Pontederia vaginalis 물달개비 130
Populus alba 은백양 527
Populus davidiana 사시나무 528
Populus tremula var. *davidiana* 사시나무 528
Poria cocos 복령 40
Portulacaceae 쇠비름(馬齒莧)과 349
Portulaca grandiflora 채송화(따꽃) 349
Portulaca oleracea 쇠비름 350
Potamogetonaceae 가래(眼子菜)과 263
Potamogeton cristatus 가는가래 263
Potamogeton distinctus 가래 263
Potamogeton franchetii 가래 263
Potamogeton natans 대동가래 263
Potamogeton perfoliatus 넓은잎말 264
Potentilla chinensis 딱지꽃 640
Potentilla chinensis var. *concolor* 털딱지꽃 640
Potentilla discolor 솜양지꽃 641
Potentilla freyniana 세잎양지꽃 643
Potentilla fragarioides var. *major* 양지꽃 642
Potentilla fruticosa 물싸리 643
Potentilla kleiniana 가락지나물 644
Pourthiaea villosa 윤노리나무 615
Prenanthes japonica 뽀리뱅이 1082
Primulaceae 앵초(櫻草)과 963
Primulales 앵초(櫻草)目 963
Primula patens 앵초 966
Primula sieboldi 앵초 966
Prunella vulgaris for. *albiflora* 흰꿀풀 858
Prunella vulgaris subsp. *asiatica* 꿀풀 858
Prunella vulgaris var. *aleutica* 두메꿀풀 858
Prunella vulgaris var. *japonica* 두메꿀풀 858
Prunella vulgaris var. *lilacina* 꿀풀 858
Prunus ansu 살구나무 625
Prunus armeniaca var. *ansu* 살구나무 625
Prunus davidiana 산복사나무(산복숭아나무) 631
Prunus humilis 양앵도나무 628
Prunus ishidoyana 산이스라지나무 627
Prunus japonica var. *nakaii* 이스라지나무(산앵도나무) 627
Prunus mandshurica var. *barbinervis* 털개살구나무 625
Prunus mandshurica var. *glabra* 개살구나무 625
Prunus mume 매화나무(매실나무) 628
Prunus padus 귀룽나무 630
Prunus padus var. *glauca* 흰귀룽나무 630
Prunus padus var. *laxa* 암귀룽나무 630
Prunus padus var. *pubescens* 털귀룽나무 630
Prunus padus var. *seoulensis* 서울귀룽나무 630
Prunus persica 복숭아나무(복사나무) 631
Prunus racemosa 귀룽나무 630
Prunus salicina 자두나무(오얏나무) 634
Prunus sibirica 시베리아살구나무 625
Prunus tomentosa 앵도나무 627
Prunus triflora 자두나무(오얏나무) 634
Prunus triloba var. *truncata* 풀또기 627
Pseudixus japonicus 동백나무겨우살이 304
Pseudo-acacia odorata 아까시나무 706
Pseudocydonia sinensis 모과나무 608
Pseudostellaria coreana 참개별꽃 358
Pseudostellaria heterophylla 개별꽃 358
Pseudostellaria palibiniana 큰개별꽃 358
Psilotaceae 솔잎란(松葉蘭)과 98
Psilotales 솔잎란(松葉蘭)目 98
Psilotopsida 솔잎란(松葉蘭)綱 98
Psilotum nudum 솔잎란 98
Psoralea corylifolia 파고지 702
Pteridaceae 고사리(蕨)과 62
Pteridium aquilinum var. *latiusculum* 고사리 67
PTERIDOPHYTA 羊齒植物門 54
Pteris argentea 부싯깃고사리 64
Pteris inaequalis var. *aequata* 큰반쪽고사리(반쪽고사리) 69
Pteris latiuscula 고사리 67
Pteris multifida 봉의꼬리 68
Pteris semipinnata 큰반쪽고사리(반쪽고사리) 69
Pteris serrulata 봉의꼬리 68
Pueraria lobata 칡 704
Pueraria thunbergiana 칡 704
Pulsatilla cernua 가는잎할미꽃(일본할미꽃) 495
Pulsatilla davurica 분홍할미꽃 495
Pulsatilla koreana 할미꽃(노고초) 495
Punicaceae 석류나무(石榴)과 735
Punica granatum 석류나무 735
Punica granatum var. *albescens* 백석류 735
Pyrolaceae 노루발(鹿蹄草)과 997
Pyrola incarnata 분홍노루발 997
Pyrola japonica 노루발풀 997
Pyrola renifolia 콩팥노루발 997
Pyrrosia lingua 석위 57

Pyrrosia petiolosa 애기석위 57
Pyrrosia tricuspis 세뿔석위 57
Pyrus calleryana var. *dimorphophylla* 콩배나무 616
Pyrus halliana 꽃아그배나무 613
Pyrus pyrifolia 돌배나무 616
Pyrus ussuriensis var. *aromatica* 산돌배나무 616

Q

Quercus acutissima 상수리나무(참나무) 808
Quercus bungeana 굴참나무 811
Quercus dentata 떡갈나무 809
Quercus mongolica 신갈나무 810
Quercus myrsinaefolia 가시나무 811
Ouercus obovata 떡갈나무 809
Quercus variabilis 굴참나무 811
Quisqualis indica 사군자 731

R

Rajania hexaphylla 멀꿀 522
Rajania quinata 으름덩굴 520
Ranales 미나리아재비(毛茛)目 449
Ranunculaceae 미나리아재비(毛茛)과 473
Ranunculus chinensis 젓가락풀 497
Ranunculus extorris 개구리갓 499
Ranunculus japonicus 미나리아재비 497
Ranunculus quelpaertensis 왜젓가락나물 497
Ranunculus sceleratus 개구리자리(늦동이풀) 498
Ranunculus ternatus 개구리갓 499
Raphanus sativus 무우 582
Rehmannia glutinosa 지황 906
Reynoutria sachalinensis 왕호장(왕까치수영) 314
Reynoutria japonica 호장근(까치수영) 314
Rhamnaceae 갈매나무(鼠李)과 291
Rhamnales 갈매나무(鼠李)目 291
Rhamnus crenata 삼황나무 293
Rhamnus davurica 갈매나무 294
Rhamnus davurica var. *nipponica* 참갈매나무 294
Rhamnus koraiensis 털갈매나무 294
Rhaponticum uniflorum 뻐꾹채 1065
Rheum coreanum 장군풀(왕대황) 327
Rheum officinale 약대황 327
Rheum palmatum 개장군풀 327
Rheum undulatum 대황 327
Rhododendron aureum 노랑만병초 999

Rhododendron brachycarpum 만병초(들쭉나무) 999
Rhododendron chrysanthum 노랑만병초 999
Rhododendron dauricum 산진달래나무 998
Rhododendron fauriae var. *roseum* 홍만병초 999
Rhododendron fauriae var. *rufescens* 만병초(들쭉나무) 999
Rhododendron micranthum 꼬리진달래(참꽃나무겨우살이) 1000
Rhododendron mucronulatum 진달래(참꽃나무) 1001
Rhodomelaceae 해인초(海人草)과 51
RHODOPHYTA 紅藻植物門 51
Rhoeo discolcor 자주만년초(만년청아재비) 127
Rhus chinensis 붉나무(오배자나무) 380
Rhus javanica 붉나무(오배자나무) 380
Rhus succedanea 검양옻나무 381
Rhus sylvestris 산검양옻나무 381
Rhus trichocarpa 개옻나무 382
Rhus verniciflua 옻나무 382
Rhynchosia volubilis 여우콩 706
Ricinus communis 아주까리(피마자) 767
Robinia pseudo-acacia 아까시나무 706
Rohdea japonica 만년청 182
Rorippa indica 개갓냉이 584
Rorippa nasturtium-aquaticum 물냉이 581
Rorippa palustris 속속이풀 584
Rosaceae 장미(薔薇)과 636
Rosa chinensis 월계화 645
Rosa davurica 생열귀나무 646
Rosa laevigata 금앵자(세잎장미) 646
Rosales 장미(薔薇)目 598
Rosa multiflora 찔레나무(들장미) 648
Rosa polyantha 찔레나무(들장미) 648
Rosa rugosa 해당화 649
Rosa willdenowii 생열귀나무 646
Rostellularia procumbens 쥐꼬리망초 890
Rubiaceae 꼭두서니(茜草)과 921
Rubia akane 꼭두서니 929
Rubia chinensis var. *glabrescens* 큰꼭두서니 929
Rubia cordata var. *mungista* 꼭두서니 929
Rubia cordifolia var. *pratensis* 갈퀴꼭두서니 929
Rubiales 꼭두서니(茜草)目 921
Rubus buergeri 겨울딸기 650
Rubus corchorifolius 수리딸기 651
Rubus coreanus 복분자딸기 652
Rubus crataegifolius 산딸기 652
Rubus hirsutus 장딸기(땅딸기) 653
Rubus itoensis 산딸기 652
Rubus japonicus 황매화 640

Rubus parvifolius 멍석딸기 653
Rubus parvifolius var. *triphyllus* 멍석딸기 653
Rubus pectinelloides 겨울딸기 650
Rubus thunbergii 장딸기(땅딸기) 653
Rubus tokkura 복분자딸기 652
Rubus villosus 수리딸기 651
Rumex acetosa 수영(괴승애·시금초) 329
Rumex acetocella 애기수영 329
Rumex crispus 소리쟁이 330
Rumex conglomeratus 목발소리쟁이 332
Rumex digynus 나도수영 310
Rumex fauriei 소리쟁이 330
Rumex japonicus 참소리쟁이 332
Rumex maritimus 금소리쟁이 330
Rutaceae 운향(芸香)과 779
Ruta graveolens 운향나무 793

S

Sabina chinensis 향나무 111
Saccharomyces 酵母菌屬 349
Sagina japonica 개미자리(수캐자리) 359
Sagittaria aginashi 보풀 270
Sagittaria pygmaea 올미 271
Sagittaria sagittifolia var. *leucopetala* 벗풀 271
Sagittaria trifolia 벗풀 271
Sagittaria trifolia var. *edulis* 쇠귀나물 271
Sagittaria trifolia var. *sinensis* 쇠귀나물 271
Salicaceae 버드나무(楊柳)과 527
Salicales 버드나무(楊柳)目 527
Salix babylonica 수양버들 529
Salix dependens 개수양버들 529
Salsola collina 솔장다리 337
Salvia chinensis 둥근배암차즈기 860
Salvia japonica 둥근배암차즈기 860
Salvia miltiorrhiza 단삼 860
Salvia plebeia 배암차즈기 862
Salviniaceae 생이가래(槐葉蘋)과 81
Salvinia imbricata 물개구리밥 81
Salvinia natans 생이가래 82
Sambucus buergeriana 지렁쿠나무 940
Sambucus sieboldiana 덧나무 941
Sambucus sieboldiana var. *miquelii* 지렁쿠나무 940
Sambucus sieboldiana var. *pendula* 말오줌나무 941
Sambucus williamsii var. *coreana* 딱총나무 941
Sanguisorba carnea 오이풀(수박풀) 654
Sanguisorba hakusanensis 산오이풀 654
Sanguisorba longifolia 긴오이풀 654
Sanguisorba officinalis 오이풀(수박풀) 654
Sanguisorba parviflora 애기오이풀 654
Sanguisorba sitchensis 큰오이풀 654
Sanguisorba stipulata 큰오이풀 654
Sanguisorba tenuifolia var. *alba* 가는오이풀 654
Santalaceae 단향(檀香)과 305
Santalales 단향(檀香)目 304
Santalum album 단향 305
Sapindaceae 무환자나무(無患子)과 371
Sapindales 무환자(無患子)目 361
Sapindus abruptus 무환자나무 375
Sapindus mukorossi 무환자나무 375
Sapium sebiferum 조구나무 769
Saponaria vaccaria 말맹이나물 357
Saposhnikovia divaricata 방풍 428
Sarcandra glabra 죽절초 814
Sargassaceae 모자반(馬尾藻)과 47
Sargassum fusiforme 양서채 47
Sargassum pallidum 해호자 47
Sarraceniales 끈끈이귀개(茅膏菜)目 303
Satureia coreana 층층이꽃 842
Satyrium repens 애기줄사철란(애기사철란) 139
Saururaceae 삼백초(三白草)과 812
Saururus chinensis 삼백초 813
Saussurea japonica 큰각시취 1065
Saussurea lappa 운목향 1066
Saxifragaceae 범의귀(虎耳草)과 619
Saxifraga stolonifera 바위취(범의귀) 624
Scabiosa comosa 솔체꽃 938
Scabiosa mansenensis 솔체꽃 938
Schisandra chinensis 오미자 471
Schisandra chinensis var. *glabrata* 개오미자 471
Schisandra nigra 흑오미자 471
Schizaeaceae 실고사리(海金沙)과 82
Schizonepeta multifida 말들깨 863
Schizonepeta tenuifolia var. *japonica* 형개 863
Scilla chinensis 무릇 183
Scilla scilloides 무릇 183
Scilla thunbergii 무릇 183
Scirpus flaviatilis 매자기 244
Scirpus juncoides 올챙이고랭이 244
Scirpus lacustris var. *tabernaemontani* 큰고랭이 245
Scirpus miliaceus 바람하늘지기 242
Scirpus tabernaemontani 큰고랭이 245
Scirpus triangulatus 송이고랭이 245
Scirpus yagara 매자기 244
Scitamineae 생강(生薑)目 249
Scopolia japonica 미치광이풀 832

Scopolia parviflora 미치광이풀 832
Scorzonera albicaulis 쇠채 1068
Scorzonera glabra 미역쇠채 1068
Scrophulariaceae 현삼(玄蔘)과 897
Scrophularia buergeriana 현삼 909
Scrophularia kakudensis 큰개현삼 909
Scrophularia koraiensis 토현삼 909
Scrophularia takesimensis 섬현삼 909
Scutellaria baicalensis 황금(속썩은풀) 864
Scutellaria indica 골무꽃 865
Scutellaria indica var. *humilis* 들깨잎골무꽃 865
Scutellaria pekinensis var. *transitra* 산골무꽃 865
Secale cereale 호밀(라이맥·라이보리·黑麥) 44
Securinega suffruticosa var. *japonica* 광대싸리 770
Sedum aizoon 가는기린초 601
Sedum alboroseum 꿩의비름 602
Sedum bulbiferum 말똥비름 603
Sedum erubescens 바위솔 600
Sedum erythrostictum 꿩의비름 602
Sedum kamtschaticum 기린초 604
Sedum lineare var. *contractum* 돌나물 604
Sedum lineare var. *floribundum* 말똥비름 603
Sedum sarmentosum 돌나물 604
Sedum spectabile 큰꿩의비름 602
Sedum zokuriense 속리기린초 604
Selaginellaceae 부처손(卷柏)과 87
Selaginella involvens 바위손 87
Selaginellales 부처손(卷柏)目 87
Selaginella tamariscina 부처손 88
Semiaquilegia adoxoides 개구리발톱 483
Senecio argunensis 쑥방망이 1069
Senecio integrifolius var. *fauriei* 솜방망이(들솜쟁이) 1070
Senecio pseudo-sonchus 물솜방망이 1070
Serissa foetida 백정화 930
Serissa japonica 백정화 930
Sesamun indicum 참깨 894
Setaria glauca 금강아지풀 230
Setaria italica 조(서숙) 229
Setaria viridis 강아지풀(개꼬리풀) 230
Sibthorpia evolvulacea 아욱메풀 883
Siegesbeckia orientalis 제주진득찰 1070
Siegesbeckia orientalis var. *glabrescens* 진득찰 1070
Siegesbeckia orientalis var. *pubescens* 털진득찰 1070
Silene firma 장구채 357
Silene jenisseensis 가는다리장구채 355

Siler divaricatum 방풍 428
Simaroubaceae 소태나무(苦棟樹)과 775
Sinapis juncea 갓(겨자) 572
Sinomenium acutum 방기(청등) 506
Sinomenium diversifolium 방기(청등) 506
Siphonostegia chinensis 절국대 910
Sium suave 개발나물 428
Smilacina bicolor 자주솜대 184
Smilacina davurica 민솜대 184
Smilacina japonica 솜대(풀솜대) 184
Smilacina trinervis 솜대(풀솜대) 184
Smilax china 청미래덩굴(명감나무) 185
Smilax china var. *microphylla* 좀청미래 185
Smilax japonica 팥청미래 185
Smilax nipponica 선밀나물 186
Smilax riparia var. *ussuriensis* 밀나물 186
Smilax sieboldi 청가시나무(청가시덩굴) 186
Solanaceae 가지(茄子)과 820
Solanum dulcamara var. *pubescens* 배풍등 832
Solanum japonense 좁은잎배풍등 832
Solanum lyratum 배풍등 832
Solanum megacarpum 왕배풍등 832
Solanum melongena 가지 834
Solanum nigrum 까마중(까마종이) 835
Solanum tuberosum 감자 837
Solidago serotina 미국미역취 1072
Solidago virga-aurea var. *asiatica* 미역취 1072
Solidago virga-aurea var. *leiocarpa* 산미역취 1072
Sonchus brachyotus 사데풀 1073
Sonchus oleraceus 방가지똥 1074
Sophora angustifolia 고삼(너삼) 707
Sophora flavescens 고삼(너삼) 707
Sophora japonica 회화나무 708
Sophora subprostrata 광두근 687
Sorbaria sorbifolia var. *stellipila* 쉬땅나무(마가목) 656
Sorbaria stellipila var. *incerta* 털쉬땅나무 656
Sorbus alnifolia 팥배나무 618
Sorbus alnifolia var. *macrophylla* 왕팥배나무 618
Sorbus amurensis 당마가목 618
Sorbus commixta 마가목 618
Sorbus sambucifolia var. *pseudogracilis* 산마가목 618
Sorghum bicolor 수수 231
Sparganiaceae 흑삼릉(黑三稜)과 248
Sparganium emersum 개흑삼릉 248
Sparganium simplex 개흑삼릉 248
Sparganium stoloniferum 흑삼릉 248

Spathium chinense 삼백초 813
Spergula japonica 개미자리 359
SPERMATOPHYTA 種子植物 100
Spinacia oleracea 시금치 338 657
Spiraea blumei 산조팝나무 656
Spiraea chinensis 당조팝나무 657
Spiraea prunifolia var. *simpliciflora* 조팝나무
Spiraea thunbergii 가는잎조팝나무(능수조팝나무) 657
Spiranthes australis 타래난초 143
Spiranthes sinensis 타래난초 143
Spirodela polyrrhiza 개구리밥(머구리밥) 277
Stachygynandrum tamariscinum 부처손 88
Stachys artemisiae 익모초 848
Stachys baicalensis 개석잠풀 866
Stachys japonica 석잠풀 867
Stachys japonica forma *villosa* 개석잠풀 866
Staphylea bumalda 고추나무 364
Staphyleaceae 고추나무(省沽油)과 363
Stauntonia hexaphylla 멀꿀 522
Stellaria alsine var. *undulata* 벼룩나물 361
Stellaria aquatica 쇠별꽃(콤버무리) 359
Stellaria media 별꽃 360
Stellaria uliginosa var. *undulata* 벼룩나물 361
Stellera chamaejasme 서홍닥나무 759
Stemonaceae 백부(百部)과 152
Stemona japonica 백부(덩굴백부) 152
Stemona parviflora 넌출백부 152
Stemona sessilifolia 선백부 152
Stemona tuberosa 마주잎백부 152
Stemona vagula 좁은잎백부 152
Stenoloma chusanum 바위고사리 70
Stephania japonica 함박이 510
Stephania tetrandra 분방기 507
Sterculiaceae 벽오동(梧桐)과 556
Stratiotes alismoides 물질경이 266
Strobus koraiensis 잣나무 104
Strychnos ignatii 보두 972
Strychnos nux-vomica 마전자 972
Stypholobium japonicum 회화나무 708
Styracaceae 때죽나무(蘇木：安息香樹)과 919
Styrax benzoin 안식향나무 919
Styrax tonkinensis 월남안식향나무 919
Swertia corniculata 닻꽃 990
Swertia diluta var. *tosaensis* 개쓴풀 992
Swertia japonica 쓴풀 992
Swertia pseudo-chinensis 자주쓴풀 992
Sympetalae 合瓣花亞綱 820
Symphytum officinale 컴프리 893

Symplocaceae 노린재나무(灰木)과 918
Symplocos chinensis for. *pilosa* 노린재나무 918
Syneilesis aconitifolia 애기우산나물 1075
Syneilesis palmata 우산나물(삿갓나물) 1075
Syringa amurensis 개회나무 979
Syringa reticulata var. *mandshurica* 개회나무 979
Syringa velutina var. *kamibayashii* 정향나무 979

T

Tagetes erecta 만수국 1075
Tagetes patula 천수국 1076
Tamaricaceae 위성류(檉柳)과 395
Tamarix chinensis 위성류 395
Tamarix juniperina 향성류 395
Taraxacum coreanum 흰민들레 1077
Taraxacum hallaisanensis 좀민들레 1077
Taraxacum officinale 서양민들레 1077
Taraxacum ohwianum 산민들레 1077
Taraxacum platycarpum 민들레 1077
Taxaceae 주목(朱木)과 113
Taxales 주목(朱木)目 112
Taxodiaceae 낙우송(落羽松)과 100
Taxus caespitosa 눈주목 113
Taxus cuspidata 주목 113
Terminalia chebula 가리륵(가자) 733
Terminalia chebula var. *gangetica* 하가자 733
Tetragonia expansa 번행초 348
Tetragonia tetragonoides 번행초 348
Tetrapanax papyriferus 통탈목(통초) 445
Teucrium viscidum 좀덩굴개곽향 868
Thalictrum aquilegifolium 꿩의다리 500
Thalictrum aquilegifolium subsp. *asiaticum* 아세아꿩의다리 500
Thalictrum baicalense 바이칼꿩의다리 501
Thalictrum coreanum 연잎꿩의다리 503
Thalictrum coreanum var. *minus* 돈잎꿩의다리 503
Thalictrum petaloideum 꽃꿩의다리 501
Thalictrum simplex 긴잎꿩의다리 502
Thalictrum thunbergii 좀꿩의다리 503
Theaceae 차나무(山茶)과 402
Thea sinensis 차나무 403
Thermopsis fabacea 갯활량나무 711
Thermopsis lupinoides 갯활량나무 711
Thesium chinense 제비꿀 307
Thesium longifolium 긴잎제비꿀 307
Thladiantha dubia 큰새박(쥐참외) 960

Thlaspi arvense 말냉이 585
Thlaspi bursa-pastoris 냉이(난냉이) 575
Thuja orientalis 측백나무 107
Thymelaeaceae(*Daphnaceae*) 팥꽃나무(瑞香)과 739
Thymus quinquecostatus 백리향 868
Thymus quinquecostatus var. *japonica* 섬백리향 868
Thymus serpyllum var. *ibukiensis* 백리향 868
Tiarella polyphylla 헐떡이풀(헐덕이약풀) 624
Tiliaceae 피나무(田麻)과 568
Tilia miqueliana 보리자나무 570
Toona sinensis 참죽나무 771
Torenia crustacea 외풀 901
Torilis japonica 사상자 416
Torreya grandis 참비자나무 114
Torreya nucifera 왜비자나무 114
Tovara filiformis 이삭여뀌 308
Tovara neofiliformis 새이삭여뀌 308
Trachelospermum asiaticum var. *intermedium* 마삭줄 996
Trachelospermum jasminoides 당마삭줄 996
Trachelospermum jasminoides var. *pubescens* 털마삭줄 996
Trachycarpus excelsus 왜종려나무 275
Trachycarpus fortunei 왜종려나무 275
Trachycarpus wagnerianus 종려나무 275
Tradescantia reflexa 자주닭개비 128
Tradescantia virginiana 자주닭개비 128
Trapa japonica 마름 719
Trapa natans var. *bispinosa* 마름 719
Trapa natans var. *incisa* 애기마름 719
Trapa pseudoincisa 애기마름 719
Tribulus terrestris 남가새(백질려) 752
Tricercandra japonica 홀아비꽃대 815
Trichomanes japonicum 선바위고사리 66
Trichosanthes kirilowii 하눌타리 960
Trichosanthes kirilowii var. *japonica* 노랑하눌타리 960
Trifolium davuricum 왕비수리 691
Triglochin maritimum 지채(갯창포) 268
Trigonella foenum-graecum 호로파 711
Trigonotis peduncularis 꽃말이 894
Trillium kamtschaticum 연령초 187
Trillium pallasii 연령초 187
Trillium tschonoskii 큰연령초(흰삿갓풀) 187
Tripterospermum japonicum 덩굴용담 993
Tripterygium regelii 메역순나무(미역순나무) 369
Tripterygium wilfordii var. *regelii* 메역순나무(미역순나무) 369

Triticum aestivum 밀 231
Tropaeolaceae 한련(金蓮花)과 801
Tropaeolum majus 한련 801
Tubiflorae 가지(茄子)目 820
Tubocapsicum anomalum 알꽈리 838
Tulipa edulis 까치무릇(물구) 188
Tulipa gesneriana 튜울립 189
Tulotis ussuriensis 나도잠자리난 144
Tumion grandis 참비자나무 114
Turczaninowia fastigiatus 옹굿나물 1021
Turibana oxyphylla 참회나무 369
Tussilago farfara 관동 1078
Typha angustata 애기부들 246
Typha australis 애기부들 246
Typhaceae 부들(蒲黃)과 246
Typha latifolia 큰부들 246
Typha orientalis 부들(좀부들) 246

U

Ulmaceae 느릅나무(楡)과 534
Ulmus dividiana 당느릅나무 537
Ulmus macrocarpa 왕느릅나무 536
Ulmus macrocarpa var. *macrophylla* 큰잎느릅나무 536
Ulmus mandshurica 비술나무 538
Ulmus parvifolia 참느릅나무 537
Ulmus pumila 비술나무 538
Umbelliferae 미나리(繖形)과 406
Umbelliflorae 미나리(繖形)目 406
Uncaria rhynchophylla 조구등 931
Uncaria sinensis 화구등 931
Undaria pinnatifida 미역 49
Urtica angustifolia 가는잎쐐기풀 555
Urticaceae 쐐기풀(蕁麻)과 553
Urtica laetevirens 작은쐐기풀(애기쐐기풀) 555
Urticales 쐐기풀(蕁麻)目 534
Urtica nivea 모시풀 553
Ustilago esculenta 茭白黑粉 235
Uvularia sessile 윤판나물 169
Uvularia viridescens 큰애기나리 169

V

Vaccaria segetalis 말맹이나물 357
Vaccinium vitis-idaea 월귤나무 1002
Vaccinium bracteatum 모새나무 1002
Valerianaceae 마타리(敗醬)과 932

Valeriana officinalis var. *latifolia* 넓은잎쥐오줌풀 935
Valeriana amurensis 설령쥐오줌풀 935
Valeriana coreana 좀쥐오줌풀 935
Valeriana fauriei 쥐오줌풀 935
Valeriana officinalis 쥐오줌풀 935
Vallisneria asiatica 나사말 267
Vallisneria spiralis 나사말 267
Vandelila angustifolia 논뚝외풀 901
Vandellia crustacea 외풀 901
Veratrum dolichopetalum 푸른박새 191
Veratrum grandiflorum 박새 191
Veratrum maackii 긴잎여로 191
Veratrum maackii var. *japonicum* 여로 191
Veratrum maackii var. *parviflorum* 파란여로 191
Veratrum nigrum var. *ussuriense* 참여로 191
Veratrum patulum 꽃박새 191
Veratrum versicolor 흰여로 191
Verbenaceae 마편초(馬鞭草)과 872
Verbena officinalis 마편초 875
Verbena spuria 마편초 875
Veronica anagallis-aquatica var. *savatieri* 큰물칭개나물 911
Veronica arvensis 선개불알풀(선지금) 912
Veronica didyma var. *lilacina* 개불알풀 912
Veronica linariaefolia subsp. *dilatata* 큰꼬리풀 913
Veronica longifolia 긴산꼬리풀 913
Veronica peregrina 문모초 914
Veronica pseudolongifolia 긴산꼬리풀 913
Veronica rotunda var. *subintegra* 산꼬리풀 913
Veronica sibirica 냉초 915
Veronicastrum sibiricum 냉초 915
Veronicastrum sibiricum var. *zuccarini* 털냉초 915
Viburnum dilatatum 가막살나무 942
Viburnum lantana var. *japonicum* 가막살나무 942
Vicia amoena 갈퀴나물 712
Vicia cracca 등갈퀴나물 712
Vicia faba 마마콩(맥주콩) 713
Vicia hirsuta 새완두 715
Vicia pseudo-orobus 큰갈퀴 712
Vicia rapuculus 갈퀴나물 712
Vicia sativa 산갈퀴 716
Vicia unijuga 나비나물 717
Vigna sinensis 동부(광저기) 717
Vigna umbellata 덩굴팥 698
Vinca major 빈가 997

Viola acuminata 졸방제비꽃(졸방나물) 396
Viola acuminata for. *glaberrima* 민졸방제비꽃 396
Viola canina var. *japonica* 낚시제비꽃 398
Violaceae 제비꽃(菫菜)과 396
Viola chaerophylloides 남산제비꽃 398
Vioia collina 둥근털제비꽃 397
Viola diamantiaca 금강제비꽃 397
Viola grypoceras 낚시제비꽃 398
Viola hirta var. *collina* 둥근털제비꽃 397
Viola japonica 왜제비꽃 401
Viola laciniosa 졸방제비꽃(졸방나물) 396
Viola mandshurica 제비꽃 401
Viola patrinii 흰제비꽃 399
Viola tricolor 삼색제비꽃 400
Viola verecunda 콩제비꽃(조갑지나물) 400
Viola yedoensis 호제비꽃 401
Viscum album var. *coloratum* 겨우살이 304
Viscum coloratum 겨우살이 304
Viscum coloratum var. *rubro-aurantiacum* 붉은겨우살이 304
Vitaceae 포도(葡萄)과 298
Vitex negundo var. *cannabifolia* 모형 877
Vitex negundo var. *incisa* 좀모형 877
Vitex ovata 순비기나무 878
Vitex rotundifolia 순비기나무 878
Vitis amurensis 왕머루(머래순) 300
Vitis flexuosa 새머루(산포도) 301
Vitis kaempferi var. *glabrescens* 섬왕머루 300
Vitis vinifera 포도 302
Vittariaceae 일엽아재비과 84
Vittaria flexuosa 일엽아재비(다시마고사리) 84
Vittaria japonica 일엽아재비(다시마고사리) 84
Vladimiria denticulata 월서목향 1066
Vladimiria souliei 천목향 1066

W

Wahlendergia marginata 애기도라지 1090
Wedelia chinensis 긴갯금불초 1079
Wedelia prostrata 갯금불초 1080
Woodwardia japonica 새깃아재비 72, 77

X

Xanthium sibiricum 도꼬마리 1080
Xanthium strumarium 도꼬마리 1080
Xylosma congestum 산유자나무 390

Xylosma japonicum 산유자나무 390

Y

Youngia japonica 뽀리뱅이 1082
Youngia sonchifolia 고들빼기 1058

Z

Zanthoxylum ailanthoides 머귀나무 794
Zanthoxylum armatum var. *subtrifoliatum* 개산초나무 797
Zanthoxylum bungeanum 왕초피나무 795
Zanthoxylum coreanum 왕초피나무 795
Zanthoxylum piperitum 초피나무 795
Zanthoxylum planispinum 개산초나무 797
Zanthoxylum schinifolium 산초나무 795
Zea mays 옥수수(강냉이) 233
Zingiberaceae 생강(生薑)과 249
Zingiber mioga 양하 259
Zingiber officinale 생강 260
Zizania caduciflora 줄(줄풀) 235
Zizania latifolia 줄(줄풀) 235
Zizyphus jujuba 멧대추나무(산대추) 295
Zizyphus jujuba for. *hoonensis* 보은대추나무 296
Zizyphus jujuba var. *inermis* 대추나무 296
Zizyphus vulgaris var. *spinosus* 멧대추나무(산대추) 295
Zosteraceae 거머리말과 265
Zostera asiatica 왕거머리말 265
Zostera marina 거머리말 265
Zygophyllaceae 남가새(蒺藜)과 752

國文索引
(鄕名・漢名・別名・生藥名・異名을 總括)

〔가〕

檟 가 403
假苦瓜 가고과 371
迦拘勒 가구륵 519
茄根 가근 835
가는가래 263
가는기린초 601
가는다리장구채 355
가는도깨비바늘 1028
가는범꼬리 312
가는오이풀 654
가는잎금불초 1054
가는잎마타리 934
가는잎산들깨 852
가는잎삽주 1024
가는잎쐐기풀 555
가는잎억새 222
가는잎음나무 437
가는잎조팝나무 657
가는잎할미꽃 495
가는잎향유 843
가락지나물 644
가래 263
가래(眼子菜)과 263
가래나무 287
가래나무(胡桃)과 287
가래나무(胡桃)目 287
訶黎 가려 733
訶黎勒 가려륵 733
訶梨勒 가리륵 733
까마종이 835
까마중 835
가막사리 1029
가막살나무 942
假鳳仙花 가봉선화 379
假蘇 가소 863
가시나무 811
가시남천 462
가시연꽃 512
가시오갈피 432
까실쑥부쟁이 1020

茄葉 가엽 835
가위톱 299
訶子 가자 733
茄子 가자 834
茄子科 가자과 820
茄子目 가자목 820
訶子葉 가자엽 734
訶子核 가자핵 734
貛猪屎 가저시 38
가제무릇 170
가죽나무 775
가중나무 775
가지 834
假指甲花 가지갑화 379
가지고비 66
가지고비고사리 66
가지(茄子)과 820
가지(茄子)目 820
가지복수초 480
茄蔕 가체 835
嘉草 가초 259
까치무릇 188
까치박달 805
까치발 1028
까치수염 964
까치수영 314
까치콩 677
假荊芥 가형개 854
葭花 가화 229
茄花 가화 835
가회톱 299
殼斗目 각두목 802
殼泊 각박 253
角盤蘭 각반란 142
刻葉紫菫 각엽자근 594
干雞筋 간계근 461
苷根 간근 428
赶山鞭 간산편 392
葛 갈 704
葛穀 갈곡 705
葛根 갈근 704
갈대 227
渴藍菜 갈람채 585

葛藟 갈류 301
葛藟果實 갈류과실 301
葛藟汁 갈류즙 301
葛藟蔓 갈률만 551
葛勒蔓 갈륵만 551
葛麻茹 갈마여 704
葛蔓 갈만 705
갈매기난초 143
갈매나무 294
갈매나무(鼠李)과 291
갈매나무(鼠李)目 291
葛粉 갈분 705
葛葉 갈엽 705
蝎子草 갈자초 285
褐藻植物門 갈조식물문 47
갈퀴꼭두서니 929
갈퀴나물 712
갈퀴덩굴 923
蝎虎草 갈호초 497
葛花 갈화 705
芡 감 512
甘葛 감갈 704
甘瓜 감과 947
甘菊 감국 1038, 1039
감나무 915
감나무(柿樹)과 915
감나무 目 915
甘藍 감람 575
橄欖 감람 748, 749
감람(橄欖)과 747
감람나무 748
橄欖仁 감람인 750
橄欖子 감람자 272
橄欖核 감람핵 750
感米 감미 212
甘富利 감부리 893
甘薯 감서 884
甘松 감송 932
甘松香 감송향 932
甘遂 감수 765, 766
芡實 감실 512
芡實莖 감실경 513
芡實根 감실근 513

— 1118 — 國文索引

芡實葉 감실엽 513
芡仁 감인 512
감자 837
감자란 133
甘草 감초 684, 685
甘草頭 감초두 687
甘草節 감초절 687
甘草梢 감초초 687
감탕나무(冬靑)과 361
甘苔 감태 49
감태나무 456
甘蒲 감포 246
갓 572
姜芥 강개 863
강낭콩 701
강냉이 233
豇豆 강두 717
豇豆殼 강두각 718
豇豆根 강두근 718
豇豆葉 강두엽 718
強膂 강려 71
杠柳 강류 987
江䍧 강리 53
강아지풀 230
薑葉 강엽 262
剛子 강자 756
剛前 강전 461
剛竹 강죽 204, 205
降眞香 강진향 675
羌靑 강청 431
姜苔 강태 499
扛板歸 강판귀 322
扛板歸根 강판귀근 323
薑皮 강피 262
降香 강향 675
降香檀 강향단 675
糠蕿 강현 345
羌活 강활 431
羌滑 강활 431
薑黃 강황 257
개가재무릇 199
개감수 765
개갓냉이 584
개꼬리풀 230
개꽃무릇 199
개관중 77
開口劍 개구검 182
개구리갓 499
개구리발톱 483
개구리밥 277

개구리밥(浮萍草)과 277
개구리자리 498
개구릿대 409
개나리 974
개다래나무 387
개똥쑥 1012
개망초 1044
개맥문동 177
개맨드라미 345
개머루 298
개미자리 359
개미취 1023
개미탑 718
개미탑(蟻塔)과 718
개박하 854
개발나물 428
개별꽃 358
개부싯깃고사리 65
개불알꽃 136
개불알풀 912
개비름 344
개비자나무 113
개싸리 694
개사철쑥 1013
개산초나무 797
개살구나무 625
개상사화 198
개석잠풀 866
개속새 97
개솔새 213
개쇠뜨기 97
개수양버들 529
개쉽사리 850
개쓴풀 992
개시호 412
개아그배나무 614
개암나무 805
개양귀비 589
개양하 127
개연꽃 517
개오동 871
개오미자 471
개옻나무 382
芥子 개자 573
개자리 695
개장군풀 327
芥苴 개저 867
개정향풀 994
개제비난 140
개제비쑥 1018

芥薐 개조 867
개족도리 746
개지치 892
개질경이 1004
芥菜 개채 572, 573
깨풀 753
개회나무 979
開喉劍 개후검 968
개흑삼릉 248
갯갓 578
갯금불초 1080
갯기름나물 428
갯대추나무 292
갯메꽃 881
갯방풍 425
갯사상자 416
갯실새삼 882
갯창포 268
갯활량나물 711
깽깽이풀 465
巨句麥 거구맥 354
拒冬 거동 762
苣藤子 거등자 1061
苣蕒菜 거매채 1073
薑蕒菜花 거매채화 1074
거머리말 265
거머리말과 265
거미고사리 61
거미일엽초 61
거미줄란 204
去水 거수 740
巨勝 거승 894
巨勝苗 거승묘 895
鋸子草 거자초 929
거지덩굴 300
據火 거화 602
乾葛 건갈 704
乾薑 건강 261
建蘭根 건란근 135
建蘭葉 건란엽 135
建蘭花 건란화 135
乾生薑 건생강 261
乾棗 건조 269
乾地黃 건지황 907
乾漆 건칠 383
검나리 170
劍丹 검단 55
검양옻나무 381
검정콩 682
겉보리 217

겨우살이   304
겨우살이(桑寄生)과   304
겨우살이나무   368
겨울딸기   650
겨자   572
葋 격   514
茖葱 격총   162
格葱 격총   162
隔葱 격총   162
堅硬女婁菜 견경녀루채   357
犬問荊 견문형   97
牽牛 견우   885
牽牛子 견우자   885
牽牛花 견우화   884
見腫消 견종소   351
決明 결명   672
決明子 결명자   672
결명차   672
招不齊 겹부제   689
京芎 경궁   418
苘麻 경마   560
苘麻根 경마근   560
鏡面草 경면초   541
硬米 경미   223
粳米 경미   223
粳米泔 경미감   224
京三稜 경삼릉   249
硬粟 경속   229
硬水黃連 경수황련   502
苘實 경실   560
景天 경천   602
景天科 경천과   599
景天三七 경천삼칠   601, 602
景天三七根 경천삼칠근   602
莖蒲 경포   278
鷄脚草 계각초   641
鷄距草 계거초   641
鷄骨升麻 계골승마   486
鷄公頭 계공두   76
鷄公花 계공화   346
鷄冠果 계관과   638
鷄冠苗 계관묘   346
鷄冠子 계관자   346
鷄冠菜 계관채   345
鷄冠花 계관화   346
鷄膠骨 계교골   340
鷄腦殼 계뇌각   76
계뇨등   928
奚毒 계독   479
鷄毒 계독   479

鷄頭尾 계두미   76
鷄頭實 계두실   512
鷄頭棗 계두조   76
鷄老盖 계로개   76
鷄舌廣 계설광   127
鷄舌草 계설초   127
鷄舌香 계설향   738
溪蓀 계손   194
계수나무   456
鷄屎藤 계시등   928
鷄心菜 계심채   576
鷄心七 계심칠   142
鷄兒腸 계아장   1022
鷄眼草 계안초   689
桂子 계자   453
鷄腸 계장   894, 986
鷄腸狼毒 계장랑독   758
鷄腸菜 계장채   427
鷄腸草 계장초   894, 1036
桂丁 계정   455
鷄足 계족   448
桂竹 계죽   205
桂竹糖芥 계죽당개   578
鷄腿堇菜 계퇴근채   396
鷄腿兒 계퇴아   641
桂皮 계피   453
계피나무   453
鷄項草 계항초   1042
戒火 계화   602
菰 고   235
苦苣 고거   1060
苦苣菜 고거채   1074
苦梗 고경   1089
苦瓜 고과   957
苦瓜根 고과근   958
苦瓜藤 고과등   958
苦瓜葉 고과엽   958
苦瓜子 고과자   959
苦瓜花 고과화   958
고구마   883
苦葵 고규   836
菰根 고근   235
苦菫 고근   499
苦桔梗 고길경   1089
苦茶 고다   403
苦樣 고다   403
고들빼기   1058
皐蘭草 고란초   55, 56
고란초(皐蘭草)과   54
高良薑 고량강   250, 251

膏凉姜 고량강   251
高粱根 고량근   231
高粱米 고량미   231
苦櫪白蠟樹 고력백랍수   976
苦楝 고련   773
苦楝樹科 고련수과   775
苦楝子 고련자   773
苦楝皮 고련피   774
꼬리겨우살이   304
꼬리고사리   58
꼬리고사리(地柏葉)과   58
꼬리진달래   1000
苦馬菜 고마채   1054, 1074
苦木 고목   776
菰米 고미   235
藁本 고본   428, 429
고비   77
고비고사리   66
고사리   67
고사리(蕨)과   62
고사리 類綱   54
고사리(蕨)目   54
고사리삼   85
고사리삼(瓶爾小草)과   85
고사리삼 目   85
苦蔘 고삼   707, 708
苦蔘實 고삼실   708
菰首 고수   235
고수   419
고수나물   419
苦樹皮 고수피   777
菰笋 고순   235
苦心 고심   203
苦芙 고요   1041
고욤나무   918
苦龍膽草 고용담초   989
苦遠志 고원지   798
苦薏 고의   1038
鼓子花 고자화   880
苦杖 고장   315
苦礁子 고접자   1059
苦竹 고죽   207
苦藕 고직   935
苦菖蒲 고창포   280
菰菜 고채   235
苦菜 고채   836, 1074
苦菜根 고채근   1074
苦菜花子 고채화자   1074
苦草 고초   267, 821
고추   820

고추나무 364
고추나무(省沽油)과 363
고추나물 392
고칫대꽃 489
苦板 고판 1041
苦皮 고피 777
苦壺蘆 고호로 953
苦花 고화 171
苦丸 고환 986
鵠殼 곡각 782
槲寄生 곡기생 304
꼭두서니 929
꼭두서니(茜草)과 921
꼭두서니(茜草)目 921
槲白皮 곡백피 809
鵠瀉 곡사 269
槲樹 곡수 809
穀實 곡실 539
槲實仁 곡실인 810
鵠虱 곡슬 1032
穀芽 곡아 224
槲若 곡약 809
槲葉 곡엽 809
穀莠子 곡유자 231
穀子 곡자 539
穀精草 곡정초 125
곡정초(穀精草)과 125
곡정초(穀精草)目 125
蘚菜 곡채 130
穀菜 곡채 833
槲皮 곡피 809
昆侖 곤륜 299
昆侖草 곤륜초 345
곤약 281
昆布 곤포 49
骨巨 골거 621
骨擔根 골담근 669
骨擔草 골담초 669
골등골나물 1047
골무꽃 865
骨碎補 골쇄보 73
骨碎補毛 골쇄보모 74
骨節草 골절초 97
골풀 144
골풀(燈心草)과 144
곰고사리 80
곰의말채나무 447
곰취 1062
功勞根 공로근 362
功勞木 공로목 463

功勞葉 공로엽 462
功勞子 공로자 463
公母草 공모초 689
空腹連 공복련 653
公荵 공염 191
공작고사리 63
孔雀尾 공작미 60
孔雀草 공작초 63, 64, 1077
空腸 공장 864
公丁香 공정향 737
꽃꿩의다리 501
꽃다지 580
꽃대 816
꽃대자금우 968
꽃말이 894
꽃무릇 199
꽃박새 191
꽃싸리 667
꽃아그배나무 613
꽃양하 250
꽃치자 925
꽃향유 843
過江龍 과강룡 91
果瓜 과과 947
과남풀 988
瓜龍 과룡 231
瓜蔞仁 과루인 963
파리 830
瓜木根 과목근 726
過山蕨 과산궐 61, 62
過山龍 과산룡 73, 89, 90
稞子 과자 229
瓜子 과자 945
瓜子金 과자금 798
瓜子蓮 과자련 61
果宗 과종 617
瓜蒂 과체 948
瓜槌 과추초 359
瓜皮草 과피초 271
瓜香草 과향초 636
藿香 곽향 839
藿香根 곽향근 840
藿香露 곽향로 840
貫渠 관거 77
寬筋藤 관근등 90
款冬 관동 1078
款冬花 관동화 1078
貫來 관래 77
關木通 관목통 746
關白附 관백부 477

寬葉甘松 관엽감송 932
寬葉香蒲 관엽향포 246
貫節 관절 77
貫鐘 관종 77
貫中 관중 77
貫衆 관중 77, 75
貫仲 관중 77
栝樓 괄루 960, 961
栝樓莖葉 괄루경엽 962
栝樓根 괄루근 962
栝樓仁 괄루인 963
栝樓子 괄루자 963
栝樓皮 괄루피 962
光果甘草 광과감초 684
廣藿香 광곽향 839
광귤나무 779
광나무 977
광대나물 847
광대싸리 770
광대수염 846
廣豆根 광두근 687
광릉개불알꽃 136
광릉요강꽃 136
穬麥 광맥 217
光明草 광명초 231
廣防己 광방기 507
光三稜 광삼릉 249
光葉水蘇 광엽수소 867
光慈姑 광자고 189
광저기 717
光風輪 광풍륜 842
光風草 광풍초 695
掛金燈 괘금등 831
掛蘭 괘란 204
괭이눈 620
괭이밥 751
괭이밥(酢漿草)과 751
괭이싸리 692
槐 괴 708
槐角 괴각 710
槐膠 괴교 710
槐根 괴근 709
槐豆 괴두 671
槐白皮 괴백피 710
괴불주머니 595
괴승애 329
槐葉 괴엽 710
槐葉蘋 괴엽빈 82
槐葉蘋科 괴엽빈과 81
槐枝 괴지 709

槐花 괴화 709
絞股藍 교고람 952
翹翹花 교교화 665
蕎麥 교맥 308, 309
蕎麥秸 교맥갈 309
茭白 교백 235
茭白黑粉 교백흑분 235
茭首 교수 235
茭筍 교순 235
翹搖 교요 665, 716
蕎子 교자 158, 309
韭子 구 161
歐甘草 구감초 684
狗膏 구고 1071
枸骨 구골 361
枸骨根 구골근 362
枸骨樹皮 구골수피 362
枸骨葉 구골엽 362
枸骨子 구골자 362
枸骨刺 구골자 362
毬果植物綱 구과식물강 100
狗狗秧 구구앙 880
枸橘 구귤 791, 792
枸橘葉 구귤엽 792
枸橘刺 구귤자 792
枸橘核 구귤핵 793
枸棘子 구극자 792
韭根 구근 162
枸杞 구기 826
枸杞根 구기근 827
苟起根 구기근 827
枸杞根皮 구기근피 827
枸杞苗 구기묘 828
枸杞葉 구기엽 828
枸杞子 구기자 826
苟起子 구기자 826
구기자나무 826
枸杞尖 구기첨 828
九頭獅子草 구두사자초 350
鉤藤 구등 931
구렁내풀 872
九龍木 구룡목 631
구름떡쑥 1010
구름병아리난초 141
구릿대 409
瞿麥 구맥 354
구멍쟁이버섯(多孔菌)과 33
狗尾草 구미초 230
狗尾半支 구미반지 231
狗尾草 구미초 231, 227

韭逢 구봉 203
鳩酸草 구산초 751
狗舌草 구설초 1070
狗舌草根 구설초근 1070
構樹 구수 539
狗虱 구슬 894
구슬붕이 990
狗牙根 구아근 214
狗兒秧 구아앙 880
狗牙草 구아초 605
蒟蒻 구약 281
歐藥菊 구약국 1063
鉤芺 구요 1041
韭子 구자 162
机子 구자 609
九子連環草 구자련환초 133
九節茶 구절다 814
九節菖蒲 구절창포 280, 482
九折草 구절초 1040, 1041
九節蟲 구절충 133
九節風 구절풍 814
꾸지나무 539
꾸지뽕나무 544
韭菜 구채 161
韭菜仁 구채인 162
韭菜子 구채자 162
狗脊 구척 71
荀脊 구척 71
구척(狗脊)과 71
狗脊蕨 구척궐 77
狗青 구청 71
灸草 구초 1014
構皮麻 구피마 539
救必應 구필응 363
救火 구화 602
韭黃 구황 162
國老 국로 685
菊花 국화 1039
국화(菊花)과 1006
菊花苗 국화묘 1040
국화바람꽃 482
菊花葉 국화엽 1040
국화쥐손이 799
菊花菜 국화채 1037
菊花黃連 국화황련 595
莙薘根 군달근 334
莙薘子 군달자 335
莙薘菜 군달채 334
裙帶釆 군대채 49
君遷子 군천자 918

굴참나무 811
꿀풀 858
꿀풀(脣形)과 839
굴피나무 290
굵은파 156
굿가시나무 544
芎藭 궁궁 418
棬根白皮 권근백피 770
卷丹 권단 175
卷柏 권백 88
卷柏科 권백과 87
卷柏目 권백목 87
卷柏狀石松 권백상석송 92, 93
拳蔘 권삼 312
棬子根 권자근 770
蕨 궐 67
蕨鷄根 궐계근 68
蕨科 궐과 62
蕨根 궐근 68
蕨其 궐기 67
蕨蕡 궐기 86
蕨難腦 궐난뇌 77
蕨攗 궐미 719
蕨薇菜根 궐미채근 77
蕨菜 궐채 67
꿩의다리 500
꿩의다리아재비 460
꿩의바람꽃 482
꿩의밥 147
꿩의비름 602
鬼蓋 귀개 440
鬼臉升麻 귀검승마 486
鬼見愁 귀견수 499
鬼卿 귀경 429
鬼獨搖草 귀독요초 815
鬼督郵 귀독우 138, 815
鬼頭 귀두 281
鬼燈檠 귀등경 134
귀룽나무 630
鬼饅頭 귀만두 543
鬼目 귀목 332, 834
귀보리 210
鬼虱 귀슬 1032
鬼芋 귀우 281
鬼藏 귀장 909
鬼箭羽 귀전우 367
鬼釵草 귀차초 1027
鬼針草 귀침초 1026, 1027
鬼香油 귀향유 854
菌患子 균환자 692

國文索引

橘根 귤근 785
귤나무 783
橘絡 귤락 784
橘餠 귤병 785
橘絲 귤사 784
橘葉 귤엽 785
橘子核 귤자핵 785
橘草 귤초 214
橘皮 귤피 784
橘核 귤핵 785
그늘돌쩌귀 478
그늘사초 236
棘葉 극엽 296
棘菀 극원 798
棘刺花 극자화 296
棘針 극침 296
筋骨草 근골초 89, 840, 841
菫葵 근규 499
筋根 근근 880
끈끈이귀개 303
끈끈이귀개(茅膏菜)과 303
끈끈이귀개(茅膏菜)目 303
菫菫菜 근근채 401
菫菫菜科 근근채과 396
筋根花 근근화 880
근대 334
根頭菜 근두채 640
勤母 근모 171
菫菜 근채 400
芹菜 근채 430
芹花 근화 430
글라디올러스 194
금감 788
금강아지풀 230
금강제비꽃 397
錦鷄兒 금계아 669
金蕎麥 금교맥 333
金球 금구 782
金狗脊黃毛 금구척황모 72
金龜草 금귀초 484
錦葵科 금규과 558
錦葵目 금규목 556
金橘 금귤 788, 828
金橘根 금귤근 788
金橘露 금귤로 789
金橘葉 금귤엽 788
金橘核 금귤핵 789
금낭화 598
錦帶 금대 512
금떡쑥 1050

金豆子 금두자 671
金燈 금등 134
金蓮花 금련화 801
金蓮花科 금련화과 801
金鈴 금령 885
金老梅 금로매 643
金老梅花 금로매화 644
金縷梅科 금루매과 658
金陵草 금릉초 1043
金毛狗 금모구 71
錦紋大黃 금문대황 327
金邊蘭 금변란 202
金鳳花 금봉화 980
金鳳花子 금봉화자 378
金沸草 금불초 1054, 1056
金不換 금불환 443
金絲桃科 금사도과 391
金絲桃目 금사도목 386
金絲醺 금사훈 829
禁生 금생 137
金鼠曲 금서곡 1050
金線吊芙蓉 금선조부용 624
金線草 금선초 308
金線草根 금선초근 308
金線風 금선풍 83
金星草 금성초 57
금소리쟁이 330
金粟蘭 금속란 814
金粟蘭科 금속란과 814
金鎖匙 금쇄시 798, 883
金挖耳 금알이 1033
金挖耳根 금알이근 1034
金櫻根 금앵근 648
金櫻葉 금앵엽 648
金櫻子 금앵자 646, 647
金櫻花 금앵화 648
금양변 134
金魚藻 금어조 510
金魚藻科 금어조과 510
錦荔枝 금여지 957
金蕊 금예 1039
金銀花 금은화 939
金銀花杆 금은화간 939
金銀花藤 금은화등 939
金銀花露 금은화로 940
金雀根 금작근 669
金雀花 금작화 669
金鵲花 금작화 669
金盞銀盤 금잔은반 1027, 1028
金盞草 금잔초 1030

金盞草根 금잔초근 1030
金盞花 금잔화 1030
金錢苦葉草 금전고엽초 621
金錢草 금전초 845, 929
金錢花 금전화 1055
金頂龍芽 금정룡아 636
金井玉蘭 금정옥란 440
금좁쌀풀 965
金鐘茵陳 금종인진 911
金釵石斛 금차석곡 137
金瘡小草 금창소초 840, 841
금창초 840
金針菜 금침채 173
금털고사리 80
金花豹子 금화표자 671
菣 금 944
及己 급기 816
及瀉 급사 269
急性子 급성자 378
急解索 급해색 1083
氣桐子 기동자 755
麒麟竭 기린갈 274
騏驎竭 기린갈 274
기린초 604
麒麟血 기린혈 274
기름나물 432
끼멸가리 485
起莫 기모 420
끼무릇 285
寄生樹 기생수 304
寄生草 기생초 304
寄屑 기설 304
芰實 기실 719
芑實 기실 212
起實 기실 212
起陽草 기양초 161
기장 225
紀州密柑 기주밀감 783
祁州一枝蒿 기주일지호 1045
奇蒿 기호 1019
긴강남차 672
긴갯금불초 1079
긴담배풀 1033
긴병꽃풀 844
긴사상자 430
긴산꼬리풀 913
긴오이풀 654
긴옥잠화 174
긴잎꿩의다리 502
긴잎쇠무릎 342

國文索引 — 1123 —

긴잎여로 191
긴잎제비꽃 307
桔梗 길경 1089
桔梗科 길경과 1085
桔梗蘆頭 길경노두 1090

〔나〕

糯 나 223
羅 나 616
羅裙帶 나군대 197
羅裙帶根 나군대근 197
나도깨풀 897
나도고사리삼 86
糯稻根鬚 나도근수 225
나도생강 127
나도송이풀 904
나도수영 310
나도씨눈란 142
나도옥잠화 167
나도잠자리난 144
나도하수오 313
나락 223
나리잔대 1086
蘿藦 나마 985, 986
蘿藦科 나마과 980
蘿藦子 나마자 986
裸麥 나맥 218
나무수국 622
나물승마 485
糯米 나미 225
羅氾豆 나범두 714
羅服 나복 582
나비나물 717
나사말 267
螺靨草 나염초 54
糯芋 나우 721
拿子 나자 520
裸子植物門 나자식물문 100
癩子草 나자초 862
나팔꽃 884
蘡葡萄 나포도 957
羅布麻 나포마 994
羅漢松 나한송 112
나한송(羅漢松)과 112
羅漢松根皮 나한송근피 113
羅漢松實 나한송실 112
羅漢松葉 나한송엽 112
糯蒿 나호 905
酪奴 낙노 403

落藜 낙려 335
絡石 낙석 996
絡石果 낙석과 997
絡石藤 낙석등 996
落首 낙수 47
낚시제비꽃 398
落新婦 낙신부 619
落新婦根 낙신부근 620
낙우송(落羽松)과 100
낙지다리 601
落地生根 낙지생근 599, 600
烙鐵草 낙철초 322
落箒子 낙추자 337
落花生 낙화생 661
落花生油 낙화생유 662
落花生枝葉 낙화생지엽 662
蘭 난 512
蘭根 난근 219
난생이 575
蘭蓀 난손 278
欒樹 난수 373
卵子草 난자초 913
蘭草 난초 1046
난초(蘭草)과 131
난초(蘭草)目 131
난티잎개암나무 805
蘭香草 난향초 873
欒花 난화 374
蘭花蔘 난화삼 1090
辣茄 날가 821
날개하늘나리 175
辣蓼 날료 320
辣蓼草 날료초 317
辣米菜 날미채 584
辣椒 날초 821
辣椒莖 날초경 822
辣椒頭 날초두 822
南瓜 남과 950, 951
南瓜根 남과근 951
南瓜藤 남과등 951
南瓜鬚 남과수 951
南瓜瓤 남과양 951
南瓜葉 남과엽 951
南瓜陰芽 남과음아 952
南瓜子 남과자 952
南瓜蒂 남과체 951
南瓜花 남과화 951
南豆 남두 714
南苜蓿 남목숙 695
南木香 남목향 1067

南蛇藤 남사등 366
南蛇藤根 남사등근 366
南蛇藤葉 남사등엽 366
南沙蔘 남사삼 1086
남산제비꽃 398
南星 남성 281
南水楊梅 남수양매 639
藍實 남실 325
南五味子 남오미자 471
藍子 남자 325
藍刺頭 남자두 1065
藍靛 남전 327
南竹葉 남죽엽 465
南蒼朮 남창출 1024
남천 464
南天竹 남천죽 464
南天竹梗 남천죽경 465
南天竹根 남천죽근 465
南天竹葉 남천죽엽 465
南天竹子 남천죽자 464
南天燭 남천촉 464
南草 남초 937
南蜀 남촉 795
南燭 남촉 1002
南燭根 남촉근 1002
南燭葉 남촉엽 1002
南燭子 남촉자 1002
南扁豆 남편두 678
납가새 752
납가새(蒺藜)과 752
拉拉藤 납랍등 923
粳 낭 227
蒗蕩子 낭당자 824
狼茅 낭모 227
狼毒 낭독 759
狼尾珍珠菜 낭미진주채 964
狼尾草 낭미초 227
狼尾草根 낭미초근 227
狼尾巴花 낭미파화 964
狼牙草 낭아초 688
郞耶草 낭야초 1029
榔榆 낭유 537
榔榆莖葉 낭유경엽 538
榔榆皮 낭유피 537
廊茵 낭인 324
莨菪 낭탕 824, 832
莨菪根 낭탕근 825
莨菪葉 낭탕엽 825
莨菪子 낭탕자 824
狼把草 낭파초 1029

狼把草根 낭파초근 1030
萊 내 335
乃東 내동 859
來莓草 내매초 551
萊菔 내복 582
萊菔葉 내복엽 583
萊菔子 내복자 583
奶漿藤 내장등 880
奶漿草 내장초 392
냇씀바귀 1059
냉이 575
냉초 915
너삼 707
넉줄고사리 73
넉줄고사리과 73
넌출백부 152
넓은잎말 264
넓은잎삼나무 100
넓은잎아위 422
넓은잎쥐오줌풀 935
넓은잎천남성 281
넓은잎황벽나무 790
넓은잔대 1086
네가래 74
네가래(蘋)과 74
老柯子 노가자 110
노간주나무 109
蘆莖 노경 228
노고초 495
老官草 노관초 800
老貫草 노관초 800
老鸛草 노관초 799, 800
老君鬚 노군수 983
蘆橘 노귤 788
蘆根 노근 228
䔧豆 노두 684
老蘿蔔頭 노라복두 583
노란만병초 999
노란쑥더부살이 889
노랑꽃무릇 198
노랑돌쩌귀 477
노랑어리연꽃 991
노랑투구꽃 478
노랑하눌타리 960
老來紅 노래홍 344
老龍鬚 노룡수 186
노루귀 494
노루발풀 997
노루발(鹿蹄草)과 997
노루삼 480

노루오줌 619
노린재나무 918
노린재나무(灰木)과 918
노박덩굴 366
노박덩굴(衛矛)과 365
鷺鷥花 노사화 939
魯桑 노상 545
노상나무 545
老鼠刺 노서자 362
老少年 노소년 344
蘆粟 노속 231
蘆筍 노순 228
老鴉頭 노아두 189
老鴉蒜 노아산 200
老鴉瓣 노아판 188, 189
노야기
老陽子 노양자 756
蘆葉 노엽 283
蘆葦 노위 227
老人頭 노인두 583
蘆荻外皮 노적외피 229
勞菹 노조 867
蘆竹 노죽 209
蘆竹根 노죽근 209
蘆竹瀝 노죽력 210
蘆竹筍 노죽순 210
蘆竹籜 노죽탁 229
鹵地菊 노지국 1080
蕗草 노초 685
老婆子針線 노파자침선 897
蘆蒿 노호 1019
老虎耳 노호이 624
蘆花 노화 229
蘆薈 노회 163
奴會 노회 163
蘆薈根 노회근 164
蘆薈葉 노회엽 164
蘆薈花 노회화 164
鹿角草 녹각초 1029
鹿藿 녹곽 684, 706
鹿藿根 녹곽근 706
녹나무 449
녹나무(樟)과 449
녹다래나무 386
綠豆 녹두 700
鹿豆 녹두 706
綠豆粉 녹두분 701
綠豆升麻 녹두승마 480
綠豆芽 녹두아 700
綠豆葉 녹두엽 701

綠豆皮 녹두피 701
綠豆花 녹두화 700
綠蘭花 녹란화 902
鹿列 녹렬 203
鹿梨 녹리 616
鹿梨根皮 녹리근피 616
鹿首 녹수 935
鹿壽茶 녹수다 998
鹿壽草 녹수초 998
綠升麻 녹승마 485
鹿藥 녹약 184
綠葉 녹엽 759
鹿耳葱 녹이총 162
鹿醬 녹장 935
鹿腸 녹장 909, 935
鹿蹄草 녹제초 134, 997
鹿蹄草科 녹제초과 997
綠藻植物門 녹조식물문 51
鹿竹 녹죽 181
綠竹 녹죽 209
鹿葱 녹총 191
鹿葱花 녹총화 173
鹿胎 녹태 156
鹿銜草 녹함초 998
綠花草 녹화초 759
논냉이 577
논뚝외풀 901
놋동이풀 498
놋젓가락나물 478
籠草 농초 300
雷公頭 뇌공두 240
雷公藤 뇌공등 369, 370, 322
雷公七 뇌공칠 167
雷矢 뇌시 37
雷實 뇌실 37
䒽子 뇌자 158
雷丸 뇌환 37
雷丸菌 뇌환균 37
雷丸草 뇌환초 483
蔞根 누근 962
耬斗菜 누두채 484
蔞藤 누등 817
漏藍子 누람자 476
漏蘆 누로 1065
漏蘆果 노로과 172
누리장나무 874
누린내풀 872
누운주름잎 902
눈괴불주머니 595
嫩頭子 눈두자 814

國文索引 — 1125

눈범꼬리 324
눈빛승마 485
눈주목 113
訥會 눌회 163
扭子七 뉴자칠 325
느러진장대 571
느릅나무(楡)과 534
勒草 늑초 551
菱 능 719
菱角 능각 719
菱殼 능각 720
菱莖 능경 720
菱科 능과 719
능금나무 612
菱粉 능분 720
能消 능소 490
凌霄藤 능소등 870
凌霄花 능소화 869
능소화(紫葳)과 869
凌霄花根 능소화근 870
능수조팝나무 657
菱葉 능엽 720
陵游 능유 989
菱蔕 능체 720
늦고사리삼 86
苨 니 1085

〔다〕

茶 다 403
多骨 다골 253
多孔菌科 다공균과 42
따꽃 349
다닥냉이 580
다래나무 386
다래나무(獼猴桃)과 386
多鱗毛蕨 다린모궐 76, 77
多毛稠梨 다모주리 630
다북떡쑥 1010
茶樹根 다수근 405
다시마 49
다시마고사리 84
茶葉 다엽 403
茶子 다자 405
茶草 다초 1074
닥나무 539
딱지꽃 640
딱총나무 941
닥풀 558
短梗箭頭唐松草 단경전두당송초

502
단고구마 883
단너삼 662
端龍腦 단룡뇌 394
短尾鐵線蓮 단미철선련 488
丹蔘 단삼 860
單穗升麻 단수승마 487
丹茘 단여 374
團羽鐵線蕨 단우철선궐 62
單子葉植物綱 단자엽식물강 120
단풍마 150
단풍박쥐나무 725
檀香 단향 305
단향(檀香)과 305
檀香泥 단향니 305
檀香梅 단향매 458
단향(檀香)目 304
檀香油 단향유 306
달래 158
달맞이꽃 724
달뿌리풀 227
닭개비 125
닭의장풀 125
닭의장풀(鴨跖草)과 125
薄 담 47
淡味當藥 담미당약 992
담배 829
담배풀 1031
담장나무 436
淡竹 담죽 206, 207
淡竹殼 담죽각 207
淡竹根 담죽근 206
淡竹筍 담죽순 206
淡竹茹皮 담죽여피 206
淡竹葉 담죽엽 126, 207, 221
淡竹籜 담죽탁 207
땃두릅 435
땃두릅나무 439
糖芥 당개 578
당개나리 974
당개오동 870
糖果 당과 647
땅꽈리 831
糖纏 당관 647
당광나무 977
棠球 당구 647
棠棣子 당구자 609
當歸 당귀 407, 411
당귤나무 783
당근 421

당느릅나무 537
땅딸기 653
唐大黃 당대황 327
當道 당도 1004
當陸 당륙 351
당마가목 618
당매자나무 459
당멀구슬나무 773
땅비싸리 687
땅빈대 760
黨蔘 당삼 1088
당삼주 1024
糖鶯子 당앵자 647
當藥 당약 992
당약용담 987
唐五加 당오가 432
당오갈피 432
당우슬 340
당음나무 437
당잔대 1086
當田 당전 420
당조팝나무 657
棠蒸梨 당증리 614
唐菖蒲 당창포 194
땅콩 661
唐厚朴 당후박 469
닻꽃 990
大薊 대계 1041, 1042
大桂 대계 453
大鷄腸草 대계장초 354
大苦 대고 149
大果楡 대과유 536
大芁 대교 478
大翹子 대교자 974
大戟 대극 763, 764
대극(大戟)과 753
대나무(竹)과 204
대나물 355
댕댕이덩굴 504
大刀豆 대도두 668
대동가래 263
大豆 대두 682
大豆卷 대두권 683
大豆蘗 대두얼 683
大豆黃卷 대두황권 683
大蘭 대란 354
大蓼 대료 321
大麻 대마 548
大麻科 대마과 548
大麻子 대마자 549, 569

대만멀구슬나무 773	대풍자나무 389	桃子 도자 633
大麥 대맥 217	大風子油 대풍자유 390	桃枝 도지 632
大麥秸 대맥갈 218	大花馬齒莧 대화마치현 349	倒地鈴 도지령 371
大麥苗 대맥묘 219	大畵眉草 대화미초 216	稻草 도초 224
大麥蘗 대맥얼 218	大花杓蘭 대화표란 136	桃花 도화 633
大米 대미 223	大黃 대황 327	桃梟 도효 634
大腹檳榔 대복빈랑 272	大黃莖 대황경 329	獨脚金鷄 독각금계 56
大腹皮 대복피 274	大茴香 대회향 466	獨脚草 독각초 1049
대사초 237	댑싸리 336	毒公 독공 479
大蒜 대산 159	댓잎현호색 596	毒芹根 독근근 415
戴糝 대삼 663	더덕 1087	독말풀 822
大三葉升麻 대삼엽승마 485	더위지기 1020	독미나리 415
戴星草 대성초 125	떡갈나무 809	獨蒜 독산 159
大巢菜 대소채 716	떡쑥 1049	毒魚 독어 740
待宵草 대소초 725, 724	덧나무 941	獨葉一枝槍 독엽일지창 131
大伸筋 대신근 186	덩굴강낭콩 701	獨搖草 독요초 815
大室 대실 581	덩굴고무나무 987	獨行根 독행근 744
戴椹 대심 663, 1055	덩굴광대수염 844	獨行木香 독행목향 744
대암풀 131	덩굴백부 152	獨行菜 독행채 580
大葉堇菜 대엽근채 397	덩굴별꽃 353	獨行虎 독행호 401
大葉金花草 대엽금화초 70	덩굴용담 993	獨活 독활 435
大葉藜 대엽려 335	덩굴차 952	돈나무 598
大葉麥門冬 대엽맥문동 177	덩굴팥 698	돈나무(海桐花)과 598
大葉白頭翁 대엽백두옹 1009	稻 도 223	돈잎꿩의다리 503
對葉百部 대엽백부 152	桃 도 631	돌나물 604
對葉四塊瓦 대엽사괴와 816	도깨비바늘 1026	돌나물(景天)과 599
大葉龍膽 대엽용담 478	盜庚 도경 1055	돌달래 158
大葉柴胡 대엽시호 412	桃莖白皮 도경백피 632	돌담고사리 60
大葉藻 대엽조 265	倒桂牛 도계우 665	돌마타리 934
大吳風草 대오풍초 1049	도꼬로마 151	돌바늘꽃 722
大一枝箭 대일지전 199	도꼬마리 1080	돌배나무 616
대잎둥굴레 180	稻穀芒 도곡망 224	돌외 952
大紫草 대자초 892	桃膠 도교 634	돌콩 684
大籽蒿 대자호 1020	桃根 도근 632	冬瓜 동과 944
大適 대적 581	倒金鉤 도금구 322	冬瓜藤 동과등 945
大箭 대전 268	桃奴 도노 634	冬瓜練 동과련 945
大丁草 대정초 161, 1062	刀豆 도두 668	冬瓜瓤 동과양 945
大棗 대조 296	刀豆殼 도두각 668	冬瓜葉 동과엽 945
大皁莢 대조협 680	刀豆根 도두근 668	冬瓜仁 동과인 945
때죽나무(菱木·安息香樹)과 919	刀豆子 도두자 668	冬瓜子 동과자 945
大戢 대즙 585	도둑놈의갈고리 677	冬瓜皮 동과피 945
大車前 대차전 1004	도라지 1089	多葵 동규 567
大靑 대청 325, 578	倒生根 도생근 653	多葵根 동규근 568
大靑葉 대청엽 325, 580	倒生蓮 도생련 60	多葵葉 동규엽 568
大椒 대초 795	道生草 도생초 311	多葵子 동규자 567
대추나무 296	稻蘗 도얼 224	東莨菪 동랑탕 832
大澤蘭 대택란 1046	桃葉 도엽 633	桐木 동목 903
大萍 대평 74	桃葉珊瑚 도엽산호 446	桐木皮 동목피 903
大風子 대풍자 389	桃仁 도인 632	東方宿 동방숙 332
대풍자(大風子)과 389	道人頭 도인두 1080	東方香蒲 동방향포 246

동백나무 402
동백나무겨우살이 304
동부 717
童參 동삼 359
東亞唐松草 동아당송초 503
桐葉 동엽 903
銅芸 동운 428
桐油 동유 755
桐子 동자 754
桐子花 동자화 755
東蒼朮 동창출 1024
多靑科 동청과 361
多靑衛矛 동청위모 368
多靑子 동청자 977
冬蟲夏草 동충하초 45
東風菜 동풍채 1023
東風菜根 동풍채근 1023
東風草 동풍초 834
桐皮 동피 903
茼蒿 동호 1037
同蒿菜 동호채 1037
桐花菜 동화채 1029
돼지풀 311
된장풀 676
豆角 두각 717
뚜깔 934
뚜껑덩굴 943
杜鵑 두견 998
杜鵑蘭 두견란 133
豆蔲花 두구화 253
杜蘭 두란 137
兜鈴根 두령근 744
兜鈴苗 두령묘 745
杜姥草 두로초 211
두루미꽃 176
두루미천남성 281
두릅나무 435
豆梨 두리 616
두메꿀풀 858
두메애기풀 798
두메잔대 1086
斗雪紅 두설홍 645
杜松 두송 109
杜松實 두송실 110
杜松子 두송자 110
豆豉草 두시초 194
杜若 두약 127
豆蘖 두얼 683
杜牛膝 두우슬 342
杜芫 두원 740

두잎약난초 133
豆䜴豆 두초두 668
杜冲 두충 605
두충(杜冲)과 605
두충나무 604
頭痛花 두통화 740
豆瓣菜 두판채 581
兜被蘭 두피란 141
둥굴레 179
둥근금감 788
둥근마 149
둥근매듭풀 689
둥근바위솔 600
둥근배암차즈기 860
둥근잎나팔꽃 884
둥근잎두릅나무 435
둥근잔대 1086
둥근털제비꽃 397
들깨 857
들깨잎골무꽃 865
들깨풀 854
들달래 158
들맨드라미 345
뜰보리수 727
들솜쟁이 1070
들장미 648
들쪽나무 999
들현호색 596
橙 등 779
등갈퀴나물 712
등골나물 1045
藤菊 등국 1076
등대풀 759
藤羅花 등라화 869
燈心 등심 145
燈心草 등심초 144,145
燈心草科 등심초과 144
燈心草根 등심초근 145
燈心草蚤綴 등심초조철 355
橙子 등자 782,783
橙子皮 등자피 782
橙子核 등자핵 782
藤天蔘 등천료 388
등칡 745
띠 219
디기탈리스 897

〔라〕

라이맥 44

라이보리 44

〔마〕

마 147
마가목 618,656
馬家子 마가자 618
馬肝石 마간석 319
麻秸 마갈 895
馬甲子根 마갑자근 293
馬甲子葉 마갑자엽 293
馬薊 마계 1025
마(薯蕷)과 147
馬棘 마극 688
馬棘根 마극근 688
麻根 마근 549
馬尿燒 마뇨소 941
馬尿蒿 마뇨호 904
馬尿花 마뇨화 266
마늘 159
馬唐 마당 215,216
馬豆 마두 684
馬兜鈴 마두령 743,744
馬兜鈴科 마두령과 743
馬兜鈴目 마두령목 743
馬蹬草 마등초 62
마디풀 311
마디풀(蓼)과 308
마디풀(蓼)目 308
馬蘭 마란 1022
馬蘭頭 마란두 1022
馬蘭花 마란화 822
麻櫪果 마력과 808
馬楝子 마련자 195
馬鈴薯 마령서 837
馬料豆 마료두 684
摩勒香 마륵향 748
마름 719
마름(菱)과 719
馬利筋 마리근 980
馬藺 마린 195
馬藺根 마린근 197
馬藺葉 마린엽 196
馬藺子 마린자 195
馬藺花 마린화 196
마마콩 713
馬尾連 마미련 501
馬尾松葉 마미송엽 106
馬尾升麻 마미승마 480

馬尾伸筋 마미신근 186
馬尾伸筋草 마미신근초 94
馬尾藻科 마미조과 47
馬尾千金草 마미천금초 94
馬尾香 마미향 748
馬飯 마반 216
麻蕡 마분 550
馬拂帚 마불추 693
마삭줄 996
馬先蒿 마선호 904
馬莄 마술 256
馬辛 마신 585
麻葉 마엽 549
麻葉繡球 마엽수구 656
麻葉繡球果 마엽수구과 657
磨芋 마우 281
麻油滓 마유재 896
麻子 마자 549
麻子仁 마자인 549
麻滓 마재 896
馬箭 마전 181
마전(馬錢)과 970
馬錢子 마전자 972, 973
馬蹄決明 마제결명 672
馬蹄金 마제금 883
馬蹄草 마제초 414, 844, 845
마주잎백부 152
馬草 마초 935
馬箒 마추 692
馬齒莧 마치현 350
馬齒莧科 마치현과 349
馬齒莧子 마치현자 351
마타리 934
마타리(敗醬)과 932
馬鞭草 마편초 875
마편초(馬鞭草)과 872
麻皮 마피 549
馬銜芎藭 마함궁궁 418
馬莧 마현 350
麻花 마화 550
麻黃 마황 116
마황(麻黃)綱 116
마황(麻黃)과 116
麻黃根 마황근 119
마황(麻黃)目 116
馬薰 마훈 179
滿江紅 만강홍 81
滿江紅根 만강홍근 82
萬年 만년 521
만년석송 92

萬年松 만년송 92
萬年靑 만년청 182
萬年靑根 만년청근 182
만년청아재비 127
萬年靑葉 만년청엽 182
萬年靑花 만년청화 183
曼陀羅根 만다라근 823
曼陀羅葉 만다라엽 823
曼陀羅子 만다라자 823
曼陀羅花 만다라화 822
蠻刀背 만도배 965
만리화 974
萬病草 만병초 999
蠻楂 만사 608
滿山紅 만산홍 642, 998
滿山紅根 만산홍근 999
蔓蔘 만삼 1088
蔓生百部 만생백부 152
萬歲藤 만세등 165
萬壽菊 만수국 1075
萬壽菊葉 만수국엽 1076
萬壽竹 만수죽 169
蔓龍膽 만용담 993
만주곰솔 104
만주범꼬리 312
만주삼주 1025
만주자작나무 803
滿天星 만천성 427, 930
蔓荊 만형 878
蔓荊子 만형자 878
蔓荊子葉 만형자엽 879
蔓胡頹子 만호퇴자 726, 727
蔓胡頹子根 만호퇴자근 727
蔓胡頹子葉 만호퇴자엽 727
萬花梢 만화초 169
말곰취 1048
말나리 175
말냉이 585
말똥비름 603
말들깨 863
말맹이나물 357
말오줌대 363
말오줌대나무 941
맑은대쑥 1018
芒 망 222
望江南 망강남 670, 671
望江南子 망강남자 671
芒莖 망경 222
芒根 망근 222
芒萁骨 망기골 85

芒萁骨根 망기골근 85
芒小米草 망소미초 899
芒芋 망우 269
芒草 망초 983
亡草 망초 1045
梅 매 628
梅梗 매경 629
玫瑰露 매괴로 650
玫瑰花 매괴화 649
梅根 매근 629
매듭풀 689
매미꽃 588
매발톱꽃 484
매발톱나무 459
梅實 매실 629
梅葉 매엽 630
莓葉萎陵菜 매엽위릉채 642
매자기 244
매자나무 459
매자나무(小蘗)과 459
蕒菜 매채 1073
梅核仁 매핵인 630
매화나무(매실나무) 628
梅花腦 매화뇌 394
梅花草 매화초 623, 624
麥角菌 맥각균 44
맥각균(麥角菌)과 44
麥斛 맥곡 132, 133
麥句姜 맥구강 1031
麥藍菜 맥람채 357
麥門冬 맥문동 177
麥穗夏枯草 맥수하고초 859
麥芽 맥아 218
맥주콩 713
맨드라미(맨드래미) 346
孟宗竹 맹종죽 208
머구리밥 277
머귀나무 794
머래순 300
머위 1063
먼나무 362
멀구슬(楝)과 771
멀구슬나무 773
멀꿀 522
멍석딸기 653
메꽃 880
메꽃(旋花)과 879
메귀리 210
메밀 308
메역순나무 369

멧대추나무　295
며느리감나물　670
며느리밑씻개　323
며느리배꼽　322
먹쇠채　1068
棉　면　605
面根藤　면근등　880
綿馬　면마　77
면마(綿馬)과　75
棉芽　면아　606
麵子　면자　811
綿子油　면자유　563
麵子皮葉　면자피엽　811
麵櫧　면저　811
綿棗兒　면조아　183, 184
綿花　면화　562
綿花殼　면화각　563
綿花根　면화근　562
綿花子　면화자　563
綿花包　면화포　189
綿黃耆　면황기　663
蔑菥　멸석　585
茗　명　403
명감나무　185
明鏡草　명경초　427
梶樝　명사　608
명아주　335
명아주(藜)과　333
명아주(藜)目　333
명아주여뀌　320
명자나무　607
明天麻　명천마　138
毛茛　모간　498, 497
毛茛科　모간과　473
毛茛目　모간목　449
모감주나무　373
毛建　모건　498
毛莖紫金牛　모경자금우　970
毛梗豨薟　모경희첨　1070
牡桂　모계　453
毛姑　모고　134
茅膏菜　모고채　303
茅膏菜科　모고채과　303
茅膏菜根　모고채근　303
茅膏菜目　모고채목　303
木瓜　모과　607
木瓜根　모과근　607
毛果童菜　모과근채　397
모과나무　608
木瓜枝　모과지　607

木瓜核　모과핵　608
母菊　모국　1063
茅根　모근　219
毛貫衆　모관중　77
毛女兒菜　모녀아채　1009, 1050
牡丹　모단　526
牡丹根皮　모단근피　526
牡丹花　모단화　527
모란　526
毛蓼　모료　308
毛曼陀蘿　모만다라　823
茅莓　모매　653
茅莓根　모매근　654
䒞麥　모맥　218
牟麥　모맥　218
毛脈蓼　모맥료　313
茅苗　모묘　220
모밀　308
牡防風　모방풍　428
모새나무　1002
毛穗藜蘆　모수여로　191
毛筍　모순　208
茅笋　모순　220
모시대　1085
모시풀　553
모싯대　559
毛野扁豆　모야편두　679
毛葉石楠　모엽석남　615
毛葉石楠根　모엽석남근　615
毛葉草　모엽초　1033
모자반(馬尾藻)과　47
母猪藤　모저등　300
毛接骨木　모접골목　940
母丁香　모정향　738
毛竹　모죽　208
茅竹筍　모죽순　208
毛地黃　모지황　897, 898
毛靑杠　모청강　970
母草　모초　901
茅草葉　모초엽　220
毛軸碎米蕨　모축쇄미궐　65
茅針　모침　220
牡荊　모형　877
牡荊莖　모형경　877
牡荊根　모형근　877
牡荊瀝　모형력　878
牡荊實　모형실　877
牡荊葉　모형엽　877
牡荊子　모형자　877
牡荊汁　모형즙　878

牡蒿　모호　1017, 1018
牡蒿根　모호근　1018
茆　묘　512, 1022
猫薊　묘계　1036
木槿　목근　565
木槿根　목근근　565
木槿葉　목근엽　565
木槿子　목근자　566
木槿皮　목근피　565
木槿花　목근화　566
木丹　목단　925
牧丹　목단　526
牧丹皮　목단피　521
牧丹花　목단화　526
木棠山　목당산　657
木桃　목도　607
木藍　목람　326
木蓮　목련　467, 543
목련(木蓮)과　466
木蓮藤　목련등　543
木李　목리　608
木梨　목리　608
木饅頭　목만두　543
木綿　목면　605
木綿子　목면자　563
木半夏　목반하　727
木半夏根　목반하근　728
목발소리쟁이　332
木防己　목방기　504
牧防風　목방풍　428
木鼈　목별　959
木鼈根　목별근　960
木鼈子　목별자　959
木芙蓉　목부용　564
木芙蓉根　목부용근　564
木芙蓉葉　목부용엽　564
木芙蓉花　목부용화　564
木梐　목비　113
木犀科　목서과　974
首蓿　목숙　695
苜蓿　목숙　695
苜蓿根　목숙근　695
木藥子　목약자　149
木羊乳　목양유　861
木賊　목적·木賊草　목적초　96
木賊綱　목적강　95
木賊麻黃　목적마황　116, 117
木賊目　목적목　95
木芝　목지　33
牧地香豌豆　목지향완두　689

木天蓼 목천료　387, 388
木天蓼根 목천료근　388
木天蓼子 목천료자　388
木通 목통　520, 521
木通科 목통과　520
木通根 목통근　522
木通子 목통자　520
木筆花 목필화　468
木蟹 목해　599
木香 목향　1056, 1067
木血竭 목혈갈　274
목화　562
木禾 목화　1031
木患子 목환자　376
沒藥 몰약　750
몰약나무　750
沒藥樹 몰약수　750
몽고뽕나무　545
蒙櫟 몽력　810
夢花 몽화　743
夢花根 몽화근　743
猫兒卵 묘아란　299
猫兒刺 묘아자　361, 362
猫眼草 묘안초　620
猫爪草 묘조초　500
無梗五加 무경오가　432
無梗接骨木 무경접골목　941
무궁화　565
무릇　183
無心草 무심초　1049, 1051
무우　582
蕪荑 무이　536
蕪菁 무청　574
蕪菁子 무청자　574
蕪菁花 무청화　574
無花果 무화과　541
無花果根 무화과근　542
무화과나무　541
無花果葉 무화과엽　542
無患樹殭 무환수강　376
無患樹皮 무환수피　376
無患子 무환자　376
무환자나무（無患樹）　375
무환자나무（無患子）과　371
無患子葉 무환자엽　376
無患子中仁 무환자중인　377
無患子皮 무환자피　376
墨旱蓮 묵한련　1043
門多薯 문동서　166
文蘭樹 문란수　197

蚊母草 문모초　914
文星草 문성초　125
文珠蘭 문주란　197
文珠蘭果 문주란과　198
問荊 문형　95
文希 문희　1086
물개구리밥　81
물개암나무　805
물구　188
물냉이　581
물달개비　130
물대　209
물레나물　391
물레나물（金絲桃）과　391
물레나물（金絲桃）目　386
물매화　623
물머위　1008
물방동사니　239
물봉선　379
물싸리　643
물석송　89
물솜방망이　1070
물쑥　1019
물여뀌　310
물오리나무　803
물옥잠　129
물옥잠（雨久花）과　129
물질경이　266
물푸레나무　976
물푸레나무（木犀）과　974
미감초　684
微莖 미경　429
미꾸리낚시　324
미국미역취　1072
미국산사나무　609
미국자리공　351
미나리　429
미나리（繖形）과　406
미나리（繖形）目　406
미나리아재비　497
미나리아재비（毛茛）과　473
미나리아재비（毛茛）目　449
米囊 미낭　591
美麗胡枝子 미려호지자　693
美麗胡枝子根 미려호지자근　693
美麗胡枝子花 미려호지자화　693
迷離網 미리망　83
미모사　697
眉毛草 미모초　98
糜䕺 미양　226

미역　49
미역（昆布）과　49
미역고사리　56
미역쇠채　1068
미역순나무　369
미역취　1072
迷肉蓯蓉 미육종용　888
美棗 미조　296
美州商陸 미주상륙　351
味噌草 미증초　676
味草 미초　676
美草 미초　685
薇草 미초　983
미치광이풀　832
米布袋 미포대　665
米皮糠 미피강　224
獼猴桃 미후도　386
獼猴梨 미후리　387
獼猴梨果 미후리과　387
민들레　1077
민백미꽃　981
민솜대　184
민족도리풀　746
민줄방제비꽃　396
밀　231
蜜甘 밀감　685
蜜罐 밀관　908
밀나물　186
密蒙花 밀몽화　970, 971
蜜蜂草 밀봉초　843
蜜父 밀부　617
蜜脾 밀비　372
蜜草 밀초　685
蜜香 밀향　1067

〔바〕

바곳　473
바꽃　473
바늘꽃　723
바늘꽃（柳葉菜）과　720
바다나물　408
바람등칡　817
바람하늘지기　242
바랭이　215
바보여뀌　320
바위고사리　70
바위구절초　1040
바위석창포　279
바위손　87

國文索引

바위솔 600
바위취 624
바이칼꿩의다리 501
박 953
박(葫蘆)과 943
博落回 박락회 589
박(葫蘆)目 943
박새 191
朴樹 박수 534
朴樹葉 박수엽 535
朴樹皮 박수피 535
박주가리 985
박주가리(蘿藦)과 980
박쥐나무 725
박쥐나무(八角楓)과 725
박태기나무 673
薄荷 박하 851
舶茴香 박회향 466
斑鳩窩 반구와 83
斑根 반근 315
絆根草 반근초 214
粄奴鹽 반노염 380
반디나물 420
반디지치 892
盤龍蔘 반룡삼 143, 144
飯麥 반맥 218
半邊旗 반변기 69, 70
半邊蓮 반변련 1083
半邊山 반변산 911
斑葉蘭 반엽란 139, 140
斑葉蘭根 반엽란근 140
斑杖 반장 315
斑莊根 반장근 315
盤腸草 반장초 952
반쪽고사리 69
斑珠科 반주과 689
般竹 반죽 205
斑竹殼 반죽각 205
斑竹根 반죽근 205
斑竹花 반죽화 205
半枝蓮 반지련 349, 605, 762
半春蓮 반춘련 144
半夏 반하 285
半夏精 반하정 281
返魂煙 반혼연 829
菝葜 발계 185
菝葜葉 발계엽 186
潑盤 발반 653
荸薺 발제 242
荸臍 발제 242

荸薺梗 발제경 242
발풀고사리 84
茇華 발화 869
밤나무 806
방가지똥 1074
方潰 방궤 1013
防己 방기 508, 506
방기(防己)과 504
蚌蘭葉 방란엽 127
蚌蘭花 방란화 128
房木 방목 468
方勝板 방승판 322
방아잎 839
방아풀 845
犌牛兒科 방우아과 799
犌牛兒目 방우아목 747
犌牛兒苗 방우아묘 799
放杖草 방장초 461
防風 방풍 428
防風葉 방풍엽 428
防風花 방풍화 428
芳香 방향 410
배나무(梨)과 607
배롱나무 729
배암차즈기 862
배암톱 93
排風藤 배풍등 832, 833
排香草 배향초 839
白薑 백강 261
白苣子 백거자 1061
白牽牛 백견우 885
白莖鴉葱 백경아총 1068
白鼓釘 백고정 1047
白骨松 백골송 103
白瓜 백과 944
白果 백과 122
白果根 백과근 123
白果樹皮 백과수피 123
白果葉 백과엽 123
白瓜子 백과자 945
白蔲 백구 253
白蒟蒻 백구약 281
白菊花根 백국화근 1040
白屈菜 백굴채 586
白屈菜根 백굴채근 587
白棘 백극 296
白根 백근 299, 131
柏根白皮 백근백피 108
白及 백급 131
白芨 백급 131

白給 백급 131
白檀香 백단향 305
白桐 백동 902
白冬瓜 백동과 944
백동백나무 456
白桐皮 백동피 903
白頭 백두 77
白頭公 백두공 495
白豆蔲 백두구 252, 253
白豆蔲殼 백두구각 253
白頭翁 백두옹 495
白頭翁莖葉 백두옹경엽 497
白頭翁花 백두옹화 497
白羅杉 백라삼 165
白卵草 백란초
白欖根 백람근 749
百兩金 백량금 968, 967
白粱粟 백량속 229
白蘞 백렴 299
白蘞子 백렴자 299
白里香 백리향 868
白林皮 백림피 673
白馬骨 백마골 930
白馬骨根 백마골근 931
白馬鞭 백마편 308
白幕 백막 833, 983
白曼陀蘿 백만다라 822
白梅 백매 630
白梅花 백매화 630
白脈根 백맥근 694
柏脈根 백맥근 694
白面根 백면근 1085
白茅 백모 219
白茅根 백모근 219
白毛藤根 백모등근 834
白茅針 백모침 220
白毛夏枯草 백모하고초 841
白茅花 백모화 220
백목련 467
白木香 백목향 363, 739
白薇 백미 982, 983
白微 백미 983
백미꽃 982
百尾筍 백미순 169
白飯豆 백반두 702
白菝葜 백발계 152
분방기 507
百倍 백배 340
白背楊 백배양 528
百步還陽丹 백보환양단 141

百本 백본 633	白菖蒲 백창포 278	番薯藤 번서등 884
백부 152	白茝 백채 410	蕃椒 번초 820
百部根 백부근 153	百尺杵 백척저 440	番杏 번행 348, 349
白附子 백부자 477	白草 백초 833	번행초 348
百蜚 백비 428	白醜 백추 885	빈은쑴바귀 1058
白蘋 백빈 266	白朮 백출 1026	벌노랑이 694
白檳榔 백빈랑 272	伯萍 백평 77	벌등골나물 1046
백서향나무 741	白皮松 백피송 102, 103	벌사상자 416
백석류 735	白何首烏 백하수오 985	범꼬리 312
白蘚 백선 785	白鶴仙 백학선 174	범부채 192
白蘚皮 백선피 786	白鶴花 백학화 174	범삼덩굴 551
白蘇 백소 857	百合 백합 175	범의귀 624
白蘇梗 백소경 857	백합(百合)과 154	범의귀(虎耳草)과 619
白蘇子 백소자 857	백합(百合)目 144	범호리깨나무 291
白蘇花 백소화 857	百合子 백합자 176	벗풀 271
白松 백송 102, 103	百合花 백합화 176	벗나무(櫻桃)과 625
白松塔 백송탑 103	白香草木犀 백향초목서 696	벼 223
白首烏 백수오 985	白莧 백현 345	벼(禾本)과 208
柏實 백실 109	白蒿 백호 1020	벼룩나물 361
白心皮 백심피 669	白胡麻 백호마 895	벼룩이울타리 355
白藥 백약 962	白樺 백화 803	벼룩이자리 353
白楊 백양 528	白花茅根 백화모근 219	벼(禾本)目 204
白楊樹根皮 백양수근피 528	白花杜鵑 백화두견 1001	碧蟬花 벽단화 126
白楊樹皮 백양수피 528	白花蛇舌草 백화사설초 926	碧桃乾 벽도건 633
白楊葉 백양엽 528	白花延齡草 백화연령초 187	霹靂木 벽력목 322
白楊枝 백양지 528	白花映山紅 백화영산홍 1001	欒木 벽목 790
柏葉 백엽 108	白花龍膽 백화용담 987, 988	壁蝨胡麻 벽슬호마 778
白英 백영 833	白花前胡 백화전호 408	辟蒡 벽약 543
百蕊草 백예초 307	白花地丁 백화지정 399	薜荔 벽여 543
百蕊草根 백예초근 307	白花敗醬 백화패장 934	薜荔根 벽여근 543
백운풀 926	白樺皮 백화피 804	碧梧桐 벽오동 556
柏油 백유 109	白環藤 백환등 986	벽오동(梧桐)과 556
白油麻 백유마 895	뱀딸기 637	碧玉草 벽옥초 145
百乳草 백유초 307	뱀도랏 416	辟瘟草 벽온초 56
柏仁 백인 109	뱀무 639	碧竹子 벽죽자 126
百日紅 백일홍 347, 729	뱀밥 95	辟皮 벽피 790
柏子仁 백자인 109	뱀톱 93	辟汗草 벽한초 696
白芍藥 백작약 524	뻐국채 1065	藊豆 변두 678
白前 백전 982	버드나무(楊柳)과 527	鼈 별 67
백정화 930	버들금불초 1054	별꽃 360
柏脂 백지 109	버들여뀌 316	莽 병 692
白芷 백지 409, 410	버들잎엉겅퀴 1041	병꽃풀 844
百枝 백지 71, 428	番茄 번가 828	栟櫚木皮 병려목피 276
白地栗 백지률 272	番瓜 번과 951	병아리난초 131
白脂麻 백지마 895	蟠桃草 번도초 914	瓶爾小草 병이소초 86, 87
白芷葉 백지엽 411	蘩蔞 번루 360	瓶爾小草科 병이소초과 85
柏枝節 백지절 108	繁縷 번루 360	병풀 414
白蒺藜 백질려 752	翻白菜 번백채 640	寶蓋草 보개초 847
白菖 백창 278	翻白草 번백초 641	補骨脂 보골지 702, 703
白昌 백창 351	番薯 번서 883, 884	補骨鴟 보골치 703

國文索引 — 1133 —

寶豆 보두　972
보리　217
보리난초　132
쁘리뱅이　1082
보리사초　237
菩提樹 보리수　570
보리수나무　728
보리수나무(胡頹子)과　726
菩提樹皮 보리수피　571
菩提樹花 보리수화　570
菩提子 보리자　212, 376
보리자나무　570
보리장나무　726
보은대추나무　296
報春花 보춘화　134, 963
보풀　270
葍藤 복등　521
覆蘭 복려　1018
茯苓 복령　40
伏苓 복령　40
茯靈 복령　40
茯蓁 복령　40
茯苓皮 복령피　42
覆盆子 복분자　652
覆盆子根 복분자근　653
복분자딸기　652
覆盆子葉 복분자엽　653
복사나무　631
伏生紫菫 복생자근　593
伏石蕨 복석궐　54
福壽草 복수초　480, 481
복숭아나무　631
茯神 복신　43
伏神 복신　43
茯神木 복신목　43
茯神心 복신심　43
茯神心木 복신심목　43
複實 복실　882
伏牛花 복우화　922
匐子根 복자근　880
覆葅 복저　259
伏猪 복저　1031
伏地延胡索 복지연호색　593
伏兎 복토　1031
茯菟 복토　40
茯兔 복토　40
伏菟 복토　40
本稷 본직　231
봄맞이꽃　963
鳳頸草 봉경초　876

뽕나무　545
뽕나무(桑)과　539
蓬蘾 봉농　229
蜂斗菜 봉두채　1063, 1064
蓬藁 봉류　653
鳳眉蕨 봉미궐　66
鳳尾蕨 봉미궐　60
鳳尾草 봉미초　68, 69, 77
鳳尾蕉葉 봉미초엽　120
鳳尾蕉花 봉미초화　120
棒棒木 봉봉목　534
鳳仙 봉선　377, 378
鳳仙根 봉선근　378
鳳仙子 봉선자　378
鳳仙花 봉선화　377, 378
봉선화(鳳仙花)과　377
봉숭아　377
鳳椏蕨 봉아궐　66
蓬莪朮 봉아출　258
鳳眼藍 봉안람　129
鳳眼草 봉안초　776
蓬茸 봉용　229
鳳翼 봉익　192
蓬子菜 봉자채　924
봉작고사리　62
封草 봉초　692
蓬蒿菜 봉호채　1037
鳳凰草 봉황초　69
皐康阿魏 부강아위　422
扶蓋 부개　71
鳧公英 부공영　1077
鳧葵 부규　992
扶筋 부근　71
부들　246
부들(蒲黃)과　246
부들(蒲黃)目　246
부레옥잠　129
浮小麥 부소맥　233
부싯깃꼬리고사리　65
부싯깃고사리　64
浮葉眼子菜 부엽안자채　263
부용　564
芙蓉根 부용근　875
附子 부자　475
浮薔 부장　129
腐腸 부장　864
附支 부지　521
부지깽나물　164
부지깽이나물　578

附地菜 부지채　894
芣菜 부채　74, 266
부채마　150
부채붓꽃　194
부처꽃　730
부처꽃(千屈菜)과　729
부처손　88
부처손(卷柏)과　87
부처손(卷柏)目　87
浮椒 부초　819
부추　161
浮萍 부평　277
浮萍草 부평초　277
浮萍草科 부평초과　277
北美獨行菜 북미독행채　580
北沙蔘 북사삼　426
北柴胡 북시호　412
北野菊 북야국　1038
北五味子 북오미자　471
北蒼朮 북창출　1024
粉葛 분갈　704
分經草 분경초　64
분꽃　339
분꽃(紫茉莉)과　339
粉團花 분단화　623
粉團花根 분단화근　623
粉防己 분방기　507
粉草薢 분비해　152
分心木 분심목　290
粉子頭 분자두　339
粉節草 분절초　311
粉條兒菜 분조아채　155
분죽　206
분홍노루발　997
분홍바늘꽃　720
분홍할미꽃　495
뿔남천　462
佛手蔘 불수삼　140
佛頂珠 불정주　964
佛指甲 불지갑　605, 674
붉나무　380
붉은겨우살이　304
붓꽃　194
붓꽃(鳶尾)과　192
붕어마름　510
붕어마름(金魚藻)과　510
벗나무(櫻桃)과　625
榧 비　114
飛輕 비경　1031
榧根皮 비근피　115

비녀옥잠화 174
비늘고사리 80
비늘사초 237
비늘석송 91
비늘엉겅퀴 1041
飛刀劍 비도검 57
飛廉 비렴 1031, 1030
비름 343
비름(莧)과 340
萆麻子 비마자 767
飛蓬 비봉 1045
비비추 173
비싸리 336
卑相 비상 116
비수리 691
비쑥 1016
비술나무 538
梛實 비실 115
飛燕草 비연초 494
卑鹽 비염 116
榧子 비자 115
鼻衄草 비작초 126
肥珠子 비주자 376
啤酒花 비주화 552
費菜 비채 604
飛天蜈蚣 비천오공 166
飛雉 비치 1031
枇杷 비파 610, 611
枇杷根 비파근 611
비파나무 610
枇杷木白皮 비파목백피 611
枇杷葉 비파엽 611
枇杷葉露 비파엽로 612
枇杷核 비파핵 612
枇杷花 비파화 612
脾寒草 비한초 912
萆薢 비해 152
榧花 비화 115
蘋 빈 74
斌加 빈가 997
蘋科 빈과 74
빈도리 621
檳榔 빈랑 272
檳榔仁 빈랑인 272
檳榔花 빈랑화 273
濱防風 빈방풍 426
蘋草 빈초 74
冰片 빙편 394
冰片腦 빙편뇌 394

〔사〕

沙角 사각 719
射干 사간 192
四季豆 사계두 702
射鷄尾 사계미 55
沙果 사과 612
絲瓜 사과 954
絲瓜根 사과근 955
사과나무 612, 614
絲瓜藤 사과등 955
絲瓜絡 사과락 956
絲瓜葉 사과엽 955
絲瓜子 사과자 956
絲瓜蒂 사과체 956
絲瓜皮 사과피 956
絲瓜花 사과화 956
使君子 사군자 731
사군자(使君子)과 731
使君子根 사군자근 733
使君子葉 사군자엽 733
蛇蛋果 사단과 638
四大天王 사대천왕 815
사데풀 1073
娑羅子 사라자 384
沙梨 사리 616
싸리나무 690
사리풀 824
싸리풀 824
사마귀풀 126
蛇莓 사매 637, 638
蛇莓根 사매근 638
絲綿木 사면목 367, 368
蛇米 사미 416
沙蔘 사삼 1086
蛇床實 사상실 416
蛇床子 사상자 416
絲石竹 사석죽 355
思仙 사선 605
絲蓴 사순 512
사스레피나무 405
사시나무 528
蒒實 사실 237
四眼葉 사안엽 74
四葉蓮 사엽련 816
四葉細辛 사엽세신 816
四葉草 사엽초 74, 923
蛇芋 사우 281
四月子 사월자 727

사위질빵 488
砂仁 사인 255
砂仁殼 사인각 256
蛇足石松 사족석송 93, 94
蛇珠 사주 416
思仲 사중 605
사철고사리 59
사철나무 368
사철란 139
사철쑥 1016
사철쑥더부살이 889
蒒草 사초 237
莎草 사초 240
사초(莎草)과 236
莎草根 사초근 240
謝婆菜 사파채 911
蛇葡萄 사포도 298
蛇葡萄根 사포도근 299
사프란 193
사탕무우 333
蛇銜 사함 645
蛇含 사함 644, 645
酸杆 산간 315
산갈퀴 716
山姜 산강 259
산검양옻나무 381
蒜梗 산경 161
山梗科 산경과 1083
山梗菜 산경채 1084
山鷄頭子 산계두자 647
山鷄尾 산계미 69
산꼬리풀 913
山苦蕒 산고매 1057
산골무꽃 865
산꽈리
山藿香 산곽향 868
酸餃草 산교초 751
山瞿麥 산구맥 354
산구질초 1040
산국 1038
산꿩의밥 147
山橘 산귤 788
蒜腦薯 산뇌서 175
山茶 산다 402
山茶科 산다과 402
山茶花 산다화 403
山丹 산단 175
산딸기 652
산달래 158
산대추 295

산떡쑥 1009	酸水草 산수초 264	산토끼꽃(川續斷)과 937
山桃 산도 631	산앵도나무 627	산톱풀 1007
산돌배나무 616	山野豌豆 산야완두 712, 713	酸桶筍 산통순 315
山豆根 산두근 687	山藥 산약 148	山扁豆 산편두 670
山豆花 산두화 694	山藥蛋 산약단 837	山扁豆子 산편두자 670
酸藤 산등 298	山藥藤 산약등 148	山鞭草 산편초 915
山藤藤秧 산등등앙 300	蒜藜蘆 산여로 191	山葡萄 산포도 298, 300, 301
山蘿蔔 산라복 351	산오리나무 803	山海螺 산해라 1087
山蘭 산란 1045	산오이풀 654	산해박 984
山蓼 산료 489	산옥잠화 173	散血蓮 산혈련 66
酸榴根 산류근 735	山萵苣 산와거 1060	繖形科 산형과 406
酸榴皮 산류피 735	산용담 987	繖形目 산형목 406
酸梨 산리 616	山芋 산우 148	산호수 970
산마가목 618	山牛蒡 산우방 1042	珊瑚菜 산호채 425, 432
산마늘 162	산유자나무 390	山胡椒 산호초 303, 457
山麻雀 산마작 260	산이스라지나무 627	山胡椒根 산호초근 457
山馬蝗 산마황 677	酸益 산익 935	山胡椒葉 산호초엽 457
山螞蝗 산마황 676	산일엽초 55	살구나무 625
酸模 산모 329, 330	山慈姑 산자고 134	쌀보리 217
酸模葉 산모엽 330	山茨菰 산자고 134	삼 548
酸模葉蓼 산모엽료 320	山慈姑葉 산자고엽 134	杉 삼 100
산미역취 1072	山慈姑花 산자고화 134	三角葉黃連 삼각엽황련 490
산민들레 1077	山刺玫 산자매 646	三角尖 삼각첨 437
山白菊 산백국 1020, 1021	山紫菀 산자원 1062	三角風 삼각풍 437
산복사나무 631	산작약 524	杉果 삼과 102
산복숭아나무 631	酸杖 산장 315	삼(大麻)과 548
산뽕나무 545	酸漿 산장 830	삼나무 100
산부싯깃고사리 65	酸漿根 산장근 831	三鈴子 삼령자 717
산부추 158	酸漿實 산장실 831	三稜 삼릉 244, 249
酸不溜 산불류 316	酸漿菜 산장채 310	三稜草 삼릉초 237
酸不溜根 산불류근 316	酸棗 산조 295	三楞草 삼릉초 240
山草薢 산비해 151	酸棗根皮 산조근피 296	三面刀 삼면도 485
山楂 산사 609	酸棗仁 산조인 295	三眠柳 삼면류 396
山楂根 산사근 610	산조팝나무 656	杉木 삼목 100, 101
산사나무 609	산좁쌀풀 899	杉木根 삼목근 101
山楂木 산사목 610	산쥐손이 799	杉木根皮 삼목근피 100
山楂葉 산사엽 610	山地貫衆 산지관중 75	杉木油 삼목유 102
山楂核 산사핵 610	山地丁 산지정 396	杉木節 삼목절 101
山蒜 산산 158	산진달래나무 998	三白草 삼백초 814
山蔘 산삼 861	산짚신나물 636	삼백초(三白草)과 812
山桑 산상 545	산초나무 795	三白草根 삼백초근 814
山薯 산서 148	山葱 산총 162, 191	蔘三七 삼삼칠 443
山西胡麻 산서호마 778	山萩 산추 1009	三色菫 삼색근 400
山石榴 산석류 459	산층층이꽃 842	삼색제비꽃 400
酸石榴 산석류 737	山梔 산치 925	三石 삼석 420
산속단 858	山梔子 산치자 925	杉葉 삼엽 101
山繡果 산수과 657	山沈香 산침향 450	蓼葉 삼엽 442
山繡根 산수근 656	山漆 산칠 443	三葉 삼엽 420
山茱萸 산수유 448	山澤蘭 산택란 1045	三葉酸草 삼엽산초 751
山茱萸科 산수유과 446	산토끼꽃 937	三葉菱陵菜 삼엽위릉채 643

三葉萎陵菜根 삼엽위릉채근 643
三葉草 삼엽초 692
杉子 삼자 102
三枝九葉草 삼지구엽초 461
삼지닥나무 742, 971
三鑽風 삼찬풍 458
三春柳 삼춘류 396
三層草 삼층초 178
三七 삼칠 443
三七葉 삼칠엽 443
삼칠인삼 443
三七花 삼칠화 443
杉皮 삼피 101
三黃 삼황 293
삼황나무 293
溓蘿蔓 삽라만 551
삽주 1024
삿갓나물 178, 1075
삿갓풀 178
桑 상 545
橡 상 808
象穀 상곡 591
쌍꽃대 816
桑科 상과 539
桑根 상근 546
桑根白皮 상근백피 546
桑寄生 상기생 304
桑寄生科 상기생과 304
象膽 상담 163
橡斗殼 상두각 809
橡斗子 상두자 808
商陸 상륙 351
商陸科 상륙과 351
商陸花 상륙화 352
橡木皮 상목피 809
桑白皮 상백피 546
常思 상사 1080
相思草 상사초 829
想思花 상사화 199
常山 상산 789
桑上寄生 상상기생 304
상수리나무 808
雙穗麻黃 쌍수마황 116, 117
桑柴灰 상시회 548
桑臣 상신 36
橡實 상실 808
橡實殼 상실각 809
桑椹 상심 547
桑葉 상엽 545
桑葉汁 상엽즙 547

狀元紅 상원홍 968
桑耳 상이 36
橡子 상자 808
桑滋乾 상자건 547
雙子葉植物綱 쌍자엽식물강 287
雙珠草 쌍주초 913
桑枝 상지 547
桑脂 상지 547
상추 1061
常春藤 상춘등 436, 437
常春藤子 상춘등자 437
桑皮汁 상피즙 547
桑黃 상황 36
새끼노루귀 494
새갓아재비 72, 77
새머루 301
새모래덩굴 505
새박 984
새발난초 140
새삼 882
새완두 715
새우난초 133
새우말 265
새이삭여뀌 308
색비름 344
色赤楊 색적양 803
生薑 생강 260, 261
생강(生薑)과 249
생강나무 458
生薑 (生薑)目 249
생달나무 452
생열귀나무 646
생이가래 82
생이가래(槐葉蘋)과 81
生地黃 생지황 908
生漆 생칠 383
黍 서 225
黍莖 서경 226
西瓜 서과 945, 946
西瓜根葉 서과근엽 946
西瓜子殼 서과자각 947
西瓜子仁 서과자인 946
西瓜皮 서과피 946
鼠麴草 서국초 1049, 1051
黍根 서근 226
書帶蕨 서대궐 84
西榴皮 서류피 735
鼠李 서리 291
鼠李科 서리과 291
鼠李根 서리근 294

鼠李目 서리목 291
鼠李皮 서리피 294
鼠冥 서명 863
黍米 서미 226
鼠尾 서미 818
鼠查 서사 609
瑞雪 서설 962
서숙 229
鼠矢 서시 448
鼠實 서실 863
서양민들레 1077
西洋山楂 서양산사 609
西洋菜乾 서양채건 581
서양톱풀 1006
薯蕷 서여 147, 148
薯蕷科 서여과 147
署預 서예 148
署豫 서예 148
署預子 서예자 149
서울귀룽나무 630
서울오갈피 432
鼠耳草 서이초 1049
徐長卿 서장경 984
西藏胡黃連 서장호황련 905
鼠粘根 서점근 1011
鼠粘子 서점자 1011
西香 서향 748
瑞香 서향 741
瑞香科 서향과 739
瑞香根 서향근 742
서향나무 741
瑞香葉 서향엽 742
瑞香草 서향초 392
瑞香花 서향화 742
서흥닥나무 759
石決明 석결명 671, 670
石斛 석곡 137
石斛露 석곡로 138
石孔雀尾 석공작미 67
石蕨 석궐 54
石南科 석남과 998
石南目 석남목 997
石南葉 석남엽 1000
石蘭 석란 57
石藍 석람 982
石良姜 석량강 73
石龍 석룡 321
石龍芽草 석룡아초 303
石龍芮 석룡예 499, 498
石龍芮子 석룡예자 499

國文索引 — 1137 —

石龍芻 석룡추　145
石龍芻根 석룡추근　146
石榴 석류　735
石榴殼 석류각　735
石榴科 석류과　735
石榴根 석류근　735
石榴根皮 석류근피　735
석류나무　735
석류나무(石榴)과　735
石榴葉 석류엽　736
석류풀　348
석류풀(粟米草)과　348
石榴皮 석류피　735
石榴花 석류화　736
石鮻 석릉　996
石林珠 석림주　61
菥蓂 석명　585
菥蓂子 석명자　585
石毛薑 석모강　73
石防風 석방풍　432
石壁蓮 석벽련　543
세뿔석위　57
石鱸 석사　57
石思仙 석사선　605
石蒜 석산　199, 200
石蘇 석소　852
石松 석송　90
석송(石松)綱　87
석송(石松)과　89
石松子 석송자　91
石刷把 석쇄파　99
石岩薑 석암강　73
石庵䕡 석암려　73
石龍膽 석용담　990
石韋 석위　57
石韋根 석위근　57, 58
石韋毛 석위모　57, 58
석잠풀　867
石長生 석장생　69
石薺薴 석제녕　854
石棗兒 석조아　184
石竹 석죽　354
石竹科 석죽과　353
石竹根 석죽근　169
石指甲 석지갑　605
石菖蒲 석창포　279, 280
石菖蒲花 석창포화　281
石茦 석채　334
石蓫 석축　137
石皮 석피　57

石荷葉 석하엽　624
石香茅 석향유　852
石香薷 석향유　852
석향포　279
石見穿 석현천　860
石胡荽 석호유　1035, 1036
선개불알풀　912
腺梗豨薟 선경희첨　1070
仙桃草 선도초　914
仙靈脾 선령비　461
仙茅 선모　198
仙茅蔘 선모삼　1068
仙母草 선모초　1040
선밀나무　186
선바위고사리　66
선백미꽃　983
선백부　152
旋葍草根 선복초근　880
旋覆花 선복화　1054, 1055
旋覆花根 선복화근　1056
선쏨바귀　1057
선이질풀　799
仙人球 선인구　530, 531
仙人掌 선인장　531
仙人杖 선인장　207
선인장(仙人掌)과　530
선인장(仙人掌)目　530
扇子七 선자칠　135
仙掌子 선장자　532
선좀쌀풀　899
선주름잎　902
선지금　912
鮮地黃 선지황　908
鮮菖蒲 선창포　280
線菜 선채　53
仙朮 선출　1025
선피막이　427
仙鶴草 선학초　636
仙鶴草根芽 선학초근아　637
旋花 선화　880
旋花科 선화과　879
旋花根 선화근　880
旋花苗 선화묘　881
鮮黃連 선황련　465, 466
雪見草 설견초　862
설령쥐오줌풀　935
雪里蟠桃 설리반도　983
雪裏花 설리화　361
舌唇蘭 설순란　143

섬고추　820
섬노루귀　494
섬백리향　868
섬쇠고비　75
섬시호　412
섬오갈피　432
섬왕머루　300
섬음나무　598
섬자리공　351
섬잔대　1086
섬족도리풀　746
섬쥐손이　799
섬천남성　281
섬현삼　903
섬현호색　596
섬황벽나무　790
檉柳 성류　395, 396
檉柳科 성류과　395
檉柳花 성류화　396
星星草 성성초　217
猩猩草 성성초　761
星宿菜 성수채　965, 964
檉乳 성유　396
성주풀　897
세골등골나물　1047
細絲藤 세사등　986
細四葉葎 세사엽률　922
細辛 세신　746
細葉百部 세엽백부　152
細葉沙蔘 세엽사삼　1090
細葉小蘗 세엽소벽　459
세이론돌나물　599
세잎돌쩌귀　478
세잎양지꽃　643
세잎장미　646
세잎쥐손이　799
細葶無柱蘭 세정무주란　131
細草 세초　511, 746, 799
細莧 세현　345
蘇梗 소경　856
小薊 소계　1036
小果千金楡 소과천금유　805
小貫衆 소관중　76, 77
小槐花 소괴화　676
小翹 소교　392
小構樹 소구수　539
小蕨鷄 소궐계　65
소귀나무　532
소귀나무(楊梅)과　532
소귀나무(楊梅)目　532

小根蒜 소근산　158
小金星鳳尾 소금성봉미　69
小金錢草 소금전초　883
燒金草 소금초　1062
소나무　104
소나무(松)과　102
소나무(松)目　100
小丹蔘 소단삼　860
小桃紅 소도홍　378
消毒草 소독초　401
蘇頭 소두　856
小連翹 소련교　392
小龍骨 소룡골　77
소리쟁이　330
小芒草 소망초　227
小麥 소맥　231, 232
小麥苗 소맥묘　232
小麥麩 소맥부　233
小毛茛 소모간　499, 500
蘇木 소목　666
小無心菜 소무심채　353
蘇方 소방　666
蘇枋 소방　666
小百部 소백부　165, 166
小檗 소벽　459
小檗科 소벽과　459
小鳳尾草 소봉미초　59
小粉團 소분단　378
小飛蓬 소비봉　1045
楂樝 소사　608
小蒜 소산　158
小雪人蔘 소설인삼　694
小巢菜 소소채　715, 716
小升麻 소승마　619
小辛 소신　746
少辛 소신　746
小伸筋 소신근　89
小魚仙草 소어선초　854
蘇葉 소엽　585
小葉金花草 소엽금화초　67
소엽맥문동　177
小葉朴 소엽박　534
小葉鳳凰尾巴草 소엽봉황미파초　80
소엽풀　899
笑靨花 소엽화　657
小二仙草 소이선초　718, 719
蘇子 소자　856
小溪藍 소재람　601
小箭草 소전초　603

小接筋草 소접근초　93
巢菜 소채　716
蘇鐵 소철　120
소철(蘇鐵)綱　120
소철(蘇鐵)과　120
소철(蘇鐵)目　120
小草 소초　799
소태나무　776
소태나무(苦楝樹)과　775
小澤蘭 소택란　601, 850
小肺筋草 소폐근초　155
小肺金草 소폐금초　155
蘇合香 소합향　658
蘇合香樹 소합향수　658
소합향나무　658
소향풀　899
小荊實 소형실　877
小虎耳草 소호이초　964
小花鬼針草 소화귀침초　1028
小花杜鵑 소화두견　1000
小畵眉草 소화미초　216
小茴香 소회향　406, 424
小萱草 소훤초　171
粟 속　229
續骨木 속골목　941
續筋根 속근근　880
속나무　532
續斷 속단　846, 858, 937
粟糖 속당　230
續毒 속독　759
속리기린초　604
粟米 속미　229
粟米草 속미초　348
粟米草科 속미초과　348
손바닥난초　140
속새　96
속새(木賊)綱　95
속새(木賊)과　95
속새(木賊)目　95
속석은풀　864
속속이풀　584
續隨子 속수자　762
續隨子莖中白汁 속수자경중백즙　763
續隨子葉 속수자엽　763
粟芽 속아　230
粟蘖 속얼　230
屬折 속절　937
솔　104
솔나리　175

솔나물　924
솔잎란　98
솔잎란(松葉蘭)綱　98
솔잎란(松葉蘭)과　98
솔잎란(松葉蘭)目　98
솔잎말　510
솔장다리　337
솔체꽃　938
솜나물　1061
솜대　184, 206
솜방망이(들솜쟁이)　1070
솜아마존　981
솜양지꽃　641
솜흰여뀌　320
松 송
松膏 송고　107
松科 송과　102
松毬 송구　106
松根 송근　105
松目 송목　100
松木皮 송목피　106
松肪 송방　107
松樹蕊 송수예　105
松實 송실　106
송악　436
松葉 송엽　106
松葉蕨 송엽궐　99, 98
松葉蘭 송엽란　99
松葉蘭綱 송엽란강　98
松葉蘭科 송엽란과　98
松葉蘭目 송엽란목　98
松油 송유　107
송이고랭이　245
송이꽃자금우　968
송이풀　904
松子 송자　104
松子仁 송자인　104
松節 송절　105
松脂 송지　107
松塔 송탑　103
松筆頭 송필두　105
松香 송향　107
松蒿 송호　904, 905
松花 송화　106
松花粉 송화분　106
松黃 송황　106
碎骨子 쇄골자　221
쇄기풀(蕁麻)과　554
쇄기풀(蕁麻)目　533
碎米莎草 쇄미사초　240

瑣陽 쇄양　886
鎖陽 쇄양　886
쇄양(鎖陽)과　886
쇠고비　75
쇠귀나물　271
쇠뜨기　95
쇠무릎　340
쇠물푸레나무　976
쇠별꽃　359
쇠비름　350
쇠비름(馬齒莧)과　349
쇠채　1068
쇠태나물　268
쇠털이슬　721
樕 수　616
水茛 수간　498
水薑苔 수강태　499
水劍草 수검초　280
水鷄頭 수계두　512
水苦藚 수고매　911
水苦藚果實 수고매과실　912
水苦藚根 수고매근　912
垂果南芥 수과남개　571
繡毬 수구　621, 623
繡毬繡線菊 수구수선국　656
수국　621
隨軍茶 수군다　691
水芹 수근　429, 430
水靳 수근　430, 499
水芹菜 수근채　430
水燈心 수등심　145
水辣菜 수랄채　1018
水蠟果 수랍과　979
水蠟樹 수랍수　979
睡蓮 수련　518
수련(睡蓮)과　511
水蓼 수료　316, 317
水蓼根 수료근　318
水蓼子 수료자　318
水龍骨 수룡골　56
垂柳 수류　529
水栗子 수률자　518
水菱 수릉　719
樹梨 수리　616
수리딸기　651
水蔓靑 수만청　913
葹麥 수맥　309
水毛花 수모화　245
水木通 수목통　814
수박　945

수박풀　654, 567
水鼈 수별　266
水鼈科 수별과　266
水芙蓉 수부용　899
水浮漂 수부표　81
水粉頭 수분두　339
垂盆草 수분초　604
水瀉 수사　269
垂絲柳 수사류　396
垂絲衛矛 수사위모　369
水莎草 수사초　239
垂絲海棠 수사해당　613
捜山黃 수산황　194
水蔘 수삼　203
水杉 수삼　89
水仙 수선　200
水蘚 수선　277
水仙科 수선과　197
水仙根 수선근　201
水旋覆 수선복　266
水仙花 수선화　200, 201
수선화(水仙)과　197
수세미오이　954
溲疏 수소　621
水蘇 수소　277, 866, 867
水蘇根 수소근　867
水松 수송　53
水鬚 수수　203
수수　231
垂穗石松 수수석송　89
水宿 수숙　278
水案板 수안판　263, 264
嗽藥 수약　982
水楊柳 수양류　601, 921
水楊梅 수양매　638, 639, 921
水楊梅根 수양매근　639, 921
수양버들　529
水羊耳 수양이　862
수염가래꽃　1083
수영　329
水英 수영　430
首烏 수오　319
水蜈蚣 수오공　243, 244
水玉 수옥　285
水玉簪 수옥잠　130
水萵苣 수와거　911
水芋 수우　242
수원잔대　1086
水榆果 수유과　618
水榆花楸 수유화추　618

水慈姑 수자고　270
수자해좆　138
手掌蔘 수장삼　140
守田 수전　285
水田碎米薺 수전쇄미제　577, 578
水接骨丹 수접골단　723
수정목　922
水丁香 수정향　724
水薺 수제　585
水皂角 수조각　670
水竹葉 수죽엽　126, 127
水竹子 수죽자　126
水竹草 수죽초　127
水芝 수지　944
水芝丹 수지단　514
水車前 수차전　266
水昌 수창　278
水菖蒲 수창포　278
睡菜 수채　991
睡菜根 수채근　991
水蔥 수총　245
수캐자리　359
수크령　227
水菠菜 수파채　911
水萍 수평　277
水萍子 수평자　277
睡蒲 수포　246
水香 수향　1046
水葫蘆 수호로　129
水胡椒 수호초　497
水葒 수홍　321
水葒子 수홍자　322
水葒花 수홍화　321
水葒花子 수홍화자　322
水花 수화　277
繡花針 수화침　922
水黃連 수황련　70
쑥　1014
쑥갓　1037
熟瓜 숙과　947
쑥방망이　1069
쑥부쟁이　1020
쑥부지갱이　578
熟地 숙지　908
熟地黃 숙지황　908
蒓 순　512
舜芒穀 순망곡　335
순무　574
순비기나무　878
蓴菜 순채　512

蓴菜 순채　511, 512
脣形科 순형과　839
菾藥 술약　258
술패랭이꽃　354
숯돌담고사리　60
숯잔대　1084
숯잔대(山梗)과　1083
菘藍 숭람　578
쉬나무　786
쉬땅나무　656
쉽싸리　850
쓴풀　992
씀바귀　1057
僧頭木 승두목　921
升麻 승마　485, 486
勝舃 승석　1004
勝舃菜 승석채　1004
勝春 승춘　645
濕鼠麴草 습서국초　1051
蓍 시　1007
柿 시　915
柿干 시간　917
翅莖香青 시경향청　1010
示姑 시고　285
翅果唐松草 시과당송초　500
柿根 시근　916
시금초　329
시금치　338
시내대　209
蒔蘿 시라　406
蒔蘿苗 시라묘　407
蒔蘿子 시라자　406
豕零 시령　38
시로미　379
시로미(岩高蘭)과　379
柿木皮 시목피　916
시무나무　535
시베리아살구나무　625
柿餅 시병　917
翅柄鐵線蕨 시병철선궐　62
柿澀 시삽　918
柿霜 시상　917
豕首 시수　1031
柿樹科 시수과　915
蓍實 시실　1007
柿葉 시엽　916
菜耳實 시이실　1082
柿子 시자　917
柿蒂 시체　916
柴草 시초　413

柿漆 시칠　918
豕橐 시탁　38
柿皮 시피　918
豺皮樟根 시피장근　449
柴胡 시호　412, 413
柿花 시화　917
식나무　446
植防風 식방풍　428
食茱萸 식수유　794
食用楤木 식용총목　435
食胡荽 식호유　1036
신갈나무　810
新疆阿魏 신강아위　422
伸筋草 신근초　90
新羅松子 신라송자　104
神砂草 신사초　798
神仙掌花 신선장화　532
辛烈 신신　468
腎葉山蔘 신엽산료　310
腎葉天劍 신엽천검　881
腎葉槖吾 신엽탁오　1062
辛夷 신이　467, 468
神草 신초　440
慎火草 신화초　602
실거리나무　665
실고사리　82
실고사리(海金沙)과　82
실낚시돌풀　926
실새삼　882
實棗兒 실조아　448
心膽草 심담초　724
椹獨 심독　633
蕁麻 심마　556
蕁麻科 심마과　553
蕁麻根 심마근　556
蕁麻目 심마목　534
深山黃菫 심산황근　595
深山黃精 심산황정　180
尋風藤 심풍등　506
十大功勞 십대공로　462
十大功勞根 십대공로근　463
十大功勞葉 십대공로엽　462
십자화(十字花)과　571

〔아〕

아까시나무　706
아광나무　609
阿羅漢草 아라한초　231

亞麻 아마　778
鴉麻 아마　778
아마(亞麻)과　778
亞麻子 아마자　778
아마존　982
餓馬黃 아마황　684
蛾眉蕨 아미궐　77
蛾眉豆 아미두　678
峨眉野連 아미야련　490
阿芙蓉 아부용　591
鵝不食 아불식　1036
鵝不食草 아불식초　1036
峨蔘 아삼　411, 412
아세아꿩의다리　500
我蒁 아술　258
아스파라거스　165
牙拾草 아십초　264
鵝兒腸 아아장　354
鵝兒腸菜 아아장채　360
아욱　567
아욱(錦葵)과　558
아욱메풀　883
阿魏 아위　422
阿爾泰銀蓮花 아이태은련화　482
鵝掌金星草 아장금성초　56
鵝腸菜 아장채　360
鵝腸草 아장초　360
兒踵草 아종초　203
아주까리　767
兒草 아초　203, 740
鴉葱 아총　1068, 1069
牙齒草 아치초　264
亞片 아편　591
阿片 아편　591
鴉片 아편　591
鵝抱蛋 아포단　299
雅旱 아한　653
鴉銜草 아함초　891
惡實 악실　1011
惡實根 악실근　1011
雁來紅 안래홍　344
安石榴酸實殼 안석류산실각　735
安息香 안식향　919, 920
안식향나무　919
安息香樹 안식향수　919
安息香樹科 안식향수과　919
眼子菜 안자채　263, 264
眼子菜科 안자채과　263
雁喙實 안훼실　512
알꽈리　838

國文索引 — 1141

알로에 163
알방동사니 238
挖耳草 알이초 1033
挖耳草根 알이초근 1033
岩高蘭 암고란 379
岩高蘭科 암고란과 379
岩高子 암고자 379
암공작고사리 62
암귀룽나무 630
菴蘭 암려 1018
菴蘭子 암려자 1019
菴蘆 암로 1018
岩生柳葉菜 암생류엽채 722
암취 1023
岩敗醬 암패장 934
鴨脚金星草 압각금성초 56
鴨舌頭 압설두 271
鴨舌草 압설초 130, 271
鴨兒芹 압아근 420
鴨兒芹果 압아근과 421
鴨兒芹根 압아근근 421
鴨兒嘴 압아취 130
鴨仔菜 압자채 130
鴨跖草 압척초 125, 126
鴨跖草科 압척초과 125
秧子根 앙자근 880
艾 애 1014
애기고추나물 392
애기달개비 126
애기땅빈대 760
애기도라지 1090
애기똥풀 586
애기마름 719
애기메꽃 879
애기부들 246
애기사철란 139
애기석위 57, 58
애기석창포 279
애기쐐기풀 555
애기수영 329
애기쉽사리 850
애기오이풀 654
애기우산나물 1075
애기원추리 171
애기장구채 357
애기줄사철란 139
애기탑꽃 842
애기풀 798
애기향유 843
애기현호색 596

艾麻 애마 555
艾實 애실 1016
艾葉 애엽 1014
艾子 애자 1016
崖棕 애종 237
崖棕根 애종근 238
애탕쑥 1016
櫻桃科 앵도과 625
앵도나무 627
罌粟 앵속 590, 591
罌粟殼 앵속각 592
罌粟科 앵속과 571
罌粟嫩苗 앵속눈묘 591
罌粟目 앵속목 571
櫻額 앵액 631
罌子桐 앵자동 754
罌子粟 앵자속 591
鶯爪風 앵조풍 931
櫻草 앵초 966
앵초(櫻草)과 963
櫻草根 앵초근 967
앵초(櫻草)目 963
野茄 야가 1080
夜干 야간 192
野苣 야거 1060
野決明 야결명 711
野鷄冠 야계관 345
野鷄尾 야계미 66, 67
野菰 야고 887
野苦蕒 야고마 1054
野苦蕒 야고매 1074
野苦荬 야고채 935, 1073
野藿香 야곽향 839
夜關門 야관문 692
야광나무 609
野槐樹 야괴수 688
夜交藤 야교등 319
野鳩旁花 야구방화 640
野菊 야국 1038
野菊花 야국화 1039
野芹菜花 야근채화 415
野茶 야다 405
野大豆藤 야대두등 684
野燈心草 야등심초 144, 146
野橙子 야등자 792
野綠豆 야록두 706
野綠麻 야록마 555
野蓼 야료 203
野料豆 야료두 684
野梨枝葉 야리지엽 616

野麻豌 야마완 716
野馬蹄草 야마제초 245
野馬追 야마추 1048
野玫瑰根 야매괴근 646
野麥子 야맥자 211
野木瓜 야목과 522
野苜蓿 야목숙 696
野薄荷 야박하 862
野白菊 야백국 1021
野百合 야백합 674
野鳳仙 야봉선 379
野鳳仙花 야봉선화 379
野思草 야사초 1033
野山菊 야산국 1038
野生姜 야생강 259
野西瓜苗 야서과묘 567
野席草 야석초 146
野升麻 야승마 488
野鴉椿 야아춘 363
野鴉椿根 야아춘근 364
野鴉椿子 야아춘자 364
野鴉椿花 야아춘화 364
野櫻桃 야앵도 727
野楊梅 야양매 638
野洋蔘根 야양삼근 140
野煙 야연 829, 1033
野燕麥 야연맥 210
野煙葉 야연엽 1033
野梧桐 야오동 766
野豌豆 야완두 716
野芋 야우 283
野芋頭 야우두 283
野芋葉 야우엽 284
野芋芀 야우잉 283
野油菜 야유채 584
野慈姑 야자고 270
野蠶豆 야잠두 716
野薔薇 야장미 648
野丈人 야장인 495
野芝麻 야지마 846, 862
野芝麻根 야지마근 847
野漆樹 야칠수 381
野漆樹根 야칠수근 382
野漆樹葉 야칠수엽 382
野扁豆 야편두 679
野香茅 야향모 214
野莧 야현 345
野荊芥 야형개 854
夜呼 야호 351
野紅花 야홍화 1042

野花生 야화생 673
野黃連 야황련 70
野茴香 야회향 424
野萱花 야훤화 192
약난초 133
약대황 327
蒻頭 약두 281
약모밀 812
약밤나무 806
약쑥 1014
藥實 약실 171
藥王茶 약왕다 644
藥用大黃 약용대황 327
藥藻 약조 77
얇은명아주 335
粱 양 229
羊角 양각 672, 717
羊角菜 양각채 986
羊角草 양각초 901
洋甘菊 양감국 1063
良姜 양강 251
羊蹢根 양곽근 462
羊栜 양구 609
양귀비 590
양귀비(罌粟)과 586
양귀비(罌粟)目 571
洋金花 양금화 822
羊奶科 양내과 986
楊柳科 양류과 527
楊柳目 양류목 527
羊麻 양마 216
楊梅 양매 532
楊梅科 양매과 532
楊梅根 양매근 533
楊梅目 양매목 532
楊梅樹皮 양매수피 533
楊梅核仁 양매핵인 533
羊明 양명 672
양박하 851
양배추 575
羊負來 양부래 1080
涼傘草 양산초 759
兩棲蓼 양서료 310
羊栖菜 양서채 47
羊粟 양속 216
羊鬚草 양수초 1022
洋蓍草 양시초 1006
羊眼半夏 양안반하 285
양앵도 628
痒痒花 양양화 729

洋芋 양우 837
陽芋 양우 837
羊乳 양유 1087
羊耳蒜 양이산 142
羊耳朶葉 양이타엽 971
椋子木 양자목 447
陽雀花 양작화 669
陽雀花根 양작화근 669
羊蹄 양제 332
羊蹄實 양제실 333
羊蹄葉 양제엽 333
良棗 양조 296
양지꽃 642
藁草 양초 260
洋葱 양총 155
陽春砂 양춘사 255
陽春砂仁 양춘사인 255
양파 155
羊婆奶 양파내 1086
洋牌洞 양패동 145
蘘荷 양하 259
蘘荷子 양하자 260
羊鬍髭草 양호자초 236
御米 어미 591
魚尾花 어미화 322
魚腥草 어성초 812
어수리 409
魚眼草 어안초 125
어저귀 559
억류억새 222
억새 222
얼레지 170
蘖米 얼미 224, 230
엄나무 437
엉겅퀴 1041
엉겅퀴아재비 1036
藜 여 335
藜科 여과 333
여뀌 316
여뀌바늘 724
茹根 여근 219
여덟잎으름 520
藜頭草 여두초 322, 401
黎辣根 여랄근 293
藜蘆 여로 191
女雷 여뢰 203
女婁菜 여루채 357
女理 여리 203
藜目 여목 333

呂宋果 여송과 972
呂宋豆 여송두 972
茘實 여실 195
蘧實 여실 195
여우구슬 766
여우오줌풀 1031
여우콩 706
여우팥 679
女菀 여원 1021, 1022
女宛 여원 1022
女萎 여위 179, 488
女貞 여정 977
女貞根 여정근 978
女貞實 여정실 977
女貞葉 여정엽 978
女貞子 여정자 977
女貞皮 여정피 978
여주 957
茘枝 여지 374
茘支 여지 374
茘枝殼 여지각 375
茘枝根 여지근 375
茘枝葉 여지엽 375
茘枝草 여지초 862
茘枝草根 여지초근 863
茘枝核 여지핵 375
茹草 여초 413
麗春花 여춘화 589
麗春花果實 여춘화과실 590
櫟 역 808
櫟木皮 역목피 809
櫟樹皮 역수피 809
瀝油 역유 107
櫟子 역자 808
蓮 연 514
沿階草 연계초 177
연꽃 514
楝科 연과 771
煙鍋草 연과초 504
煙管頭 연관두 1032, 1033
連翹 연교 974
連翹莖葉 연교경엽 975
連翹根 연교근 975
沿鉤子 연구자 651
蓮根 연근 515
延齡草 연령초 187, 188
沿籬豆 연리두 678
連理草 연리초 689, 690
燕麥草 연맥초 211
燕面 연면 859

延命草 연명초 846	鹽麩子根 염부자근 380	梧桐葉 오동엽 557
連母 연모 203	염주 212	梧桐子 오동자 557
鳶尾科 연미과 192	염주나무 373	梧桐花 오동화 557
燕尾香 연미향 1046	染指甲草 염지갑초 378	烏頭 오두 473, 479
蓮房 연방 516	염란 166	烏豆 오두 682
燕覆 연복 521	葉象花 엽상화 762	烏蘞莓 오렴매 300
燕覆子 연복자 520	葉下藏珠 엽하장주 968	오리나무 802
蓮蓬草 연봉초 1049	葉下珠 엽하주 766, 767	오리나무더부살이 888
蓮生桂子草根 연생계자초근 981	英桃草 영도초 914	오리방풀 845
蓮生桂子花 연생계자화 980	鈴蘭 영란 167, 168	五里香 오리향 729
練石草 연석초 904	枠木 영목 405	烏麻 오마 894
蓮鬚 연수 516	映山紅 영산홍 998	烏麻花 오마화 895
蓮實 연실 514	迎山紅 영산홍 998	烏梅 오매 629
楝實 연실 773	靈仙 영선 490	烏麥 오맥 309
楝葉 연엽 774	靈神草 영신초 798	五木香 오목향 1067
筳萎陵 연위릉 642	營實 영실 649	五味子 오미자 471, 472
蓮衣 연의 517	零餘子 영여자 149	烏飯樹 오반수 1002
연잎꿩의다리 503	零烏豆 영오두 684	五方草 오방초 350
蓮子 연자 514	鈴茵陳 영인진 911	오배자나무 380
蓮子心 연자심 517	영주치자 971	烏覆 오복 521
蓮子草 연자초 1043	靈芝 영지 33	烏不踏 오부답 315
連錢草 연전초 845	靈芝草 영지초 33	烏蒜 오산 200
軟棗子 연조자 387	迎春 영춘 468	烏扇 오선 192
兗州卷柏 연주권백 87, 88	迎春花 영춘화 976, 977	烏蘇里瓦韋 오소리와위 55
臙脂菜 연지채 335	迎春花葉 영춘화엽 977	吳茱萸 오수유 786, 787
臙脂花 연지화 339	예덕나무 766	吳茱萸根 오수유근 787
臙脂花頭 연지화두 339	鱧腸 예장 1043	吳茱萸葉 오수유엽 787
煙草 연초 829	預知子 예지자 522	오얏나무 634
連軺 연초 975	翳草 예초 427	五葉莓 오엽매 300
蓮草 연초 1043	五加科 오가과 432	五葉草 오엽초 800
連蟲陸 연충륙 332	五加葉 오가엽 434	烏芋 오우 242
蓮台夏枯 연태하고 847	五加皮 오가피 433	烏萎 오위 179
延胡索 연호색 596	오갈피(五加)과 432	오이 949
蓮花 연화 516	오갈피나무 432	오이풀 654
楝花 연화 774	烏階 오계 1029	烏茨 오자 242
列當 열당 890	蜈蚣草 오공초 1008	五爪龍草 오조룡초 300
열당(列當)과 887	蜈蚣七 오공칠 136	烏竹 오죽 205, 206
烈朴 열박 469	蜈蚣萍 오공평 82	烏吹 오취 192
裂葉堇菜 열엽근채 398	烏韭 오구 70	烏杷 오파 1029
裂葉荊芥 열엽형개 863	烏桕 오구 769	五瓣花 오판화 80
염 158	烏桕木根皮 오구목근피 770	烏蒲 오포 192
염교 158	烏桕葉 오구엽 770	烏蔗子 오표자 652
鹽梅子 염매자 380	烏桕子 오구자 770	五行草 오행초 350
蒌木科 염목과 919	烏蕨 오궐 70	五香 오향 1067
鹽麩根白皮 염부근백피 380	五氣朝陽草 오기조양초 639	烏喙 오훼 479
鹽麩木花 염부목화 381	오독도기 477	玉桂 옥계 453
鹽麩樹白皮 염부수백피 381	오동 902	玉高梁 옥고량 234
鹽麩葉 염부엽 381	梧桐科 오동과 556	옥매듭 311
鹽麩子 염부자 380	梧桐根 오동근 557	玉門精 옥문정 1031
鹽膚子 염부자 380	梧桐白皮 오동백피 557	玉米鬚 옥미수 234

玉米軸 옥미축 235	왕모람 543	龍葵根 용규근 836
玉蘭 옥란 467	왕바꽃 478	龍葵子 용규자 837
玉蘭花 옥란화 469	왕바랭이 216	龍腦 용뇌 394
玉露秫 옥로출 234	왕배풍등 832	龍腦香 용뇌향 394
玉柏 옥백 92	王不留行 왕불류행 357	龍腦香膏 용뇌향고 395
玉芙蓉 옥부용 532	왕비수리 691	용뇌향나무(龍腦香)과 394
玉粉團 옥분단 623	王孫 왕손 663	용뇌향나무 394
玉遂 옥수 92	왕시호 412	龍腦香子 용뇌향자 395
옥수수 233	王翁 왕옹 521	龍膽 용담 988, 989
玉乳 옥유 617	왕원추리 171	용담(龍膽)과 987
玉簪葉 옥잠엽 174	왕쥐똥나무 979	용담(龍膽)目 970
玉簪花 옥잠화 174	왕질경이 1004	龍豆 용두 937
玉簪花根 옥잠화근 174	왕초피나무 795	용둥굴레 179
玉竹 옥죽 179	王芻 왕추 209	龍鱗薜荔 용린벽여 437
玉竹黃精 옥죽황정 181	왕팥배나무 618	龍尾 용미 300
玉椒 옥초 819	왕호장 314	龍沙 용사 116
玉蜀黍 옥촉서 233, 234	왕후박나무 458	龍仙草 용선초 322
玉蜀黍根 옥촉서근 234	왜개싱아 316	龍舌蘭 용설란 201, 202
玉蜀黍葉 옥촉서엽 234	왜개연꽃 517	용설란(龍舌蘭)과 201
玉葱 옥총 155	倭瓜 왜과 951	龍舌草 용설초 267
溫州密柑 온주밀감 783	왜귤나무 783	龍鬚 용수 145
穩齒菜 온치채 863	왜당귀 407	龍鬚菜 용수채 53, 187
올미 212, 271	왜떡쑥 1051	龍鬚草 용수초 146
올방개 242	歪頭菜 왜두채 717	龍牙草 용아초 636
올싸리 693	矮麻黃 왜마황 118	龍芽草 용아초 636
올챙이고랭이 244	왜배추 57	龍芽草根 용아초근 637
옹굿나물 1021	왜비자나무 114	龍眼 용안 371
옻나무 382	왜승마 484	龍眼殼 용안각 373
옻나무(漆樹)과 380	矮慈姑 왜자고 271	龍眼根 용안근 372
萵苣 와거 1060, 1061	왜젓가락나물 497	龍眼樹皮 용안수피 372
萵苣子 와거자 1061	왜제비꽃 401	龍眼葉 용안엽 372
瓦松 와송 600	왜종려나무 275	龍眼肉 용안육 372
娃兒草 와아초 1090	矮地茶 왜지다 968	龍眼核 용안핵 373
瓦葦 와위 54, 55	왜풀 1044	龍眼花 용안화 373
宛童 완동 304	왜현호색 596	龍爪豆 용조두 701, 702
豌豆 완두 702	왜황련 490	龍爪菜 용조채 267
왕가래나무 287	外公罌 외공앵 1077	龍珠 용주 145, 838
왕가시오갈피 432	外公英 외공영 1077	龍珠根 용주근 838
왕까치수영 314	외대으아리 489	龍珠子 용주자 838
왕거머리말 265	외풀 901	龍葐 용추 145
왕고들빼기 1060	요강꽃 136	龍吐珠 용토주 638
王瓜 왕과 949, 960	蓼科 요과 308	龍抱柱 용포주 144
왕귤나무 780	凹頭莧 요두현 344	芋 우 284
왕느릅나무 536	蓼藍 요람 325	藕 우 515
왕대 204	蓼目 요목 308	牛角花 우각화 694
왕대황 327	蓼實 요실 318	芋梗 우경 285
왕둥굴레 179	蓼子 요자 318	芋魁 우괴 284
王連 왕련 491	浴香 욕향 748, 305	雨韭 우구 129
왕마 151	龍蓇 용고 321	雨久花 우구화 129
왕머루 300	龍葵 용규 835, 836	雨久花科 우구화과 129

牛筋樹 우근수 456	蕓薹 운대 572	菱陵菜 위릉채 640
牛筋草 우근초 216	蕓薹子 운대자 572	衛矛 위모 367
牛金草 우금초 216	雲木香 운목향 1066	衛矛科 위모과 365
牛奶柴 우내시 543	雲藊豆 운변두 702	倭木 위목 100
牛奶子 우내자 728, 1087	雲實 운실 665	威蛇 위사 645
牛奶子根 우내자근 727, 728	芸香 운향 793	위성류 395
牛奶漿 우내장 542	운향(芸香)과 779	위성류(檉柳)과 395
牛奶漿根 우내장근 542	운향나무 793	葳蕤 위유 179
芋頭 우두 284	芸香草 운향초 1033	萎蕤 위유 181
芋頭花 우두화 285	鬱金 울금 256	萎蕤 위이 179
우랄감초 684	鬱金香 울금향 190	鳶子 위자 512
牛瀧草 우롱초 721, 722	鬱金香根 울금향근 190	萎香 위향 179
虞蓼 우료 317	熊果葉 웅과엽 1003	蔚香 위향 429
牛毛粘 우모점 359	熊蕨根 웅궐근 80	荾 유 231
寓木 우목 304	熊膽草 웅담초 842	柚 유 780, 782
虞美人 우미인 589	雄丁香 웅정향 737	楡科 유과 534
牛尾菜 우미채 186	雄黃蓮 웅황련 315	薑根 유근 301
牛尾七 우미칠 182	原生地 원생지 907	柳根 유근 529
藕蜜 우밀 514	元修菜 원수채 716	柚根 유근 781
牛蒡 우방 1010	芫荽 원유 419	劉寄奴 유기노 1019
牛蒡莖葉 우방경엽 1012	遠志 원지 798	油桐 유동 754
牛蒡根 우방근 1011	원지(遠志)과 798	游冬 유동 1074
牛蒡子 우방자 1011	遠志草 원지초 798	油桐根 유동근 755
牛繁縷 우번루 359	원추리 171	油桐葉 유동엽 755
雨絲 우사 396	圓錐繡球 원추수구 622	油桐子 유동자 754
藕絲菜 우사채 514	元胡索 원호색 596	乳頭香 유두향 748
우산나물 1075	芫花 원화 740	柳蘭 유란 720
우산대잔디 214	芫花葉白前 원화엽백전 982	柳蓼 유료 317
牛舌大黃 우설대황 332	芫花根 원화근 741	游龍 유룡 321
牛星草 우성초 211	원황정 180	油麻 유마 894
牛膝 우슬 340	月見草 월견초 725	楡白皮 유백피 538
牛膝莖葉 우슬경엽 342	月桂 월계 456	柳白皮 유백피 529
藕實 우실 514	월계수 456	有柄石韋 유병석위 57
芋兒七 우아칠 188	月桂葉 월계엽 456	柳杉 유삼 100
우엉 1010	月桂子 월계자 456	柳絮 유서 530
芋葉 우엽 285	月季花 월계화 645	柳屑 유설 530
羽葉千里光 우엽천리광 1069	月季花根 월계화근 645	流星草 유성초 125
牛遺 우유 1004	月季花葉 월계화엽 646	油松 유송 104
牛耳大黃 우이대황 331	越橘 월귤 1002	油松節 유송절 105
牛耳大黃葉 우이대황엽 332	越橘果 월귤과 1003	楡樹 유수 538
藕節 우절 515	월귤나무 1002	柚葉 유엽 781
牛層喜 우층희 197	越橘葉 월귤엽 1003	柳葉 유엽 530
牛皮消 우피소 984	越南安息香 월남안식향나무 919	楡葉 유엽 538
牛皮菜 우피채 334	越桃 월도 925	類葉牡丹 유엽모단 460
牛黃傘 우황산 197	越西木香 월서목향 1066	柳葉白前 유엽백전 981, 982
郁李 욱리 627	月月紅 월월홍 645	類葉升麻 유엽승마 480
郁李仁 욱리인 628	月下香 월하향 725	柳葉菜 유엽채 722
郁子 욱자 628	蔚 위 1018	柳葉菜科 유엽채과 720
雲南根 운남근 744	葳苓仙 위령선 490	柚子 유자 782
雲南松葉 운남송엽 106	威靈仙 위령선 489, 490	유자나무 782

柚子皮 유자피 781	葎草花 율초화 551	梨蘆 이로 191
乳漿草 유장초 758, 1090	栗花 율화 808	梨木皮 이목피 617
油珠子 유주자 376	으름덩굴 520	梨木灰 이목회 618
柳枝 유지 529	으름덩굴(木通)과 520	裏白科 이백과 84
油菜 유채 571	으아리 489	이삭바꽃 478
柳穿魚 유천어 900	銀蓮香附 은련향부 483	이삭여뀌 308
柚皮 유피 781	은방울꽃 167	李樹膠 이수교 635
柚核 유핵 781	銀白楊 은백양 527	梨樹根 이수근 617
柚孩兒 유핵아 850	銀粉背蕨 은분배궐 64	李樹葉 이수엽 635
乳香 유향 748	銀線草 은선초 815	이스라지나무 627
유향나무 747	銀線草根 은선초근 816	梨葉 이엽 617
乳香樹 유향수 747	銀鎖匙 은쇄시 200	異葉假繁縷 이엽가번루 358
柳花 유화 530	銀柴胡 은시호 355	耳葉蓼 이엽료 312
楡花 유화 539	隱忍 은인 1085	異葉馬兜鈴 이엽마두령 508
柚花 유화 781	銀杏 은행 122	二葉舞鶴草 이엽무학초 176, 177
肉桂 육계 453	銀杏科 은행과 122	李子 이자 634
육계나무 453	銀杏綱 은행강 122	離支 이지 374
肉桂油 육계유 455	은행나무 122	梨枝 이지 617
肉果 육과 519	은행나무(銀杏)綱 122	이질풀 799
肉豆蔲 육두구 519	은행나무(銀杏)과 122	泥昌 이창 278
육두구(肉豆蔲)과 519	은행나무(銀杏)目 122	泥菖蒲 이창포 278
육두구나무 519	銀杏目 은행목 122	離瓣花亞綱 이판화아강 287
肉豆蔲衣 육두구의 520	銀胡 은호 356	梨皮 이피 618
六駁 육박 449	銀花 은화 939	李核仁 이핵인 635
육박나무 449	銀花子 은화자 940	異型莎草 이형사초 238
陸撥 육발 795	日本鼠麴草 일본서국초 1050	泥胡菜 이호채 1053, 1054
肉消 육소 673	一枝黃花 일지황화 1072	益明 익명 337
육송 104	음나무 437	益母草 익모초 848
肉棗 육조 448	淫羊藿 음양각 461	益母草花 익모초화 849
肉蓯蓉 육종용 888	淫羊藿根 음양곽근 462	益智 익지 251, 372
肉紅 육홍 673	掩子 음자 807	益智仁 익지인 252
윤노리나무 615	陰地蕨 음지궐 85, 86	益智子 익지자 252
輪葉澤蘭 윤엽택란 1047, 1048	陰行草 음행초 910	忍多 인동 938
輪葉婆婆納 윤엽파파납 915	宜男花 의남화 173	인동(忍多)과 938
윤판나물 169	擬燈心草 의등심초 146	인동덩굴 938
綸布 윤포 49	의성개나리 974	忍多藤 인동등 939
栗 율 806	薏苡 의이 212	忍多花 인동화 939
栗殼 율각 808	薏苡根 의이근 213	人蔘 인삼 439, 440
栗果 율과 807	薏苡仁 의이인 212	人蔘果 인삼과 142
栗毛球 율모구 808	薏苡葉 의이엽 213	人蔘蘆 인삼로 442
율무 212	薏珠子 의주자 212	人蔘三七 인삼삼칠 443
율미 212	醫草 의초 1014	人蔘鬚 인삼수 442
栗莢 율부 808	蟻塔科 의탑과 718	人蔘葉 인삼엽 442
栗樹根 율수근 807	梨 이 617	人蔘子 인삼자 443
栗樹皮 율수피 808	李 이 634	人蔘條 인삼조 442
栗葉 율엽 807	梨科 이과 607	人蔘花 인삼화 443
栗子 율자 807	李根 이근 635	人字草 인자초 689
葎草 율초 551	李根皮 이근피 635	茵陳 인진 1016
葎草果穗 율초과수 552	이노리나무 609	因陳蒿 인진호 1016
葎草根 율초근 551	伊豆縮砂 이두축사 250	茵陳蒿 인진호 1016

國文索引

茵蔯蒿 인진호　1016
人銜 인함　440
一年蓬 일년봉　1044
日當歸 일당귀　407
一味藥 일미약　688
一味藥根 일미약근　688
一帆靑 일범청　166
日本狗筋蔓 일본구근만　353
日本木瓜 일본모과　607
일본목련　469
日本雙蓋蕨 일본쌍개궐　79, 80
일본할미꽃　495
일본후박나무　469
一線香 일선향　144
일엽아재비　84
일엽아재비과　84
일엽초　54
一葉萩 일엽추　770, 771
日照飄佛草 일조표불초　242, 243
一枝香 일지향　913
一枝蒿 일지호　1008
一枝黃花 일지황화　1072
일천궁　418
一朶雲 일타운　86
荏 임　857
林檎 임금　612, 614
林檎根 임금근　613
林蘭 임란　137
荏葉 임엽　857
荏子 임자　857
잇꽃　1034

〔자〕

刺薊 자계　1042
紫桂 자계　453
刺薊菜 자계채　1036
慈姑 자고　271, 272
茨菰 자고　272
慈菇 자고　272
慈姑葉 자고엽　272
慈姑花 자고화　272
刺瓜 자과　949
刺槐 자괴　706
刺槐花 자괴화　707
自灸 자구　498
紫菊 자국　1022
자귀나무　660
자귀풀　659

紫錦蘭 자금란　127
紫金牛 자금우　968, 969
자금우(紫金牛)과　967
紫金牛根 자금우근　970
紫萁 자기　77
蔦寄生 자기생　887
刺南蛇藤 자남사등　365
紫丹 자단　891
地棠草 지당초　414
紫桃 자도　634
자두나무　634
자라풀　266
자라풀(水鼈)과　266
자란　131
刺梨頭 자려두　322
刺老鴉 자로아　436
紫露草 자로초　128
刺蓼 자료　323
자리골풀　145
자리공　351
자리공(商陸)과　351
刺梨子 자리자　647
紫茉莉 자말리　339
紫茉莉科 자말리과　339
紫茉莉根 자말리근　339
紫茉莉葉 자말리엽　340
紫茉莉子 자말리자　340
刺莓果 자매과　646
刺莓果根 자매과근　646
刺玫花 자매화　646
柘木 자목　544
자목련　467
柘木白皮 자목백피　544
紫苜蓿 자목숙　695
紫薇 자미　729
紫薇根 자미근　729
紫薇葉 자미엽　729
紫薇花 자미화　729
紫背龍牙 자배룡아　645
紫背天葵 자배천규　483
子蘗 자벽　459
茈碧花 자벽화　518
紫杉 자삼　114
紫蔘 자삼　860
紫蘇莖 자소경　856
紫蘇梗 자소경　856
紫蘇葉 자소엽　855
紫蘇子 자소자　856
紫蘇草 자소초　899
紫蘇苞 자소포　856

刺松藻 자송조　52, 53
刺松藻科 자송조과　52
柘樹 자수　544
柘樹莖葉 자수경엽　545
柘樹果實 자수과실　545
紫述香 자술향　190
紫菘 자숭　582
刺兒菜 자아채　1036
紫鴨跖草 자압척초　128
刺五加 자오가　432
子午蓮 자오련　518
紫玉簪 자옥잠　173
紫玉簪根 자옥잠근　174
紫玉簪葉 자옥잠엽　174
紫芙 자요　891
紫雲英 자운영　664
紫雲英子 자운영자　665
紫苑 자원　1023, 10224
紫葳 자위　869
紫葳莖葉 자위경엽　870
紫葳科 자위과　870
紫葳根 자위근　869
刺楡 자유　535, 536
刺人蔘 자인삼　439
茈子 자자　812
자작나무　803
자작나무(樺木)과　802
紫頂龍芽 자정룡아　876
雌丁香 자정향　738
자주개자리　695
자주괴불주머니　594
자주닭개비　128
자주만년초　127
자주솜대　184
자주쓴풀　992
자주톱풀　1007
紫竹 자죽　205
紫竹根 자죽근　206
紫芝 자지　33
刺蒺藜 자질려　752
紫蒨 자천　1024
滋草 자초　360
紫草 자초　891
紫草科 자초과　891
刺楸樹根 자추수근　438
刺楸樹皮 자추수피　438
刺菠 자파　653
刺海松 자해송　53
紫荊 자형　673
紫荊果 자형과　674

紫荊根皮 자형근피 673
紫荊木 자형목 674
紫荊木皮 자형목피 673
紫荊皮 자형피 973
紫荊花 자형화 674
茈胡 자호 413
刺虎 자호 622
刺花 자화 648
紫花菫菜 자화근채 398
紫花列當 자화렬당 889,890
紫花石蒜 자화석산 199
紫花魚灯草 자화어정초 594
紫花前胡 자화전호 408
紫花地 자화지 401
紫花地丁 자화지정 401
茨黃連 자황련 463
雀沽油 작고유 364,365
雀沽油科 작고유과 363
雀翹 작교 324
雀腦芎 작뇌궁 418
작두콩 668
雀麥 작맥 211
爵麥 작맥 211
雀麥米 작맥미 212
柞木 작목 390
柞木根 작목근 391
柞木葉 작목엽 391
柞木皮 작목피 391
雀不踏 작부답 922
爵床 작상 890,891
爵床科 작상과 890
雀舌草 작설초 361
柞樹葉 작수엽 811
柞樹皮 작수피 810
雀兒酸 작아산 751
芍藥 작약 523
작약(芍藥)과 523
窄葉母草 작엽모초 901
작은쐐기풀 555
柞子 작자 808
酢漿草 작장초 751
작장초(酢漿草)과 751
斫合子 작합자 986
잔대 1086
蠶豆 잠두 713,714
蠶豆殼 잠두각 714
蠶豆莖 잠두경 714
蠶豆葉 잠두엽 715
蠶豆莢殼 잠두협각 714
蠶豆花 잠두화 714

蠶莓 잠매 638
잠풀 697
잣나무 104
樟 장 449
長距蘭 장거란 143
樟科 장과 449
장구채 357
壯筋草 장근초 667
장녹 351
樟腦 장뇌 451
樟腦樹根 장뇌수근 450
장딸기 653
章柳根 장류근 351
長命菜 장명채 350
樟木 장목 449
장미(薔薇)과 630
薔薇根 장미근 648
장미(薔薇)目 598
薔薇葉 장미엽 649
薔薇枝 장미지 649
薔薇花 장미화 648
掌蔘 장삼 140
長生果 장생과 661
樟樹葉 장수엽 451
樟樹子 장수자 451
樟樹皮 장수피 451
樟升麻 장승마 480
獐耳細辛 장이세신 494,816
獐牙菜 장아채 992
長葉牛尾菜 장엽우미채 186
長葉鐵角蕨 장엽철각궐 60
掌葉鐵線蕨 장엽철선궐 63,64
長葉澤瀉 장엽택사 270
長籽柳葉菜 장자류엽채 723
樟材 장재 449
長皂莢 장조협 680
醬池菜科 장지채과 268
藏青果 장청과 734
長春菊 장춘국 1030
長包香蒲 장포향포 246
樟皮 장피 451
藏紅花 장홍화 193
梓 재 871
梓木 재목 871
梓木草 재목초 892
梓白皮 재백피 871
재쑥 580
梓實 재실 872
梓葉 재엽 871
楮莖 저경 540

猪膏莓 저고매 1071
猪膏草 저고초 1071
苧根 저근 554
樗根白皮 저근백피 775
杼斗 저두 808
猪苓 저령 38
猪遼參 저료삼 144
猪遼子 저료자 144
猪蓼子草 저료자초 320
苧麻 저마 553
苧麻根 저마근 554
苧麻葉 저마엽 554
苧麻皮 저마피 554
苧麻花 저마화 554
猪毛菜 저모채 337
樗木葉 저목엽 776
樗白皮 저백피 775
楮樹根 저수근 540
楮樹白皮 저수백피 540
猪矢草 저시초 145
楮實 저실 539
猪牙皂 저아조 681
猪牙草 저아초 1043
猪殃殃 저앙앙 923
底野迦 저야가 591
楮葉 저엽 540
樗葉 저엽 776
樗葉花椒 저엽화초 794
樗葉花椒皮 저엽화초피 795
猪耳 저이 1080
樜子 저자 811
猪鬃草 저종초 63
猪鬃漆 저종칠 63
葅菜 저채 812
猪鞭草 저편초 144
楮皮間白汁 저피간백즙 541
猪莧 저현 345
樗莢 저협 776
赤葛 적갈 300
楷耨草 적누초 1077
赤豆 적두 698,699
荻梁 적량 231
赤苓 적령 41
赤網 적망 882
赤朴 적박 469
赤雹 적박 960
赤潑藤 적발등 300
赤茯 적복 41
赤茯苓 적복령 42
赤蔘 적삼 861

積雪草 적설초 414
赤檉 적성 396
赤小豆 적소두 698, 699
赤小豆芽 적소두아 700
赤小豆葉 적소두엽 700
赤小豆花 적소두화 699
赤孫施 적손시 751
赤鬚 적수 145
赤升麻 적승마 620
赤眼老母草 적안노모초 891
赤藥 적약 314
赤楊 적양 802
赤芫 적원 740
赤芍藥 적작약 523
滴滴金 적적금 1055
赤箭 적전 138
赤節 적절 152
赤爪實 적조실 609
赤珠 적주 838
赤芝 적지 33
赤朮 적출 1025
滇苦菜 전고채 1074
剪刀股 전도고 1058
剪刀草 전도초 270, 842
전동싸리 696
顚勒 전륵 165
田麻科 전마과 568
剪絨花 전융화 354
轉子蓮 전자련 489
田字草 전자초 74
田皁角 전조각 659
箭竹 전죽 205
剪秋羅 전추라 356
栓皮櫟 전피력 811
前胡 전호 409, 411
薫蒿 전호 581
剪紅紗花 전홍사화 356
절국대 910
절굿대 1065
節蓼 절료 320
竊衣 절의 416
節節草 절절초 96, 97, 98
浙貝母 절패모 170
折鶴蘭 절학란 204
節華 절화 1039
점박이천남성 281
粘魚鬚 점어수 187
點地梅 점지매 964
粘糊菜 점호채 1071
接骨 접골 937

接骨丹 접골단 941
接骨木 접골목 814, 941
接骨木根 접골목근 942
接骨木葉 접골목엽 942
接骨木花 접골목화 942
接骨仙桃 접골선도 914
接骨草 접골초 95, 847, 941
接續草 접속초 95
접시꽃 560
젓가락풀 497
丁公皮 정공피 618
井口邊草 정구변초 69
疔毒草 정독초 398
丁桐皮 정동피 438
井闌草 정란초 69
丁榔皮 정랑피 447
丁歷 정력 581
葶藶子 정력자 581
正焉 정언 909
丁翁 정옹 521
丁子香 정자향 737
淨腸草 정장초 576
疔瘡藥 정창약 638
井茜 정천 69
釘杷七 정파칠 264
釘皮 정피 438
丁香 정향 737
정향(丁香)과 737
丁香根 정향근 738
정향나무 737, 979
丁香蓼 정향료 724
정향(丁香)目 718
丁香樹皮 정향수피 738
丁香油 정향유 738
丁香枝 정향지 738
정화난초 133
젖꼭지나무 112
薺根 제근 582
薺薴 제녕 853, 854
薺苨 제니 1085, 1089
薺苨苗 제니묘 1085
齊頭蒿 제두호 1018
제비고깔 494
제비꽃 401
제비꿀 307
제비쑥 1017
제비옥잠 167
제비콩 677
제주광나무 977
제주아그배 614

제주지네고사리 76
제주진득찰 1070
제주황기 662
薺棻 제채 575, 576
薺棻子 제채자 577
薺棻花 제채화 577
帝秋 제추 479
조 229
皂角 조각 680
皂角刺 조각자 681
조각자나무 680
조갑지나물 400
조개풀 208, 414
粗莖鱗毛蕨 조경린모궐 77
調經草 조경초 368
조구나무 769
釣鉤藤 조구등 931
棗棘 조극 296
釣藤 조등 931
蔖梁 조량 231
조롱나무(金縷梅)과 658
조름나물 991
조릿대풀 221
粗毛牛膝 조모우슬 342
鳥木 조목 304
조뱅이 1036
粗榧 조비 113
棗檳榔 조빈랑 273
照山白 조산백 1000
朝鮮大黃 조선대황 327
朝鮮地瓜苗 조선지과묘 850
朝鮮蒼朮 조선창출 1024
朝鮮何首烏 조선하수오 313
糙蘇 조소 858
棗樹根 조수근 296
棗樹皮 조수피 297
棗葉 조엽 297
爪哇珍珠菜 조왜진주채 965
棗仁 조인 295
粗糙薺薴 조조제녕 854
蚤綴 조철 353
棗針 조침 296
조팝나무 657
棗核 조핵 298
皂莢 조협 680
皂莢根皮 조협근피 680
皂莢葉 조협엽 681
皂莢子 조협자 681
蚤休 조휴 178
쪽 325

國文索引

족도리풀 746
졸방나물 396
졸방제비꽃 396
좀가지풀 965
좀감탕나무 362
좀개구리밥 277
좀개미취 1023
좀꿩의다리 503
좀네잎갈퀴 922
좀다람쥐꼬리 92
좀담배풀 1032
좀덩굴개곽향 868
좀모형 877
좀민들레 1077
좀부들 246
좀사위질빵 488
좀산들깨 853
좀새그령 216
좀쇠물푸레나무 976
좀쥐오줌풀 935
좀참빗살나무 367
좀청미래 185
좀풍게나무 534
좀현호색 593
좀회양목 385
좀쌀뱅이 353
좀쌀풀 966
좁은잎배풍등 832
좁은잎백부 152
좁은잎사위질빵 489
좁은잎해란초 900
棕櫚 종려 275
종려(棕櫚)과 272
종려나무 275
종려(棕櫚)目 272
棕櫚葉 종려엽 276
棕櫚子 종려자 277
棕櫚皮 종려피 276
棕櫚花 종려화 276
棕毛 종모 276
棕木 종목 666
棕樹根 종수근 276
棕樹心 종수심 276
蓯蓉 종용 888
縱蓉 종용 888
種子植物 종자식물 100
腫足蕨 종족궐 80
棕皮 종피 276
左轉藤 좌전등 83
左篆藤 좌전등 83

銼草 좌초 96
주격비비추 173
朱姑 주고 134
朱欒 주란 780
주름소엽 585
주름잎 902
樝梨 주리 630
周麻 주마 486
주먹선인장 530
주먹파 155
朱木 주목 113
주목(朱木)과 113
주목(朱木)目 112
走邊疆 주변강 396
朱砂根 주사근 967
朱砂根葉 주사근엽 967
周升麻 주승마 486
珠芽景天 주아경천 603
珠芽艾麻 주아애마 555
주엽나무 680
株子 주자 811
竹科 죽과 204
竹卷心 죽권심 207
죽대 180
竹瀝 죽력 207
竹苓 죽령 37
竹林梢 죽림초 169
竹木 죽목 152
죽순대 208
竹心 죽심 207
竹茹 죽여 206
竹葉 죽엽 207
竹葉卷心 죽엽권심 207
竹葉蓮 죽엽련 127
竹葉馬豆 죽엽마두 690
竹葉門多靑 죽엽문동청 221
竹葉菜 죽엽채 126
竹葉草 죽엽초 797
竹葉椒 죽엽초 797
竹葉椒根 죽엽초근 797
竹葉椒葉 죽엽초엽 797
竹葉花 죽엽화 127
竹園荽 죽원유 83
竹仔菜 죽자채 127
竹煮草 죽자초 588
죽절초 814
竹節香附 죽절향부 483
竹針 죽침 207
竹皮 죽피 206
竹黃 죽황 207

줄 235
줄모초 204
줄비늘석송 94
줄석송 94
줄풀 235
中國薊 중국계 1041
중국굴피나무 290
중국남천 462
중국패모 170
중국후박나무 469
중대가리국화 1063
중대가리나무 921
중대가리풀 1035
重樓 중루 178, 181
中麻黃 중마황 116, 117
重穗珍珠菜 중수진주채 964
重陽柳 중양류 308
重台 중태 178, 909
쥐깨풀 853
쥐꼬리망초 890
쥐꼬리망초(爵床)과 890
쥐꼬리풀 154
쥐똥나무 979
쥐명아주 335
쥐방울 743
쥐방울(馬兜鈴)과 743
쥐방울(馬兜鈴)目 743
쥐손이풀 799
쥐손이풀(犧牛兒)과 799
쥐손이풀(犧牛兒)目 747
쥐엄나무 680
쥐오줌풀 935
쥐참외 960
枳殼 지각 780, 793
地骷髏 지고루 583
地骨皮 지골피 827
地瓜 지과 850
地瓜兒苗 지과아묘 850
地菅 지관 219
枳椇 지구 291
枳椇根 지구근 291
枳椇木汁 지구목즙 292
枳椇木皮 지구목피 292
枳椇葉 지구엽 292
枳椇子 지구자 291
地葵 지규 337, 1080
地筋 지근 343
枳根皮 지근피 792
地錦 지금 638, 912
地錦草 지금초 760, 761

지느러미엉경퀴　1030
地膽草　지담초　989
地藤草　지등초　798
지령쿠나무　940
支連　지련　491
地連錢　지련전　54
地樓　지루　961
地栗梗　지률경　242
지리바꽃　478
脂麻　지마　894
芝麻殼　지마각　896
脂麻秸　지마갈　895
芝麻莘　지마재　896
地麻黃　지마황　348
地莓　지매　638
地麥　지맥　337
蚍母　지모　203
知母　지모　203, 1086
지모(知母)과　203
地文　지문　285
地柏葉　지백엽　59
地柏葉科　지백엽과　58
地膚　지부　336
地膚苗　지부묘　337
地芙蓉花　지부용화　564
地膚子　지부자　337
地蔘　지삼　203
地仙桃　지선도　892
地蘇木　지소목　929
地刷子　지쇄자　91
地刷子石松　지쇄자석송　91
地髓　지수　907
地筍　지순　850
地筍子　지순자　850
地新　지신　429
枳實　지실　779
地楊梅　지양매　147
枳茹　지여　792
地蜈蚣　지오공　91
地烏桃　지오도　38
地芫荽　지원유　1036
地楡　지유　654, 655
地耳草　지이초　392, 393
地人蔘　지인삼　172
枝子　지자　925
地蠶子　지잠자　850
地錢草　지전초　414
地節　지절　179
地精　지정　319
地丁　지정　401, 1077

地丁草　지정초　401
支柱蓼　지주료　324
蜘蛛抱蛋　지주포단　166
地芝　지지　944
지채　268
지채(醬池茶)과　268
地椒　지초　868
지치　891
지치(紫草)과　891
지청개　1053
地八角　지팔각　662
地核桃　지핵도　397
地血　지혈　891
地胡椒　지호초　964
地黃　지황　906, 1087
地黃瓜　지황과　399
地黃實　지황실　909
地黃葉　지황엽　909
地黃花　지황화　908
地薰　지훈　413
稷　직　225
織女菀　직녀원　1022
直立百部　직립백부　152
直立婆婆納　직립파파납　912
稷米　직미　226
榛　진　805
秦瓊劍　진경검　197
진고사리　79
秦瓜　진과　478
秦艽　진교　478
秦膠　진교　478
秦仇　진구　478
秦糾　진규　478
眞檀　진단　305
진달래　1001
진달래(石南)과　998
진달래(石南)목　997
眞東利利　진동찰리　696
진득찰　1070
秦芃　진범　477, 478
秦菽　진숭　582
榛子　진자　806
珍珠蓮　진주련　847
珍珠梅　진주매　656
珍珠菜　진주채　964
珍珠草　진주초　359, 767
眞珠草　진주초　767
珍珠七　진주칠　142
陳知白　진지백　319
盡草　진초　208, 209

秦椒　진초　795, 797
진퍼리까치수염　964
陳皮　진피　784
秦皮　진피　976
陳壺蘆瓢　진호로표　954
진황정　180
질경이　1004
질경이(車前)과　1004
질경이(車前)목　1004
질경이택사　268
절레나무　648
蒺藜　질려　752
蒺藜科　질려과　752
蒺藜根　질려근　753
蒺藜苗　질려묘　753
蒺藜子　질려자　752
蒺藜花　질려화　753
집약초　812
짚신나물　636
卽藜　즉려　752
즌솔　95
戢　즙　812
戢菜　즙채　812

〔차〕

차꼬리고사리　61
攆根菜　차근채　601
차나무　403
차나무(山茶)과　402
車輪菜　차륜채　1004
叉分蔘　차분료　316
車前　차전　1004
車前科　차전과　1004
車前目　차전목　1004
車前實　차전실　1005
車前子　차전자　1005
車前草　차전초　1004
차조기　585
차풀　670
찰벼　223
참갈매나무　294
참깨　894
참깨(胡麻)과　894
참개별꽃　358
참개암나무　805
참골담초　669
참꽃나무　1001
참꽃나무겨우살이　1000
참구슬나무

참나리 175	蒼耳子 창이자 1082	天麻子 천마자 139
참나무 808	蒼耳花 창이화 1081	天蔓菁 천만청 1031
참나무겨우살이 304	昌支 창지 203	天名精 천명정 1031
참나무(殼斗)과 806	蒼朮 창출 1025	天明精 천명정 862
참나무(殼斗)目 802	菖蒲 창포 278, 280	川木香 천목향 1066
참느릅나무 537	菖蒲葉 창포엽 281	天門冬 천문동 164, 165
참당귀 411	채고추나물 392	天門精 천문정 1031
참두릅 435	菜豆 채두 702	天蓬草 천봉초 361
斬頭草 참두초 214	菜伯 채백 156	天蒜 천산 184
斬龍劍 참룡검 915	채송화 349	穿山龍 천산룡 150
斬龍草 참룡초 1069	菜芝 채지 158	天仙果 천선과 542
참마 147	처녀바디 428	천선과나무 542
참명자나무 607	萋蒿 처호 345	天仙藤 천선등 745
참방동사니 240	天茄苗兒 천가묘아 836	天仙子 천선자 824
참범꼬리 312	天茄子 천가자 836	川續斷 천속단 937
참비녀골풀 144	天脚板 천각판 446	천수국 1076
참비름 343	天罡草 천강초 800	天水蟻草 천수의초 1050
참비자나무 114	青栲 청고 811	千葉蓍 천엽시 1006
참빗나무 367	川穀 천곡 212	川烏 천오 473
참빗살나무 367	川骨 천골 517	川烏頭 천오두 473
斬蛇劍 참사검 182	千屈菜 천굴채 730	千日紅 천일홍 347
참삽주 1024	千屈菜科 천굴채과 729	川芍藥 천작약 524
참새귀리 211	川芎 천궁 418	天漿殼 천장각 986
참새그령 216	天葵 천규 483	天精草 천정초 828
참새발고사리 77	天葵子 천규자 484, 1052	天薺 천제 1031
참소리쟁이 332	天棘 천극 165	天竺黃 천죽황 207
참쇠고비 75	千金藤 천금등 510	芉菜 천채 576
참쑥 1014	千金子 천금자 762	天天茄 천천가 836
참쑥부쟁이 1022	千金紅 천금홍 347	天青地白 천청지백 1050
참시호 412	千金花 천금화 1047	川椒 천초 795
참억새 222	天南星 천남성 281	茜草 천초 929
참여로 191	천남성(天南星)과 278	茜草莖 천초경 930
참오갈피나무 432	천남성(天南星)目 277	茜草科 천초과 921
참오동 902	千年耗子屎種子 천년모자시종자 484	茜草根 천초근 929
참오리나무 803		茜草目 천초목 921
참외 947	千年柏 천년백 92	川草花 천초화 173
참으아리 489	千年潤 천년윤 137	天燭子 천촉자 464
참이질풀 799	天多 천동 165	天竺桂 천축계 452
참작약 523	天羅水 천라수 955	川層草 천층초 65
참제비고깔 494	川狼毒 천랑독 759	千層塔 천층탑 93, 94
참좁쌀풀 965	千兩金 천량금 461	千針草 천침초 1036
참죽나무 771	川楝 천련 773	天澤香 천택향 748
참줄바꽃 478	川楝子 천련자 773	川貝母 천패모 170
참취 1022	川蔘료 317	天泡子 천포자 832
참회나무 369	天蔘료 321, 388	天胡荽 천호유 427
昌本 창본 280	天蔘木 천료목 388	天花粉 천화분 962
蒼蠅翅 창승시 891	穿龍薯蕷 천룡서여 150	鐵脚鷄 철각계 69
昌陽 창양 280	千里光 천리광 1069	鐵角蕨 철각궐 59, 61
蒼耳 창이 1080	天麻 천마 138	鐵角鳳尾草 철각봉미초 61
蒼耳根 창이근 1081	天麻莖葉 천마경엽 139	鐵脚威靈仙 철각위령선 490

鐵骨散 철골산 941	靑栲 청고 811	草木犀 초목서 696
鐵冬靑 철동청 362	靑橘皮 청귤피 783	草無根 초무근 81
鐵燈心 철등심 145	청나래고사리 77	草白逐 초백축 178
鐵籬笆 철리파 292	청다래넌출 365	醮石 초석 246
鐵籬笆果 철리파과 293	靑檀香 청단향 504	草石蠶 초석잠 56
鐵馬鞭 철마편 692, 876	靑黛 청대 326	草續斷 초속단 145
鐵絲七 철사칠 63, 64	靑藤 청등 506	楚菘 초숭 582
鐵色箭 철색전 199	초롱꽃(桔梗)目 1006	草烏 초오 478
鐵色草 철색초 859	淸明草 청명초 1050	草烏頭 초오두 479
鐵石松 철석송 99	靑藤香 청등향 744	草龍膽 초용담 988, 989
鐵線蕨 철선궐 62	靑木香 청목향 744, 1056, 1067	草芍藥 초작약 524
鐵線蕨草 철선궐초 64	靑木香藤 청목향등 745	草蓯蓉 초종용 888, 889, 890
鐵線蓮 철선련 489	청미래덩굴 185	草鐘乳 초종유 161
鐵線草 철선초 214	청비름 344	草珠兒 초주아 212
鐵線夏枯 철선하고 859	靑蒜 청산 161	草蝙蝠蛾 초편복아 45
鐵掃把 철소파 691	靑葙 청상 345	초피나무 795
鐵刷把 철쇄파 99	靑葙子 청상자 345	草香豌豆 초향완두 690
鐵樹果 철수과 120	靑葙花 청상화 346	草鞋板 초혜판 676
鐵樹花 철수화 120	靑小豆 청소두 700	草蒿 초호 345, 1012, 1013
鐵莧 철현 754	靑囊 청양 895	蜀葵 촉규 560
鐵莧菜 철현채 753, 754	靑魚膽草 청어담초 993	蜀葵根 촉규근 561
鐵胡蜂 철호봉 636	靑菀 청원 1024	蜀葵苗 촉규묘 561
甜瓜 첨과 947	靑刺薊 청자계 1036	蜀葵子 촉규자 561
甜瓜莖 첨과경 948	蜻蜓蘭 청정란 144	蜀葵花 촉규화 560
甜瓜根 첨과근 948	靑酒缸 청주항 676	蜀柳 촉류 396
甜瓜葉 첨과엽 948	靑酒缸根 청주항근 677	蜀黍 촉서 231
甜瓜子 첨과자 949	靑竹茹 청죽여 206	蜀黍根 촉서근 231
甜瓜皮 첨과피 948	靑萍 청평 277	蜀羊泉 촉양천 833
甜瓜花 첨과화 948	淸風藤 청풍등 506	蜀棗 촉조 448
甜蕎 첨교 309	靑風藤 청풍등 506	蜀脂 촉지 633
甜桔梗 첨길경 1085	靑皮 청피 783	蜀椒 촉초 795
甜橙 첨등 783	청피대나무 207	蜀秫 촉출 231
甜藤 첨등 939	靑蒿 청호 1013	寸節七 촌절칠 397
甜艾 첨애 1014	靑蒿根 청호근 1014	촛대승마 487
尖葉薛荔 첨엽벽여 437	靑蒿子 청호자 1014	蔥 총 156
尖耳貫衆 첨이관중 75	棣棠 체당 640	蔥莖白 총경백 156
尖紫蘇 첨자소 585	棣棠花 체당화 640	蔥葵 총규 191
甜菜 첨채 333, 334	草姜 초강 192	蔥根 총근 157
菾菜 첨채 333, 334	草決明 초결명 345, 672	樬根 총근 436
菾菜根 첨채근 334	草果 초과 254	蔥菼 총담 191
甜菜子 첨채자 826	草果仁 초과인 254	樬木 총목 435
甜菜地仙苗 첨채지선묘 828	楚葵 초규 430	樬木皮 총목피 436
甜瓠瓤 첨호루 953	草金鈴 초금령 885	蔥白 총백 156
貼梗海棠 첩경해당 607	草豆蔲 초두구 249, 250	蔥白頭 총백두 156
청가시나무 186	초롱꽃(桔梗)과 1085	叢柏葉 총백엽 108
청가시덩굴 186	草龍珠 초용주 302	蔥鬚 총수 157
청각(刺松藻)과 52	草麻黃 초마황 116	蔥實 총실 157
靑角菜 청각채 52	草綿 초면 562	蔥涎 총연 157
靑柑皮 청감피 783	醋母草 초모초 751	蔥苒 총염 157
靑杠碗 청강완 812	椒目 초목 796	蔥葉 총엽 157

葱汁 총즙 157
葱涕 총체 157
葱花 총화 157
楸 추 870
追骨風 추골풍 1065
皺果莧 추과현 344
楸木皮 추목피 870
楸白皮 추백피 870
秋鼠麴草 추서국초 1050
楸葉 추엽 870
皺葉羊蹄 추엽양제 330
楸子 추자 806
秋子梨 추자리 616
楸子木 추자목 287
皺紫蘇 추자소 585
皺皮葱 추피총 862
逐馬 축마 861, 909
畜覆子 축복자 520
縮砂 축사 255
椿根皮 춘근피 775
春柳 춘류 396
椿白皮 춘백피 772
春不見 춘불견 86
春砂花 춘사화 256
椿葉 춘엽 773
椿尖油 춘첨유 773
春草 춘초 983
椿莢 춘협 776
蟲蟬 충선 179
芫蔚 충울 848
芫蔚子 충울자 849
衝天七 충천자 182
蟲草 충초 45
臭橘 취귤 792
취나물 1023
翠蘭草根 취란초근 967
臭苜蓿根 취목숙근 697
臭苗 취묘 789
臭山羊 취산양 789
臭常山 취상산 789
臭梧桐 취오동 874
臭梧桐根 취오동근 875
臭梧桐子 취오동자 875
臭梧桐花 취오동화 875
翠雀花 취작화 494
臭椿皮 취춘피 775
臭草 취초 794
醉草 취초 991
臭椿 취춘 775
臭蒿 취호 1012

側柏 측백 107
側柏科 측백과 107
측백나무 107
측백나무(側柏)과 107
側柏葉 측백엽 108
側子 측자 476
층꽃나무 873
층층갈고리둥굴레 180
층층나무(山茱萸)과 446
층층이꽃 842
梔子 치자 925
치자나무 925
雉子筵 치자연 642
雉子筵根 치자연근 642
梔子葉 치자엽 926
梔子花 치자화 926
梔子花根 치자화근 925
漆姑 칠고 359
漆姑珍珠草 칠고진주초 359
漆姑草 칠고초 359
七筋菇 칠근고 167
七里香 칠리향 598, 599
漆樹 칠수 382
漆樹科 칠수과 380
漆樹根 칠수근 383
漆樹木心 칠수목심 383
漆樹皮 칠수피 383
漆葉 칠엽 384
七葉膽 칠엽담 952
七葉樹 칠엽수 384
칠엽수(七葉樹)과 384
漆子 칠자 384
七姐妹藤 칠저매등 522
七層蘭 칠층란 392
칡 704
針層孔 침층공 36
沈香 침향 739
침향나무 739
秤杆升麻 칭간승마 1047
秤杆草 칭간초 1045, 1047

〔카〕

카밀레 1063
칼잎용담 988
컴프리 893
콤버무리 359
콩(荳)과 659
콩다닥냉이 580
콩배나무 616

콩짜개덩굴 54
콩제비꽃 400
콩팥노루발 997
快果 쾌과 617
큰까치수염 964
큰각시취 1065
큰갈퀴 712
큰개별꽃 358
큰개여뀌 320
큰개현삼 909
큰고랭이 245
큰꼬리풀 913
큰꼭두서니 929
큰골짚신나물 636
큰꽃삽주 1025, 1026
큰꽃샀갓풀 187
큰꽃으아리 489
큰꿩의비름 602
큰나무수국 622
큰달맞이꽃 724
큰달뿌리풀 227
큰땅빈대 760
큰메꽃 880
큰물레나물 391
큰물칭개나물 911
큰바늘꽃 722
큰반쪽고사리 69
큰뱀무 638
큰부들 246
큰비노리 216
큰새박 960
큰세잎쥐손이 799
큰솔나리 175
큰애기나리 169
큰엉겅퀴 1041
큰연령초 187
큰오이풀 654
큰용담 988
큰원추리 171
큰잎느릅나무 536
큰잎명아주 335
큰잎피막이 427
큰절굿대 1065
큰조롱 984
큰쥐방울 745
큰천남성 281
큰피막이 427
큰회향 466
키다리난초 142

〔타〕

타래난초 143
타래붓꽃 195
打碗花 타완화 879
墮胎花 타태화 869
托盤 탁반 653
蘀吾 탁오 1048, 1049
蘀菜 탁채 584
奪命丹 탈명단 914
탑꽃 842
太子參 태자삼 359
太平洋蓼 태평양료 312
澤巨 택거 961
澤蘭 택란 850, 1045
澤瀉 택사 268, 269
택사(澤瀉)과 268
택사(澤瀉)目 263
澤瀉實 택사실 270
澤瀉葉 택사엽 270
澤蒜 택산 158
澤芝 택지 514
澤治 택치 961
澤漆 택칠 759
澤敗 택패 935
탱자나무 791
털갈매나무 294
털개살구나무 625
털고사리 77
털귀룽나무 630
털냉초 915
털누리장나무 874
털다래나무 386
털딱지꽃 640
털도깨비바늘 1027
털디기탈리스 897
털마삭줄 996
털머위 1048
털부처꽃 730
털산쑥 1020
털쉬땅나무 656
털여뀌 320
털오갈피 432
털음나무 437
털이슬 721
털잔대 1086
털전호 411
털중나리 175
털진득찰 1070

털질경이 1004
털황벽나무 790
土瓜 토과 884
土瞿麥 토구맥 155
土大黃 토대황 332
土當歸 토당귀 408, 435
土豆 토두 661
토란 283, 284
菟蘆 토로 882
菟累 토루 882
菟縷 토루 882
토마토 828
土麥冬 토맥동 221
土木賊 토목적 98
土木香 토목향 744, 1056
土附子 토부자 479
菟絲 토사 882
菟絲實 토사실 882
吐絲子 토사자 882
菟絲子 토사자 882
土山奈 토산나 340
土杉 토삼 112
土蔘 토삼 1090
土三七 토삼칠 602
土犀角 토서각 841
土續斷 토속단 858
兔兒苗 토아묘 880
兔兒傘 토아산 1075
土阿魏 토아위 875
兔兒草 토아초 1075
土萵苣 토와거 1060
土牛膝 토우슬 342
土茵陳 토인진 905
兔仔菜 토자채 1059
土芝 토지 242, 284
土地楡 토지유 315
土沈香 토침향 450
土夏枯草 토하고초 307
土玄蔘 토현삼 909
土茴香 토회향 424
톱잔대 1086
톱풀 1007
通經草 통경초 64
通氣草 통기초 98
통둥굴레 179
통보리사초 237
通天草 통천초 242
通泉草 통천초 902
通草 통초 445, 521

通脫木 통탈목 445, 745
通脫木花上粉 통탈목화상분 446
通花根 통화근 446
通花花 통화화 446
透骨草 투골초 896
透骨草科 투골초과 896
투구꽃 478
투구선인장 530
튜울립 189

〔파〕

파 156
婆固脂 파고지 703
破故紙 파고지 703
巴戟 파극 927
巴戟天 파극천 927
파대가리 243
破銅錢 파동전 74, 427
巴豆 파두 756
巴豆殼 파두각 758
파두나무 756
巴豆樹根 파두수근 757
巴豆葉 파두엽 758
巴豆油 파두유 758
파드득나물 420
婆羅樹 파라수 165
파란여로 191
播娘蒿 파랑호 580
婆律膏 파률고 395
婆律香 파률향 395
菠薐 파릉 338
파리풀 896
파리풀(透骨草)과 896
破網巾 파망건 83
笆茅 파모 222
波斯草 파사초 338
爬山虎 파산호 298
巴菽 파숙 756
婆絨花 파용화 873
菠菜 파채 338
菠菜子 파채자 339
芭蕉 파초 262
巴椒 파초 795
파초(芭蕉)과 262
芭蕉根 파초근 262
芭蕉頭 파초두 262
芭蕉葉 파초엽 263
芭蕉油 파초유 263
芭蕉子 파초자 263

芭蕉花 파초화 263	扁豆藤 편두등 679	蒲黃根 포황근 247
婆婆納 파파납 913	扁豆葉 편두엽 679	蒲黃目 포황목 246
婆婆丁 파파정 1077	扁豆衣 편두의 679	暴馬子 폭마자 980
婆婆針線包 파파침선포 983, 986	扁豆花 편두화 679	暴馬丁香 폭마정향 979
破血丹 파혈단 998	萹蔓 편만 311	표고버섯 35
板藍根 판람근 579	蝙蝠葛 편복갈 505	瓢瓜 표과 953
板栗 판률 807	蝙蝠葛根 편복갈근 505	漂搖草 표요초 716
板參 판삼 669	蝙蝠刺 편복자 1011	漂搖菜 표요채 716
瓣蕊唐松草 판예당송초 501	扁符 편부 77	麃子 표자 651
八角 팔각 466	萹竹 편죽 311	표주박 953
八角茶 팔각다 362	萹蓄 편축 311	푸른개구리밥 277
八角大茴 팔각대회 466	扁蓄 편축 311	푸른갯골풀 146
八角楓 팔각풍 725	萹瓣 편판 311	푸른곰팡이 225
八角楓科 팔각풍과 725	苹 평 277	푸른박새 191
八角楓根 팔각풍근 726	苹果 평과 614	푸른용설란 201
八角楓葉 팔각풍엽 726	苹果葉 평과엽 615	푼지나무 365
八角楓花 팔각풍화 726	苹果皮 평과피 615	풀고사리(裏白)과 84
八角香 팔각향 466	萍蓬草 평봉초 517	풀또기 627
八角茴香 팔각회향 466	萍蓬草根 평봉초근 518	풀명자나무 607
八理花 팔리화 1065	萍蓬草子 평봉초자 517	풀솜나물 1050
八楞木 팔릉목 1066	平車前 평차전 1004	풀솜대 184
八理麻 팔리마 1065	肺筋草 폐근초 154, 155	풍경덩굴 371
八仙草 팔선초 923, 929	肺風草 폐풍초 427	風氣草 풍기초 1009
八仙花 팔선화 621	蒲 포 246	風藤 풍등 817
八月瓜 팔월과 520	匏 포 953	豊蘆 풍로 191
八月札 팔월찰 520	蒲劍 포검 278	風輪菜 풍륜채 842
八爪龍 팔조룡 968	苞格 포격 181	風麻花 풍마화 822
팥 698	抱莖苦蕒菜 포경고매채 1058, 1059	風毛菊 풍모국 1065
팥꽃나무 740	抱莖眼子菜 포경안자채 264	풍선덩굴 371
팥꽃나무(瑞香)과 739	蒲公英 포공영 1077	風藥 풍약 850
팥배나무 618	蒲公草 포공초 1077	風車兒 풍차아 147, 149
팥손으름 520	匏瓜 포과 953	風花菜 풍화채 584, 585
팥청미래 185	포기고사리 77	피나무(田麻)과 568
貝加爾唐松草 패가이당송초 501	葡萄 포도 302	피나물 588
敗毒菜根 패독채근 332	포도(葡萄)과 298	蓖麻 피마 767
佩蘭 패란 1046	葡萄根 포도근 302	蓖麻根 피마근 769
패랭이꽃 354	葡萄藤葉 포도등엽 302	蓖麻葉 피마엽 769
패랭이꽃(石竹)과 353	泡桐果 포동과 903	蓖麻仁 피마인 767
貝母 패모 171, 170	泡桐花 포동화 903	蓖麻油 피마유 769
敗醬 패장 935	蒲棒 포봉 248	蓖麻子 피마자 767
敗醬科 패장과 932	蒲笋 포순 247	피막이풀 427
萍萍丁菜 패패정채 1077	蒲兒根 포아근 247	披葉薹 피엽대 236
敗花 패화 740	蒲蒻 포약 247	皮子 피자 925
蟛蜞菊 팽기국 1079	포인세티아 761	被子植物門 피자식물문 125
彭根 팽근 499	鋪地蜈蚣 포지오공 89	筆杆草 필간초 97
팽나무 534	蒲地虎 포지호 91	筆頭菜 필두채 95
褊苣 편거 1060	蒲草根 포초근 246	筆頭草 필두초 98
扁擔葉 편담엽 197	蒲黃 포황 247	華撥 필발 818
扁豆 편두 677, 678	蒲黃科 포황과 246	華蕟 필발 818
扁頭根 편두근 678		華茇 필발 817, 818

國文索引 — 1157 —

華茇根 필발근 819
筆菜 필채 181
筆筒草 필통초 98, 97

〔하〕

河訶子 하가자 733
荷梗 하경 516
夏枯草 하고초 307, 858
夏枯草露 하고초로 860
夏菊 하국 1055
하눌타리 960
하늘나리 175
河柳 하류 395
蝦蟆 하마 1004
蝦蟆藍 하마람 1031
下馬仙 하마선 764
蝦蟆衣子 하마의자 1005
夏無踪 하무종 483
河白草 하백초 322
蝦筏草 하벌초 722
下搜山 하수산 194
何首烏 하수오 319, 318
何首烏葉 하수오엽 320
荷葉 하엽 515
荷葉蒂 하엽체 515
下田菊 하전국 1008
蝦脊蘭 하척란 133
夏天無 하천무 593
荷靑花 하청화 588
荷靑花根 하청화근 588
夏草多蟲 하초동충 45
荷包牡丹 하포모단 598
荷包牡丹根 하포모단근 598
荷花紫草 하화자초 665
鶴虱 학슬 1032
寒瓜 한과 946
韓國茵陳蒿 한국인진호 1020
한라돌쩌귀 478
旱蓮 한련 801
한련(金蓮花)과 801
旱蓮子 한련자 974
旱蓮草 한련초 1043
旱蓮花 한련화 801
寒莓 한매 650
寒莓根 한매근 651
寒莓葉 한매엽 651
旱麥瓶草 한맥병초 355
漢防己 한방기 506
한삼덩굴 551

寒粟 한속 229
韓續斷 한속단 858
韓信草 한신초 865
旱珍珠 한진주 378
蔊菜 한채 584
漢椒 한초 795
汗椒 한초 795
韓厚朴 한후박 458
割孤露澤 할고로택 905
할미꽃 495
함박이 510
含羞草 함수초 697, 698
含羞草根 함수초근 698
鹹威 함함 909
哈薩喇 합룸랄 166
蛤螞草 합마초 1004
合萌 합맹 660
哈昔泥 합석니 422
合子草 합자초 943, 944
合掌消 합장소 981
合掌草 합장초 981
合瓣花亞綱 합판화아강 820
合昏皮 합혼피 660
合歡木 합환목 660
合歡皮 합환피 660
合歡花 합환화 660
杭子梢 항자소 667
薤 해 158
蟹殼草 해각초 308
海昆布 해곤포 49
海韭菜 해구채 268
檞蕨 해궐 73
薤根 해근 158
海根 해근 308
海金沙 해금사 82, 83
海金砂 해금사 83
海金沙科 해금사과 82
海金沙根 해금사근 83
海金沙草 해금사초 83
해남사 255
海蒳 해납 378
海棠 해당 614
海棠梨 해당리 614
海棠花 해당화 649
海帶 해대 49, 265
海帶根 해대근 49, 51
海桐木 해동목 437
海桐樹根 해동수근 438
海桐皮 해동피 438
海桐花科 해동화과 598

海蘿 해라 47
해란초 900
海臘 해랍 274
解蠣 해려 212
海馬蘭 해마란 265
해바라기 1052
海防風 해방풍 426
薤白 해백 158
海松子 해송자 104
孩兒拳頭 해아권두 943
孩兒參 해아삼 359
孩兒蔘 해아삼 440
薤葉 해엽 159
海腴 해유 440
海人草 해인초 51
해인초(海人草)과 51
海藻 해조 47
海州骨碎補 해주골쇄보 73
海州常山 해주상산 874
海菜 해채 53, 267
海草 해초 265
海椒 해초 821
海風藤 해풍등 817
海蒿子 해호자 47
海紅 해홍 614
核桃楸果 핵도추과 287
核桃楸皮 핵도추피 287
杏 행 625
行唐 행당 824
杏蔘 행삼 1085
杏樹根 행수근 626
杏樹皮 행수피 626
杏葉 행엽 627
杏葉沙蔘 행엽사삼 1085
杏仁 행인 625
杏子 행자 627
杏枝 행지 626
莕菜 행채 991, 992
荇菜 행채 992
杏花 행화 627
香加皮 향가피 987
香菇 향고 35
香果 향과 418
香瓜 향과 947
香根芹 향근근 430
향나무 111
香橙 향등 782
香欒 향란 780
香茅草 향모초 214
香白芷 향백지 410

— 1158 — 國文索引

香附 향부 240	玄胡索 현호색 596	胡桃花 호도화 290
香附米 향부미 240	현호색(玄胡索)과 592	호도나무 287
香附子 향부자 240	顯花植物 현화식물 100	胡豆 호두 714
香榧 향비 115	血竭 혈갈 274	胡蘿蔔 호라복 421
香砂仁 향사인 255	血見愁 혈견수 336,929	胡蘿蔔子 호라복자 422
향성류 395	血榧 혈비 113	虎蘭 호란 850
香蘇 향소 890	血蔘 혈삼 440,443	호랑가시나무 361
香水蘭 향수란 1046	血櫧 혈저 811	胡連 호련 905
香信 향신 35	莢果蕨 협과궐 77	壺蘆 호로 953
香蕈 향심 35	莢迷 협미 942,943	葫蘆 호로 953
香茹草 향여초 854	莢迷子 협미자 943	葫蘆科 호로과 943
香茸 향용 843	狹葉百部 협엽백부 152	葫蘆目 호로목 943
香薷 향유 419	狹葉柴胡 협엽시호 412	壺蘆子 호로자 954
香菜 향유 843	狹葉蓴麻 협엽심마 555	胡蘆七 호로칠 1062
香薷 향유 843	狹葉艾 협엽애 1019	胡蘆巴 호로파 711,712
香戎 향융 843	狹葉地瓜苗 협엽지과묘 850	虎麻 호마 904
向日葵 향일규 1052	狹頂鱗毛蕨 협정린모궐 80	胡麻 호마 894
向日葵殼 향일규각 1053	夾竹桃 협죽도 378,995	胡麻科 호마과 894
向日葵莖髓 향일규경수 1052	협죽도(夾竹桃)과 994	胡麻子 호마자 778
向日葵根 향일규근 1052	荊芥 형개 863	胡麻葉 호마엽 895
向日葵葉 향일규엽 1053	荊芥根 형개근 864	胡麻草 호마초 897
向日葵子 향일규자 1052	螢藺 형린 244	胡麻花 호마화 895
向日葵花 향일규화 1053	荊三稜 형삼릉 244	狐尾蔘 호미료 312
向日葵花托 향일규화탁 1053	荊子 형자 878	虎尾鐵角蕨 호미철각궐 58,59
香樟根 향장근 450	荊條 형조 691	호밀 44
香樟木 향장목 449	蕙葵 혜규 191	호박 950
香樟樹皮 향장수피 451	葫 호 159	胡蒜 호산 159
香菜 향채 419,843	蒿 호 1013	護生草 호생초 576
香青 향청 1009,1010	胡茄花 호가화 822	虎舌草 호설초 322
香椒子 향초자 795	虎葛 호갈 300	胡猻姜 호손강 73
香椿 향춘 771	護羌使者 호강사자 431	胡孫眼 호손안 36
香椿子 향춘자 773	虎薊 호계 1042	虎鬚草 호수초 145
香通 향통 450	湖鷄腿 호계퇴 641	胡荽 호시 1080
香蒲 향포 246	虎膏 호고 281,1071	胡王使者 호왕사자 495,431
헐떡이풀(헐덕이약풀) 624	胡瓜 호과 949	胡荽 호유 419
헛개나무 291	瓠瓜 호과 953	胡荽子 호유자 419
莧 현 343	胡韮子 호구자 703	虎耳草 호이초 624
莧科 현과 340	胡藭 호궁 418	虎耳草科 호이초과 619
懸鉤根 현구근 651	虎卷 호권 77	虎刺 호자 922
懸鉤莖 현구경 652	胡桃 호도 287	호자나무 922
懸鉤子 현구자 651	胡桃殼 호도각 290	虎子桐 호자동 754
莧根 현근 343	胡桃科 호도과 287	호작약 523
玄蔘 현삼 909	胡桃根 호도근 289	虎掌 호장 281
현삼(玄蔘)과 897	胡桃目 호도목 287	虎杖 호장 314,315
莧實 현실 343	胡桃樹皮 호도수피 289	호장근 314
莧子 현자 343	胡桃葉 호도엽 289	虎杖葉 호장엽 316
莧菜 현채 343	胡桃油 호도유 290	蔣田薦 호전표 654
莧菜子 현채자 343	胡桃仁 호도인 288	蔣田薦根 호전표근 654
玄台 현태 909	胡桃枝 호도지 289	호제비꽃 401
懸菟 현토 145	胡桃靑皮 호도청피 290	胡枝子 호지자 690,691

胡枝子根 호지자근 691	紅蒲根 홍포근 249	花紅葉 화홍엽 613
虎蓼 호첨 1071	紅皮 홍피 784	華灰木 화회목 918
胡椒 호초 819	紅旱蓮 홍한련 391,392	和厚朴 화후박 469
胡椒科 호초과 817	鴻藚 홍혈 321	環草 환초 137
胡椒目 호초목 812	紅花 홍화 1034	활나물 674
胡椒菜 호초채 499	紅花苗 홍화묘 1035	활뽕나무 544
胡頹子科 호퇴자과 726	紅花子 홍화자 1035	闊葉麥門冬 활엽맥문동 177
虎蒲 호포 850	紅花菜 홍화채 665	活血丹 활혈단 844,845,914,929
호프 552	和姑 화고 285	活血蓮 활혈련 66
胡黃連 호황련 905	化骨丹 화골단 873	黃薑 황강 257
흑난초 132	花蕎 화교 309	황경피나무 790
흑쐐기풀 555	華鉤藤 화구등 931	黃姑娘 황고랑 831,832
흑옥잠 129	花蕨 화궐 86	黃瓜 황과 949
昏鷄頭 혼계두 76	化橘紅 화귤홍 781	黃瓜根 황과근 950
홀아비꽃대 815	和筋草 화근초 354	黃瓜藤 황과등 950
홀아비꽃대(金粟蘭)과 814	華南鶴虱 화남학슬 416	黃瓜葉 황과엽 950
忽布 홀포 552	華東拔葜 화동발계 186	黃瓜菜 황과채 1057
紅楠皮 홍남피 458	鏵頭草 화두초 399	黃狗頭 황구두 1077
紅豆 홍두 699	火麻仁 화마인 549	黃菊花 황국화 1077
紅豆蔲 홍두구 250	火母 화모 602	黃屈花 황굴화 935
紅落藜 홍락려 335	貨母 화모 203	黃卷 황권 683
紅藍子 홍람자 1035	花木藍 화목람 687	黃卷皮 황권피 683
紅藍棗 홍람조 918	樺木皮 화목피 804	黃芩 황금 864
紅藍花 홍람화 190,1034	花鎬 화묘 990	黃芩子 황금자 865
紅蓼 홍료 320	畫眉草 화미초 216,217	黃金塔 황금탑 83
紅馬蹄草 홍마제초 427	和防風 화방풍 426	黃耆 황기 663
홍만병초 999	禾本科 화본과 208	黃芪 황기 662,663
홍매동자꽃 356	禾本目 화본목 204	黃芪莖葉 황기경엽 664
紅微花 홍미화 729	華北白樺 화북백화 803	黃檀香 황단향 305
紅毛七 홍모칠 460	華北粉背蕨 화북분배궐 65	黃大豆 황대두 683
紅毛漆 홍모칠 460	華山礬 화산반 919	黃獨 황독 149
紅背銀蓮花 홍배은련화 482	華山礬果 화산반과 919	黃獨零餘子 황독령여자 150
紅浮萍 홍부평 81	華山礬根 화산반근 919	黃連 황련 491,465,490
紅絲線 홍사선 929	火山荔 화산여 374	黃連祖 황련조 461
紅三七 홍삼칠 325	화살나무 367	黃蓮花 황련화 966
紅松 홍송 104	樺樹液 화수액 804	黃連花 황련화 966
홍실뱀딸기 637	華中鐵角蕨 화중철각궐 60	黃龍尾 황룡미 636
紅藥 홍약 314	火蔹 화첨 1071	黃麻 황마 549,568
紅藥子 홍약자 314	花椒 화초 795	黃麻根 황마근 569
鴻藏 홍장 894	花椒根 화초근 796	黃麻葉 황마엽 569
紅棗 홍조 296	花椒葉 화초엽 796	黃麻子 황마자 569
紅藻植物門 홍조식물문 51	火葱 화총 156	황매화 640
紅陳艾 홍진애 1019	火炭葛 화탄갈 90	黃柏 황백 790
葒草 홍초 321	樺皮 화피 804	黃蘗 황벽 790
紅草 홍초 320	化香樹 화향수 290	黃檗 황벽 790
紅苔母子 홍초모자 884	化香樹果 화향수과 291	황벽나무 790
葒草實 홍초실 322	化香樹葉 화향수엽 290	黃蔘 황삼 440
葒草花 홍초화 321	火杴草 화험초 1071	황새승마 485
紅筷子 홍쾌자 721	花紅 화홍 612	黃鼠狼 황서랑 80
紅筷子冠毛 홍쾌자관모 721	花紅果 화홍과 612	黃瑞香 황서향 742

黃松木節 황송목절 105	회양목(黃楊木)과 385	黑大豆葉 흑대두엽 683
黃松節 황송절 43	檜葉 회엽 111	黑大豆皮 흑대두피 683
黃壽丹 황수단 974	茴芸 회운 428	黑大豆花 흑대두화 683
黃水枝 황수지 624, 625	回菜花 회채화 845	黑豆 흑두 682
黃鵪菜 황암채 1082, 1083	茴草 회초 428	黑麥 흑맥 44
黃藥 황약 149	茴香 회향 424	黑三稜 흑삼릉 248
黃藥根 황약근 149	茴香莖葉 회향경엽 425	흑삼릉(黑三稜)과 248
黃藥子 황약자 149, 314, 489	茴香根 회향근 425	黑五味子 흑오미자 471
黃楊根 황양근 386	茴香八角珠 회향팔각주 466	黑脂麻 흑지마 894
黃楊木 황양목 385	茴蒿 회호 1018	黑竹 흑죽 206
黃楊木科 황양목과 385	회화나무 708	黑草 흑초 551
黃楊木葉 황양목엽 386	回回米 회회미 212	黑醜 흑추 885
黃楊子 황양자 386	回回蒜 회회산 497	黑皮青木香 흑피청목향 504
黃鬱 황울 256	橫唐 횡당 824	興安升麻 흥안승마 485
黃遠 황원 192	梟景 효경 634	希仙 희선 1071
黃雀花 황작화 669	鵂鸘 효라 882	嬉兒草 희아초 54
黃精 황정 180	孝扇草根 효선초근 881	豨薟 희첨 1070, 1071
黃草 황초 209, 1014	猴姜 후강 73	豨薟果 희첨과 1072
黃蜀葵 황촉규 558	侯桃 후도 468	豨薟根 희첨근 1072
黃蜀葵莖 황촉규경 559	喉嚨草 후롱초 964	희초미 77
黃蜀葵根 황촉규근 559	厚朴 후박 469	흰개수염 125
黃蜀葵葉 황촉규엽 559	후박나무 458	흰꽃무릇 198
黃蜀葵子 황촉규자 559	厚朴子 후박자 471	흰꽃바디나물 408
黃蜀葵花 황촉규화 558	厚朴花 후박화 471	흰꿀풀 858
황해쑥 1014	猴蒜 후산 498	흰귀롱나무 630
黃蒿 황호 1016	後庭花 후정화 344	흰대극 758
黃花郎 황화랑 1077	후추(胡椒)과 817	흰도깨비바늘 1027
黃花列當 황화렬당 889, 890	후추나무 819	흰독말풀 822
黃花苗 황화묘 1077	후추등 817	흰명아주 335
黃花石蒜 황화석산 198	후추(胡椒)目 812	흰물봉선 379
黃花瓦松 황화와송 600	厚皮 후피 469	흰민들레 1077
黃花茵陳 황화인진 911	熏渠 훈거 422	흰삿갓풀 187
黃花菜 황화채 173, 1083	燻陸香 훈륙향 748	흰상사화 198
黃花敗醬 황화패장 934	熏桑 훈상 986	흰쑥 1020
黃花蒿 황화호 1012	萱草 훤초 171	흰여뀌 320
黃花蒿子 황화호자 1013	萱草根 훤초근 172	흰여로 191
檜 회 111	萱草嫩苗 훤초눈묘 172	흰전동싸리 696
灰木科 회목과 918	萱草花 훤초화 173	흰제비꽃 399
檜白皮 회백피 111	休羽 휴우 752	흰진범 477
檜檉柳 회성류 395	黑牽牛 흑견우 885	纈草힐초 935, 936
회양목 385	黑大豆 흑대두 682	

檢 印

| 圖解 鄕藥(生藥)大事典〔藥用植物篇〕 | 定價 64,000원 |

1990年 1月 5日 初版印刷
2012年 12月 30日 重刷發行

編 者   鄭 普 燮
        辛 民 敎

發行者   權 賢 俊

發行所   圖書出版 永 林 社

서울特別市 東大門區 里門 2洞 255-173

代表電話 (02) 968-4736・968-4739・FAX (02) 965-9791

登錄 2008年 1月 31日 第 8-861號

本書의 一部 또는 全部를 無斷複製 複寫는 著作者 및 出版社의 權利 침해이므로 法이 정한 외의 如何한 형식도 不許함

ISBN 978-89-85897-04-7 91510

第三醫學의 基礎와 應用
臨床東西醫學
― 東西醫學을 融合한 第三醫學의 指針 ―

東西醫學融合硏究會 編 四六倍判 / 588面 43,000원

本書의 槪要 : 東西醫學이란 치료수단으로서 東洋醫學과 西洋醫學의 이론과 방법을 겸비한 學問(對替醫學)이다. 東·西醫學은 각기 長短點이 있다.

　西洋醫學의 장점은 自然科學에 입각한 疾病의 메카니즘을 分析·歸納하고 病因·發生機序·病態生理 등을 과학적으로 해명한 점이다. 그러나 여기에는 많은 결함이 따른다. 질병의 치료과정에서 새로운 疾病이 만들어지고, 또는 수명단축, 고통의 가중(부작용) 등, 치명적인 일격을 낳게 하는 경우마저 있다. 이러한 결함을 두 醫學을 융합함으로써 오늘에 대응할 과제이다.

　東洋醫學은 2000년 전의 自然哲學的 사상에 기초를 둔 이론 그대로 現代에 적용한다는 것은 무리가 있다. 때문에 두 醫學을 여하히 融合 또는 結合함으로써 對替醫學의 창출이 앞으로의 과제이다.

　그러므로 本書는 東·西 두 醫學의 사고적 차이, 長短點, 共通點을 최대한으로 융합·접목함으로써 가장 理想的인 치료영역의 확대와 치료기술의 革新으로 第三醫學을 창출하고자 하는 것이 本書의 과제이다. 따라서 오랜 經驗醫家, 醫藥學徒, 健康 및 保健衛生 영역의 諸家에게 對替醫學의 基礎학문으로 기대된다.

本書의 構成槪要

　本書는 東洋醫學과 西洋醫學의 理論을 臨床에서 共通性을 모색하여 융합·접목하는 각도로 서술하여, 東洋醫學의 傳統的인 眞髓를 保持하면서, 現代醫學의 과학적 이론으로 적용시켜 현대에 상응하는 理想的인 東西結合의 基礎醫學으로 임상에서 치료기술의 혁신, 치료영역의 확대를 위한 指針이 되게 하였다.

　제 1 편 **基礎槪論** ; 東·西 두 醫學의 槪念과 東洋醫學의 가장 根幹이 되는 陰陽五行·辨證論治·八綱辨證·氣血津液辨證 등의 槪念과 西洋醫學的인 接點을 모색하여, 최대한 現代醫學에 상응하는 해석으로 접목하였다.

　제 2 편 **臟腑辨證** ; 이미 現代에서 立證된 解剖·生理·病理 및 生化·微生物學 등의 기초의학을 臟器別로 받아들여, 病因·病態生理·一般症候·隨伴症候·辨證포인트·治療原則·適應方劑·洋方療法의 倂用 등으로 세분화하고, 이를 西洋醫學的 理論과 東洋醫學的 槪念으로 서술하였다.

　제 3 편 **臨床應用** ; 一般外來에서 볼 수 있는 가장 보편적인 疾患을 器官別 9개 항목으로 나누고, 이에 해당하는 두 의학의 융화성을 찾아내어, 西洋醫學에서 확고부동한 분야인 病因·病態生理 및 치료를 한방요법·양방요법 또는 두 의학적 요법의 합리성, 選擇性 등의 이해도에 의해서 응용되게 편술하였다.

　『附』 注目할 中醫學의 效果 : 1. 癌摘出術前·術後의 療法 2. 制癌劑와 中醫療法의 倂用 3. 放射線療法과 中醫治療의 倂用 4. 中醫學과 免疫療法 5. 老化防止

　索 引 : 용어·병증색인, 方劑索引

-- 處方의 配合規律과 構成 --
韓藥處方의 構成原理

朴宣東·金相贊·朴性奎·申舜植 共編著   B5 *388*쪽. 35,000원

處方學은 병증에 대한 약물을 선택하고 處方을 組成하는 規律을 핵심으로 연구하는 과학이고, 方劑學은 古今의 成方을 연구 대상으로 하여 醫家들이 질병을 치료한 임상경험과 이론을 추출하는 과학이다.
伊尹이 湯液을 창시한 이래 方劑의 규모는 비약적으로 방대해져 明代의 [普濟方]에는 그 수록된 수가 61,739方에 이르렀으나 많은 方書, 方劑를 접하는 데는 오리무중에 빠져 望洋興嘆을 자아낼 뿐, 원만하고 간명하게 傳統 旣存方을 운용할 수 있는 규률과, 임상에서 유효한 처방구성을 수렴하는 것은 금후의 연구 과제가 되었는데, 이것이 바로 處方의 構成原理이며, 古今成方을 熟知하는 데는 도달하였으나, 실제로 君·臣·佐·使등 制方原則인 構成原理의 규률를 배양하는 능력에는 크게 부족한 것이 현실이다.
이 책은 [內經]에서 제시한 君·臣·佐·使의 制方規則에 따라 辨證論治의 사상에 입각한 病因과 病勢를 八綱辨證에 근거하여 十六法으로 제시하고 理(根據와 理論)·法(治療의 法則과 方法)·方(投與하는 方劑)·藥(使用할 藥物)을 총괄한 『辨證論治』즉 規律의 法則과 治法의 학술사상을 강조하였다. 그 規律法則에 따라 구성 원리를 수렴한다면 병증에 따라 모든 處方의 구성을 통달할 수 있으므로 간명한 체계화로부터 복잡한 적용에 이르기까지 그 提綱을 터득하게 하여 하나를 말하면 셋을 알아 적절한 임상처방을 구성할 수 있게 하였다.
　總　論 : 處方法의 槪論을 위시하여 辨證立法·構成의 組成·配合·劑型用法 등 處方法의 개략적인 기초 지식을 서술하였다.
　各　論 : 실제 임상에서의 필요성을 고려하여 八法을 기초로, 效能別 十八 章으로 분류하여 病機와 病變의 發生機轉을 분석 총괄하고 君·臣·佐·使별의 약물선택법, 處方構成의 규률을 반영, 대표적 방제로 예시하였다. 處方構成의 規律(君臣佐使), 병증과 증상, 立法과 분석을 통한 유기적 결합에 중점을 두고, 전체 처방구성의 의도와 효능을 분명히 하여 病機와의 대응을 제시하고 있다.

-- 臟腑病機와 治法 --　【別冊附錄】臟腑病機의 鍼灸治法
韓方臨床病理學

鄭遇悅·安圭錫 編著   B5 *672*쪽. 46,000원

이 책은 五臟의 生理的 機能에 의해 발생된 病理變化에 근거하여 病機와 治法을 탐구한 것이다. 특히 理·法·方·藥이라는 연쇄적 관계에서 두 가지 중요한 부분인 病機와 治法의 原理를 충분히 이해하고, 임상에서 지켜야 할 理論과 효과적 치료법을 앎으로써 치료효과를 높이는 데 도움이 되도록 하였다. 이 책은 總論과 各論 두 편으로 나누었다.
　1. 총론은 여러 가지 病機體系와 臟腑의 관계를 설명하여 臟腑야말로 각종 病機體系의 기초가 되며 각종 病機體系는 臟腑病機로서 통일할 수 있다는 것을 알 수 있게 하였다. 동시에 病機와 治法의 공통성을 탐구하고 病機와 治法의 관계를 설명하여 總論을 이해한 다음 구체적 내용을 보다 깊이 이해할 수 있도록 하였다.
　2. 各論은 五臟을 核心으로 한 五大系統으로 나누었고, 매 계통을 한 章으로 한 다음 여기에 兩臟同病의 章을 더 추가하여 六章으로 하였다.
　각 章은 매 章마다 生理機能에 의해 병변을 발생할 때의 發病機轉을 節로 나누어 설명하였고, 다시 病機에 의거한 治法을 연구 토론하였으며, 成方을 예로 들어 실제 임상에서 치법을 활용케 하였다.

— 永林社 圖書案內 —

國譯 鄕藥集成方 [世宗朝選] 上·中·下
　　　辛民教·朴炅·孟雄在 共譯. B5 *2234*쪽. 150,000원

韓醫學用語大辭典
　　　永林社編輯室 編著　크라운判 *1480*쪽. 98,000원

圖解 鄕藥(生藥)大事典 — 起源植物 1008種 —
　　　鄭普燮·辛民教 編著. B5 *1160*쪽. 60,000원

本　草　學　　　　　　　　　　B5 *778*쪽. 55,000원
　　全國韓醫科大學 本草學共同敎材 編纂委員會 編著

　　　本草學實習 [上·下卷]　B5 *622*쪽. 28,000원

精華臨床本草學 [臨床本草學 개정판]
　　　Clinical Traditional Herbalogy
　　　圓光大名譽敎授 辛 民 敎 編著. B5 *962*쪽. 60,000원

韓藥基礎와 臨床應用 本 草 學　B5 1,036쪽. 60,000원
　　韓醫大學 本草學敎授 서부일·최호영
　　韓藥學科敎授 권동열·부영민·이제현·오명숙 공편.

韓藥臨床配合應用 — 方劑組成의 應用本草學 —
　　　康秉秀·永林社 編輯局 編著. B5 *900*쪽. 50,000원

方　劑　學
　　　韓醫科大學 方劑學敎授 共編. B5 *624*쪽. 50,000원

韓藥處方의 構成原理 — 處方의 配合規律과 構成 —
　　　朴宣東·金相贊·朴性奎·申舜植 共編著
　　　　　　　　　　　　B5 *388*쪽. 35,000원

最新韓方臨床診療 [臨床東西醫學의 姉妹編]
　　　辛 民 敎 編著. 크라운判 *468*쪽. 35,000원

臨床東西醫學 — 第三醫學의 基礎와 應用 —
　　　東西醫學融合硏究會 編著. 크라운判 *592*쪽. 43,000원

新增 方藥合編 — 增脈補遺·臨床實際 — 黃度淵 原著
　　　辛民敎·永林社 共編. B5 *688*쪽. 50,000원

新增 方藥合編 [포켓版]　　　*688*쪽. 30,000원

韓藥炮製와 臨床應用 — 炮製規範·韓方臨床 實際 —
　　　康秉秀·徐富一·崔湖榮 編著. B5 *700*쪽. 45,000원

韓方臨床病理學 — 臟腑病機와 治法 —
　　【別冊附錄】 臟腑病機의 鍼灸治法
　　　鄭遇悅·安圭錫 編著 B5 *672*쪽. 46,000원

天 然 物 化 學
　　　천연물화학 교재편찬위원회 편. B5 *504*쪽. 32,000원

약용자원식물학　　　　　　　B5 *336*쪽. 35,000원
　　　우석대학교 주영승·동신대학교 정종길

東武 格致藁譯解 李濟馬 原著
　　　東義韓醫大 池圭鎔 譯解 크라운判 *496*쪽. 42,000원

處方劑型學
　　　박성규·김윤경·오명숙 編著 B5 *464*쪽. 22,000원

韓醫學槪說 — 基礎理論의 理解를 위한 入門 —
　圓光大學校 附設 韓國傳統醫學硏究所 基礎醫學硏究部 編
　　　　　　　　　　　　新菊判 *232*쪽. 15,000원

腹診臨床實際 — 中醫腹診의 臨床應用 —
　　　高雲彩 譯編. 新菊判 *304*쪽. 20,000원

삶의 철학과 역경 沈鐘哲 譯解 B5 *332*쪽. 22,000원

나도 百歲를 산다 — 傳統韓方養生指針 —
　　　李 起 男 編著. 新菊判 *332*쪽. 10,000원